Inhalt – Kurzübersicht

*Abkürzungsverzeichnis**

®	Handelsname (bei Arznei- und Pflegemitteln)
☞	vergleiche mit, Querverweis
A., Aa.	Arterie, Arterien (lateinisch: Arteria, Arteriae)
Abb.	Abbildung
ACTH	Adrenokortikotropes Hormon (☞ 13.6.2)
AIDS	Acquired Immune Deficiendy Syndrome (☞ 6.8.3)
ATP	Adenosintriphosphat (☞ 2.8.5)
BWK	Brustwirbelkörper
BWS	Brustwirbelsäule
bzw.	beziehungsweise
ca.	circa (ungefähr)
Ca^{2+}	Kation des Kalziums (☞ Tabelle 2.1)
Cl^-	Anion des Chlors (☞ Tabelle 2.1)
CO_2	Kohlendioxid
EKG	Elektrokardiogramm (☞ 15.5.6)
HIV	Humanes Immundefizienz Virus (☞ 6.8.3)
HWK	Halswirbelkörper
HWS	Halswirbelsäule
i. m.	intramuskulär
i. v.	intravenös
K^+	Kation des Kaliums (☞ Tabelle 2.1)
LWK	Lumbalwirbelkörper
LWS	Lumbalwirbelsäule
M., Mm.	Muskel, Muskeln (lateinisch: Musculus, Musculi)
Min.	Minute(n)
ms	Millisekunde(n)
N., Nn.	Nerv, Nerven (lateinisch: Nervus, Nervi)
N. I – N. XII	erster bis zwölfter Hirnnerv (☞ 11.8)
Na^+	Kation des Natriums (☞ Tabelle 2.1)
O_2	Sauerstoff
s. c.	subcutan (unter der Haut)
Sek.	Sekunde(n)
V., Vv.	Vene, Venen (lateinisch: Vena, Venae)
z. B.	zum Beispiel
ZNS	Zentrales Nervensystem (=Gehirn und Rückenmark)

* nur diese Abkürzungen werden im vorliegenden Werk verwendet!
Physikalische Maßeinheiten siehe hinterer Buchdeckel.

Lehrbuch und Atlas des menschlichen Körpers

Anatomie, Physiologie, Krankheitsbilder

Lehrbuch und Atlas des menschlichen Körpers

Anatomie, Physiologie, Krankheitsbilder

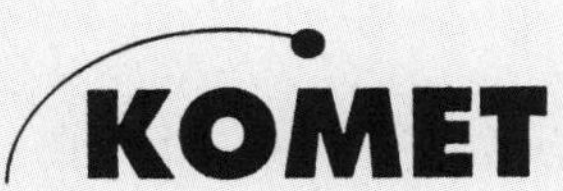

Wichtiger Hinweis: Die (pharmakologischen) Erkenntnisse in der Medizin unterliegen laufendem Wandel durch Forschung und klinische Erfahrungen. Autoren und Herausgeber dieses Werkes haben große Sorgfalt darauf verwendet, daß die in diesem Werk gemachten Angaben dem derzeitigen Wissensstand entsprechen. Aufgrund des Charakters des Werkes sind die gemachten Angaben grundsätzlich nicht auf Vollständigkeit oder auf umfassende Aufklärung über Nebenwirkungen und Dosierungen angelegt. Wer als berechtigte Person Pharmaka verordnet, ist deshalb verpflichtet, anhand der Beipackzettel zu verschreibende Präparate und andere geeignete Fachinformationen seine Verordnung zu bestimmen.

Herausgegeben von
Dr. med. Arne Schäffler, Ulm (Text),
Dr. med. Sabine Schmidt, Ulm (Bild)

Grafiken von Gerda Raichle, Ulm

mit Beiträgen von
Dr. med. Stephan C. Amberg, Dessau (Kap. 8, 19);
Dr. med. Matthias Augustin, Freiburg (Kap. 6);
Stephanie Engelhardt, Augsburg (Kap. 7, 8, 14);
Dr. med. U. Frank, Markdorf (Kap. 25);
Dipl. Psych. U. Gehrmann, Lünen (Kap. 25);
Anita Fuhrmann, Leipzig (Kap. 15, 20);
Dr. med. Bernd Guzek, Hamburg (Kap. 4, 16);
Dr. med. Angelika Haamann, Hamburg (Kap. 10, 11, 12);
Dr. med. Hubert Hasel, Ulm (Kap. 2, 3, 18);
Dr. med. Maren Koop, Idstein (Kap. 5);
Dr. rer. nat. Katharina Munk, Idstein (Kap. 22, 23);
Dr. med. Herbert Renz-Polster, Maine (USA) (Kap. 17, 23, 26);
Dr. med. Sabine Schmidt, Ulm (Kap. 9, 13, 14);
Dr. med. Arne Schäffler, Ulm (Kap. 1, 5-7, 21, 22, 24, 25).
Texte „Gesundheit und Lebensstil": Gaby Guzek, Hamburg

Eine Sonderausgabe der KOMET MA-Service und Verlagsgesellschaft mbH,
50226 Frechen

Gesamtherstellung: KOMET MA-Service und Verlagsgesellschaft mbH,
50226 Frechen

ISBN 3-89836-225-6

Vorwort

Krankheiten haben Menschen zu allen Zeiten beschäftigt. Doch daß das Wissen und Verständnis der körperlichen Funktionen Voraussetzungen zum Verstehen der Krankheiten sind, ist ein relativ „moderner" Gedanken.

Heute denkt niemand mehr daran, daß in den meisten Zeitepochen menschlicher Existenz Krankheiten eher als Strafe der Götter, Rache des Schicksals oder als Fehlgriff der Natur gedeutet worden sind.

Woher kommt unser Wissen über den Menschen?

Konkretes Wissen über den gesunden wie den erkrankten Körper ist erst vor etwa 400 Jahren ins Zentrum der medizinischen Heilkunde getreten. Dieses medizinische Wissen wurde vor allem von drei „Grundtypen" von Forschern erworben:

- Der eine betrachtete den Menschen sowohl von außen als auch von innen und nahm dazu Messer und Mikroskop zu Hilfe. Hieraus haben sich die Anatomie und die Pathologie entwickelt.

- Der zweite wollte wissen, wie der Körper funktioniert, warum das Blut durch den Körper fließt oder wie die kleinen Babies in den Bauch ihrer Mütter kommen. Aus dieser „Körperphysik" entstand die Physiologie.

- Die dritte Forschergruppe untersuchte die chemischen Reaktionen und molekularen Prozesse, die in den Zellen vor sich gehen. Dieses Wissen wurde kombiniert mit dem stetig wachsenden Verständnis vom Mikrokosmos der Zelle. Als aus diesem Ansatz entstandene Wissenschaft seien die Biochemie, die Genetik und die Zell- und Molekularbiologie genannt.

Traditionelle Ausbildungsgänge basieren heute wie vor 50 Jahren auf diesen Säulen Anatomie, Physiologie, Biochemie und Pathologie bzw. Krankheitslehre.

Es lag die Versuchung nahe, hier wieder ein Lehrbuch mit vielen solchen Spezialkapiteln herauszugeben oder diese lediglich oberflächlich und mit vielen Bildern versehen zu kombinieren.

Unzufriedenheit mit herkömmlichen Lehrbüchern

Solche Bücher existieren jedoch zuhauf – nur leider existiert genausoviel Unzufriedenheit mit diesem Lehrbuchmaterial. Kritisiert wird an solchen Büchern vor allem, daß sie ganz wesentliche Teile des Menschen ausblenden und in der Praxis zu einer Zerstückelung des Wissens führen. Und so wird es dann fast unmöglich, die Brücke vom erlernten Wissen zum „berufsalltäglichen" Handeln zu schlagen.

Hinzu kommt die oft unansprechende Präsentation des Lernstoffs. Während es für Medizinstudenten inzwischen in fast allen Fächern reich bebilderte Lehrbücher und Atlanten gibt, scheint bei den Lehrbüchern für die medizinischen Fachberufe die Zeit irgendwo stehengeblieben zu sein.

Integrierter Ansatz

Im vorliegenden Lehrbuch wird versucht, basierend auf der Erkenntnis der modernen Wissenschaften, die alten Fragen der Medizin wieder ins Blickfeld zu rücken, sie aber im Zusammenhang – also integriert – zu behandeln:

- Was macht den Menschen zu dem, was er ist; was treibt ihn an, und wie funktioniert er dabei?

- Warum werden Menschen krank?

- Wie erkennt man Krankheiten?

- Was hilft, um Kranke wieder gesund zu machen?

Einfache Lösungen gibt es nicht

Dabei war den Autoren bewußt, daß es für diese „ganzheitliche" Darstellungsweise keine einfachen Lösungen geben kann.

Gerade die Berücksichtigung zentraler neuer Erkenntnisse aus der Immunologie, aus der Hormonforschung oder aus den Wechselbeziehungen zwischen Verhalten, Krank- und Gesundheit stellt sowohl an Autoren als auch an den Leser hohe Anforderungen.

Alles Wichtige in Wort und Bild

Gleichzeitig wurde versucht, die hierfür notwendigen Zusammenhänge möglichst durchgehend in Text und Bild darzustellen – wobei höchster Wert darauf gelegt wurde, daß die Abbildungen umfangreich und präzise beschriftet sind – so daß sie auch ohne großes Herumsuchen im Lehrbuchtext verstehbar sind.

Die Autorinnen und Autoren hoffen, daß dieses Buch im harten Lernalltag seinen Wert unter Beweis stellen wird, und zwar sowohl dort, wo der tägliche Umgang mit dem kranken Menschen geübt wird – etwa in den Krankenpflegeschulen – als auch an den vielen anderen Plätzen in Fach- und Hochschulen, wo es um die medizinbezogene Ausbildung geht.

Herausgeberin, Herausgeber, Autorinnen und Autoren

Eine Bedienungsanleitung

Damit Sie dieses Lern- und Arbeitsbuch optimal nützen können, werden im folgenden seine Besonderheiten kurz erklärt:

Wo ist das Inhaltsverzeichnis?

Dieses Werk enthält kein **Gesamtinhaltsverzeichnis** am Anfang des Buches. Stattdessen können Sie

- die Kurzübersicht im Buchinnendeckel und
- die Kapitelanfangsübersichten jeweils auf der ersten Seite eines Kapitels

benutzen.

„Orientierungsbilder" Skelett und Arterien

Immer wieder kann es passieren, bei einem Organ oder Körperteil die Orientierung zu verlieren. Deshalb sind an besonders leicht zugänglicher Stelle, nämlich im hinteren Buchdeckel, zwei große Übersichtsabbildungen mit dem menschlichen Skelett und dem arteriellen Gefäßsystem abgebildet.

Abbildungen

Nutzen Sie das Bildmaterial! Ein Bild sagt mehr als viele Worte – dieses Werk enthält deshalb 900 Abbildungen, um gerade die schwierigen Zusammenhänge anschaulich darstellen zu können.

Die Abbildungen werden jeweils kapitelweise neu numeriert, wobei die (insgesamt nur sehr wenigen) Tabellen der leichteren Auffindbarkeit wegen mitgezählt werden.

Texte zur Krankheitslehre

Selbstverständlich ist es nicht möglich, in einem 450 Seiten starken Buch das gesamte in der modernen Medizin relevante Spektrum menschlicher Krankheiten darzustellen.

Es mußte deswegen eine Auswahl getroffen werden, die sich vor allen Dingen nach der Häufigkeit und der didaktischen Bedeutung einer Erkrankung richtet. Diejenigen Überschriften, unter denen Krankheiten und ihre Behandlung vorgestellt werden, sind zu ihrer leichteren Auffindbarkeit rosafarben unterlegt worden. Die Texte zur Krankheitslehre sollen Ihnen helfen, das erlernte Wissen auf die eigene Berufspraxis zu übertragen.

Sondertexte „Gesundheit und Lebensstil"

Die Aufrechterhaltung des Gleichgewichts der Kräfte im Menschen, die *Homöostase*, ist einer der Schlüssel, um die Gesundheit des Menschen zu verstehen. Dieses Gleichgewicht ist auch der Schlüssel zur Gesunderhaltung und Lebensqualität des Einzelnen.

Die Sondertexte „Gesundheit und Lebensstil" verdeutlichen die Möglichkeiten und Aufgaben, die der Einzelne für seine physische, soziale und psychische Gesunderhaltung hat. Einige Texte gehen auch auf die Frage der Lebensführung von chronisch Kranken ein, wobei den Gesichtspunkten der Aufrechterhaltung der *Lebensqualität*, zum Beispiel eines Diabetikers, besondere Aufmerksamkeit gewidmet wird.

Zur Abgrenzung zum übrigen Lehrbuchtext sind die Sondertexte "Gesundheit und Lebensstil" bunt unterlegt.

Vernetzungen und Querverweise

Ein Lehrbuch über den Menschen läßt sich nicht wie eine Perlenkette Kapitel für Kapitel und Satz für Satz aneinanderreihen.

Der Mensch ist ein hochgradig vernetztes System – und die Autoren haben auch nicht versucht, diese Vernetzung zugunsten scheinbarer didaktischer Plausibilität fallenzulassen.

Glücklicherweise funktioniert ja auch unser Gedächtnis vernetzt: Wir bilden keine Faktenarchive, sondern lernen *assoziativ*, das heißt wir knüpfen an Bekanntes an – auch, wenn wir es in einem ganz anderen Zusammenhang ins Gedächtnis übernommen haben. Lernen wir beispielsweise im Kapitel Blut etwas über Antikoagulation, so fallen uns dabei die morgendlichen Heparinspritzen, aber gleichzeitig auch etwas über die korrekte Durchführung von subcutanen Injektionen ein ...

Dieses Werk unterstützt diese natürliche Art zu lernen – es bietet die vielfältigen Anknüpfungspunkte, die Sie brauchen, um nicht nur verstehen, sondern das Verstandene auch tatsächlich behalten zu können.

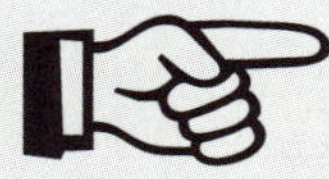

Ein Hilfsmittel hierzu sind, neben vielen Beispielen aus dem Alltag im Akutkrankenhaus, die Querverweise. Alle Querverweise sind mit einer Hand gekennzeichnet.

Gewichtete Terminologie

In der Medizin herrscht ein gewisses Neben- und Durcheinander von lateinischen, griechischen und neuerdings auch immer mehr englischen Fachbegriffen. Rein theoretisch ist es so, daß das Gesundheitsfachpersonal in deutschen Fachbegriffen und die Ärzte vorwiegend anhand der internationalen Terminologie unterrichtet werden sollen.

Die Realität jedoch sieht anders aus: Kaum ein Arzt wird jemals das lateinische Wort für die Gallenblase über die Lippen bringen, während umgekehrt bei vielen anderen Begriffen wie zum Beispiel dem „Hakenarmmuskel" die deutschen Fachwörter absolut ungebräuchlich sind.

Das vorliegende Werk hilft Ihnen, den jeweils gebräulicheren Begriff auszuwählen. Bei der Erstnennung eines Begriffes wer-

den die zugehörigen Fachwörter in beiden Sprachen vorgestellt, der häufigere aber in **Fettschrift** und der weniger gebräuchlichere in Klammern und *Kursivschrift*. Also:
– **Gallenblase** *(Versica fellea)*
– **M. coracobrachialis** *(Hakenarmmuskel)*

Großes Register
Am Ende des Buches befindet sich ein ausführliches Register mit ca. 6500 Einträgen. Um das Auffinden der Fachbegriffe im Haupttext zu erleichtern, wurden alle im Register enthaltenen Begriffe im Lehrbuchtext ebenfalls **fett** oder *kursiv* ausgezeichnet.

Blaue Kästen
Wichtiges, Zusammenfassendes oder auch Beispielhaftes ist an vielen Stellen durch einen blauen Kasten hervorgehoben.

Maßeinheiten
Wem sind sie nicht ein Greuel? – die vielen Maßeinheiten, die leider aus der Medizin nicht wegzudenken sind. Um immer wieder rasch nachschlagen zu können, sind die wichtigsten im hinteren Buchdeckel dokumentiert.

Abkürzungsverzeichnis und Liste der wichtigsten Fachbegriffe
Im vorderen Innendeckel des Buches ist eine vollständige Liste der wichtigsten medizinischen Fachbegriffe abgedruckt. Es sind dies diejenigen Begriffe, die so oft gebraucht werden (müssen), daß es sich lohnt, sie Zug um Zug auswendig zu lernen.
Die im Werk verwendeten Abkürzungen finden Sie im vorderen Buchdeckel (Rückseite der Inhaltskurzübersicht) des Buches.

Korrespondierenden Abbildungen in der Overheadfoliensammlung
Die 150 wichtigsten Abbildungen des Lehrbuchs sind für die gleichzeitige Verwendung im Unterricht zu einer Overheadfoliensammlung zusammengefaßt worden.

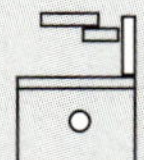

Diese Abbildungen sind zu ihrer leichteren Auffindbarkeit jeweils am Ende der Abbildungslegende mit einen Projektorensymbol gekennzeichnet.

Sieben Regeln für erfolgreiches Lernen:

So arbeiten Sie effektiv

① Machen Sie sich vor dem Lesen einen Plan, was Sie an einem Abend, an einem Sonntag oder in einer Freistunde schaffen wollen.

② Bevor Sie sich an die Arbeit machen, blättern Sie kurz den betreffenden Abschnitt durch und überlegen Sie, was Sie davon schon wissen und wo Sie noch Lücken haben.

③ Notieren Sie kurz 3 (oder auch 10) Fragen oder Zusammenhänge, die Sie in der aktuellen Lesephase besonders interessieren.

④ Lesen Sie nun die entsprechenden Texte. Vielen hilft es dabei, mit Bund- oder Leuchtstift die wichtigsten Stellen zu markieren.

⑤ Vergessen Sie nicht die Abbildungsbeschriftungen – durch den Bezug zum Bild sind gerade schwierige Zusammenhänge hier oft am einfachsten zu verstehen.

⑥ Gehen Sie den für Sie wichtigen Querverweisen nach.

⑦ Wenn Sie fertig sind, überlegen Sie kurz für einige Minuten, inwieweit Sie die anfangs notierten Fragen nun beantworten können.

Danksagung

Herausgeber und Autoren sind der wissenschaftlichen Zeichnerin G. Raichle zu großem Dank für ihr großes Engagement bei den über zwei Jahre dauernden Illustrationsarbeiten für dieses Werk verpflichtet.

Dem Altrektor der Universität Ulm, Herrn Prof. Dr. Th. M. Fliedner danken die Herausgeber für seine Impulse und Anregungen, die die Idee zu diesem Werk entstehen ließen.

Folgenden Fachgutachtern danken wir für die medizinisch-wissenschaftlichen Prüfungen der Manuskripte:

- Dr. I. Altekrüger, Marburg
- Dr. W. Bartens, Freiburg
- Dr. K. Bödeker, Lübeck
- Dr. J. Braun, Lübeck
- C. Hallebach, Mainz
- Dr. K. Lieb, Freiburg
- Dr. M. Narr, Göppingen
- Dr. M. Stefanic, Ulm
- Dr. A. Valet, Marburg.

Folgende Fachleute stellten großzügigerweise Diapositive aus dem Bereich der Anatomie und Krankheitslehre zur Verfügung:

- Dr. M. Augustin, Freiburg
- Dr. W. Engelhardt, Augsburg
- Dr. R. Gahr, Leipzig
- PD Dr. med. G. Grevers, München
- Dr. E. Gwinner, Basel
- Dr. Dr. U. Hartmann, Mainz
- Prof. Dr. H. Kleinig, Freiburg
- Dr. K.-L. Krämer, Heidelberg
- R. Reinhard, Basel
- Rothermel, Gingen
- Prof. Dr. M. M. A. Sassen, Nijmegen
- Prof. Dr. P. C. Scriba, München
- Dr. M. Trauschel, Ulm
- Prof. Dr. J. Vajda, Budapest
- Dr. U. Vogel, Ulm.

Weiter danken wir folgenden Firmen für großzügige Unterstützung bei der Bebilderung des Werkes:

- Apple Computer Deutschland, München
- Glaxo, Hamburg
- Hoechst AG, Frankfurt
- Hoffmann La Roche, Basel
- Recom Verlag, Basel
- Siemens AG, Erlagen
- Leonhard Weiss, Göppingen/Crailsheim.

1. *Die Organisation des menschlichen Körpers*

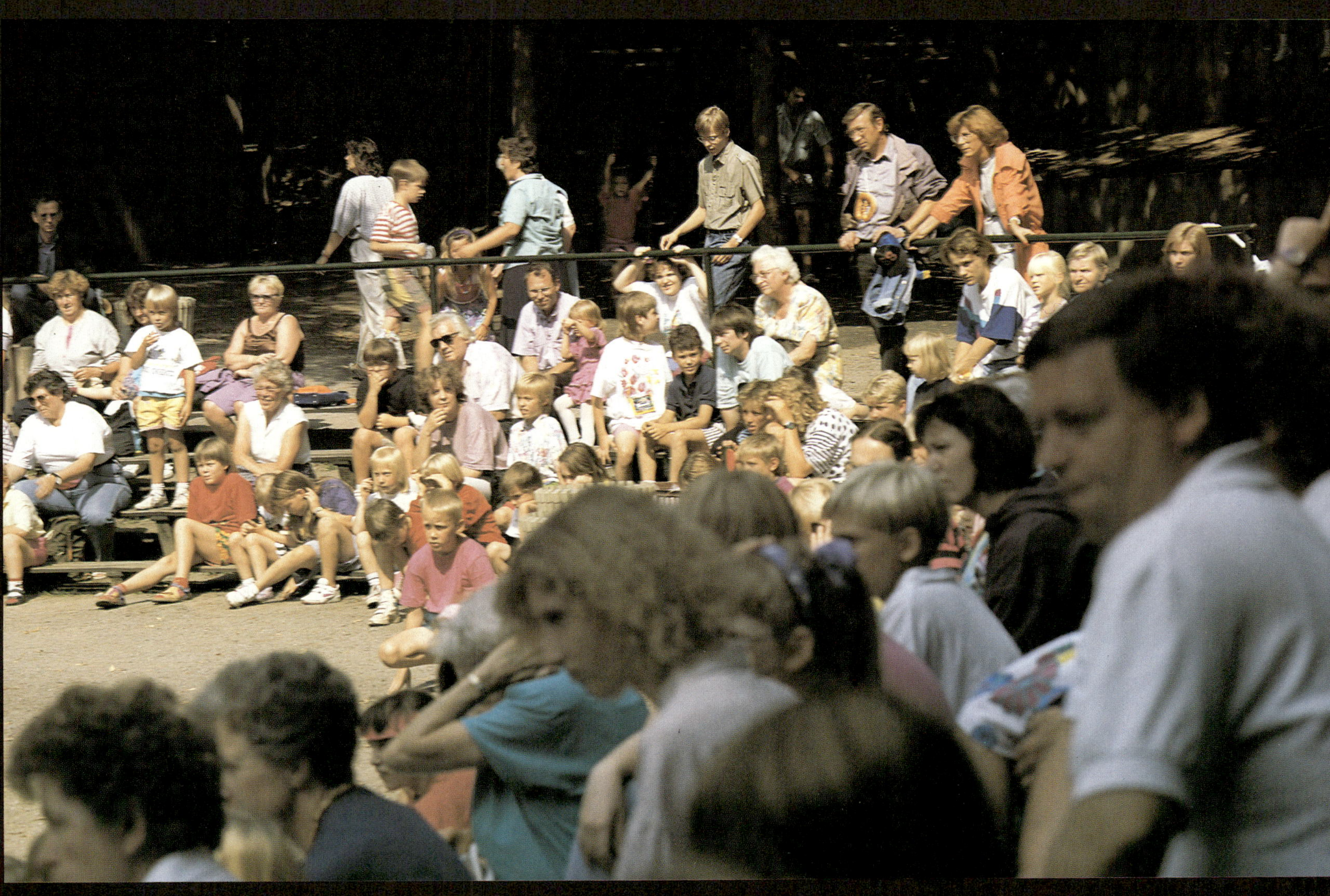

Hauptziel dieses Buches ist es, die Funktionsweise des menschlichen Körpers zu vermitteln – und zwar die des *gesunden* Körpers genauso wie die des *erkrankten* Körpers. Um verstehen zu können, was geschieht, wenn der Körper verletzt wird, wenn er infektiös erkrankt oder unter extremem Streß steht, muß man ein Grundverständnis für die verschiedenen *Organisationsebenen* des Körpers haben.

In diesem Kapitel wird außerdem eine Einführung in die verschiedenen *Regionen* und die *Organsysteme* des Menschen gegeben. Spätere Kapitel besprechen dann ausführlich die einzelnen Organsysteme sowie ihre Wechselwirkungen untereinander.

1.1 Organisationsebenen des menschlichen Körpers

Die Atome und Moleküle

Auf dem niedrigsten Niveau, der **chemischen Ebene,** befinden sich alle Bausteine aus denen der Körper besteht, die für die Aufrechterhaltung des Lebens notwendig sind. Diese sind aus **Atomen** aufgebaut, vor allem aus Wasserstoff, Kohlenstoff, Sauerstoff und Stickstoff (☞ Tabelle 2.1).

Atome verbinden sich durch Bindungskräfte zu größeren Verbänden, den **Molekülen.** Beispiele für lebenswichtige Moleküle sind die Eiweiße, Kohlenhydrate, Fette und Vitamine.

Organellen

Die nächstgrößeren Organisationseinheiten sind die **Organellen**. Sie werden aus dem Zusammenschluß vieler chemischer Verbindungen gebildet. Organellen sind Funktionseinheiten, die z. B. für den Aufbau eines Stoffes, für seine Ausschleusung oder Speicherung zuständig sind. Sie unterscheiden sich von bloßen Ansammlungen gleichartiger Moleküle durch ihre *Grenzstrukturen* (Scheidewände oder *Membranen* – z. B. die Mitochondrienwand in Abb. 1.1).

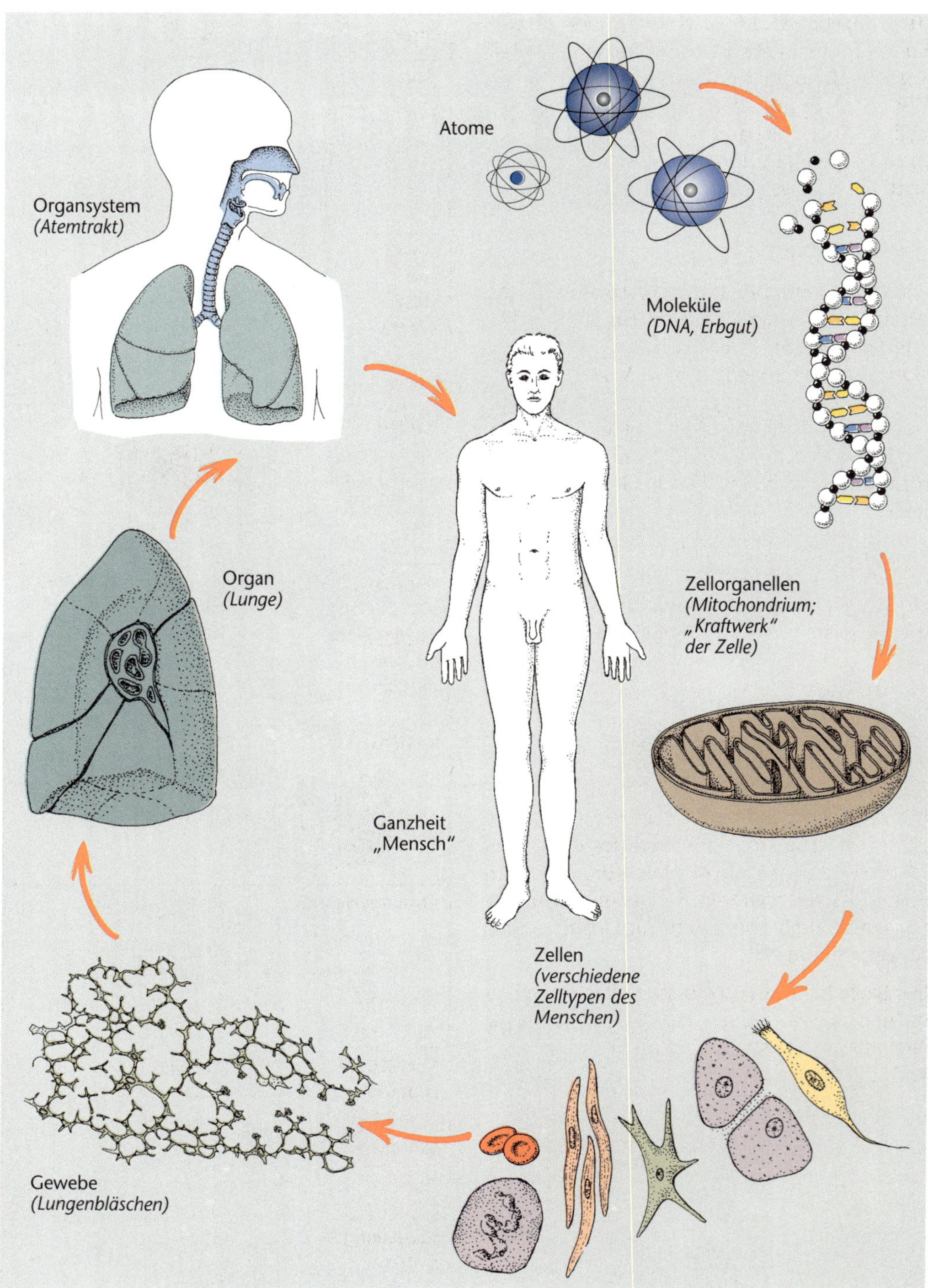

Abb. 1.1: Die Organisationsebenen des menschlichen Körpers

Zellen

Mehrere **Organellen** verbinden sich zu einer **Zelle**, der nächsthöheren Organisationsstufe. Zellen sind die Grundeinheiten aller lebenden Organismen. Jede Zelle beherbergt in ihrem Zelleib jeweils eine bestimmte Gruppe von Organellen, die spezifische Teilaufgaben der Zelle übernehmen. Zudem besitzen sie als spezielle Organellen den *Zellkern,* mit dem Erbgut der Zelle, und das *Zytoplasma,* die wäßrige Grundsubstanz der Zelle, die den Zelleib ausfüllt. Durch die *Zellmembran* sind Zellen von der Außenwelt abgegrenzt.

Abb. 1.1 zeigt rechts unten verschiedene Arten von Zellen, wie sie im menschlichen Körper zu finden sind, so zum Beispiel Muskelzellen, Nervenzellen, Blutzellen und Drüsenzellen genannt. Jede dieser unterschiedlichen Zellen hat einen individuellen Aufbau und hat eigene Funktionen im Dienst für den Gesamtorganismus.

Gewebe

Das nächsthöhere Organisationsniveau des Körpers ist die Ebene des **Gewebes.** Gewebe sind Verbände ähnlicher Zellen, die in der Regel eine gemeinsame Funktion erfüllen. Die Zellen in der Abb. 1.1 bilden das Gewebe der Lungenbläschen.

Organe

Mehrere, räumlich beieinanderliegende, Gewebe bilden ein **Organ.** Organe haben typischerweise eine charakteristische Gestalt und sind leicht mit bloßem Auge erkennbar. Sie sind aus mehreren verschiedenen Geweben zusammengesetzt, die jedoch eine gemeinsame Funktion übernehmen (z. B. im Fall der Lunge den Gasaustausch zwischen dem Körperinneren und der Außenwelt). Beispiele für Organe sind das Herz, die Leber, die Lunge, das Gehirn oder der Magen. Fast alle Organe bestehen dabei aus **Funktionsgewebe** *(Parenchym),* das die Kernaufgabe des Organs erfüllt, und umgebendem *Bindegewebe* **(*Stroma*)**, welches das Organ abstützt und für seine äußere Form mehr oder weniger verantwortlich ist. Das Parenchym ist meist aus dichtgedrängten Zellverbänden gebaut, während sich das Stroma vor allem aus *nichtzellulären Strukturen* zusammensetzt (z. B. straffen Kollagenfasern).

Die Organsysteme

Die **Organsysteme** bilden den sechsten Organisationsgrad. Ein Organsystem besteht aus eng miteinander in Beziehung stehenden Organen, die eine gemeinsame Aufgabe haben. Der *Atemtrakt* ist das in der Abbildung dargestellte Organsystem und besteht aus folgenden Organen: Mund, Nase und Rachenraum, Luftröhre, Bronchien und den beiden Lungenflügeln.

Die Übersichtstabelle auf Seite 4 gibt einen einführenden Überblick über die elf wichtigsten Organsysteme des menschlichen Körpers und ihre Aufgaben für den Gesamtorganismus.

Die Psyche

Die **Psyche** *(Seele)* des Menschen ist den Organsystemen übergeordnet, da sie ihnen ein Ziel bzw. einen Willen gibt, dem alle Teile des Körpers gehorchen sollen. Zugleich ist die Psyche aber abhängig vom Funktionieren aller Organsysteme – insbesondere vom Hormonsystem, vielen weiteren Botenstoffen im Körper – und auch von einem funktionierenden Abwehrsystem.

Der Seele kann man kein spezielles Organ zuordnen, sie ist jedoch aufs engste mit dem Nervensystem, speziell dem Großhirn verknüpft.

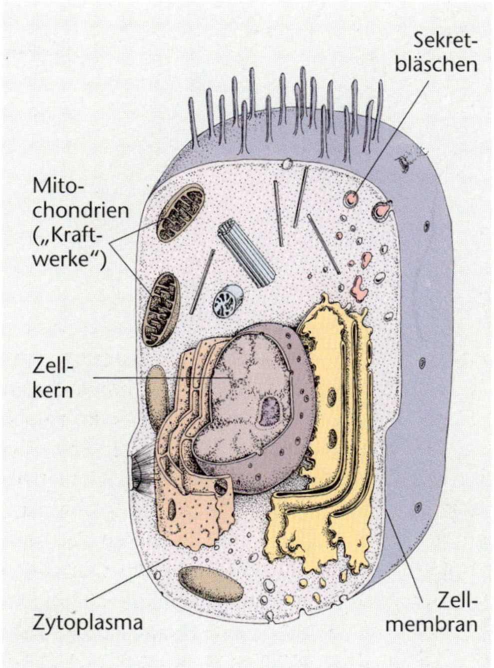

Abb: 1.2: Zelle mit Zellkern und anderen Organellen.

Organsystem	... bestehend aus:	wichtige Aufgaben:
Haut	Haut- und Hautanhangsgebilden wie z. B. Haaren, Nägeln, Schweiß- und Duftdrüsen	• Hilft bei der Körpertemperaturregulation • Schützt den Körper vor Außeneinflüssen • Scheidet Abfallstoffe aus • Unterstützt die Synthese von Vitamin D-Hormon • Dient als Sinnesorgan für Temperatur, Druck und Schmerz
Bewegungs- und Stützapparat	den Knochen des Körpers (Skelett) mit den sie verbindenden Bändern, sowie den Sehnen und Muskeln.	• Gibt dem Körper Stütze und Halt • Ermöglicht aktive Körperbewegungen • Beherbergt das Knochenmark (Blutzellenbildung) • Mineralspeicher • Aufrechterhaltung der Körperhaltung • Wärmeproduktion
Nervensystem	Gehirn (Großhirn, Zwischenhirn, Kleinhirn, Hirnstamm), Rückenmark, Nerven, Sinnesorganen (z. B. Augen und Ohren)	• Erfassung der Umwelt durch die Sinnesorgane • Steuerung und schnelle Regulation fast aller Körperaktivitäten durch Nervenimpulse • „Sitz“ der Psyche • Regulationszentrum für das Innere Milieu
Hormonsystem *(Das Bild zeigt die Hypophyse, die „oberste“ Hormondrüse)*	allen Drüsen und Geweben, die Hormone und hormonähnliche Stoffe produzieren	• Langsame und mittelschnelle Regulation fast aller Aktivitäten des Körpers durch Verteilung der Hormone über das Blut
Immunsystem	Lymphbahnen, Lymphknoten, weißen Blutkörperchen, Thymus, Milz und Tonsillen (Mandeln)	• Reinigung des Blutes von Fremdstoffen • Erkennung von körperfremden Stoffen und ihre Ausschaltung (z. B. Bakterien und Viren) • Immunologisches Gedächtnis (z. B. nach Impfung) • Unterstützung von Entzündungs- und Heilungsprozessen
Atmungssystem	Atemwegen (Nase, Rachen, Kehlkopf, Luftröhre, Bronchien) und Lunge	• Bringt Sauerstoff zu den Lungenbläschen, wo er vom Blut aufgenommen wird • Transportiert Kohlendioxyd ab • Mitwirkung bei der Aufrechterhaltung des Säure-Basen-Gleichgewichtes im Körper
Herz-Kreislaufsystem	Blut, Herz, Blut- und Lymphgefäßen	• Transportiert Sauerstoff und Nährstoffe zu den Zellen, Abtransport von Stoffwechselendprodukten • Regulation der Körpertemperatur • Verschluß von Blutungsquellen (Gerinnungssystem) • Aufnahme der Lymphe in den venösen Kreislauf
Verdauungssystem	Mund, Speiseröhre, Magen, Dünn- und Dickdarm, Leber, Bauchspeicheldrüse	• Verdauung und Resorption von Nährstoffen. • Ausscheidung • *Leber:* Große chemische Synthesefabrik des Körpers, Blutreinigung, chemischer Fremdstoffabbau, Regulation des Inneren Milieus
Harntrakt	Nieren, Harnleiter, Harnblase, Harnröhre	• Produktion, Sammlung und Ausscheidung des Urins • Regulation des Flüssigkeits- und Elektrolythaushaltes • Aufrechterhaltung des Säure-Basen-Gleichgewichtes • Mitwirkung bei der Blutdruckregulation
Fortpflanzungssystem	*Mann:* Hoden, Nebenhoden, Prostata Samenbläschen und Penis. *Frau:* Eierstock, Eileiter, Gebärmutter und Scheide, weiblicher Brust	• Libido (Geschlechtstrieb) • Fortpflanzung des Organismus • Erhaltung der Art

Tabelle 1.3: Die Organsysteme des Menschen.

1.2 *Was sind Lebewesen?*

Vergleicht man alle Lebewesen (Organismen), egal ob **Bakterium**, **Pflanze**, **Tier** oder **Mensch**, so fallen grundsätzliche Gemeinsamkeiten auf, die diese **Lebewesen** von den **nichtlebenden Strukturen** unterscheiden. Kennzeichen von Lebewesen sind ganz allgemein:

- Aufbau aus einer oder vielen **Zellen,**
- **Stoffwechsel** (siehe unten) und
- selbständige **Vermehrung.**

Speziell für den Menschen sind folgende sieben „Lebensprozesse" charakteristisch:

❶ *Stoffwechsel*

Unter **Stoffwechsel** (oder *Metabolismus*) versteht man den ständigen selbständigen Auf- und Abbau, mit anderen Worten die Summe aller chemischen Reaktionen, die in Organismen ablaufen.

Diejenigen chemischen Reaktionen, welche die Energie erzeugen, die der Körper zur Aufrechterhaltung der Lebensvorgänge benötigt, werden als **Katabolismus** bezeichnet. Die Energie wird dabei meistens durch Zerlegung und *Verbrennung* von Nahrungsbestandteilen gewonnen, seltener auch durch das Verbrennen von körpereigenen Substanzen (z. B. Einschmelzen von „Fettpölsterchen").

> Unter *Verbrennung* verstehen Mediziner und Biologen keine unter Flammenbildung verlaufende Reaktion, sondern im weiteren Sinne die Energiebereitstellung aus Nahrungsbestandteilen unter Sauerstoffverbrauch *(oxidative Energiegewinnung).*

Dem Katabolismus steht als andere Phase des Stoffwechsels der **Anabolismus** gegenüber. Im anabolen Stoffwechsel wird die aus dem Katabolismus gewonnene Energie dazu verwendet, neue Organstrukturen zu schaffen **(Baustoffwechsel)** – also neue Moleküle, neue Organellen, neue Zellen, neue Gewebe und im Falle der Schwangerschaft sogar einen neuen Organismus.

❷ *Erregbarkeit*

Erregbarkeit ist die Fähigkeit, Veränderungen innerhalb und außerhalb des Organismus aufzunehmen, bewußt wahrzunehmen (erregbar zu sein) und auf sie zu antworten. Jeder Organismus kann nur überleben, wenn er ständig Reize, wie z. B. Helligkeit oder Dunkelheit, Hitze oder Kälte, registrieren kann. Neben der *Informationsaufnahme* muß er aber ferner zur *Informationsverarbeitung* fähig sein. Die Erregbarkeit ist an eine ganze Reihe von hochspezialisierten **Sinnesorganen** gebunden, deren Informationen meist vom Gehirn weiterverarbeitet und interpretiert werden.

❸ *Kommunikation*

Jeder Organismus, und besteht er auch nur aus 10 oder 20 Zellen, ist darauf angewiesen, Informationen von einer Körperregion zur anderen, von einer Zelle zur Nachbarzelle, weiterzugeben. Dem Menschen stehen hierfür mehrere Kommunikationssysteme zur Verfügung, die diese Aufgabe übernehmen:

- Das **Nervengewebe** übermittelt seine Impulse elektrisch über winzige Ströme und leitet diese chemisch über spezielle Botenstoffe, die *Neurotransmitter*, weiter.
- Das **Hormonsystem** mit den Hormonen als Botenstoffen.
- Das **Immun**- oder *Abwehr***system** mit einer Vielzahl von Botenstoffen.
- Eine Vielzahl zum Teil weiterer, überwiegend noch ungenügend erforschter Botenstoffe, die zwischen nahe beieinanderliegenden Zellen ausgetauscht werden.

❹ *Kontraktilität*

Der Mensch muß auf äußere Reize *aktiv* durch Bewegungen reagieren können (z. B. durch eine Fluchtreaktion). Hierzu bedarf es *aktiv beweglicher* **(kontraktiler)** Gewebe. Muskelfasern besitzen einen hohen Grad an **Kontraktilität,** der dem Gesamtorganismus in der Zusammenarbeit mit dem Stützapparat aus Knochen und Bindegewebe die erforderliche Beweglichkeit gibt.

❺ *Wachstum*

Die Entwicklung des menschlichen Organismus ist über 20 Jahre lang mit **Wachstum** verbunden. Wachstum kann sich auf mehrere Arten vollziehen:

- Vorhandene Zellen können größer werden.
- Die Zahl der Zellen kann sich erhöhen.
- Nichtzelluläre Strukturen (z. B. Mineralsubstanz des Knochens) können an Substanz zunehmen.

❻ *Reproduktion*

Die Grundeinheiten des Körpers, die Zellen, können sich teilen, also *reproduzieren*. Diese **Zellteilungen** sind für das *Wachstum*, die ständige *Regeneration* von Zellen mit nur kurzer Lebensdauer (z. B. Blutkörperchen) und die Fortpflanzung, aber auch für die Heilungsvorgänge nach Verletzungen erforderlich.

❼ *Differenzierung*

Alle höheren Organismen bestehen aus vielen, vielen Zellen, der Mensch z. B. aus 10 000 Milliarden (10^{13}) Zellen. Alle „Vielzeller" entwickeln sich aber aus einer einzigen Zelle, die sich durch vielfache Teilungen vermehrt.

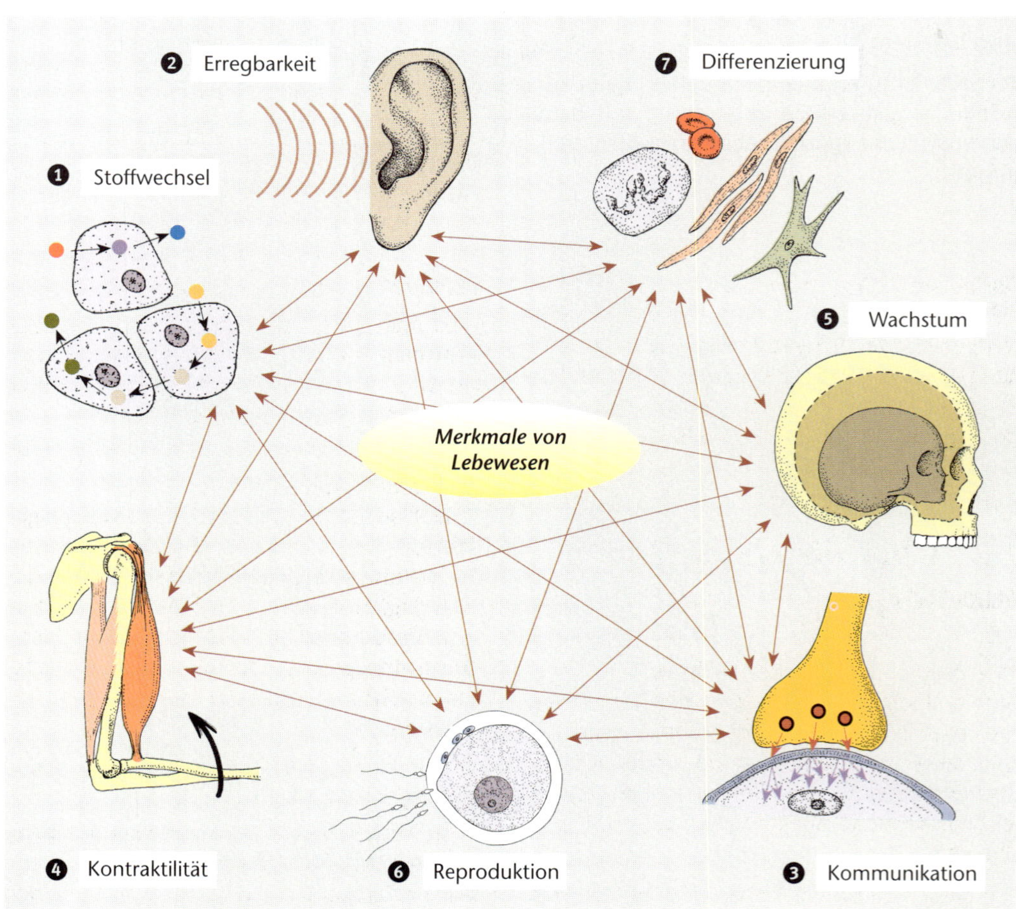

Abb. 1.4: Die sieben Merkmale von Lebewesen in ihren Wechselbziehungen zur Umwelt.

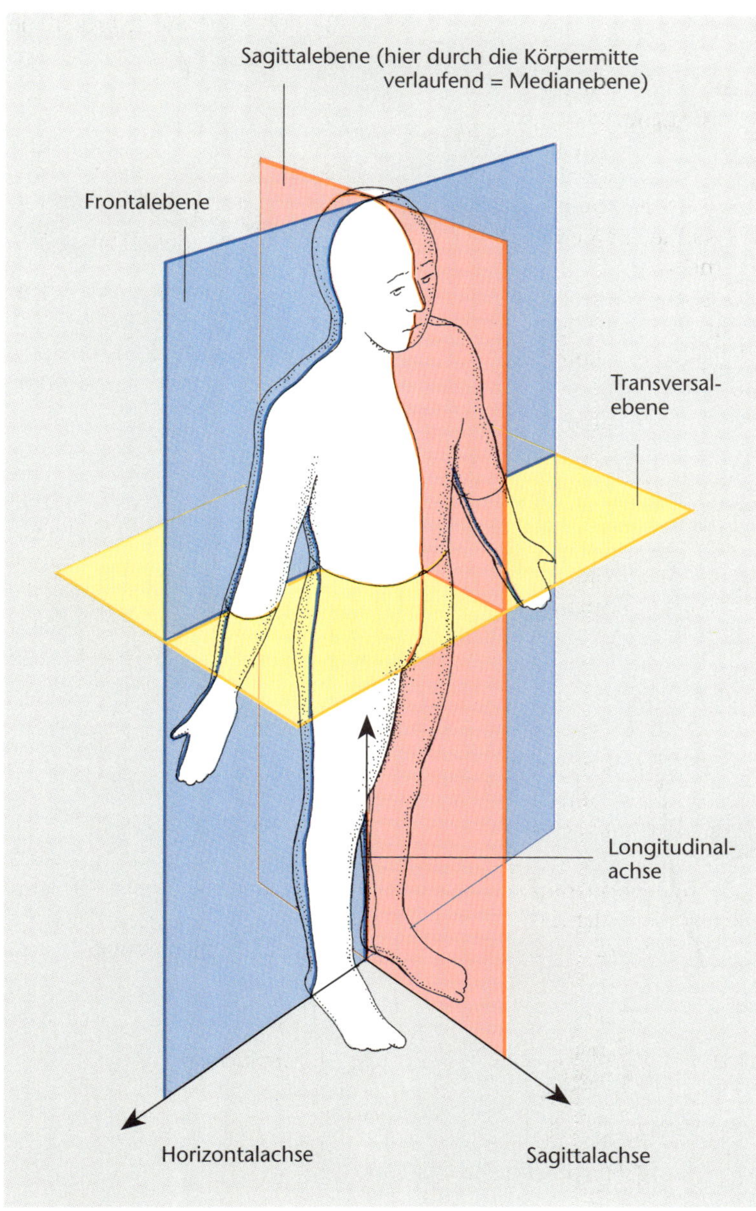

Abb. 1.5: Die Hauptebenen und -achsen des Körpers. Entsprechend den drei Ebenen des Raumes unterscheidet man die Frontalebene (blau), die Transversalebene (gelb) und die Sagittalebene (rot). Jede Ebene wird aus zwei der drei Achsen des Körpers – also der Longitudinal-, der Horizontal- oder der Sagittalachse – gebildet.

Die neuen Zellen *spezialisieren* sich dabei zunehmend in ihrer Funktion. Nur durch diese weitgefächerte **Differenzierung** sind die vielfältigen speziellen Leistungen des Organismus möglich, wie z. B. Sehen, Hören, Informationsweiterleitung oder aktive Bewegung.

1.3 Über die Orientierung am Körper

Es genügt nicht, den Körper in seinen Funktionen allgemein beschreiben zu können. Bei fast jeder Erkrankung – man denke zum Beispiel an einen Tumor – ist die genaue Kenntnis der Lage erkrankter Organteile von zentraler Bedeutung für die korrekte Diagnostik und Therapie.

Die Medizin braucht deshalb ein System von *anatomischen Positionen* und *Lagebeschreibungen.*

Die Hauptachsen des Körpers

Denkt man sich den Menschen in ein dreidimensionales Koordinatennetz gestellt, so kann man drei jeweils rechtwinklig aufeinander treffende Hauptachsen unterscheiden:

- Die *Längsachse* des Körpers, auch als **Longitudinalachse** bezeichnet.
- Die *Querachse* wird **Horizontalachse** genannt. Sie steht senkrecht auf der Längsachse und verläuft von links nach rechts.
- Die **Sagittalachse** verläuft von der Hinter- zur Vorderfläche des Körpers in der Richtung eines Pfeiles *(sagitta)* und steht jeweils senkrecht zu den beiden vorher genannten Achsen.

Die Hauptebenen des Körpers

Als **Sagittalebene** wird jene Ebene bezeichnet, die durch die Longitudinal- und die Sagittalachse gebildet wird. Die Schnittfläche einer Schweinehälfte bildet beispielsweise eine Sagittalebene.

Eine parallel zur Stirn liegende Ebene, welche die Longitudinal- und Horizontalebene einschließt, nennt man **Frontalebene.** Ein Beispiel hierfür sind die Brillengläser.

Die **Transversalebenen** werden aus Sagittalachse und Horizontalachse gebildet. Bei aufrechtem Stand liegen sie „quer". Man kann es sich auch so vorstellen: Wäre der Mensch eine Salami, so wären die Salami*scheiben* die *Transversalebenen.* Auch der Computertomograph erzeugt meist Transversalebenen (auch *Transversalschnitte* genannt), wie die Abb. 1.6 zeigt.

Richtungsbezeichnungen

An jeder Körperachse lassen sich zwei einander entgegengesetzte Richtungen festlegen. Im Einzelnen sind das:

- Für die Longitudinalachse oben **(superior)** bzw. unten **(inferior).** Alternativ wird häufig auch das Begriffspaar kopfwärts **(cranial)** und steißwärts **(caudal)** verwendet.
- Für die Sagittalebene vorn **(anterior)** bzw. hinten **(posterior)** oder im Rumpfbereich auch bauchwärts **(ventral)** bzw. rückenwärts **(dorsal).**
- Für die Transversalebene rechts **(dexter)** bzw. links **(sinister)** oder alternativ seitwärts **(lateral)** bzw. zur Körpermitte hin **(medial).**
- Für die Longitudinalachse von Armen und Beinen näher zur Körpermitte **(proximal)** bzw. von ihr entfernt **(distal)** liegend.

Viele Beziehungen von anatomischen Strukturen folgen jedoch nicht genau diesen drei rechtwinklig aufeinanderstehenden Grundachsen, sondern beschreiben anders verlaufende Achsen. Hier lassen sich folgende Richtungspaare bilden:

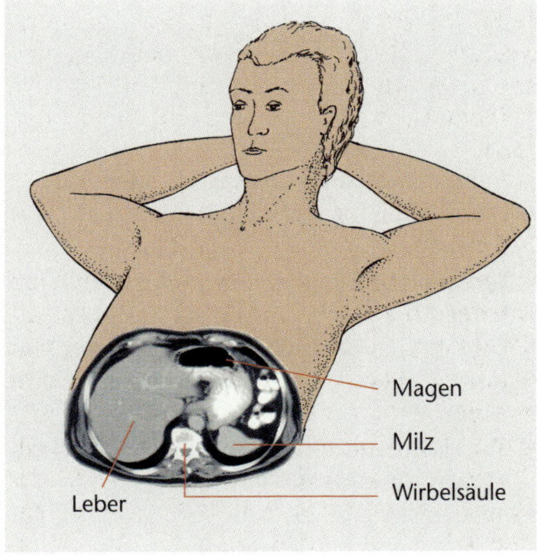

Abb. 1.6: Transversalschnitt durch den Bauchraum, wie es der Computertomograph (CT) als modernes Röntgendiagnoseverfahren erzeugt.

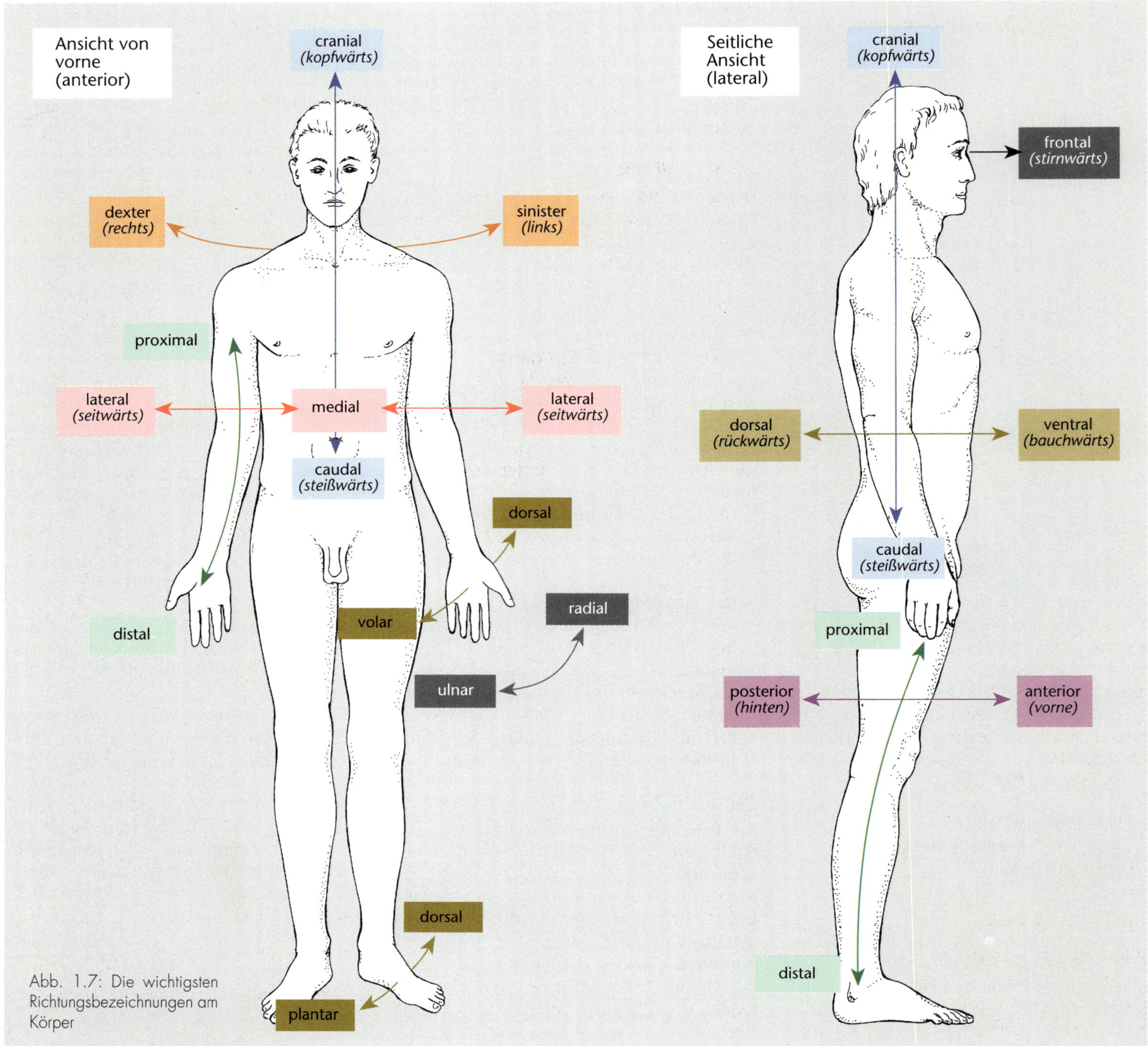

Abb. 1.7: Die wichtigsten Richtungsbezeichnungen am Körper

- Außen **(externus)** und innen **(internus)**.
- Oberflächlich **(superficialis)** und tief **(profundus)**.
- Randwärts oder **peripher** und in der Mitte **(central)**.
- Zum Speichenknochen hin heißt am Unterarm **radial**, zum Ellenknochen hin **ulnar**.
- Zur Hohlhand hin heißt **volar**, zum Handrücken hin **dorsal**.
- Im Gesicht gilt: zur Nase hin ist **nasal**, zur Schläfe gerichtet **temporal**.

Richtungsbezeichnungen

Für die Richtungsbezeichnungen gelten folgende Fachbegriffe (Auswahl):

- **anterior:** nach vorne zu,
- **caudal:** steißwärts,
- **cranial:** kopfwärts (zum Schädel hin),
- **distal:** von der Rumpfmitte entfernt liegend,
- **dorsal:** rückenwärts,
- **fibular:** zum Wadenbein (Fibula) hin,
- **inferior:** nach unten (beim aufrechten Körper),
- **lateral:** von der Mitte weg, seitwärts,
- **medial**: zur Mitte, auf die Medianebene zu,
- **median**: innerhalb der Medianebene (☞ Abb. 1.5),
- **palmar oder volar**: zur Hohlhand hin,
- **peripher**: auf den Rand oder die Oberfläche des Körpers zu,
- **plantar**: zur Fußsohle hin,
- **posterior**: nach hinten zu,
- **proximal**: auf den Rumpfansatz der Gliedmaßen zu,
- **radial**: zur Speiche (Radius) hin,
- **superior**: nach oben (beim aufrechten Körper),
- **ulnar**: zur Elle (Ulna) hin,
- **ventral**: bauchwärts; und
- **zentral**: auf das Innere des Körpers zu.

Die Bewegungsrichtungen

Die Gelenke des Körpers erlauben entsprechend den drei Achsen des Raumes drei mal zwei Bewegungsrichtungen, die mit folgenden Fachbegriffen beschrieben werden:

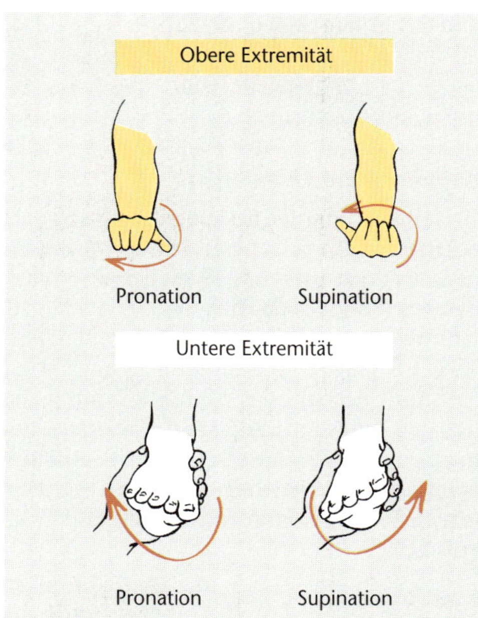

Abb. 1.8: Die Rotationsbewegungen an Hand und Fuß – Pronation und Supination. *Merkspruch:* Man greift zum Brot mit pronierter Hand und hält den Suppenteller mit supinierter Hand.

- **Abduktion**: Bewegung vom Körper weg,
- **Adduktion**: Bewegung zum Körper hin,
- **Extension**: Streckung,
- **Flexion**: Beugung,
- **Innenrotation**: Einwärtsdrehung und
- **Außenrotation**: Auswärtsdrehung.

Sonderformen der Rotationsbewegungen sind die Pronation und die Supination an Händen und Füßen (☞ Abb. 1.8).

Merkhilfe: Man greift zum Brot mit pronierter Hand und hält den Suppenteller mit supinierter Hand.

Warum der Begriffswirrwarr in der Medizin?

Wie man sieht, überlappen sich sehr viele Begriffe (z. B. bezeichnen *caudal* und *distal* häufig dasselbe). Das ist eine in der *medizinischen Begriffskunde* **(Terminologie)** leider häufig anzutreffende Erscheinung:

- Die medizinische Terminologie ist aus vielen Sprachen entstanden, vor allem aus dem Griechischen und Lateinischen.
- Sie ist im Vergleich beispielsweise zur Computer-Fachsprache „uralt" – das heißt historisch gewachsen.
- Sie ist stark mit der Alltagssprache verwoben: Jeder kennt z. B. den Begriff „Rheuma" – wer aber denkt daran, daß der Mediziner hierunter eine große Gruppe zum Teil recht unterschiedlicher Krankheitsbilder versteht?

Alle in der Medizin tätigen Berufsgruppen müssen deshalb mit einer gewissen terminologischen Unübersichtlichkeit leben.

1.4 Die Körperhöhlen

Der Gesamtorganismus ist in Teilräume untergliedert. Einige davon sind von einer Deckzellschicht ausgekleidet: Diese Teilräume heißen dann *Körperhöhlen.*

Die Schädelhöhle

Die **Schädelhöhle** wird von den Schädelknochen des Hirnschädels und den Hirnhäuten gebildet. Sie umfaßt und schützt das sehr weiche und empfindliche Gehirn.

Die Brusthöhle

Die **Brusthöhle** *(Cavitas thoracis,* auch *Thorakalraum)* wird von außen durch die Rippen, die Brustwirbelsäule und das Brustbein begrenzt. Unten wird die Brusthöhle durch das Zwerchfell verschlossen, während kopfwärts keine scharfe Grenze zur Halsregion existiert. Innerhalb der Brusthöhle unterscheidet man wieder drei Teilräume:

- Die beiden **Pleurahöhlen**, in denen sich die beiden Lungenflügel befinden. Sie werden durch das Lungen- bzw. Rippenfell abgeschlossen.
- Das **Mediastinum** *(Mittelfellraum)* umfaßt die übrigen Organe und Verbindungswege und liegt zwischen den beiden Pleurahöhlen. Hierzu gehören das Herz und die Thymusdrüse als eigenständige Organe, sowie Speiseröhre, Luftröhre, Bronchien und die herznahen großen Blut- und Lymphgefäße als Verbindungswege.

Der Bauch-Beckenraum

Der **Bauch-Beckenraum** wird von der äußeren Bauchmuskulatur, der Lendenwirbelsäule, dem knöchernen Beckenring sowie nach oben *(cranial)* vom Unterrand des Zwerchfells begrenzt. Im Bauchraum trennt eine dünne Membran, das *Bauchfell* oder **Peritoneum**, die **Peritonealhöhle** ab. Dadurch ist der Bauch-Beckenraum ebenfalls in drei Teilräume unterteilt, die äußerlich nur schwer abgrenzbar sind:

- In der Peritonealhöhle *(intraperitoneal)* liegen Magen, Milz, Leber, Gallenblase, Dünndarm, Eierstöcke und der größte Teil des Dickdarmes.
- Hinter der Peritonealhöhle **(retroperitoneal)** liegen Nieren, Nebennieren, Bauchspeicheldrüse und ein kleiner Teil des Dickdarmes.
- Obwohl keine scharfe Grenze zum Retroperitonealraum besteht, wird aus praktischen Gründen der Raum *unterhalb* des Peritoneums (präziser: unterhalb einer Linea terminalis genannten Kante im knöchernen Beckenring, Details ☞ 8.7.1) bis hin zum Beckenboden als **kleines Becken** oder auch nur kurz *Becken* bezeichnet. In ihm liegen Blase, Mastdarm und die Mehrzahl der Geschlechtsorgane.

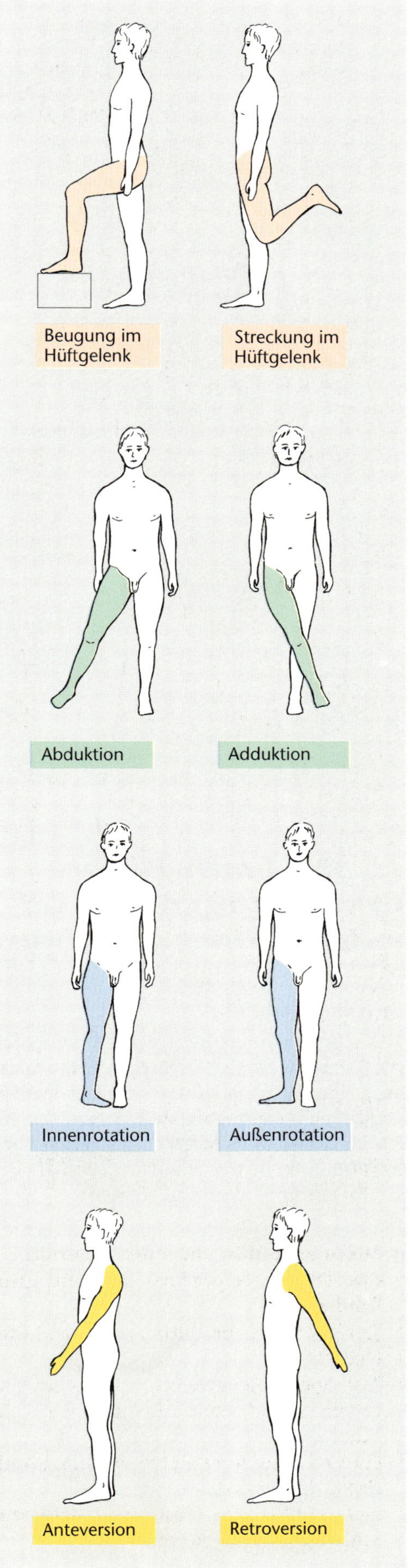

Abb. 1.9: Die vier mal zwei Extremitätenbewegungen und ihre korrekte Bezeichnung.

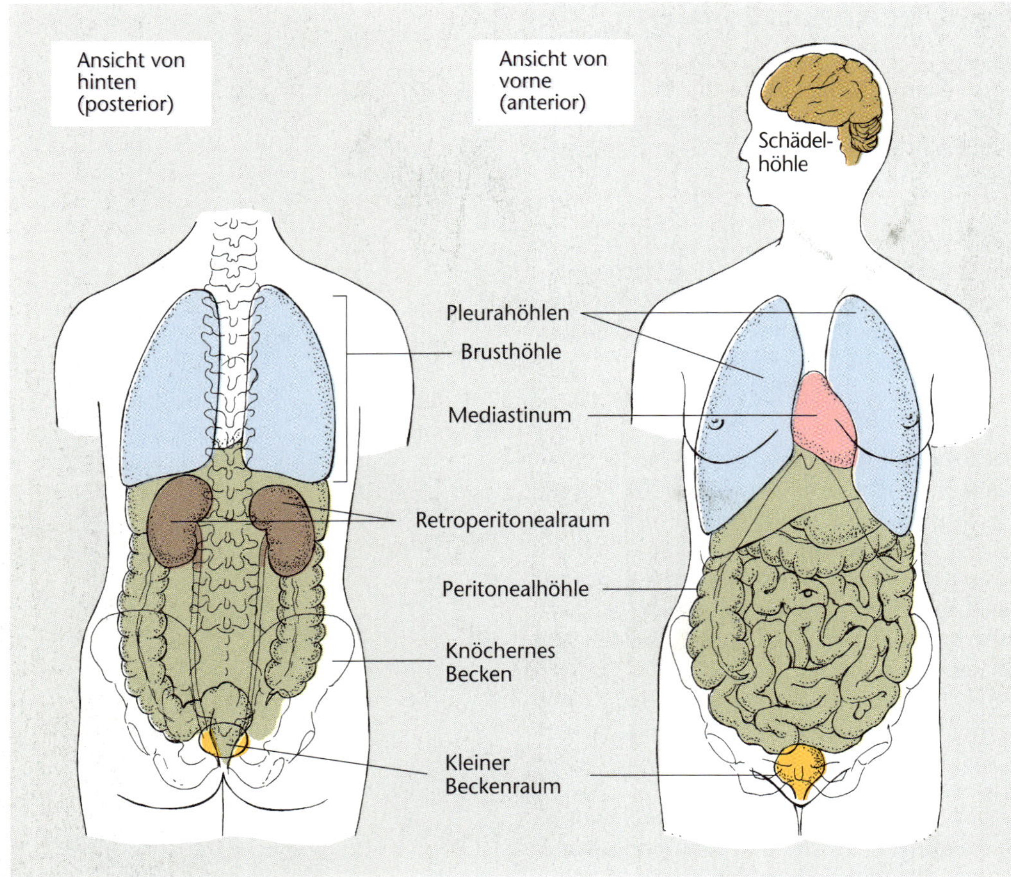

Abb. 1.10: Übersicht über die großen Körperhöhlen und -räume.

1.5 Das Innere Milieu – Grundbedingung zur Aufrechterhaltung des Lebens

Das Innere Milieu

Wie schon erläutert, setzt sich der menschliche Körper aus vielen Organsystemen zusammen, von denen jedes wieder aus Milliarden von Zellen besteht. Diese Zellen brauchen *stabile Umgebungsbedingungen,* um effektiv arbeiten und ihren Beitrag zum Überleben des Gesamtorganismus leisten zu können.

Die Gesamtheit dieser für das Funktionieren der Zellen erforderlichen *konstanten* Umgebungsbedingungen wird als **Inneres Milieu** bezeichnet.

Kann der Körper sein Inneres Milieu konstant halten, befindet er sich in einem Zustand des Gleichgewichts, den man **Homöostase** nennt. Die Homöostase ist die wichtigste Voraussetzung dafür, daß der gesamte Organismus überhaupt existieren und auf die Umwelt reagieren kann.

Entscheidend: die Extrazellulärflüssigkeit

Für diese Konstanz des Inneren Milieus ist zunächst einmal die richtige Zusammensetzung der **Extrazellulärflüssigkeit** (also der wäßrigen Umgebung zwischen den Zellen, wozu auch der Flüssigkeitsraum in den Blutgefäßen zählt, ☞ Abb. 3.14) aus gelösten Stoffen von Bedeutung. Hierzu zählen als allerwichtigste die Salze der Elemente Natrium, Chlor, Kalium und Kalzium, die alle ihre besonderen Aufgaben innerhalb der Homöostase haben.

Fast genauso wichtig sind jedoch eine optimale Körperkerntemperatur (ca. 37 °C), ein optimaler pH-Wert („Säurewert" des Blutes, ☞ 2.7) und eine ausreichende, aber auch nicht zu hohe Konzentration der gelösten Gase Sauerstoff und Kohlendioxyd.

Lebensgefahr bei Störungen des Inneren Milieus

Jede gröbere Abweichung im Inneren Milieu beeinträchtigt sofort die Lebensfähigkeit des Gesamtorganismus. So drohen durch Sauerstoffmangel, pH-Wertabweichungen oder abweichende Salzkonzentrationen rasch ausgeprägte Gewebeschäden.

Diese Abweichungen sind meistens Folge von schweren Erkrankungen oder starken äußeren Einwirkungen, wie z. B. einer Blutung nach Verkehrsunfall, einer Bauchwassersucht (Aszites) bei Herzversagen oder eines Sauerstoffmangels bei einer Atemvergiftung.

Wird das Innere Milieu nicht innerhalb kurzer Zeit durch intensivmedizinische Behandlung wieder ins Lot gebracht, führt dies zum Tod des Gesamtorganismus.

Beispiel Blutdruckregulation

Als weiteres Beispiel für einen Schlüsselwert im Inneren Milieu ist bereits die kontinuierliche Sauerstoffversorgung aller energieverbrauchenden Zellen genannt worden. Als Sauerstoffträger dienen die roten Blutkörperchen. Um diese Sauerstoffversorgung zu gewährleisten, muß deshalb das Blut auch durch die kleinsten, engsten Blutgefäße *(Kapillaren* genannt) mit einem ausreichenden **Blutdruck** gepreßt werden. Sowohl ein zu niedriger als auch ein zu hoher Blutdruck schaden dem Organismus.

Zu niedriger und zu hoher Blutdruck

Ist der Blutdruck beispielsweise im Gehirn zu niedrig, fällt der Betroffene rasch in Ohnmacht, da die Gehirndurchblutung nicht mehr ausreichend ist. Hält die Mangelversorgung an, droht schon nach wenigen Minuten der Untergang von Gehirngewebe infolge Sauerstoffmangels *(Hypoxie).* Auf der anderen Seite schädigt ein zu hoher Blutdruck die arteriellen Gefäße und dadurch indirekt lebenswichtige Organe wie Herz, Nieren und Gehirn. So beschleunigt ein *Bluthochdruck* (**Hypertonie**, ausführlich beschrieben in Kapitel 16.4) stark die Entwicklung von Herzinfarkten und Schlaganfällen. Es kann auch zu Gefäßzerreissungen etwa von hirnversorgenden Gefäßen und in der Folge zu tödlichen Hirnblutungen kommen.

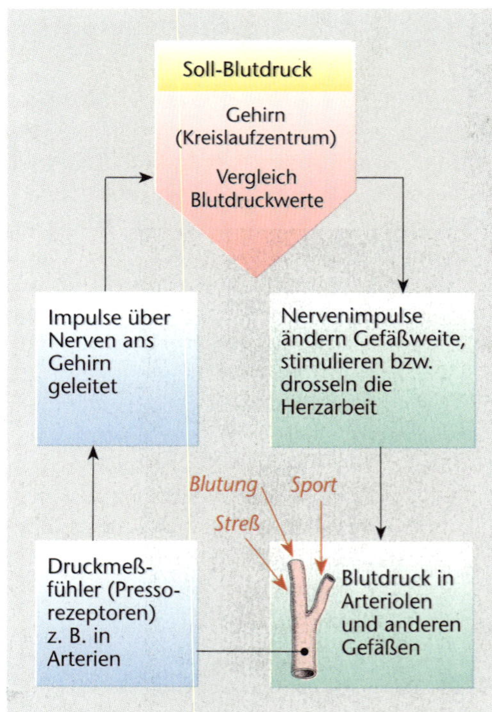

Abb. 1.11: Das Schaubild zeigt den Regelkreis der Blutdruckregulation.

2. Das Notwendige aus Chemie und Biochemie

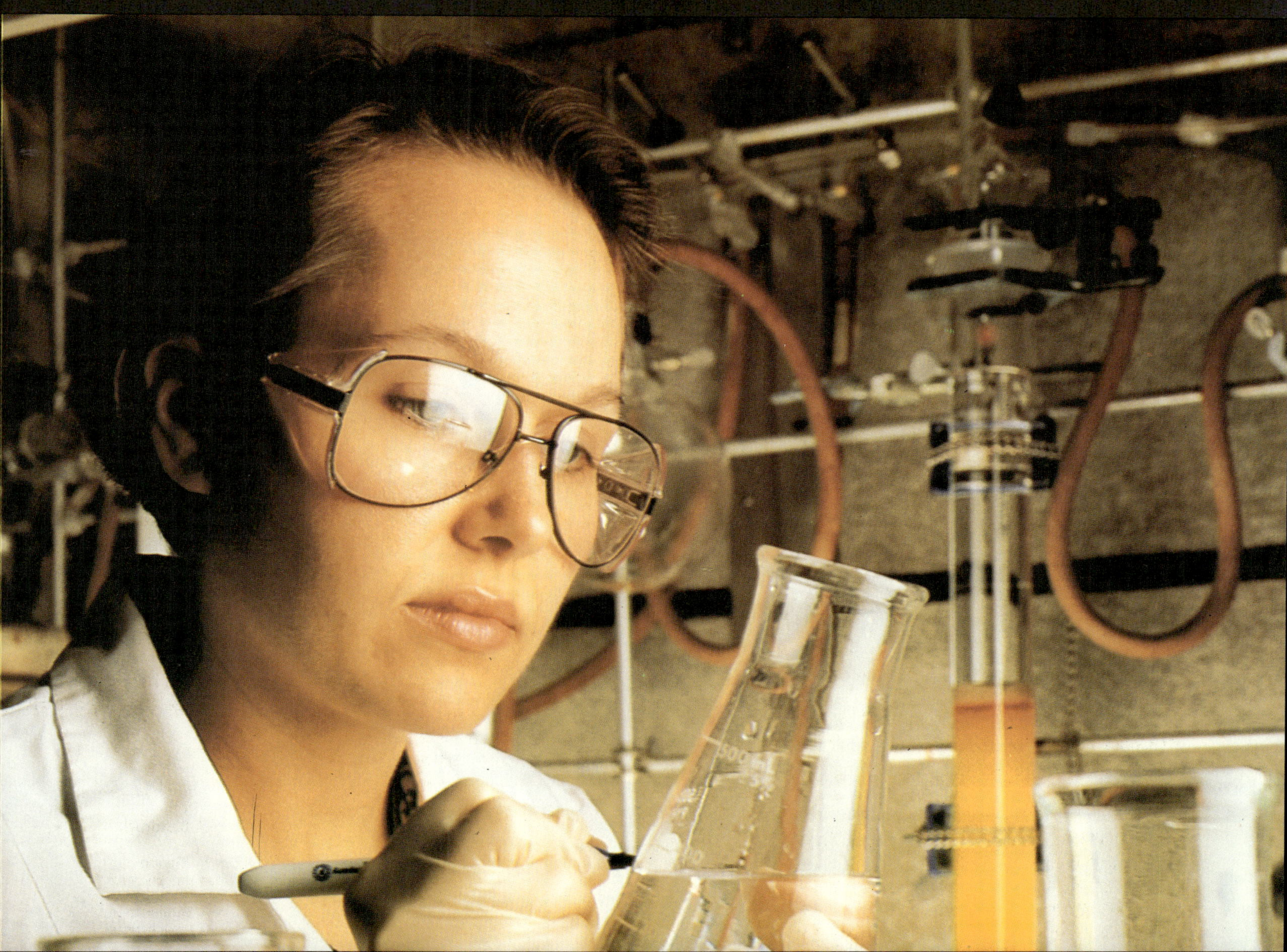

Jeder biologische Organismus – und sei er auch so klein wie ein Bakterium – kann sich nur am Leben halten, wenn er Stoffe aufnimmt und verwertet. Der Mensch mit seinem hochentwickelten **Stoffwechsel** *(Metabolismus)* macht hierbei keine Ausnahme. Zu den für den Menschen lebensnotwendigen Substanzen gehören das Wasser und die darin gelösten Salze, ferner die Nährstoffe Fett, Eiweiß und Kohlenhydrate; aber auch andere Substanzen, wie z. B. die Vitamine und Spurenelemente sind lebensnotwendig.

Um die Bedeutung dieser Substanzen und ihre Funktionen im Organismus zu verstehen, bedarf es gewisser Kenntnisse der Chemie und Biochemie, die in den Abschnitten 2.1 – 2.8 vermittelt werden. Die Abschnitte 2.9 bis 2.12 gehen über die reinen Grundkenntnisse hinaus und wollen ein differenzierteres Verständnis für die wichtigsten Stoffwechselprozesse beim Menschen ermöglichen. Die *klinischen Aspekte* des Stoffwechsels mit den Schwerpunkten Energiehaushalt und Stoffwechselkrankheiten schließlich werden im Kapitel 19 (Stoffwechsel und Ernährung) behandelt.

2.1 *Die chemischen Elemente*

Alle lebenden und toten Gegenstände bestehen aus **Materie**, also etwas, das Raum beansprucht und eine Masse besitzt. Materie kann in flüssigem, festem oder gasförmigem Zustand vorliegen. Alle Formen der Materie bestehen aus **chemischen Elementen.** Diese Elemente zeichnen sich dadurch aus, daß sie durch gewöhnliche chemische Reaktionen nicht weiter in andere Stoffe verwandelt werden können. Gegenwärtig kennt die Wissenschaft 111 verschiedene chemische Elemente, die gewöhnlich in Form von **chemischen Symbolen** abgekürzt werden. Im menschlichen Organismus findet man 26 verschiedene chemische Elemente. Die wichtigsten sind:

- Sauerstoff (chemisches Symbol: **O**),
- Kohlenstoff (**C**),
- Wasserstoff (**H**) und
- Stickstoff (**N**).

Allein diese vier Elemente bilden ungefähr 96 % der Körpermasse. Eine Gruppe von weiteren sieben Elementen – Kalzium (**Ca**), Phosphor (**P**), Kalium (**K**), Schwefel (**S**), Natrium (**Na**), Chlor (**Cl**) und Magnesium (**Mg**) – bilden noch einmal etwa 3 % der Körpermasse. Sie werden zusammen oft als **Mineralstoffe** bezeichnet (☞ 19.6.1). Das verbleibende Prozent bilden die **Spurenelemente**, die nur „in Spuren“ im menschlichen Organismus anzutreffen sind (mehr über sie in Abschnitt 19.6.2).

	Chemisches Element (Symbol)	Anteil am Körpergewicht	Biologische Funktion
etwa 96 %	Sauerstoff (O)	65,0 %	Bestandteil von Wasser und vielen organischen Molekülen
	Kohlenstoff (C)	18,5 %	Bestandteil jedes organischen Moleküls
	Wasserstoff (H)	9,5 %	Bestandteil von Wasser und organischen Molekülen; als Ion (H^+) ist es für die Säureeigenschaft einer Lösung verantwortlich
	Stickstoff (N)	3,2 %	Bestandteil vieler organischer Moleküle z. B. aller Proteine und Nukleinsäuren
etwa 3 % Mineralstoffe	Kalzium (Ca)	1,5 %	Bestandteil von Knochen und Zähnen; vermittelt die Synthese und Freisetzung von Neurotransmittern; Elektromechanische Kopplung: an allen Muskelkontraktionen beteiligt
	Phosphor (P)	1,0 %	Bestandteil vieler Biomoleküle wie Nukleinsäuren, ATP und zyklischem AMP; Bestandteil von Knochen und Zähnen
	Kalium (K)	0,4 %	Erforderlich zur Weiterleitung von Nervenimpulsen und für Muskelkontraktionen
	Schwefel (S)	0,3 %	Bestandteil vieler Proteine, besonders der kontraktilen Filamente des Muskels
	Natrium (Na)	0,2 %	Notwendig zur Weiterleitung von Nervenimpulsen sowie für Muskelkontraktionen; Hauption des Extrazellularraumes, das wesentlich zur Aufrechterhaltung der Wasserbilanz benötigt wird
	Chlor (Cl)	0,2 %	Wie Natrium wesentlich an der Aufrechterhaltung der Wasserbilanz zwischen den Zellen verantwortlich
	Magnesium (Mg)	0,1 %	Bestandteil vieler Enzyme
etwa 1 % Spurenelemente	Chrom (Cr) Jod (J) Eisen (Fe) Kobald (Co) Kupfer (Cu) Fluor (F) Mangan (Mn) Molybdän (Mo) Selen (Se) Zink (Zn)	Spurenelemente, alle jeweils weniger als 0,1 %. Biologische Funktionen ☞ Tab. 19.17. Weitere fragliche Spurenelemente sind z. B.: Silicium (Si), Zinn (Sn), Vanadium (V), Nickel (Ni) und Arsen (As). Sie werden zwar für essentielle Nahrungsbestandteile gehalten, doch sind der tägliche Bedarf beim Menschen sowie irgendwelche Mangelsymptome nicht bekannt.	

Tabelle 2.1: Die chemischen Elemente des menschlichen Körpers

2.2 *Der Aufbau der Atome*

Jedes Element ist aus einer großen Anzahl gleichartiger Einzelbausteine aufgebaut, den Atomen.

Atome sind die Grundeinheiten der Materie. So enthält beispielsweise reine Kohle ausschließlich Kohlenstoffatome oder ein Tank voll Sauerstoff ausschließlich Sauerstoffatome.

Jedes Atom besteht grundsätzlich aus zwei Hauptteilen: dem Kern im Zentrum und der Elektronenhülle am Rand. Der **Kern** enthält die elektrisch positiv geladenen **Protonen** sowie elektrisch neutrale Partikel, die **Neutronen** genannt werden. Da jedes Proton eine positive Ladung trägt, ist der Kern insgesamt positiv geladen.

Elektronen sind negativ geladene Partikel, die den Kern umkreisen und insgesamt die **Elektronenhülle** des Atoms bilden. Die Anzahl der negativ geladenen Elektronen entspricht immer der der positiv geladenen Protonen, so daß sich ihre Ladungen ausgleichen und das Atom als Ganzes nach außen elektrisch neutral ist.

Was unterscheidet nun die Atome eines Elements von den Atomen eines anderen?

Die Antwort lautet: die *Anzahl der Protonen im Kern* und, da jedes Atom nach außen elektrisch neutral ist, damit auch die unterschied-

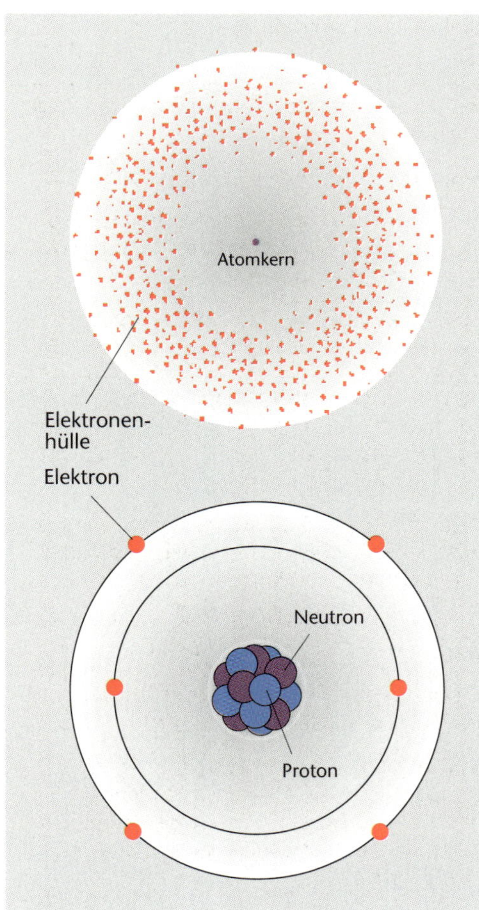

Abb. 2.2: Der Aufbau eines Atoms. Oben mit *eher* realitätstreuen Proportionen (tatsächlich müßte der Abstand zwischen Atomkern und Elektronenhülle noch viel größer sein) und unten mit stark vergrößertem Kern, so daß Protonen und Neutronen erkennbar sind. Weiterhin sind schematisch 2 Elektronenschalen mit den sich darin bewegenden Elektronen dargestellt.

liche *Gesamtzahl der Elektronen in der* Elektronenhülle. Die Anzahl der Protonen eines Atoms bzw. Elements wird auch als **Ordnungszahl** bezeichnet, die Summe der Protonen und Neutronen auch als **Massenzahl** (die Masse der Elektronen kann hierbei vernachlässigt werden, da sie über tausendmal kleiner ist als die der Protonen und Neutronen). Beispielsweise hat der Stickstoff (N) die Ordnungszahl 7 und die Massenzahl 14, da sich neben den 7 Protonen auch 7 Neutronen im Kern befinden.

2.3 Das Periodensystem der Elemente

Die Chemiker der Anfangszeit haben sich überlegt, wie sie die Elemente am besten ordnen könnten. Natürlich bot sich als Einteilungskriterium die steigende Ordnungszahl an. Somit wäre eine lange Liste von 111 aneinandergereihten Elementen entstanden.

Die Chemiker stellten jedoch bei ihren Experimenten fest, daß bestimmte Elemente ähnlich reagierten. Sie mußten demnach ähnliche Eigenschaften besitzen. Interessanterweise war eine solche Ähnlichkeit bei jedem achten Element der Liste gegeben, die Ähnlichkeit trat also *periodisch* auf. Die Chemiker stellten diese Elemente sinnvollerweise in der Liste *untereinander* und nannten das so entstandene Ordnungssystem **Periodensystem** der Elemente (☞ Abb. 2.3). Im Periodensystem sind die Elemente also wie folgt eingeteilt:

- Waagerecht nach steigender Ordnungszahl in **Perioden**.

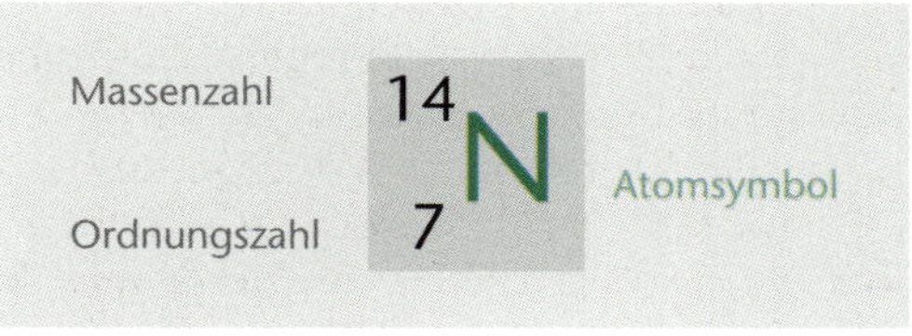

Abb. 2.4: Atomsymbol, Ordnungszahl und Massenzahl am Beispiel des Stickstoffs.

- Senkrecht nach chemischer Ähnlichkeit in sogenannte **Hauptgruppen.** Zwischen der 2. und 3. Hauptgruppe stehen ferner die sogenannten **Nebengruppenelemente.**

2.3.1 Das Schalenmodell der Elektronenhülle

Ein den Atomkern umkreisendes Elektron bewegt sich nicht auf einer einfachen Bahn, sondern nimmt einen größeren *Raum* ein. Wie groß dieser Raum ist, hängt von der Energie des Elektrons ab. Modellhaft stellt man sich diesen Raum als **Elektronenschale** vor. Elektronen mit gleicher Energie bewegen sich somit in der gleichen Elektronenschale.

Die Atome bzw. Elemente der ersten Periode (Wasserstoff und Helium) besitzen nur eine Elektronenschale, in der zweiten Periode kommt außen eine weitere größere Schale hinzu. In der dritten Periode schließt sich abermals eine Schale an usw. Die äußerste Schale darf bei den Elementen der Hauptgruppen immer nur 8 Elektronen enthalten, anschließend wird eine weitere Schale aufgefüllt. Diese Regel besitzt eine Ausnahme: Die

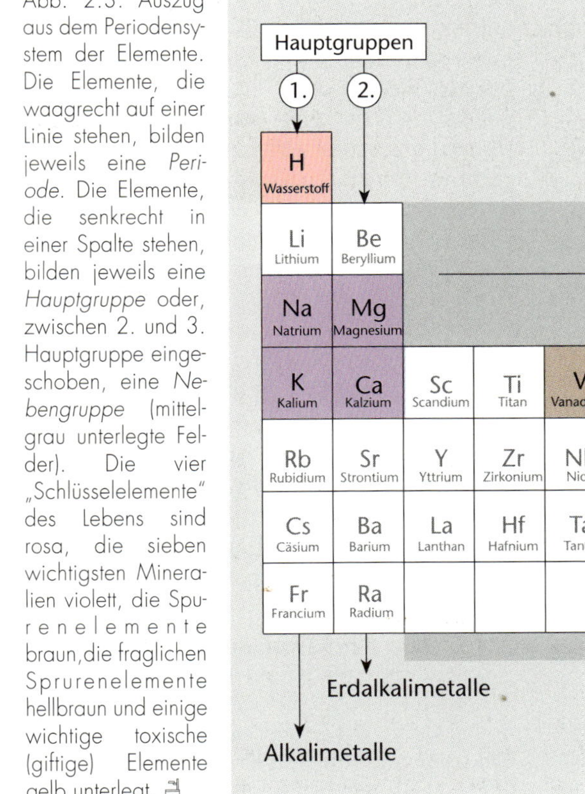
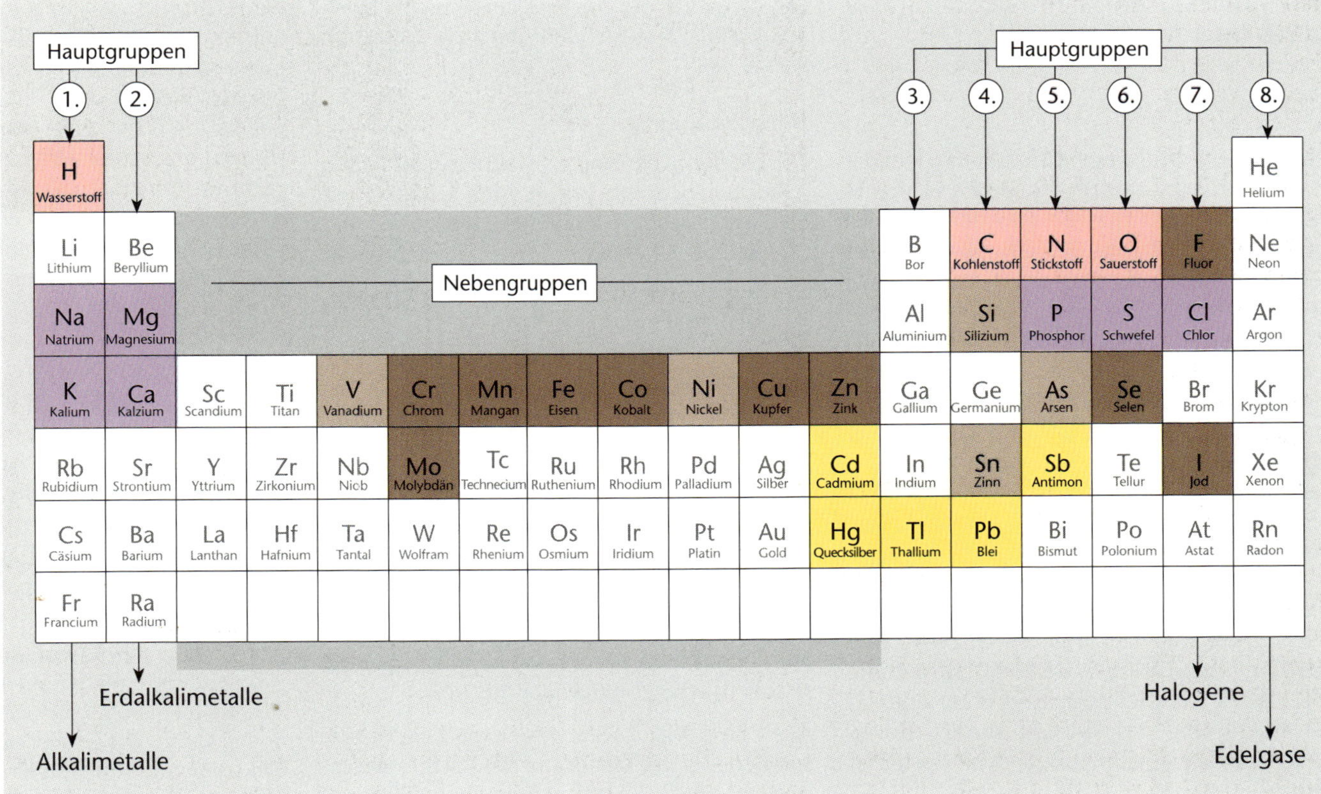

Abb. 2.3: Auszug aus dem Periodensystem der Elemente. Die Elemente, die waagrecht auf einer Linie stehen, bilden jeweils eine *Periode*. Die Elemente, die senkrecht in einer Spalte stehen, bilden jeweils eine *Hauptgruppe* oder, zwischen 2. und 3. Hauptgruppe eingeschoben, eine *Nebengruppe* (mittelgrau unterlegte Felder). Die vier „Schlüsselelemente" des Lebens sind rosa, die sieben wichtigsten Mineralien violett, die Spurenelemente braun, die fraglichen Spurenelemente hellbraun und einige wichtige toxische (giftige) Elemente gelb unterlegt.

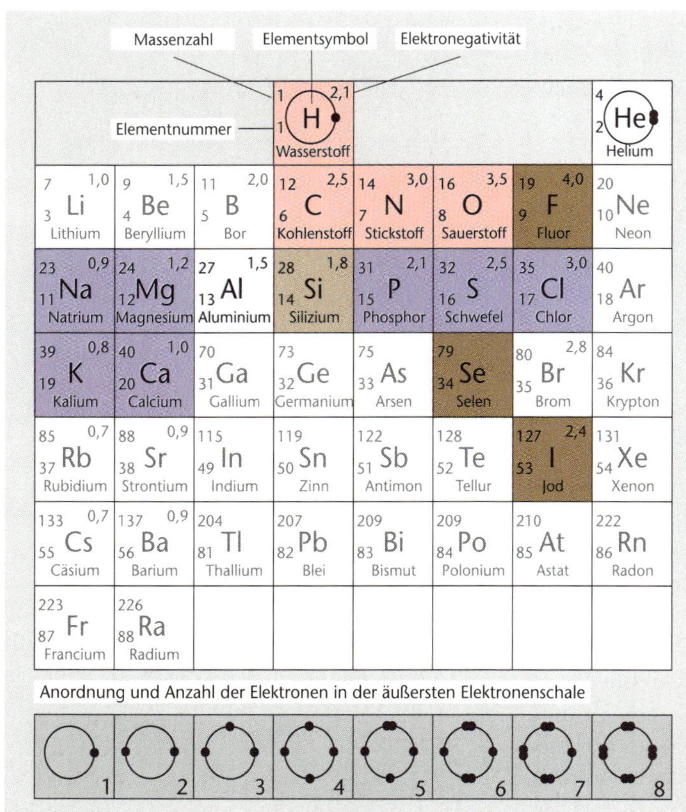

Abb. 2.5 (oben):
Die Hauptgruppen des Periodensystems. Die gleiche Zahl von Elektronen in der äußersten Elektronenschale (1 bis 8) begründet Ähnlichkeit im chemischen Verhalten. Wasserstoff und Helium gehören nicht zu den Hauptgruppenelementen, da die 1. Elektronenschale bei ihnen mit der äußersten Elektronenschale identisch ist. Diese kann aber nur 2 (und nicht 8) Elektronen aufnehmen.

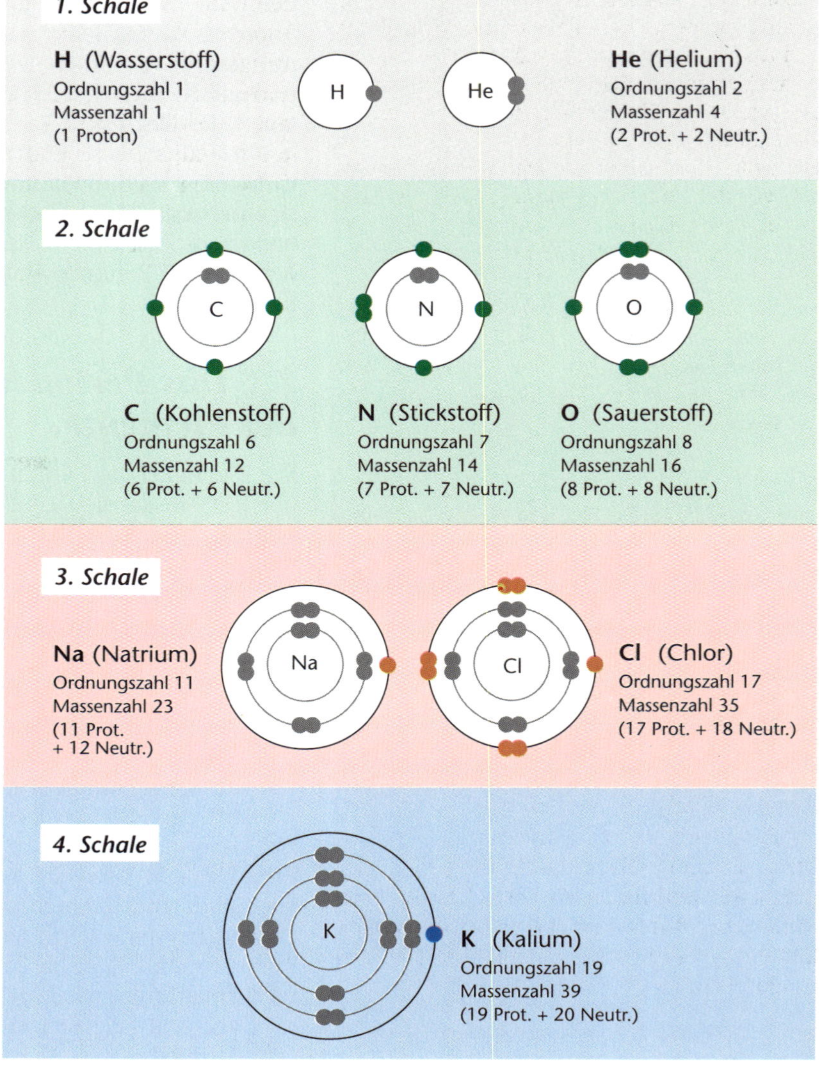

Abb. 2.6 (rechts):
Aufbau der Elektronenschalen bei einigen wichtigen Elementen. Die Elektronen sind zur vereinfachten Darstellung jeweils paarweise dargestellt.

erste Schale ist bereits mit 2 Elektronen vollständig besetzt.

Alkali- und Erdalkalimetalle

Die erwähnte Ordnung im Periodensystem der Elemente rührt nun daher, daß sich Elemente mit gleicher Elektronenzahl in der *äußersten* Elektronenschale stark ähneln: So stehen in der ersten Hauptgruppe lauter weiche Metalle (**Alkalimetalle**, deren Hauptvertreter das *Natrium* und das *Kalium* bilden). Diese Metalle zeigen, wenn man sie mit einem Messer durchschneidet, an ihrer Schnittfläche den charakteristischen Metallglanz, der jedoch schon nach kurzer Zeit als Ausdruck der Reaktion mit dem Luftsauerstoff von einer grauen Schicht bedeckt ist. Alle Alkalimetalle besitzen auf ihrer äußersten Elektronenschale ein Elektron.

Die Elemente der zweiten Hauptgruppe besitzen in ihrer äußersten Elektronenschale zwei Elektronen und werden als **Erdalkalimetalle** bezeichnet. Die wichtigsten Vertreter sind das *Magnesium* und das *Kalzium,* die im Unterschied zu den Alkalimetallen deutlich härter sind.

Die Elemente der dritten Hauptgruppe besitzen jeweils 3 Elektronen auf ihrer äußersten Schale usw.

Halogene und Edelgase

Die Elemente der siebten Hauptgruppe haben 7 Elektronen auf ihrer äußersten Schale. Diese Elemente werden auch als **Halogene** oder „Salzbildner" bezeichnet, weil sie sich leicht mit Metallen zu *Salzen* (☞ 2.4.1) umsetzen lassen. Zu ihnen zählen z. B. das *Chlor* und das *Fluor.*

Die Elemente der achten Hauptgruppe, die **Edelgase**, besitzen in ihrer äußersten Elektronenschale 8 Elektronen. Eine solche, mit 8 Elektronen besetzte äußerste Schale stellt einen extrem stabilen und damit besonders reaktionsträgen Zustand dar, die sogenannte **Edelgaskonfiguration.** Sie ist der Grund dafür, daß die Edelgase praktisch keine chemische Reaktion eingehen. Deshalb spielen sie auch im Stoffwechsel des Körpers keine Rolle. Edelgase sind beispielsweise *Helium* und *Neon.*

Auch die übrigen Elemente versuchen, diesen stabilen Elektronenzustand der Edelgase zu erreichen. Dies gelingt ihnen, indem sie von anderen Atomen ein oder mehrere Elektronen aufnehmen oder abgeben oder auch, indem Elektronen gemeinsam mit anderen Atomen benützt werden. Die Anzahl der Elektronen auf der äußeren Schale bzw. die Zahl der Elektronen, die zum Erreichen der Edelgaskonfiguration fehlen, hat somit bei allen chemischen Prozessen eine enorme Bedeutung. Diese Zahl wird vom Chemiker auch als *Wertigkeit* oder **Valenz** eines Atoms bezeichnet; entsprechend werden die Elektronen auf der äußeren Hülle auch **Valenzelektronen** genannt. Beispielsweise steht der Stickstoff in der 5. Hauptgruppe und hat 5 Elektronen auf seiner äußersten Schale. Um die stabile Edelgaskonfiguration zu erreichen, muß der Stickstoff entweder 3 Elektronen aufnehmen, oder aber 5 Elektronen abgeben. Je nach Reaktionspartner ist der Stickstoff also 3-wertig oder 5-wertig.

2.3.2 *Die Elektronegativität*

Eine weitere Größe, die das Verhalten der Elektronen auf der äußersten Schale bestimmt, ist die **Elektronegativität.** Dieser Wert beschreibt die Kraft der Atome, Elektronen von anderen Atomen auf die eigenen Elektronenschalen „herüberzuziehen“ und sich damit der Edelgaskonfiguration zu nähern. Weil diese Kraft bei den einzelnen Atomen sehr unterschiedlich ausgeprägt ist, ist die Elektronegativität hilfreich, das Verhalten der Atome in chemischen Bindungen zu erklären. Fluor ist das am stärksten elektronegative Element – ihm wurde der Wert 4,0 zugeordnet. Eine ebenfalls starke Anziehung auf weitere Elektronen haben Sauerstoff (3,5), Stickstoff (3,0) und Chlor (3,0). Durch die starke Anziehungskraft auf die Elektronen „fremder“ Atome, sind die Elemente mit hoher Elektronegativität enorm *reaktionsfreudig*. Die Elektronegativität nimmt innerhalb einer Hauptgruppe von oben nach unten ab und innerhalb einer Peroide von links nach rechts zu.

2.4 Chemische Bindungen

Wie oben erläutert, ist jedes Atom ab der 2. Periode bestrebt, auf seiner äußersten Elektronenschale genau acht Elektronen zu haben. Dies kann im wesentlichen durch drei Mechanismen erreicht werden. Erstens durch Elektronenaufnahme, zweitens durch Elektronenabgabe und drittens durch gemeinsames Benützen von Elektronen mit benachbarten Atomen. Alle drei Formen führen zu einer **Bindung** von Atomen aneinander. Welche Form der chemischen Verbindung eingegangen wird, bestimmen die zwischen Atomen wirkenden **Bindungskräfte**. Im folgenden sind einige Formen der chemischen Bindung beschrieben.

2.4.1 Die Ionenbindung

Natrium steht in der ersten Hauptgruppe des Periodensystems und hat demgemäß ein Elektron auf seiner äußersten Elektronenschale. Chlor steht in der siebenten Hauptgruppe und hat entsprechend sieben Elektronen auf seiner äußersten Schale. Reagieren diese beiden Partner nun miteinander, so findet wegen der starken Anziehungskraft des Chloratoms auf weitere Elektronen ein **Elektronenübergang** statt: Das Außenelektron des Natriums wird vom Chloratom „eingefangen“. Natrium tritt in dieser Reaktion als **Elektronenspender**, das Chloratom als **Elektronenempfänger** auf. Dadurch haben beide Partner die Edelgaskonfiguration erreicht.

- Das Chlor besitzt damit insgesamt 18 Elektronen, jedoch nur 17 Protonen im Kern (Ordnungszahl 17). Damit ist ein elektrisch negativ geladenes Partikel entstanden. Man schreibt **Cl^-**.
- Das Natrium hingegen hat bei dieser Reaktion ein Elektron verloren und somit insgesamt nur noch 10 Elektronen. Dem stehen 11 Protonen im Kern (Ordnungszahl 11) gegenüber, so daß ein Partikel mit positiver Ladung entstanden ist. Man schreibt **Na^+**.

Allgemein werden elektrisch geladene Partikel als **Ionen** bezeichnet. Die Bindung, die durch die elektrische Anziehung der gegensätzlich geladenen Ionen entsteht, nennt man **Ionenbindung**. Verbinden sich gegensätzlich geladene Ionen durch Ionenbindung miteinander, entsteht ein **Salz**. Der Chemiker versteht unter Salzen also durch Ionenbindung zustandekommende **Ionenverbindungen.** Eine dieser Verbindungen ist das im Volksmund als „Salz“ bezeichnete Kochsalz (NaCl). Abbildung 2.7 zeigt die Ausbildung einer Ionenbindung am Beispiel des Kochsalzes.

Kochsalz im Kristallgitter

Das Kochsalz (Na^+Cl^- oder kurz NaCl) ist eine der häufigsten Ionenverbindungen. Kochsalz besteht aus Na^+- und Cl^--Ionen, die in einem Mengenverhältnis von 1:1 vorliegen. Das definierte Mengenverhältnis der Ionen einer Ionenverbindung bezeichnet man als **Formeleinheit.** Die Ionen des Kochsalzes bilden, wie die meisten Salze, ein dreidimensionales *Kristallgitter*, wobei jeweils ein Natriumion von sechs Chlorionen und ein Chlorion von sechs Natriumionen umgeben ist. Dieser Gitterverband ist insgesamt elektrisch neutral, und die Ionen sind nicht beweglich, da sie im Gitterverband festgehalten werden.

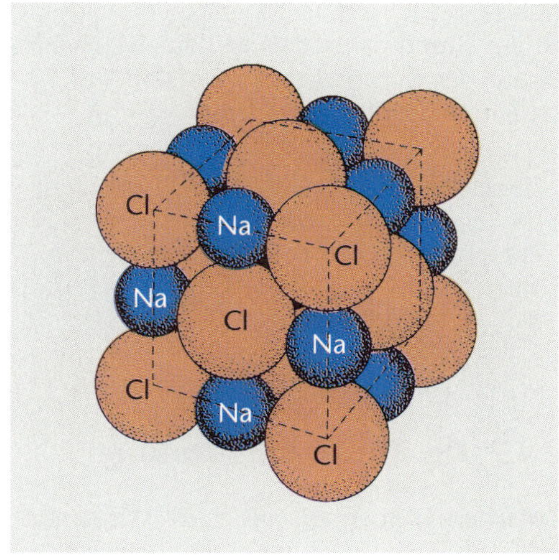

Abb. 2.8: Das NaCl-Kristallgitter.

Auflösung des Kristallgitters im Wasser

Löst man Kochsalzkristalle oder Kristalle anderer Salze in einer ausreichenden Menge Wasser auf, so dringen Wassermoleküle in das Kristallgitter ein und lösen es auf. Die Ionen liegen nun in frei beweglicher Form in einer wäßrigen Lösung vor – man spricht von **Elektrolytlösung.**

Legt man an eine solche Elektrolytlösung eine elektrische Spannung an, so wandern die positiv geladenen Natriumionen zur negativ geladenen *Kathode* („Minus-Pol“), die negativ geladenen Chloridionen zur positiv geladenen *Anode* („Plus-Pol“), da sich gegensätzliche elektrische Ladungen anziehen. Deshalb bezeichnet man positiv geladene Ionen (wie das Na^+-Ion) auch als **Kationen**, negativ geladene Ionen (wie das Cl^--Ion) auch als **Anionen**. Die

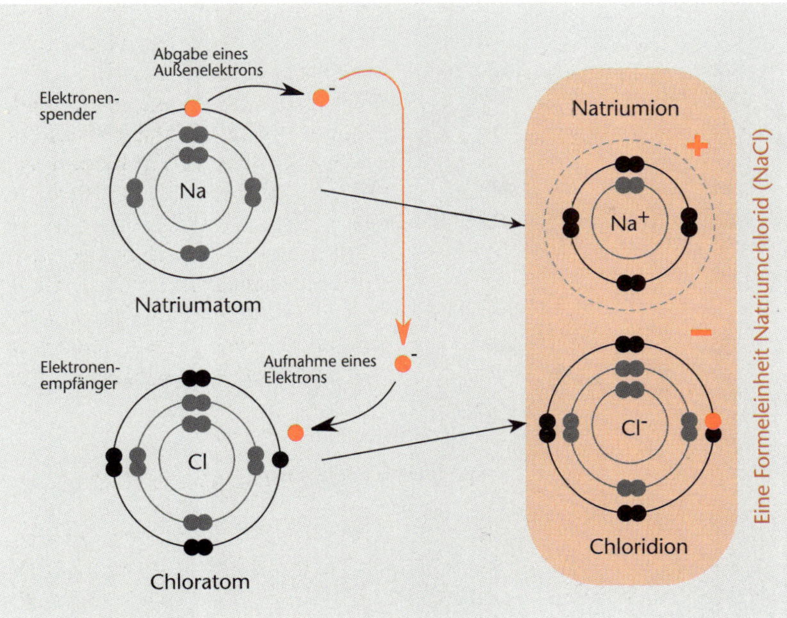

Abb. 2.7 (links): Die Ausbildung einer Ionenbindung am Beispiel des Ionenpaares Na^+-Cl^- Natrium gibt sein Außenelektron an das Chlor ab. Dadurch erreichen beide Partner die stabile Edelgaskonfiguration.

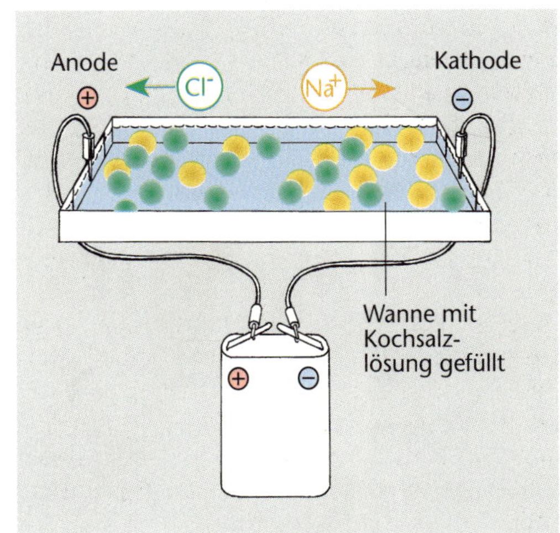

Abb. 2.9 (rechts): Wandern von Na^+- und Cl^--Ionen einer NaCl-Elektrolytlösung im elektrischen Spannungsfeld.

freie Beweglichkeit der Ionen einer Salzlösung ist der Grund dafür, daß sie den elektrischen Strom (im Gegensatz zum Feststoff mit Kristallgitter) ausgezeichnet leitet.

Im elektrischen Spannungsfeld wandern die (elektrisch negativ geladenen) *Anionen* zur (positiv geladenen) *Anode* und die (elektrisch positiv geladenen) *Kationen* zur (negativ geladenen) *Kathode*.

2.4.2 *Die kovalente Bindung*

Zwischen Elementen, wie z. B. Wasserstoff und Kohlenstoff, die nur einen geringen Unterschied in der Elektronegativität (☞ 2.3.2) aufweisen, sind Elektronenübergänge wie bei der Ionenbindung nicht möglich. Dasselbe gilt natürlich auch, wenn sich Atome des gleichen Elementes miteinander verbinden. Sie gehen deshalb eine andere Bindung ein, die **kovalente Bindung**. Diese Bindung wird auch als *Elektronenpaarbindung* oder *Atombindung* bezeichnet. Sie kommt im menschlichen Organismus wesentlich häufiger vor als die Ionenbindung und ist auch deutlich stabiler.

Bei einer kovalenten Bindung rücken z. B. Chloratome so eng zusammen, daß sie jeweils ein Elektron gemeinsam benutzen. Auf diese Weise entsteht ein **Elektronenpaar.**

Damit ist ein stabiler Zustand entstanden, denn jedes der beteiligten Chloratome besitzt nun acht Elektronen auf seiner äußersten Schale. Das Teilchen Cl–Cl oder Cl_2 heißt Chlor**molekül** (☞ Abb. 2.10).

Die Bildung des Sauerstoffmoleküls verläuft in gleicher Weise: Sauerstoff steht in der sechsten Hauptgruppe und hat entsprechend sechs Elektronen auf seiner äußersten Schale.

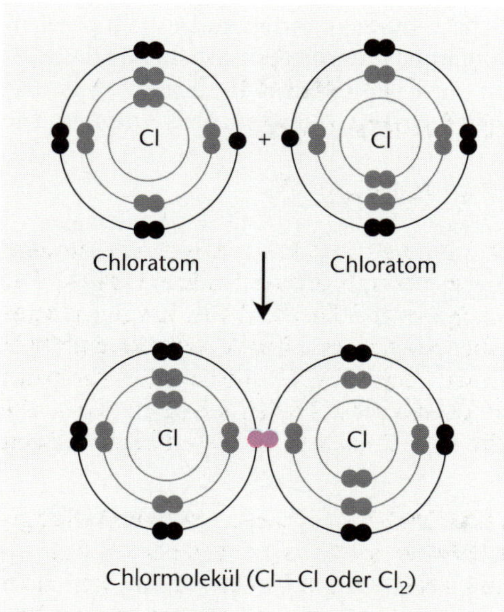

Abb. 2.10: Kovalente Bindung von zwei Chloratomen.

Zur stabilen Edelgaskonfiguration fehlen jedem Sauerstoffatom zwei Elektronen. Deshalb werden von jedem Sauerstoffatom nicht nur ein, sondern zwei Elektronen gemeinsam benützt. Da nun zwei Elektronenpaare von beiden Partnern gemeinsam benützt werden, spricht man auch von einer **Doppelbindung** (O=O oder O_2). Die Bildung des Stickstoffmoleküls (N_2) verläuft analog, nur daß hierbei sogar eine **Dreifachbindung** (drei gemeinsame Elektronenpaare, ☞ Abb. 2.11 unten) ausgebildet werden muß.

Das Wasserstoffmolekül

Auch die Bildung des Wasserstoffmoleküls (H-H oder H_2) verläuft in gleicher Weise wie bei den bisherigen Beispielen beschrieben. Nur gilt es hier zu beachten, daß die äußerste Elektronenschale beim Wasserstoff mit der ersten Elektronenschale identisch ist. Diese kann aber statt acht nur zwei Elektronen aufnehmen, d. h., der Wasserstoff erreicht die stabile Edelgaskonfiguration bereits mit zwei Elektronen auf seiner Elektronenschale. Da der Wasserstoff nur aus einem Proton und einem Elektron besteht, ist zur Bildung des Wasserstoffmoleküls die Ausbildung eines gemeinsam benützten Elektronenpaares zwischen zwei Wasserstoffatomen erforderlich.

Die Moleküle der Luft

Luft ist ein Gasgemisch, das zu etwa 80 % aus Stickstoff und 20 % aus Sauerstoff besteht. Dabei liegen beide Anteile nicht in atomarer Form, sondern praktisch ausschließlich in der stabilen Molekülform (O_2 bzw. N_2) vor.

Die chemische Verbindung

Kovalente Bindungen existieren nicht nur zwischen zwei gleichen Atomen eines Elements, sondern können zwischen unterschiedlichen und auch beliebig vielen Atomen eingegangen werden. Beim Methanmolekül beispielsweise treten vier Wasserstoffatome mit einem Kohlenstoffatom in Kontakt, wobei vier Elektronenpaarbindungen ausgebildet werden (CH_4). Derartige Moleküle, die aus Atomen verschiedener Elemente bestehen, nennt man **chemische Verbindungen**.

2.4.3 *Weitere Bindungsformen*

Neben Ionen- und kovalenten Bindungen existieren noch weitere (komplexe) Bindungsformen, die zum Grundverständnis des Stoffwechsels weniger von Bedeutung sind.

Von erheblicher Bedeutung sind jedoch die sog. **Wasserstoffbrücken**. Sie sind zwar keine echten Bindungen, werden aber trotzem oft als *Wasserstoffbrückenbindungen* bezeichnet und sind unter 2.7.1 ausführlich erklärt.

2.5 *Chemische Reaktionen*

Bei **chemischen Reaktionen** geschieht im Grunde nichts anderes, als das Knüpfen von neuen Bindungen zwischen Atomen oder gerade das Gegenteil, nämlich das Aufbrechen von bestehenden chemischen Bindungen. Solche Reaktionen finden in jeder menschlichen Zelle ständig und in großem Ausmaß statt. Nur mit Hilfe von chemischen Reaktionen ist

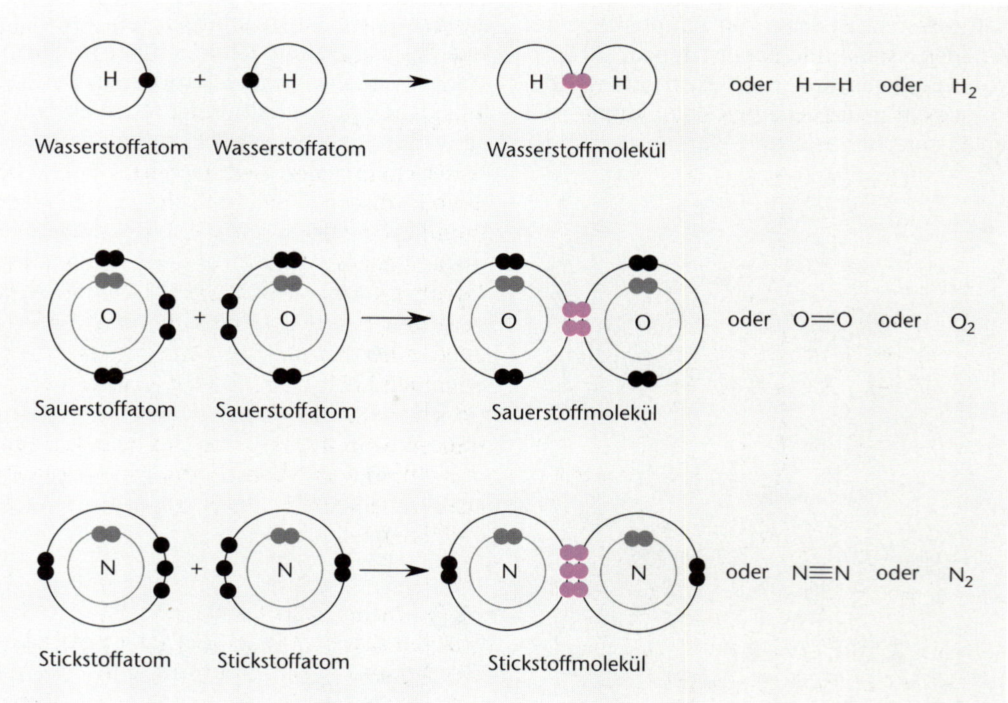

Abb. 2.11: Wasserstoff-, Sauerstoff- und Stickstoffatome bilden untereinander kovalente Bindungen aus (H_2, O_2, N_2). Die somit entstandenen Moleküle sind viel stabiler als die unverknüpften Atome. Diese werden auch als **Radikale** bezeichnet und können den Organismus schädigen, indem sie mit lebenswichtigen Molekülen reagieren.

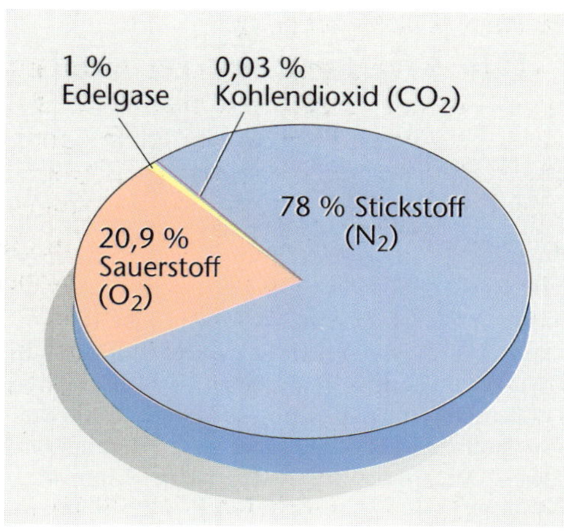

Abb. 2.12: Zusammensetzung trockener Luft (Kuchendiagramm). Normaltemperierte Raumluft enthält ferner 1–2 % Wasserdampf, Ozon und Staub.

es möglich, daß der Organismus wachsen kann und neue Gewebe gebildet werden. Aber auch alle Körperfunktionen, wie z. B. das Zusammenziehen (Kontraktion) eines Muskels oder die Seh- und Hörfähigkeit, erfordern den ständigen Ablauf vielfältiger chemischer Reaktionen.

Bei einer chemischen Reaktion geht nichts verloren, d. h. die Gesamtzahl der Atome bleibt dieselbe. Es ändert sich nur die Verknüpfung zwischen den Atomen, wobei neue Moleküle mit neuen Eigenschaften entstehen.

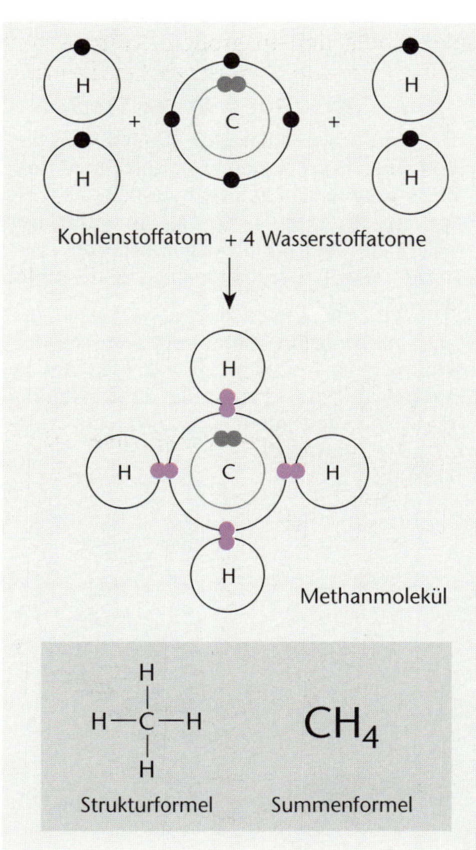

Abb. 2.13: CH_4 (Methan) kovalente Bindung von vier Wasserstoffatomen mit einem Kohlenstoffatom.

Anabole Reaktionen

Wenn sich ein oder mehrere Atome, Ionen oder Moleküle zu einer größeren Einheit verbinden, so bezeichnet man dies ganz allgemein als **anabole Reaktion**. Ein einfaches Beispiel hierfür ist die Bildung des Ammoniaks (NH_3) aus einem Atom Stickstoff (N) und drei Atomen Wasserstoff (H):

$$N + 3\,H \rightarrow NH_3$$

Bei einer anabolen Reaktion findet also die **Synthese** *(Neubildung)* einer neuen Verbindung bzw. eines neuen Moleküls statt. Ein Beispiel für eine solche anabole Reaktion im menschlichen Organismus ist der Aufbau der Körpereiweiße: Sie sind Riesenmoleküle *(Makromoleküle)*, die durch die Verbindung zahlreicher kleinerer Moleküle entstanden sind.

Katabole Reaktionen

Katabole Reaktionen sind das Gegenteil von anabolen Reaktionen. Hierbei werden keine neuen chemischen Bindungen geknüpft, sondern bereits bestehende gelöst. Als einfaches Beispiel hierfür kann man die beschriebene Ammoniak-Synthesereaktion heranziehen, die tatsächlich unter geeigneten Bedingungen in umgekehrter Richtung verläuft:

$$NH_3 \rightarrow N + 3\,H$$

Im menschlichen Organismus spielen katabole Reaktionen insbesondere bei der Verdauung eine große Rolle, weil die meist riesigen Nährstoffmoleküle (Fette, Eiweiße und Kohlenhydrate) erst nach der Spaltung in kleine Bruchstücke von der Darmschleimhaut ins Blut überführt werden können.

Chemische Reaktionen und Energie

Unter **chemischer Energie** versteht man die Energie, die bei der Bildung einer chemischen Bindung oder deren Aufbrechen entweder verbraucht oder freigesetzt wird. Zur Neubildung (Synthese) einer chemischen Bindung wird gewöhnlich Energie benötigt, beim Aufbrechen einer chemischen Bindung wird gewöhnlich Energie frei. Da bei anabolen Reaktionen neue Bindungen geknüpft werden müssen, wird hierbei in der Regel Energie verbraucht, bei katabolen Reaktionen werden chemische Bindungen aufgebrochen und deshalb Energie freigesetzt.

Alle Wachstumsvorgänge des Körpers vollziehen sich im wesentlichen über anabole Reaktionen und benötigen deshalb Energie. Diese Energie stammt aus dem Abbau von Nährstoffmolekülen, mit anderen Worten also aus katabolen Reaktionen, bei denen Energie freigesetzt wird.

2.6 Chemische Verbindungen als Grundlage aller Lebensprozesse

Die meisten chemischen Elemente liegen im Organismus nicht als Atome vor, sondern in Form von Verbindungen. Diese chemischen Verbindungen kann man in zwei Hauptklassen einteilen:

- Organische Verbindungen
- Anorganische Verbindungen.

Unter **organischen Verbindungen** verstand man ursprünglich alle Chemikalien des Pflanzen- und Tierreichs, wobei man annahm, daß zu ihrer Bildung eine besondere „Lebenskraft" notwendig sei. Diese Theorie fiel jedoch im Jahre 1828 in sich zusammen, als der Chemiker Friedrich Wöhler eine klassische organische Substanz (Harnstoff) aus einer anorganischen Vorstufe im Reagenzglas herstellte.

Mit wenigen Ausnahmen versteht man heute unter organischen Verbindungen solche, die hauptsächlich aus *Kohlenstoff-* und *Wasserstoffatomen* bestehen und überwiegend durch *kovalente Bindungen* zusammengehalten werden (☞ 2.4.2). Alle Schlüsselmoleküle des Lebens wie Kohlenhydrate, Fette, Eiweiße und unsere Erbsubstanz, die Nukleinsäuren (☞ 2.8.5), gehören zur Gruppe dieser organischen Verbindungen.

Anorganische Verbindungen dagegen zeichnen sich dadurch aus, daß in ihnen gewöhnlich *kein Kohlenstoff* enthalten ist. Zu den anorganischen Verbindungen gehören viele Salze, Säuren, Laugen, Wasser und als Ausnahme auch die Kohlenstoffverbindungen Kohlendioxid (CO_2) und Monoxid (CO).

Sowohl organische als auch anorganische Verbindungen sind lebensnotwendig für die Funktionen des Stoffwechsels.

2.7 Anorganische Verbindungen

2.7.1 Wasser

Die Zellen unseres Körpers bestehen zu über 50 % aus Wasser **(intrazelluläres Wasser).** Die Flüssigkeit, welche die Zellen umgibt **(extrazelluläres Wasser)** enthält sogar zu über 90 % Wasser. Folglich spielen sich im Organismus alle chemischen Reaktionen und damit alle Lebensvorgänge in einem **wäßrigen Milieu** ab.

Wasser ist dabei ein ausgezeichnetes **Lösungsmittel**. Lebenswichtige Substanzen wie Sauerstoff- oder Nährstoffmoleküle können über das extrazelluläre Wasser alle Zellen erreichen und von diesen verwertet werden. Andererseits können Stoffwechselabfallprodukte, wie das Kohlendioxid, auf umgekehrtem Wege abtransportiert werden und schließlich in der Lunge den Organismus verlassen. Bei chemischen Reaktionen ermöglicht das Wasser den beteiligten Molekülen überhaupt erst die Annäherung aneinander.

Wasser chemisch gesehen

Wasser besteht aus einem Sauerstoff- und zwei Wasserstoffatomen, die über kovalente Bindungen zusammengehalten werden (☞ Abb. 2.14). Sauerstoff besitzt jedoch eine wesentlich größere Elektronegativität (☞ 2.3.2) als Wasserstoff. Dies bedingt, daß die gemeinsam benützten Bindungselektronen vom Sauerstoff mehr angezogen werden als vom Wasserstoff. Eine derartige Bindung bezeichnet man als **polare Atombindung**. Ursache ist die Asymmetrie der Ladungsverteilung am Wassermolekül: Die beiden Wasserstoffatome sind geringgradig positiv geladen, auf der anderen Seite ist das Sauerstoffatom geringgradig doppelt negativ geladen.

Das Wassermolekül stellt damit einen sogenannten **Dipol** dar, der nach außen hin zwar insgesamt elektrisch neutral ist, aber am Sauerstoffende eine negative und an den Wasserstoffenden eine positive „Schlagseite" hat. Durch seine Polarität kann das Wasser sowohl als Lösungsmittel wirken, als auch an chemischen Reaktionen teilnehmen. Bei der Verdauung beispielsweise hilft das Wasser, die großen Nährstoffmoleküle auseinanderzubrechen, andererseits nimmt es auch an anabolen Reaktionen teil (z. B. der Synthese von Hormonen).

Wasserstoffbrücken

Die stark polarisierten Dipole üben auf die Nachbarmoleküle Kräfte aus, die man als **Wasserstoffbrücken** bezeichnet. Im Vergleich zu einer Ionenbindung sind diese Kräfte zwar klein (5 bis 10 % der Stärke einer Ionenbindung), durch die *zahlreich* ausgebildeten Brücken zwischen allen sich gegenüberstehenden Wassermolekülen werden die Moleküle aber trotzdem stark zusammengehalten. Dies ist der Grund dafür, daß das Wasser trotz seiner geringen Molekülgröße im Vergleich zu ähnlichen Molekülen einen hohen Schmelz- und Siedepunkt aufweist.

Wasserstoffbrücken kommen nicht nur zwischen Wassermolekülen vor, sondern auch zwischen polarisierten Atomen *innerhalb* von Molekülen. Aufgrund ihrer großen Zahl tragen Wasserstoffbrücken z. B. wesentlich zur Stabilisierung von Eiweiß- und Nukleinsäuremolekülen bei.

Funktionen des Wassers im Organismus

Neben seinen Aufgaben als Lösungsmittel und vielfältiger Reaktionspartner hat das Wasser noch weitere Funktionen im Organismus:

- Wasser *isoliert* – es nimmt Wärme nur langsam auf und gibt sie nur langsam wieder ab.
- Wasser ist ein Hauptbestandteil von Schleimstoffen und dient dadurch als *Schmiermittel.*

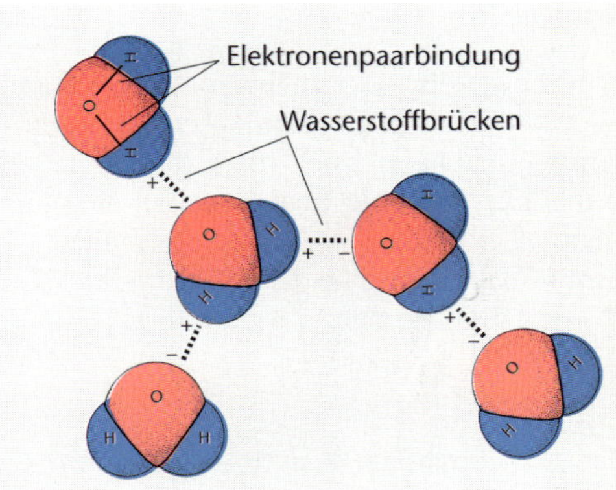

Abb. 2.14: Fünf Wassermoleküle und die sie verbindenen Wasserstoffbrücken.

2.7.2 Säuren und Basen

Wenn Salze, wie z. B. das Kochsalz (☞ 2.4.1), in Wasser gelöst werden, unterliegen sie einem Zerfall, das heißt die im Kristallgitter gebundenen Ionen lösen sich voneinander und liegen nun frei beweglich vor.

Ein ganz ähnliches Schicksal erleiden anorganische Säuren und Basen, wenn sie in Wasser gelöst werden:

- Beim Chlorwasserstoff (HCl) z. B. werden H^+-Ionen (Wasserstoffionen) frei, das Wasser wird *„sauer"*, es entsteht *Salzsäure.*
- Beim Natriumhydroxid (NaOH) werden dagegen Hydroxylionen (OH^-) frei, das Wasser wird *basisch* und es entsteht *Natronlauge.*

Dieser Vorgang wird allgemein als **Dissoziation** bezeichnet. Bei der Dissoziation von Säuren entstehen Substanzen, die H^+-Ionen an sich binden und damit aus der Lösung entfernen können. Solche Substanzen sind z. B. OH^--Ionen: Sie binden das H^+-Ion an sich, wobei Wasser entsteht.

Als **Säure** bezeichnet man chemische Verbindungen, die H^+-Ionen abgeben können, als **Basen** (Laugen) solche, die H^+-Ionen aufnehmen können.

Je mehr H^+-Ionen sich in einer Lösung befinden, um so **saurer** *(azider)* ist diese Lösung. Je weniger H^+-Ionen sich darin befinden, um so **basischer** *(alkalischer)* ist die Lösung. Der Säuregrad wird auch als **Azidität** bezeichnet, die basische Eigenschaft einer Lösung auch als **Alkalität**.

2.7.3 Der pH-Wert

Azidität und Alkalität einer Lösung hängen direkt ab von der Konzentration der H^+- bzw. OH^--Ionen. Ist diese Konzentration gleich, so ist die Lösung weder sauer noch basisch, sondern **neutral**. H^+-Ionen und OH^--Ionen stehen in einem gesetzmäßigen Verhältnis zueinander: Ist die H^+-Konzentration hoch, so ist die OH^--Konzentration immer entsprechend gering und umgekehrt.

Die Stoffmenge in mol

In der Medizin basieren Stoffmengen- und Konzentrationsangaben meist auf dem **mol**. Die Stoffmenge 1 mol bedeutet, daß die Anzahl der Teilchen in dieser Menge gleich der Anzahl der Wasserstoffatome in einem Gramm Wasserstoff ist. Dies klingt zunächst kompliziert, noch dazu, wenn man weiß, daß die Anzahl der Wasserstoffatome in einem Gramm Wasserstoff $6{,}023 \cdot 10^{23}$ beträgt: Ein mol einer beliebigen Substanz enthält demnach die unvorstellbare Zahl von $6{,}023 \cdot 10^{23}$ Teilchen. Diese Anzahl an Molekülen ist in einem mol Zucker, in einem mol Salzsäure oder in einem mol Wasser enthalten. Die Umrechnung von mol in Gramm läuft aus verständlichen Gründen nicht über die Kalkulation mit solchen riesigen Zahlen, sondern viel einfacher über das Periodensystem der Elemente.

Sehen wir uns dieses Periodensystem an, so erkennen wir, daß dem elementaren Wasserstoff die Massezahl 1 (☞ Abb. 2.5) zugeordnet ist. Versehen wir diese Massezahl mit der Einheit g, so haben wir diejenige Masse an Wasserstoff gefunden, die einem mol entspricht: 1 mol H entspricht 1 g H. Dieselbe Umrechnung gilt für Kohlenstoff. Hier ist im Periodensystem die Massezahl 12 notiert. 1 mol Kohlenstoff entspricht also 12 g.

Dasselbe gilt für Moleküle. Hier müssen nur die einzelnen Massezahlen der aneinandergebundenen Atome addiert werden: Methan besteht aus CH_4–Molekülen. Addieren wir nun die Massezahlen der beteiligten Atome ($12 + 4 \cdot 1$), so kommen wir auf die Masse 16 g. 1 mol CH_4 entspricht also 16 g. Entsprechend besitzt 1 mol Kochsalz die Masse 58 g (23 + 35 = 58).

Konzentration gelöster Stoffe

In den Körperflüssigkeiten liegen die meisten Stoffe in gelöster Form vor. Ensprechend ihrer Stoffmenge in mol gibt man deshalb auch die Konzentration einer Lösung in **mol/Liter** (mol/l) an. Beträgt die Konzentration eines Stoffes 1 mol/l, so spricht man von einer **1 molaren** Lösung.

Die nachfolgende Abbildung zeigt die Herstellung einer 1 molaren Lösung: Man gibt die Stoffmenge 1 mol in ein Gefäß und füllt dieses mit dem Lösungsmittel zu einem Gesamtvolumen von 1 Liter auf.

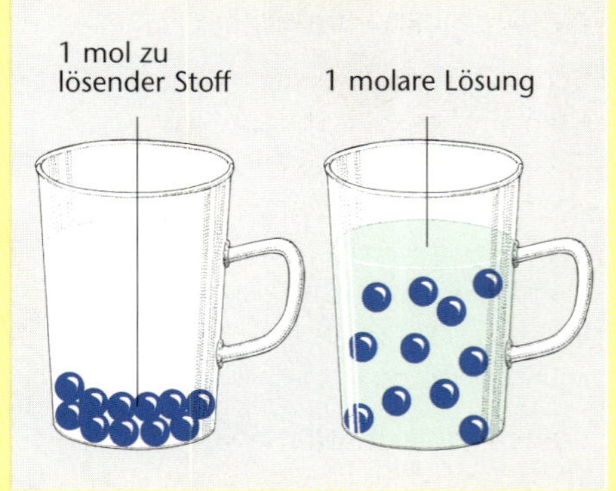

Abb. 2.15: Herstellung einer 1molaren (1 mol/l-konzentrierten) Lösung.

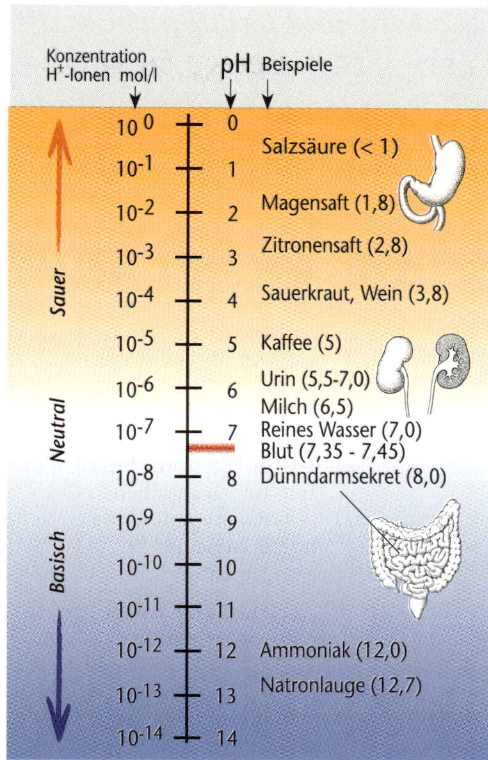

Abb. 2.16: pH-Werte bekannter Flüssigkeiten.

Neutral ist beispielsweise reines Wasser: Die Konzentration der Ionen – die Konzentration wird in den folgenden Beispielen mit eckigen Klammern [ ] dargestellt – beträgt am sogenannten Neutralpunkt:

- $[H^+]$ = 0,000 0001 mol/l = 10^{-7} mol/l
- $[OH^-]$ = 0,000 0001 mol/l = 10^{-7} mol/l

Wie man unschwer sieht, sind die Ionenkonzentrationen an H^+ und OH^- sehr gering. Deshalb hat man aus praktischen Erwägungen den sogenannten **pH-Wert** eingeführt, der als *negativer dekadischer Logarithmus* der H^+-Ionenkonzentration definiert ist:

pH = – Logarithmus $[H^+]$.

Wie sich ein negativer dekadischer Logarithmus berechnet, ist nicht ganz einfach zu verstehen (siehe Lehrbücher der Mathematik). Ganz entscheidend aber hängt dieser Wert von der Zahl der Nullen hinter dem Komma ab, wie die folgenden Beispiele zeigen:

- $[H^+]$ = 0,01 mol/l = 10^{-2} mol/l
  → pH = 2 (sauer, z. B. Magensaft)
- $[H^+]$ = 0,000 000 1 mol/l = 10^{-7} mol/l
  → pH = 7 (neutral, reines Wasser)
- $[H^+]$ = 0,000 000 04 mol/l = $10^{-7,4}$ mol/l
  → pH = 7,4 (schwach basisch, Blutplasma)
- $[H^+]$ = 0,000 000 01 mol/l = 10^{-8} mol/l
  → pH = 8 (basisch, Dünndarmsekret)

Ist die H^+-Konzentration einer Lösung *größer* als 10^{-7} mol/l, d. h. wird sie saurer, so wird der pH-Wert *kleiner* als 7. Ist die Wasserstoffionenkonzentration einer Lösung kleiner als 10^{-7} mol/l, so wird der pH-Wert größer als 7 (☞ Abb. 2.16). Je kleiner also der pH-Wert einer Flüssigkeit ist, desto saurer ist sie.

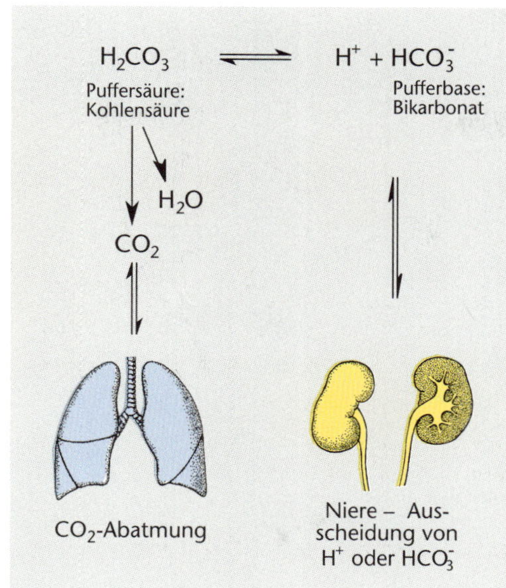

Abb. 2.17: Kohlensäure-Bikarbonat als lebenswichtiges Puffersystem.

2.7.4 *Puffer*

Obwohl die pH-Werte in unterschiedlichen Körperflüssigkeiten stark unterschiedlich sein können, wird der pH-Wert innerhalb einer bestimmten Körperflüssigkeit konstant gehalten. Dafür sorgen die sogenannten **Puffer**. Das sind Substanzen, die überschüssige H^+- Ionen auffangen oder bei basischem Milieu wieder abgeben. Sie puffern also pH-Schwankungen ab.

Der Kohlensäure/Bikarbonat-Puffer

Das klinisch wichtigste Puffersystem stellt das **Kohlensäure/Bikarbonat-System** (☞ Abb. 2.17) dar: Wie jedes andere Puffersystem puffert es H^+ und OH^- Ionen ab. Darüber hinaus hat es den entscheidenden Vorzug, daß es aus zwei Pufferkomponenten besteht, die unabhängig voneinander reguliert werden können:

- H_2CO_3 (Kohlensäure = Puffersäure) und
- HCO_3^- (Bikarbonat = Pufferbase)

Dadurch ist der Körper in der Lage, sowohl auf Säureüberladung **(Azidose)** als auch auf Basenüberladung **(Alkalose)** flexibel und sehr schnell zu reagieren. Dies geschieht folgendermaßen:

Bei Azidose entsteht aus der Pufferbase (HCO_3^-) die Puffersäure (H_2CO_3). Diese dissoziiert in H_2O und CO_2, wobei letzteres rasch über die Lunge abgeatmet wird. Auf diese Weise werden „saure Valenzen" aus dem Körper entfernt. Bei Alkalose dagegen kann durch verminderte Atmung die Abgabe von CO_2 gedrosselt werden. Die Puffersäure H_2CO_3 gibt H^+ ab. Ferner kann die Niere die Ausscheidung – allerdings wesentlich langsamer – sowohl von H^+ als auch HCO_3^- regulieren.

Weitere Puffersysteme

Neben dem Kohlensäure-Bikarbonat-Puffer tragen zwei weitere Puffersysteme zur Aufrechterhaltung des pH-Wertes bei:

- **Proteinpuffer**. Zu diesem gehören das Hämoglobin (☞ 14.2.2) in den Erythrozyten sowie die Plasmaproteine.
- **Phosphatpuffer**. Seine Pufferkomponenten sind anorganische Phosphate.

2.8 *Organische Verbindungen*

2.8.1 *Kohlenhydrate*

Kohlenhydrate spielen für das Leben auf diesem Planeten eine zentrale Rolle. Sie werden von den grünen Pflanzen im Rahmen der **Photosynthese** aus Kohlendioxid und Wasser mit Hilfe von Sonnenlicht in gigantischen Mengen gebildet. Die *Sonnenenergie* wird hierbei als *chemische Energie* in den Kohlenhydraten gespeichert und ist in dieser Form für jedes Lebewesen nutzbar.

Den absolut größten Anteil des organischen Materials auf der Erdoberfläche macht die **Zellulose** aus. Sie ist das Kohlenhydrat, das Pflanzen ihre Form und Festigkeit gibt und ihnen das Wachstum ermöglicht.

Kohlenhydrate sind aus Kohlenstoff, Wasserstoff und Sauerstoff zusammengesetzt. Der Name Kohlenhydrate rührt daher, daß in ihnen, wie im Wasser, Wasserstoff und Sauerstoff in einem festen Verhältnis von 2:1 vorliegen, d. h., daß Kohlenhydrate formal als *Hydrate* (Wasserverbindungen) des Kohlenstoffs aufgefaßt werden können.

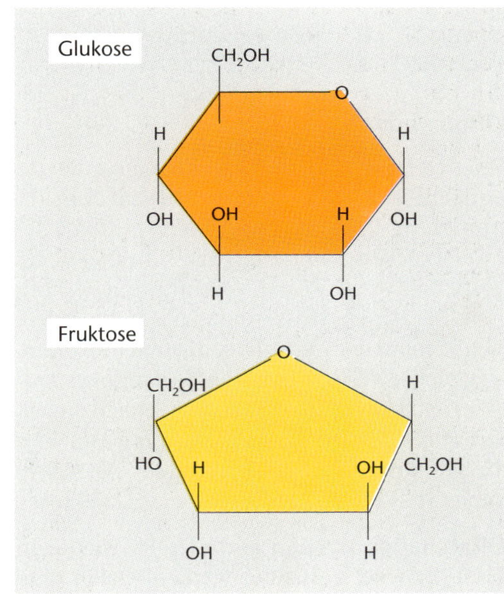

Abb. 2.18: Glukose- und Fruktosemolekül.

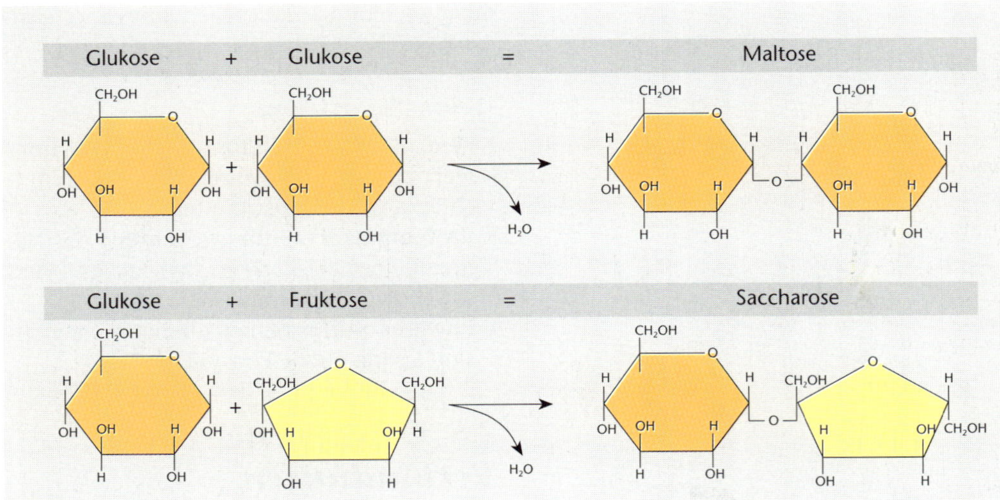

Abb. 2.19: Bildung von Zweierzuckern (Disaccharide).

Im menschlichen Organismus spielen die Kohlenhydrate als schnell verfügbare Energiequelle die größte Rolle. Entsprechend ihrer Größe werden sie in drei verschiedene Gruppen eingeteilt:

- Monosaccharide
- Disaccharide und
- Polysaccharide.

Monosaccharide

Monosaccharide (*mono* = eins; *Saccharide* = Zucker) sind einfache **Zuckermoleküle**, deren ringförmiges Kohlenstoffgerüst ein Fünf- bzw. Sechseck bildet (☞ Abb. 2.18). Der wichtigste Einfachzucker im menschlichen Organismus ist die **Glukose** (*Traubenzucker*). Sie besteht aus sechs C-, zwölf H- und sechs O-Atomen und wird deshalb mit $C_6H_{12}O_6$ abgekürzt. Glukose kann von den meisten Zellen zur Energiegewinnung herangezogen werden. Andere sehr häufig vorkommende Monosaccharide sind die **Fruktose** (Fruchtzucker) und die **Galaktose.**

Glukose ist der Hauptenergieträger des menschlichen Körpers.

Disaccharide

Reagieren zwei Einfachzucker miteinander, so entsteht ein *Zweifachzucker* **(Disaccharid)**. Abbildung 2.19 zeigt, daß beim Aufbau des Zweierzuckers *Maltose* ein Wassermolekül abgespalten wird. Solche Verknüpfungsreaktionen, bei denen Wassermoleküle frei werden, nennt man auch **Kondensationsreaktionen**. In gleicher Weise entstehen durch Kondensationsreaktionen die anderen Zweifachzucker: Der *Rohr-* oder *Rübenzucker* **(Saccharose)** wird aus Glukose und Fruktose gebildet, der *Milchzucker* **(Laktose)** aus Glukose und Galaktose.

Disaccharide können andererseits wieder in Einfachzucker gespalten werden. Dabei wird nun aber kein Wassermolekül frei, sondern im Gegenzug ein Wassermolekül verbraucht.

Polysaccharide

Manche Disaccharide können durch Verknüpfung mit weiteren Einfachzuckern zu **Polysacchariden** („Vielfachzucker") weiterreagieren, wobei riesige Moleküle (Makromoleküle) entstehen.

Ein Beispiel hierfür ist die **Stärke** *(Amylose)*: Sie ist die pflanzliche Speicherform der durch Photosynthese aufgebauten Glukose. Man findet sie vor allem in Wurzeln, Knollen und Samen. Kartoffeln, Mais und Weizen enthalten sehr viel Stärke.

Nimmt der Mensch eine stärkehaltige Mahlzeit zu sich, so wird die Stärke im Verdauungstrakt wieder in kleine Bruchstücke zerlegt. Dabei entstehen wieder überwiegend Glukose und Maltose, die beide ins Blut aufgenommen werden können.

Glykogen

Ist der menschliche Organismus ausreichend mit Glukose versorgt, so kann er diesen Zucker in eine Speicherform überführen. Diese Speicherform der Glukose heißt **Glykogen.** Menschliches Glykogen und pflanzliche Stärke sind ganz ähnlich aufgebaut und bestehen ausschließlich aus aneindergeketteten Glukosemolekülen. Glykogen wird vorwiegend in der Leber und der Skelettmuskulatur gespeichert. Bei Bedarf wird es – ähnlich wie bei der Verdauung – wieder in Glukosemoleküle zerlegt.

Weitere Informationen zum Kohlenhydratstoffwechsel:
☞ 2.10 Metabolismus der Kohlenhydrate
☞ 18.7.2 Verdauung und Resorption der Kohlenhydrate
☞ 18.10.5 Kohlenhydratstoffwechsel der Leber
☞ 19.2 Stoffwechsel der Kohlenhydrate – Insulin und Insulinmangel.

2.8.2 *Fette und fettähnliche Stoffe*

Neben der Glukose sind es vor allem die Fette *(Lipid)* bzw. ihre Abbauprodukte, die von den Zellen zur Energiegewinnung herangezogen werden. Fette enthalten mehr als doppelt soviel Energie wie die Kohlenhydrate (9,3 Kilokalorien pro Gramm statt 4,1 kcal/g); diese Energie kann allerdings nicht so leicht freigesetzt werden wie bei den Kohlenhydraten, da die Fettsäuren schwer abbaubar sind. Nach dem natürlichen Vorkommen unterscheidet man *tierische* und *pflanzliche* Fette:

- Tierische Fette sind beispielsweise Schweineschmalz, Sahne und Butterfett. Ferner enthalten alle Fleisch- und Wurstprodukte ca. 5 – 45 % „verstecktes" Fett.
- Pflanzliche Fette sind z. B. Oliven- oder Sonnenblumenöl, Kokosfett und Weizenkeimöl.

Bei Zimmertemperatur liegen Fette in flüssiger oder fester Form vor, wobei man die flüssigen Fette auch als **(Speise-) Öle** bezeichnet.

Neutralfette (Triglyceride)

Die größte Gruppe der natürlich vorkommenden Fette sind Gemische von **Triglyceriden,** die man auch als Neutralfette bezeichnet. Jedes Triglycerid ist aus *einem* Molekül **Glycerin** und *drei* **Fettsäuremolekülen** zusammengesetzt. Fettsäuren sind lange Kohlenwasserstoffketten mit meist 16 oder 18 C-Atomen. Ein Beispiel für eine solche Fettsäure ist die *Palmitinsäure*. Bei der Verknüpfung der Fettsäuren mit dem Glycerin handelt es sich wieder um eine Kondensationsreaktion, d. h. bei der Verknüpfungsreaktion wird ein Molekül Wasser abgespalten. Je nachdem, ob das Kohlenstoffgerüst der Fettsäuren Doppelbindungen enthält, unterscheidet man

- **gesättigte Fettsäuren:** Sie enthalten nur Einfachbindungen;
- **einfach ungesättigte Fettsäuren:** Sie enthalten eine Doppelbindung; sowie
- **mehrfach ungesättigte Fettsäuren:** aus zwei, drei oder mehr Doppelbindungen.

Fettsäuren können mit der Nahrung aufgenommen, aber auch von den Zellen selbst hergestellt werden, wobei jedoch höchstens *eine* Doppelbindung eingefügt werden kann.

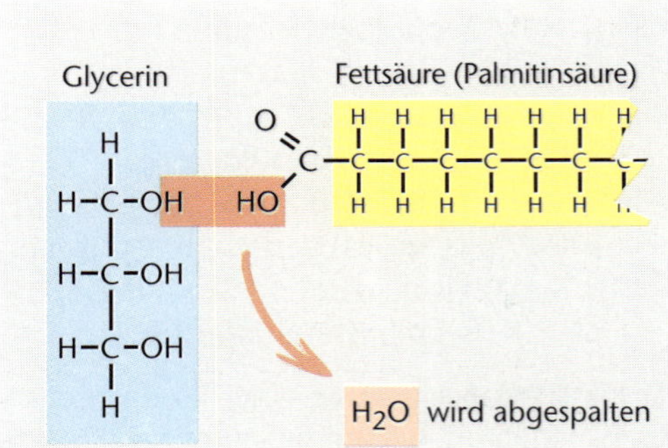

Abb. 2.20: Verknüpfung einer Fettsäure mit Glycerin unter Abspaltung von H_2O (Kondensationsreaktion).

Palmitinsäure ($C_{15}H_{31}COOH$) *(gesättigt)*

Ölsäure ($C_{17}H_{33}COOH$) *(einfach ungesättigt)*

Linolensäure ($C_{17}H_{31}COOH$) *(mehrfach ungesättigt)*

Abb. 2.21 (links): Ein Triglyzerid entsteht, wenn alle drei Bindungsstellen des Glycerins mit einer Fettsäure verknüpft sind. Dies können drei gleiche Fettsäuren sein, oder, wie in der Abbildung, auch drei verschiedene.

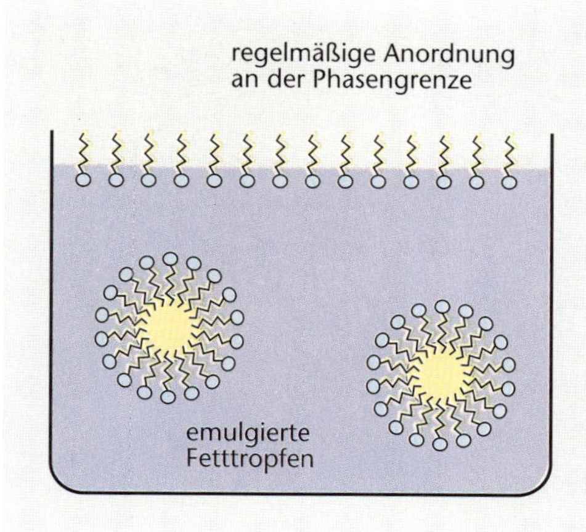

Abb. 2.24 (oben): Verhalten von Fettsäuren in Wasser, das Fetttropfen enthält. Die Fettsäuremoleküle richten ihre hydrophoben Enden zum Fetttropfen hin und emulgieren ihn so. An der Wasseroberfläche weisen die hydrophoben Enden vom Wasser weg.

Mehrfach ungesättigte Fettsäuren

Fettsäuren mit mehr als einer Doppelbindung wie z. B. *Linolsäure, Linolensäure und Arachidonsäure,* können vom Körper nicht hergestellt werden und werden deshalb als **essentielle Fettsäuren** bezeichnet; sie müssen in der Nahrung enthalten sein. Essentielle Fettsäuren, also mehrfach ungesättigte Fettsäuren, sind für den Menschen lebenswichtig, weil er sie als Ausgangsstoff für die Synthese mehrerer körpereigener Stoffe benötigt. In den *pflanzlichen* Ölen (Sonnenblumenöl, Sojaöl, Leinöl), aber auch in Fischölen, sind diese mehrfach ungesättigten Fettsäuren in viel höherer Konzentration als in *tierischen* Fetten enthalten.

Fettlöslichkeit und Wasserlöslichkeit

Wie andere Säuren zerfällt auch eine Fettsäure *teilweise* im Wasser; es werden H^+-Ionen frei, d. h. die Lösung wird sauer, ferner entsteht das Fettsäureanion (☞ Abb. 2.22). Dieses Molekül vereinigt zwei unterschiedliche Eigenschaften:

- Der lange „Schwanz" ist ausgesprochen gut fettlöslich, bzw. schlecht wasserlöslich – man nennt dies *lipophil* (fettfreundlich) bzw. *hydrophob* (wasserfeindlich). Dies rührt daher, daß die kovalenten C–H-Bindungen wenig polarisiert sind und deshalb zu den Wassermolekülen keine Wasserstoffbrücken ausgebildet werden (☞ 2.7.1).
- Der kleine „Kopf" dagegen ist sehr gut wasserlöslich (*hydrophil*) bzw. schlecht fettlöslich *(lipophob),* weil zwischen ihm und dem Wasser Wasserstoffbrücken aufgebaut werden.

Aufgrund dieser beiden gegensätzlichen Eigenschaften sind Fettsäuren in der Lage, lipophile Substanzen zu **emulgieren**, d. h. wasserlöslich zu machen (Abb. 2.24). Auch Seifen sind Fettsäuren und wirken nach demselben Prinzip.

Andere Lipide

Zu den **Lipiden** (Fette und fettähnliche Stoffe) gehört nicht nur das beschriebene Neutralfett, sondern noch weitere Stoffe, die folgende gemeinsame Eigenschaften aufweisen:

- Schlechte Löslichkeit in Wasser
- Gute Löslichkeit in unpolaren Lösungsmitteln wie Chloroform oder Äther.

Die beiden wichtigsten Vertreter dieser Gruppe sind zum einen das *Cholesterin,* zum anderen die sogenannten *Phospholipide.*

Cholesterin

Das **Cholesterin** ist eine für den Organismus wichtige Substanz, die einerseits vom Körper selbst hergestellt werden kann und andererseits über tierische Nahrungsmittel aufgenommen wird. In Pflanzen kommt es nicht vor. Cholesterin ist ein

- wichtiger Bestandteil der Zellmembranen (☞ 3.2);
- Vorläufer von Steroidhormonen (☞ Tabelle 13.3) und
- Vorläufer von Gallensäuren (☞ 18.6.3).

Idealerweise sollte ein Gleichgewicht zwischen dem aufgenommenen und dem selbst produzierten Cholesterin-Anteil bestehen. Funktioniert diese Regulation jedoch nicht, kommt es zu erhöhten Cholesterinkonzentrationen im Blutserum. Dies ist mit einem gesteigerten Risiko für die vorzeitige Entstehung

Abb. 2.23 (rechts): Cholesterin und zwei seiner Abkömmlinge, die Steroidhormone Östrogen und Testosteron.

Abb. 2.22 (unten): Fettsäure-Anion mit lipophilem Anteil (gelb) und hydrophilem Anteil (blau).

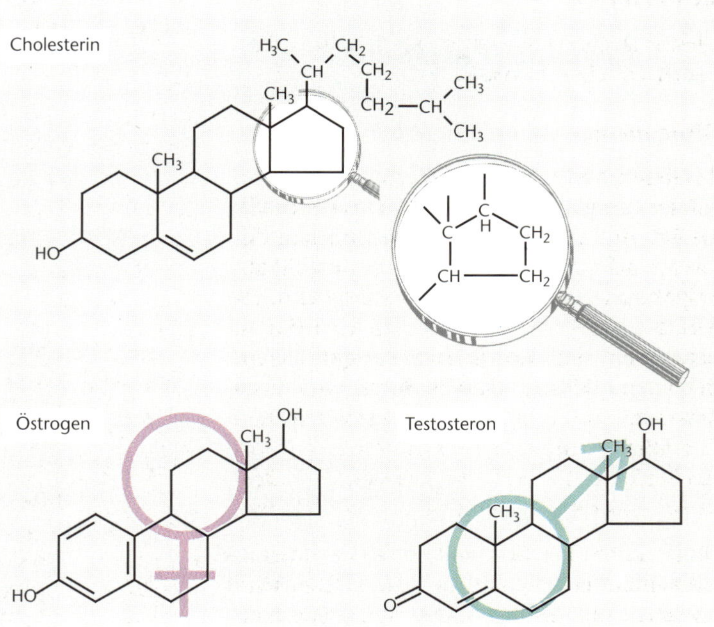

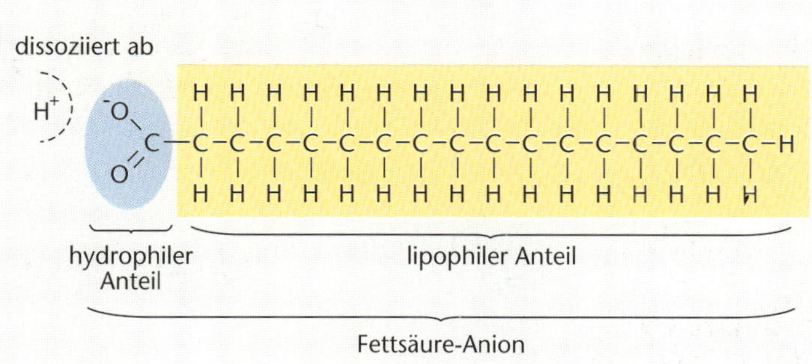

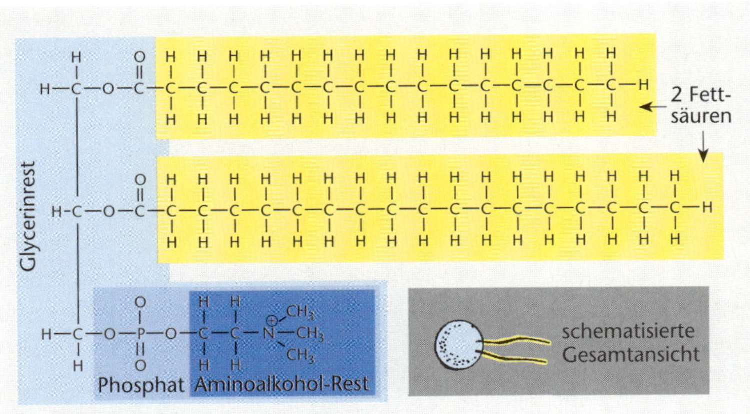

Abb. 2.25: Phospholipid. Ein im menschlichen Organismus häufig vorkommendes Phospholipid ist das hier dargestellte Lecithin.

einer **Arteriosklerose** (Gefäßverkalkung, ☞ 5.3.4) verbunden. Mehr zur Problematik des Cholesterins ☞ 15.9.

Phospholipide

Phospholipide sind ähnlich aufgebaut wie die Neutralfette (Triglyzeride), wobei jedoch nur zwei Fettsäuren mit dem Glycerin verknüpft sind. Die dritte Bindungsstelle ist über eine Phosphatgruppe meist mit einem stickstoffhaltigen Alkohol verknüpft.

Der bekannteste Vertreter der Phospholipide ist das *Lecithin* (☞ Abb. 2.25). Ihre größte Bedeutung besitzen die Phospholipide beim Aufbau der Zellmembranen (☞ Abb. 3.2).

Weitere Texte zu den Fetten:

☞ 2.11	Fettstoffwechsel
☞ 15.9	Sind wir verdammt zum Herzinfarkt?
☞ 18.7.3	Verdauung und Resorption der Fette
☞ 18.10.5	Der Fettstoffwechsel der Leber
☞ 19.3	Fettstoffwechselerkrankungen

2.8.3 *Proteine (Eiweiße)*

„Alles was der Mensch ist, ist er durch seine Proteine".

Dieser zugegebenermaßen etwas vereinfachende Satz drückt aus, daß die Eiweiße sowohl für die *Struktur*, als auch für die *Funktion* des Menschen von überragender Bedeutung sind. Die **Gestalt** eines Menschen hängt im wesentlichen von Proteinen ab, denn sie sind die entscheidenden Bestandteile von fast allen Organen.

So sind Proteine als Hauptbestandteile der Muskeln für die Beweglichkeit des Menschen verantwortlich. Proteine bilden die „Pforten" jeder Zellmembran und bewahren so die Individualität der Zelle, indem sie die Passage von Stoffen in die Zelle und aus der Zelle heraus kontrollieren.

Die Enzyme

Daneben sind Proteine aber auch für die **Funktion** des Organismus von entscheidender Bedeutung. Schauen wir uns chemische Reaktionen im Reagenzglas an, so erkennen wir, daß diese durch Wärmezufuhr erheblich beschleunigt – und oft überhaupt erst möglich – werden. Nun ist der menschliche Organismus zur Erhaltung des Lebens ja auf schnelle und fein gesteuerte chemische Reaktionen angewiesen, ohne daß diese millionenfachen Reaktionen über die Wärmezufuhr gesteuert werden könnten – der Körper erträgt keine großen Temperaturschwankungen.

Der Stoffwechsel *katalysiert* deshalb seine Reaktionen, das heißt er beschleunigt bestimmte chemische Reaktionen um das Tausend- bis Hunderttausendfache durch den Einsatz von Hilfstoffen. Diese lebenswichtigen Hilfsstoffe heißen **Enzyme** *(Biokatalysatoren)*. Sie sind wesentliche Elemente der Maschinerie, die aus einfachen chemischen Verbindungen die komplizierten biologischen Strukturen herstellt und ihr geordnetes Funktionieren sicherstellt (mehr zur Enzymwirkung ☞ 2.9).

Aminosäuren als Bausteine der Proteine

Proteine sind aus verschiedenen **Aminosäuren** zusammengesetzt. Alle Aminosäuren sind

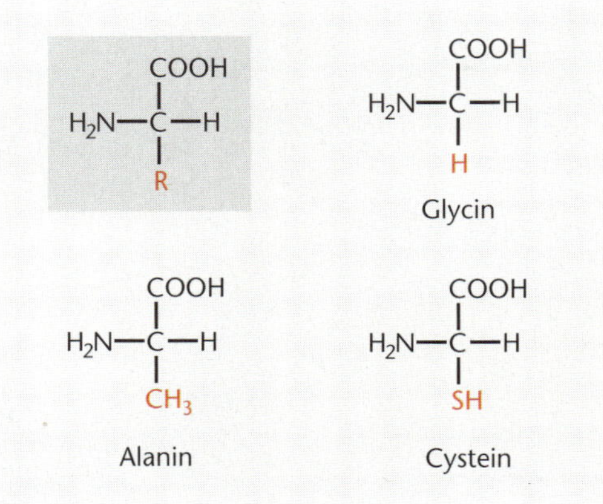

Abb. 2.26: Aufbau einer Aminosäure (links oben) und drei der 20 beim Menschen vorkommenden Aminosäuren. Sie unterscheiden sich nur im variablen Rest.

prinzipiell gleich aufgebaut: Sie besitzen ein zentrales Kohlenstoffatom, das mit vier verschiedenen Gruppen bzw. Atomen verbunden ist:

- einer COOH-Gruppe **(Carboxylgruppe)**
- einer NH_2-Gruppe **(Aminogruppe)**
- einem Wasserstoffatom und
- einem variablen Rest (R, ☞ Abb. 2.26).

Durch den Rest (R) unterscheiden sich die 20 Aminosäuren, die in menschlichen Proteinen vorkommen, voneinander. Von diesen 20 Aminosäuren sind acht **essentiell**, das heißt sie können – vergleichbar den essentiellen Fettsäuren – nicht vom Körper aus anderen Molekülen synthetisiert werden und müssen über die Nahrung aufgenommen werden. Dagegen können **nichtessentielle Aminosäuren** vom Körper selbst hergestellt werden.

Essentielle Aminosäuren sind: Valin, Phenylalanin, Leucin, Isoleucin, Threonin, Tryptophan, Methionin und Lysin. Für Säuglinge sind zusätzlich Arginin und Histidin essentiell.

Die Verkettung der Aminosäuren

Wenn zwei Aminosäuren durch eine Kondensationsreaktion miteinander reagieren, entsteht ein **Dipeptid**. Dabei reagiert immer die Carboxylgruppe einer Aminosäure mit der Aminogruppe der nächsten Aminosäure. Die Bindung, die hierdurch unter Wasserabspaltung entsteht, heißt **Peptidbindung**. Jedes Peptid besitzt an seinem freien Ende eine COOH-Gruppe oder eine NH_2-Gruppe, an denen weitere Aminosäuren in gleicher Weise angelagert werden können.

Wird so an ein Dipeptid eine weitere Aminosäure angelagert, entsteht ein **Tripeptid**. Werden weitere Aminosäuren angelagert, so spricht man von **Polypeptiden** (poly = zahlreich). Polypeptide, die aus über 100 Aminosäuren bestehen, heißen definitionsgemäß **Proteine**.

Die meisten menschlichen Proteine bestehen aus 100 bis 500 Aminosäuren. Da einerseits 20 verschiedene Aminosäuren für den Aufbau von Proteinen verwendet werden und andererseits die Reihenfolge der einzelnen Aminosäuren veränderlich ist, ergibt sich eine riesige Zahl unterschiedlicher Proteine, die auf diese Weise gebildet werden können.

Für die Funktionsfähigkeit des Proteins, z. B. als Enzym, ist nun entscheidend, daß sich diese Aminosäurekette zu einem dreidimensionalen Gebilde faltet. Man kann sich eine solche Struktur z. B. wie ein Wollknäuel vorstellen.

Geht diese dreidimensionale Struktur z. B. durch Hitzeeinwirkung verloren, kann das Eiweiß seine biologische Funktion nicht mehr erfüllen. Auf diese Weise können durch Hitzeeinwirkung im Rahmen der Desinfektion und Sterilisation (☞ 6.6.4) Bakterien- und Virus-

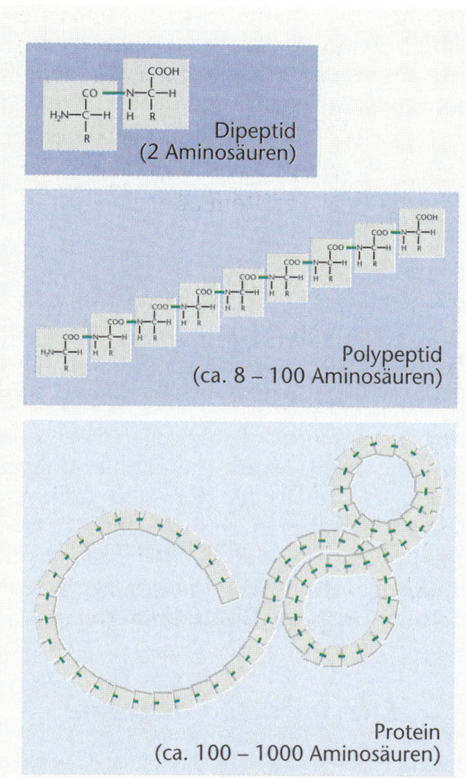

Abb. 2.27: Aufbau eines Dipeptids, Polypeptids und Proteins.
Die blauen Hintergründe deuten die unterschiedlichen Vergrößerungsmaßstäbe an. Die räumliche Auffaltung der Aminosäurenkette beim Protein ist nicht dargestellt.

proteine unschädlich gemacht werden. Man spricht von *Eiweißdenaturierung* durch Hitze.

Weitere Texte zu den Proteinen:

☞ 2.12	Metabolismus der Proteine
☞ 18.7.1	Verdauung und Resorption der Eiweiße
☞ 18.10.5	Der Eiweißstoffwechsel der Leber
☞ 19.4	Erkrankungen des Eiweißstoffwechsels

2.8.4 Nukleinsäuren: Schlüssel zur Vererbung

Wie bereits ausgeführt, wird die menschliche Gestalt im wesentlichen durch seine körpereigenen Proteine bestimmt. Jedes einzelne Protein ist ein kompliziertes Gebilde aus Aminosäuren, deren Art und Reihenfolge der Anordnung im Erbgut **(genetisch)** exakt festgelegt sein müssen.

In den **Nukleinsäuren** sind nun genau diejenigen Informationen verschlüsselt, die zum Aufbau der Proteine benötigt werden. Man unterscheidet zwei Formen von Nukleinsäuren: Die **DNA** *(Desoxyribonukleinsäure)* und die **RNA** *(Ribonukleinsäure)*.

Der Aufbau der DNA

Die DNA kann in ihrem Aufbau mit einer Strickleiter verglichen werden, deren Stränge sich in einer rechtsgängigen Schraube umeinanderwinden. Jeder dieser beiden Stränge – deren Richtung übrigens gegenläufig ist – besteht aus zwei unterschiedlichen Arten von Molekülen, nämlich

- Zuckermolekülen *(Desoxyribose)* sowie
- Phosphatgruppen.

Jedes Zuckermolekül ist mit einer Phosphatgruppe und jede Phosphatgruppe wiederum mit einem Zuckermolekül fest verknüpft. So entstehen zwei lange Stränge von sich abwechselnden Zucker- und Phosphatmolekülen.

Die „Sprossen" dieser Strickleiter gehen jeweils von den Zuckermolekülen aus und werden von je zwei *stickstoffhaltigen Basen* gebildet, und zwar aus

- **Adenin** (A) und **Thymin** (T) oder aus
- **Guanin** (G) und **Cytosin** (C).

Die Verbindung jeder Base mit dem Zuckermolekül eines Stranges ist sehr fest, diejenige zu der jeweils gegenüberliegenden Base recht locker – letztere besteht nämlich nur aus zwei oder drei Wasserstoffbrücken (☞ 2.7.1). Die Größe und chemische Struktur der Basen schreibt vor, daß ein Adenin immer mit einem gegenüberliegenden Thymin und ein Guanin immer mit einem gegenüberliegenden Cytosin gepaart sind.

Auf diese Weise bestimmt die Reihenfolge der Basen **(Basensequenz)** des einen Stranges immer auch die des anderen – beide Stränge sind einander komplementär, vergleichbar mit dem Negativ und dem Positiv einer Fotografie.

Nukleotid und Gen

Man faßt die Kombination einer dieser Basen mit einem Zuckermolekül sowie einer Phosphatgruppe als **Nukleotid** zusammen. Da in der DNA nur vier verschiedene Basen vorkommen, gibt es in ihr auch nur vier verschiedene Nukleotide.

Die beiden Stränge der DNA sind nun aus vielen Millionen solcher Nukleotide zusammengesetzt – oder anders ausgedrückt, die „Strickleiter hat viele Millionen Sprossen". Ein DNA-Abschnitt mit ungefähr 1000 Sprossen bildet eine Erbeinheit, die auch als **Gen** bezeichnet wird. Da die DNA sehr lang ist, gibt es demgemäß auch sehr viele Gene (der Mensch hat rund 50 000 Gene).

Zu jedem Protein, das vom Menschen gebildet wird, existiert auch ein Gen. Dieses legt wie ein „Kochrezept" fest, aus welchen und wieviel Aminosäuren das von ihm gesteuerte Protein aufgebaut ist (mehr dazu in Abschnitt 3.6).

Durch die DNA ist unser gesamtes Erbgut in Form von „Protein-Codes" verschlüsselt. Jeder DNA-Abschnitt (Gen) repräsentiert den Bauplan (Aminosäuresequenz) für ein Protein (Eiweiß).

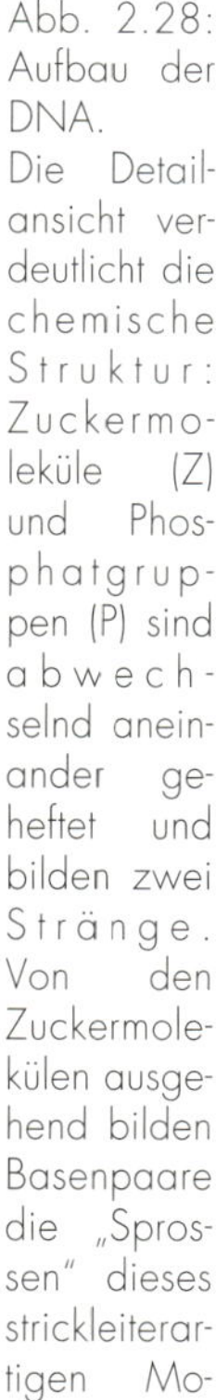

Abb. 2.28: Aufbau der DNA.
Die Detailansicht verdeutlicht die chemische Struktur: Zuckermoleküle (Z) und Phosphatgruppen (P) sind abwechselnd aneinander geheftet und bilden zwei Stränge. Von den Zuckermolekülen ausgehend bilden Basenpaare die „Sprossen" dieses strickleiterartigen Moleküls.

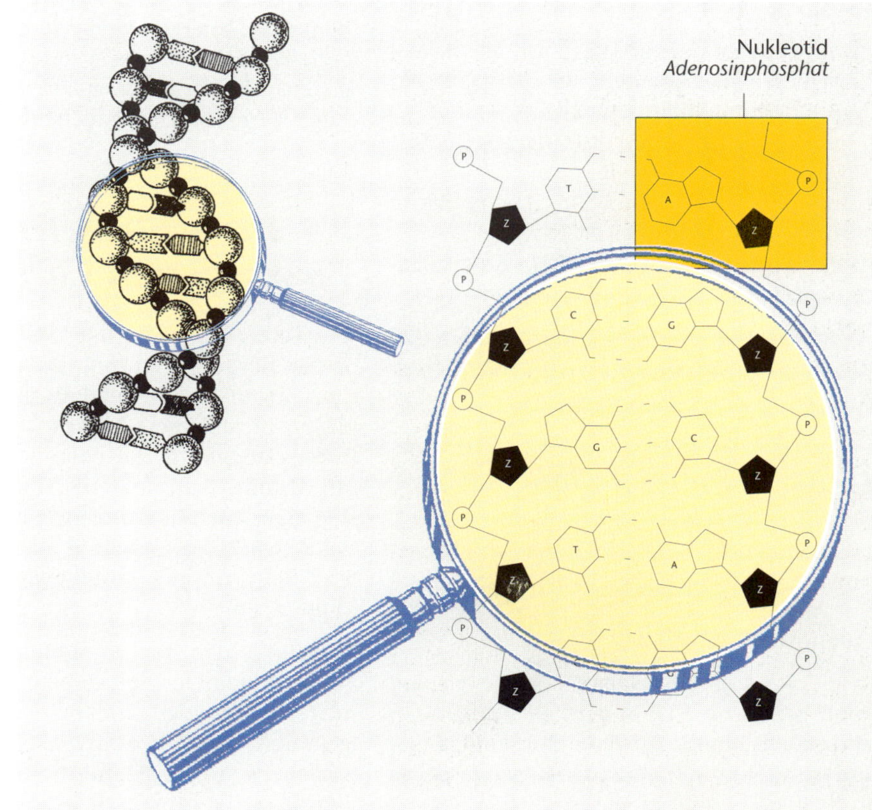

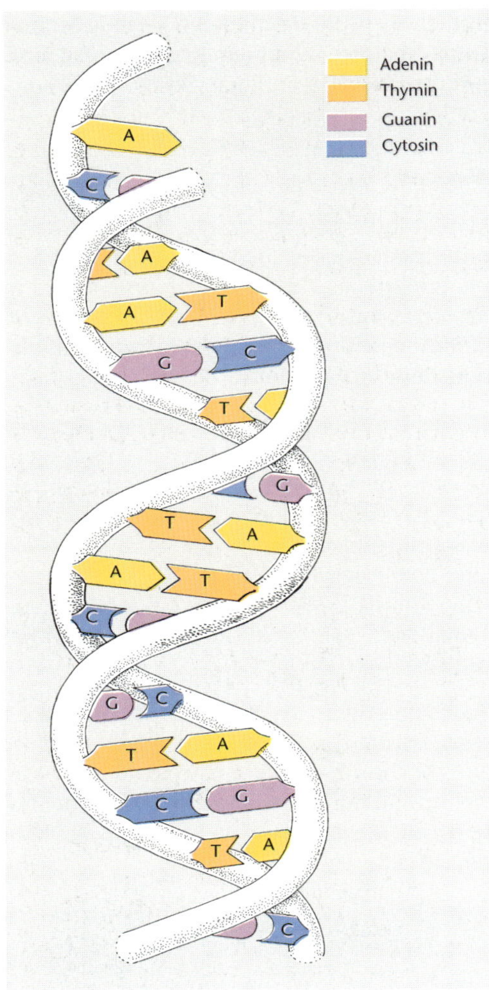

Abb. 2.29: DNA-Doppelstrang mit den stickstoffhaltigen Basen Adenin (A), Thymin (T), Guanin (G), Cytosin (C).

Aufbau der RNA

Die RNA (Ribonukleinsäure) ist die zweite Form von Nukleinsäuren, die sich von der DNA in mehreren Punkten unterscheidet:

- Im Gegensatz zur doppelsträngigen DNA ist die RNA nur einsträngig.
- Anstatt des Zuckermoleküls Desoxyribose findet man in der RNA die *Ribose.*
- Die Base Thymin ist in der RNA durch **Uracil** ersetzt.

Es gibt drei verschiedene Arten von RNA, die alle eine Teilaufgabe bei der Herstellung der Proteine erfüllen (näheres ☞ 3.6).

2.8.5 Adenosintriphosphat (ATP)

Nukleotide sind nicht nur an der Erbsubstanz beteiligt, auch im Energiehaushalt stellen sie eine der Schlüsselsubstanzen dar: das **ATP (Adenosintriphosphat).**

Eine Zelle kann nur leben oder überleben, wenn genügend ATP in der Zelle vorhanden ist. Leben ist an die Anwesenheit von Energie und damit von ATP gebunden – man findet es deshalb nicht nur in menschlichen Zellen,

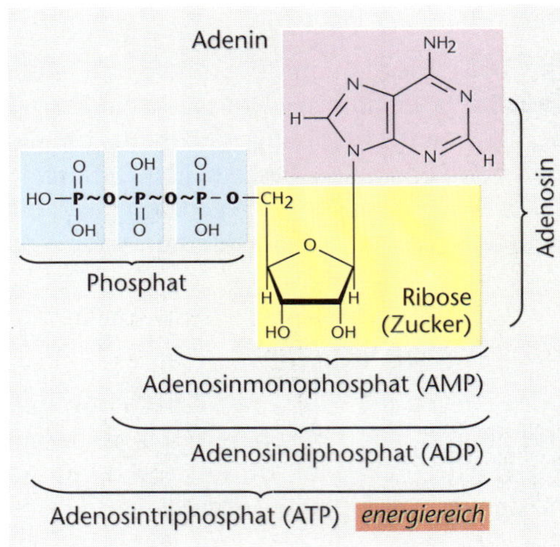

Abb. 2.30: Aufbau des ATP, bestehend aus Adenin und Ribose, die als Adenosin bezeichnet werden, sowie drei Phosphatgruppen. ADP besitzt dagegen noch zwei und AMP nur eine Phosphatgruppe.

sondern in *allen* Organismen der Erde. Hauptaufgabe des ATP ist es, Energie zwischenzuspeichern und im Bedarfsfall wieder abzugeben; das ATP hat also gewissermaßen die Funktion eines „Akkus" der Zelle. ATP besteht aus der stickstoffhaltigen Base Adenin, dem Zuckermolekül Ribose und drei Phosphatgruppen. Die Bindungen zwischen den Phosphatgruppen sind sehr energiereich: Wird die dritte Phosphatgruppe unter Mithilfe von Wasser *(hydrolytische Reaktion)* abgespalten, so wird Energie verfügbar, welche von der Zelle für energieverbrauchende Vorgänge verwendet wird.

Anschließend muß das entstehende **Adenosindiphosphat (ADP)** wieder regeneriert werden, wozu Energie *verbraucht* wird. Diese Energie stammt von der „Verbrennung" energiereicher Nährstoffmoleküle (v. a. Glukose) unter Verbrauch von Sauerstoff in der Zelle.

2.9 Die Schlüsselrolle von Enzymen und Coenzymen

Das Leben jeder einzelnen Zelle des menschlichen Körpers ist untrennbar verbunden mit unzähligen chemischen Reaktionen, die ständig in ihr ablaufen. In Abschnitt 2.5 wurde bereits ausgeführt, daß chemische Reaktionen im Grunde nichts anderes sind als das Knüpfen von neuen Bindungen zwischen Atomen oder gerade das Gegenteil, nämlich das Aufbrechen von bereits bestehenden chemischen Bindungen.

Dabei werden bei **anabolen Reaktionen** (☞ 2.5) kleinere Moleküle zu größeren Einheiten verbunden, indem neue Bindungen geknüpft werden. Solche Reaktionen sind üblicherweise an die Zufuhr von Energie gebunden, die vom „Zellakku" ATP bereitgestellt wird. Im Gegensatz dazu werden bei **katabolen Reaktionen** bestehende Bindungen gespalten, wobei Energie frei wird, die üblicherweise zur Regeneration des verbrauchten ATP verwendet wird. Der Wirkungsgrad dieser Energieumwandlung in ATP ist jedoch nicht 100 %ig, so daß als Nebenprodukt zusätzlich Wärme anfällt.

Maßgeblichen Anteil besitzen anabole Reaktionen am *Baustoffwechsel,* da sie dem Aufbau neuer Strukturen dienen. Ihm steht der *Betriebsstoffwechsel* gegenüber, der vor allem über katabole Reaktionen bewerkstelligt wird.

Entscheidend für das Funktionieren des Stoffwechsels sind die organischen Kohlenstoffverbindungen, die jedoch nur sehr träge untereinander reagieren. Deshalb gibt es in jeder Zelle Instrumente, die praktisch jede chemische Reaktionskette *beschleunigen,* nämlich die erwähnten **Enzyme** *(Biokatalysatoren).*

2.9.1 Enzyme und Coenzyme

Chemisch gesehen gehören alle bisher bekannten Enzyme zu den Proteinen. Die Stoffe, die von einem Enzym umgesetzt werden, nennt man **Substrate.** Im Verlauf der Enzymreaktion wird das Substrat chemisch verändert, indem entweder neue Bindungen geknüpft oder bestehende Bindungen gespalten werden. So entstehen ein bzw. mehrere **Produkte.**

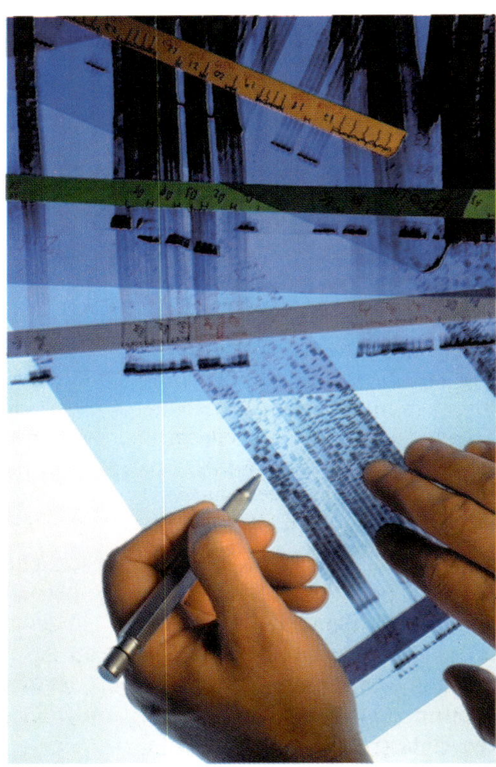

Abb. 2.30a: Die „Protein-Codes", also die genetischen Baupläne von Eiweißen, lassen sich heute mit Hilfe gentechnischer Methoden präzise ermitteln. Im Ergebnis erhält der Untersucher sog. Bandenmuster (hell-dunkle Streifenmuster im Bild), welche sich Aminosäuresequenzen zuordnen lassen.

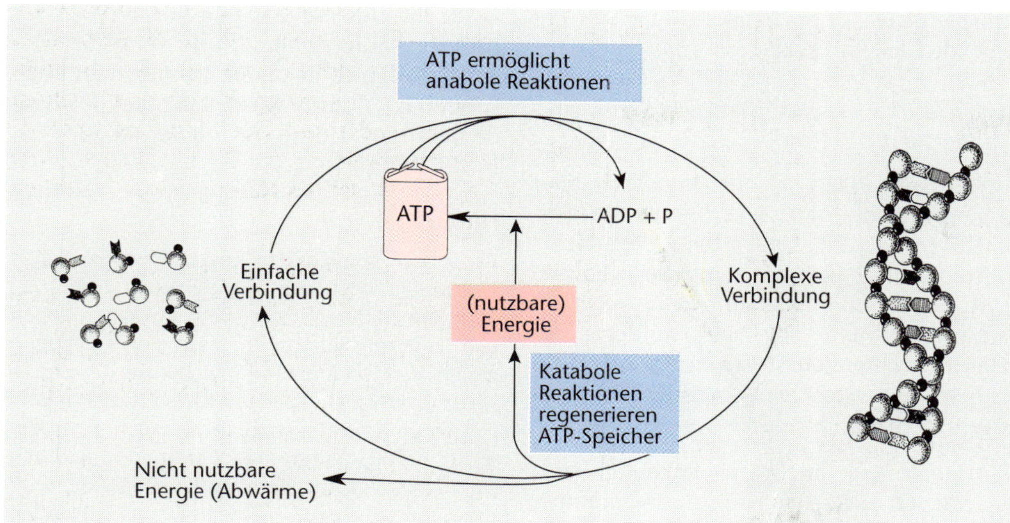

Abb. 2.31: Katabolismus, Anabolismus und ATP. Bei der Aufspaltung komplexer Verbindungen im Rahmen von katabolen Reaktionen wird Energie frei, die teilweise als Abwärme freigesetzt wird, zum anderen Teil aber als nutzbare Energie zur Regenerierung des Energiespeichers ATP verwendet wird. Die im ATP gespeicherte Energie steht dann für energieverbrauchende anabole Reaktionen zur Verfügung.

Für die Wirksamkeit des Enzyms ist sein **aktives Zentrum** verantwortlich. Dieses aktive Zentrum entsteht durch eine besondere Faltung der Polypeptidkette, aus der das Enzym aufgebaut ist. Hierdurch entsteht an der Oberfläche des Enzyms eine Struktur, die genau mit dem Substrat zusammenpaßt. So wie ein Schlüssel nur in ein ganz bestimmtes Schloß paßt, so paßt auch das Substrat nur in das entsprechende aktive Zentrum „seines" Enzyms.

Damit Enzyme ihre Funktion ausüben können, sind die meisten von ihnen jedoch auf einen zusätzlichen „Helfer" angewiesen, den man **Coenzym** nennt. Dies ist deshalb erforderlich, weil das Enzym selbst an der chemischen Reaktion *nicht* teilnimmt, sondern nur die beteiligten Partner in geeigneter Weise zusammenbringt. So ist es nur das *Coenzym*, das bei der Enzymreaktion verändert wird, indem es entweder vom Substrat abgespaltene Elektronen bzw. Atome aufnimmt oder diese dem Substrat zur Verfügung stellt.

Coenzyme sind meist sehr kompliziert aufgebaute organische Moleküle und im Gegensatz zu den Enzymen grundsätzlich *keine* Proteine. Coenzyme leiten sich häufig von *Vitaminen* (☞ 19.5) ab. Nimmt der Mensch zu wenig Vitamine auf, so kann er bestimmte Coenzyme nicht mehr herstellen und es drohen Stoffwechselstörungen bis hin zum Tode.

Abb. 2.32 zeigt schematisch eine Enzymreaktion, bei der eine chemische Bindung aufgebrochen wird (katabole Reaktion) und das anfallende Spaltprodukt, das aus einzelnen Elektronen, Atomen oder Molekülgruppen bestehen kann, vom Coenzym aufgenommen wird. Die neugebildeten Moleküle, die **Reaktionsprodukte**, entfernen sich dann von der Enzymoberfläche und das *unveränderte Enzym* kann nun neue Substratmoleküle binden.

Die Geschwindigkeit, mit der ein einziges Enzymmolekül *Substrate* in *Reaktionsprodukte* verwandelt, ist ungeheuer groß und kann mehrere Hunderttausend Substratmoleküle pro Sekunde betragen.

Faktoren, die enzymatische Reaktionen beeinflussen

Viele Enzyme arbeiten nicht nur mit Coenzymen, sondern auch mit bestimmten Ionen wie Mg^{2+}, Fe^{2+} oder Zn^{2+} – Magnesium, Eisen und Zink – zusammen. Fehlen die entsprechenden Ionen, so ist die Enzymfunktion gestört.

Desweiteren spielt die **Körpertemperatur** für die Enzymfunktion eine große Rolle: Mit steigender Körpertemperatur steigt auch die Substratumsatzrate eines Enzyms steil an. Bei hohen Temperaturen, z. B. Fieber über 41 °C, wird das Enzym jedoch geschädigt, und seine Eiweißstruktur bricht zusammen. Dann fällt die Umsatzrate fast bis auf Null ab.

Die Enzymfunktion ist ferner vom *pH-Wert* (☞ 2.7.3) abhängig. Für die meisten intrazellulären Enzyme ist ein pH-Wert von 7,2 optimal. Extrazellulär arbeitende Enzyme, z. B. die eiweißspaltenden Pepsine des Magens, besitzen jedoch meist ein stark hiervon abweichendes pH-Optimum.

2.9.2 Oxidation und Reduktion

Die Funktionsweise von Enzymen und Coenzymen soll im folgenden exemplarisch an zwei im Stoffwechsel besonders häufig vorkommenden Reaktionsformen erklärt werden:

- der Oxidationsreaktion (kurz Oxidation) und der
- Reduktionsreaktion (kurz Reduktion)

Von einer **Oxidation** spricht man, wenn ein Molekül *Elektronen abgibt.* Meist erfolgt dies über die Abgabe von Wasserstoffatomen (also von jeweils einem Elektron und einem Proton). Das folgende Beispiel zeigt eine solche Reaktion anhand der Umwandlung von Laktat (Milchsäure) in Pyruvat (Brenztraubensäure). Diese Reaktion ist nur möglich, wenn die beiden abgegebenen Elektronen von einem anderen Stoff – in einer praktisch umgekehrten Reaktion – wieder aufgenommen werden.

Von einer **Reduktion** spricht man, wenn ein Molekül Elektronen *aufnimmt.* Meist geschieht dies über die Aufnahme von Wasserstoffatomen (also von jeweils einem Elektron und einem Proton). Im Falle der oben beschriebenen *Oxidationsreaktion* (☞ Abb. 2.33) findet gleichzeitig die *Reduktion* des beteiligten Coenzyms, des NAD^+, nach folgender Gleichung statt:

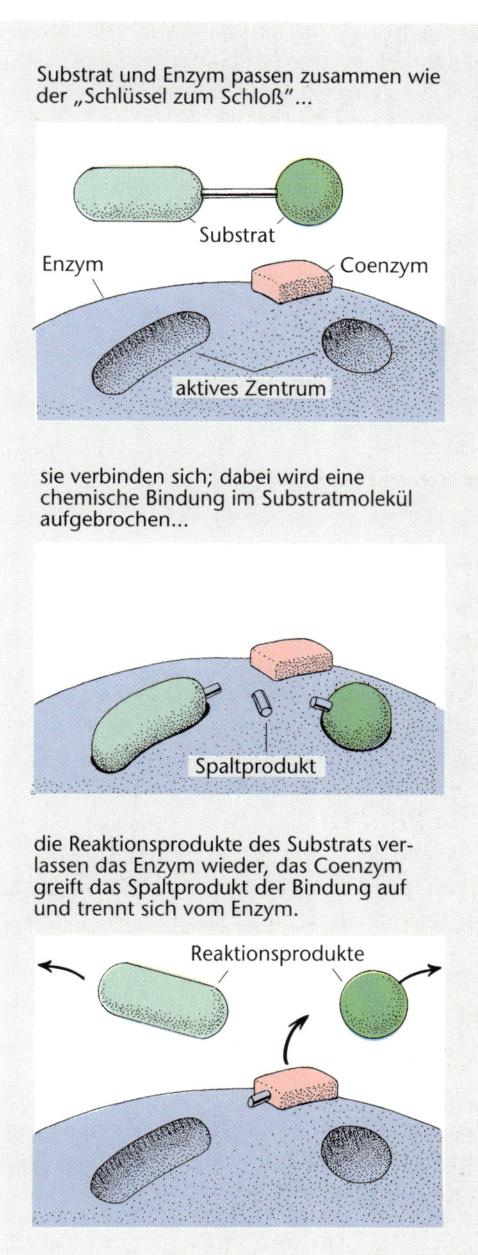

Abb. 2.32: Schrittweise Darstellung der Vorgänge bei der enzymvermittelten Spaltung eines Substrates mit beteiligtem Coenzym.

COOH | | COOH
H—C—OH — 2 Elektronen / – 2 Protonen (– 2 H⁺) → C=O
CH₃ | | CH₃

Laktat (Milchsäure) → Pyruvat (Brenztraubensäure)

Abb. 2.33: Oxidationsreaktion bei der Umwandlung von Laktat zu Pyruvat

$NAD^+ + 2\,H^+ + 2$ Elektronen $\rightarrow NADH + H^+$

NAD⁺ (Nikotinamid-Adenin-Dinukleotid) ist ein kompliziert aufgebautes Coenzym und leitet sich von dem Vitamin *Nikotinsäure* (☞ 19.5.11) ab. Es spielt im Stoffwechsel die bedeutendste Rolle als Überträger von Elektronen bzw. Wasserstoffatomen. Im Falle obiger Oxidationsreaktion (Laktat zu Pyruvat) wird das Coenzym von NAD^+ zum **$NADH + H^+$** reduziert. Netto nimmt das NAD^+ nicht beide abgegebenen Wasserstoffatome, sondern nur ein Proton und zwei Elektronen auf.

Oxidations- und Reduktionsreaktionen sind untrennbar miteinander verbunden. Wann immer eine Substanz oxidiert wird, muß eine andere reduziert werden.

Die komplette Oxidations-Reduktionsreaktion zeigt Abb. 2.34:

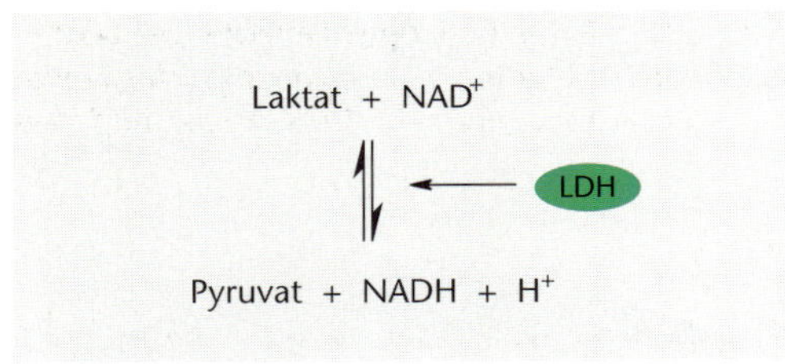

Abb. 2.34: Komplette Oxidations-Reduktionsreaktion. Die Reaktion wird durch das spezifische Enzym LDH (Laktatdehydrogenase) katalysiert.

Unter geeigneten Voraussetzungen kann die Reaktion auch in entgegengesetzter Richtung verlaufen: Dann wird das Pyruvat reduziert, nimmt also Elektronen bzw. Wasserstoffatome auf, und das NADH wird oxidiert, gibt also zwei Elektronen und ein Proton ab. Immer dann, wenn eine Reaktion in beide Richtungen möglich ist, symbolisiert man dies in der Reaktionsgleichung durch einen Doppelpfeil. Egal in welche Richtung die Reaktion verläuft, sie ist in jedem Fall an ein spezifisches Enzym, im obigen Beispiel die **LDH** (*Laktatdehydrogenase*), gebunden. Ohne dieses Enzym verläuft die Reaktion zu langsam, und es wird kein nennenswerter Substratumsatz erzielt. Man symbolisiert die Bedeutung des Enzyms dadurch, daß man dessen Namen auf den Reaktionspfeil bzw. Doppelpfeil stellt, wie es die folgende Gleichung zeigt:

Übersicht über die energieerzeugenden Reaktionen der Zellen

Eine *Oxidationsreaktion* (oder kurz *Oxidation*) ist gewöhnlich eine *energiefreisetzende Reaktion*. Die von der Zelle aufgenommenen Nährstoffmoleküle, insbesondere die Glukose ($C_6H_{12}O_6$), können über eine Reihe von Oxidationsreaktionen abgebaut werden. Die dabei freiwerdenden Elektronen werden auf die beteiligten Coenzyme (meist NAD^+) übertragen, die dadurch *reduziert* werden.

Die Hauptmenge an Energie entsteht, wenn die reduzierten Coenzyme ihre aufgenommenen Elektronen auf den Sauerstoff (O_2) übertragen. Diese Energie wird dazu verwendet, aus ADP und Phosphat wieder ATP zu bilden, das heißt ATP zu *regenerieren*. ATP steht dann für alle energieverbrauchenden Vorgänge der Zelle – z. B. für die Synthese von Sekreten – zur Verfügung.

Oxidations- und Reduktionsreaktionen spielen eine bedeutende Rolle im Kohlenhydrat-, Fett- und Proteinstoffwechsel. Die wichtigsten Stoffwechselwege, einschließlich der Energieerzeugung aus den Nährstoffmolekülen, werden im folgenden dargestellt.

2.10 Einführung in den Stoffwechsel der Kohlenhydrate

2.10.1 Übersicht

Während der Verdauung werden die Polysaccharide und Disaccharide in die Monosaccharide Glukose, Fruktose und Galaktose gespalten (☞ 18.7.2). Nach Aufnahme im Dünndarm gelangen diese direkt zur Leber, wo Fruktose und Galaktose ebenfalls in Glukose umgewandelt werden. Die Leber ist das *einzige* Organ, das die nötigen Enzyme besitzt, um diese Umwandlung durchzuführen. Der weitere Stoffwechselweg der Kohlenhydrate entspricht dann dem der Glukose.

Die Glukose wird von den meisten Zellen des menschlichen Körpers als *Rohstoff zur Energiegewinnung* bevorzugt, deshalb hängt das weitere Schicksal der Glukose vom Energiebedarf der Körperzellen ab. Wird Energie benötigt, so wird die Glukose in den Zellen oxidiert.

Bei der vollständigen Oxidation von einem Molekül Glukose gewinnt die Zelle 36 Moleküle ATP (Adenosintriphosphat, ☞ Abb. 2.37). Diese energiereiche Verbindung verwendet die Zelle nun z. B. für energieverbrauchende chemische Reaktionen oder Transportprozesse.

Bevor die Glukose von den Körperzellen aus dem Blut aufgenommen und verwertet werden kann, muß sie deren Zellmembran überwinden, was nur bei ausreichendem Vorhandensein des Hormons *Insulin* möglich ist (☞ 19.2.1).

Glykogen

Ist schon genügend Glukose in den Zellen vorhanden bzw. der Energiebedarf gering, so kann die Glukose in der Leber sowie den Zellen der Skelettmuskulatur in Form von **Glykogen** gespeichert werden. Eine Speicherung der Glukose in Form von Glykogen ist jedoch nur in relativ geringem Umfang möglich. Werden trotzdem weiter Kohlenhydrate aufgenommen (z. B. durch ständigen Verzehr von Süßigkeiten), so wird diese überschüssige Glukose in Fett umgewandelt und im Leber- bzw. Fettgewebe gespeichert. Der betreffende Mensch wird also dick und die Leber *verfettet* (☞ 18.10.7).

2.10.2 Die Verwendung der Glukose zur Energieerzeugung

Die **Oxidation** der Glukose zur Energieerzeugung wird auch als **Zellatmung** bezeichnet und von den meisten Zellen zur Energieerzeugung bevorzugt. Zweckmäßigerweise gliedert man die ganze dabei ablaufende Reaktionskette in vier Phasen:

I:	Die Glykolyse
II:	Die Umwandlung von Pyruvat in Acetyl-Coenzym A
III:	Den Zitratzyklus
IV:	Die Atmungskette.

Phase I: Die Glykolyse

Unter der **Glykolyse** faßt man zahlreiche enzymatische Reaktionen zusammen, bei denen aus einem Molekül Glukose letztlich *zwei* Moleküle **Pyruvat** entstehen. Die Reaktionen der Glykolyse finden im Zytoplasma statt und sind *sauerstoffunabhängig,* das heißt sie sind nicht an die Anwesenheit von Sauerstoff gebunden. Einen solchen vom Sauerstoff unabhängigen Prozeß nennt man **anaerob.** Die Energieausbeute der Glykolyse ist relativ gering: Insgesamt werden pro gespaltenem Glukosemolekül zwei Moleküle ATP regeneriert.

Das weitere Schicksal des Pyruvats hängt von der Verfügbarkeit von Sauerstoff ab. Ist genügend Sauerstoff vorhanden, so tritt das Pyruvat ins Mitochondrium (☞ 3.3.6) ein und wird in den Oxidationsschritten II, III und IV unter großem Energiegewinn oxidiert. Unter Sauerstoffmangel jedoch kann aus Pyruvat keine weitere Energie gewonnen werden bzw. das Pyruvat kann nicht ins Mitochondrium übertreten. Als Beispiel für diesen Zustand stelle man sich einen anstrengenden Langstreckenlauf vor, bei dem es zum Sauerstoffmangel in stark beanspruchten Skelettmus-

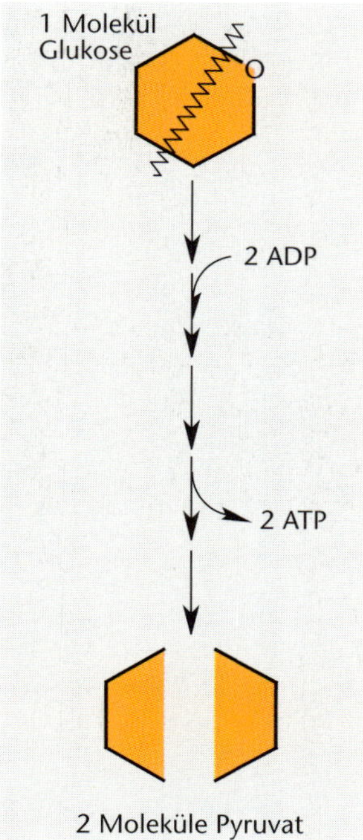

Abb. 2.35: Vereinfachte Darstellung der Glykolyse. Aus einem Glukosemolekül entstehen zwei Moleküle Pyruvat. Dabei werden zwei ATP-Moleküle regeneriert. Das Pyruvat tritt im Regelfall anschließend in den Zitratzyklus ein (siehe untere Abbildung).

kelzellen kommt. Dann wird Pyruvat zu **Laktat** (*Milchsäure*) reduziert. Dabei entsteht zwar keine Energie, trotzdem ist diese Reaktion biologisch sehr sinnvoll: Läuft die Glykolyse nämlich „auf Hochtouren", so wird das bereits bekannte Coenzym NAD^+ in großem Ausmaß zu NADH reduziert (☞ 2.9.2). Käme es zur Erschöpfung von NAD^+, so könnte die Glykolyse irgendwann nicht mehr weiterlaufen. Bei der Umwandlung von Pyruvat in Laktat wird das beteiligte Coenzym, nämlich das NADH, wieder zum NAD^+ *oxidiert.* Dies steht damit wieder für die energieerzeugenden Oxidationsreaktionen zur Verfügung, so daß die Glykolyse weiterlaufen kann.

Das unter Sauerstoffmangel gebildete Laktat wird von der Muskelzelle nicht weiter verbraucht, sondern gelangt über die Blutbahn zur Leber, wo es weiterverwertet werden kann (☞ 2.10.3).

Phase II: Vom Pyruvat zum Acetyl-Coenzym A

Steht genügend Sauerstoff zur Verfügung, tritt das Endprodukt der Glykolyse, das *Pyruvat,* ins Mitochondrium ein. In einer komplizierten Reaktion, an der mehrere Enzyme beteiligt sind, wird Kohlendioxyd (CO_2) vom Pyruvatmolekül abgespalten und der entstehende Essigsäurerest an das Coenzym A (abgekürzt *CoA-SH)* gebunden. Dabei entsteht eine weitere zentrale Verbindung des Energiestoffwechsels, das **Acetyl-Coenzym A** (abgekürzt Acetyl-CoA). Daneben fällt, wie schon bei der Glykolyse, die reduzierte Form des Coenzyms NAD^+, nämlich das NADH, an. Dieses wird, wie alle reduzierten Coenzyme, im IV. Abschnitt der Energiegewinnung schließlich verwertet.

Acetyl-Coenzym A ist ein *zentrales* Molekül des *gesamten* Energiestoffwechsels, weil nicht nur der oxidative Abbau der Glukose zu diesem Zwischenprodukt führt, sondern auch der Fettsäureabbau sowie der Abbau einiger Aminosäuren.

Die komplizierte enzymatische Umwandlung von Pyruvat zu Acetyl-Coenzym A ist im Stoffwechsel der menschlichen Zellen eine *irreversible* (= nicht umkehrbare) *Reaktion,* d. h. aus Acetyl-Coenzym A kann kein Pyruvat mehr gebildet werden. Aus diesem Grund können Fettsäuren (die Hauptkomponenten der Neutralfette, ☞ 2.8.2) im menschlichen Organismus nicht in Glukose umgewandelt werden (wohl aber umgekehrt Zucker zu Fetten, ☞ 2.11.3).

Phase III: Der Zitratzyklus

Der Zitratzyklus ist ebenfalls eine Serie von Reaktionen, die im Matrixraum der Mitochondrien (☞ Abb. 3.12) stattfinden. Im Zitratzyklus werden sowohl reduzierte Coenzyme, die in Phase IV verwertet werden, als auch energiereiche Phosphate gebildet.

Beim Eintritt in den Zitratzyklus verbindet sich die aus 2 C-Atomen bestehende **Acetylgruppe** des Acetyl-Coenzym A mit einer aus 4 C-Atomen bestehenden Einheit, dem *Oxalacetat;* hierdurch entsteht das aus 6 C-Atomen bestehende *Zitrat.* In den sich nun anschließenden Reaktionen geschieht folgendes:

- Das als Trägermolekül zur Einschleusung der C_2-Einheit fungierende Coenzym A wird abgespalten.
- In weiteren Reaktionen werden zwei Moleküle Kohlendioxid abgespalten. Dieses Kohlendioxid gelangt ins Blut und wird über die Lunge abgeatmet.
- Es entstehen wiederum zahlreiche reduzierte Coenzyme, neben NADH auch $FADH_2$. Diese werden jedoch erst im IV. Abschnitt, der Atmungskette, energiegewinnend verwertet.
- Ferner entsteht pro eingeschleustem Acetyl-Coenzym A ein Molekül **GTP** (Guanosintriphosphat). GTP ist ein energiereiches Phosphat, dessen Energiegehalt dem ATP entspricht.

Nach Abschluß der Reaktionen des Zitratzyklus liegt wieder das aus vier C-Atomen bestehende *Oxalacetat* vor. Eine weitere Acetylgruppe kann jetzt über das Acetyl-Coenzym A eingeschleust werden und der Zyklus von neuem ablaufen (☞ Abb. 2.36).

Phase IV: Die Atmungskette (Elektronentransportkette)

In den Schritten I bis III werden durch Reduktionsreaktionen Elektronen an die Coenzyme gebunden. Die Aufgabe der Atmungskette, die ebenfalls in den Mitochondrien abläuft, ist es nun, diese Elektronen dem Sauerstoff zuzuführen. Dabei entstehen Wasser und eine große Menge an Energie, die zur Regeneration von ATP verwendet wird.

Wie wir gesehen haben besteht die „Regeneration" des ATP darin, daß ADP mit einem Phosphat verbunden, das heißt **phosphoryliert** wird. Atmungskette und Phosphorylierung von ATP sind also unmittelbar miteinander verknüpft, weswegen man auch von **oxidativer Phosphorylierung** spricht.

Im Verlauf der Atmungskette werden die Elektronen von NADH und $FADH_2$ übrigens nicht auf einen Schlag auf den Sauerstoff übertragen, sondern von den beteiligten Enzymen und Coenzymen schrittweise „weitergereicht". Entsprechend entstehen *schrittweise* die insgesamt 32 ATP-Moleküle.

Die Enzyme und Coenzyme der Atmungskette befinden sich im sogenannten *Intermembranraum* der Mitochondrien (☞ Abb. 3.12).

Alle vier Stufen der Energieerzeugung aus Glukose, nämlich Glykolyse, Überführung von Pyruvat in Acetyl-Coenzym A, Zitratzyklus und At-

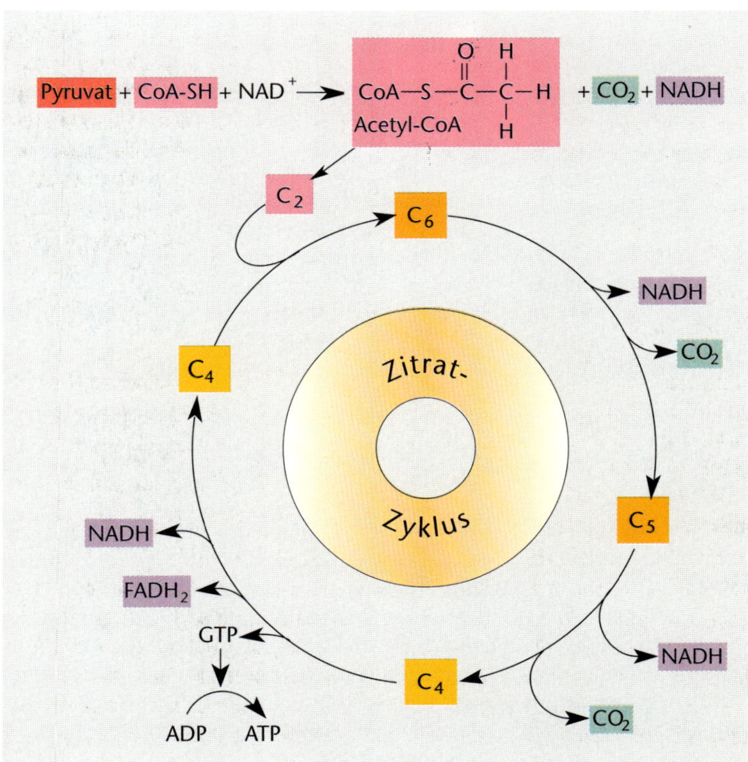

Abb. 2.36: Entstehung des Acetyl-Coenzym A und Einschleusung der Acetylgruppe in den Zitratzyklus. Die im Zitratzyklus entstehenden reduzierten Coenzyme NADH und $FADH_2$ speichern Energie, die erst im letzten Abschnitt der Energiegewinnung, der Atmungskette, zur Regenerierung von ATP verwendet wird.

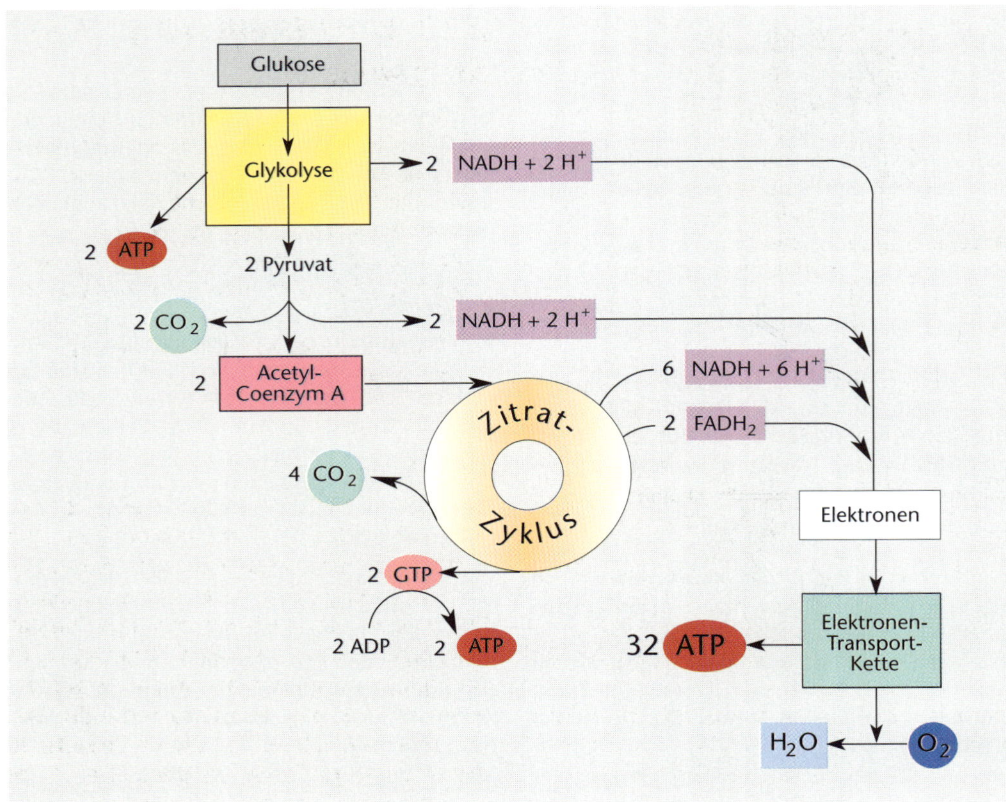

Abb. 2.37: Zusammenfassende Darstellung der vier Phasen der Energiegewinnung aus Glukose.

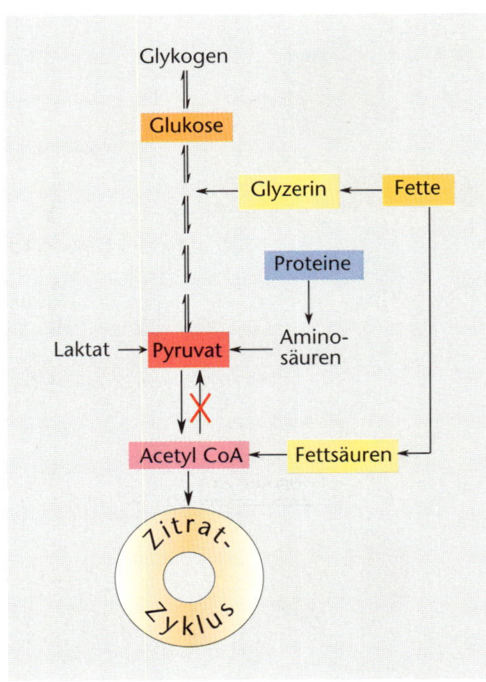

Abb. 2.38: Glukoneogenese. Verschiedene Ausgangsstoffe (Laktat, Glyzerin, Aminosäuren) können an verschiedenen Stellen in die Glukoneogenese eintreten. Aus Fettsäuren kann im menschlichen Organismus keine Glukose gebildet werden, weil Acetyl-CoA **nicht** in Pyruvat überführt werden kann.

mungskette sind in Abb. 2.37 noch einmal zusammenfassend dargestellt.

Faßt man sämtliche Reaktionsschritte zusammen, so kann man folgende Reaktionsgleichung aufstellen:

Glukose + 36 ADP + 36 P + 6 O_2 → 6 CO_2 + 6 H_2O + 36 ATP

2.10.3 Der Glukoseanabolismus

Wenn die Glukose nicht zur Energiegewinnung benötigt wird, so kann der Organismus die überschüssige Glukose in Form von **Glykogen** speichern (☞ 2.8.1).

Der Erwachsene kann insgesamt etwa 300 bis 500 g Glykogen speichern. Hieraus ist ein Energiegewinn von etwa 1200 bis 2000 kcal möglich. Dies entspricht etwa der Energiemenge, die aus dem Verzehr von 2 – 3 Tafeln Schokolade erzielt werden kann. Im Vergleich zu den großen Fettspeichern, über die der Organismus verfügt, ist dieser Glukosevorrat denkbar klein.

Die Überführung der Glukose in die Speicherform, das Glykogen, wird durch das bereits erwähnte Insulin (☞ 19.2.1) gefördert.

Glukoneogenese

Bei der **Glukoneogenese** beginnt der Körper, vermehrt Fette und Proteine abzubauen, um daraus in verschiedenen Umbauschritten Glukose zu gewinnen.

- Beim enzymatischen Abbau der Triglyceride (Neutralfette) entstehen Glyzerin und Fettsäuren. Da der weitere Metabolismus der Fettsäuren zum Acetyl-Coenzym A führt und dieses *nicht* in Pyruvat umgewandelt werden kann, kann lediglich das aus den Neutralfetten freigesetzte *Glyzerin* als Ausgangsstoff für die Neubildung von Glukose verwendet werden.
- Auch die beim Proteinabbau freiwerdenden Aminosäuren können nur *teilweise* in die Glukoneogenese eintreten.
- In Abschnitt 2.10.2 wurde erläutert, daß bei schwerer körperlicher Beanspruchung und Sauerstoffmangel in den Muskelzellen **Laktat** entsteht. Auch diese Substanz kann, wenn sie über den Kreislauf zur Leber gelangt, zu Glukose umgewandelt werden. Diese neu gebildete Glukose wird ins Blut abgegeben und steht damit dem Skelettmuskel wieder zur Verfügung. Durch diesen auch als **Cori-Zyklus** bezeichneten Kreislauf wird ein Teil der Stoffwechsellast von der Muskulatur auf die Leber verlagert.

Die Glukoneogenese findet zu etwa 90 % in der Leber und zu etwa 10 % in der Nierenrinde statt.

Man kann die Glukoneogenese, bei der aus verschiedenen Vorstufen Glukose *neu* synthetisiert wird, als Umkehrvorgang der *Glykolyse* (☞ 2.10.2) bezeichnen. Allerdings müssen bei der Glukoneogenese drei Reaktionsschritte der Glykolyse umgangen werden, weil diese nur in der Richtung der Glykolyse ablaufen. Die diese Schritte umgehenden Ersatzreaktionen kosten Energie, funktionieren also nur unter Verbrauch von ATP.

2.11 Der Fettstoffwechsel

Fette, und zwar die **Triglyzeride** oder *Neutralfette* (☞ 2.8.2), sind nach den Kohlenhydraten der zweitwichtigste Rohstoff zur Energieerzeugung.

Der biologische Sinn der Speicherung von Fett besteht darin, eine große *Energiereserve* für „schlechte Zeiten“ zur Verfügung zu haben. Andererseits hat das Fettgewebe, insbesondere das subkutane Fettgewebe, auch *Isolations-* und *Schutzfunktion*. Das Schicksal der Fette im Organismus hängt (ähnlich wie das der Kohlenhydrate) vom Energiebedarf des Körpers ab.

Der Fettkatabolismus (Lipolyse)

Obwohl aus einem Gramm Fett mehr als die doppelte Menge Energie als aus einem Gramm Kohlenhydraten gewonnen werden kann (☞ 2.8.2), bevorzugt die Zelle trotzdem den Kohlenhydrat- bzw. Glukosemetabolismus, weil Triglyzeride schwieriger abzubauen sind. Bevor Triglyzeride im Stoffwechsel verarbeitet werden können, müssen sie erst in Glyzerin und Fettsäuren gespalten werden. Der weitere Abbau von Glycerin und Fettsäuren geht getrennte Wege (☞ Abb. 2.39):

Glycerin. Glycerin wird in Glycerinaldehyd-3-Phosphat umgewandelt, ein Zwischenprodukt, das ebenfalls beim Glukoseabbau während der Glykolyse entsteht. Der weitere Abbau entspricht daher der Glukoseverbrennung. Diese enge Be-

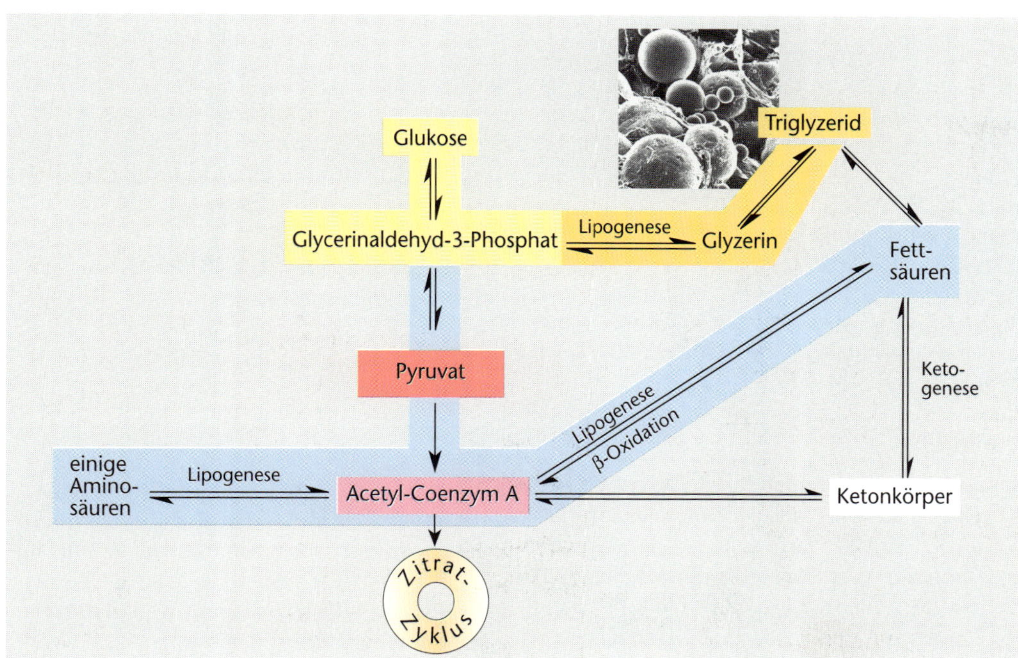

Abb. 2.39: Lipogenese und Lipolyse. Die Abbildung veranschaulicht die Reaktionen zum Aufbau von Triglyzeriden (Neutralfetten) im Rahmen der Lipogenese und zeigt die Wege auf, welche die beim Fettabbau (Lipolyse) entstehenden Glycerin- und Fettsäuremoleküle einschlagen.

ziehung zum Zuckerstoffwechsel ist auch der Grund dafür, daß das Glycerin zur Glukoneogenese herangezogen werden kann (☞ 2.10.3).

Fettsäuren. Langkettige Fettsäuren können von den meisten Körperzellen *nicht* direkt abgebaut werden. Sie werden zunächst in der *Leber* einer Kette von Oxidations/Reduktionsreaktionen unterworfen. Diese Reaktionen werden auch als **β-Oxidation** bezeichnet; aus ihnen gehen zahlreiche Moleküle **Acetyl-Coenzym A** hervor. Dieses Acetyl-Coenzym A tritt dann in den Zitratzyklus (☞ 2.10.2) ein; die dabei reduzierten Coenzyme werden schließlich in der Atmungskette unter großem Energiegewinn verwertet. So können z. B. aus der Palmitinsäure (☞ 2.8.2), einer Fettsäure mit 18 Kohlenstoffatomen, insgesamt 131 Moleküle ATP regeneriert werden. Hierdurch wird klar, daß der Zitratzyklus ein übergreifendes Stoffwechselelement darstellt, das keinesfalls nur auf die Verwertung von Glukosemetaboliten beschränkt ist.

Ketonkörper. Nicht alle beim Fettabbau entstehenden Acetyl-Coenzym A-Moleküle werden in den Zitratzyklus eingeschleust, ein Teil wird auch zum Aufbau der sogenannten **Ketonkörper** verwendet. Diese Ketonkörper verlassen die Leberzellen, gelangen über den Blutkreislauf zu den übrigen Körperzellen und können dort wie die Glukose zur Energiegewinnung herangezogen werden.

Die meisten Körperzellen bevorzugen zur Energiegewinnung, wie erwähnt, die Glukose, es gibt aber auch Ausnahmen: In den Zellen des Herzmuskels und der Nierenrinde ist es genau umgekehrt, d. h. diese Zellen ziehen die Ketonkörper der Glukose vor. Von den Nervenzellen weiß man, daß sie den eigentlich bevorzugten Brennstoff, die Glukose, bei Mangelzuständen zum Großteil durch Ketonkörper ersetzen können.

Ketoazidose

Leiden die Zellen an Glukosemangel, so können die Fettdepots „überstürzt" eingeschmolzen werden. Diese Gefahr besteht z. B. beim Diabetes mellitus (☞ 19.2.2) oder auch beim Gesunden, der sich einer absoluten Nulldiät unterzieht.

Der große Anfall von Acetyl-Coenzym A in den Leberzellen kann dann vom Zitratzyklus nicht in ausreichender Menge verarbeitet werden, und es entsteht ein Überschuß an Ketonkörpern, die ins Blut abgegeben werden. Da die Ketonkörper jedoch überwiegend (organische) *Säuren* sind, führt dies zu einem empfindlichen Abfall des Blut-pHs, zur **Azidose** *(Ketoazidose).*

Der Fettanabolismus (Lipogenese)

Immer, wenn dem Organismus zuviel energiereiche Nährstoffe zugeführt werden, kann die darin enthaltene überschüssige Energie in Form von Fett gespeichert werden. Dies gilt auch dann, wenn reine Kohlenhydrate zugeführt werden. Abbildung 2.39 verdeutlicht, wie aus Glukose im Organismus Fett werden kann: Aus dem Zwischenprodukt der Glykolyse, dem Glycerinaldehyd-3-Phosphat, wird die Glycerinkomponente der Neutralfette hergestellt. Die andere Komponente der Neutralfette, die Fettsäuren, können aus dem Acetyl-Coenzym A synthetisiert werden.

2.12 Der Eiweiß- (Protein-) Stoffwechsel

Während der Verdauung werden Proteine in ihre Bausteine, die Aminosäuren, zerlegt, die über die Pfortader zunächst zur Leber gelangen. Obwohl manche der Aminosäuren auch zu Acetyl-Coenzym A abgebaut werden und damit über den Zitratzyklus zur Energieerzeugung beitragen (☞ Abb. 2.39), stellt dieser Stoffwechselweg eher die Ausnahme dar.

Proteinanabolismus

Aminosäuren werden hauptsächlich zur Synthese körpereigener Proteine im Rahmen von Wachstums- und Reparaturvorgängen des Organismus verwendet. Da es in den einzelnen Körperzellen sehr viele verschiedene Proteine gibt, läuft ihre Herstellung nicht wie z. B. bei der Lipogenese quasi automatisch, sondern in jeder Zelle bedarfsgerecht anhand individueller „Proteinbaupläne" ab, die im Zellkern auf der DNA verschlüsselt vorliegen (Details der Proteinbiosynthese ☞ Abschnitt 3.6).

Der Proteinkatabolismus

Im Organismus werden ständig Proteine nicht nur auf-, sondern auch abgebaut. Die bei der Eiweißzerlegung freigesetzten Aminosäuren werden für neue Proteine verwendet. Einige Aminosäuren werden hierzu auch in andere Aminosäuren umgewandelt, je nachdem, welche Aminosäuren gerade knapp sind. Nur die essentiellen Aminosäuren (☞ 2.8.3) können nicht durch Umbaureaktionen, sondern nur über die Nahrung verfügbar gemacht werden.

Proteine als Energieträger

Bei längerdauernden Hungerzuständen, sowie bei einer übermäßigen Proteinzufuhr, die in Mitteleuropa aber eher der Normal- als der Ausnahmefall ist, können Proteine auch zur Energieerzeugung herangezogen werden. Aus den durch den Proteinabbau freiwerdenden Aminosäuren muß dazu jedoch der Stickstoff entfernt werden, was in der Leber durch eine enzymatische Reaktion, die **Desaminierung**, geschieht. Das dabei entstehende **Ammoniak** (NH_3) ist für Zellen, insbesondere Nervenzellen, stark *giftig*. Deshalb werden Ammoniak und andere stickstoffhaltige Stoffwechselprodukte in der Leber gleich in den *ungiftigen* **Harnstoff** *(Urea)* überführt, der über die Niere in den Urin ausgeschieden wird.

Die nach Entfernung des Stickstoffs verbliebenen Metaboliten können dann an unterschiedlichen Stellen in die Glykolyse bzw. den Zitratzyklus eintreten. Beschrieben wurde bereits, daß aus manchen Aminosäuren über die Glukoneogenese Glukose bzw. über die Lipogenese Fett hergestellt werden kann.

2.13 Gesundheit und Lebensstil: Krank durch unsere Umwelt?

Ein beklemmendes Bild: Unsere Umwelt, die uns jahrtausendelang Lebensraum und Nahrungsspender war, greift uns an, macht uns krank. Natürlich ist es nicht die Umwelt selber, sondern es sind die vielen chemischen Verbindungen, die wir ihr in den letzten Jahrzehnten sorglos zugemutet haben: in der Deutschland allein hat sich seit 1950 die Zahl der verwendeten Chemikalien verachtfacht.

Umweltgift PCB ...

Ein Beispiel für verbreitete Umweltgifte sind die **PCB** *(Polychlorierte Biphenyle).* Dahinter verbirgt sich eine Gruppe von etwa 200 chlorierten Kohlenwasserstoffen, die sich im Körper anreichern und dort Stoffwechselstörungen der Leber und Hautschäden (z. B. eine kaum behandelbare *Chlorakne)* hervorrufen können. Außerdem beeinträchtigen sie das Immunsystem, und es besteht der begründete Verdacht, daß PCB Krebs auslösen. Technisch fanden diese Verbindungen Anwendung in offenen (etwa als Dichtungsmasse) und geschlossenen Systemen (z. B. in Transformatoren).

Seit 1929 wurden PCB in großem Umfang industriell hergestellt. Seit Mitte der siebziger Jahre ist die Gefahr bekannt, die von diesen chemischen Verbindungen ausgeht. In der Bundesrepublik wurden PCB aber noch bis 1983 hergestellt. Heute kommen diese Verbindungen überall in der Umwelt vor. So fanden Wissenschaftler in den Tierkadavern, die beim großen Robbensterben 1988 an den Strand gespült wurden, so hohe PCB-Belastungen, daß die Körper als Sondermüll entsorgt werden mußten. PCB finden sich auch im Schnee der Rocky Mountains und dem Tiefeneis der Antarktis. Da diese Verbindungen fettlöslich sind, reichern sie sich stark in der Muttermilch an: Über die gesamte Stillzeit verteilt nimmt ein Baby so bereits 10 mg PCB auf. Zum Vergleich: Der *ADI-Wert* (ADI = acceptable daily intake) für einen gesunden Erwachsenen liegt bei 70 µg. Der ADI-Wert gibt an, wieviel ein Mensch von einem Stoff gefahrlos täglich aufnehmen darf, wenn man davon ausgeht, daß sich die Substanz im Körper lebenslang anreichert.

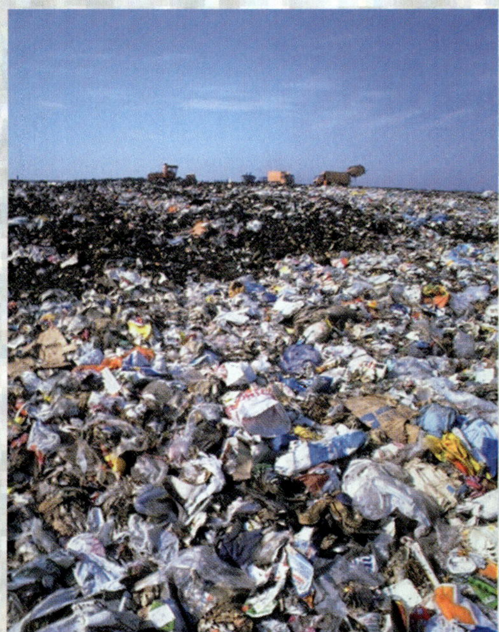

Abb. 2.40: Gefahren für unsere Umwelt gehen von Altlasten und ungeordneten Deponien aus.

... und PCP

Ebenfalls überall präsent ist das *Pentachlorphenol* (**PCP**, Lindan®). Dieses Holzschutzmittel wurde von Hobby-Handwerkern in den siebziger Jahren in großen Mengen in den eigenen vier Wänden verstrichen. Doch auch die Textil-, Leder-, Klebstoff-, Lack-, und Farbenproduktion verwendete die Chemikalie gerne. In der Landwirtschaft benutzten es die Bauern als Pestizid. Heute ist die Substanz in der Bundesrepublik zwar verboten, aber Lebensmittelchemiker finden immer wieder belastete Obst- und Gemüsesorten, und auch in importierten Textil- und Lederwaren finden sich bei Proben oft erhöhte PCP-Werte.

Und PCP ist nicht umsonst eine gefürchtete Chemikalie: Es ruft Harnwegsinfekte, chronische Bronchitiden, Hautveränderungen und vor allem neurologische Störungen hervor. So klagen mit PCP belastete Patienten über Kopfschmerzen, Depressionen und Konzentrationsschwäche. Auch ist ein negativer Einfluß auf die Fortpflanzungsfähigkeit nachweisbar.

Lungenfeind Asbest

Ebenso wie das PCP fand auch ein anderer Stoff in vielen Häusern Verwendung, dessen Gefährlichkeit erst viel später erkannt wurde, das **Asbest.** Heute ist der Einsatz dieses Stoffs verboten, doch sind die Altlasten enorm. Asbest wurde vor allem als Isolations- und Dämmaterial eingesetzt und findet sich deshalb oft in Decken- und Wandverkleidungen, aber auch in elektrischen Geräten wie etwa alten Nachtspeicheröfen. Es hat sich gezeigt, daß Asbest mit der Zeit brüchig wird und die feinen nadelförmigen Mikropartikel in die Atemluft gelangen.

So kommen sie in die Lunge, wo sie sich im Gewebe festsetzen und Lungentumoren auslösen können. Einige Wissenschaftler warnen heute auch schon vor den noch erlaubten anderen Mineralwollen, die ebenfalls als Isoliermaterialien verwendet werden. Sie vermuten, daß diese Dämmstoffe ähnlich gefährlich sind wie Asbest.

Doch selten sind die Zusammenhänge zwischen Chemikalie und Erkrankung so klar, wie in diesen drei Fällen. Nur langsam erkennen wir, warum zum Beispiel in den letzten Jahren Krankheiten wie Immunschwäche, Atemwegserkrankungen und Allergien drastisch zugenommen haben.

Allergien und Umweltschadstoffe

Bei den immer weiter zunehmenden Allergien etwa (☞ 6.4.1) gilt als sicher, daß sie in großem Umfang auf diese Einflüsse zurückzuführen sind.

Der Grund für den Anstieg der *Pollenallergien* (☞ Abb. 6.12) liegt beispielsweise höchstwahrscheinlich darin, daß sich Schadstoffe an Pollen und Schwebstoffe in der Luft anlagern und der Körper eigentlich zunächst nicht auf die Pollen selbst, sondern auf die Schadstoffe reagiert, später jedoch auch auf die Pollen eine allergische Reaktion zeigt.

Auch Modeschmuckliebhaber plagt immer häufiger eine Allergie: *Nickel-* und *Chromallergien* haben in der letzten Zeit zugenommen. Hier sind höchstwahrscheinlich ebenfalls Umweltschadstoffe die Ursache: Sie schädigen die Haut und machen sie anfälliger für das Allergen. Auch viele berufsbedingte Allergien kommen auf diesem Wege zustande.

Gestylte Nahrungsmittel

Kann ein Allergiker, der auf Tierhaare oder Erdbeeren reagiert, den Allergenen noch relativ leicht ausweichen, gibt es vor anderen Allergieauslösern heute kaum noch ein Entkommen: Sie stecken als Farb- oder Konservierungsstoffe, als Geschmacksverstärker und Trennmittel in unseren Nahrungsmitteln. Wer weiß denn schon, daß hinter der Bezeichnung E 110 der Farbstoff „Gelb-orange S" steckt, der Allergien auslösen kann und der immer noch im Verdacht steht, das Erbgut zu schädigen? Oder aber daß das Tartrazin („E 102") Asthma auslösen kann?

Insgesamt sind in Deutschland etwa 250 Lebensmittelzusätze dieser Art zugelassen. Zusätzlich zu diesen erlaubten Nahrungsmittelzusätzen enthalten unsere Lebensmittel auch unterschiedliche Mengen anderer Fremdstoffe wie etwa Pestizide (oft reichlich davon im Tee), Quecksilberverbindungen (in Fischen) und Cadmium (in Obst und Gemüsen).

Es wird noch viel geforscht werden müssen, bis man die Rolle der Umweltschadstoffe in ihrer ganzen Komplexität versteht. Denn noch immer wissen wir nicht, inwieweit diese Schadstoffe auch in hochkomplizierte Vorgänge eingreifen, wie sie etwa bei der Entstehung von Tumoren ablaufen. Mit unserem derzeitigen Wissenstand ist es nahezu unmöglich, von vorneherein zu behaupten, den gesamten Wirkmechanismus einer neuen Chemikalie genau zu kennen.

3. Von der Zelle zum Organismus

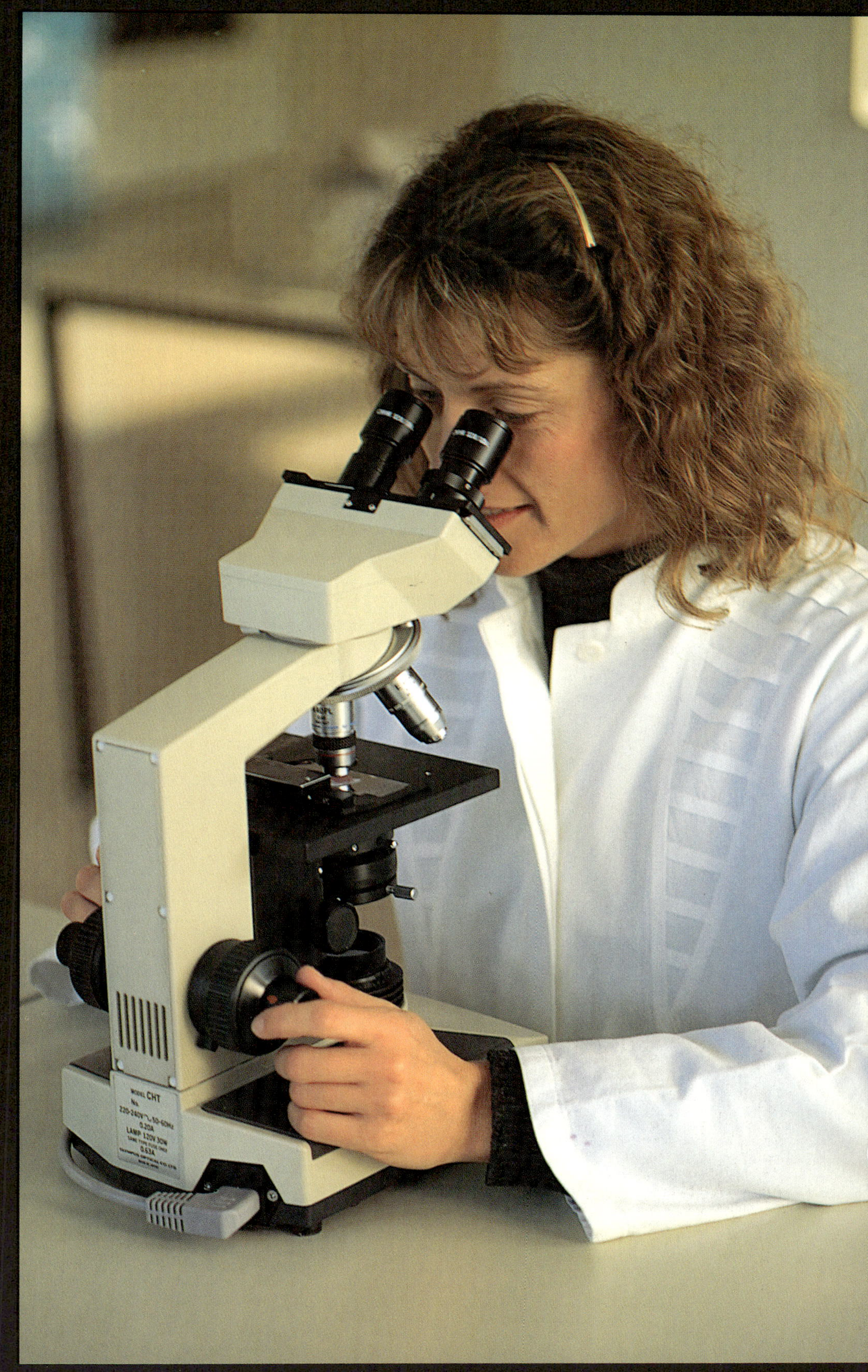

3

3.1 *Die Zelle als elementare Funktionseinheit*

Zellen sind die kleinsten Bau- und Funktionseinheiten des Organismus. Sie können Stoffe aufnehmen, umbauen und auch wieder freisetzen, also am Stoffwechsel teilnehmen. Außerdem können viele Zellen wachsen, sich teilen und auf Reize aus ihrer Umgebung reagieren.

Der Mensch als Vielzeller

Große Organismen, wie auch der Mensch, bestehen nicht etwa aus besonders großen, sondern aus ungeheuer vielen Zellen. Dementsprechend sind größere Lebewesen nicht „Großzeller", sondern „Vielzeller". Der Körper eines erwachsenen Menschen ist aus etwa 10^{13} (10 000 Milliarden) Zellen zusammengesetzt. Pro Sekunde werden mehrere Millionen Zellen neu gebildet, und ebensoviele gehen zugrunde.

Gewebe

Für die verschiedenartigen Aufgaben, die in einem großen Organismus zu erledigen sind, haben sich die Zellen im Dienste des Gesamtorganismus spezialisiert; man nennt dies *funktionelle Differenzierung*. Zellen, die mit derselben Arbeit betraut sind, bilden üblicherweise Zellverbände, die **Gewebe**. So bestehen beispielsweise Drüsen aus einer Vielzahl von Zellen, die auf die Bildung von bestimmten Sekreten (wie z. B. Schleim oder Muttermilch) spezialisiert sind. Muskelzellen dagegen können sich verkürzen, wodurch der Gesamtorganismus in die Lage versetzt wird, sich fortzubewegen. Mehr über die verschiedenen Gewebe ☞ Kapitel 4.

Unterschiedliche Gestalt

Aus der funktionellen Differenzierung folgt die unterschiedliche Form, Gestalt und Größe der Zellen des Körpers. Während eine Nervenzelle wie ein Baum vielfach verzweigt ist, sind andere Zellen ellipsen- oder kugelförmig. Die reife Eizelle, mit einem Durchmesser von etwa 0,15 mm (150 µm) die größte menschliche Zelle, sieht man sogar mit bloßem Auge. Zum Erkennen aller übrigen Zellen ist ein Mikroskop erforderlich – sie sind nämlich nur zwischen 7 und 30 µm groß. Trotzdem sind alle Zellen eines Menschen aus einer *einzigen* befruchteten Eizelle hervorgegangen und besitzen alle den gleichen genetischen Bauplan aus der Erbsubstanz DNA.

Gemeinsamkeiten aller Zellen

Trotz der erwähnten Formenvielfalt gibt es grundlegende Gemeinsamkeiten bei allen Zellen. Mit einfachen *Lichtmikroskopen* erkannte man schon sehr früh, daß die Zelle aus mindestens zwei Komponenten zusammengesetzt sein mußte: zum einen aus dem **Zelleib** mit der darin enthaltenen *Grundsubstanz* (**Zytoplasma**), zum anderen aus dem **Zellkern** *(Nukleus)*. Mit verbesserter Mikroskopiertechnik kamen dann, im Vergleich zum Zellkern, noch wesentlich kleinere „Zellorgane" zum Vorschein, die **Zellorganellen**. Der Feinbau dieser Organellen konnte jedoch erst mit Hilfe des *Elektronenmikroskops* näher betrachtet werden. Die meisten Lebensvorgänge innerhalb der Zelle, die in Form von chemischen Reaktionen ablaufen, können aber selbst mit dem Elektronenmikroskop *nicht* direkt sichtbar gemacht werden.

Das Zytosol

Die Zellorganellen (☞ Abb. 3.3) nehmen etwa 50 % des gesamten Zellvolumens ein. Der verbleibende Rest des Zytoplasmas wird als **Zytosol** bezeichnet. Im Zytosol spielen sich die meisten Stoffwechselprozesse als komplexes Zusammenspiel chemischer Reaktionen ab. Das Zytosol besteht zu 70 – 95 % aus Wasser. Den Rest bilden die darin gelösten Moleküle, die die Zelle benötigt, vor allem Proteine, Fette, Kohlenhydrate und Ionen. Aufgrund des hohen Eiweißgehalts ist das Zytosol äußerst zähflüssig.

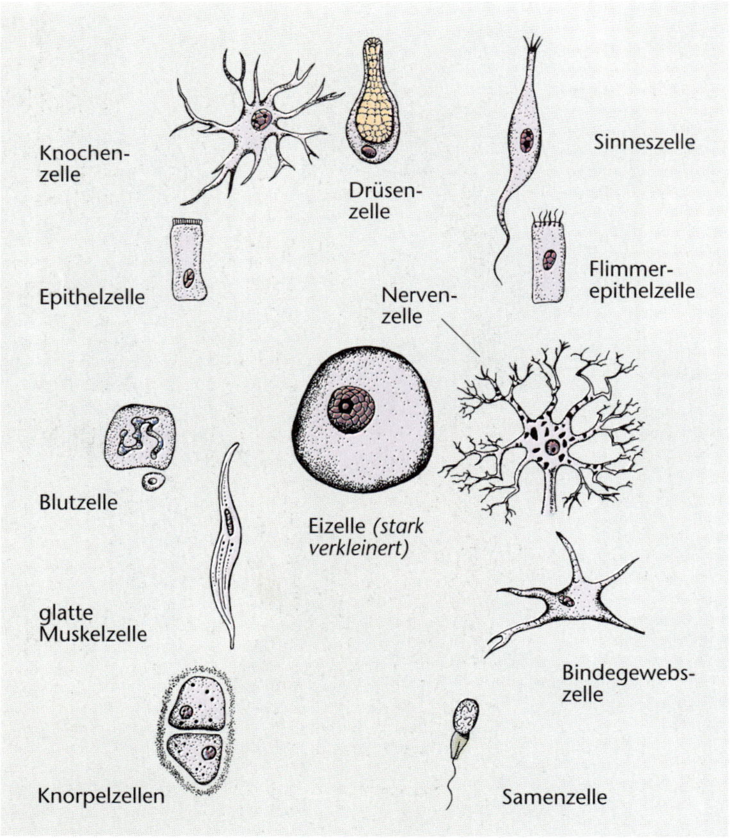

Abb. 3.1: Beispiele für die Differenzierung menschlicher Zellen. Wären die Größenrelationen zwischen den Zelltypen korrekt wiedergegeben, müßte die Eizelle im Vergeich zur Samenzelle etwa so groß sein wie die gesamte Abbildung.

3.2 *Die Zellmembran*

Jede Zelle ist von einer hauchdünnen, etwa ein Hunderttausendstel Millimeter (10 nm = 0,01 µm) dicken Membran umschlossen, die als **Zellmembran**, *Zytoplasmamembran*, oder *Plasmalemm* bezeichnet wird.

Die Zellmembran gibt der Zelle eine flexible Hülle, schützt ihren Inhalt und grenzt diesen von der Umgebung ab.

Unter dem Elektronenmikroskop erkennt man, daß diese Zellmembran aus drei Schichten aufgebaut ist:

- einer hellen und breiten mittleren Schicht sowie
- zwei schmalen, dunkleren Schichten, welche die Innen- und die Außenseite der Membran bilden.

Chemisch gesehen besteht die Zellmembran aus einem weitgehend flüssigen Doppelfilm fettähnlicher Substanzen, deren Bausteine Phospholipid-Moleküle sind (☞ 2.8.2). Ein einzelnes Phospholipidmolekül besitzt jeweils zwei lange, wasserabstoßende **(hydrophobe)** Schwänze sowie einen wasseranziehenden **(hydrophilen)** Kopf. Jeweils zwei Phospholipidmoleküle stehen sich gegenüber und bilden so die *Phospholipid-Doppelschicht* (☞ Abb. 3.2). Die wasseranziehenden Kopfteile begrenzen als dunkle Schichten die Membran nach außen und nach innen, während die sich gegenüberstehenden Schwänze die dickere und hellere Mittelschicht der Membran bilden.

Neben der Phospholipid-Doppelschicht, die gewissermaßen das Gerüst der Membran darstellt, bilden eingelagerte Proteine die zweite wichtige Komponente der Zellmembran. Manche dieser Proteine sind nur in die Phos-

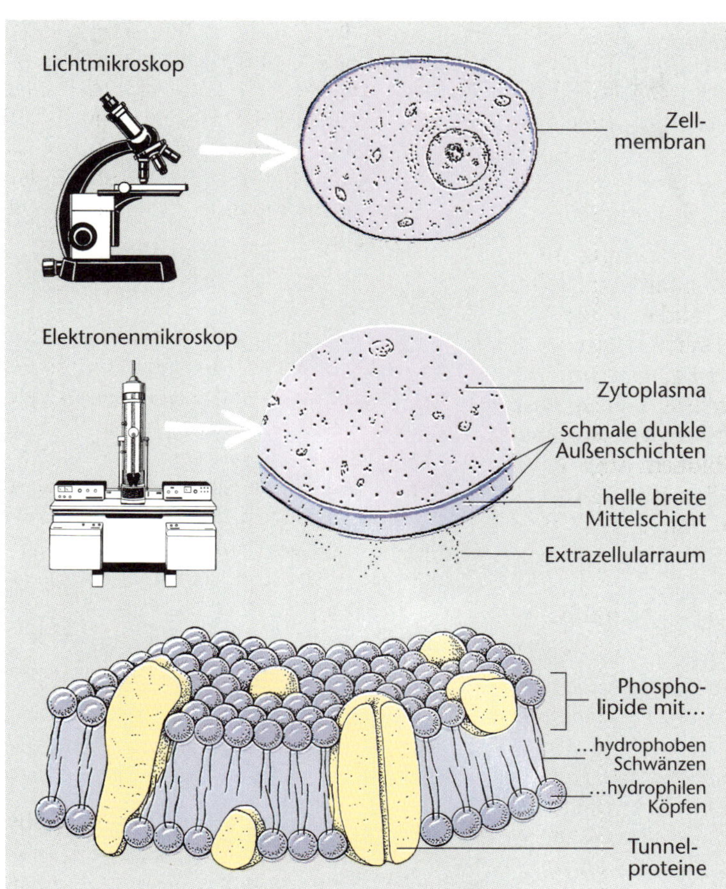

Abb. 3.2: Die Zellmembran unter verschiedenen Vergrößerungen.
Während das Lichtmikroskop eine maximale Auflösung von etwa 0,1 µm zuläßt, kann man mit dem Elektronenmikroskop noch Strukturen bis zu einer Größe von 0,1 nm erkennen.
Die mit dem Lichtmikroskop nur als dünne Linie zu sehende Zellmembran erscheint unter dem Elektronenmikroskop dreischichtig aufgebaut. Diese Dreischichtigkeit entspricht in ihrem chemischen Aufbau der Phospholipid-Doppelschicht. Die hellere Mittelschicht wird von den einander zugewendeten „Schwänzchen" der Phospholipide gebildet.

pholipidschicht eingelagert, andere durchdringen sie vollständig. Diese, die Membran vollständig durchdringenden Proteine (*Tunnelproteine*), enthalten Kanäle, die Innen- und Außenseite der Membran miteinander verbinden. In der Regel liegen Tunnelproteine zweier benachbarter Zellen einander an und bilden so eine Verbindung zwischen den Zytoplasmaräumen der beiden benachbarten Zellen. Ein feiner bleibender Spalt verbindet sie auch mit dem Interstitium.

In geringerem Umfang enthält die Membran noch eine weitere Fettform, das Cholesterin (☞ 2.8.2). Daneben ragen aus der Membranaußenseite noch antennenförmig Strukturen (*Glykocalix*) hervor, die aus *Glykoproteinen* und *Glykolipiden*, also Kombinationen aus Kohlenhydraten und Proteinen bzw. Fetten, bestehen. Diese großen Moleküle dienen zum Teil als Rezeptoren und empfangen z. B. Hormonsignale.

Da auch *innerhalb* der Zelle zahlreiche Membranen vorkommen, die ganz ähnlich aufgebaut sind wie die die Zelle umgebende Zellmembran, bezeichnet man diesen Membrantyp auch als **Einheitsmembran**.

3.2.1 *Rezeptorfunktion der Zellmembran*

Einige der Membranproteine und Oligosaccharide in der Zellmembran fungieren als **Rezeptoren**. Rezeptoren können verschiedene Botenstoffe wie beispielsweise Hormone oder Neurotransmitter erkennen (☞ 13.1.5). Andere Rezeptoren erkennen, ob es sich bei der benachbarten Zelle um eine Zelle mit gleicher Funktion handelt. Dies ist im Rahmen von Wachstumsprozessen bedeutsam, da benachbarte Zellen eines Gewebes oft ihr Wachstum einstellen, sobald sie sich gegenseitig berühren. Fehlt dieses wachstumhemmende Berührungssignal, kann es unter Umständen zur Ausbildung von Tumoren kommen.

3.2.2 *Selektive Permeabilität der Zellmembran*

Die Zellmembran reguliert den Durchtritt von Stoffen und bestimmt damit, welche Stoffe in die Zelle eintreten bzw. sie verlassen können. Diese Eigenschaft wird als **selektive Permeabilität** oder **Semipermeabilität** der Zellmembran bezeichnet. Diese selektive Durchlässigkeit hängt im Wesentlichen von vier Faktoren ab:

- **Molekülgröße:** Sehr kleine Moleküle, wie z. B. Wasser oder die gelösten Gase Sauerstoff (O_2) und Kohlendioxid (CO_2), können die Zellmembran ungehindert überwinden, während sie für große Moleküle, wie es die meisten Proteine sind, ein unüberwindbares Hindernis darstellt.
- **Fettlöslichkeit:** Den weitaus größten Anteil der Zellmembran macht die fettlösliche breite, mittlere Schicht aus. Je besser eine Substanz in Fett löslich ist, desto leichter kann sie die Zellmembran überwinden. Dies trifft z. B. auf die Steroidhormone zu, die als Abkömmlinge des Cholesterins stark in Fett löslich *(lipophil)* sind und deshalb die Membran relativ leicht passieren können (☞ Abb. 13.1.3).

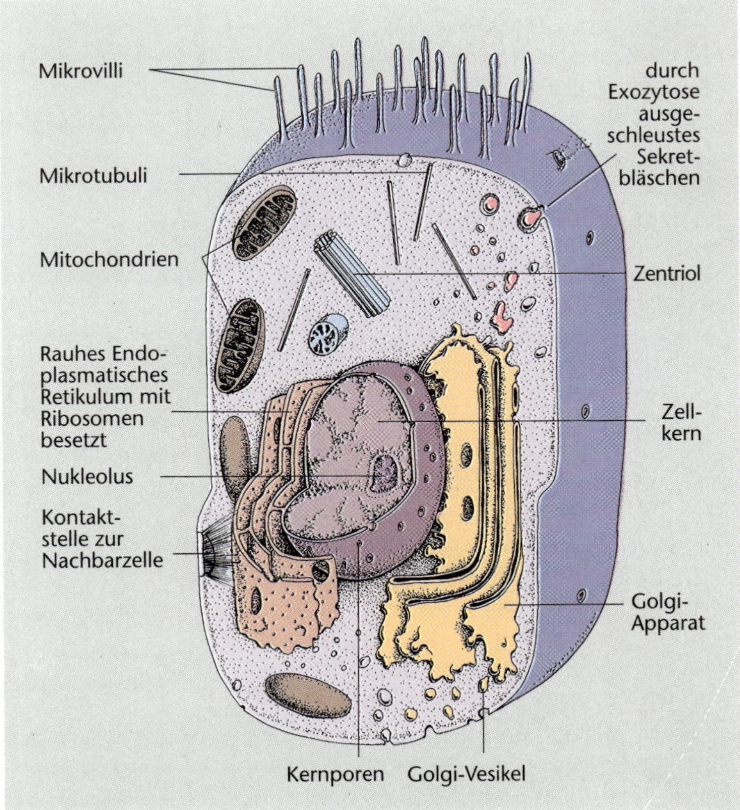

Abb. 3.3: Schnitt durch eine Zelle.
Analog zum menschlichen Körper, der aus verschiedenen Organen aufgebaut ist, besteht jede einzelne Zelle wiederum aus einzelnen Funktionseinheiten, den Organellen. Zu sehen sind hier die Mikrotubuli, die Mitochondrien, das Zentriol, der Golgi-Apparat und das Endoplasmatische Retikulum. In der Mitte liegt der aufgeschnittene Zellkern mit einem Nukleolus.

3

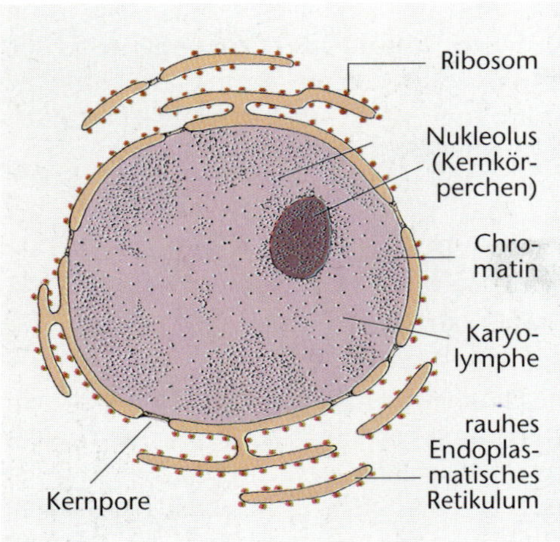

Abb. 3.4: Zellkern. Deutlich zu erkennen sind die drei Hauptbestandteile des Karyoplasmas: Karyolymphe, Chromatin und Nukleolus. Die Kernmembran hat direkte Verbindung zum endoplasmatischen Retikulum.

- **Elektrische Ladung** der Substanz: Elektrisch geladene Teilchen (Ionen) können die Phospholipid-Doppelschicht kaum überwinden. Für den Transport durch die Membran sind sie auf das Vorhandensein der bereits erwähnten Tunnelproteine angewiesen, wobei sie für einen schnellen Transport außerdem noch dem Tunnelprotein entgegensetzt elektrisch geladen sein müssen.
- **Carriermoleküle:** Diese sind *Trägermoleküle* (carrier = Träger), durch die eine Substanz fettlöslich gemacht wird, so daß sie die Phospholipidschicht überwinden kann. Über diesen Mechanismus gelangt z. B. Glukose in die Zellen. Das Carriermolekül verbindet sich an der Außenseite der Membran mit der Glukose, durchdringt in dieser Form die Phospholipidschicht und setzt an der Innenseite der Membran die Glukose wieder frei.

Die selektive Permeabilität der Zellmembran ist die Voraussetzung, um die für viele Stoffe unbedingt notwendigen Konzentrationsunterschiede (Gradienten) zwischen dem Zellinneren und der äußeren Umgebung (Interstitium) aufrechtzuerhalten.

3.3 Die Zellorganellen

Da zahlreiche chemische Reaktionen in der Zelle zur gleichen Zeit ablaufen, muß sichergestellt sein, daß diese nicht miteinander in Konflikt geraten. Deshalb ist die Zelle in ein System von getrennten Räumen unterteilt, die von den **Zellorganellen**, also sozusagen den „Organen" der Zelle, gebildet werden. Sowohl die Gesamtzahl als auch die Typen der Organellen unterscheiden sich von Zelle zu Zelle entsprechend ihrer Funktion oft erheblich.

3.3.1 Der Zellkern

Der **Zellkern** ist die größte Struktur innerhalb der Zelle und bereits mit einem einfachen Lichtmikroskop erkennbar. Die meisten Körperzellen besitzen nur einen einzigen Kern, in manchen Zellen, z. B. Skelettmuskelzellen, kommen aber auch mehrere Kerne vor. Andererseits gibt es einen Typ von Zellen, die ihren Zellkern im Laufe ihrer Reifung verloren haben: die reifen roten Blut*körperchen.*

Der Zellkern übt seine Hauptfunktionen zusammen mit dem Zytoplasma aus: Er ist das Steuerungszentrum des Zellstoffwechsels und beherbergt die genetische Information.

In der Zeit, in der der Kern sich nicht teilt, hat er ein typisches Aussehen: Er ist von zwei Membranen umgeben, die ähnlich aufgebaut sind wie die Zellmembran und deren innere die **Kernmembran** darstellt. Beide Membranen zusammen bilden die *Kernhülle.* Diese ist von zahlreichen Poren *(Kernporen)* durchsetzt. Im Randbereich dieser Poren sind die beiden Membranen miteinander verbunden.

Alle Bestandteile des Kerninnenraums werden zusammen als **Karyoplasma**, bezeichnet. Es besteht aus:

- Erbsubstanz in Form der DNA (☞ 2.8.4), die in 46 Untereinheiten, den Chromosomen, gruppiert vorliegt. Die Gesamtheit aller Chromosomen im Karyoplasma, bezeichnet man auch als **Chromatin.**

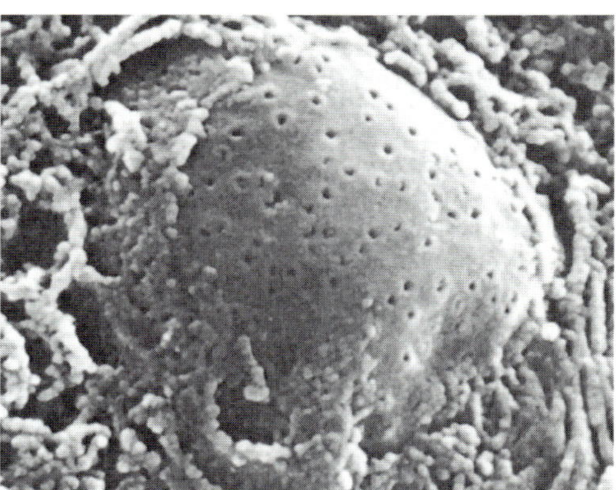

Abb. 3.5: Kernhülle mit Kernporen im Rasterelektronenmikroskop. Durch ein spezielles Ätzverfahren wurden die Kernporen in der Kernmembran hervorgehoben.

- Einem oder mehreren **Nukleoli** oder *Kernkörperchen.* Die Nukleoli sind die Orte, an denen im Zellkern ribosomale RNA (rRNA ☞ 2.8.4 und 3.6) gebildet wird.
- Dem **Karyolymphe** *(Kernsaft)* mit den *Kerneinschlüssen* wie z. B. Glykogen oder Lipide.

Der Chromosomensatz des Menschen

Die 46 Chromosomen der menschlichen Körperzellen bestehen aus 23 *Chromosomen-Paaren,* von denen jeweils ein Set aus 23 Chromosomen von der Mutter und das andere Set

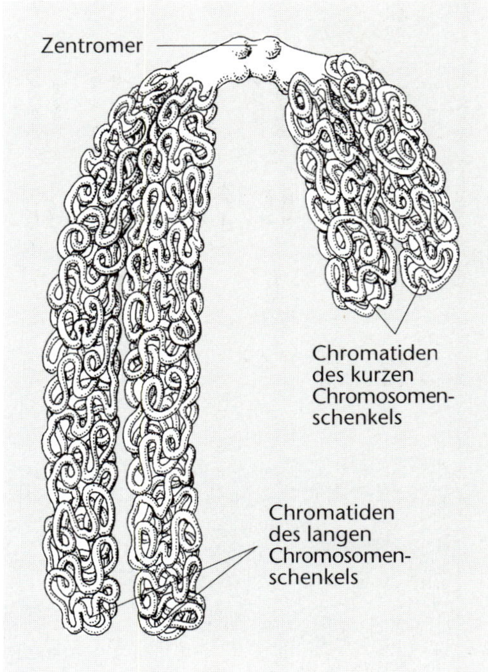

Abb. 3.6: Chromosom. Das Zentromer gliedert das Chromosom in zwei meist verschieden lange Chromosomenschenkel. In dieser Abbildung befindet sich die Zelle schon in der Kernteilung: die Chromosomenschenkel liegen doppelt in zwei identischen Untereinheiten, den Chromatiden, vor.

vom Vater stammt. Jedes Chromosom liegt somit in doppelter Ausführung vor, weshalb man auch vom **diploiden Chromosomensatz** spricht. Durch den Einsatz bestimmter Färbetechniken kann jedes einzelne Chromosom durch seine charakteristischen Bandenmuster genau gekennzeichnet werden (☞ Abb. 3.7 linkes oberes Bild). Solch eine Kartierung von Chromosomen wird **Karyogramm** genannt („Chromosomenkarte").

Die Chromosomenpaare gleichen sich bei Männern allerdings nicht völlig: Nur 22 der 23 Chromosomenpaare bestehen jeweils aus nach Form, Größe und Bandenmuster identischen Paaren. Diese 22 Paare bezeichnet man als **Autosomen**. Das verbleibende Chromosomenpaar sind die **Gonosomen** oder *Geschlechtschromosomen.* Das Geschlechtschromosomenpaar ist bei Mann und Frau unterschiedlich: Männer haben ein **X-** und ein wesentlich kleineres **Y-Chromosom**, Frauen dagegen zwei X-Chromosomen

Die Chromosomen

Bei der ruhenden, sich nicht teilenden Zelle liegen die 46 Chromosomen wie lose, vielfach gewundene Fäden im Zellkern. Diese Fäden sind so dünn, daß sie im Lichtmikroskop nicht sichtbar sind. Sie bestehen aus der Erbsubstanz DNA, die von einer schützende Proteinhülle umgeben ist. Diese Proteinhüllen bilden das sogenannte Kerngerüst, das durch Anfärben sichtbar gemacht werden kann *(Chromatingerüst).*

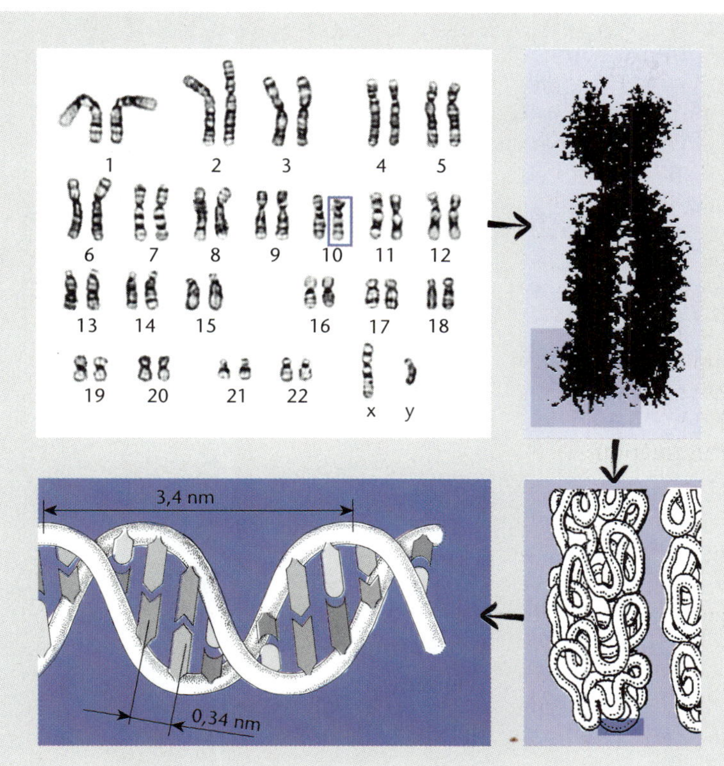

Abb. 3.7 (links): Karyogramm: Die Anzahl von Chromosomen in einer Körperzelle, der Chromosomensatz, ist artspezifisch und beträgt bei menschlichen Zellen 46. Die Abbildung links oben zeigt den Chromosomensatz eines Mannes. Rechts oben ist ein einzelnes Chromosom bei noch viel stärkerer Vergrößerung dargestellt. Der Ausschnitt rechts unten zeigt einen „aufgewickelten" DNA-Faden, links unten die DNA-Doppelhelix mit den jeweils korrespondieren Basenpaaren.

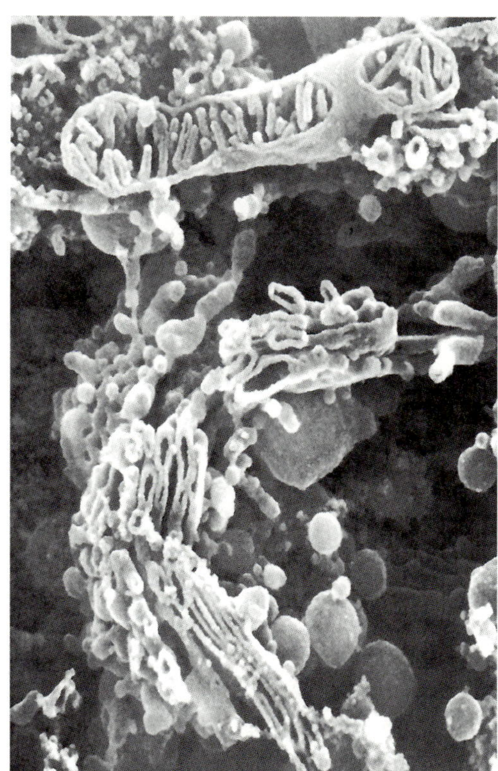

Abb. 3.9 (rechts): Golgi-Apparat. Rasterelektronenmikroskopische Aufnahme. Man erkennt deutlich einen Stapel aufeinanderliegender Membranen, die Golgi-Vesikel abstoßen. Oben sieht man ein längs aufgebrochenes Mitochondrium.

Nur während der Kernteilung, die der Zellteilung vorausgeht, sind die Chromosomen im Mikroskop sichtbar, weil sich dann die 46 langen Fäden zu 46 kompakten Strukturen aufwickeln (vergleichbar mit Wollfäden, die zu Wollknäulen aufgewickelt werden). Die jetzt sichtbaren Chromosomen sind häkchenförmige Gebilde mit einer Einschnürung, dem **Zentromer** (☞ Abb. 3.6). Das Zentromer gliedert das Chromosom in zwei meist unterschiedlich lange Chromosomenschenkel.

Verdoppelung der Chromosomen

Vor jeder Kernteilung werden die beiden Chromosomenschenkel verdoppelt, wodurch zwei identische Untereinheiten entstehen, die **Chromatiden**. Die beiden Chromatiden sind zunächst noch am Zentromer miteinander verbunden. Im Laufe der Kernteilung ziehen jedoch die *Mikrotubuli*, spezielle Organellen für die Kernteilung, die beiden Chromatiden am Zentromer auseinander.

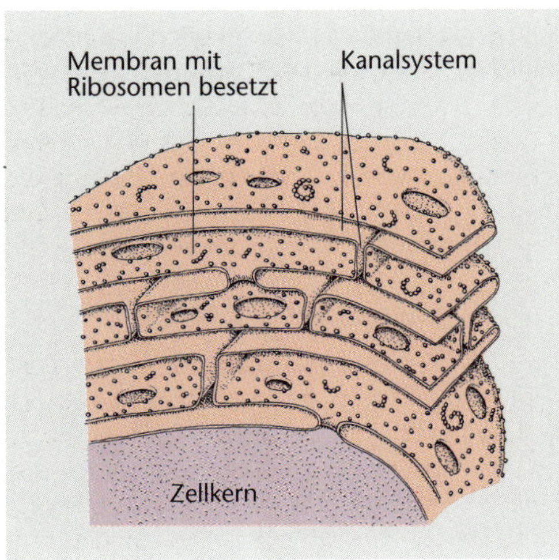

Abb. 3.8: Zellausschnitt mit rauhem endoplasmatischem Retikulum. Deutlich wird die enge Verbindung zwischen Kernhülle und endoplasmatischem Retikulum.

3.3.2 Die Ribosomen

Ribosomen finden sich in großer Zahl in jeder Zelle und sind auch bei Betrachtung mit dem Elektronenmikroskop wegen ihrer Winzigkeit nur als Körnchen sichtbar. Man weiß, daß sie aus zwei verschiedengroßen Untereinheiten zusammengesetzt sind und hauptsächlich aus Proteinen und ribosomaler RNA bestehen. Häufig findet man zahlreiche Ribosomen kettenförmig zusammengelagert, man nennt sie dann *Polysomen*. Ribosomen sind die Zellorganellen für die Proteinbiosynthese, die in Abschnitt 3.6 ausführlich erläutert wird.

3.3.3 Das endoplasmatische Retikulum

Das Zytoplasma der meisten Zellen enthält ein reich verzweigtes membranumschlossenes Hohlraumsystem, das **endoplasmatische Retikulum.** Die Membranen dieses Systems, die wiederum ähnlich aufgebaut sind wie die Zellmembranen, bilden eine Art Kanalsystem durch die Zelle, dessen hauptsächlicher Sinn darin besteht, den Stoff- und Flüssigkeitstransport in der Zelle zu lenken. Das endoplasmatische Retikulum stellt also Verbindungswege zwischen den Zellorganellen, einschließlich des Zellkerns, her. Wenn die Membranen dieses Verbindungsnetzes mit zahlreichen Ribosomen besetzt sind, spricht man auch vom **rauhen** endoplasmatischen Retikulum *(RER)*, ansonsten vom **glatten** endoplasmatischen Retikulum *(ER)*.

3.3.4 Der Golgi-Apparat

Typischerweise in Kernnähe findet man ein System aus napfförmigen Membransäckchen, die in Stapeln von fünf bis zehn dicht gepackt aufeinanderliegen. Ein einzelner Stapel wird als *Diktyosom* bezeichnet, die Gesamtheit aller Diktyosomen einer Zelle ist der **Golgi-Apparat.** Vom Rand und der Innenseite der Diktyosomen schnüren sich substanzgefüllte Bläschen ab, die *Golgi-Vesikel*. Im Golgi-Apparat werden auszuscheidende Stoffe, die sie vom endoplasmatischen Retikulum erhalten, portionsweise abgeschnürt und über den Exozytosemechanismus (☞ 3.5.10) aus der Zelle ausgeschleust. Der Golgi-Apparat hat also hauptsächlich *sekretorische Funk-*

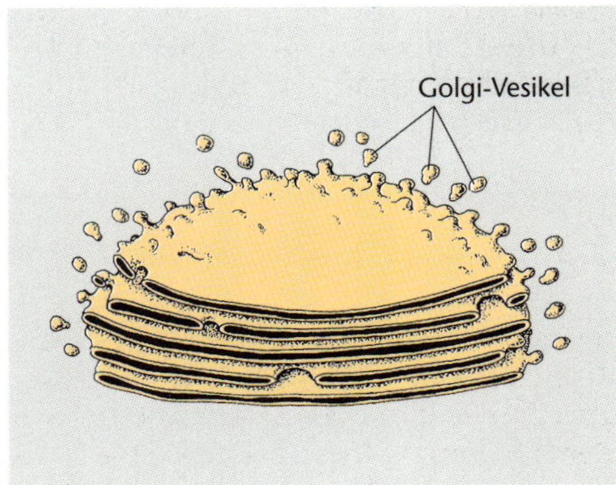

Abb. 3.10: Diktyosom des Golgi-Apparats. Die vom Rand des Diktyosoms abgeschnürten Bläschen heißen Golgi-Vesikel. Sie enthalten Substanzen, die durch Exozytose die Zelle verlassen sollen. Andere Golgi-Vesikel bleiben als Lysosomen im Zytoplasma.

3

tion und ist deshalb besonders ausgeprägt in Zellen, die sich auf die Bildung von Hormonen oder Sekreten spezialisiert haben. Ferner ist der Golgi-Apparat an der Bildung der Lysosomen beteiligt.

3.3.5 Lysosomen und Peroxysomen

Lysosomen sind winzige, von einer Membran umschlossene Bläschen, die vom Golgi-Apparat gebildet werden. Ihre Hauptfunktion besteht darin, die durch Phagozytose (☞ 3.5.10) aufgenommenen Fremdstoffe mittels der in ihnen gespeicherten Enzyme zu verdauen. Aber auch nicht mehr funktionsfähige, *zelleigene* Organellen können mit Hilfe der lysosomalen Enzyme abgebaut und die Abbauprodukte dem Zytoplasma wieder zur Verfügung gestellt werden, sozusagen eine Art intrazelluläres Recycling.

Äußerlich kaum von den Lysosomen zu unterscheiden sind die maximal 0,5 µm großen, ebenfalls membranumgebenen **Peroxysomen.** Sie besitzen andere Enzyme als die Lysosomen und dienen wahrscheinlich der Entgiftung von im Zellstoffwechsel entstehenden Metaboliten.

3.3.6 Die Mitochondrien

Jede lebende Zelle benötigt für ihren Stoffwechsel sowie die *aktiven* Membran-Transportprozesse (☞ 3.5.9) Energie. Diese wird in den **Mitochondrien** erzeugt, weshalb man sie auch als *Kraftwerke der Zelle* bezeichnet.

Mitochondrien besitzen eine charakteristische schmale Eiform und sind aus einer *inneren* und *äußeren Membran* aufgebaut. Zur Oberflächenvergrößerung bildet die innere Membran zahlreiche Auffaltungen, die als *Cristae* bezeichnet werden.

In den Reaktionsräumen des Mitochondriums findet eine komplizierte Kette von Reaktionen statt, wobei unter Verbrauch von Sauerstoff (O_2) vorwiegend Glukose und Ketonkörper (☞ 2.10.2) „verbrannt" werden. Die dabei entstehende Energie wird zur Regeneration des „Akkus" ATP verwendet (☞ Abb. 2.31); das ATP steht dann wieder für energieverbrauchende Vorgänge zur Verfügung, z. B. für das Zusammenziehen einer Muskelfaser (☞ 7.3.6).

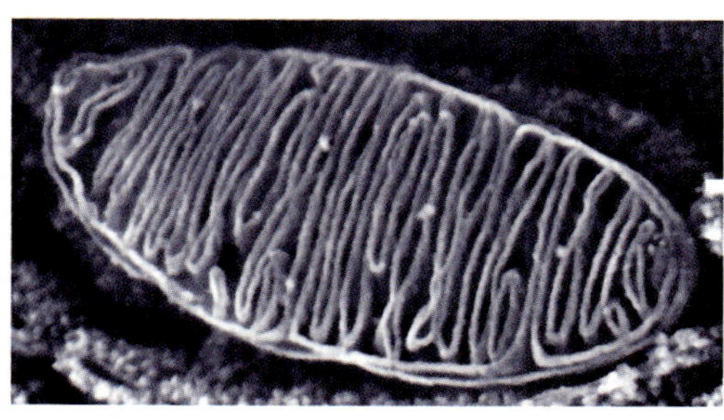

Abb. 3.11: Längsgeschnitt eines Mitochondrium im Rasterelektronenmikroskop. Gut zu erkennen sind die äußere und innere Membran sowie die durch Auffaltungen der inneren Membran gebildeten Cristae.

Die Zahl der Mitochondrien spiegelt den Energiebedarf einer Zelle wieder. Herzmuskelzellen beispielsweise weisen eine hohe Mitochondriendichte auf, ebenso die durchtrainierten Skelettmuskeln eines Leichtathleten. Dagegen kommen wenig stoffwechselaktive Zellen, wie z. B. Knorpelzellen, mit nur wenigen Mitochondrien aus.

3.3.7 Zytoskelett und Zentriolen

Das Zytoplasma besitzt innere, stabilisierende Strukturen, die in ihrer Gesamtheit als **Zytoskelett** *(Zellskelett)* bezeichnet werden. Zu diesem Zytoskelett tragen insbesondere Mikrotubuli und Mikrofilamente bei.

Mikrofilamente sind lange, fadenförmige Gebilde und bestehen aus den Proteinen *Aktin* und *Myosin.* Sie lagern sich meist zu Bündeln zusammen. Solche Filamentbündel nennt man dann *Fibrillen,* die in verschiedenen Zellarten in verschiedener Ausprägung vorkommen. Bei Muskelzellen sind die *Myofibrillen* die Strukturen, die die Muskelzelle zur Kontraktion befähigen (☞ z. B. Abb. 7.20). Bei den auf die Vernichtung von Bakterien spezialisierten Phagozyten beispielsweise sind sie für die Beweglichkeit der Zelle verantwortlich.

Mikrotubuli sind verschieden lange, über das ganze Zytoplasma verstreut liegende, röhrenförmige Gebilde, die aus dem Protein *Tubulin* aufgebaut sind. Manche dieser Mikrotubuli sind *stationär,* das heißt sie bilden in der Zelle ein dauerndes Gerüst, das wesentlich zur Erhaltung der Zellform beiträgt, und sind wichtige Bestandteile anderer Zellorganellen, wie beispielsweise der Zentriolen und Zilien. Andere Mikrotubuli werden nur während der Zellteilung aufgebaut. Diese heißen *Mitosespindeln.* Sie trennen im Teilungsprozeß die beiden Chromatiden voneinander.

Einige Arzneimittel blockieren diesen Aufbau der Mikrotubuli. Dadurch kann sich die Zelle sich nicht mehr teilen. In der Tumortherapie versucht man, durch Einsatz solcher *Zytostatika* (z. B. Vincristin®, Vinblastin®, ☞ 5.5.8) die Vermehrung der Tumorzellen zu stoppen.

Die **Zentriolen** *(Zentralkörperchen)* sind winzige L-förmige Gebilde, die als *Zentriolenpaar* typischerweise in Kernnähe gelegen sind. Jedes Zentriol ist aus neun parallel angeordneten Mikrotubuli aufgebaut. Zentriolen spielen eine wichtige Rolle während der Zellteilung (☞ Abb. 3.31), da sie die Mikrotubuli des Spindelapparates ausbilden.

3.3.8 Zelleinschlüsse

Zelleinschlüsse sind Ansammlungen von Substanzen, die in der Regel von der Zelle selbst produziert wurden und teilweise an ihrer Form (meist Körnchenform) oder einer typischen Farbe als Einschlüsse im Karyo- oder Zytoplasma zu erkennen sind. So wird

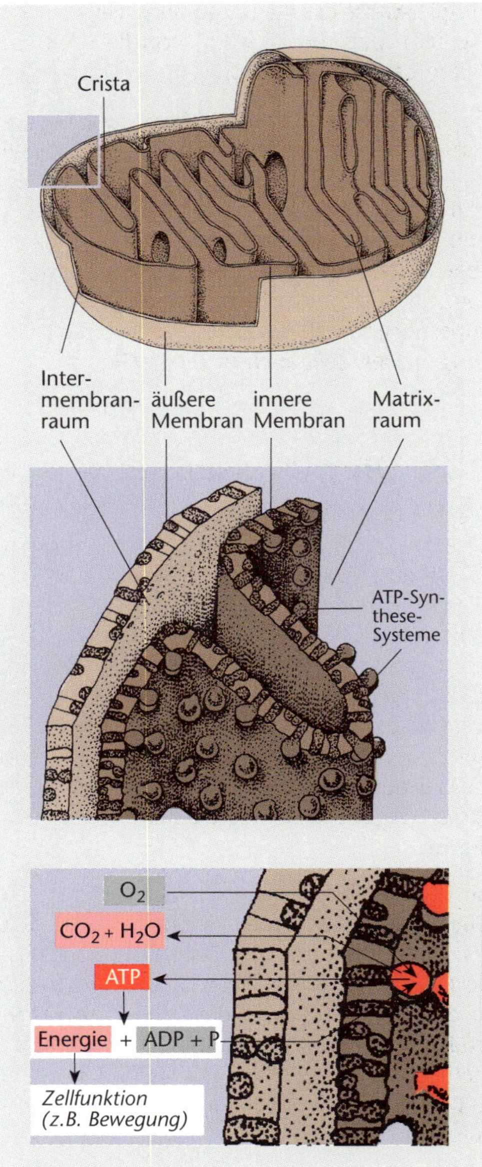

Abb. 3.12: Mitochondrium (aufgeschnitten). Durch die innere und äußere Membran wie auch durch die mehrfachen Auffaltungen im Inneren bilden sich viele separate „Reaktionsräume", die das Nebeneinander verschiedener Reaktionsschritte erlauben. In den rot eingefärbten Bläschen auf der zum Matrixraum gerichteten Seite der inneren Membran findet die eigentliche ATP-Synthese statt.

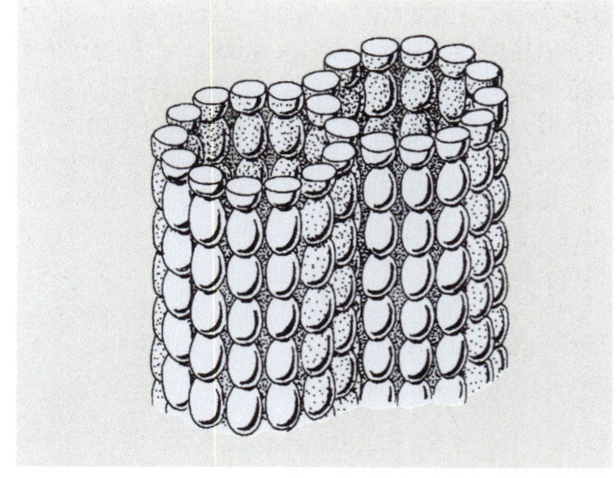

Abb. 3.13: Zwei Mikrotubuli. Die Wand eines einzigen Mikrotubulus ist aus 13 längsgerichteten Filamenten zusammengesetzt.

beispielsweise das die Hautbräune verleihende Pigment *Melanin* (☞ 9.2.3) von bestimmten Zellen der Haut gebildet.

Zu den Zelleinschlüssen gehören auch Glykogen-Tröpfchen, die Speicherform der Glukose (☞ 2.8.1). Sie sind hauptsächlich in den Zellen von Leber- und Skelettmuskeln anzutreffen, und im Bedarfsfall kann das Glykogen rasch abgebaut und zur Energieerzeugung herangezogen werden. Auch Fetttröpfchen bilden Zelleinschlüsse, insbesondere in den Zellen des Fettgewebes, aber auch in Leberzellen.

3.4 Die „Wasserbasis" des Organismus

Es ist eine erstaunliche Tatsache, daß der Mensch überwiegend aus Wasser besteht. Beim Neugeborenen entfallen etwa 75 % des Körpergewichts auf das Wasser, bei Erwachsenen etwa 60 %. Mit zunehmendem Alter nimmt also der Wassergehalt des Körpers ab. Bei Frauen ist der Wassergehalt im Vergleich zu Männern geringer, weil das relativ wasserarme Fettgewebe bei Frauen stärker ausgebildet ist.

Bezogen auf einen erwachsenen Menschen mit etwa 70 kg Körpergewicht befindet sich mit etwa 30 Litern der größte Teil dieses Körperwassers als Hauptbestandteil des Zytosols *in* den Zellen. Es wird deshalb als **intrazelluläre Flüssigkeit** bezeichnet. Ihr gegenüber steht die **extrazelluläre Flüssigkeit**, die sich *außerhalb* der Zellen in folgenden drei Räumen befindet:

Dem **Plasmaraum** oder *Intravasalraum:* In den Blutgefäßen finden sich etwa 4 Liter **Blutplasma** („Blutwasser"; ☞ Abb. 14.1), die flüssige Komponente des Blutes.

Das Interstitium

Das **Interstitium** *(interstitieller Flüssigkeitsraum)* besteht aus etwa 10 Litern Flüssigkeit, die alle Körperzellen wie ein dreidimensionales Kanalnetz umgibt. Jeder Stoff, der entweder zur Zelle gelangen soll oder von der Zelle abgegeben wird, kann dies grundsätzlich nur über die interstitielle Flüssigkeit tun. Die interstitielle Flüssigkeit steht also einerseits eng mit den Zellen in Verbindung, andererseits besteht ein reger Austausch mit dem Blutplasma in den Blutgefäßen. Zur interstitiellen Flüssigkeit zählt schließlich auch die aus dem Interstitium in die Lymphkapillaren abgepreßte **Lymphe** (☞ 14.4.1).

Zu den **transzellulären Flüssigkeiten** rechnet man z. B. den *Liquor cerebrospinalis* (☞ 11.15.5), die Flüssigkeit in den Körperhöhlen, das Kammerwasser des Auges oder die Synovialflüssigkeit der Gelenke. Insgesamt verfügt der Körper über etwa 1 Liter transzellulärer Flüssigkeit.

2 – 3 Liter Wasser nimmt der Mensch täglich zu sich, in heißer Umgebung oder als Marathonläufer auch 10 Liter und mehr. Während der Mensch einige Monate ohne feste Nahrung überleben kann, stirbt er bei Wasserentzug bereits nach wenigen Tagen.

Säuglinge und Kleinkinder benötigen vergleichsweise mehr Wasser als Erwachsene, weil sie das Wasser durch das ungünstigere *Oberflächen-Volumenverhältnis* über Haut und Lungen schneller wieder abgeben.

3.5 Stofftransport

Jede Funktion der Zelle, egal ob Reproduktion, Wachstum, Regeneration, Kontraktion oder Erregbarkeit, erfordert einen Transport bzw. Austausch von Stoffen innerhalb des Organismus: So müssen beispielsweise ständig Sauerstoff und Nährstoffe an jede einzelne Zelle herangeführt werden; andererseits muß gewährleistet sein, daß Stoffwechselprodukte der Zelle, wie z. B. das ständig anfallende Kohlendioxid (CO_2), aus der Zelle abtransportiert werden.

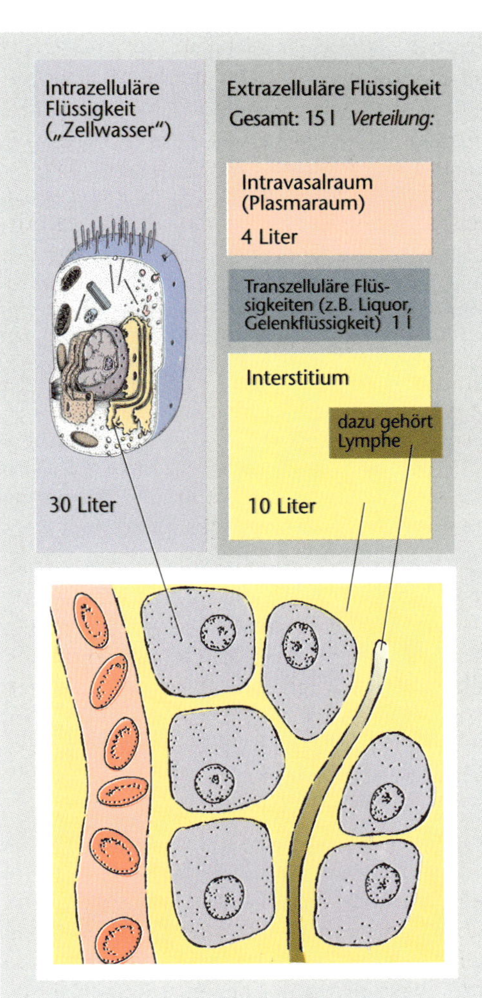

Abb. 3.14: Die Flüssigkeitsräume des Menschen.

3.5.1 Stoffaustausch zwischen Kapillaren und Interstitium

Die Grenze zwischen dem Blutplasma und dem interstitiellen Raum stellt die riesige Austauschfläche der kleinsten Blutgefäße, der *Kapillaren*, dar. Man darf sich die Grenze zwischen Kapillaren und Interstitium nicht als „eisernen Vorhang" vorstellen, sondern es findet ein reger Flüssigkeitsaustausch statt. Durch die Kapillarwände (☞ Abb. 15.40) werden Wasser und kleine Moleküle aus dem Blut ins Gewebe abgepreßt. Zellen und größere Proteine bleiben in der Regel im Plasma zurück, weil sie die Wände der Kapillaren nicht durchdringen können. Mehr zum Stoffaustausch zwischen Plasma und Interstitium ☞ 14.4.1.

3.5.2 Stoffaustausch zwischen Interstitium und Lymphkapillaren

Die interstitielle Flüssigkeit steht nicht nur mit den Blutkapillaren, sondern zusätzlich mit *Lymphkapillaren* in Verbindung (☞ Abb. 3.15). Diese Lymphkapillaren vereinigen sich zu größeren Lymphgefäßen und erreichen als erste Station kleine Lymphknoten, die in praktisch jedem Winkel des Organismus zu finden sind. Stoffe, die aus dem Kapillargebiet in die Lymphe *abdrainiert* werden, kommen in den Lymphknoten mit dem körpereigenen Immunsystem (☞ 6.1.1) in Kontakt.

3.5.3 Stoffaustausch zwischen Interstitium und Zelle

Wie erwähnt stellen Zellmembranen Hindernisse für den Teilchentransport dar; sie sind für die meisten Stoffe nur begrenzt durchlässig (permeabel). Bei den durch diese **semipermeablen** *(selektiv permeablen)* Membranen stattfindenden Prozessen unterscheidet man grundsätzlich zwischen

- passiven Prozessen, bei denen der Transport durch die Membran *ohne den Verbrauch von Energie* bewerkstelligt wird und
- aktiven Transportprozessen, die nur unter *Zufuhr* von Energie durch die Zelle stattfinden können.

Passive Transportvorgänge sind die **Diffusion**, die **Osmose** und die **Filtration.**

3.5.4 Passive Transportprozesse – Diffusion

Alle Teilchen (Moleküle, Ionen) im Flüssigkeitsraum eines Organismus sind aufgrund der ihnen innewohnenden *kinetischen Energie* in ständiger Bewegung – diese bezeichnet man auch als **Brownsche Molekularbewegung.** Die Zahl der zufälligen Zusammenstöße von Teilchen ist abhängig von der Konzentration:

3

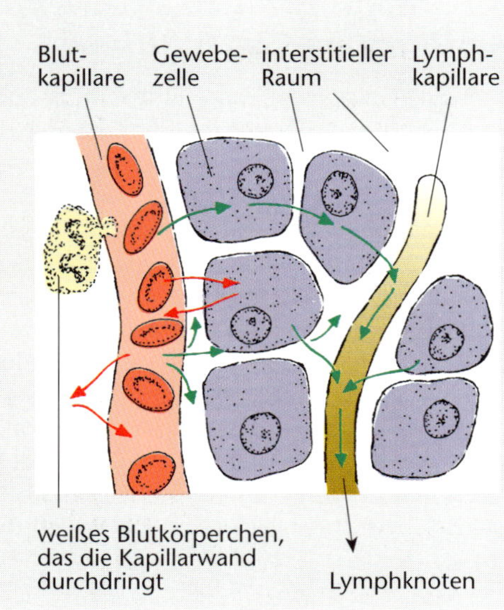

Abb. 3.15: Stoffaustausch im Kapillargebiet. Zwischen Kapillaren und interstitiellem Raum, sowie zwischen Gewebszellen und interstitiellem Raum findet ein ständiger gegenseitiger Stoffaustausch statt. Die Flüssigkeitsbewegung im Bereich der Lymphgefäße ist dagegen nur einseitig: Es fließt nur Flüssigkeit vom interstitiellen Raum zur Lymphkapillare hin, nicht umgekehrt.

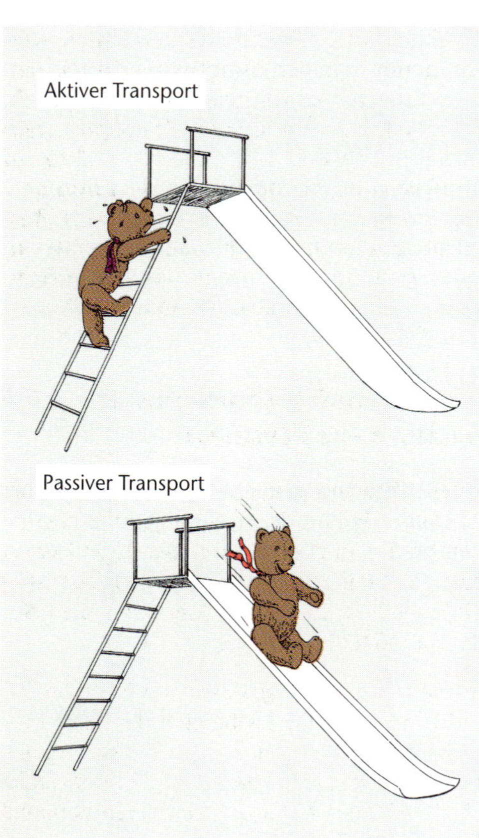

Abb. 3.16: Aktiver und passiver Transport im Vergleich. Analog zum aktiven Stofftransport verbraucht der Bär beim Besteigen der Leiter Energie – während das Herunterrutschen „passiv" erfolgt.

An einem Ort hoher Konzentration finden viele Teilchenzusammenstöße statt, an einem Ort niedriger Konzentration entsprechend weniger. Als Folge der ständigen Bewegung durchmischt sich ein Flüssigkeitsraum ständig: die gelösten Teilchen wandern immer in größerer Zahl vom Ort höherer Konzentration zum Ort niedriger Konzentration. Als Effekt findet also ein gerichteter Teilchentransport entlang des *Konzentrationsgefälles* statt. Diesen Transportvorgang bezeichnet man als **Diffusion.**

An einem einfachen Beispiel läßt sich der Diffusionsvorgang gut veranschaulichen: Gibt man einen Tropfen Tinte in ein wassergefülltes Glas, so verteilt sich die Tinte so lange, bis im ganzen Gefäß die Konzentration der Tinte gleich groß ist und damit die Flüssigkeit einheitlich blau ist.

Die Geschwindigkeit des Konzentrationsausgleichs (Diffusionsvorgang) hängt u. a. von der Art des Lösungsmittels, der Teilchenform und auch der Temperatur ab. Die *Diffusionsgeschwindigkeit* ist zwar, verglichen mit anderen Transportvorgängen, sehr niedrig, trotzdem spielt die an sich langsame Diffusion bei kürzesten Distanzen, wie z. B. zwischen Kapillarwand und Gewebe, eine entscheidende Rolle.

Diffusion von Sauerstoff und Kohlendioxid

So diffundiert z. B. der Sauerstoff aus den Kapillaren entlang seines Konzentrationsgefälles über das Interstitium in die Zellen, wo er verbraucht wird. Durch den ständigen Verbrauch des Sauerstoffs in der Zelle findet kein Konzentrationsausgleich statt, die treibende Kraft für die Diffusion, also das Konzentrationsgefälle, bleibt erhalten.

Das genau entgegengesetzte Konzentrationsgefälle besteht für das in der Zelle ständig anfallende Kohlendioxid (CO_2): Es *diffundiert* durch die Zellmembran ins Interstitium und von dort ins Blut, aus dem es durch Abatmung in der Lunge ständig entfernt wird.

Für die Atemgase Sauerstoff und Kohlendioxid stellt die Zellmembran praktisch kein Diffusionshindernis dar.

Erleichterte Diffusion

Aber auch andere Moleküle, die entweder sehr groß oder schlecht fettlöslich sind, können die Zellmembran durch Diffusion überwinden, wenn Carrierproteine (Trägermoleküle an der Zellmembran; ☞ 3.2.2) für diese Moleküle vorhanden sind.

Auf diese Weise gelangen die meisten Zucker, z. B. die *Glukose*, in die Zelle: Das Carrierprotein verbindet sich mit der Glukose und schleust diese, indem es seine Struktur verändert, entlang des Konzentrationsgradienten und ebenfalls ohne Energieverbrauch durch die Membran. Man bezeichnet diese Diffusion, die an die Anwesenheit eines geeigneten Carrierproteins gebunden ist, als **erleichterte Diffusion.**

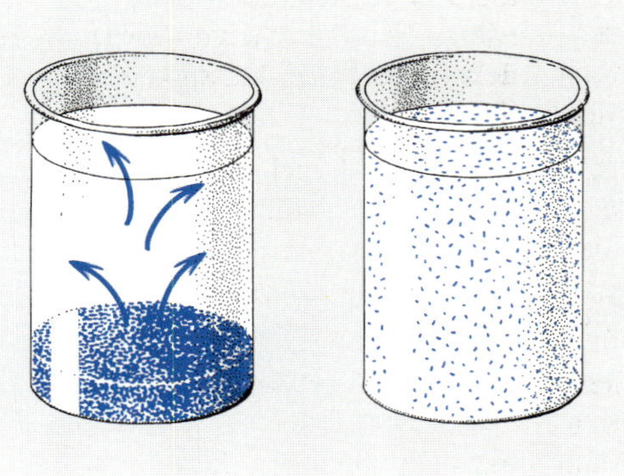

Abb. 3.17: Diffusion von Tintenteilchen in einem Wasserglas.

3.5.5 *Passive Transportprozesse – Osmose*

Unter **Osmose** versteht man einen *Lösungsmitteltransport* (im menschlichen Organismus immer Wasser) durch eine semipermeable (halbdurchlässige) Membran, die zwei Lösungen unterschiedlicher Teilchenkonzentration voneinander trennt.

Osmotische Transportvorgänge finden statt, wenn eine selektiv permeable Membran zwar Lösungsmittelmoleküle ungehindert hindurchtreten läßt, nicht aber die größeren, gelösten Teilchen, die sich beispielsweise in Abb. 3.18 in der rechten Gefäßhälfte befinden. Entsprechend seinem Konzentrationsgefälle diffundiert das Lösungsmittel nun von der linken in die rechte Gefäßhälfte, und zwar so lange, bis die der Diffusion entgegenwirkende Kraft, der Druck der Wassersäule *(hydrostatischer Druck)*, den Vorgang zum Stehen bringt.

Man kann den osmotisch bedingten Lösungsmitteltransport auch als Diffusionsvorgang auffassen, nur daß die Diffusionsbewegung nicht die gelösten Teilchen, sondern das Lösungsmittel betrifft. Dieser Lösungsmitteltransport erfolgt entlang des Konzentrationsgefälles vom Ort höherer Konzentration des Lösungsmittels zum Ort niedrigerer Konzentration des Lösungsmittels. Dies zeigt Abb. 3.18.

Der osmotische Druck

Jetzt ist ein Gleichgewichtszustand erreicht: Der Druck, mit dem das Lösungsmittel ins rechte Becken einströmt, ist nun gleich groß wie der durch den Flüssigkeitseinstrom im rechten Becken erzeugte hydrostatische Druck, der die Lösungsmittelmoleküle ins linke Becken zurückdrängt. Es wandern nun *gleichviel* Lösungsmittelmoleküle von links nach rechts und von rechts nach links. Einströmende und ausströmende Flüssigkeit halten sich jetzt also die Waage – oder anders ausgedrückt – der Netto-Flüssigkeitsstrom ist nun Null.

Der hydrostatische Druck der Flüssigkeitssäule, die im rechten Gefäß vor Erreichen des Gleichgewichtszustands aufgrund des eingeströmten Lösungsmittels entstanden ist, entspricht dem **osmotischen Druck.**

Seine Größe hängt ab von der Konzentration jener Teilchen, welche die semipermeable Membran nicht passieren können (☞ Abb. 3.18):

- Eine hohe Teilchenkonzentration erzeugt durch starken Lösungsmitteleinstrom einen hohen osmotischen Druck.
- Eine niedrige Teilchenkonzentration erzeugt durch geringen Lösungsmitteleinstrom einen vergleichsweise niedrigen osmotischen Druck.

3.5.6 Die Osmolarität

Aufgrund der Abhängigkeit des osmotischen Druckes von der *Konzentration osmotisch wirksamer Teilchen* wurde ähnlich der Konzentrationsangabe in mol/l (*Molarität,* ☞ Abb. 2.15) die **Osmolarität** eingeführt, wobei diese *osmotische* Wirkkonzentration entsprechend in osmol/l angegeben wird.

Bei Vielkomponentenlösungen, wie z. B. dem Blutplasma, ist die Osmolarität (bzw. der dadurch erzeugte osmotische Druck) von der *Gesamtkonzentration* aller osmotisch wirksamen Teilchen abhängig und beträgt etwa 0,3 osmol/l. Lösungen (z. B. Infusionen), die dieselbe Osmolarität wie das Blutplasma aufweisen, werden als **isotone Lösungen** bezeichnet.

Die wohl bekannteste isotone Lösung ist die sogenannte physiologische Kochsalzlösung. Sie besitzt eine Konzentration von 9 g NaCl pro Liter Lösungsmittel, was einer osmotischen Wirkkonzentration (Na^+- + Cl^--Ionen) von etwa 0,3 osmol/l entspricht. Sie ist eine – im Klinikalltag oft einfach nur als „Nazl" bezeichnete – Basislösung für intravenöse Injektionen (☞ 20.24).

Störungen der Plasmaosmolarität

Die **Plasmaosmolarität** muß konstant gehalten werden, da es sonst zu gefährlichen Flüssigkeitsverschiebungen zwischen den Flüssigkeitsräumen kommen kann. Das folgende Beispiel (☞ Abb. 3.19) zeigt dies eindrucksvoll:

Normalerweise befinden sich die roten Blutkörperchen im isotonen Milieu des Blutplasmas und zeigen dann auch die typische, rundovale Scheibenform. Erhöht sich die Konzentration osmotisch wirksamer Teilchen im Plasma (hypertone Lösung), so strömt nun aus osmotischen Gründen Wasser *aus* den roten Blutkörperchen und läßt letztere schrumpfen. Solche „geschrumpften" roten Blutkörperchen bezeichnet man als *Stechapfelformen.*

Sinkt andererseits die Konzentration osmotisch wirksamer Teilchen im Plasma (hypotone Lösung), so strömt nun aus osmotischen Gründen Wasser *in* die roten Blutkörperchen und läßt diese anschwellen, wobei sie eine kugelige Gestalt annehmen. Bei starkem Konzentrationsunterschied von osmotisch wirksamen Teilchen kann der Flüssigkeitseinstrom so ausgeprägt sein, daß die roten Blutkörperchen platzen.

Sowohl Stechapfelformen als auch Kugelformen sind in ihrer Funktion beeinträchtigt und werden vom Organismus vorzeitig abgebaut.

3.5.7 Der kolloidosmotische Druck

Welcher osmotische Druck zwischen zwei Flüssigkeitsräumen *wirksam* wird, hängt entscheidend davon ab, welche Teilchen die dazwischenliegende, semipermeable Membran passieren können. Die Kapillarwände, die die Grenze zwischen dem Blutplasma und der interstitiellen Flüssigkeit darstellen, sind wegen der relativ großen Poren ihrer Basalmembran für kleinmolekulare Stoffe, wie z. B. Glukose oder gelöste Salze, durchlässig. Als Schranke wirken sie nur für die im Plasma gelösten, riesigen Proteine (Molekulargewicht über 60 000 Dalton; *1 Dalton* = Molekulargewicht von 1 Wasserstoffatom). Da solche Proteinmoleküle auch als Kolloide bezeichnet werden, nennt man den osmotischen Druck, den sie erzeugen, **kolloidosmotischen Druck.** Sinkt die Konzentration von Plasmaproteinen (insbesondere des Albumins, ☞ 14.1.4) im Blutplasma ab, so ist die **Reabsorption** von Flüssigkeit, das heißt der Übertritt von Flüssigkeit aus dem Interstitium in die Kapillaren, vermindert. Klinisch macht sich dies in Form von Ödemen bemerkbar (☞ Abb. 15.38).

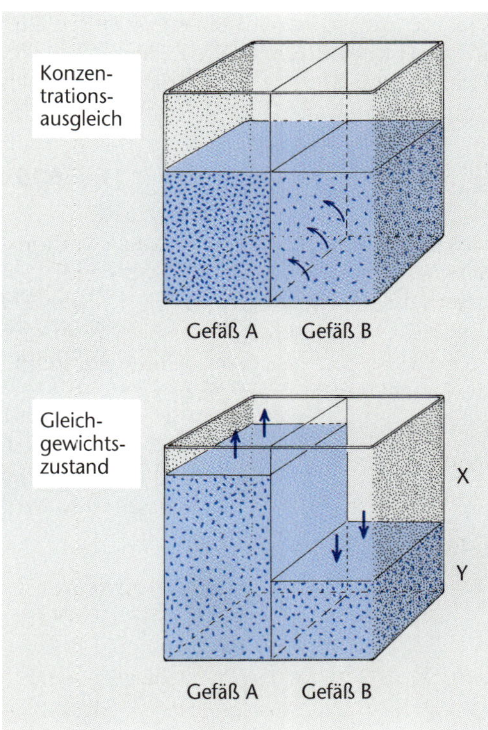

Abb. 3.18: Entstehung des osmotischen Drucks zwischen zwei durch eine semipermeable (halbdurchlässige) Membran getrennte Lösungen, wobei die rechte Lösung (größere) Partikel enthält, die die semipermeable Membran nicht durchdringen können. Erklärung siehe Text. Der im rechten Gefäß entstandene hydrostatische Druck (10 cm Wassersäule) entspricht dem osmotischen Druck.

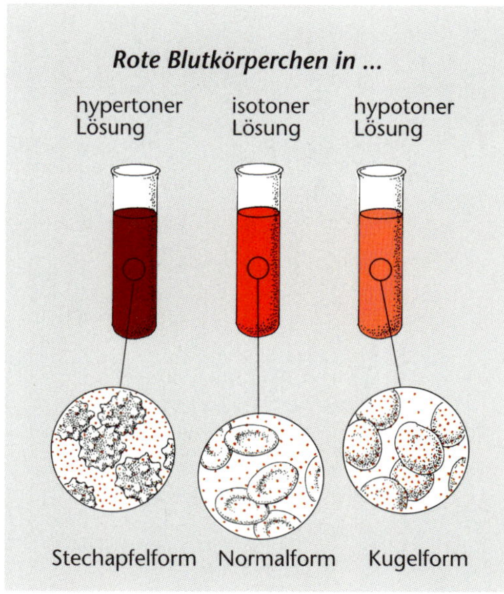

Abb. 3.19: Rote Blutkörperchen in Lösungen mit verschiedener Osmolarität. In hypertoner Lösung schrumpfen die roten Blutkörperchen und gehen in die sogenannte „Stechapfelform" über. Hypotone Lösungen führen dagegen zum Flüssigkeitseinstrom in die Blutkörperchen. Ausführliche Erklärung siehe Text.

3.5.8 Passive Transportprozesse – Filtration

Unter **Filtration** versteht man den Transport von Flüssigkeiten durch eine semipermeable Membran, wobei die Menge der abgefilterten Flüssigkeit (Filtrat) von der *Druckdifferenz* zwischen beiden Seiten der Membran und der Membranfläche abhängig ist.

Im menschlichen Organismus erfolgt die Filtration vorwiegend im Bereich der Blutkapillaren, wobei der durch den Herzschlag erzeugte Druck in den Kapillaren, der *hydrostatische Druck,* zum Abpressen von Blutplasma ins Interstitium führt.

Andererseits kehren sich die Druckverhältnisse im venösen Schenkel der Kapillaren um und Flüssigkeit wird nun ins Blutgefäß zurückgepreßt (Reabsorption, ☞ Abb. 14.20; 14.1.4).

3

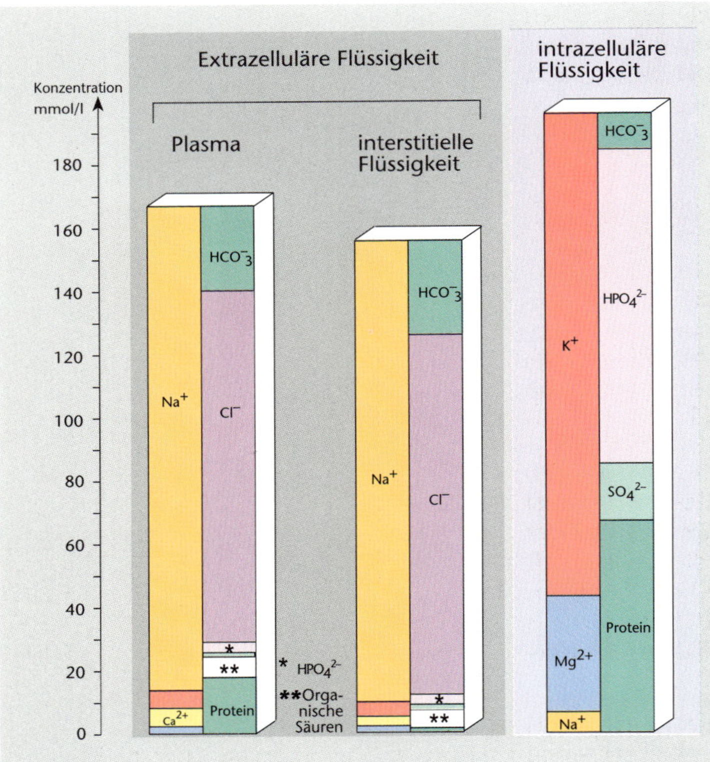

Abb. 3.20: Elektrolytkonzentrationen des Plasmas, der interstitiellen Flüssigkeit und der intrazellulären Flüssigkeit im Vergleich. Die K^+-Konzentration in der Zelle ist viel höher als im Plasma und in der interstitiellen Flüssigkeit. Dagegen ist die Na^+-Konzentration im Plasma und in der interstitiellen Flüssigkeit höher als in der Zelle. Interessant ist auch, daß der Proteingehalt der interstitiellen Flüssigkeit verschwindend gering im Vergleich zum Plasma ist; große Eiweißkörper können nämlich bei der Filtration in Kapillargebieten die kleinen Poren in den Blutgefäßen nicht durchdringen und erreichen somit nicht den interstitiellen Raum. Der hohe Proteingehalt in der Zelle erklärt sich aus der Tatsache, daß jede Zelle dauernd Proteine herstellt.

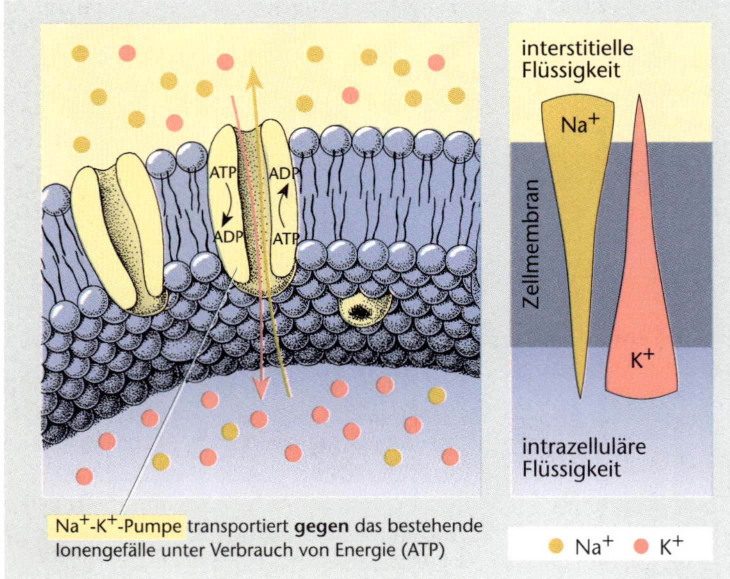

Abb. 3.21 (oben): Da aufgrund der Konzentrationsunterschiede dauernd Teilchen aus der bzw. in die Zelle diffundieren, würde der lebensnotwendige Konzentrationsgradient mit der Zeit zusammenbrechen. Um das Konzentrationsgefälle aufrechtzuerhalten, transportiert die Natrium-Kalium-Pumpe unter großem Energieverbrauch ständig Kalium gegen die *Konzentrationsgradienten* (die der rechte Bildteil zeigt) in die Zelle hinein. Umgekehrte Verhältnisse gelten für das Natrium.

Abb. 3.22 (rechts): Weiße Blutkörperchen sind in besonderem Maße zur Phagozytose befähigt – weshalb sie oft auch als „Phagozyten" bezeichnet werden. Mit Hilfe der Phagozytose vernichten die Abwehrzellen Krankheitserreger und Fremdkörper.

3.5.9 Aktiver Transport

Aktiver Transport bedeutet die Beförderung einer Substanz durch die Zellmembran mit Hilfe eines *Transportsystems*. Die dafür notwendige Energie wird aus dem Zellstoffwechsel zur Verfügung gestellt. Ein solcher Transportprozeß ist, im Gegensatz zu allen passiven Transportmechanismen, in der Lage, eine Substanz auch **gegen** ein Konzentrationsgefälle durch die Membran zu befördern.

Über aktive Transportmechanismen werden insbesondere unterschiedliche Ionenkonzentrationen beidseits der Zellmembran, also zwischen dem Zellinneren und dem Interstitium, aufrechterhalten (☞ Abb. 3.21).

Diese unterschiedlichen Ionenkonzentrationen sind lebenswichtig (z. B. für die Erregbarkeit von Nervenzellen, ☞ Abb. 10.9). Sie können innerhalb und außerhalb der Zelle nur aufrecht erhalten werden, weil bestimmte Tunnelproteine in der Membran ständig Kaliumionen ins Zellinnere ein- bzw. Natriumionen aus der Zelle ausschleusen (**Natrium-Kalium-Pumpe**). Da dieser Transport gegen das bestehende Ionen-Konzentrationsgefälle gerichtet ist, verbraucht er Energie, die durch Spaltung von ATP-Molekülen in der Zelle bereitgestellt wird.

3.5.10 Der Bläschentransport

Die beschriebenen aktiven und passiven Transportprozesse durch die Zellmembran beziehen sich auf kleinmolekulare Substanzen. Für *größere* Partikel ist die Membran an sich undurchlässig. Um trotzdem z. B. Reste abgestorbener Zellen oder synthetisierte Eiweißkörper durchzulassen, sind besondere Mechanismen erforderlich:

Im Falle der Aufnahme funktioniert dies folgendermaßen: Das aufzunehmende Teilchen wird von Ausläufern des Zelleibs, den *Pseudopodien* („Scheinfüßchen") umflossen. Wenn das Teilchen vollständig umgeben ist, kommt es zum Verschmelzen der äußeren Zellmembran; das auf diese Weise eingeschlossene Teilchen befindet sich nun in einem von der Membran umgebenen *Bläschen*. Dieses Bläschen löst sich schließlich von der äußeren Zellmembran ab und schwimmt frei im Zelleib. Gewöhnlich verschmilzt das so gebildete Bläschen mit **Lysosomen** und der Inhalt wird abgebaut. Falls dies nicht gelingt, bleibt das Partikel (Teilchen) unter Umständen einfach unverdaut im Zytoplasma liegen (z. B. phagozytierte Teerpartikel in den Zellen der Lunge).

Man bezeichnet die Aufnahme von Makromolekülen und größeren Partikeln in die Zelle über den beschriebenen Vorgang allgemein als **Endozytose.** Eine Form der Endozytose ist die **Phagozytose** („Zellfressen"). Viele Abwehrzellen sind auf Phagozytose spezialisiert, das heißt, sie sind in der Lage, Fremdkörper oder Bakterien über den Endozytosemechanismus „aufzufressen" (☞ 6.1.4).

Zellen können aber auch umgekehrt Makromoleküle nach außen abgeben, insbesondere diejenigen Zellen, die auf die Herstellung und Ausschüttung von Hormonen oder Drüsensekreten spezialisiert sind. Dann läuft der beschriebene Bläschentransport genau in umgekehrter Richtung ab (**Exozytose**).

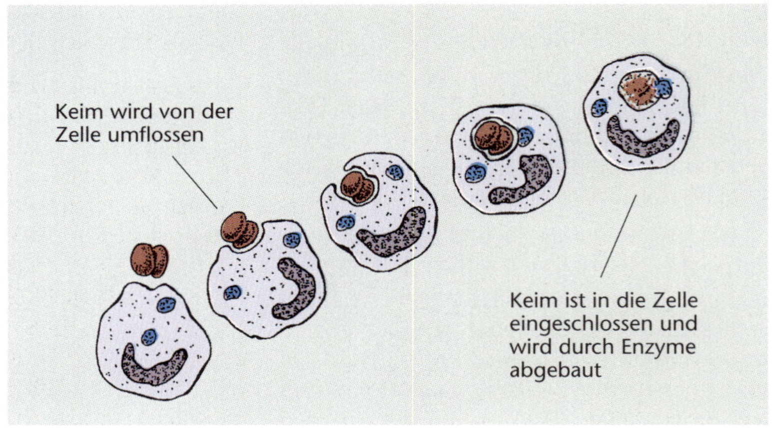

3.6 *Die Proteinsynthese*

Proteine *(Eiweiße)* bestimmen maßgeblich den Aufbau bzw. die Struktur der Zelle, beispielsweise als Bestandteile der Zellmembran, der Mikrofilamente, der Mikrotubuli und vieler anderer Teile der Zelle. Außerdem regulieren sie als *Enzyme* alle chemischen Reaktionen in der Zelle und sind deshalb für die *Funktion* der Zelle von entscheidender Bedeutung.

Für alle Zellen des menschlichen Organismus steht eine bestimmte Funktion im Vordergrund: die Herstellung von Proteinen. Man kann die Zellen deshalb auch als kleine „Proteinfabriken" betrachten, die ständig eine große Zahl unterschiedlicher Proteine produzieren.

Beim Menschen findet die Proteinbiosynthese nicht im Zellkern, wo in Form der DNA die Erbinformation für alle Proteine lagert, sondern außen im Zytoplasma an den Ribosomen statt. Diese räumliche Trennung zwischen dem Sitz der genetischen Information im *Zellkern* und der Produktion der Proteine an den Ribosomen im *Zytoplasma* macht eine *Zwischenkopie* der im **genetischen Code** niedergelegten genetischen Information erforderlich. Diese Zwischenkopie bringt die Information vom Zellkern zu den Ribosomen im Zytoplasma.

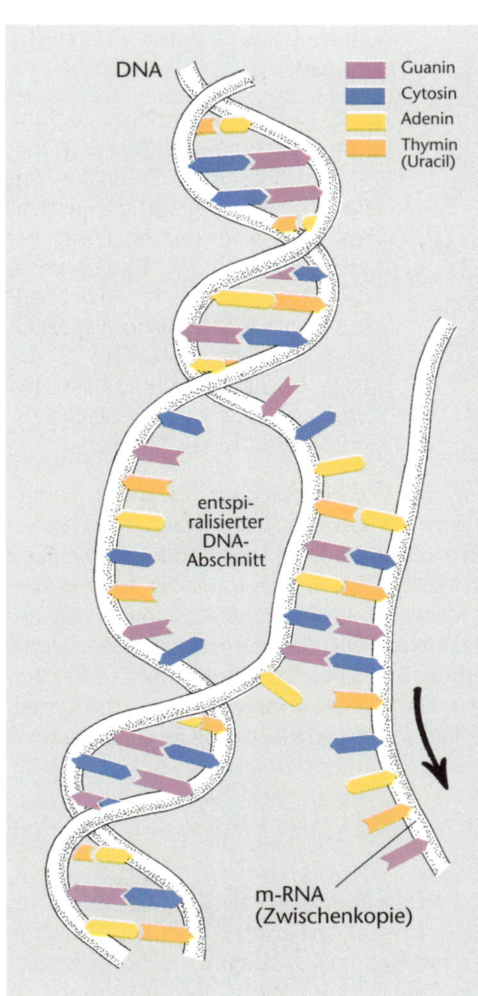

Abb. 3.24: Transkription. Am entspiralisierten DNA-Abschnitt wird eine einsträngige Zwischenkopie (m-RNA) des DNA-Strangs gebildet. An jede Base des abzulesenden DNA-Strangs wird die komplementäre Base am m-RNA-Strang angebaut. Die Basensequenz des m-RNA-Strangs ist damit komplementär der Basensequenz des kodierten DNA-Strangs.

Der genetische Code

Der genetische Code der DNA enthält, wie erwähnt, die Baupläne für Proteine. Anders gesagt: Alle genetische Information wird durch Eiweiße zum Ausdruck gebracht, wobei der genetische Code sozusagen die Übersetzungsvorschrift darstellt. Dabei bilden jeweils drei aufeinanderfolgende Basen des DNA-Stranges (☞ 2.8.4) eine Dreiergruppe, die man auch als **Basentriplett** *(DNA-Triplett)* bezeichnet. Ein solches Basentriplett der DNA kodiert jeweils eine Aminosäure, die Bestandteil eines bestimmten Proteins wird.

Der Informationsgehalt *eines* Basentripletts bestimmt also den Einbau *einer* speziellen Aminosäure in ein Protein bei der Proteinbiosynthese. Durch Verwendung der vier Basen als „Buchstaben" der Schrift des genetischen Codes, nämlich:

- Adenin (A)
- Thymin (T)
- Guanin (G) und
- Cytosin (C)

ergeben sich für den Aufbau eines Tripletts $4 \cdot 4 \cdot 4 = 64$ verschiedene Kombinationsmöglichkeiten. In menschliche Proteine werden jedoch nur 20 verschiedene Aminosäuren eingebaut. Die übrigen 44 Möglichkeiten werden aber trotzdem genutzt: einerseits werden die meisten Aminosäuren durch mehrere Codes kodiert, andererseits werden einige *Steuercodons* z. B. für das Starten und Beenden einer Aminosäurenkette benötigt.

Die Transkription

Der erste Schritt der Übertragung von genetischer Information vom Zellkern ins Zytoplasma besteht in der Herstellung einer Zwischenkopie der DNA, der *messenger-Ribonukleinsäure* oder kurz **m-RNA.** Dieser Vorgang wird als **Transkription** bezeichnet.

Dazu entspiralisiert sich die DNA-„Strickleiter", und der Doppelstrang zwischen den korrespondierenden Basen bricht auf. Dies zeigt Abb. 3.24. An den nun freiliegenden Tripletts können sich nach dem spezifischen Basenpaarungsprinzip (☞ 2.8.4) RNA-Moleküle anlagern, die sich verketten und damit die *einsträngige* m-RNA bilden. Die gebildeten Tripletts der m-RNA sind sozusagen „das Spiegelbild" der Tripletts auf dem kodierten DNA-Strang. Üblicherweise bezeichnet man ein solches m-RNA-Triplett als **Codon.**

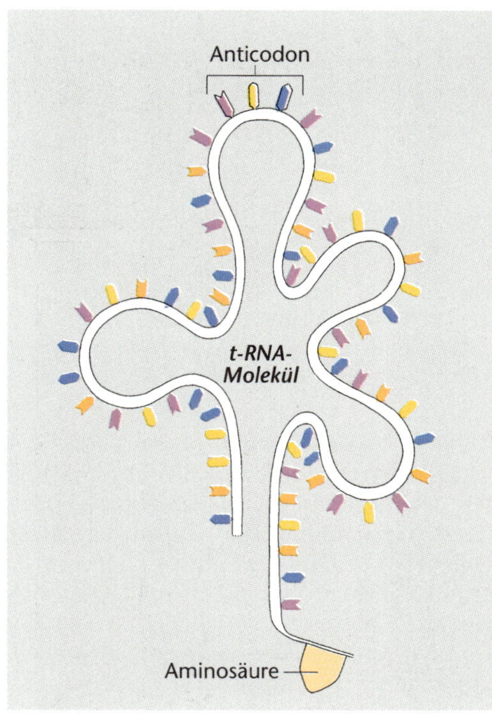

Abb. 3.26: Schematische Darstellung der t-RNA. Dieses kleeblattförmige Gebilde enthält am oberen „Blatt" ein bestimmtes Basentriplett (Anticodon) und am unteren Ende die dazugehörige Aminosäure. Jedem Basentriplett kann eine der 20 Aminosäuren zugeordnet werden.

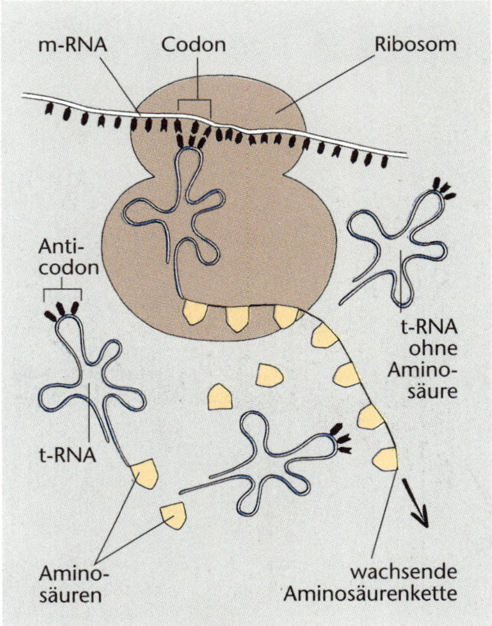

Abb. 3.27: Translation. Codon und Anticodon passen wie der Schlüssel zum Schloß zueinander. Demnach lagern sich entsprechende t-RNA-Moleküle an der m-RNA an. Ihre anhängenden Aminosäuren verbinden sich bei diesem Vorgang, und die Proteinkette wird dadurch jeweils um die „richtige" Aminosäure verlängert. Nach Knüpfung der Aminosäureverbindung verläßt die t-RNA ihre Aminosäure, um sich mit einer frei umherschwimmenden Aminosäure neu zu beladen.

3

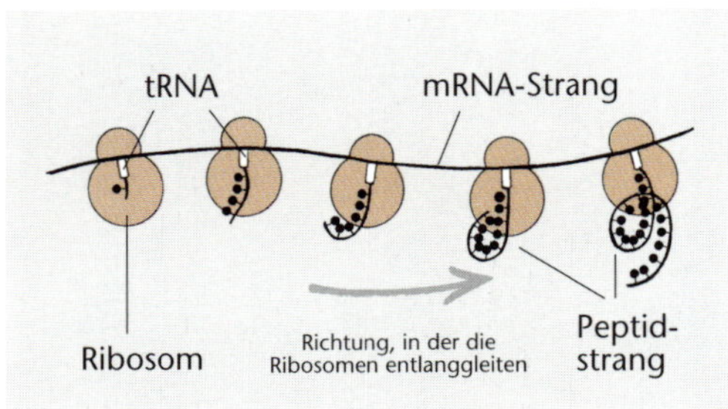

Abb. 3.28: Mehrere Ribosomen laufen in Pfeilrichtung gleichzeitig über einen m-RNA-Abschnitt hinweg. An jedem Ribosom entsteht die gleiche Proteinkette.

Bei der m-RNA ist – im Unterschied zur DNA – die Base Thymin durch **Uracil** ersetzt, und anstatt des Zuckermoleküls **D**esoxyribose findet **R**ibose Verwendung. Die neugebildete Messenger-RNA wird im Kern noch verändert (z.B. Herausschneiden von nichtcodierenden Sequenzen = Spleißen). Anschließend wandert sie durch die Poren der Kernmembran zu den Ribosomen ins Zytoplasma, wo sie bei der Translation als Matrize dient.

Die Translation

Als **Translation** bezeichnet man die Übersetzung des m-RNA-Codes in die Aminosäuresequenz der Proteine an den Ribosomen (☞ 3.3.2). Sobald die m-RNA ein Ribosom erreicht, verkoppeln sich dessen beide Untereinheiten, und die Proteinbiosynthese beginnt. Als Adaptermoleküle fungieren dabei die relativ kleinen, beweglichen *transfer-Ribonukleinsäuren* **(t-RNA)**.

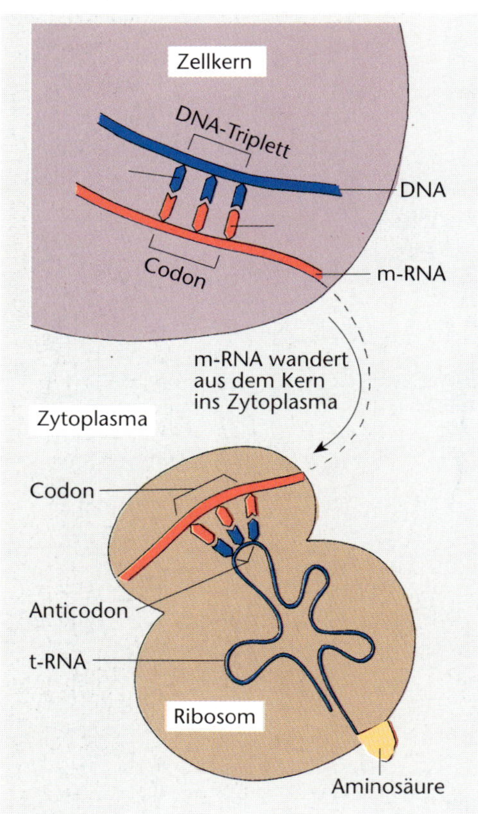

Abb. 3.29: Zusammenfassung der einzelnen Schritte der Transkription und der Translation. Die Transkription, bei der eine einsträngige RNA-Kopie der DNA erstellt wird, findet im Zellkern statt. Die gebildete m-RNA verläßt den Kern und wandert ins Zytoplasma, wo sie im Ribosom „übersetzt" wird (Translation). Beachte, daß das Basentriplett auf der DNA identisch ist mit dem Basentriplett auf der t-RNA (Anticodon).

Die kleeblattartig gefaltete t-RNA transportiert die Aminosäuren, die in der Zelle verstreut liegen, zu den Ribosomen und bringt sie dort nach den Anweisungen der m-RNA an die vorgesehene Stelle in der Peptidkette. An jeder t-RNA hängt wie ein Rucksack eine Aminosäure. Genauso wie eine Aminosäure durch ein Triplett der DNA bzw. das Codon der m-RNA bestimmt wird, so bestimmt ein spezifisches Triplett an der t-RNA (☞ Abb. 3.26) ebenfalls eine Aminosäure. Weil dieses Triplett den Code der m-RNA in den der DNA rückübersetzt, wird es als **Anticodon** bezeichnet.

Im Verlauf der Proteinbiosynthese wandert nun das Ribosom entlang der m-RNA von Codon zu Codon, wobei jeweils die passende Aminosäure dem wachsenden Peptidstrang angehängt wird. Die mit der benötigten Aminosäure beladene t-RNA lagert sich dabei mit ihrem Anticodon dem Codon der m-RNA an, die wie Schlüssel und Schloß zusammenpassen. Abb. 3.29 macht deutlich, daß die Basenfolge des Anticodons identisch ist mit der des entsprechenden Tripletts auf den DNA. Auf diese Weise hat die t-RNA die Aminosäure genau an die von der m-RNA vordiktierte Stelle gebracht.

Die dritte Art von Ribonukleinsäure, die **ribosomale RNA** *(r-RNA)* ist *Bestandteil* der Ribosomen, des Ortes also, an dem die einzelnen Aminosäuren verknüpft werden. Sie bildet das Gerüst, an dem die Aminosäuren während des Zusammenbaus zum Polypeptid vorübergehend angeheftet werden.

Abschluß der Proteinbiosynthese

Das Ende des Zusammenbaus eines Proteins am Ribosom ist dann erreicht, wenn an der m-RNA statt des Codons für eine weitere Aminosäure das Steuercodon für das Ende der Aminosäurekette *(Stop-Codon)* auftritt. Auf ein solches Stop-Codon paßt kein entsprechendes Anticodon einer t-RNA – das heißt, es wird keine weitere Aminosäure dem Peptidstrang angefügt. Die fertiggestellten Proteine stehen dann z. B. als Enzym, als Strukturprotein oder als Hormon, das die Zelle verläßt, zur Verfügung.

Der Genbegriff

Basierend auf den heutigen Kenntnissen über die Proteinsynthese läßt sich der in Abschnitt 2.8.4 bereits eingeführte Begriff **Gen** folgendermaßen definieren:

Ein Gen ist ein aus vielen Basentripletts bestehender Abschnitt der DNA, der den Code für die Bildung *eines* bestimmten Proteins enthält. Menschliche Gene bestehen im Durchschnitt aus etwa 1000 Basentripletts, deren Abfolge (Sequenz) auf der DNA genau definiert ist.

3.7 Die Teilung von Zellen

Neue Körperzellen entstehen ausschließlich durch *Teilung* bereits vorhandener Zellen. Tag für Tag müssen Zellen neu gebildet werden, um *Wachstumsvorgänge* zu ermöglichen, und ersetzt werden, weil ständig und überall im Organismus Zellen zugrundegehen.

3.7.1 Die Mitose

Die häufigste Art der Zellteilung ist die **Mitose**, wobei das Kernmaterial *erbgleich* von der **Mutterzelle** an zwei bei der Mitose entstehende **Tochterzellen** weitergegeben wird. Dies erfordert, daß zuvor die Erbsubstanz der Mutterzelle, also die in den Chromosomen enthaltene DNA, verdoppelt werden muß. Diesen Vorgang bezeichnet man als **Replikation** der DNA.

Die DNA-Replikation

Die Replikation der DNA findet schon vor der eigentlichen Mitose in der sogenannten **Interphase** statt. Dies ist die Phase zwischen (= inter) zwei Zellteilungen. Hierzu wird die DNA wie ein Reißverschluß in der Mitte, also zwischen den korrespondierenden Basen, aufgetrennt (☞ Abb. 3.30). An die freiwerdenden Basen beider Stränge lagern sich dann, der spezifischen Basenpaarung folgend (Adenin zu Thymin, Guanin zu Cytosin), neue Nukleotide an. Diese werden unter Mithilfe von Enzymen zu einem neuen Strang verknüpft. Damit sind zwei neue Doppelstränge entstanden, die mit dem ursprünglichen Doppelstrang *völlig identisch* sind. Diese neuen Doppelstränge bestehen jeweils aus einer „alten" und einer „neuen" Hälfte und nehmen auch wieder die Form der DNA-Doppelhelix an.

Auf diese Weise wird die DNA sämtlicher Chromosomen vor der eigentlichen Zellteilung in der Interphase verdoppelt, wobei aus einem Chromosom zwei Chromatiden entstehen (☞ Abb. 3.6). Schließlich verdoppelt sich in der Interphase auch das *Zentriolenpaar.*

Die Phasen der mitotischen Zellteilung

Die Mitose, bei der als wichtigster Vorgang die Chromatiden auf zwei neue Kerne verteilt werden, verläuft in vier Kernteilungs-Phasen: Der **Prophase**, **Metaphase**, **Anaphase** und **Telophase**.

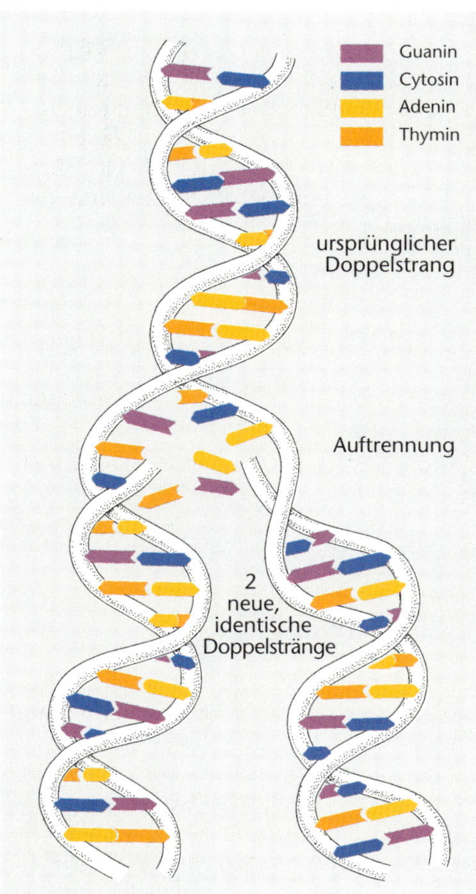

Abb. 3.30: Replikation der DNA. Wie ein Reißverschluß wird die DNA in der Mitte zwischen ihren korrespondierenden Basen aufgetrennt. Auf die offenliegenden Basen lagern sich sofort wieder korrespondierende Basen an, die zu einem neuen Strang verknüpft werden.

Die **Prophase.** Die im Ruhekern als lange, unsichtbare Fäden vorliegenden Chromosomen verkürzen sich in dieser Phase durch zunehmende Spiralisierung. Im Mikroskop erkennt man, daß jedes Chromosom bereits in seiner verdoppelten Form – den am Zentromer zusammenhängenden Chromatiden (☞ Abb. 3.6) – vorliegt. Ferner lösen sich die *Nukleoli* (Kernkörperchen) auf, und die beiden *Zentriolenpaare* rücken auseinander und wandern zu gegenüberliegenden Enden der Zelle, den Zellpolen. Von den beiden Zentriolenpaaren ausgehend wachsen dann Mikrotubuli (☞ 3.3.7) auf das jeweils gegenüberliegende Zentriolenpaar zu, bis sie schließlich von einem Zellpol bis zum anderen reichen. Die so gebildete *Mitosespindel* steuert zusammen mit den chromosomalen Mikrotubuli die Bewegung der Chromatiden während der weiteren Teilungsvorgänge.

Die Prophase endet mit der Auflösung der Kernhülle, wodurch die zusammenhängenden Chromatiden ins Zytoplasma freigesetzt werden.

Die **Metaphase.** In der Metaphase ordnen sich die zusammenhängenden Chromatiden in der Mittelebene (*Äquatorialebene*) der Zelle zwischen den beiden Spindelpolen an und bilden dabei eine sternförmige Figur. Die inzwischen vollständig ausgebildete Teilungsspindel besteht nun aus Mikrotubuli, die

- einerseits von Zellpol zu Zellpol reichen, andererseits aber auch
- als *Chromosomenfasern* an den Zentromeren ansetzen.

Die **Anaphase.** Die Anaphase beginnt mit dem Auseinanderweichen der Zentromere aller Chromosomen. Die dadurch voneinander getrennten Chromatiden werden dann durch die an den beiden Zentromerenhälften ansetzenden Chromosomenfasern zu den entgegengesetzten Zellpolen bewegt. Mit der Trennung der beiden identischen („doppelten") Chromatiden wird jedes von ihnen nun wieder als (einfaches) Chromosom bezeichnet.

Die **Telophase.** Das letzte Stadium der Mitose, die Telophase, ist in vieler Hinsicht die Umkehrung der Prophase. Die sich an beiden Polen befindlichen, identischen Chromosomensätze werden von Membranen umgeben, wodurch neue Kernhüllen entstehen. Die Chromosomen in den neuen Kernen werden entspiralisiert, wodurch das typische Chromatin-Muster des Zellkerns in Ruhe erscheint. Die Mitosespindel verschwindet, und die Nukleoli erscheinen wieder. Damit ist der *Kern*teilungszyklus beendet.

Die Teilung des Zelleibs

Die *Kern*teilung wird üblicherweise von der *Zell*teilung begleitet. Sie beginnt meist schon in der späten Anaphase und wird in der Telophase abgeschlossen. Hierbei schnürt sich die Zellmembran etwa in Zellmitte vom Rand her zunehmend ein, bis schließlich zwei etwa gleich große Tochterzellen mit eigenem Zytoplasma und Organellen entstanden sind. Nicht jede Kernteilung *muß* auch von einer Zellteilung begleitet sein. *Vielkernige* Zellen, z. B. die Skelett- oder Herzmuskelzellen, vermehren bei Bedarf die Kernzahl ohne gleichzeitige Zellteilung. Dies erfolgt allerdings meist durch **Amitose**, eine direkte Durchschnürung des Zellkerns, bei der weder Chromosomen sichtbar werden noch ein Spindelapparat ausgebildet wird.

3.7.2 **Die Phasen des Zellzyklus**

Ein Zellzyklus besteht aus zwei Phasen:

- Der Mitosephase,
- Der Interphase, (die Zeit zwischen zwei Zellteilungen); sie setzt sich zusammen aus G_1-, S- und G_2-Phase (☞ Abb. 3.35).

Nach der Mitose tritt die neu gebildete Zelle zunächst in die sogenannte *präsynthetische Wachstumsphase* (**G_1-Phase**) ein. In dieser Phase läuft die Proteinbiosynthese auf Hochtouren und trägt maßgeblich zur Vergrößerung der Zelle bei. Die Dauer dieser Phase schwankt zwischen wenigen Stunden und unter Umständen mehreren Jahren und bestimmt im wesentlichen die Dauer des gesamten Zellzyklus.

In der sich anschließenden, etwa 5 bis 10 Stunden dauernden *Synthesephase* (**S-Phase**) erfolgt die Verdoppelung der DNA, also die Bildung der Chromatiden. Die letzte, etwa vierstündige Phase, vor der Mitose heißt *postsynthetische Wachstumsphase* (**G_2-Phase**). Hier liegen die

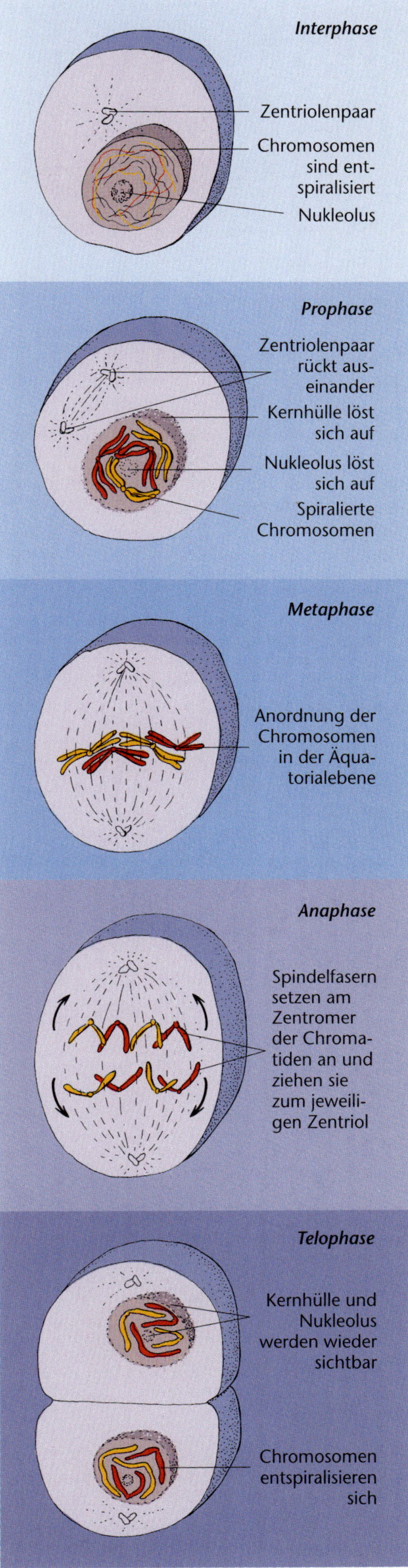

Abb. 3.31: Die verschiedenen Stadien der Mitose.

3

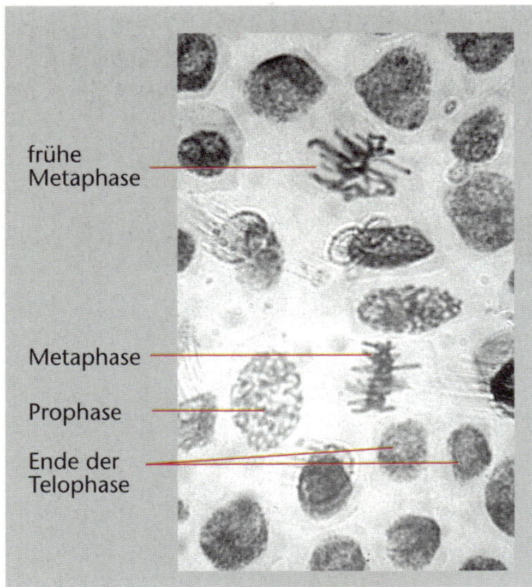

Abb. 3.32: Die beschriebenen Zellteilungsvorgänge finden nicht nur in menschlichen, sondern selbstverständlich auch in tierischen und pflanzlichen Zellen statt. Wie hier in der Wurzelspitze einer Pflanze laufen ständig Mitosen ab. Als eine Art "Momentaufnahme" erkennt man verschiedene Mitosestadien.

Chromosomen also bereits in verdoppelter Form als Chromatiden vor.

3.7.3 Die Meiose

Damit sich bei der Vereinigung von Eizelle und Spermium das Erbgut nicht verdoppelt, ist bei der Entwicklung der unreifen Geschlechtszelle zu reifen Formen (**Gameten**) eine besondere Form der Zellteilung erforderlich. Hierbei wird der normale, **diploide** Chromosomensatz (2 · 23 Chromosomen) auf einen **haploiden** Satz (1 · 23 Chromosomen) reduziert – man spricht deshalb auch von einer *Reduktionsteilung*.

Die Meiose umfaßt *zwei* Teilungsschritte:

- Die *erste Reifeteilung*, bei der der diploide Chromosomensatz auf den haploiden reduziert wird (Reduktionsteilung).
- Die *zweite Reifeteilung* entspricht einer normalen mitotischen Teilung – allerdings des haploiden Chromosomensatzes.

In der Prophase der ersten Reifeteilung kommt es ebenfalls zu einer Verkürzung und Verdichtung der bereits verdoppelten Chromosomen. Danach lagern sich **homologe Chromosomen** (die sich entsprechenden Chromosomen väterlicher und mütterlicher Herkunft) parallel aneinander, so daß die entsprechenden Genabschnitte genau nebeneinander zu liegen kommen. Da jedes Chromosom zu diesem Zeitpunkt schon aus 2 Chromatiden besteht, entsteht ein Gebilde, eine *Tetrade,* die aus 4 Chromatiden (je 2 mütterlicher und väterlicher Herkunft) besteht. Dieses Aneinanderlagern wird anschließend wieder gelöst, wobei sich aber Abschnitte, die intensiv aneinander haften, miteinander überkreuzen können. An solchen Überkreuzungsstellen, *Chiasmata* genannt, können die Chromatiden verschmelzen und derart wieder auseinanderbrechen, daß Bruchstücke des väterlichen und des mütterlichen Chromosoms vertauscht werden. Dieses **crossing over** führt zu einer Neuverknüpfung der Gene (*Rekombination*) innerhalb von Chromosomen (☞ 22.8.1).

In den weiteren Phasen der ersten Reifeteilung werden *nicht* wie bei der normalen Mitose die Chromatiden, sondern die beiden homologen Chromosomen (bestehend aus je 2 Chromatiden) auf die Tochterkerne verteilt, indem sie vom Spindelapparat zu den Zellpolen gezogen werden. Durch die parallel einsetzende *Zellteilung* entstehen zwei Tochterzellen mit je 23 noch verdoppelten Chromosomen. Die sich nun anschließende zweite Reifeteilung entspricht der einer normalen mitotischen Teilung, wobei jetzt die Chromatiden auf die Tochterzellen verteilt werden.

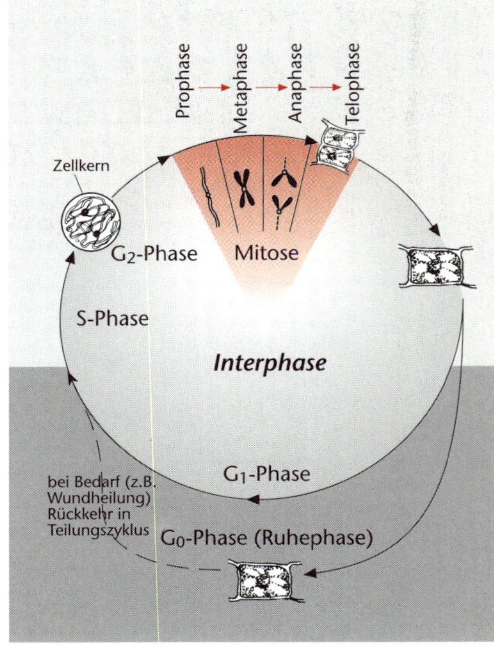

Abb. 3.35: Schematische Darstellung des Zellzyklus.

Nach Abschluß der beiden Reifeteilungen sind aus einer männlichen unreifen Geschlechtszelle mit normalem diploiden Chromosomensatz vier reife Spermien mit *haploidem* Chromosomensatz (1 · 23 Chromosomen) entstanden. Bei der unreifen weiblichen Geschlechtszelle entsteht durch die Meiose jedoch nur ein reifes Ei. Verschmelzen männliche und weibliche Kerne bei der Befruchtung, so hat die entstandene Zygote wieder den normalen *diploiden* Chromosomensatz.

Abb. 3.33 (unten): Die Meiose am Beispiel der Spermienbildung im Hoden. Aus einer unreifen männlichen Keimzelle mit diploidem Chromosomensatz entstehen vier Spermien mit einem jeweils haploiden Chromosomensatz.

Abb. 3.34 (rechts): Die Meiose am Beispiel der Eizellbildung.
Im Gegensatz zur Spermienbildung entsteht aus einer unreifen weiblichen Keimzelle nur **eine** Eizelle. Sie hat im Laufe der beiden Reifeteilungen den größten Teil des Zytoplasmavolumens übernommen, während die drei Polkörperchen zugrundegehen.

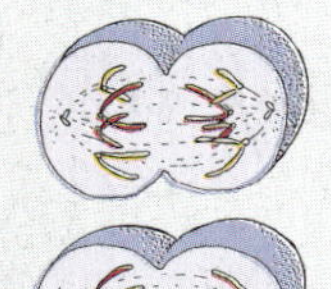
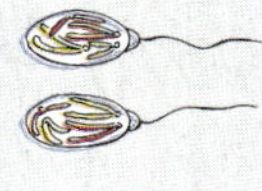
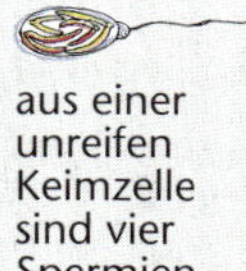

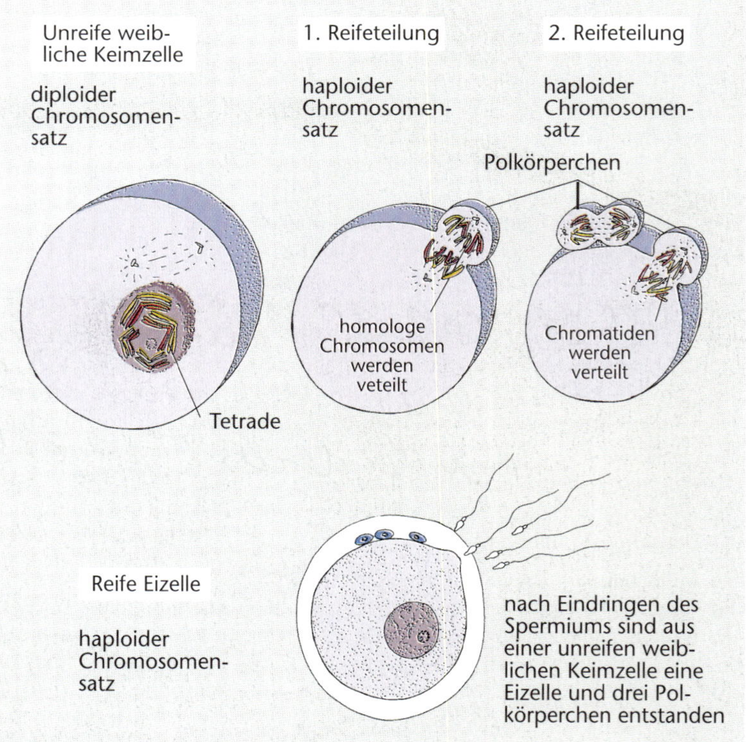

4. Die Gewebe des Körpers

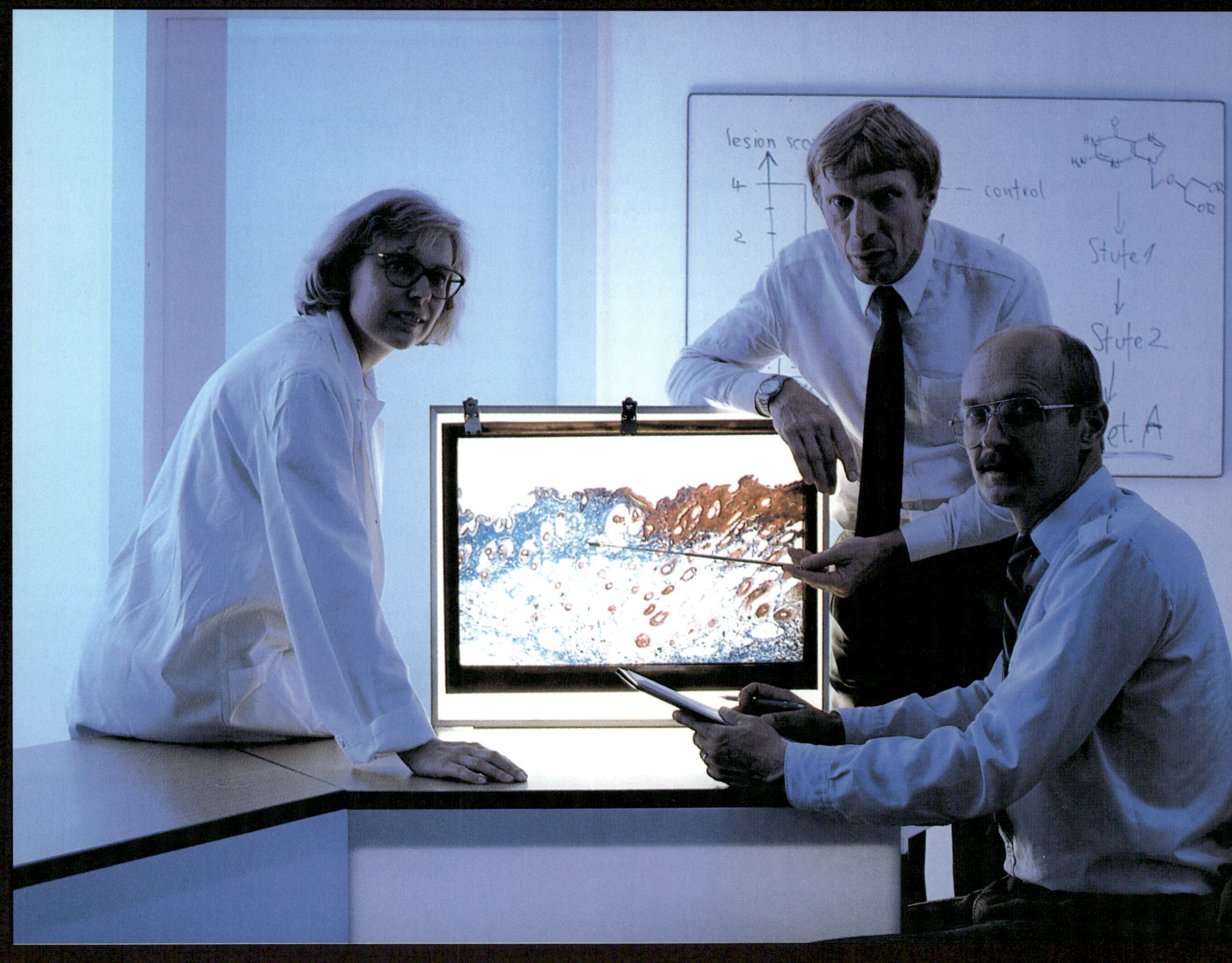

4.1 Übersicht

Der Körper besteht aus einer Vielzahl verschiedener Zellen – doch trotz aller Unterschiede finden sich stets Gruppen von Zellen, die eine gleichartige Funktion und Bauart haben. Diese Zellverbände sind die **Gewebe**, deren Zellen gemeinsam eine Aufgabe für den Gesamtorganismus erfüllen.

Vier Arten von Geweben

Nach ihrer Entwicklungsgeschichte, ihrer Struktur und ihrer Funktion unterscheidet man vier Arten von Geweben:

- Epithelgewebe,
- Binde- und Stützgewebe,
- Muskelgewebe und
- Nervengewebe.

Parenchym, Stroma und Interzellularsubstanz

Verschiedene Gewebe zusammen bilden ein **Organ.** Diejenigen Zellen, die für die eigentliche Funktion des Organs zuständig sind, bilden das **Parenchym**. Bindegewebsstrukturen (das **Stroma)** bauen das Gerüst des Organs. Sie enthalten auch die Gefäße und Nerven, die das Organ versorgen.

Parenchym und Stroma bestehen nicht nur aus Zellen. Der Raum zwischen den Zellen, also das Interstitium (☞ 3.4), ist in vielen Geweben ausgefüllt mit *Zwischenzell-* oder **Interzellularsubstanz** (☞ 4.3). Diese Substanz ist von großer Bedeutung sowohl für den Stoffaustausch zwischen Blut und Zellen als auch für die mechanische Funktion spezieller Gewebsformen, wie beispielsweise des Knochens.

4.2 Epithelgewebe

Epithelgewebe sind flächenhafte Zellverbände, die sowohl die äußeren als auch die inneren Körperoberflächen bedecken – daher auch die Bezeichnung *Deckgewebe.* So bestehen sowohl die oberste Hautschicht der Hände als auch die oberste Schleimhautschicht des Dünndarms aus Epithelgeweben, die jedoch unterschiedliche Aufgaben erfüllen. Insgesamt gibt es viele verschiedene Formen von Epithelgeweben, die sich ganz unterschiedlich spezialisiert haben: Das **Drüsenepithel** sondert Sekrete ab, so wie beispielsweise die Schweißdrüsenepithelzellen den Schweiß oder die Becherzellen im Dickdarm Schleim. **Resorptionsepithel** findet sich vor allem im Darm und sorgt für die Aufnahme von Nährstoffen aus dem Nahrungsbrei. Zum **Sinnesepithel** schließlich zählen beispielsweise die Stäbchen und Zapfen der Netzhaut im Auge, die Lichtreize aufnehmen und an das Gehirn weiterleiten. Die äußeren Epithelgewebe entstehen in der embryonalen Entwicklung meist aus den Zellen des äußeren Keimblatts (Ektoderm), die inneren Epithelgewebe aus dem inneren Keimblatt (Entoderm, ☞ Abb. 22.12).

4.2.1 Oberflächenepithelien

Oberflächenepithelien bedecken die innere und äußere Oberfläche des Körpers, wobei ihre Zellen fast lückenlos aneinanderliegen. Die Deckgewebe der Haut schützen den Körper vor Einflüssen aus der Umwelt und vor Wasserverlust. Die Epithelgewebe des Körper-inneren kleiden Körperhöhlen aus, so den Darm, die Gallen- oder Harnblase oder die Ausführungsgänge von Drüsen. Dadurch schirmen sie tiefergelegene Gewebe vor den teilweise aggressiven Körperflüssigkeiten ab. Epithelien besitzen meist keine eigene Blutversorgung, sondern werden durch Diffusionsvorgänge vom tieferliegenden Bindegewebe versorgt.

Zwischen den einzelnen Epithelzellen findet sich ein mikroskopisch feiner Zwischenraum, der **Interzellularspalt**. Durch verschiedene Formen von Zellkontakten sind die Zellen fest miteinander verbunden. Eine wichtige Form dieser Zellkontakte sind die **Desmosomen**, die aus beidseits verdichteten Membranabschnitten und dazwischenliegender Kittsubstanz bestehen. In der Nähe von freien Oberflächen verschmelzen oft Membranabschnitte miteinander *(Zonulae occludentes),* wodurch die Interzellularspalten nach außen hin verschlossen werden.

Die Basalmembran

Das Epithel ist zum tiefer liegenden Bindegewebe durch ein feines Häutchen abgegrenzt, die **Basalmembran** *(Grundhäutchen).* Diese Grenzschicht aus feinen Fasern und Eiweiß-Zucker-Verbindungen hat beispielsweise bei Hauttumoren wie dem malignen Melanom (☞ 9.8) eine große Bedeutung: Hat der Tumor die Basalmembran noch nicht durchbrochen, so besteht noch kein Anschluß an Blut- und Lymphgefäße und die Heilungschance liegt meist bei 100 % – ist diese Grenzschicht jedoch zerstört, sinken die Heilungsaussichten rapide.

Die Epithelformen

Sowohl im Aussehen der Zellen als auch im Aufbau der Zellschichten unterscheiden sich die verschiedenen Epithelien voneinander. Es gibt **platte**, **kubische** und **zylindrische** Zellen. Die kubischen Epithelverbände werden auch **isoprismatische**, die zylindrischen auch **hochprismatische Epithelien** genannt. Isoprismatische Zellen finden sich beispielsweise in den Ausführungsgängen kleiner Drüsen, hochprismatische Gewebsverbände zum Beispiel in der Gallenblase oder im Darmkanal. Die verschiedenen Zellformen entsprechen unterschiedlichen funktionellen Erfordernissen: Bei den prismatischen Epithelformen steht die Stoffaufnahme (Resorption) oder -abgabe (Sekretion) im Vordergrund, bei den platten Epithelien die feine Schutz- und Abgrenzungsfunktion.

Die Anordnung der Zellen in den Zellverbänden ist unterschiedlich. Sie können einschichtig, mehrschichtig oder auch mehrreihig angeordnet sein. Beim **einschichtigen Epithel** haben alle Zellen Kontakt mit der Basalmem-

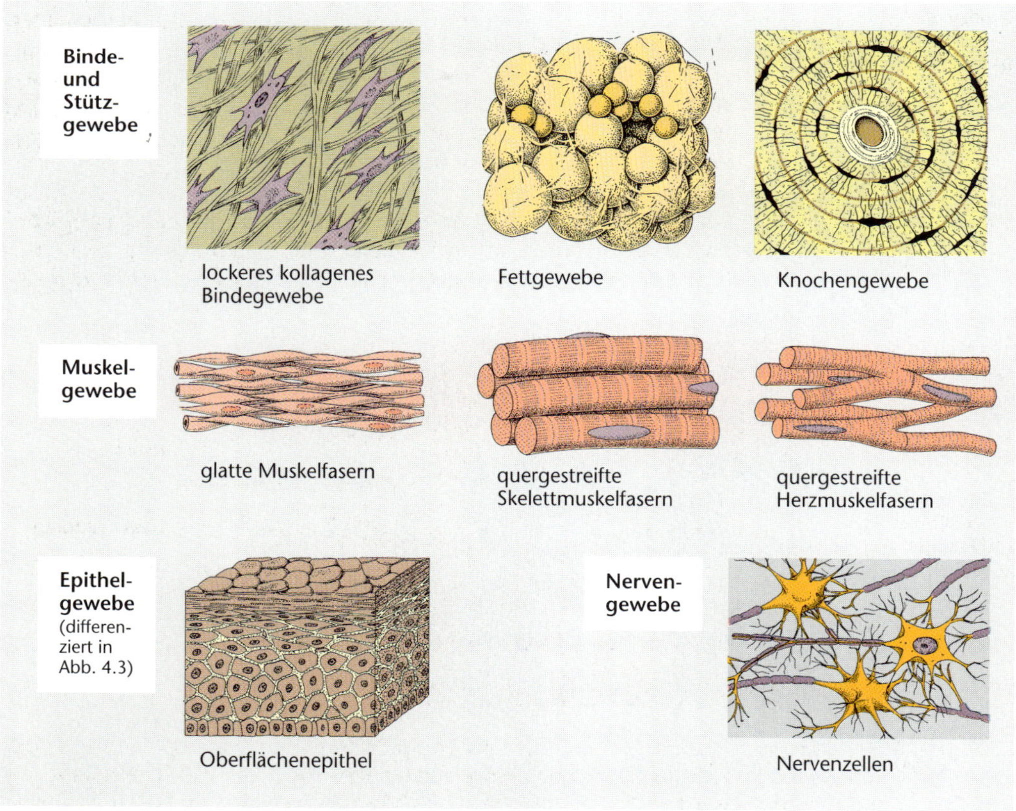

Abb. 4.1: Übersicht über die vier Arten von Geweben des menschlichen Körpers.

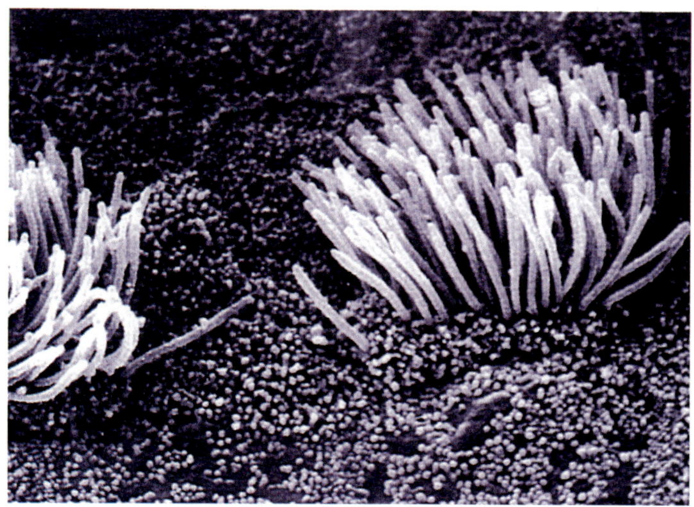

Abb. 4.2: Bürstensaum und Flimmerhaare an der Schleimhautoberfläche der Ohrtrompete (Eustachische Röhre), rasterelektronenmikroskopische Aufnahme. Man sieht in Büscheln stehendes Flimmerepithel, umgeben von Deckzellen mit dichtem, niedrigem Bürstensaum.

Vorkommen	Epithelart
Lungenbläschen, Brust-, Bauchfell, Endothel	einschichtiges Plattenepithel
Drüsenausführungsgänge	einschichtiges isoprismatisches Epithel
ohne Flimmerhärchen: Gallenblase, Darmkanal. Mit Flimmerhärchen: kleine Bronchien	einschichtiges hochprismatisches Epithel, rechts Flimmerepithel
mit Flimmerhärchen: Nasenschleimhaut, Kehlkopf, Luftröhre, große Bronchien	mehrreihiges hochprismatisches Epithel, rechts Flimmerepithel
Harnblase mit Verdickung (Crusta), Harnleiter, Nierenbecken	mehrschichtiges Übergangsepithel
Drüsen (selten)	mehrschichtiges hochprismatisches Epithel
Mundhöhle, Speiseröhre, Stimmbänder, Scheide und Muttermund	mehrschichtiges unverhorntes Plattenepithel
Äußere Haut	mehrschichtiges verhorntes Plattenepithel

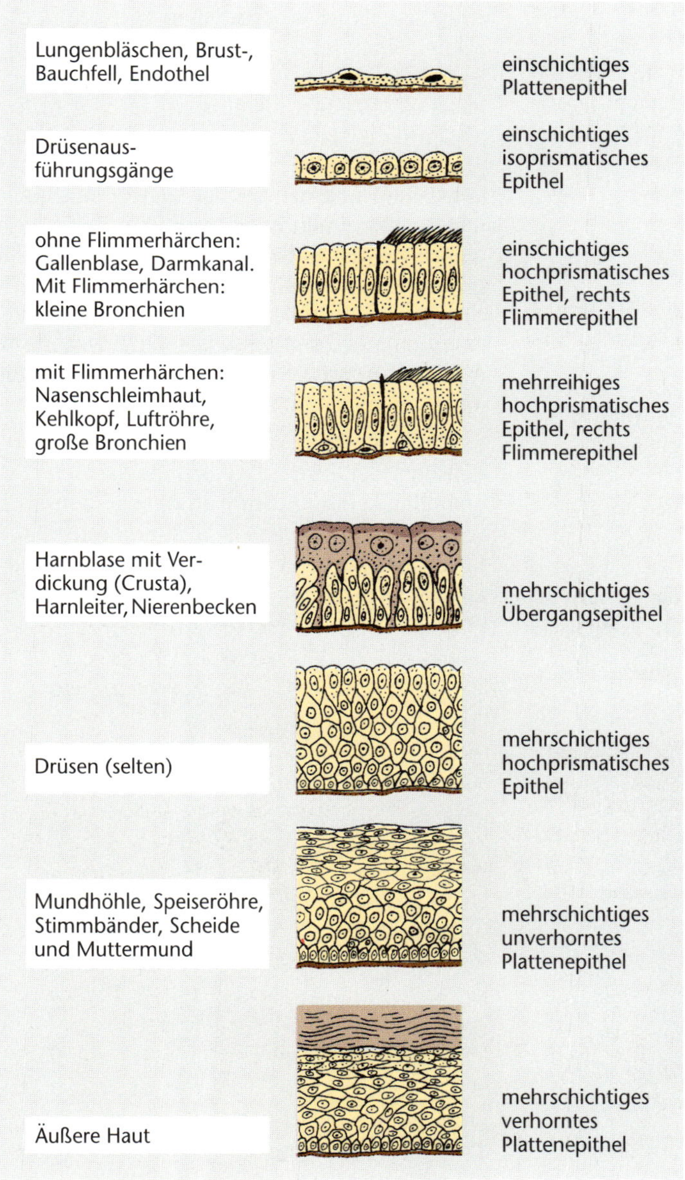

Abb. 4.3: Verschiedene Epithelarten. Die schwarze Linie an der Basis einer jeden Zeichnung entspricht jeweils der Basalmembran.

	Form	Lokalisation	Funktion
Schutz-epithelien	mehrschichtiges verhorntes Plattenepithel	äußere Haut	äußere Abdeckung und Schutz des Körpers
	mehrschichtiges unverhorntes Plattenepithel	Schleimhaut (z.B. Mundhöhle)	innere Abdeckung und Schutz der Körperhöhlen
	Übergangsepithel	Harnwege (z.B. Harnblase)	Schutz gegen Harn
Resorptions-epithelien	einschichtiges hochprismatisches Epithel	Schleimhaut (z.B. Darm)	Stoffaufnahme (Resorption)
Drüsen-epithelien	mehrschichtiges, hochprismatisches Epithel	in Haut- und Schleimhäuten (z.B. Darm)	Stoffabsonderung (Sekretion)
transportierende Epithelien	einschichtiges Epithel (mit Flimmerhärchen)	Schleimhaut (z.B. Atemwege)	Sekretstrombewegung (Reinigung)

Tabelle 4.4: Lokalisation und Funktionen einiger wichtiger Epithelien (verändert nach Speckmann).

bran. Gleiches gilt für die Zellen des **mehrreihigen Epithels.** Bei diesem erreichen jedoch nicht alle Zellen die Epitheloberfläche. Beim **mehrschichtigen Epithel** hat dagegen nur die unterste Zellschicht Kontakt zur Basalmembran.

Insbesondere in den Atemwegen tragen die Zellen an ihrer Oberseite hochbewegliche Härchen, *Kinozilien* genannt. Durch viele kleine Härchen entsteht ein **Flimmerepithel.** Das Flimmerepithel fängt Staubpartikel der Einatemluft ab,transportiert sie in Richtung Mund und verhindert damit eine Verschmutzung der Lungenbläschen. Um sich selbst vor aggressiven Stäuben zu schützen und um die eingesammelten Partikel besser abtransportieren zu können, besitzen viele Flimmerepithelien zusätzlich *schleimbildende Becherzellen.*

Die Funktion der Epithelien

Einschichtiges Plattenepithel dient dem Glätten von Oberflächen und findet sich beispielsweise in den Lungenbläschen sowie an den inneren Oberflächen von Brustfell, Bauchfell und Herzbeutel. Kleidet das einschichtige Plattenepithel das Innere von Blutgefäßen oder die Herzhöhle aus, so heißt es **Endothel** bzw. **Endokard** (☞ Abb. 15.10).

Mehrschichtiges Plattenepithel schützt vor allem gegen mechanische, chemische oder thermische

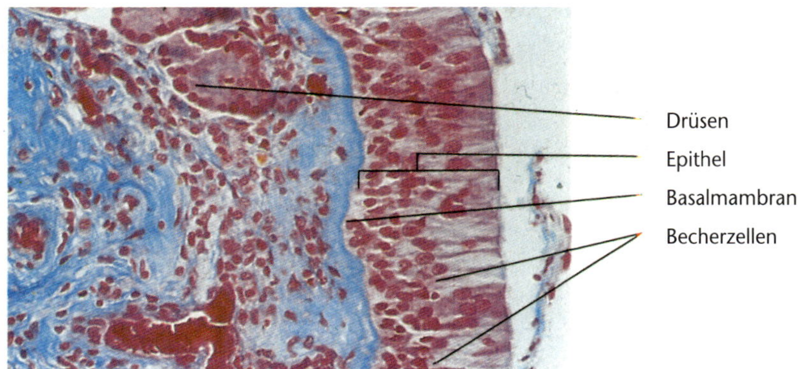

Abb. 4.5: Mehrreihiges hochprismatisches Epithel der Nasenschleimhaut. Zwischen den Epithelzellen sind schleimproduzierende Becherzellen eingebaut. Ihren Schleim geben sie an die Oberfläche ab, wo er zusammen mit darin gelösten Schmutzpartikeln vom Flimmerepithel (hier nicht zu erkennen) abtransportiert wird. In der Bindewebesschicht unter dem Epithel findet man Drüsen, die durch ihr Sekret der Anfeuchtung der Atemluft dienen.

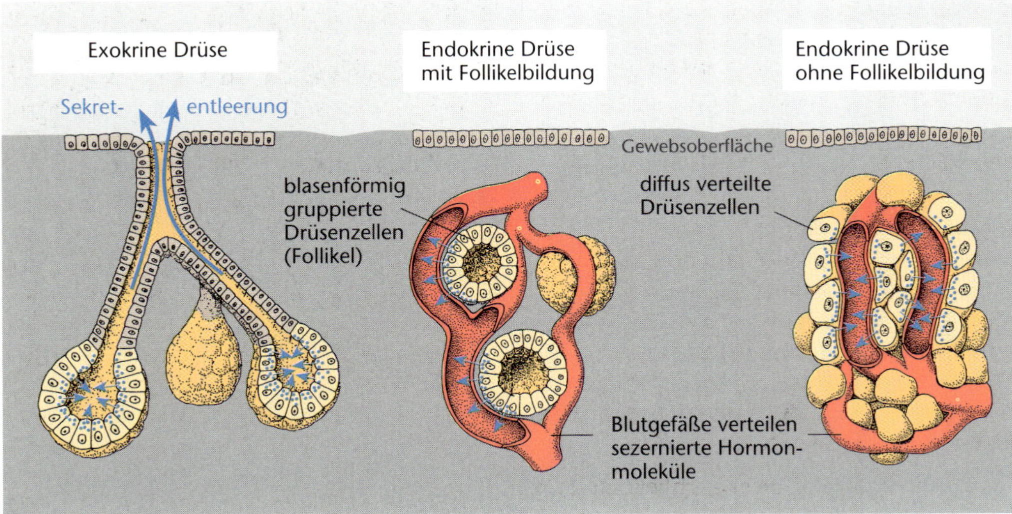

Abb. 4.6: Verschiedene Drüsen. **Links:** Exokrine Drüse mit Ausführungsgang, über den das Drüsensekret auf die Gewebsoberfläche gelangt.
Mitte: Endokrine Drüse mit Follikelbildung. Das Drüsensekret sammelt sich in den von den Drüsenzellen ausgebildeten Hohlräumen. Bei Bedarf wird es ins Blut abgegeben (Typisches Beispiel: Schilddrüse).
Rechts: Endokrine Drüse ohne Follikelbildung. Das Drüsengewebe ist stark mit Kapillaren durchsetzt. Das Drüsensekret wird ohne Speichermöglichkeit gleich ins Blut abgegeben (Beispiele: Nebennierenrinde, Hypophysenvorderlappen).

Einflüsse. An der Haut bildet es die **Epidermis.** Die oberste Schicht der Epidermis **verhornt** (☞ 9.2.2), wodurch insbesondere an Händen und Füßen dicke Schutzpolster gegen mechanische Belastung entstehen. **Unverhornte** mehrschichtige Epithelien hingegen kleiden die Mundhöhle und die Speiseröhre aus. Sie finden sich auch an den Stimmbändern, der Bindehaut des Auges sowie den Schleimhäuten der Geschlechtsorgane (☞ Abb. 4.3).

Mehrreihiges, hochprismatisches Epithel kleidet die Atemwege aus und besitzt auf seiner Oberfläche meist Flimmerhärchen.

Eine Sonderform des mehrschichtigen Epithels ist das **Übergangsepithel** *(Urothel),* das sich in Nierenbecken, Harnleiter, Harnblase und Teilen der Harnröhre findet. Die oberste Zellschicht besitzt an ihrer Oberfläche zum Schutz vor dem Harn eine Verdickung *(Crusta).* Diese besteht aus Reservemembranen, die bei zunehmender Füllung (Dehnung) der Harnblase in die obere Zellmembran eingebaut werden.

Einschichtiges hochprismatisches Epithel kleidet den Verdauungskanal vom Magen bis zum Rektum und die Gallenblase aus. Außerdem findet man es als Flimmerepithel in den kleinen Bronchien sowie (streckenweise mit Flimmerhärchen) an den Schleimhautoberflächen von Gebärmutter und Eileitern.

Erkrankungen der Epithelien

Die Oberflächenepithelien schützen zwar vor äußeren Einflüssen – sie sind jedoch nicht unverletzlich. Ganz im Gegenteil: Wegen der hohen funktionellen Beanspruchung durch physikalische und chemische Schädigungen oder durch Infektionen nimmt ein großer Teil der Erkrankungen ihren Ausgang von diesen Geweben. Auch die Mehrzahl der Tumorerkrankungen geht von den Epithelien aus. Beispiele dafür sind außer den Tumoren der Haut das Bronchial-, Kolon- (Dickdarm-) und Brustdrüsenkarzinom (☞ 5.5.7).

4.2.2 *Drüsenepithelien*

Drüsen *(Glandulae)* sind Ansammlungen von Epithelzellen, die sich auf eine besondere Aufgabe spezialisiert haben: Sie sondern flüssige Stoffe ab, die **Sekrete** heißen. Die Tränen- und Schweißdrüsen sind Beispiele für solche sekretorisch aktiven Drüsen. Nach der Art der Ausscheidung ihrer Sekrete lassen sich exokrine und endokrine Drüsen unterscheiden.

Exokrine Drüsen sondern ihr Sekret an die Oberfläche von Haut oder Schleimhäuten meist über einen Ausführungsgang ab. Die einfachste Form einer solchen Drüse sind die Becherzellen des Darms, die nur aus einer einzigen Zelle bestehen. Die Regel sind aber komplexe Gebilde aus sekretorisch aktiven Zellen (Drüsenendstücken), deren Ausführungsgänge mit Deckzellen ausgekleidet sind. Diese Deckzellen nehmen an der Sekretproduktion nicht teil (☞ Abb. 4.8). Sezerniert eine Drüse vornehmlich wäßrige Sekrete, so heißt sie **seröse** *Drüse,* sezerniert sie vor allem schleimige Sekrete, wird sie **muköse** *Drüse* genannt. Gemischte Drüsen können je nach Bedarf sowohl seröse als auch muköse Ausscheidungen produzieren.

Endokrine Drüsen heißen auch **Hormondrüsen** oder innersekretorische Drüsen. Sie brauchen keinen Ausführungsgang, denn ihre Sekrete – die *Hormone* – diffundieren in die Blutkapillaren und erreichen über den Blutkreislauf die Zielzellen (mehr zu den Hormondrüsen und Hormonen ☞ 13.1).

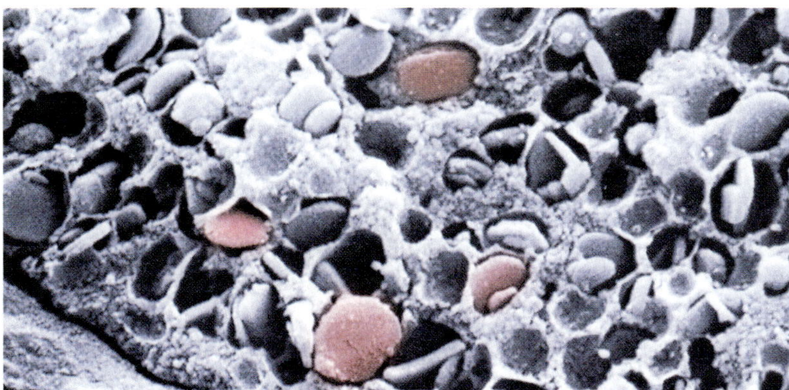

Abb. 4.7 (oben): Sekretproduktion in einer endokrinen Drüse aus der Bauchspeicheldrüse (rasterelektronenmikroskopisches Präparat).
Aus dem Gerüst der hormonproduzierenden Zellen werden Sekretgranula („Hormonkörnchen" im Bild farbig markiert), ausgestoßen.

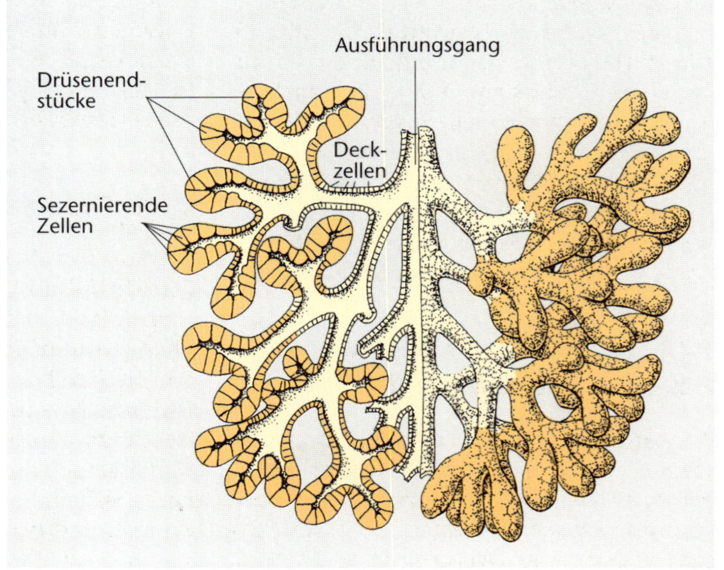

Abb. 4.8 (rechts): Aufbau einer exokrinen Drüse (schematisiert). Die sezernierenden Anteile der Drüse sind die Drüsenendstücke, die übrigen Teile sind Ausführungsgänge.

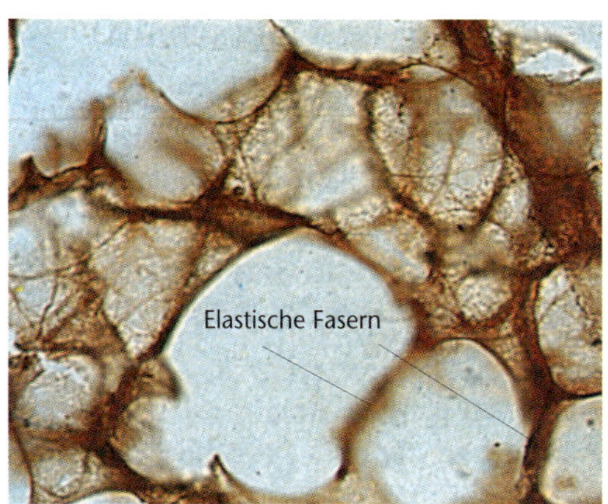

Abb. 4.9: Netz aus elastischen Fasern. Präparat aus der Lunge. Die elastischen Fasern umspannen die Lungenbläschen (☞ Abb. 17.21) und verhindern so eine Überdehnung der Lunge.

4.3 Binde- und Stützgewebe

Binde- und Stützgewebe sind entscheidend an der Formgebung und -erhaltung des Körpers beteiligt. Sie entwickeln sich fast ausschließlich aus dem mittleren Keimblatt, dem *Mesoderm* (☞ 22.2.1). Zu den Bindegeweben gehören das lockere, das straffe und das retikuläre Bindegewebe (näheres ☞ 4.3.1), sowie das Fettgewebe (☞ 4.4). Die Stützgewebe unterteilt man in Knorpel und Knochen.

Die besonderen mechanischen Eigenschaften der Binde- und Stützgewebe gehen zu einem großen Teil auf eine Eigenheit dieser Gewebsformen zurück: Zwischen den Zellen liegt reichlich *Zwischenzell-* oder **Interzellularsubstanz**, während der Anteil der Zellen vergleichsweise klein ist. Die Zellen der Binde- und Stützgewebe liegen, eingebettet in die Zwischenzellsubstanz, weiter voneinander entfernt als die Zellen anderer Gewebe (Ausnahme: Fettgewebe).

Die Interzellularsubstanz gibt dem Gewebe, je nach Funktion des entsprechenden Zellverbandes, eine unterschiedliche Stärke und Festigkeit. In ihr läuft auch der Stoffaustausch zur Versorgung der Gewebszellen ab. Die Interzellularsubstanzen kann man grob in **Grundsubstanz** (eine Kittsubstanz, die vor allem aus Wasser, Proteinen und Kohlenhydratverbindungen besteht, ☞ 4.3.3) und **Fasern** (☞ 4.3.4) einteilen. Wie noch erläutert wird, ist für jedes Bindegewebe die Mischung aus einem oder mehreren Fasertypen, verbunden mit einer Grundsubstanz, charakteristisch.

4.3.1 Lockeres, straffes und retikuläres Bindegewebe

Das **lockere Bindegewebe** füllt überall im Körper als *Stroma* (bindegewebiges Stützgerüst, ☞ 4.1) Hohlräume zwischen ganzen Organen und auch einzelnen Teilen eines Organs aus. Auf diese Weise erhält es die Form der Organe und des Körpers. Es begleitet Nerven und Gefäße und dient sowohl als Wasserspeicher wie auch als Verschiebeschicht. Zudem erfüllt das lockere Bindegewebe wichtige Aufgaben bei Abwehr- und Regenerationsvorgängen, da es viele der Entzündungs- und Abwehrzellen beherbergt.

Das **straffe Bindegewebe** wird unterteilt in geflechtartiges und parallelfaseriges Bindegewebe. Die Fasern des **geflechtartigen Bindegewebes** bilden einen filzartigen Verband. Es kommt vor allem in der Lederhaut des Auges (☞ 12.6.2), der Hirnhaut (☞ 11.15.1) und den Organkapseln vor. Das **parallelfaserige Bindegewebe** findet sich in den Sehnen.

Das **retikuläre Bindegewebe** schließlich steht dem undifferenzierten, *embryonalen Bindegewebe* noch nah. Die sternförmigen **Retikulumzellen** bilden ein dreidimensionales Netzwerk (griech. rete = Netz). Den Zellen liegen feine, zugfeste und verzweigte Fasern an, die **retikulären Fasern** (auch *Gitterfasern* genannt). Retikuläres Bindegewebe kommt hauptsächlich im Knochenmark und den lymphatischen Organen vor.

4.3.2 Das Monozyten-Makrophagen-System

Viele Zellen des retikulären Bindegewebes sind zur **Phagozytose**, das heißt zur Aufnahme fester Partikel ins Zellinnere fähig, und räumen so Gewebstrümmer, Fremdkörper oder Mikroorganismen ab.

Als **Monozyten-Makrophagen-System** (MMS, ältere Bezeichnung: *retikulo-endotheliales System, RES)* bezeichnet man alle im retikulären Bindegewebe befindlichen Zellen, die in den Geweben und Körperhöhlen vor allem Fremdkörper phagozytieren („auffressen").
Viele dieser Zellen entstammen aber dem Knochenmark, von wo sie in Form von *Monozyten* über die Blutbahn ihr Ziel, nämlich die retikulären Bindegewebe verschiedenster Organe, erreichen (Näheres ☞ 14.3.2). Außer der Phagozytose tragen diese Zellen aber auch zum direkten Abtöten körperfremder Zellen bei und synthetisieren eine Reihe wichtiger Botenstoffe.

4.3.3 Die Grundsubstanz

Die von den Bindegewebszellen selbst gebildete **Grundsubstanz** ist eine homogene, kittartige Masse und besteht hauptsächlich aus *Proteoglykanen* (Riesenmoleküle mit hohem Polysaccharid- und geringerem Proteinanteil). Die Proteoglykane können Gewebswasser und andere Substanzen binden und der Grundsubstanz dadurch zähflüssige bis feste Eigenschaften verleihen. Bei den Stützgeweben, wie dem Knorpel und dem Knochen, hat die Grundsubstanz vor allem mechanische Funktion. Im übrigen ist sie Reservoir der extrazellulären Flüssigkeit und von großer Bedeutung für den Stoffaustausch zwischen Zellen und Blut.

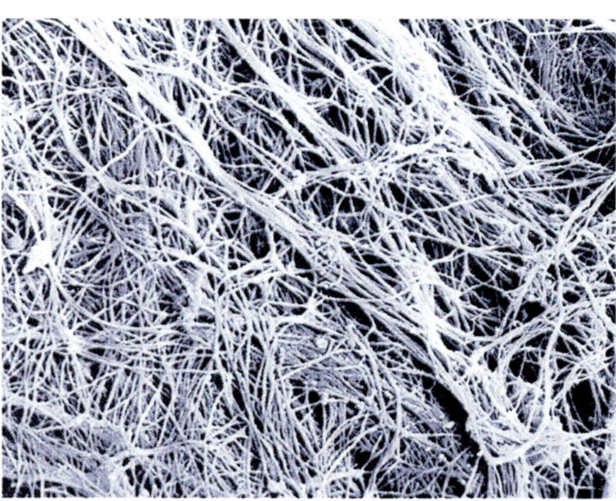

Abb. 4.10: Kollagenfasern in mittlerer rasterelektronenmikroskopischer Vergrößerung.

4.3.4 Fasern

Bei den **Fasern** unterscheidet man drei verschiedene Fasertypen:
- kollagene Fasern,
- elastische Fasern und
- retikuläre Fasern,

deren spezieller Aufbau sie für verschiedene Aufgaben bestimmt.

Kollagenfasern

Die **Kollagenfasern** finden sich im ganzen Körper, vor allem aber in den Sehnen und Gelenkbändern. Die sehr große Zugfestigkeit von Kollagenfasergeweben ist auch Folge des dichten Flechtwerks, das die einzelnen Kollagenfasern untereinander ausbilden. Diese Zugfestigkeit macht sie besonders geeignet für die Ausübung von Haltefunktionen. Ihr Name rührt daher, daß sie beim Kochen zu Leim *(Kolla)* verarbeitet werden können.

Elastische Fasern

Die **elastischen Fasern** geben beispielsweise den Arterien (☞ 16.1.2) ihre hohe Elastizität. Bestünden die Blutgefäße nur aus dem einschichtigen Endothel, würden sie sofort platzen, wenn das Blut mit hohem Druck hineingepreßt wird. Die in die Gefäßwand eingelagerten elastischen Fasern fangen jedoch wie ein Gummiband die mechanische Belastung auf.

Auch die Elastizität der Lunge und der Haut beruhen auf ihrem Gehalt an elastischen Fasern.

Retikuläre Fasern

Die **retikulären Fasern** *(Gitterfasern)* sind ebenfalls elastisch. Im Vergleich zu den elastischen Fasern ist die Biegungselastizität zwar besser, die Zugelastizität jedoch deutlich schlechter ausgeprägt. Chemisch gesehen sind die retikulären Fasern eher mit den kollagenen verwandt, zwischen beiden bestehen Übergänge.

4

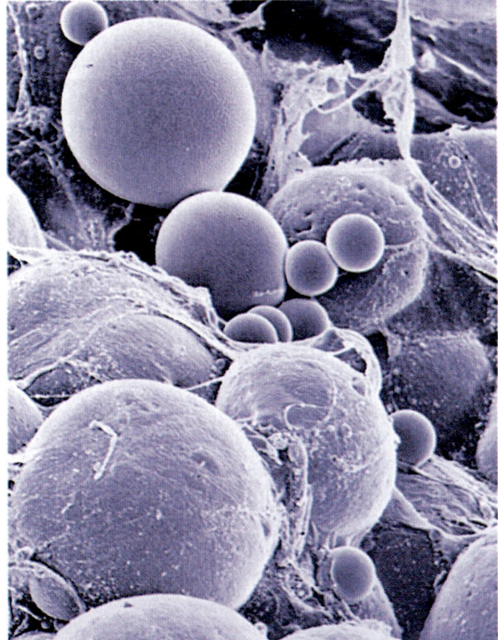

Abb. 4.11: Elektronenmikroskopisches Bild einer Gruppe von Fettzellen. Die kleinen Kugeln sind erst beim Anfertigen des Präparates durch das Platzen von großen Fettzellen entstanden. Wie beim retikulären Bindegewebe finden sich auch hier retikuläre Fasern, die die Zellen umspinnen.

Die dünnen, netzartigen Gitterfasern finden sich vor allem im roten Knochenmark, in den Rachenmandeln, den Lymphknoten und der Milz, aber auch in vielen anderen Organen. Sie stützen diese Organe. Außerdem sind sie ein wichtiger Bestandteil der Basalmembranen.

4.4 Fettgewebe

Fettgewebe ist eine Sonderform des retikulären Bindegewebes. Seine Zellen sind fast 100%ig ausgefüllt von jeweils einem kugelförmigen *Fetttröpfchen* (gezeigt in Abb. 4.11), das Neutralfettmoleküle speichert. Neutralfett ist lebenswichtig, denn in den Fettzellen des **Speicherfetts** speichert der Körper fast seine gesamten Energievorräte. Wenn dem Körper mehr Energie zugeführt wird, als er braucht, schwellen die Fetttröpfchen in den Fettzellen zu großen Kugeln an und drängen Zytoplasma und Zellkern an den Rand.

Retikuläre Fasern flechten sich um die einzelnen Fettzellen und fassen sie zu **Fettläppchen** zusammen. Viele Fettläppchen bilden gemeinsam ein **Fettgewebe.**

Baufett und Speicherfett

Fettgewebe sind im Körper an verschiedensten Stellen zu finden. Man unterscheidet zwei Grundformen; das schon erwähnte **Speicherfett** und das **Baufett**, das zur Auspolsterung mechanisch beanspruchter Körperregionen und auch als Isolationspolster zum Wärmeschutz dient. **Baufett** trägt zur Erhaltung der Organlage, beispielsweise an der Niere bei: Ein Polster aus Baufett bildet das *Nierenlager* und hält so das Organ an seinem Platz. Gleiches gilt für die Augenhöhle, in der ein Fettpolster dazu beiträgt, den Augapfel in seiner Position zu sichern. An Gesäß und Fußsohlen hingegen schützt es als Polstermaterial bei mechanischen Belastungen. Das pausbäckige Aussehen der Säuglinge wird auch von Baufettgewebe hervorgerufen – bei ihnen versteift Fett die Wangen, damit diese beim Saugen nicht zusammenfallen.

Bei der Rückbildung von Organen kann Baufett den entstehenden Hohlraum ausfüllen und so die Lage der benachbarten Organe stabilisieren. Spezielles Baufett schließlich kleidet als *Fettmark* beim Erwachsenen diejenigen Teile des Knochenmarks aus, die für die Blutbildung nicht mehr benötigt werden (☞ 7.1.3). Im Hungerzustand greift der Körper die im Baufett steckenden Energievorräte erst sehr spät an.

Im **Speicherfett** versteckt der Körper im Überschuß aufgenommene Energie, um sie bei Energiemangel wieder zu mobilisieren. Im Unterhautbindegewebe sowie vor allem bei Männern im Gekröse (☞ 18.8.2) des Darms findet sich die Hauptmenge des Speicherfetts. 16 % des Körpers bestehen im Durchschnitt aus Fett, wobei allerdings je nach der Menge des Speicherfetts starke individuelle Schwankungen möglich sind: Der Fettgehalt kann zwischen 8 % und 50 % schwanken.

Die Verteilung des Speicherfettes ist außerdem stark alters- und geschlechtsabhängig:

- Im Alter nimmt der durchschnittliche Fettanteil des Körpers zu.
- Frauen haben im Durchschnitt etwa 5 – 6 kg mehr Körperfett als Männer. Hier dient das Fett als zusätzliche Reserve für Belastungen wie beispielsweise Schwangerschaft und Stillperiode. Der höhere Fettanteil des weiblichen Körpers modelliert außerdem die Körperoberfläche anders als beim Mann und trägt somit zur Ausprägung der Brüste und weiterer weiblicher Geschlechtsmerkmale bei.

Fettgewebe wird durch Kapillargefäße (☞ 16.1.6) mit Blut versorgt. Je mehr Fettgewebe gebildet wird, desto größer wird die Zahl der Kapillaren – dadurch wird der Kreislauf von übergewichtigen Menschen zusätzlich belastet.

Weißes und braunes Fettgewebe

Während das Bau- und Speicherfett des Erwachsenen fast ausschließlich gewöhnliches, sogenanntes **weißes Fettgewebe** mit Zellen von bis zu 0,1 mm Durchmesser besitzt, findet sich beim Säugling auch **braunes Fettgewebe** mit kleinerem Zelldurchmesser. Dieses erhält seine Farbe durch eingelagerte Farbstoffe und enthält mehrere Fetttröpfchen in jeder Zelle. Das braune Fettgewebe dient der zitterfreien Wärmebildung.

4.5 Knorpel

Der besonders druckfeste **Knorpel** gehört zu den Stützgeweben des Körpers. Er widersteht mechanischen Beanspruchungen, insbesondere Scherkräften. Die hohe Druckfestigkeit entsteht dadurch, daß eine große Menge fester Grundsubstanz die *Knorpelzellen* **(Chondrozyten)** und elastischen Fasern umlagert. Nach dem Verhältnis zwischen Fasern und Knorpelgrundsubstanz unterscheidet man drei Arten von Knorpel:

- Hyaliner Knorpel,
- Elastischer Knorpel und
- Faserknorpel.

Knorpel gehört zu den sogenannten **bradytrophen Geweben** mit niedriger Stoffwechselaktivität. Da er nicht von Blutgefäßen durchzogen wird, muß er allein durch Diffusion (☞ 3.5.4) von Nährstoffen und Sauerstoff aus den umgebenden Geweben versorgt werden. Seine Regenerationsfähigkeit ist gering, weshalb Verletzungen der Gelenkknorpel oder der ebenfalls aus Knorpelgewebe bestehenden *Menisken* schlecht heilen (☞ 8.8.5).

4.5.1 Hyaliner Knorpel

Durch **hyalinen Knorpel** scheint das Licht hindurch wie durch mattes Glas. Er ist sowohl druckfest als auch elastisch und findet sich an vielen Stellen des Körpers. So überzieht er die Gelenkflächen, bildet die Rippenknorpel, das Kehlkopfgerüst und die Spangen der Luftröhre. Auch ein Teil der Nasenscheidewand besteht aus hyalinem Knorpel.

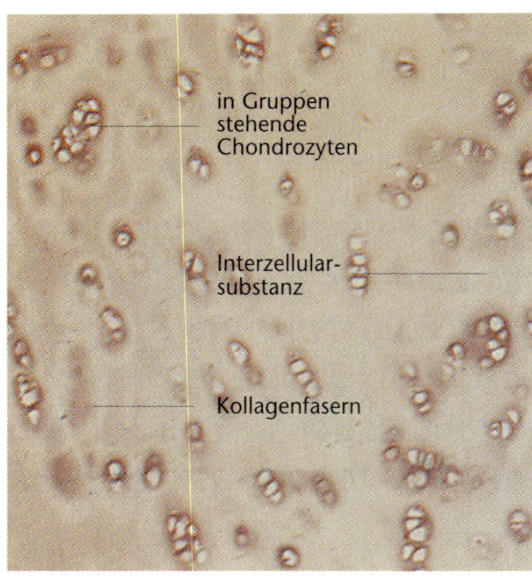

Abb. 4.12: Hyaliner Knorpel. Chondrozyten sind von einem dunkler angefärbten Bereich, dem Knorpelhof, umgeben. Zwischen den Zellen liegt die hellere Interzellularsubstanz.

4.5.2 *Elastischer Knorpel*

Ein hoher Anteil elastischer Fasernetze erhöht die Elastizität dieser Knorpelart und gibt dem **elastischen Knorpel** seine gelbe Farbe. Der Kehldeckel und die Ohrmuscheln bestehen aus diesem sehr biegsamen Material.

4.5.3 *Faserknorpel*

Die Interzellularsubstanz des **Faserknorpels** wird von zahlreichen, dichtgepackten kollagenen Bindegewebsfasern durchzogen (☞ Abb. 4.13). Dadurch ist diese Form des Knorpels besonders widerstandsfähig gegenüber mechanischen Einflüssen. Faserknorpel bildet die Bandscheiben der Wirbelsäule, die halbmondförmigen Knorpelscheiben des Kniegelenks (Menisken) und verbindet in der Schamfuge die beiden Schambeine.

4.5.4 *Arthrose und Arthritis*

Bei der Arthrose werden die Gelenkknorpeloberflächen mechanisch zerstört. Ursache dieser schmerzhaften Gelenkerkrankung ist meist ein Mißverhältnis zwischen der Beanspruchung und der Widerstandsfähigkeit der Gelenke, vor allem der am stärksten beanspruchten, mit hyalinem Knorpel überzogenen Gelenkflächen. Sport und Schwerarbeit, aber auch Übergewicht und unphysiologische Belastung infolge von Fehlstellungen (wie z. B. *X-* oder *O-Beine*) können die Gelenkflächen überstrapazieren und vorzeitig abnutzen. Die altersbedingte verminderte Leistungsfähigkeit des wenig stoffwechselaktiven Gewebes führt ebenfalls zur Arthrose, insbesondere beim Hüftgelenk (Coxarthrose) und Kniegelenk (Gonarthrose). Schließlich kann eine Arthrose auch ein Folgezustand einer entzündlichen Gelenkerkrankung (wie z. B. Rheuma ☞ 4.9) oder einer angeborenen Gelenksfehlstellung (etwa der Hüftdysplasie, ☞ 8.7.1) sein.

Ein *Anlaufschmerz* („eingerostete Gelenke") oder ein leichter Schmerz, der sich unter Belastung verstärkt *(Belastungsschmerz)*, sind die ersten Symptome einer Arthrose. Später verstärkt sich das Steifigkeitsgefühl, und in den betroffenen Gelenken ist ein Knorpelreiben fühlbar und mit dem Stethoskop auch hörbar. Bei Fortschreiten der Erkrankung wird die Beweglichkeit des Gelenks immer weiter eingeengt. Die abgenutzte, aber weiter beanspruchte Gelenkfläche entzündet sich, was bei Druck auf das Gelenk starke Schmerzen hervorruft. Das Endstadium kann eine deformierende Gelenkvergrößerung sein, das Gelenk verliert seine Funktionsfähigkeit völlig. Damit wenigstens die Schmerzen gelindert werden, steifen Orthopäden in einzelnen Fällen solche funktionsunfähigen Gelenke ein, wenn keine Gelenkprothese implantiert werden kann.

Von der Arthrose abzugrenzen ist die **Arthritis**, eine *Entzündung* (☞ 5.4) eines oder mehrerer Gelenke. Arthritiden (Mehrzahl von Arthritis) treten am häufigsten bei Systemerkrankungen des rheumatischen Formenkreises (näheres ☞ 4.9), aber auch im Rahmen eines Gichtanfalls oder bei Bakterienbesiedlung eines Gelenks auf. Jede Arthritis kann die Gelenkflächen zerstören oder ihre vorzeitige Abnützung in Gang setzen, also zur Arthrose führen. Umgekehrt kann sich auch ein arthrotisches Gelenk entzünden *(degenerative Arthritis)*.

4.5.5 *Meniskusschäden*

Meniskusverletzungen am Knie treten vor allem bei sportlich aktiven Menschen auf. Ursache ist zumeist eine gewaltsame Drehung des belasteten Unterschenkels – ein Bewegungsablauf, wie er besonders beim Fußballspielen und Skifahren vorkommt. Dabei reißt meist der Innenmeniskus ein (☞ Abb. 8.84), der stärker fixiert ist als der Außenmeniskus. Der aus Faserknorpel bestehende Meniskus heilt nur schlecht, da nur das äußere Fünftel durchblutet wird. Der Rest ist auf eine Ernährung durch Diffusion angewiesen (☞ 3.5.4).

Ein geschädigter Meniskus kann den ganzen Gelenkknorpel gefährden, indem er einen chronischen Reizzustand hervorruft, der zu einer Entzündung (Arthritis) und zur Arthrose führen kann. Aus diesem Grund werden geschädigte Menisken oft operativ entfernt.

4.6 *Knochen*

Das Knochengewebe ist das am höchsten differenzierte Stützgewebe des Menschen. Seine Struktur macht den Knochen außerordentlich widerstandsfähig gegenüber Druck, Biegung und *Torsion* (Drehung um sich selbst). Diese Festigkeit erlangt das Knochengewebe insbesondere durch die Eigenschaften seiner Interzellularsubstanz, der **Knochenmatrix**: Zwischen kollagenem Bindegewebe sind reichlich Kalksalze eingelagert, die hauptsächlich aus großen Mengen von Kalzium und Phosphat bestehen. Die eigentlichen Knochenzellen, die **Osteozyten** (im teilungsfähigen Zustand auch *Osteoblasten* genannt), werden ringsum von dieser Knochengrundmasse eingemauert. Sie besitzen viele feine Fortsätze, mit deren Hilfe sie den Kontakt mit den sie ernährenden Blutgefäßen halten, denn durch die feste Grundsubstanz können die Nährstoffe nicht diffundieren.

Rund die Hälfte der Knochenmatrix besteht aus den Kalksalzen, dem *anorganischen Anteil*. In den besonders harten Zähnen enthält die „Knochenmatrix" auch *Fluor-Salze* in Form von Kalziumfluorid, was sie besonders widerstandfähig macht. Knapp ein Drittel macht der *organische Anteil* aus, die Kollagenfasern. Der Rest ist eingelagertes Wasser. In Zeiten mit hohem Kalzium- und Phosphatbedarf, wie beispielsweise der Schwangerschaft, kann der Körper diese Substanzen durch Mobilisation aus dem Knochen bereitstellen. Die Knochen sind also der Kalzium- und Phosphatspeicher des menschlichen Körpers. Aus der Kombination der zugfesten Fasern mit der kalkhaltigen Grundsubstanz ergibt sich die hohe mechanische Belastbarkeit unseres Skeletts.

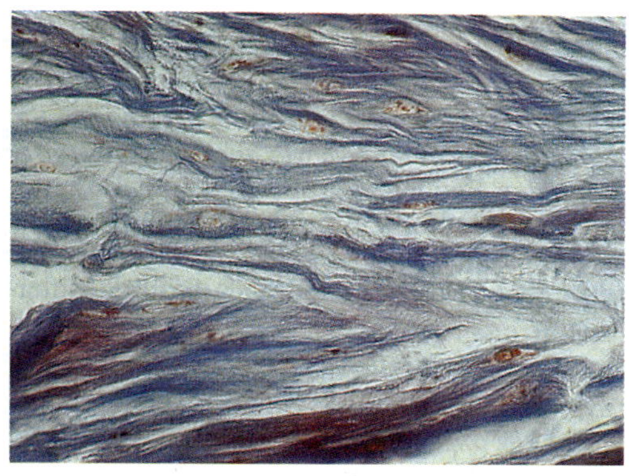

Abb. 4.13: Faserknorpel. Die Stränge aus bläulich angefärbten Kollagenfasern bilden ein Fischgrätenmuster, was eine hohe Zugfestigkeit garantiert. Im Unterschied zum hyalinen Knorpel ist der Faserknorpel sehr zellarm, nur vereinzelt erkennt man Chondrozyten.

Zwei Arten von Knochengewebe

Die Anatomen unterscheiden zwei Arten von Knochengewebe: den feinfaserigen **Lamellenknochen** und den grobfaserigen **Geflechtknochen**. Im Skelett des Erwachsenen kommen fast nur Lamellenknochen vor. Die komplizierte Struktur des Lamellenknochens entsteht jedoch erst durch langwierige Wachstumsprozesse: Beim Neugeborenen überwiegt noch der einfacher aufgebaute Geflechtknochen, der allmählich zu hochwertigerem Lamellenknochen umgebaut wird.

4.6.1 *Lamellenknochen*

Die kollagenen Fasern der Knochengrundmasse bilden im Lamellenknochen feine, dünne Plättchen, die **Lamellen**, die nur Bruchteile von Millimetern dick sind.

Eine Reihe von Lamellen ordnet sich jeweils röhrenförmig um einen Kanal, den sog. **Havers-Kanal**, in dem das sie ernährende, kleine Gefäß liegt. Aufgrund dieser Anordnung entsteht eine Vielzahl feiner Säulen, die **Havers-Säulen** oder Osteone genannt werden. Sie sind jeweils wenige Millimeter lang und bilden die Baueinheit des Knochens. Osteone verlaufen vorwiegend in Längsrichtung und bestimmen so die Biegefestigkeit des Knochens.

Aus diesen kleinen Einheiten bilden sich die Knochen und nutzen dabei ein Prinzip, das auch in der Bautechnik bekannt ist: Ein Rohr ist fast so stabil wie ein massiver Stab. Dieses Prinzip nutzt der Körper und spart damit Gewicht und Knochenmasse. Die wie Rohre ge-

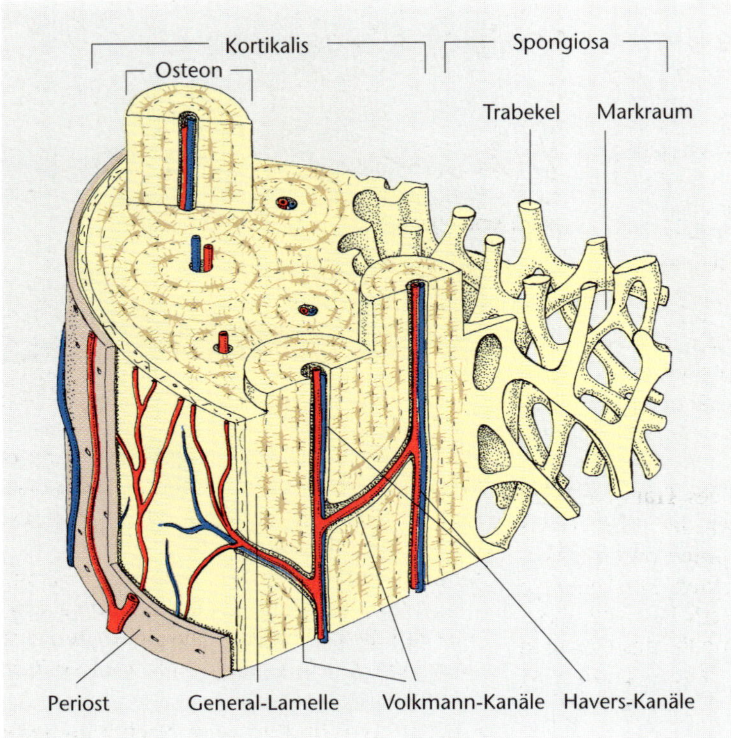

Abb. 4.14: Aufbau eines Lamellenknochens.
Außen liegt die in zylinderförmigen Osteonen angeordnete Kortikalis, im Zentrum des Knochens die von großen Hohlräumen durchsetzte Spongiosa. Der Knochen ist aus vielen Lamellen aufgebaut, die untereinander durch eine Kittsubstanz verbunden sind. Große Generallamellen umschließen den ganzen Röhrenknochen und begrenzen ihn zur Knochenhaut (Periost) hin. Blutgefäße durchstoßen in radiär verlaufenden Volkmann-Kanälen den Knochen und treffen auf die Havers-Kanäle, in denen sich die Blutgefäße weiter verzweigen, um das Gewebe zu versorgen.

bauten langen Knochen bestehen außen aus kompakten Knochenschichten oder **Kortikalis** *(Knochenrinde)* und enthalten innen ein System von locker aufgebauter und mit Hohlräumen durchsetzter **Spongiosa** *(Schwammknochen)*. Die Hohlräume der Spongiosa beherbergen in Gelenknähe das blutbildende, rote Knochenmark (☞ Abb. 14.2a).

An der Knochenoberfläche gruppieren sich die Lamellen des Knochens zu größeren Platten, den **General-Lamellen** (☞ Abb. 4.15).

Im Gegensatz zum Knorpel gehört der Knochen zu den gut durchbluteten Geweben: Größere Blutgefäße treten über die *Knochenhaut* (das **Periost**) an den Knochen heran (in Abb. 4.15 links unten). Durch quer oder schräg verlaufende Hohlräume, die **Volkmann-Kanäle**, sind sie mit den kleinen Gefäßen im Inneren der Osteone, den **Havers-Kanälen** verbunden.

4.6.2 Geflechtknochen

Die Grundstruktur des Geflechtknochens besteht aus locker miteinander verflochtenen **Knochenbälkchen** *(Trabekula)*. Dieser Knochenaufbau ist weniger stabil als der des Lamellenknochens. Man findet ihn vorwiegend bei Neugeborenen.

Aus Geflechtknochen bestehen beim Erwachsenen nur noch die Ansatzstellen von Sehnen und Bändern sowie die Umgebung der Schädelnähte. Außerdem entsteht er vorübergehend bei der Heilung von Knochenbrüchen.

4.7 Muskelgewebe

Ohne Muskeln wäre der Mensch völlig unbeweglich. Für die Fortbewegung, den Herzschlag und andere lebenswichtige Funktionen des Körpers sorgen die langgestreckten, faserartigen **Muskelzellen**. Feine Fasern im Inneren der Muskelzellen, die **Myofibrillen**, ermöglichen, daß sich diese Zellen zusammenziehen können. Da die Fasern die Zellen in Längsrichtung durchziehen, bewirkt ihre Kontraktion eine Verkürzung der Zelle.

Die Myofibrillen bestehen aus **Aktin-** und **Myosin-Filamenten**, fadenförmigen Proteinmolekülen. Diese greifen teleskopartig ineinander – bei der Muskelverkürzung mehr, bei der Erschlaffung weniger. Ausgelöst werden Muskelkontraktionen üblicherweise durch Impulse des Nervensystems (näheres ☞ 7.3.5).

Der Körper besitzt drei unterschiedliche Typen von Muskulatur: die glatte Muskulatur, die quergestreifte Muskulatur und die Herzmuskulatur.

4.7.1 Glatte Muskulatur

Die **glatte Muskulatur** findet sich in den Muskelwänden des Magen-Darm-Traktes (Ausnahme: obere Speiseröhre), in den Bronchien, im Urogenitaltrakt, den Blutgefäßen, den Haarbälgen und im Auge. Die glatte Muskulatur besteht aus länglichen, nur selten verzweigten Zellen, die in Strängen oder Schichten angeordnet sind. In der Mitte jeder Zelle liegt ein einzelner Zellkern. Die Kontraktionen der glatten Muskulatur verlaufen langsam und unwillkürlich. Auch in Ruhe sind die glatten Muskelzellen immer etwas angespannt *(Ruhetonus;* ☞ 7.3.9*)*. Kontraktionen der glatten Muskulatur werden entweder *autogen* (selbsttätig), durch lokale Faktoren (z. B. Darmdehnung) oder durch das vegetative Nervensystem ausgelöst (☞ 11.12).

Die Kolik

Koliken sind eine der stärksten Schmerzformen, die Menschen erleiden können. Sie treten in Hohlorganen wie beispielsweise dem Magen, den Gallenwegen, dem Harnleiter oder dem Darm auf – in der Regel dann, wenn deren Wandmuskulatur den Inhalt gegen einen Widerstand zu befördern versucht. Bei der *Nierenkolik* beispielsweise, die bei Nierensteinleiden auftritt, zieht sich die glatte Muskulatur des Harnleiters (☞ 20.5.2) rhythmisch zusammen, um einen losgelösten Nierenstein zur Blase zu transportieren. Diese Kontraktionen rufen starke Schmerzen hervor, die je nach Sitz des Steines erst im Rücken, im weiteren Verlauf mehr im Bereich der Harnblase mit Ausstrahlung in die Schamregion beobachtet werden.

4.7.2 Quergestreifte Muskulatur

Die **quergestreifte Muskulatur** bildet das gesamte System der Skelettmuskeln (☞ Abb. 8.1 und 8.2).

Die Zunge, die Muskeln des Kehlkopfs und die Schlundmuskulatur bestehen ebenso aus quergestreifter Muskulatur wie das Zwerchfell und sämtliche Muskeln der Extremitäten. Die Kontraktionen quergestreifter Muskelzellen werden vom zentralen Nervensystem ausgelöst und sind größtenteils dem Willen unterworfen (☞ 11.4.1).

Die unter dem Mikroskop sichtbare Streifung der *quer*gestreiften Muskulatur entsteht dadurch, daß ihre Myofibrillen abwechselnd je-

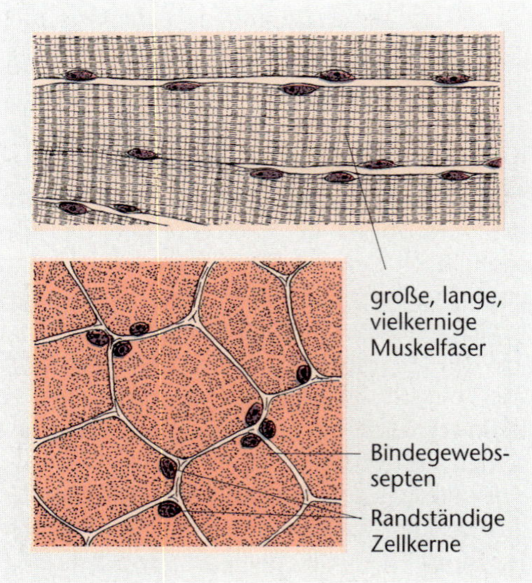

große, lange, vielkernige Muskelfaser
Bindegewebssepten
Randständige Zellkerne

Abb. 4.15: Längs- und Querschnitt durch einen Skelettmuskel (Details ☞ Abb. 7.18 – 20).

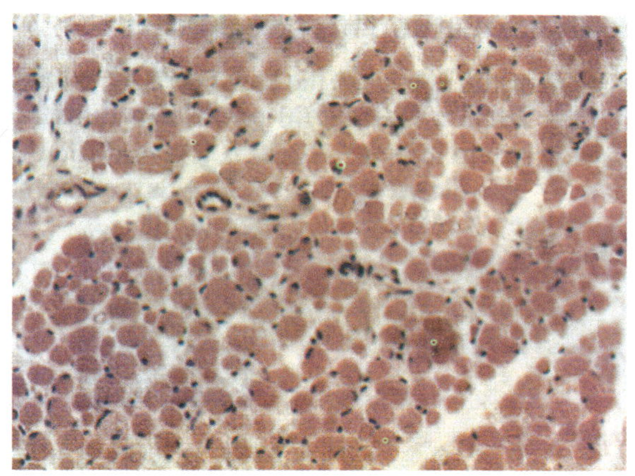

Abb. 4.16: Skelettmuskulatur (quergeschnitten). Gut zu erkennen sind die einzelnen Muskelfasern und die randständig liegenden Zellkerne.

Abb. 4.18: Längsschnitt durch den Herzmuskel. Charakteristisch für das Herzmuskelgewebe sind Zellverzweigungen, die die elektrische Erregungsausbreitung im Herzgewebe fördern (vgl. auch ☞ 7.3.11). Die Glanzstreifen sind in nicht sichtbar.

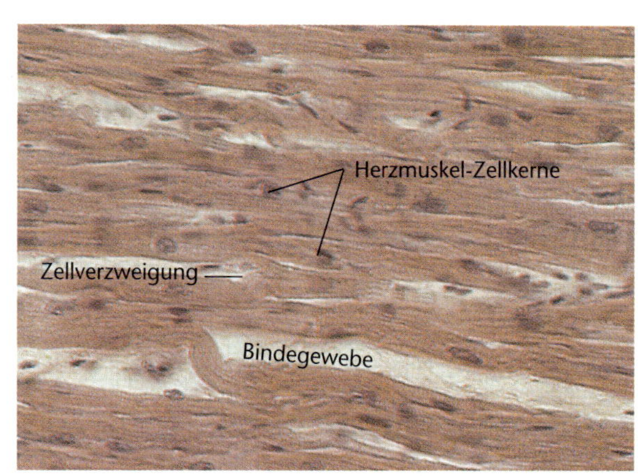

weils aus hellen und dunklen Elementen zusammengesetzt sind, die auf gleicher Höhe liegen. Die typische rote Farbe des Muskelgewebes beruht zum einen auf dem sauerstoffbindenden Muskelfarbstoff **Myoglobin**, der mit dem Blutfarbstoff Hämoglobin (☞ 14.2.2) verwandt ist, zum anderen auf dem Blutreichtum des Gewebes, das für seine Leistungen viel sauerstoffreiches Blut benötigt.

Jede einzelne Muskelzelle dieses Muskeltyps ist im Vergleich zu anderen Zellen sehr groß und wird deshalb auch **Muskelfaser** genannt. Sie besitzt bis zu 40 randständig liegende Zellkerne. Quergestreifte Muskelfasern können eine Länge von bis zu 15 cm erreichen. Sie können sich auf ungefähr die Hälfte ihrer Faserlänge verkürzen.

Ein **Skelettmuskel** setzt sich aus vielen Muskelfasern zusammen. Von außen ist er mit Bindegewebe umhüllt, der **Muskelfaszie**. Diese strahlt mit Ausläufern, den **Septen**, in das Muskelinnere ein, die sich immer weiter aufteilen und schließlich jede einzelne Muskelfaser umhüllen. Die Septen schließen die einzelnen Muskelfasern zusammen. Durch sie können alle Muskelfasern einer Gruppe ihre Kraft bündeln und gleichsam an einem Strang ziehen. Außerdem erlauben sie die Verschiebbarkeit der Muskelfasergruppen gegeneinander.

Skelettmuskelatrophie

Ein Muskel braucht ständiges Training: Wird er nicht benutzt, so schwindet seine Masse schnell dahin, und er atrophiert durch Inaktivität (☞ 5.3.1). Die einzelnen Muskelfasern verschmälern sich bei diesem Vorgang. Ursache kann beispielsweise eine Ruhigstellung in einem Gipsverband, aber auch schon eine Schonhaltung bei einer Entzündung sein.

4.7.3 Herzmuskulatur

Die Muskulatur des Herzens ist eine Sonderform der quergestreiften Muskulatur: Zwar findet sich unter dem Lichtmikroskop die für den Skelettmuskel typische Querstreifung, gleichzeitig aber auch Kerne in der Zellmitte wie bei der glatten Muskulatur. Die Zellen sind durch die sogenannten *Kittlinien* (**Glanzstreifen**) miteinander verbunden und bilden ein spitzwinkliges Flechtwerk.

Die Herzmuskulatur ist wie die glatte Muskulatur nicht dem Willen unterworfen.

4.8 Nervengewebe

Das Nervengewebe ist das am kompliziertesten aufgebaute Gewebe des Menschen. Es wird ausführlich im Kapitel 10 besprochen – hier aber schon ein kleiner Überblick:

Die Hauptzellen der Nervengewebe, *Nervenzellen* oder **Neurone** genannt, sorgen für die Verständigung (Kommunikation) der Gewebe untereinander. Neurone sind:

- für die Aufnahme von Nachrichten verantwortlich. Hierzu bilden die meisten Neurone zuleitende Fortsätze, die **Dendriten**, entlang derer elektrische Signale zum **Zellkörper** gelangen;
- für die Weiterleitung von Nachrichten verantwortlich. Jedes Neuron verfügt dazu über einen kabelartigen Fortsatz (**Axon**), der bis zu 1 m lang werden kann. Die Axone bilden mit anderen Nervenzellen oder aber mit Zellen anderer Gewebe (z.B. Muskelfasern) Kontaktstellen, die **Synapsen**. Viele parallel verlaufende Axone können zusammen einen **Nerven** ergeben;
- für die Verarbeitung und Speicherung der Nachrichten zuständig. Dementsprechend bauen die Neurone komplizierte Netzwerke auf, von denen das *Gehirn* und das *Rückenmark* die größten sind. Kleinere Netzwerke heißen **Ganglien**, als *Spinalganglien* verlaufen sie beispielsweise entlang dem Rückenmark.

Das Nervengewebe besteht aber nicht nur aus Neuronen, sondern auch aus **Neuroglia**, dem *Nervenhüllgewebe*, das die weichen und empfindlichen Neurone stützt, sie mit Nährstoffen versorgt, elektrisch isoliert und gegenüber Fremdstoffen schützt.

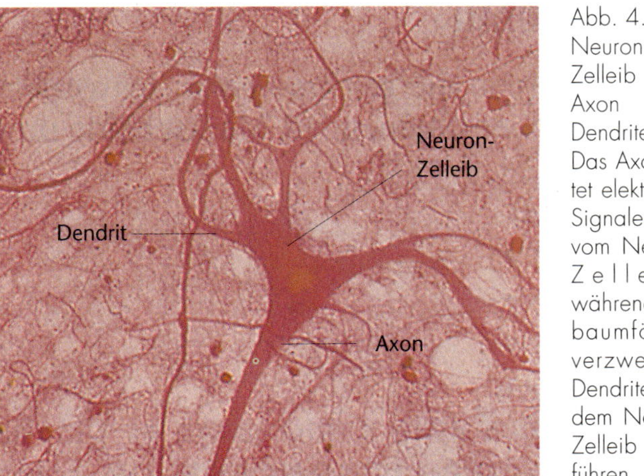

Abb. 4.17: Neuron mit Zelleib und Axon und Dendriten. Das Axon leitet elektrische Signale weg vom Neuron-Zelleib, während die baumförmig verzweigten Dendriten sie dem Neuron-Zelleib zuführen.

Abb. 4.19: Nervenfaserbündel im Querschnitt. Die schwarzbraunen Ringe sind die „Isolationsmäntel" der Nervenfasern, die Markscheiden. Viele Faserbündel zusammen bilden den eigentlichen Nerven, der dann auch äußerlich gut sichtbar ist.

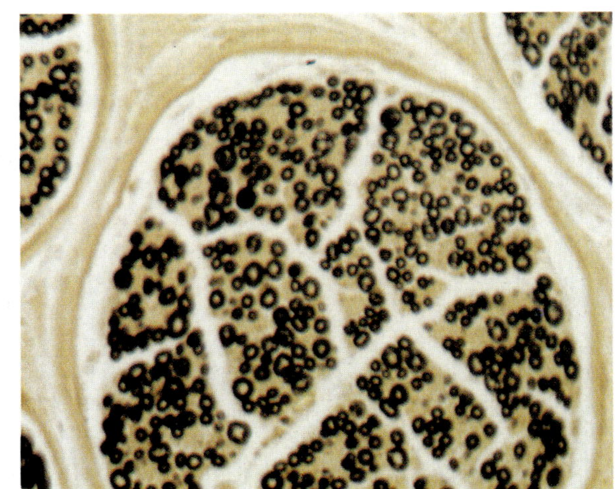

4.9 Gesundheit und Lebensstil: Der fließende Schmerz

Der „rheumatische Formenkreis"

Das Wort „Rheuma" kommt aus dem Griechischen und bedeutet „fließen". Die Beobachtung, daß bei einer bestimmten Gelenkkrankheit der Betroffene über fließende, ziehende Schmerzen klagte, gab der Erkrankung ihren Namen: Rheumatismus oder eben kurz Rheuma. Doch *den* Rheumatismus gibt es eigentlich nicht, denn genau genommen fallen unter den Begriff der **Erkrankungen des „rheumatischen Formenkreises"** über einhundert verschiedene Krankheiten, die zu Entzündungen in den Gelenken, den Gefäßen und anderen Bindegeweben führen und dort mehr oder minder große Schäden hinterlassen.

Die meisten dieser Erkrankungen betreffen nicht eine bestimmte Region des Körpers, sondern ein *System* gleichartiger Gewebe, weshalb man sie auch als **Systemerkrankungen** bezeichnet. Zu ihnen gehören etwa

- der **Morbus Bechterew** (auch *Spondylitis ankylopoetica* genannt), der vor allem die Gelenke der Wirbelsäule zerstört;
- der *systemische Lupus erythematodes* (**SLE**), der zu Nieren-, Gelenk- und Herzschäden führt;
- die **Sklerodermie** *(Systemische Sklerose)*, die zur narbigen Zusammenziehung des Bindegewebes von Haut, inneren Organen und Gefäßen führt und meist tödlich endet;
- die **Polymyalgia rheumatica**, mit Muskelschmerzen im Schulterbereich und auch starken Kopfschmerzen.

Die chronische Polyarthritis

Die häufigste rheumatische Erkrankung ist die **chronische Polyarthritis** (*cP*, auch *rheumatoide Arthritis* genannt). Durch eine Fehlsteuerung des Immunsystems hält die körpereigene Abwehr die Gewebe der Gelenkflächen für bedrohliche Fremdlinge und attackiert sie. Massive Entzündungsreaktionen betreffen dann vor allem die mittelgroßen Gelenke (Knie, Ellenbeuge). Diese schubweisen Autoimmun-Reaktionen (☞ 6.4.3) sind nicht nur sehr schmerzhaft und machen in schlimmen Fällen den Betroffenen zeitweise nahezu bewegungsunfähig, sie hinterlassen häufig auch Dauerschäden: Verschiedene Gelenke können völlig steif werden.

Nur Linderung, keine Heilung

Etwa jeder Hundertste erkrankt an einer chronischen Polyarthritis, allerdings nur in den Industriestaaten, in den warmen Ländern der Dritten Welt ist sie sehr selten. Frauen sind dreimal häufiger betroffen als Männer. Die Krankheit kann in jedem Lebensalter auftreten; die meisten Neuerkrankungen liegen jedoch zwischen dem 25. und 50. Lebensjahr.

Charakteristisch für die Krankheit ist eine starke *Morgensteifigkeit* der Gelenke, die mindestens eine Stunde anhält, und Gelenkschwellungen mit schmerzhaften Bewegungseinschränkungen. Später entwickeln sich Gelenkfehlstellungen vor allem im Handbereich und sogenannte *Rheumaknoten* (verschiebliche derbe Knoten unter der Haut).

Bei der Blutuntersuchung läßt sich meist der *Rheumafaktor* nachweisen. Außerdem finden sich im Röntgenbild Knochenentkalkungen in der Nähe der befallenen Gelenke.

Heilen läßt sich eine chronische Polyarthritis nicht, allerdings verschwindet bei ungefähr 20 % der Betroffenen die Krankheit irgendwann von selbst („Spontanremission"). Die meisten haben aber ihr Leben lang mit der Krankheit zu kämpfen.

Therapieansätze

Die Medizin kann den Patienten nur helfen, damit besser zurechtzukommen. Eine der wichtigsten Hilfen ist die Schmerzlinderung und Entzündungshemmung, die sich mit Medikamenten (insbesondere durch nicht-steroidale Antiphlogistika, ☞ 12.3.3, und Glukokortikoide, ☞ 13.6.2) erreichen läßt. Diese entlasten zunächst vor allem den geplagten Patienten und ermöglichen ihm, auch während eines akuten Schubes, mobil zu bleiben. Das ist sehr wichtig, um die Versteifung von Gelenken zu verhindern. Eingreifender sind die sogenannten *Basistherapeutika* – unter ihnen auch Goldsalze – die zwar das Fortschreiten der cP aufhalten können, dies aber um den Preis erheblicher Nebenwirkungen.

In letzter Zeit haben verschiedene Wissenschaftler den Einfluß der Ernährung auf den Verlauf der chronischen Polyarthritis diskutiert. In Studien fanden Ärzte Hinweise darauf, daß eine *vegetarische Kost* einen akuten Rheumaschub lindern kann. Dieser Behandlungsmethode liegt die Idee zugrunde, den Patienten so zu ernähren, daß seine Nahrung möglichst wenig *Arachidonsäure* – eine mehrfach ungesättigte Fettsäure (☞ 2.8.2) – enthält.

Diese Fettsäure ist vor allem in Fleisch enthalten. Aus dieser Säure bildet der Körper Entzündungsmediatoren, die Prostaglandine (☞ 5.4.3). Herrscht ein Mangel an Arachidonsäure, so ist auch die Produktion von Prostaglandinen und damit die Enzündungsreaktion an der Gelenkinnenhaut gedrosselt.

Bewegung muß sein

Abgesehen von Medikamenten und eventuell einer bestimmten Diät kann der Patient viel zur Linderung der Krankheit tun, indem er seine Schmerzen und Steifheit überwindet und regelmäßig Gymnastik treibt („keine Tablette ohne Krankengymnastik"). Die Art der Übungen hängt stark von den jeweiligen Rheumatismusarten ab. Gut sind aber immer leichte Laufübungen auf weichem Boden.

Auch Schwimmen ist ein oft empfohlener Sport für Rheumatiker. Durch eine fachgerechte Krankengymnastik können zudem spezielle Übungen für die jeweils betroffenen Gelenke erarbeitet werden. Schließlich beugt der Rheumatiker durch Bewegung einer drohenden Osteoporose vor, die sowohl durch bestimmte Rheumamedikamente (insbesondere die Glukokortikoide) als auch durch die Immobilität droht.

Das Leben mit einer rheumatischen Erkrankung ist nicht einfach – aber dennoch zu meistern. Vor allem in Selbsthilfegruppen wie der *Deutschen Rheumaliga* findet der Kranke Unterstützung und Kontakt zu anderen Kranken. Denn das Schlimmste an einer fortgeschrittenen Polyarthitis ist wohl, daß der Kranke vor Schmerz kaum noch die Wohnung verläßt und so vereinsamt.

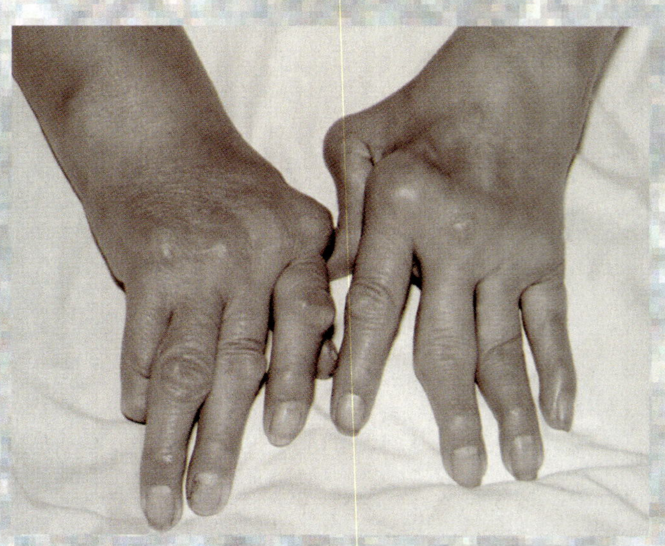

Abb. 4.20: Die „typischen" Hände eines Patienten mit fortgeschrittener chronischer Polyarthritis.
Man erkennt die aufgetriebenen Fingergrund- und -mittelgelenke, am ausgeprägtesten am Zeigefingergrundgelenk; eine starke Abknickung der Finger Richtung Kleinfinger (*Ulnardeviation* genannt) sowie eine entzündliche Schwellung des rechten Unterarms (im Bild links oben) durch einen akuten Entzündungsherd im Unterarm-Handwurzel-Bereich. Ein entsprechendes Röntgenbild zeigt Abb. 8.61

5. Allgemeine Krankheitslehre

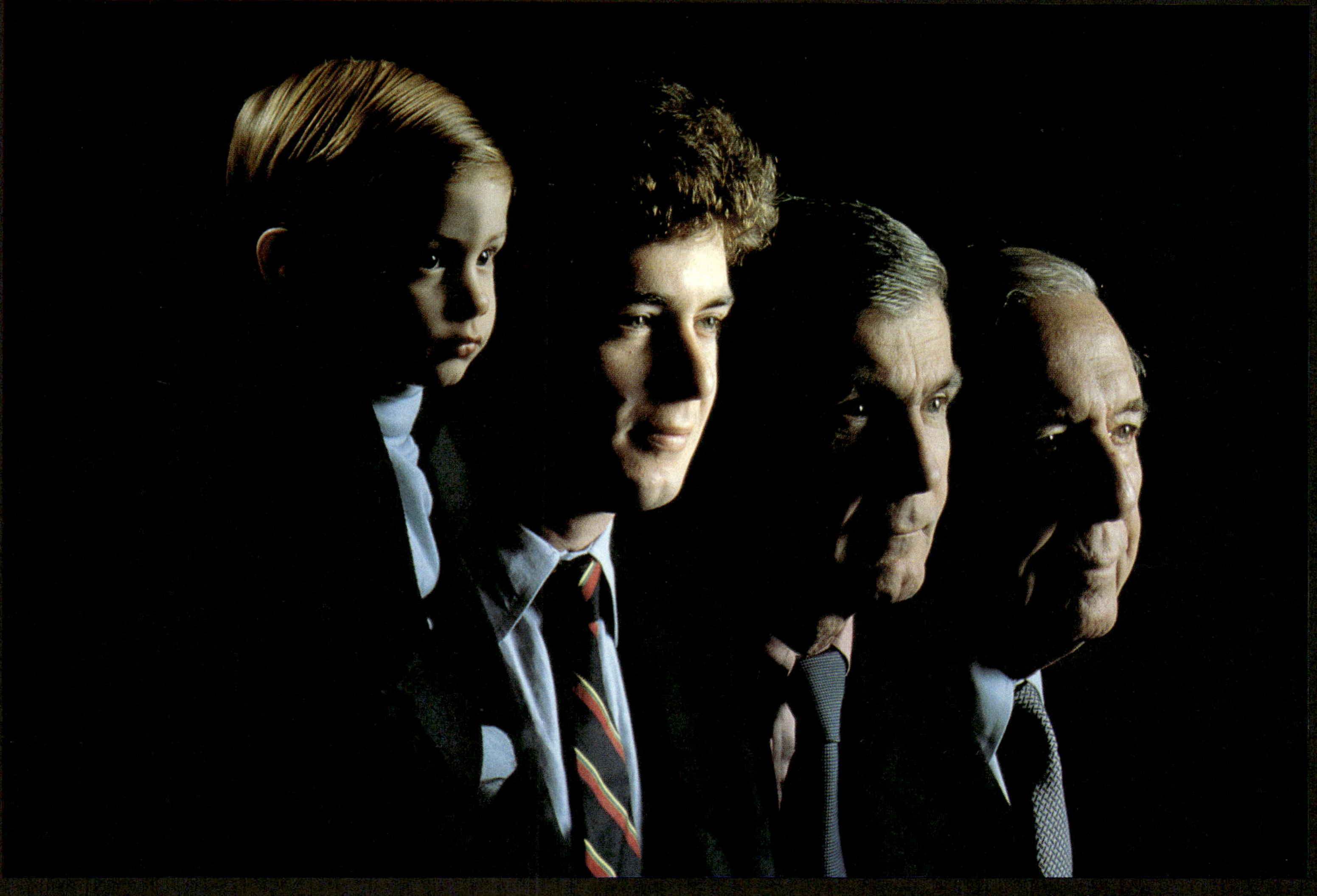

Vorbemerkung

Abweichend von bisherigen Lehrbuchtexten wurden hier die klassischen Themen der allgemeinen, beschreibenden Pathologie gerafft, um Raum für solche Themen zu schaffen, die in der Berufs*praxis* eine große Rolle spielen:
- den Prozeß des Krankseins im Krankenhaus;
- die Fragen von Tod und Sterben, der Sterbebegleitung und auch der Selbsttötung;
- das Risikofaktorenkonzept als Methode der vorbeugenden Medizin sowie die ausführliche Diskussion der Arteriosklerose als „Schlüsselrisikofaktor";
- die Einordnung und Behandlung von Tumoren.

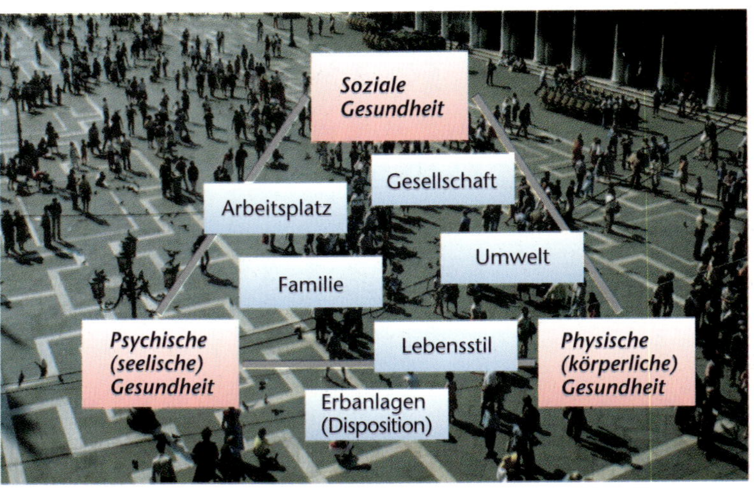

Abb. 5.1: Funktionen des Lebens im Spannungsfeld der drei Eckpfeiler der Gesundheit nach dem Verständnis der Weltgesundheitsorganisation.

5.1 Vom Gesundsein und Kranksein

Während Gesundheit von vielen als selbstverständlich oder zumindest als „normal" empfunden wird, ist sie für Kranke – vor allem Leidende – ein oft unerreichbar fern erscheinender Wunschtraum. Der einzelne scheint also meist zu wissen, ob er gesund oder krank ist. Dieses „objektiv" festzustellen, scheint genauso einfach, bereitet aber in der Praxis oft Schwierigkeiten – nicht nur in Grenzfällen, wo es z. B. um Arbeitsunfähigkeit oder Berentung geht.

5.1.1 Gesundheit nach WHO

Die *Weltgesundheitsorganisation* **(WHO)** hat Gesundheit als Zustand *völligen körperlichen, seelischen und sozialen Wohlbefindens* („wellbeing") definiert.

Diese Definition ist jedoch für den medizinischen und sozialen Alltag nur wenig brauchbar, hat doch jeder Mensch mindestens fünf, wenn nicht 25 Gründe, sich in der einen oder anderen Hinsicht nicht wohlzufühlen:

- Die Hälfte der deutschen Bevölkerung ist fehlsichtig, aber welcher Bruchteil hiervon würde sich schon deshalb als *krank* bezeichnen?
- Die meisten Menschen haben „Defekte" wie z. B. Narben, Wunden, kleine angeborene Mängel (und seien es nur solche ästhetischer Natur) oder lästige Kopfschmerzen – dennoch leidet die Lebens- und Arbeitsfähigkeit darunter meist nur wenig.
- Im seelischen und sozialen Bereich ist das Wohlbefinden praktisch *nie ganz* erreichbar. Die kranke Schwiegermutter, der Vorgesetzte oder der Bruder, mit dem man im Streit lebt, die Arbeitskollegin, die unerträglich scheint – all dies wirkt sich unweigerlich auf das eigene Wohlbefinden aus, würde aber wohl von kaum jemandem als *Krankheit* aufgefaßt werden.

Man hat die WHO–Definition deshalb auch als *konkrete Utopie* bezeichnet, die zwar einen wünschenswerten Idealzustand beschreibt, nicht aber praktikable Maßstäbe liefert – wer Symptome (Krankheitszeichen) hat, ist noch lange nicht krank und umgekehrt (z. B. der Tumorkranke im frühen Stadium).

Andere Modelle erscheinen geeigneter, Gesundheit und Krankheit voneinander zu trennen, z. B. das der Homöostase:

5.1.2 Das Prinzip der Homöostase

Nach Ferdinand Hoff ist Gesundheit das **harmonische Gleichgewicht** zwischen Bau und Funktionen des Organismus einerseits und dem seelischen Erleben andererseits. Dies sei die Voraussetzung zur *vollen Leistungsfähigkeit* und damit auch zum uneingeschränkten *Lebensgenuß*. Dieses Gleichgewicht (die **Homöostase**) des Organismus wird durch den ständigen Auf- und Abbau seiner Bestandteile garantiert. Überwiegt der Aufbau, so kommt es zur Strukturzunahme – zur *Hypertrophie* bzw. *Hyperplasie* (☞ 5.3.1), im Extremfall zum *Tumor* (☞ 5.5). Überwiegt dagegen der Abbau, so kommt es zur Strukturabnahme, das heißt zur *Atrophie* und zur Leistungsminderung (☞ 5.3.1).

Gleichgewicht des Inneren Milieus

Die Homöostase der Funktionen unseres Organismus läßt sich ganz wesentlich an der *Konstanz meßbarer Größen*, wie etwa der Körpertemperatur, der Blutglukosekonzentration, dem Blutdruck- oder dem Blut-pH-Wert ablesen. Diese und viele andere Parameter geben Auskunft über das (bereits in Abschnitt 1.5 ausführlich erörterte) *Innere Milieu*. Nur wenn sie sich in einem engen physiologischen Regelbereich befinden, ist der Gesamtorganismus lebens- und aktionsfähig.

Auch für die *psycho-physiologischen Grundbedürfnisse* gilt das Prinzip des Gleichgewichtes. Zum Beispiel ist Gesundheit nur in einem Rhythmus zwischen ausreichenden Schlaf- und Wachphasen möglich. Ebenso müssen die Bedürfnisse nach sozialer Gemeinschaft, partnerbezogener Zuwendung, aber auch Zurückgezogenheit in einem ausgewogenen Verhältnis zueinander befriedigt werden.

5.1.3 Das Prinzip des Gleichgewichts auf der Ebene der Gewebe

In allen Geweben findet ein ständiger Stoffumsatz (**Stoffwechsel**) statt, bei dem sich aufbauende *(anabole)* und abbauende *(katabole)* Vorgänge in einem Gleichgewichtszustand befinden. Diese Stoffwechselaktivität läßt sich auch an der Häufigkeit von Zellteilungen erkennen. Hierin unterscheiden sich die verschiedenen Gewebe:

- In **Wechselgeweben** finden ständig Zellteilungen statt. Durch Teilung sogenannter „Stammzellen" bilden sich neue Zellen, während alte absterben oder abgestoßen werden. Auf diese Weise kommt es zu einer ständigen Gewebserneuerung. Zu den typischen Wechselgeweben gehören z. B. die Schleimhautepithelien und alle roten und weißen Blutzellen.
- **Stabile Gewebe** erneuern sich nur wenig. Bei entsprechendem Anreiz (z. B. nach einer Verletzung) sind die Zellen jedoch zur Vermehrung in der Lage. Hierzu rechnet man z. B. die Leberzellen, die endokrinen Drüsenzellen sowie die meisten Zellen des Bindegewebes.
- **Ruhegewebe** (*Permanente Gewebe*) bestehen aus nicht mehr teilungsfähigen Zellen, die in der Regel um den Zeitpunkt der Geburt ihre Teilungsfähigkeit verloren haben. Neue Zellen durch *Zellteilung* werden danach nicht mehr gebildet. Zu den Ruhegeweben zählen die hochspezialisierten Gewebe wie z. B. das Nervensystem, die Sinnesgewebe oder auch die Zähne.

5.1.4 *Störgrößen der Homöostase und ein neuer Gesundheitsbegriff*

Das Gleichgewicht zwischen anabolen und katabolen Prozessen, die Konstanz des Inneren Milieus, wird durch Infektionserreger, das Klima und andere äußere Faktoren ständig bedroht. Die Homöostase muß deshalb durch **Anpassungsmechanismen** aufrechterhalten werden. Durch sie kann der Organismus gezielt auf Bedrohungen reagieren:

Hierzu gehören z. B. die Produktion von gezielten Abwehrstoffen (Antikörpern, ☞ 6.1.2) gegen Infektionserreger, die Konstanthaltung der Körperkerntemperatur bei wechselnden Außentemperaturen durch physiologische und zivilisatorische Mittel (das heißt unterschiedliche Bewegung oder Kleidung); die Anpassung der Herzleistung an erhöhte Anforderungen, z. B. beim Bergaufgehen oder bei Schwerarbeit; aber auch die Bewältigung des Verlustes eines Lebenspartners oder der sozialen Bezugsgruppe, z. B. infolge eines Wohnortwechsels.

Gesundheit als Anpassungsfähigkeit

Aufgrund dieser Überlegungen läßt sich *Krankheit* nunmehr als Störung der Homöostase beschreiben, die mit verminderter Leistungsfähigkeit und herabgesetzter seelischer Belastbarkeit einhergeht – in einem Wort mit verminderter *Anpassungsfähigkeit*. Das Ideal völliger Gesundheit wäre demnach der Zustand der völligen Anpassung.

Diese Behauptung mag zunächst Widerspruch hervorrufen, soll doch unser Leben eher mit *Selbstverwirklichung* als mit Anpassung zu tun haben. Trotzdem: An Lebensentwürfen läßt sich nur (selbst-) verwirklichen, was der Körper mitzutragen bereit ist:

- Eine Frau wäre ohne die enorme Anpassungsleistung ihres Körpers während der Schwangerschaft nie in der Lage, ein gesundes Kind zu gebären oder auch nur die Schwangerschaft zu überleben (☞ 22.5).
- Nur durch Anpassung des Organismus sind außergewöhnliche Leistungen zu erbringen. Nur so ist auch das Überleben in Extremsituationen, wie z. B. bei großer Hitze, unzureichender Nahrung, schwerer Verletzung oder beim Marathonlauf möglich.

5.1.5 *Krankheitsdispositionen*

Ist die Anpassungsfähigkeit des Körpers nicht nur vorübergehend (z. B. während eines Schnupfens) eingeschränkt oder unter Extrembelastungen (z. B. Hitze) überfordert, sondern dauernd und im Alltagsleben herabgesetzt, so spricht man von einer *Krankheitsbereitschaft* oder **Krankheitsdisposition** (Disposition = Veranlagung, Vorherbestimmung).

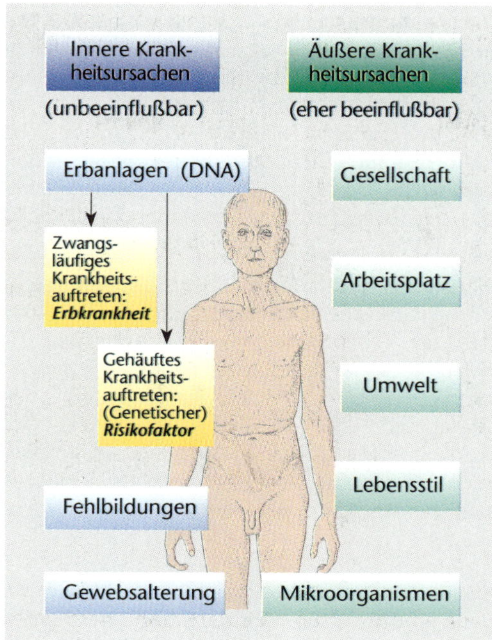

Abb. 5.2: Innere und äußere Krankheitsursachen.

Manche Gruppen von Menschen sind „naturgemäß" besonders anfällig *(disponiert)* für bestimmte Erkrankungen:

- Männer erkranken z. B. neunmal häufiger an Gicht (☞ 19.4.2) als Frauen – man spricht von *Geschlechtsdisposition.*
- Kinder erkranken zehnmal häufiger an Erkältungskrankheiten als Erwachsene – man spricht von *Altersdisposition.*
- Manche Krankheiten kommen fast nur bei Schwarzen (z. B. die Sichelzellanämie ☞ Abb. 14.8), andere Krankheiten (z. B. bestimmte Hauterkrankungen) fast nur bei Weißen vor – man spricht von *Rassendisposition.*

Erbkrankheiten

Eine ererbte Krankheitsdisposition kann so stark sein, daß die entsprechende Erkrankung *zwangsläufig* bei der Geburt oder irgendwann später im Leben ausbricht und oft zum frühzeitigen Tod führt. Man spricht dann von **Erbkrankheit.** Die *Bluterkrankheit* (☞ 14.5.7) ist eine solche Erbkrankheit. Da diese Krankheiten an spätere Generationen weitervererbt werden können, ist die Kenntnis ihres *Vererbungsmechanismus* wichtig (☞ 22.8).

Erworbene Krankheitsdispositionen

Den *ererbten* Krankheitsdispositionen kann man die *erworbenen* Dispositionen gegenüberstellen: Wer sich nicht ausreichend bewegt und seinen Kreislauf nicht trainiert, ist für häufige Erkältungskrankheiten in der kalten Jahreszeit *disponiert* (anfällig). Wer an einem Tumor oder an Tuberkulose erkrankt, der wird sich auch wesentlich leichter eine Zweiterkrankung zuziehen, wie z. B. Bronchitiden, Harnwegsinfekte oder eine Herzschwäche. Der Mediziner sagt auch, eine Primärerkrankung *disponiert* zu einer **Sekundärerkrankung**. Steht die Sekundärerkrankung in einem engen zeitlichen oder ursächlichen Zusammenhang mit der Primärerkrankung, nennt man sie **Komplikation** der Primärerkrankung.

Vergleichskollektive

Was krankhafte Disposition und was natürliche Grenze der Anpassungsfähigkeit ist, läßt sich nur dann entscheiden, wenn man weiß, welche Anpassungsfähigkeit bzw. Leistungsfähigkeit eine vergleichbare Gruppe von Menschen identischer Rasse, identischen Alters und Geschlechts hat. Deshalb ist die Medizin vor allem in Streitfällen, wie z. B. Berentungsfragen, immer wieder gezwungen, den einzelnen mit einem Vergleichskollektiv von Gesunden, dem **Normalkollektiv** zu vergleichen – denn absolute Maßstäbe für Gesundheit und Krankheit (bzw. Arbeits- oder Berentungsfähigkeit) gibt es nicht.

5.2 *Äußere und innere Krankheitsursachen*

Wie erwähnt, ist die Gesundheit immer von zwei Seiten bedroht: Von außen durch physikalische (Hitze, Kälte), chemische (akute oder schleichende Vergiftung), mikrobiologische (Bakterien, Pilze, Viren) und soziale (Hungersnot, Kriege) Einwirkungen; von innen sowohl durch die erbliche Disposition zu Krankheiten bzw. durch Erbkrankheiten im engeren Sinne als auch durch das natürliche Altern mit Schwinden der körperlichen und psychischen Leistungskraft.

In der Praxis sind oft beide Faktoren miteinander verknüpft: Eine erbliche Bereitschaft zur „Gefäßverkalkung" (Arteriosklerose) und damit zur Herzkranzgefäßverkalkung trifft zusammen mit falscher Lebensweise, Rauchen und Übergewicht; das Ergebnis ist ein früh eintretender Herzinfarkt. Oder: Die vererbte Anlage zu schlechten (das heißt gegenüber Mundbakterien wenig widerstandsfähigen) Zähnen trifft zusammen mit zuckerreicher Ernährung und mittelmäßiger Zahnpflege; die Folge ist eine ausgedehnte Zahnfäulnis (Karies).

5.2.1 *Äußere (beeinflußbare) Krankheitsursachen*

Die *äußeren* Bedrohungen sind von den Lebensbedingungen der „Umwelt" abhängig. Deshalb kann man sie zumindest prinzipiell innerhalb einer zivilisierten Kultur verringern. Im folgenden werden vier Schlüsselprobleme behandelt:

- psychische Krankheitsursachen,
- soziale Krankheitsursachen,
- die Umwelt als Belastung der Gesundheit und

- Mikroorganismen als Bedrohungen der Gesundheit.

Psychische Gesundheit und psychische Krankheitsursachen

Die **psychische Gesundheit** ist am ehesten zu beschreiben mit der *Anpassungsfähigkeit* gegenüber psychischen „Verletzungen" wie z. B. Trennung oder Tod eines Angehörigen sowie der *Konfliktfähigkeit* bei einander widersprechenden Anforderungen, z. B. von Seiten der Familie und des Arbeitgebers. Andererseits gehört zur psychischen Gesundheit auch die Bereitschaft, unveränderbare Rahmenbedingungen (wie z. B. die eigenen Leistungsgrenzen) sowie Vorerkrankungen zu akzeptieren. Gelingt dies nicht und bleiben psychische Konflikte auf Dauer ungelöst, erkrankt das Individuum über kurz oder lang.

Der wichtigste Faktor, um solche Erkrankungen zu verhindern, scheint nach heutigem Wissen eine „glückliche" (nicht aber problemfreie) Kindheit zu sein – was die Bedeutung der *Erziehung* unterstreicht. Scheitert die *Eltern-Kind-Beziehung* als Folge vieler ungelöster Erziehungskonflikte oder muß das Kind einen Mangel an Geborgenheit oder gar Gewalt und Mißbrauch erleiden, so sind seelische oder körperliche Erkrankungen im Erwachsenenleben fast zwangsläufig die Folge (mehr hierzu ☞ 23.5.5). Forschungsergebnisse zeigen aber, daß auch für viele psychische Erkrankungen eine innere Disposition besteht.

Die Psychosomatische Medizin

Der Staat und die Institutionen des Gesundheitswesens können vorbeugend nur wenig positiven Einfluß auf die psychische Gesundheit des einzelnen nehmen. Um so mehr wird heute die Notwendigkeit gesehen, psychisch Erkrankten individuell zu helfen. Die **psychosomatische Medizin** beschäftigt sich mit solchen Krankheiten, die sich zwar eindeutig organisch manifestieren (wie z. B. ein Magengeschwür oder die Magersucht), ihre Ursachen jedoch zu einem wesentlichen Teil in psychischen und/oder psychosozialen Konflikten haben.

Soziale Krankheitsursachen

Der Pathologe Virchow hat vor ca. 100 Jahren eindringlich auf die häufig *sozialen Ursachen* von Krankheiten aufmerksam gemacht. Das Problem war schon damals nicht neu: Der Zusammenhang zwischen Armut, Hunger und Krankheit war allen menschlichen Kulturen geläufig, und bereits mit der Entwicklung der ersten Stadtkulturen traten soziale Krankheitsursachen wie Kriege und hygienische Mißstände auf, die zur Ausbreitung von Seuchen (z. B. seit dem Mittelalter Pest und Syphilis) führten.

Trotz dieser altbekannten Zusammenhänge verschlechterten sich die Lebensbedingungen eines Großteils der Bevölkerung in Europa im 18. und 19. Jahrhundert im Zuge der Industrialisierung und Verstädterung rapide, weil die traditionellen Sozialstrukturen und Verhaltensweisen deren Folgen immer weniger auffangen konnten. Die Folgen waren eine heute unvorstellbare Verelendung der Menschen in den Städten – was dann weitsichtige Mediziner, wie Virchow, auf den Plan rief. Ähnliches ist heute in der Dritten Welt zu beobachten, wo Millionen von Menschen unter dem Druck rasch wachsender städtischer Ballungsräume in Slums verelenden.

Nach modernem Verständnis sind für die *soziale Gesundheit* die Vernetzung des Individuums in einem Geflecht nachbarschaftlicher Beziehungen, die Verfügbarkeit von Wohnung und Arbeitsplatz sowie die Einbettung in eine feste kleine Bezugsgruppe, wie z. B. die Familie, erforderlich. Fehlen eine oder mehrere dieser Voraussetzungen, so sind Krankheiten die zwar nicht notwendige, aber häufige Folge. Nachweislich werden Menschen, die arbeitslos wurden, häufiger krank.

Krank durch die moderne Zivilisation

Durch die moderne Zivilisation sind einerseits viele äußere Bedrohungen der Gesundheit weitgehend beseitigt worden. So gelang es,
- sich durch Heizung und isolierende Kleidung vor Kälteeinflüssen zu schützen;
- durch Hochertragslandwirtschaft und aufwendige Vorratshaltung Nahrungsmittel in früher undenkbarer Vielfalt ganzjährig verfügbar zu machen, so daß Vitamin- und Eiweißmangelzustände in den Industrieländern zur Seltenheit geworden sind;
- durch ein aufwendiges System sozialer Sicherung diejenigen, die von Krankheiten oder anderen Schicksalsschlägen getroffen werden, vor dem Verhungern oder vor der Ausgrenzung aus der Gesellschaft zu bewahren.

Andererseits jedoch sind durch den modernen Lebensstil neue Bedrohungen aufgetreten: Der Straßenverkehr fordert in Deutschland über 11 000 Tote und weit über 200 000 Verletzte jährlich. Viele Menschen sind krank oder schwerhörig durch Lärm am Arbeitsplatz geworden. Das Trinkwasser kann in einigen Ballungsgebieten nur durch aufwendige Aufbereitungstechnik in erforderlichem Umfang von Schadstoffen befreit werden.

Die Umweltmedizin

Die Untersuchung der Auswirkungen der *Umweltbedingungen* auf die Gesundheit ist Gegenstand der **Umweltmedizin** (auch *Umwelthygiene* genannt). Sie hat derzeit folgende Schwerpunkte:

Nahrungsmittel. Viele Nahrungsmittel sind mit *Fremdstoffen* belastet, die der Gesundheit schaden können. Zu diesen Fremdstoffen zählen einerseits die Schadstoffe, die aus Ackerböden oder Gewässern in unsere Nahrung gelangen, z. B. Pflanzenschutzmittel und Schwermetalle, andererseits *Lebensmittelzusatzstoffe,* die in Form von Farbstoffen und Konservierungsmitteln unserer Nahrung zugesetzt werden. Nach heutigem Kenntnisstand fallen jedoch die Gesundheitsschäden durch „natürliche" Krankmacher noch schwerer ins Gewicht – hier sind vor allem der übermäßige Fett- und Alkoholkonsum zu nennen (☞ 19.2.3 und 10.8).

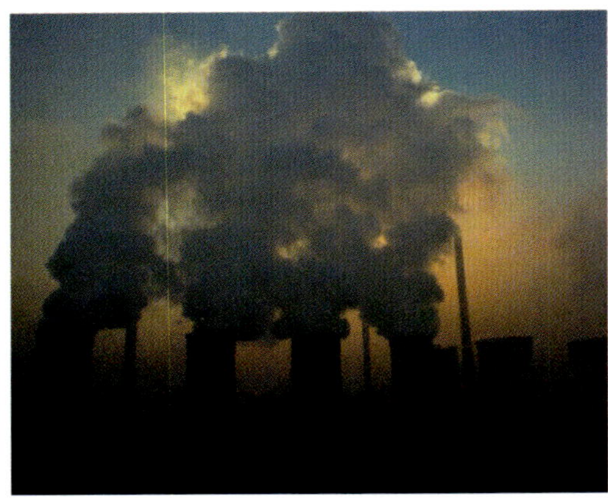

Abb. 5.3: Die Industrialisierung hat neben unbestreitbaren Vorteilen für Gesundheit und Hygiene einzelne auch vielfältige neue Bedrohungen gebracht, denen sich niemand entziehen kann – die aus Hochschornsteinen emittierten Schadstoffe regnen etwa im Umkreis von bis zu 300 km nieder.

Außenluft. Die Schadstoffbelastung der Atemluft hat vor allen Dingen in den Innenstädten während der fünfziger und sechziger Jahre gesundheitsgefährdende Ausmaße erreicht.

Die wichtigsten Schadstoffe aus Verbrennungsprozessen sind dabei
- *Stickoxide* (NO_x),
- *Schwefeldioxid* (SO_2) als Hauptursache des *sauren Regens,*
- *Kohlenmonoxid* (CO) als Abfallprodukt unvollständiger Verbrennung,
- *Stäube,* insbesondere die alveolengängigen (die Lungenbläschen erreichenden) Feinststäube,
- andere Luftschadstoffe wie etwa die kanzerogenen *polyzyklischen aromatischen Kohlenwasserstoffe* (PAK), z. B. aus Dieselabgasen.
- Eine stark in den Vordergrund gerückte Bedrohung ist das *Ozon.* Es wird unter dem Einfluß des Sonnenlichts aus Stickoxiden gebildet und kann an Sonnentagen gerade in Reinluftgebieten zu akuten Gesundheitsstörungen („Sommergrippe") führen.

Durch Umstellung auf umweltfreundlichere Heizungen und Abgaskatalysatoren sind jedoch eindeutige Verringerungen des Schadstoffausstoßes erreicht worden. Problematisch bleibt allerdings das Ozon, zu dessen Verringerung im Hochsommer der motorisierte Verkehr eingeschränkt werden müßte.

Innenraumluft. In geschlossenen Räumen hat die Belastung des Menschen durch Schadstoffe in der Atemluft dagegen zugenommen.

Verantwortlich hierfür sind vor allen Dingen moderne Baustoffe, wie z. B. formaldehydhaltige Spanplatten oder Bodenbeläge, die Lösemittel abdampfen. Die größte einzelne Innenraum–Schadstoffquelle ist in Deutschland jedoch mit ca. 180 000 Toten jährlich das Zigarettenrauchen.

Trinkwasser. In immer mehr Ländern der Welt wird sauberes, schadstoffarmes Trinkwasser knapp – auch in Deutschland müssen zunehmend Trinkwasserbrunnen wegen Schadstoffbelastung, z. B. durch *Nitrat*, geschlossen werden.

Lärm. Folgt man Umfragen in der Bevölkerung, ist der Lärm das Umweltproblem Nr. 1: Die Zahl von Lärmarbeitsplätzen ist trotz vieler Schutzvorkehrungen weiterhin sehr hoch; noch schwerer wiegen jedoch die Lärmbelästigungen auf der Straße durch die enorme Ausweitung des motorisierten Verkehrs (☞ 12.8).

Abwasser- und Abfallbeseitigung. Die geordnete Entsorgung von festen und flüssigen Abfällen ist von zentraler Bedeutung für den Erhalt unseres Lebensraums. Hier sind in der Vergangenheit nicht nur in „Problemgebieten", wie z. B. der ehemaligen DDR, schwerwiegende Fehler begangen worden, die sich sowohl in meßbaren Erhöhungen der *Morbidität* niederschlagen (= Erkrankungsrate, das heißt Zahl von Erkrankungsfällen bezogen auf eine Bevölkerungsgruppe) als auch in einer deutlichen Reduzierung der Lebenserwartung.

Mikroorganismen als Krankheitsursache

Die *Angst vor Infektionen* (☞ 6.6) hat die Menschheit seit Jahrtausenden geprägt. Nur für eine kurze Zeit nach Einführung des Penicillins glaubte man, mit Hilfe von Antibiotika die Geißeln der Menschheit wie Tuberkulose, Cholera und Malaria endgültig besiegen zu können.

Dieses Ziel ist jedoch wieder in weite Ferne gerückt:

- Viele Erreger sind gegen herkömmliche Antibiotika *resistent* (widerstandsfähig, „immun") geworden.
- In vielen Regionen der Erde sind wirksame Antibiotika nicht finanzierbar, so daß Menschen z. B. an einfach zu behandelnden Wurmkrankheiten sterben müssen.
- Das Beispiel der Ausbreitung der HIV-Infektionen (AIDS, ☞ 6.8.3) zeigt, wie rasch und weltweit bedrohend sich auch am Ende des 20. Jahrhunderts neue Krankheitserreger verbreiten können.

  Die Gefahr neuartiger großer Epidemien geht dabei heutzutage hauptsächlich von Virusinfektionen (☞ 6.8) aus, da die moderne Medizin bis jetzt den Viren (im Gegensatz zu den anderen Gruppen von Krankheitserregern) nur selten spezifische Medikamente und lediglich in einem Teil der Fälle eine wirksame Vorbeugung durch Impfstoffe entgegenzusetzen hat.

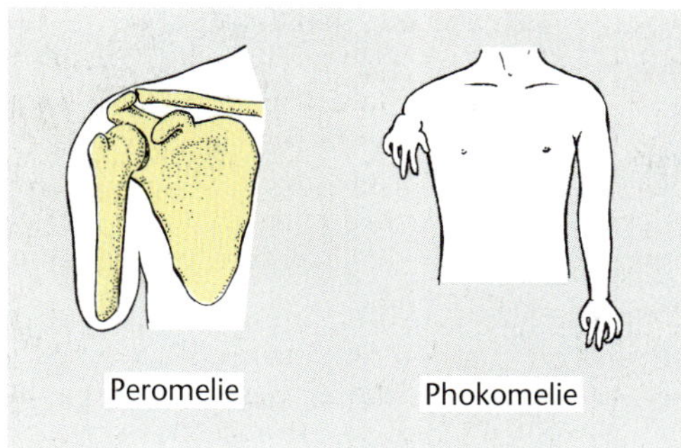

Abb. 5.4: Zwei Beispiele für Fehlbildungen (Dysplasien) der oberen Extremität, wie sie z. B. nach Einnahme von Thalidomid (Contergan®) in der Schwangerschaft gehäuft aufgetreten sind. Unter Peromelie versteht man die Stumpfbildung einer Extremität. Die Phokomelie ist eine Fehlbildung, bei der die Hände bzw. Füße unmittelbar an der Schulter bzw. Hüfte ansetzen.

Krank durch Medikamente

Auch die moderne Medizin kann unter Umständen zur Krankheitsursache werden: So erregten in den 60er Jahren bei ca. 2000 Lebendgeborenen Fehlentwicklungen der Arme großes Aufsehen. Ursache für diese Mißbildungen war die Einnahme des *teratogenen* (embryoschädigenden, ☞ 22.4) Schlafmittels Contergan® während der Schwangerschaft. Aber auch viele andere Medikamente können schwerwiegende Nebenwirkungen haben. So können etwa Magengeschwüre durch die Einnahme von Schmerzmitteln auftreten.

5.2.2 Innere (unbeeinflußbare) und multifaktorielle Krankheitsursachen

Fehlbildungen sind typische innere, also unbeeinflußbare Krankheitsursachen. Sie entstehen als Folge einer *Erbkrankheit* oder aufgrund einer vorgeburtlichen Entwicklungsstörung (z. B. durch schädliche Einflüsse, etwa eine Medikamenteneinnahme während der Schwangerschaft).

Mehr als die Hälfte aller angeborenen Fehlbildungen werden aber nach heutigem Kenntnisstand weder durch reine Vererbung noch durch reine äußere Einwirkungen verursacht, sondern sind Folge des Zusammenwirken von Genen und Umweltfaktoren; man spricht von **multifaktorieller Krankheitsursache**.

Agenesie, Aplasie und Dysplasie

Als **Agenesie** bezeichnet man das völlige Fehlen einer Organanlage infolge Störung der Embryonalentwicklung. Von einer **Aplasie** spricht man, wenn das Organ zwar angelegt, jedoch nicht ausgebildet ist – es finden sich lediglich Fett- oder Bindegewebsreste. Bei paarig angelegten Organen (z. B. den Nieren) ist die Aplasie eines der beiden Organe relativ häufig.

Viel häufiger als Aplasien sind **Dysplasien**, das heißt Fehlentwicklungen von Organen mit nicht ordnungsgemäßer Funktion. Manche Dysplasien, z. B. des zentralen Nervensystems, sind mit dem Leben nicht vereinbar oder gehen mit schweren Behinderungen, wie etwa angeborener Querschnittslähmung, einher. Andere Dysplasien sind weniger schwerwiegend, wie z. B. die multifaktoriell erbliche *angeborene Hüftgelenksdysplasie*, die bei korrekter orthopädischer Behandlung nur selten zur bleibenden Behinderung führt.

5.3 Mit der Alterung assoziierte Krankheitsrisiken

Die im folgenden besprochenen Phänomene treten stark gehäuft beim älteren Menschen auf. Sie sind aber nicht zwangsläufig mit dem Älterwerden verknüpft. Man grenzt deshalb auch häufig *natürliche* von *krankhaften*, das heißt vorzeitigen oder mit besonders starkem Funktionsverlust verbundenen *Alterungsvorgängen* voneinander ab.

5.3.1 Natürliche Alterungsvorgänge

Die natürlichen oder physiologischen Alterungsvorgänge werden bereits in der mittleren Erwachsenenperiode spürbar.

- Vom 25. Lebensjahr an sinkt die körperliche Leistungsfähigkeit meßbar.
- Bei geistig Untrainierten läßt sich nach dem 40. Lebensjahr (bei geistig Trainierten spätestens ab dem 65. Lebensjahr) ein klarer Abfall meßbarer intellektueller Leistungen feststellen (☞ 24.3.2).
- Auffällig und für viele unangenehm sind die *Abnahme des Wassergehaltes* und der Elastizitätsverlust der Haut:.
- Auch die Muskelmasse des erwachsenen Menschen verringert sich jährlich um ca. 0,5 %.
- Von großer medizinischer Bedeutung sind auch die Veränderungen der Sinnesorgane: (☞ 24.2.9)

Atrophie

Ursache des vielfältigen Leistungsverlustes im Alter *(Senium)* ist die Rückbildung von Organen, Funktionsgeweben oder Zellen **(Atrophie).** An die Stelle des verlorengegangenen Parenchyms (Funktionsgewebes) treten flüssigkeitsgefüllte Hohlräume, Bindegewebe oder Fettgewebe. Die **Altersatrophie** betrifft vor allem das Gehirn, die Leber, Knochen, Muskulatur und die Haut.

Atrophievorgänge sind aber lange nicht alle auf das Altern beschränkt: Eine **Inaktivitätsatrophie** tritt ein, wenn ein Organ nicht regelmäßig beansprucht wird. So kommt es bei mehrwöchiger Ruhigstellung im Gipsverband an der betroffenen Körperpartie zu einer deutlichen **Muskelatrophie**, welche die Mobilisierung nach Gipsentfernung zusätzlich erschwert. Zu einer krankhaften Form der **Gehirnatrophie** kommt es bei der unheilbaren senilen Demenz (näheres ☞ 24.4.2); sie zeigt sich in massivem Gedächtnisschwund und dem schrittweisen Verlust aller intellektuellen und sozialen Fähigkeiten.

Organvergrößerungen

Während viele Organe im Alter schrumpfen, werden andere Gewebe übermäßig beansprucht, so daß sich die Zellen vergrößern – das Organ *hypertrophiert.* Typisch ist die Hypertrophie von Herz und Harnblase:

- Die **Linksherzhypertrophie** bei Bluthochdruck, wobei das Herz aufgrund des unelastisch gewordenen Gefäßsystems gegen einen erhöhten Gefäßwiderstand arbeiten muß (☞ 15.7.4).
- Die **Harnblasenhypertrophie** bei Harnentleerungsstörungen älterer Männer infolge einer Prostatavergrößerung. Hier muß die Blasenmuskulatur gegen einen erhöhten Widerstand arbeiten.

Neben einer Vergrößerung der Zellen (Hypertrophie) kann auch eine Vermehrung der Zellen überanspruchter Gewebe auftreten; man spricht dann von **Hyperplasie** (z. B. Hühneraugen, die einer Epidermishyperplasie entsprechen oder die altersabhängige Prostatahyperplasie, ☞ 21.1.7). Sowohl Hypertrophien als auch Hyperplasien sind jedoch nicht nur im höheren Alter von Bedeutung; als Anpassungsreaktion auf funktionelle Beanspruchung bzw. hormonelle Reize können sie vielmehr in jedem Lebensalter vorkommen. Eine nicht pathologische Hyperplasie im jüngeren Organismus ist beispielsweise das Gebärmutterwachstum (von 50 g auf 1000 g im Mittel!) in der Schwangerschaft.

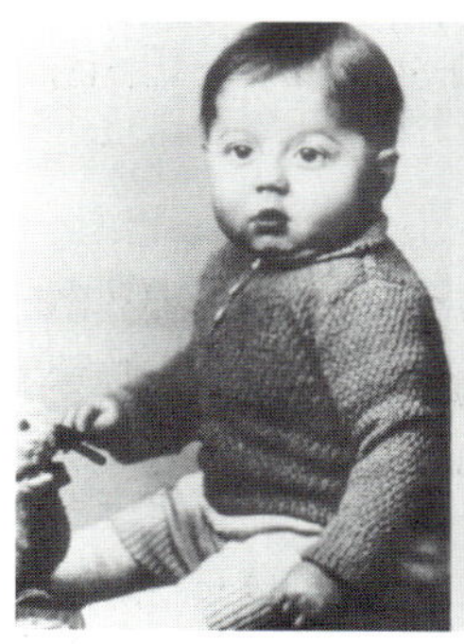

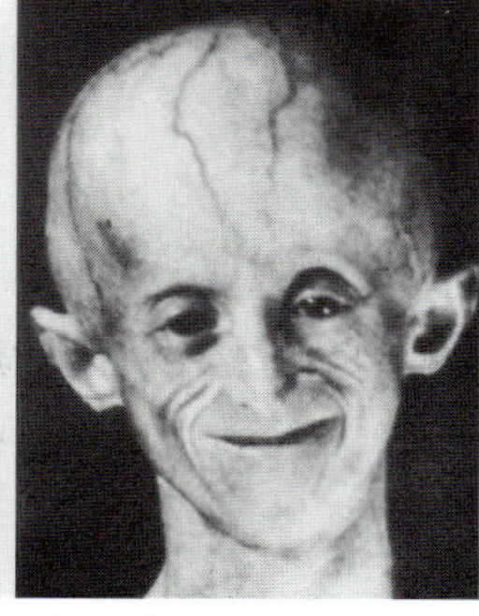

Abb. 5.5: Durch eine sehr seltene Erbkrankheit *(Progerie)* vorgealterter Mensch.
Bis zum ersten Lebensjahr verlief die Entwicklung normal (links). Danach manifestierten sich ein ausgeprägtes Zwergwuchs-Syndrom und eine „kindliche Vergreisung". Auf dem rechten Foto ist der Patient 16 Jahre alt.

5.3.2 *Altern als biologischer Prozeß*

Früher sah man das Altern als Vorgang an, bei dem der gesunde Körper in zunehmendem Maße durch neu eintretende Erkrankungen Stück für Stück zerstört wird. Durch die moderne Altersforschung ist jedoch deutlich geworden, daß es sich beim Altern um einen genetisch festgelegten biologischen Prozeß handelt, welcher durch äußere Faktoren lediglich beschleunigt, nicht jedoch aufgehalten, werden kann.

Nach dieser inzwischen allgemein akzeptierten *genetischen Alterns-Theorie* sind genetisch vorbestimmte Veränderungen in vielen Stoffwechselfunktionen für das Altern verantwortlich. Dadurch nimmt z. B. die Aktivität lebenswichtiger Enzymproteine im Alter stark ab und die „Gefäßverkalkung" (☞ 5.3.4) zu. Auch werden in der DNA des Menschen etwa ein Dutzend Gene vermutet (Gerontogene, ☞ 24.1.2) die unser Leben verkürzen, also den Alterungsprozeß in Gang setzen.

Entsprechend gibt es eine seltene erbliche Erkrankung, die Menschen extrem rasch altern läßt, so daß 20jährige wie Greise aussehen (☞ Abb. 5.5).

Andererseits gibt es wohl Enzyme (wie die Superoxid-Dismutase, ☞ 24.1.2), die den schrittweisen Funktionsverlust alternder Zellen aufhalten können.

5.3.3 *Problem Multimorbidität*

Genetisch vorbestimmte als auch durch Krankheiten verfrüht einsetzende Alterungsprozesse bewirken in jedem Falle vielfältige und meist mehrere Organe einschließende Veränderungen. Charakteristisch ist dabei das Zusammentreffen mehrerer Organleistungsschwächen – man spricht von **Multimorbidität**. So leidet ein typischer multimorbider Patient an Herzleistungsschwäche (Herzinsuffizienz), Nierenleistungschwäche (Niereninsuffizienz), Bluthochdruck, Zuckerkrankheit (Diabetes mellitus) und Gelenkbeschwerden (Arthrose).

Durch die Multimorbidität werden die medizinischen Versorgungssysteme im Senium um ein Vielfaches stärker in Anspruch genommen als im Erwachsenen- oder Kindesalter: So verbraucht der „Durchschnittsbürger" die Hälfte der in seinem Leben verordneten Medikamente in den sechs letzten Lebensmonaten.

Die Medizin der westlichen Welt ist ganz überwiegend auf die „Bekämpfung" der Folgen von Alterungsprozessen orientiert. Tatsächlich jedoch sind die dadurch ausgelösten Erkrankungen weitgehend unbeeinflußbar – lediglich ihre Auswirkungen auf die Lebensqualität können gemildert werden, indem z. B. Patienten mit abgenützten Hüftgelenken Hüftendoprothesen implantiert, chronische Kopfschmerzen durch Medikamente gelindert werden oder chronisch Niereninsuffizienten durch Blutwäsche *(Dialyse)* oder Nierentransplantation geholfen wird.

5.3.4 *Die Arteriosklerose als Krankheitsursache*

Ein Schlüsselprozeß in der Entstehung vieler Krankheiten muß ausführlich besprochen werden: die **Arteriosklerose.** Sie führt zu vielen Herz- und Kreislauferkrankungen, die mit 50 – 55 % die häufigste Todesursache in den Industriestaaten bilden. Die Arteriosklerose ist eine Art *vorzeitiger Gewebsalterung,* deren Auftreten im Rahmen der natürlichen Alterungsprozesse zwar in gewissem Ausmaß unvermeidlich ist, durch unseren Lebensstil aber bei vielen, auch jüngeren, Menschen eine bedrohliche Dimension angenommen hat.

Sie ist durch das Auftreten teils herdförmiger, teils flächiger Veränderungen der Blutgefäßwände mit Wandverdickung und daraus folgender Einengung der Gefäßlichtung, Wandverhärtung („Verkalkung") und Elastizitätsverlust gekennzeichnet (☞ Abb. 5.7).

Über die Entstehung der Arteriosklerose existieren komplizierte Theorien. Vereinfacht gesprochen geht man davon aus, daß durch ungünstige Blutzusammensetzung, lokalen Sauerstoffmangel, Bluthochdruck und lokale Wirbelbildungen des Blutstromes die innerste

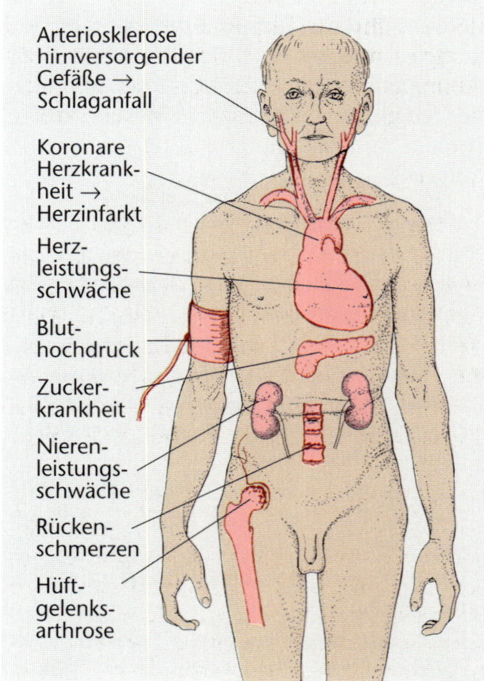

Abb. 5.6: Häufige medizinische Probleme des älteren Menschen, von denen oft mehrere gleichzeitig vorliegen (Multimorbidität).

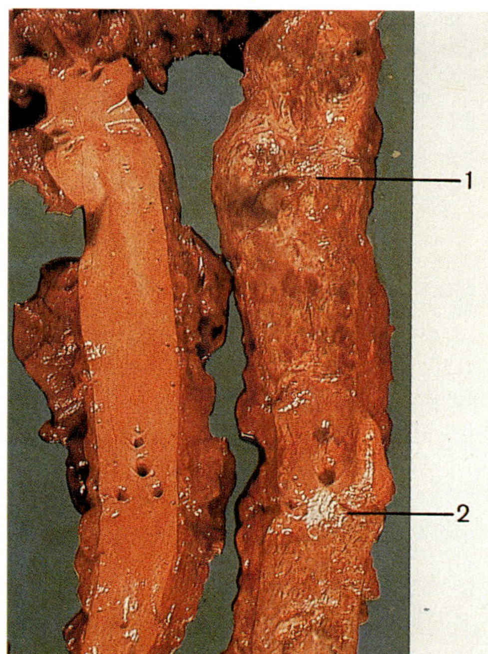

Abb. 5.7: Gesunde und arteriosklerotisch veränderte Aorta (Körperschlagader) im Vergleich, Präparate aufgeschnitten. Links: Die gesunde Aorta mit der glatten, zarten, gelblichroten Intima und den offenen Abgängen der großen Baucharterien. Rechts: Bei der arteriosklerotisch veränderten Aorta erkennt man eine Erweiterung (Ektasie) des Gefäßes durch Verlust der Elastizität. Außerdem sieht man flach erhabene arteriosklerotische Plaques, die sich gelblich vom roten (entzündeten) Endothel abheben. 1 zeigt einen Querbruch, der bei der Präparation des verkalkten Gefäßes entstanden ist. 2 markiert einen Verschluß der rechten Nierenarterie.

Gefäßhaut der Arterien, das Endothel (Intima, ☞ Abb. 16.1) geschädigt wird.

An die Oberfläche kleiner Endothelläsionen heften sich dann Blutplättchen an und verklumpen miteinander. Sie verschließen die Läsionen nur unvollständig, so daß das Endothel vermehrt durchlässig (permeabel) wird.

Intimaödem, Plaque, Thrombus

Der Endothelschaden führt zur Quellung der Gefäßinnenhaut, dem *Intimaödem*, und zur Einlagerung von Blutfetten, woraus der *arteriosklerotische Plaque* (Herd) entsteht. Dieser Plaque wird zunehmend mit Cholesterin und anderen Blutfetten überladen. Reaktiv vermehren sich Bindegewebszellen, die in gesteigertem Maß Bindegewebsgrundsubstanzen produzieren, so daß die Intima verdickt. Im ungünstigsten Fall sterben infolge lokalen Sauerstoffmangels viele Endothelzellen, und in der Nachbarschaft dieser toten Zellen lagern sich Kalksalze ab.

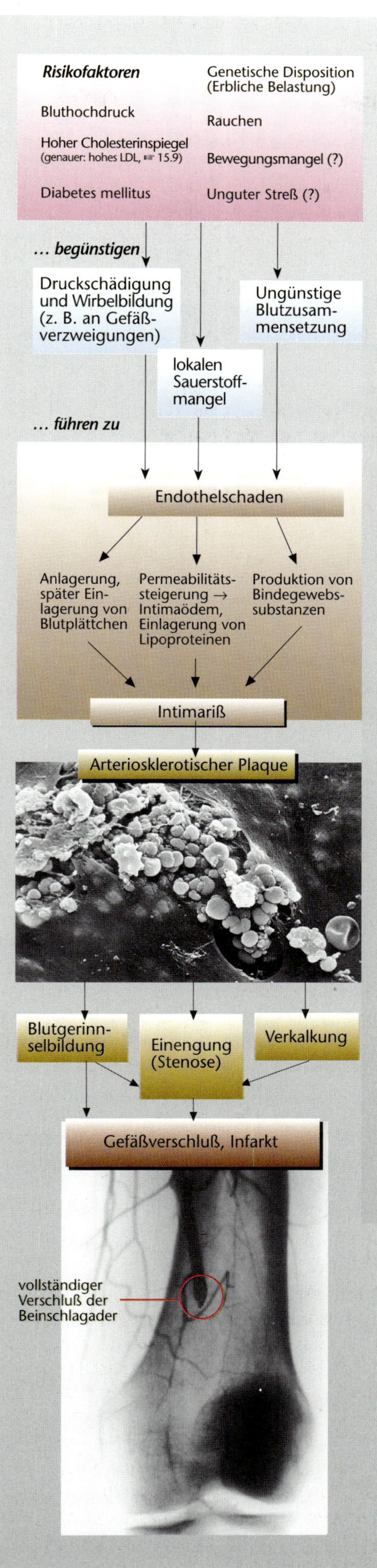

Abb. 5.8: Oben: Schaubild zu den Risikofaktoren, der Pathogenese und den Folgen der Arteriosklerose. Mitte: Rasterelektronenmikroskopische Aufnahme des Intimaaufbruchs einer arteriosklerotisch veränderten Körperschlagader. Dem Defekt sind Lipide (Fettpartikel) in Form von kugeligen Gebilden aufgelagert. Sie sind durch Fibrin miteinander vernetzt. Vereinzelt erkennt man zipfelig geformte Leukozyten.
Das Bild einer Gefäßdurchleuchtung (Angiographie) ganz unten schließlich zeigt das gefürchtete Endstadium der Arteriosklerose – den Gefäßverschluß.

Dies ist die Ursache der Verkalkung von Gefäßen, die zusammen mit der Intimaverdickung zu einer zunehmenden Einengung *(Stenosierung)* der Gefäßlichtung führt. In fortgeschrittenen Stadien können die Plaques auch wieder aufreißen, so daß kleine Geschwüre entstehen, die nachfolgend von einem Blutgerinnsel abgedeckt werden.

Gefäßverschluß und Infarkt

Hierdurch kommt es unter Umständen schließlich zum vollständigen Verschluß *(Obliteration)* des Gefäßes. Die Folge ist, daß das ursprünglich von dieser Arterie versorgte Gefäßgebiet einen akuten Sauerstoffmangel erleidet – der Mediziner spricht von **Ischämie**. Stirbt das ischämische Gewebe ab, liegt ein **Infarkt** vor.

Risikofaktoren

Während sich die klinische Medizin um die optimale Behandlung von Herzinfarkt- oder Schlaganfallpatienten bemüht, sucht die *präventive Medizin* die Ursachen für die oft tödliche Arteriosklerose herauszufinden: An oberster Stelle steht dabei die Erkenntnis, daß für die Arteriosklerose mit all ihren Folgeerkrankungen neben einer genetischen Disposition vor allem die *Lebensbedingungen der Zivilisation* verantwortlich sind.

Nach heutigem Wissensstand sind z. B. für den Herzinfarkt vor allem die sogenannten **Risikofaktoren 1. Ordnung** verantwortlich:

- Zu hohe *Blutfettkonzentrationen* (bedeutsam ist hier vor allem das LDL-Cholesterin, ☞ 15.9),
- Rauchen,
- Bluthochdruck (Hypertonus, ☞ 16.4) und
- Diabetes mellitus („Zuckerkrankheit“, ☞ 19.2.2).

Die **Risikofaktoren 2. Ordnung** erhöhen ebenfalls die Infarkthäufigkeit, aber weniger stark. Zu ihnen zählen:

- Übergewicht (Adipositas),
- Bewegungsmangel und
- nachteilige psychosoziale Einflüsse („unguter“ Streß, ☞ 25.1.7).

5.4 Die Entzündung als universale Reaktion auf zelluläre Schäden

Der Körper wird ständig von schädlichen Einflüssen *(Noxen)* bedroht. Wie in Abschnitt 5.2 besprochen, zählen hierzu Hitze oder Kälte, Verletzungen, Infektionen mit Mikroorganismen und chemische Noxen, unter Umständen auch „nur“ in Form einer Brennessel. In jedem „Schadensfall“ reagiert das Gefäßbindegewebe auf die gleiche Weise: mit einer

5

5

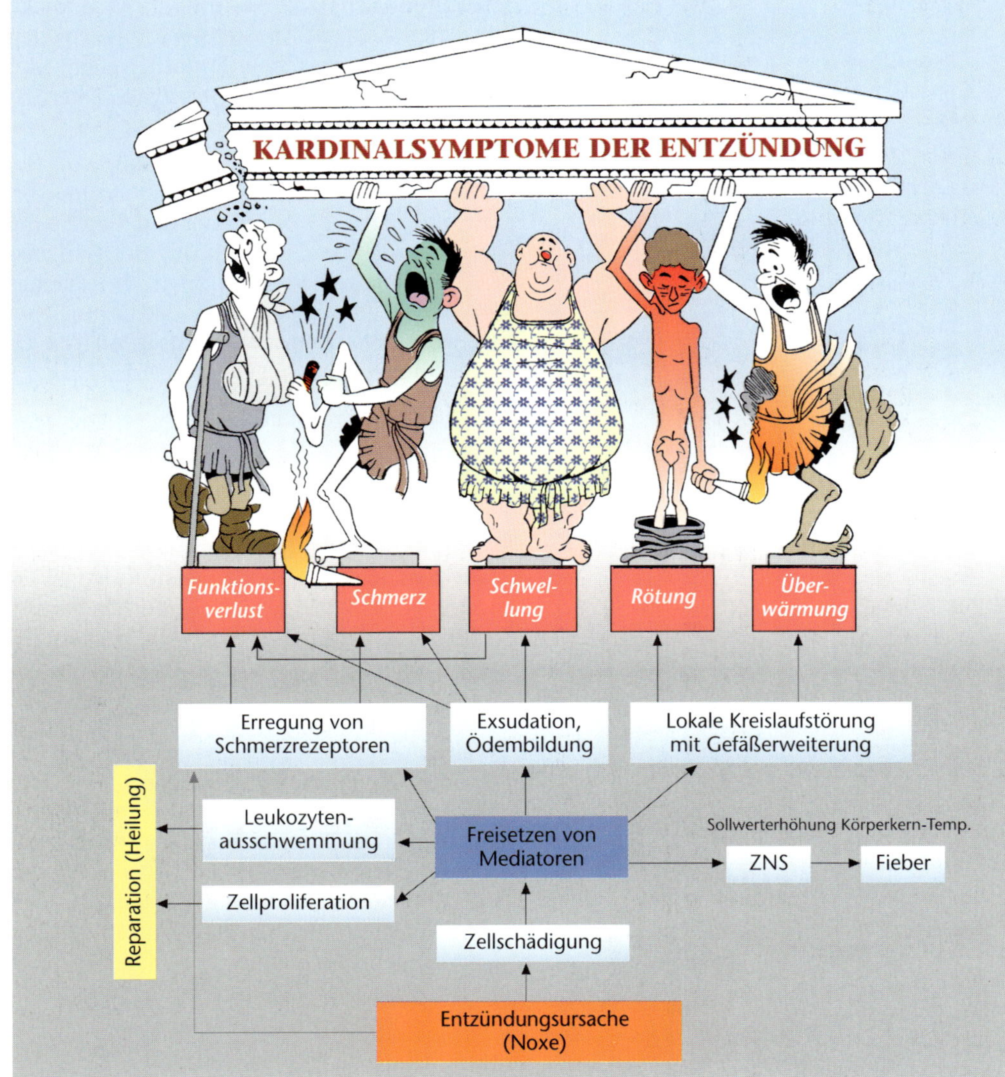

Abb. 5.9: Oben: die Kardinalsymptome der Entzündung.
Unten: Ablauf der Entzündungsreaktion bis zur Entstehung der Kardinalsymptome.

Entzündung. Die Entzündungsreaktion dient dabei der *Eingrenzung* einer Gefahr, also dem Schutz des übrigen Körpers vor einer Ausbreitung der Noxe, und der *Entfernung* des schädigenden Stoffes aus dem Körper, das heißt dem Abbau der Schadstoffe bzw. der Vernichtung von infektiösen Erregern.

Auslöser einer Entzündung können sein:

- Gewebszerstörung mit Entstehung von *Gewebstrümmern*
- Infektiöse Erreger (Bakterien, Viren, Pilze)
- Die Toxine von Bakterien (sezernierte Giftstoffe = *Exotoxine*) bzw. die bei ihrem Untergang freiwerdenden Gifte (*Endotoxine*)
- Fremdkörper (z. B. Dorn), Chemikalien
- Selten auch körpereigenes Gewebe, das als „Autoaggressor“ wirkt (☞ 6.4.3).
- Allergene (☞ 6.4.1)

5.4.1 *Die Kardinalsymptome*

Die entzündliche Reaktion geht mit *körperlichen Beschwerden* (**Symptomen**) einher. Im einzelnen beobachtet man fast immer – wenn auch unterschiedlich ausgeprägt – die folgenden fünf sogenannten **Kardinalsymptome** der Entzündung:

- Schmerz (Dolor),
- Rötung (Rubor),
- Schwellung (Tumor),
- Überwärmung (Calor) sowie
- gestörte Funktion (Functio laesa).

Der Leser stelle sich vielleicht einmal einen Wespenstich an seiner Oberlippe vor – die genannten fünf Symptome treten wohl ohne Schwierigkeiten plastisch vor Augen.

5.4.2 *Lokale und systemische Entzündungen*

Der Ort der Entzündung richtet sich nach dem Sitz der auslösenden Noxe. Manche Entzündungsformen sind *lokal* auf einen kleinen Körperteil begrenzt (z. B. Zustand nach Skalpellverletzung am Finger), während andere Entzündungsformen rasch auf mehrere Gewebe übergreifen oder sogar generalisieren, das heißt den gesamten Körper einbeziehen.

Die Ausbreitung der Entzündung ergibt sich dabei aus dem „Kräfteverhältnis“ zwischen der angreifenden Noxe einerseits und der Abwehrreaktion des Organismus andererseits.

5.4.3 *Reaktionen im Entzündungsgebiet*

In dem geschädigten Gebiet werden **Mediatoren** (*Botenstoffe*) freigesetzt, die den Ablauf der Entzündungsreaktion steuern.

Zu diesen Mediatoren gehören das Histamin, die Prostaglandine, verschiedene Zytokine (☞ 6.1.13), aber auch vorwiegend im Blutplasma wirksame Substanzen wie Kinine, Komplementfaktoren (☞ 6.2.3) und C-reaktives Protein (☞ 5.4.4).

- **Histamin** ist ein Mediator, der bei Entzündungen und in besonders hohen Mengen bei allergischen Reaktionen (☞ 6.4.1) freigesetzt wird. Seine Wirkungen sind unter anderem: Kontraktion der Bronchien (bei hoher Histaminkonzentration droht ein Asthmaanfall!), Erweiterung der kleinen Blutgefäße (Hautrötung), Schmerzen und Juckreiz (Histamin ist der wichtigste Stoff, der Juckreiz entstehen läßt).
- Als **Prostaglandine** bezeichnet man eine Gruppe von Substanzen mit vielfältigen Wirkungen (benannt nach der ursprünglichen Entdeckung einiger Stoffe im Prostatasekret). Während der akuten Entzündungsreaktion führen sie beispielsweise zur Gefäßerweiterung mit lokaler Überwärmung, steigern die Gefäßdurchlässigkeit und sind an der Schmerzentstehung beteiligt. Verschiedene Schmerzmittel wie die Salizylate (z.B. Aspirin®) und Pyrazolonabkömmlinge (z.B. Novalgin®) entfalten ihre Wirkung hauptsächlich durch eine Hemmung der körpereigenen Prostaglandinherstellung.
- **Kinine** (z.B. Bradykinin) erweitern ebenfalls die Gefäße, erhöhen ihre Durchlässigkeit (Permeabilität) und aktivieren die Schmerzrezeptoren.

Am Ort der Entzündung treten durch eventuell zerrissene Kapillaren und die durch Mediatorstoffe geweiteten Poren der ungeschädigten Kapillaren Blutplasma („Blutwasser“, ☞ 3.4) und Leukozyten (weiße Blutkörperchen) aus. Diese **Exsudation** (*Ausschwitzung*) von Blutplasma und Blutwasser führt zur *Gewebsschwellung* (**Ödem**).

Leukozyten mit ihren zahlreichen Untergruppen (Makrophagen, Granulozyten, ☞ Abb. 6.3) versuchen nun, die schädliche Noxe (z. B. die Bakterien) zu vernichten. Sie bilden einen Saum um die Gefahrenquelle und zerstören auch umliegendes Gewebe, das möglicherweise ebenfalls infiziert oder anderweitig geschädigt war. Es bildet sich eine **Nekrose-Zone** aus abgestorbenem Gewebe. Aus den Trümmern der Nekrose-Zone entsteht durch die Enzyme der Leukozyten **flüssiger Eiter**. Dieser Eiter kann sich eine abgeschlossene Höhle schaffen, die **Abszeßhöhle**.

5.4.4 Mitreaktionen des Gesamtorganismus

Auch bei einer primär (zunächst) lokalen Entzündung bleibt häufig die Mitreaktion des Gesamtorganismus nicht aus:

- Durch Aktivierung des Immunsystems über Mediatoren kommt es zur Ausschwemmung von weißen Blutkörperchen (Leukozyten) ins Entzündungsgebiet, aber auch ins gesamte Blut (**Leukozytose**, ☞ 14.3).
- Von Bedeutung ist auch die Vermehrung bestimmter Bluteiweiße: Noch bevor *Gammaglobuline* als spezifische Antikörper (☞ 6.2.4) zur Verfügung stehen, wird die Synthese sog. *Akute-Phase-Proteine* wie z.B. des **C-reaktiven Proteins (CRP)** angekurbelt. Das CRP heftet sich an Schadstoffe und aktiviert das Komplementsystem, Leukozyten und Thrombozyten.
- Zahlreiche Noxen, z.B. Zellbestandteile oder Produkte vieler Mikroorganismen, rufen eine *Fieberreaktion* hervor (als Fieber bezeichnet man eine Körperkerntemperatur von über 38 °C); dabei aktivieren die Noxen selbst bzw. die im Zuge der Entzündungsreaktion stimulierten Leukozyten und freigesetzten Prostaglandine das thermoregulatorische Zentrum im ZNS und veranlassen es zur Sollwerterhöhung der Körperkerntemperatur (☞ 16.3.7). Solche fiebererzeugenden Substanzen nennt man **Pyrogene** .
- Gefäßweitstellung und Plasmaexsudation, die durch zahlreiche Entzündungsmediatoren verursacht werden, können bei starken bzw. ausgedehnten Entzündungen zum allgemeinen Blutdruckabfall führen, im Extremfall bis zum Kreislaufschock (☞ 26.3.4, septischer Schock).

5.4.5 Der Heilungsprozeß

Die Heilungsreaktion setzt bereits früh ein und verläuft wie folgt:

Durch die Gewebsverletzung wird das Gerinnungssystem (☞ 14.5) aktiviert. Dadurch kommt es zum Verschluß dem Defekt benachbarter Kapillaren. In der Folge stirbt zwar weiteres umliegendes Gewebe ab, gleichzeitig wird aber Platz für die „großflächige" Reparatur geschaffen. Dieser Untergang vieler Zellen im Entzündungsgebiet ist das notwendige Übel, damit die Reparations- und Heilungsprozesse in Gang kommen. Bereits nach 12 bis 36 Stunden kommt es zu einer gesteigerten Vermehrung von **Fibroblasten** *(Bindegewebsgrundzellen)*. Sie bilden Kollagenfasern und Bindegewebsgrundsubstanz, in die neue Blutgefäße einsprossen.

So entsteht nach 3 bis 4 Tagen ein vorläufiges, gefäßreiches, „schwammiges" Bindegewebe, das man **Granulationsgewebe** nennt. Dieses Gewebe wird von Zellen des üblicherweise an dieser Stelle lokalisierten Gewebes später wieder durchbaut. Wenn durch die Entzündung jedoch mehr als nur kleine Gewebsareale zerstört worden sind, endet die Bindegewebsvermehrung mit der Bildung einer funktionell minderwertigen **Narbe**.

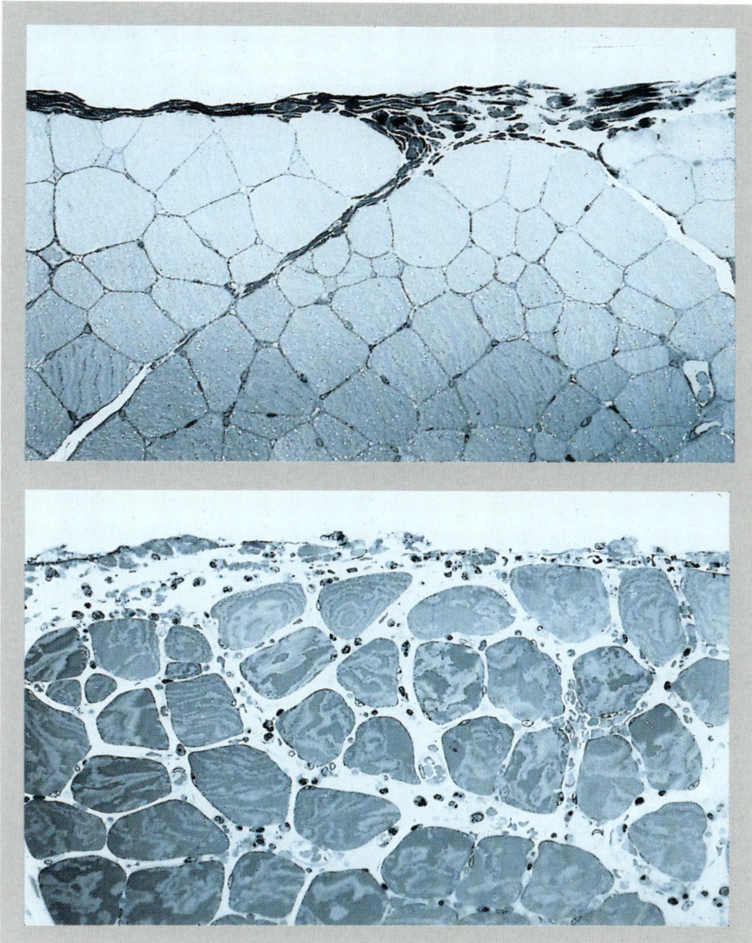

Abb. 5.10: Bei jeder lokalen Entzündung kommt es zur Gewebeschwellung durch den Austritt von Blutplasma ins Gewebe (Ödem). Die histologischen Bilder zeigen den Schnitt durch einen Skelettmuskel.
Oben: Normalbefund.
Unten: Nach Reizung der Muskeloberfläche hat sich ein entzündliches Ödem gebildet, das die quer angeschnittenen Muskelfasern auseinanderspreizt. Im geweiteten interstitiellen Raum sammelt sich ein entzündliches Exsudat.

5.4.6 Chronische Entzündungen

Neben den bisher genannten Entzündungen, die plötzlich eintreten und rasch wieder in einen Heilungsprozess übergehen (*akute* Entzündung), gibt es auch Entzündungen mit langanhaltendem Verlauf. Solche *chronischen* Entzündungen können:

- sich aus einer ursprünglich akuten Entzündung entwickeln. Eine Chronifizierung tritt meist dann ein, wenn der Körper zwar nicht an der Entzündungsursache zugrunde geht, sie jedoch auch nicht beseitigen kann – dies ist z. B. häufig bei der Tuberkulose der Fall (☞ 17.13.3); oder aber
- primär chronisch sein, wie z. B. die *chronische Polyarthritis* (☞ 4.9) oder die chronisch-entzündlichen Dickdarmerkrankungen (☞18.8.10), die typischerweise schleichend beginnen, sich langsam verschlimmern und oft lebenslang andauern.

5.4.7 Die verschiedenen Entzündungsformen

Obwohl bei den meisten Entzündungen tatsächlich alle oben genannten Reaktionen auftreten, überwiegt doch meist eine der genannten Erscheinungen (z. B. Plasmaaustritt oder Eiterbildung). Es ist deshalb sinnvoll, verschiedene Entzündungstypen zu unterscheiden:

Seröse Entzündungen

Seröse Entzündungen zeichnen sich durch die Bildung einer großen Menge eiweißreicher Flüssigkeit aus. Die an den Ort der Entzündung austretende Flüssigkeit (**Exsudat**) entspricht ungefähr der Zusammensetzung des Blutplasmas (Blutwassers, ☞ 3.4). Zu den serösen Entzündungen gehört z. B. die Quaddelbildung der Haut (umschriebene Gewebsschwellung) nach Brennesselkontakt oder Insektenstich. An den Schleimhäuten gibt es die serösschleimige Entzündung, wie sie jedermann z. B. von der Anfangsphase des Schnupfens kennt.

Seröse Entzündungen finden sich auch in Körperhöhlen in Form *seröser Ergüsse* (z. B. des Pleuraergusses, ☞ 17.7). Seröse Entzündungen heilen in der Regel folgenlos ab.

Eitrige (pyogene) Entzündungen

Wie erwähnt, gehen Entzündungen oft mit einer ausgedehnten Einwanderung von Leukozyten ins Entzündungsgebiet einher, die „nach getaner Arbeit" zusam-

5

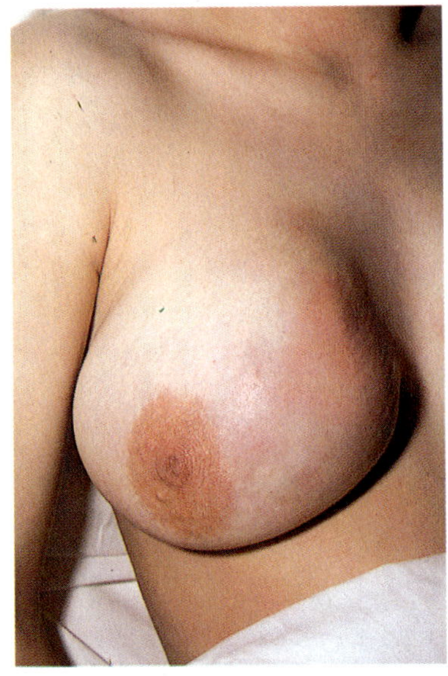

Abb. 5.11: Abszeß am Beispiel einer Mastitis (Brustdrüsenentzündung, ☞ auch 22.6.6). Ein Abszeß, wie hier bei einer milchproduzierenden Brustdrüse, wird meist durch Bakterien (Staphylokokken) hervorgerufen. Die klinischen Symptome der akuten Entzündung sind alle vorhanden, falls nicht im Frühstadium schon Antibiotika verabreicht wurden.

men mit Trümmern anderer Zellen und Gewebsresten häufig als Eiter aus dem Körper ausgestoßen werden *(eitrige Entzündungen)*. Solche Entzündungen werden vor allem durch eitererregende *(pyogene)* Bakterien wie z. B. Streptokokken oder Staphylokokken (☞ 6.7) hervorgerufen.

Beim erwähnten **Abszeß** („Eiterbeule") handelt es sich um eine Eiteransammlung in einem durch Einschmelzung abgestorbenen Gewebes entstandenen abgekapselten Hohlraum. Am häufigsten sind hier Staphylokokken die Ursache. Eine Abszeßhöhle muß entleert werden; ein häufiger Grund für das chirurgische Eingreifen *(Inzision)* bei eitrigen Entzündungen.

Eine Sonderform des Abszesses ist der **Furunkel**, der durch Staphylokokkeninfektionen im Bereich der Haar- und Talgdrüsenfollikel entsteht.

Als **Phlegmone** bezeichnet man die flächenhafte, diffus-eitrige Entzündung, die im Gegensatz zum Abszeß ohne Abkapselung des Entzündungsherdes verläuft. Ausgelöst wird sie in der Regel durch Streptokokken, die spezielle Enzyme freisetzen und sich dadurch flächenhaft – z. B. unter der Haut des Patienten über die Zellgrenzen hinweg – auszubreiten vermögen.

Als **Empyem** bezeichnet man die Eiteransammlung in einem *vorgebildeten* Hohlraum, wie z. B. im Herzbeutel, in der Bauchhöhle, im Pleuraspalt, oder in der Kieferhöhle. Eine chronische Nasennebenhöhlenentzündung geht z. B. oft mit einer Eiteransammlung in einer Kieferhöhle einher.

Ulzerative (geschwürige) Entzündungen

Bei manchen Entzündungen entsteht ein tieferreichender Haut-, Schleimhaut- oder Gefäßinnenwanddefekt, das sogenannte **Ulkus** *(Geschwür)*. Es tritt z. B. als Magen- oder Zwölffingerdarmgeschwür bei Überwiegen der aggressiven Magensäurewirkung gegenüber den schleimhautschützenden Faktoren auf. Bei entzündlichen Darmerkrankungen, wie z. B. der Colitis ulcerosa oder beim M. Crohn, kommt es als Folge entzündlicher Herde an der Darmschleimhaut zu ausgedehnten Gewebsdefekten.

Als Komplikation droht bei Ulzera (Mehrzahl von Ulkus) ein Magen- oder Darm-Durchbruch mit lebensgefährlicher Peritonitis (☞ 18.1.5).

Proliferative und granulomatöse Entzündungen

Bei bestimmten sogenannten **proliferativen** („produktiven") Entzündungen steht die Neubildung **(Proliferation)** von Fibroblastenzellen, die Bindegewebe produzieren, im Vordergrund. Anders als während der üblichen Heilungsphase bei sonstigen Entzündungen wachsen hier nur wenige Kapillaren ein, dafür bildet sich aber um so mehr faserreiches Bindegewebe, das zu Funktionseinschränkungen führt (ist z. B. die Lunge betroffen, wird sie durch dieses Bindegewebe in ihrer Ausdehnungsfähigkeit beeinträchtigt).

Bei der **granulomatösen** Entzündung kommt es zur knötchenförmigen Ansammlung von Entzündungszellen und Bindegewebe in Form von sogenannten **Granulomen**. Beispiele sind die Granulome bei der Tuberkulose (eine bakterielle Infektion, ☞ 6.7) und beim Morbus Crohn (eine entzündliche Darmkrankheit, ☞ 18.8.10).

5.5 Entartete Gewebe (Tumoren)

Ca. 45 % der Menschen bekommen im Laufe ihres Lebens einen bösartigen Tumor, bei 24 % der Deutschen ist eine Tumorerkrankung die Todesursache. Gutartige Tumoren führen dagegen nur selten zum Tode.

5.5.1 Die Schlüsselfrage: gutartig oder bösartig?

Geschwülste (**Tumoren**) entstehen durch überschießendes, ungehemmtes Wachstum körpereigenen Gewebes. Tumoren wachsen exponentiell, das heißt ihre Zellzahl nimmt über Jahre erst nur langsam und dann in immer größerem Ausmaß zu.

Treten *Symptome* (Krankheitszeichen) auf, wie z. B. Leistungsknick, Müdigkeit, Blutarmut (Anämie, ☞ 14.2.5), Widerwillen gegen Fleisch oder lokale Beschwerden in der Ausbreitungsregion des Tumors, so ist der Tumor meist schon viele Millionen Zellen groß.

Prinzipiell muß die medizinische Tumordiagnose mit großer Sorgfalt gestellt werden, denn diese Diagnose schließt eine Voraussage über das zukünftige Wachstumsverhalten des Tumors ein. Dabei unterscheidet man:

- *Gutartige* (**benigne**), das Leben des Patienten nur in Fällen kritischer Lokalisation bedrohende Tumoren;
- *Bösartige* (**maligne**) Tumoren, die unbehandelt in der Regel zum Tode des Betroffenen führen (im Volksmund *Krebs* genannt);
- **Präkanzerosen**, Krankheiten oder Gewebsveränderungen, die mit erhöhtem Risiko einer malignen Entartung einhergehen (Beispiel: papillöse Wucherungen der Harnblasenschleimhaut).
- Das **Carcinoma in situ**, ein im Prinzip bösartiger Tumor mit hochgradig atypischen Zellverbänden, der aber (noch) nicht die Kriterien des invasiven Wachstums zeigt.

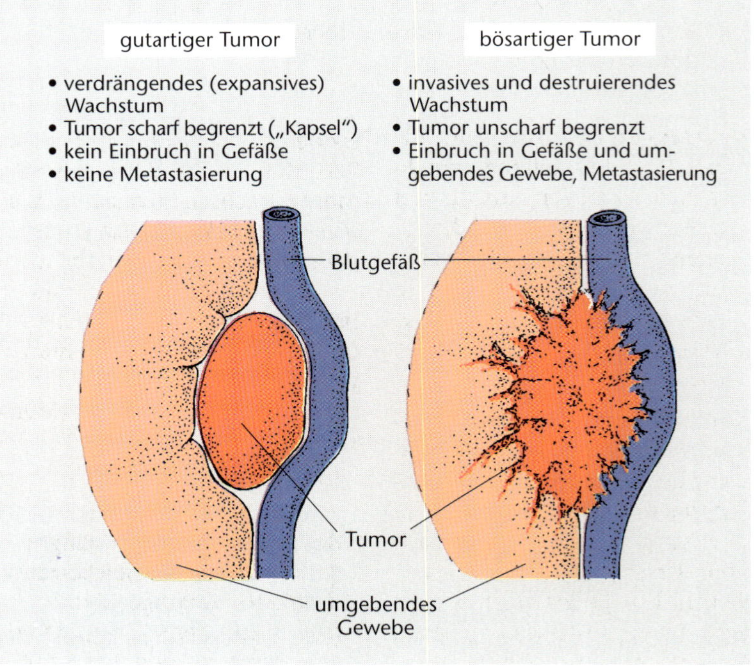

Abb. 5.12: Expansives und invasives Wachstum im Vergleich.
Gutartige Tumoren verdrängen durch ihr Wachstum meist das umliegende Gewebe (expansives Wachstum). Bösartige Tumoren brechen in Nachbargewebe ein und durchsetzen sie (invasives Wachstum); sie können zusätzlich verdrängend wachsen. Durch Infiltration in Blut- und Lymphgefäße kann es zur Metastasenbildung kommen.

Gutartige (benigne) Tumoren	Bösartige (maligne) Tumoren
meist langsame Größenzunahme	meist rasche Größenzunahme
meist scharf abgrenzbar („abgekapselt")	unscharf oder nicht abgrenzbar, keine „Rücksicht" auf Organgrenzen
bleibt gegen Umgebung gut verschieblich	oft unverschieblich, mit Nachbargeweben verbacken
funktionelle Leistungen (z. B. Sekretion) oft noch erhalten	funktionelle Leistungen meist ausgefallen
Histologie: • geweblich und zellulär reif und differenziert • wenige und typische Mitosen (☞ Abb. 3.32) • expansives Wachstum	Histologie: • geweblich und zellulär unreif und undifferenziert, Anaplasie („Entartung") • zahlreiche und pathologische Mitosen • infiltrierendes und invasives Wachstum mit Zerstörung der Nachbargewebe
keine Metastasierung, da kein invasives Wachstum	invasives Wachstum führt zu lymphogener, hämatogener und kanalikulärer Metastasierung
außer lokalen Wirkungen nur geringe Auswirkungen auf den Gesamtorganismus	starke Auswirkungen auf den Gesamtorganismus: Tumorkachexie, Anämie, eventuell *paraneoplastische Syndrome* (☞ 5.5.3)
nur selten tödlich	Lebensgefahr, ohne Behandlung fast immer tödlich

Tabelle 5.13: Unterscheidungsmerkmale zwischen benignen (gutartigen) und malignen (bösartigen) Tumoren. Es wird deutlich, daß vor allem der Pathologe, der auf feingewebliche Untersuchungen spezialisierte Arzt, diese schwierige Entscheidung zu treffen hat. Nicht immer wird dabei das Urteil „benigne" bzw. „maligne" lauten – in manchen Fällen wird eine Präkanzerose (noch benigner Zellverband mit wahrscheinlicher zukünftiger Entartung), ein Carcinoma in situ (hochgradig abnormer Zellverband ohne Nachweis invasiven Wachstums) oder ein **semimaligner Tumor** (bösartiger Zellverband, der invasiv wächst, aber erfahrungsgemäß nicht metastasiert, z. B. Basaliom der Haut, ☞ 9.7) diagnostiziert.

- **Semimaligne Tumoren,** die eine Zwischenstellung einnehmen: Sie wachsen am Ort ihrer Entstehung invasiv und destruierend (☞ Abschnitt weiter unten), metastasieren aber in aller Regel nicht. Ein häufiger Vertreter dieser Gruppe ist das Basaliom der Haut.

Gutartige Tumoren wachsen langsam und verdrängen dabei das umliegende Gewebe. Die Zellteilungsrate ist eher niedrig, das Tumorgewebe unterscheidet sich vom Ursprungsgewebe oft nur wenig. Die Geschwulst schiebt zwar das umgebende Gewebe zur Seite, wächst aber nicht in dieses hinein – es findet also kein *invasives*, sondern nur ein *expansives Wachstum* statt.

Im Gegensatz dazu zeichnen sich *bösartige Tumoren* durch meist schnelles Wachstum mit hoher Zellteilungsrate aus. Bösartige Tumoren wachsen **invasiv** (= *infiltrierend)* und *destruierend*, das heißt der maligne Tumor hält sich nicht an Gewebsgrenzen, sondern bricht in Organe und Gefäße ein und zerstört dabei das ortsständige Gewebe. Außerdem bildet er häufig Tochtergeschwülste (**Metastasen**) an entfernten Stellen des Organismus: Er *metastasiert*.

Bösartige Tumoren (Malignome) sind im Regelfall lebensbedrohlich, gutartige Tumoren nur dann, wenn sie in ihrer Ausbreitungsregion andere lebenswichtige Strukturen (zer-) stören (z. B. im Gehirn).

Die Entscheidung, ob ein Tumor gut- oder bösartig ist, kann meist nur der **Pathologe** nach der *histologischen* (feingeweblichen) Untersuchung einer Gewebsprobe **(Biopsie)** treffen.

Diese Beurteilung muß sehr sorgfältig erfolgen, entscheidet sie doch oft zwischen einer radikal-verstümmelnden chirurgischen Therapie bei bösartigen Tumoren – sonst besteht keine Aussicht auf Heilung – und einer eher schonend-organerhaltenden Behandlung bei gutartigen Geschwülsten.

Bei nicht biopsierbaren Tumoren – z. B. im Gehirn – wird oft auch erst an Hand des Operationspräparates (also des herausoperierten Tumors) die Diagnose gestellt. Hängt von der Diagnose auch die weitere Operation – z. B. die radikale Entfernung umgebender Strukturen – ab, kann eine vorläufige histologische Diagnose auch noch *während* der OP erfolgen (sogenannte **Schnellschnittuntersuchung**).

Vorsicht! Die Begriffe Geschwür und Geschwulst nicht verwechseln:
- **Geschwür** = Ulkus = oft entzündlich bedingter Oberflächendefekt von Haut, Schleimhaut oder Gefäßinnenwand (☞ z. B. Abb. 18.33, Abb. 18.53)
- **Geschwulst** = (gut- oder bösartiger) Tumor.

5.5.2 *Wie entsteht ein Tumor?*

Man geht davon aus, daß die Tumorentstehung in zwei Stufen abläuft. In der ersten Stufe erfolgt die eigentliche Geschwulstanlage, das heißt die unumkehrbare Umwandlung einer Körperzelle in eine Krebszelle durch Änderung der genetischen Information im Zellkern. Dies ist die **Initiierungsphase**.

Erst nach längerer Zeit beginnt dann in der zweiten Phase die Krebszelle in einen Tumor auszuwachsen und bedrohlich zu werden. Man bezeichnet diese Phase als **Promotionsphase**. Man weiß heute, daß viele sogenannte **Kanzerogene** *(Krebsgifte)* als **Promotoren** wirken, das heißt sie beschleunigen wesentlich die Promotionsphase von Tumoren. Zu den Promotoren zählen auch starke und langanhaltende Entzündungsreize (z. B. die chronische Bronchitis des Rauchers).

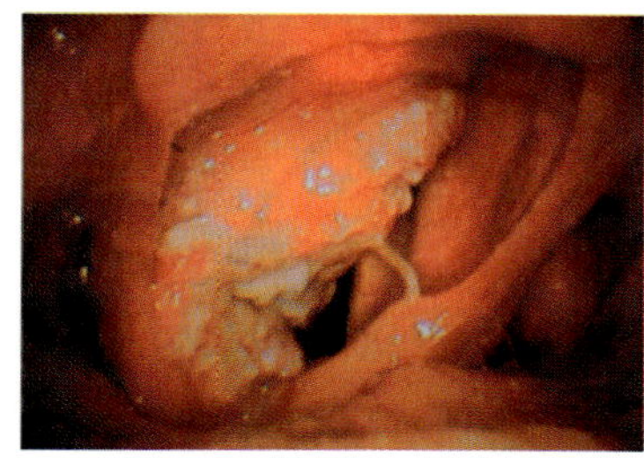

Abb. 5.14: Larynx- (Kehlkopf-) Karzinom. Blick auf die Stimmritzen. Während rechts das Stimmband noch zu erkennen ist, breitet sich von links ein invasiv wachsender Tumor zum Kehlkopflumen (-hohlraum) hin aus.

5.5.3 *Ursachen der Tumorbildung*

Die Ursachen, warum der eine Mensch einen Tumor bekommt und der andere nicht – obwohl er z. B. ein starker Raucher ist – sind vielfältig und im einzelnen noch nicht geklärt. Nach heutigem Verständnis gibt es viele Gründe der Tumorentstehung:

- Einige wenige Tumorerkrankungen werden **vererbt**, so z. B. verschiedene Formen der *Polyposis intestinalis*, bei denen sich sehr zahlreiche (oft über hundert) Darmpolypen entwickeln, die dann sehr häufig maligne entarten.
- Trotzdem gibt es allem Anschein nach bei sehr viel mehr Tumoren eine **erbliche Krankheitsdisposition** (☞ 5.1.5) – so erkranken z. B. die Töchter von Frauen mit Brustkrebs (*Mammakarzinom*, ☞ 21.2.10) doppelt so häufig wie Töchter von gesunden Müttern an Brustkrebs.
- **Röntgen- und Gammastrahlen**, wie sie durch Atombombenexplosionen und industrielle nukleartechnische Anlagen (insbesondere bei Unfällen), in kleinerem Maßstab auch durch Röntgengeräte freigesetzt werden, erzeugen ab bestimmten Dosen sehr häufig bösartige Geschwülste. Bei den Überlebenden nach dem Atombombenabwurf auf japanische Großstädte wurden zwanzigmal so häufig

Leukämien (☞ 14.3.5) wie bei Vergleichsgruppen beobachtet. Es ist gesichert, daß radioaktive Strahlen oder Röntgenstrahlen in der Zelle hochreaktive Moleküle *(Radikale,* ☞ Abb. 2.11) erzeugen, die die DNA in den Chromosomen krebserzeugend verändern. Leider gibt es nach heutiger Kenntnis keine Schwellendosis, unterhalb derer sicher keine Schädigung auftritt – jede radioaktive Strahlung oder Röntgenstrahlung stellt also ein gewisses Risiko dar.

- **Chemische Karzinogene** sind Chemikalien, aber auch Naturstoffe, die ebenfalls die zelluläre DNA verändern. Beispiele für chemische Karzinogene sind die *polyzyklischen aromatischen Kohlenwasserstoffe (PAK),* wie z. B. das beim Grillen freiwerdende *Benzpyren,* toxische Eiweiß-Stickstoffverbindungen *(Nitrosamine* entstehen durch Bindung von Nahrungsproteinen an das Stickstoffsalz Nitrit), verschiedene Metalle wie Cadmium, Chrom und Arsen oder auch Asbestfasern (☞ 2.13). Auch einige Pharmaka wirken *karzinogen,* das heißt, sie führen gehäuft zu Tumoren (insbesondere Zytostatika, ☞ 5.5.8).
- Einige **Viren** können gutartige (z.B. Warzen) und wahrscheinlich auch bösartige Tumoren (diskutiert wird unter anderem das Zervix-Karzinom, ☞ 21.2.4) verursachen.
- Auch **Hormone**, insbesondere die Geschlechtshormone, spielen für die Entwicklung von Tumoren eine Rolle: So können nach heutigem Kenntnisstand Hormone wie die Östrogene bestimmte gutartige Tumoren, z.B. in der Brustdrüse, *verursachen* und bösartige Geschwülste, z.B. einige Brustkrebsformen, im Wachstum fördern. Solche Abhängigkeiten kann man sich in der Behandlung zunutze machen (☞ 5.5.8).

5.5.4 Das Konzept der Risikofaktoren

Die Erkenntnisse über die Tumorursachen sind letztlich genauso vielfältig wie verwirrend – eine einfache Theorie wird es wohl auch nie geben. Vor allem haben die Forscher gelernt, daß die Tumorrisiken bei jedem Tumor anders liegen. Man hat deshalb das schon bei der Arteriosklerose erwähnte Risikofaktoren-Konzept auch auf die Tumoren angewendet: Als **Tumor–Risikofaktor** bezeichnet man demnach diejenigen ungünstigen Einflußgrößen, die die Auftretenswahrscheinlichkeit einer bestimmten Geschwulst deutlich erhöhen.

Um Risikofaktoren beschreiben zu können, werden meist verschiedene Bevölkerungsgruppen miteinander verglichen, die sich in einem wichtigen Merkmal (etwa Raucher und Nichtraucher oder Tankwart und nicht Tankwart) unterscheiden. Durch mehrere solcher, über viele Jahre durchgeführte Untersuchungen fand man z. B. heraus, daß das Zigarettenrauchen nicht nur einen Risikofaktor für das Bronchialkarzinom, sondern auch für viele weitere Tumoren darstellt, wie z. B. das Kehlkopfkarzinom (☞ Abb. 5.14), und daß selbst das Passivrauchen (Mitrauchen) das Tumorrisiko erhöht (man geht heute in Deutschland von jährlich ca. 20000 Todesfällen durch Passivrauchen aus).

5.5.5 Die Metastasierung bösartiger Tumoren

Die meisten bösartigen Tumoren bilden *Tochtergeschwülste* (**Metastasen**). Dabei lösen sich einzelne Tumorzellen aus dem bösartigen Zellverband, durchbrechen die Basalmembran, dringen in den Tumor versorgende Gefäße ein und werden dann mit dem Lymph- oder Blutweg in andere Körperregionen transportiert, bis sie in Kapillargebieten hängen bleiben. Dort heften sie sich an die Endothelzellen der Kapillarwand an.

Um sich in dieser entfernten Körperregion festsetzen und weiterwachsen zu können, müssen die Tumorzellen das Kapillarendothel durchdringen und in das umgebende Gewebe eindringen. Um dies zu erreichen, präsentieren („zeigen“) sie häufig in großer Zahl ein sogenanntes *CD 44-Molekül* an ihrer äußeren Zellmembran. Durch das CD 44-Molekül werden die Endothelzellen veranlaßt, Spalten zu bilden. Die Tochterzellen ziehen durch diese Spalten und fressen sich in das umgebende Gewebe hinein, um hier dann durch rasche Zellteilung zu einer Metastase zu wachsen.

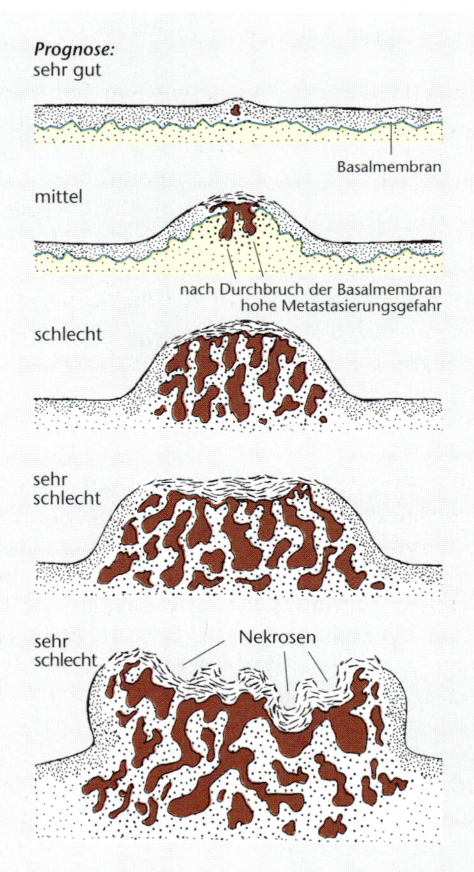

Abb. 5.15: Entstehung eines bösartigen Tumors: Bildung, Durchbrechen der Basalmembran, ausgedehntes invasives Wachstum, schließlich geschwüriger Verfall.

Metastasierungswege

Je nach Tumorart erfolgt die lymphogene oder hämatogene **Metastasierung** in unterschiedlichen Körperregionen:

- Bei der **lymphogenen Metastasierung** gelangen Tumorzellen mit der Lymphe in die regionalen Lymphknoten (☞ 14.4.3) und werden dort festgehalten. Wenn sie sich dort vermehren können, wird der betroffene Lymphknoten zerstört. In der Folge gelangen nachgebildete Tumorzellen in größere Lymphbahnen und schließlich über die obere Hohlvene (☞ Abb. 14.18) in das Blutsystem. Die malignen Zellen können auch in die umgebenden Gewebe einbrechen.
- Bei der **hämatogenen Metastasierung** (☞ Abb. 5.16) dringen Tumorzellen mit der Zerstörung der Gefäßwand in Blutgefäße ein, werden mit dem Blut wegtransportiert und bleiben meist im nächsten anschließenden Kapillarnetz hängen. Tumorzellen aus Leber, Niere oder Schilddrüse beispielsweise werden über die untere oder obere Hohlvene ins Herz gespült (deshalb der Name *Hohlvenen-Metastasierungstyp)* und gelangen nach der Passage durch das Herz in kleine Lungengefäße. Gelingt den Tumorzellen an dieser Stelle ein Einwachsen in die Gefäßwand bzw. die nähere Umgebung, bildet sich eine Lungenmetastase. Tumorzellen aus Karzinomen des Gastrointestinaltraktes metastasieren über die Pfort-ader hämatogen vor allem in die Leber, und von dort (seltener) auch in die Lunge *(Pfort-ader-Metastasierungstyp).* Bei einem Bronchial- oder Lungentumor gelangen Tumorzellen über das linke Herz in den großen Kreislauf und siedeln sich am häufigsten in Leber oder Knochen an *(arterieller Metastasierungstyp).*
- Außerdem besteht die Gefahr der Ausbreitung innerhalb seröser Höhlen oder in Ausführungsgängen sowie die Gefahr des direkten Einwachsens in Nachbarorgane (**Metastasierung per continuitatem**).

5.5.6 Tumormarker, paraneoplastische Syndrome

Manche Tumorzellen bilden charakteristische Proteine, die man als **Tumormarker** bezeichnet, weil sie im normalen Stoffwechsel des Patienten nicht oder nur in sehr geringer Menge vorkommen, im Blut eines Patienten mit dem entsprechenden Tumor aber in hohen Konzentrationen nachgewiesen werden können. Beispiele sind das *Carcino–Embryonale Antigen (CEA)* oder das *Alpha–Feto–Protein (AFP).* Der Nachweis von Tumormarkern im Blut spielt in der Diagnostik und vor allem der Verlaufskontrolle mancher Tumoren eine wichtige

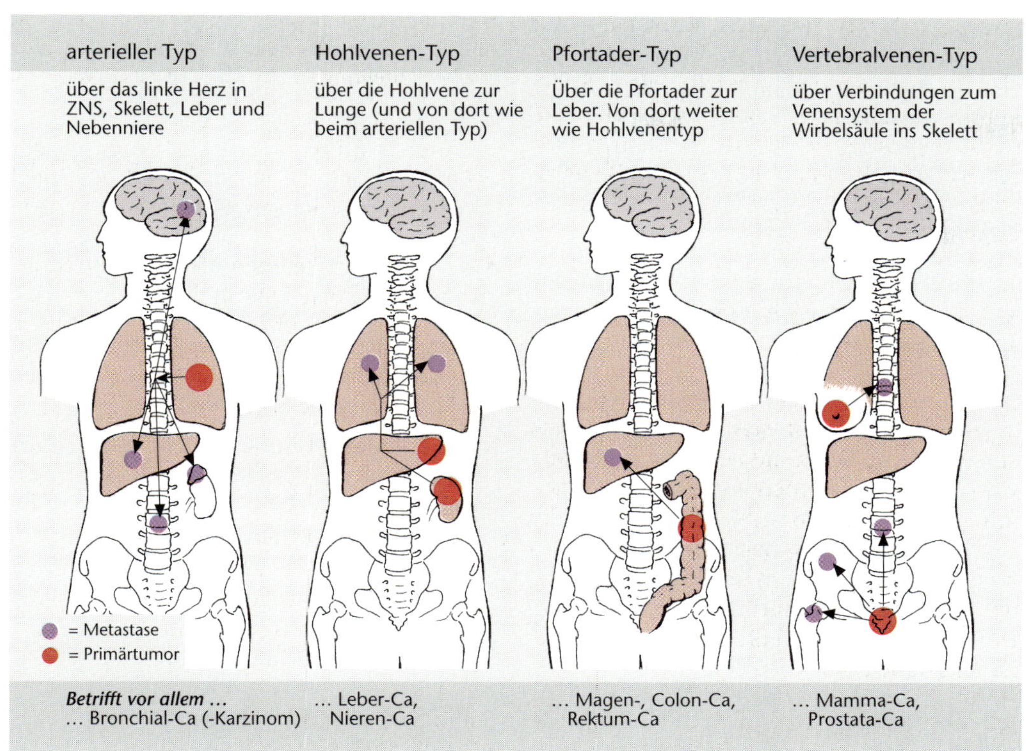

Abb. 5.16: Hämatogene Metastasierung, die vier häufigsten Metastasierungswege der Tumoren. Die lymphogenen Metastasierungswege sind hier nicht dargestellt.

Rolle, so etwa bei Prostata-, Leber-, Hoden-, Darm- und Pankreas-Tumoren.

Verschiedene Tumorprodukte können ihrerseits eigenständige Krankheitsbilder hervorrufen; man spricht von **paraneoplastischen Syndromen** (*para* = neben; *Neoplasie* = Neubildung). Wenn beispielsweise ein Bronchialkarzinom das Schilddrüsen-(Thyreoidea-)stimulierende TSH freisetzt, kommt es zu einer Schilddrüsenüberfunktion.

5.5.7 Einteilung der Tumoren

In der **Pathologie** – der Wissenschaft von den Krankheiten und den erkrankten Geweben – ist es üblich, die Geschwülste nach der embryologischen Abstammung der betroffenen Gewebe in epitheliale (aus Ekto- oder Entoderm hervorgehende) und mesenchymale (aus Mesoderm hervorgehende) Tumoren einzuteilen (☞ Abb. 22.12). Schließlich gibt es Tumoren, die aus noch undifferenziertem embryonalen Gewebe oder aus Geschlechtszellen (☞ 3.7.3) entstammen, die Keimzelltumoren.

Mesenchymale Tumoren

Zu den **mesenchymalen Tumoren** zählen Geschwülste des Binde-, Fett-, Knorpel- und Knochengewebes sowie der Muskulatur.

Zu den gutartigen mesenchymalen Tumoren zählen:

- *Fibrome*: Gutartige Bindegewebstumoren,
- *Lipome*: Gutartige Fettgewebstumoren,
- *Chondrome*: Gutartige Knorpeltumoren und
- *Myome*: Gutartige Muskeltumoren.

Besonders häufig sind die *Uterusmyome* der Muskelfaserschicht der Gebärmutter. Etwa 20 % der Frauen haben Uterusmyome, die zu Blutungsunregelmäßigkeiten und -schmerzen sowie zu Fehlgeburten führen können.

Zu den bösartigen mesenchymalen Tumoren, die man auch als **Sarkome** bezeichnet, zählen z. B. *Osteosarkome*, die vom Knochengewebe ausgehen, oder *Liposarkome*, die aus Fettgewebe entstehen. Sie sind – bis auf die *Leukämien* (☞ 14.3.5), die Tumoren der weißen Blutzellen – allesamt seltene, eher bei jüngeren Menschen auftretende Tumoren. Glücklicherweise selten, muß man sagen, denn mesenchymale maligne Tumoren sind oft äußerst bösartig.

Epitheliale Tumoren

Die häufigsten gutartigen epithelialen Tumoren sind die vom Drüsenepithel ausgehenden **Adenome.** Sie sind oftmals von Bindegewebe umgeben, das den Tumor wie eine Kapsel umschließt. Sie finden sich besonders häufig im Ovar, der Mamma oder der Prostata. Auch die sogenannten *Darmpolypen* sind oft gutartige Adenome der Darmschleimhaut. Nicht alle Adenome bleiben jedoch gutartig, manche von ihnen gelten als Präkanzerosen und entarten entsprechend relativ häufig zu *Adenokarzinomen*. Gutartige Tumoren, die von nichtdrüsigem Gewebe der Haut und der Schleimhäute ausgehen, heißen **Papillome** (z. B. Hautwarzen).

Die bösartigen epithelialen Tumoren werden als **Karzinome** bezeichnet. Bei den Karzinomen unterscheidet man Plattenepithel- und Adenokarzinome:

- **Plattenepithelkarzinome**, die von Haut oder Schleimhaut ausgehen, gehören zu den häufigsten bösartigen Tumoren des Menschen: Das Plattenepithelkarzinom der Bronchien ist einer der häufigsten malignen Tumoren des Mannes. Auch das Zervixkarzinom der Gebärmutter hat eine hohe Erkrankungshäufigkeit und ist in über 90 % der Fälle ein Plattenepithelkarzinom. Bei Alkoholikern und Rauchern kommt sehr häufig das Plattenepithelkarzinom der Speiseröhre vor.
- **Adenokarzinome** entstehen aus entarteten Drüsenzellen, oft über die Zwischenstufe eines Adenoms. Beispiele sind die meisten Krebs-Formen des Magen-Darm-Traktes (Magen- und Dickdarmkarzinom), das Endometriumkarzinom der Gebärmutter und das Karzinom der weiblichen Brust (häufigster bösartiger Tumor der Frau, ☞ 21.2.10).

Keimzelltumoren

Keimzelltumoren entstammen entweder unreifen Keimzellen (z. B. das *bösartige Dysgerminom* des Ovars), embryonalen Zellen (die *Teratome* des Ovars und Hodens) oder Zellen, die den Embryo umgeben – z. B. das *Chorionkarzinom*, das sich aus Resten einer unvollständig ausgestoßenen Plazenta (Mutterkuchen) bilden kann. Keimzelltumoren bilden sich bevorzugt, aber nicht ausschließlich, in den Geschlechtsorganen, verhalten sich zum Teil gutartig, aber führen zum Teil durch ihr großes Wachstumspotential rasch zum Tode.

5.5.8 Leitlinien der Behandlung bösartiger Tumoren

Malignome erfordern ein aggressives therapeutisches Vorgehen, um mit höchstmöglicher Wahrscheinlichkeit die Tumorausbreitung zu stoppen. Folgende Therapieansätze werden verfolgt:

Tumorentfernung. Vor allem Karzinome noch ohne Verwachsung mit Nachbarorganen und ohne Metastasierung werden in der Regel operativ entfernt.

Bestrahlung. Vor, nach oder anstelle der Tumorentfernung kann die Tumormasse durch energiereiche Strahlung verkleinert oder beseitigt werden.

Chemotherapie. Mit bestimmten Medikamenten, Zytostatika genannt, lassen sich bösartige Tumoren zerstören oder zumindest am weiteren Wachstum hindern.

Zytostatika hemmen allerdings das Wachstum *aller* schnell wachsenden Zellen. Da sich aber nicht nur Tumorzellen rasch teilen, sondern auch die Zellen der Haarwurzeln, der Magen-Darm-Schleimhäute, des Knochenmarkes und der Keimdrüsen, werden diese bei einer Zytosta-

5

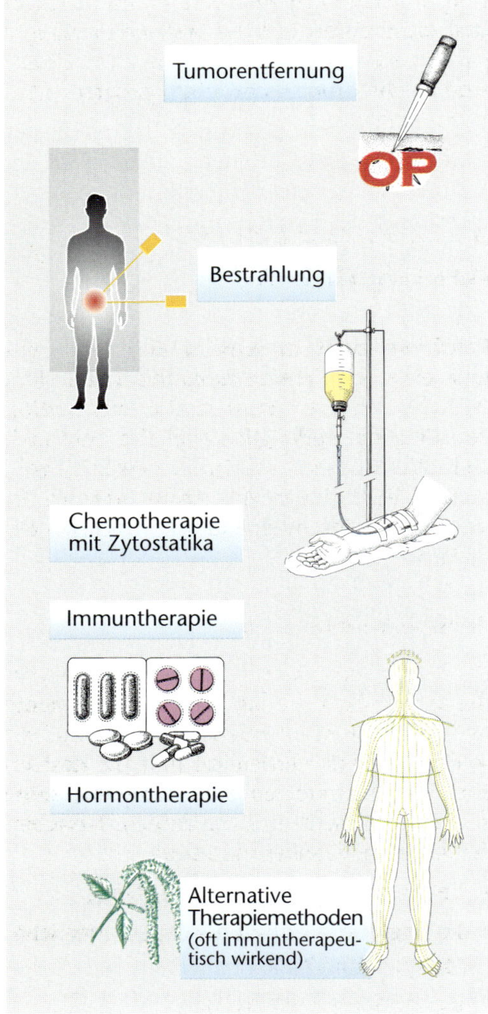

Abb. 5.17: Säulen der Tumortherapie.

tika-Therapie in Mitleidenschaft gezogen. Dies führt zu Haarausfall, Durchfällen, Übelkeit und Erbrechen, Störung der Blutbildung, Immunschwäche und Unfruchtbarkeit. Aufgrund der massiven Nebenwirkungen können deshalb Zytostatika nur kurzfristig und mit Pausen verabreicht werden. Zytostatika werden meist intravenös (über Venen) gegeben, nur wenige können als Tabletten eingenommen werden.

Vorsicht! Schon das Einatmen von Dämpfen, z. B. beim Vorbereiten von Zytostatika-Infusionen, sowie Hautkontakt können schädigen! Personen, die mit Zytostatika umgehen, müssen vor Beginn der Tätigkeit besonders geschult werden. Zytostatika sollen zudem nur an dafür speziell ausgewiesenen Arbeitsplätzen (mit Abzugshaube) zubereitet werden. Häufig verordnete Zytostatika sind beispielsweise: Cyclophosphamid (Endoxan®), Cisplatin, 5-Fluorouracil, Vincristin (Oncovin®), Vinblastin (Velbe®).

Hormontherapie. Vor allem Tumoren der Geschlechtsorgane und das Mammakarzinom (Tumor der weiblichen Brust) verlangsamen oder stoppen in einem Teil der Fälle ihr Wachstum bei Gabe von Antihormonen.

Immuntherapie. Zunehmend erfolgreich verlaufen Versuche, das Immunsystem des Krebskranken zu stärken, damit dieses den Tumor intensiver bekämpft.

Außenseitermethoden. Das körpereigene Immunsystem stimulierende Mistelpräparate, Sauerstoffüberdruckbehandlungen, hoch dosierte Vitamingaben, bestimmte Diätformen und viele weitere Methoden werden vor allem von naturheilkundlich orientierten Ärzten und Heilpraktikern angewendet, um die Tumorausbreitung zu stoppen.
Obwohl viele, z. T. spektakuläre Heilungsberichte vorliegen, können diese Methoden nicht unkritisch empfohlen werden, einige werden sogar eher als schädlich eingestuft.

Die Therapieentscheidung

Die **Onkologie** ist die medizinische Spezialdisziplin, die sich die Erforschung neuer und die Verbesserung bestehender Tumorbehandlungsmethoden zum Ziel gesetzt hat. Onkologen arbeiten meist interdisziplinär, das heißt in hohem Maße beratend für Ärztinnen und Ärzte anderer medizinischer Fachdisziplinen.

Welche Therapiemethode der beratende Onkologe und der behandelnde Arzt im Einzelfall dem Patienten vorschlagen, hängt ab von
- der Ausbreitung des Tumors, dem Tumorstadium,
- seiner feingeweblichen Bös- oder Gutartigkeit,
- Lebensalter und sonstigen Erkrankungen des Patienten,
- dem aktuellen wissenschaftlichen Kenntnisstand darüber, welche Therapiemethoden sich bei welchen Tumorarten als die besten erwiesen haben und
- den Therapiewünschen des Patienten.

5.6 Krankheitsverläufe

Unabhängig von einer bestimmten Krankheitsursache und der speziellen Erkrankungsart reagiert der Körper auf lange Sicht recht gleichförmig – entweder er überwindet die Erkrankung (Heilung), er geht an ihr zugrunde (Tod), oder die Krankheit besteht in begrenztem Umfang fort.

5.6.1 Heilung

Unter Heilung versteht man, daß nach dem Ablauf der Krankheit der ursprüngliche Zustand der Gewebe oder, mit dem Modell der Homöostase ausgedrückt, das innere Gleichgewicht und damit die *volle Anpassungsfähigkeit* des Organismus (☞ 5.1.4) wieder hergestellt ist. Der Mediziner spricht von *Restitutio ad integrum* (Wiederherstellung des unversehrten Zustandes). Dies bedeutet:
- Die krankmachende Störungsursache (z. B. das Bakterium oder ein durch die Haut eingedrungener Fremdkörper) wurde vollständig entfernt.
- Die geschädigten Gewebe, wie z. B. die verletzten Hautabschnitte bei einer Schnittwunde, wurden vollständig durch gleichwertiges Gewebe ersetzt, das aus dem Wundgebiet nachgewachsen ist.

5.6.2 Defektheilung

Bleibt bei größeren Verletzungen oder schweren Infektionen ein Defekt zurück, spricht man von **Defektheilung**. Ein einfaches Beispiel hierfür ist die Narbenbildung.

Narben *(Cicatrix)* entstehen im Rahmen der Wundheilung aus dem Granulationsgewebe des Entzündungsprozesses (☞ 5.4.5). Sie sind insofern funktionell minderwertig, weil sie gegenüber normalem Bindegewebe vermindert elastisch und mechanisch belastbar sind. Außerdem neigen Narben zu Folgeproblemen.
- Durch Überdehnung von größeren Bauchnarben kann es zum Narbenbruch (☞ 8.3.9) kommen.
- Durch Schrumpfung von Narbengeweben drohen im Bereich von Gelenken Bewegungseinschränkungen.
- Übermäßige bindegewebige Wucherung von Narben führt zum ästhetisch oft sehr störenden (Narben)Keloid.

Müssen nach einem Unfall Finger oder gar Extremitäten amputiert werden, so ist ein Nachwachsen des Körperteils nicht mehr möglich. Die Haut um die Amputationslinie, z. B. das Kniegelenk, heilt zwar wieder, die Leistungsfähigkeit der Extremität ist aber dauerhaft *(chronisch)* gemindert.

Ist das Herz beispielsweise infolge eines schwereren Herzinfarktes nicht mehr ausreichend leistungsfähig, so kommt es zur *Herzinsuffizienz* (Herzschwäche) mit dauernder Beeinträchtigung der körperlichen Leistungsfähigkeit (☞ 15.7.4).

Wird eine kindliche Hirnhautentzündung (*Meningitis*, ☞ 11.15.3) nicht rechtzeitig behandelt, so ist eine bleibende geistige Behinderung die häufige Folge.

5.6.3 Krankheitsrezidiv

Tritt dieselbe Erkrankung nach einem beschwerdefreien Intervall erneut auf, spricht man von *Rückfall* oder **Rezidiv**. Dabei kann die Krankheit vor dem zweiten Auftreten völlig ausgeheilt gewesen sein, oder die eigentlichen Krankheitsursachen wurden nicht beseitigt, sondern nur maskiert (z. B. „kurierte" Hauterkrankung nach Kortison-Salbenbehandlung, ☞ 6.5).

Beispiel: Endokarditis-Rezidiv

Das *akute rheumatische Fieber* wird durch eine überschießende Abwehrreaktion gegen einen Infekt mit Streptokokken-Bakterien (☞ 6.7)

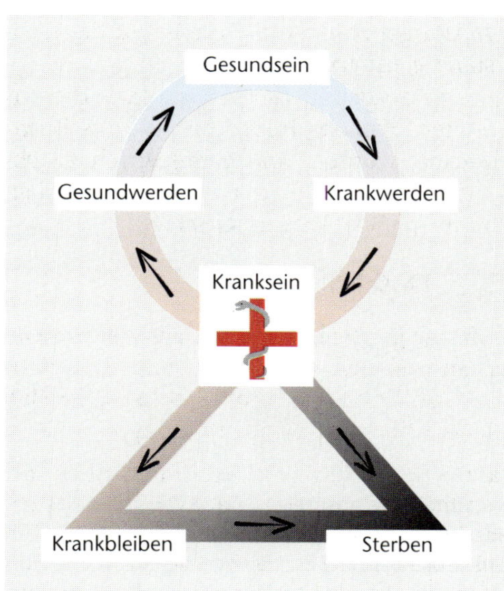

Abb. 5.18: Wechselbeziehung zwischen Gesundheit und Krankheit: Die Pfeile illustrieren, daß Gesundsein und Kranksein keine statischen Zustände, sondern Wendepunkte im Prozeß des Krankwerdens oder Gesundwerdens darstellen.

ausgelöst. Durch Autoantikörper (☞ 6.4.3) werden Herz und Gelenke stark angegriffen. Als Folge dieser *rheumatischen Endokarditis* kann das Endokard teilweise zerstört werden – vor allem im Bereich der Herzklappen. Bei einem Wiederaufflammen des Streptokokkeninfektes, z. B. an den Tonsillen, kommt es sehr leicht zu einem Rezidiv der Endokarditis mit zusätzlicher Klappenschädigung.

Tumorrezidive

Häufig sind *Tumorrezidive* nach scheinbar vollkommener Beseitigung eines Primärtumors zu beobachten. Diese Rezidive treten meist ein bis zehn Jahre nach operativer oder medikamentöser (zytostatischer) Tumorbehandlung auf. Ursache für ein Rezidiv können wenige, nach Operation und/oder zytostatischer Therapie verbliebene Tumorzellen sein, die von neuem mit bösartigem Wachstum beginnen.

5.6.4 Chronifizierung

Heilt eine Krankheit nicht aus oder kann die Krankheitsursache nicht beseitigt werden, so kommt es zur **Chronifizierung** (wörtlich „schleichender Verlauf von langer Dauer").

Chronisch-kontinuierlicher Verlauf

Chronisch-kontinuierliche Erkrankungen sind solche, die auf einem gewissen Krankheitsniveau verharren. Beispiel hierfür ist die Nagelmykose (Pilzbefall des Nagels), die nicht weiter stört, aber auch kaum jemals ausheilt. Auch die sehr häufige *Kurzsichtigkeit* (Myopie, ☞ 12.6.7) ist eine chronisch-kontinuierliche Erkrankung: Augapfelgröße und Brechkraft von Linse und Hornhaut passen nicht zusammen, so daß eine Kontaktlinse oder Brille für eine befriedigende Sehleistung erforderlich ist.

Chronisch-rezidivierender Verlauf

Das chronische Asthma bronchiale (☞ 17.13.4) ist dagegen meist keine permanente Erkrankung. Vielmehr kommt es immer wieder – der Mediziner sagt **chronisch-rezidivierend** – zu extrem angsteinflößenden Atemnotanfällen durch Engstellung der Bronchialwege, Sekretion eines zähen Bronchialsekrets und Schwellung der Bronchialschleimhaut.

Auch die häufige Allergie gegen Tomaten oder Erdbeeren sowie bestimmte Darmentzündungen, wie z. B. die Colitis ulcerosa und der Morbus Crohn (☞ 18.8.10), verlaufen chronisch-rezidivierend: Infolge einer Fehlsteuerung des Immunsystems kommt es jahre- bis jahrzehntelang zu Durchfällen, oft mit Nahrungsmittelunverträglichkeiten.

5.6.5 Dekompensation und Progredienz

Chronische Defekte können funktionell ausgeglichen (*kompensiert*, z. B. *kompensierte Herzinsuffizienz* mit noch erhaltener Leistungsfähigkeit innerhalb des täglichen Lebens) oder *dekompensiert* sein (also bei der Herzinsuffizienz z. B. zur Bettlägerigkeit zwingen).

Viele chronische Erkrankungen entwickeln durch sich selbst verstärkende Mechanismen eine Eigendynamik und werden zunehmend schlimmer, man spricht von **chronischer Progredienz**. Die chronische Polyarthritis und die meisten übrigen *Systemerkrankungen* (☞ 4.9) oder die Multiple Sklerose (☞ 10.2.6) sind solche oftmals chronisch progredienten Erkrankungen.

5.7 Kranksein im Krankenhaus

Kranksein zieht in ernsten Fällen fast immer eine *Krankenhausaufnahme* nach sich. Während auf jeder akutmedizinischen Station vom Personal werktäglich zwei, drei oder auch vier „Aufnahmen" routiniert bewältigt werden, ist die stationäre Aufnahme für jeden Patienten ein einschneidendes und belastendes Ereignis.

Angst im Krankenhaus

Der Rollenwechsel vom „Menschen" zum „Patienten" bringt viele *angstauslösende* Momente mit sich. Normalerweise ist niemand auf ein solches Ereignis vorbereitet und hat deshalb auch keine Strategien zur Verfügung, seine Ängste zu äußern und abzubauen. Ursachen der Angst im Krankenhaus sind:

- die Angst vor der neuen Umgebung,
- die Angst vor Verlust oder dauerhafter Schädigung eines Organs,
- die Angst vor Schmerzen,
- die Angst vor falscher Medikation oder fehlerhafter Behandlung; sowie
- die Angst vor dem Tod.

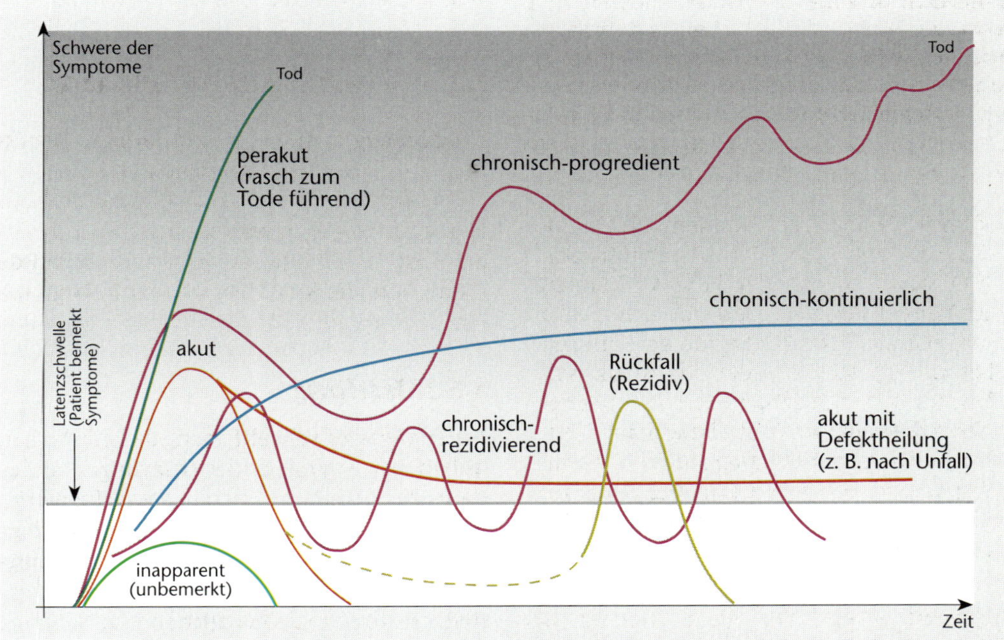

Abb. 5.19: Mögliche Krankheitsverläufe (Schema). Die horizontale Linie gibt die Schwelle an, bei der die Krankheit vom Patienten bemerkt wird. Inapparente Erkrankungen erreichen diese Schwelle nicht und werden deshalb nicht wahrgenommen. Ein Beispiel hierfür wäre ein unbemerkt gebliebener Harnwegsinfekt.

5

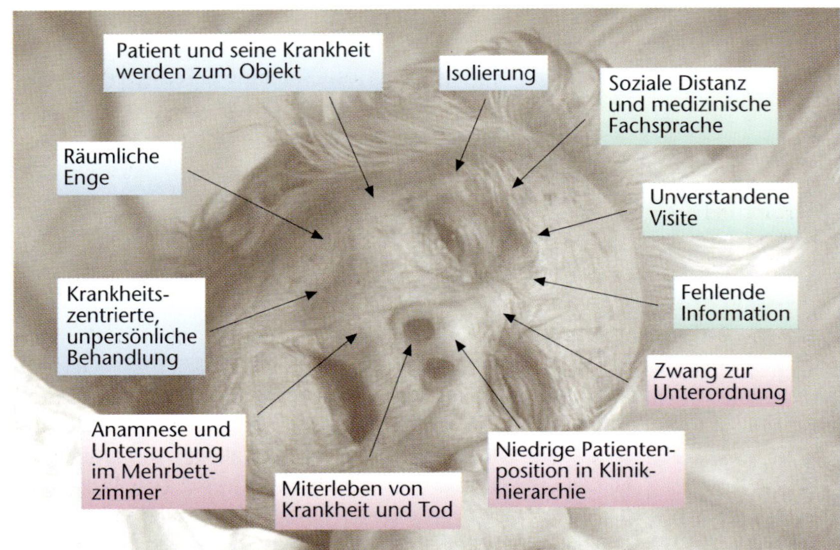

Abb. 5.20: Belastung des Patienten im Krankenhaus.

Umgehen mit Hoffnungs- und Hilflosigkeit

Dadurch breiten sich vor allem bei älteren und chronisch kranken Patienten rasch Gefühle von Hoffnungs- und Hilflosigkeit aus. Das Krankenhauspersonal sollte diese Ängste in der Arbeit mit dem Patienten aufgreifen: Wie können die **Aktivitäten des täglichen Lebens** *(ATLs)* in möglichst großem Umfang aufrechterhalten werden, so daß die *Hilflosigkeit* des Patienten, also der Kontrollverlust über seine unmittelbare Umgebung, vermindert wird? – Wie kann der Hoffnungslosigkeit des Patienten etwas Positives entgegengesetzt werden, wie können ihm neue Zukunftserwartungen (z. B. an einen Therapiefortschritt) vermittelt werden?

Die Strukturen im Krankenhaus

Aufgabe des Krankenhauses ist die Wiederherstellung der Gesundheit von Kranken. Um diese Aufgabe zu erfüllen, haben sich innerhalb der westlichen medizinischen Versorgungssysteme im Krankenhaus fünf verschiedene **Funktionssysteme** herausgebildet:

- Die Funktion der *Diagnosestellung*: Bestimmung von Art und Schwere der Erkrankung.
- Die Funktion der *Isolierung*: Abschirmung etwa des psychisch Kranken vor krankmachender Umgebung (pathologisches Milieu); Isolierung des (infektiösen) Kranken von der Umwelt.
- Die Funktion der *Pflege*: Aktive Erfüllung der wichtigsten Bedürfnisse des Patienten (in Grundpflege und Funktionspflege).
- Die Funktion der *Therapie*: Heilung des Patienten oder jedenfalls Verbesserung seines krankheitsbedingten Zustandes.
- Die Funktion der *Rehabilitation*: Wiederherstellung der früheren Fähigkeiten des Patienten mit dem Ziel einer Wiedereingliederung in sein vorheriges berufliches und/oder privates Umfeld.

So wichtig diese Funktionssysteme jeweils sind – sie behindern sich in manchen Fällen gegenseitig (viele therapeutische Eingriffe beschneiden z. B. die Möglichkeiten der Pflege), was den Patienten zusätzlich belastet.

Berufsgruppen im Krankenhaus

Um die Dienstleistungen innerhalb der Funktionssysteme zu erfüllen, bedarf es im Krankenhaus einer wohlorganisierten Kooperation von vielen, zum Teil hochspezialisierten Berufen, die sich in vier Berufsgruppen gliedern lassen:

- Die Berufsgruppe des *Pflegepersonals* (vom Krankenpflegeschüler bis zur Pflegedienstleitung)
- Die Gruppe des *ärztlichen Personals* (vom Famulanten bis zum Chefarzt)
- Die Angehörigen der *sonstigen Fachberufe im Gesundheitswesen* wie z. B. Physiotherapie, MTA und Logopäden.
- Das Personal des Verwaltungs-, Wirtschafts- und Versorgungsbereiches.

Diese komplexe, auf den ersten Blick oft schwer durchschaubare Strukturierung des Krankenhauses verursacht beim Patienten oft ein Gefühl der Unsicherheit, das die erwähnte Hilflosigkeit und Resignation verstärken oder aber zu aggressiv forderndem Verhalten führen kann.

Neue Berufsbilder mit Zwischenstatus und unklaren Kompetenzen, wie z. B. der Student im Praktischen Jahr oder der Arzt im Praktikum (PJ bzw. AiP), haben die Unübersichtlichkeit zusätzlich vergrößert.

Schlechte Kommunikation

Insbesondere große Krankenhäuser leiden auch unter organisatorisch bedingten Schwierigkeiten in der Zusammenarbeit. Dies führt dazu, daß Mitarbeiter trotz optimaler Qualifikation unter Umständen nicht die im Interesse des Patienten bestmöglichen Maßnahmen ergreifen, weil sie durch *fehlerhafte Kommunikationsstrukturen* zwischen und innerhalb der verschiedenen Berufsgruppen nicht angemessen informiert wurden.

Burn-out Syndrom

Folgen von schlechter Organisation und Arbeitsüberlastung sind Unzufriedenheit und psychische sowie körperliche Erschöpfung des Pflegepersonals und der Ärzte **(Burn-out Syndrom)**. Hieraus erklärt sich die im Durchschnitt nur kurze Berufsverweildauer beim Pflegepersonal – und umgekehrt die Frustration vieler Patienten.

Anforderungen der Zukunft

Die Funktionstüchtigkeit des modernen Krankenhauses ist jedoch in der Zukunft noch stärker bedroht: Weiter fortschreitende Technisierung und Spezialisierung der Medizin einerseits und Kostendämpfungsmaßnahmen andererseits erzeugen ständig neue Anforderungen, denen die im Krankenhaus Beschäftigten gerecht werden müssen. Da können die Interessen des Patienten rasch aus dem Blickfeld geraten. Deshalb erscheint es notwendig, die gewählten Lösungen für Arbeitsteilung und Kommunikationsstrukturen immer wieder zu überdenken und weiter zu entwickeln.

5.8 Tod, Hirntod, Selbsttötung

Der Tod eines Patienten darf nicht mit ärztlichem oder pflegerischem Versagen gleichgesetzt werden.

Alle vielzelligen Organismen, egal ob Pflanzen, Tiere oder Menschen, erlöschen einmal in ihren Funktionen, sie *sterben*. Dieses natürliche Erlöschen hat viele Ursachen, so die unaufschiebbare, genetisch vorbestimmte Alterung von Geweben und Krankheiten lebenswichtiger Organe (z. B. der Gefäße oder des Gehirns) mit der häufig auch eine Abnahme des individuellen Lebens*willens* einhergeht.

Auch aus entwicklungsgeschichtlicher Sicht ist der Tod jedes Individuums „notwendig", denn bei begrenztem Lebensraum könnte es sonst keine Überlebensmöglichkeit für nachfolgende Generationen geben – damit wäre aber jeder Fortschritt in der Entwicklung der Arten unmöglich gewesen.

5.8.1 Klinischer Tod, Hirntod und Teilhirntod

Der **klinische Tod**, das heißt das Erlöschen der Herz-Kreislauffunktion, ist gekennzeichnet durch fehlende Arterienpulse, das Fehlen von Herzaktionen, fehlende Atemfunktion und Bewußtlosigkeit. Ein klinisch toter Patient ist jedoch grundsätzlich innerhalb einiger weniger Minuten wiederbelebbar *(reanimierbar)*, bevor auch das Gehirn abzusterben beginnt. Letzteres kann man daran erkennen, daß die Pupillen auf Lichteinfall nicht mehr reagieren und der Hornhautreflex bei Berühren der Hornhaut nicht mehr auslösbar ist.

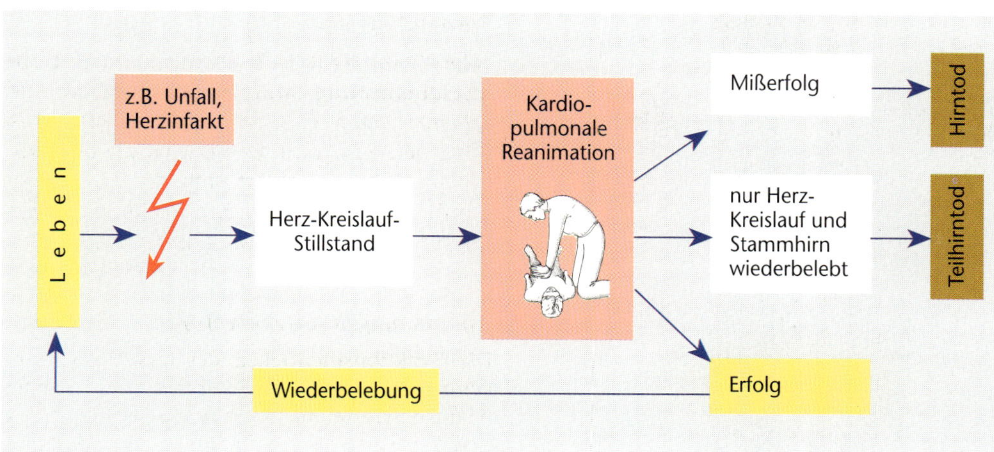

Abb. 5.21: Schaubild zu Genese von Hirntod und Teilhirntod

Der klinische Tod ist durch **Reanimationsmaßnahmen** (☞ 26.4) umkehrbar. Unterbleibt die Reanimation oder aber führt sie zu spät zur Wiederdurchblutung des Gehirns, tritt nach wenigen Minuten zunächst der **Hirntod** ein, da das Gehirn das lebenswichtige Organ mit der geringsten Toleranz gegen Sauerstoffmangel *(Hypoxie-Toleranz)* ist.

Das zuerst erfolgende Absterben des Gehirns ist Konsequenz der unterschiedlichen Hypoxie-Empfindlichkeit der lebenswichtigen Organsysteme, weshalb es beim klinischen Tod zu einer *Dissoziation* (Aufspaltung) der lebenswichtigen Funktionen kommt.

Früher war diese Dissoziation folgenlos, weil sie nur ein Übergangsstadium von wenigen Minuten kennzeichnete. Im Rahmen der modernen Intensivmedizin gelingt aber heutzutage relativ häufig die Wiederherstellung der Herz-Kreislauffunktionen – gegebenenfalls apparativ unterstützt –, ohne daß aber Hirnfunktionen „zurückkommen".

Da aber mit dem Tod des Gehirns die stoffliche Repräsentanz der personalen Existenz des Menschen endet, endet mit dem Hirntod auch unwiderruflich sein Leben.

5.8.2 *Hirntoddiagnostik zur Organtransplantation*

Vielen unheilbar Kranken kann durch Verpflanzung *(Transplantation)* eines gesunden Spenderorgans entscheidend geholfen werden. Für eine frühzeitige Entnahme von Organen Verstorbener zum Zweck der Organtransplantation ist es notwendig, den **Hirntod** festzustellen.

> Der Tod als Lebensende des Gesamtorganismus wird – praktisch weltweit – definiert durch die unumkehrbare Unterbrechung der Gehirnfunktionen **(Hirntod)** ohne daß deshalb die Herz-Kreislaufaktivität völlig erloschen sein muß.

Zum Nachweis des Hirntodes müssen erfüllt sein:

- Elektroenzephalogramm mit Null-Linien-Nachweis (das EEG zeigt über 30 Minuten keinerlei elektrische Aktivität des Gehirns mehr an, ☞ Abb. 10.18),
- Stillstand des Hirnkreislaufes, nachgewiesen durch röntgenologische Hirngefäßdarstellung mit Kontrastmittel (Angiographie) oder durch zweimalige Dopplersonographie in 30-minütigem Abstand,
- klinisch-neurologische Zeichen wie z. B. Koma, Atemstillstand und Pupillenstarre bei mehreren Untersuchungen.

Damit die Organentnahme stattfinden kann, muß ferner die vorausverfügte Einwilligung des Patienten oder die Einwilligung seiner nahen Angehörigen vorliegen.

Nach der Organentnahme droht dem *explantierten* Organ ebenso nach wenigen Stunden der Gewebetod wie dem Gehirn schon nach wenigen Minuten. Durch starke Kühlung und Lagerung in geeigneten Lösungen kann die maximale Zeit bis zur Reimplantation auf 24 - 48 Stunden ausgedehnt werden.

5.8.3 *Teilhirntod*

Aus der klinischen Erfahrung heraus wurde das Hirntodkonzept ergänzt um den Begriff des **Teilhirntodes.** Nicht selten gelingt es im Rahmen der Reanimation, daß die etwas weniger hypoxieempfindlichen untersten Stammhirnanteile (☞ 11.7.3) wieder ihre Funktion aufnehmen. Die Großhirnfunktionen, die die gesamte Psyche und Persönlichkeit repräsentieren, bleiben aber erloschen. Es resultiert dann das Bild des Teilhirntodes oder *apallischen (Durchgangs-)Syndroms* mit dauerhafter Bewußtlosigkeit und Fehlen jeder gerichteten Aufmerksamkeit bei erhaltenen Herz-Kreislauffunktionen.

5.8.4 *Sterbebeistand*

Alle Aktivitäten des Pflegepersonals, der Ärzte und Angehörigen, dem sterbenden Patienten ein „gutes" Sterben zu ermöglichen, faßt man als **Sterbebeistand** zusammen. Annähernd 60 % der deutschen Bevölkerung sterben im Krankenhaus, schon allein dadurch ergibt sich die große Bedeutung des klinischen Sterbebeistands.

Viele Angehörige erleben das Sterben des von ihnen betreuten und schließlich betrauerten Patienten als menschenunwürdig. Die Verletzung der Menschenwürde des sterbenden Patienten entsteht meist dadurch, daß seine Ängste und Bedürfnisse nicht beachtet werden, der erwähnte Sterbebeistand nicht geleistet wird oder aber nicht angemessen ist.

Sterbephasen nach Kübler-Ross

Sterben ist ein Prozeß mit wechselnden emotionalen Phasen: Obwohl er stark vom Alter des Patienten, der Art der Grunderkrankung, von Krankheitsdauer, Persönlichkeitsmerkmalen und vielen den Kranken umgebenden Umständen (z. B. Stationsklima, Verhalten von Angehörigen und Pflegepersonal) abhängt, durchleben die meisten Sterbenden eine Abfolge sog. **Sterbephasen.** Diese Sterbephasen sind von der Wissenschaftlerin *Kübler-Ross* beschrieben worden:

- Die Phase der *Abwehr* (den sich anbahnenden eigenen Tod nicht wahrhaben wollen)
- Die Phase des *Zornes* (sich aufbäumen)

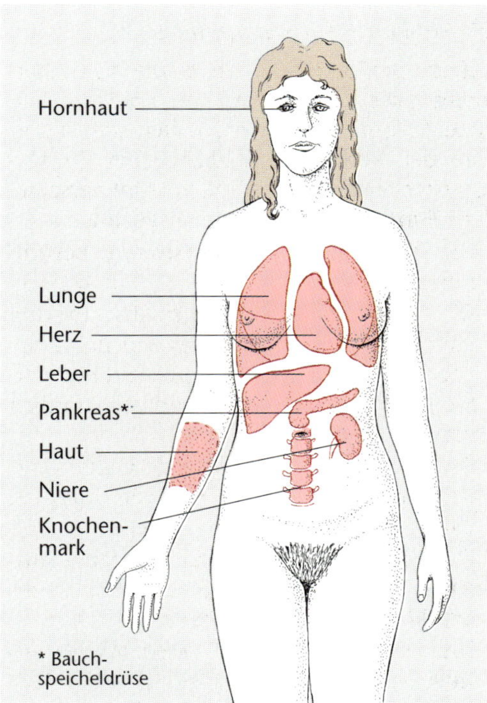

Abb. 5.22: Organtransplantationen, die zur Zeit medizinisch möglich sind. 1993 wurden in Deutschland 2160 Nieren-, 590 Leber-, 510 Herz-, 700 Lungen- und 45 Pankreastransplantationen vorgenommen.

5

- Die Phase des *Verhandelns* (Muß es wirklich schon in wenigen Tagen/Wochen/Monaten sein?)
- Die Phase der *Depression und Verzweiflung* (Trauer)
- Die Phase der *Zustimmung und Hoffnung* (sich fügen).

Angst vor Abschiebung

Die größte Angst sterbender Patienten ist in vielen Fällen jedoch nicht die Furcht vor dem Tod an sich, sondern die Angst vor Vereinsamung und Abschiebung. Sie entsteht durch die Hilflosigkeit aller Beteiligten und ihre Unfähigkeit, dem Patienten in seinen verschiedenen, scheinbar in Widerspruch zueinander stehenden Sterbephasen angemessen zu begegnen. Oft wird der Umgang mit dem Sterbenden auch durch eigene Ängste und Abwehrmechanismen gegenüber Tod und Sterben blockiert.

Manche Angehörige, aber auch Pflegekräfte und Ärzte, haben die Vorstellung, daß ein Gespräch über das Sterben den Patienten zusätzlich belasten würde. In der Regel aber ist der Patient dankbar für jede Kommunikation über die Dinge, die ihn am meisten beschäftigen.

Der Umgang mit Sterbenden verlangt in besonderem Maße, den Patienten in seiner Befindlichkeit zu beobachten, seine Ängste und Signale wahrzunehmen und für (anstrengende) Gespräche offen zu sein. Eine höchst anspruchsvolle Aufgabe, die zu bewältigen viel Zeit und Kraft erfordert.

(☞ auch Kapitel 24.6 „Altern, Sterben und Sinn")

5.8.5 **Sterben im Krankenhaus**

Durch die ständige Konfrontation mit Schwerstkranken und Sterbenden wird das Krankenhauspersonal nicht selten überfordert. Ein in manchen Kliniken angebotener, sinnvoller Ansatz zur Abhilfe ist die Einrichtung von **Balintgruppen**, innerhalb derer Ärzte und Pflegepersonal Konflikte mit schwierigen Patienten ansprechen und sich selbst auch mit dem Thema Tod auseinandersetzen können.

Recht des Sterbenden auf Aufklärung

Laut Gesetz und Rechtsprechung besteht eine Aufklärungspflicht seitens des Arztes und ein Recht des Patienten auf **Aufklärung.** Nur wenn der Arzt gesundheitliche Verschlechterungen aufgrund der Mitteilung der Diagnose erwartet, kann auf die Aufklärung verzichtet werden. Oft wird von dieser „Generalklausel"

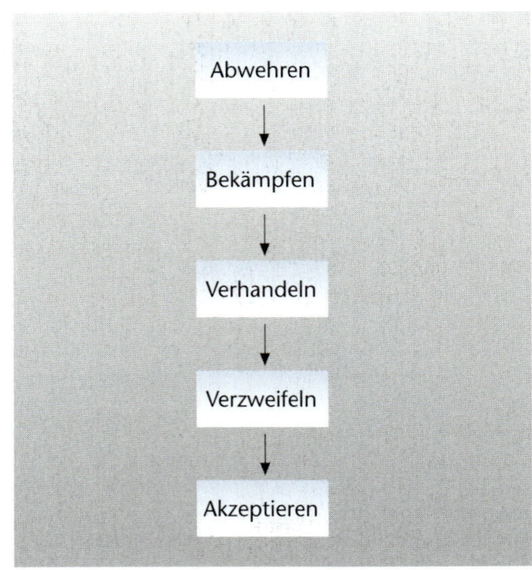

Abb. 5.23: Die fünf Sterbephasen nach Kübler-Ross.

Gebrauch gemacht, obwohl Untersuchungen gezeigt haben, daß die meisten Sterbenden zwar zunächst mit einem Schock und starken Gefühlen der Angst, Depression oder Aggression auf die Diagnose reagieren, ihnen letztlich aber die seelische Verarbeitung der Diagnose möglich ist. Dies führt erfahrungsgemäß längerfristig zu einem ausgeglicheneren Zustand des Kranken. Die früher geäußerte These, daß aufgeklärte Patienten keinen Lebenswillen mehr zeigen, darf ebenso als widerlegt gelten – manche Untersuchungen berichten sogar eher von einer Lebensverlängerung, wenn sich der Kranke rechtzeitig und aktiv mit der Krankheit auseinandersetzen kann.

5.8.6 **Suizid (Selbsttötung)**

In Deutschland sterben jährlich etwa 15 000 Menschen durch **Suizid** *(Selbsttötung,* veraltet: *Selbstmord);* die Zahl der *Suizidversuche* wird auf ca. 150 000, also zehnfach höher geschätzt. Bei Jugendlichen steht der Suizid noch vor den Unfällen an erster Stelle der Todesursachen. Auch im Krankenhaus kommen Selbsttötungen häufig vor.

Suizidgefährdete Personen sind oftmals chronisch depressiv-krank oder durchlaufen vor ihrem Suizid(-versuch) häufig eine *depressive Phase* (☞ 25.3.3), wobei kleine oder große Lebenskrisen oft das „Faß zum Überlaufen bringen". Diese sog. depressive Entwicklung ist in vielen Fällen von Außenstehenden erkennbar.

Immer wieder kommt es aber dennoch zu Selbsttötungen von Patienten, bei denen selbst erfahrene Psychiater nicht mit solch einem Schritt gerechnet hätten. Weitere suizidgefährdete Gruppen sind Alkoholiker und Drogenabhängige.

Suizidgefährdung stationärer Patienten

Auf eine mögliche Selbsttötungsabsicht bei stationären Patienten können hinweisen:

- Ängste und Selbstzweifel verbunden mit einer verunsicherten Persönlichkeit;
- Vereinsamung (keine Angehörigen) und Isolierung (gegenüber Mitpatienten);
- Hoffnungslosigkeit (in Bezug auf die Therapie, aber auch ganz pauschale Aussagen – etwa, *„daß das Leben keinen Spaß mehr macht");*
- unbeholfenes und vergebliches Streben nach zwischenmenschlicher „Wärme";
- Alkohol-, Tabletten- oder Drogenabhängigkeit;
- Frühere Suizidversuche.

Hinzuziehung von Fachleuten

Für beide Seiten ist es das beste, den Patienten auf seine Selbsttötungsgedanken direkt *anzusprechen.* Oft reagieren suizidale Patienten darauf mit Erleichterung.

Bestätigt sich die **Suizidabsicht**, so sollte ein spezialisierter bzw. erfahrener Arzt (z. B. ein Psychiater) hinzugezogen werden. Dieser muß dann auch prüfen, ob der Gefährdete nicht in eine besonders geschützte, *geschlossene* Einrichtung verlegt werden muß. Auch die Verordnung von zentralnervös dämpfenden Neuroleptika (☞ 23.3.8) kann kurzfristig dem Patienten den Suiziddrang nehmen.

Oft jedoch ist es aus medizinischen Gründen nicht möglich, suizidgefährdete Patienten in eine Fachklinik zu verlegen. In diesem Fall ist es wichtig, daß das Pflegepersonal für den Patienten erreichbar ist und ihm jedes Medikament einzeln unter Aufsicht verabreicht.

Was tun nach einem Suizidversuch?

In der Klinik bekommt der Patient nach einem Suizidversuch zunächst die notwendige lebensrettende Behandlung. Diese besteht je nach Suizidversuchshandlung z. B. aus Magenspülung, medikamentöser Entgiftung und/oder Intensivüberwachung. Entscheidend ist jedoch die *Verhütung weiterer Suizidversuche.* Hierzu bedarf es einer intensiven Nachbetreuung, sei es ambulant oder als stationäre Psychotherapie, sowie der psychosozialen Hilfe bei den fast immer notwendigen Veränderungen der Lebensbedingungen.

Suizidgefährdete sollten darüberhinaus jederzeit Zugang zu **Kriseninterventionsstellen** (z. B. *Telefonseelsorge*) erhalten. Auch die Angehörigen (falls vorhanden) sollten in einem ruhigen Gespräch in die Behandlungsstrategie einbezogen werden.

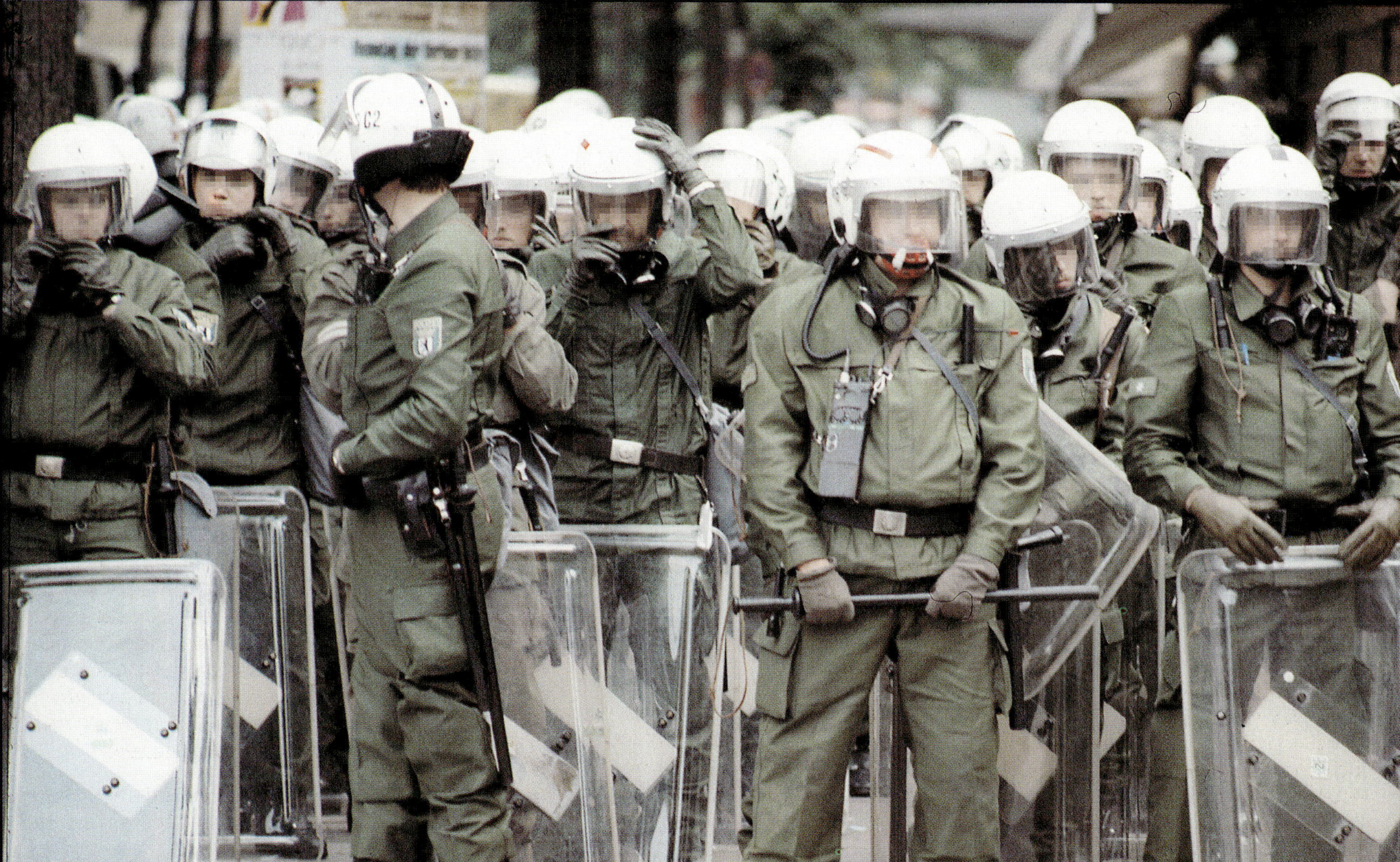

Unser Abwehrsystem zu verstehen, ist nicht einfach. Abweichend von der sonstigen Lehrbuchgliederung werden hier die Abwehrprozesse, die bei einer Infektion ablaufen, zunächst einmal Schritt für Schritt mit dem Schwerpunkt *Verständlichkeit* dargestellt (Abschnitt 6.1). Im Abschnitt 6.2 werden die vier verschiedenen Formen der Abwehr unter dem Gesichtspunkt größerer *Vollständigkeit* nochmals getrennt aufgeführt.

6.1 Der Abwehrvorgang Schritt für Schritt

Täglich versuchen Millionen Bakterien, Viren, Parasiten und Pilze, in unseren Körper einzudringen. Sie leben in der Luft, in Nahrungsmitteln, auf der Haut und auch in den menschlichen Körperhöhlen selbst. Viele der Mikroorganismen schaden uns nicht, ja wir brauchen sie sogar, z. B. bei der Verdauung.

Die meisten Mikroorganismen, die uns schaden können, vernichtet unser **Immunsystem**, und nur bei wenigen versagt diese Abwehrkraft, so daß es zum Ausbruch einer Infektionskrankheit kommt.

Schutzbarrieren des Körpers

Schon beim Versuch, in den Körper einzudringen, stoßen die Mikroorganismen auf **äußere Schutzbarrieren**. So töten z. B. *Enzyme* in Mundspeichel und Tränenflüssigkeit ständig Bakterien ab, fängt die *Schleimhaut der Luftwege* eingeatmete Erreger ab und macht die *Magensäure* Keime aus der Nahrung unschädlich. Auch die vorhandenen, zum Körper gehörigen sogenannten „physiologischen" Bakterien (etwa die Scheiden- und Dickdarmflora) verhindern das Einnisten ihrer gefährlichen Verwandten.

Gelingt es Keimen dennoch, diese Barrieren zu durchbrechen und in den Körper einzudringen, so werden sie von *weißen Blutkörperchen* (**Leukozyten**) attackiert. Funktioniert entweder das Immunsystem nicht einwandfrei oder sind andererseits die Mikroorganismen zu zahlreich bzw. zu gut „bewaffnet" (**virulent**), so wird der Ansturm gefährlich, und Infektionen können dann unter Umständen innerhalb weniger Tage zum Tod führen.

Daß wir nach einer durchstandenen übertragbaren Krankheit wie z. B. den Windpocken (meistens) kein zweites Mal im Leben daran erkranken, verdanken wir unserem **immunologischen Gedächtnis**. Es „lernt" eindringende Mikroorganismen kennen und bekämpft jede neue Infektion mit gezielt dafür synthetisierten Proteinen, den **Antikörpern**. Gegenüber diesen Mikroorganismen werden wir **immun** (wörtlich „unempfänglich").

6.1.1 Die Organisation des Immunsystems

Insgesamt wiegen die Bestandteile des Immunsystems eines Menschen etwa 1,5 kg. Diese bestehen aus Organen wie *Thymus* und *Milz*, aus Geweben wie dem *Knochenmark*, den *Lymphknoten*, den *Mandeln*, dem *lymphatischen Gewebe des Darms* und aus *ausgewanderten Immunzellen* in fast allen anderen Geweben (☞ auch Abb. 14.17). Die Organe und Gewebe lassen sich einteilen in

- die **primär-lymphatischen Organe**, in denen die immunaktiven Zellen heranreifen (*Reifungsorte*). Hierzu zählen Knochenmark und Thymus, von wo aus verschiedene bewegliche Immunzellen in die Blutbahn, in die Lymphflüssigkeit und in die Gewebe der übrigen Organe ausgesandt werden; und
- die **sekundär-lymphatischen Organe**, die den „Arbeitsplätzen" der Immunzellen entsprechen. Hierzu zählen Lymphknoten, Milz, Mandeln, die Peyerschen Plaques des Dünndarms (☞ 18.5.3) und viele weitere, meist auf Schleimhäuten angesiedelte lymphatische Gewebe.

Jedes Organ und jede Abwehrzelle hat dabei spezielle Aufgaben, viele Aufgaben werden aber auch von mehreren Organen bzw. Abwehrzellarten gleichzeitig bearbeitet. Viele „Köche" kochen da offensichtlich viele „Süppchen", und alles scheint sich gegenseitig zu beeinflussen. Es ist in der Tat so: Das Immunsystem ist – abgesehen vom ZNS – eines der kompliziertesten und am stärksten vernetzten Organsysteme des Menschen. Die Vielzahl der Bedrohungen in der Entwicklungsgeschichte machte offenbar mehrere verschiedene Teilsysteme der Abwehr erforderlich.

Entwicklung aus Stammzellen

Man weiß heute, daß sich die große Zahl der verschiedenen Zelltypen, die an der Immunantwort beteiligt sind, aus einer einzigen **pluripotenten** („vielkönnenden") Stammzelllinie entwickelt (☞ 14.1.3). Diese Stammzelle produziert, vereinfacht gesagt, zwei Entwicklungsreihen von Abwehrzellen:

- die **myeloischen** (dem Knochenmark angehörenden) **Stammzellen,** aus denen die Makrophagen, drei Arten von Granulozyten und die Monozyten ausdifferenzieren, und
- die **lymphatischen Stammzellen,** aus denen die B-Zellen, T-Zellen und natürlichen Killerzellen gebildet werden.

Die Leukozyten

Wenn die Arterien das Blut durch die wenige Mikrometer weiten Kapillargefäße in die Körpergewebe transportieren, wandert ein Teil des Blutplasmas durch die poröse Kapillarwand in die Zellzwischenräume (Interstitium, ☞ Abb. 3.15). Zusammen mit dem Blutplasma quetschen sich auch die hochbeweglichen Leukozyten aus den Kapillarspalten ins Gewebe, während die roten Blutkörperchen *(Erythrozyten)* die Kapillaren nicht verlassen können. So erreichen die **Leukozyten** auch die entlegensten Regionen des Körpers.

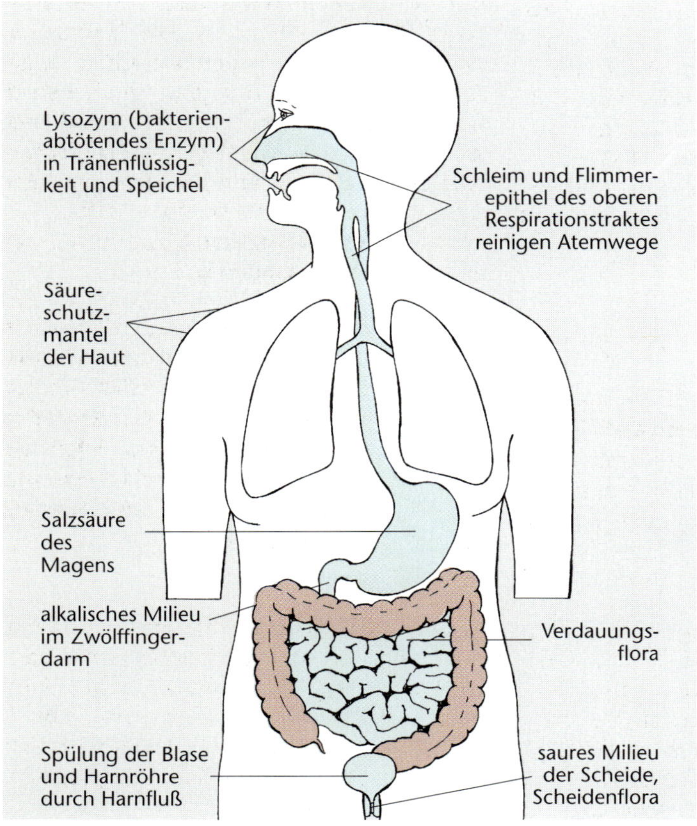

Abb. 6.1: Äußere Schutzbarrieren des menschlichen Organismus.
Die meisten Infektionserreger können die Körperoberfläche nicht durchdringen, weil sie von verschiedenen biochemischen und physikalischen Schutzbarrieren zurückgehalten werden. Der Körper kann auch eine ganze Reihe von harmlosen Mikroorganismen tolerieren (z. B. in Darm und in der Scheide). Diese Mikroorganismen verhindern die Ansiedlung von gefährlichen Mikroorganismen.

Name	Funktion
Monozyten	im Blut Vorläufer der Makrophagen
Makrophagen *(große Freßzellen)*	phagozytieren in allen Geweben und in der Lymphflüssigkeit
Antigenpräsentierende Zellen *(APZ)*	z. B. Makrophagen, B-Zellen und Langerhanszellen der Haut, sie „präsentieren" Antigene und starten damit eine Reaktionskette der Immunantwort
Granulozyten	
Neutrophile Granulozyten *(kleine Freßzellen)*	phagozytieren Bakterien, Viren und Pilze im Blut, häufigste Immunzelle im Blut
Eosinophile Granulozyten	Abwehrzellen gegen Parasiten, allergische Reaktionen
Basophile Granulozyten (im Interstitium *Mastzellen* genannt)	Abwehrzellen gegen Parasiten, allergische Reaktionen, Entzündungsreaktion, Juckreizentstehung
B-Zellen	
B-Lymphozyten	Vorläufer der Plasmazellen
Plasmazellen	auf Antikörperproduktion spezialisierte Zellen
B-Gedächtniszellen	langlebige B-Zellen mit „Antigengedächtnis"
T-Zellen	
T-Helfer-Zellen	aktivieren Plasmazellen und Killerzellen, erkennen Antigene auf antigenpräsentierenden Zellen
T-Suppressorzellen	bremsen die Immunantwort, hemmen die Funktion von B-Zellen und anderen T-Zellen
T-Gedächtnis-Zellen	langlebige T-Zellen mit „Antigengedächtnis"
Zytotoxische T-Zellen	erkennen und zerstören von Viren befallene Körperzellen und Tumorzellen; reagieren auf bestimmte Antigene der Zielzellen
Natürliche Killerzellen (NK)	greifen unspezifisch virusinfizierte Zellen und Tumorzellen an

Tabelle 6.2: Die Funktionen der wichtigsten Abwehrzellen. Die „Gruppe" der antigenpräsentierenden Zellen ist nur funktionell eine Zellgruppe – ihre Funktion wird überlappend von mehreren der übrigen Zellgruppen ausgeübt.

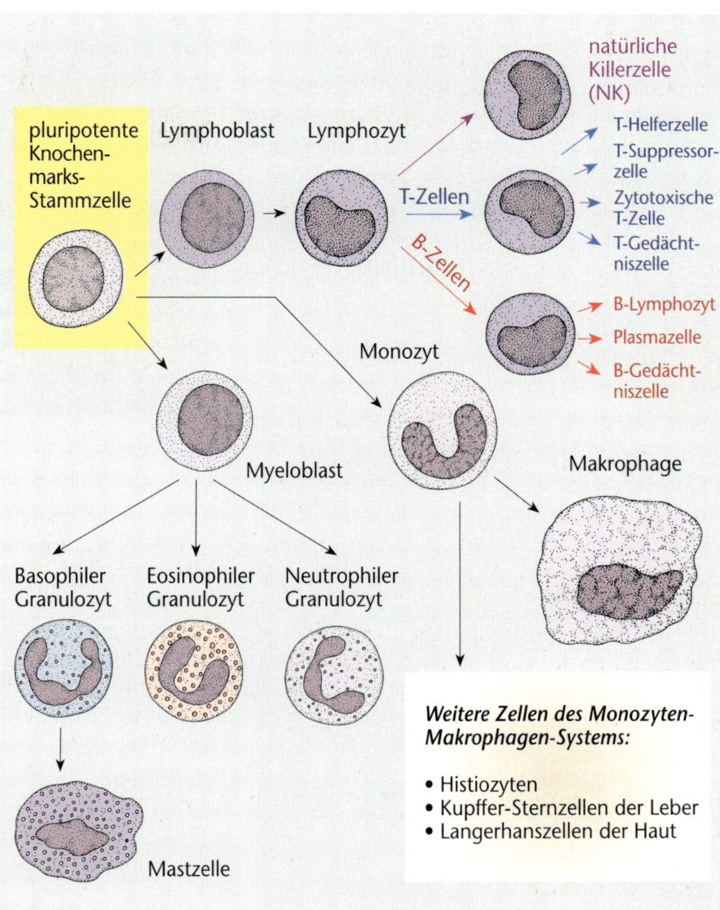

Abb. 6.3: „Stammbaum" der wichtigsten Abwehrzellen. Ausgehend von einer pluripotenten („vielkönnenden") Stammzelle entstehen zunächst zwei Zellinien, die entsprechend dem Ort ihrer Prägung als myeloische bzw. lymphatische Stammzelle bezeichnet werden und sich zu einer Vielzahl von Zellen differenzieren.

Die Lymphozyten

Eine Schlüsselstellung innerhalb des Abwehrsystems nehmen die **Lymphozyten** ein, eine Untergruppe der Leukozyten. Sie finden sich in besonders hoher Konzentration im lymphatischen System, zu dem man Lymphgefäße, Lymphknoten und Lymphatische Organe rechnet (☞ 14.4). Lymphozyten verlassen nach kurzem Aufenthalt das Interstitium der Gewebe wieder und gelangen mit dem Lymphstrom (☞ Abb. 14.20) über winzige Lymphkapillaren in das Geflecht der *Lymphgefäße*. Dieses Geflecht durchzieht den gesamten Körper ähnlich wie das venöse und das arterielle Gefäßnetz. Die Lymphflüssigkeit passiert auf ihrem Weg zur Einmündung in die großen Venen (☞ 14.4.1) auch die *Lymphknoten*. Diese arbeiten wie kleine Filterstationen und bekämpfen jeden Erreger.

Fremdkörperidentifikation

Alle Zellen des Immunsystems haben eine gemeinsame Aufgabe: Sie müssen *fremde* Partikel, egal welcher Größe und Herkunft, und auch entartete Tumorzellen, als schädlich erkennen und anschließend unschädlich machen. Dazu muß entschieden werden, was fremd ist und was nicht. Diese bei der Vielfalt der eigenen Körperzellen sehr schwierige Aufgabe lösen die Immunorgane auf erstaunlich gute Weise. Bei *Autoimmunerkrankungen* gelingt das nicht: Hier richten sich die Abwehrzellen fälschlicherweise gegen körpereigenes Gewebe (☞ 6.4.2).

6.1.2 *Antigene und Antikörper*

Im Blut und in der Lymphflüssigkeit agieren nicht nur Lymphozyten, sondern auch kleine *Proteinmoleküle*, die beim Erkennen von Fremdkörpern wichtige Funktionen ausüben. Diese **Antikörper**, auch *Immunglobuline* genannt, haben eine charakteristische Y-förmige Gestalt, wie Abb. 6.4 und 6.9 zeigen.

Antigene sind die Gegenstücke zu den Antikörpern, also alle Strukturen, z. B. auf der Hülle eines Bakteriums, die von Antikörpern in **Antigen-Antikörper-Reaktionen** erkannt werden können. Antigene sind chemisch gesehen häufig Proteine, können aber auch z. B. aus Zucker-Eiweißmolekülen bestehen.

Ein Modell: Paßfoto und Paßkontrolle

In einem Modell könnte man sich Antigene vergleichbar mit einem Paß oder Paßfoto vorstellen, das jeweils einen Ausschnitt einer Zelle oder eines Mikroorganismus darstellt. Dabei haben Bakterien oder Viren und auch jede Krebszelle in der Regel *mehrere hundert* oder sogar *tausend* Antigene (entsprechend Paßfotos von Gesicht, Bauch, Füßen ...), in denen sie sich von anderen Mikroorganismen oder Körperzellen unterscheiden.

Antikörper sind nun in diesem Modell extrem präzise Paßkontrollstellen, die den Paßinhaber (die Fremdzelle oder den Mikroorganismus, also das Antigen), sobald er ihrem Fahndungsfoto entspricht, erkennen und neutralisieren oder häufig auch direkt zerstören. Dabei kann jede Kontrollstelle (also jeder Antikörper) nur *ein* bestimmtens Paßfoto (also *ein* Antigen) erkennen.

Ein Antikörper gegen das Masernvirus erkennt nur dieses, ein Bakterium oder ein Schlangengift-Protein entkommt ihm unerkannt. Allerdings enthält ein einziger Milliliter Blut bis zu über eine Billion (1 000 000 000 000) Antikörper, was die extreme Spezialisierung der Antikörper wieder ausgleicht.

Schlüssel-Schloß-Prinzip

Ein Erreger kann nur dann durch einen Antikörper vernichtet werden, wenn der Antikörper genau zu einem Antigen des Erregers paßt. Die Immunologen sprechen vom *Schlüssel-Schloß-Prinzip*.

Nur wenn der Schlüssel ins Schloß paßt, kann sich die Tür öffnen, eine Immunreaktion ablaufen und ein *Antigen-Antikörper-Komplex* (kurz: **Immunkomplex**) entstehen. Oder, um beim obigen Modell zu bleiben: Der Paß muß haargenau dem Fahndungsfoto des Antikörpers entsprechen. Das Fahndungsfoto entspricht dabei der *Antigenbindungsstelle* auf dem Antikörper, die sich auf der oberen Hälfte des Y befindet (☞ Abb. 6.9).

Erreger schützen sich

Im Laufe der Evolution haben allerdings viele Krankheitserreger Strategien entwickelt, um

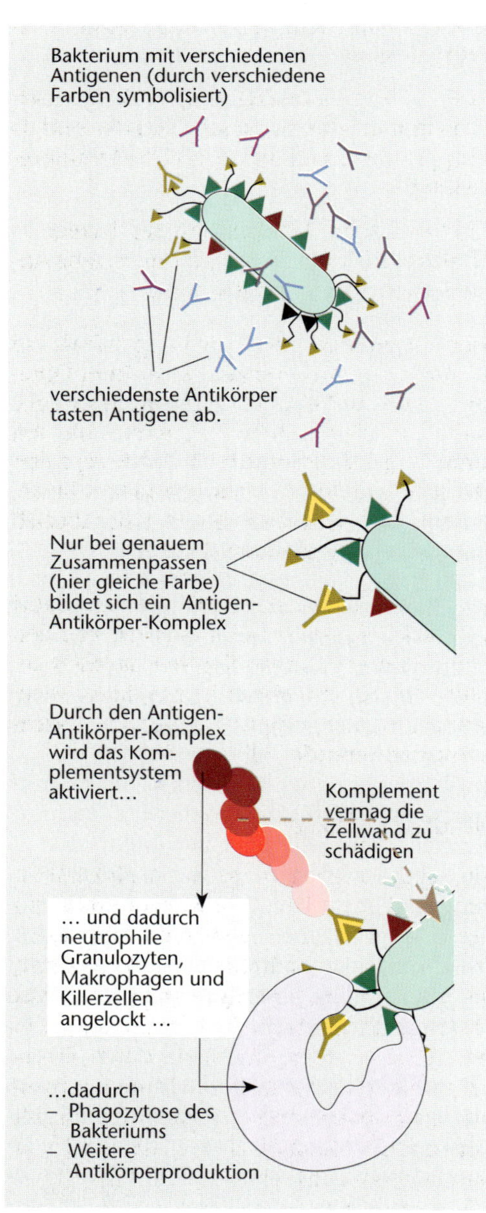

Abb. 6.4: Grundlegender Ablauf der Antigen-Antikörper-Reaktionen.

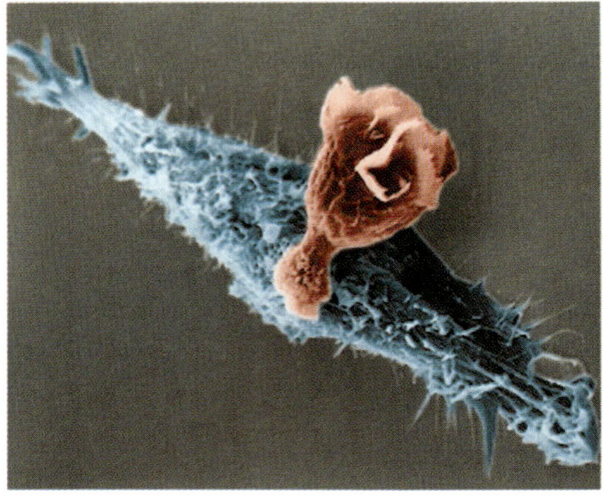

Abb. 6.4a: Die rasterelektronische Aufnahme zeigt, wie ein T-Lymphozyt (rot gefärbt) eine entartete Tumorzelle (blau gefärbt) angreift und zu zerstören beginnt.

sich vor dem Zugriff durch Antikörper zu schützen. Viren z. B. tauchen in Körperzellen ein, um sich dort bequem vermehren und so der Immunabwehr entgehen zu können. Sie reisen quasi als blinde Passagiere. Andere, etwa die Grippeviren, verändern immer wieder ihre äußeren Strukturen (also ihre **Antigenmuster**) und lassen somit die Abwehr ins Leere laufen.

Beseitigung entarteter Zellen

Man geht heute davon aus, daß täglich im Körper Zellen entarten und dadurch Ursprungsorte für Tumoren entstehen. Auch diese Zellen werden von Immunzellen erkannt und vernichtet. Nur solche entarteten Zellen, die durch das Kontrollnetz schlüpfen, können Krebsgeschwülste bilden (hierzu müssen sie sich jedoch noch viele tausendmal teilen, ☞ 5.5).

Schwangerschaft

Ein besonderes Problem hat das Immunsystem in der *Schwangerschaft*: Über neun Monate muß ein immerhin zur Hälfte genetisch fremder Organismus vom Blut der Mutter versorgt werden. Damit die durch das mütterliche Blut mit dem Ungeborenen in Kontakt tretenden Immunzellen den kindlichen Fremdkörper nicht schädigen, unterdrücken spezielle Mechanismen alle Aktivitäten des Immunsystems, die gegen das Ungeborene gerichtet sind. So bildet der mütterliche Organismus wahrscheinlich **blockierende Antikörper** gegen diejenigen Immunzellen, die sonst die kindlichen Gewebe angreifen würden.

6.1.3 Das Komplementsystem

Wenn ein eingedrungenes Bakterium von einem Antikörper erkannt wird, der exakt auf eines seiner Antigene paßt, so heftet sich der Antikörper an dieses Antigen. Dadurch wäre aber nur ein einziges der ja üblicherweise millionenfach im Körper befindlichen Bakterien identifiziert. Um dieses Bakterium zu zerstören, aber vor allem, um die Bekämpfung der übrigen abertausend Bakterien einzuleiten, werden von diesem Komplex aus Antigen und Antikörper **Komplement-Faktoren** angelockt (*opsoniert*). Die Komplement-Faktoren gehören zum **Komplementsystem**, einer im Blut und im Interstitium zirkulierenden, aus vielen Proteinkomponenten bestehenden Gruppe von Abwehrstoffen und *Mediatoren* („vermittelnde Stoffe“).

Innerhalb der Infektionsabwehr hat das Komplementsystem eine Schlüsselaufgabe:

- Die Komplement-Faktoren schädigen nach ihrer Aktivierung in einem komplexen mehrschrittigen Prozeß die Zellmembran des Bakteriums und zerstören es dadurch.
- Gleichzeitig locken sie aber zusätzlich Freßzellen und Lymphozyten an, die auf das Signal der aktivierten Komplement-Faktoren hin aktiv werden.

6.1.4 Die Freßzellen

Die angelockten **Freßzellen** sind stoffwechselaktive Zellen. Sie können Bakterien, Viren, aber auch „tote“ Teilchen wie etwa Rußpartikel nicht nur umschließen, sondern auch gleich verdauen. Diesen Vorgang nennt man **Phagozytose** (☞ 3.5.10). Man hat die Freßzellen oder *Phagozyten* deshalb auch bildlich als „Müllabfuhr des Immunsystems“ bezeichnet.

Die Phagozyten bestehen aus zwei Gruppen: **Makrophagen** (*große Freßzellen*) und **neutrophilen Granulozyten** (*kleine Freßzellen*), die zusammen zwei Drittel der weißen Blutkörperchen ausmachen: ca. 60 % der Leukozyten im Blut sind neutrophile Granulozyten und, ca. 6 % der Leukozyten sind Makrophagen.

Makrophagen entwickeln sich aus undifferenzierten Monozyten des Blutes. Diese halten sich nach dem Verlassen des Knochenmarks nur wenige Tage im Blut auf, zwängen sich dann durch die Kapillarwände ins Gewebe und werden dort zu langlebenden Makrophagen (deshalb auch *Gewebsmakrophagen* genannt). Auch im Gehirn sind sie präsent: Dort verrichten sie als *Mikrogliazellen* (☞ 10.2.2) wichtige Entsorgungsarbeiten.

Auch die neutrophilen Granulozyten können ins Gewebe wandern. Dort sind sie sehr hartnäckig: Bis zu 100 Mikroorganismen können sie verschlingen (phagozytieren), bevor sie selbst zugrunde gehen und von Makrophagen abgeräumt werden.

Beide Arten der Freßzellen werden durch das Komplementsystem oder durch Antigen-Antikörper-Komplexe zum „Fressen“ aktiviert. In unserem Modell teilt die fündig gewordene Paßkontrollstelle der Freßzelle etwa folgende Nachricht mit: *„Ich habe jemanden erkannt und halte ihn fest – er kann jetzt vernichtet werden“.*

Während das Antigen oben am Antikörper fixiert worden ist, bindet sich die Freßzelle an den Stamm des Y. Dort hat jeder Antikörper eine spezielle Bindestelle für Freßzellen (☞ Abb. 6.9).

6.1.5 *Die Multiplikation der Immunantwort*

Einige wenige oder selbst Hunderte passender Antikörper würden es wohl kaum schaffen, mit Tausenden bis Hunderttausenden von Bakterien fertig zu werden, wie sie bei einer durchschnittlichen Infektion in den Körper eindringen. Woher kommt also die plötzlich so große Menge genau der richtigen Antikörper?

Die B-Zellen

Dafür sind die **B-Zellen** verantwortlich. B-Zellen sind eine Untergruppe der *Lymphozyten*, wobei „B" = bone marrow (Knochenmark) den Ort ihrer *Prägung* („Training", ☞ 6.2.4) bezeichnet. Als Besonderheit besitzen sie *ortsständige* (d. h. an der B-Zelloberfläche befestigte) Antikörper.

Wird nun ein Antigen nicht nur von einem frei zirkulierenden Antikörper gefangen, sondern von einem Antikörper auf der Oberfläche einer B-Zelle, ist dies ein starker Reiz für diese Zelle: Sie entwickelt sich innerhalb von fünf Tagen zu einer **Plasmazelle**, die pausenlos nur noch Antikörper produziert, und zwar genau zu dem Antigen passend, das sie stimuliert hat. So können aus einer einzigen Plasmazelle pro Sekunde zweitausend Antikörper freigesetzt werden, die jetzt mit den Bakterien leichtes Spiel haben.

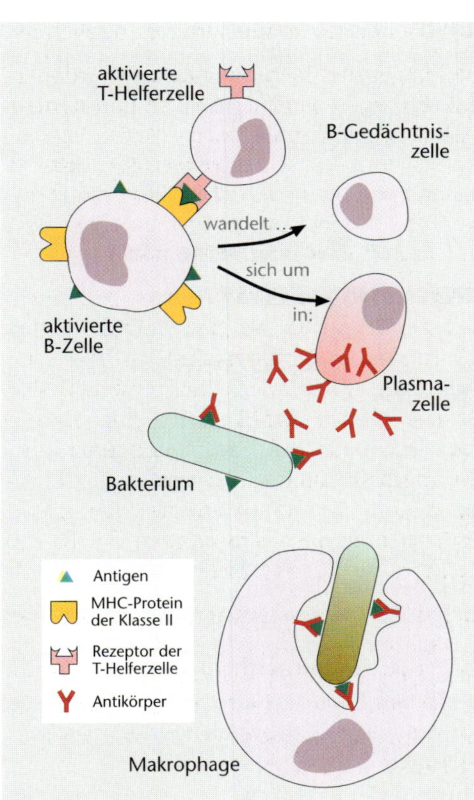

Abb. 6.5: Stimulierung der B-Zelle durch eine T-Helferzelle. Dadurch wird die Bildung von B-Gedächtniszellen und Plasmazellen in Gang gebracht, welche Antikörper gegen das Bakterienantigen produzieren. Makrophagen werden durch die Antigen-Antikörper-Komplexe auf der Bakterienoberfläche zum Fressen aktiviert.

Um die Immunantwort noch effizienter zu machen, produziert das Immunsystem nicht nur einige wenige, sondern Millionen von Plasmazellen gegen das gleiche Antigen.

Faktor Zeit

In jedem Fall dauert es aber mindestens 7 – 10 Tage, bis sich gegen ein neues Antigen genügend Antikörper gebildet haben. Dies ist auch die übliche Zeit, um etwa eine Infektion der oberen Luftwege, z. B. den typischen Schnupfen, „auszukurieren".

Wenn Erreger oder Giftstoffe auf eine B-Zelle treffen, haben sie allerdings eine Chance, der massiven Freisetzung hochwirksamer Antikörper zu entgehen: Sie müssen dazu den Körper so schnell überschwemmen, daß das Immunsystem keine Zeit mehr hat, eine effektive Antikörperproduktion aufzubauen. Nach dem Biß einer Kobra-Giftschlange etwa gelangt über deren Giftzähne ein Nervengift in die Blutbahn des Opfers. Hier bleiben nur Minuten, ehe das Gift die Nervenzellen angreift und über Lähmungen zum Tode führt. So schnell kann kein Immunsystem reagieren. Die einzige Überlebenschance des Gebissenen ist ein *Gegengift,* das aus vorproduzierten Antikörpern besteht, welche meist aus Pferdeblut gewonnen wurden. Diese Art der *Antikörperübertragung* von einem Individuum zum anderen, egal ob vom Pferd oder vom Menschen, nennt man **Passivimmunisierung** (☞ 6.3.2).

6.1.6 *Die B-Gedächtniszellen*

Ist die Infektion abgeklungen, so bleiben sogenannte **B-Gedächtniszellen** in einer Art Wartestellung zurück. Diese können beim nächsten Angriff des gleichen Erregers sehr viel schneller zu Plasmazellen reifen und Antikörper bereitstellen.

6.1.7 *Die Vielfalt der Antikörper*

Wie schafft es das Immunsystem, für jedes auch nur mögliche Antigen, z. B. auch industriell hergestellte Chemikalien, immer passende Antikörper bereitzustellen? Woher weiß das Immunsystem, welche Keime uns im Laufe des Lebens befallen werden? Man hat errechnet, daß über 10 Millionen Gene in unserer DNA hierfür erforderlich wären, wenn je ein Gen einen Antikörper kodieren würde.

Tatsächlich reichen jedoch wenige hundert Gene für Millionen verschiedener Antikörper aus: Ähnlich wie bei der Proteinbiosynthese aus wenigen Eiweißmonomeren (Aminosäuren) eine praktisch unendliche Vielfalt von Eiweißpolymeren (Proteinen) gebildet werden kann, besteht der Bauplan für Antikörper aus gestückelten Genen, die in B-Zellen nach dem Zufallsprinzip kombiniert werden. Wenn schon beim Lotto aus der Kombination von 6 Zahlen über 13 Millionen Möglichkeiten erwachsen, ist leicht vorstellbar, wie viele Kombinationen (Antikörpermuster) aus über 100 Genstücken möglich sind.

6.1.8 *Die T-Lymphozyten*

Nach dem bisher Gesagten könnte man meinen, die B-Zellen seien völlig ausreichend, um uns zu schützen. Aber in Wahrheit sind sie nur die *eine* Säule der Immunabwehr.

Die zweite Säule bilden die **T-Lymphozyten**:

- So müssen **T-Helfer-Zellen** die B-Lymphozyten stimulieren, wenn sie zu Plasmazellen reifen sollen.
- Die **T-Suppressor-Zellen** sind die Bremsen des Immunsystems. Beide, T-Helfer und T-Suppressor-Zellen, regulieren die Immunreaktion.
- **Zytotoxische T-Zellen** (älterer Name: *T-Killerzellen*) können fremde Zellen ohne Antikörperbeteiligung vernichten.

Auch T-Lymphozyten reagieren spezifisch auf ein Antigen. Dazu besitzen sie an ihrer Oberfläche eine Struktur, den **T-Zell-Rezeptor**. Sie sind, dem obigen Modell gemäß, eine Art kurzsichtiger Kontrolleure: T-Zell-Rezeptoren erkennen ein Antigen nämlich nicht alleine, sondern nur, wenn es ihnen in einer speziell aufbereiteten Form präsentiert wird.

Als „Antigen-Präsentatoren" können dabei z. B. *Makrophagen, B-Zellen* oder die von den Monozyten abstammenden Immunzellen der Haut, die *Langerhanszellen,* fungieren. Man nennt diese Zellgruppen deshalb auch **antigenpräsentierende Zellen** *(APZ)*.

Die MHC-Moleküle

Um wieder auf unser Modell zurückzukommen, sind die T-Zellen allerdings nicht nur kurzsichtige, sondern auch zögerliche Polizisten. Sie werden nämlich erst dann aktiv, wenn sie von einer zweiten Gruppe von Molekülen einen „Einsatzbefehl" bekommen, wissenschaftlich gesagt, wenn sie durch Erkennungsmoleküle der APZ zur Immunantwort stimuliert werden. Diese Erkennungsmoleküle heißen **MHC-Moleküle**. Diese MHC-Moleküle der antigenpräsentierenden Zellen verbinden sich kurzzeitig mit dem Antigen und präsentieren sich dabei den T-Zellen, wodurch diese weitere Kettenreaktionen auslösen.

CD 4 und CD 8

Die T-Zellen besitzen noch weitere Rezeptoren: bei den T-Helferzellen ist dies der **CD 4-Rezeptor**, die T-Killer- oder T-Suppressor-Zellen besitzen den **CD 8-Rezeptor.** Diese Rezeptoren entscheiden mit über die Funktion dieser Zellen.

HIV-Viren (☞ 6.8.3) benutzen den CD 4-Rezeptor als Eintrittspforte in T-Helferzellen. Dort vermehren sie sich. Die T-Helferzellen sterben dabei, und das Immunsystem bricht zusammen, so daß sich andere Viren, Bakterien und Pilze dann nahezu ungehindert ausbreiten können.

6.1.9 Die Eigenschaften der MHC-Moleküle

Die MHC-Moleküle sind nicht auf antigenpräsentierende Zellen beschränkt: Alle kernhaltigen Körperzellen und Blutplättchen haben MHC-Moleküle, und zwar solche der **Klasse I.** T-Helfer-Zellen, B-Zellen, Makrophagen und andere antigenpräsentierende Zellen haben zusätzlich **MHC-Moleküle der Klasse II.**

Alle Zellen müssen dem Immunsystem ständig diese molekularen Paßbilder zeigen, um nicht als körperfremd zu gelten und damit versehentlich vernichtet zu werden.

Die MHC-Moleküle kennzeichnen Zellen als zum Körper gehörig. MHC bedeutet **major histocompatibility complex** = Hauptgewebeverträglichkeitskomplex und repräsentiert eine Gruppe von etwa einem Tausendstel der menschlichen Gene, die für die Immunerkennung besonders wichtig ist. Die Genprodukte, hier MHC-Moleküle genannt, sind auf Leukozyten besonders leicht nachweisbar, daher auch der frühere Name *HLA-Gensystem*, HLA = **Hu**manes **L**eukozyten**a**ntigen.

MHC-Moleküle gegen Transplantate

Genau diese MHC-Moleküle erschweren auch Organtransplantationen. Es gibt – abgesehen von eineiigen Zwillingen – nur wenige Menschen, die die gleichen MHC-Muster haben. Das Immunsystem eines Transplantatempfängers bemerkt daher fast immer, daß das Spenderorgan fremd ist, und stößt es ab, wenn nicht *immunsuppressive* Medikamente (☞ 6.5) die Immunantwort dämpfen.

Zurück zur T-Zelle

Die antigenpräsentierenden Zellen halten dem T-Zellrezeptor nun *zwei* „Pässe" gleichzeitig zur Kontrolle vor. Den eigenen (MHC-Moleküle der Klasse II) und den des Antigens. Die T-Helferzelle bindet sich an die antigenpräsentierende Zelle und schüttet Botenstoffe aus, die dann die B-Zelle zur Teilung und Antikörperproduktion animiert (☞ Abb. 6.6). Damit wird die Immunantwort beschleunigt.

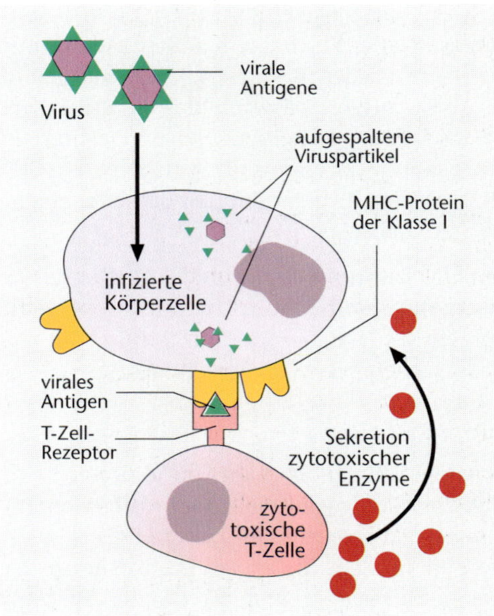

Abb. 6.6: Damit eine zytotoxische T-Zelle mit der Immunantwort beginnen kann, muß ihr das virale Antigen *zusammen* mit einem MHC-Molekül „präsentiert" werden. Die zytotoxischen Enzyme führen letztlich zur Lyse (Auflösung) der infizierten Zelle.

Die T-Helferzellen sind damit potente Verstärker der B-Zellen.

6.1.10 Problemfall Virusinfektion

Viren besitzen keinen eigenen Proteinsyntheseapparat (☞ 6.8). Deshalb spritzen sie ihr Erbgut beispielsweise in Leberzellen (Hepatitisviren), in Nervenzellen (Herpesviren) oder in T-Helferzellen (AIDS-Viren, ☞ Abb. 6.28) und veranlassen diese so zur Produktion viraler statt körpereigener Eiweißmoleküle.

Mit den bisher besprochenen Immunantworten kann das Immunsystem solche „blinden Passagiere" nicht erkennen. Denn Antikörper reagieren nur auf im Blut oder im interstitiellen Raum schwimmende Antigene, und T-Helferzellen reagieren nur auf Antigene, die zusammen mit MHC-Molekülen der Klasse II an der Zelloberfläche präsentiert werden.

Die zytotoxischen T-Zellen

Die Erkennung virusinfizierter Körperzellen gelingt aber dennoch, und zwar mit Hilfe des MHC I. Dieses ist zwar nicht für T-Helferzellen, jedoch für die **zytotoxischen T-Zellen** (älterer Name *T-Killerzellen*) erkennbar, neben den B-Zellen und T-Helferzellen eine weitere aktive Zellgruppe im Kampf gegen Fremdkörper. Zytotoxische T-Zellen werden bei der besonders schwierigen Abwehr von Viren aktiv: Befällt ein Virus eine Körperzelle, ist diese fast immer in der Lage, eine „Alarmflagge" zu hissen – nämlich das Hüllprotein des Virus außen auf ihrer Zelloberfläche als Antigen zu zeigen. Dazu wird das Virushüllprotein wahrscheinlich zunächst im Zytoplasma der befallenen Zelle zerlegt und, gebunden an ein MHC-Molekül der Klasse I, an der Zellmembran präsentiert.

Die zytotoxischen T-Zellen können nun diese Alarmflagge auf der Zelloberfläche identifizieren, binden sich an die Zellmembran der infizierten Zellen und produzieren Enzyme, die die Zellmembran durchlöchern. So entstehen 10 Nanometer große Löcher, die zum Zelltod der infizierten Zelle samt der in ihr enthaltenen Viruspartikel führen. Dieser Vorgang wird als **Lyse** (Auflösung) bezeichnet.

Ähnlich funktioniert wahrscheinlich auch die Abwehr von Tumorzellen.

6.1.11 Entwarnung

Damit sich das Immunsystem nach Beseitigung der infektiösen Erreger wieder „beruhigt", werden, während die Immunantwort noch voll im Gange ist, schon dämpfende Gegenregulationen eingeleitet (*Downregulation*). So erhöht sich die Aktivität der T-Suppressorzellen, über Botenstoffe wird die Aktivität der Helfer- und Killerzellen dagegen gebremst. Antikörper gegen die ursprünglich produzierten Antikörper (*Antiantikörper* genannt) sorgen für deren Abbau, und auch ihre Neuproduktion wird bei hohen Antikörperkonzentrationen schnell gedrosselt.

6.2 Die Bausteine des Immunsystems

6.2.1 Die vier Teilsysteme der Abwehr

Wenn Krankheitserreger ins Körperinnere eingedrungen sind, beginnen *zwei* Abwehrsysteme, nämlich die

- **unspezifische Abwehr** und die
- **spezifische Abwehr**

mit der Bekämpfung der Erreger.

An beiden Abwehrmechanismen sind sowohl

- **zelluläre Faktoren**, also immunkompetente Zellen (wie z. B. die weißen Blutkörperchen), als auch
- **humorale Faktoren** (so nennt man die nicht-zellulären Abwehrsubstanzen in den Körperflüssigkeiten)

beteiligt.

Dadurch ergeben sich *vier* Teilsysteme der Abwehr, die zwar alle miteinander vernetzt sind, aber auch eigenständige Aufgaben erfüllen.

Abwehr	zellulär	humoral (nicht zellulär)
spezifisch	T-Zellen • T-Helferzellen • T-Suppressorzellen • zytotoxische T-Zellen • T-Gedächtniszellen	Antikörper (produziert von Plasmazellen und B-Gedächtniszellen)
unspezifisch	NK-Zellen • Makrophagen • neutrophile Granulozyten	Komplement • Zytokine • Lysozym

Tabelle 6.7: Die vier Teilsysteme der Abwehr

Die unspezifische Abwehr steht von Geburt an gegen alle Antigene zur Verfügung, sie ist jedoch nicht besonders effektiv. Eine Abwehr hochgefährlicher (*virulenter*) Erreger ist nur durch *spezifische*, das heißt gegen ein spezielles Antigen gerichtete, Abwehrmechanismen möglich. Diese immunologischen Prozesse werden erst *nach dem Erkennen* eines körperfremden Stoffes wirksam, sie müssen also nach der Geburt erst erlernt werden. Hierzu bedarf es für jeden neuen Keim bei der Erstinfektion einer gewissen Zeitspanne von etwa 1 – 3 Wochen, der *immunologischen Lücke*.

Spezifische Abwehrvorgänge führen in der Regel zur **Immunität** gegenüber dem Erreger, das heißt *erneute* Infektionen mit dem gleichen Erreger verlaufen *inapparent* („unsichtbar"). Die Immunität kann Monate, Jahre oder lebenslang bestehen, je nachdem, wie stark ein bestimmter Erreger das *immunologische Gedächtnis* zu prägen vermag.

6.2.2 Die unspezifische zelluläre Abwehr

Phagozytose. *Neutrophile Granulozyten* und *Makrophagen* sind in der Lage, Fremdstoffe „aufzufressen" *(zu phagozytieren)*. Bei der Phagozytose werden die Fremdstoffe zunächst von Ausstülpungen der Zellen umflossen und schließlich eingeschlossen. Daraufhin wird der Fremdstoff durch Enzyme der „Freßzellen" abgebaut (☞ Abb. 3.22).

Natürliche Killerzellen. Die *NK-Zellen* sind große gekörnte *Lymphozyten*, die in Zusammenarbeit mit dem Komplementsystem vor allem Viruspartikel und Tumorzellen unschädlich machen.

6.2.3 Die unspezifische humorale Abwehr

Das **Komplementsystem** ist eine im Blut und Interstitium vorhandene, aus vielen Protein-Komponenten bestehende Gruppe von Abwehrstoffen, die

- Fremdeiweiß erkennt
- Freßzellen anlockt
- Bakterienzellwände auflöst.

Die einzelnen Komponenten des Komplementsystems werden sowohl von Makrophagen als auch von Zellen der Leber synthetisiert. Damit das Komplementsystem wirken kann, muß es aktiviert werden:

- Entweder durch Antigen-Antikörper-Komplexe (*klassischer Aktivierungsweg*, in Abschnitt 6.1.3 und 6.1.4 beschrieben), oder
- direkt durch die Fremdstoffe, also Bakterien, Viren oder Pilze (*alternativer Aktivierungsweg*, in diesem Buch nicht näher beschrieben).

Nach der Aktivierung reagieren die einzelnen Komponenten des Komplementsystems in einer festen Reihenfolge miteinander, wobei die beiden Aktivierungswege in eine gemeinsame Endstrecke mit folgenden Wirkungen einmünden:

- Makrophagen und neutrophile Granulozyten werden angelockt und stimuliert.
- Fremdzellen werden aufgelöst, z. B. durch Zerstörung von Bakterienwänden.
- Zusammenballungen von Antigen- und Antikörpermolekülen, die *Immunkomplexe*, werden nach der Unschädlichmachung des Fremdkörpers wieder aufgelöst.

Insgesamt setzen die Komplementfaktoren dadurch eine Entzündungsreaktion in Gang.

Lysozym kommt vor allem im Bronchialschleim und in der Tränenflüssigkeit vor. Es ist in der Lage, die Wandstrukturen bestimmter Bakterien (z. B. *Staphylokokken* und *Streptokokken*, ☞ Abb 6.20) zu spalten (zu lysieren).

Zytokine

Antikörper und T-Zellen würden nur wenig bewirken, wenn nicht chemische Botenstoffe die Zusammenarbeit zwischen den einzelnen Zellgruppen entscheidend unterstützten. Man nennt diese Botenstoffe, die im Rahmen einer Antigenreaktion ausgeschieden werden, **Zytokine** („Immunbotenstoffe", auch *Lymphokine* genannt, wenn sie von Lymphozyten stammen). Zytokine wirken als Botenstoffe zwischen den verschiedenen Abwehrzellen. Sie regulieren insbesondere die Teilung und Aktivität der Lymphozyten.

6

Interleukin 2

Früher nahm man an, daß Antigene T-Zellen zur Vermehrung anregen könnten. Heute weiß man, daß dies durch das *Interleukin 2* (**IL-2**) vermittelt wird.

Deshalb wird IL-2 mittlerweile zur Tumortherapie eingesetzt, da man hofft, hierdurch die Immunabwehr gegen Tumoren zu stärken. Zudem regt IL-2 im Blut und im Gehirn die Bildung weiterer Immunbotenstoffe an.

Beta- und Gamma-Interferon

Interleukin 2 regelt aber nicht nur die Vermehrung der T-Zellen, sondern fördert auch die Produktion von **Gamma-Interferon** (IFN γ).

Dieser Signalstoff aktiviert die natürlichen Killerzellen (NK-Zellen) und Makrophagen und fördert die Ausschüttung virushemmender Proteine: So können virusinfizierte Zellen über die Ausschüttung von Gamma-Interferon gesunde Nachbarzellen vor Viren warnen und deren Abwehrmechanismen anregen.

Beta-Interferon (IFN β) ist, zumindest was die Beschleunigung und Intensivierung der Immunantwort anbetrifft, offenbar ein Gegenspieler zu

Name	Bildungsort	Wirkung
Interleukin 1 (IL-1)	Makrophagen, B- und T-Zellen, Natürliche Killerzellen (NK), Gliazellen, Hautzellen	induziert die Differenzierung von B-Zellen und Plasmazellen, fördert NK- und Makrophagen-Aktivität, alarmiert Helferzellen, lockt neutrophile Granulozyten an, erzeugt Fieber
Interleukin 2 (IL-2)	aktivierte T-Zellen	induziert Vermehrung und Differenzierung von B- und T-Zellen, induziert Lymphokinproduktion in T-Zellen, erhöht Monozytenaggressivität, aktiviert Killerzellen
Interleukin 4 (IL-4)	aktivierte T-Zellen	Wachstumsfaktor für B-Zellen, fördert IgG- und IgE-Produktion, fördert Expression von MHC II auf B-Zellen, aktiviert zytotoxische T-Zellen
Interleukin 5 (IL-5)	T-Zellen	fördert Immunglobulinsekretion und Differenzierung von Eosinophilen
Interleukin 6 (IL-6)	Monozyten, Lymphozyten	Wachstumsfaktor für Plasmazellen
Beta-Interferon (IFN β)	Leukozyten, Fibroblasten	Dämpfung der Immunantwort
Gamma-Interferon (IFN γ)	T-Zellen, Natürliche Killerzellen (NK)	steigert NK- und Makrophagen-Aktivität, vermehrt B-Zellen, fördert die Abwehrbereitschaft von Körperzellen gegenüber Viren
Tumor-Nekrose-Faktor (TNF)	Makrophagen, T-Zellen	aktiviert B- und T-Zellen, Granulozyten und Makrophagen, zerstört Tumorzellen, erzeugt Fieber

Tabelle 6.8: Wirkungen einiger Zytokine

Gamma-Interferon. Es verhindert möglicherweise überschießende Immunreaktionen. Die versuchsweise Gabe von Beta-Interferon bei Multiple-Sklerose-Kranken verlief in den USA ermutigend, das Auftreten von Schüben konnte um ein Drittel gesenkt werden.

Interleukin 1

Interleukin 1 (**IL-1**) hat gleich eine Reihe von Wirkungen:

- T-Helferzellen und neutrophile Granulozyten werden alarmiert,
- NK-Zellen werden aktiviert; und
- B-Zellen wird die Differenzierung zu Plasmazellen erleichtert.
- IL-1 stimuliert im Gehirn die Freisetzung von Streßhormonen. Gleichzeitig macht es müde und fördert den Schlaf, den wir offensichtlich zur Erholung von einer Infektionskrankheit benötigen. Außerdem trägt es mit zur *Fieberentstehung* bei.

Tumor-Nekrose-Faktor

Zum Zeitpunkt seiner Entdeckung erregte der Immunbotenstoff **Tumor-Nekrose-Faktor** (*TNF*) Aufsehen: Man dachte, daß dieses Protein, ähnlich dem Gamma-Interferon, Tumoren vernichten könnte. Sobald Makrophagen nämlich ein Bakterium vernichtet haben, schütten sie Tumor-Nekrose-Faktor aus und aktivieren damit andere Immunzellen. Zudem haben einige Tumorzellen offensichtlich einen Rezeptor für Tumor-Nekrose-Faktor und nehmen diesen auf. In der Krebszelle führt der Tumor-Nekrose-Faktor zur Zerstörung der DNA und vernichtet damit die entartete Zelle. Leider konnten die Erwartungen im klinischen Alltag (noch) nicht bestätigt werden.

6.2.4 Die spezifische humorale Abwehr

B-Lymphozyten werden im Knochenmark geprägt (analog wie die T-Lymphozyten im Thymus) und gelangen über Blut- und Lymphwege in die *Lymphfollikel*, wo sie sich ansiedeln.

Nach Kontakt mit einem Antigen wandeln sich B-Lymphozyten unter starker Vermehrung zu **Plasmazellen** um, die dann in großen Mengen Antikörper produzieren. Ein Teil der B-Lymphozyten überdauert die Infektion als **B-Gedächtniszellen**.

Antigen-Antikörper-Reaktionen: Der Kontakt mit einem Antigen löst beim Immungesunden nach einer gewissen Zeit regelmäßig eine Antigen-Antikörper-Reaktion aus. Durch diese Reaktion verlieren die Antigene meist ihre Gefährlichkeit für den Organismus – sie werden „neutralisiert". Die Neutralisierung kann in der Auflösung *(Lyse)* oder in einem chemischen Umbau (z. B. bei Giften) bestehen. Oft verklumpen auch Antigen- und Antikörpermoleküle miteinander *(Agglutination* genannt) und werden als *Immunkomplexe* ausgefällt. Antigen-Antikörperkomplexe aktivieren zudem das Komplementsystem.

Maßgeschneiderte Proteine

Jeder Antikörper ist dabei ein *maßgeschneidertes Protein*. Der Antikörper gegen das Windpockenvirus wirkt z. B. nicht gegen das Masernvirus. Der Antikörper muß genau (der Mediziner sagt *„spezifisch")* den Molekülen der Virusoberfläche entsprechen, um das Virus bekämpfen zu können – wie Schlüssel und Schloß, die exakt zueinander passen müssen.

Warum bekommt man trotzdem immer wieder Schnupfen?

Die Gründe, weshalb Schnupfen oder virale Bronchitiden anscheinend beliebig oft wieder auftreten können, sind verschieden:

- Manche Erreger, so z. B. das Grippevirus, verändern ihre Antigenmuster von Jahr zu Jahr. Daher sind bereits produzierte Antikörper nicht in der Lage, die neuen Virustypen zu erkennen und zu bekämpfen.
- Der Langzeitschutz (die Immunität) ist bei manchen Infektionen sehr gering, da nicht alle Erreger an der Oberfläche stark immunogene (= die Abwehr anregende) Substanzen wie z. B. Eiweißmoleküle tragen. Außer gegen das Typhusbakterium, das Tuberkulose-Bakterium und den Keuchhustenerreger Bordetella pertussis wird praktisch gegen kein *Bakterium* eine dauernde Immunität gebildet.
- Lokale Infektionen (also z. B. Hauteiterungen) ohne wesentlichen Blutkontakt der Erreger hinterlassen in der Regel ebenfalls keine Immunität.

Antikörperklassen

Wie erwähnt, werden Antikörper von spezialisierten B-Lymphozyten, den sog. Plasmazellen, gebildet. Es existieren fünf Klassen von Antikörpern, die sich in Aufbau und Funktion voneinander unterscheiden und sich im Labor mit Hilfe der *Elektrophorese* (☞ Abb. 14.4) voneinander trennen lassen. Jede dieser Klassen wird mit einem Buchstaben bezeichnet, so daß man von IgG-, IgA-, IgM-, IgD- und IgE-Antikörpern spricht *(Eselsbrücke: GAMDE)*.

Das **Immunglobulin G (IgG)** macht den größten Anteil (ungefähr 75 %) der Antikörpermenge aus. Trotzdem spielt es bei erstmaligen Infektionen in der Regel zunächst keine Rolle, da es erst mit ca. dreiwöchiger Verzögerung gebildet wird. Bei einer erneuten Infektion entstehen hingegen rasch IgG-Antikörper in hoher Konzentration. Antikörper der Klasse IgG vermögen zudem die Plazenta zu passieren (☞ 22.2.4), so daß sie auch dem Kind vor und nach der Geburt Infektionsschutz verleihen, der etwa drei Monate anhält.

Immunglobulin A (IgA). Diese etwa 1/6 der Immunglobuline ausmachenden Antikörper sind auf die Abwehrvorgänge an den Schleimhautoberflächen des Organismus spezialisiert. IgA kommt auch in der Muttermilch vor, so daß das gestillte Neugeborene am „Antikörperschutzmantel" der Mutter teil hat.

Immunglobulin M (IgM). IgM tritt bei Erstkontakt mit einem Erreger am schnellsten auf. Man bezeichnet es deshalb auch als Frühantikörper. Seine Konzentration sinkt aber innerhalb weniger Wochen wieder auf niedrige Werte ab, wenn die IgG-Produktion voll in Gang gekommen ist.

Schnelle Infektionsdiagnostik

Dadurch, daß IgM der Antikörper mit der schnellsten Reaktion auf eine Erstinfektion ist, eignet er sich besonders zum laborchemischen Infektionsnachweis. Aus dem raschen Anstieg und Wiederabfall der IgM-Konzentration ergeben sich für den Kliniker wertvolle Informationen für die Beurteilung einer Infektion:

- Besteht überhaupt eine Infektion mit dem fraglichen Erreger (oder ist die Verdachtsdiagnose falsch)?
- Ist die Infektion eine Erstinfektion (IgM steigt an) oder Zweitinfektion (IgM-Konzentration bleibt niedrig)?
- Ist die Akutphase einer Infektion überwunden (IgM fällt wieder ab)?

Immunglobulin D. Über das *IgD* weiß man recht wenig, es hat aber wohl seine Bedeutung in der Aktivierung der B-Lymphozyten. Im Serum ist es nur in äußerst geringen Mengen nachweisbar.

Immunglobulin E (*IgE*, auch *Reagin* genannt) spielt z. B. bei der Abwehr von Wurminfektionen und bei allergischen Reaktionen vom Soforttyp (Allergien, ☞ 6.4.1) eine wichtige Rolle.

Monoklonale Antikörper

Antikörper können hochspezifisch (sehr genau) und hochempfindlich körperfremde Stoffe im Organismus identifizieren. Diese Eigenschaft kann man sich diagnostisch und zukünftig wohl auch therapeutisch zunutze machen: Gelingt es nämlich, durch gentechnische Verfahren einen einzelnen antikörperproduzierenden B-Lymphozyten mit einer „unsterblichen" Tumorzelle zu einer Zwitterzelle zu verschmelzen, so produzieren diese Zwitterzelle und die von ihr ausgehenden Tochterzwitterzellen in beliebiger Menge einen einzigen **monoklonalen Antikörper**.

Diese Antikörper unterscheiden sich nicht von natürlichen Antikörpern. Monoklonale Antikörper dienen bereits in der Diagnostik zur Blutgruppenbestimmung, zur Bakterienidentifikation sowie zur Klassifizierung von Blutzell- und anderen malignen Tumoren.

6.2.5 Die spezifische zelluläre Abwehr

Die T-Lymphozyten als zweite Teilgruppe der Lymphozyten werden vom Thymus geprägt und zirkulieren in Blut und Lymphe zwischen Milz, Lymphknoten und den zu schützenden Organgeweben, wo sie für die spezifische zelluläre Abwehr verantwortlich sind. Verschiedene T-Zelltypen sind hieran beteiligt:

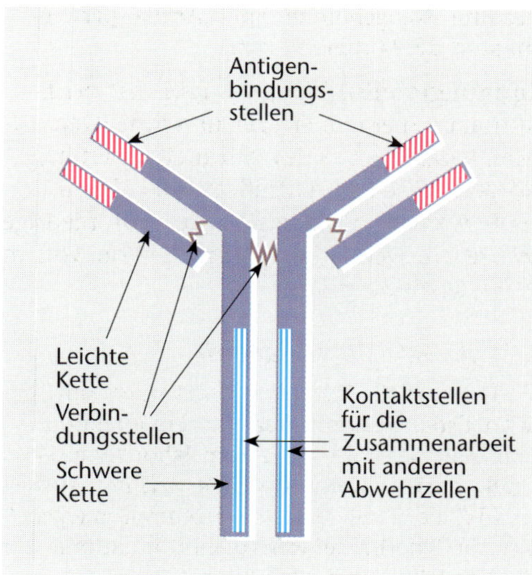

Abb. 6.9: Aufbau eines IgG-Antikörpers. Die charakteristische Y-Form des Antikörpers wird durch verknüpfte *schwere Ketten* gebildet, an deren kurzem Ende je eine *leichte Kette* aufsitzt. An verschiedenen Orten befinden sich die Kontaktzonen der IgG-Moleküle für die Erkennung und Bindung von Antigenen und für die Kommunikation mit den Freßzellen und anderen Abwehrzellen.

- *T-Helferzellen* erkennen Antigene auf antigenpräsentierenden Zellen, wozu sie MHC-Moleküle der Klasse II benötigen, und aktivieren (helfen) anschließend Plasmazellen und T-Killerzellen.
- *T-Suppressorzellen* dämpfen und hemmen die Immunantwort und die Zytokinausschüttung.
- *T-Gedächtniszellen* sind aus den Helferzellen hervorgegangene langlebige Zellen, die einen Antigenkontakt speichern können (sozusagen das Fotoalbum für die Paßbilder). Sie haben die Fähigkeit, bei erneutem Kontakt mit dem gleichen Antigen die Produktion weiterer spezifischer T-Zellen sehr rasch in Gang zu bringen.
- *Zytotoxische T-Zellen* (früher *T-Killerzellen* genannt) erkennen von Viren befallene Körperzellen und zerstören diese durch Lyse, um das Virus zu vernichten, was leider nicht immer gelingt.

Der Thymus als Trainingslager

Wo und wie lernen die T-Zellen, zwischen „Selbst“ und „Fremd“ zu unterscheiden? Allem Anschein nach werden die T-Lymphozyten durch die Thymusdrüse (☞ Abb. 14.25) *geprägt* („trainiert“). T-Zellen durchwandern in diesem Prägungsstadium, nachdem sie aus dem Knochenmark gekommen sind, den Thymus und lernen hier die Immuntoleranz gegenüber den im Thy-mus präsentierten Antigenen des eigenen Organismus, den *Autoantigenen*. Hier bildet sich der T-Zell-Rezeptor in den Helferzellen ebenso wie in den Killerzellen. Zellen, die die Toleranz gegen Autoantigene nicht lernen, werden offenbar vernichtet. So verhindert das Immunsystem, daß gegen eigene Körperzellen gerichtete sogenannte autoaggressive T-Zellen Schaden anrichten. Bei Autoimmunkrankheiten (☞ 6.4.3) versagt dieser Mechanismus jedoch offensichtlich.

6.2.6 Die Immunregulation

Das Immunsystem ist nicht allein im täglichen Kampf gegen Antigene, Fremdkörper und Tumorzellen. Seine Arbeit wird durch Hormone und das Nervensystem unterstützt und reguliert: Sexual- und Streßhormone dämpfen das Immunsystem, Wachstumshormon und Insulin steigern seine Leistungsbereitschaft. Über das Hormonsystem ist auch die Abhängigkeit einer optimalen Immunfunktion vom psychischen Wohlbefinden nachvollziehbar: Wer unter starkem Streß steht, wird leichter krank. Wer vor Lebensfreude strotzt, den wird so leicht kein Virus oder Bakterium schwächen.

Auch zwischen psychischer Konstitution („Grundcharakter“) und der Bereitschaft zur Tumorentstehung gibt es Zusammenhänge. Der von Woody Allen geprägte Spruch *„Ich kann meinen Ärger nicht ausleben; dies ist eines meiner Probleme. Statt dessen bilde ich einen Tumor aus“* enthält wohl einen wahren Kern.

Allerdings – das Immunsystem funktioniert auf keinen Fall so übersichtlich, wie es hier der Verständlichkeit halber beschrieben wurde. Dann müßten alle Menschen an einer bestimmten Infektion gleich schwer oder auch gar nicht erkranken. Tatsächlich kommen aber fast alle – im Krankenhaus besonders – mit ähnlichen Erregern in Berührung, und trotzdem reagieren die Immunsysteme unterschiedlich.

Einige Gründe hierfür seien genannt:

- Manche Menschen haben offenbar MHC-Moleküle ererbt, die zu schwächeren Immunreaktionen führen als andere.
- Das durch die Arbeit der Thymusdrüse entstehende T-Zell-Repertoire ist bei jedem Menschen verschieden.
- Neben der psychischen Konstitution wirken sich auf die Abwehrkraft auch die Ernährung und mögliche Schädigungen des Immunsystems aus, etwa durch Gifte wie Alkohol oder Nikotin.
- Auch scheint das Funktionieren des Immunsystems von einer ausreichenden Schlafzeit abzuhängen – bei Schlafentzug häufen sich Infektionen, wie viele im Gesundheitswesen Beschäftigte schon bei sich selbst feststellen mußten.

6.3 Impfungen

6.3.1 Aktivimmunisierung

Glücklicherweise sind nicht alle Erreger so flexibel wie beispielsweise die Grippeviren. Beim Masernvirus etwa ist ein einmal Erkrankter praktisch für immer vor weiteren Angriffen des Virus geschützt, hat er die erste Infektion – in der Regel schon als Kleinkind – überlebt. Das Virus verändert sich nicht, und im Blut kursieren ein Leben lang Antikörper mit dem immer noch aktuellen Masernfahndungsfoto (um beim obigen Modell zu bleiben).

6

Eine *Schutzimpfung* (**Aktivimmunisierung**) bewirkt das gleiche: Durch eine künstliche Infektion mit einer kleinen Menge abgetöteter Keime oder speziell gezüchteter, weniger gefährlicher lebender Erreger wird künstlich ein „kontrollierter Übungskampf“ erzeugt. Das Immunsystem ergreift die Chance, passende Antikörper und Gedächtniszellen zu bilden, die dann im Falle eines Falles parat stehen, wenn es zur tatsächlichen Infektion kommt. Die Krankheitserreger werden dann zumeist schnell und **inapparent** (ohne äußere Krankheitszeichen, ☞ Abb. 5.19) vernichtet.

Neben den für jeden Menschen und insbesondere jedes Kind empfohlenen Impfungen existieren Impfungen für spezielle berufliche oder reisebedingte Infektionsrisiken (☞ 6.3.3).

6.3.2 Passivimmunisierung

Infiziert sich eine nicht gegen Röteln geimpfte Schwangere, die selbst niemals Röteln hatte und somit über keinen Antikörperschutz verfügt, während der ersten drei Schwangerschaftsmonate mit dem Rötelnvirus, so sind schwere Schäden des Embryos die wahrscheinliche Folge (☞ 22.4). Um die gefürchtete Röteln-Embryopathie zu verhindern, können nun der Schwangeren spezifische Röteln-Antikörper (man sagt auch *Röteln-Immunglobuline*) injiziert werden. Die Immunglobuline für diese **Passivimmunisierung** werden vom Blut anderer Kranker, die eine Rötelninfektion überstanden haben, gewonnen. Ihr Blut enthält nun reichlich spezifische Antikörper, das dann zu Konzentraten *(Immunglobulinen*, weiterer Name: *Hyperimmunseren)* verarbeitet werden kann.

Nachteilig – von den hohen Kosten abgesehen – bei Passivimmunisierungen ist jedoch, daß die Schutzwirkung auf ca. ein bis drei Monate beschränkt bleibt, da die zugeführten Antikörper vom Körper allmählich abgebaut werden.

Bei Krankheiten, die weniger durch den Erreger selbst als durch produzierte Toxine (Gifte) gefährlich werden, hat die passive Immunisierung eine große Bedeutung, weil durch das Hyperimmunserum die im Blut zirkulierenden Toxine unschädlich gemacht werden können. Dies kann bei Fällen von *Diphtherie*, Tollwut oder bei Tetanusinfektionen (Tetagam®) lebensrettend sein.

6.3.3 Gesundheit und Lebensstil: Impfungen – der Mut zur Lücke ist gefährlich

Die Poliomyelitis nennt der Volksmund „Kinderlähmung“ – Masern, Mumps und Röteln heißen umgangssprachlich „Kinderkrankheiten“. Heute müßte man eigentlich „Erwachsenenlähmung“ bzw. „Erwachsenenkrankheiten“ sagen. Denn in den alten Bundesländern zeigen sich die Folgen einer um sich greifenden *Impfmüdigkeit:* Immer mehr Erwachsene infizieren sich mit diesen Krankheiten, weil sie die jeweiligen Impfungen versäumt haben – mit oft schlimmen Konsequenzen, denn einige dieser Krankheiten sind für Erwachsene gefährlicher als für Kinder.

Mumps etwa kann bei Männern zu einer schmerzhaften Hodenentzündung und sogar zur Zeugungsunfähigkeit führen.

Frauen, die sich während einer Schwangerschaft mit Röteln infizieren, bringen ihr Ungeborenes in höchste Gefahr. Die *Rötelnembryopathie* hinterläßt schwere Schäden wie Blindheit, geistige und körperliche Behinderung. Jährlich werden in der Bundesrepublik 15 000 Kinder abgetrieben, weil der Verdacht auf eine Rötelninfektion der Mutter besteht.

Unsicherheit als Ursache

Hauptgrund für diese Impfmüdigkeit ist wohl das gesunkene Gefahrenbewußtsein in der Bevölkerung. Denn Infektionen wie die genannten Krankheiten oder Diphtherie und Tetanus sind eben wegen der Schutzimpfungen im Kindesalter scheinbar von der Bildfläche verschwunden. Haben noch 90 % aller dreijährigen Kinder einen ausreichenden Antikörperschutz gegen Polio, Diphtherie und Tetanus, so sind es bei den Erwachsenen nur noch 22 % bei Diphtherie, 50 % bei Tetanus und 38 % bei Polio.

Aber auch bei Kindern gibt es schon bedrohliche Impflücken. So sind nur etwa 30 % gegen Keuchhusten und 47 % gegen Masern, Mumps und Röteln geimpft. Um jedoch einen wirksamen Breitenschutz zu erreichen, sind Durchimpfungsraten von rund 90 % nötig. Auch beklagen Experten immer wieder mangelndes Wissen bei den Eltern und selbst bei den Ärzten.

Auch die Experten sind sich uneinig

Allerdings: Neben Infektionskrankheiten, bei denen die Impfnotwendigkeit unbestritten ist (z. B. Kinderlähmung), herrscht bei anderen Erkrankungen auch unter Experten keineswegs Einigkeit, ob Impfungen im Vergleich zu durchgemachten Infektionen mit dem „Wild“-Erreger von Vorteil sind. So hält die Immunität nach durchgemachten Kinderkrankheiten oft länger an als die nach frühkindlichen Impfungen.

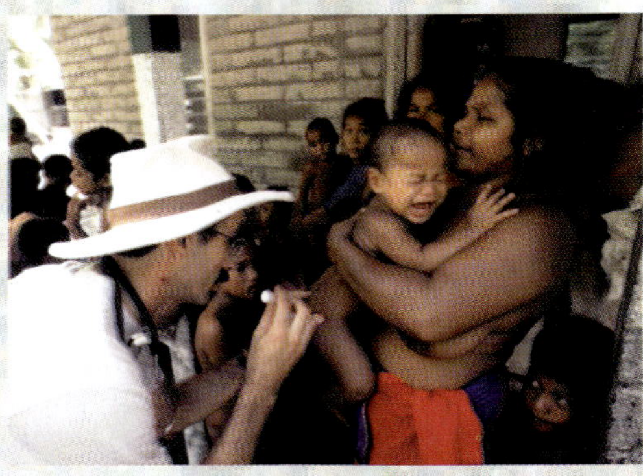

Abb. 6.9a: Impfprogramme gelten in den Staaten der Dritten Welt als entscheidendes Instrument, die dort hohe Kindersterblichkeit in den Griff zu bekommen.

Nur Basisimpfungen?

Viele Ärzte, nicht nur aus dem Bereich der Alternativmedizin, raten deswegen lediglich zu „Basisimpfungen“, z. B. gegen Tetanus, Polio und Diphterie, nicht aber zu Impfungen gegen relativ harmlose Erkrankungen wie Röteln und Windpocken, sofern diese im Kleinkindalter ablaufen. Im späteren Alter können sie dann doch sinnvoll sein, z. B. sollten Mädchen in der Pubertät gegen Röteln geimpft werden, wenn ihre Antikörperspiegel nicht ausreichend sind.

Ernst zu nehmen sind auch die Bedenken der Eltern, die sich vor möglichen Impfschäden fürchten:

Impfnebenwirkungen

Daß es Impfnebenwirkungen und Impfschäden gibt, ist unbestritten. Zum Beispiel kann der Körper auf alle Impfungen mit einem Temperaturanstieg reagieren, der bei der Keuchhusten- (Pertussis-) Impfung relativ stark sein kann. Bei dieser Impfung kann es auch zu Krämpfen oder in sehr seltenen Fällen zum Tod oder schweren zentralnervösen Schäden kommen. Auch ist bei Impfungen mit Lebendimpfstoff der Ausbruch der Krankheit selbst möglich.

> Doch sollte man sich auch angesichts dieser Gefahren folgendes immer vor Augen halten: Die möglichen Impfrisiken stehen meist in keinem Verhältnis zu denen, die eine Erkrankung wegen eines fehlenden Impfschutzes mit sich bringt.

Jedes Bundesland gibt unterschiedliche Impfempfehlungen heraus. Auch die Empfehlungen der *Ständigen Impfkommission beim Bundesgesundheitsamt* (STIKO) ändern sich. Beispielsweise hat sie dank eines neuen, nebenwirkungsarmen Impfstoffes die früher eher fragwürdige, weil komplikationsreiche Impfung gegen **Pertussis** (*Keuchhusten* ☞ 23.6.1) wieder empfohlen.

Impfplan für Kinder

Ein möglicher Impfplan sieht wie folgt aus:

- **1. Lebenswoche**: Tuberkulose-Schutzimpfung (nur bei gefährdeten Säuglingen)
- **ab 3. Lebensmonat:** Grundimmunisierung gegen Diphtherie, Pertussis und Tetanus *(DPT-Dreifachimpfstoff)* 3 x im Abstand von vier bis sechs Wochen; zwei Injektionen gegen den Meningitis-Erreger *Hämophilus influenzae-B* (HiB) im Abstand von sechs Wochen oder 3 Impfungen mit kombinierten DPT-Hib-Vierfach-Impfstoff im Abstand von vier Wochen. Außerdem Poliomyelitis-Schluckimpfung (2 x) im Abstand von sechs bis acht Wochen
- **ab 2. Lebensjahr**: **MMR**-Impfung gegen **M**asern, **M**umps und **R**öteln (ab 15. Lebensmonat), Abschluß der begonnenen Grundimmunisierung gegen Diphtherie/Pertussis/Tetanus und Hib. Ferner dritte Polio-Schluckimpfung
- **6. Lebensjahr**: Zweite MMR-Impfung, Auffrischimpfung gegen Tetanus und Diphtherie
- **10. Lebensjahr**: Auffrischimpfung gegen Polio
- **11. – 15. Lebensjahr**: Röteln-Impfung für alle Mädchen
- **15. – 16. Lebensjahr:** Auffrischimpfung gegen Tetanus und Diphtherie
- **Danach:** Routinemäßige Auffrischimpfungen gegen Polio, Tetanus und Diphtherie etwa alle zehn Jahre.

Für *Fernreisen* gelten je nach besuchter Region zusätzliche Impfempfehlungen, über die die Gesundheitsämter jederzeit informieren.

Ferner können sich Angehörige bestimmter Berufsgruppen durch weitere Impfungen vor speziellen Risiken schützen. So wird für das medizinische Personal die Aktivimmunisierung *(Schutzimpfung)* gegen das Hepatitis-B-Virus empfohlen, welches über den Blutweg übertragen wird. Das Hepatitis-B-Virus (☞ 18.10.6) führt zu einer lebensbedrohlichen Leberentzündung (*Hepatitis*). Die Erregerübertragung geschieht durch kleinste Erregermengen, wenn das infektiöse Material mit Schleimhäuten oder Blut (z. B. bei Stichverletzungen) in Kontakt kommt.

6.4 Pathologische Immunreaktionen

Der Preis, den der Organismus für seine Fähigkeit zur Abwehr zu zahlen hat, besteht in der Gefahr von Überempfindlichkeitsreaktionen *(Allergien)* und von *Autoimmunreaktionen.*

6.4.1 Allergien

Unter **Allergie** versteht man eine erworbene spezifische *Überempfindlichkeit* gegenüber bestimmten Antigenen. Überempfindlichkeitsreaktionen werden durch Antigen-Antikörperreaktionen oder durch T-Zell-vermittelte Reaktionen ausgelöst, nur sind diese im Gegensatz zur physiologischen Abwehrreaktion *überschießend*, ja unter Umständen sogar lebensbedrohlich.

Die Allergie wird, ebenso wie die Immunität, bei einem frühen Kontakt mit einem Antigen erworben; man spricht hier von *Sensibilisierung*. Nach einer gewissen Ruhepause von Tagen bis Jahren, in der die Bildung der Antikörper beginnt, kommt es zur Ausbildung der Überempfindlichkeit.

Man kennt vier Typen von allergischen Reaktionen, die sich in der Zeitspanne zwischen Allergenexposition und Allergieausbruch sowie im Mechanismus der Immunantwort unterscheiden:

Allergische Reaktionen vom Typ I (Soforttyp)

Bei entsprechender Disposition und Kontakt mit bestimmten Antigenen (z. B. Pollen, Erdbeeren oder Penicillin) reagiert der Organismus mit einer besonders starken Bildung von Immunglobulinen des Typs IgE. Die IgE-Antikörper heften sich an die Oberfläche von **Mastzellen** oder **basophilen Granulozyten** (☞ Tabelle 6.2), wodurch bei späterem Kontakt mit dem gleichen Antigen eine Immunantwort bis zur Stärke einer *anaphylaktischen Reaktion* ausgelöst werden kann.

Diese Reaktion wird folgendermaßen eingeleitet: Die aufgenommenen Antigene (Allergene) reagieren mit den IgE-Antikörpern, worauf die Mastzellen ihre Inhaltsstoffe (vor allem Histamin) freisetzen. Innerhalb von Sekunden bis Minuten (deshalb der Name Soforttyp!) treten die Symptome der **Anaphylaxie** auf: Jucken, Ödeme, Blutdruckabfall, Konstriktion der Bronchien. Die anaphylaktische Reaktion bleibt in manchen Fällen *örtlich begrenzt* (z. B. bei Asthma bronchiale oder Heuschnupfen); erfolgt sie jedoch *generalisiert* (z. B. nach Injektion von bestimmten Medikamenten oder nach Bienen- bzw. Wespenstich), so kann durch die Gefäßweitstellung ein massiver Blutdruckabfall (*anaphylaktischer Schock*) auftreten. Krämpfe der Bronchialmuskulatur sind hierbei als unmittelbare Todesursache von Bedeutung.

Der **anaphylaktische Schock** als stärkste allergische Reaktion geht mit lebensbedrohlichem Blutdruckabfall einher (☞ 16.3.6), der durch Ausschüttung von Histamin und anderer stark gefäßerweiternder Substanzen im ganzen Gefäßsystem ausgelöst wird. Bereits ein „einfacher" Bienenstich kann bei einem an einer Bienengiftallergie leidenden Menschen zum anaphylaktischen Schock führen. Die lebensrettende Therapie besteht unter anderem in der Injektion der Nebennierenhormone Adrenalin und Kortisol (☞ 13.6).

Allergische Reaktionen vom Typ II (zytotoxischer Typ)

Typ-II-Reaktionen werden durch Bindung von IgM- oder IgG-Antikörpern an *zellständige* Antigene ausgelöst. Es kommt zur Komplement-Aktivierung und schließlich innerhalb von Stunden bis Tagen zur Auflösung der das Antigen tragenden Zellen. Diese zytotoxische Reaktion ist besonders tragisch bei transplantierten Organen, da sie zur Transplantatabstoßung führen kann. Weitere Beispiele sind bestimmte Transfusionszwischenfälle durch Angriff auf die übertragenen Blutzellen, sowie der Typ-I-Diabetes, der wahrscheinlich ebenfalls auf eine zytotoxische Reaktion – hier gegen die insulinproduzierenden Zellen der Bauchspeicheldrüse – zurückzuführen ist.

Allergische Reaktionen vom Typ III (Immunkomplex-Typ)

Unter bestimmten Umständen können Immunkomplexe (☞ 6.1.2) nach Komplementaktivierung Gewebe schädigen. Warum manche Komplexe aus Antigen und Antikörper solche Reaktionen auslösen, die meisten jedoch nicht, ist unklar. Die Art der Schädigung hängt davon ab, ob das Antigen oder die Antikörper im Überschuß vorliegen:

Bei Antikörperüberschuß treten die Symptome *lokal* auf, z. B. eine Lungenentzündung bei wiederholtem Kontakt mit verschimmeltem Heu (*Farmerlunge*) oder asthmaartige Anfälle bei Kontakt mit Taubenkot (*Vogelzüchterlunge*).

Bei Antigenüberschuß kommt es dagegen zu *generalisierten* Reaktionen, da sich die Immunkomplexe in die Gefäßwände von gut durchbluteten Organen einlagern. Es resultieren schwere Gefäßentzündungen (*Vaskulitiden*), z. B. bei Befall der Nierengefäße in Form von Glomerulonephritiden (☞ 20.4.4).

T-Lymphozyten-vermittelte Überempfindlichkeitsreaktionen

Diese, auch **Typ IV**- oder **Spät-Reaktion** genannten, Allergiereaktionen werden durch „überempfindliche" T-Zellen (☞ 6.1.8) ausgelöst. Diese T-Zellen, die auf ein Allergen sensibilisiert sind, aktivieren – wenn sie mit dem Allergen in Kontakt

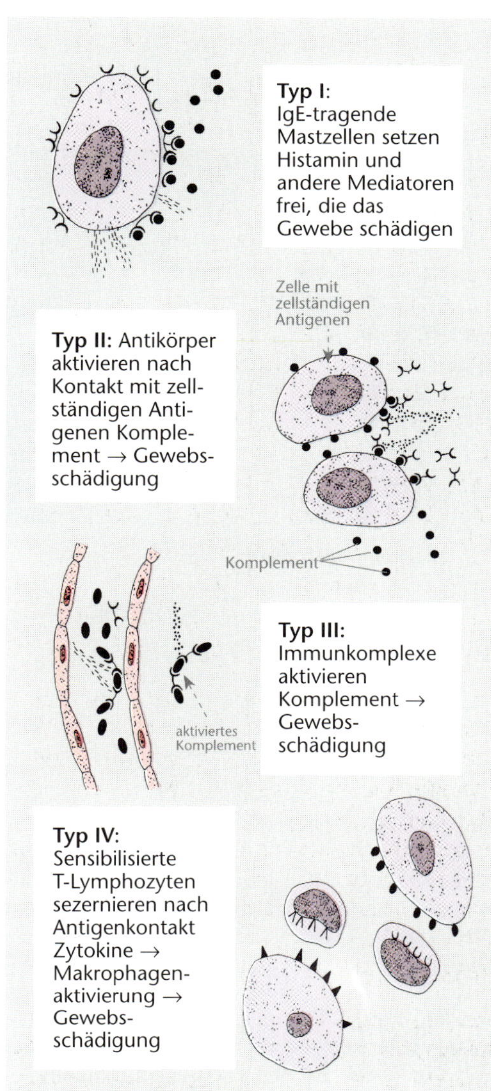

Abb. 6.10: Übersicht über die vier Typen von allergischen Reaktionen

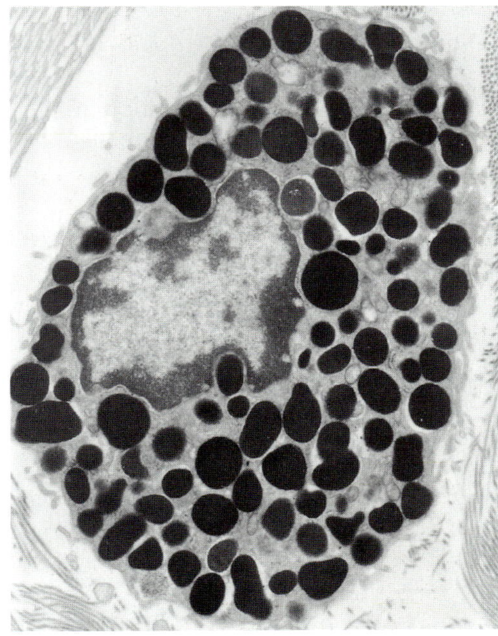

Abb. 6.11: Mastzelle. In den schwarzen Kammern befinden sich Histaminbläschen, die bei einer allergischen Reaktion schlagartig freigesetzt werden.

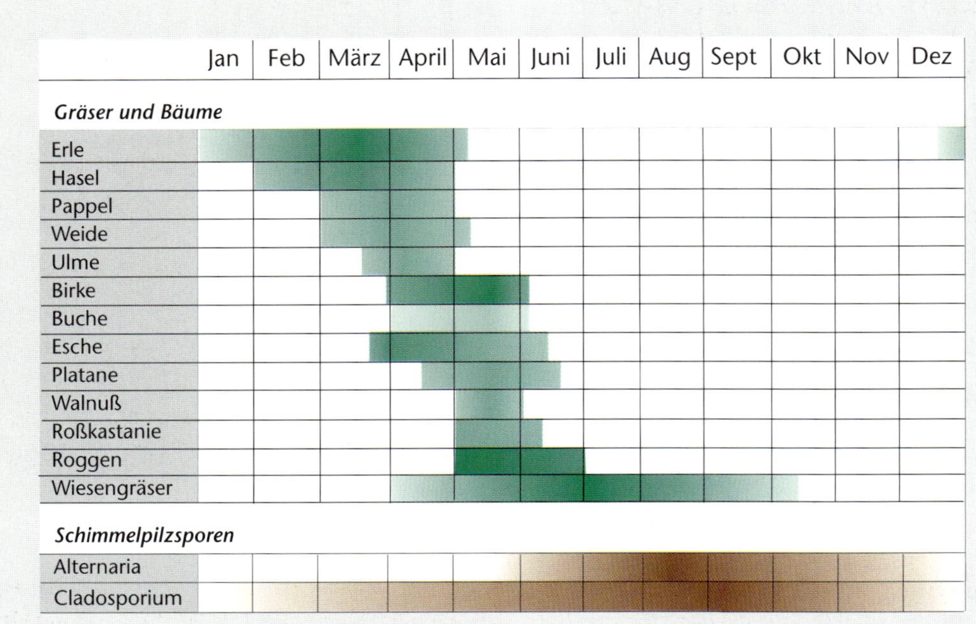

Abb. 6.12: Pollenallergien sind die häufigste Ursache für Reaktionen vom Soforttyp. Sie können zu Heuschnupfen oder allergischem Asthma führen. Wichtig zur Vorbeugung ist die Allergenkarenz, d. h. das Meiden der auslösenden Pollen. Hierzu sind Pollenflugkalender sehr hilfreich, in denen die Hauptflugzeit der verschiedenen Allergene vermerkt ist. Patienten müssen hauptsächlich in diesen Monaten mit Beschwerden rechnen und können dann vorbeugend mit Medikamenten behandelt werden.

kommen – z. B. Makrophagen, die dann über das Allergen „herfallen". Dieser Vorgang dauert ein bis mehrere Tage, deshalb der Name Spättyp. Diese Reaktion kann auch durch andere Reaktionswege, z. B. die Zytokine (☞ 6.2.3) angestoßen werden. Kontaktallergien (siehe unten) und die in der Tuberkulosediagnostik eingesetzte *Tuberkulinreaktion* (☞ 6.7) sind Beispiele für diesen Reaktionstyp.

Diagnostik der Allergien

In der Klinik sind vor allem zwei Allergieformen sehr häufig:

- Allergien der Haut (**Kontaktallergien**, z. B. gegen Nickel) und
- Allergien der Schleimhäute von Atem- und Speisewegen **(Inhalationsallergien**, z. B.

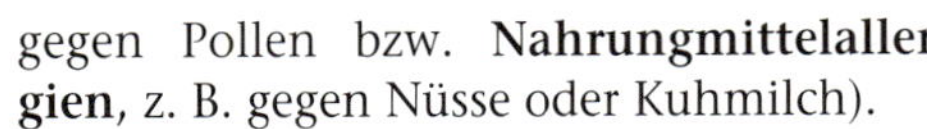
gegen Pollen bzw. **Nahrungmittelallergien**, z. B. gegen Nüsse oder Kuhmilch).

Die Kontaktallergien gehören zu den *Allergien vom Spättyp* (Typ IV), werden also durch T-Zellen vermittelt. Sie lassen sich durch den Läppchentest **auf** der Haut diagnostizieren; die Reaktion, etwa eine Rötung, Schwellung oder Bläschenbildung kann nach 2 -3 Tagen abgelesen werden.

Allergien der Atemwege und des Verdauungstraktes sind meist IgE-vermittelte Reaktionen, gehören also zu den *Allergien vom Soforttyp* (Typ I). Man testet sie **in** der Haut (Pricktest oder Intracutantest) oder im Blut (Nachweis spezifischer IgE-Antikörper); die Reaktion auf den Hauttest, typischerweise eine starke histaminvermittelte Hautschwellung, zeigt sich oft schon nach etwa 15 – 30 Minuten.

6.4.2 **Atopie**

Warum manche Menschen Allergien gegen Erdbeeren oder Gräserpollen, andere gegen Tierhaare, Schurwolle oder Bienengift entwickeln, ist letztlich ziemlich unklar. Tatsache jedoch ist, daß die *Bereitschaft* zur Allergieent-

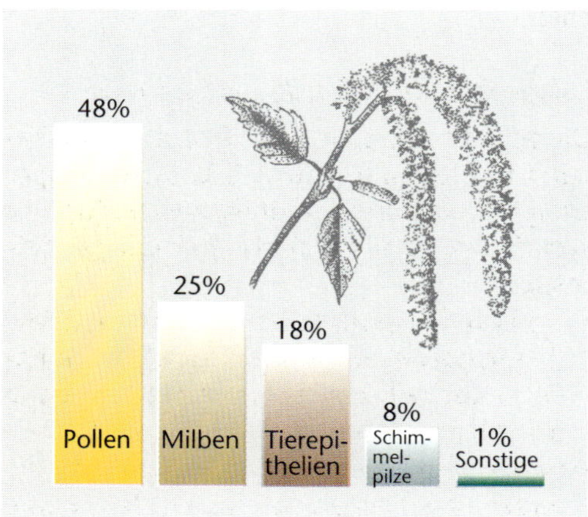

Abb. 6.13: Verteilung der Allergien unter den Allergikern (rund 10 – 20 % der Bevölkerung).

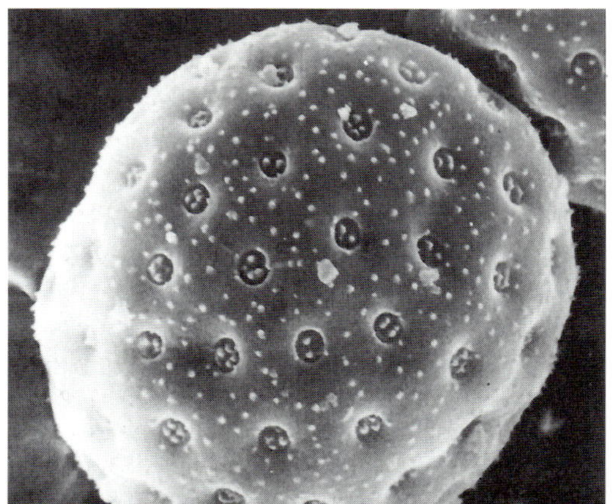
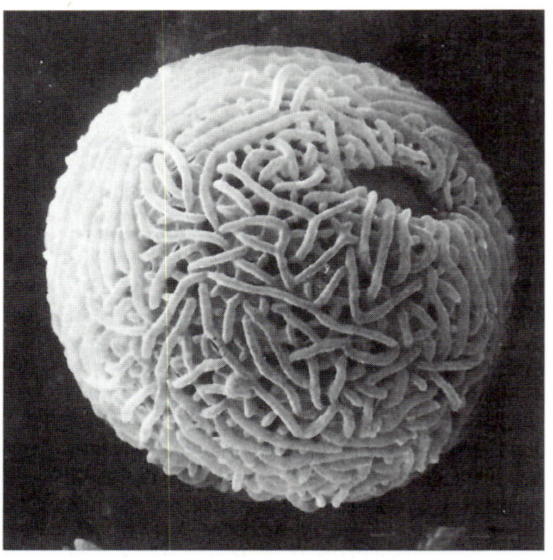
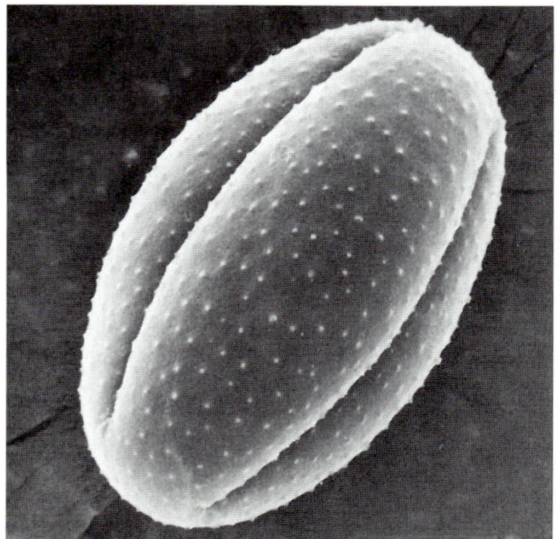
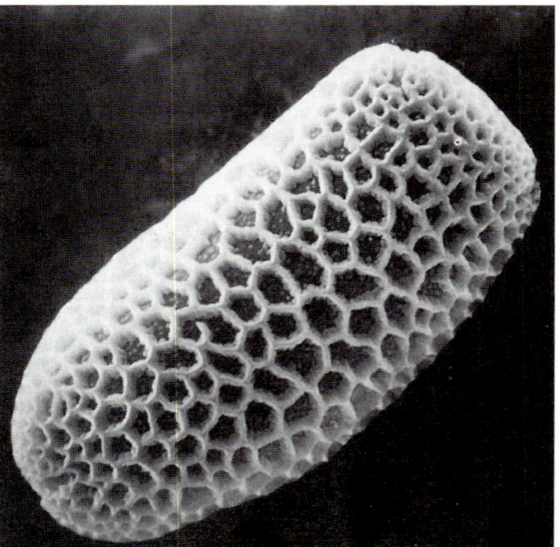

Abb. 6.14 – 17: Rasterelektronenmikroskopische Aufnahmen von Pollen.
links oben: Spinat; rechts oben: Storchschnabel; links unten: Winterling und rechts unten: Springkraut.

wicklung vererbt wird – ca. 10-20 % der Bevölkerung gehören zur Gruppe der sog. **Atopiker** (*griechisch* wörtlich übersetzt „seltsamen Menschen“). Unter dem Sammelbegriff der Atopie faßt man die Bereitschaft zu folgenden Erkrankungen zusammen:

- das allergische *Asthma bronchiale* (☞ 17.13.4),
- die *Urtikaria* (Quaddelbildung in der Haut),
- die *Neurodermitis* (auch *Endogenes Ekzem* genannt, ☞ 9.5),
- die allergische *Konjunktivitis* (Bindehautentzündung des Auges) sowie
- der Heuschnupfen *(Rhinitis allergica)*.

Auffallend ist, daß Atopiker im Laufe der Jahre nicht selten mehrere dieser Erkrankungen durchlaufen. So kann ein allergisches Asthma plötzlich verschwinden, dafür bilden sich dann aber z. B. neurodermitische Hautveränderungen aus.

Die Häufigkeit atopischer Krankheitsbilder in der Bevölkerung steigt an. Dabei scheint unser „moderner“ Lebensstil mitverantwortlich zu sein, der uns mit einer Vielzahl früher nicht gekannter Fremdstoffe (z. B. Konservierungsstoffe, Farben, Luftverunreinigungen bis hin zu exotischen Früchten und Aromen) in Kontakt bringt.

6.4.3 Autoimmunerkrankungen

Die Antikörper des Immunsystems wären aufgrund ihrer Vielfalt prinzipiell in der Lage, jeden beliebigen Eiweißkörper zu vernichten. Theoretisch können sich die Antikörper unserer Abwehrzellen also auch gegen den eigenen Körper richten. Im Rahmen der Prägung im Thymus und im Knochenmark werden die gegen den eigenen Körper gerichteten Abwehrzellen jedoch im Normalfall aussortiert, so daß nur solche Abwehrzellen in die Blutbahn gelangen, deren Antikörper gegen die Antigene des eigenen Körpers keine Immunantwort bilden **(Immuntoleranz)**.

Es kommt aber vor, daß im Laufe des Lebens die Immuntoleranz gegen das eine oder andere Körpergewebe verlorengeht und der Organismus in der Folge Antikörper, z. B. gegen sein eigenes Schilddrüsengewebe, entwickelt. Man spricht hier von **Autoantikörpern**. Die daraus resultierenden Krankheiten sind als **Autoimmunkrankheiten** bekannt und zeigen je nach beteiligtem Autoantikörper ganz unterschiedliche Symptome. Dazu gehört beispielsweise das akute *rheumatische Fieber* (☞ *5.6.3*), bei dem, ausgelöst durch eine an sich harmlose bakterielle Infektion, eine Antikörperbildung gegen das eigene Herz und die eigenen Gelenke beginnt. Auch bei vielen anderen Erkrankungen wird vermutet, daß sie im Grunde Autoimmunkrankheiten sind. Beispiele sind:

- der *Typ-I-Diabetes mellitus* (☞ 19.2.2),
- die *chronische Polyarthritis* (☞ 4.9)
- viele schwere Bindegewebserkrankungen (Systemerkrankungen, ☞ 4.9),
- die *Myasthenia gravis*, eine Muskelerkrankung, die zu einer abnorm raschen Ermüdbarkeit bestimmter Muskelgruppen führt;
- die *Colitis ulcerosa* (☞ 18.8.10),
- *Morbus Basedow* (☞ 13.4.2).

6.5 Immunsuppressive Therapie

Autoimmunkrankheiten zeigen oft einen außerordentlich schweren und sogar tödlichen Verlauf. Um dies zu verhindern, werden sie mit Medikamenten behandelt, die das Immunsystem unterdrücken. *Immunsuppressiva*, wie z. B. die Abkömmlinge des Kortisols (*Glukokortikoide*, z. B. Kortison) oder *Zytostatika* (☞ 5.5.8), lindern oft rasch die Krankheitssymptome der Betroffenen. Diese Medikamente unterdrücken jedoch das gesamte Immunsystem, was sich bei längerer Anwendung in schweren Nebenwirkungen wie z. B. starker Infektanfälligkeit bemerkbar machen kann.

Insbesondere das **Kortisol**, das „natürliche“ immunsupprimierende Hormon (☞ 13.6.2), wird auch bei vielen anderen medizinischen Behandlungen eingesetzt, bei denen es darauf ankommt, eine Entzündungsreaktion zu unterdrücken. So können etwa Hautekzeme durch Kortisonsalben schnell zum Verschwinden gebracht werden. Kortikosteroide haben jedoch bei längerer Gabe vielfältige Nebenwirkungen. Auf der Haut führen sie z. B. zu einer Atrophie (☞ 5.3.1) und zu einer Art von Abhängigkeit, das heißt zu einer oftmals starken Verschlechterung des Befundes nach dem Absetzen der Behandlung.

6.6 Infektionslehre

☐ **Infektionen:** Krankheiten, die durch Eindringen und Vermehrung von Mikroorganismen im Menschen entstehen.

Tabelle 6.19 gibt eine Übersicht über die fünf großen Gruppen der für den Menschen bedeutenden Erreger, nämlich die tierischen Krankheitserreger, die Pilze, die Protozoen, die Bakterien und die Viren.

6.6.1 Was bedeuten Infektionen für die Gesellschaft?

Infektionskrankheiten haben in der Vergangenheit einen großen Einfluß auf alle menschlichen Zivilisationen gehabt. Ihr seuchenhaftes Auftre-

TJA, DA IST NICHT VIEL ZU MACHEN – SIE SIND ALLERGISCH GEGEN SICH SELBST!

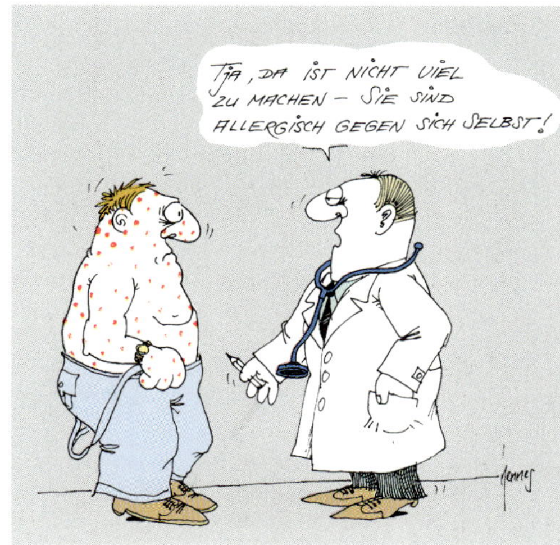

Abb. 6.18: Zum Thema Autoallergie

ten, wie z. B. das der Pest im späten Mittelalter, haben Menschen immer wieder in ihrem Zusammenleben beeinflußt. Erst die wissenschaftliche Kenntnis der Erreger von Infektionskrankheiten (die jedoch erst seit ca. 50 bis 100 Jahren besteht) und der Ausbau der **Hygiene** (Wissenschaft von der Infektionsverhütung) haben die Infektionskrankheiten in den entwickelten Ländern weitgehend unter Kontrolle gebracht.

6.6.2 Formen von Infektionskrankheiten

Inapparente und apparente Infektionen

Vielleicht erstaunt es zu erfahren, daß wohl die meisten Infektionen **inapparent** (nicht in Erscheinung tretend) verlaufen, das heißt, ohne dem Betroffenen bewußt zu werden. Dabei wird der Erreger vom Wirt (dem infizierten Menschen) nach der Infektion vollständig beseitigt, nämlich durch eine intakte Immunabwehr. Manchmal braucht die Herstellung ausreichender Antikörpermengen einige Zeit, die der Patient dann evtl. als „Unwohlsein“ oder leichtes „Kränkeln“ erlebt.

Schwerere Infektionen verlaufen **apparent**, also mit Fieber oder anderen Krankheitszeichen.

Lokale und generalisierte Infektionen

Die Infektion kann auf die Eintrittspforte beschränkt bleiben (**lokale Infektion**) oder über Lymphknoten und Lymphbahnen bis ins Blut vordringen (**generalisierte Infektion**). Beispiele:

- Typische *lokale Infektionen* sind Wundinfektionen oder eine Gastroenteritis mit Durchfall, jedoch ohne schwere Beeinträchtigung des Allgemeinbefindens.
- Generalisierte Infektionen sind z. B. *Windpocken*, das *Pfeiffersche Drüsenfieber* (= *Mononucleosis infectiosa)* und die Virushepatitis. Fast alle schwereren Viruserkrankungen verlaufen generalisiert.

Organismus	Merkmal	Beispiele
Bakterien	Zählen zu den **Prokaryonten***. Prokaryonten besitzen keine Mitochondrien und keinen festen Zellkern. Das Erbgut liegt lose (z. B. als langer DNS-Faden) im Zytoplasma (dadurch können sie sich aber viel schneller als Eukaryonten vermehren)	Streptokokken, Staphylokokken, Salmonellen, Escherichia coli, Proteus, Klebsiellen. Sonderformen: Rickettsien und Mykoplasmen (extrem klein, nur von dünner Membran umhüllt)
Viren	Kleinste mikrobiologische Erreger. Sie bestehen nur aus Erbinformation (DNA *oder* RNA), die in einer Hülle verpackt ist. Sie können sich nur in höheren Zellen vermehren und werden deshalb als *Sonderform des Lebens* bezeichnet	Grippe-, Hepatitis-, AIDS-, Herpes-, Pocken-, Masern-, Mumps-, Rötelnvirus
Pilze	Pflanzenähnliche Mikroorganismen, die jedoch keine *Photosynthese* (pflanzliche Energiegewinnung aus CO_2 und Sonnenlicht) durchführen können	Candida albicans (medizinisch wichtigster Hefepilz), Aspergillus fumigatus (Schimmelpilz)
Würmer, Insekten	Als *Parasiten* wichtige **tierische** Krankheitserreger	Taenia saginata (Rinderbandwurm), Taenia solium (Schweinebandwurm), Pediculus capitis (Kopflaus); Sarcoptes scabiei (Krätzmilbe)
Protozoen („Urtierchen")	Tierische Einzeller werden ebenfalls zu den Parasiten gezählt	Plasmodien (= Malariaerreger); Trypanosomen (= Erreger der Schlafkrankheit); Trichomonaden; Amöben
* Im Gegensatz dazu zählen Tiere, Pflanzen, Pilze und Protozoen zu den **Eukaryonten.** Bei den Zellen der Eukaryonten ist das Erbmaterial, die Chromosomen also, in einem Kern zusammengefaßt, der durch eine Kernmembran vom Zytoplasma getrennt wird (☞ Abb. 3.3).		

Tabelle 6.19: Übersicht über die fünf Gruppen der menschenpathogenen Mikroorganismen

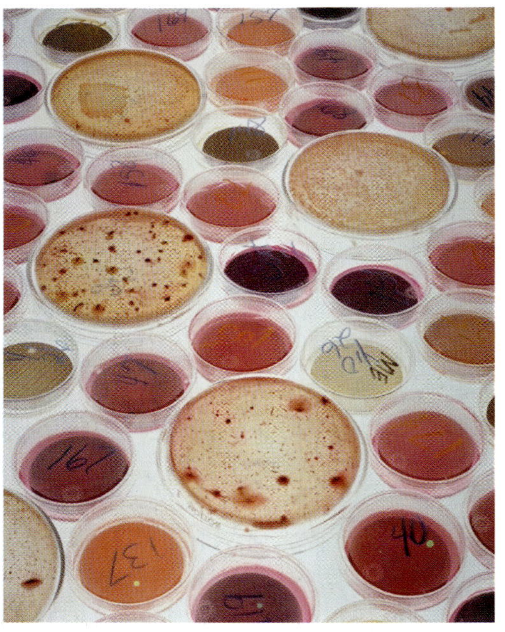

Abb. 6.19a: Um eine bakterielle Infektion gezielt behandeln zu können, muß das verursachende Bakterium identifiziert werden. Hierzu werden von Patienten entnommene Blut-, Urin- oder Wundsekretproben auf Nährböden übertragen und bebrütet. Diese Nährbodenschalen („Platten") enthalten verschiedene Farbindikatoren und für Spezialfragestellungen *Selektivnährstoffe*, die jeweils nur bestimmte Bakterienarten tolerieren (während die übrigen Bakterien nur auf den Standardplatten wachsen). Am Morgen nach dem Beimpfen der Nährböden zeigt sich dann ein Bild wie hier: Bakterien haben fleckförmige „Kolonien" gebildet. Aufgrund von Aussehen, Geruch und Farbe der Kolonien ergibt sich oft bereits eine erste Verdachtsdiagnose.

Bakteriämie und Sepsis

Dringen Bakterien nur kurzfristig in die Blutbahn ein, so bezeichnet man das als **Bakteriämie**. Dabei kommt es weder zur Vermehrung der Erreger im Blut noch zur Absiedlung in Organen.

Die **Sepsis** oder *Blutvergiftung* ist dagegen die den ganzen Körper betreffende Infektion, bei der von einem Herd aus (z. B. Wunde, infizierter Knochen) kontinuierlich oder periodisch Erreger in die Blutbahn gestreut werden. Die Erreger vermehren sich oft auch in der Blutbahn.

Lebensgefährlich: Sepsis

Da bei der Sepsis ständig Erreger auch in die inneren Organe gelangen, ist die Gefahr tödlicher Komplikationen groß, insbesondere dann, wenn infektiöse Absiedlungen (*septische Metastasen*) lebenswichtige Organanteile (z. B. das Gehirn) angreifen. Die hohe Erregerzahl im Blut sowie die sich im Blut anreichernden Bakterien-„Leichen" und -Stoffwechselprodukte führen aber auch noch zu anderen Gefahren für den Patienten:

- Oft kommt es zu einer Entgleisung des körpereigenen Gerinnungssystems (sogenannte **Verbrauchskoagulopathie** mit lebensgefährlichen inneren Blutungen, *Disseminierte Intravasale Coagulopathie = DIC*).
- Häufig sind ferner schwere Kreislaufkomplikationen, die man als septischen Schock (☞ 16.3.6) bezeichnet: Ursächlich hierfür sind die an vielen Stellen des Körpers gleichzeitig ablaufenden starken Entzündungsreaktionen, die zum Zusammenbruch der Kreislaufregulation führen.

Sepsispatienten sind deshalb immer *intensivpflegepflichtig*. Herz, Kreislauf, Atmung, Elektrolythaushalt und Blutgerinnung müssen kontinuierlich überwacht werden. Aber auch bei intensiver Behandlung und wirksamer Antibiotika-Therapie kann der Tod des Patienten oft nicht verhindert werden.

6.6.3 Der Ablauf einer Infektion

Jede Infektion verläuft in mehreren Stadien, die im folgenden kurz beschrieben werden:

Invasionsphase *(Ansteckung)*. In dieser ersten Phase dringt der Krankheitserreger in den Organismus ein, vermehrt sich dort jedoch zunächst nicht.

Inkubationsphase. Nach einer mehrstündigen bis mehrtägigen „Eingewöhnungsphase" beginnt sich der Erreger im Körper zu vermehren; der Infizierte empfindet jedoch noch keine Beschwerden. Kurz vor dem Auftreten von Fieber und anderen Symptomen findet meist eine Phase „explosionsartiger" Vermehrung statt.

Als **Inkubationszeit** *(Ansteckungszeit)* bezeichnet man den zeitlichen Abstand zwischen Ansteckung („Invasion") und Krankheitsausbruch.
Mumps hat z. B. eine Inkubationszeit von ca. 3 Wochen, die Virusgrippe eine von nur 1 – 3 Tagen.

Krankheitsausbruch. Je nach Schwere der Infektionskrankheit empfindet der Patient nur eine leichte Beeinträchtigung des Allgemeinbefindens (z. B. Heiserkeit oder leichten Kopfschmerz) oder aber schwerere Symptome (z. B. hohes Fieber bis hin zur Sepsis).

Überwindungsphase. Wird die Infektion überstanden, so wird in dieser letzten Phase der Erreger aus dem Körper entfernt.

Dauerausscheidung. Bei einigen Keimen wird die Infektion zwar besiegt, die Erreger können sich jedoch in eine „Körpernische" zurückziehen. So können Salmonellen beispielsweise über viele Jahre in der Gallenblase verbleiben. Von dort aus gelangen sie über den Darm immer wieder nach außen und können neue Infektionen bei anderen hervorrufen.

6.6.4 Übertragungswege

Der wichtigste **Übertragungsweg** zum Menschen ist die **Schmierinfektion**, entweder durch Händeschütteln (manchmal auch *iatrogen* – das heißt durch den Arzt), durch feuchte Handtücher oder auch – insbesondere bei Kindern – *fäkal-oral*. Andere Erreger werden *aerogen* durch **Tröpfchen-** (Niesen!) oder

Staubinfektion übertragen. Weitere Übertragungswege sind:

- *orale Infektion* über Nahrungsmittel (oder auch Instrumente)
- *parenterale Übertragung* (z. B. über Stich mit verunreinigter Kanüle)
- *sexuelle Übertragung* (☞ 21.3.8).

Desinfektion und Sterilisation

Um Infektionen zu verhüten, sind neben dem hygienegerechten Verhalten des Krankenhauspersonals Maßnahmen der Desinfektion und Sterilisation zur Keimvernichtung wichtig.

Als **Desinfektion** („Keimverminderung") bezeichnet man die *gezielte* (nicht aber vollständige) Keimvernichtung, z. B. auf Händen, auf Hautflächen, die durchstochen oder durchschnitten werden müssen, oder auf Materialoberflächen wie Fußböden oder Medizingeräten.

Bei der **Sterilisation** („Entkeimung") dagegen werden grundsätzlich *alle* Mikroorganismen abgetötet und alle Viren vollständig inaktiviert. Dies erfordert entweder hohe Temperaturen (120 – 200 °C), meist in Kombination mit Druck, Feuchtigkeit oder radioaktiver Strahlung, bzw. aggressive Chemikalien – weshalb nur widerstandsfähige Materialien, wie z. B. medizinische Instrumente, Injektionslösungen oder Leinenwäsche sterilisierbar sind.

6.6.5 Nosokomiale Infektionen

Infiziert man sich mit einem *hochvirulenten* (hochgefährlichen) Erreger wie z. B. dem Pestbakterium, so ist ohne ausreichenden Antikörperschutz der Ausbruch der entsprechenden Krankheit wahrscheinlich. Solche Bakterien, die bei (fast) jedem nicht immunen Individuum zum Ausbruch der Krankheit führen, bezeichnet man als **obligat pathogen**.

Im Krankenhaus sind aber bei älteren oder abwehrgeschwächten Patienten die **fakultativ pathogenen** Keime inzwischen von weit größerer Bedeutung – das sind solche, die bei allgemeiner oder lokal begrenzter Abwehrschwäche (z. B. Harnblase bei Dauerkatheterisierung ☞ 20.5.6, OP-Wundgebiet) zu sogenannten **opportunistischen Infektionen** führen. Sind solche opportunistischen Infektionen im Krankenhaus erworben, spricht man von **Nosokomialinfektionen**. Beispiele hierfür sind:

- die sogenannten *Beatmungspneumonien,* die sehr leicht bei beatmeten Patienten durch die (normalerweise relativ harmlosen) Keime der Atemluft entstehen, die der Patient aber nicht abhusten kann. Manchmal entstehen Beatmungspneumonien auch durch verkeimte Beatmungssysteme infolge fehlerhafter Wartung.
- die *Wundinfektionen* im chirurgischen Operationsgebiet. Dort ist die lokale Abwehr vermindert, was bei Verschmutzung der Wunde durch Keime leicht zu Wundeiterungen führt. Die Keimverschleppung erfolgt häufig beim Verbandwechsel durch Arzt- oder Pflegepersonal.

6.7 Bakterielle Infektionen

Sowohl leichte wie auch schwere Infektionskrankheiten werden oft von **Bakterien** ausgelöst, z. B. die (wieder häufiger auftretende) Tuberkulose, die (inzwischen sehr seltene) Pest, fast alle eitrigen Infektionen (z. B. durch die Kugelbakterien *Staphylokokken* und *Streptokokken*) und einige der Kinderkrankheiten (Keuchhusten und Scharlach).

Infektionen durch Staphylokokken

Diese traubenförmig angeordneten Kugelbakterien sind weltweit verbreitete Krankheitserreger. Harmlose Staphylokokkenarten gehören sogar zur normalen Keimflora des Menschen (z. B. *Staphylococcus epidermidis* auf der Haut).

Die gefährlichen Staphylokokkenarten, insbesondere *Staphylococcus aureus* und unter bestimmten Umständen auch die ansonsten harmlosen Staphylokokkenarten rufen viele eitrige Entzündungen wie Abszesse, Furunkel (Haarbalgentzündungen), Mastitis (Brustentzündung, ☞ Abb. 5.11), Wund-, Haut-, Atemwegs- und Katheterinfektionen bis hin zu Sepsis, Osteomyelitis (☞ 7.1.8) und Meningitis (Hirnhautentzündung, ☞ 11.15.3) hervor.

Staphylokokken werden in der Regel durch Schmierinfektion (meist durch Händekontakt, auch durch das Pflege- und ärztliche Personal!) übertragen.

Staphylokokkeninfektionen können praktisch jedes Organ und jede Körperhöhle befallen. Sie gehören aufgrund ihrer Fähigkeit zur Resistenzentwicklung gegen Antibiotika zu den sogenannten **Problemkeimen** im Krankenhaus.

Infektionen durch Streptokokken

Streptokokken sind kettenförmig angeordnete Kugelbakterien, die in der Natur weit verbreitet sind. Viele Streptokokkenarten können Erythrozyten auflösen (*hämolysieren*). Streptokokken verursachen z. B. den Scharlach, Entzündungen an praktisch allen Orten des Hals-, Nasen- und Ohrenbereiches, aber auch Wundinfektionen, Phlegmonen, annähernd die Hälfte aller Endokarditiden (☞ 15.3.1) und viele Sepsisfälle.

Pneumokokken (*Streptococcus pneumoniae*) sind zu zweit in einer Kapsel eingelagerte Kugelbakterien. Sie können

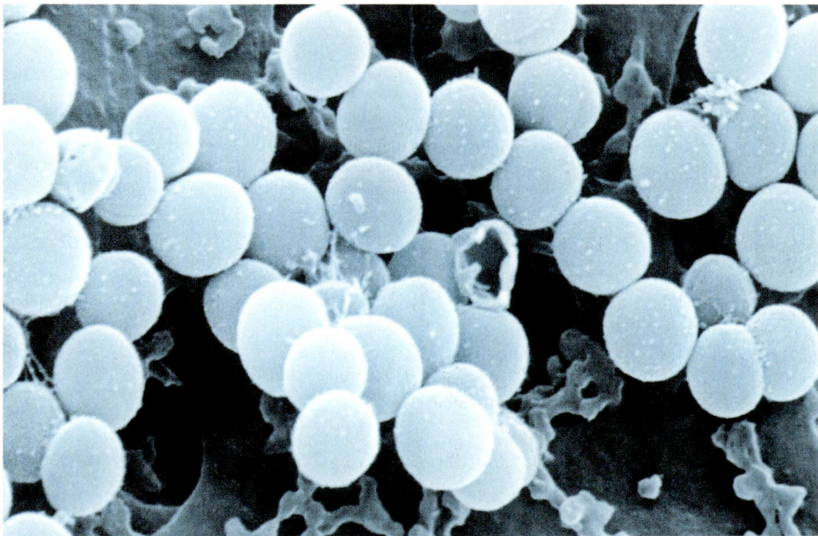

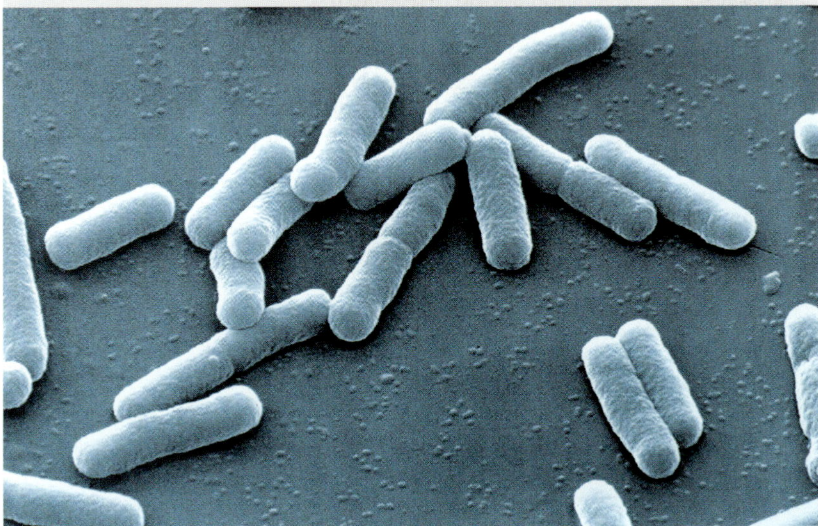

Abb. 6.20 (oben): Staphylokokken im rasterelektronenmikroskopischen Bild
Abb. 6.21 (unten): das Stäbchenbakterium Escherichia coli (E. coli)

6

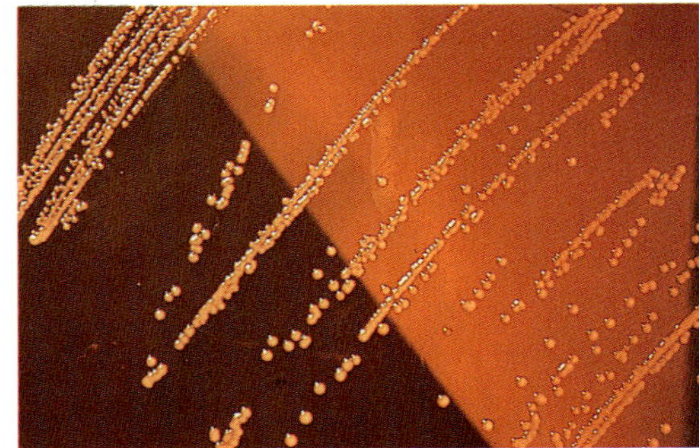

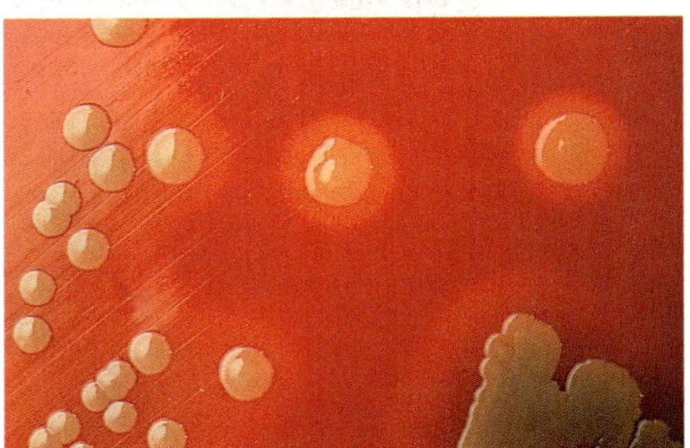

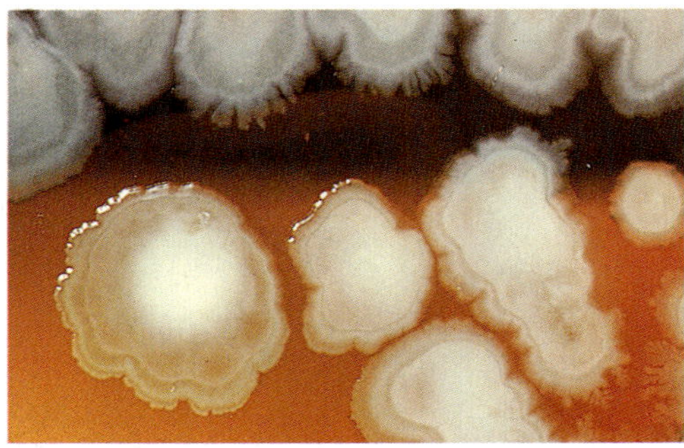

Abb. 6.22 – 24: Verschiedene Bakterienkulturen; auf Standardmedien bebrütet. Oben und Mitte: Staphylococcus aureus; Oben in der Übersicht, Mitte Detailaufnahme, in der um die Bakterienkolonien große helle *Hämolysehöfe* zu sehen sind – hier haben die Bakterienenzyme den im Medium enthaltenen Blutfarbstoff Hämoglobin aufgelöst.
Unten: Kolonie des Stäbchenbakteriums *Proteus mirabilis*. Typisch ist die fladenförmige wandernde Ausbreitung der Bakterien *(Schwärmphänomen)*.

Lungenentzündungen, Mittelohrentzündungen, Hirnhautentzündungen und andere Infektionen der Luftwege verursachen.

Staphylokokken, Streptokokken, Pneumokokken und einige verwandte Bakterien werden zu den **grampositiven Bakterien** zusammengefaßt, da sie sich in der sogenannten *Gramfärbung* im mikrobiologischen Labor violett anfärben lassen. Ihnen stehen die **gramnegativen Bakterien** gegenüber, die sich nicht durch den Gramfarbstoff färben lassen und zu denen die meisten Stäbchenbakterien gehören, die unter anderem Darm- und Harnwegsinfektionen auslösen (z. B. Escherichia coli und Salmonellen).

Infektiöse Darmerkrankungen

Obwohl die Magensalzsäure viele Mikroorganismen abtötet, sind durch Mikroorganismen verursachte Magen-Darmerkrankungen recht häufig. Zum einen liegt dies an **Nahrungsmittelvergiftungen**, die von Bakteriensekreten ausgelöst werden. Diese Bakteriensekrete *(Enterotoxine)* bilden sich durch Bakterienwachstum in unsachgemäß gelagerten Lebensmitteln (z. B. Eierspeisen). Am häufigsten verursachen Staphylococcus aureus und Escherichia coli solche Lebensmittelvergiftungen, die sich meist durch Brechdurchfälle bald nach dem Verzehr der verdorbenen Nahrung bemerkbar machen. Oft kommt es aber auch zum Eindringen von Bakterien (seltener von Viren) in die Darmschleimhaut und evtl. auch ins Blut. Erwähnt seien hier die Salmonellen, die Shigellen als Erreger der *Darmruhr*, wie z. B. auch der Erreger der *Cholera*.

Insbesondere bei Kleinkindern sind *Rota-Viren* eine häufige Durchfallursache.

Harnwegsinfektionen

Die häufigste im Krankenhaus entstehende *(nosokomiale)* Infektion betrifft die Harnwege, wobei eine Infektion mit *Escherichia coli* **(= E. coli)** wiederum die häufigste Ursache von Harnwegsinfektionen ist, aber auch sehr oft Nahrungsmittelvergiftungen, Wundinfektionen und Hirnhautentzündungen auslösen kann. Neben E. coli sind die ebenfalls zu den gramnegativen Stäbchen zählenden Bakterien **Proteus** und **Klebsiella** sowie Enterobacter und die schon erwähnten Staphylokokken wichtige Erreger im Harntrakt. Ursache für Harnwegsinfektionen im Krankenhaus sind neben Harnstauungen in Harnleitern oder Harnröhre vor allem die Dauerkatheter (☞ Abb. 20.16), durch die Bakterien von der Hautoberfläche in den Harntrakt verschleppt werden.

Infektionen durch Mykobakterien

Weltweit über 1 Milliarde Menschen sind mit *Mycobacterium tuberculosis* infiziert, dem Erreger der **Tuberkulose** (*Tbc, Tb,* Klinik ☞ 17.13.3); jährlich versterben etwa 3 Millionen Menschen an Tbc. Die Übertragung erfolgt durch Tröpfcheninfektion, wobei die Erreger in sehr kleinen Tröpfchen bis in die Alveolen (Lungenbläschen) gelangen. Dort werden sie zwar von Makrophagen phagozytiert, können sich aber in diesen wie auch extrazellulär im Lungengewebe weitervermehren. Über die Lymphwege erreichen die Mykobakterien die Lymphknoten und streuen von dort oft ins Blut. Innerhalb von drei bis vier Wochen haben T-Lymphozyten die Erreger erkannt und aktivieren Makrophagen, mit deren Hilfe sie phagozytierte Mykobakterien besser töten können. Um die Tuberkelbakterien bildet sich ein sogenanntes *Granulom*, ein Wall von Makrophagen und Lymphozyten.

Die Kombination von Primärherd, zugehörigem Lymphknotenherd (befallenem Lymphknoten) und verbindendem Lymphgefäß wird *Primärkomplex* genannt. Der Primärherd kann narbig abheilen, verkalken oder sich verflüssigen *(Kavernenbildung, Verkäsung)*, was die Vermehrung der Tuberkelbakterien begünstigt. Dadurch kann es zum Eindringen in weitere Lungenabschnitte oder ins Blut kommen. Brechen die Tuberkelbak-

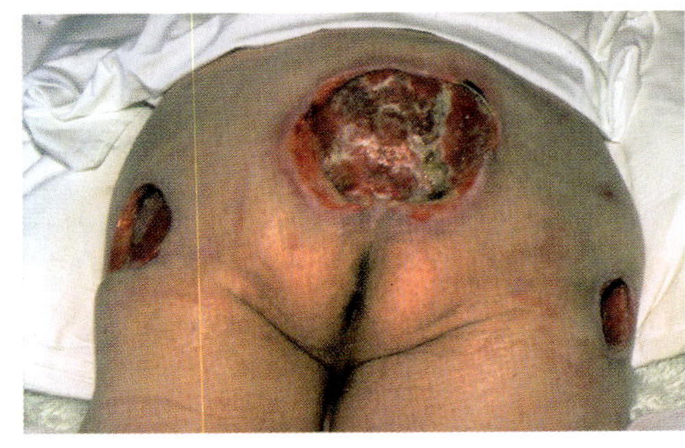

Abb. 6.24a: Besonders bedrohlich sind Wundinfektionen von *Decubitus*-Geschwüren, also von durchgelegenen Hautstellen (☞ 9.5.6). Die gelblich-schmierigen Eiterauflagen weisen auf Staphylokokken als Verursacher hin.

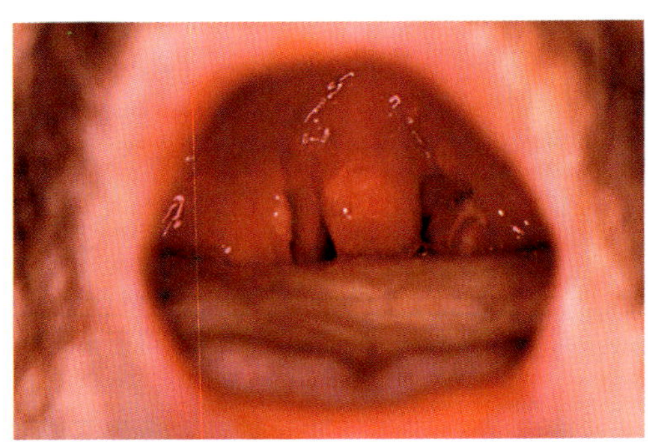

Abb. 6.25: Rachenbefund bei einer Mandelentzündung (Tonsillitis, Angina lacunaris), wie sie sehr häufig durch Streptokokken ausgelöst wird.

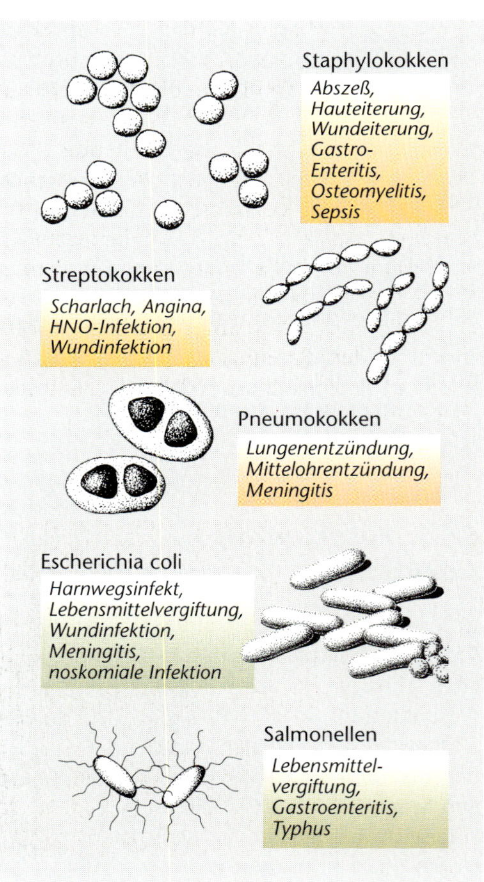

Abb. 6.26: Übersicht über fünf der medizinisch bedeutsamsten Bakteriengruppen.

terien aus einem Granulom heraus in die Blutbahn, was meist innerhalb einer Phase der Abwehrschwäche geschieht, so kann es zur tuberkulösen Absiedelung in alle inneren Organe und die Haut kommen. Gewinnen die Tuberkelbakterien Verbindung zu den Atemwegen, so werden sie ausgehustet. Der Patient ist hochgradig ansteckend *(offene Tuberkulose)*.

Tuberkulintest. Ein Extrakt aus Tuberkelbakterien wird unter die Haut gespritzt (Nadelstempeltest = *Tine-Test)* oder nur auf die Haut appliziert *(Pflastertest,* besonders bei Kindern). Hat sich der Organismus schon mit Tuberkelbakterien auseinandergesetzt (durch Infektion oder auch noch lange Zeit nach Tbc-Impfung), so reagieren die T-Lymphozyten und bilden nach zwei bis drei Tagen ein rotes Knötchen an der Auftragstelle. Ist der Tuberkulintest negativ, also keine Hautreaktion erkennbar, so liegt keine Infektion mit Mykobakterien vor (oder eine ganz frische noch ohne Antikörperbildung).

Antibiotika und Antibiotikaresistenz

Bakterien lassen sich oft durch Gabe entsprechender Antibiotika wie z. B. Penicillin abtöten. Allerdings ist nicht jedes Antibiotikum gegenüber jedem Bakterium wirksam, vielmehr tötet jedes Antibiotikum nur ein bestimmtes **Spektrum** von Bakterien. Und auch wenn ein bestimmtes Antibiotikum von seinem Hersteller als wirksam, z. B. gegen Staphylokokken, vertrieben wird, können im Einzelfall **Resistenzentwicklungen** das Antibiotikum trotzdem nutzlos werden lassen:

Viele Bakterien haben nämlich die Fähigkeit, durch Erweiterung oder Änderung ihres Erbgutes Substanzen zu bilden, die das Antibiotikum inaktivieren. Bei jeder unklaren Infektion müssen deshalb die entsprechende Urinprobe, Blutkultur oder der Wundabstrich bebrütet und die gewachsenen Bakterien systematisch auf ihre Empfindlichkeit gegenüber verschiedenen Antibiotika geprüft werden (*Resistenzprüfung*). Eine bereits begonnene Behandlung muß dann unter Umständen entsprechend dem Ergebnis der Resistenzbestimmung auf ein wirksames Antibiotikum umgestellt werden.

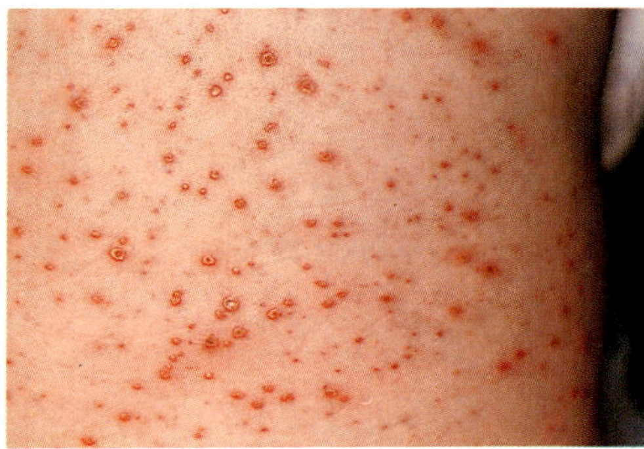

Abb. 6.27: Hautbefund eines Kindes mit Windpocken. Typisch ist das Nebeneinander von Bläschen und Krusten.

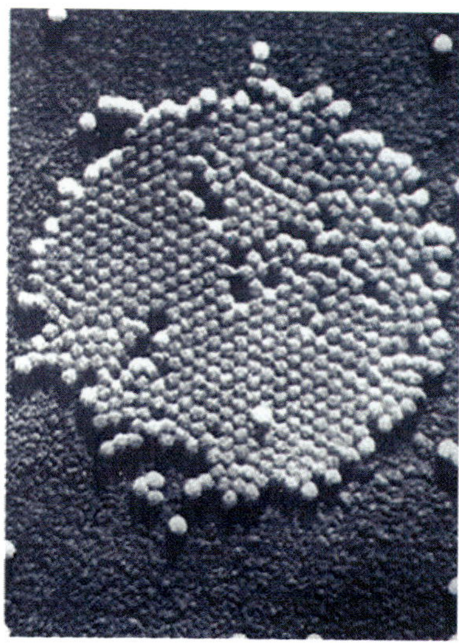

Abb. 6.27a (links): Polio-Viren, die Erreger der Kinderlähmung, gruppieren sich zu bienenwabenförmigen regelmäßigen Nestern.

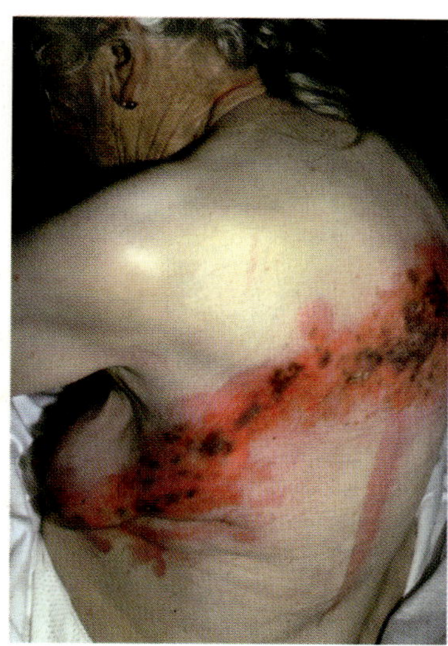

Abb. 6.27b (rechts): 60jährige Patiententin mit ausgeprägter Gürtelrose am linken Brustkorp. Typisch ist die scharfe Abgrenzung des Entzündungsbereichs, der dem Verlauf des 8. Thorakalnerven entspricht.

6.8 *Virale Infektionen*

Möglicherweise noch häufiger als von Bakterien werden wir Menschen jedoch von **viralen** Infektionen befallen. Die meisten „Erkältungskrankheiten" (Schnupfen, Grippe, Bronchitiden) gehören genauso hierzu wie die überwiegende Zahl von Leber- oder Hirnhautentzündungen.

Auch die Mehrzahl der **Kinderkrankheiten** (Infektionen, die so stark ansteckend sind, daß die meisten Menschen sie schon im Kindesalter bekommen) werden von Viren ausgelöst. Beispiele sind Masern (☞ Abb. 6.29) und Mumps (☞ Abb. 6.30).

Bei viralen Infektionen besteht das Problem, daß nur in wenigen Fällen wirksame Medikamente **(Virostatika)** zur Verfügung stehen.

Wie bereits erwähnt, haben Viren keinen eigenen Stoffwechsel, da ihnen jede Möglichkeit zur Proteinsynthese fehlt. Sie bestehen nur aus Erbgut (und zwar DNA *oder* RNA, dementsprechend werden Viren auch als DNA- oder RNA-Viren klassifiziert) und einer meist geometrisch-regelmäßig geformten Virushülle. Um zur Vermehrung zu gelangen, infizieren sie deshalb eine menschliche, tierische oder pflanzliche *Wirtszelle,* in der sie ihr eigenes Erbgut freisetzen. Dieses Erbgut wird in das Erbgut der Wirtszelle eingebaut und veranlaßt nun deren Proteinsyntheseapparat, tausendfach Viruspartikel zu synthetisieren und zu neuen kompletten Viren zusammenzusetzen. Anschließend (manchmal aber auch erst nach Monaten oder Jahren) stirbt die Wirtszelle ab, die neuen Viren werden freigesetzt und infizieren weitere Körperzellen.

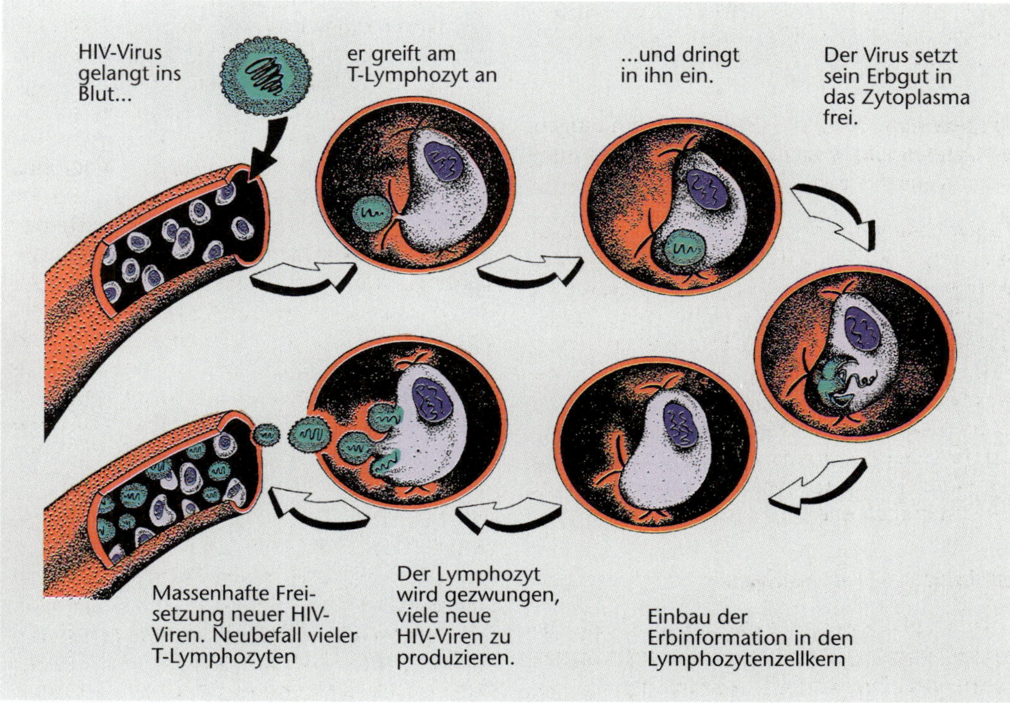

Abb. 6.28: Eindringen in die Wirtszelle, Vermehrung und Ausbreitung von Viren (am Beispiel des HIV-Virus).

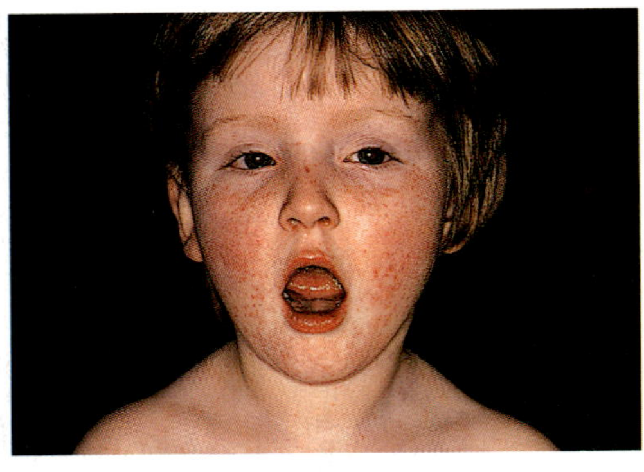

Abb. 6.29: Sechsjähriger Junge mit Masernausschlag, der sich vom Gesicht ausgehend über den Körper ausgebreitet hat. Typisch sind die zusammenfließenden roten Flecken.

Abb. 6.30: Junge mit Mumps. Charakteristisch ist die dicke Backe in Folge der Entzündung der Ohrspeicheldrüse (Glandula parotis, ☞ Abb. 18.21).

6.8.1 Herpesvirus–Infektionen

Alle bedeutsamen Viren der Herpesgruppe haben eine gemeinsame Eigenschaft: Sie können lebenslang in Nervengewebe, in Speicheldrüsen oder Blutzellen persistieren („überwintern"). Dabei bleiben einige Arten im allgemeinen **latent**, also ohne Krankheitszeichen. Erst bei Abwehrschwäche oder anderen Störungen – ein Sonnenbrand kann schon ausreichen – brechen die Viren aus ihrer Latenz aus, vermehren sich schlagartig und führen zur sichtbaren Erkrankung:

Das **Herpes simplex-Virus Typ I** befällt lokal die Lippen- oder Mundschleimhaut, wobei kleine schmerzhafte Bläschen entstehen, die unter intensivem Juckreiz in 2 – 3 Wochen abheilen. In seltenen Fällen kann es zum Befall des Gehirns in Form einer *Herpes-Enzephalitis* kommen, die man jedoch heute durch rechtzeitige Gabe des Virostatikums Aciclovir (Zovirax®) erfolgreich bekämpfen kann. Das **Herpes simplex-Virus Typ** II bevorzugt das Genitale, wo es sich entlang der Schamlippen oder des Penis ausbreitet und starken Juckreiz erzeugt.

Windpocken und Gürtelrose

Die **Windpocken** werden vom **Varizellen-Zoster-Virus** *(VZV)* ausgelöst, ebenfalls ein Vertreter der Herpesfamilie. Dabei kommt es an Gesicht und Stamm, weniger an den Extremitäten, zu einem generalisierten knötchen- und bläschenförmigen Hautausschlag, der erst nach mehreren Wochen wieder abklingt. Die Viren verbergen sich dann in Spinalganglien (☞ Abb. 11.39) entlang der Wirbelsäule.

Mehrere Jahrzehnte nach der Windpockeninfektion kommt es bei manchen (älteren) Erwachsenen zum Varizellen-Zoster-Rezidiv, diesmal in Form der **Gürtelrose** *(Herpes Zoster)*: Jetzt wandert das Virus aus den Ganglienzellen aus und verursacht meist einseitige, sehr schmerzhafte Entzündungen des vom betroffenen Ganglion versorgten Hautbereiches. Äußerlich kann man den entzündeten Hautbezirk oft an einem gürtelförmigen, von der Wirbelsäule bis zur Bauch- oder Brustmitte ziehenden, rötlichen Ausschlag mit Bläschenbildung erkennen.

6.8.2 Poliovirus-Infektionen

Dieses sehr häufig vorkommende Virus wird meist durch Schmierinfektionen übertragen und führt in über 99 % der Fälle zu allenfalls leichten grippeähnlichen Krankheitserscheinungen. Nur sehr selten erreicht das Virus über Blut und Nerven das Rückenmark und das Großhirn und verursacht durch Zerstörung von Motoneuronen, die für die Skelettmuskulatur zuständig sind, bleibende Lähmungen an den Extremitäten, die der Krankheit ihren Schrecken und Namen gegeben haben. Seit Einführung der Schutzimpfung in der Mitte der 60er Jahre ist die Kinderlähmung sehr selten geworden. Immer wieder aber treten Neuinfektionen bei Nicht-Geimpften auf.

6.8.3 Erworbenes Immundefektsyndrom – AIDS

Das erworbene Immundefektsyndrom *(Acquired Immune Deficiency Syndrome)* ist eine 1981 erstmals beschriebene Immunschwächekrankheit, die Folge einer Infektion mit dem **Humanen Immundefizienz-Virus** *(HIV)* ist. Sie breitet sich als **Pandemie** (weltweite Infektion) rasch aus, am schnellsten in Afrika und Asien, wo in einigen Regionen schon bis zu 30 % der erwachsenen Männer infiziert sind. Für das Jahr 2000 rechnet man mit weltweit 40 Millionen Infizierten.

Da das Virus nur in Flüssigkeiten überleben kann, wird die Krankheit ausschließlich durch den Kontakt mit infizierten Körpersekreten weitergegeben. Hohe Viruskonzentrationen findet man in Blut, Sperma und Vaginalsekreten, daher sind das „needle sharing" Heroinsüchtiger und der ungeschützte Geschlechtsverkehr die Hauptübertragungswege der Krankheit. Als Folge der Infektion werden die T-Helferzellen zerstört. Hierdurch entwickelt sich eine Abwehrschwäche, die nach einer monate- bis jahrelangen Latenz (symptomlosen Zeit) zu einer starken Anfälligkeit gegenüber sonst ungefährlichen Krankheitserregern führt. In der Folge häufen sich opportunistische Infektionen (☞ 6.6.5). Die meisten Patienten sterben schließlich an solchen opportunistischen Infektionen, z. B. des Gehirns oder der Lunge.

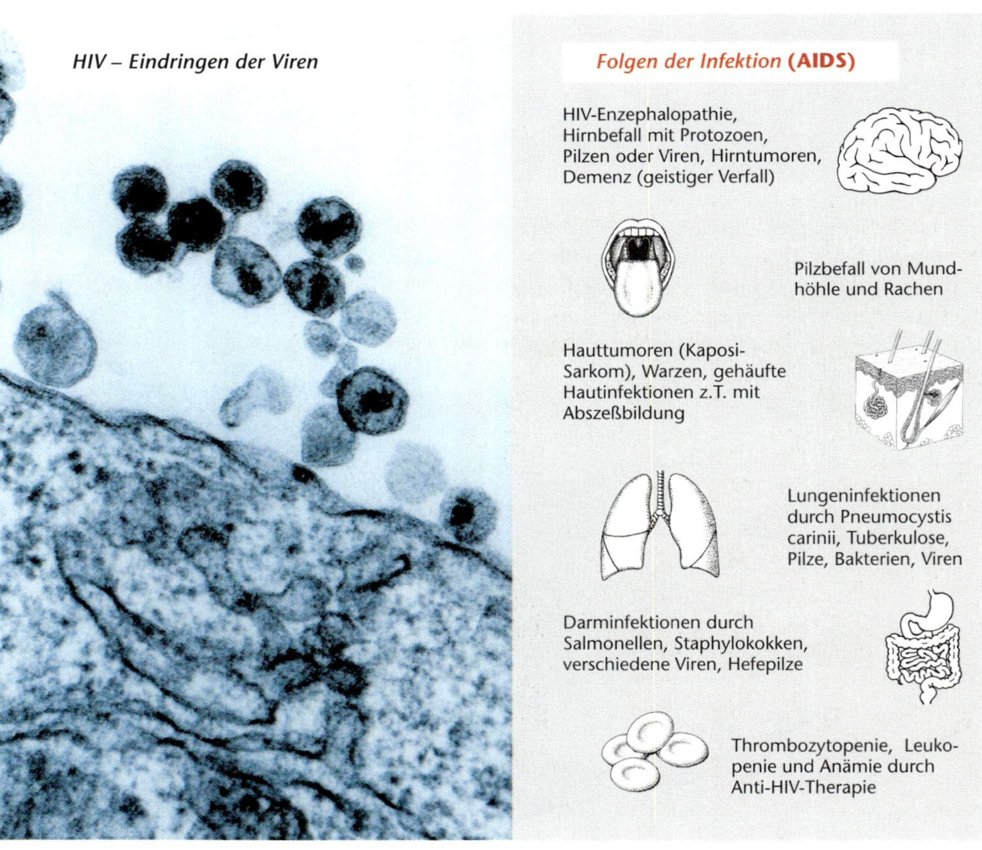

Abb. 6.31 (links): Elektronenmikroskopisches Bild von HIV-Viren, die gerade in eine menschliche Zelle eindringen.
Abb. 6.32 (rechts): Klinische Symptome des AIDS, des fast immer tödlichen Spätsyndroms der HIV-Infektion.

Die mit der HIV-Infektion verbundenen Krankheitsbilder werden in vier Stadien unterteilt:

- *Stadium I:* Einige Wochen nach der Infektion grippeähnliche Symptome, die bei der Mehrzahl der Infizierten jedoch fehlen
- *Stadium II:* Latente Infektion ohne Krankheitssymptome
- *Stadium III:* Lymphknotenschwellung an mehreren Körperregionen (bis einschließlich dieses Stadiums spricht man noch nicht von AIDS)
- *Stadium IV:* Nach durchschnittlich zehn Jahren entwickelt sich das **AIDS-Vollbild.** Zuerst äußert es sich am häufigsten durch eine schleichende, langwierige Lungenentzündung, die durch das ansonsten völlig harmlose Protozoon *Pneumocystis carinii (PC)* ausgelöst wird. Früher oder später treten bei praktisch allen AIDS-Patienten auch Pilzbesiedlungen der Mundhöhle (*Mund- und Speiseröhrensoor,* ☞ *6.9)* auf. Rezividierende, monatelang anhaltende Durchfälle können zu erheblichem Gewichtsverlust führen. Schwerwiegend sind auch die zerstörerischen Effekte des HIV-Virus im ZNS: Es kann sowohl zu Tumoren als auch zu Hirnatrophie mit Persönlichkeitsveränderungen (Demenz, ☞ 11.4.9) und zu schleichenden Hirnentzündungen kommen.

Obwohl AIDS unheilbar und die HIV-Infektion unumkehrbar ist, sind doch mehrere wirksame Behandlungsstrategien verfügbar. Therapieprinzipien sind:

- durch gesunde Lebensweise unter Vermeidung immunschwächender Faktoren (UV-Licht, „Streß") und die konsequente Behandlung anderer Erkrankungen das Fortschreiten der Krankheit hinauszögern;
- die Vermehrung des Virus im Körper hemmen. Eingesetzt wird zur Zeit vor allem **AZT** (Retrovir®). Es hat jedoch gravierende Nebenwirkungen vor allem auf die Blutbildung im Knochenmark. Außerdem scheint das Virus mit der Zeit resistent gegen AZT zu werden, weshalb der frühe Einsatz neuerdings wieder umstritten ist;
- die opportunistischen Infektionen konsequent und bei Bedarf auch prophylaktisch behandeln. Das gilt vor allem für die PC-Pneumonien und die Mykosen (Pilzinfektionen), die beide gut behandelbar sind;
- angemessene psycho-soziale Unterstützung gewährleisten (☞ 6.11).

Dennoch versterben über 80 % der AIDS-Infizierten 6 – 24 Monate nach Erreichen von Stadium IV.

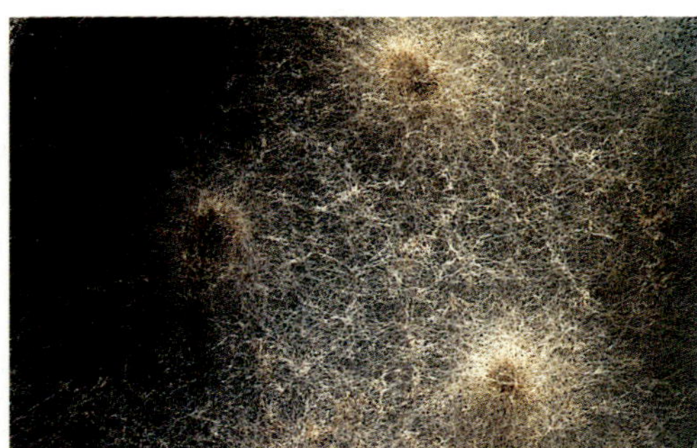

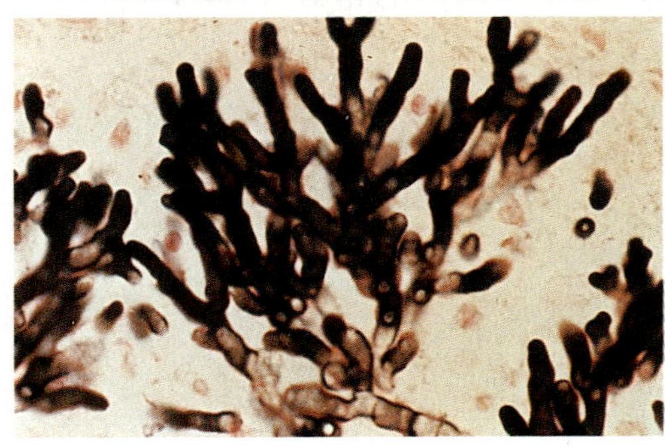

Abb. 6.33 und 6.34: Aspergillus: Kultur und mikroskopische Aufnahme.

6.9 Pilzinfektionen

Die in Mitteleuropa verbreiteten Pilze vermögen beim Gesunden nur oberflächliche Infektionen (**Dermatomykosen**) auf Haut oder Schleimhaut hervorzurufen. Diese Haut- und Schleimhautmykosen lassen sich in der Regel leicht durch lokal wirksame **Antimykotika** behandeln (z. B. Canesten® oder Nystatin®).

Bei ausgeprägter Abwehrschwäche können manche Pilzarten jedoch ins Blut vordringen und innere Organe wie Lunge, Herz oder Gehirn befallen (sogenannte **Systemmykosen**).

Am häufigsten sind die **Sproßpilze** oder *Hefen.* Diese eiförmigen Pilze sind etwas kleiner als rote Blutkörperchen und vermehren sich durch Aussprossung. Bedeutendster Vertreter unter den Hefen ist **Candida albicans**. Die sehr häufigen Candida-Infektionen heißen **Soor**. Sie entstehen alle *endogen* (also von anderen Körperstellen des Patienten ausgehend) und treten stark gehäuft bei Diabetikern (☞ 19.2.2) auf. Beispiele sind:

- Der *Vaginalsoor* der Scheide, besonders häufig während der Schwangerschaft und bei Einnahme der „Pille" (Östrogene begünstigen Candida-Besiedlung) auftretend;
- Soor im Windelbereich bei Säuglingen *(Windeldermatitis),*
- *Mundsoor* mit weißen Mundschleimhautbelägen (siehe auch Abb. 18.11),
- *Speiseröhrensoor.*

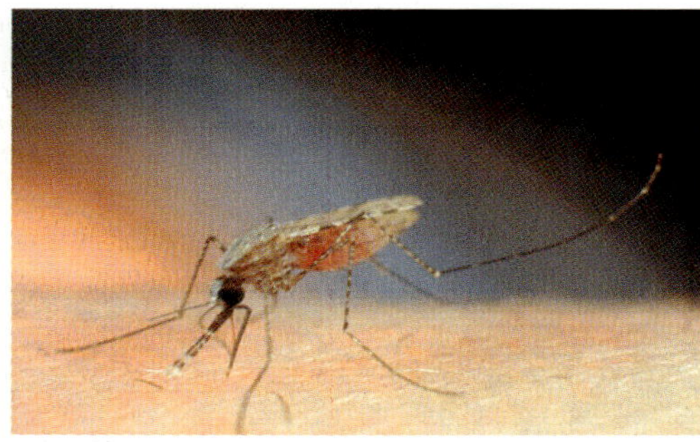

Abb. 6.35: Anophelesmücke. Sie gehört zur Familie der Stechmücken. Sticht die Mücke einen Malariakranken, so kann sie den Malariaerreger *(Plasmodium falciparum)* über das Blut aufnehmen und beim nächsten Stich auf einen anderen Menschen übertragen.

Neben Sproßpilzen verursachen auch **Fadenpilze** häufig Infektionen beim Menschen, z. B. Fußpilzerkrankungen oder Nagelmykosen (☞ Abb. 9.13), die z. B. in Schwimmbädern übertragen werden. Mehr als die Hälfte der erwachsenen Bevölkerung ist von *Hautmykosen* in den Zehenzwischenräumen betroffen. Zu ihrer Bekämpfung ist neben einer Antimykotika-Therapie das Trockenhalten der Füße wichtig.

Schimmelpilze (wie z. B. der in Abb. 6.33 und 6.34 gezeigte *Aspergillus),* aus denen auch viele Antibiotika, wie z. B. das Penicillin gewonnen werden, sind zwar in der Umwelt außerordentlich weit verbreitet, verursachen jedoch nur bei schwer immungeschwächten Patienten Lungen-, Ohr- oder, wenn der gesamte Organismus betroffen ist, *Systemmykosen.*

6

6.10 Protozoeninfektionen und andere Parasitosen

Protozoeninfektionen

Die weltweit häufigste **Protozoeninfektion** ist die **Malaria** (über 1 Million Todesfälle jährlich). Die Malariaerreger vermehren sich in den roten Blutkörperchen des Menschen, zerstören diese und führen durch Blutarmut und wiederkehrende Fieberanfälle zu einem häufig lebensbedrohlichen Krankheitsbild. Am häufigsten wird *Plasmodium falciparum,* so heißt der gefährlichste Malariaerreger, durch Stiche der *Anophelesmücke* in den tropischen und subtropischen Regionen Asiens, Afrikas und Amerikas übertragen. Ferntouristen bringen die Infektion in zunehmender Zahl mit nach Europa (1300 Fälle in Deutschland jährlich); die Erkrankung kann auch noch bis zu zwölf Monaten nach dem Mückenstich ausbrechen. Der Lebenszyklus der Malariaerreger ist kompliziert; so werden Vermehrungsstufen des Erregers sowohl in der Anophelesmücke als auch in der Leber und erst zum Schluß im roten Blutkörperchen durchlaufen.

Klinisch äußert sich die Malaria in meist anfallsweise auftretendem hohem Fieber, Schüttelfrost sowie schweren Kopfschmerzen und ausgeprägtem Schwächegefühl. Bei nicht erfolgreicher Behandlung können die Malariaerreger sowohl akut durch Befall des Gehirns zum Tode führen *(zerebrale Malaria),* als auch über Jahre in Leber oder roten Blutkörperchen überleben und zum erneuten Aufflackern der Krankheitssymptome führen.

Wurmerkrankungen

Wurmerkrankungen *(Helminthosen)* sind in der Dritten Welt weit verbreitet und ein Zeichen von ungenügenden hygienischen Lebensbedingungen. In den Industriestaaten kommen nur wenige Wurmarten gehäuft vor, so z. B. der **Rinderbandwurm** (*Taenia saginata*). Er ist wie auch der verwandte **Schweine-**

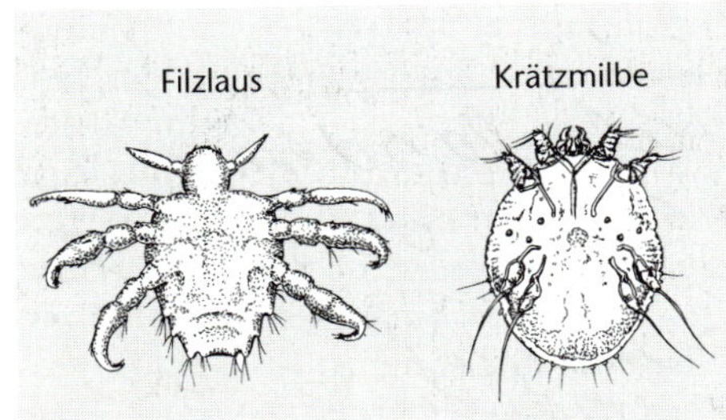

Abb. 6.36: Filzlaus und Krätzmilbe.

6

bandwurm (*Taenia solium*) weit verbreitet, wobei die Larvenstadien beim Rind oder Schwein, den sogenannten *Zwischenwirten*, die Muskulatur und Organe befallen. Beim Genuß von rohem Fleisch befallener Tiere gelangen die Larven in den Darm des Menschen *(Endwirt)*, wo sie zu Würmern von mehreren Metern Länge heranwachsen. Die Eier dieser Würmer werden über den Kot ausgeschieden und vom Rind über fäkalgedüngtes Gras wieder aufgenommen, wo erneut die Larven schlüpfen.

Der Patient bemerkt vom Bandwurmbefall meist nur einen mäßigen Gewichtsverlust sowie unspezifische Verdauungsstörungen, wie z. B. Blähungen oder gelegentliche Durchfälle. Im Gegensatz dazu fungiert bei Infektionen mit **Hundebandwürmern** (*Echinokokken*) der Mensch als Zwischenwirt und ist dabei durch Organbefall mit Ausbildung von zystischen Herden (in Leber, Lunge oder ZNS) gefährdet.

Erkrankungen durch Milben

Die meisten der weltweit verbreiteten Milbenarten sind für den Menschen harmlos. Nur eine einzige Milbenart, die **Krätzmilbe** (*Sarcoptes scabiei*) kann den Menschen befallen und Eier in Hautgänge ablegen; die resultierende Hauterkrankung wird wegen des starken Juckreizes im Volksmund als **Krätze** bezeichnet. Häufiger jedoch sind Milben auf anderem Wege Ursache von Gesundheitsstörungen: Der Kot der sogenannten **Hausstaubmilbe** kann für allergische Erscheinungen, wie z. B. Asthmaanfälle oder Hautrötungen, verantwortlich sein.

Insektenbefall

Die einige Millimeter großen **Kopfläuse** *(Pediculus capitis)* sind nicht selten in Kindergärten oder Schulen zu finden. Sie werden durch Kämme oder Mützen übertragen. Das Hauptsymptom ist intensiver Juckreiz. Die Eier der Läuse kleben an den Haaren fest und lassen sich mit dem Auge oder einer Lupe leicht erkennen. **Filzläuse** sind meist im behaarten äußeren Genitale zu finden. Sie werden beim Geschlechtsverkehr übertragen und verursachen ebenfalls Juckreiz sowie, durch das Kratzen bedingt, Hautentzündungen.

6.11 Gesundheit und Lebensstil: Die Pflege von AIDS-Patienten

Die Übertragungswege der Immunschwächekrankheit AIDS sind heute weitgehend geklärt. Die Infektion wird vor allem durch sexuellen Kontakt oder auf dem Blutweg übertragen – z. B. durch kontaminierte („verschmutzte") Kanülen, wie sie „Fixer" benutzen, oder durch parenterale Gabe von infizierten Blutprodukten.

Ausgeschlossen ist dagegen eine Infektion durch alltägliche Sozialkontakte wie Händeschütteln oder eine Umarmung.

Geringes Infektionsrisiko für das Pflegepersonal

Dennoch müssen diejenigen Vorsichtsmaßnahmen treffen, die einen HIV-Infizierten pflegen. Um es jedoch gleich vorwegzunehmen: Das Risiko, sich durch die Pflege mit dem HIV-Virus zu infizieren, ist niedrig. Bis Ende 1991 waren *weltweit* zwar 7600 Fälle bekannt, bei denen sich Pflegekräfte mit dem Virus infiziert haben. Nur bei 29 allerdings gilt als gesichert, daß die Infektion berufsbedingt war. Die Hälfte davon infizierte sich über die Schleimhäute beziehungsweise über rissige Haut. Die häufigste Ursache jedoch waren versehentliche Nadelstiche durch Zurückstecken von Kanülen in ihre Hütchen (*Recapping*). Das geringe Risiko sollten sich Pfleger und Schwestern vor allem deshalb vor Augen halten, weil dieses Bewußtsein ihnen einen unverkrampften Umgang mit dem AIDS-Patienten ermöglicht.

Den Kranken akzeptieren

Diese normale Behandlung wissen HIV-Infizierte zu schätzen. Sie entwickeln häufig ein sensibles Gespür für unbedachte Gesten (wie auch andere Langzeit-Kranke), mit denen ihr Gegenüber unterschwellige Berührungsängste signalisiert. Da die Immunschwächekrankheit bislang vor allem Randgruppen wie Drogenabhängige, Homosexuelle oder Prostituierte betraf, brandmarkt sie wie kaum eine andere den Betroffenen auch sozial. Es kann einen Infizierten deshalb bereits kränken, wenn er beobachtet, daß ein Pfleger die Kleidung des Patienten mit „spitzeren Fingern" einräumt, oder einen größeren körperlichen Abstand hält. Nicht selten reagieren AIDS-Patienten auf eine vermeintliche Ablehnung sehr aggressiv.

Psychische Belastung des Pflegepersonals

Die Situation eines AIDS-Patienten ist in jeder Hinsicht extrem: Zur enormen psychischen Belastung durch soziale Isolation und die Gewißheit des tödlichen Ausgangs der Krankheit kommt noch der langsame und doch unaufhaltsame körperliche Verfall des Kranken, den er in den meisten Fällen bis zum Schluß bewußt erlebt.

Die Pflege eines AIDS-Kranken belastet das Pflegepersonal ganz besonders stark, wie eine Umfrage unter Pflegekräften ergab. Viele der Befragten gaben an, es berühre sie besonders, daß viele AIDS-Patienten gleichaltrig seien. Durch die relativ lange Behandlungszeit entwickelt sich häufig eine tiefe emotionale Bindung zwischen Patient und Pflegepersonal. Oft stehen Pflegekräfte einem AIDS-Patienten an dessen Lebensende näher als dessen engste Freunde und Angehörige.

Die Krankheit als Denkanstoß

Trotz des deprimierenden Verlaufs der Krankheit berichten Pflegende auch von positiven Erfahrungen, die sie bei der Betreuung von AIDS-Patienten gemacht haben. So war eine solche Pflege für viele Anlaß, sich mit sonst verdrängten Themen wie etwa der eigenen Angst vor dem Tod auseinanderzusetzen (☞ 5.8).

Fest steht, daß die Betreuung von HIV-Patienten das Pflegepersonal besonders stark fordert. Eine rechtzeitige Auseinandersetzung mit der Krankheit ist deshalb wichtig – besonders angesichts der steigenden Zahl von AIDS-Patienten.

Beim Umgang mit HIV-Infizierten gelten die **allgemeinen Vorsichtsmaßnahmen** gegenüber infektiösen Patienten:

- Bei der Blutabnahme und bei der Pflege in jedem Fall Schutzhandschuhe tragen.
- Gebrauchte Kanülen immer gleich in einen Abfallbehälter werfen, ohne sie vorher in die Kappe zurückzustecken (Kein Recapping wegen Stichverletzungsgefahr!)
- Einweginstrumente, die mit infizierten Körpersekreten in Kontakt gekommen sind, gehören in den Sondermüll.
- Auch regelmäßige Hautpflege mit rückfettenden Substanzen beugt rissiger Haut vor und trägt zum Infektionsschutz bei.
- Bei der Pflege von hustenden Patienten Mundschutz anlegen.
- Bei endoskopischen Eingriffen oder Absaugen von intubierten Patienten Mundschutz und eventuell sogar Schutzbrille tragen.
- Hat der AIDS-Patient eine offene Wunde oder eine Lungenentzündung mit Auswurf, muß er möglichst in ein Einzelzimmer verlegt werden. Besonders notwendig ist dies bei einer Herpesinfektion, da das Sekret aus Herpesviren hochinfektiös ist.

7. Muskeln, Knochen, Gelenke

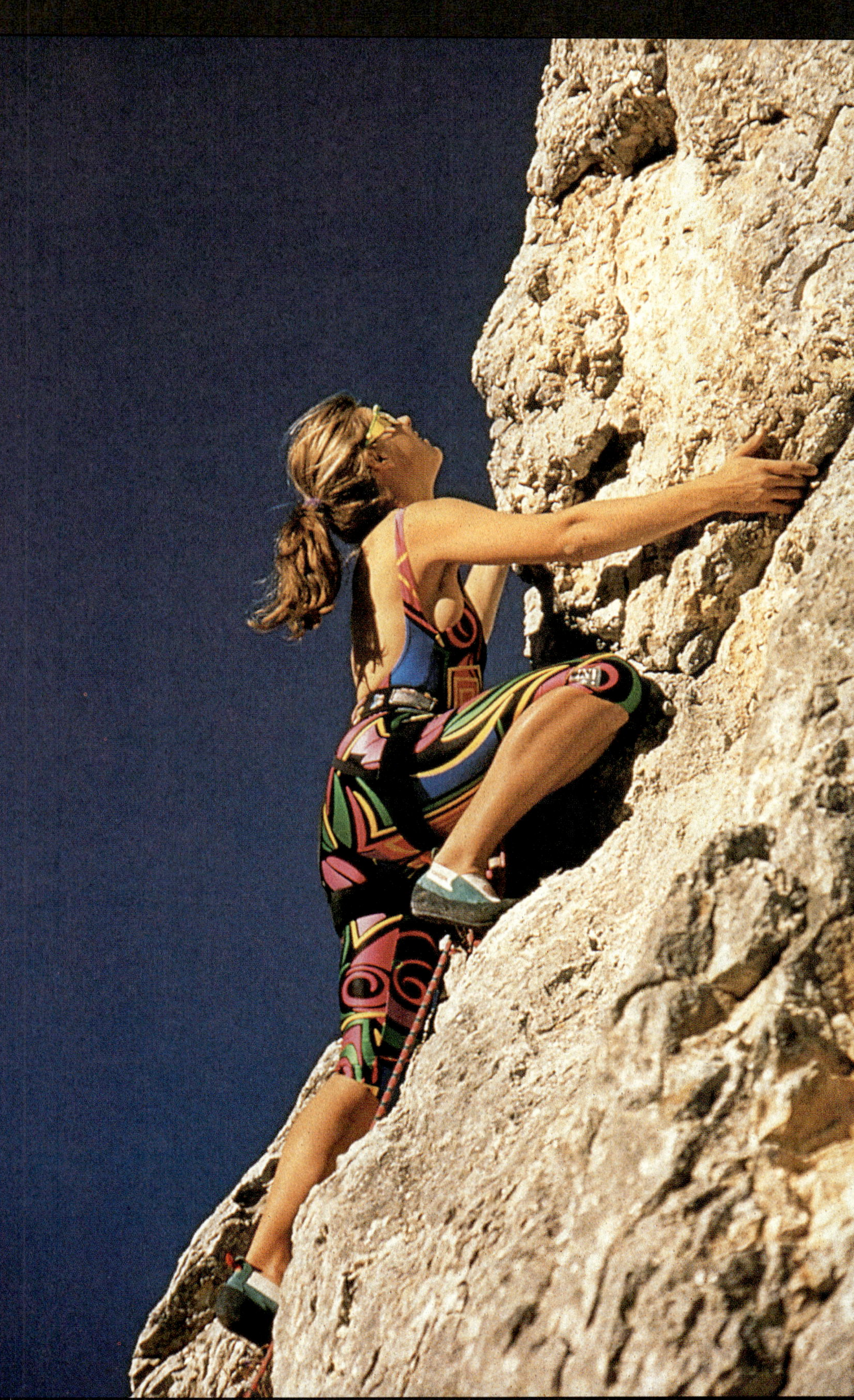

7

7.1 *Die Knochen und das Skelettsystem*

Knochen- und Knorpelgewebe bilden ein stabiles Gerüst, das die äußere Gestalt beeinflußt und im Zusammenspiel mit den Muskeln die Bewegung einzelner Körperteile erlaubt. Dieses Gerüst ist das **Skelettsystem**. Skelettsystem und Muskulatur werden zusammenfassend als **Bewegungsapparat** bezeichnet.

Das medizinische Fachgebiet, das sich mit der Behandlung und Vorbeugung von Erkrankungen des Bewegungsapparates beschäftigt, ist die **Orthopädie**. Akute (und zum Teil auch chronische) Erkrankungen des Bewegungsapparates werden von **Chirurgen** behandelt. Beide Fachgebiete überlappen sich an vielen Kliniken.

7.1.1 *„Nebenfunktionen" des Skelettsystems*

Das Skelett gewährt dem Körper nicht nur Stabilität. Es schützt auch *innere Organe* vor Verletzungen und dient als wichtiger **Mineralspeicher**, insbesondere für Kalzium und Phosphat. Viele Strukturen im Körper brauchen Kalzium, um ordnungsgemäß funktionieren zu können. So besteht ein ständiger Austausch von Kalzium zwischen Blut und Knochengewebe. Schließlich bietet das Skelettsystem im Inneren vieler Knochen auch die Produktionsstätte für die meisten Blutzellen (**Hämatopoese**, ☞ 14.1.3).

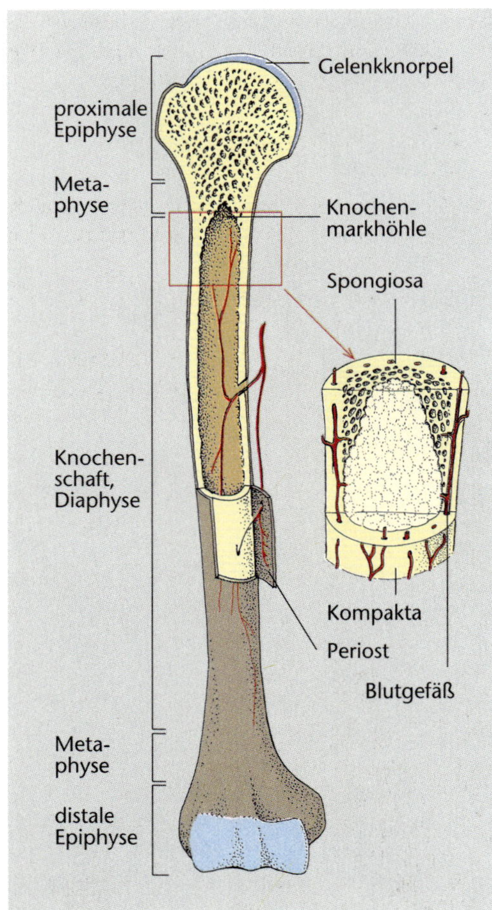

Abb. 7.1: Aufbau eines Röhrenknochens. Links: Teilweise längs eröffnet. Rechts: Vergrößerter Ausschnitt.

7.1.2 *Knochentypen und -formen*

Da der Mensch über 200 Knochen besitzt, liegt es nahe, sie nach ihrer Form und Funktion in Knochentypen einzuteilen:

Die **Röhrenknochen**, wie etwa der Oberarmknochen, bestehen aus einem langen röhrenförmigen Schaft mit zwei meist verdickten Enden. Während sie außen aus einer sehr dichten Knochenstruktur *(Kompakta)* bestehen, haben sie innen meist eine aufgelockerte Struktur *(Spongiosa)* und enthalten dort Knochenmark.

Kurze Knochen sind meist würfel- oder quaderförmig, wie z. B. die Handwurzelknochen. Ihre Außenschicht ist dünner als bei einem Röhrenknochen und geht ohne scharfe Grenze in die schwammartige (spongiöse) Innenschicht über.

Flache, kompakte Knochen bezeichnet man als **platte Knochen**. Zwischen zwei festen Außenschichten befindet sich ebenfalls eine schmale spongiöse Innenschicht. Neben den Knochen des Hirnschädels gehören zu den flachen Knochen noch das Brustbein, die Rippen, die Schulterblätter und die Darmbeinschaufeln.

Die **Sesambeine** sind kleine, in Muskelsehnen eingebettete Knochen. Sie bilden sich bevorzugt dort, wo Sehnen besonderen Belastungen ausgesetzt sind, wie z. B. im Handgelenk. Die Anzahl der Sesambeine eines Menschen kann variieren, das größte Paar von ihnen ist jedoch immer vorhanden: die *Kniescheiben*.

Neben diesen Knochenformen gibt es noch die **irregulären** (unregelmäßig geformte, in kein Schema passende) **Knochen**, zu denen die Wirbel und viele Knochen des Gesichtsschädels zählen.

Durchtrittsstellen von Leitungsbahnen

Viele Knochen haben spezielle Ausformungen, um Leitungsbahnen hindurchzulassen:

- Ein *Loch* oder **Foramen** ist eine Öffnung, durch die Blutgefäße, Nerven und Bänder oder, z. B. im Falle des großen Hinterhauptsloches (☞ Abb. 8.7) das Rückenmark, hindurchziehen können.
- Andere Knochen besitzen eine *Grube* (**Fossa**) oder Einsenkung (**Incisura**, ☞ z. B. Abb. 8.27 links), in der Muskeln oder andere Strukturen versenkt verlaufen.
- Durch einen längeren *Gang* (**Meatus**) im Inneren eines Knochens verläuft z. B. die Ohrtrompete (☞ Abb. 12.31).

Pneumatisierte Hohlräume

Um Gewicht zu reduzieren, enthalten einige Schädelknochen luftgefüllte und mit Schleimhaut ausgekleidete Hohlräume, z. B. die Nasennebenhöhlen (☞ Abb. 8.11).

7.1.3 *Der Aufbau eines Knochens*

In Kapitel 4 wurde bereits der Grundaufbau eines Knochens mit äußerer kompakter und innerer spongiöser Schicht besprochen. Es sollen hier nun besonders die Physiologie des Knochens und die **Knochen-Entwicklung** vor und nach der Geburt betrachtet werden.

Die äußere Struktur eines „erwachsenen" Knochens

Den Schaftanteil eines Röhrenknochens nennt man **Diaphyse**, seine beiden Enden heißen **Epiphyse**, der Abschnitt zwischen Epi- und Diaphyse **Metaphyse**. Die beiden Epiphysen sind von einer dünnen Schicht aus hyalinem Knorpel bedeckt. Dieses Knorpelgewebe setzt die Reibung herab, wenn der Knochen mit einem anderen Knochen ein Gelenk bildet. Außerhalb der Gelenkflächen ist der Knochen von *Knochenhaut* (**Periost**) umgeben. Das Periost liegt dem Knochen als dicke, gelbliche Faserschicht fest an. Es setzt sich aus zwei Schichten zusammen, die jedoch nur in der Wachstumsphase zu unterscheiden sind: Die äußere besteht aus Kollagen und elastischen Fasern, die innere enthält die Nerven und die Gefäße, die das Innere des Knochens mit Nährstoffen versorgen. Deswegen ist das Periost auch – im Gegensatz zum Knochen selbst – sehr schmerzempfindlich. Neben der Schutz- und Ernährungsfunktion für den Knochen dient das Periost schließlich auch dem Ansatz von Sehnen und Bändern, mit denen es sich sehr reißfest verbindet.

Kortikalis, Kompakta und Spongiosa

Bestünden unsere Knochen durch und durch aus dichtem Knochengewebe, so wäre unser Körper sehr viel schwerer. Tatsächlich ist aber bei den meisten größeren Knochen nur die Außenschicht, die **Kortikalis**, aus dichtem Knochengewebe aufgebaut, deren Dicke je nach funktioneller Erfordernis variiert. Bei den Röhrenknochen ist die Kortikalis im Bereich der Diaphyse relativ breit und wird dort **Kompakta** genannt.

Der wesentlich größere Anteil im Inneren des Knochens besteht dagegen aus zarten Knochenbälkchen, der **Spongiosa**. Auch die Anordnung der Knochenbälkchen in der Spongiosa folgt funktionellen Anforderungen: Durch die einwirkenden Kräfte werden sie so beeinflußt, daß für jede Belastungsart genau die nötige Anzahl und Stärke an verstrebenden Knochenbälkchen gebildet werden. Da die Innenräume der Knochen vergleichsweise wenig zu deren Biegesteifigkeit beitragen, wird hierdurch enorm Gewicht eingespart – durchschnittlich wiegt unser Skelett nur 7 kg! Andererseits wird so Platz gewonnen für ein lebenswichtiges Organ: das blutbildende Knochenmark, das die entstehenden Hohlräume zwischen den Knochenbälkchen (**Knochenmarkhöhle**) ausfüllt.

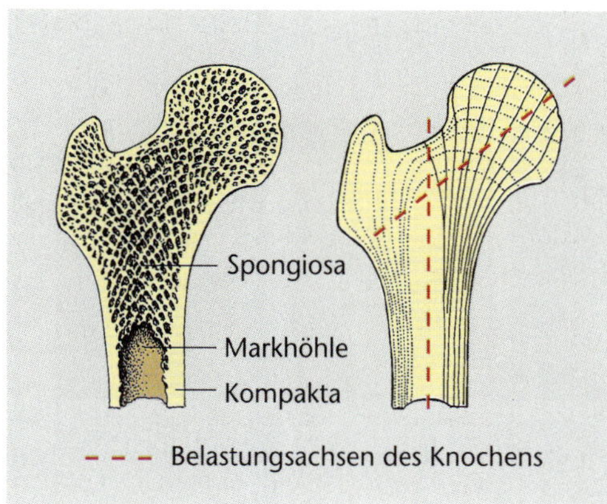

Abb. 7.2: Schnitt durch den Hüftkopf, des Oberschenkelknochens. Die Knochenbälkchen sind in den Richtungen der Hauptbelastungsachsen angeordnet.

Knochenmarkhöhle

Rotes blutbildendes Knochenmark findet sich in den meisten Knochen, die kurz, flach oder unregelmäßig geformt sind, außerdem in den proximalen Epiphysen der Röhrenknochen von Oberarm und Oberschenkel. Die Markhöhlen der übrigen Knochen sind beim Erwachsenen mit gelbem, fetthaltigen Knochenmark (**Fettmark**) gefüllt.
Im Kindesalter enthält auch das Zwischenstück – also die Diaphyse – der großen Röhrenknochen rotes Mark, das jedoch nach und nach in Fettmark umgewandelt wird und dann kein Blut mehr bildet.
Bei Krankheiten, die mit einer erhöhten Blutzellbildung einhergehen, kann sich Fettmark wieder in blutzellproduzierendes rotes Knochenmark zurückverwandeln.

Ernährung des Knochens

Der Knochen wird auf zwei Wegen mit Blut und so mit Nährstoffen versorgt: Einerseits sprossen aus dem Periost winzige Blutgefäße in den Knochen ein und versorgen ihn von außen. Andererseits durchbohren größere Arterien die Kortikalis, ziehen zum Markraum und verzweigen sich dort zu einem Gefäßnetz, das den Knochen von innen versorgt. Im Inneren der Kompakta verlaufen die kleinen Gefäße in den bereits erwähnten *Havers-Kanälen* (☞ 4.6.1). Die Querverbindung zwischen diesen in Längsrichtung verlaufenden Kanälchen werden *Volkmann-Kanäle* genannt (☞ Abb. 4.15). Sie verbinden auch die beiden Versorgungssysteme untereinander.

Die Bildung von Knochengewebe

Die Bildung von Knochengewebe beginnt mit der Teilung von **Proosteoblasten**, die sich zu **Osteoblasten** umwandeln. Die Osteoblasten scheiden die **Knochenmatrix**, also die mineralreiche und kollagenfaserhaltige Knochengrundsubstanz ab.

Sie können die Knochenmatrix allerdings nicht direkt bilden: Vielmehr scheiden sie zunächst vor allem Kalziumphosphate und Kalziumkarbonate in den interstitiellen Raum aus. Da diese Salze schlecht löslich sind, kristallisieren sie entlang den Kollagenfasern der zukünftigen Matrix aus und mauern so die Osteoblasten ein. Von der Umgebung weitgehend abgeschnitten, verlieren diese ihre Fähigkeit zur Zellteilung und werden dann **Osteozyten** genannt. Schließlich verhärtet sich das Gewebe und bildet die bekannte extrem belastbare Knochenstruktur.

Dieser Prozeß der Verknöcherung dauert je nach Knochen mehrere Monate bis viele Jahre (☞ Abb. 7.5). Deswegen besitzen Neugeborene und auch noch Kleinkinder ein weicheres, biegsameres Skelett als Erwachsene. Dies ist für die Kinder aber nicht von Nachteil, weil ihr Körpergewicht noch wesentlich geringer ist, die Trägerfunktion des Skeletts also noch nicht in vollem Umfang beansprucht wird.

Gegenspieler der Osteoblasten bzw. Osteozyten sind die **Osteoklasten**. Dieser Zelltyp ist in der Lage, Knochen wieder aufzulösen, was in Umbauphasen des Skeletts, wie z. B. in Wachstumsphasen, aber auch in der Heilungsphase nach Knochenbrüchen, notwendig ist.

Gleichgewicht zwischen Osteoblasten und Osteoklasten

Auch nach dem Abschluß der Wachstumsphase (☞ 8.1.1) erfolgt weiterhin die Neubildung von Knochengewebe durch Osteoblasten und die Auflösung von Knochenstrukturen durch Osteoklasten. Es besteht also ein *dynamisches Gleichgewicht*, bei dem ständig Knochenminerale in die Blutbahn abgegeben und von dort wieder aufgenommen werden. Durch diese Dynamik ist der Knochen in der Lage, sich z. B. durch Neubildung von Knochenbälkchen erhöhten bzw. veränderten Anforderungen anzupassen oder auch während einer Schwangerschaft Knochenminerale zur Verfügung zu stellen.

Osteoporose

Beim gesunden aktiven Menschen halten sich die Umbauvorgänge zwischen Osteoblasten und Osteoklasten im Knochen die Waage. Dieses Gleichgewicht ist aber leicht störbar. Körperliches Training intensiviert die Beanspruchung; das Knochenbälkchennetz des Knochens wird als Reaktion des Körpers verstärkt. Der umgekehrte Vorgang tritt bei Ruhigstellung ein, beispielsweise im Gipsverband oder durch Bettruhe. Schon nach wenigen Wochen mangelnder Belastung überwiegen die Abbauvorgänge, der Knochen verliert Kalzium, und die Knochenbälkchen werden filigran. Dieser Prozeß heißt **Osteoporose**, seine Folge ist eine erhöhte Brüchigkeit der Knochen (Näheres ☞ 7.4).

7.1.4 Die Knochenentwicklung

Der Vorgang der Knochenbildung heißt **Ossifikation** oder *Verknöcherung*. Da sich der Prozeß der Ossifikation bei der Heilung von Knochenbrüchen in wesentlichen Abschnitten wiederholt, lohnt es sich, die embryonale bzw. kindliche Knochenbildung genauer zu betrachten.

In einem ersten, noch frühen Entwicklungsabschnitt, in dem aber schon Muskeln, Blutgefäße und Nerven ausgebildet sind, befinden sich an den Stellen der späteren Knochen zusammenhängende Stränge aus *embryonalem Bindegewebe* (☞ 4.3.1). Von diesem Stadium aus gibt es zwei Möglichkeiten zur Knochenbildung:

Die direkte Verknöcherung (desmale Ossifikation)

Die Knochen des Schädeldaches, die Mehrzahl der Gesichtsknochen und das Schlüsselbein ver-

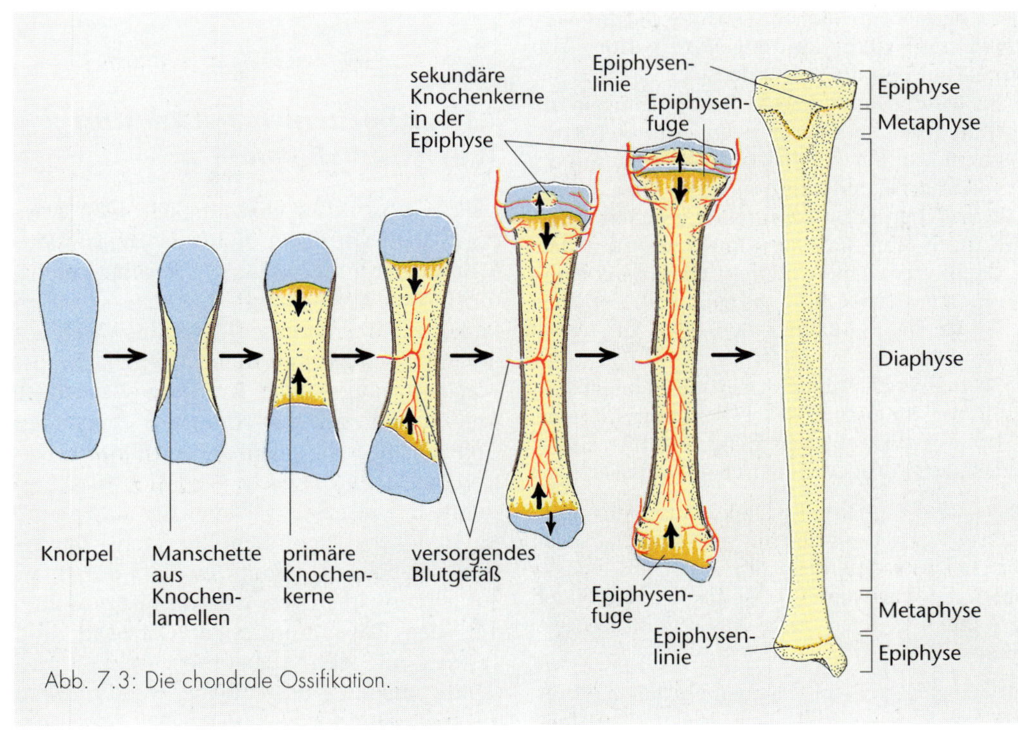

Abb. 7.3: Die chondrale Ossifikation.

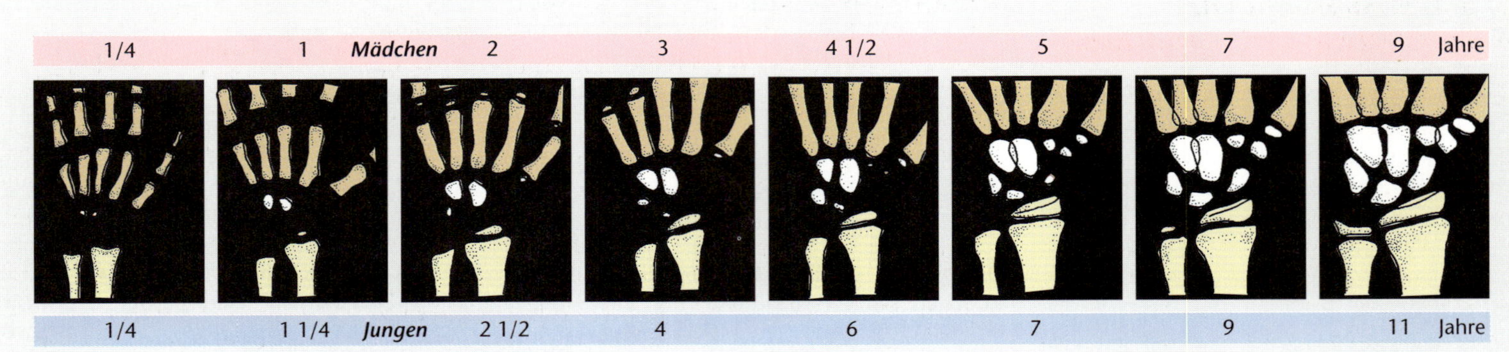

Abb. 7.4: Röntgenologische Skelettaltersbestimmung mit Hilfe der Handwurzelknochen. Angegeben sind Durchschnittswerte für Jungen und Mädchen. Die Knochenentwicklung verläuft bei Mädchen schneller als bei Jungen.

7

knöchern auf direktem Wege (**desmale Ossifikation**). Dabei häufen sich die Osteoblasten im embryonalen Bindegewebe an und beginnen, die Knochenmatrix zu bilden, also Kollagenfasern und Kalziumsalze abzuscheiden. Die Matrix verkalkt vor und teilweise nach der Geburt in Form der schon erwähnten **Knochenbälkchen** *(Trabekel)*. Verschiedene Knochenbälkchen verschmelzen nun netzartig miteinander und bilden die typische Struktur der **Geflechtknochen** (auch *Deckknochen* oder *Bindegewebsknochen* genannt).

Verknöcherung über knorpelige Zwischenstufen (chondrale Ossifikation)

Die meisten Knochen des Körpers werden jedoch über einen Umweg gebildet: Zunächst entstehen aus den embryonalen Bindegewebssträngen Stäbe aus glasartigem *hyalinen Knorpel* (☞ 4.5.1). Der Knorpel wird dann in einem zweiten Entwicklungsabschnitt Stück für Stück durch Knochengewebe ersetzt (**chondrale Ossifikation**). Bei dieser Ossifikation der knorpeligen Zwischenstufe unterscheidet man eine im Knorpelinneren ablaufende Verknöcherung (**enchondrale Ossifikation**) und eine von der *Knorpelhaut*, dem **Perichondrium**, ausgehende äußere Verknöcherung (**perichondrale Ossifikation**), die parallel zueinander stattfinden.

- Bei der enchondralen Ossifikation entsteht im Innern des Knorpelstabes ein **primärer Knochenkern**, der durch schichtweise Auflösung von Knorpel und Anlagerung von Knochen allmählich größer wird. In einer späteren Phase dringen Blutgefäße auch in die Knorpelenden (Epiphysen) ein, wodurch **sekundäre Knochenkerne** entstehen, die (zum Teil) erst nach der Geburt die Räume der beiden Epiphysen ausfüllen.
- Bei der perichondralen Ossifikation bildet sich an der Innenhaut des Perichondriums eine Hülle aus Osteoblasten, die eine dünne, strohhalmartige Knochenmanschette erzeugen.

Die perichondrale Knochenmanschette verschmilzt später mit den aus dem Knocheninneren herauswachsenden primären und sekundären Knochenkernen. Oberflächennah bildet sich durch weiteren Umbau die sehr dichte **Kortikalis**.

Im Zentrum größerer Knochen entstehen schon bald wieder neue Hohlräume, in denen die Knochensubstanz nur in Form von lockeren Bälkchen erhalten bleibt.

Epiphysenfugen

Wenn sich die beiden sekundären Knochenkerne ausgebildet haben, ist das Knorpelgewebe des Epiphysenraumes mit jeweils zwei Ausnahmen vollständig durch Knochen ersetzt: Auf der Gelenkfläche der Epiphyse verbleibt der hyaline Knorpel als hochbelastbarer **Gelenkknorpel**, und in Richtung Diaphyse bleibt die knorpelige *Wachstums-* oder **Epiphysenfuge** übrig. Von dieser Fuge geht das weitere Längenwachstum des Röhrenknochens aus. Wenn auch dieser Bereich verknöchert ist, ist das Skelettwachstum abgeschlossen.

(Nur) durch die Epiphysenfuge hat der Knochen die Möglichkeit, bis zum Erwachsenenalter weiterzuwachsen. Wird die Epiphysenfuge bei einem komplizierten Knochenbruch zerstört, so ist der Knochen am Weiterwachsen gehindert, und es entsteht z. B. eine deutlich sichtbare Beinlängendifferenz.

7.1.5 Knochenwachstum und Wachstumshormon

Die Wachstumsgeschwindigkeit des Knochens wird vor allem durch das *Wachstumshormon* bestimmt (☞ 13.2.3). Solange Wachstumshormon ausgeschüttet wird, was bis zum Ende der Pubertät geschieht, bilden sich auf der zur Epiphyse zeigenden Grenzfläche der Wachstumsfuge neue Knorpelzellen. Diese werden auf der zur Diaphyse zeigenden Grenzfläche der Fuge durch Knochenzellen ersetzt. So bleibt die Dicke der Wachstumsfuge ziemlich konstant, während der knöcherne Anteil auf der Diaphysenseite wächst. Zu Beginn der Pubertät kommt es dann durch das Zusammenwirken von Wachstumshormonen mit den Sexualhormonen Östrogen und Testosteron zum pubertären Wachstumsschub. Am Ende der Pubertät werden durch die Sexualhormone und das Absinken des Wachstumshormonspiegels die epiphysären Knorpelzellen zunehmend inaktiv. Schließlich hören sie auf, sich zu teilen, und auch die knorpelige Wachstumsfuge wird knöchern durchbaut. Zurück bleibt die *Epiphysenlinie*, mit deren Erscheinen das Längenwachstum des entsprechenden Knochens unwiderruflich beendet ist.

Röntgenologische Altersbestimmung

Bei Kindern, die im Vergleich zum Durchschnitt sehr groß oder sehr klein sind, besteht oft die Frage nach einer Behandlung des Hoch- oder Minderwuchses. Als entscheidende diagnostische Hilfe dient dabei die **röntgenologische Skelettaltersbestimmung**. Dabei wird an verschiedenen Knochen festgestellt, inwieweit die knöcherne Durchbauung schon vorangeschritten ist und ob die Wachstumsfugen schon geschlossen sind, das heißt, ob die Röntgenaufnahmen Epiphysenfugen oder nur noch Epiphysenlinien zeigen.

Da sich die Epiphysenfugen nach einem festen, genetisch vorbestimmten Muster verschließen, kann anhand der Zahl der noch aktiven Epiphysenfugen mit Hilfe von Tabellen das röntgenologische (Skelett-)Alter errechnet werden. Berücksichtigt man noch die aktuelle Körpergröße, läßt sich die Endgröße des Skeletts recht genau vorherbestimmen; eine Therapieentscheidung läßt sich leichter treffen.

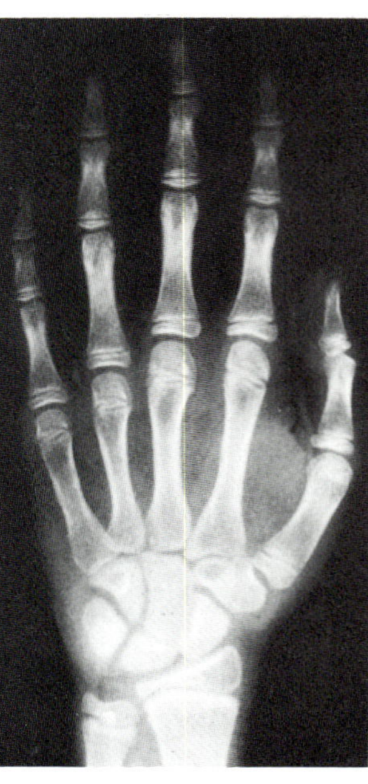

Abb. 7.5: Entwicklungsverzögerung bei einem 18jährigen Jungen. Die Epiphysenfugen sind noch offen.

7.1.6 *Übersicht über den Mineralhaushalt des Knochens*

Der ständige Auf- und Abbau von Knochengewebe muß auch nach dem Abschluß des Knochenwachstums fein reguliert werden, damit es nicht zu Funktionsstörungen kommt. Für ein gesundes Knochengewebe sind, außer den in den folgenden Abschnitten besprochenen Hormonen, folgende Substanzen verantwortlich:

- Als Grundvoraussetzung muß die Nahrung ständig ausreichend **Kalzium** und **Phosphate** enthalten – diejenigen Stoffe, die der Knochenmatrix Festigkeit verleihen. Ein Zuwenig an Kalzium in der Nahrung begünstigt die Osteoporose (ein Mangel an Phosphat dagegen existiert, außer bei Alkoholikern, praktisch nicht). Insbesondere Milch und Milchprodukte enthalten reichlich Kalzium. Vor allem in der Schwangerschaft, Stillperiode und im Alter sollte auf eine ausreichende Kalzium-Zufuhr geachtet werden (☞ 19.6.1).
- **Vitamin D-Hormon** (kurz *Vitamin D)* entsteht unter UV-Bestrahlung in der Haut. (Eine Übersicht gibt Abb. 13.20.) Unser Körper braucht es unter anderem für die Resorption von Kalzium aus dem Verdauungstrakt. Vitamin D-Mangel kann beim Kind zu einem schweren Krankheitsbild, der *Rachitis* (☞ 13.5), führen.
- Die Regulation des Kalziumhaushaltes innerhalb des inneren Milieus übernehmen die Hormone **Parathormon** und **Kalzitonin** unter Mitwirkung des Vitamin D-Hormons (genaue Wirkungsweisen ☞ 13.5).
- Auch die Sexualhormone Östrogen und Testosteron unterstützen beim Erwachsenen den Knochenerhalt (☞ auch 7.4).
- Schließlich sind auch die **Vitamine A, B_{12}** und C (☞ 19.5) für die Regulation der Osteoblasten- und Osteoklastentätigkeit und die Aufrechterhaltung der Knochenmatrix von Bedeutung.

Fällt eines dieser Hormone aus oder wird es – z. B. von einem Tumor – im Übermaß produziert, so kommt es fast immer zu Störungen des Knochenstoffwechsels. Folge können z. B. *pathologische Frakturen* (☞ 7.1.9) sein.

7.1.7 *Sehnen und Bänder*

Die Knochen sind die passiven Elemente des Bewegungssystems, an denen die Muskeln als aktive Komponenten Arbeit verrichten. Hierzu sind die Muskeln über bindegewebige, derbe **Sehnen** *(Tendo)* an die Knochen angeheftet. An vielen Körperstellen sind auch Knochen untereinander zum Zweck einer besseren Stabilität direkt durch sehnenähnliche derbe Bindegewebszüge verknüpft – diese Bindegewebszüge heißen **Bänder** *(Ligamentum).* Die Anhaftungsstellen von Sehnen und Bändern an der Knochenoberfläche müssen hohen mechanischen Belastungen standhalten. An solchen **Knochenanhaftungsstellen** bildet der Knochen speziell ausgeformte *Oberflächenstrukturen.* Beispiele sind:

- Knochenleisten (**Cristae**, z. B. die Crista iliaca des Hüftknochens, ☞ Abb. 8.65).
- Knochenvorsprünge (**Kondylus** bzw. **Epikondylus**, z. B. beim Oberarmknochen, ☞ Abb. 8.51).
- Aufrauhungen zum Ansatz von Bändern oder Sehnen (**Tuberositas**, ☞ z. B. Abb. 8.91).
- Schmale spitze Ausläufer (Dornfortsätze der Wirbelkörper, ☞ z. B. Abb. 8.24 und 8.27 links).

7.1.8 *Osteomyelitis*

Durch den intensiven Stoffaustausch zwischen Blut und Knochen können bei verminderten Abwehrkräften auch Bakterien ins Innere des Knochens gelangen. Oft geschieht dies, wenn das Knochengewebe durch Verletzungen oder Fehlbildungen vorgeschädigt ist. Eine **Osteomyelitis** *(Knochen-, Knochenmark-Entzündung)* ist eine zwar seltene, aber schwierig zu behandelnde Infektion, die nicht auf einen Knochen beschränkt bleiben muß, sondern auch auf benachbarte Gelenke übergreifen kann.

Bei der Therapie stehen Bettruhe und Antibiotikagabe im Vordergrund. Um die oft monatelange Behandlung zu beschleunigen, kann man die mit Bakterien und Stoffwechselprodukten kontaminierte (verseuchte) Knochenmarkhöhle regelmäßig spülen (☞ Abb. 7.9). Oft jedoch ist eine Operation nötig, etwa um abgestorbene und dem Heilungsprozeß im Wege stehende Knochenteile *(Sequester)* zu entfernen. Ist die Epiphysenfuge eines Knochens betroffen, so sind Spätschäden, wie z. B. Längendifferenzen im weiteren Wachstum, oft die Folgen.

7.1.9 *Frakturen*

Um eine **Fraktur** *(Knochenbruch)* richtig zu behandeln, müssen folgende Fragen geklärt werden:

- Ist der Bruch *komplett* oder *unvollständig* ? – Im letzteren Fall ist der Knochen nur angebrochen.
- Ist die Fraktur *offen*, besteht also gleichzeitig eine Hautverletzung durch ein Frakturende,

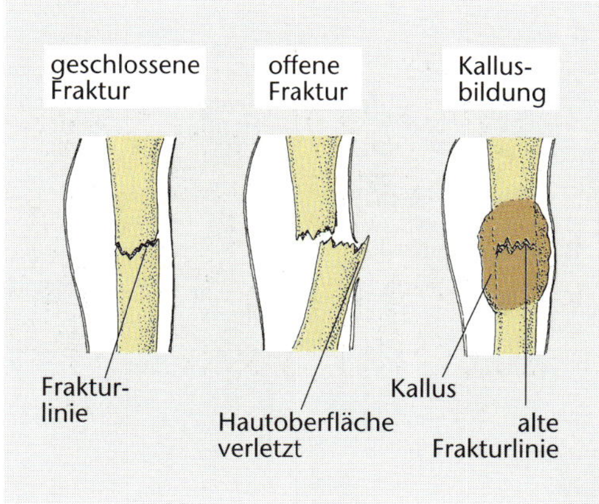

Abb. 7.6: Geschlossene und offene Fraktur; Kallusbildung bei sekundärer Frakturheilung.

oder liegt ein Bruch bei unverletzter Haut vor (*geschlossene* Fraktur)?

- Ist die Fraktur *traumatisch* oder *pathologisch* bedingt? Im ersten Fall sind starke äußere Kräfte wie z. B. Fehlbelastungen beim Sport, eine Schlägerei oder ein Autounfall die Ursache, im letzteren ein durch Knochentumor, Osteoporose, Osteomyelitis oder eine hormonelle Störung brüchig gewordener Knochen. Pathologische Frakturen sind also Folge vorbestehender Erkrankungen.

Prinzipien der Frakturbehandlung

Je nach Lokalisation, Schwere und Art der Fraktur wird sie entweder **konservativ** (in der Regel durch Eingipsen oder Kunststoffverband) oder **operativ** behandelt (offenes Zusammenfügen von Knochenstücken unter sterilen OP-Bedingungen mit Hilfe von Schrauben, Metallplatten, Nägeln oder Drähten, **Osteosynthese** genannt). Wie die Erstbehandlung, so hängt auch die anschließende Nachbehandlung von vielen Faktoren ab: Knochenbrüche von Kindern heilen z. B. doppelt so schnell wie diejenigen älterer Menschen; und Frakturen der unteren Extremitäten benötigen im Schnitt doppelt so lange *Festi-*

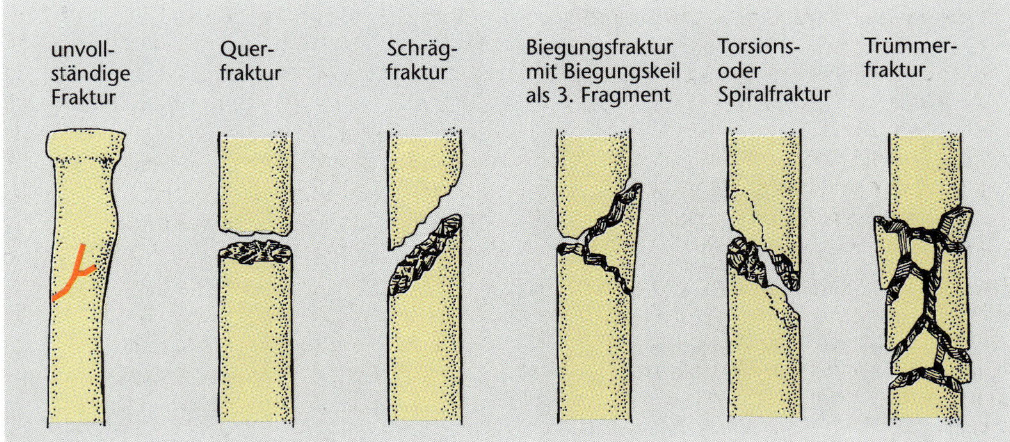

Abb. 7.7: Verschiedene Frakturformen.

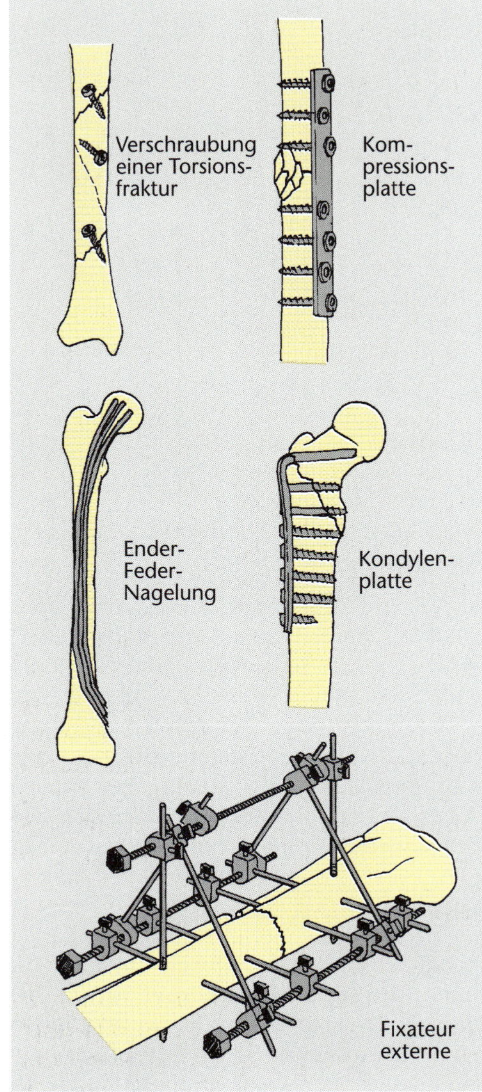

Abb. 7.8: Verschiedene Osteosyntheseverfahren. Durch Schrauben, eventuell unterstützt durch Metallplatten, lassen sich getrennte Knochenteile wieder aneinander fixieren. Die Endernagelung eignet sich für Brüche an langen Röhrenknochen. Der Fixateur externe ist ein äußeres Festhaltesystem zur Fixierung und Stabilisierung von Frakturenden und wird vor allem bei infizierten Wundverhältnissen eingesetzt.

gungszeiten, bis die Belastbarkeit wiederhergestellt ist, wie Frakturen der oberen Extremität.

Primäre und sekundäre Frakturheilung

Ziel der meist sechswöchigen bis sechsmonatigen Nachbehandlung ist es, daß der Knochen über den Frakturspalt hinweg wieder stabil durchbaut wird, das heißt, neue Knochenbälkchen bildet, die den Frakturspalt überbrücken und auffüllen – falls zwischen den Bruchstücken eine Lücke klafft. Werden die Knochenbruchstücke durch Osteosynthese unter Druck genau passend aufeinander gepreßt, so erfolgt der Durchbau direkt (**primäre Frakturheilung**). Diese schnellste Form der Frakturheilung funktioniert jedoch nur, wenn die Fraktur absolut ruhiggestellt und gut durchblutet ist.

Oft jedoch sind diese Voraussetzungen nicht erfüllt. Dann entsteht zunächst über Entzündungsprozesse ein knorpelartiger *Reizkallus,* der die Bruchstelle nach und nach verlötet und sich sekundär über viele Monate wie bei der chondralen Ossifikation (☞ 7.1.4) in Knochen umwandelt (**sekundäre Frakturheilung**).

Aufgaben des Pflegepersonals bei der Frakturbehandlung

Bei der Frakturbehandlung im Krankenhaus fällt dem Pflegepersonal eine wichtige Rolle zu. Unabhängig davon, ob ein Gipsverband angelegt oder die Fraktur operativ durch Osteosynthese versorgt wurde, müssen die Pflegekräfte die Ruhigstellung des betroffenen Körperteils zur Erhaltung der anatomisch korrekten Stellung der Bruchenden beaufsichtigen und gewährleisten. Gleichzeitig ist es sehr wichtig, daß der übrige Bewegungsapparat des Patienten durch gezielte Krankengymnastik beweglich bleibt und nicht einsteift. Bewegung regt den Kreislauf an und verschafft dem Patienten auch das Gefühl, nicht ganz „gefesselt" zu sein. Sind Wunden vorhanden, z. B. durch die Operation nach offener Fraktur, so müssen diese sorgfältig und *steril* gepflegt werden, da sie eine potentielle Eintrittspforte für Krankheitserreger darstellen.

Besonderes Augenmerk sollte auf Beschwerden des Patienten, wie z. B. neu auftretende Schmerzen unter einem Gipsverband, gerichtet werden – oft sind sie Warnhinweise auf einen zu eng sitzenden Gipsverband, eine gefährliche *posttraumatische Osteomyelitis* oder sonstige *Wundheilungsstörungen.* Die Durchblutung (Hauttemperatur, Farbe, Pulse) und das Empfindungsvermögen distal einer Fraktur sind regelmäßig zu überprüfen, um eventuelle Folgeschäden der Fraktur zu erkennen.

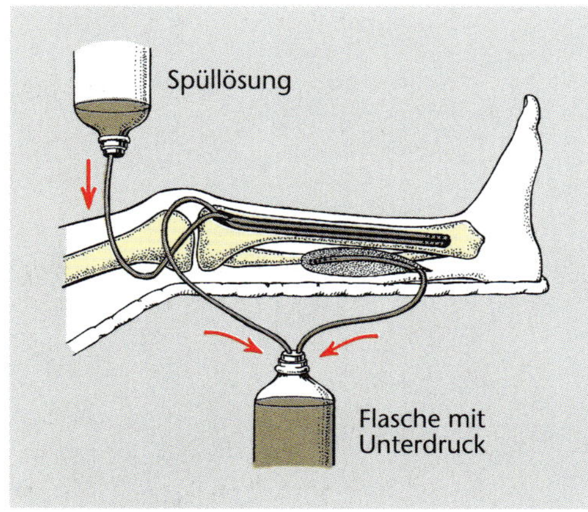

Abb. 7.9: Saug-Spüldrainage, wie sie bei Osteomyelitis angewendet wird.

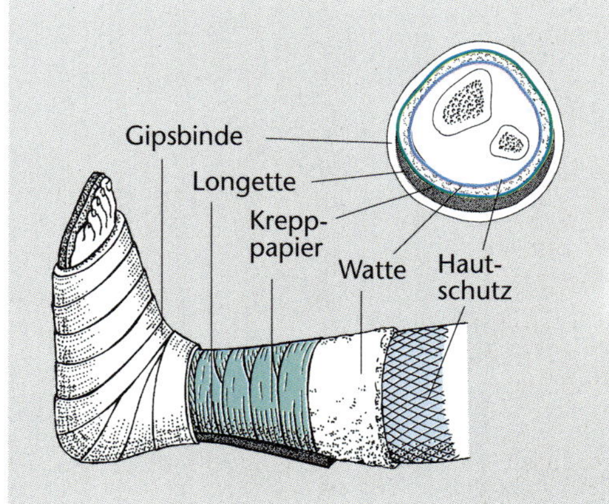

Abb. 7.10: Aufbau eines Gipsverbandes.

7.2 Die Gelenke

7.2.1 Ein Überblick

Körperbewegungen finden nicht an den Knochen selbst, sondern an den bindegewebigen Verbindungsstellen zwischen den Knochen statt – den **Gelenken**. In ihnen stehen sich zwei weißliche spiegelglatte Gelenkflächen gegenüber. Diese Grenzfläche zwischen zwei Knochen wird durch den der Epiphyse aufgelagerten *Gelenkknorpel* gebildet.

Einteilung nach der Beweglichkeit

Nicht alle Gelenke sind gleich stark beweglich: Manche erlauben die Bewegung in mehreren Ebenen, andere nur in einer Ebene; einige Gelenke erlauben gar keine Bewegung.

Gelenke mit Gelenkhöhle und deutlicher Beweglichkeit in mindestens einer Ebene nennt man **Diarthrosen** oder *freie Gelenke.* Die meisten Gelenke gehören zu dieser Gruppe.

Sehr straffe Gelenke mit geringer Beweglichkeit nennt man **Amphiarthrosen** (*straffe Gelenke*). Zu ihnen gehört das Sakroiliakalgelenk zwischen Darmbein und Kreuzbein (☞ Abb. 8.67).

Synarthrosen (*Fuge, Haft*) sind unbewegliche Knochengelenke, die, ohne einen Gelenkspalt zu bilden, mit Knorpel- oder straffem Bindegewebe ausgefüllt sind. Sie dienen dazu, Knochen möglichst unverrückbar zusammenzuhalten.

Die Synarthrosen kann man weiter unterteilen, und zwar in die

- *Syndesmosen*: Als solche werden z. B. die Schädelknochenverbindungen bezeichnet (☞ Abb. 8.4), die aus festen, sich verzahnenden, bindegewebig überbrückten Nähten bestehen.
- *Synchondrosen*: Es besteht hierbei eine knorpelige Verbindung wie z. B. an der Symphyse (Schambeinfuge, ☞ 8.7.1) oder zwischen Rippen und Sternum.
- *Synostosen*: Sie entstehen dann, wenn das ursprünglich faserige Bindegewebe zwischen zwei Knochen im Laufe der Entwicklung durch Knochensubstanz ersetzt wird, wie z. B. bei der Verknöcherung des Kreuzbeins aus 5 Wirbelsegmenten (gut erkennbar in ☞ Abb. 8.29).

Der Preis der Mobilität

Ist die Gelenkverbindung nur lose, so ist die Beweglichkeit *(Mobilität)* größer, allerdings steigt damit auch die Gefahr von *Gelenkauskugelungen* (**Luxationen** oder *Dislokationen,* ☞ 7.2.6). Sehr beweglich ist z. B. das Schultergelenk – die *Schultergelenksluxation* ist demnach die häufigste überhaupt.

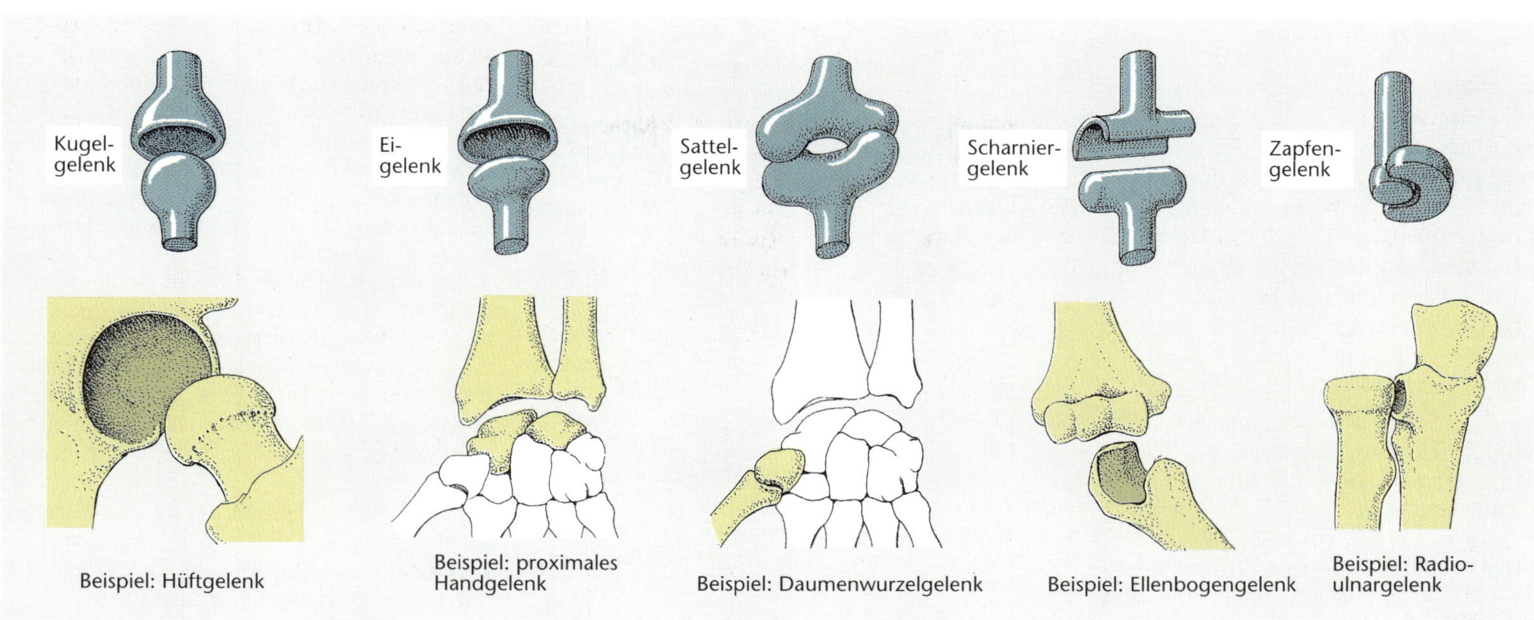

Abb. 7.13: Verschiedene Gelenkformen.

7.2.2 *Gelenkkapseln und Bänder*

Um solche Luxationen zu verhindern, sind die meisten Diarthrosen von einer straffen **Gelenkkapsel** umhüllt. Diese enthält fibröse und auch knorpelige Anteile.

In die Gelenkkapseln sind oft die bereits erwähnten Bänder eingeflochten, derbe Verstärkungsstränge, die die Epiphysen der beiden gegenüberstehenden Knochen direkt verbinden und dem Gelenk Stabilität in ungünstigen Belastungssituationen geben. Diese Verstärkungszüge schützen so z. B. als Innen- und Außenband des oberen Sprunggelenks vor dem „Umknicken" des Fußes.

Bei kleinen Gelenken ist die Gelenkkapsel oft gar nicht als solche erkennbar, weil sie mit den die beiden Knochen verbindenden Bandstrukturen zu einer Art Faserschlauch verflochten ist.

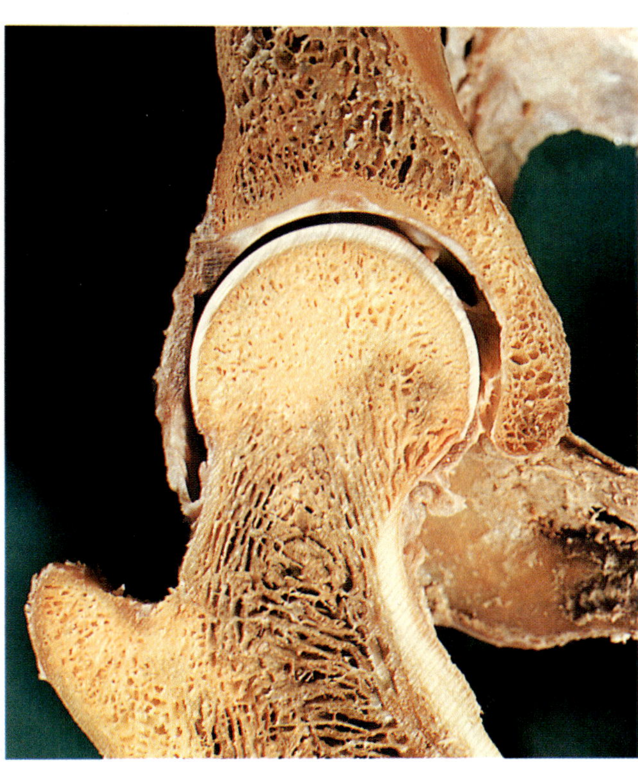

7.2.3 *Aufbau der Diarthrosen*

Die freie Beweglichkeit in den Diarthrosen wird durch drei Grundstrukturen ermöglicht:

- Die **Gelenkflächen**, die glatten, von hyalinem Knorpel überzogenen Epiphysenaußenflächen.
- Die **Gelenkkapsel**, also die straffe Umhüllung des Gelenkraums. Die Gelenkkapsel setzt sich aus zwei Schichten zusammen: Außen liegt die *Membrana fibrosa*, die aus kollagenem Fasermaterial besteht und durch ihren festen Halt vor Verrenkungen schützt. Innen liegt die *Membrana synovialis* (**Synovialmembran**); sie beinhaltet elastische Fasern, Gefäße sowie Nerven und sondert die Synovialflüssigkeit ab.
- Den **Gelenkspalt** dazwischen, der durch *Gelenkflüssigkeit* (**Synovia**, „Gelenkschmiere") ausgefüllt wird.

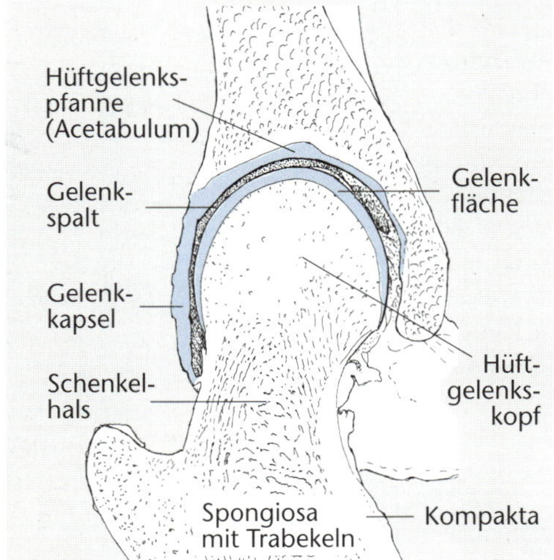

Abb. 7.11: (links) Frontalschnitt durch das Hüftgelenk; anatomisches Präparat.

Abb. 7.12: (oben) Frontalschnitt durch ein Hüftgelenk; Zeichnung.

Oben grenzt die Darmbeinschaufel an das Hüftgelenk; unten bildet der Oberschenkelknochen den Hüftgelenkskopf.

Die Synovia ist eine klare, fadenziehende, eiweiß- und muzinhaltige (muzin = Schleim) Flüssigkeit. Sie schmiert wie ein Getriebeöl die Gelenkflächen und ernährt zudem den gefäßlosen Knorpel.

Schleimbeutel

Um Gewebeschäden durch Reibungskräfte bei Körperbewegungen zu verhindern, sind an vielen Stellen in der Nähe oder am Rand der Gelenkhöhle dünnwandige, von Synovialmembran ausgekleidete Säcke ausgebildet, die man **Bursae synoviales** *(Schleimbeutel*, siehe z. B. Abb. 8.86) nennt.

Sie liegen an druckbelasteten Stellen, verteilen den Druck gleichmäßiger, erleichtern das Aufeinandergleiten der beteiligten Strukturen und dienen als Puffer bei Bewegungen.

Entzündungen dieser Schleimbeutel nennt man **Bursitis**.

Menisken

In manchen Gelenkhöhlen liegt ein scheiben- und ringförmiger Zwischenknorpel (**Meniskus**). Klinisch bedeutsam sind vor allem die Kniemenisken (☞ Abb. 8.85). Menisken wirken als Dämpfer, indem sie Stöße auf die Epiphysen abfedern; dadurch wird der Gelenkknorpel geschont.

7

7.2.4 Gelenkformen

Es leuchtet ein, daß ein Kugelgelenk, wie z. B. das Hüftgelenk, wesentlich mehr Bewegungsmöglichkeiten – man spricht von **Freiheitsgraden** – besitzt als ein einfaches Scharniergelenk etwa zwischen zwei Fingergliedern. Die Beweglichkeit des Gelenkes wird dabei entscheidend von der Gestalt der gegenüberstehenden Gelenkflächen bestimmt. Insgesamt gibt es sechs verschiedene Grundformen:

Das Gleitgelenk

Die Gelenkflächen der Knochen, die ein **Gleitgelenk** bilden, sind im allgemeinen flach. Diese Verbindungen erlauben in geringem Maße eine Gleitbewegung nach vorne und hinten oder von Seite zu Seite, ohne daß Beuge- oder Rotationsbewegungen möglich sind. Solche Gleitgelenke befinden sich z. B. in der Hand- und Fußwurzel oder zwischen Brustbein und Schlüsselbein.

Das Scharniergelenk

Wird eine nach außen gewölbte **(konvexe)** Gelenkfläche in Rollenform von einer nach innen gewölbten **(konkaven)** Gelenkfläche schalenförmig umgriffen, so sind Scharnierbewegungen möglich. Ähnlich wie das Öffnen oder Schließen einer Türe *eine* einzige Bewegung in zwei Richtungen ermöglicht, haben auch **Scharniergelenke** nur *einen* Freiheitsgrad:

- Bei der **Beugung** oder *Flexion* nimmt der Winkel zwischen den artikulierenden Knochen ab (wenn wir z. B. unseren Zeigefinger oder Ellenbogen beugen).
- Bei der **Streckung** oder *Extension* vergrößert sich der Winkel (wenn wir z. B. den Ellenbogen wieder strecken).

Scharniergelenke finden sich zwischen allen Finger- und Zehengliedern.

Zapfen- und Radgelenke

Bei beiden Gelenktypen steht eine *konvexe,* zylindrisch geformte Gelenkfläche einer *konkaven* gegenüber. Zapfen- und Radgelenke haben nur einen Freiheitsgrad:

- Beim **Zapfengelenk** dreht sich die konvexe Gelenkfläche innerhalb eines Bandes, das die konkave Gelenkfläche zum Ring ergänzt. Ein Beispiel hierfür ist das proximale Radioulnargelenk am Ellbogen (☞ Abb. 7.13 ganz rechts).
- Beim **Radgelenk** bewegt sich die konkave Gelenkfläche um die konvexe (z. B. das distale Radioulnargelenk, ☞ Abb. 8.54).

Das Eigelenk

Beim **Eigelenk** (oder Ellipsoidgelenk) stehen *ellipsenförmige* konvexe oder konkave Gelenkflächen einander gegenüber. Das proximale Handgelenk zwischen Speiche und Handwurzelknochen ist ein solches Eigelenk. Eigelenke erlauben sowohl die Beuge-Streck-Bewegung als auch die Seit-zu-Seit-Bewegung (Abduktion bzw. Adduktion, ☞ Abb. 1.9). Sie besitzen also *zwei* Freiheitsgrade. In geringem Umfang ist auch die Rotation möglich.

Das Sattelgelenk

Beim **Sattelgelenk** besitzt eine Gelenkfläche die Form eines Sattels, während die andere der Form eines Reiters auf seinem Sattel ähnelt. Dieses Gelenk erlaubt die Seit-zu-Seit-Bewegung und die Vorwärts-Rückwärts-Bewegung, hat also *zwei* Freiheitsgrade. Ein Beispiel ist das Wurzelgelenk des Daumens (☞ Abb. 8.5.2).

Das Kugelgelenk

Die meisten Bewegungsmöglichkeiten bietet ein **Kugelgelenk**. Hier sitzt eine kugelige Gelenkfläche, der *Gelenkkopf,* in einer kugelförmig ausgehöhlten *Gelenkpfanne*. Mit einem Kugelgelenk, wie z. B. dem Schulter- oder Hüftgelenk, sind Bewegungen in allen *drei* Freiheitsgraden möglich:

- Flexion und Extension.
- Abduktion und Adduktion.
- Rotation.

7.2.5 Gelenkbeweglichkeitsprüfung

Jede Diarthrose erlaubt, entsprechend ihrer Bauweise, Bewegungen in einem bestimmten *physiologischen* Ausmaß. Diese Beweglichkeit ist häufig bei degenerativen und entzündlichen Gelenkerkrankungen oder nach Unfällen eingeschränkt. Der Grad der Bewegungseinschränkung spiegelt oft Schwere und Verlauf der Erkrankung wider. Um die Gelenkbeweglichkeit zu prüfen, bedient man sich der standardisierten **Neutral-Null-Methode**.

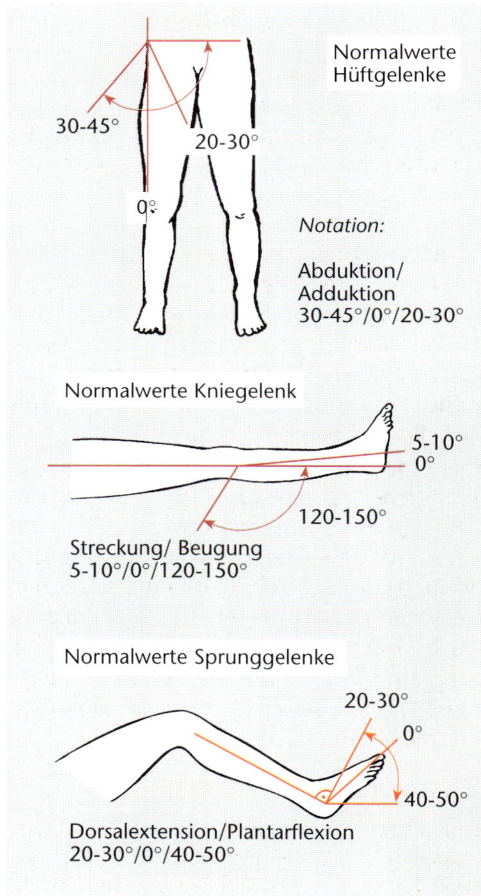

Abb. 7.14: Zu erwartendes Ergebnis der Gelenkbeweglichkeitsprüfung beim Gesunden für einige Gelenke der unteren Extremität unter Anwendung der Neutral-Null-Methode.

Diese soll hier am Beispiel des Handgelenks erklärt werden: Ausgangspunkt für die Funktionsprüfung dieses Eigelenkes ist die Ruhe- oder Neutralstellung der Hand, wobei der Mittelfinger in genauer Verlängerung der Unterarmlängsachse steht. Bei den Handbewegungen werden nun die maximal möglichen Auslenkungen von dieser Bezugsachse in Winkelgraden gemessen. So wird die Hand nacheinander daumenwärts und kleinfingerwärts gekippt (korrekt: radial und ulnar abduziert), wobei jedesmal an einem Winkelmesser die Winkel abgelesen werden. (Die Normalwerte können innerhalb eines kleinen Bereiches schwanken). Das Ergebnis notiert man in drei Zahlen:

- 1. Zahl: Bewegung vom Körper weg (Ulnarabduktion)
- 2. Zahl: Neutralstellung (dies ist – außer bei schweren Deformierungen – immer 0°).
- 3. Zahl: Bewegung zum Körper hin (Radialabduktion).

Die Werte beim Handgelenk eines Gesunden müßten in etwa lauten: 30°/0°/40°.

7.2.6 Luxation und Distorsion

Als **Luxation** oder *Dislokation* bezeichnet man die vollständige *Auskugelung* eines Gelenks. Sie wird meist von einem Gelenkkapselriß begleitet. Eine unvollständige Luxation bezeichnet man als **Subluxation**.

Bei einigen Luxationen muß der luxierte Teil schon am Unfallort wieder eingerenkt werden, nicht nur, um dem Patienten seine meist starken Schmerzen zu nehmen, sondern auch, um Schäden an Nerven und Gefäßen zu verhindern. Bei anderen muß unbedingt vorher ein Röntgenbild angefertigt werden, etwa um eine begleitende Fraktur auszuschließen. Die *Wiedereinrenkung* (**Reposition**) erfordert manchmal sogar mehrere Personen, da die erforderliche Kraft so groß ist, daß der Patient mit Helfern fixiert werden muß.

Eine *Dehnung von Bändern,* auch *Bänderzerrung* genannt, heißt **Distorsion**. Eine häufige Distorsion ist beispielsweise die Zerrung der Außenbänder des Sprunggelenkes durch Umknicken des Fußes nach innen (in Abb. 8.95 gezeigt). Der Übergang zwischen Dehnung und dem Zerreißen von Gelenkbandanteilen ist fließend, in der Praxis ist eine genaue Differenzierung kaum möglich. Für die Frage der Therapiebedürftigkeit ist jedoch das Kriterium einer übermäßigen *Aufklappbarkeit* des Gelenkes sehr wichtig. Deshalb prüft man klassischerweise unter Zuhilfenahme eines Einstellungsgerätes unter dem Röntgenschirm durch eine „gehaltene Aufnahme", ob die Gelenkkapsel noch ausreichend straff ist. Ist dies nicht der Fall und das Gelenk abnorm aufklappbar, so müssen das verletzte Gelenk und die geschädigten Bänder sorgfältig ruhiggestellt oder operativ behandelt werden.

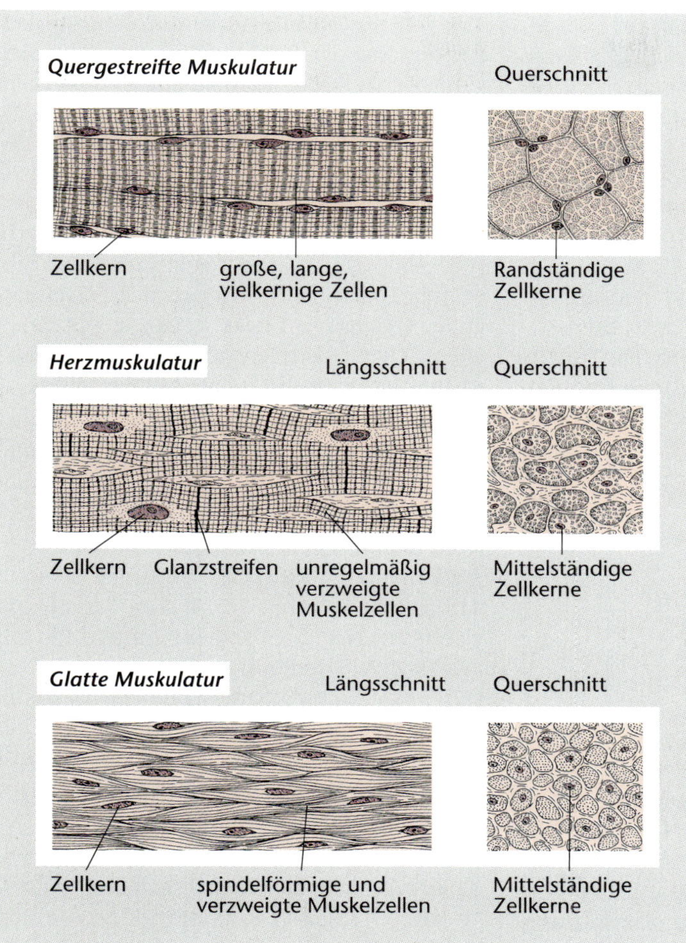

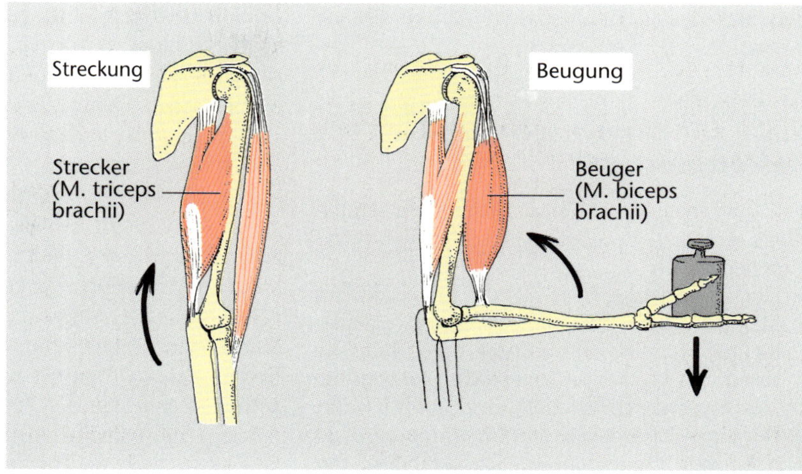

Abb. 7.16 (oben): Die Beziehung zwischen Agonist und Antagonist am Beispiel des Zusammenspiels von Beuger (M. biceps brachii) und Strecker (M. triceps brachii) am Ellenbogengelenk. Vergleiche hierzu auch Abb. 8.49.

Abb. 7.15 (links): Verschiedene Muskelgewebe, im Längs- und Querschnitt.

7.3 Die Muskulatur

Wie in Kapitel 4 bereits erläutert, gibt es drei Grundtypen von Muskelgewebe:

- die quergestreifte Muskulatur (☞ 7.3.1 – 7.3.10),
- das Herzmuskelgewebe (☞ 7.3.11) und
- die glatte Muskulatur (☞ 7.3.12).

7.3.1 Einführung

Die aktive Bewegung des Körpers kommt durch den Wechsel zwischen Kontraktion und Erschlaffung der **quergestreiften Muskulatur (Skelettmuskulatur)** zustande. Die Skelettmuskulatur macht ca. 45 % der Körpermasse aus. Sie besteht aus hochspezialisierten Zellen, die vier Grundeigenschaften aufweisen:

- Sie sind *erregbar*, das heißt sie können auf Nervenreize reagieren.
- Sie sind *kontraktil*, das heißt sie können sich verkürzen.
- Sie sind *dehnbar*, das heißt sie lassen sich auseinanderziehen.
- Sie sind *elastisch*, das heißt sie kehren nach Dehnung oder Kontraktion in ihre ursprüngliche Ruhelage zurück.

Durch seine Fähigkeit zur **Kontraktion** (zum Zusammenziehen) kann der Skelettmuskel gleich drei wichtige Aufgaben erfüllen:

Die **aktive Bewegung des Körpers**. Sie ist sichtbar beim Laufen oder Rennen und bei lokalisierten Bewegungen wie dem Ergreifen eines Bleistifts oder dem Zurücklehnen des Kopfes.

Die **aufrechte Körperhaltung**. Die Skelettmuskulatur ermöglicht den aufrechten Gang. Infolge einer kontinuierlichen Stimulation von Muskelzellen durch das zentrale Nervensystem wird der Körper in sitzender oder stehender Position gehalten, ohne daß wir bewußt darauf achten müssen.

Wärmeproduktion. Von der Energie, die zur Muskelarbeit eingesetzt wird, können nur 45 % für die Kontraktion selbst verwendet werden. Als „Abfallprodukt" entsteht die Körperwärme. Bei Unterkühlung oder ansteigendem Fieber *(Schüttelfrost)* wird die Muskulatur jedoch *ausschließlich* zum Zweck der Wärmeproduktion kontrahiert *(Kältezittern)*. Insgesamt werden so bis zu 85 % der Körperwärme durch Muskeln erzeugt.

Muskulatur von Mann und Frau

Männer haben wesentlich mehr (Skelett-)Muskelgewebe als Frauen: durchschnittlich 30 kg gegenüber etwa 24 kg bei der Frau. Ursächlich für diesen Unterschied ist vor allem das Sexualhormon *Testosteron* (☞ 21.1.3), das stark muskelaufbauend *(anabol)* wirkt. Noch stärker weicht die maximal erzielbare muskuläre Kraftentwicklung voneinander ab – Frauen vermögen durchschnittlich nur 65 % der Kraft des „Durchschnittsmannes" zu entwickeln.

7.3.2 Die Mechanik des Skelettmuskelgewebes

Ansatz und Ursprung eines Skelettmuskels

Muskelkontraktionen erzeugen Bewegung durch die Ausübung von Zug auf die Sehnen, die wiederum Zugkräfte auf die Knochen übertragen, an denen sie angeheftet sind. Als **Ursprung** des Muskels ist der *kranial* (kopfwärts), bei Armen und Beinen der *proximal* (rumpfwärts) befestigte Teil definiert, als **Ansatz** die *kaudal* bzw. *distal* davon liegende Befestigung. Die zwischen den Sehnen bzw. zwischen Ansatz und Ursprung liegende fleischige Portion des Muskels wird **Muskelbauch** (lateinisch *Venter)* oder auch *Muskelkopf* genannt.

Agonist und Antagonist

Zur flüssigen Ausführung der meisten Bewegungen ist das Zusammenspiel gegensätzlich wirkender Muskeln erforderlich. Ein **Agonist** *(Spieler)* führt eine bestimmte Bewegung aus, sein **Antagonist** *(Gegenspieler)* ist für die entgegengesetzte Bewegung verantwortlich. Je nach beabsichtigter Bewegungsrichtung wirkt ein Muskel entweder als Agonist oder als Antagonist. Dies soll am Beispiel des Ellenbogens erklärt werden (☞ Abb. 7.16):

Soll der Unterarm gebeugt werden, muß sich der M. biceps brachii zusammenziehen, er ist Agonist. Während er sich kontrahiert, muß sich sein Gegenspieler, der M. triceps brachii, entspannen. Er ist Antagonist. Soll der Ellbogen nun ausgestreckt werden, ist der M. triceps brachii der Agonist, während der M. biceps brachii die Aufgabe des (sich entspannenden) Antagonisten übernimmt. Kontrahieren sich Agonist und Antagonist gleichzeitig mit gleicher Kraft, so entsteht keine Bewegung, sondern eine sogenannte *isometrische Kontraktion* (☞ 7.3.9).

Muskeln, die sich gegenseitig in ihrer Arbeit unterstützen, nennt man **Synergisten**. So unterstützt der M. brachialis (☞ Abb. 8.49) die Arbeit des M. biceps brachii.

7.3.3 Die Namensgebung der Skelettmuskeln

Die meisten der rund 700 Skelettmuskeln werden nach einem oder mehreren der folgenden Kriterien benannt:

- Dem **Faserverlauf**. Beispiele: Die Fasern des M. *transversus* abdominis verlaufen rechtwinklig (quer = transvers) zur Körpermittellinie. Die Fasern des M. *obliquus* externus abdominis liegen diagonal (schräg = obliquus) zur Mittellinie.
- Der **Lage** des Muskels. Der M. temporalis liegt nahe dem Os temporale (Schläfenbein). Der M. tibialis anterior verläuft am vorderen Anteil der Tibia (Schienbein).
- Der **Größe** bzw. **Länge** des Muskels. *Maximus* bedeutet der größte, *minimus* bedeutet der kleinste, *longus* bedeutet der lange und *brevis* der kurze. Beispiele hierfür sind der M. gluteus *maximus*, M. gluteus *minimus*, M. peroneus *longus* und M. peroneus *brevis*.
- Der **Zahl der Ursprünge**. Der M. *bi*ceps brachii besitzt *zwei*, der M. *tri*ceps brachii *drei* und der M. *quadri*ceps femoris *vier* Ursprünge.
- Die **Muskelform** z. B. beim M. *deltoideus* (bedeutet dreieckig), M. *trapezius* (bedeutet trapezförmig) oder M. *serratus* anterior (bedeutet sägezahnförmig).
- Der **Lokalisation von Ursprung** (bzw. Ursprünge) und Ansatz, z. B. entspringen der M. obturatorius externus und internus an der Membrana obturatoria.

7.3.4 Der Aufbau des Skelettmuskelgewebes

Der elementare Baustein des Skelettmuskelgewebes ist die **quergestreifte Muskelfaser**. Sie ist eine riesige vielkernige Zelle, die bis zu 15 cm lang und ca. 0,1 mm dick werden kann und daher oft mit dem bloßen Auge zu erkennen ist.

Hüllstrukturen

Jede einzelne Muskelfaser ist von einem feinen Bindegewebsmantel umhüllt, dem **Endomysium**. Mehrere Muskelfasern sind durch stärkere Bindegewebssepten, das **Perimysium**, zu **Muskelfaserbündeln** zusammengefaßt, und jeder einzelne anatomisch benannte Muskel (bestehend aus vielen Muskelfaserbündeln) besitzt eine äußere Bindegewebshülle, das **Epimysium**. Das Epimysium mit der weiter außen aufliegenden **Muskelfaszie** *(Muskelhülle)* hält den Muskel in seiner anatomischen Form; zusammen mit Ausläufern von Perimysien und Endomysien setzt sich die Muskelfaszie am Muskelende als *Sehne* (☞ 7.1.7) aus straffem kollagenem Bindegewebe fort, die dann in der Regel an einem Knochen ansetzt.

Nerven- und Blutversorgung

Der Skelettmuskel ist reich mit Nerven und Blutgefäßen versorgt. Im allgemeinen begleiten eine Arterie und ein oder zwei Venen jeden Nerven, der durch das Bindegewebe in den Muskel eindringt; dort zweigen sich die zuführenden Gefäße in ein Kapillarnetz auf, das im Endomysium verlaufend jede einzelne Muskelfaser umspinnt. Die rote Farbe verdankt der Muskel seinem Blutreichtum, aber auch dem roten Farbstoff **Myoglobin**, der ähnlich dem *Hämoglobin* (☞ 14.2.2) als Sauerstoffträger fungiert. Die Nerven teilen sich wie die Gefäße auf, nähern sich der Muskelfaserwand und treten über eine weitverzweigte Synapse als sogenannte **motorische Endplatte** in Kontakt mit der Zellmembran der Muskelfaser, dem **Sarkolemm**.

Histologischer Aufbau der Muskelfasern

Jede Muskelfaser enthält als Hauptbestandteil fadenförmige Strukturen, die sogenannten **Myofibrillen**, die die Faser parallel in Längsrichtung durchziehen und zur Kontraktion befähigt sind. Die Myofibrillen wiederum bestehen aus einer langen Kette von zwei einander abwechselnden Strukturen, den dünnen und den dicken **Myofilamenten**. Diese erscheinen im mikroskopischen Bild als helle und dunkle Streifen und geben der quergestreiften Muskulatur ihren Namen. Diese Streifen bilden, auf die Gesamtlänge der Muskelfaser bezogen, viele aneinandergereihte funktionelle Untereinheiten, die **Sarkomere**. Ihre Begrenzungen sind mikroskopisch als feine querverlaufende Linien – sogenannte **Z-Streifen** erkennbar. Das Zytoplasma jeder Muskelfaser (**Sarkoplasma** genannt) ist von dem **Sarkolemm**, der Muskelfasermembran, umschlossen. Im Sarkoplasma befinden sich neben den Myofibrillen und vielen Zellkernen auch zahlreiche *Mitochondrien*. Ihre Zahl steht in direktem Verhältnis zum Energiebedarf des jeweiligen Muskels.

Das Sarkomer

Jedes Sarkomer ist aus zwei verschiedenen Myofilamenten, dem **Aktin-** und dem **Myosinfilament**, aufgebaut. Das dicke Myofilament, das **Myosin**, ist aus golfschlägerähnlichen Untereinheiten geformt. Die Kopfteile ragen nach außen auf die Oberfläche des Schaftteils (☞ Abb 7.21). Die Kopfteile besitzen eine Bindungsstelle für den bei jeder Kontraktion benötigten „Energiespender" ATP. Zwischen diese dicken Myosinfilamente ragen von außen die dünnen **Aktinfilamente** (kurz *Aktin*) hinein. Sie berühren sich in der Mitte jedoch nicht. Definitionsgemäß ist das Sarkomer von den Z-Streifen begrenzt, die aus Aktin aufgebaut sind (☞ Abb. 7.22).

7.3.5 Die Kontraktion des Skelettmuskels

Damit sich ein Skelettmuskel kontrahiert, muß er von einer **Nervenzelle** *(Neuron)* (☞ 4.8) einen Reiz erhalten. Dieser besondere Typ von Nervenzelle heißt **Motoneuron** *(motorisches Neuron)*. Das Motoneuron nähert sich – meist vom Rückenmark kommend – in Form seines Ausläufers (*Axon* genannt) dem Sarkolemm, ohne dieses jedoch zu berühren. Die Erregungsübertragung von Motoneuron zur Muskelfaser findet an einer speziellen Synapse (☞ 4.8) statt, der **motorischen Endplatte** (☞ Abb. 7.19; rasterelektronisches Bild ☞ Abb. 10.13). Dort befinden sich Sekretbläschen, *synaptische Vesikel* genannt, die einen chemischen Überträgerstoff, den **Neurotransmitter Acetylcholin** (☞ 10.4.6) enthalten.

Kommt eine Nervenerregung am Axonende an, dringen Kalzium-Ionen aus der Umgebung der motorischen Endplatte in das Axon ein und verursachen die Ausschüttung von Acetylcholin in den *synaptischen Spalt*, den Zwischenraum zwischen Motoneuron und Sarkolemm (☞ Abb. 10.11). Am Sarkolemm vereinigen sich die Acetylcholinmoleküle mit Rezeptoren. Dadurch verändert sich die Durchlässigkeit des Sarkolemms für Natrium- und Kaliumionen, wodurch die Erregung des Motoneurons auf die Myofibrillen der Skelettmuskelfaser weitergeleitet wird (Details zur Funktion von Synapsen ☞ 10.4.1).

Die Erregung bewirkt, daß die Aktinfilamente tiefer zwischen die Myosinfilamente gleiten (☞ Abb. 7.22): Der Kopfteil des Myosinfilaments verbindet sich unter Verbrauch von ATP mit dem Aktinfilament und bewegt sich dabei wie das Ruder eines Bootes auf der Oberfläche des Aktinfilaments (☞ Abb. 7.21). Weil die dünnen Aktinfilamente so stärker zwischen die Myosinfilamente gezogen werden, nähern sich die *Z-Streifen* (☞ Abb. 7.20 und 7.22) einander, und das Sarkomer verkürzt sich. Kontrahieren sich viele Myofibrillen gleichzeitig, verkürzt sich dadurch der gesamte Skelettmuskel. Zwischen dem Moment der Acetylcholinausschüttung und dem Beginn der Muskelkontraktion vergeht nur etwa 1 msec (1/1000 Sek). Diese Zeit wird **Latenzzeit** genannt.

Solange Acetylcholin im synaptischen Spalt ist, ist die Muskelfaser erregt. Erst wenn das Acetylcholin durch das Enzym **Acetylcholinesterase** gespalten ist, erreicht der Muskel wieder seinen Ruhezustand. Die Acetylcholin-Spaltprodukte werden dann wieder ins Axonende aufgenommen, zu Acetylcholin zusammengesetzt und dort, in synaptischen Vesikeln „verpackt", für erneute Kontraktionen bereitgestellt.

Die Motorische Einheit

Eine **motorische Einheit** wird aus einem Motoneuron und der von ihm innervierten Gruppe von Muskelfasern gebildet. Ein einzelnes motorisches Neuron versorgt also viele Muskelfasern. Bei Muskeln, die einer äußerst präzisen Steuerung bedürfen, z. B. den Augenmuskeln, bilden weniger als zehn Muskelfa-

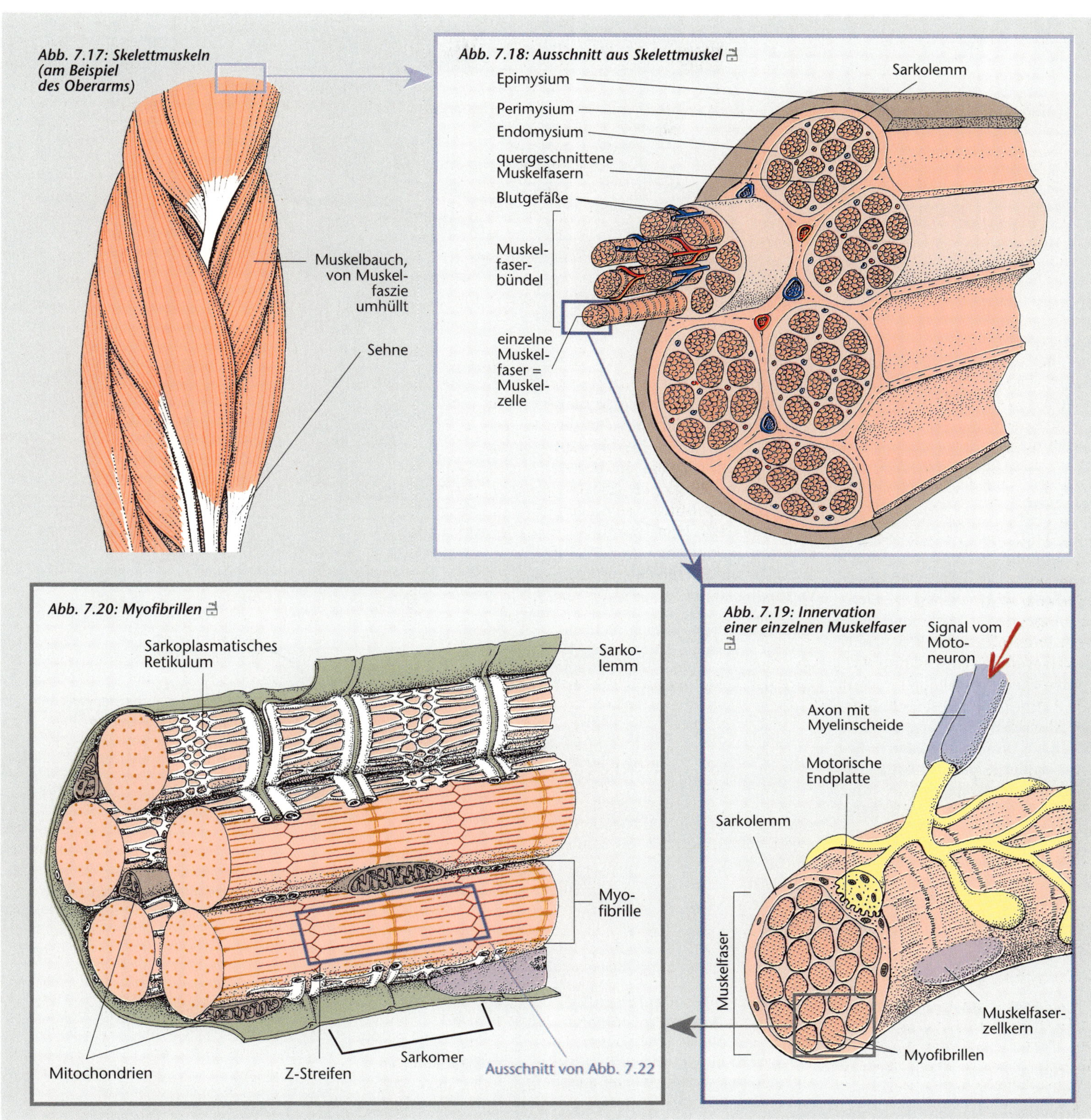

Abb. 7.17: Skelettmuskeln (am Beispiel des Oberarms)

Abb. 7.18: Ausschnitt aus Skelettmuskel

Abb. 7.19: Innervation einer einzelnen Muskelfaser

Abb. 7.20: Myofibrillen

sern eine motorischen Einheit. In anderen Muskeln sind bis zu 2000 Muskelfasern in einer motorischen Einheit zusammengefaßt (☞ Abb. 7.23).

Alles-oder-Nichts-Regel

Nach der sogenannten **Alles-oder-Nichts-Regel** kontrahiert sich jede Muskelfaser einer motorischen Einheit maximal, sobald ein ausreichend starker Reiz die motorische Endplatte erreicht. Es gibt also keine „halbe" Kontraktion einer motorischen Einheit.

Es kommt jedoch in der Regel nicht zur Kontraktion aller motorischen Einheiten eines Muskels, da – von Krampfanfällen einmal abgesehen – das ZNS immer nur einen Teil der motorischen Einheiten eines Muskels zur selben Zeit reizt. In der nächsten Zehntelsekunde aktiviert das ZNS die nächste motorische Einheit, so daß die zuerst gereizte sich wieder erholen kann. Die abwechselnde Aktivierung von jeweils nur einem Teil der motorischen Einheiten eines Skelettmuskels verhindert, daß der Muskel frühzeitig ermüdet. Nur so sind Dauerleistungen wie langes Stehen und Tragen von Lasten möglich.

Die Alles-oder-Nichts-Regel bedeutet aber nicht, daß sich Muskeln nicht in verschiedenem Ausmaß kontrahieren können: Da sich der Muskel aus vielen hundert motorischen Einheiten zusammensetzt, wird eine abgestufte Zusammenziehung erreicht, indem sich einmal z. B. zehn, ein andermal vielleicht zwanzig und bei maximaler Anstrengung z. B. 100 motorische Einheiten gleichzeitig kontrahieren.

Refraktärzeit

Wird eine motorische Einheit zweimal unmittelbar hintereinander gereizt, reagieren ihre Mus-

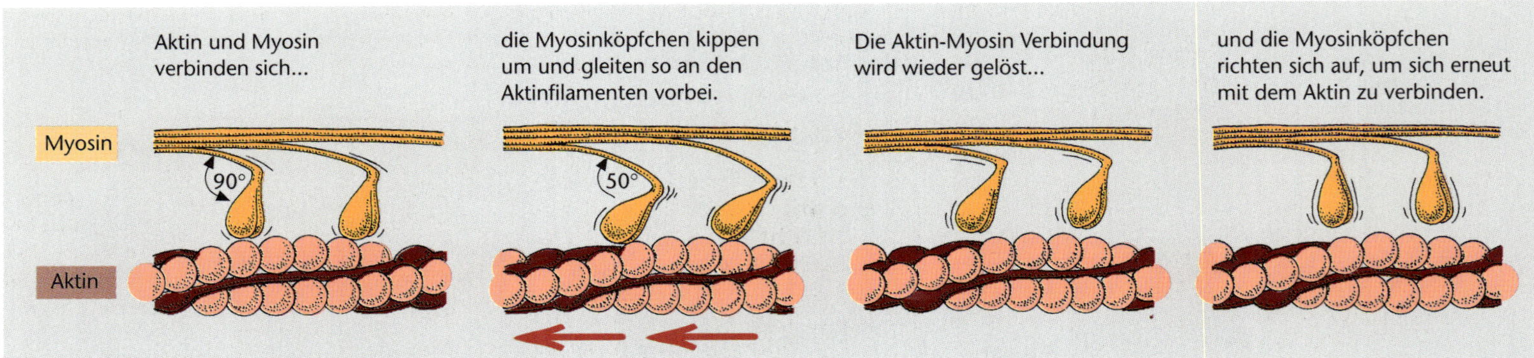

Abb. 7.21: Der Mechanismus der Muskelkontraktion nach dem traditionellen Modell des sogenannten *Querbrückenzyklus.*

kelfasern auf den ersten, jedoch nicht auf den zweiten Reiz. Nach dem ersten Reiz befindet sich die motorische Einheit in der *Refraktärperiode,* einer Art Schutzpause (☞ 10.3.6). Die Länge dieser Phase liegt im Bereich von 1 msec, danach reagiert die motorische Einheit wieder auf einen neuen Reiz.

Totenstarre

Nach Eintritt des Todes werden die Muskeln steif und fest. Dieser Zustand wird als **Totenstarre** *(Leichenstarre, Rigor mortis)* bezeichnet. Ursache ist, daß kein ATP mehr in den Muskelzellen bereitgestellt werden kann. Ohne ATP bleiben die Myosinköpfchen mit dem Aktinfilament fest verknüpft, eine Muskelentspannung ist nicht möglich. Die Leichenstarre beginnt an der Kopfmuskulatur, zumeist bei den Kaumuskeln, und schreitet abwärts fort. Nach spätestens 8 Stunden ist sie voll ausgeprägt.

Die Leichenstarre löst sich nach etwa 24 – 48 Stunden in der gleichen Reihenfolge, in der sie eingetreten ist.

7.3.6 ***Der Energiestoffwechsel des Muskels***

Obwohl ATP als unentbehrlicher Energielieferant für die Muskelkontraktion reichlich in jedem Skelettmuskel vorhanden ist, enthalten die meisten Muskelfasern nur für 5 bis 6 Sekunden Daueraktivität genügend ATP. Sodann greift die Skelettmuskelfaser auf das energiereiche **Kreatinphosphat**-Molekül zurück. Mit Hilfe der Spaltung von Kreatinphosphat können die ATP-Speicher rasch wieder regeneriert werden. Damit hat der Muskel bei maximaler Arbeitsbelastung Energie für ca. 15 Sekunden.

Längeranhalten der Muskelarbeit

Dauert die Muskelarbeit länger an, so erschöpft sich auch der Kreatinphosphatvorrat und es muß **Glukose** *(Traubenzucker)* als Energieträger verstoffwechselt werden (☞ 2.10.2). Im Skelettmuskel wird Glukose in seiner Speicherform **Glykogen** gelagert. Bei Bedarf kann dieses Glykogen durch die **Glykogenolyse** zu Glukose gespalten werden (☞ 2.10.3), die dann als Energielieferant zur Verfügung steht.

Die Glukose kann jedoch nicht direkt für die Regeneration von ATP herangezogen werden. Zuvor muß sie weiter zerlegt werden,

- entweder – bei Sauerstoffmangel – über die Reaktionskette der Glykolyse (☞ 2.10.2) zum Pyruvat und weiter zum Laktat (Milchsäure);
- oder – wenn genügend Sauerstoff verfügbar ist – wird das immer noch energiereiche Pyruvat nicht als Laktat ausgeschieden, sondern im **Zitratzyklus** (☞ 2.10.2) vollständig zu Kohlendioxyd (CO_2) und Wasser zerlegt. Hierbei wird ca. 20mal mehr ATP erzeugt:

Die Glykolyse benötigt keinen Sauerstoff, sie ist ein anaerober Prozeß. Daher wird die Glykolyse auch als **anaerober Energiestoffwechsel** bezeichnet. Der als zweites beschriebene Vorgang benötigt Sauerstoff und wird deshalb als **aerober Energiestoffwechsel** bezeichnet.

Voraussetzung dafür, daß die Glukoseverwertung nicht bei der Glykolyse steckenbleibt, sondern bis zum CO_2 erfolgen kann, ist die *Verfügbarkeit von Sauerstoff* im Muskel. Der limitierende Faktor hierbei ist allerdings nicht die Lunge (mehr zu atmen, fällt nicht schwer), sondern die Bereitstellung des Sauerstoffes in der Muskelfaser.

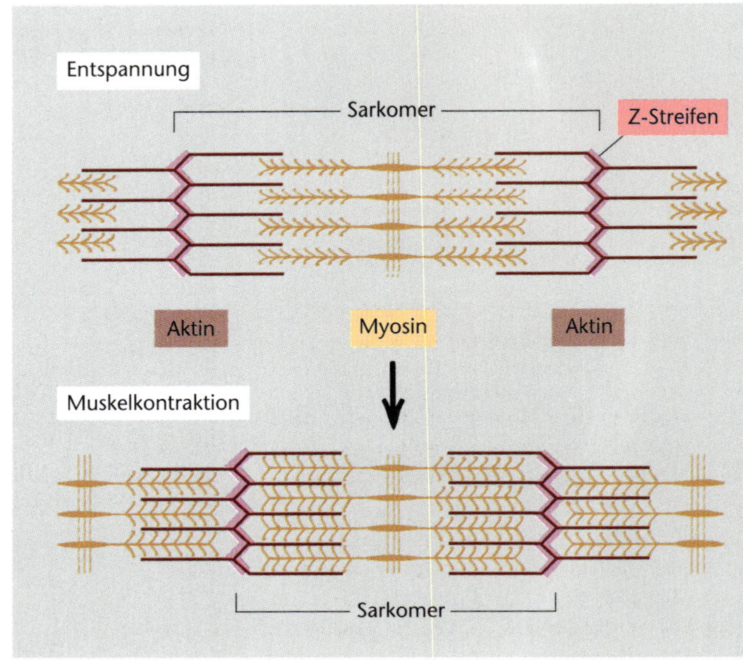

Abb. 7.22: Prinzip der Muskelkontraktion. Durch das Ineinandergleiten von Aktin- und Myosinfilamenten verkürzen sich die Sarkomere, und es entsteht eine Muskelkontraktion. Für die Kontraktion werden ein entsprechender Impuls von Motoneuronen, ATP-Moleküle und auch Kalzium gebraucht, welche durch den Impuls aus Speichern im Sarkoplasma – dem Zytoplasma der Muskelzelle – freigesetzt werden.

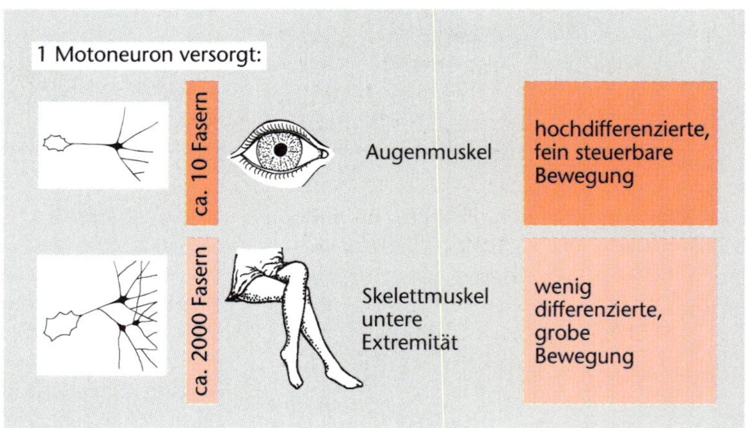

Abb. 7.23 : Motorische Einheit beim Augen- und beim Skelettmuskel der unteren Extremitäten. Je nach funktioneller Erforderung innerviert ein Motoneuron über eine entprechende Zahl von Verzweigungen seines Axons zwischen 10 und 2000 Muskelfasern.

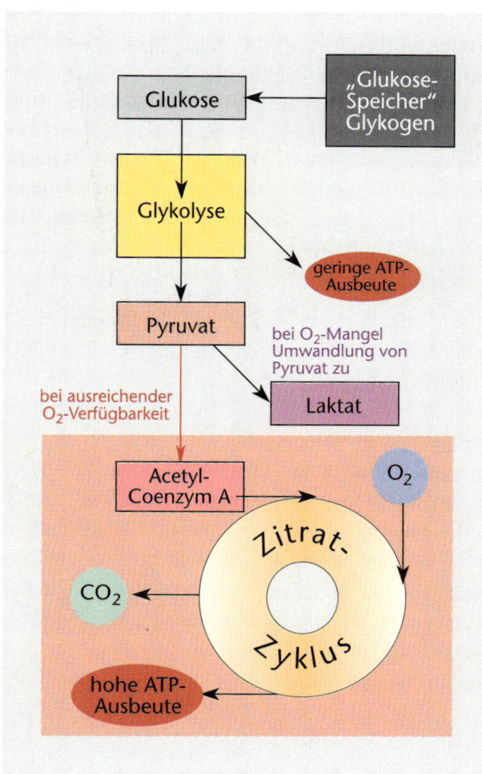

Abb. 7.24: Der Muskel benötigt Glukose und Sauerstoff, um Energie zu gewinnen. Wasser, Kohlendioxid und Laktat bleiben nach der Oxidation übrig.

Dies geschieht durch das in den Mitochondrien enthaltene **Myoglobin**, den Sauerstoffträger der Muskulatur. Durch Muskeltraining, insbesondere durch Ausdauertraining, erhöht sich entsprechend die Zahl der Mitochondrien in den trainierten Muskelpartien, ferner auch die Anzahl der Kapillaren (welche ja den eingeatmeten Sauerstoff „vor Ort" bringen müssen). Dadurch erhöht sich auch der Durchmesser der „auftrainierten" Muskelfasern.

Ein Sportler im Training hat vor allem deshalb eine bessere Dauerleistungsfähigkeit (mehr *Kondition*), weil in seinen Muskeln durch das Training vermehrt Mitochondrien und Kapillaren gebildet worden sind, so daß Glukose in weit größerem Umfang aerob verbrannt werden kann und es nur in geringerem Umfang zur Laktatbildung kommt. Bei Hochleistungssportlern steigt auch das Herzgewicht, bei Ausdauersportarten bis zum 1,5fachen Herzgewicht. Auch die Lunge paßt sich im Training an (ohne allerdings äußerlich zu wachsen). Das *Atemminutenvolumen* (☞ 17.11), also die während einer Minute eingeatmete Luftmenge, steigt von 6 l/Min in Ruhe auf Werte bis über 80 l/Min an (Übersicht ☞ Abb. 17.29).

Sauerstoffschuld

Während der Muskelarbeit erweitern sich die Blutgefäße im Muskelgewebe, um den Mehrbedarf an Sauerstoff zu decken. Zu Beginn einer *rhythmischen* Kontraktion einer Muskelgruppe (etwa beim Gehen nach vorherigem Sitzen) entsteht in den Muskelgruppen eine **Sauerstoffschuld**, da es rund 2 – 4 Min. dauert, bis die Muskeldurchblutung und damit der Sauerstoffantransport dem gesteigerten Bedarf angepaßt ist. Eine Sauerstoffschuld entsteht aber auch dann, wenn der Muskel in der Dauerleistungsphase mehr Sauerstoff braucht als zugeführt werden kann. In beiden Fällen wird ATP nicht durch den aeroben Energiestoffwechsel, sondern den Abbau von Kreatinphosphat und die Glykolyse regeneriert. Zwar werden ungefähr 80 % des so gebildeten Laktats mit dem Blut zur Leber abtransportiert, ein Teil jedoch sammelt sich im Muskelgewebe an.

Dieses im Muskel verbleibende Laktat muß abgebaut werden. Hierzu braucht es *zusätzlichen* Sauerstoff; außerdem müssen nach getaner Arbeit auch die ATP-, Kreatinphosphat- und Glykogenvorräte des Muskels aufgefüllt werden, was ebenfalls Sauerstoff erfordert. Der hieraus sich ergebende Sauerstoffbedarf wird **Sauerstoffschuld** genannt. Die Schuld wird durch eine verstärkte Atmung nach Beendigung der Arbeit beglichen.

Muskuläre Ermüdung

Wird ein Muskel für eine längere Periode gereizt, so werden die Kontraktionen nach und nach schwächer, bis der Muskel nicht mehr reagiert. Das Unvermögen, immer weiter zu kontrahieren, wird „muskuläre Ermüdung" genannt. Dies wird auf ungenügende Sauerstoffzufuhr, Erschöpfung der Glykogenreserven und/oder Anstieg der Laktatkonzentration zurückgeführt. Der unbegrenzte Laktatanstieg würde zu einem pH-Abfall (das heißt zu einer Übersäuerung) in der Zelle führen. Daher kann die muskuläre Ermüdung auch als ein Schutzmechanismus betrachtet werden, der verhindert, daß der pH-Wert auf einen für die Muskelfasern schädlichen Wert fällt.

7.3.7 Der „Muskelkater"

Früher dachte man, daß eine übergroße Sauerstoffschuld bzw. die damit einhergehende Freisetzung von größeren Laktatmengen auch die Ursache des bei ungewohnten Kraftanstrengungen oder Dauerbelastungen auftretenden **Muskelkaters** sei.

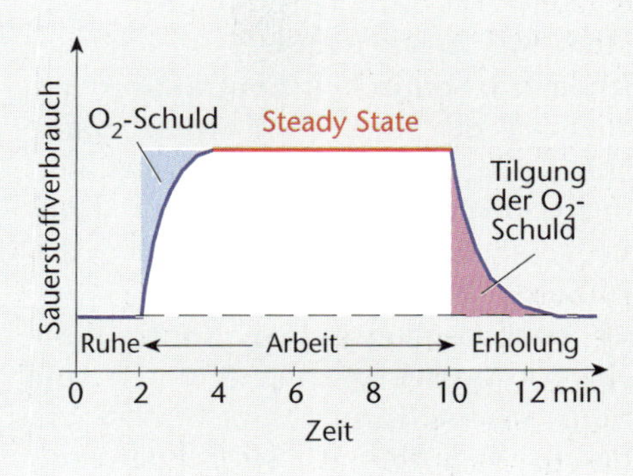

Abb. 7.25: Sauerstoffschuld und ihre Tilgung. Nach Arbeitsende läßt sich vor allem in den ersten Minuten eine über dem Ruhewert liegende Sauerstoffaufnahme messen.

Viele neuere Untersuchungen sehen jedoch als Ursache vielmehr kleinste Verletzungen an überstrapazierten Muskelfasern. Dort wird das Sarkolemm undicht, Kalzium dringt in die Muskelfasern ein und Kalium fließt nach außen in den Extrazellulärraum. Dadurch wird eine lokale Entzündungsreaktion (☞ 5.4) ausgelöst, die für den Muskelkaterschmerz verantwortlich ist.

7.3.8 Der Organismus bei körperlicher Arbeit

Bei schwerer Muskelarbeit muß bis zu 500mal mehr Sauerstoff zur Muskulatur transportiert werden als in körperlicher Ruhe. Gleichzeitig muß auch für den Abtransport der vermehrt anfallenden Stoffwechselprodukte Kohlendioxid und Laktat gesorgt werden. Beides erfordert eine verstärkte Organdurchblutung der Muskulatur sowie entsprechende Anpassungsmechanismen im Herz-Kreislauf-System und bei der Atmung.

Vasodilatation der kleinsten Gefäße

Die stark vermehrte Durchblutung der Muskulatur wird durch eine Weitstellung der Muskelgefäße erreicht. Auslöser für diese Weitstellung (*Vasodilatation*) sind die in die kleinsten Blutgefäße (Arteriolen und Kapillaren, ☞ 16.1.6) zurückfließenden Stoffwechselprodukte des anaeroben Energiestoffwechsels (insbesondere das Laktat und Kohlendioxid), die in den ersten Minuten körperlicher Arbeit in großer Menge anfallen.

Zusätzlich wirkt auch der fallende Sauerstoffpartialdruck gefäßerweiternd.

Ungünstig: Hakenhalten im OP

Allerdings wird bei reiner Haltearbeit (z. B. Hakenhalten in Operationssaal) die vermehrte Durchblutung zum Teil dadurch behindert, daß der ununterbrochen angespannte Muskel seine eigenen Gefäße abdrückt; er ermüdet daher bei **statischer Haltearbeit** besonders schnell. Günstiger dagegen sind rhythmisch-dynamische Arbeiten, bei der Kontraktion und Erschlaffung einander abwechseln, wie es z. B. beim Gehen oder Ballspielen geschieht.

Steigerung der Herzarbeit

Durch den enormen Blutbedarf der Muskulatur muß die **Herzarbeit** um ein Vielfaches ansteigen. Erreicht wird dies sowohl durch eine erhöhte *Herzfrequenz*, die von 70 Schlägen in Ruhe auf bis zu etwa 180 Schlägen pro Minute ansteigen kann, als auch durch eine ca. 50 %ige Steigerung des *Herzschlagvolumens* (☞ 15.7.1). Dadurch pumpt das Herz statt des Ruhewertes von 5 l/Min beim Untrainierten bis zu 20 l und beim Ausdauersportler bis zu 32 l Blut pro Minute in den Körperkreislauf. Der systolische Blutdruck steigt dabei auf Werte von über 185 mmHg, während der diastolische Blutdruck in etwa gleichbleibt.

Bei **leichter** und **mittlerer Arbeit** pendeln sich die Laktatkonzentration wie auch die Herzfrequenz bald auf einen mittleren, konstanten Wert (sogenanntes *„Steady state"*) ein – es tritt damit keine Ermüdung ein.

Bei **schwerer** Arbeit jedoch kann das Herz die erforderliche Dauerleistung nicht aufbringen; es ermüdet – wodurch die Herzleistung sogar wieder sinkt. Diese Ermüdung wird durch steigende Laktatkonzentration verstärkt, die dadurch entsteht, daß das anfallende Laktat nicht abgebaut werden kann.

7

7.3.9 Die verschiedenen Formen der Muskelkontraktion

Die Zuckung

Jede ausreichend starke elektrische Reizung einer motorischen Einheit eines Skelettmuskels bewirkt nach einer sehr kurzen Latenzperiode von 1 msec eine kurzzeitige Kontraktion **(Zuckung).**

Dauerkontraktion (Tetanus)

Wird ein Muskel zweifach rasch nacheinander gereizt, wobei der zweite Reiz nach der Refräktärzeit des ersten (☞ 7.3.5) eintrifft, so wird der Muskel auch auf den zweiten Reiz reagieren. Wird der Muskel so rasch ein zweites Mal gereizt, daß zwar die Refraktärzeit, nicht aber die Muskelzuckung abgeschlossen ist, so überlagert die zweite Zuckung die erste und die erzielte Gesamtkontraktion ist dann stärker („kräftiger") als bei der Einzelzuckung. Man spricht von *mechanischer Summation,* da sich erster und zweiter Reiz „aufsummieren".

Wird ein Muskel mit mindestens zwanzig Reizen pro Sekunde erregt, verschmelzen die einzelnen Zuckungen zunehmend miteinander, und der Muskel kann sich nur teilweise oder gar nicht mehr zwischen den Reizen entspannen. Somit erzielt der Muskel eine andauernde Kontraktion, auch **Tetanus** genannt. Der Tetanus kommt durch die zusätzliche Freisetzung von Kalzium-Ionen (☞ Legende zu Abb. 7.22) durch die jeweils nachfolgende Reizung zustande, während die Kalzium-Ionen der vorausgehenden noch nicht in die Speicher zurückgekehrt sind. Dies verursacht eine miteinander verschmelzende Folge einzelner Zuckungen. Interessanterweise sind alle bewußt gesteuerten Bewegungen wie das Anspannen des Oberarmmuskels kurzzeitige *tetanische Kontraktionen.*

Muskeltonus

Unter normalen Bedingungen sind immer einige Muskelfasern eines Muskels kontrahiert, während andere entspannt sind. Durch diese Kontraktionen wird der Muskel zwar angespannt, jedoch nicht genügend, um eine Bewegung zu erzeugen. Diese Teilanspannung des Muskels erzeugt den **Muskeltonus** *(Muskelgrundtonus),* der unter anderem die aufrechte Haltung des Körpers ermöglicht. Zum Beispiel verhindert so die Nackenmuskulatur, daß der Kopf beim Sitzen vornüberkippt; sie zieht den Kopf aber nicht nach hinten.

Abweichungen vom normalen Tonus können entweder zur **Muskelhypotonie** führen, das heißt zu abnormer Schlaffheit der Muskeln, oder auch zur **Muskelhypertonie**. Bei der Muskelhypertonie unterscheidet man zwei Formen

- die **spastische** Hypertonie, bei der der Muskeltonus erhöht ist, im Verlauf einer passiven Bewegung aber meist plötzlich nachläßt (sog. Taschenmesserphänomen) und bei der pathologische Reflexe (☞ 11.11.2) vorhanden sind (oft deutlich ausgeprägt bei Patienten nach Schlaganfall, ☞ 11.15.8),
- den **Rigor**, bei dem die Tonuserhöhung bei passiver Bewegung während des gesamten Ablaufs erhalten bleibt und bei dem die Reflexe normal sind (auftretend z. B. bei Parkinson-Patienten, ☞ 11.4.10).

Eine den ganzen Körper umfassende Muskelhypotonie beobachtet man oft bei Säuglingen, die unter der Geburt (oder aus anderer Ursache) eine Großhirnschädigung erlitten **(Floppy infant syndrome)**, ferner bei **Myopathien**, bei denen die Kontraktionsfähigkeit des Muskels oder die Funktion der Motoneuronen beeinträchtigt ist.

Verspannungen

Einen erhöhten Muskeltonus findet man aber auch bei Patienten, die aufgrund seelischer Probleme „verspannt" sind: oft sind ihre Halsmuskeln angespannt und verhärtet, was dann zu Kopf-, Hals- und Schulterschmerzen führen kann. Entspannungsübungen, günstigerweise kombiniert mit Körperschulung (z. B. *Yoga)* oder Krankengymnastik, Massagen oder Quaddelbehandlung (Injektion von örtlich betäubenden sogenannten *Lokalanästhetika*) können helfen.

Isotonische und isometrische Kontraktionen

Nach außen hin kann eine muskuläre Kontraktion zwei Effekte haben:

- Bei einer **isotonischen Kontraktion** verkürzt sich der Muskel und erzeugt somit eine Bewegung. Der Muskeltonus (die Muskelspannung) verändert sich dabei nur wenig. Beispiel: Kontraktionen der Beinmuskulatur beim Gehen.
- Bei einer **isometrischen Kontraktion** wird der Muskel fixiert (z. B. durch Antagonisten) und kann sich nicht oder nur minimal verkürzen; die Muskelspannung steigt dabei erheblich an. Obwohl hier keine Bewegung erzeugt wird, wird trotzdem Energie verbraucht. Beispiel: Fingerhakeln am Stammtisch, Tragen einer Tasche am hängenden Arm.

Obwohl diese Unterscheidung zunächst eher von theoretischer Bedeutung sein mag, hat sie sowohl für den Sport als auch für die Krankengymnastik Bedeutung: Beim Aufbautraining wird die Muskelleistung sowohl durch isotonische als auch durch isometrische Trainingsmethoden verstärkt. Vergleichsstudien haben jedoch ergeben, daß ein isotonisches Training effektiver wirkt. Weiter hat sich gezeigt, daß isometrische Übungen den Blutdruck steigern, weshalb Herzkranke, ältere Personen und Hochdruckkranke sie meiden sollten. In der Krankengymnastik gibt es je nach zugrundeliegendem Krankheitsbild Indikationen sowohl für isometrische als auch für isotonische Übungen.

Pathologische Kontraktionen

Zu den abnormen Kontraktionen gehört der **Spasmus**, die plötzliche unwillkürliche Kontraktion einer großen Muskelgruppe. Er tritt beispielsweise während eines epileptischen Anfalls auf.

Als **Tremor** bezeichnet man rhythmische, ungewollte Kontraktionen antagonistisch wirkender Muskelgruppen. Charakteristisch ist der *Parkinsontremor* bei Parkinson-Patienten.

Unter **Faszikulieren** versteht man ungewollte, sichtbare, kurze Zuckungen von Muskelfaserbündeln unter der Haut. Sie finden unregelmäßig statt, führen nicht zur Körperbewegung und deuten meist auf Erkrankungen des den Muskel versorgenden Motoneurons hin.

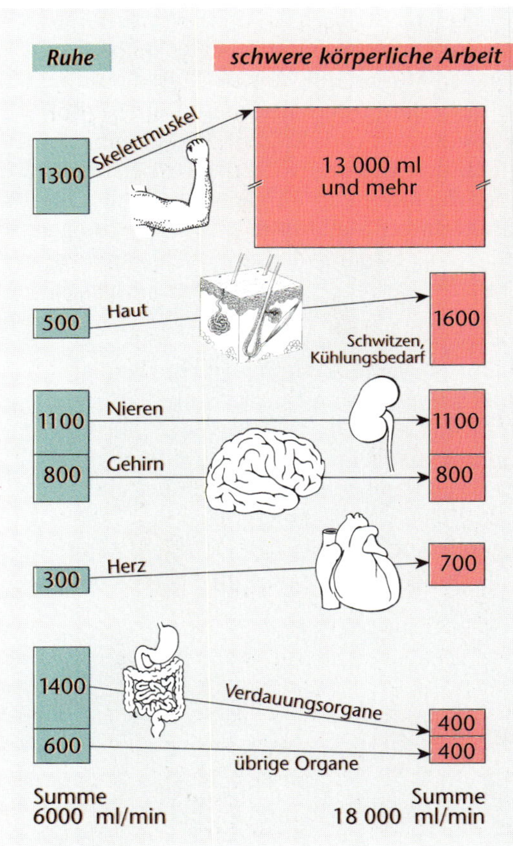

Abb. 7.26: Organdurchblutung in Ruhe und bei schwerer körperlicher Arbeit. Wie zu erwarten, steigt beim Übergang von der Ruhe zur Arbeit vor allem die Durchblutung der Skelettmuskulatur – und zwar bis auf das Zehnfache. Im Gegenzug sinkt die Durchblutung der Verdauungsorgane um mehr als zwei Drittel.

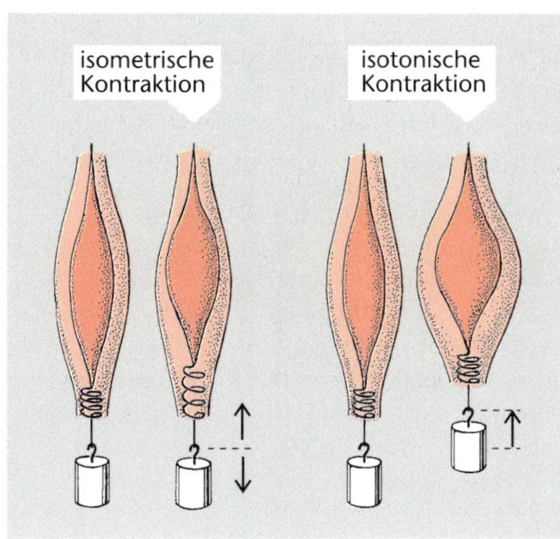

Abb. 7.27: Muskel in Ruhe, bei isometrischer Kontraktion (links) und bei isotonischer Kontraktion (rechts). Die Federn spiegeln den herrschenden Muskeltonus wieder. Er ist bei einer rein isotonischen Kontraktion konstant.

Ein **Tick** ist eine stereotype, sich wiederholende, nicht-rhythmische Bewegung vor allem in der Augen- und Stirnregion (z. B. Blinzeltick), die meist automatisch erfolgt, gelegentlich jedoch willkürlich beeinflußbar ist. Ticks treten häufig begleitend bei psychiatrischen Erkrankungen oder kindlichen Entwicklungsstörungen auf.

7.3.10 *Muskelatrophie*

Als **Muskelatrophie** bezeichnet man das Schwinden von Muskelmasse durch die Verschmälerung der Muskelfasern. Muskeln atrophieren beispielsweise, wenn sie nicht beansprucht werden; so bei bettlägerigen Patienten oder Personen mit Gipsverband. Es liegt dann eine **Inaktivitätsatrophie** vor (siehe auch ☞ 5.3.1). Sie ist *reversibel*, das heißt, durch gezieltes Training wieder rückgängig zu machen.

Ist die Nervenversorgung eines Muskels durchtrennt, atrophiert der Muskel vollständig. Diese **neurogene Muskelatrophie** führt innerhalb von sechs Monaten bis zwei Jahren zum Schrumpfen der betroffenen Muskeln auf etwa ein Viertel ihrer ursprünglichen Größe. Die abgebaute Muskelfasermasse wird zum Teil durch Bindegewebe ersetzt. Dieser Vorgang ist *irreversibel* (unumkehrbar).

Diagnostisches Instrument: Elektromyographie

Die **Elektromyographie** *(EMG)* registriert die Reaktion von Muskelgewebe auf elektrische Reize, entweder über Hautelektroden oder über in den Muskel eingestochene Elektroden. Die Ableitung erfolgt sowohl bei völliger Entspannung als auch bei willkürlicher Muskelanspannung. Die klinische Bedeutung der Elektromyographie liegt in der Differenzierung von Lähmungserscheinungen und Erkrankungen mit Muskelschwund.

7.3.11 *Das Herzmuskelgewebe*

Die Herzwand besteht hauptsächlich aus Herzmuskelgewebe, dem **Myokard** (☞ 15.3.2). Dieses ist quergestreift wie die Skelettmuskulatur. Es zeichnet sich jedoch durch einige anatomische und funktionelle Besonderheiten aus:

- Im Gegensatz zu den vielen peripher gelegenen Zellkernen der Skelettmuskelzellen, besitzen die meisten Herzmuskelzellen nur einen einzigen, zentral liegenden Zellkern. Gelegentlich kommen 2 – 3 Zellkerne in einer Herzmuskelzelle vor.
- Die Herzmuskelzellen sind im Gegensatz zu den Skelettmuskelfasern unregelmäßig verzweigt und haben untereinander End-zu-End-Verbindungen, wodurch sie ein Netzwerk bilden.
- Während die Skelettmuskulatur sich normalerweise willkürlich, das heißt gewollt als Reaktion auf Nervenimpulse kontrahiert, kontrahiert sich der Herzmuskel unwillkürlich, kontinuierlich und rhythmisch ungefähr 75 mal pro Minute, ohne auszusetzen; dies ist die Folge einer inneren Impulsbildung *(Schrittmacher)* im Sinusknoten (☞ 15.5.2).
- Das Herzmuskelgewebe besitzt eine hundertfach längere Refraktärzeit (ca. 300 msec) als die Skelettmuskulatur, wodurch dem Herzen eine Erholung zwischen den Herzschlägen garantiert wird. Diese lange Refraktärperiode beugt zudem einer tetanischen Dauererregung (☞ 7.3.9) der Herzmuskulatur vor, die nutzlos, ja tödlich wäre, da keinerlei Blut mehr aus dem Herzen gepreßt würde.

7.3.12 *Glattes Muskelgewebe*

Glatte Muskulatur findet sich in den Wänden der meisten Hohlorgane des Menschen. Ihre Kontraktionen werden unwillkürlich ausgelöst (siehe einführender Text in Abschnitt 4.7.1). Sie weist einige physiologisch wichtige Unterschiede zur Skelettmuskulatur auf:

- Die glatte Muskelfaser ist beträchtlich kleiner als die Skelettmuskelfaser. Sie hat eine Spindelform, das heißt, im mittleren Bereich ist sie breit, an ihren Enden läuft sie spitz zu.
- In jeder Faser befindet sich nur ein einzelner ovaler, in der Mitte liegender Kern.
- Die Fasern der meisten glatten Muskeln sind eng vermascht, um so ein kontinuierliches Netzwerk zu bilden. Wenn ein Neuron eine Faser aktiviert, so wird diese Erregung zu *jeder* Faser des Netzwerks geleitet. Dadurch kommt es zur *wellenförmigen* (peristaltischen) Kontraktion über viele benachbarte Fasern.
- Die Kontraktion der glatten Muskelfaser ist 5 bis 500mal langsamer als die der Skelettmuskelfaser. Dieser Vorgang ist für viele Hohlorgane sehr wichtig, wie z. B. für die Arteriolen, den Magen-Darm-Trakt und die Harnblase.

Wie das Herzmuskelgewebe, arbeitet auch die glatte Muskulatur *unwillkürlich*. Einige Fasern der glatten Muskulatur kontrahieren sich nach einem vorausgegangenen Nervenimpuls, der vom vegetativen Nervensystem ausgeht (☞ 11.12).

Andere Fasern kontrahieren sich als Antwort auf hormonelle oder lokale Faktoren, wie z. B. den pH-Wert, die Sauerstoff- oder Kohlendioxidkonzentration des Blutes und die Temperatur (so etwa, wie besprochen, die Wände der Skelettmuskelgefäße, ☞ 7.3.8). Schließlich kann sich die glatte Muskelfaser *kontinuierlich* auf verschiedene Längen einstellen, der Ruhetonus ist also variabel.

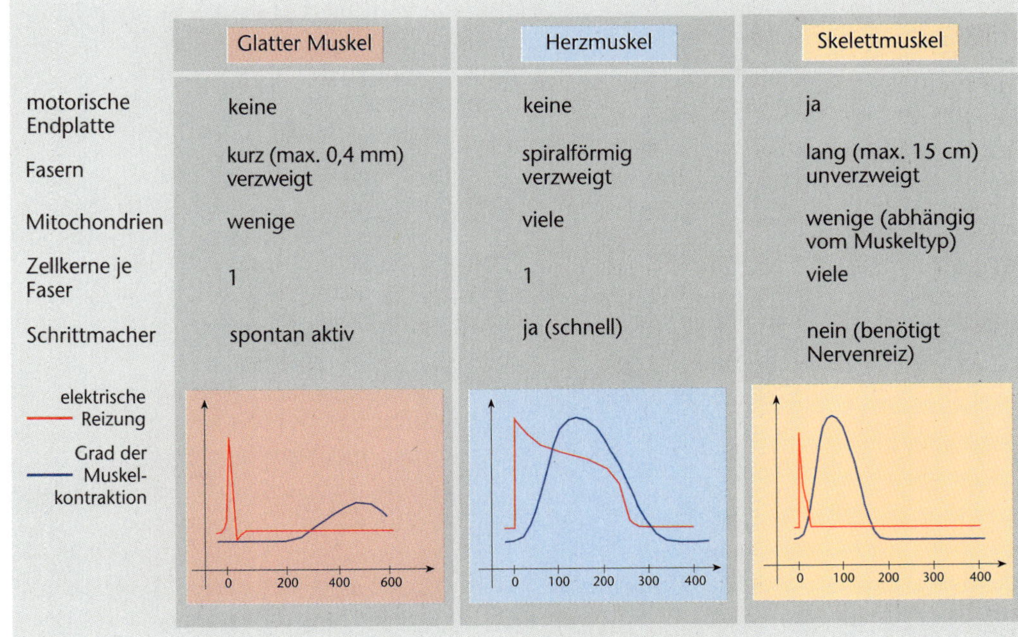

	Glatter Muskel	Herzmuskel	Skelettmuskel
motorische Endplatte	keine	keine	ja
Fasern	kurz (max. 0,4 mm) verzweigt	spiralförmig verzweigt	lang (max. 15 cm) unverzweigt
Mitochondrien	wenige	viele	wenige (abhängig vom Muskeltyp)
Zellkerne je Faser	1	1	viele
Schrittmacher	spontan aktiv	ja (schnell)	nein (benötigt Nervenreiz)

Abb. 7.28: Anatomische und funktionelle Unterschiede der drei Muskulaturtypen.

7.4 Gesundheit und Lebensstil: Osteoporose – Gefahr im Alter

Man stelle sich folgendes vor: In einer Stahlbetonbrücke lösen sich ganz langsam und schleichend die tragenden Stahlteile auf. Irgendwann bricht die Brücke unter ihrer eigenen Last zusammen – der Alptraum eines jeden Architekten.

Ein ähnlicher Vorgang läuft heimlich, still und leise bei rund 25 % aller Frauen nach den Wechseljahren ab. Bei ihnen fehlt dann das für den gesunden Knochen so wichtige Geschlechtshormon Östrogen (☞ 21.2.5). Männer sind meist erst im hohen Alter davon betroffen. Die Rede ist von der **Osteoporose**.

Bei dieser Krankheit schwindet die Knochenmasse, der Knochen wird brüchig, weil sich die tragenden Knochenbälkchen auflösen. Das Gleichgewicht zwischen Knochenaufbau und -abbau ist gestört: Es wird mehr Knochen abgebaut als aufgebaut, der Knochen verliert Kalzium.

Zwar weiß man, daß bestimmte Krankheiten oder Stoffwechselstörungen sogenannte *sekundäre Osteoporosen* hervorrufen, doch bei der viel häufigeren *primären Osteoporose* kennt man bislang nur vor allem den entscheidenten Risikofaktor Östrogen. Andere Faktoren wie Rauchen, übermäßiger Alkoholgenuß, erbliche Veranlagung und körperliche Inaktivität haben demgegenüber nur wenig Bedeutung.

Wichtige Ursachen sekundärer Osteoporosen sind:

- Langzeitbehandlung mit Glukokortikoiden (z. B Kortison®, ☞ Abb. 13.24)
- Alkoholismus (vor allem bei Männern)
- Diabetes mellitus
- Schilddrüsenüberfunktion
- Übersekretion von Parathormon (☞ 13.5)
- Mangelernährung
- Tumoren.

Gefürchtet: Kompressionsfrakturen

Der Abbau der Trabekel hat vor allem fatale Folgen für tragende Knochen wie etwa die unteren Wirbel oder das Becken: Irgendwann können sie dem Druck des eigenen Körpergewichtes nicht mehr standhalten und brechen ein, es kommt zu *Kompressionsfrakturen.* Aber auch Stürze führen gerade bei älteren Menschen mit einer Osteoporose schnell zu Frakturen. In Deutschland gelten rund 65 000 Schenkelhalsbrüche (☞ Abb. 8.82) jährlich als Folge der Osteoporose. Patienten mit Kompressionsfrakturen klagen häufig über akute, lokal begrenzte sehr starke Schmerzen. Treten solche Kompressionsfrakturen z. B. in der Wirbelsäule auf, führen sie häufig über eine Schonhaltung zu schweren Fehlhaltungen, so daß ein vorher mobiler Mensch leicht auf Dauer pflegebedürftig wird.

Hilfe ist schwer

Ist der Knochenschwund einmal eingetreten, hilft selbst regelmäßige Krankengymnastik, die die Stützmuskulatur des Rückens stärkt, nicht mehr viel. Lediglich Massagen und Wärmebehandlung wirken schmerzlindernd. Auf jeden Fall sollte ein Betroffener schweres Heben vermeiden. In den meisten Fällen kommt der Patient jedoch nicht umhin, auch Schmerzmedikamente einzunehmen. Leider treten gerade bei gut wirksamen Substanzen aus der Gruppe der nichtsteroidalen Antiphlogistika (☞ 12.3.3) häufig schwere Nebenwirkungen wie Magengeschwüre auf.

Entscheidend ist es, die Krankheit frühzeitig zu erkennen. Frauen, die zu einer Risikogruppe gehören, sollten rechtzeitig ihre Knochendichte überprüfen lassen, raten Experten. Außer dieser *Densitometrie* – einer röntgendiagnostischen Methode – kann man zur rechtzeitigen Erkennung der Osteoporose auch ein *Computertomogramm* (☞ Abb. 1.6) einsetzen. Erkennen Ärzte daran eine beginnende Osteoporose, können sie ihr mit verschiedenen Medikamenten ein gutes Stück weit entgegenwirken.

So sollte der Betroffene durch eine ausgewogene Ernährung viel Kalzium zu sich nehmen. In bestimmten Fällen kann er – ebenfalls hochdosiert – Vitamin D-Hormon und/oder in Form von Injektionen das Hormon Kalzitonin (☞ 13.5, Karil®) erhalten. Beide Substanzen fördern den Knochenaufbau.

Entscheidend: die Prävention

Da sowohl Knochendensitometrie als auch Computertomografie wegen hoher Kosten und der Röntgen-Strahlenbelastung nicht als Früherkennungsinstrumente für die gesamte Bevölkerung geeignet sind, kommt der Vorbeugung (Prävention) entscheidende Bedeutung zu.

Für Frauen das derzeit beste: Östrogene, niedrig dosiert

Am effektivsten erscheint derzeit die Behandlung betroffener Frauen ab der Menopause mit niedrigdosiertem Östrogen, dem wichtigsten weiblichen Sexualhormon. Diese Therapie ist deshalb sinnvoll, weil ohne das Hormon der Körper nur wenig Kalzium in die Knochen einbauen kann. Die Behandlung hat manchmal Nebenwirkungen wie etwa Genitalblutungen oder Spannungsgefühl in den Brüsten. Auch erhöht sie geringfügig das Risiko eines Gebärmutterkarzinoms. Dieses Risiko läßt sich mit der gleichzeitigen Gabe von Progesteron minimieren. Entsprechende Kombinationspräparate erhöhen allerdings als „Nebenwirkung" das Thromboserisiko leicht. Andererseits sinkt das Herzinfarktrisiko durch diese Therapie deutlich.

Trotz der nicht nur günstigen Effekte dieser Therapie überwiegen nach Ansicht der meisten europäischen und amerikanischen Fachleute insgesamt die positiven Wirkungen bei weitem, so daß die präventive Östrogengabe für mindestens 10 Jahre, neuerdings auch für bis zu 25 Jahre empfohlen wird.

Um der Osteoporose tatsächlich vorzubeugen, sollte sie mit Beginn der Menopause einsetzen. Auch die Therapie einer bestehenden Osteoporose mit Östrogen wird empfohlen.

Lebenslang: Ausreichend Kalzium!

Weiter tut sich einen Gefallen, wer während des gesamten Lebens, also insbesondere schon vor der Menopause, auf eine ausreichende Kalziumzufuhr achtet; mindestens 1000 mg täglich entsprechend z. B. 1 Liter Milch oder 100 g Hartkäse sollten es sein.

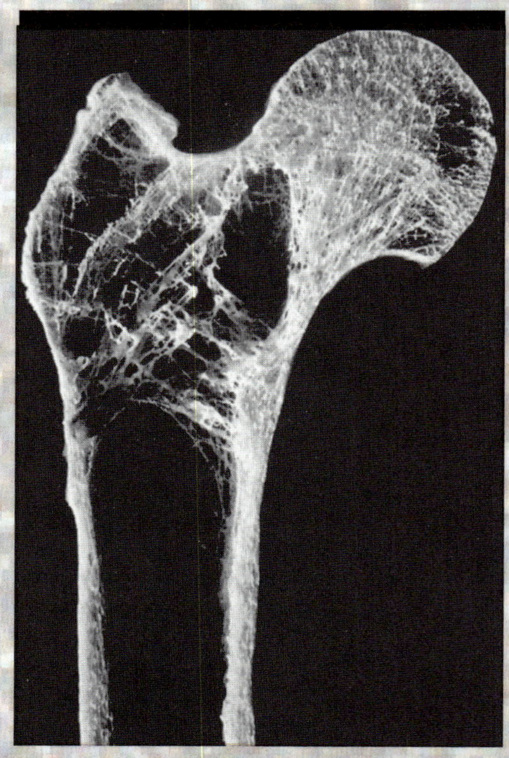

Abb. 7.29: Aufgesägter Oberschenkelknochen mit ausgeprägter Osteoporose.

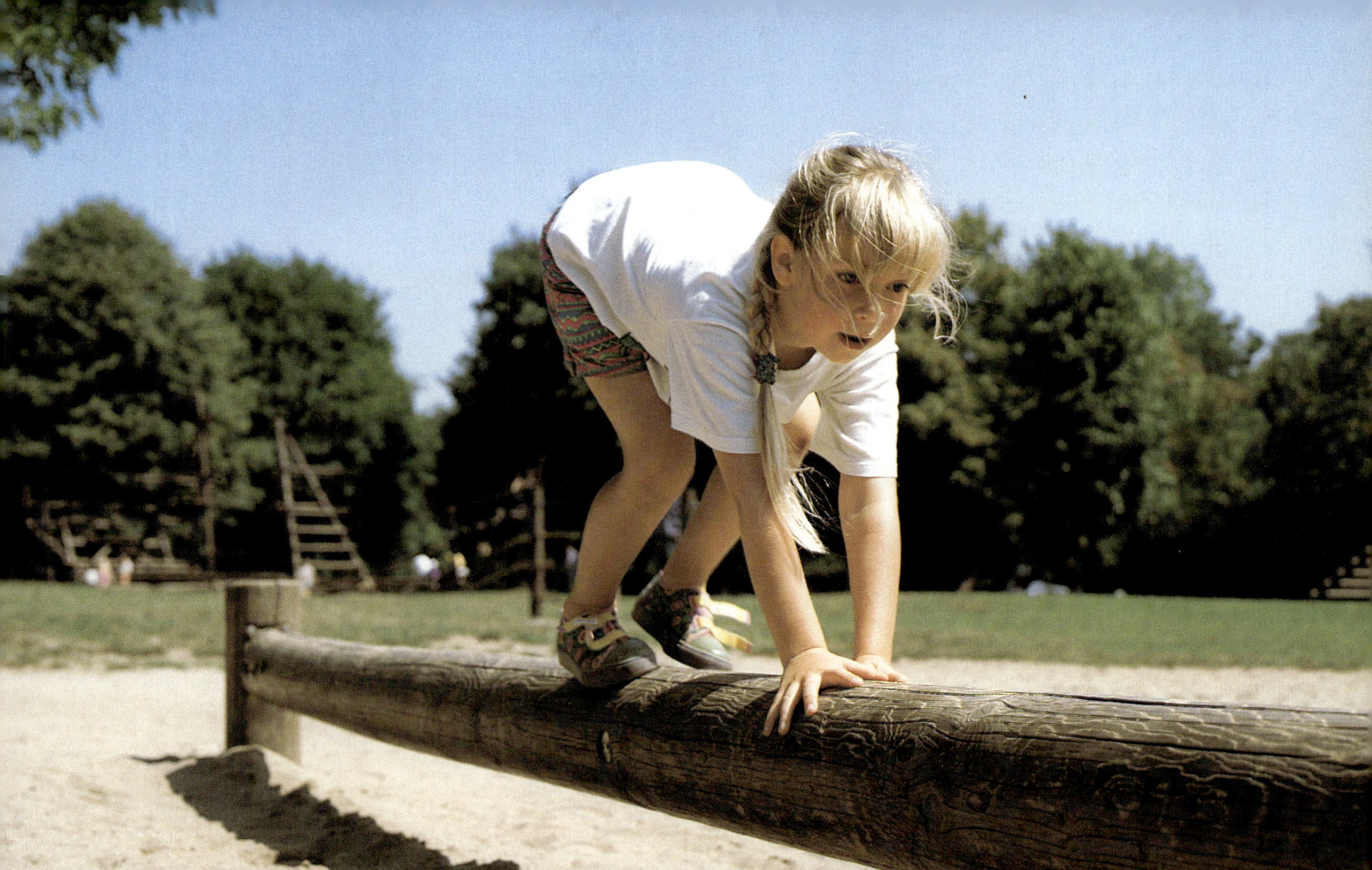

8

8.1 Die menschliche Gestalt

Schon auf den ersten Blick erkennen wir große Unterschiede in **Körpergröße, -bau** und **-gestalt** unserer Mitmenschen. Diese Merkmale bilden sich zwar erst im Laufe der über 20jährigen Wachstumsperiode des Menschen aus, sind aber im wesentlichen schon vor der Geburt genetisch festgelegt. Damit dieses genetische Soll erfüllt wird, müssen bis zum Erreichen der vollen Körpergröße ständig Wachstumsprozesse über das Nerven- und Hormonsystem gesteuert und koordiniert werden (☞ 13.2.3); gleichzeitig müssen kontinuierlich Energie sowie essentielle Aminosäuren, essentielle Fettsäuren, Spurenelemente und Vitamine zugeführt werden.

8.1.1 Das Körperwachstum

Die **Wachstumsphasen** des Menschen zeigen einen charakteristischen Verlauf: Im ersten Lebenshalbjahr wächst der Mensch mit ca. 16 cm am schnellsten. Ab dem 2. Lebenshalbjahr bis zum Beginn der Pubertät wächst er langsamer, ca. 6 bis 7 cm pro Jahr (☞ 23.12)

Die endgültige Größe haben Mädchen etwa mit 16 Jahren, Jungen mit 19 Jahren erreicht. Vor allem diese verlängerte Wachstumsphase bei Jungen ist der Grund, weshalb Männer im Durchschnitt etwa 10 cm größer sind als Frauen.

8.1.2 Die Konstitution

Schon oft wurde versucht, Beziehungen zwischen Körpergestalt und Krankheiten oder psychischen Charaktereigenschaften herzustellen, die ein Mensch im Laufe seines Lebens entwickelt. Diese Eigenschaften eines Menschen nennt man **Konstitution**. Der Arzt *Kretschmer* entwickelte anhand der Beobachtung der männlichen Patienten seiner psychiatrischen Klinik eine Theorie der sogenannten **Konstitutionstypen**. Seine Theorie beschreibt drei Typen:

- Der **Pykniker** sei klein und dick; ein geselliger und gemütlicher Typ, der jedoch zu starken Stimmungsschwankungen neigt.
- Der **Athlet** mit kräftigem muskulösem Körperbau sei eher schwerfällig.
- Der **Leptosome** sei schlank und hochgewachsen, eher zurückhaltend und in sich gekehrt; ein „Denkertyp".

Diese Typenbildung Kretschmers ist wissenschaftlich kaum beweisbar und vielfach kritisiert worden – und sie darf nicht verallgemeinert werden und dazu führen, Menschen wegen ihres Körperbaus in „Schubladen" zu werfen.

8.1.3 Gerüst der menschlichen Gestalt: das Skelett

Das **Skelett** (Abb. ☞ hinterer Buchumschlag) des Erwachsenen besteht aus über 200 Knochen, von denen allerdings einige im Laufe des Wachstums miteinander verschmelzen, wie z. B. beim Hüftknochen. Zusammen mit den Muskeln und Bändern gibt das Skelett dem Körper seine Stabilität und ermöglicht zugleich seine Beweglichkeit.

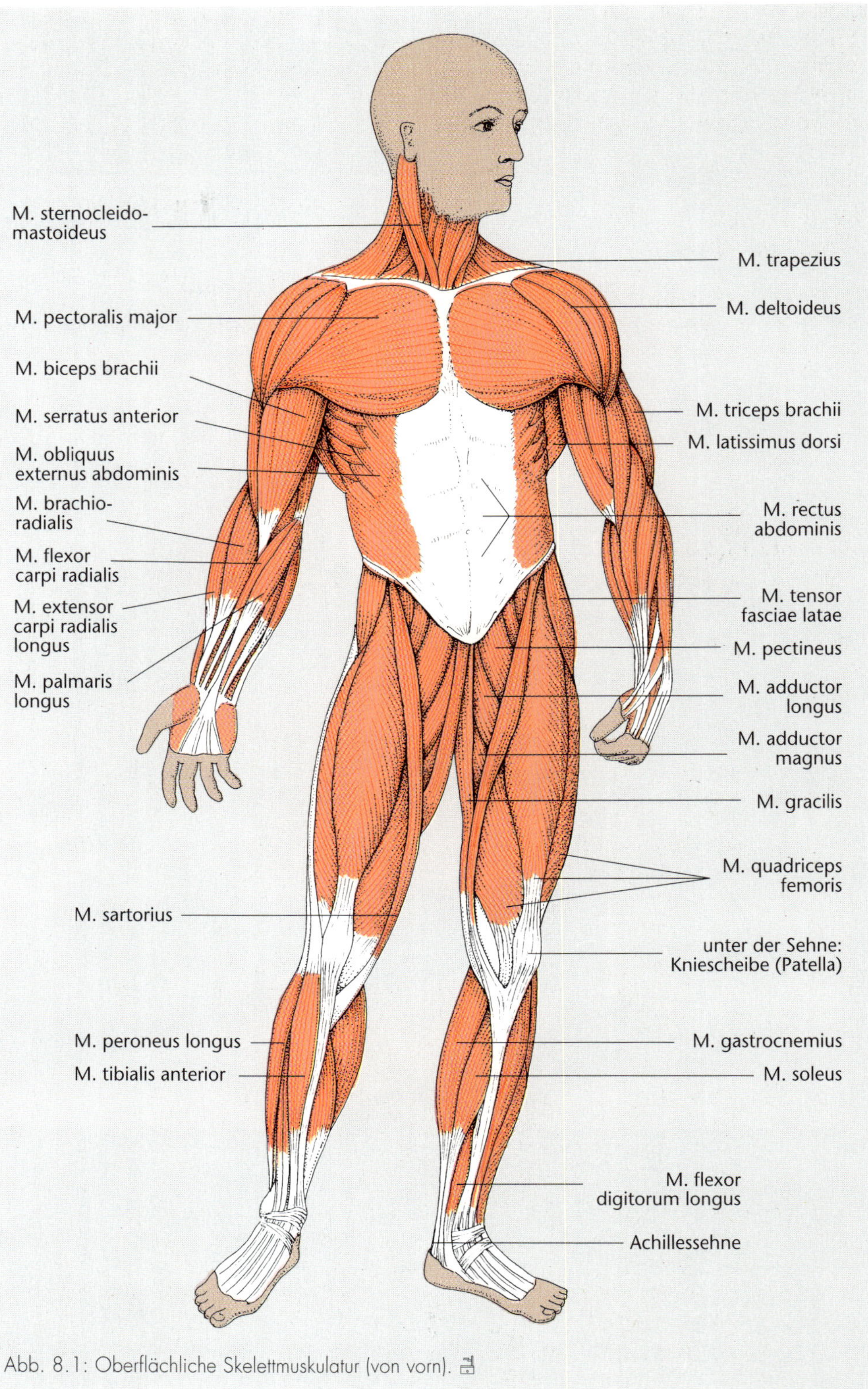

Abb. 8.1: Oberflächliche Skelettmuskulatur (von vorn).

Das Skelett läßt sich in verschiedene Knochengruppen einteilen:

- den **Schädel** *(Cranium)*
- die **Wirbelsäule** *(Columna vertebralis)*, einem Stützstab aus aus über 30 Einzelknochen, den Wirbeln
- den knöchernen **Brustkorb** *(Thorax)*,
- den **Schulter-** und den **Beckengürtel**,
- die *oberen Extremitäten* **(Arme)**
- die *unteren Extremitäten* **(Beine)**.

Schädel, Wirbelsäule und Brustkorb werden zusammenfassend als *Körperstamm* bezeichnet, der über die *Gürtelknochen* von Schulter- und Beckengürtel mit den Extremitäten verbunden ist.

Weibliches und männliches Skelett

Im Vergleich zum weiblichen enthält das männliche Skelett längere und schwerere

Knochen. Diese haben größere Rauhigkeiten und Knochenvorsprünge, da dort auch größere Muskeln ansetzen. Als weiteres charakteristisches Merkmal besitzt die Frau ein breiteres und anders geformtes Becken als der Mann (☞ Abb. 8.68).

8.1.4 Übersicht über die Skelettmuskulatur

Durch Kontraktionen der Skelettmuskeln werden sämtliche Bewegungen des Körpers ermöglicht, sei es das Händeschütteln, ein Lächeln oder das Atmen. Der Körper ist mit insgesamt über 700 Muskeln ausgestattet.
Die großen Übersichtsabbildungen auf dieser Doppelseite zeigen die oberflächlichen Skelettmuskulatur in der Vorder- und Rückenansicht.

8.2 Die Regionen des Kopfes

8.2.1 Der Schädel

Der Schädel sitzt auf der Wirbelsäule und besteht aus zwei Knochengruppen: dem **Hirnschädel** *(Neurocranium)* und dem **Gesichtsschädel** *(Viscerocranium)*. Zum Hirnschädel zählen:

- das **Stirnbein** (*Os frontale*),
- das paarige **Scheitelbein** (*Os parietale*),
- das paarige **Schläfenbein** (*Os temporale*),
- das **Hinterhauptsbein** (*Os occipitale*),
- das **Keilbein** (*Os sphenoidale*) und
- das **Siebbein** (*Os ethmoidale*).

Zum Gesichtsschädel zählen:

- das **Nasenbein** (*Os nasale*),
- der **Oberkiefer** (*Os maxillare*),
- das **Jochbein** (*Os zygomaticum*),
- der **Unterkiefer** (*Os mandibulare*),
- das **Tränenbein** (*Os lacrimale*),
- das **Gaumenbein** (*Os palatinum*),
- die **untere Nasenmuschel** (*Concha nasalis inferior*) und
- das **Pflugscharbein** (*Vomer*).

Die acht Knochen des Hirnschädels umschließen die längsovale *Schädelhöhle,* die das Gehirn enthält. Dieses ruht auf der knöchernen **Schädelbasis** *(Schädelgrundplatte)* und wird von der **Schädelkalotte** *(Schädeldach)* kapselartig eingeschlossen.

Im Bereich der Schädelkalotte sind die Knochen platt, an der Schädelbasis zum Teil bizarr geformt und mit Hohlräumen ausgestattet.

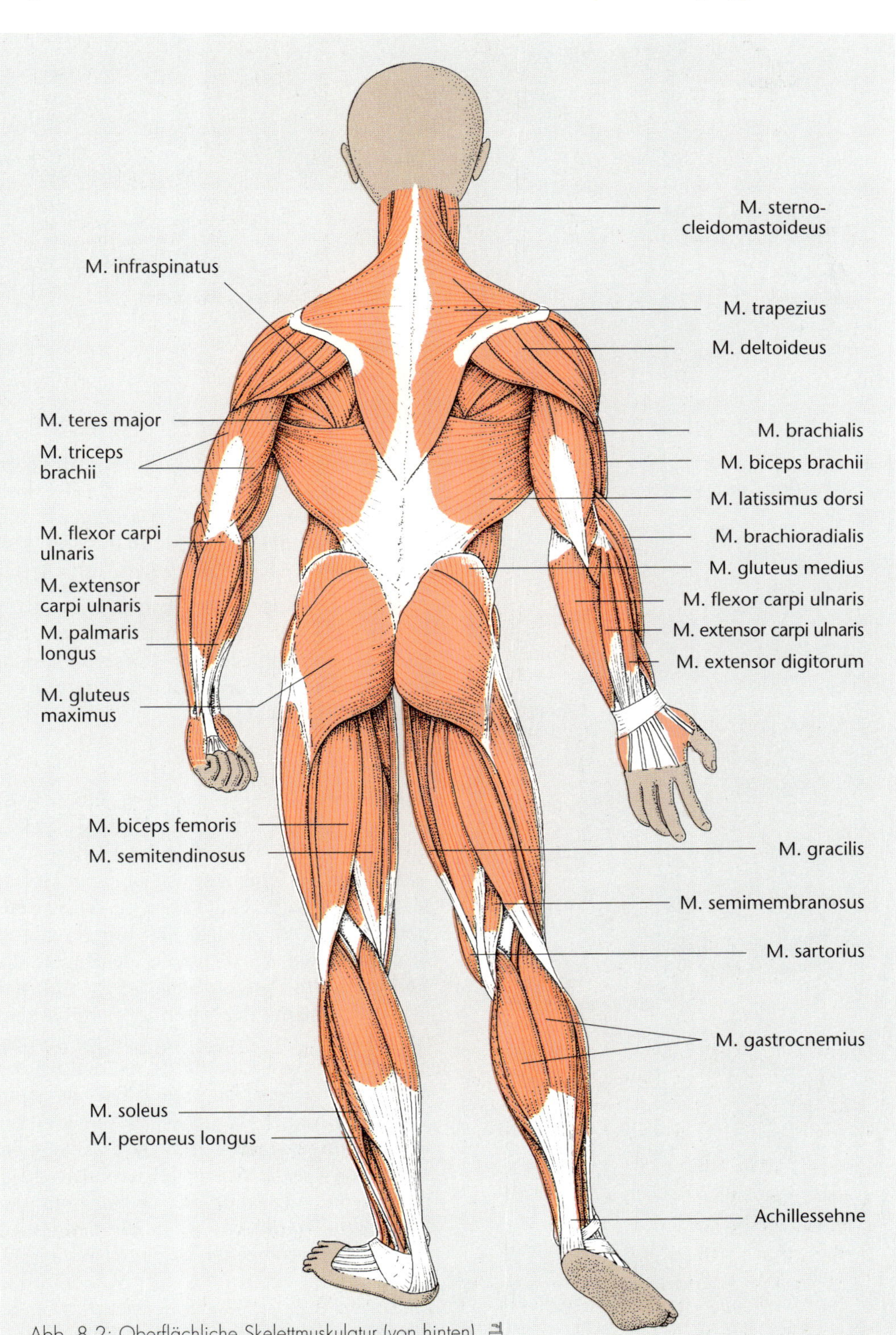

Abb. 8.2: Oberflächliche Skelettmuskulatur (von hinten).

8.2.2 Die Knochen des Hirnschädels

Stirn- und Scheitelbein

Das **Stirnbein** *(Os frontale)* bildet die Stirn, das Dach der Augenhöhle (Orbita) und den größten Teil der vorderen Schädelgrube. Im mittleren Stirnbereich sind meist asymmetrisch die **Stirnhöhlen** *(Sinus frontales,* ☞ Abb. 8.5 und 8.11*)* angelegt. Die mit Epithel ausgekleideten, luftgefüllten Kammern stehen mit der Nasenhöhle in Verbindung. Die beiden **Scheitelbeine** *(Ossa parietalia)* bilden den größten Teil der Schädelkalotte.

Das Schläfenbein

Die beiden **Schläfenbeine** *(Ossa temporalia)* bilden einen Teil der Schädelbasis und des Schädeldaches. Die **Fossa mandibularis** *(Kiefergelenkpfanne)* umfaßt den Gelenkfortsatz des Unterkiefers und bildet mit ihm das Kiefergelenk. Ein Teil des Schläfenbeins **(Felsenbein)** trennt an der inneren Schädelbasis mittlere und hintere Schädelgrube (☞ Abb. 8.6). Dessen oberer Rand hat etwa die Form einer Pyramide. Das Felsenbein beherbergt das Hör- und Gleichgewichtsorgan und den **inneren Gehörgang** *(Meatus acusticus internus)*. Durch den Gehörgang zieht der Hör- und Gleichgewichtsnerv (N. vestibulocochlearis, ☞ 12.7) und erreicht nach Durchtritt durch den Porus acusticus internus (☞ Abb. 8.6) die hintere Schädelgrube. Der **äußere Gehörgang** ist ein Kanal im Schläfenbein, der die Ohrmuschel

8

mit dem Mittelohr verbindet. Der **Warzenfortsatz** *(Processus mastoideus)* ist ein abgerundeter Knochenvorsprung am Hinterrand des Schläfenbeins (☞ Abb. 8.4 und 8.5). Er enthält, wie das Stirnbein, luftgefüllte, mit Schleimhaut ausgekleidete Hohlräume *(Cellulae mastoideae)*, die mit der Paukenhöhle des Mittelohres in Verbindung stehen. Am Warzenfortsatz setzen verschiedene Halsmuskeln an. Ein zweiter Vorsprung, der **Griffelfortsatz** *(Processus styloideus,* ☞ Abb. 8.4), liegt an der Unterfläche des Os temporale und dient als Ansatzstelle für die Muskeln und Bänder von Zungenbein und Nacken. Die Seitenansicht des Schädels in Abb. 8.4 zeigt, daß das Schläfenbein und das davor gelegene **Jochbein** *(Os zygomaticum)* Fortsätze besitzen, die zusammen den **Jochbogen** *(Arcus zygomaticus)* bilden.

Das Hinterhauptsbein

Das **Hinterhauptsbein** *(Os occipitale)* macht den hinteren Teil der Schädelhöhle aus und bildet den Hinterhauptshöcker der äußeren Schädelbasis. Durch das **große Hinterhauptsloch** *(Foramen magnum)* ziehen das verlängerte Rückenmark sowie die Vertebralarterien und -nerven hindurch (☞ Abb. 8.6). Der **Condylus occipitalis** (☞ Abb. 8.7) ist ein ovaler Vorsprung, der beidseitig neben dem Foramen magnum liegt und ein Gelenk mit dem ersten Halswirbel, dem Atlas, bildet.

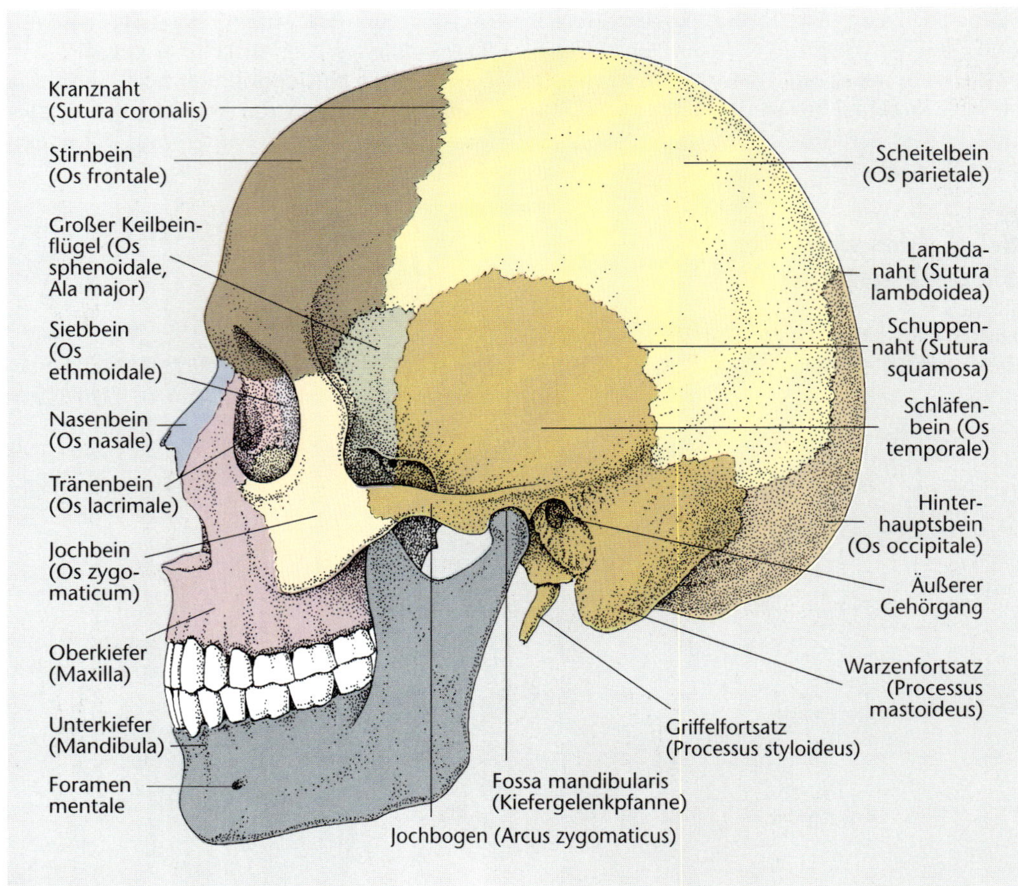

Abb. 8.3 (unten) und 8.4 (oben): Schädel in der Vorderansicht (frontal) und in der Seitenansicht.

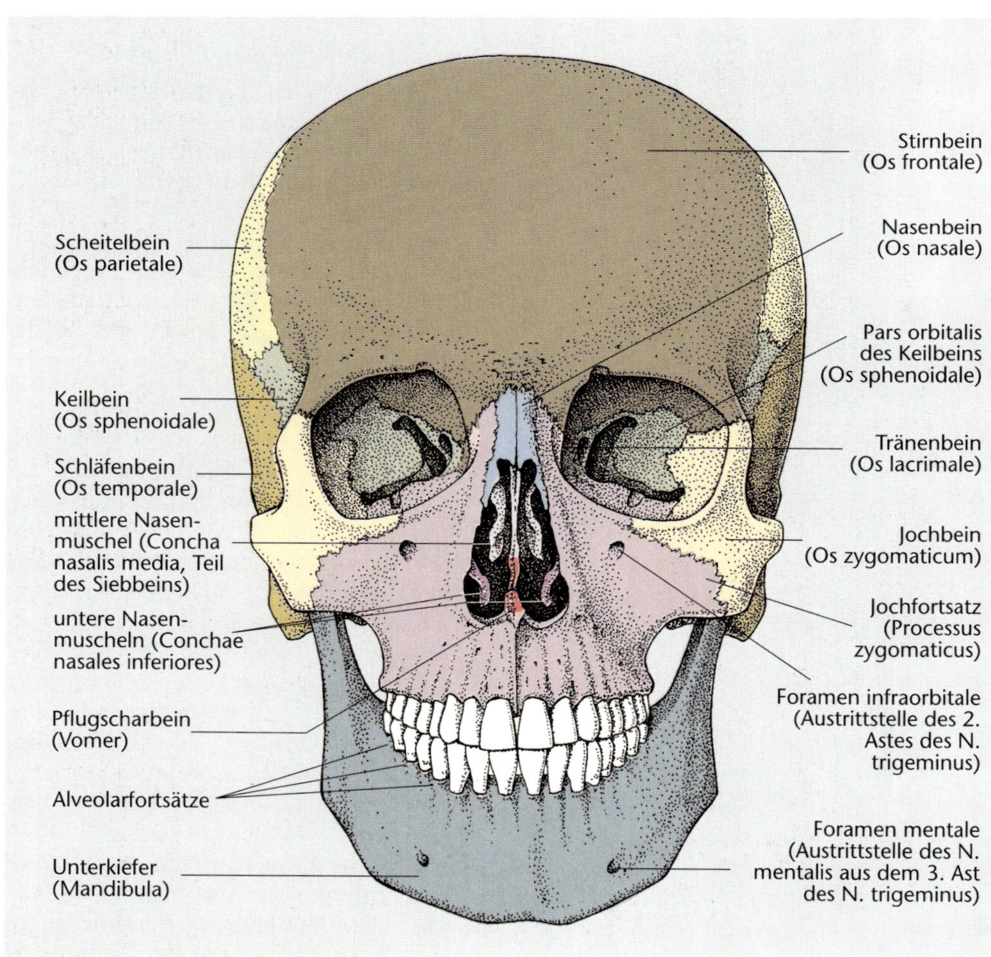

Am seitlichen Übergang zum Schläfenbein bleibt etwa in der Mitte eine Lücke *(Foramen jugulare* genannt), die die Vena jugularis und die Hirnnerven IX, X und XI (☞ Abb. 8.6, Funktion ☞ 11.8.6) durchtreten läßt.

An der Außenfläche des Hinterhauptsbeins setzen Teile der Nackenmuskulatur an. Der äußere Hinterhauptshöcker *(Protuberantia occipitalis externa)* ist vor allem bei Männern gut durch die Haut zu tasten.

Das Keilbein

Das **Keilbein** *(Os sphenoidale,* ☞ Abb. 8.6) ist der zentrale Knochen der Schädelbasis, weil er mit allen anderen Knochen des Hirnschädels verbunden ist. Seine Form ist der einer Fledermaus mit ausgestreckten Flügeln (**große Keilbeinflügel**) vergleichbar. Der innere würfelförmige Anteil des Keilbeins beinhaltet die **Keilbeinhöhle** *(Sinus sphenoidalis,* ☞ Abb. 8.5 und 8.11*)*, die mit der Nasenhöhle verbunden ist. Im hinteren Bereich des Keilbeinkörpers befindet sich eine Oberflächenvertiefung, der **Türkensattel**, der die Hypophyse (☞ Abb. 13.1) aufnimmt. Davor liegen die **kleinen Keilbeinflügel**, an deren Wurzel die Sehnervenkanäle *(Canales optici)* verlaufen: Diese verbinden die Augenhöhlen *(Orbitae)* mit der Schädelgrube und enthalten die Sehnerven und die Augenarterien *(Aa. ophthalmicae)*. Nach ihrem Eintritt in die Schädelhöhle kreuzt ein Teil der Sehnervenfasern im *Chiasma opticum*, das in einer flachen Knochenfurche vor dem Vorderrand der Sella liegt.

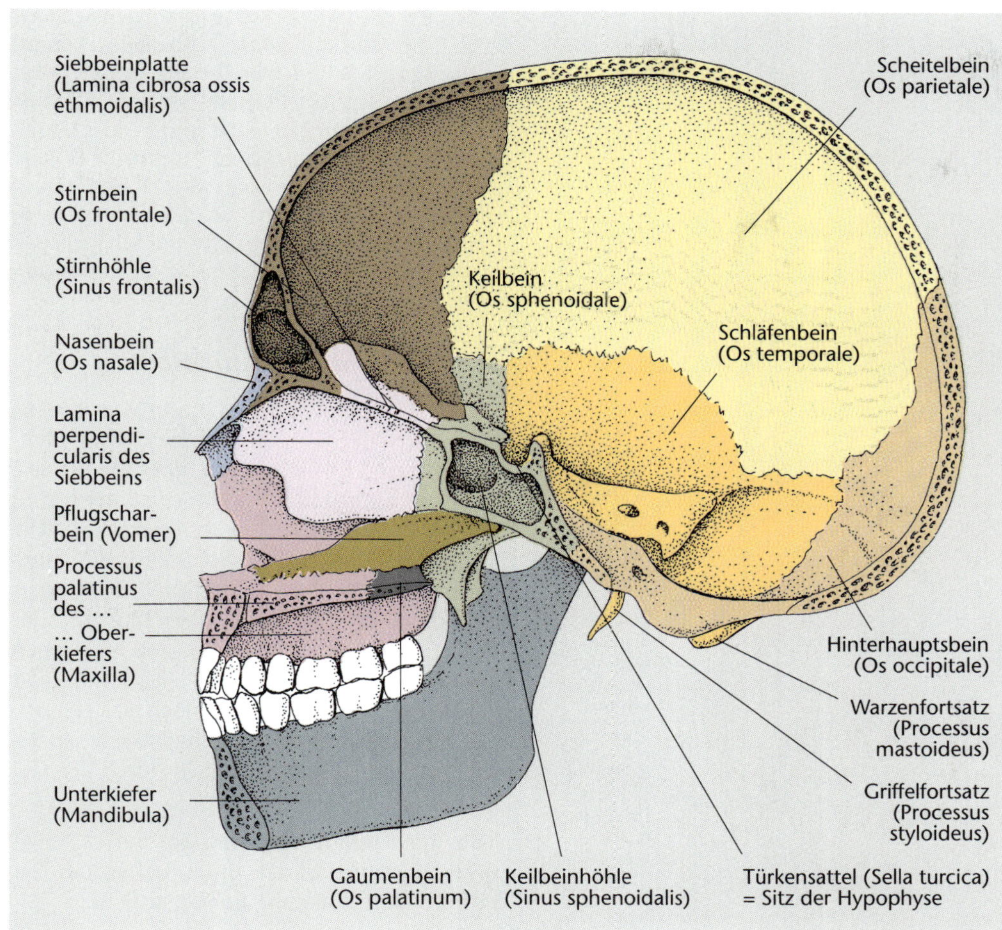

Die innere Schädelbasis

Die **innere Schädelbasis** besitzt von vorn nach hinten treppenförmig angeordnet drei Einsenkungen, die **Schädelgruben**, die die verschiedenen Lappen des Gehirns aufnehmen.

Die vordere Schädelgrube (Fossa cranii anterior) liegt am höchsten und wird von Teilen des Stirnbeins, des Siebbeins und den kleinen Keilbeinflügeln gebildet. In der vorderen Schädelgrube liegen das Riechhirn und die Stirnlappen des Großhirns (☞ 11.3). Unter der vorderen Schädelgrube befinden sich die Augenhöhlen (Orbitae).

Die **mittlere Schädelgrube** *(Fossa cranii media)* trägt die Schläfenlappen des Gehirns. Sie wird in der Mitte vom Keilbeinkörper und an den Seiten von den großen Keilbeinflügeln sowie den **Felsenbeinen**, den jeweils inneren Anteilen der Schläfenbeine, gebildet. Der Keilbeinkörper hat hier eine besondere Form: Zwischen Vorder- und Hinterrand senkt er sich so ab, daß dieser Bereich an einen türkischen Pferdesattel erinnert; er heißt deshalb **Türkensattel** *(Sella turcica).* In einer Vertiefung *(Fovea hypophysalis)* liegt hier gut geschützt die **Hypophyse** *(Hirnanhangsdrüse)*, eine wichtige Hormondrüse (☞ Abb. 11.12 und 11.13).

Vorspringende Knochenkämme an den Oberrändern der Felsenbeine *(Felsenbeinpyramiden* ge-

8

Abb. 8.5 (oben): Schädelschnitt seitlich.
Abb. 8.6 (rechts): Innere Schädelbasis nach Entfernung der Kalotte, Ansicht von oben.

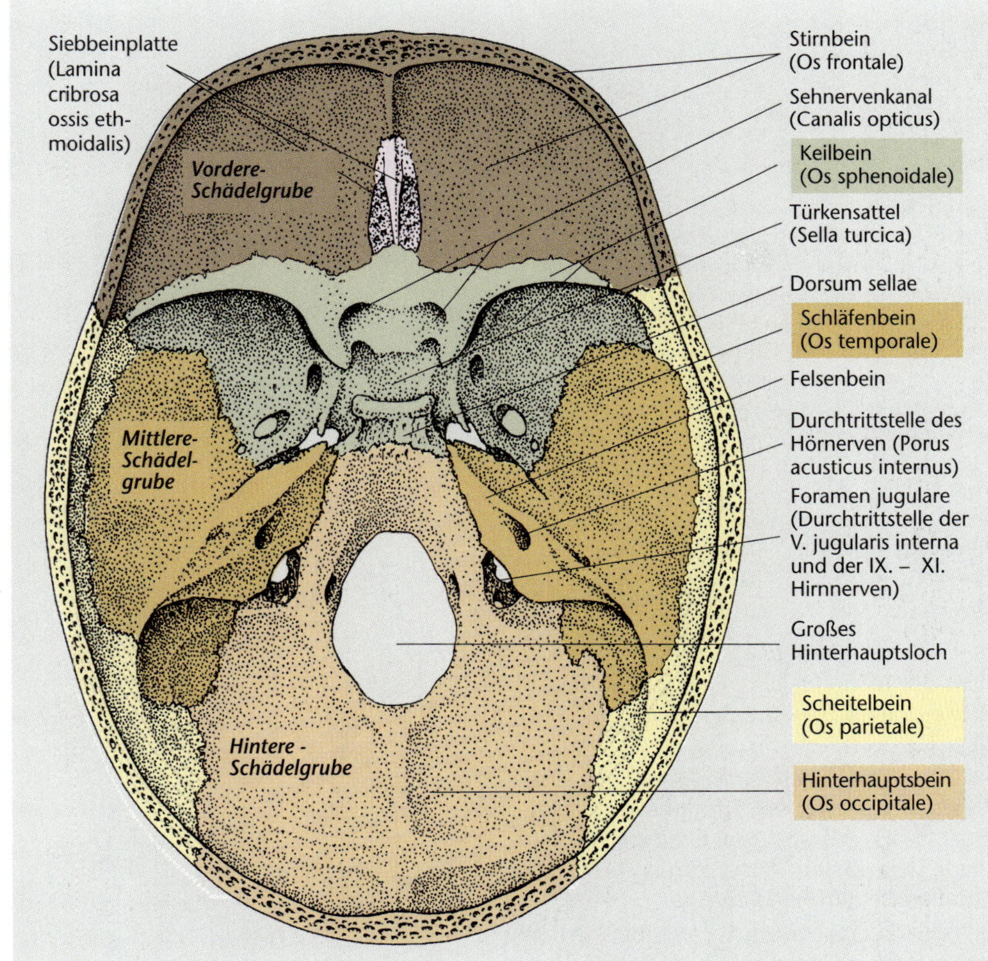

Siebbein und Nasenmuscheln

Das **Siebbein** *(Os ethmoidale)* ist ein leichter, spongiöser Knochen, der zwischen den beiden Augenhöhlen eingefügt ist. Es umschließt 3 – 18 **Siebbeinzellen** *(Cellulae ethmoidales,* ☞ Abb. 8.11). Die Siebbeinzellen werden in ihrer Gesamtheit **Siebbeinhöhle** *(Sinus ethmoidalis)* genannt. Nach unten ist das Siebbein zur **Lamina perpendicularis** *(senkrechte Platte)* verlängert. Diese bildet den oberen Teil der Nasenscheidewand. Die obere Begrenzung des Siebbeins, die **Lamina cribrosa** *(Siebplatte)*, bildet das Dach der Nasenhöhle zur Schädelgrube hin. Durch kleine Löcher in dieser dünnen Platte ziehen die Axone des **Riechnerven** *(N. olfactorius)* von der Nase zum Gehirn (☞ Abb. 12.10).

Am Siebbein hängen zwei dünne Knochen, die wie Papierrollen eingerollt sind. Sie ragen in die Nasenhöhle und heißen **obere** und **mittlere Nasenmuschel** *(Concha nasalis superior* und *media-lis).* Sie vergrößern die Oberfläche der Nasenhöhlenwände, was für die Reinigung der Atemluft von Bedeutung ist (☞ 17.1.1 und Abb. 17.2).

8.2.3 Die Schädelbasis

Die Schädelbasis läßt sich von oben (innere Schädelbasis) und von unten (äußere Schädelbasis) betrachten:

8

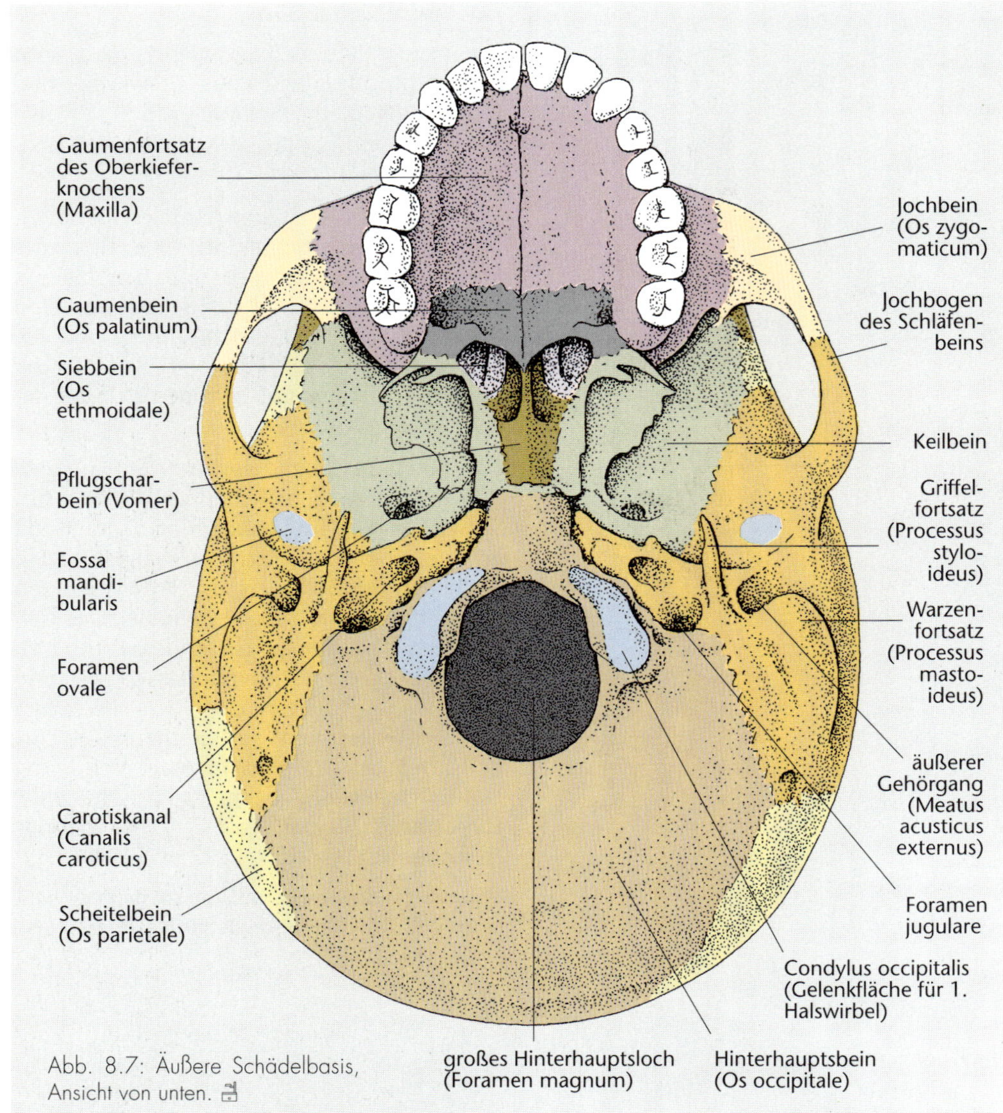

Abb. 8.7: Äußere Schädelbasis, Ansicht von unten.

nannt) trennen die mittlere von der **hinteren Schädelgrube** *(Fossa cranii posterior)*. Diese setzt sich aus mehreren Knochenanteilen zusammen – vorn aus der Rückseite des Türkensattel *(Dorsum sellae* genannt) und der Felsenbeinpyramiden und hinten aus dem Hinterhauptsbein mit dem *Foramen magnum* (**großes Hinterhauptsloch**). Der hinteren Schädelgrube liegt das Kleinhirn auf (☞ vergleiche Abb. 11.4). Wie Abb. 8.6 zeigt, weist die Schädelbasis noch viele andere Löcher und Furchen auf, die Gefäße und Nerven aus dem Schädelinneren zum Körper bzw. umgekehrt durchtreten lassen.

Die äußere Schädelbasis

Die **äußere Schädelbasis** setzt sich aus Knochen des Hirnschädels (☞ 8.2.2) und des Gesichtsschädels (☞ 8.2.5) zusammen. Eine Übersicht gibt Abb. 8.7. Die Schädelbasis hat zwei große paarige Gelenkflächen:

- Beidseits des großen Hinterhauptlochs bildet das Os occipitale am *Condylus occipitalis* mit dem ersten Wirbelkörper (Atlas) der Halswirbelsäule ein Gelenk.
- Weiter lateral finden sich die Kiefergelenke mit der *Fossa mandibularis* als Gelenkfläche.

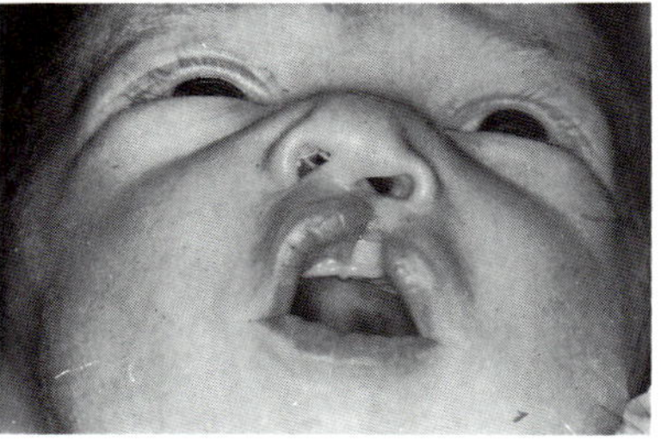

Abb. 8.8: Unvollständige Lippenspalte.

Bei stumpfer Gewalteinwirkung auf den Schädel, etwa beim Sturz auf den Motorradhelm, kommt es häufig zum **Schädelbasisbruch**. Je nach Lokalisation werden dabei Gefäße zerrissen. Die Folgen sind Einblutungen in das Innen- oder Mittelohr bzw. in die Nasenhöhlen. Liquor, die Flüssigkeit, die das Hirn umspült (☞ 11.15.5), kann beim Einriß der Hirnhäute nach außen (z. B. durch die Nase) austreten. Schwere Schädelbasisbrüche führen (z. B. bei Fahrradunfällen) oft zum Tode.

8.2.4 Die Schädelnähte

Der Schädel des heranwachsenden Foeten und des Neugeborenen besteht aus schollenartigen Knochenplatten, die über die *desmale Ossifikation* aus Bindegewebe entstanden sind (☞ 7.1.4) und nicht aneinanderstoßen. Die Spalträume dazwischen, **Schädelnähte** *(Suturae)* genannt, sind zum Zeitpunkt der Geburt nur durch Bindegewebe verschlossen, das heißt, die Knochenplatten lassen sich noch gegeneinander verschieben. Dies ermöglicht das weitere Hirnwachstum nach der Geburt. Die Verschiebbarkeit der Schädelknochen erleichtert zudem den Durchtritt durch den Geburtskanal.

Etwa im fünften Lebensmonat verschließen sich die Nähte, so daß die Knochen des Gehirnschädels exakt aneinanderstoßen.

- Die **Kranznaht** *(Sutura coronalis)* grenzt das Stirnbein von den beiden Scheitelbeinen ab.
- Die **Pfeilnaht** *(Sutura sagittalis)* liegt zwischen den beiden Scheitelbeinen, etwa unterhalb eines Mittelscheitels der Frisur.
- Die **Lambdanaht** (*Sutura lambdoidea*) ist die Grenze zwischen Scheitelbeinen und Hinterhauptsbein
- Die **Schuppennaht** (*Sutura squamosa)* liegt zwischen Schläfen- und Scheitelbein.

Die Fontanellen

Bei der Geburt klaffen in den Bereichen, in denen drei oder mehr Knochenplatten aneinanderstoßen, relativ weite Lücken. Diese weichen, bindegewebig überbrückten Stellen heißen **Fontanellen.** Sie haben eine charakte-

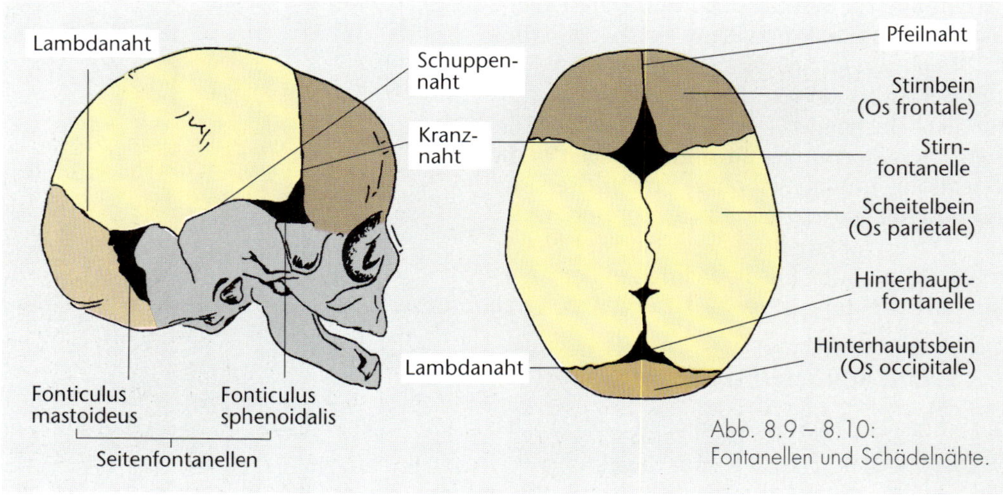

Abb. 8.9 – 8.10: Fontanellen und Schädelnähte.

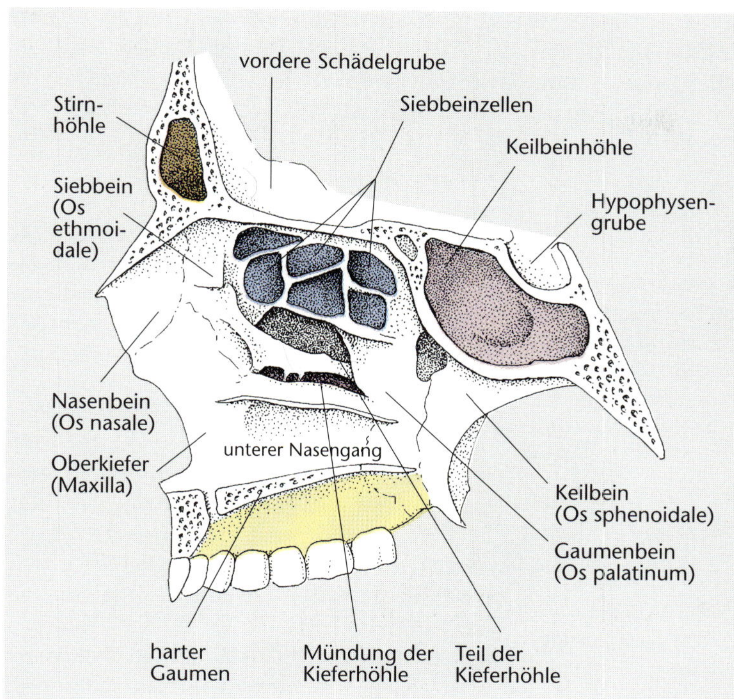

Abb. 8.11 (oben): Nasennebenhöhlen. Sagittalschnitt mit entfernten Nasenmuscheln (Frontalansicht ☞ Abb. 17.3). Kaum zu sehen ist die Kieferhöhle.

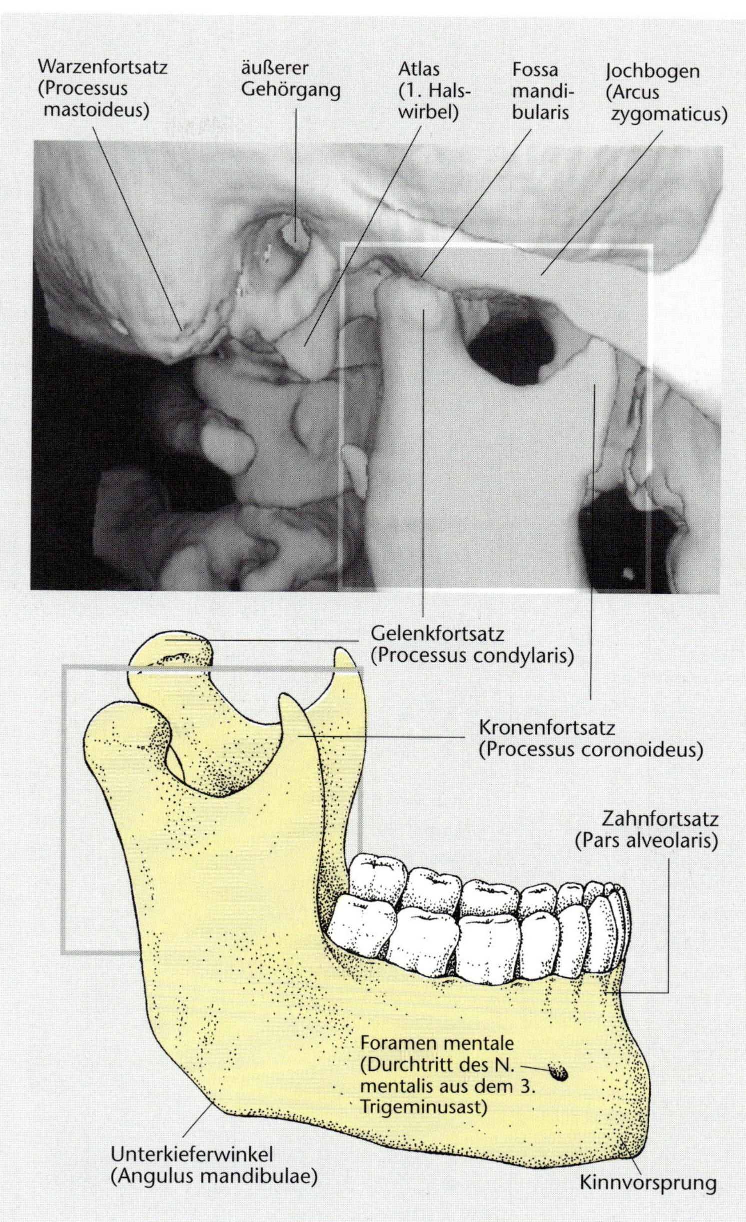

Abb. 8.13 und 8.14 (rechts):
Oben: Dreidimensionale computertomographische Rekonstruktion des Kiefergelenkes.
Unten: Unterkieferknochen seitlich mit Zahnreihe.

ristische Form und ermöglichen dem Geburtshelfer unter der Geburt eine gute Orientierung über die Lage des kindlichen Kopfes im mütterlichen Becken.

- Die rautenförmige **Stirnfontanelle** *(Fonticulus anterior)* befindet sich zwischen den vorderen Winkeln der Scheitelbeine und den Stirnbeinen. Sie ist die größte Fontanelle.
- Die **Hinterhauptfontanelle** *(Fonticulus posterior, hintere Fontanelle)* befindet sich am Hinterkopf zwischen der Hinterhauptsschuppe und den hinteren Winkeln der Scheitelbeine. Sie ist dreieckig und wird oft auch nur „kleine Fontanelle" genannt.
- Zu den **Seitenfontanellen** zählen der *Fonticulus sphenoidalis* (beidseits zwischen Stirn-, Scheitel- und Keilbein) und der *Fonticulus mastoideus* (zwischen Scheitel-, Schläfen- und Hinterhauptsbein).

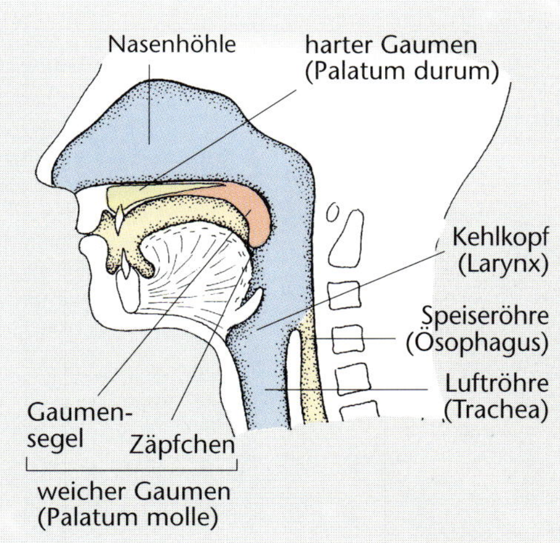

Abb. 8.12: Kopf im Sagittalschnitt. Oberkieferknochen und Gaumenbein bilden den harten Gaumen. Der weiche Gaumen ist das bewegliche Gaumensegel, dessen Hinterrand in das mittelständige Zäpfchen ausläuft.

Die Fontanellen schließen sich zu unterschiedlichen Zeitpunkten:

- Während sich Hinterhaupt- und Seitenfontanellen in der Regel schon im zweiten Lebensmonat schließen,
- kann die Stirnfontanelle bis in das zweite Lebensjahr hinein offenbleiben.

8.2.5 Der Gesichtsschädel

Die paarigen **Tränenbeine** *(Ossa lacrimalia,* lacrima = Träne, ☞ Abb. 8.3 und 8.4) sind fingernagelgroße, dünne Knochen an der Innenseite der Augenhöhle. Sie sind die kleinsten Knochen des Gesichts.

Der **Oberkieferknochen** *(Maxilla)* bildet das Mittelstück des Gesichtsschädels und ist mit jedem der übrigen Knochen verbunden. Er umschließt beidseits die **Kieferhöhlen** *(Sinus maxillares),* die mit der jeweils gleichseitigen Nasenhöhle in Verbindung stehen (☞ Abb. 17.3). Der **Zahnfortsatz** *(Processus alveolaris)* verstärkt den Unterrand des Oberkieferkörpers und nimmt in 2 mal 8 Fächern *(Alveoli dentales)* die obere Zahnreihe auf. Nach hinten oben ragt der **Jochfortsatz** *(Processus zygomaticus,* ☞ Abb. 8.3) hervor. Er formt zusammen mit dem **Jochbein** *(Os zygomaticum)* das Wangenprofil. Im vorderen Anteil des Oberkiefers befindet sich der **Gaumenfortsatz** *(Processus palatinus).* Er bildet zusammen mit dem **Gaumenbein** *(Os palatinum)* den **harten Gaumen** *(Palatum durum).*

Die beiden Gaumenbeine sind L-förmige Knochen, die den hinteren Anteil des harten Gaumens bilden (☞ Abb. 8.5 und 8.7).

Gesichtsspalten

Die rechte und linke Seite des Oberkieferknochens und die sie umgebenden Weichteile wachsen vor der Geburt zusammen. Gelingt dies nicht oder nur unvollständig, entsteht eine **Gesichtsspalte.** Sie kann verschieden schwer ausgeprägt sein: In manchen Fällen klaffen nur die Oberlippe oder die knöchernen Gaumenanteile ausein-

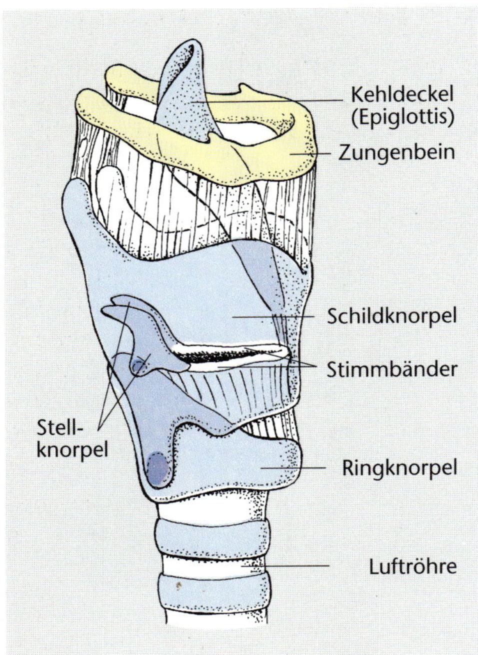

Abb. 8.16: Zungenbein. Dargestellt ist auch der Kehldeckel in Mittelstellung, sowie der knorpelige Aufbau des Kehlkopfes.

ander (☞ Abb. 8.8). Die schwerste Form ist die **Lippen-Kiefer-Gaumenspalte.** Abhängig von Ausdehnung und Lage der Spaltbildung werden sowohl das Schlucken und die Atmung, als auch die Sprachentwicklung des Kindes beeinträchtigt. Durch chirurgische Eingriffe im Säuglings- und Kindesalter können inzwischen die Folgen der Defekte funktionell und auch kosmetisch meist zufriedenstellend behoben werden.

Knöcherne Begrenzung der Nase

Das paarig angelegte **Nasenbein** *(Os nasale)* bildet den oberen Teil des Nasenrückens (☞ Abb. 8.11). Der untere Anteil des Nasenrückens besteht aus Knorpel *(Cartilago nasi).* Er bildet auch den Hauptanteil der *Nasenscheidewand* (**Nasenseptum**), an der sich ferner auch das Siebbein und das **Pflugscharbein** *(Vomer)* beteiligen (☞ Abb. 8.7). Die knöcherne Nasenhöhle wird durch das Nasenseptum in eine rechte und eine linke Höhle geteilt.

Die **untere Nasenmuschel** *(Concha nasalis inferior)* ist ein rinnenförmiger Knochen und über einen Fortsatz *(Processus maxillaris)* mit der Kieferhöhle verbunden. Sie dient genauso wie die kleinere mittlere und die obere Nasenmuschel (☞ Abb. 8.3) der Oberflächenvergrößerung der Nasenschleimhaut.

Das **Pflugscharbein** *(Vomer)* ist ein rechteckiger, von vorne zur Keilbeinhöhle ziehender Knochen, welcher den unteren und hinteren Anteil des Nasenseptums bildet (☞ Abb. 8.3). Vorne und unten grenzt es an den harten Gaumen, oben an die Lamina perpendicularis (vertikale Platte) des Siebbeins und hinten an das Keilbein.

Nasenseptumdeviation

Häufig verläuft das Nasenseptum, entweder angeboren oder infolge von Verletzungen, nicht gerade in der Nasenmittellinie (**Nasenseptumdeviation**). Liegt eine starke Abweichung vor, kann eine der Nasenhöhlen weitgehend verschlossen sein; aber auch eine nur mäßig ausgeprägte Nasenseptumdeviation kann eine Sekretstauung verursachen und zu Nasennebenhöhlenentzündungen, Kopfschmerzen oder Nasenbluten führen.

Die Nasennebenhöhlen

Die **Nasennebenhöhlen** *(Sinus paranasales)* befinden sich in den die Nasenhöhle umgebenden Knochen und sind von Schleimhaut ausgekleidet. Zu den jeweils paarig angelegten Nasennebenhöhlen gehören:

- die **Stirnhöhle** *(Sinus frontalis),*
- die **Kieferhöhle** *(Sinus maxillaris),*
- die **Siebbeinhöhle** (bestehend aus den Siebbeinzellen) und
- die **Keilbeinhöhle** *(Sinus sphenoidalis, nicht paarig).*

Die Nasennebenhöhlen machen die Schädelknochen leichter und dienen als Resonanzraum für den Klang der Sprache. Die Sekrete aus den Nasennebenhöhlen fließen, außer im Fall einer *Nasennebenhöhlenentzündung,* in die Nasenhöhle ab (mehr hierüber ☞ 17.1.3).

Der Unterkiefer

Der **Unterkiefer** *(Mandibula)* ist der größte und der einzige frei bewegliche Knochen des Gesichtsschädels (☞ Abb. 8.14). Er besteht aus einem hufeisenartig nach hinten gebogenen *Unterkieferkörper* und zwei Seitenästen *(Rami mandibulae),* die von dem (unterhalb des Ohres leicht fühlbaren) **Unterkieferwinkel** *(Angulus mandibulae)* aus fast senkrecht nach oben aufsteigen. Jeder Seitenast schließt nach oben hin mit zwei Fortsätzen ab: Auf dem weiter hinten gelegenen **Gelenkfortsatz** *(Processus condylaris)* liegt die Gelenkfläche, die, wie erwähnt, mit der Fossa mandibularis des Schläfenbeins und einer kleinen Knorpelscheibe das Kiefergelenk bildet. An dem weiter vorn gelegenen **Kronenfortsatz** *(Processus coronoideus)* setzt der Schläfenmuskel (M. temporalis, ☞ Abb. 18.19) an.

Der **Zahnfortsatz** *(Pars alveolaris)* am Oberrand des Unterkieferkörpers nimmt die Zahnwurzeln des Unterkiefergebisses auf. Der untere, kräftigere Teil des Unterkieferkörpers besitzt zwei Löcher an seiner Vorderseite *(Foramina mentalia),* durch die der **N. menta-**

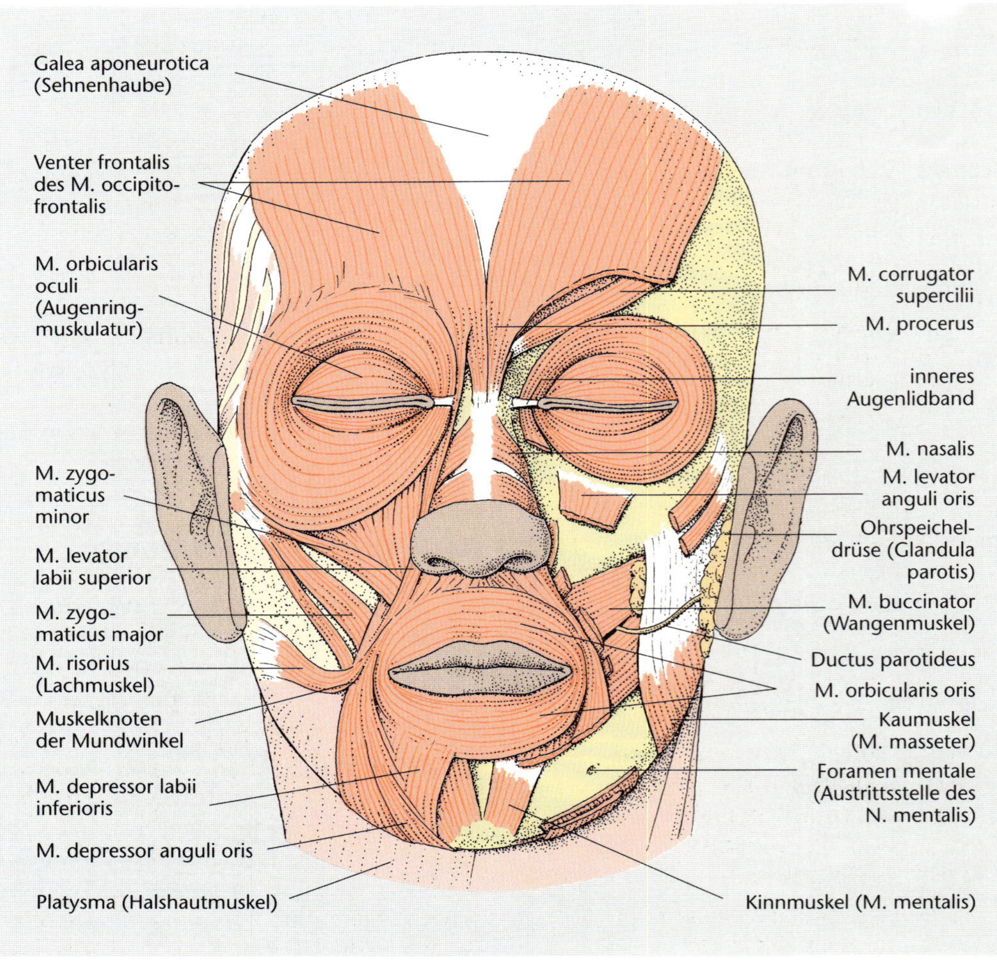

Abb. 8.17: Mimische Muskulatur. Die rechte Gesichtshälfte zeigt die oberflächliche Muskelschicht, während links die tiefere Schicht freigelegt wurde. Man erkennt in der linken Gesichtshälfte den M. masseter (Kaumuskel) und die Ohrspeicheldrüse mit ihrem Ausführungsgang (Ductus parotideus).

Muskel	Ursprung	Ansatz	Funktion
Stirnmuskel *(= Venter frontalis des M. occipitofrontalis, Teil des M. epicranius)*	Linea nuchae suprema, Augenbrauen	läuft in der **Galea aponeurotica** aus, die den oberen und seitlichen Teil des Schädels bedeckt	Kopfhautverschiebung, Augenbrauenhebung, Stirnrunzeln
M. orbicularis oculi *(Augenringmuskel)*	Medialer Teil der Augenhöhle (Orbita)	verläuft kreisförmig um das Auge und in den Lidern	Augenschluß Pars lacrimalis beeinflußt Tränenfluß
M. levator palpebrae superioris *(Lidheber)*	hintere Orbita (nahe dem Canalis opticus)	Bindegewebe des Oberlides	Lidhebung
M. orbicularis oris *(Ringmuskel des Mundes)*	lateral der Mundwinkel an Bindegewebsstreifen in der Schleimhaut	Haut in der Mitte von Ober- und Unterlippe; Muskelverflechtungen	Zusammenpressen, Schließen und Vorziehen der Lippen, Formen der Lippen beim Sprechen
M. zygomaticus *(Jochbeinmuskel)* mit zwei Anteilen (major und minor)	Os zygomaticum	Mundwinkel, Haut der Oberlippe	Hebt den Mundwinkel nach oben lateral, so daß ein Lachen oder Lächeln entsteht
M. buccinator *(Wangenmuskel)*	Ober- und Unterkieferknochen	Mundwinkel	Zieht den Mundwinkel nach außen, Aufblasen der Backen, Ausbreitung der Wangenschleimhaut
M. risorius *(Lachmuskel)*	Wangenhaut, Faszie der Ohrspeicheldrüse	Oberlippenhaut, Muskelknoten des Mundwinkels	Zieht die Mundwinkel nach außen; verursacht „Lachgrübchen"
Platysma *(Halshautmuskel)*	Unterkieferrand, Gesichtshaut, Faszie der Ohrspeicheldrüse	Hals- und Brusthaut bis zur 2. – 3. Rippe	Zieht den unteren Teilbereich der Unterlippe nach unten und hinten

Tabelle 8.18: Die wichtigsten Muskeln der mimischen Muskulatur. Weitere Muskeln zeigt Abb. 8.17.

lis *(Unterkiefernerv*, aus dem 3. Ast des N. trigeminus, ☞ 11.8.4) eintritt.

8.2.6 *Das Zungenbein*

Das **Zungenbein** *(Os hyoideum*, hyoid = U-förmig) ist der einzige Knochen des Körperstamms, der nicht in direkter Nachbarschaft oder gelenkiger Verbindung mit einem anderen Knochen steht. Das Zungenbein befindet sich im Halsbereich zwischen dem Unterkiefer und dem **Kehlkopf** *(Larynx*, ☞ Abb. 8.16 und im Detail Abb. 17.7). Über viele Muskeln ist das Zungenbein mit dem Mundboden und dem Griffelfortsatz des Schläfenbeins, dem Kehlkopf, dem Brustbein und sogar mit dem Schulterblatt verbunden. Deshalb ist das Zungenbein hochbeweglich und unterstützt so wirkungsvoll den Kauakt und die Bewegungen der Zunge beim Sprechen.

Im einzelnen unterscheidet man eine obere und eine untere Zungenbeinmuskelgruppe (☞ Abb. 8.21). Zu der oberen Gruppe zählen:

- der **M. digastricus**, der mit einem hinteren Bauch *(Venter posterior)* vom Warzenfortsatz zum Zungenbein zieht und mit seinem vorderen Bauch *(Venter anterior)* bis zur Innenseite der Unterkiefermitte läuft,
- der **M. stylohyoideus**, vom Griffelfortsatz zum Zungenbein ziehend,
- der **M. mylohyoideus**, der vom Innenrand des Unterkiefers plattenförmig bis zum Zungenbein reicht; sowie
- der **M. geniohyoideus**, der von der Zungenbeinmitte zur Unterkiefermitte zieht.

Die unteren Zungenbeinmuskeln (auch *Rectus-Gruppe* genannt) zählen zu den Halsmuskeln und werden dort erläutert (☞ 8.3.1).

Das Zungenbein bricht häufig während einer Strangulation. Deshalb wird es bei der Autopsie nach Tod durch Erwürgen besonders genau begutachtet.

8.2.7 *Die mimische Muskulatur*

Die **mimische Muskulatur** *(Gesichtsmuskeln)* ermöglicht uns, Gefühlsregungen wie Staunen und Entsetzen, Freude oder Trauer auszudrücken. Die meisten dieser Muskeln nehmen dadurch eine Sonderstellung unter den Körpermuskeln ein, da sie nicht über Gelenke hinwegziehen, sondern – oft ohne Zwischenschaltung einer Sehne – *direkt* an der Gesichtshaut ansetzen. Sie bewegen deshalb Gesichtshautpartien und lassen Falten, Runzeln und Grübchen entstehen, wodurch sie dem Gesicht seinen Reichtum an Ausdrucksmöglichkeiten verleihen, die in Abhängigkeit vom seelischen Zustand wechseln *(Mimik*, ☞ 23.1.3).

Die Tabelle 8.18 gibt einen ausführlichen Überblick über die wichtigsten mimischen Muskeln.

Fazialislähmung

Die mimische Muskulatur wird (mit Ausnahme des M. levator palpebrae superioris) vom N. facialis (☞ 11.8.4) innerviert. Eine Schädigung dieses Nerven, die relativ häufig vorkommt, führt im typischen Fall zu Lähmungen der mimischen Muskulatur. Die Patienten können auf der betroffenen Seite u.a. weder das Auge (Gefahr der Austrocknung!) noch den Mund vollständig schließen (☞ Abb. 11.18).

8.2.8 *Die Kaumuskulatur*

Die **Kaumuskulatur** bewegt den Unterkiefer. Sie ermöglicht das Beißen und Kauen und beteiligt sich an der Lautbildung und am Sprechen. Beim Kauen spielen Bewegungen in drei verschiedene Richtungen eine Rolle:

- Öffnen und Schließen des Mundes,
- Seitverschieben und Zurückziehen des Mundes; und
- kreisförmige Mahlbewegungen.

Drei am Unterkiefer ansetzende Muskeln bzw. Muskelgruppen sind im wesentlichen für

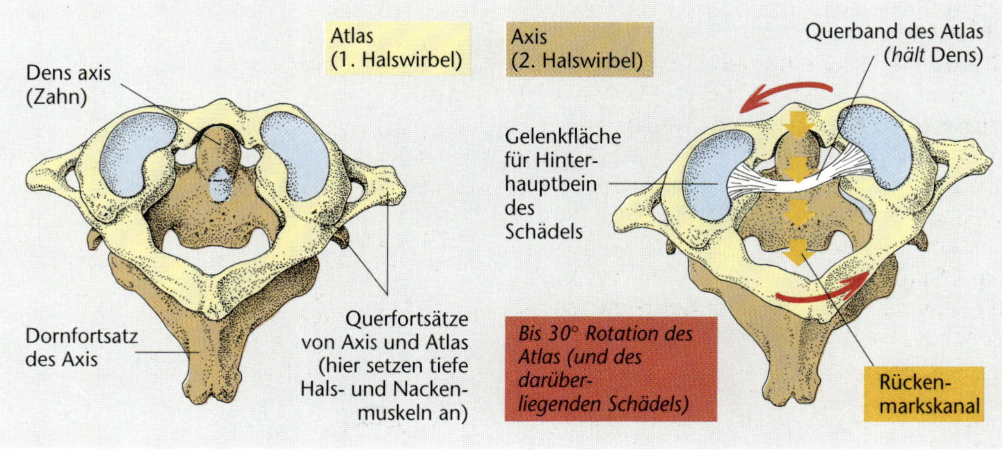

Abb. 8.19: Atlanto-Axial-Gelenk. Durch eine Drehung des Atlas um den Dens axis sind Drehbewegungen des Kopfes möglich. Das Querband verhindert dabei das Abgleiten des Atlas in Richtung Rückenmark.

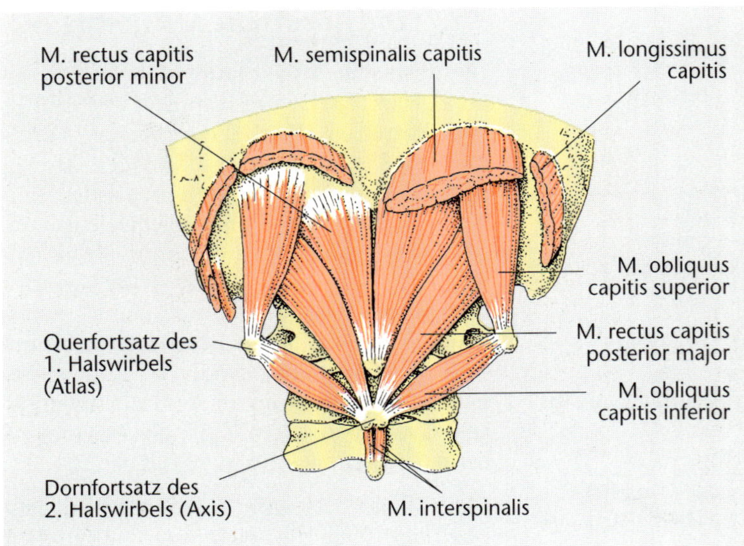

Abb. 8.20: Tiefe Nackenmuskulatur. Ansicht von hinten nach Entfernung des M. semispinalis capitis und des M. longissimus capitis.
Neben den tiefen Nackenmuskeln ist ein Anteil des M. spinalis zu erkennen. Er verläuft zwischen den Dornfortsätzen der Wirbel und gehören zum medialen Trakt der autochthonen Rückenmuskulatur (☞ 8.3.5)

diese Bewegungen im Kiefergelenk verantwortlich (☞ Abb. 18.19):

- der **M. masseter** *(Kaumuskel),*
- die **Mm. pterygoideus medialis** und **lateralis** *(mittlerer* und *seitlicher Flügelmuskel,* auch *innerer* und *äußerer Flügelmuskel* genannt) und
- der **M. temporalis** *(Schläfenmuskel)*

Ferner beteiligen sich auch die Wangen-, Mundboden-, Lippen-, Zungenbein- und Zungenmuskeln als *akzessorische Kaumuskeln* am Kauvorgang.

8.2.9 Die tiefen Nackenmuskeln

Die **tiefen** (oder *kurzen*) **Nackenmuskeln** (☞ Abb. 8.20) verlaufen zwischen dem ersten oder zweiten Halswirbel und dem Hinterhauptsbein. Sie zählen zur *autochthonen Rückenmuskulatur* (☞ 8.3.5) und wirken sowohl bei der Kopfhaltung als auch bei verschiedenen Kopfbewegungen mit.

Im einzelnen sind links und rechts je vier Muskeln unterscheidbar, die durch Faszien voneinander abgegrenzt sind:

- **M. rectus capitis posterior major:** dreht und neigt den Kopf zur gleichen Seite, beugt ihn bei beidseitiger Kontraktion dorsalwärts (Dorsalflexion).
- **M. rectus capitis posterior minor:** dreht und neigt den Kopf geringgradig zur gleichen Seite und hilft bei beidseitiger Kontraktion ebenfalls bei der Dorsalflexion des Kopfes.
- **M. obliquus capitis superior**: neigt den Kopf zur gleichen Seite, hilft bei beidseitiger Kontraktion bei der Dorsalflexion des Kopfes.
- **M. obliquus capitis inferior:** dreht den Atlas (und damit den Kopf) zur gleichen Seite.

8.3 Der Körperstamm

8.3.1 Der Hals

Der **Hals** als Verbindungsabschnitt zwischen Kopf und Schultergürtel enthält als knöcherne Strukturen die sieben Halswirbel und das Zungenbein; unter letzterem befindet sich der aus mehreren gegeneinander beweglichen Knorpeln bestehende Kehlkopf. Im Gegensatz zum 3. – 7. Halswirbel, die in der Form den übrigen Wirbeln entsprechen und deshalb erst im nächsten Abschnitt (8.3.2) näher beschrieben werden, weisen die ersten beiden Halswirbel eine besondere Form auf.

Atlas und Axis

Der *erste Halswirbel* (**Atlas**) hat die Form eines knöchernen Ringes, auf dessen Oberfläche sich zwei Gelenkflächen befinden, denen der knöcherne Schädel mit den entsprechenden Gelenkflächen des Hinterhauptsbeines (☞ Abb. 8.7) aufsitzt. Diese gelenkige Verbindung ermöglicht die Nickbewegung des Kopfes.

Der *zweite Halswirbel,* **Axis** genannt, hat als Besonderheit einen in den Ring des Atlas emporragenden Knochenzapfen. Um diesen **Dens axis** oder *Zahn* kann sich der Atlas drehen (Zapfengelenk, ☞ Abb. 8.19 und 7.13), wodurch Drehbewegungen des Kopfes möglich werden. Der Dens füllt jedoch nur den vorderen Teil des Atlasringes aus. Getrennt durch eine Bindegewebsmembran verläuft im hinteren, größeren Teil des Atlasringes das Rückenmark.

Die Halsmuskulatur

Die feingliedrige Halsmuskulatur kann in zwei Gruppen eingeteilt werden, die durch die großen Halsleitungsbahnen (Speise- und Luftröhre) getrennt sind (Übersicht ☞ Abb. 8.22). Vor den bzw. seitlich der Leitungsbahnen liegen die **vorderen Halsmuskeln** (☞ Abb. 8.21):

- Das **Platysma**, ein großer flächiger Muskel, der seiner Funktion nach noch der mimischen Muskulatur zuzurechnen ist (☞ Tabelle 8.18).

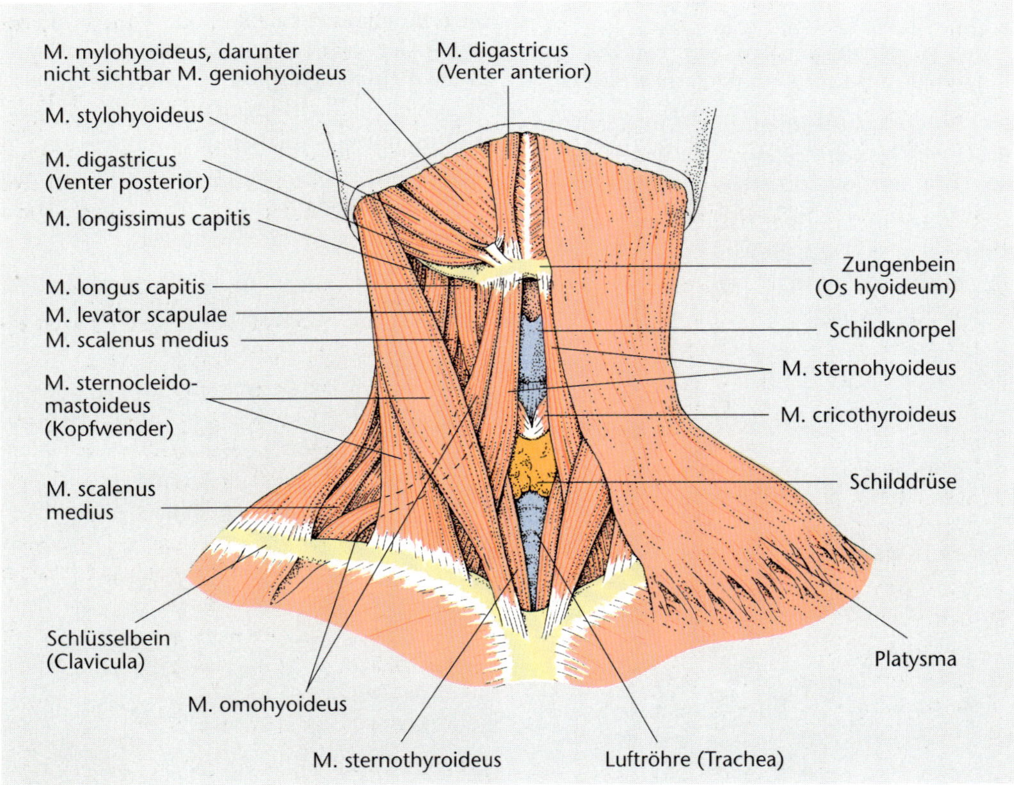

Abb. 8.21: Vordere Halsmuskulatur. Auf der rechten Halsseite ist das Platysma entfernt worden. Die obere und untere Zungenbeinmuskulatur verbindet das Zungenbein mit Kehlkopf, Mundboden, Schläfenbein, Schlüsselbein und Brustbein.

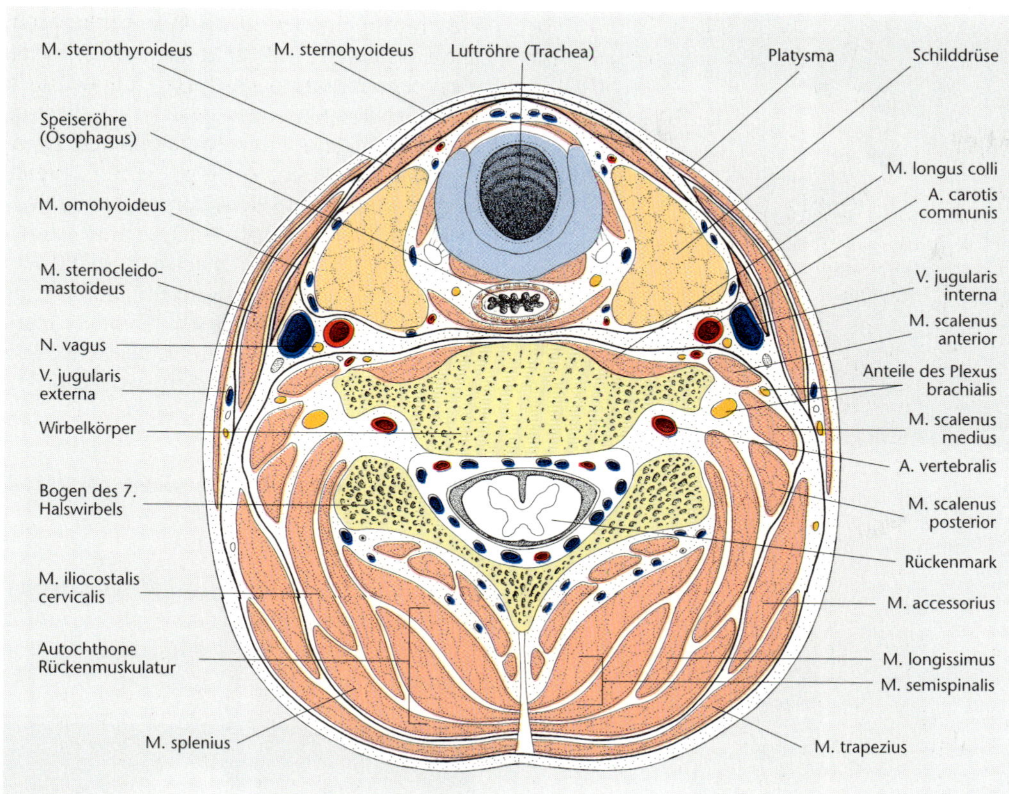

Abb. 8.22: Hals im Querschnitt („Guillotinenschnitt") unterhalb des Kehlkopfes.
Von vorn (hier oben) nach hinten erkennt man Luftröhre, Speiseröhre, die prävertebrale Halsmuskulatur (nur M. longus colli angeschnitten), den 7. Halswirbelkörper, den Rückenmarkskanal mit dem Rückenmark und Anteile der autochthonen Rückenmuskulatur. Seitlich liegen die Scalenusgruppe und Muskeln des Schultergürtels. Beidseits der Luftröhre ist die Schilddrüse angeschnitten.

- Der **M. sternocleidomastoideus** *(Kopfwender)*, der den Brustkorb mit dem Kopf verbindet und das Drehen und Vorbeugen des Kopfes ermöglicht.
- Die Gruppe der unteren Zungenbeinmuskeln (**Rectus-Gruppe**), die ihre Bezeichnung ihrem überwiegend geraden Verlauf verdanken (rectus = gerade). Ihre Aufgabe ist es, das Zungenbein festzuhalten, sowie die Bewegungen des Kehlkopfes zu unterstützen.

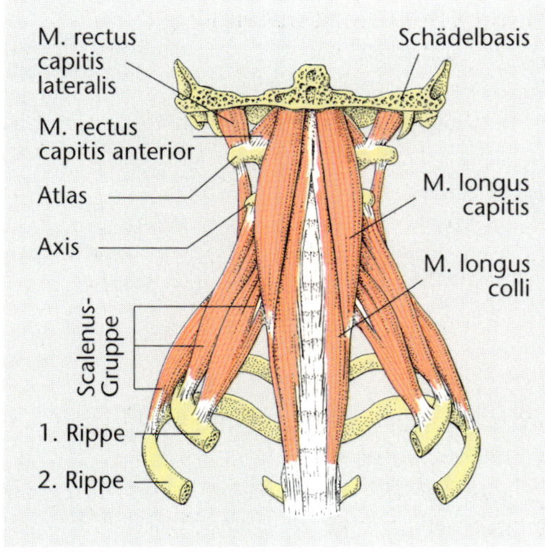

Abb. 8.23: Prävertebrale Halsmuskulatur. Ansicht von vorn nach Entfernung des Brustkorbes und der Halseingeweide. Abgesehen von der prävertebralen Halsmuskulatur ist die Scalenusgruppe mit ihren drei Anteilen dargestellt.

Zur Rectusgruppe gehören der **M. sternohyoideus**, der vom Brustbein (Sternum) zum Zungenbein zieht, der **M. sternothyroideus**, der vom Brustbein zum Schildknorpel zieht, der **M. thyrohyoideus**, der den Schildknorpel mit dem Zungenbein verbindet, sowie der sehr lange **M. omohyoideus**, der vom oberen Rand des Schulterblatts unter dem M. sternocleidomastoideus hindurch bis zum Zungenbein reicht.

Hinter den großen Halsleitungsbahnen liegen die **hinteren Halsmuskeln.**

Zu ihnen gehört die Gruppe der **Treppenmuskeln** *(Mm. scaleni)*, bestehend aus **M. scalenus anterior, medius** und **posterior** *(vorderer, mittlerer* und *hinterer Treppenmuskel)*. Alle drei Scalenus-Muskeln befinden sich im hinteren, seitlichen Bereich des Halses (☞ Abb. 8.23). Sie unterstützen die Einatmung, indem sie die ersten Rippen anheben. Außerdem wirken sie bei der Beugung und Seitwärtsdrehung der Halswirbelsäule mit. In ihrem gesamten Verlauf von den Querfortsätzen der sieben Halswirbel bis zur 1. und 2. Rippe überziehen sie zeltförmig einen Teil des oben offenen, knöchernen Thorax und schützen so das darunterliegende Lungengewebe und die dort verlaufenden Gefäße.

Durch die sogenannte **vordere Scalenuslücke,** die ventral vom Schlüsselbein und dorsal vom M. scalenus anterior begrenzt wird, zieht die V. subclavia zur oberen Thoraxöffnung. Durch die **hintere Scalenuslücke** zwischen den Mm. scaleni anterior und medius ziehen A. subclavia und Plexus brachialis zum Arm.

Eine weitere Gruppe der hinteren Halsmuskeln sind die **tiefen** oder **prävertebralen Halsmuskeln** (☞ Abb. 8.23), welche direkt vor der Wirbelsäule liegen. Sie unterstützen die Vorbeugung und Seitwärtsbewegung des Kopfes. Zu ihnen zählen:

- der kurze **M. rectus capitis anterior** zwischen Querfortsatz des Atlas und Hinterhauptsbein,
- der spindelförmige **M. longus capitis** zwischen Querfortsätzen des 3. – 6. Halswirbels und Hinterhauptsbein sowie
- der schlanke **M. longus colli**, dessen drei Anteile die Wirbelkörper und Querfortsätze sämtlicher Halswirbel sowie der oberen Brustwirbel miteinander verbinden.

Die dorsolateral der Wirbelsäule gelegene **autochthone Rückenmuskulatur** wird in Abschnitt 8.3.5 beschrieben.

8

8.3.2 Die Wirbelsäule – Übersicht

Die **Wirbelsäule** *(Columna vertebralis)* bildet die große Achse unseres Skeletts. Sie besteht aus 24 segmentförmigen Knochen, den **Wirbeln** *(Vertebrae)*, sowie dem **Kreuzbein** und dem **Steißbein**. Die Wirbel sind gegeneinander beweglich und erlauben dadurch Bewegungen nach vorn, hinten, links, rechts und um die eigene Achse. Diese Beweglichkeit wird von den Bandscheiben unterstützt, die außerdem zusammen mit vielen Bändern die Wirbelsäule stabilisieren. Die Wirbelsäule umschließt und schützt das Rückenmark, welches durch die Wirbellöcher nach unten zieht. Sie trägt den Kopf und dient der Anheftung von Rippen und Rückenmuskulatur.

Zwischen den Wirbeln liegen Öffnungen, die man **Zwischenwirbellöcher** *(Foramina intervertebralia)* nennt. Durch sie verlaufen Nerven, die vom Rückenmark ausgehen oder zum Rückenmark führen, die **Spinalnerven** (☞ 11.10.2).

Die Wirbelsäule hat fünf Abschnitte:

- die **Halswirbelsäule** *(HWS)* mit 7 Halswirbeln (Kurz: C1 – C7, Cervix = Hals),
- die **Brustwirbelsäule** *(BWS)* mit 12 Brustwirbeln, die mit den Rippen gelenkig verbunden sind (Th1 – Th12, Th = **T**horax),
- die **Lendenwirbelsäule** *(LWS)* mit 5 Lendenwirbeln (L1 – L5).
- Ihr schließt sich das **Kreuzbein** *(Os sacrum)* an – 5 Sakralwirbel sind hier zu einem kompakten Knochen verschmolzen.
- Etwa 4 verkümmerte Steiß-„Wirbel" bilden das **Steißbein** *(Os coccygis)*.

Die Krümmungen der Wirbelsäule

Von vorn gesehen ist die gesunde Wirbelsäule nahezu gerade. Betrachtet man die Wirbelsäule jedoch von der Seite, weist sie vier charakteristische Krümmungen auf (☞ Abb. 8.24). Zwei von ihnen sind nach hinten gewölbt; sie

8

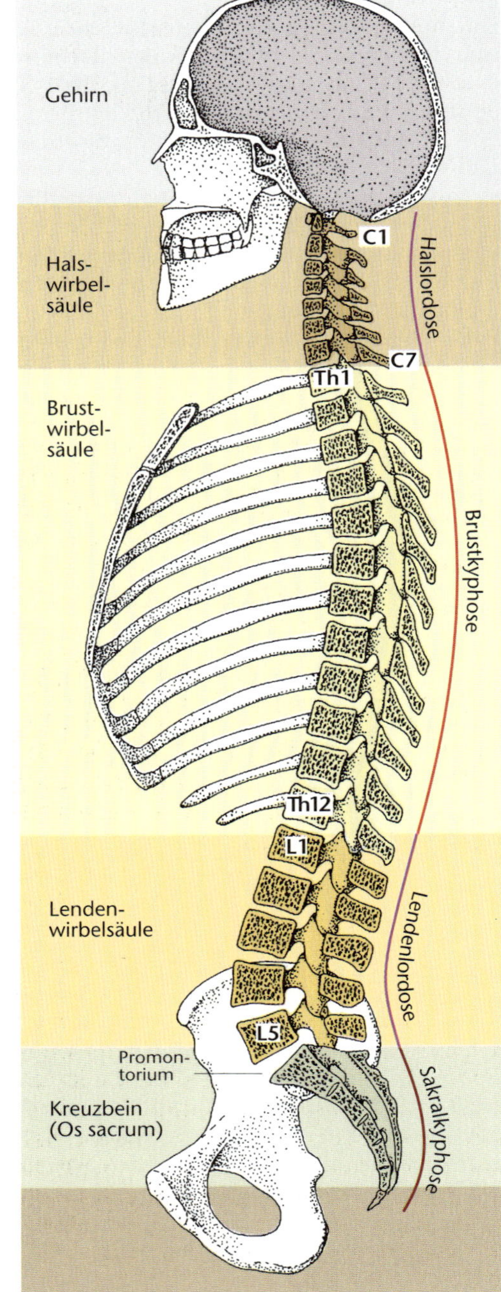

Abb. 8.24: Aufbau der Wirbelsäule. Man erkennt Halslordose, Brustkyphose, Lendenlordose und Sakralkyphose. Angedeutet ist das Rückenmark im Wirbelkanal mit den einzelnen Rückenmarkssegmenten. Die Spinalnerven der einzelnen Rückenmarkssegmente ziehen durch die Zwischenwirbellöcher.

heißen **Brustkyphose** und **Sakralkyphose**. Bei den anderen zweien weist die Bogenkrümmung nach vorn. Sie werden als **Halslordose** und **Lendenlordose** bezeichnet.

Diese Krümmungen verleihen der Wirbelsäule eine hohe Stabilität, da durch sie die Belastungen, die bei den verschiedenen Bewegungen auftreten, auf alle Wirbel gleichmäßig verteilt werden.

Die Wirbel

Die Wirbel haben vom 3. Halswirbel bis zum 5. Lendenwirbel einen einheitlichen Aufbau,

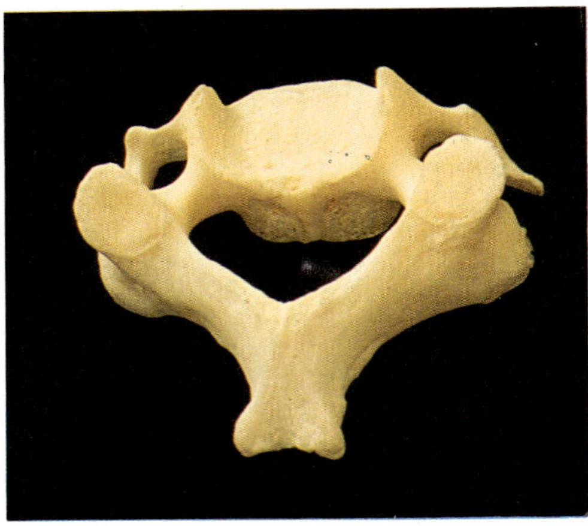

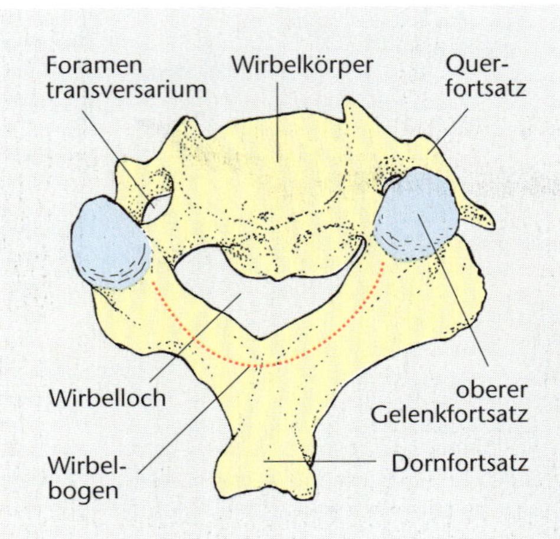

Abb. 8.25: Halswirbel, anatomisches Präparat und Zeichnung. Charakteristisch für die Halswirbel ist ein Loch im Querfortsatz (Foramen transversarium), durch das die A. und V. vertebralis laufen.

auch wenn sie sich, je nach den funktionellen Erfordernissen der einzelnen Wirbelsäulenabschnitte, in Größe und Form unterscheiden.

Der **Wirbelkörper** *(Corpus vertebrae)* ist eine dicke rundliche Knochenscheibe. Die Wirbelkörper bilden den gewichtstragenden Teil der Wirbelsäule. Da alle Wirbelkörper übereinander liegen, sind sie für die charakteristische Säulenform unserer Körperachse verantwortlich.

An der Hinterfläche des Wirbelkörpers setzt eine Knochenspange an, der **Wirbelbogen** *(Arcus vertebrae)*. Er umgibt das **Wirbelloch** *(Foramen vertebrale)*. Alle Wirbellöcher zusammen bilden den **Wirbelkanal** *(Spinalkanal)*, durch den das Rückenmark vom großen Hinterhauptsloch nach unten zieht.

Vom Wirbelbogen gehen drei Knochenfortsätze aus, an denen Muskeln entspringen und ansetzen: Der nach hinten unten zeigende **Dornfortsatz** *(Processus spinosus)* und links und rechts je ein **Querfortsatz** *(Processus transversus)*.

Etwa auf Höhe der Querfortsätze entspringen dem Wirbelbogen ferner je zwei **Gelenkfortsätze** nach oben und unten *(Processus articularis superior* und *inferior)*. Sie verbinden die Wirbel untereinander. Zwischen den unteren Gelenkfortsätzen und dem zugehörigen Wirbelkörper bleibt immer ein Freiraum, der oben vom Wirbelbogen abgeschlossen ist *(Incisura vertebralis inferior)*. Ein sehr viel kleinerer Einschnitt befindet sich auch zwischen oberem Gelenkfortsatz und Wirbelkörper *(Incisura vertebralis superior,* ☞ Abb. 8.27). Diese beiden Einschnitte liegen bei benachbarten Wirbeln direkt übereinander und umschließen das jeweilige **Zwischenwirbelloch** *(Foramen intervertebrale,* ☞ Abb. 8.31). Durch die Zwischenwirbellöcher verlassen die Spinalnerven den Wirbelkanal.

8.3.3 Die Wirbelsäulenabschnitte

Die Halswirbelsäule

Die HWS ist der beweglichste Teil der gesamten Wirbelsäule. Atlas und Axis, also 1. und 2. Halswirbel, haben eine besondere Form und Funktion, die schon in Abschnitt 8.3.1 be-

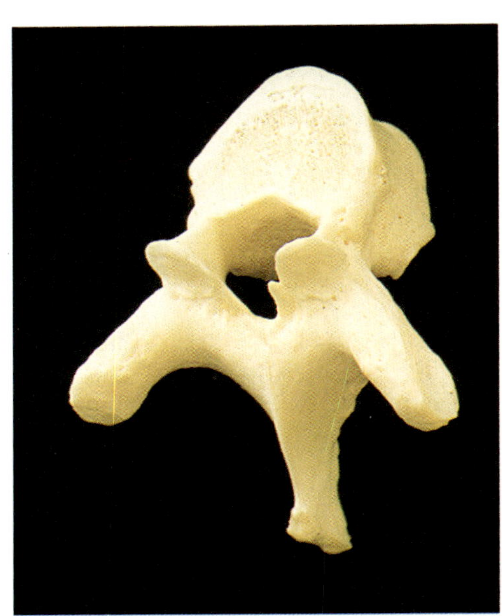

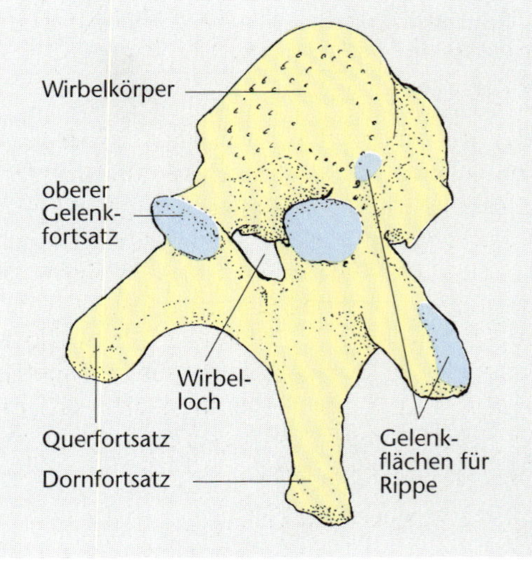

Abb. 8.26: Brustwirbel, anatomisches Präparat und Zeichnung. Typisch für die Brustwirbel sind die Gelenkflächen für die Rippen.

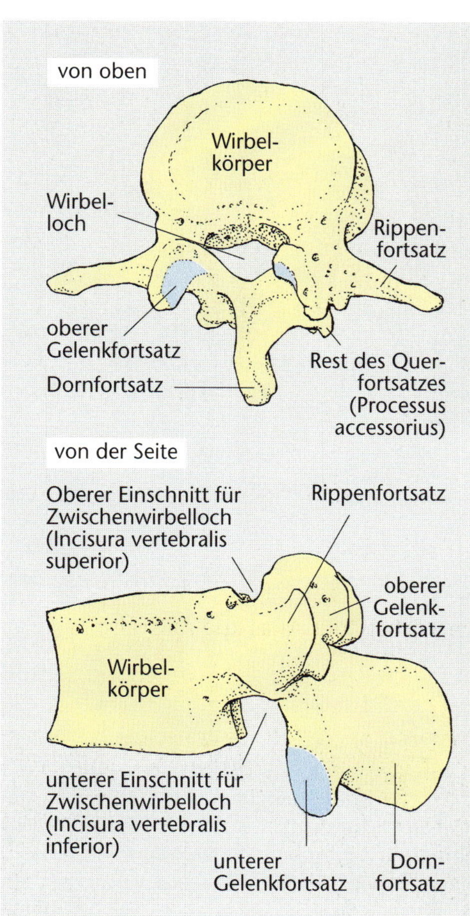

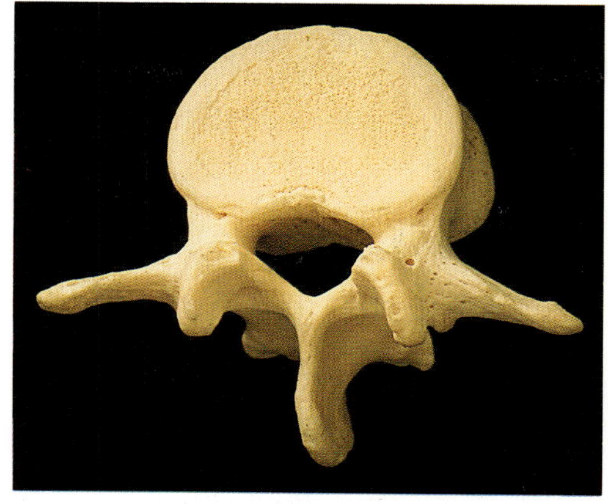

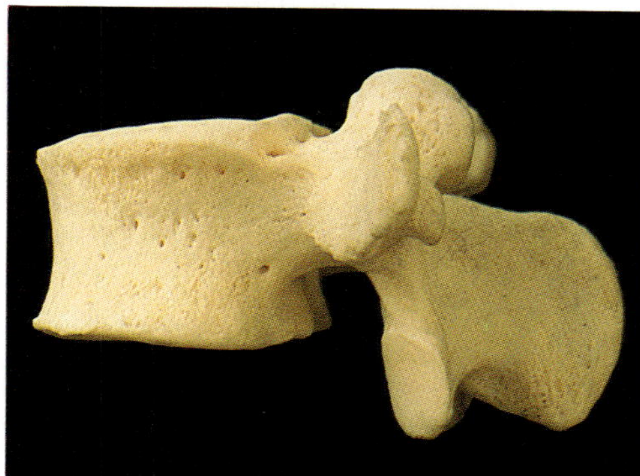

Abb. 8.27: Lendenwirbel von oben und von der Seite. Anatomische Präparate und Zeichnungen.

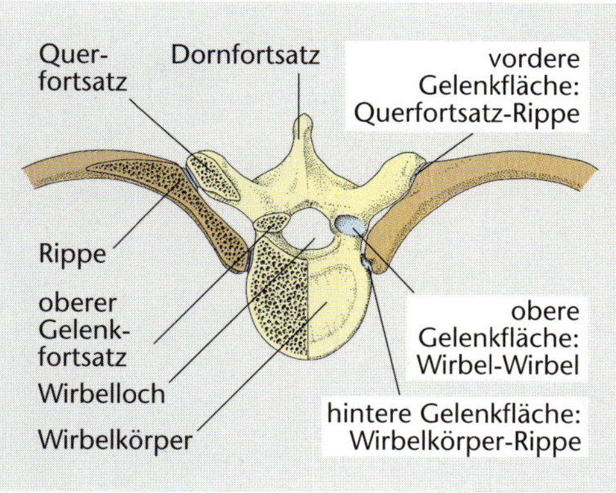

Abb. 8.28: Wirbelkörper-Rippen-Gelenk

schrieben wurden. Die darunterliegenden Wirbelkörper der Wirbel C3 – C7 sind relativ klein im Vergleich zu ihrem Wirbelloch. Die Querfortsätze sind platt und haben im Gegensatz zur restlichen Wirbelsäule je ein Loch *(Foramen transversarium)*, durch das hirn- und rückenmarksversorgende Gefäße (A. und V. vertebralis) ziehen (☞ Abb. 11.50).

Die Dornfortsätze von C2 – C6 sind meist an ihren Enden zweigeteilt. Der 7. Wirbel (C7) wird auch *Vertebra prominens* genannt, da sein Dornfortsatz am weitesten nach dorsal vorspringt. Er bietet beim Tasten durch die Haut einen guten „geographischen" Anhaltspunkt für den Übergang zwischen HWS und BWS.

Die Brustwirbelsäule

Die BWS ist ein wenig beweglicher Wirbelsäulenabschnitt – die Haltefunktion für den Brustkorb steht im Vordergrund. Die Brustwirbel sind beträchtlich größer und stärker gebaut als die Halswirbel. Das Wirbelloch ist annähernd rund und etwa fingerdick.

Außer Th11 und Th12 besitzen alle Brustwirbel an ihrem Körper und am Querfortsatz Gelenkflächen für die Verbindung mit den Rippen. Th11 und Th12 tragen nur Gelenkflächen am Wirbelkörper.

Die Lendenwirbelsäule

In der Lendenwirbelsäule finden sich die größten Wirbel des Menschen. Sie besitzen einen massigen Körper und ein vergleichsweise kleines, annähernd dreieckiges Wirbelloch. Sie sind nicht mehr mit Rippen verbunden, besitzen aber einen **Rippenfortsatz** *(Processus costarius)*, der entwicklungsgeschichtlich einer verkümmerten Rippe entspricht. Von den ursprünglichen Querfortsätzen sind dagegen nur die kleinen **Processus accessorii** übriggeblieben. Die Dornfortsätze der Lendenwirbel zeigen relativ gerade nach hinten. Beugt man die Lendenwirbelsäule weit nach vorn, wird der Abstand zwischen den Dornfortsätzen so groß, daß eine Punktion des Spinalkanals möglich ist (Lumbalpunktion, ☞ Abb. 11.45).

Der 5. Lendenwirbelkörper ist keilförmig, ebenso der darunterliegende 1. Kreuzbeinwirbel. Sie bilden den markanten Übergang von der Lendenlordose zur Sakralkyphose, das **Promontorium** (☞ auch Abb. 8.24 und 8.75).

Kreuzbein und Steißbein

Das **Kreuzbein** *(Os sacrum)* ist ein dreieckiger abgeplatteter Knochen, der aus fünf miteinander verschmolzenen Wirbeln besteht. Die Fusion der Wirbel beginnt zwischen dem 16. und 18. Lebensjahr und ist normalerweise um das 25. Lebensjahr beendet. Das Kreuzbein bildet den hinteren Mittelteil des Beckens und ist mit beiden Hüftknochen über das nahezu unbewegliche *Sakroiliakalgelenk* (☞ Abb. 8.67) verbunden. Entsprechend den Zwischenwirbellöchern der übrigen Wirbelsäule stehen vier paarige **Kreuzbeinlöcher** *(Foramina sacralia)* mit dem **Kreuzbeinkanal** *(Canalis sacralis)* in Verbindung. Durch sie verlaufen die vorderen und hinteren *Sakralnerven*, wie die Spinalnerven in diesem Bereich heißen. Der Sakralkanal ist die Verlängerung des Wirbelkanals und nach unten offen. An der Hinterfläche des Kreuzbeins befinden sich ferner auch die verkümmerten Dorn- und Rippenfortsätze, die leistenähnlich angeordnet sind.

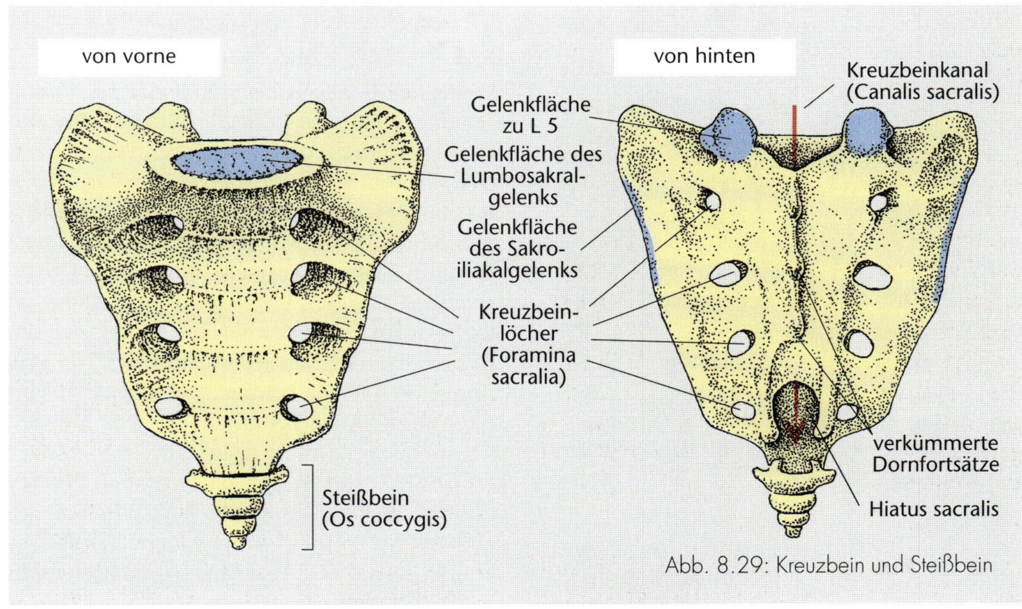

Abb. 8.29: Kreuzbein und Steißbein

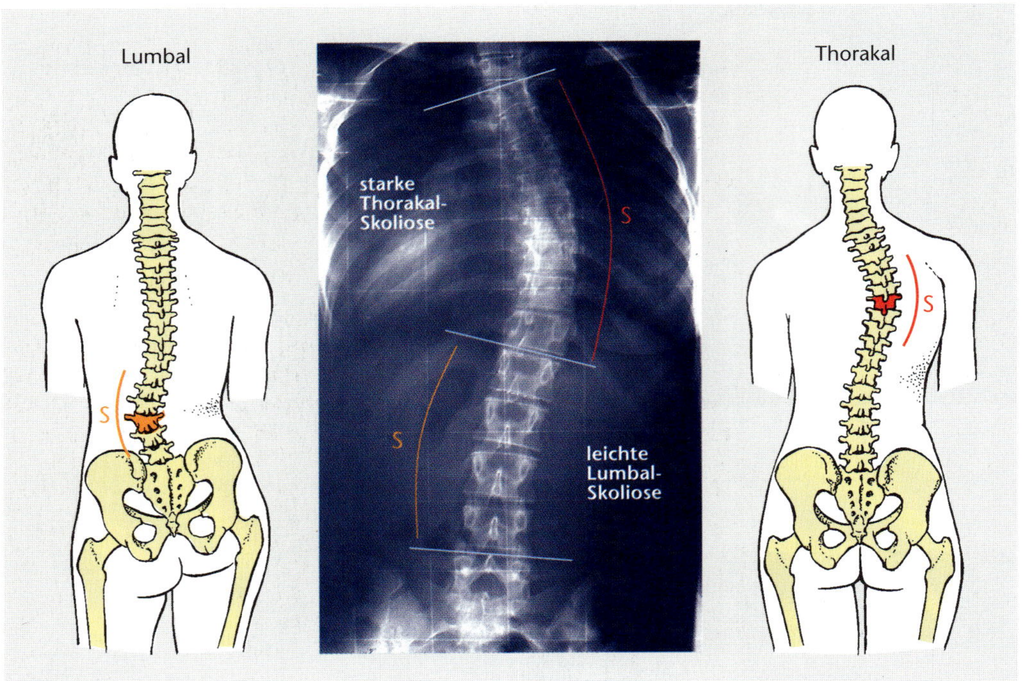

Abb. 8.30: Formen der Skoliose. Das „S" gibt jeweils den Scheitelpunkt der Wirbelsäulenkrümmung an.

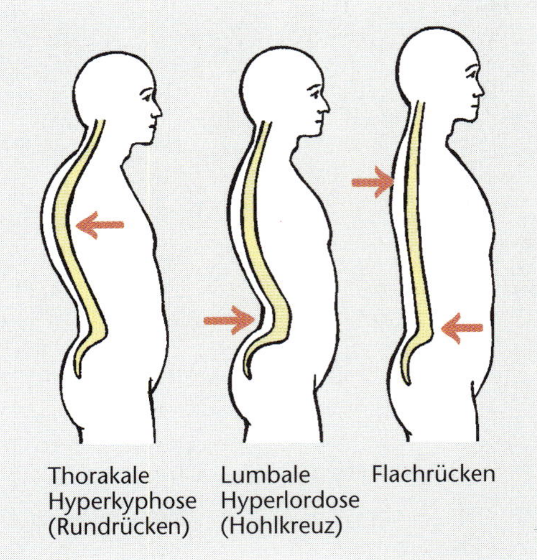

Abb. 8.32: Häufige Fehlhaltungen der Wirbelsäule.

Nach oben ist das Kreuzbein über ein relativ großes Zwischenwirbelgelenk, das *Lumbosakralgelenk,* mit dem 5. Lendenwirbelkörper verbunden und nach unten über ein starres Gelenk mit dem **Steißbein** *(Os coccygis).*

Die typische Wirbelform der Steißbeinwirbel ist nicht mehr erkennbar. Die Wirbelrudimente können miteinander verschmolzen sein oder einzeln auftreten. Bei den Säugetieren bildet der Steißabschnitt der Wirbelsäule den Schwanz.

Die Bandscheiben

Zwischen den Wirbelkörpern der Hals-, Brust- und Lendenwirbelsäule sowie zwischen L 5 und Kreuzbein liegen die **Bandscheiben** *(Zwischenwirbelscheiben, Disci intervertebrales).* Jede Bandscheibe ist etwa 5 mm dick und besteht aus zwei bindegewebigen Schichten:

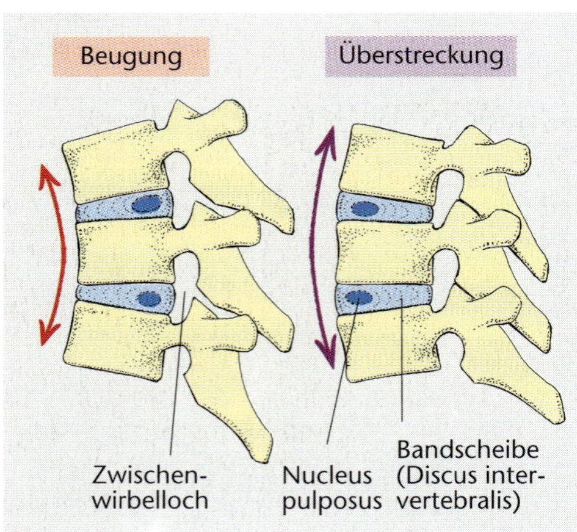

Abb. 8.31: Bandscheibenfunktion. Der Nucleus pulposus verschiebt sich innerhalb der Bandscheibe je nach Beugung oder Streckung der Wirbelsäule.

- einem Außenring, dem **Anulus fibrosus,** aus derben kollagenen Fasern und Faserknorpel und
- einem Gallertkern, dem **Nucleus pulposus**. Dieser gleicht wie ein Wasserkissen die Druckunterschiede zwischen zwei Wirbeln aus, wenn diese sich gegeneinander bewegen. Diesen Vorgang zeigt Abb. 8.31.

Die Bandscheiben bilden elastische Verbindungen der Wirbelkörper untereinander. Sie erhöhen die Beweglichkeit der Wirbelsäule, indem sie sich entsprechend mitverformen, und fangen wie ein Stoßdämpfer Stauchungen der Wirbelsäule ab, z. B. wenn man von einem Stuhl springt.

8.3.4 *Wirbelsäulen-Erkrankungen*

Bandscheibenvorfall

Unbegrenzte Fehlbelastungen hält die Bandscheibe nicht aus. Insbesondere schweres Heben in falscher Haltung kann dazu führen, daß sich der Nucleus pulposus der Bandscheibe durch eine Schwachstelle in seinem Fasermantel nach außen vorwölbt oder sogar austritt. Ein solcher **Bandscheibenvorfall** *(Discusprolaps)* geschieht meist in Richtung Dornfortsatz, weil der Nucleus pulposus beim Heben in nach vorn gekrümmter Haltung immer nach hinten gedrückt wird (☞ Abb. 8.33 und Abb. 11.28). Die meisten Bandscheibenvorfälle treten zwischen L4 und L5 bzw. L5 und S1 auf, da in diesem Bereich die Druckbelastung auf die Bandscheiben am größten ist. Wenn die vorgefallene Bandscheibe auf die dorsolateral von ihr austretenden Nervenwurzeln drückt, kommt es zu Druckschädigung der betroffenen Nervenabschnitte und damit zu starken Schmerzen, Sensibilitätsstörungen und Lähmungserscheinungen.

Es gibt verschiedene Möglichkeiten, einen Bandscheibenvorfall zu behandeln: Ist er mit Lähmungen verbunden, wird meist operiert. Jedoch kann man auch über eine Sonde ein Mittel injizieren, welches den Gallertkern verflüssigt, um ihn danach absaugen zu können. Die Bandscheibe sackt dadurch in sich zusammen, und die umgebenden Nerven werden nicht mehr komprimiert. In leichteren Fällen kann der Patient durch eine gezielt die Rückenmuskulatur aufbauende

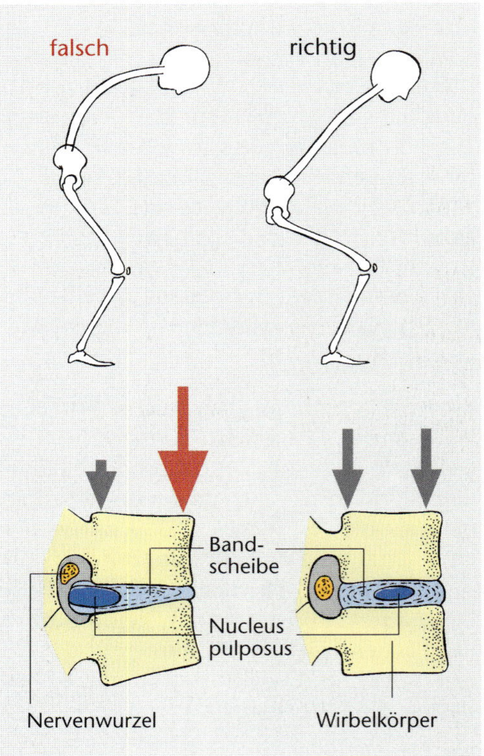

Abb. 8.33: Zur Vorbeugung von Wirbelsäulenschäden sollten falsche Bewegungsmuster vermieden werden. Heben und Bücken sollten z. B. nie in Rundrückenhaltung erfolgen.

Krankengymnastik die Bandscheiben stabilisieren. Dies hilft auch, Rückfälle zu vermeiden. Oft läßt sich dadurch eine Operation verhindern.

Wirbelsäulenskoliose

Durch pathologische Wachstumsvorgänge kann die Wirbelsäule zur Seite hin verkrümmt wachsen. Diese Achsenabweichungen zur Seite werden **Skoliosen** genannt. Sie können in jedem Abschnitt der Wirbelsäule auftreten, meist ist jedoch die Brust- oder die Lendenwirbelsäule betroffen. Zu 90 % ist die Ursache unbekannt. Ist die Skoliose ausgeprägt, kann man auch beim bekleideten Patienten eine Schiefhaltung des Oberkörpers bzw. Beckens erkennen (☞ Abb. 8.30).

Ein hochgradige Skoliose der Brustwirbelsäule kann den Brustraum derartig eineingen, daß für die Atembewegungen nicht mehr genügend Platz bleibt. Um gefährliche Spätfolgen zu verhindern, muß dann rechtzeitig operiert werden. Schwach oder mittelstark ausgeprägte Skoliosen werden mit Krankengymnastik und eventuell einem Korsett behandelt.

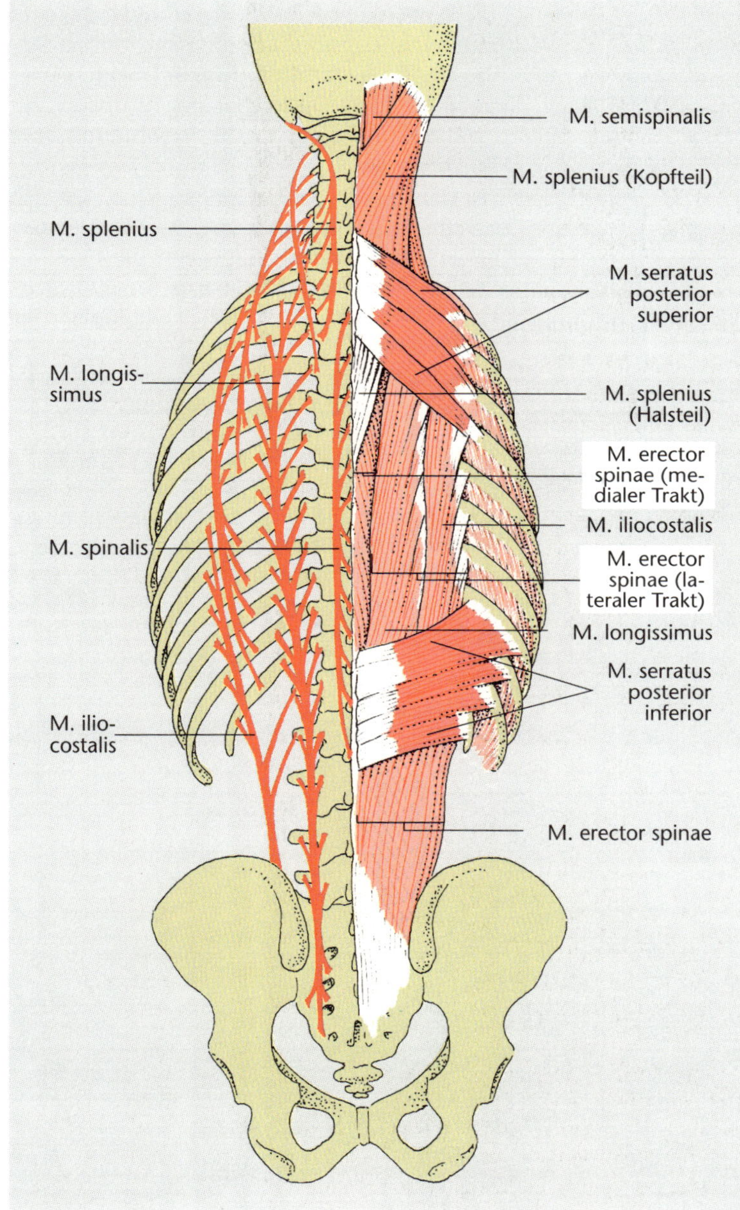

Abb. 8.34: Autochthone Rückenmuskulatur (M. erector spinae), medialer und lateraler Trakt. Zur Verdeutlichung sind links einzelne Muskelzüge schematisch dargestellt. Über die autochthone Rückenmuskulatur legen sich M. serratus posterior superior und M. serratus posterior inferior. Sie ziehen von der Wirbelsäule zu den Rippen; der M. serratus posterior superior fördert durch Anheben der Rippen die Einatmung, der M. serratus posterior inferior durch Senken der Rippen die Ausatmung.

Fehlhaltungen der Wirbelsäule

Die physiologischen Krümmungen der Wirbelsäule nach vorn bzw. hinten bilden sich in der Kindheit aus.

Durch Fehlbelastungen während dieser Entwicklung und auch noch im Erwachsenenalter können sich diese Krümmungen (Halslordose, Brustkyphose und Lendenlordose) krankhaft verstärken: Es kann dann ein *Hohlkreuz* bei durch Fehlhaltung verstärkter Lendenlordose oder ein *Rundrücken* (Buckel) bei stärkerer Brustkyphose entstehen. Solche Fehlhaltungen begünstigen ferner das Auftreten von *chronischen Rückenschmerzen*, vor allem im LWS-Bereich. Sie sind nicht nur bei den Angehörigen der Krankenpflegeberufe verbreitet.

Vorbeugung: Rückenschule

Solche Wirbelsäulenbeschwerden und -schäden zu verhindern, hat jeder ein Stück weit selbst in der Hand: Um den Rücken nicht falsch zu belasten, muß dieser z. B. durch richtiges Hebeverhalten (etwa beim Umlagern von Patienten) geschont werden; durch Gymnastik können die Rückenmuskulatur trainiert und die Wirbelsäule beweglich gehalten werden. Eine solche *Rückenschule* sollte früh beginnen: So ist schon im Kindesalter auf möglichst viel Bewegung und das Vermeiden von Fehlbelastungen, z. B. durch einseitiges Tragen des Schulranzens, zu achten. Solche Vorsichtsmaßnahmen gelten auch für ältere: Darf beispielsweise ein Patient wegen einer Fraktur im Beinbereich oder anderer Einschränkungen die Beine nicht voll belasten, so muß er mit Gehhilfen (☞ Abb. 8.83) die für den Rücken (und damit für den gesamten Körper) günstigste Alternative wählen.

8.3.5 Die autochthone Rückenmuskulatur

Obwohl die Wirbel gegeneinander nur begrenzt beweglich sind, entspricht die Beweglichkeit der Wirbelsäule insgesamt doch der eines Kugelgelenkes. Diese Beweglichkeit wird vor allem durch ein komplexes System aus sich überlappenden Muskelfaserzügen entlang der Wirbelsäule ermöglicht , das in seiner Gesamtheit als **autochthone Rückenmuskulatur** *(Rumpfaufrichter, M. erector spinae)* bezeichnet wird. Die Muskeln dieses mächtigsten Muskelsystems des Menschen strecken die Wirbelsäule und drehen sie um die eigene Achse. Ferner stabilisiert die autochthone Rückenmuskulatur zusammen mit dem Bandapparat die Wirbelsäule und formt ihre physiologischen Krümmungen. Gebeugt wird die Wirbelsäule vor allem durch die vordere Bauchwandmuskulatur (☞ 8.3.8) und den M. psoas major (☞ 8.7.3).

Die Muskeln der autochthonen Rückenmuskulatur gliedern sich in zwei Gruppen (*Trakte* genannt):

Der **mediale Trakt** wird von fünf Einzelmuskeln bzw. Muskelgruppen gebildet. Sie verbinden Muskelzüge sämtlicher Wirbel an Dorn- und Querfortsätzen miteinander und über mehrere Wirbel hinweg. Sie ziehen auch zu Knochenleisten am Kreuzbein und am Hinterhaupt, so daß diese vielen Faserzüge über die gesamte Wirbelsäule verspannt sind. So unterstützen sie sämtliche Bewegungsmöglichkeiten mit Ausnahme der Beugung nach vorn.

Im einzelnen sind beteiligt:
- die *Mm. interspinales* – sie helfen beim Strecken der Wirbelsäule (☞ Abb. 8.20),
- die *Mm. spinales* – sie sichern die Krümmungen, strecken und neigen zur Seite,
- die *Mm. rotatores* – sie drehen die Wirbelsäule zur Gegenseite und
- der *M. semispinalis* – er dreht und streckt Kopf, Hals- und Brustwirbelsäule.

Der **laterale Trakt** besteht aus fünf Muskelgruppen. Diese verlaufen einerseits zwischen den Rippen bzw. den Rippenfortsätzen, und andererseits verbinden sie in langen Muskelzügen die gesamte Wirbelsäule vom Hinterhauptsbein bis hinunter zum Kreuz- und Darmbein. Auch sie wirken bei sämtlichen Bewegungen der Wirbelsäule mit, ausgenommen der Beugung nach vorn.

Zum lateralen Trakt zählen:
- die *Mm. intertransversarii posteriores* – sie bewirken die Seitwärtsneigung,
- der *M. iliocostalis* – er unterstützt u.a. Streckung und Seitwärtsneigung in HWS und BWS.
- der *M. longissimus* – er bewirkt Seitwärtsneigung, Drehung zur selben Seite, sowohl im Wirbelsäulen-, als auch im Kopfbereich, außerdem Streckung von Wirbelsäule und Kopf,
- der *M. splenius* – er unterstützt Seitwärtsneigung, -drehung und Streckung von Kopf und HWS.

8

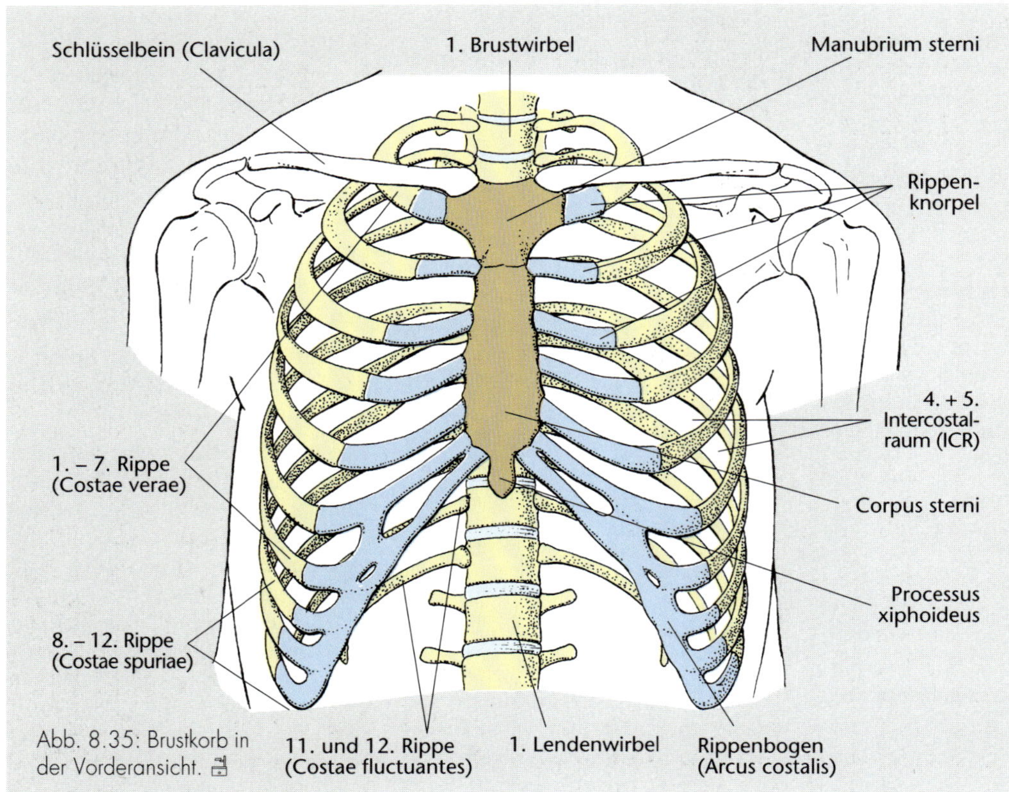

Abb. 8.35: Brustkorb in der Vorderansicht.

Zur autochthonen Rückenmuskulatur zählen schließlich auch die tiefen Nackenmuskeln (☞ 8.2.9), die an den Bewegungen des Kopfes beteiligt sind.

8.3.6 *Der knöcherne Thorax*

Der knöcherne **Thorax** oder *Brustkorb* wird vom **Brustbein** *(Sternum)*, den **Rippen** *(Costae)* und der Brustwirbelsäule gebildet. Der Brustraum umschließt die Brusthöhle mit Herz und Lunge und den oberen Anteil der Bauchhöhle. Er hat die Form eines nach oben und unten offenen ovalen Bienenkorbes, das heißt, sein Umfang vergrößert sich von oben nach unten. Dorsal in der Mitte liegt die Brustwirbelsäule, deren Wirbelkörper in den Thorakalraum hineinragen.

Die Rippen

Am Aufbau des Brustkorbes beteiligen sich 12 Rippenpaare. Jede Rippe besteht aus einem dorsalen knöchernen und einem ventralen knorpeligen Anteil, die zusammen etwa die Form eines halben Herzens bilden. Ihre Länge nimmt bis zur 7. Rippe zu, danach wieder ab. Die ersten zehn Rippen sind über jeweils zwei Gelenke mit Wirbelkörper und Querfortsatz „ihres" Brustwirbels verbunden, die 11. - 12. Rippe nur mit den entsprechenden Wirbelkörpern.

Die Knorpel der 1. – 7. Rippe stehen in direkter gelenkiger Verbindung mit dem **Brustbein** *(Sternum)*. Diese Rippen nennt man **echte Rippen** *(Costae verae)*. Die restlichen fünf Rippen werden als **falsche Rippen** *(Costae spuriae)* bezeichnet, weil sie entweder nur indirekten Kontakt zum Brustbein haben (8. – 10. Rippe) oder frei enden (11. – 12. Rippe, auch als freie Rippen oder *Costae fluctuantes* bezeichnet). Die Rippenknorpel acht, neun und zehn sind untereinander über Knorpelstege verbunden, die den sogenannten **Rippenbogen** *(Arcus costalis)* bilden. Ein solcher Steg führt auch zur 7. Rippe und stellt so die Verbindung zum Brustbein her.

Die Gelenkverbindungen der Rippen gewährleisten die Beweglichkeit des knöchernen Brustkorbes, so daß er sich bei Rippenhebungen ausdehnen und umgekehrt auch wieder zusammenziehen kann. Das ist sehr wichtig für die Atemmechanik (☞ 17.8).

Der schmale Zwischenraum zwischen den einzelnen Rippen wird **Interkostalraum** *(ICR)* genannt. Er wird von den **Interkostalmuskeln** *(Zwischenrippenmuskeln)* überspannt. Am Oberrand jedes Interkostalraums verlaufen eine Arterie, eine Vene und ein Nerv. Um diese Leitungsbahnen nicht zu verletzen, wird daher bei Pleurapunktionen immer am Unterrand eines Interkostalraums, das heißt am Oberrand einer Rippe eingestochen (☞ Abb. 17.19). Die Interkostalräume bieten ferner wertvolle Orientie-

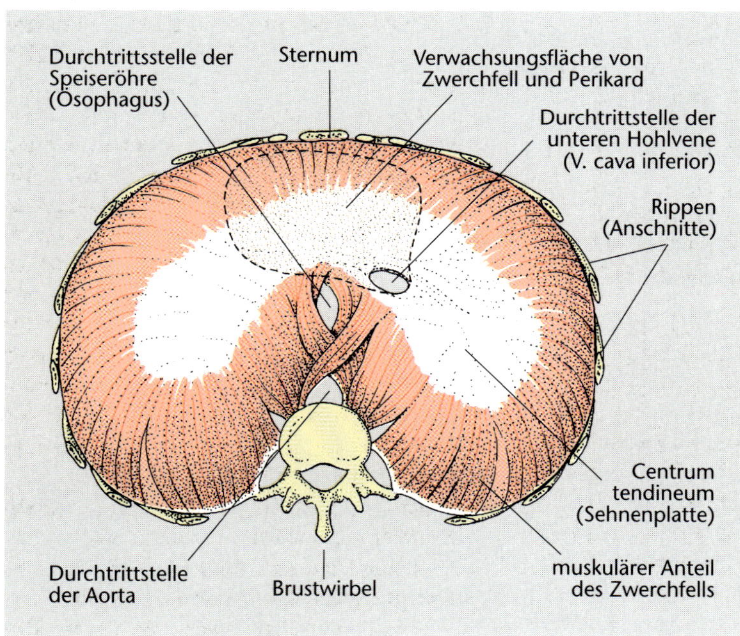

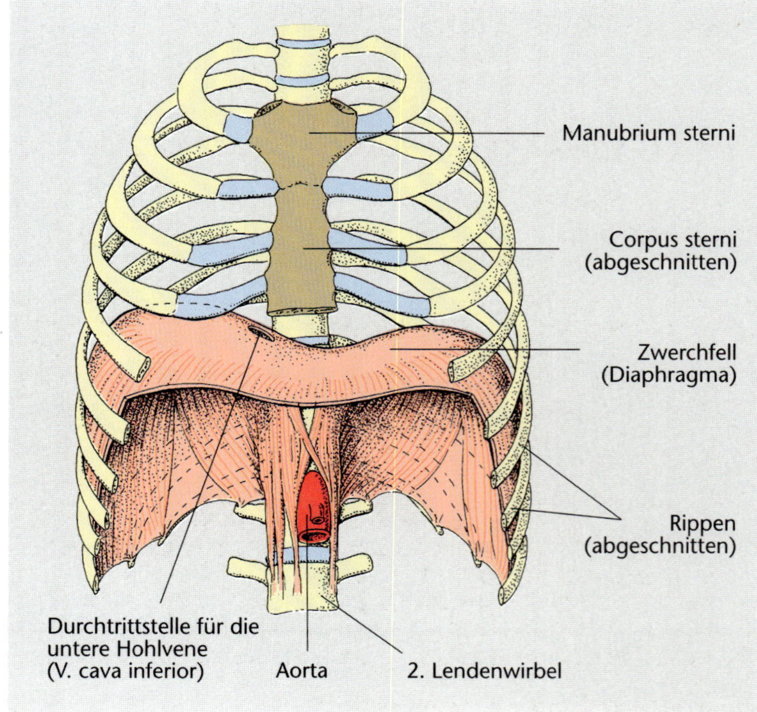

Abb. 8.36 (oben): Zwerchfelldurchtrittspforten, Ansicht von cranial (oben).
Abb. 8.37 (rechts): Zwerchfell und knöcherner Thorax, Ansicht von ventral (vorne).

Muskel	Ursprung	Ansatz	Funktion
Zwerchfell *(Diaphragma)*	Sternum, Knorpel der unteren sechs Rippen, Lendenwirbel	Centrum tendineum (Sehnenplatte in der Mitte des Zwerchfells)	Wichtigster Atemmuskel: Kontraktion führt zur Einatmung
Mm. intercostales externi *(äußere Zwischenrippenmuskeln)*	Unterer hinterer Rand der 1. – 11. Rippe (schräger Verlauf)	Oberer Rand der 2. – 12. Rippe	Heben die Rippen beim Einatmen. Dadurch wird der Durchmesser des Thorax vergrößert
Mm. intercostales interni *(innere Zwischenrippenmuskeln)*	Oberer hinterer Rand der 2. – 12. Rippe	Unterer Rand der 1. - 11. Rippe	Ziehen bei schneller Ausatmung Rippen aneinander; Durchmesser des Thorax verkleinert sich
M. serratus posterior inferior *(hinterer unterer Sägezahnmuskel)*	Dornfortsatz Th11 – L2	Unterer Rand der 9. – 12. Rippe	Brustkorbsenkung (Ausatmung, Hilfsatemmuskel)
M. serratus posterior superior *(hinterer oberer Sägezahnmuskel)*	Dornfortsatz C7 – Th2	2. – 5. Rippe	Brustkorbhebung (Einatmung, Hilfsatemmuskel)

Tabelle 8.38: Die Atemmuskulatur. Wichtigster Atemmuskel ist das Zwerchfell: Bei seiner Kontraktion wird die Lunge nach unten gezogen (Einatmung), bei der Erschlaffung steigt sie passiv nach oben (Ausatmung).

rungspunkte für die Herzauskultation (☞ Abb. 15.17).

Das Brustbein

Das **Brustbein** *(Sternum)* ist ein flacher, schmaler Knochen und bildet das ventrale Mittelstück des Brustkorbes. Es besteht von oben nach unten aus drei Teilen:

- dem *Handgriff,* **Manubrium sterni**, einer kurzen breiten Knochenplatte zwischen Schlüsselbein und erstem Rippenpaar, an dem viele der vorderen Hals- und Zungenbeinmuskeln entspringen;
- dem *Brustbeinkörper,* **Corpus sterni**, einer längs verlaufenden schmalen Knochenplatte mit Gelenkflächen für die 3. – 7. Rippe (die zweite Rippe setzt direkt am Übergang zwischen Manubrium und Corpus an); und
- dem frei nach unten ragenden *Schwertfortsatz,* **Processus xiphoideus**, der als Ansatzstelle für Brustmuskeln dient.

8.3.7 **Die Atemmuskulatur**

Die **Interkostalmuskeln** sind aktiv an der Atmung beteiligt, indem sie die Rippen heben und so den Brustraum erweitern bzw. die Rippen senken und ihn damit verkleinern (☞ Abb. 17.20). Damit unterstützen sie die Zwerchfellmuskulatur, die für die Aus- und Einatmung am wichtigsten ist. Das **Zwerchfell** *(Diaphragma)* ist kuppelförmig zwischen Brustbein, den unteren 6 Rippen und der LWS verspannt und trennt die Brust- von der Bauchhöhle. Aorta, Speiseröhre und untere Hohlvene treten an verschiedenen Stellen durch das Zwerchfell (☞ Abb. 8.36). Fällt einem Menschen, z. B. durch eine Lungenerkrankung, die Atmung sehr schwer, so können auch noch andere Muskelgruppen die Atmung unterstützen. Diese Muskeln werden **Atemhilfsmuskeln** genannt. Sie können bei vorgebeugtem Oberkörper mit aufgestützten Armen (sogenannter Kutschersitz) den Brustkorb erweitern oder verengen, obwohl das nicht ihre Hauptaufgabe darstellt. Zur Atemhilfsmuskulatur gehören:

- die **Mm. pectorales major** und **minor** (*großer* und *kleiner Brustmuskel,* ☞ Abb. 8.42),
- die **M. serratus posterior superior** und **M. serratus posterior inferior** (☞ Abb. 8.34), die **Treppenmuskeln** (*Mm. scaleni,* ☞ Abb. 8.23) und
- der **M. sternocleidomastoideus** (☞ Abb. 8.21).

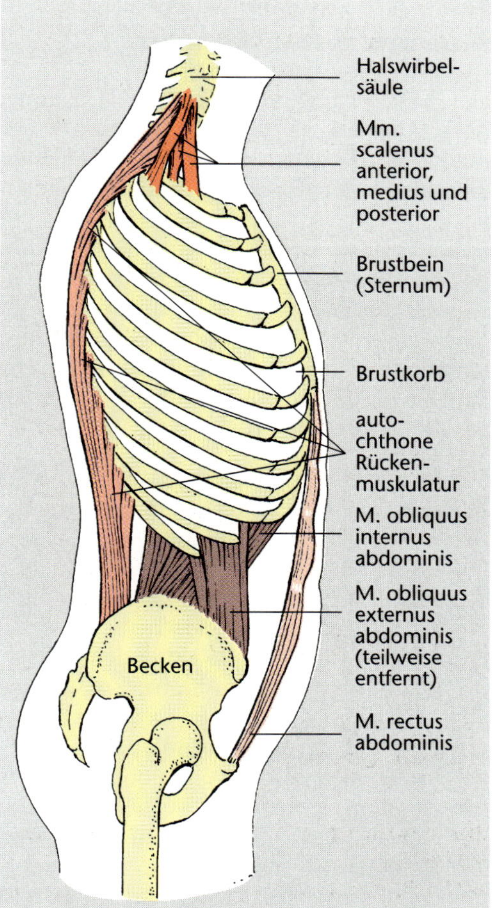

Abb. 8.40: Körperstamm von der Seite. Vordere Bauchwandmuskulatur und autochthone Rückenmuskulatur sind Gegenspieler. Ein Gleichgewicht der beiden ist Voraussetzung für eine richtige Körperhaltung.

Muskel	Ursprung	Ansatz	Funktion
M. rectus abdominis *(gerader Bauchmuskel)*	Knorpel der 5. – 7. Rippe, Processus xiphoideus	Oberer Rand des Schambeins zwischen Tuberculum pubicum und Symphyse	Bauchpresse, nähert Thorax und Becken einander an, beugt also den Rumpf oder hebt das Becken
M. obliquus externus abdominis *(äußerer schräger Bauchmuskel)*	Untere acht Rippen	Os ileum und Linea alba	Bauchpresse, Neigung des Rumpfes nach vorne, Hebung des Beckens; Drehung des Rumpfes zur entgegengesetzten Seite
M. obliquus internus abdominis *(innerer schräger Bauchmuskel)*	Fascia thoracolumbalis, Crista iliaca, Spina iliaca anterior superior (= vorderer oberer Darmbeinstachel), Leistenband	Knorpel der letzten drei bis vier Rippen, Linea alba	Bei doppelseitiger Anspannung gleich wie die des M. obliquus externus; einseitig Rumpfdrehung nach der gleichen Seite, seitliche Rumpfbeugung
M. transversus abdominis *(querer Bauchmuskel)*	Knorpel der sechs letzten Rippen, Processus costarii der LWS, Crista iliaca, Spina iliaca ant. sup., Leistenband	Sternum, Linea alba, Os pubis	Einziehen und spannen der Bauchwand, Bauchpresse

Tabelle 8.39: Muskulatur der vorderen Rumpfwand.

8.3.8 *Die vordere Bauchwandmuskulatur*

Die **Bauchwand** schließt die Bauchhöhle nach vorn und zur Seite ab und besteht aus mehreren Muskelschichten. Diese verlaufen zwischen dem unteren Rippenbogen und dem Becken. Je nach Verlauf wirken sie bei der Rumpfbeugung sowie der Rumpfdrehung mit. Ziehen sich alle Muskelschichten zusammen, werden die Bauchorgane zusammengepreßt *(Bauchpresse,* ☞ 17.8.4) und so die Darm- und Harnblasenentleerung unterstützt. Die Bauchmuskeln sind auch an der Auspressung des Kindes unter der Geburt beteiligt.

Der **M. rectus abdominis** *(gerader Bauchmuskel)* liegt am oberflächlichsten und spannt sich zwischen den Rippenknorpeln 5 – 7, dem Processus xiphoideus des Brustbeins und dem Schambein (Os pubis) aus. In diesem langen Verlauf ist er durch drei Zwischensehnen unterbrochen (☞ Abb. 8.42). Unter dem M. rectus abdominis verlaufen die beiden *schrägen Bauchmuskeln* (**M. obliquus externus abdominis** und **internus abdominis**). Als Merkregel für den Verlauf des M. obliquus externus gilt, daß dieser der Armhaltung bei in den Hosentaschen steckenden Händen entspricht. Der M. obliquus internus verläuft fächerförmig vom Darmbein(stachel) zur Mitte und unterkreuzt dabei teilweise die Faserzüge des M. obliquus externus. Die sehnigen Ansätze beider Muskeln vereinigen sich vorn zu einem breiten **Sehnenband** *(Aponeurose)*. Die tiefste Schicht der Bauchwandmuskeln wird vom *queren Bauchmuskel* (**M. transversus abdominis**) gebildet (☞ Abb. 8.44). Er verläuft gürtelförmig von der Seite zur vorderen Bauchwand und setzt dort, ähnlich wie die schrägen Bauchmuskeln in einer breiten Sehnenplatte an. Der M. rectus abdominis wird von den Sehnenplatten der Obliquus- und des Transversus-Bauchmuskels umschlossen. Weil er so an ein Schwert in der Scheide erinnert, wird dieser Bereich auch *Rektusscheide* genannt. In der Mitte zwischen linkem und rechtem geraden Bauchmuskel vereinigen sich die drei Sehnenplatten. Dieser straffe Bindegewebsstreifen heißt **Linea alba** *(weiße Linie,* ☞ Abb 8.42*)*.

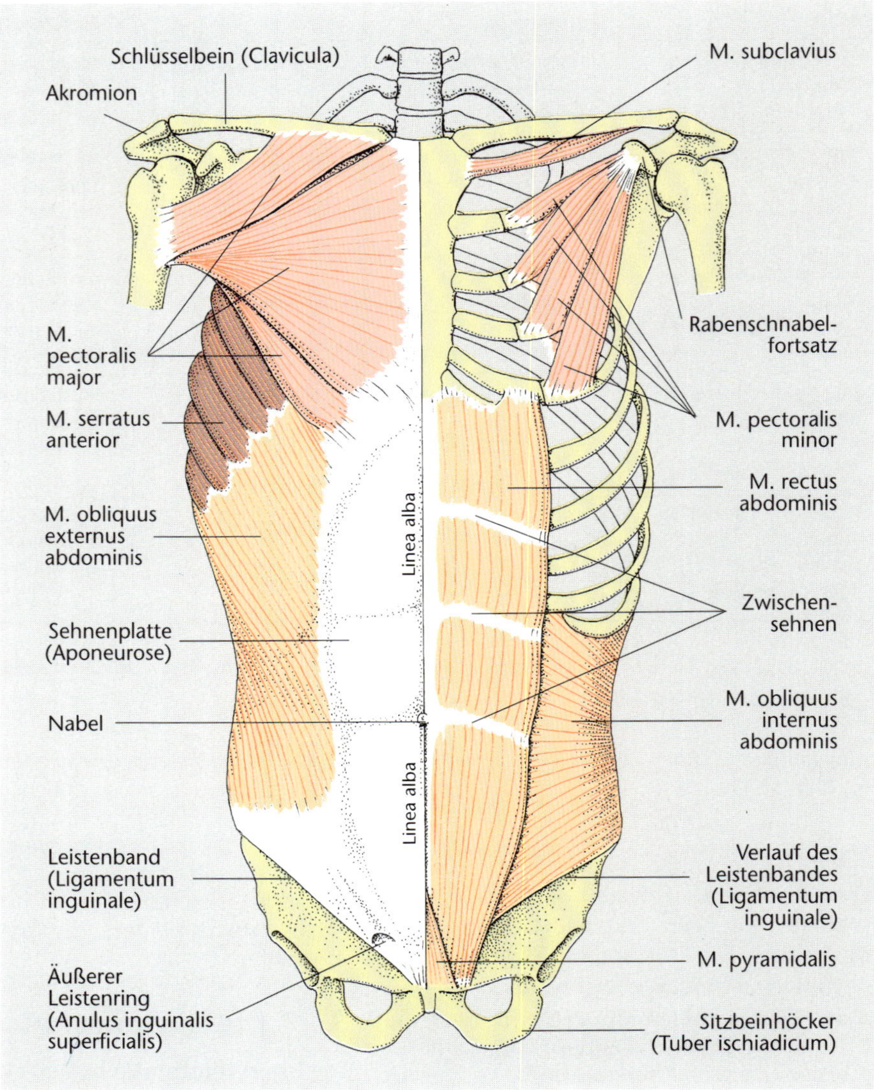

Abb. 8.42: Muskulatur der vorderen Rumpfwand. Durch Abtragen der oberflächlichen Sehnenplatte und des M. pectoralis major erkennt man auf der linken Körperseite den M. rectus abdominis, den M. obliquus internus abdominis und den M. pectoralis minor. Der unter dem M. obliquus internus abdominis liegende M. transversus abdominis ist nicht sichtbar.

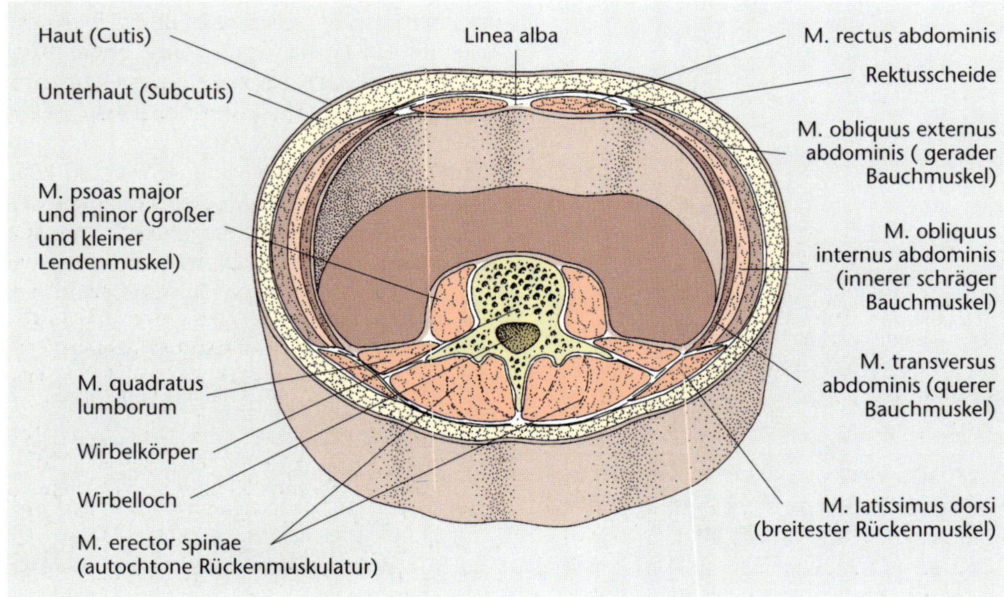

Abb. 8.41: Querschnitt durch den Rumpf im Lendenbereich mit Bauch- und Rückenmuskulatur

8.3.9 *Der Leistenkanal*

Der **Leistenkanal** *(Canalis inguinalis)* ist eine 4 – 5 cm lange röhrenförmige Verbindung zwischen Bauchhöhle und äußerer Schamgegend. Er durchstößt alle Muskelschichten der Bauchdecke und zwar von lateral oben innen nach medial unten außen. Die Lücke im M. obliquus externus abdominis wird als *äußerer Leistenring*, der Durchtritt durch die Sehne des M. transversus abdominis als *innerer Leistenring* bezeichnet. Beim Mann verläuft durch den Leistenkanal der **Samenstrang** auf seinem Weg vom Hoden zur Prostata. Vor der Geburt wandern durch den Leistenkanal die Hoden aus der Bauchhöhle in den Hodensack. Bei der Frau enthält der Leistenkanal nur ein bindegewebiges Band und Fettgewebe.

Hernien

An Schwachstellen der Bauchmuskulatur kann es – durch den nicht nur während der Bauchpresse recht hohen Druck im *Peritonealraum* (☞ 1.4) – zu

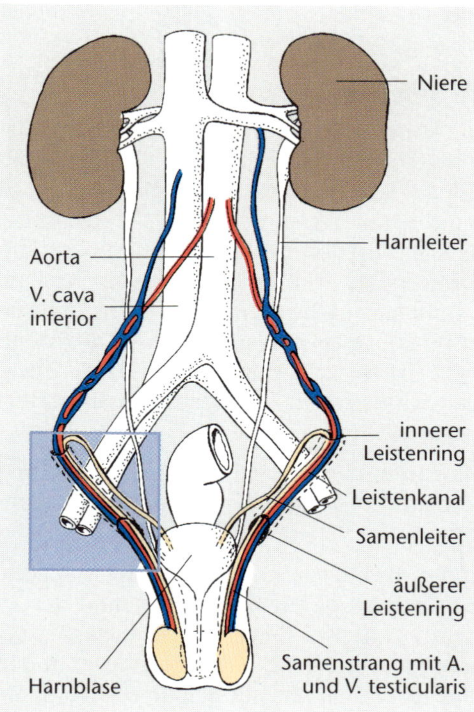

Abb. 8.43 (links) und 8.44 (rechts): Anatomie des Leistenkanals beim Mann. Links: Übersichtszeichnung ohne Muskulatur. Rechts: Detailzeichnung mit der Bauchwandmuskulatur und Darstellung der Hernientypen. Während die Leistenhernien oberhalb des Leistenbandes die Bauchwand durchdringen, treten die Schenkelhernien unter dem Leistenband zusammen mit der A. und V. femoralis durch die Lacuna vasorum.

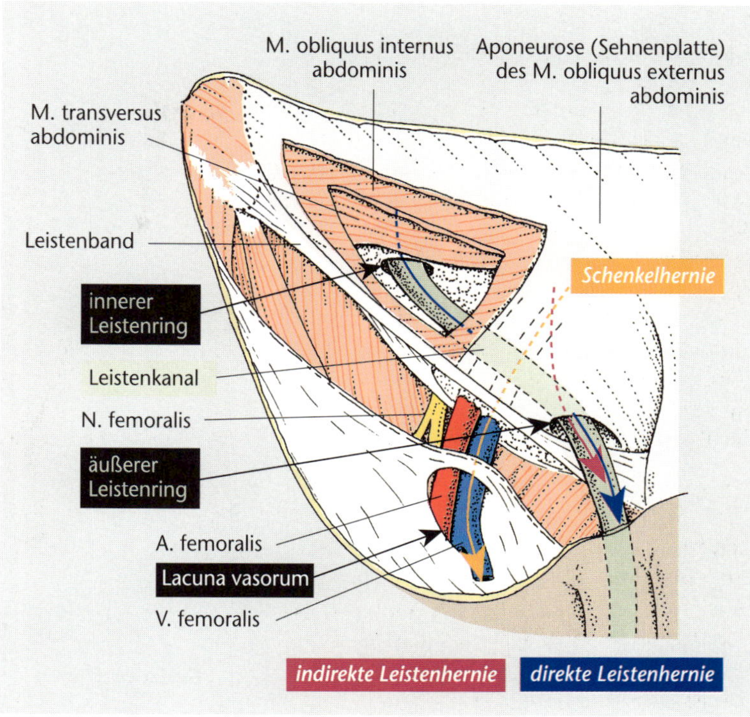

8

abnormen Ausstülpungen des Bauchfells kommen, die man als als *Brüche* oder **Hernien** bezeichnet. Als **Bruchinhalt** enthalten sie Bauchorgane oder Teile davon (z. B. Darmschlingen). Die Durchtrittsstelle des **Bruchsacks** wird **Bruchpforte** genannt. Bei übergewichtigen Menschen oder schwangeren Frauen können auch die beiden Muskelbäuche des M. rectus abdominis auseinanderweichen. Es klafft dann eine Lücke, *Rectusdiastase* genannt, die leicht als Rinne zwischen den beiden Muskeln, also auf einer Linie mit dem Nabel, zu tasten ist.

Die häufigste Hernienform, vor allem bei Männern, ist aber die **Leistenhernie.** Der Bruchsack tritt dabei entweder durch den Leistenkanal *(indirekte Leistenhernie)* oder medial davon durch die Bauchdecke in Richtung des äußeren Leistenringes *(direkte Leistenhernie).* Während Leistenhernien immer oberhalb des *Leistenbandes* – eines straffen Bandes zwischen Scham- und Darmbein – durchtreten, verlassen die *Schenkelhernien* den Intraperitonealraum darunter: Sie treten durch die *Lacuna vasorum*, eine bindegewebige Durchtrittstelle für Gefäße und Nerven.

Hernien sind meist harmlos, oft führen sie aber zu Schmerzen. Außerdem besteht die Gefahr der Entzündung oder der Einklemmung des Bruchsackes. Die dadurch gedrosselte Blutversorgung kann zum Absterben des Bruchsackinhaltes und einer lebensgefährlichen *Peritonitis* (☞ 18.1.5) führen. Deshalb entschließt man sich oft zur frühzeitigen Operation *(Herniotomie).*

8.4 *Arme und Beine – eine Übersicht*

In der Entwicklungsgeschichte der höheren Wirbeltiere haben Form und Funktion des Schultergürtels und Armskeletts eine starke Wandlung erfahren: Mit der Einführung des aufrechten Ganges bei den Vorfahren des heutigen Menschen wurde die *obere Extremität* als Stütz- und Gehorgan überflüssig. Stattdessen hat sie sich zu einem komplexen Greif- und Tastorgan entwickelt, was die Entwicklung der Zivilisation beschleunigt haben dürfte (so sind z. B. die ältesten aller menschlichen Tätigkeiten, das Jagen und Sammeln, ohne die Hand als Greif- und Haltewerkzeug kaum vorstellbar).

Die *untere Extremität* wurde dadurch allein für das Gehen und Laufen verantwortlich und ihre Halte- und Stützfunktion noch wichtiger. Da die Beine nun das gesamte Körpergewicht tragen mußten, wurden die Knochen und Gelenke im Verlauf der Evolution stärker ausgebildet. Die größeren Belastungen durch den aufrechten Gang kann die untere Extremität allerdings in vielen Fällen nicht ohne Schäden ein ganzes Leben lang tragen. Die Mehrzahl der älteren Menschen leidet an Verschleißerscheinungen vor allem des Hüftgelenkes (Coxarthrose, ☞ 4.5.4).

8.5 *Der Schultergürtel*

Der **Schultergürtel** verbindet die Knochen der oberen Extremitäten mit dem Körperstamm. Er besteht aus jederseits zwei Knochen, dem **Schlüsselbein** (*Clavicula*) und dem **Schulterblatt** *(Scapula).*

Das Schlüsselbein ist ein relativ dünner, annähernd S-förmiger Knochen, der an beiden Enden Gelenkflächen besitzt. Er liegt dem Brustkorb vorn oben auf und ist medial (innen) über das *Sternoklavikulargelenk* mit dem **Brustbein** *(Sternum)* verbunden. Lateral bildet das Schlüsselbein ein Gelenk mit dem dorsal liegenden Schulterblatt, das *Akromioklavikulargelenk*.

Das Schulterblatt

Das **Schulterblatt** *(Scapula)* ist ein etwa dreieckiger, platter Knochen, an dessen Rückseite die **Spina scapulae** *(Schulterblattgräte)* auf breiter Fläche hervorspringt. Deren freies Ende, das **Akromion** *(Schulterhöhe)*, steht mit dem Schlüsselbein in Verbindung. Eine muldenförmige Vertiefung in der oberen äußeren Schulterblattecke bildet die **Schultergelenkpfanne** *(Cavitas glenoidalis)*, die mit dem Kopf des Oberarmknochens ein Kugelgelenk bildet. Über die Schultergelenkpfanne besteht die einzige Verbindung des Armes zum Rumpfskelett. Da sie relativ klein und flach ist, kann sie nicht den ganzen Oberarmkopf aufnehmen. Damit das Gelenk stabil bleibt, ist es deshalb von einer festen Kapsel aus Sehnen und Bändern und den stabilisierenden Muskeln des Oberarms (☞ 8.6.1) umschlossen.

Schultergelenkluxation

Trotz der guten Sicherung durch den Bandapparat ist es möglich, daß das Schultergelenk auskugelt *(luxiert).* Hierbei springt der Gelenkkopf aus der Pfanne. Dieses kann z. B. traumatisch, das heißt durch Gewalteinwirkung, geschehen **(traumatische Schultergelenkluxation).** Da die Einrenkung des Gelenkkopfes in der Regel sehr schmerzhaft ist, wird sie oft in einer Kurznarkose durchgeführt. Eine Operationsindikation ist nur gegeben, wenn zusätzlich Band- oder Knochenverletzungen vorliegen. Bei manchen Menschen, deren Haltebänder für das Schultergelenk nicht so straff angelegt sind, springt der Gelenkkopf auch bei einfachen Bewegungen immer wieder aus der Pfanne. Diese **habituelle** („gewohnheitsmäßige") **Schultergelenkluxation** kann je nach Schweregrad bzw. Häufigkeit des Auftretens eine

8

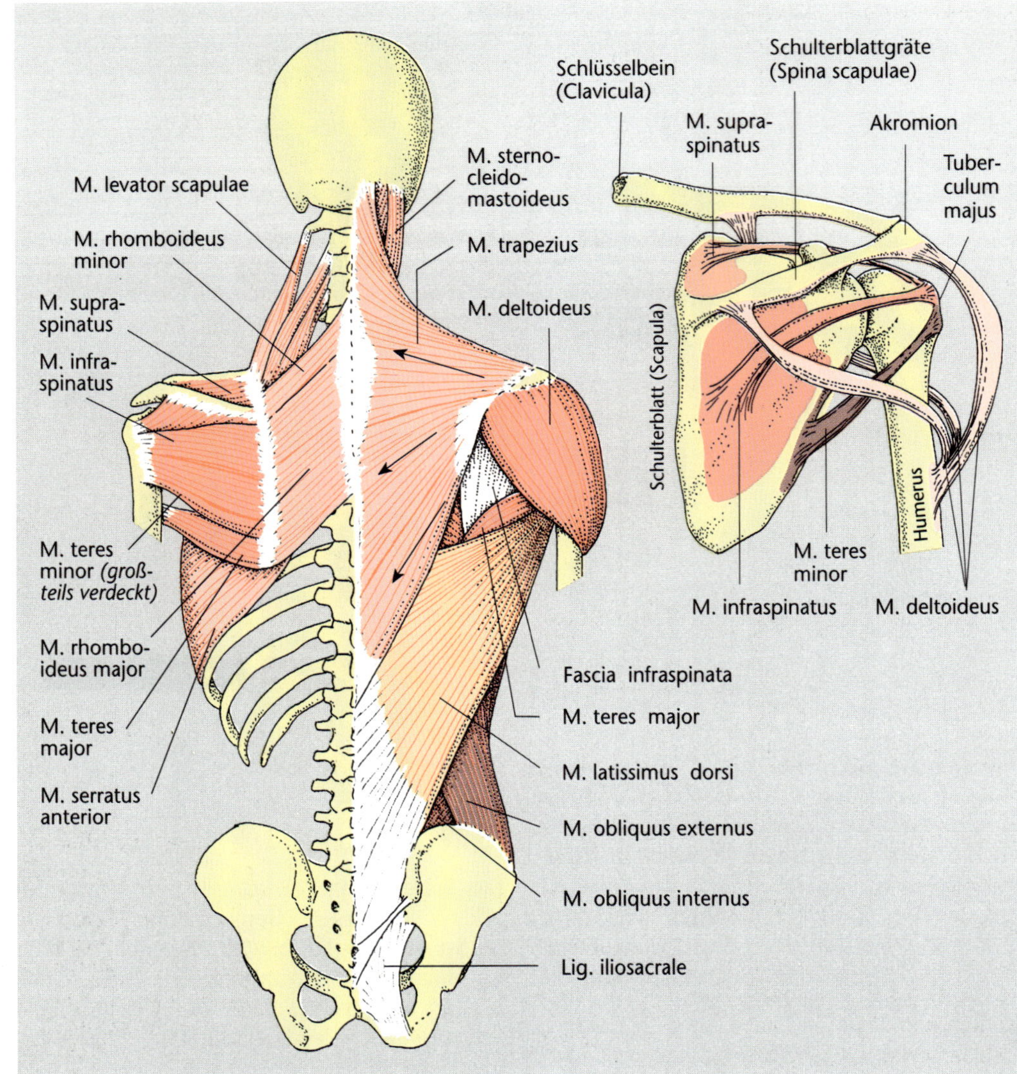

Abb. 8.45: Links: Hintere Schultergürtelmuskulatur; rechte Körperseite oberflächliche, linke Körperseite tiefe Schicht. Rechts: Knöcherner Schultergürtel und schematische Darstellung der Muskulatur mit „Muskelschläuchen", um die verschiedenen Schichten gleichzeitig sichtbar zu machen.

Muskel	Ursprung	Ansatz	Funktion
Wichtige Muskeln der vorderen (ventralen) Schultermuskulatur			
M. pectoralis minor *(kleiner Brustmuskel)*	3. bis 5. Rippe	Schulterblatt	Zieht Schulterblatt nach vorne unten. Bei fixiertem Schulterblatt Anhebung 3. bis 5. Rippe (Atemhilfsmuskel)
M. serratus anterior *(vorderer Sägezahnmuskel)*	1. bis 9. Rippe	Schulterblatt	Rotiert Schulterblatt aufwärts und nach lateral, hebt die Rippen bei fixiertem Schulterblatt
Hintere (dorsale) Schultermuskulatur			
M. trapezius *(Kapuzenmuskel)*	Hinterhauptsbein und einige Halswirbel, alle Brustwirbel	Schlüsselbein und Schulterblatt	Hebt Schlüsselbein und Schulterblatt (Koffertragen), adduziert und rotiert das Schulterblatt, dreht bzw. streckt den Kopf
M. levator scapulae *(Schulterblattheber)*	Obere 4. – 5. Halswirbel	Schulterblatt	Hebt das Schulterblatt und rotiert es leicht abwärts
M. rhomboideus major und minor *(großer und kleiner Rautenmuskel)*	Dornfortsätze des 2. bis 7. Brustwirbels	Schulterblatt	Medial- und Aufwärtsbewegung des Schulterblatts

Tabelle 8.46: Vordere und hintere Muskulatur des Schultergürtels.

operative Straffung der beteiligten Bandstrukturen notwendig machen.

Die Schultergürtelmuskulatur

Die Muskulatur des Schultergürtels fixiert das Schulterblatt und ermöglicht Gleitbewegungen des Schulterblatts auf der hinteren Brustwand. Diese Fixierung ist die Voraussetzung für die Funktion der vom Schulterblatt entspringenden Armmuskeln: Um den Arm im Schultergelenk bewegen zu können, müssen sie einen „festsitzenden" Ursprung als Widerlager haben, gegen das sie den Arm ziehen. Das Schlüsselbein wird dabei passiv mitbewegt.

Man unterscheidet eine **vordere** *(ventrale)* und eine **hintere** *(dorsale)* Gruppe der Schultergürtelmuskeln:

Im Brustbereich, also vorn, sind der **M. pectoralis minor** *(kleiner Brustmuskel)* und der **M. serratus anterior** *(vorderer Sägezahnmuskel)* beteiligt (☞ Abb. 8.42). Sie entspringen an den Rippen und setzen am Schulterblatt an. Sie helfen dabei, dieses nach vorn und unten zu ziehen. Der M. serratus anterior dreht das Schulterblatt zusätzlich und hält es am Rumpf fest; bei einer schlaffen Lähmung des Muskels

Bewegung	Muskeln
Abduktion (Armhebung)	– M. deltoideus (Fasern vom Akromion kommend) – M. supraspinatus
Adduktion (Anziehung = Arm senken)	– M. pectoralis major – M. latissimus dorsi – M. teres major – M. deltoideus (Fasern von Spina scapulae und Clavicula kommend)
Anteversion (Vorführung)	– M. deltoideus (Fasern von Akromion und Clavicula kommend) – M. pectoralis major – M. coracobrachialis
Retroversion (Rückführung)	– M. deltoideus (Fasern von der Spina scapulae kommend) – M. latissimus dorsi – M. teres major
Innenrotation (Einwärtsdrehung)	– M. subscapularis – M. pectoralis major – M. deltoideus (Fasern von der Clavicula kommend) – M. teres major – M. latissimus dorsi
Außenrotation (Auswärtsdrehung)	– M. infraspinatus – M. teres minor – M. deltoideus (Fasern von der Spina scapulae kommend) – M. supraspinatus

Tabelle 8.47: Die sechs Bewegungsrichtungen im Schultergelenk und die daran hauptsächlich beteiligten Muskeln.

steht das Schulterblatt flügelartig ab (Scapula alata). Der **M. subclavius** *(Unterschlüsselbeinmuskel)* entspringt am ersten Rippenknochen und setzt als einziger der Schultergürtelmuskeln am Schlüsselbein an. Er zieht dieses nach unten in Richtung Brustkorb.

Auf der hinteren Seite ziehen viele Muskeln zum Schulterblatt (☞ Abb. 8.45 und 8.49): Der **M. trapezius** *(Kapuzenmuskel)* zieht wie ein großer Fächer vom Hinterhauptsbein und sämtlichen Dornfortsätzen der Thoraxwirbel zur Spina scapulae, zum Akromion und zum Schlüsselbein. Bei dieser großen Ursprungsfläche zeigen die Fasern unterschiedliche Verläufe und unterstützen somit auch unterschiedliche Bewegungen. So ziehen die querverlaufenden Fasern das Schulterblatt nach medial, während der obere und untere Anteil des Muskels das Schulterblatt so drehen, daß die Gelenkpfanne höher tritt. Diese Funktion tritt beispielsweise dann in Kraft, wenn der seitlich abgewinkelte (abduzierte) Arm über die Horizontale (Schulterblattniveau) gehoben wird. In diesem Fall muß die Schultergelenkpfanne „mitwandern".

Hierbei hilft auch der M. serratus anterior. Der **M. levator scapulae** *(Schulterblattheber)* hebt das Schulterblatt und dreht es etwas nach unten.

Der **M. rhomboideus** *(Rautenmuskel)* hat einen größeren und einen kleineren Anteil. Er dreht und fixiert das Schulterblatt.

Fünf Muskelschlingen

Es gibt noch mehr Muskeln, die das Schultergelenk bewegen. Sie sind in Tabelle 8.53 aufgelistet. Die Muskeln des Schultergürtels bilden in ihrer Gesamtheit fünf Muskelschlingen, die aus jeweils zwei Muskeln bzw. Muskelanteilen bestehen. Einer von ihnen fungiert immer als Spieler (Agonist) und der andere als sein Gegenspieler (Antagonist, ☞ Abb. 7.16).

Beispiel: Ein Teil des M. trapezius dreht das Schulterblatt so, daß die Gelenkpfanne höher tritt (Agonist), ein Teil des M. rhomboideus dreht es in die entgegengesetzte Richtung (Antagonist).

8.6 Obere Extremität

Der Arm hat mehr als 24 Knochen. Er läßt sich in drei Abschnitte einteilen:
- der **Oberarm** mit dem **Oberarmknochen** *(Humerus)*,
- der **Unterarm** mit **Elle** *(Ulna)* und **Speiche** *(Radius)* sowie
- die **Hand** mit den **Handwurzel-** *(Carpus)*, **Mittelhand-** *(Metacarpus)* und **Fingerknochen** *(Phalanx)*.

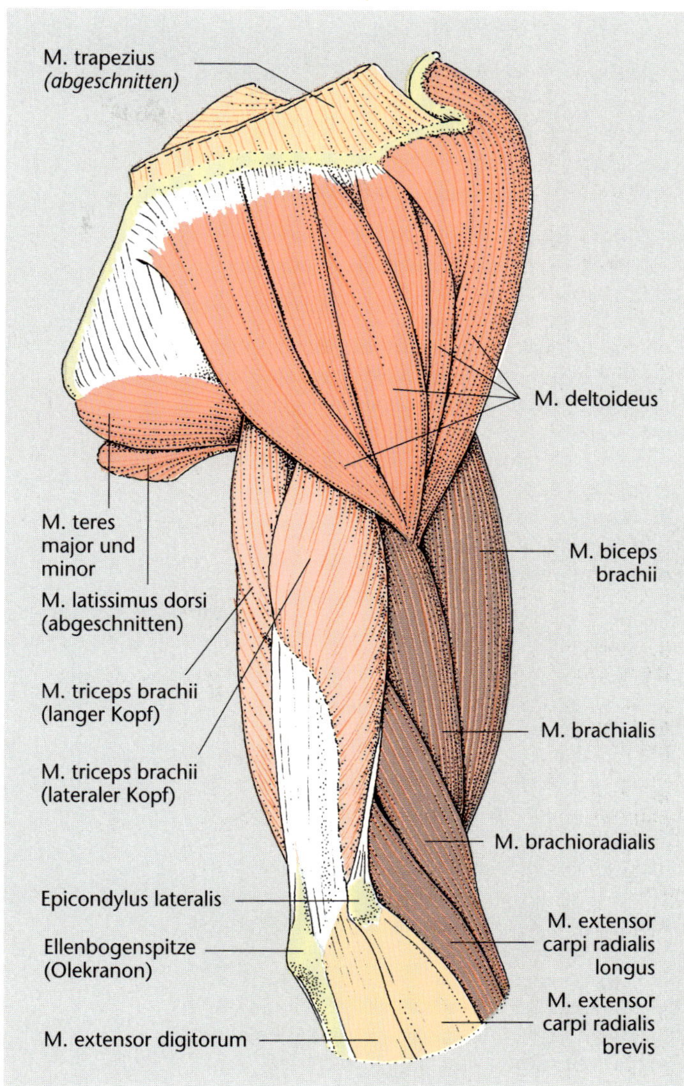

Abb. 8.49 (oben): Muskeln des rechten Oberarms von dorsolateral (seitlich/hinten).

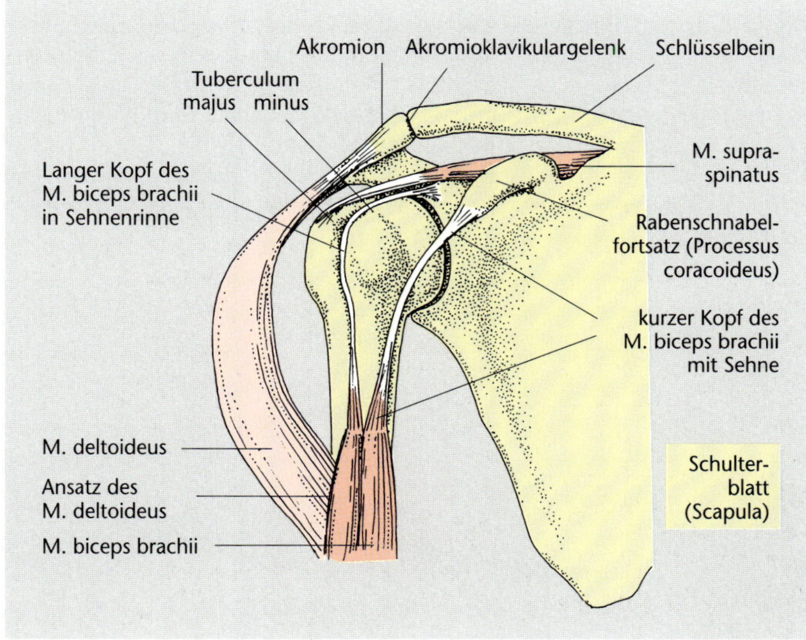

Abb. 8.48: Schultergelenk, Ansicht von vorn mit Verlauf der Sehnen des M. biceps brachii. Die Sehne des langen Muskelkopfs zieht durch eine Knochenrinne zwischen Tuberculum majus und minus. Die Sehne des kurzen Kopfes verläuft dagegen direkt vom **Processus coracoideus** (Rabenschnabelfortsatz), einem nach vorne herausragenden Knochenvorsprung des Schulterblatts, abwärts.

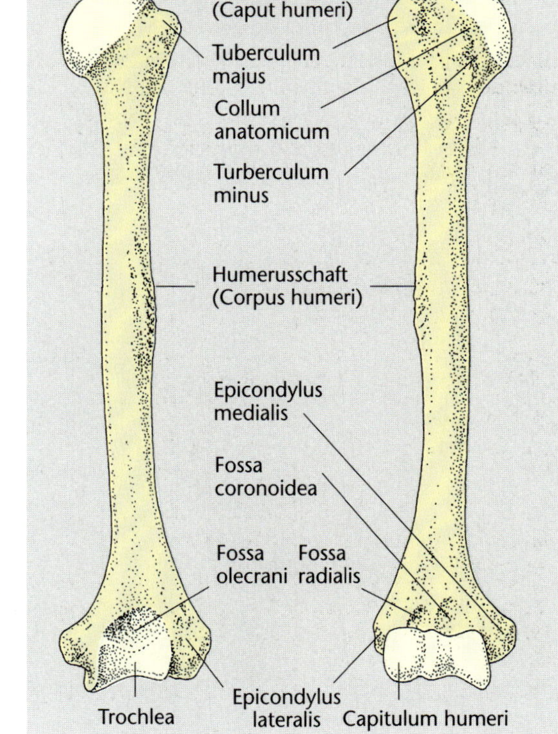

Abb. 8.50 (rechts): Rechter Humerus (Oberarmknochen); links: Ansicht von hinten, rechts: Ansicht von vorn.

8

8.6.1 *Der Oberarm*

Der **Humerus** *(Oberarmknochen)* ist der längste und größte Knochen der oberen Extremität. Das obere Ende ist im Schultergelenk mit dem Schulterblatt, das untere über das Ellenbogengelenk mit Elle und Speiche verbunden.

Der **Humeruskopf** *(Caput humeri)* liegt etwas schräg medial am proximalen Ende des Oberarmknochens. Fast auf gleicher Höhe befinden sich lateral ein etwas *größerer* und ein *kleiner Knochenhöcker* **(Tuberculum majus** und **minus)**. Der kurze Steg zwischen Kopf und Höckern bzw. Humerusschaft wird *Collum anatomicum* genannt. Der sich anschließende **Humerusschaft** *(Corpus humeri)* ist röhrenförmig und der längste Teil des Oberarmknochens. Mehrere Knochenleisten und Aufrauhungen sowie die beiden schon erwähnten Höcker dienen dem Ansatz von Oberarmmuskeln bzw. -bändern.

Distal verbreitert sich der Schaft wieder und läuft innen und außen in die *Oberarmknorren* **(Epicondylus medialis und lateralis)** aus. Zwischen diesen Epicondylen liegt die Gelenkfläche für das **Ellenbogengelenk.** Die Gelenkfläche wird in die *Rolle* **(Trochlea)** und das *Köpfchen* **(Capitulum humeri)** unterteilt. Die beiden Oberarmknorren liegen außerhalb des Gelenks und dienen verschiedenen Muskeln als Ursprung. Oberhalb des Gelenkes befindet sich dorsal eine Knochengrube *(Fossa olecrani)*, die den *Hakenfortsatz* der Elle **(Olekranon)** aufnimmt. In gleicher Höhe befinden sich vorn zwei kleinere Gruben. Die *mediale Grube* **(Fossa coronoidea)** bietet Platz für den Kronenfortsatz der Elle bei Beugestellung des Gelenks. Die *laterale Grube* **(Fossa radialis)** nimmt während bestimmter Armbewegungen den Speichenkopf auf.

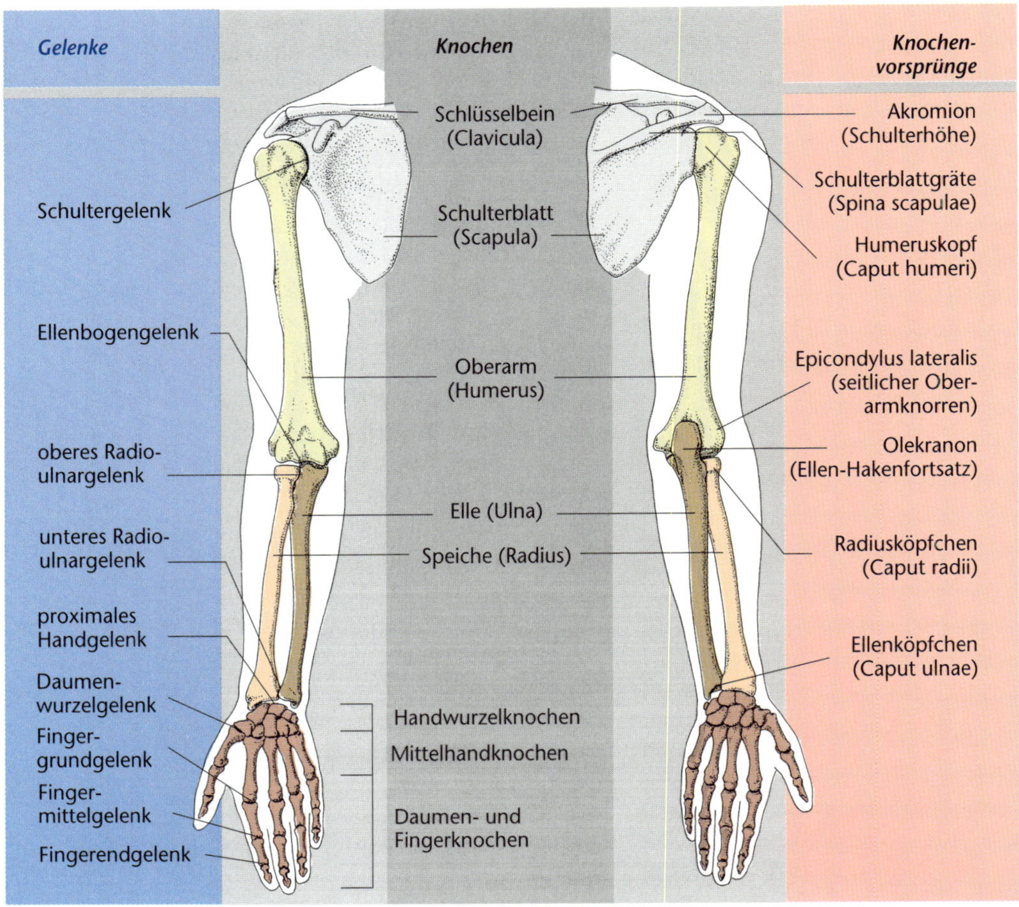

Abb. 8.52: Übersicht über die Knochen der oberen Extremität, links die Ansicht von vorne und rechts von hinten.

Die Oberarmmuskulatur

Nur zwei der Muskeln, die über das Schultergelenk zum Oberarmknochen ziehen (**M. pectoralis major** und **M. latissimus dorsi**), entspringen am Körperstamm. Die übrigen Muskeln entspringen am Schulterblatt (☞ Tabelle 8.53). Die Stabilität des Schultergelenks – des beweglichsten Gelenks unseres Körpers – wird hauptsächlich durch die Schultermuskeln und ihre Sehnen bewirkt, die es wie ein Mantel umhüllen.

Der M. latissimus dorsi und seine Ursprungssehne bedecken eine große Fläche der unteren Rückengegend (☞ Abb. 8.45). Der M. latissimus dorsi zieht den Arm nach unten hinten und spannt sich z. B. beim Klimmzug. Aufgrund seiner Beteiligung an der Ausatmung hypertrophiert er (das heißt vergrößert sich) bei chronischem Husten.

Der M. deltoideus

Der größte Oberarmmuskel ist der **M. deltoideus** *(Deltamuskel,* ☞ Abb. 8.49 und 8.1). Er verläuft dreiecksförmig von einer breiten Ursprungsfläche an Spina scapulae, Akromion und Außenrand des Schlüsselbeins zur Außenfläche des Oberarmknochens. Der Faserverlauf umfaßt dementsprechend drei Richtungen, weshalb der M. deltoideus an allen sechs Bewegungen im Schultergelenk beteiligt ist (☞ Tabelle 8.47). Seine wichtigste Funktion ist die Armhebung.

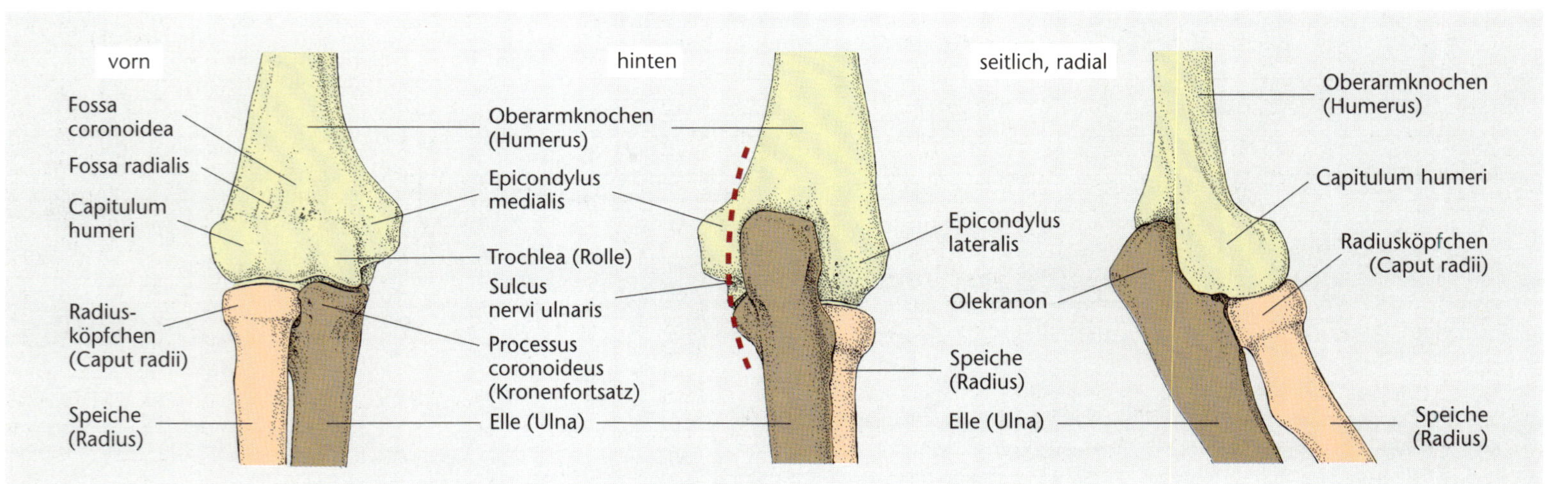

Abb. 8.51: Ellenbogengelenk von vorn, hinten und von der Seite. Die gestrichelte Linie skizziert den in diesem Abschnitt leicht verletzbaren N. ulnaris (Ellennerv).

Mit Unterstützung der in der Tabelle erwähnten weiteren Schultermuskeln kann der M. deltoideus den Arm im Schultergelenk auch drehen, vor- und zurückführen sowie wieder anwinkeln.

Beuger und Strecker im Ellenbogengelenk

Weitere Oberarmmuskeln entspringen am Oberarmknochen bzw. am Schultergürtel unter Umgehung des Schultergelenks und ziehen zu den Unterarmknochen. Sie sind für die Bewegungen im Ellenbogengelenk zuständig. Da dieses ein Scharniergelenk (☞ 7.2.4) ist, handelt es sich hier um Streck- und Beugemuskeln. Der wichtigste Unterarmbeuger ist der **M. biceps brachii** („Bizeps", *zweiköpfiger Armmuskel,* ☞ Abb. 8.49). Wie der Name sagt, besitzt er zwei Muskelköpfe (☞ Abb. 8.48). Sie entspringen zwar getrennt oberhalb des Schultergelenkes, setzen aber über eine gemeinsame Sehne am Speichenkopf an. Zuvor umschlingt diese Sehne die Speiche noch teilweise, so daß der Bizeps den Unterarm nicht nur beugt, sondern auch etwas nach außen drehen kann (Supination). Auch der **M. brachialis** *(Armbeuger)* und der **M. brachioradialis** *(Oberarmspeichenmuskel)* wirken als Beuger im Ellenbogengelenk.

Der **M. triceps brachii** („Trizeps", *dreiköpfiger Armmuskel)* läuft an der Hinterseite des Oberarmes und setzt an der Ellenhinterseite an. Er streckt den Unterarm im Ellenbogengelenk, ist also Antagonist zum M. biceps brachii.

8.6.2 Der Unterarm

Der **Unterarm** erstreckt sich vom Ellenbogengelenk bis zur Handwurzel. Er besteht aus zwei Knochen: **Elle** *(Ulna)* und **Speiche** *(Radius).*

Die Elle

An ihrem oberen Ende, also am Ellenbogengelenk, weist die Elle einen tiefen, halbrunden Ausschnitt auf, der vorn von einem kleinen hakenförmigen Fortsatz (*Processus coronoideus)* und hinten von einem großen hakenförmigen Fortsatz begrenzt bzw. überragt wird **(Olekranon)**. Der Einschnitt dient als Gelenkpfanne für das Ellenbogengelenk und nimmt die *Rolle* **(Trochlea)** des Oberarmknochens in sich auf (☞ 8.6.1 und Abb. 8.51). Das Olekranon ist als Ellenbogenspitze von außen gut zu tasten. Ein kleiner Einschnitt neben dem Processus coronoideus, die *Incisura radialis,* dient als Gelenkfläche für das **Radiusköpfchen** *(Caput radii)* und beteiligt sich am *oberen Radioulnargelenk* (☞ Abb. 8.54). An der Elle befinden sich verschiedene Knochenleisten und Aufrauhungen für den Ansatz von Muskeln. Am unteren schmalen Ende befindet sich das **Ellenköpfchen** *(Caput ulnae),* das an seiner Rückseite einen kleinen Knochenfortsatz *(Processus styloideus ulnae)* besitzt.

Muskel	Ursprung	Ansatz	Funktion
Vom Stamm zum Oberarm			
M. pectoralis major *(großer Brustmuskel)*	Schlüsselbein, Brustbein, Knorpelfläche der 2. bis 6. Rippe	Oberarmknochen	Anteversion, Adduktion, Innenrotation
M. latissimus dorsi *(breitester Rückenmuskel)*	Dornfortsätze der 7. Brust- – 5. Lendenwirbel, Crista des Kreuzbeins und Darmbeins, untere vier Rippen	Oberarmknochen	Retroversion, Adduktion, Innenrotation; zieht die Schulter nach hinten und unten
Vom Schulterblatt zum Oberarm			
M. deltoideus *(Deltamuskel)*	Schlüsselbein und Schulterblatt	Oberarmknochen	Abduktion, Adduktion, Anteversion, Retroversion, Innen- und Außenrotation
M. subscapularis *(Unterschulterblattmuskel)*	Schulterblatt (Innenfläche)	Oberarmknochen	Innenrotation
M. supraspinatus *(Obergrätenmuskel)*	Schulterblattaußenfläche (oberhalb der Spina)	Oberarmknochen	Abduktion, Außenrotation
M. infraspinatus *(Untergrätenmuskel)*	Schulterblatt	Oberarmknochen	Außenrotation
M. teres major *(großer Rundmuskel)*	Schulterblatt	Oberarmknochen	Retroversion, Adduktion und Innenrotation
Vom Schulterblatt bzw. Oberarmknochen zum Unterarm			
M. biceps brachii *(zweiköpfiger Armmuskel)*	Schulterblatt	Speiche, Unterarmfaszie (über flächige Sehne = Aponeurose)	Unterarmbeugung, Supinator
M. brachialis *(Armbeuger)*	Oberarmknochen	Elle	Unterarmbeugung
M. triceps brachii *(dreiköpfiger Armstrecker)*	Schulterblatt und Oberarmknochen	Elle	Unterarmstreckung, Adduktion im Schultergelenk

Tabelle 8.53: Schulter- und Oberarmmuskulatur.

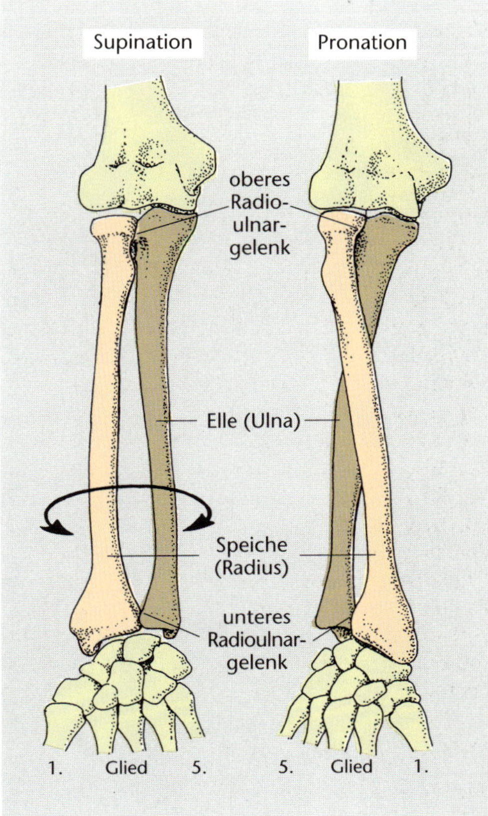

Abb. 8.54 (oben): Pronation und Supination. Im oberen und unteren Radioulnargelenk werden Unterarm und Hand um ihre Längsachse gedreht.

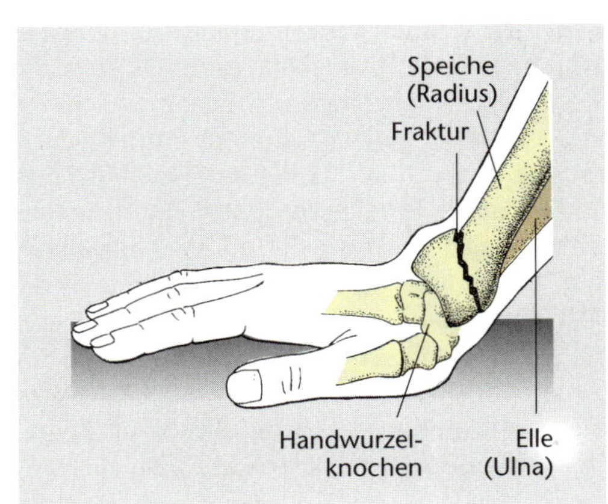

Abb. 8.55: Die distale Radiusfraktur (Typ Colles) ist der häufigste Knochenbruch des Menschen. Die ineinandergeschobenen Knochenteile der Speiche müssen reponiert (in die richtige Stellung gebracht) werden. Anschließend wird der Unterarm für 5 – 6 Wochen eingegipst – eine Operation ist meist nicht erforderlich.

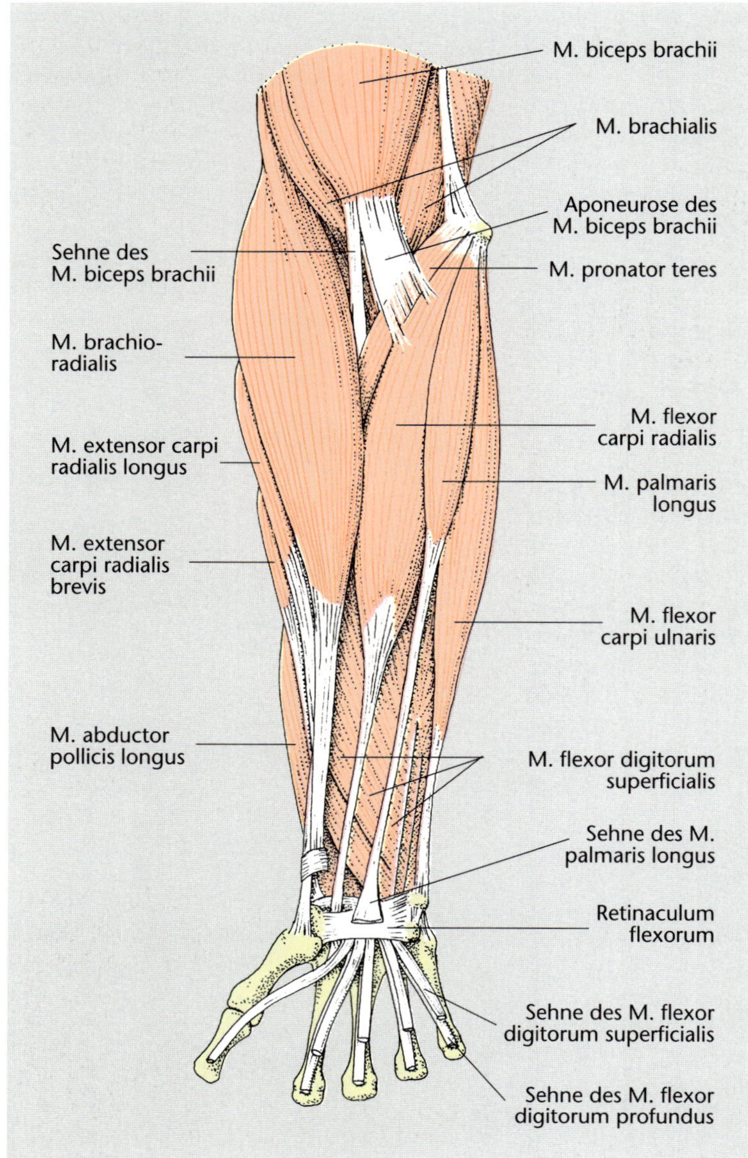

Abb. 8.57: Die Muskeln des Unterarms von vorn (ventral) in Supinationsstellung.

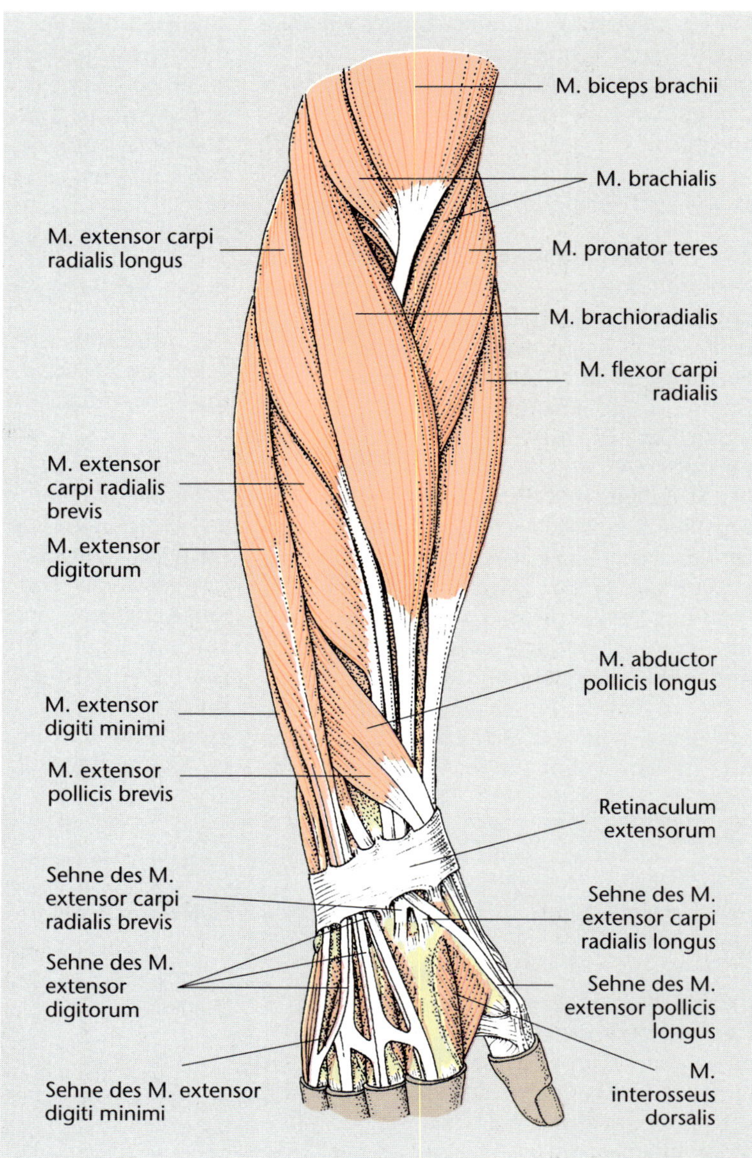

Abb. 8.58: Die Muskeln des Unterarms in Pronationsstellung.

Die Speiche

Die Speiche liegt lateral der Elle, also auf der Seite des Daumens. An ihrem oberen Ende befindet sich das Radiusköpfchen, das etwa die Form einer dicken, oben eingedellten Scheibe hat. Es bildet mit der Elle ein Zapfengelenk (☞ 7.2.4 und Abb. 7.13). Der Speichenschaft bietet Ansatz für mehrere Muskeln und weist entsprechende Leisten und Aufrauhungen auf. Er ist etwas kantiger und schmaler als die Elle. Das untere Ende ist kolbig verdickt und trägt dort die Gelenkflächen für die Handwurzelknochen. Ähnlich wie bei der Elle findet sich auch an der Speiche ein Processus styloideus, hier jedoch am lateralen Ende.

An ihren distalen Enden sind Speiche und Elle durch ein Radgelenk (☞ 7.2.4) miteinander verbunden *(unteres Radioulnargelenk)*.

Supination und Pronation

Betrachtet man den eigenen Unterarm mit nach oben weisender Handinnenfläche, so liegen in diesem Moment Elle und Speiche parallel nebeneinander. Dreht man nun die Handfläche nach unten, überkreuzt die Speiche die Elle, die laterale Handkante (Daumenseite) zieht also die Speiche mit nach medial. Diese (Einwärts-)Bewegung heißt **Pronation**.

Die umgekehrte (Auswärts-)Bewegung heißt **Supination**. Dabei fungiert das untere Radioulnargelenk als Radgelenk, das heißt der konkave Gelenkanteil der Speiche dreht sich um den konvexen Anteil der Elle. Das obere Radioulnargelenk wirkt als Zapfengelenk; das Speichenköpfchen dreht sich innerhalb eines Bandes *(Ligamentum anulare radii)* sowie auf der Gelenkfläche der Elle um seine eigene Längsachse.

Die Unterarmmuskulatur

Die Unterarmmuskeln können ihrer Funktion nach in vier Gruppen eingeteilt werden:

- Die **Pronatoren.** Sie ermöglichen eine Drehung von Elle und Speiche um ihre Längsachse nach innen (Pronation). Vom Epicondylus medialis des Oberarms zieht ein Muskel über die Elle hinweg und um die Speiche herum zu deren Hinterfläche (**M. pronator teres**, *runder Einwärtsdreher*). Ein kurzer querverlaufender Muskel verläuft im distalen Viertel der Knochen von der Vorderfläche der Elle zur Vorderfläche der Speiche (**M. pronator quadratus**, *viereckiger Einwärtsdreher*).
- Die **Supinatoren.** Der **M. supinator** *(Auswärtsdreher)* führt vom Epicondylus lateralis des Oberarms zur Vorderfläche der Speiche. Auch der **M. bizeps brachii** dreht den Unterarm nach außen (☞ 8.6.1).
- **Hand- und Fingerbeuger**, die im wesentlichen ihren Ursprung am Epicondylus medialis des Oberarms haben (☞ Abb. 8.57).
- **Hand- und Fingerstrecker**, die am Epicondylus lateralis entspringen (☞ Abb. 8.57 und 8.58).

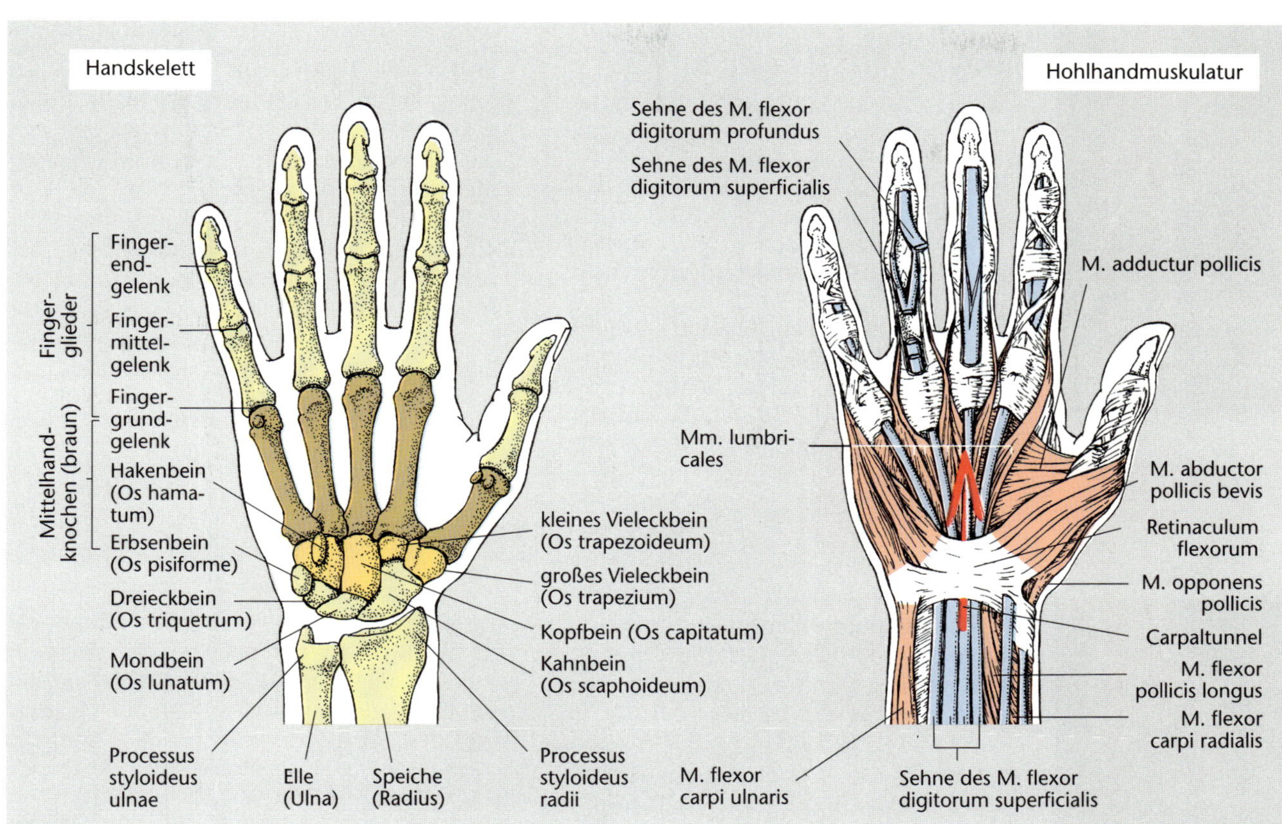

Abb. 8.59: Handskelett und Muskulatur der Hohlhand. Unter dem Ligamentum carpi transversum liegt der Carpaltunnel, durch den die Beugesehnen, aber auch der Nervus medianus verlaufen (roter Pfeil).

Abb. 8.60 (unten): Handwurzelskelett im Detail.

8.6.3 *Die Hand*

Die Handwurzelknochen

Die **Handwurzel** *(Carpus)* besteht aus acht **Handwurzelknochen** *(Ossa carpi)*. Sie sind untereinander durch Bänder verbunden und in zwei Reihen zu je vier Knochen angeordnet. Jeweils von radial (Daumenseite) nach ulnar (Kleinfingerseite) gezählt sind das:

- In der proximalen Reihe: **Kahnbein** *(Os scaphoideum)*, **Mondbein** *(Os lunatum)*, **Dreieckbein** *(Os triquetrum)*, **Erbsenbein** *(Os pisiforme)*
- In der distalen Reihe: **Großes Vieleckbein** *(Os trapezium, Trapezbein)*, **Kleines Vieleckbein** *(Os trapezoideum, trapezähnliches Bein)*, **Kopfbein** *(Os capitatum)*, **Hakenbein** *(Os hamatum)*.

Merkspruch: Ein **Kahn**, der fuhr im **Mon**denschein im **Dreieck** um das **Erbsen**bein; **Vieleck groß**, **Vieleck klein** – am **Kopf**, da muß ein **Haken** sein.

Kahnbein, Mondbein und Dreieckbein weisen auf ihrer proximalen Seite jeweils eine Gelenkfläche auf; diese Flächen bilden zusammen mit der Gelenkfläche der Speiche das **proximale Handgelenk**. Dieses wirkt als Eigelenk (☞ Abb. 7.13), weil die drei Gelenkflächen der Handwurzelknochen zusammengenommen eine Eiform bilden. Das Ellenköpfchen ist am proximalen Handgelenk nicht beteiligt, sondern nur indirekt über eine Knorpelscheibe mit ihm verbunden.

Die Mittelhandknochen

An die vielkantigen Handwurzelknochen schließen sich die Röhrenknochen der Mittelhand an. Proximale (Basis) und distale Enden (Köpfchen) der **Mittelhandknochen** tragen Gelenkflächen zur Verbindung mit der Handwurzel bzw. mit den Fingerknochen. Der Mittelhandknochen des ersten Fingers (Daumen) ist über ein **Sattelgelenk** (☞ Abb. 7.13), das Daumenwurzelgelenk, mit der Handwurzel verbunden. Dabei stellt die Gelenkfläche des großen Vieleckbeins den Sattel dar, auf dem der Mittelhandknochen „reitet". In diesem Gelenk wird der Daumen den anderen Fingern gegenübergestellt. Nur so kann man mit der Hand etwas greifen und festhalten. Die anderen Gelenke zwischen Handwurzel und Mittelhand sind durch straffe Bänder fixiert und praktisch unbeweglich.

Die Fingerknochen

Auf die fünf Mittelhandknochen folgen die Finger, die beim Daumen aus zwei, sonst aus drei *Fingergliedern*, den **Phalangen**, bestehen. Von der Mittelhand nach distal gesehen werden diese **Grund-**, **Mittel-** und **Endglied** *(Grund-, Mittel-* und *Endphalanx*, beim Daumen *Grund-* und *Endphalanx)* genannt. Sie sind über kleine Gelenke miteinander verbunden. Die einzelnen Verbindungen zwischen Mittelhandknochen und den Grundgliedern heißen **Fingergrundgelenke** *(Metacarpo-Phalangealgelenke)*, die zwei Gelenkreihen zwischen den Gliedern **Fingermittelgelenke** bzw. **Fingerendgelenke** *(proximale* bzw. *distale Interphalangealgelenke*, abgekürzt *PIP* und *DIP)*.

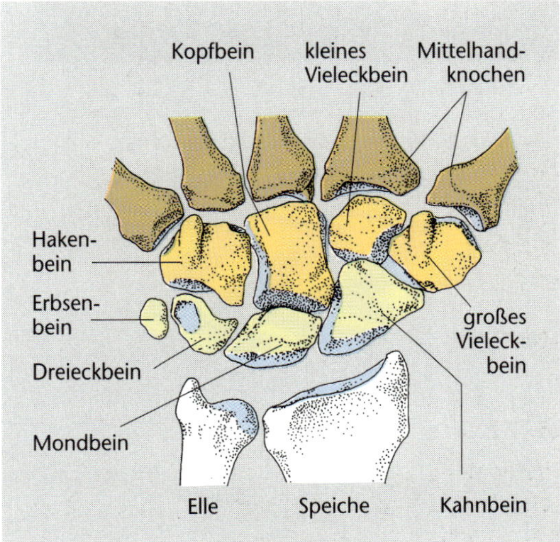

Die Fingergrundgelenke sind mit Ausnahme des Daumengrundgelenkes **Kugelgelenke.** Das heißt, sie sind von der Anlage her in alle drei Richtungen beweglich. Die Drehung um ihre Längsachse ist allerdings nur passiv möglich, weil für diese Bewegung keine Muskulatur existiert. Aktiv kann man die Finger zur Handinnenfläche hin beugen (Flexion) und wieder strecken (Extension) sowie seitlich spreizen (Abduktion) und wieder zusammenführen (Adduktion). Beim Daumengrundgelenk und allen Interphalangealgelenken handelt es sich dagegen um reine **Scharniergelenke** (☞ Abb. 7.13). Hier sind nur Beugung und Streckung möglich.

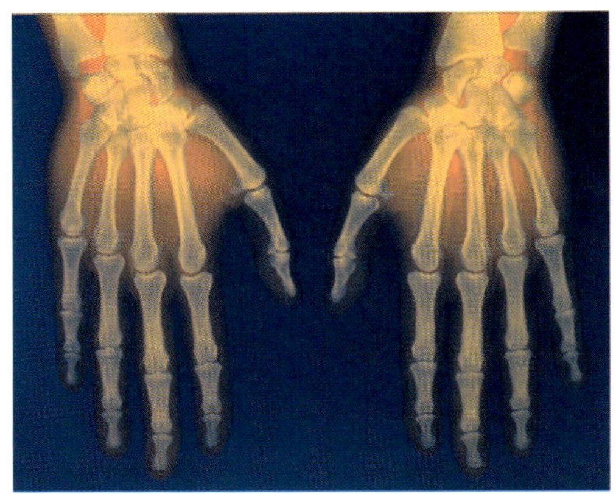

Abb. 8.61 (oben): Handskelett eines Gesunden im Röntgenbild (Zur besseren Detail-Erkennbarkeit eingefärbt).

8

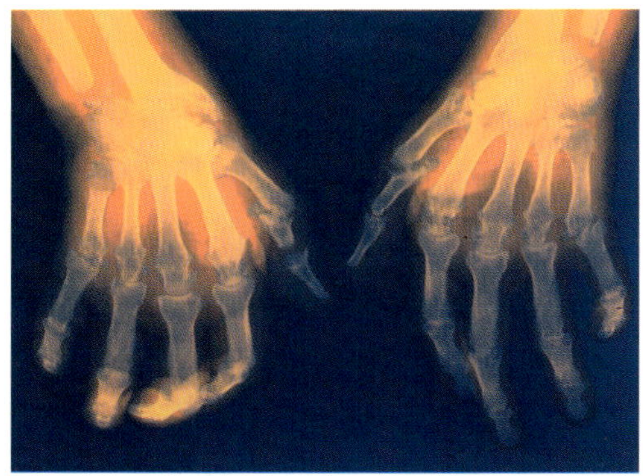

Abb. 8.62 (unten): Handskelett eines an chronischer Polyarthritis erkrankten Patienten (☞ auch Abb. 4.21). Zu erkennen sind vielfältige, z.T. schwere Deformierungen: starke Abknickungen der Fingerknochen „kleinfingerwärts" *(Ulnardeviation)*, quasi ausgekugelte Daumengliedknochen *(Subluxation)* sowie ein Knochenmineralschwund *(Osteoporose)*.

Die Handgelenks- und Fingermuskulatur

Die Muskeln, die die Hand und Finger bewegen, werden in Beuge- und Streckmuskeln eingeteilt. Ihre meist langen, schlanken Muskelbäuche verlaufen in jeweils zwei Muskelschichten an der Streck- bzw. Beugeseite des Unterarms. Die Muskeln jeweils einer Schicht sind dabei für die Bewegung der gesamten Hand, die der anderen für die Bewegung der einzelnen Finger zuständig.

Alle Beuge- und Streckmuskeln entspringen am distalen Oberarm bzw. am Unterarm und setzen mit langen dünnen Sehnen an Hand und Fingern an (setzten sich die Muskelbäuche bis auf die Hand fort, wäre durch den vermehrten Umfang keine Bewegung mehr möglich). Sowohl Beuge- als auch Strecksehnen verlaufen zum großen Teil durch eine Art von Führungsschienen, die durch Haltebänder zur Oberfläche hin begrenzt werden. So überdeckt das **Retinaculum extensorum** die Strecksehnen an der Dorsalseite der Handwurzel; das **Retinaculum flexorum** *(Ligamentum carpi transversum, queres Handwurzelband)* überspannt die Beugesehnen auf der Ventralseite der Handwurzel. Die Anordnung der Handwurzelknochen bildet in diesem Bereich eine Längsrinne *(Sulcus carpi)*, durch die die Beugesehnen verlaufen. Dieser wie ein Tunnelgewölbe vom Retinaculum flexorum überdachte Raum wird auch **Carpaltunnel** genannt. Die Handfläche wird von einer festen Sehnenplatte, der **Palmaraponeurose**, überspannt.

Damit trotz der ständigen Bewegung der Streck- und Beugesehnen in den Haltebändern keine Reizung der Umgebung auftreten kann, sind sie hier von bindegewebigen *Sehnenscheiden* umschlossen, die durch einen Flüssigkeitsfilm an der Innenseite das reibungslose Gleiten der Sehnen ermöglichen.

Im Carpaltunnel verläuft neben den Beugesehnen auch der wichtigste Nerv für die Hand, der *N. medianus* (☞ 11.14.2). Entzünden sich die Sehnenscheiden *(Tendovaginitis)* oder vermehrt sich der bindegewebige Inhalt des Carpaltunnels, so kann es zu Handlähmungserscheinungen infolge Druckschädigung des Medianusnerven kommen. Bei einem solchen **Carpaltunnel-Syndrom** muß das Retinaculum flexorum chirurgisch durchtrennt werden, um den Medianusnerv zu entlasten.

Sechs Muskeln bewegen die Hand im Handgelenk. Dabei entspringen drei Muskeln vom Epicondylus medialis des Oberarmknochens und beugen die Hand im Handgelenk. Vom Epicondylus lateralis entspringen drei Streckmuskeln.

Je nach ihrem Verlauf und Ansatz können sie die Hand nicht nur beugen bzw. strecken, sondern auch nach ulnar und radial ziehen, das heißt zur Daumenseite oder zur Kleinfingerseite hin beugen.

Muskeln, die auf die Fingergelenke wirken, entspringen entweder am Arm oder an der Hand selbst. Entsprechend werden sie auch *lange* und *kurze Fingermuskeln* genannt. Die Muskelbäuche der langen Fingermuskeln liegen am Unterarm, und nur ihre Sehnen ziehen über das Handgelenk.

Die zwei **langen Fingerbeuger** unterscheiden sich durch ihren oberflächlichen **(M. flexor digitorum superficialis)** bzw. eher tiefen Verlauf **(M. flexor digitorum profundus)**. Die Sehne des M. flexor digitorum superficialis verläuft nach Aufsplitterung in vier Einzelseh-

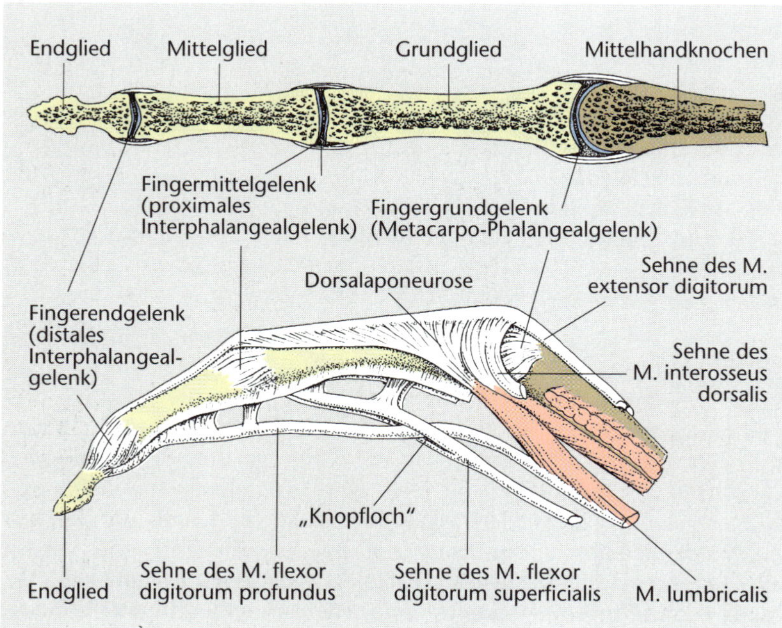

Abb. 8.63: Skelett sowie Beuge- und Strecksehnenapparat eines Fingers. Die Sehne des M. flexor digitorum profundus zieht durch die aufgespaltene („Knopfloch") Sehne des M. flexor digitorum superficialis.

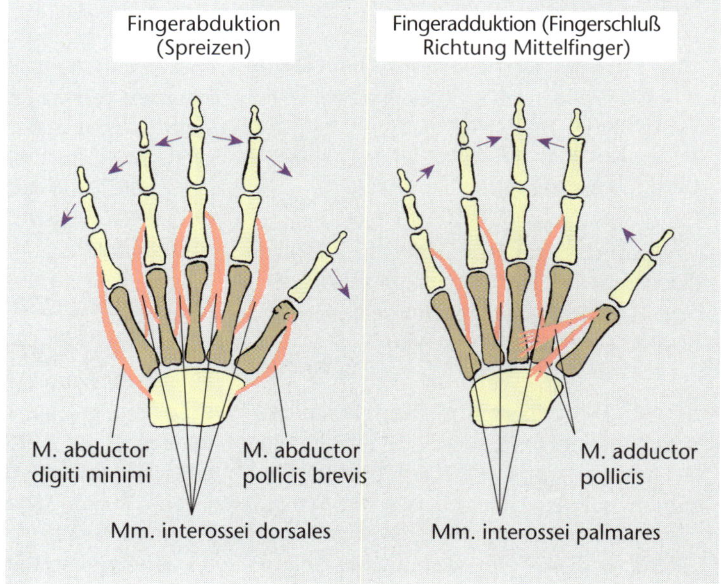

Abb. 8.64: Ab- und Adduktion der Finger. M. abductor digiti minimi, M. abductor pollicis brevis und die M. interossei dorsales spreizen die Finger (Fingerabduktion). Die Mm. interossei palmares und der M. adductor pollicis schließen die Hand (Fingeradduktion).

nen zu den Mittelgliedern der Finger zwei bis fünf (☞ Abb. 8.57).

Das Endstück der Sehne spaltet sich auf und setzt links und rechts am Mittelglied an. Durch dieses „Knopfloch" (☞ Abb. 8.63) zieht die Sehne des M. flexor digitorum profundus zum Fingerendglied und setzt dort an der Ventralseite ungeteilt an. So beugt der M. flexor digitorum superficialis den Finger im Grund- und Mittelgelenk, der M. flexor digitiorum profundus zusätzlich im Endgelenk. Damit die Sehne sich auf dem Finger nicht verschieben kann, ist sie durch feste Bänder gesichert.

Der Daumen besitzt einen eigenen langen Beugemuskel (**M. flexor pollicis longus**), der mit seiner Sehne am Endglied des Daumens ansetzt.

Auf der Rückseite der Hand verläuft der *lange Fingerstrecker* (**M. extensor digitorum**, ☞ Abb. 8.58 und Abb. 8.63). Auf der Dorsalseite jedes Fingers bildet er zusammen mit kleinen Fingermuskeln eine Sehnenplatte. So vermag er die Finger in Grund-, Mittel- und Endgelenk zu strecken. Zusätzlich zum langen Strecker besitzen der Zeigefinger und der kleine Finger jeweils einen eigenen Streckmuskel.

Zum Daumen verlaufen auf der Dorsalseite mehrere Muskelsehnen. Außer einem kurzen und einem langen Daumenstrecker verläuft dort der *lange Daumenabspreizer* (**M. abductor pollicis longus**), der den Daumen nach radial zieht und von den Fingern entfernt.

An der Hand selbst verlaufen die sogenannten **kurzen Handmuskeln** (☞ Abb. 8.59 und 8.64). Die **Mm. lumbricales** entspringen von den Sehnen des tiefen Fingerbeugers und die *Zwischenknochenmuskeln* (**Mm. interossei palmares** und **dorsales**) jeweils von den Mittelhandknochen. Sie setzen alle seitlich auf den Streckseiten der Finger zwei bis fünf an.

Die **M. interossei dorsales** und **palmares** verlaufen zwischen den Mittelhandknochen und erstem Fingerglied. Sie spreizen die Finger in den Grundgelenken bzw. ziehen sie wieder aneinander. Außerdem beugen sie die Finger zusammen mit den Mm. lumbricales im Grundgelenk und strecken sie im Mittel- und Endgelenk.

Am Retinaculum flexorum entspringen mehrere Muskeln, die zu Daumen bzw. Kleinfinger ziehen. Dies sind der *kurze Daumen-* und *Kleinfingerbeuger* (**M. flexor pollicis brevis** bzw. **M. flexor digiti minimi brevis**) und der *kurze Daumen-* und *Kleinfingerabspreizer* (**M. abductor pollicis brevis** bzw. **M. abductor digiti minimi**). Auf die Daumenrückseite zieht der Daumengegensteller (**M. opponens pollicis**), der den Daumen den anderen Fingern gegenüberstellt und Greifbewegungen möglich macht.

Der *Daumenanzieher* (**M. adductor pollicis**) führt den Daumen wieder an die anderen Finger heran. Er verläuft quer unterhalb der langen oberflächlichen Beugesehnen des Mittel- und Zeigefingers zum Daumen.

Auch der kleine Finger besitzt einen *Gegenstellmuskel* (**M. opponens digiti minimi**). Dieser wirkt mit, wenn Daumen und Kleinfinger zueinander geführt werden.

Die kurzen Eigenmuskeln von Daumen und kleinem Finger bilden den sogenannten **Daumen-** bzw. **Kleinfingerballen** (*Thenar* bzw. *Hypothenar*).

8.7 Das Becken

8.7.1 Das knöcherne Becken

Über das **Becken** *(Pelvis)* stehen die unteren Extremitäten mit dem Rumpfskelett in Verbindung. Es wird auch *Beckenring* oder *Beckengürtel* genannt, weil die drei beteiligten Knochen ringförmig zusammengeschlossen sind. Das **Kreuzbein** *(Os sacrum,* ☞ Abb. 8.29) bildet die Rückwand des knöchernen Beckens. Es liegt zwischen den beiden **Hüftbeinen** *(Ossa coxae)*, deren Ausläufer in einem Bogen nach vorne führen und dort über eine etwa 1 cm breite knorpelige Verbindung, die **Symphyse** *(Schambeinfuge)*, zusammengefügt sind. Die beiden **Sakroiliakalgelenke** *(Kreuzbein-Darmbeingelenke)* zwischen Kreuz- und Hüftbein sind durch einen festen Bandapparat gesichert und nahezu unbeweglich.

Die Hüftbeine bestehen aus jeweils drei miteinander verschmolzenen Knochen: dem **Darmbein** *(Os ilium)*, dem **Sitzbein** *(Os ischii)* und dem **Schambein** *(Os pubis)*. Im Laufe der Wachstumsperiode wachsen diese drei Knochen zusammen, so daß ihre Begrenzungen im Erwachsenenalter nicht mehr sichtbar sind.

Das Darmbein

Das **Darmbein** *(Os ilium)* als größter dieser drei Knochen bildet eine schaufelähnliche Platte, die **Darmbeinschaufel** *(Ala ossis ilii)*. Sie umgibt die Organe des Unterbauches. Ihre obere Begrenzung, der **Darmbeinkamm** *(Crista iliaca)*, ist bei den meisten Menschen gut im Lendenbereich zu tasten.

Da das Darmbein rotes, also blutbildendes, Knochenmark enthält, ist der Darmbeinkamm – wie das Sternum – eine gut zugängliche Stelle zur Knochenmarkspunktion.

Das Darmbein hat vier charakteristische Knochenvorsprünge: Die dorsalen Knochenvorsprünge heißen **unterer hinterer Darmbeinstachel** *(Spina iliaca posterior inferior)* und **oberer hinterer Darmbeinstachel** *(Spina iliaca posterior superior)*. Der am weitesten nach vorn vorspringende und als einziger leicht durch die Haut tastbare Teil des Darmbeins wird **vor-**

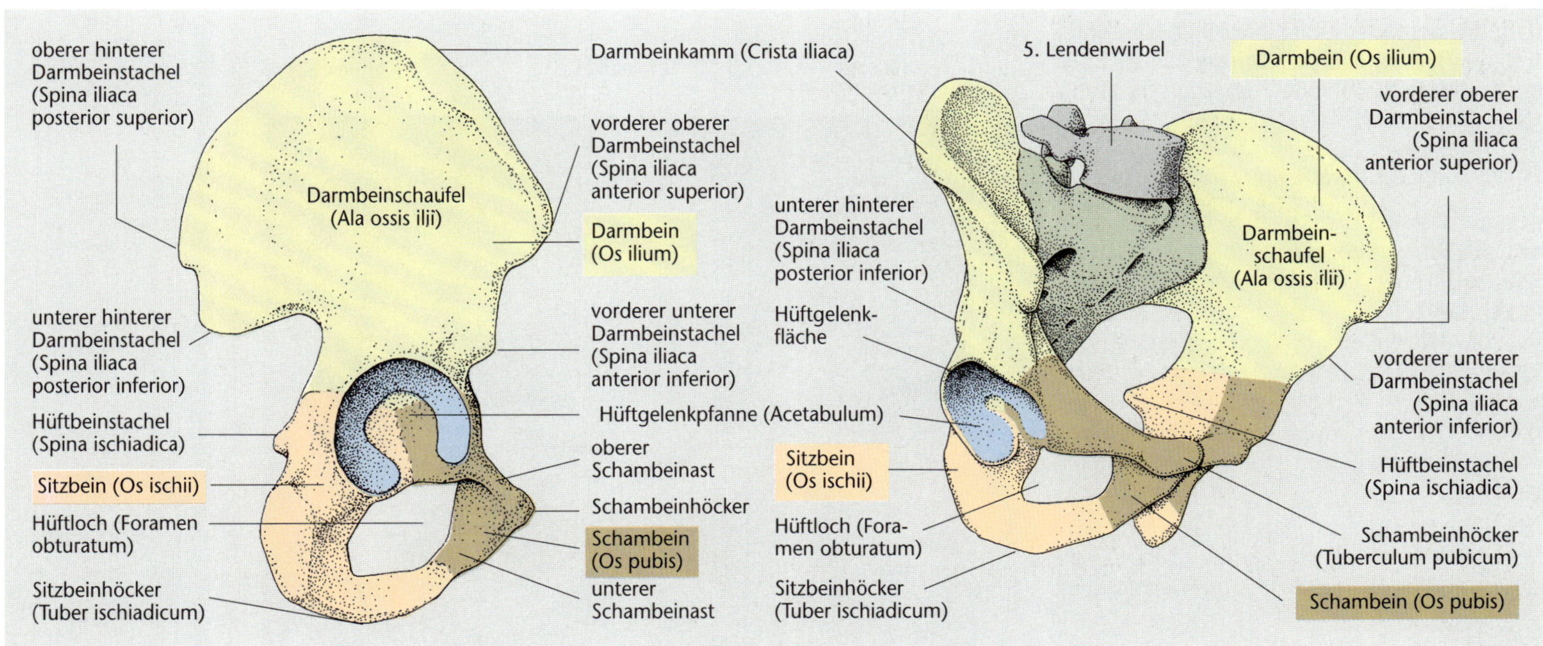

Abb. 8.65: Hüftbein (Os coxae) in der Seitenansicht. Darmbein, Sitzbein und Schambein bilden gemeinsam die Hüftgelenkpfanne.

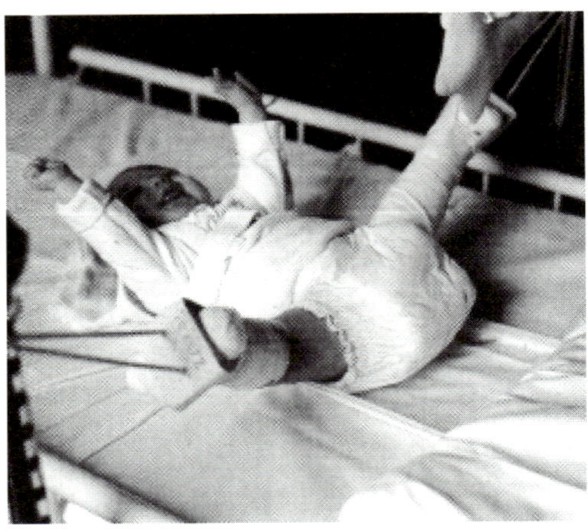

Abb. 8.66: „Overhead"-Extension bei einem Kind mit angeborener Hüftluxation.

8

derer oberer Darmbeinstachel *(Spina iliaca anterior superior)* genannt. Darunter liegt der **vordere untere Darmbeinstachel** *(Spina iliaca anterior inferior)*.

Sitz- und Schambein

Unterhalb des Darmbeines schließt sich das **Sitzbein** *(Os ischii)* an. Es ist ein gedrungener etwas bogenförmiger Knochen, der an seinem Dorsalrand den **Hüftbeinstachel** *(Spina ischiadica)* und unten eine Verdickung besitzt, den **Sitzbeinhöcker** *(Tuber ischiadicum)*. Dieser Höcker bildet den tiefsten Knochenpunkt unseres Beckens und ist beim Sitzen auf einem harten Stuhl gut zu spüren (im Stehen bedecken ihn die Gesäßmuskeln).

Als ebenfalls gebogener Knochen schließt sich das **Schambein** *(Os pubis)* an. Zwischen einer nach vorn medial gerichteten Fläche und dem Schambein der Gegenseite bleibt ein mit Knorpel ausgefüllter Spalt die **Symphyse** *(Schambeinfuge)*. Ein kleiner Vorsprung oberhalb dieser Gelenkfläche wird **Schambeinhöcker** *(Tuberculum pubicum)* genannt. Er ist der Teil des Schambeines, den man durch die Haut tasten kann.

Hüftgelenk und umgebende Strukturen

Anteile aller drei Hüftknochen bilden gemeinsam die **Hüftgelenkpfanne** *(Acetabulum)*, eine schüsselförmige Vertiefung, die den Kopf des Oberschenkelknochens aufnimmt und mit ihm das **Hüftgelenk** bildet. Da dieses Gelenk nicht nur viele Bewegungen ermöglichen, sondern auch starke Gewichts- und Bewegungsbelastungen aushalten muß, ist es durch einen sehr festen und straffen Bandapparat gesichert.

Die rahmenförmigen Bögen von Sitz- und Schambein sowie der Acetabulum-Rand umschließen das **Hüftloch** *(Foramen obturatum)*. Es ist durch eine derbe Bindegewebsmembran (**Membrana obturatoria**) verschlossen, die Gefäße und Nerven durchtreten läßt und den Ursprung für mehrere Muskeln bietet.

Angeborene Hüftdysplasie

Die häufigste angeborene Skeletterkrankung ist die **angeborene Hüftdysplasie**. Aus ungeklärter Ursache ist die Hüftgelenkpfanne zu steil und nicht tief genug geformt. Durch die mangelnde Formgebung der Pfanne kommt es oft schon im Säuglingsalter zur Luxation (Auskugelung), in schweren Fällen besteht sie auch schon bei der Geburt *(angeborene Hüftluxation)*. Die Reposition (Wiedereinrenkung) und damit eine günstige Stellung für das weitere Wachstum kann durch spreizende Verbände, Overhead-Extension (☞ Abb. 8.66), Bandagen oder Osteosyntheseoperationen (☞ 7.1.9) erreicht werden. Trotzdem drohen Spätschäden, vor allem eine frühzeitige *Hüftgelenksarthrose* (☞ 4.5.4). Die Prognose hängt vor allem von einer frühzeitigen Diagnosestellung ab, weshalb Kinderärzte die Hüftgelenksstellung und -funktion bei jedem Neugeborenen prüfen.

Großes und kleines Becken

In seiner Gesamtheit gesehen, erinnert das knöcherne Becken an einen kurzen Trichter. Die obere Öffnung dieses „Beckentrichters", der Beckeneingang, wird von den großen Darmbeinschaufeln gebildet. Unterhalb der Darmbeinschaufeln erfolgt schräg nach vorn unten der Beckenringschluß der beteiligten Knochen. Den hierdurch entstehenden nach innen vorspringenden Rand nennt man **Linea terminalis**. Der Bereich oberhalb dieser Linea terminalis wird als **großes Becken** bezeichnet. Unterhalb der Linie folgen ein Teil des Kreuzbeins mit Steißbein und die Bögen der Sitz- und Schambeine. Dieser engere Bereich des „Trichters" heißt **kleines Becken**. Es ist auch gemeint, wenn der Kliniker nur von „Becken" spricht.

Weibliches und männliches Becken

Das Becken vom Mann unterscheidet sich erheblich von dem der Frau:

- das weibliche Becken ist flacher und leichter als das männliche,
- der weibliche *Beckeneingang*, die von der Linea terminalis und dem Promontorium (☞ 8.3.3 und Abb. 8.67) markierte Grenze zwischen großem und kleinem Becken, ist größer und rundlich-oval, der männliche dagegen herzförmig;
- der weibliche *Beckenausgang* – vom Unterrand der Symphyse, Sitzbeinhöckern und Steißbeinspitze markiert – ist wesentlich weiter (☞ Abb. 8.68 rechte Bilder);
- der *Schambeinwinkel* (der Winkel zwischen den beiden unteren Schambeinästen, ☞ Abb. 8.67 und 8.68) ist bei der Frau stumpf (über 90°, deshalb als *Schambogen* bezeichnet), beim Mann jedoch spitzwinklig (kleiner als 90°) und
- das weibliche Kreuzbein kürzer, breiter und im unteren Teil nach vorne gebogen.

Alle Merkmale des weiblichen Beckens lassen sich aus den Erfordernissen des Geburtsvorganges verstehen. Der Beckeneingang im Bereich der Linea terminalis muß ausreichend weit sein, damit das Kind bei der Geburt ins kleine Becken (den Geburtskanal) eintreten kann. Sodann verläuft der Geburtskanal bogenförmig nach vorne zur Symphyse. Dort bildet der Beckenausgang die zweite Engstelle des Geburtskanals. In der Praxis kommt es aber immer wieder vor, daß ein Kind nicht durch den Geburtskanal paßt. Um dieses Risiko abzuschätzen, kann der Geburtshelfer das Becken mit Ultraschallhilfe ausmessen (**Pelvimetrie**).

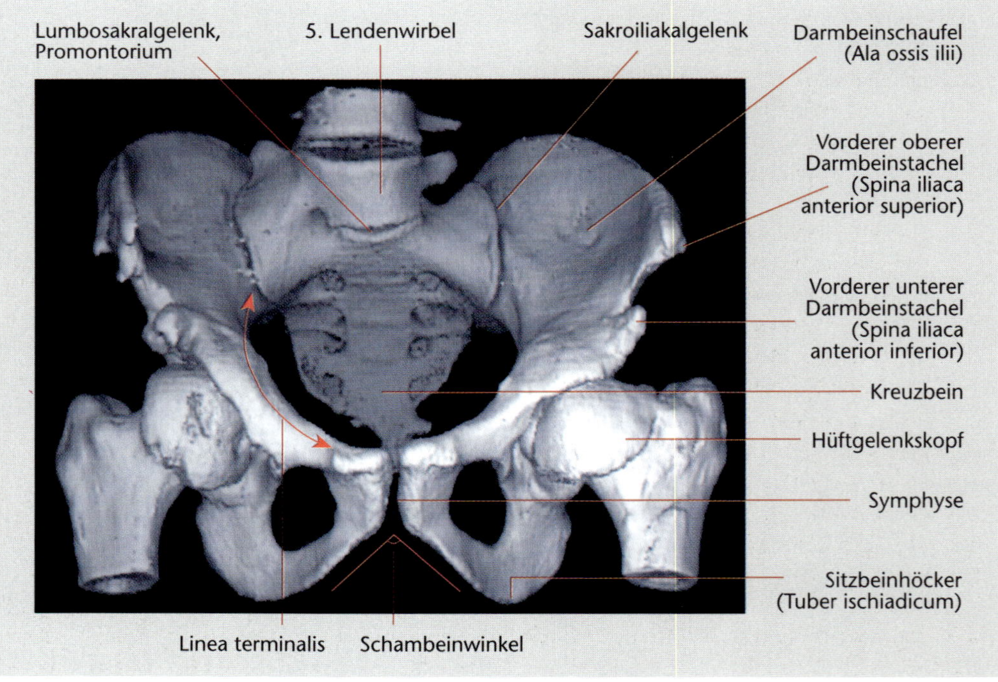

Abb. 8.67: Dreidimensionale Computerrekonstruktion eines weiblichen Beckens auf der Grundlage von Computertomographien.

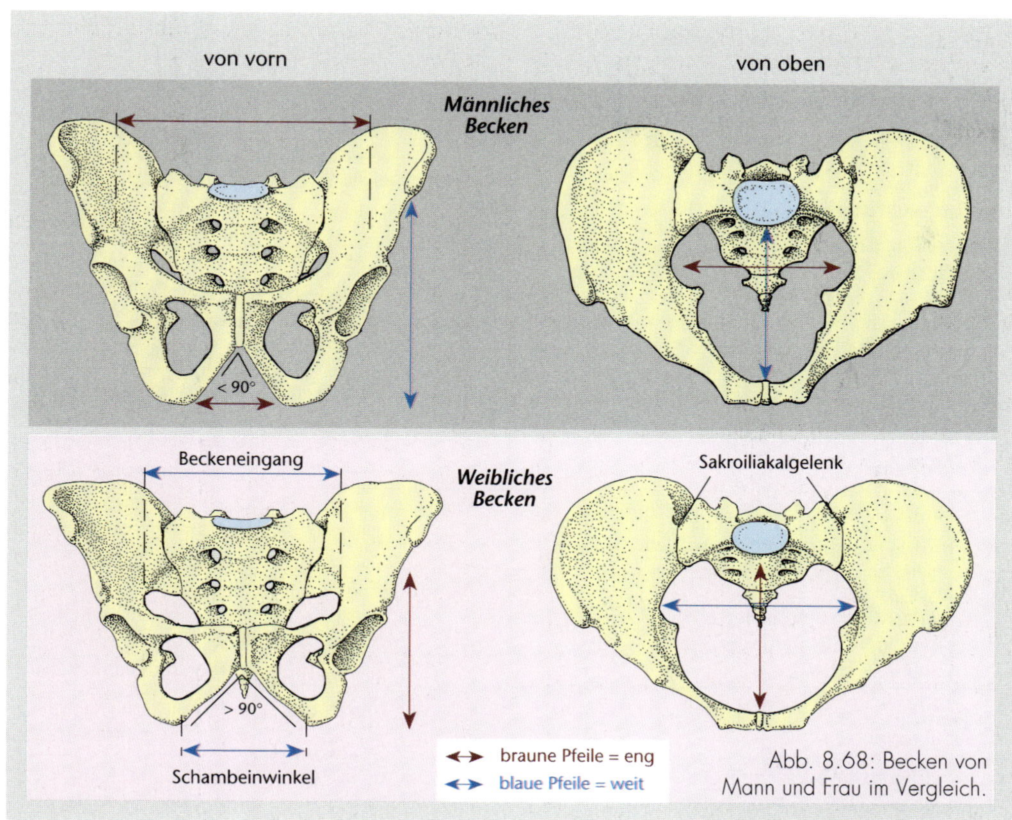

Abb. 8.68: Becken von Mann und Frau im Vergleich.

8.7.2 Der Beckenboden

Da der knöcherne Beckenausgang offen ist, auf ihm aber das Gewicht sämtlicher innerer Organe lastet, muß er durch eine Platte aus Muskeln und Bändern abgeschlossen werden. Diese untere Begrenzung des kleinen Beckens heißt **Beckenboden.** Die Muskeln des Beckenbodens halten dabei durch einen relativ straffen Grundtonus das Gewicht der Eingeweide.

Zu ihnen zählen (☞ auch Abb. 8.69):

- der **M. levator ani** *(Afterhebermuskel)*, der bis auf einen vorderen symphysennahen Bereich, den *Levatorschlitz*, den gesamten Beckenausgang auskleidet;
- der **M. transversus perinei profundus** *(tiefer querer Dammuskel)*, der sich zwischen beiden unteren Schambeinästen erstreckt und damit den Levatorschlitz überbrückt,
- der **M. bulbospongiosus** *(Harnröhren-Schwellkörpermuskel)*, der zusammen mit dem *äußeren Afterschließmuskel* (**M. sphincter ani externus**) das Schließmuskelsystem für die im Becken festgehaltenen Organe Blase, Darm sowie Gebärmutter und Scheide unterstützt. Dieses Schließmuskelsystem wird auch *Diaphragma urogenitale* genannt;
- der **M. ischiocavernosus** *(Sitzbein-Schwellkörpermuskel)*, der links und rechts den Raum zwischen Schambeinast und Sitzbeinhöcker verspannt; sowie
- der *oberflächliche quere Dammuskel* (**M. transversus perinei superficialis**), der die beiden Sitzbeinhöcker quer verspannt und mit dem Diaphragma urogenitale verflochten ist.

Beckenbodengymnastik

Unter der Geburt wird die Beckenbodenmuskulatur der Frau stark gedehnt, oft sogar überdehnt. Kehren die Beckenbodenmuskeln nicht mehr zu ihrem straffen Grundtonus zurück, was vor allem nach mehreren Geburten vorkommt, so senken sich in den folgenden Jahrzehnten die Organe im kleinen Becken durch die Last der Eingeweide ab. Diese Senkung führt zu einer ungenügenden Funktion des Schließmuskelsystems. Folge können eine *Harninkontinenz* (unwillkürliches Wasserlassen, ☞ 20.5.5) oder sogar ein Gebärmuttervorfall *(Uterusprolaps)* sein. Um dem vorzubeugen, sollte die Frau nach der Geburt *Beckenbodengymnastik* betreiben, das heißt, sie sollte ihre Beckenbodenmuskulatur durch regelmäßig wiederholtes Anspannen und Wiederlockerlassen trainieren.

8.7.3 Die Muskeln des Beckenbereiches

Die meisten Muskeln der Hüftregion ziehen zum Oberschenkel und bewirken Bewegungen des Beines im Hüftgelenk, dem größten Kugelgelenk des Menschen. Dieses ermöglicht Bewegungen in allen drei Achsen:

- in der Horizontalachse: Beugung des Beines nach vorn gegen den Rumpf *(Anteversion)*, Streckung des Beines nach hinten vom Rumpf weg *(Retroversion)*;
- in der Sagittalachse: Abspreizen des Beines zur Seite *(Abduktion)*, Heranziehen des Beines *(Adduktion)*; und
- in der Longitudinalachse: Drehung des Beines nach innen *(Innenrotation)* und Drehung des Beines nach außen *(Außenrotation)*.

An jeder dieser Bewegungen sind mehrere Muskeln beteiligt. Einige dieser Muskeln ziehen direkt über das Hüftgelenk; ein Teil davon setzt nicht am Oberschenkel an, sondern zieht weiter bis über das Kniegelenk an den Unterschenkel. Diese Muskeln können das Bein dadurch sowohl im Hüft- als auch im Kniegelenk bewegen.

Die Beuger im Hüftgelenk

Der wichtigste Beugemuskel im Hüftgelenk ist der **M. iliopsoas** *(Hüftlendenmuskel)*. Er hat zwei Anteile, den **M. iliacus** *(Darmbeinmuskel)* und den **M. psoas major** *(großer Lendenmus-*

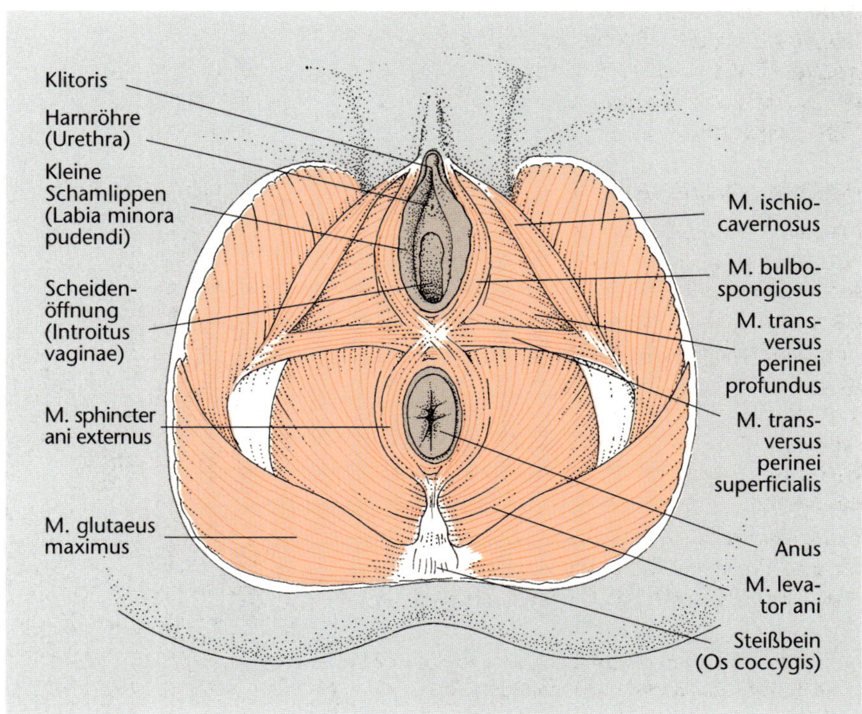

Abb. 8.69: Beckenboden der Frau.

kel), die funktionell eine Einheit bilden. Der M. iliopsoas zieht von den Lendenwirbelkörpern (M. psoas major) bzw. von der Innenseite des Darmbeinkammes (M. iliacus) hinunter zum Oberschenkelknochen. Wie alle Beugemuskeln verläuft er *vor* dem Hüftgelenk. Er beugt die Beine gegen den Rumpf. Der M. iliopsoas und der kleine unbedeutende M. psoas minor werden zusammen als *innere Hüftmuskulatur* bezeichnet. Alle anderen Hüftmuskeln rechnet man zur *äußeren Hüftmuskulatur.*

Ein weiterer bedeutender Beugemuskel ist der **M. rectus femoris** *(gerader Schenkelmuskel,* ☞ Abb. 8.72). Er zieht von der Innenseite des Darmbeines hinunter an die Vorderseite des Oberschenkels und über das Knie zum Unterschenkel. Er kann dadurch sowohl im Hüftgelenk beugen als auch im Kniegelenk strecken. Der M. rectus femoris ist ein Teil des mächtigen **M. quadriceps femoris** *(vierköpfiger Oberschenkelmuskel).* Seine Partner, die drei anderen Köpfe des M. quadriceps femoris **(M. vastus medialis, M. vastus lateralis** und **M. vastus intermedialis)** entspringen allerdings am Oberschenkelknochen und ziehen zum Unterschenkel, strecken also lediglich im Kniegelenk. Alle vier Muskeln setzen in einer einzigen breiten Sehne an der Vorderseite des oberen Schienbeins an. Diese enthält über dem Kniegelenk ein Sesambein (☞ 7.1.2), die Kniescheibe **(Patella)**, und wird deshalb auch **Patellarsehne** genannt.

Beuger des Oberschenkels im Hüftgelenk			
Muskel	**Ursprung (U)**	**Ansatz**	**Funktion**
M. iliacus *(Darmbeinmuskel)*	Os ilium	Sehne des M. psoas major	Beugung und Rotation im Hüftgelenk
M. psoas major *(großer Lendenmuskel)*	Lendenwirbelkörper	Oberschenkelknochen	Beugung und Rotation im Hüftgelenk, Beugung der Wirbelsäule
M. quadriceps femoris *(vierköpfiger Oberschenkelmuskel)* mit **M. rectus femoris** *(U: Os ilium oberhalb des Hüftgelenkes),* **M. vastus medialis, M. vastus intermedialis** u. **M. vastus lateralis** *(U: Femurschaft:)*		Patella, über das Ligamentum patellae an der Tuberositas tibiae	Streckung des Kniegelenks; M. rectus femoris beugt zudem im Hüftgelenk
M. sartorius *(Schneidermuskel)*	Spina iliaca anterior superior des Darmbeins	Mediale Tuberositas tibiae	Beugung, Abduktion und Außenrotation im Hüftgelenk, Innenrotation in gebeugtem Knie
Strecker des Oberschenkels im Hüftgelenk			
M. glutaeus maximus ☞ Tabelle 8.79			
M. biceps femoris *(zweiköpfiger Oberschenkelmuskel)* mit 2 Köpfen: Caput longum: U: Hinterfläche Sitzbein Caput breve: U: Linea aspera		Wadenbeinköpfchen	Beugung und Außenrotation im Kniegelenk. Caput longum zusätzlich Strecker im Hüftgelenk
M. semitendinosus *(Halbsehnenmuskel)*	Hinterfläche Sitzbein	Medial der Tuberositas tibiae	Streckung im Hüftgelenk Beugung im Kniegelenk
M. semimembranosus *(Plattsehnenmuskel)*	Hinterfläche Sitzbein	Medialer Kondylus des Schienbeins, hinterer Anteil der Gelenkkapsel	Streckung im Hüft-, Beugung und Innenrotation im Kniegelenk

Tabelle 8.70: Die Beuger und Strecker im Hüftgelenk.

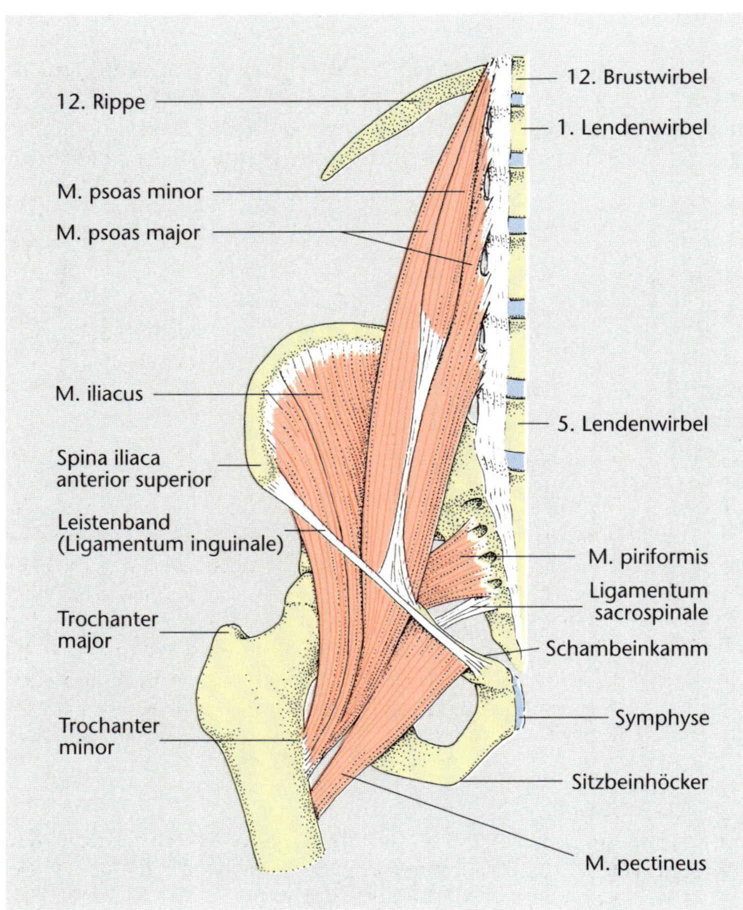

Abb. 8.71: Die innere Hüftmuskulatur, Beuger im Hüftgelenk.
Der M. iliopsoas besteht aus zwei Anteilen: dem M. iliacus und dem M. psoas major. Sie vereinigen sich und ziehen unter dem Leistenband hindurch zum Femur.
Der ebenfalls sichtbare schlanke *M. psoas minor* strahlt in die Faszie des M. iliopsoas ein – er hat beim Menschen nur eine untergeordnete Bedeutung.
Der M. pectineus ist neben seiner Funktion als Hüftbeuger ein Adduktor.

Der **Patellarsehnenreflex.** Teil der neurologischen Untersuchung ist es, den Patellarsehnenreflex (☞ 11.11.1) auszulösen. Dazu wird mit einem Hämmerchen oder der Handkante bei locker herabhängendem Unterschenkel leicht unterhalb der Kniescheibe auf die Quadrizepssehne geschlagen. Der M. quadriceps kontrahiert sich reflektorisch und streckt so das Kniegelenk. Diese Reflexbereitschaft kann sehr unterschiedlich ausgeprägt sein. Pathologisch ist jedoch, wenn die Reflexantwort, also die Streckbewegung, auch bei wiederholter Untersuchung nicht seitengleich ist.

Die Strecker im Hüftgelenk

Die Streckmuskeln ziehen hinter dem Hüftgelenk vom Becken zum Oberschenkelknochen. Der wichtigste Strecker ist der **M. glutaeus maximus** *(größter Gesäßmuskel,* siehe auch Abb. 8.2, 8.72 und 8.75), ein mächtiger Muskel, der zudem auch bei der Hebung des Oberkörpers mitwirkt und verhindert, daß der Rumpf beim Stehen nach vorn kippt. Er entspringt breitflächig an der Hinterseite des Darmbeins und zieht an die Hinterseite des Oberschenkelknochens. Er ist maßgeblich für die typische Form der Gesäßbacken verantwortlich.

Drei weitere Muskeln unterstützen den M. glutaeus maximus in seiner Streckfunktion:

- der **M. biceps femoris** *(zweiköpfiger Oberschenkelmuskel),*
- der **M. semitendinosus** *(Halbsehnenmuskel),*
- der **M. semimembranosus** *(Plattsehnenmuskel).*

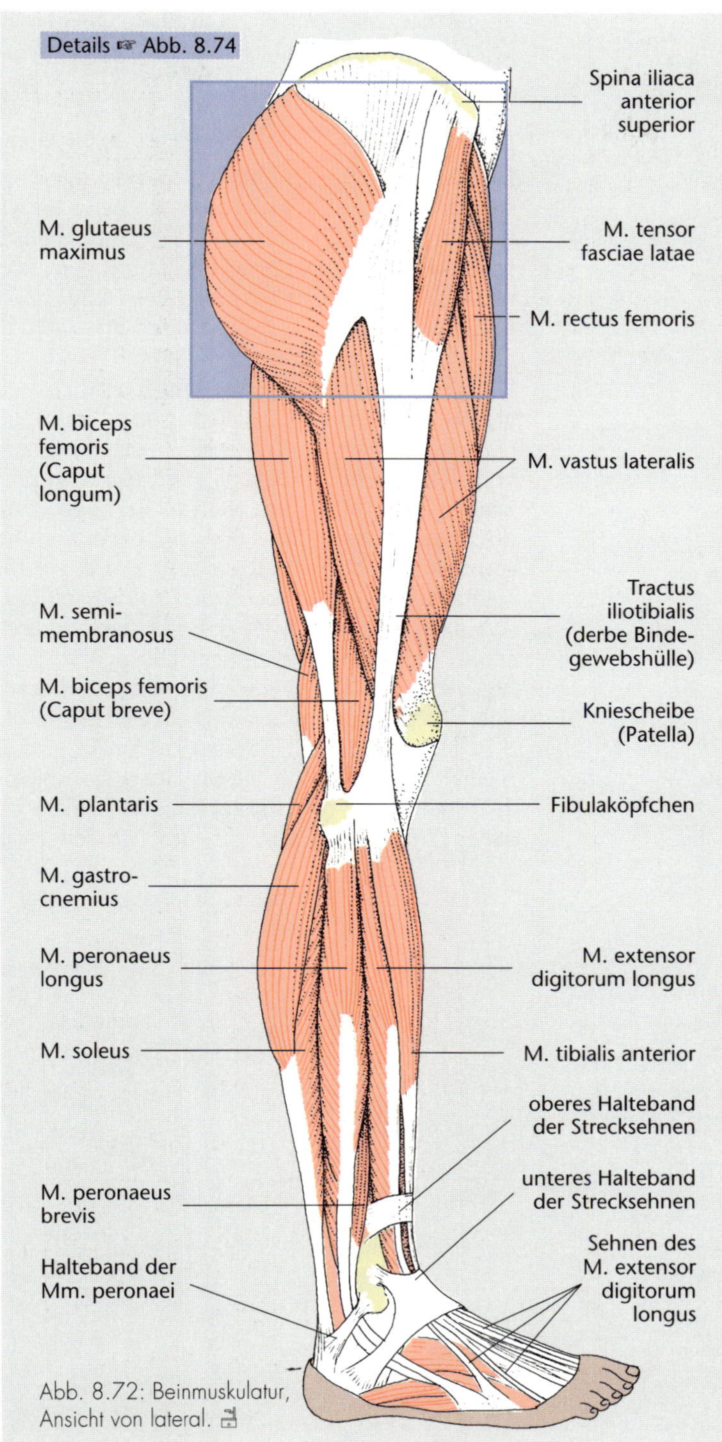

Abb. 8.72: Beinmuskulatur, Ansicht von lateral.

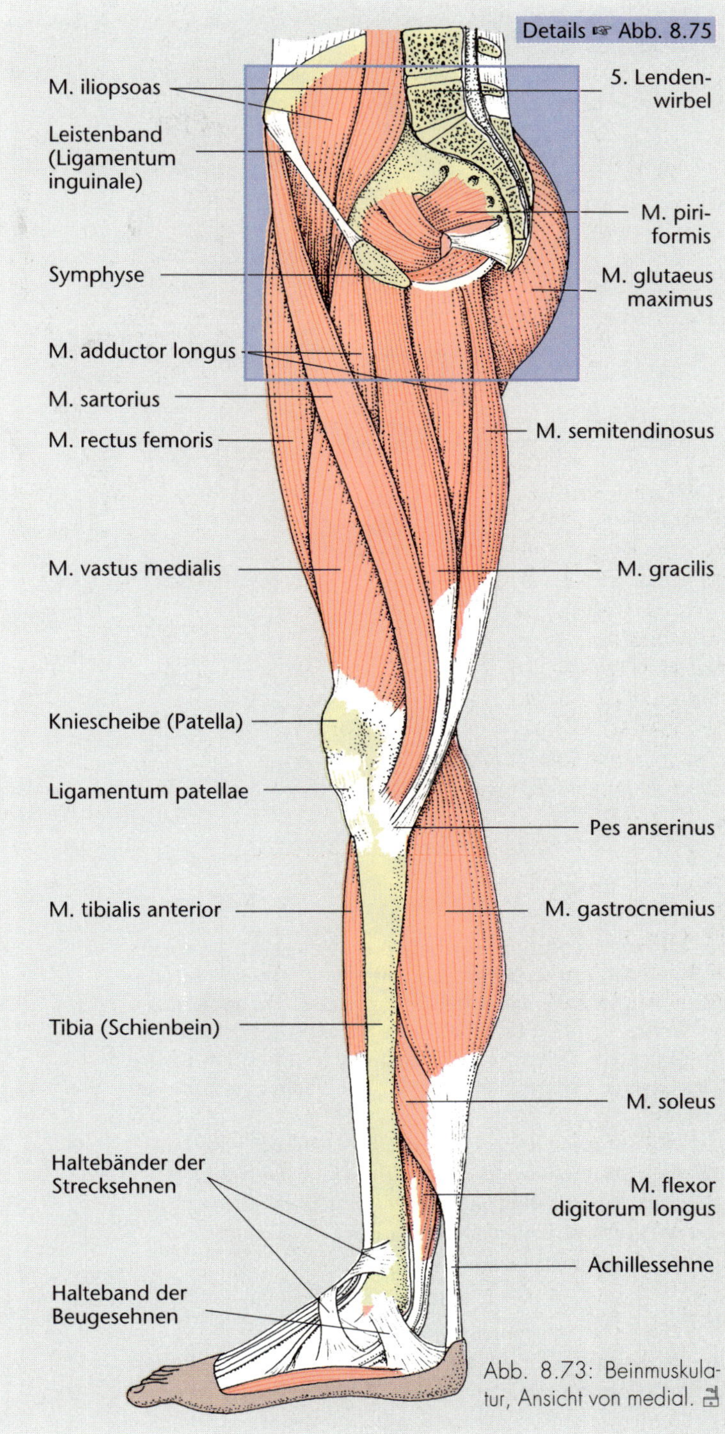

Abb. 8.73: Beinmuskulatur, Ansicht von medial.

Alle drei Muskeln verlaufen hinter dem Hüft- und Kniegelenk zum Unterschenkel und fungieren deshalb nicht nur als Hüftstrecker, sondern auch als Kniebeuger. Da sich ihr Ansatz hinten seitlich unterhalb des Kniegelenks befindet, können sie im Kniegelenk auch nach innen bzw. außen rotieren.

Die intramuskuläre Injektion

Die meisten intramuskulären Injektionen werden in den großen und gut durchbluteten Gesäßmuskel verabreicht *(Ventroglutäale Injektion)*. Um große Gefäße und Nerven sicher zu schonen, die vom Becken zum Bein ziehen, kommt allerdings nur ein kleiner Bezirk für die Spritze in Frage: Dazu sucht man mit dem Zeige- oder Mittelfinger (je nachdem, auf welcher Seite des Patienten man steht) die Spina iliaca anterior superior auf. Während der eine Finger dort liegen bleibt, sucht man mit dem anderen den Darmbeinkamm auf.

Die Injektionsstelle liegt nun innerhalb des Dreiecks, das von beiden Fingern und einer gedachten Linie etwa zwischen den beiden Fingerendgelenken umschlossen wird (☞ Abb. 8.77).

Abduktoren und Adduktoren im Hüftgelenk

Als Abspreizer bzw. Abduktoren des Beines im Hüftgelenk verlaufen der *mittlere* und *kleinste Gesäßmuskel* (**M. glutaeus medius** und **minimus**) halb bedeckt vom großen Gesäßmuskel von der Außenfläche der Darmbeinschaufel hinab zum Trochanter major (☞ 8.8.1) des Oberschenkelknochens. Sie haben auch eine wichtige statische Aufgabe: Sie verhindern ein Abkippen des Beckens beim Laufen zu der Seite, auf der das Bein gehoben und der nächste Schritt eingeleitet wird. Durch Kontraktion auf der Seite des jeweiligen Standbeines ziehen sie das Becken dort etwas hinunter. Das gleichzeitige Anheben der Gegenseite ermöglicht so den nächsten Schritt. Die Mm. glutaeus medius und minimus unterstützen auch die Innen- und Außenrotationen des Beines im Hüftgelenk.

Sind beide Muskeln gelähmt oder insuffizient, so kommt es zum „Watschelgang" (auch *Trendelenburg-Zeichen* genannt).

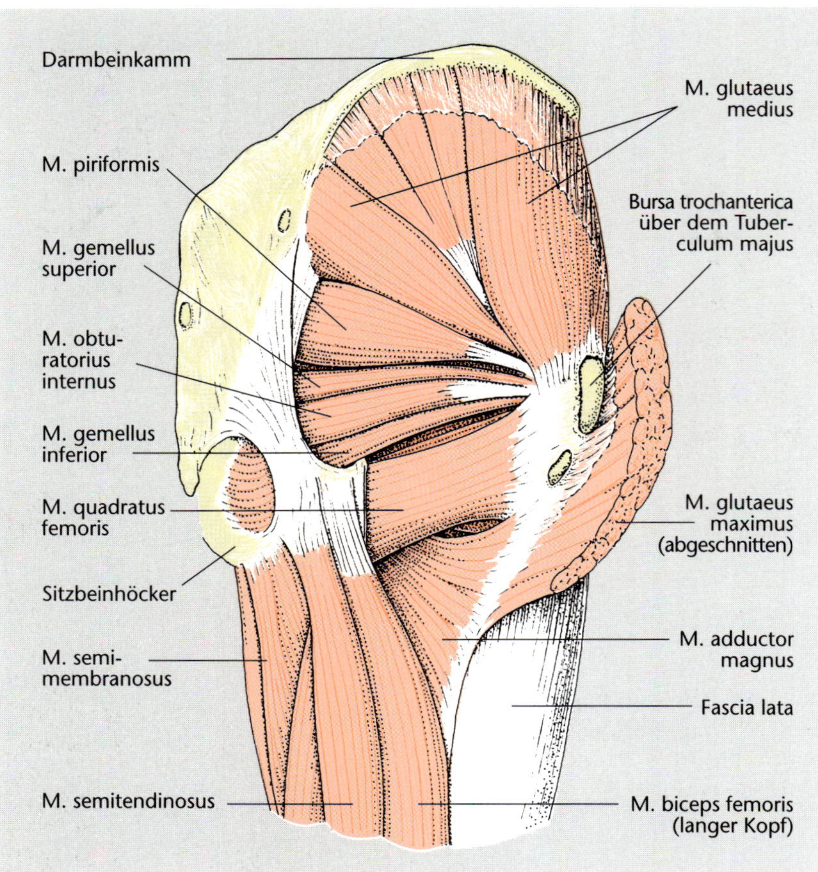

Abb. 8.74: Äußere Hüftmuskulatur. Blick von der Seite auf die Hüfte. Der M. glutaeus maximus ist entfernt. Darunter wird der breit ansetzende M. glutaeus medius sichtbar.

Fünf Muskeln (**Adduktoren**) ziehen das Bein nach Spreizung wieder an den Körper heran. Sie ziehen von Sitz- und Schambein zur Innenseite des Oberschenkelknochens und setzen dort an einer rauhen Knochenleiste an. Diese zieht sich über den gesamten Oberschenkelschaft nach unten und wird **Linea aspera** genannt (☞ Abb. 8.78). Zu den Adduktoren gehören:

- der **M. adductor longus** *(langer Oberschenkelanzieher)*
- der **M. adductor brevis** *(kurzer Oberschenkelanzieher)*
- der **M. adductor magnus** *(großer Oberschenkelanzieher)*
- der **M. gracilis** *(Schlankmuskel)* und
- der **M. pectineus** *(Kamm-Muskel).*

Die Fascia lata

Alle Muskeln, die außen am Oberschenkel entlangziehen (Äußere Hüftmuskulatur siehe Tabelle 8.79), werden durch eine derbe Bindegewebshülle, die **Fascia lata** *(Oberschenkelbinde)*, zusammengehalten. Diese ist an der Außenseite des Oberschenkels verstärkt (**Tractus iliotibialis** genannt) und wird dort durch einen eigenen Muskel (**M. tensor fasciae latae,** ☞ Abb. 8.72) gespannt.

Von der Spina iliaca anterior superior kommend, strahlt der M. tensor fasciae latae sehnig in die seitliche Faszie ein und setzt über diese an der Außenseite des Unterschenkels an. So hat er zusätzlich im Hüftgelenk beugende und im Kniegelenk außenrotierende Funktion. Er führt beim Gehen das Bein nach vorn.

8.8 Untere Extremität

Wie bei der oberen lassen sich auch bei der unteren Extremität drei Abschnitte unterscheiden: der über das Becken mit dem Rumpf verbundene Oberschenkel, der Unterschenkel und der Fuß.

8.8.1 Der Oberschenkel

Der **Oberschenkelknochen** *(Femur)* ist der längste und schwerste Knochen des Körpers. An seinem proximalen Ende befindet sich der **Oberschenkelkopf** *(Caput femoris)*, der mit dem Acetabulum des Beckens das Hüftgelenk bildet. Das distale Ende steht mit dem **Schienbein** *(Tibia)* in gelenkiger Verbindung.

Der Knochenschaft ist über den schräg abzweigenden **Schenkelhals** *(Collum femoris)* mit dem Oberschenkelkopf verbunden. Am Übergang vom Schenkelhals zum Schaft befinden sich zwei Knochenvorwölbungen, ventral der *große* und dorsal der *kleine Rollhügel* (**Trochanter major** und **minor**). Der Trochanter major ist gut durch die Haut tastbar. An beiden setzen Hüftmuskeln an.

Auf dem sich anschließenden **Oberschenkelschaft** *(Corpus femoris)* finden sich mehrere Rauhigkeiten und Knochenleisten, an denen ebenfalls Hüftmuskeln ansetzen (Linea aspera, ☞ Abb. 8.78). Der Oberschenkelschaft zieht schräg nach medial, so daß die Kniegelenke näher zur Körperachse liegen als die Hüftgelenke. An seinem distalen Ende verbreitert sich der Oberschenkel-

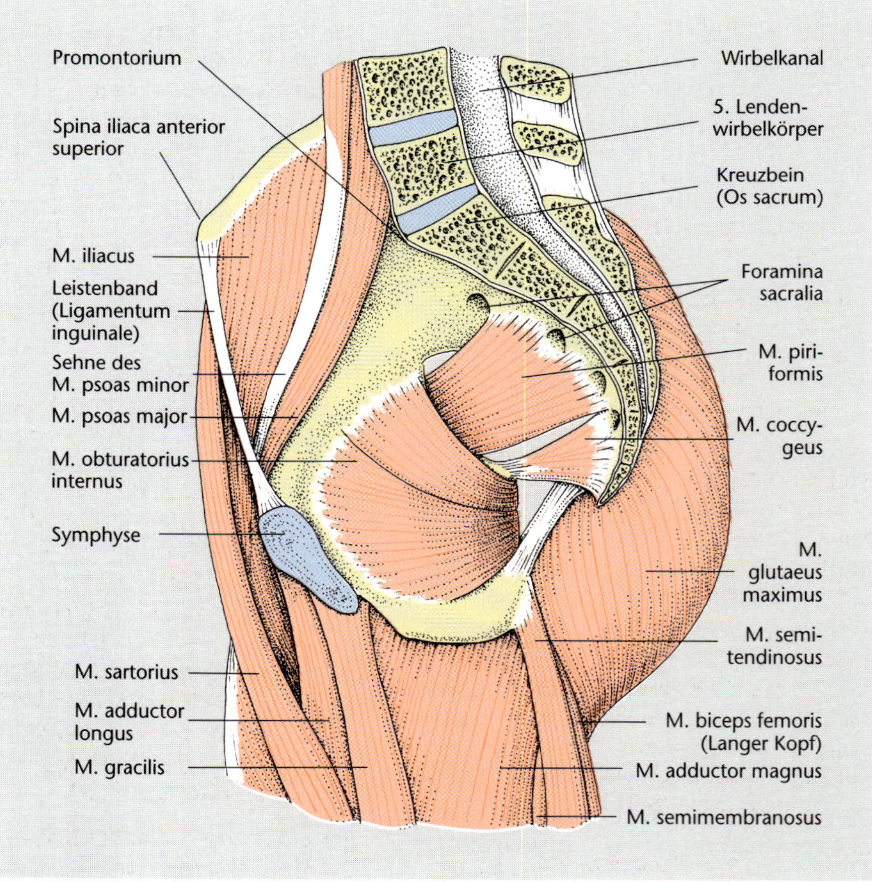

Abb. 8.75: Innere und äußere Hüftmuskulatur. Blick von innen auf die längs aufgeschnittene Hüfte. Der M. obturatorius internus und der M. piriformis werden sichtbar – sie sind beide Außenrotatoren und Abduktoren. Der M. coccygeus ist bei vielen Menschen nur verkümmert angelegt.

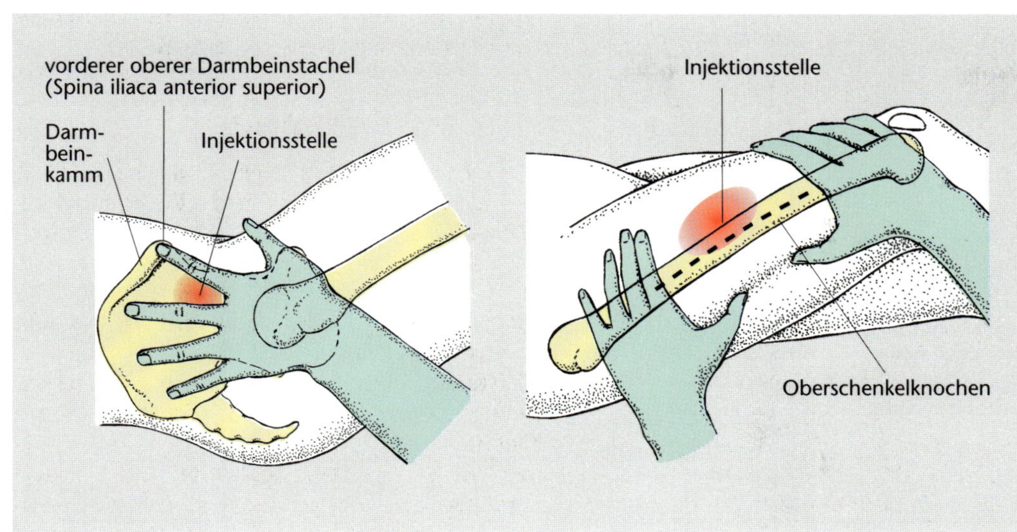

Abb. 8.77: Links: Intramuskuläre Injektion in den M. glutaeus maximus (nach *von Hochstetter*), auch *ventroglutäale Injektion* genannt. Rechts: Injektion in den Oberschenkelmuskel (nach *von Hochstetter*)

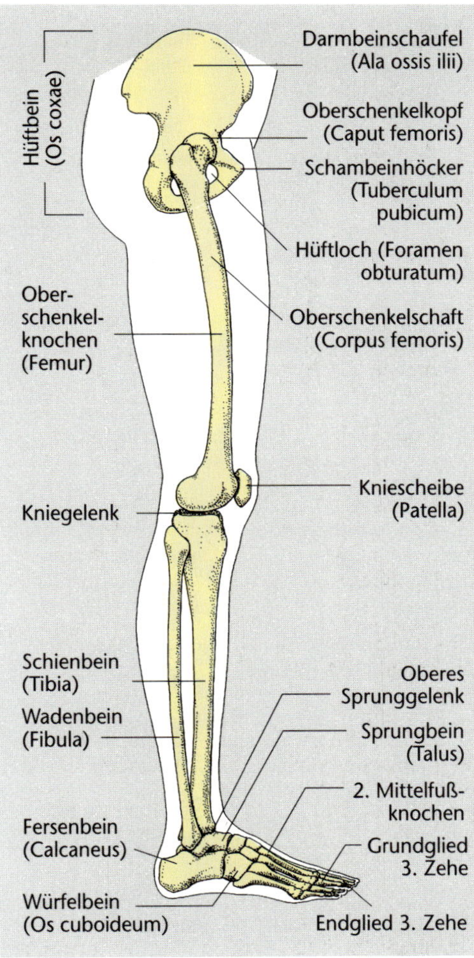

Abb. 8.77a: Knöcherner Aufbau der unteren Extremität von der Seite.

knochen kolbenförmig. Ähnlich wie der Oberarmknochen (☞ 8.6.1) besitzt der Oberschenkel medial und lateral je einen *Gelenkknorren* **(Epicondylus medialis** und **lateralis).** An seiner Unterfläche befinden sich die gekrümmten Gelenkflächen zum Schienbein, die noch ein kleines Stück bis auf die Hinterfläche des Knochens ziehen. Dieser Verlauf ermöglicht die Rollbewegung beim Beugen und Strecken im Kniegelenk.

Schenkelhalsfraktur

Eine der häufigsten Frakuren bei älteren Menschen ist die **Schenkelhalsfraktur** *(SHF).* Der Schenkelhals ist durch Druck- und Scherkräfte sehr belastet. Wenn die Knochen im höheren Alter dünn und brüchig („osteoporotisch") werden, bricht der Schenkelhals schon bei geringfügigen Unfällen, z. B. beim Ausrutschen auf nassem Laub.

Früher wurden solche Frakturen meist konservativ durch viele Wochen Bettruhe und Ruhigstellung des betroffenen Beins behandelt. Folge der langen Immobilisierung waren jedoch häufig Thrombosen und Bettpneumonien (☞ 17.13.2).

Um dies zu verhindern und die Betroffenen schnell wieder „auf die Beine zu bringen", wird heute älteren Patienten mit Schenkelhalsfrakturen oft operativ eine *Endoprothese*, das heißt ein neuer Oberschenkelkopf, evtl. sogar auch eine neue Hüftgelenkpfanne eingesetzt.

Bricht sich ein jüngerer Mensch den Schenkelhals, so muß in den meisten Fällen ebenfalls operiert werden. Hier werden die Knochenteile jedoch meist miteinander verschraubt (Osteosynthese), da Endoprothesen mit einer für jüngere Patienten erforderlichen Haltbarkeit von 30 – 50 Jahren noch nicht existieren.

Die Oberschenkelmuskulatur

Die Muskeln der unteren Extremität sind viel mächtiger als die der oberen Extremität, da jedes Bein große Gewichte stabilisieren, halten und bewegen muß. Deshalb entspringen die meisten Muskeln des Oberschenkels schon im Hüftgelenk und verlaufen häufig über zwei Gelenke, also über das Knie hinaus. Sie ermöglichen so Bewegungen sowohl im Hüftgelenk als auch im Kniegelenk. Eine Übersicht gibt Tabelle 8.87.

8.8.2 ***Das Kniegelenk***

Das **Kniegelenk** ist das größte Gelenk des Körpers und am besten von allen geschützt. Beteiligt sind die Gelenkflächen der (Epi-)Kondylen von Oberschenkelknochen und Schienbein. Im Gegensatz zum Hüftgelenk sind im Kniegelenk nur Bewegungen um zwei Achsen möglich. So kann man das Knie hauptsächlich beugen und wieder strecken. Im gebeugten Zustand ist zusätzlich eine geringgradige Innen- und Außenrotation möglich.

Oberschenkelknochen und Schienbein haben keinen direkten Kontakt miteinander, da zwei knorpelige Strukturen, die *Menisken*, zwischengeschaltet sind. Diese liegen medial und lateral und werden demgemäß als **Innen-** und **Außenmeniskus** bezeichnet. Der innere hat eine Halbmond-, der äußere eine nahezu geschlossene Kreisform. Sie sind zwar an ihrem verdickten Außenrand mit der Gelenkkapsel verwachsen, aber doch so beweglich befestigt, daß sie noch auf den Gelenkflächen des Schienbeins verschieblich sind. So bieten sie dem Oberschenkelknochen eine der jeweiligen Gelenkstellung angepaßte Pfanne. Weil die Menisken außerdem eine gewisse Elastizität besitzen, gleichen sie Belastungen aus, die auf das Knie einwirken.

Innerhalb des Gelenkes befinden sich auch die **Kreuzbänder**, zwei starke, sich überkreuzende Bänder *(vorderes* und *hinteres Kreuzband),* die eine Verschiebung der beiden Gelenkanteile nach vorn oder hinten verhindern. An den Außenseiten wird die

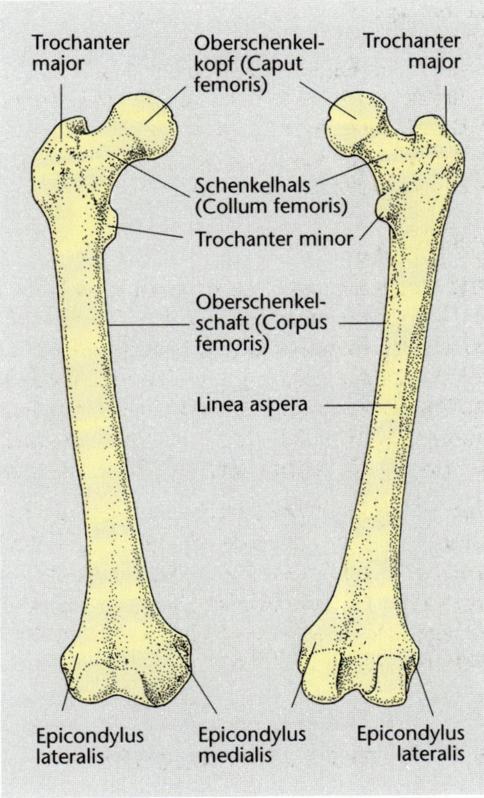

Abb. 8.78: Rechter Oberschenkelknochen (Femur); links: Ansicht von vorn, rechts: Ansicht von hinten.

8

Muskel	Ursprung	Ansatz	Funktion
M. glutaeus maximus *(großer Gesäßmuskel)*	Os ilium, Os sacrum, Os coccygys, Aponeurosis sacrospinalis	Tractus iliotibialis der Fascia lata, Oberschenkel	Streckung, Außenrotation und Abduktion des Oberschenkels
M. glutaeus medius *(mittlerer Gesäßmuskel)*	Os ilium	Oberschenkel (Trochanter major)	Abduktion des Oberschenkels, teils Innen-, teils Außenrotation
M. glutaeus minimus *(kleiner Gesäßmuskel)*	Os ilium	Oberschenkel (Trochanter major)	Abduktion des Oberschenkels, teils Innen-, teils Außenrotation
M. tensor fasciae latae *(Spanner der Oberschenkelbinde)*	Os ilium	Über den Tractus iliotibialis lateral von der Tuberositas tibiae	Beugung und Abduktion des Oberschenkels
M. piriformis *(birnenförmiger Muskel,* ☞ Abb. 8.75)	Innenfläche des Kreuzbeines	Trochanter major	Außenrotation und Abduktion
M. obturatorius internus *(innerer Hüftlochmuskel,* ☞ Abb. 8.74 und 8.75)	Verschlußmembran und Rahmen des Foramen obturatum (Innenfläche)	Zwischen den Trochanteren	Außenrotation
M. gemellus superior M. gemellus inferior (☞ Abb. 8.74)	Hüftbeinstachel (Spina ischiadica), bzw. Sitzbeinhöcker (Tuber ischiadicum)	Sehne des M. obturatorius internus	Außenrotation und Adduktion des Oberschenkels
M. quadratus femoris (☞ Abb. 8.74)	Sitzbeinhöcker	zwischen den Trochanteren	Außenrotation und Adduktion des Oberschenkels

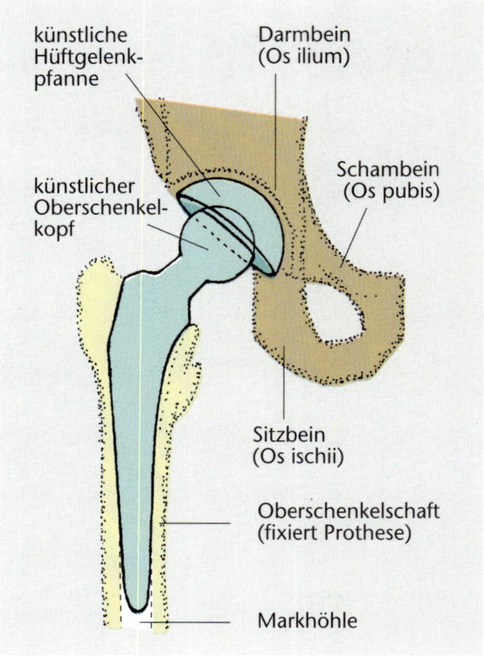

Abb. 8.81 (oben): Hüftgelenksprothese. *Zementierte Prothesen* werden mit einem speziellen Klebstoff in die Markhöhle des Oberschenkelschaftes geklebt. *Zementfreie Prothesen* werden dagegen mechanisch (durch Einschlagen) fixiert.
Tabelle 8.79 (links): Die äußeren Hüftmuskeln

Kniegelenkkapsel durch die **inneren** und **äußeren Seitenbänder** (kurz *Innen-* bzw. *Außenband)* verstärkt, die als kräftige Faserzüge die vorne gelegene Patellarsehne ergänzen. Unter maximalen Belastungen, z. B. während des Sports, können sowohl Menisken als auch Kreuzbänder und Seitenbänder an- oder durchreißen. Am häufigsten ist davon der Innenmeniskus betroffen, und zwar, weil er über die Gelenkkapsel mit dem Innenband verbunden und deshalb etwas weniger flexibel ist. Weiter besitzt das Knie einen Fettkörper, der vor dem Gelenk liegt und mit seiner Verformbarkeit Bewegungen ausgleicht (☞ Abb. 8.86). Damit keine Schäden an den über das Gelenk ziehenden Sehnen entstehen, sind an besonderen Reibungspunkten oberhalb, vor und unterhalb des Knies Schleimbeutel *(Bursa suprapatellaris, Bursa praepatellaris* und *Bursa infrapatellaris)* eingelassen.

Das Kniegelenk wird schließlich auch durch die darauf wirkende Muskulatur stabilisiert und in physiologischen Bewegungsmustern geführt. Diese Muskeln entspringen größtenteils dem Beckenbereich und wurden dort schon erklärt. Ein einziger kleiner Muskel, der **M. popliteus**, gehört ausschließlich zum Kniegelenk und unterstützt dort die Beugung und die Innenrotation des Unterschenkels. Außerdem zieht er den Außenmeniskus bei der Kniebeugung nach hinten und verhindert die Einklemmung der Gelenkkapsel. Eine Übersicht gibt Tabelle 8.87.

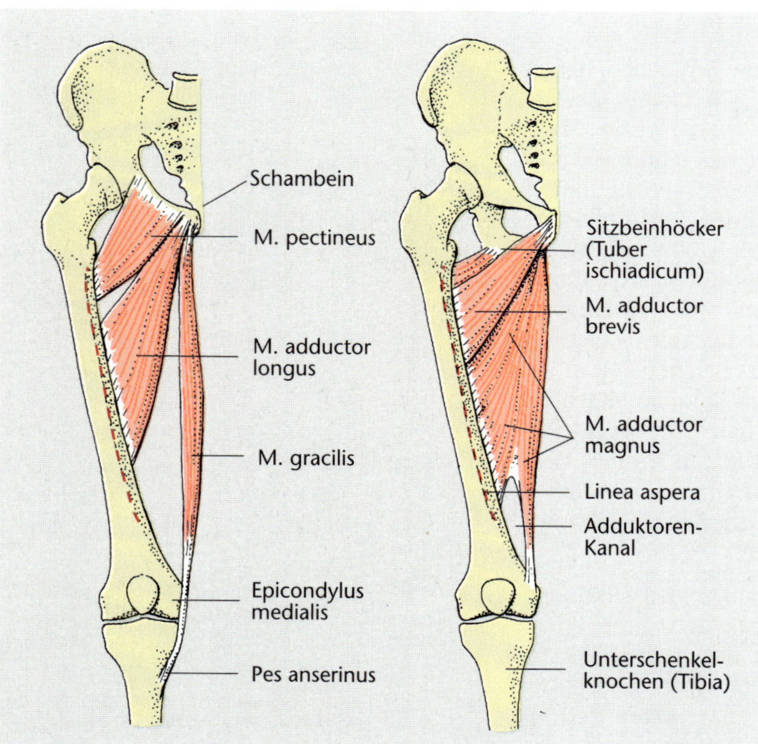

Abb. 8.80 (links): Adduktoren des Oberschenkels. Links die oberflächliche, rechts die tiefere Schicht. Der M. obturatorius externus liegt unter dem M. adductor brevis und ist deshalb nicht sichtbar.

8.8.3 Der Unterschenkel

Der Unterschenkel enthält das Unterschenkelskelett mit zwei Röhrenknochen, dem **Schienbein** *(Tibia)* und dem **Wadenbein** *(Fibula),* und eine um diese Knochen angeordne-

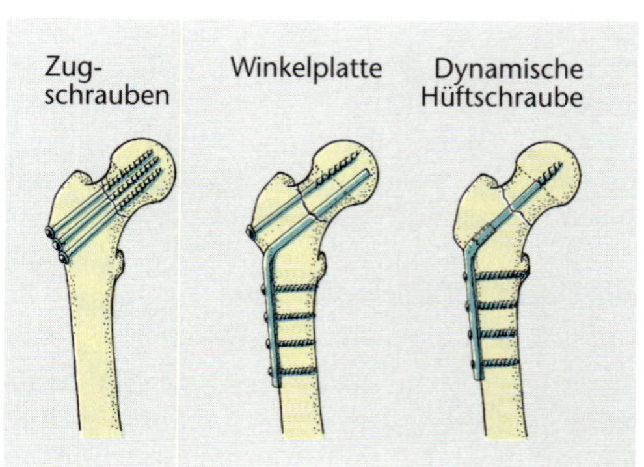

Abb. 8.82 (rechts): Verschiedene Möglichkeiten der Osteosynthese bei der Schenkelhalsfraktur. Das im Einzelfall angewandte Osteosyntheseverfahren hängt sowohl von der Lokalisation der Fraktur als auch von Zustand und Alter des Patienten ab.

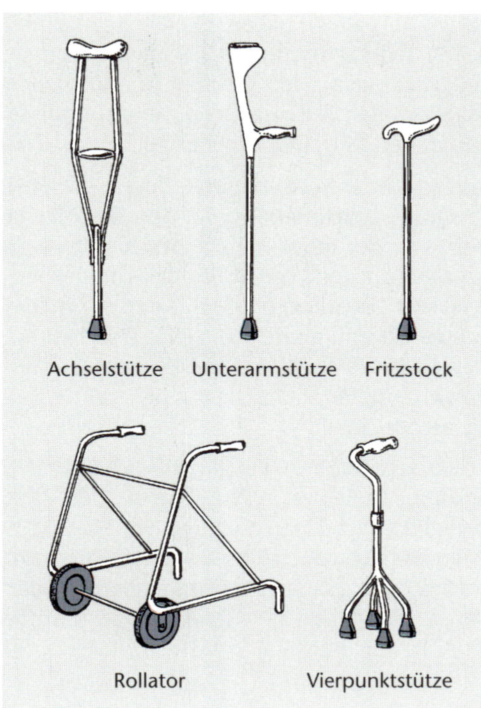

Abb. 8.83: Verschiedene Gehhilfen.

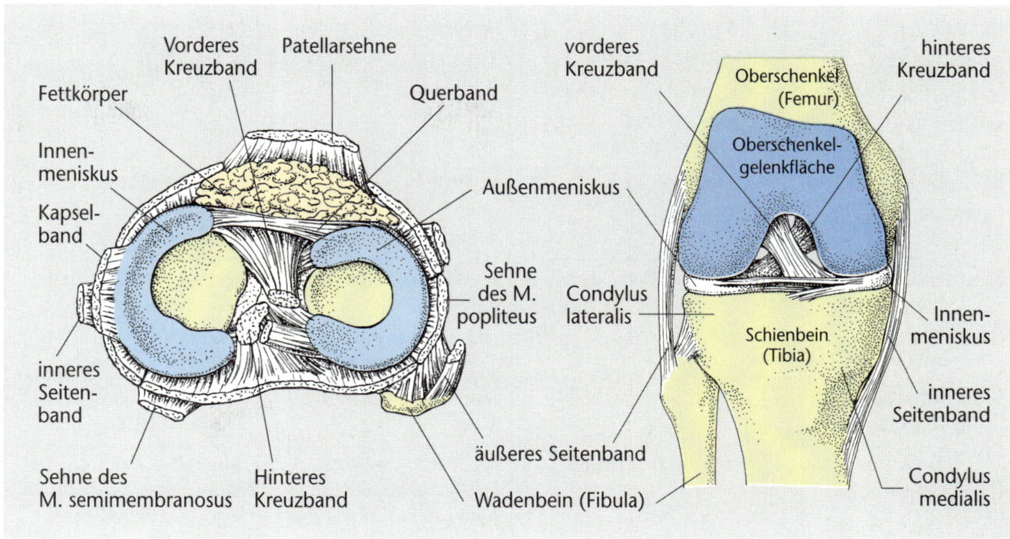

Abb. 8.85: Blick auf das eröffnete rechte Kniegelenk von oben und von vorne. Die beiden Kreuzbänder verlaufen zwar diagonal überbeugt *durch* das Kniegelenk, sind aber mit Synovialmembran überzogen (☞ 7.2.3): Sie liegen also *außerhalb* der eigentlichen Gelenkhöhle.

te Muskulatur, die größtenteils hinunter zum Fuß zieht.

Das Schienbein

Das **Schienbein** ist der kräftigere von beiden Knochen. Sein Schaft *(Corpus tibiae)* hat im Querschnitt die Form eines nach vorn spitz zulaufenden Dreiecks. Die Vorderkante *(Margo anterior)* ist durch die Haut gut tastbar und Zielort des berühmten „Tritts vor das Schienbein".

Das proximale Schienbeinende, der **Schienbeinkopf** *(Caput tibiae)*, ist an zwei Seiten aufgetrieben (**Condylus medialis** und **lateralis**). Zwischen beiden Kondylen trägt der Schienbeinkopf eine abgeflachte Gelenkfläche. Diese bildet mit ihrem Gegenstück am distalen Femurende das **Kniegelenk**. Sie besitzt in der Mitte eine knöcherne Erhebung, an der die Kreuzbänder des Gelenks befestigt sind. Am Kniegelenk ist außerdem die knorpelige Rückseite der **Kniescheibe** beteiligt. Diese ist in die Sehne des M. quadriceps femoris eingelagert, die das Kniegelenk ventral überzieht und an einer Rauhigkeit des Schienbeins unterhalb des Kniegelenks ansetzt *(Tuberositas tibiae)*.

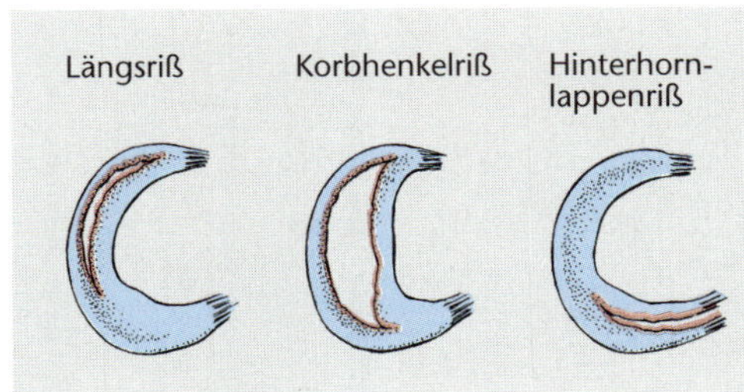

Abb. 8.84: Typische Rißformen des Innenmeniskus.

Am lateralen Kondylus des Schienbeinkopfes befindet sich eine weitere sehr kleine Gelenkfläche, die mit dem **Wadenbeinkopf** in Verbindung steht.

Das untere Ende des Schienbeines ist ebenfalls etwas verbreitert und besitzt medial einen Knochenzapfen *(Malleolus medialis)*, der von außen als **Innenknöchel** zu tasten ist.

Seiner Dreiecksform entsprechend, besitzt der Schienbeinschaft neben der Vorderkante auch einen medialen und einen lateralen Rand *(Margo medialis* und *lateralis)*. An letzterem setzt auf ganzer Länge ein straffes Band an (**Membrana interossea**), das den Spalt zwischen Schien- und Wadenbein vollständig überbrückt.

Das Wadenbein

Das **Wadenbein** ist ein sehr dünner Röhrenknochen lateral vom Schienbein. Sein etwas verbreitertes oberes Ende *(Caput fibulae,* **Wadenbeinkopf**) hat eine gelenkige Verbindung zum lateralen Kondylus des Schienbeines. Es ist als knöcherner Vorsprung seitlich unterhalb des Kniegelenkes durch die Haut tastbar. Das deutlich verbreiterte untere Ende des Wadenbeines bildet den gut zu tastenden **Außenknöchel** am Fuß *(Malleolus lateralis)*. Am Wadenbeinschaft ist ebenfalls auf voller Länge die Membrana interossea befestigt.

Die Malleolengabel

Beide Knöchel sowie das zwischen ihnen liegende Schienbeinende sind an der Bildung des **oberen Sprunggelenks** (häufig nur *OSG* genannt) beteiligt. Die besondere Form der Knochenvorsprünge, die hier die obere Gelenkfläche des Sprungbeines (Talus, ☞ 8.8.4) umklammern, wird auch **Malleolengabel** genannt. Distal des oberen Sprunggelenkes schließt sich das **untere Sprunggelenk** (☞ 8.8.4) an. Beide zusammenbilden eine funktionelle Einheit.

Unterschenkelmuskulatur – die langen Fußmuskeln

Die charakteristische Form des Unterschenkels wird von mehreren Muskelbäuchen gebildet, von denen sich die meisten fußwärts verjüngen, woraus sich die äußere Form der

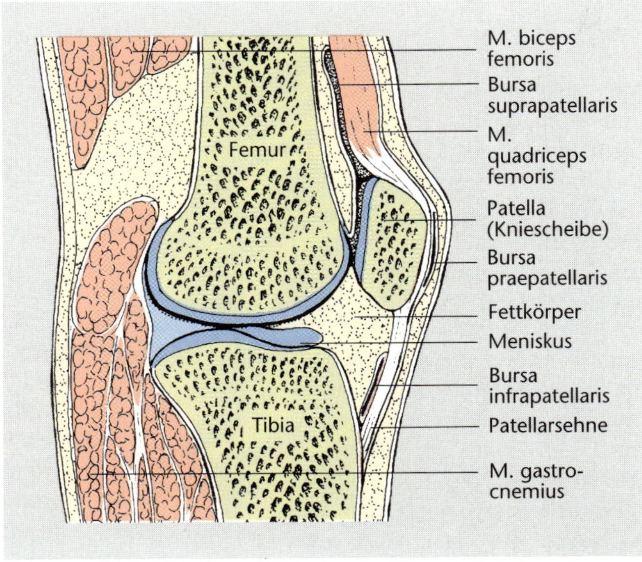

Abb. 8.86: Längsschnitt durch das Kniegelenk. Bursa supra- und praepatellaris bezeichnen zwei das Kniegelenk zusätzlich schützende Schleimbeutel.

Muskel	Ursprung	Ansatz	Funktion
M. biceps femoris *(zweiköpfiger Schenkelmuskel)*	Zweiköpfig: Caput longum: Hinterfläche Sitzbein; Caput breve: Linea aspera	Wadenbeinköpfchen	Beugung und Außenrotation im Kniegelenk, Caput longum zusätzlich Strecker im Hüftgelenk
M. sartorius *(Schneidermuskel)*	Spina iliaca anterior superior	Mediale Tuberositas tibiae	Beugung und Abduktion im Hüftgelenk, Innenrotation im Knie
M. gracilis *(Schlankmuskel)*	Unterer Schambeinast	Mediale Tuberositas tibiae	Adduktion im Hüftgelenk, Beugung und Innenrotation im Kniegelenk
M. semitendinosus *(Halbsehnenmuskel)*	Hinterfläche Sitzbein	Medial der Tuberositas tibiae	Streckung im Hüft-, Beugung im Kniegelenk
M. semimembranosus *(Plattsehnenmuskel)*	Hinterfläche Sitzbein	Medialer Kondylus des Schienbeins, hinterer Anteil der Gelenkkapsel	Streckung im Hüft-, Beugung und Innenrotation im Kniegelenk
M. quadriceps femoris *(Schenkelstrecker)* 4 Muskeln: M. rectus femoris oberhalb des Hüftgel.; M. vastus medialis, M. vastus lateralis und M. vastus intermedius am Femurschaft		Patella, über das Ligamentum patellae und der Tuberositas tibiae	Streckung des Kniegelenkes, M. rectus femoris beugt zudem im Hüftgelenk
M. popliteus *(Kniekehlenmuskel)*	Lateraler Kondylus des Femur, Hinterhorn des Außenmeniskus	Kniekehlenfläche des Schienbeins	Beugung und Innenrotation im Kniegelenk
M. gastrocnemius *(Zwillingswadenmuskel)*	2 Köpfe: vom lateralen und medialen Oberschenkelkondylus	Fersenhöcker (über Achillessehne)	Beugung im Knie- und Fußgelenk
M. glutaeus maximus und **M. tensor fasciae latae** ☞ Tabelle 8.79. Die Streckwirkung auf das Kniegelenk wird über eine bandförmige Verstärkung der Oberschenkelbinde, den Tractus iliotibialis, ausgeübt.			

Tabelle 8.87: Muskeln, die auf das Kniegelenk wirken.

Wade ergibt (☞ Abb. 8.72 und 8.73). Die Muskulatur ist durch *bindegewebige Trennwände* **(Septen)** abgeteilt, wodurch vier **Muskellogen** (☞ Abb. 8.90) entstehen. Diese Muskellogen sind recht wenig dehnbar. Kommt es zur ödematösen Schwellung der Muskeln einer Loge, entsteht rasch eine Kompression der Weichteile, die zum gefürchteten sogenannten **Kompartment-Syndrom** mit kompressionsbedingten Muskelnekrosen führen kann.

Alle Unterschenkelmuskeln setzen am Fuß an und bewegen ihn im oberen und unteren Sprunggelenk sowie in den Zehengelenken. Da sie alle am Unterschenkel entspringen und auf die Fußgelenke wirken, werden sie auch **lange Fußmuskeln** genannt, im Gegensatz zu den **kurzen Fußmuskeln**, die ausschließlich am Fuß entspringen und dort auch ansetzen.

Ihrer Funktion entsprechend, unterscheidet man bei der Unterschenkelmuskulatur Beuge- und Streckmuskeln. Die Strecker ziehen sowohl den Fuß als auch die Zehen nach oben **(Dorsalextension)**, die Beuger nach unten **(Plantarflexion)**. Sämtliche Beuger mit Ausnahme der Peronaeus-Gruppe (☞ Abb. 8.90) neigen auch die Fußunterfläche nach medial **(Supination)**; alle Strecker sind an der **Pronation**, der Bewegung des Fußaußenrandes nach lateral oben, beteiligt.

Der größte Unterschenkelmuskel, **M. triceps surae** *(dreiköpfiger Wadenmuskel)* genannt, verläuft dorsal und besitzt seinem Namen gemäß drei Köpfe: Er setzt sich zusammen aus dem zweiköpfigen **M. gastrocnemius** *(Zwillingswadenmuskel)* und dem **M. soleus** *(Schollenmuskel)*. Sie verlaufen als oberflächliche Flexoren in einer gemeinsamen Muskelloge und setzen mit einer gemeinsamen Sehne, der berühmten **Achillessehne**, am Fersenhöcker an. Diese ist als dicker Strang oberhalb der Ferse gut sicht- und tastbar. Die Wadenmuskeln beugen den Fuß im oberen Sprungelenk (☞ 8.8.4) nach plantar (zur Fußsohle hin).

Ein weiterer Beuger im oberen Sprunggelenk ist der **M. tibialis posterior** *(hinterer Schienbeinmuskel)*. Er verläuft zusammen mit den beiden anderen tiefen Flexoren, nämlich mit dem *langen Großzehen-* und dem *langen Zehenbeuger* (**M. flexor hallucis longus** und **M. flexor digitorum longus**), in der Muskelloge der tiefen Flexorengruppe. Innerhalb dieser Hülle verlaufen auch, etwa in der Mitte des Unterschenkels, die großen Unterschenkelgefäße und -nerven. Während der M. tibialis posterior an den Fußwurzel- und Mittelfußknochen ansetzt, ziehen die Sehnen des M. flexor digitorum longus bis zu den Endphalangen der Zehen (☞ Abb. 8.88).

Auch die Muskeln der lateralen Muskelloge, der **M. peronaeus longus** und **peronaeus brevis** (☞ Abb. 8.91), haben eine Beugefunktion, heben jedoch im wesentlichen die laterale Fußkante nach oben (Pronation). Sie ziehen beide um den Außenknöchel herum und setzen an den Mittelfußknochen an.

In der vorderen Muskelloge liegen die Fußstrecker (Extensoren). Der **M. tibialis anterior** zieht wie der lange Zehen- und Großzehenstrecker auf der Vorderseite des Unterschenkels zum Fußrücken. Dort setzt er an der Fußwurzel und an den Mittelfußknochen an. Der *lange Zehenstrecker* (**M. extensor digitorum longus**) zieht weiter bis zur Dorsalfläche der Zehen.

Alle langen Fußmuskeln gehen noch oberhalb des Sprunggelenkes in ihre Sehnen über. Diese ziehen dann zu ihren entsprechenden Ansatzorten. Einige unterstützen – zusammen mit kurzen Fußmuskeln und Fußbändern – auch die Verspannung der Fußgewölbe (☞ Abb. 8.92 bis 8.94).

8.8.4 Der Fuß

Der Fuß ist der am meisten belastete Körperteil, da er unser gesamtes Gewicht tragen

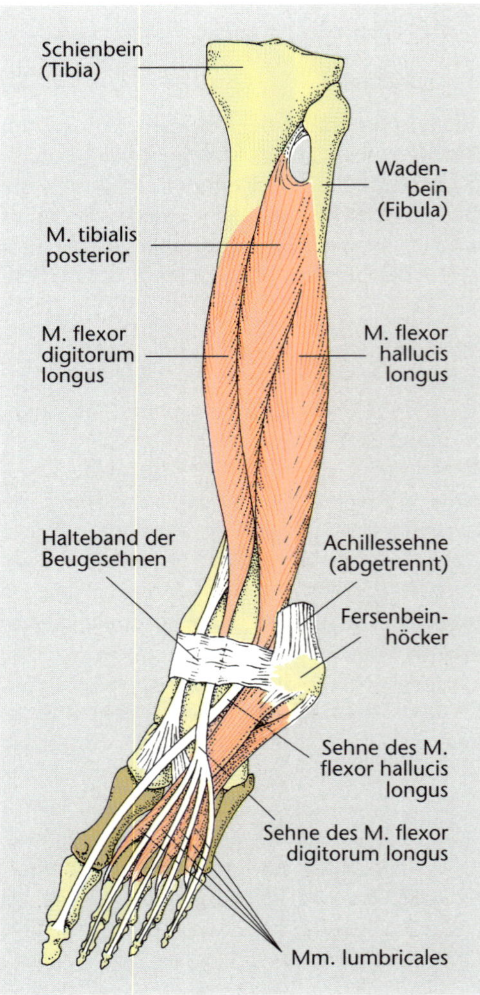

Abb. 8.88: Tiefe Fußbeuger und ihr Sehnenverlauf an der Fußsohle. Ansicht von medial hinten nach Entfernung des M. gastrocnemius und des M. soleus.

Muskel	Ursprung	Ansatz	Funktion
Extensorengruppe			
M. tibialis anterior *(vorderer Schienbeinmuskel)*	Seitl. Schienbeinkondylus, seitliches Schienbein, Membrana interossea	1. Mittelfußknochen, 1. Keilbein	Dorsalextension, Supination und Pronation (je nach Ausgangsstellung)
M. extensor digitorum longus *(langer Zehenstrecker)*	Lateraler Schienbeinkondylus, Membrana interossea, Wadenbein-Vorderrand	Dorsalaponeurose 2. – 5. Zehe	Dorsalextension, Pronation in den Sprunggelenken, Streckung der 2.-5. Zehe
M. extensor hallucis longus *(langer Großzehenstrecker)*	Wadenbein, Membrana interossea	Endphalanx der Großzehe	Streckung der Großzehe; an Dorsalextension des Fußes beteiligt
Peronaeusgruppe			
M. peronaeus longus *(langer Wadenbeinmuskel)*	Wadenbeinköpfchen und seitlicher Rand	1. Mittelfußknochen, mittleres Keilbein	Pronation, Plantarflexion, Verspannung des Fußgewölbes
M. peronaeus brevis *(kurzer Wadenbeinmuskel)*	Seitenfläche des Wadenbeins	5. Mittelfußknochen	Pronation, Plantarflexion
Oberflächliche Flexorengruppe			
M. gastrocnemius *(Zwillingswadenmuskel)*	Zweiköpfig: vom lateralen und medialen Oberschenkelkondylus	Fersenhöcker (über Achillessehne)	Plantarflexion und Supination in den Sprunggelenken, Beugung im Kniegelenk
M. soleus *(Schollenmuskel)*	Obere Wadenbein- und Schienbeinenden	wie M. gastrocnemius über Achillessehne	Plantarflexion und Supination in den Sprunggelenken
Tiefe Flexorengruppe			
M. tibialis posterior *(hinterer Schienbeinmuskel)*	Membrana interossea, Tibia, Fibula	Kahnbein, 1. – 3. Keilbein, 2. – 4. Mittelfußknochen	Supination, Plantarflexion, verspannt Quergewölbe
M. flexor hallucis longus *(langer Großzehenbeuger)*	Wadenbeinrückfläche, Membrana interossea	Großzehenendglied	Plantarflexion und Supination in den Sprunggelenken, Beugung in den Zehengelenken, Längsgewölbe
M. flexor digitorum longus *(langer Zehenbeuger)*	Schienbeinrückfläche	Endglieder 2. – 5. Zehe	Plantarflexion und Supination im Sprunggelenk, Zehenbeugung

Tabelle 8.89: Unterschenkelmuskulatur.

muß. Er hat deshalb besonders kompakte Knochen und eine Vielzahl stützender Bänder und haltgebender Muskeln.

Der **Fuß** *(Pes)* besteht wie die Hand aus drei Abschnitten, die nachfolgend ausführlich erläutert werden:

- der **Fußwurzel** *(Tarsus)* mit sieben **Fußwurzelknochen** *(Ossa tarsi)*;
- dem **Mittelfuß** *(Metatarsus)* mit den fünf **Mittelfußknochen** *(Ossa metatarsalia)* und
- fünf **Zehen**, bei denen die Großzehe *(Hallux)* zwei, die übrigen Zehen *(Digiti pedis)* jeweils drei Knochen enthalten.

Die Fußwurzel

Das **Fersenbein** *(Calcaneus)* ist der größte Fußwurzelknochen und liegt am weitesten dorsal. Seine dorsale Begrenzung, der **Fersenhöcker** *(Tuber calcanei)*, dient der Achillessehne als Ansatz und bildet den hinteren Pfeiler des Fußlängsgewölbes. Dem Fersenbein liegt das **Sprungbein** *(Talus)* auf.

Zehenwärts vom Sprungbein bzw. medial vom Fersenbein liegt das **Kahnbein** *(Os naviculare)*. An die ventralen Gelenkflächen des Fersen- und des neben ihm liegenden Kahnbeins schließen sich die drei **Keilbeine** *(Ossa cuneiformia)* und das **Würfelbein** *(Os cuboideum)* an, die kettenförmig nebeneinander liegen.

Alle Fußwurzelknochen erinnern in ihrer Form an vielseitige Würfel.

Die Sprunggelenke

Das Sprungbein bildet nach proximal mit den unteren Gelenkflächen von Schien- und Wadenbein das *obere Sprunggelenk*.

Das obere Sprunggelenk ist von einer dünnen Kapsel umgeben, die durch mehrere Bänder verstärkt wird. Trotzdem kommt es häufig zu Bänderzerrungen oder Rupturen (Zerreißung) des Bandapparates im oberen Sprunggelenk (☞ Abb. 8.95 und 8.96). Der Fuß wird im oberen Sprunggelenk gehoben und gesenkt (Scharniergelenk).

Das Fersenbein bildet zusammen mit dem oben aufliegenden Sprungbein *(Talus)* sowie dem sich medial anschließenden Kahnbein das *untere Sprunggelenk*.

Dieses besteht genaugenommen aus einem vorderen und einem hinteren Gelenk, die jeweils eine eigene Kapsel besitzen. Am hinteren sind Fersen- und Sprungbein,

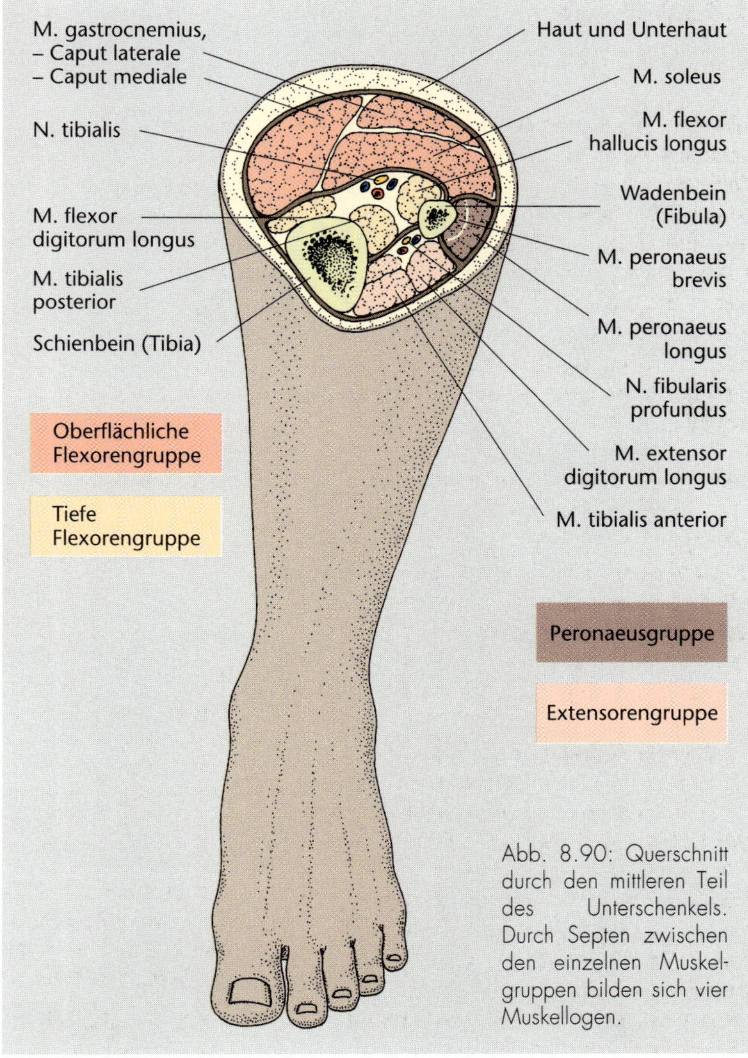

Abb. 8.90: Querschnitt durch den mittleren Teil des Unterschenkels. Durch Septen zwischen den einzelnen Muskelgruppen bilden sich vier Muskellogen.

8

8

am vorderen Fersen-, Sprung- und Kahnbein beteiligt. Im unteren Sprunggelenk wird der Fuß supiniert und proniert.

Der Mittelfuß

An die Keilbeine und das Würfelbein der Fußwurzel schließen sich strahlenförmig nebeneinanderliegend die fünf **Mittelfußknochen** *(Ossa metatarsalia)* an. Sie sind kräftige, kurze Röhrenknochen, die an beiden Enden kolbenförmig verdickt sind. Das proximale Ende wird Basis, das distale Kopf genannt.

Beide Enden tragen Gelenkflächen, die proximal mit der Fußwurzel und distal mit den Grundphalangen der Zehen verbunden sind.

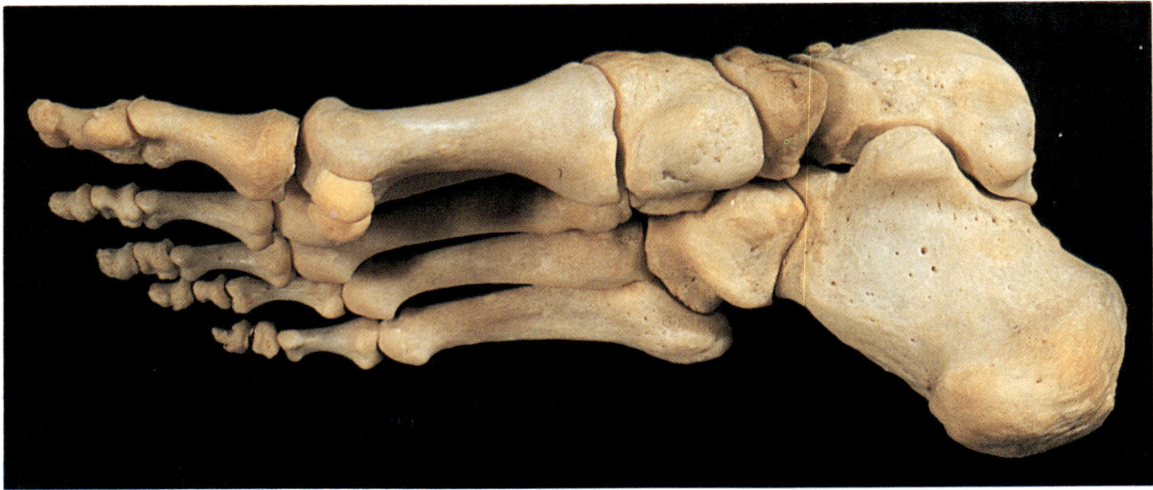

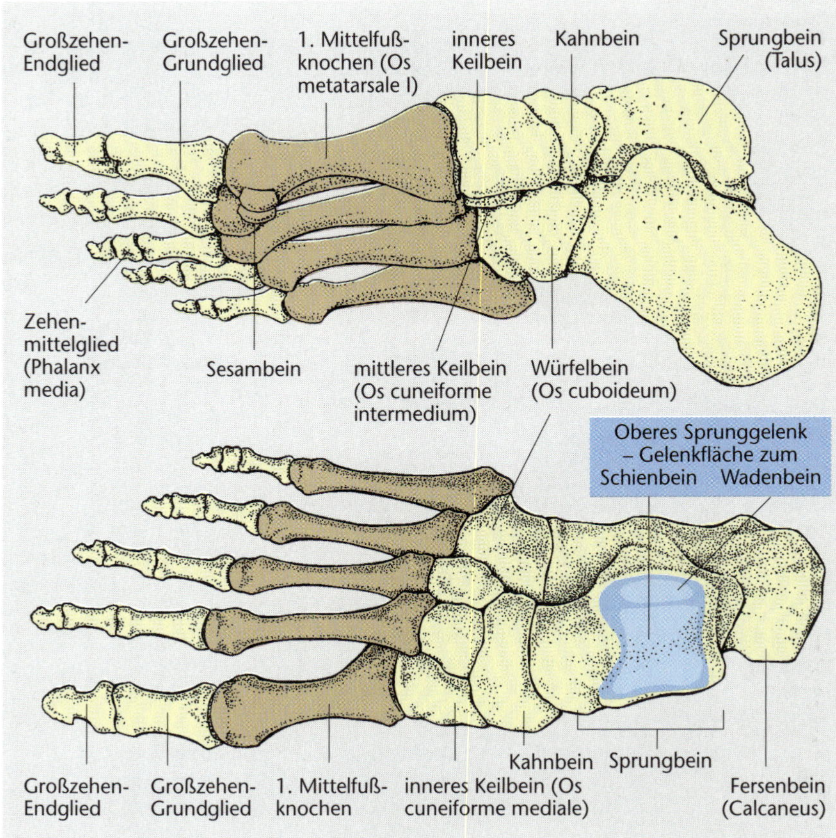

Abb. 8.92 – 8.94: Fußskelett von innen unten mit Blick auf das Fußgewölbe.

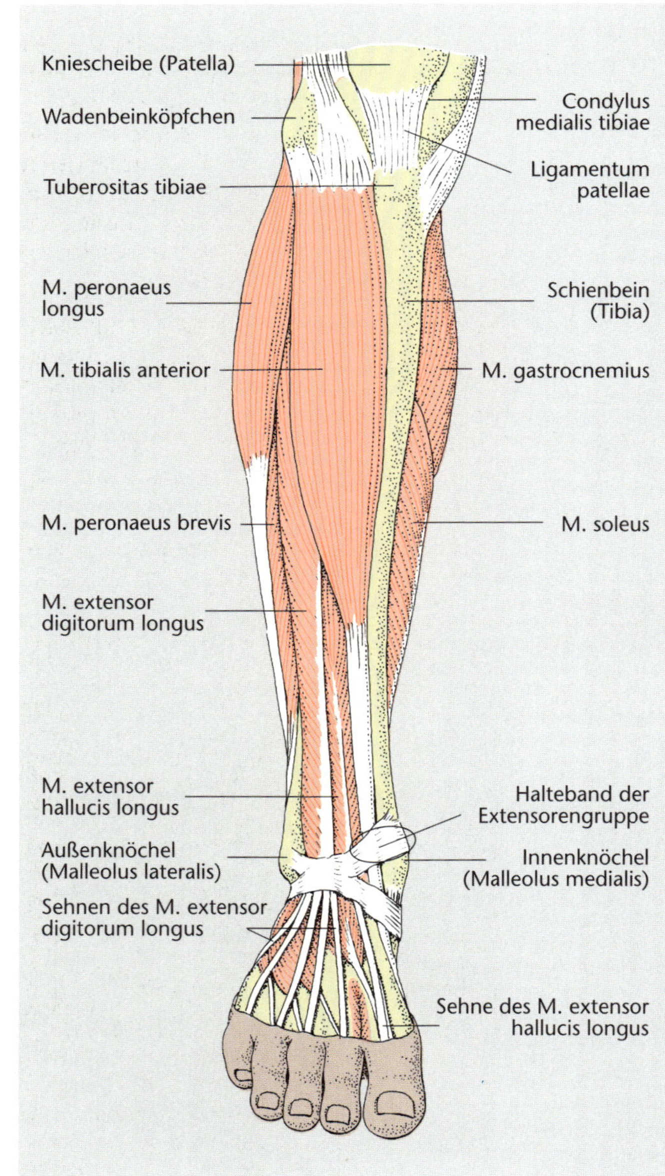

Abb. 8.91: Unterschenkelmuskulatur von vorn.

Die Zehen

Die Phalangen der Zehen sind wie die Fingerphalangen Röhrenknochen, jedoch weitaus kürzer und plumper.

Die Zehengrundgelenke sind Kugel-, die distal davon gelegenen Interphalangealgelenke Scharniergelenke. Aufgrund ihrer reduzierten Länge sind die Zehen nicht so beweglich wie die Finger.

Die Fußgewölbe

Das Fußskelett besitzt ein **Quer-** und ein **Längsgewölbe**. Obwohl sie durch straffe Bänder, Sehnen und Muskeln verspannt sind, besitzen sie eine gewisse Flexibilität, um auf den Fuß einwirkende Belastungen federnd abpuffern zu lassen.

Das **Längsgewölbe** liegt auf der Innenseite des Fußes und wird vom Sprungbein, dem Kahnbein, den Keilbeinen und den Mittelfußknochen gebildet. Es ruht auf drei Pfeilern: dorsal auf dem Fersenhöcker, lateral auf dem Würfelbein und dem fünften Mittelfußknochen und vorn auf dem Vorfuß. Ein typischer Fußabdruck, z. B. in feuchtem Sand, bildet nur diesen gerade beschriebenen, bogenförmigen Knochenverlauf ab. Das Längsgewöl-

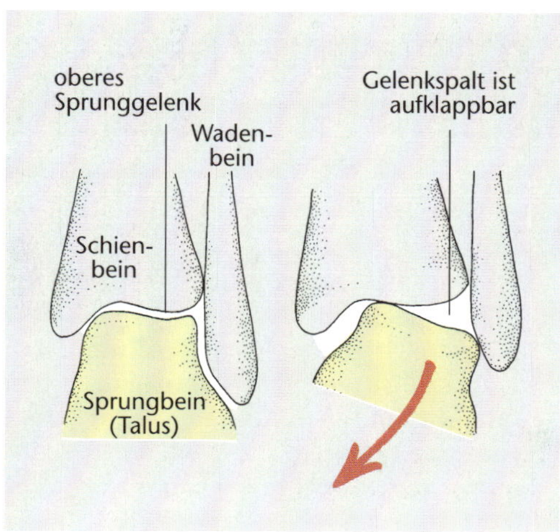

Abb. 8.95: Außenbandruptur des oberen Spunggelenks. Beweisend für diese Verletzung ist die Aufklappbarkeit des Gelenkspaltes, die man auf einer „gehaltenen Röntgenaufnahme" erkennt; dabei wird durch Krafteinwirkung in Pfeilrichtung (per Hand oder mit einem speziellen Gerät) versucht, das obere Sprunggelenk zu öffnen.

be wird durch eine Vielzahl kurzer Fußmuskeln unterstützt.

Die beiden Hauptauflagepunkte des Fußlängsgewölbes, die Ferse und der Vorfuß, sind durch eine Fettschicht gepolstert. Diese schützt sie vor Druckschäden durch das auf ihnen lastende Körpergewicht.

Das **Quergewölbe** überspannt zwischen den lateralen und medialen Anteilen der Fußwurzel- und Mittelfußknochen quer das Längsgewölbe. Bänder und Sehnen, wie die Sehne des *M. peronaeus longus*, spannen sich zwischen den Knochen des Quergewölbes aus. Sämtliche Fußwurzel- und Mittelfußknochen sind zusätzlich untereinander durch straffe Bänder verbunden, was die Stabilität des Gewölbes

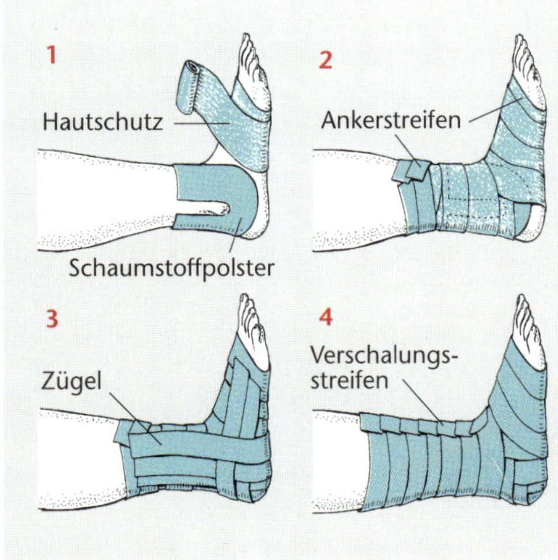

Abb. 8.96: Tapeverband zur Stabilisierung des oberen Sprunggelenks (OSG). Bei teilweiser Ruptur oder Überdehnung des Bandapparates am OSG kann man anstelle eines Gipses auch einen Tapeverband anlegen.

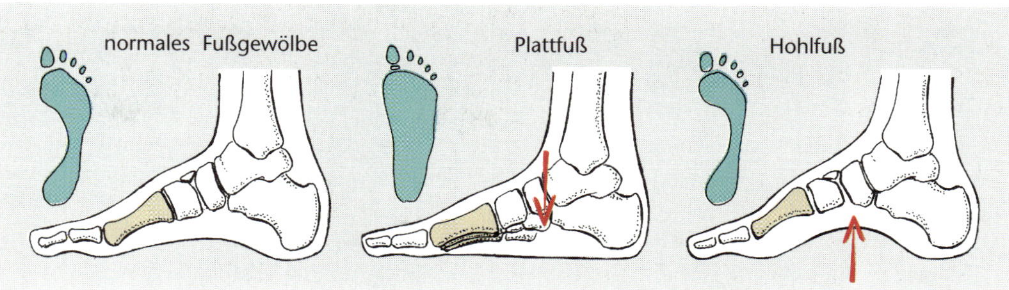

Abb. 8.97: Normales Fußgewölbe, Plattfuß und Hohlfuß in der Seitenansicht mit jeweils typischem Fußabdruck.

noch unterstützt und die nötige Elastizität gewährleistet.

Fehlfunktionen der Fußgewölbe

Der **Plattfuß** ist durch eine Abflachung beider Gewölbe gekennzeichnet, so daß beim Gehen nicht mehr nur ein kleiner Abschnitt, sondern fast die ganze Fußsohle dem Boden aufliegt (☞ Abb. 8.97 Mitte). Hohe Belastungen und ein zu schwach ausgeprägter Bandapparat begünstigen die Entstehung eines Plattfußes. Oftmals tritt er zusammen mit anderen Fußfehlstellungen, z. B. mit einem **Knickfuß** auf, bei dem das Sprungbein über das Fersenbein nach medial unten abrutscht.

Außer der vererbten Anlage begünstigt z. B. auch eine Berufstätigkeit, bei der viel getragen oder auf harten Böden gegangen werden muß, die Entstehung solch eines **Knickplattfußes.**

Beim **Hohlfuß** handelt es sich um das Gegenteil eines Plattfußes: Das Längsgewölbe ist überhöht (☞ Abb. 8.97 rechts). Dies kann auftreten, wenn die Mittelfußknochen oder das Fersenbein zu steil stehen. Eine andere Ursache kann in der Störung des Muskelgleichgewichts im Fußgewölbe oder aber im Ausfall bestimmter Beugemuskeln liegen, z. B. bei einer Lähmung. In diesem Fall ziehen die Streckmuskeln den Mittelfußbereich stärker nach oben als die Beugemuskeln ihn nach unten ziehen. Dieses Phänomen kann bei angeborenen Nervenerkrankungen, aber auch bei der Spina bifida (☞ Abb. 22.24) auftreten. Durch die Verkleinerung der Auflagefläche des Fußes beim Laufen sind der Fersen- und Vorfußbereich beim Hohlfuß stärker belastet. Dort können dann schmerzhafte Schwielen entstehen.

Wenn sich das Fußquergewölbe abflacht, entsteht ein **Spreizfuß**. Dabei vergrößert sich der Abstand zwischen den Mittelfußknochen und deren Köpfchen sind stärkeren Belastungen ausgesetzt.

Die Therapie der Fußdeformitäten reicht von der Verordnung einfacher Einlagen über orthopädische Schuhe bis zur Operation.

Die kurzen Fußmuskeln

Die **kurze Fußmuskulatur** wird in vier Gruppen eingeteilt:

- Die **Muskeln des Fußrückens**,
- die Muskeln an der medialen Fußsohle **(Großzehenfach)**,
- die Muskeln an der mittleren Fußsohle **(Mittelfach)** sowie
- die Muskeln an der lateralen Fußsohle **(Kleinzehenfach)**.

8

Die Muskeln des Fußrückens. Am Fußrücken verlaufen die kurzen Strecker der Großzehe bzw. der Zehen II – IV (**M. extensor digitorum brevis** und **M. extensor hallucis brevis**). Sie strecken die Zehen jeweils im Grundgelenk.

Die Muskeln des Großzehenfaches. Drei Muskeln ziehen hier zur **Großzehe** *(Hallux)* und beugen sie (**M. flexor hallucis brevis**), spreizen sie zur Seite ab (**M. abductor hallucis**) und ziehen sie wieder an die anderen Zehen heran (**M. adductor hallucis**). Alle drei Muskeln sind an der Verspannung des Fußlängsgewölbes beteiligt, letzterer auch an der Verspannung des Quergewölbes.

Die Muskeln des Mittelfaches. Im Mittelfach verläuft der *kurze Zehenbeuger* (**M. flexor digitorum brevis**). Er setzt an den Mittelgliedern der Zehen 2 – 5 an und beugt sie sowohl in den Grund- als auch in den Mittelgelenken. Er ist ebenfalls an der Verspannung des Fußlängsgewölbes beteiligt.

Ein nahezu viereckiger Muskel ist der **M. quadratus plantae**. Er setzt nicht an den Kno-

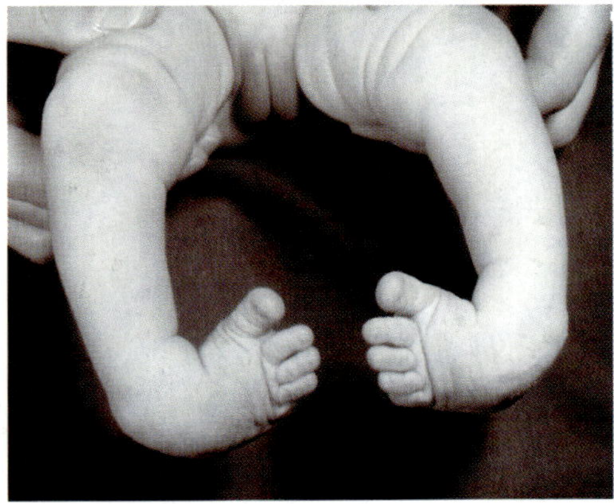

Abb. 8.98: Klumpfüße. Diese Fehlbildung tritt bei jedem 1000. Neugeborenen und in 50 % der Fälle beidseitig auf. Es besteht eine komplexe Fußdeformierung, die unbehandelt in der Fehlstellung verbleibt. Eine frühzeitige krankengymnastische Behandlung zeigt gute Erfolge.

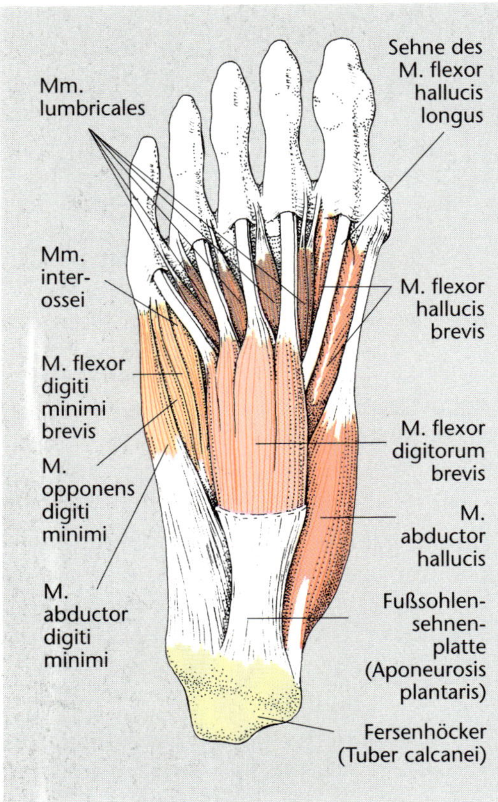

Abb. 8.99: Die drei Muskelgruppen der Fußsohle.

chen, sondern in den Sehnen des langen Zehenbeugers an und korrigiert so ihren Verlauf.

Wie an der Hand auch, verlaufen an der Fußsohle **Musculi lumbricales** und **Musculi interossei** *(Zwischenknochenmuskeln),* die an den Sehnen der tiefen Zehenbeuger bzw. den Mittelfußknochen entspringen. Sie ziehen jeweils zu den Grundgliedern der Zehen und unterstützen Beugung, Abduktion und Adduktion in den Zehengrundgelenken.

Die Muskeln des Kleinzehenfaches. In diesem lateralen Fußsohlenfach verlaufen drei Muskeln zur Kleinzehe, die die Kleinzehe abspreizen, beugen und ein kleines Stück den anderen Zehen entgegenstellen können:

- der **M. abductor digiti minimi** *(Kleinzehenabspreizer),*
- der **M. flexor digiti minimi brevis** *(kurzer Kleinzehenbeuger)* und
- der **M. opponens digiti minimi** *(Kleinzehengegensteller).*

Die drei Muskelgruppen der Fußsohle werden von einer derben Sehnenplatte, der **Aponeurosis plantaris**, bedeckt. Sie entspringt am Unterrand des Fersenbeines und strahlt breitflächig nach vorn aus. Zwei Zwischenwände **(Septen)** laufen zwischen den Fußsohlenmuskeln senkrecht in die Tiefe zu den Fußknochen. Sie unterteilen die drei Fußsohlenfächer. Zusammen mit einigen der Fußsohlenmuskeln verstärkt die Plantaraponeurose das Längsgewölbe des Fußes.

8.9 Gesundheit und Lebensstil: Sport ist Gesundheit!

Wo kämen wir denn da hin, wenn Sport auch noch Spaß machen würde? Für den tollen Körper muß man kräftig leiden, ist doch klar. Erst wenn's richtig in den Muskeln ziept und kneift, der Atem rasselt und der Schweiß in Strömen fließt, hat man richtig trainiert.

Leider ist dieses Denken viel zu verbreitet, denn gesunder Sport ist dies meist nicht mehr.

Unvernünftiges Training schädigt den ganzen Körper. Typisch sind zwei Charaktere von Sportlern. Der eine meint, viel Sport sei gut, noch mehr jedoch noch besser, und der andere fühlt sich nach vielen trainingslosen Jahren plötzlich zum Leistungssportler berufen. Besonders die Gelenke, Sehnen und die Wirbelsäule haben unter dem einsetzenden exzessiven Training zu leiden. Die Folge sind Sportverletzungen, etwa Bänderzerrungen oder -ausrisse oder aber Kreislaufstörungen bis hin zu den bei einigen Joggern beobachteten tödlichen Herzrhythmusstörungen.

Sauerstoffdusche und mehr

Sinnvolles Training aber belohnt den Freizeitsportler mit einem gesunden Körper, mit geistiger Ausgeglichenheit und Vitalität: Wer regelmäßig locker joggt, schwimmt oder Rad fährt – zweimal in der Woche ist die optimale „Dosierung" – verabreicht dem Körper eine segensreiche Sauerstoffdusche. Die Lungen können nach einigem Training davon mehr aufnehmen, das Herz wird leistungsfähiger, und die Blutmenge erhöht sich. Und sportliche Bewegung ist auch gut für den Geist: Sie hilft, Streß abzubauen.

Wohlige Enspannung macht sich breit, und die Schlafqualität verbessert sich spürbar (mit ein Grund, weshalb viele Kliniken ihren Patienten, soweit keine Kontraindikationen bestehen, Patientensport empfehlen). Maßvoller Sport ist außerdem nachgewiesenermaßen eine wirksame Vorbeugung gegen Zivilisationskrankheiten wie Herzinfarkt, Bluthochdruck, Übergewicht sowie Verdauungsstörungen.

Keine Zeit

Eine beliebte Ausrede der Sportverächter ist jedoch, nicht ausreichend Zeit für die regelmäßige Bewegung zu haben. Das mag in einigen Fällen zutreffen, aber auch im Alltag – sogar im Beruf – gibt es genügend Möglichkeiten, den Körper ein wenig auf Trab zu bringen. Viele könnten zum Beispiel statt mit dem Auto mit dem Fahrrad zur Arbeit fahren. Auch muß es nicht immer der Fahrstuhl sein: Der Weg über die Treppe ist länger, aber gesünder. Wer den Arbeitstag vor dem Bildschirm verbringt, könnte seine strapazierte Wirbelsäule mit einigen kleinen Gymnastikübungen lockern und frisch machen (Stichwort Rückenschule, ☞ 8.3.4). Auch ein kurzer Spaziergang in der Mittagspause tut gut.

Welcher Sport ist der richtige?

Welche Sportart man letztendlich wählt, wie oft und wie intensiv man Sport treibt, ist individuell verschieden. Bei manchen Sportarten (nicht nur dem belächelten Tontaubenschießen) ist allerdings der Nutzen für den Körper gering. Und ist seit dem letzten Training schon einige Zeit verstrichen, sollten alle über 40 erst einmal einen Gesundheits-Check vom Arzt machen lassen. Denn wer jahrelang ohne körperliche Aktivität vorm Schreibtisch saß, riskiert sonst seine Gesundheit. Sicher ist jedoch: Es ist nie zu spät, um anzufangen.

Regeln für gesundes Training

Falsches Training ist ebenso schlimm wie gar keines. – Deshalb rät die AOK:

- Nicht übertreiben! So trainieren, daß man sich ohne Atemnot noch unterhalten kann. Auch bei Menschen unter 40 sollte der Pulsschlag nicht über 150 pro Minute liegen, bei Älteren eher bei 130.
- Trainierte können Ausdauerbelastungen etwa beim Schwimmen oder Joggen normalerweise zwischen zehn und 45 Minuten durchhalten.
- In den ersten zehn Trainingsminuten langsam anfangen.
- Bei Hitze (über 25° C), einer Infektion oder unmittelbar nach dem Essen nicht trainieren.
- Ausdauertraining am besten mit Muskeltraining und Dehnübungen kombinieren.

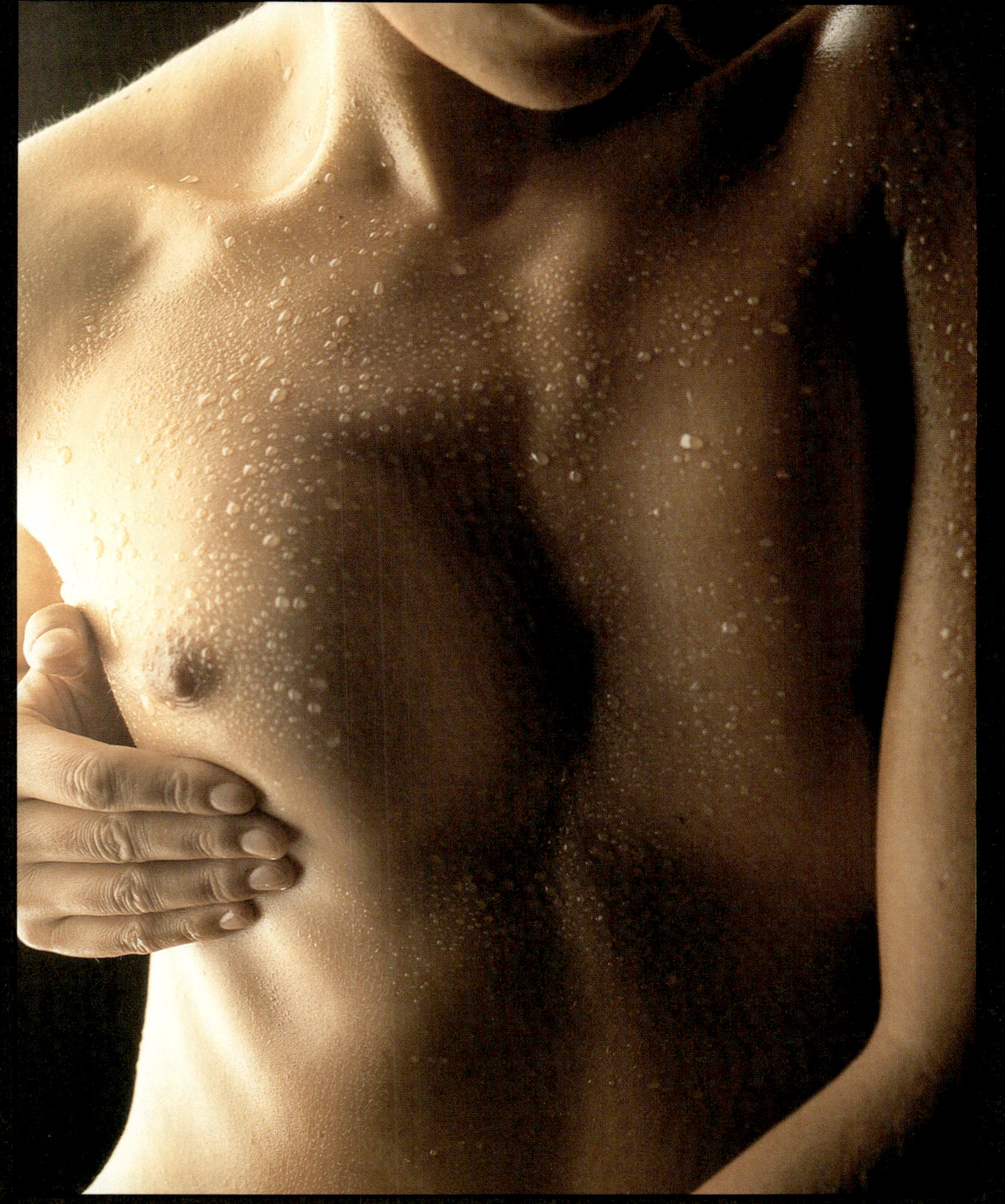

9

9.1 Einführung

Die Aufgaben der Haut

Mit einer Fläche von 1,5 – 2 m² und einem Gewicht von 3,5 – 10 kg ist die Haut das größte Organ des menschlichen Körpers. Die Haut hat mehrere Funktionen:

- Sie trennt die „Innenwelt" von der „Außenwelt" und schützt den Körper so vor schädlichen Umwelteinflüssen.
- Die Haut ist mit ihren diversen Tastkörperchen ein wichtiges Sinnesorgan und stellt somit eine Verbindung zur Außenwelt her
- Sie hat eine wichtige Regulatorfunktion, indem sie über die Abgabe von Flüssigkeit (z. B. in Form von Schweiß) sowie durch Verengung und Erweiterung der Hautgefäße die Körpertemperatur konstant hält. Darüber hinaus greift die Haut ausgleichend in den Wasserhaushalt ein, indem sie gewissermaßen als natürliche Barriere einem extremen Wasserverlust entgegenwirkt und andererseits über Drüsensekrete Wasser und Salz abgibt.
- Schließlich ist die Haut eine Art „Spiegel der Seele" und in diesem Sinne auch Kommunikationsorgan – man denke nur daran, wie wir vor Neid erblassen oder vor Scham erröten!

Der Aufbau der Haut

Grob unterteilt besteht die Haut aus drei Schichten: der **Oberhaut** *(Epidermis)* als äußerster Schicht, der **Lederhaut** *(Korium)* und der darunterliegenden **Unterhaut** *(Subcutis)*. Epidermis und Korium, also die oberen Schichten, werden oft auch zur *Cutis* zusammengefaßt.

Ferner unterscheidet man zwei Hauttypen: die **Leisten-** und die **Felderhaut.** Letztere hat ihren Namen durch gruppenförmig stehende Bindegewebspapillen der Lederhaut, welche die Hautoberfläche in Felder aufgeteilt erscheinen lassen. Die Felderhaut enthält Haare, Schweiß- und Talgdrüsen.

Die Leistenhaut wird dagegen durch kammartig stehende Bindegewebspapillen in Hautleisten aufgeteilt. Sie enthält nur Schweißdrüsen, aber keine Haare und Talgdrüsen. Man findet sie nur an den Handflächen und Fußsohlen (alle anderen Hautflächen entsprechen der Felderhaut).

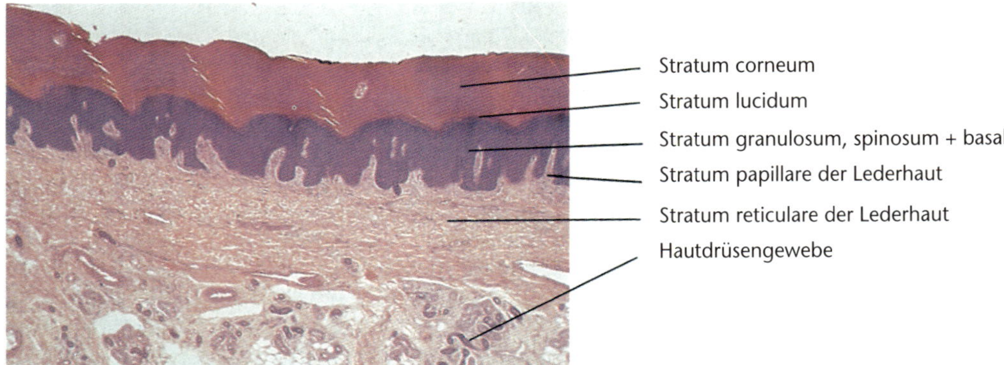

Abb. 9.2: Die Schichten der Epidermis im histologischen Schnitt.
Die verhornten Anteile sind rot gefärbt, die restlichen Schichten der Epidermis violett. Darunter erkennt man rosafarben die Lederhaut (Korium) mit Schweißdrüsenanschnitten.

9.2 Die Oberhaut

Die **Oberhaut** *(Epidermis)* ist die äußerste Schicht der Haut. Sie ist gefäßlos und je nach Körperregion zwischen 30 µm (= 0,03 mm) und 4 mm dick.

Sie besteht aus einem mehrschichtigen verhornten Plattenepithel (☞ Abb. 4.3) das hauptsächlich aus **Keratinozyten** *(kernhaltigen Hornzellen)* aufgebaut ist. Diese Zellen produzieren den Hornstoff *Keratin*, der zum einen eine wasserabweisende und mechanisch schützende Schicht bildet und zum anderen der Haut Festigkeit verleiht.

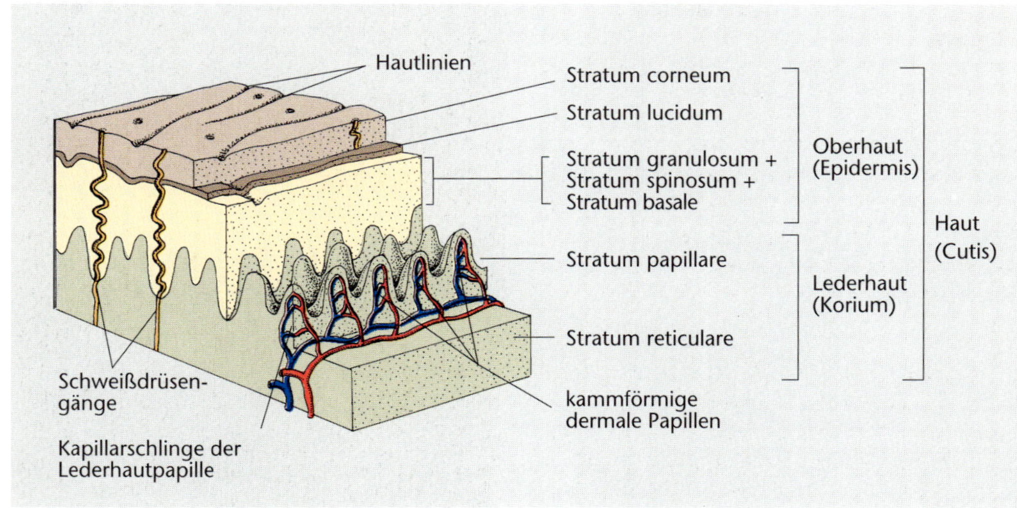

Abb. 9.1: Übersicht über den Aufbau der unbehaarten Haut (Leistenhaut). Man erkennt Epidermis und Korium. Die Subkutis ist nicht abgebildet. Die Hautoberfläche ist durch feine Rillen (Hautlinien) in Hautleisten aufgeteilt, an deren Kämmen die Ausführungsgänge der Schweißdrüsen enden.

9.2.1 Die Schichten der Oberhaut

Die Keratinozyten der Oberhaut sind normalerweise in vier Lagen aufgeschichtet. Wo die mechanische Belastung am größten ist, z. B. an den Hand- und Fußsohlen, hat die Epidermis sogar fünf Schichten. Man unterscheidet vom Körperinneren zur Oberfläche hin:

- **Basalzellschicht** *(Stratum basale)*: So wird eine einfache Zellschicht aus sich ständig teilenden, länglichen Zellen genannt. Die durch fortlaufende Vermehrung neugebildeten Zellen schieben sich Richtung Oberfläche und werden dabei allmählich zu Zellen der Stachelzellschicht. Sind sie an der obersten Schicht der Epidermis angelangt, verlieren sie zunächst ihren Kern und werden dann abgeschilfert und von den nachdrängenden jüngeren Zellen ersetzt – ein Kreislauf ohne Ende. Die Basalzellschicht der haarlosen Haut führt berührungsempfindliche Nervenendigungen, die *Merkelsche Scheiben* (☞ Abb. 12.4) genannt werden.
- **Stachelzellschicht** *(Stratum spinosum):* Sie besteht aus acht bis zehn Reihen von zum Teil melaninhaltigen Zellen mit stacheligen Ausläufern („spinosus" = stachelig), über welche die Zellen miteinander verbunden sind. Die Zellen bilden über diese Brücken ein Gerüst, das die Epidermis stabil hält.
- **Körnerschicht** *(Stratum granulosum):* Diese Schicht besteht aus drei bis fünf Reihen flacher Zellen, die *Keratohyalin* enthalten, eine zur Hornbildung (Keratinbildung) wichtige Substanz. Ferner scheidet die Körnerschicht ölähnliche Substanzen aus, die die Epidermis geschmeidig machen. In dieser Hautschicht verlieren die lebenden Keratinozyten ihren Kern und werden zu den kernlosen **Keratozyten** *(kernlosen Hornzellen)*.
- **Stratum lucidum:** Diese Schicht findet sich nur an Handtellern und Fußsohlen. Sie besteht aus mehreren Reihen von durchsichtigen, flachen Zellen („lucidus" = leuchtend), die ebenfalls die Haut vor mechanischer Belastung schützen.

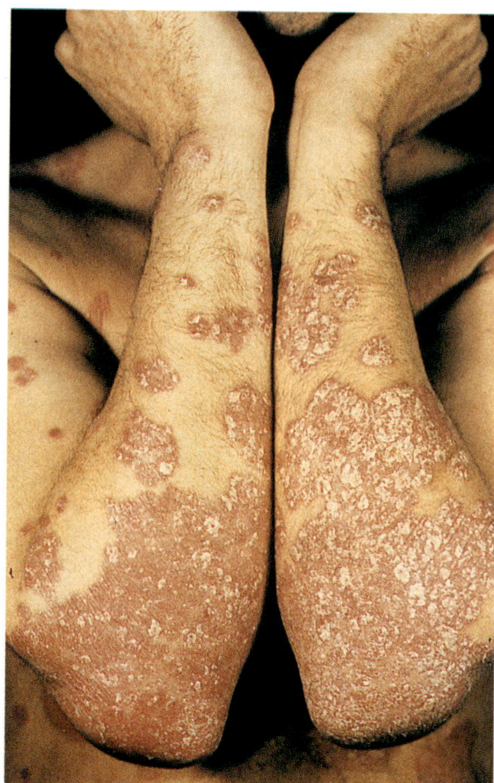

Abb. 9.3: Schwere Form der Schuppenflechte (Psoriasis) mit typischem Verteilungsmuster an den Streckseiten der Extremitäten. Ursache der Erkrankung ist wahrscheinlich eine erbliche Störung der Verhornung.

- **Hornschicht** *(Stratum corneum):* Diese Schicht besteht aus 25 – 30 Reihen flacher und vollständig mit Keratin gefüllter Zellen **(Korneozyten).** Zwischen ihnen liegt ein Fettfilm, der ähnlich wie Mörtel zwischen Steinen für die Festigkeit dieser Hautschicht sorgt und außerdem vor Verdunstung schützt. Die Korneozyten werden ständig abgeschilfert und stellen die eigentliche Trennschicht zwischen dem Körperinneren und der Außenwelt dar.

In der Basal- und Stachelzellschicht findet man die **Melanozyten.** Sie produzieren **Melanin,** ein Pigment, das der Haut seine Farbe und auch die Sonnenbräune gibt. Das Melanin wirkt quasi wie ein Sonnenschirm, der die tieferen Hautschichten vor dem vor allem in höherer Dosierung gefährlichen *UV-Licht* schützt. Dabei ist ein Melanozyt verantwortlich für den Schutz von ca. 4 – 10 Keratinozyten und man findet pro Quadratmillimeter Oberhaut ca. 1000 dieser Zellen. Die Melanozyten können bei übermäßiger Sonnenbestrahlung allerdings selber Schaden nehmen und sich in Tumorzellen verwandeln. Es droht dann ein malignes Melanom (☞ 9.7).

9.2.2 Die Verhornung der Oberhaut

Das **Horn** gibt der Haut seine wasserabweisende Eigenschaft. Die Verhornung erfolgt dadurch, daß die in der Basalschicht neu gebildeten Zellen in Richtung Hautoberfläche geschoben werden. Während dieser Wanderung verschwinden Zytoplasma, Zellkern und Zellorganellen und werden durch den Hornstoff **Keratin** ersetzt. Im Stratum lucidum und in der Hornschicht kann deshalb kein Stoffwechsel mehr stattfinden – die Zellen sind tot. Zuletzt werden die verhornten Zellen an der Oberfläche abgerieben.

Dieser Prozeß der Erneuerung mit seiner Wanderung der Zellen von innen nach außen dauert insgesamt ungefähr zwei Wochen.

Psoriasis

Ca. 2% der Bevölkerung leiden an einer erblichen Verhornungsstörung der Haut, der **Psoriasis** oder *Schuppenflechte.* Die Krankheit verläuft schubweise (chronisch-rezidivierend); neue Schübe werden häufig durch Infektionen, Streß oder Medikamente ausgelöst.

Durch die Verhornungsstörung kommt es vor allem an den Ellenbogen, den Knien und in der Kreuzbeinregion zu silbrig schuppenden, insgesamt aber stark geröteten Hautveränderungen, die zwar nicht schmerzen, aber oftmals jucken und entstellend wirken. Auch Nägel und Gelenke können mit erkranken.

Die Therapie ist langwierig; hornauflösende Substanzen (z. B. Salizylsäure), UV-Licht, Dithranol- und Kortisonsalben können Linderung bringen.

9.2.3 Die Hautfarbe

Die Hautfarbe wird bestimmt durch:
- das **Melanin,** das von den Melanozyten gebildete Pigment der Epidermis,
- das **Karotin,** ein Pigment der Leder- und Unterhaut,
- die **Blutkapillaren** der Lederhaut – die durch die Durchblutung erzeugte Hautfarbe erlaubt Rückschlüsse auf die Sauerstoffsättigung des Blutes; z. B. Blaufärbung der Lippen bei Sauerstoffmangel *(Zyanose,* ☞ 17.9.4), rosige Wangen bei guter Sauerstoffsättigung.

Je nach Melaninanteil der Haut variiert die Hautfarbe zwischen blaß, gelb und schwarz. Da die Zahl der Melanozyten bei allen menschlichen *Rassen* ungefähr die gleiche ist, ist die Farbe der Haut auf die unterschiedliche Pigmentmenge, die diese Melanozyten produzieren, zurückzuführen.

Im Gegensatz zu den *Negriden* (Schwarze, ☞ 22.9.5) haben die *Europiden* nur wenig Melanin in der Oberhaut. Die Haut wirkt deshalb durchscheinender. Je nach der Art des Blutstromes in den Gefäßen von Leder- und Unterhaut erscheint ihre Haut rosig bis rot. Für die gelbliche Hautfarbe der *Mongoliden* (Asiaten, ☞ 22.9.5) sind schließlich Karotineinlagerungen in der Lederhaut verantwortlich.

Albinismus

Kann die Epidermis wegen eines Erbleidens kein Melanin produzieren, liegt ein **Albinismus** vor (albus = weiß). Das Pigment fehlt dabei nicht nur in der Haut, sondern auch in den Haaren und in den Augen, deren Regenbogenhaut wegen der durchscheinenden Blutgefäße rötlich aufscheint. Diese Menschen sind sehr blaß und extrem sonnenempfindlich. Der Albinismus stellt weit mehr als ein kosmetisches Problem dar. Das zeigt sich daran, daß diese Menschen häufig an Hauttumoren erkranken, da das UV-Licht ungemindert die obersten Hautschichten durchdringt. Eine Minimalvariante des Albinismus, die sich nur auf einzelne Körperareale beschränkt, ist die **Vitiligo** *(Weißfleckenkrankheit).*

9.3 Leder- und Unterhaut

9.3.1 Die Lederhaut

Die unter der Oberhaut liegende, bindegewebige **Lederhaut** (Korium) ist im Bereich der Leistenhaut (Hand- und Fußsohlen) bis zu 2,4 mm dick, dagegen nur 0,3 mm dünn an den Augenlidern, am Penis und am Hodensack. Sie verleiht der Haut einerseits Reißfestigkeit, aber gleichzeitig auch die Möglichkeit zur elastischen Dehnung. Der Ausdruck Lederhaut rührt daher, daß aus der Lederhaut tierischer Häute durch Gerben Leder gewonnen wird.

Der obere Abschnitt der Lederhaut, die **Papillarschicht** *(Stratum papillare),* besteht aus lockerem Bindegewebe, das feine elastische

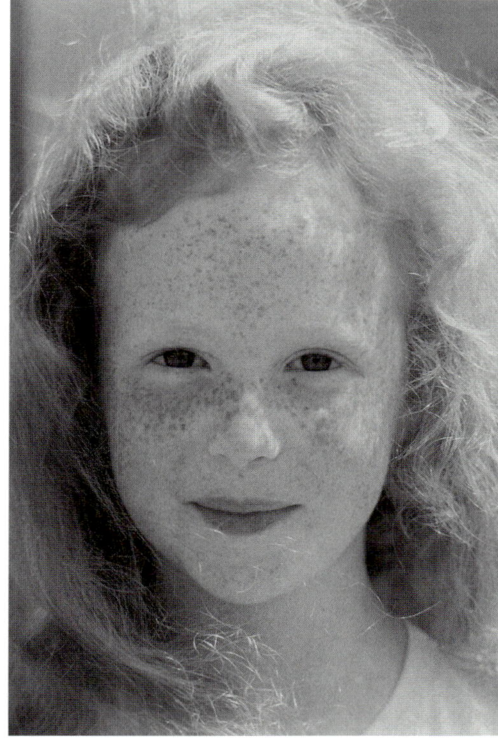

Abb. 9.4: Mädchen mit sehr heller Haut (wenig Melanin), aber mit punktförmigen Pigmentansammlungen, den *Sommersprossen.*

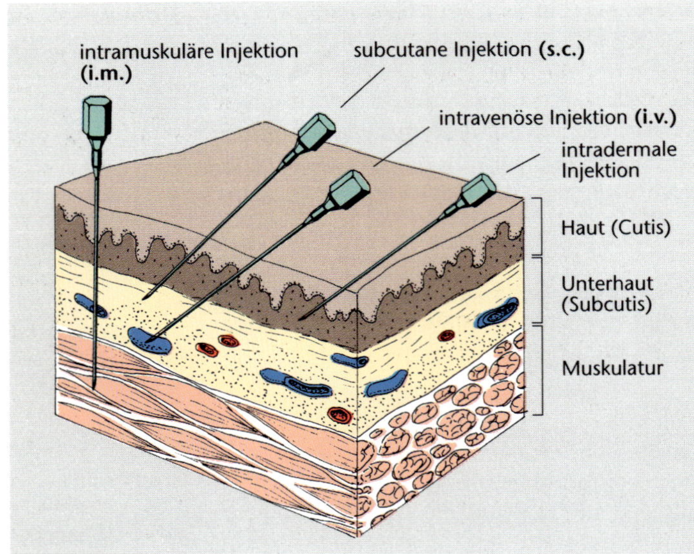

Abb. 9.5: Vier verschiedene Injektionsarten: subcutane Injektion (s.c.), intradermale Injektion, intramuskuläre (i.m.) und intravenöse (i.v.) Injektion. Während sich bei der subcutanen Injektion das Medikament langsam im Körper verteilt, führt eine intravenöse Injektion sofort zu relativ hohen Wirkspiegeln im Blut, die aber auch rasch wieder abnehmen. Intramuskuläre Injektionen nehmen eine Mittelstellung ein. Intradermale Injektionen werden hauptsächlich bei Allergietests durchgeführt.

9

Fasern besitzt. Die Grenze zur Oberhaut ist durch kleine, zapfenartige Ausziehungen vergrößert, die *dermale Papillen* genannt werden (☞ Abb. 9.1). In ihnen verlaufen Blutkapillaren, die die Oberhaut versorgen. Die dermalen Papillen dienen nicht nur einer festen Verzahnung mit der Oberhaut, sondern werfen die Oberhaut auch zu linienartigen Mustern auf, den Hautlinien. Diese Linien erleichtern das Greifen und geben jedem Finger seinen charakteristischen Fingerabdruck.

Einige dermale Papillen enthalten Berührungsrezeptoren, die **Meissnerschen Körperchen** (☞ Abb. 12.5), die vor allem im Bereich der Fingerbeeren vorkommen.

Der untere Abschnitt der Lederhaut, die **Geflechtschicht** *(Stratum reticulare)*, ist aus hartem Bindegewebe aufgebaut, das neben kollagenen und elastischen Fasern auch Blutgefäße, Fettgewebe, Haarfollikel, Nerven, Talgdrüsen und Gänge von Schweißdrüsen enthält. Die Kombination von kollagenen und elastischen Fasern macht die Haut elastisch und trotzdem stabil.

Schwangerschaftsstreifen

In der Schwangerschaft muß sich die Haut der werdenden Mutter enorm ausdehnen. Bei manchen Frauen schafft es die Haut allerdings nicht ganz, mit dem Wachstum von Bauch und Brüsten Schritt zu halten. Es treten dann kleine Risse in der Haut auf. Sie bleiben auch später noch als weiße Streifen bestehen und werden **Schwangerschaftsstreifen** oder *Striae* genannt. Vorbeugend wird empfohlen, in der Schwangerschaft die Haut sorgsam einzufetten, um ihre Elastizität zu verbessern, obwohl die Neigung Striae zu entwickeln auch von erblichen Faktoren abhängt.

9.3.2 *Die Unterhaut*

Die **Unterhaut** *(Subcutis)* besteht aus lockerem Bindegewebe. Sie ist die Verschiebeschicht der Haut zu den darunterliegenden Schichten wie *Muskelfaszien* (Muskelscheiden) oder *Periost* (Knochenhaut).

In der Unterhaut liegen die Schweißdrüsen, die unteren Abschnitte der Haarbälge sowie spezielle *Druck-* und *Vibrations-Tastkörperchen*, die nach ihren Entdeckern *Vater-Pacinische Lamellenkörperchen* genannt werden (☞ Abb. 12.5).

In die Unterhaut sind je nach Körperstelle und Körperbau mehr oder weniger viele Fettzellhaufen eingelagert. Dieses *subcutane Fettgewebe* dient als Stoßpuffer, als Kälteschutz und als Energiespeicher.

Injektionen, die durch die Haut gehen

Einige Medikamente, wie z. B. Insulin oder Heparin, werden in der Regel in die Unterhaut gespritzt: man spricht von **subcutanen Injektionen**. Vorzugsweise spritzt man in den Bauchhautbereich oder in den Oberschenkel (☞ Abb. 19.11), weil dort die Unterhaut besonders dick ist. Der Vorteil der subcutanen Injektion ist, daß der Arzneistoff sehr langsam und gleichmäßig ins Blut abgegeben wird. Dies ist z.B. für die *Thromboseprophylaxe* und die *Insulingabe* günstig (☞ 14.5.5 und 19.2.5).

Die Haut wird zudem auch als Durchtrittspforte für Arzneimittelgaben in den Muskel und in die Venen und als Zielort für intradermale (intracutane) Injektionen bei Allergietests gewählt. Man spricht entsprechend von **intramuskulären**, **intravenösen** und **intradermale Injektionen** (☞ Abb. 9.5).

9.4 *Die Hautanhangsgebilde*

Unsere Haut ist nicht nackt: Sie besitzt **Hautanhangsgebilde,** nämlich Haare, Hautdrüsen und Nägel. Alle Hautanhangsgebilde durchstoßen den Oberhautbereich und münden auf die Oberfläche.

9.4.1 *Haare*

Haare finden sich an fast allen Körperstellen der Felderhaut. Ihre wichtigste Aufgabe ist der Schutz des Körpers vor Kälte und mechanischer Belastung. Die Kopfhaare schützen den Schädel gleich einer luftigen Mütze vor zu starker Sonneneinstrahlung. Die Augenbrauen und Augenwimpern bewahren das Auge vor Fremdkörpern. Haare in den Nasenlöchern verhindern, daß Insekten oder Schmutzpartikel eingeatmet werden. Schließlich haben die Haare in fast allen Kulturen eine große ästhetische und identitätsstiftende Bedeutung (z. B. „Punker"). „Schöne" Haare zu haben bedeutet, gesund, gepflegt und attraktiv zu sein.

Anatomisch gesehen muß man sich ein Haar als einen Faden von zusammengeflochtenen, verhornten Zellen vorstellen. Es besteht jeweils aus einem **Haarschaft** und einer **Haarwurzel**. Die Wurzel reicht bis in die Cutis, manchmal auch bis in die Unterhaut.

Jedes Haar ist mit einer **Talgdrüse** vergesellschaftet, deren Ausführungsgang am Haarschaft auf die Hautoberfläche mündet. Die Haarwurzel wird durch das **Haarfollikel** umschlossen. Es besteht aus zwei Schichten von epidermalen Zellen: dem externen und dem internen Wurzelblatt. Umgeben werden die beiden von einem Bindegewebsblatt.

Um die Haarfollikel herum enden Nervenfasern. Sie sind sehr empfindlich und registrieren auch feinste Haarbewegungen, wie z. B. einen leichten Luftzug.

Das in der Haut gelegene Ende eines jeden Haares verbreitert sich in eine zwiebelförmige Struktur, die *Bulbus* genannt wird. In seinem Kern befindet sich die *Haarpapille,* die viele Blutgefäße enthält und das wachsende Haar mit Nahrung versorgt. Der Bulbus enthält außerdem die Zellschicht, von der aus neue Haarzellen gebildet werden. Sie wird *Matrix* genannt. Entlang des Haarfollikels verläuft ein

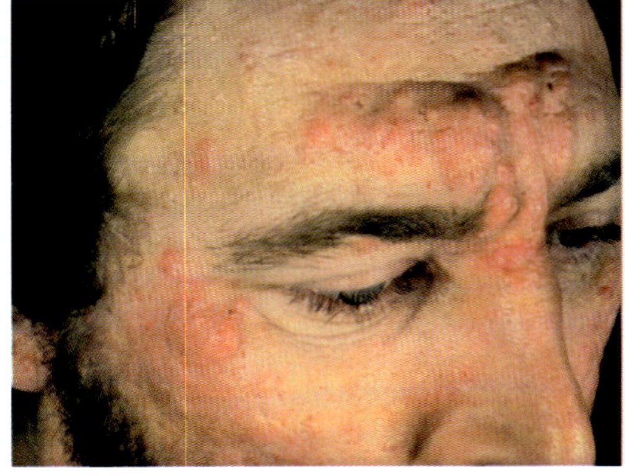

Abb. 9.6: Mann mit Gesichtsakne. Hierbei handelt es sich um die schwerste Form, die sogenannte *Acne conglobata*, mit großen entzündlichen Knoten und Abszessen, die oft tiefe Narben hinterlassen (oben im Bild).

Bündel von glatten Muskelzellen. Dieses Bündel wird auch als *M. arrector pili* bezeichnet (☞ Abb. 9.7). Bei Kälte und Streß kontrahieren sich die Muskelfasern und stellen so die Körperhaare senkrecht: Es bildet sich die *Gänsehaut.*

Ein gesunder Erwachsener verliert durchschnittlich 70 – 100 Haare pro Tag. Die normale Wachstumsgeschwindigkeit von 0,4 mm pro Tag und der natürliche Regenerationszyklus können diesen Verlust kompensieren. Allerdings werden diese Mechanismen durch chronische Krankheiten, Medikamente, Bestrahlungen und psychischen Streß beeinträchtigt: Es kommt zum *Haarausfall* und im Extremfall zur Glatzenbildung *(Alopezie).*

Haarausfall

Medikamente zur Tumorbekämpfung (**Zytostatika,** ☞ 5.5.8) führen sehr häufig zum **Haarausfall** *(Alopezie).* Von den betroffenen Patienten wird das meist als sehr belastend erlebt.

Nicht mit dieser Art Haarausfall zu verwechseln ist die natürliche Glatzenbildung, die bei ca. 45% der Männer auftritt. Die **Glatzenbildung** beginnt typischerweise im Schläfenbereich (die sogenannten Geheimratsecken) und kann bis zum völligen Haarverlust fortschreiten. Der Haarausfall wird durch das Sexualhormon *Testosteron* (☞ 21.1.3) beeinflußt und betrifft vor allem Männer mit genetischer Vorbelastung, bei denen er zwangsläufig eintritt. *Beide* Ursachen des Haarausfalls sind mit den heutigen Mitteln nicht zu verhindern.

Die Haarfarbe

Die **Haarfarbe** wird vom Melaningehalt in den verhornten Zellen bestimmt. Eine verminderte Melaninproduktion und gleichzeitige Lufteinschlüsse im Haarschaft sind für den grau-weißen Haarton des alten Menschen verantwortlich.

9.4.2 *Die Hautdrüsen*

Bei den Hautdrüsen unterscheidet man *Talgdrüsen, Schweißdrüsen* und *Duftdrüsen.* Außerdem gibt es im äußeren Gehörgang noch Drüsen, die Ohrschmalz produzieren.

Die größte Hautdrüse ist eigentlich die weibliche Brust. Sie gehört aber funktionell zu den Geschlechtsorganen und wird deshalb im Abschnitt 21.2.9 behandelt.

Talgdrüsen

Talgdrüsen sind im allgemeinen an Haarfollikel gebunden. Der sekretproduzierende Anteil der Drüsen liegt in der Cutis und öffnet sich direkt neben dem Haarschaft auf die Hautoberfläche. Lippen, Penis, Eichel, kleine Schamlippen, Augen und Augenlider enthalten Talgdrüsen, die jeweils unabhängig von Haaren an der Oberfläche münden. Hand- und Fußsohlen besitzen keine Talgdrüsen. Das von den Talgdrüsen produzierte Sekret ist eine Mischung aus Fetten, Cholesterin, Protein und Elektrolyten.

Der Talg bewahrt das Haar vor Austrocknung und erhält die Haut geschmeidig, zudem verhindert er eine übermäßige Wasserverdunstung und das Wachstum von Bakterien.

Mitesser, Pickel und Akne

Wenn Talgdrüsenausgänge verstopfen und der Talg sich anstaut, entstehen **Mitesser** *(Komedonen).* Ihre schwarze Farbe entsteht durch den Farbstoff Melanin und oxydierte Fettanteile und hat nichts mit Schmutz zu tun. In der Pubertät nimmt die Talgproduktion vorübergehend zu. Aus diesem Grunde neigen Jugendliche besonders zu Pickeln. Im Alter nimmt die Talgproduktion dann wieder ab *(Sebostase),* weswegen sich unter anderem Falten bilden, die Haut empfindlicher wird und zum Jucken neigt.

Von **Akne** spricht man, wenn viele, zum Teil entzündete, Mitesser vorliegen. Die Mitesser und Pickel sitzen vor allem in den talgdrüsenreichen Bezirken wie Gesicht, Nacken, Brust und Rücken. Ursache der Akne ist wiederum eine übermäßige Talgproduktion (*Seborrhoe*), verbunden mit einer verstärkten Verhornung der Epidermis. Durch diese Verhornung verstopfen die Talgdrüsen und der Talg kann nicht mehr richtig abfließen. Da der Talg ein guter Nährboden für Bakterien ist, können sich die Mitesser entzünden und daraus Pickel entstehen. Als Verursacher dafür wird vor allem ein Bakterium mit dem Namen *Propionibacterium acnes* angesehen, das häufig in den Ausführungsgängen der Talgdrüsen gefunden wird.

Das Ohrschmalz

Spezialisierte Talgdrüsen im Gehörgang produzieren ein gelblich-bräunliches Sekret, das sogenannte **Ohrschmalz** *(Cerumen).* Es transportiert Schmutzstoffe und kleine Fremdkörper in Richtung Ohrmuschel, kann aber als *Cerumenpfropf* auch den Gehörgang verlegen und zur Schwerhörigkeit führen.

Die Schweißdrüsen

Schweißdrüsen verteilen sich über die ganze Körperoberfläche. Lediglich der Lippenrand, das Nagelbett, Eichel, Klitoris, kleine Schamlippen und Trommelfell sind ausgespart. Schweißdrüsen haben die größte Dichte im Bereich der Hand- und Fußsohlen. Die Ausführungsgänge der Schweißdrüsen enden in einer **Hautpore** (☞ Abb. 9.7). Der **Schweiß** ist eine Mischung aus Wasser, Salz, Harnstoff, Harnsäure, Aminosäuren, Ammoniak, Zucker, Milchsäure und Ascorbinsäure (Vitamin C). Seine Aufgabe ist einerseits die Regulation der Körpertemperatur, zum anderen die Ausscheidung von Stoffwechselendprodukten. Zusätzlich wird durch das saure Sekret der Schweißdrüsen (pH 4,5) der sogenannte *Säureschutzmantel* der Haut hergestellt, der das Keimwachstum auf der Haut hemmt.

Unter Normalbedingungen gibt der Körper, ohne daß wir es merken, etwa 500 ml Wasser pro Tag durch die Schweißdrüsen ab. Bei anstrengender Tätigkeit und in tropischen Regionen wird sehr viel mehr Flüssigkeit abgesondert, da der Schweiß beim Verdunsten die Haut abkühlt und der Körper sich so von überschüssiger Abwärme befreien kann. Auch fieberkranke Patienten können bis zu 5 Liter Schweiß pro Tag „ausschwitzen" – eine Menge, die sorgfältig im Rahmen der Flüssigkeitsbilanzierung (☞ 20.7), z. B. durch Infusionen, ersetzt werden muß. Die Sekretion der Schweißdrüsen wird durch den Sympathikus gesteuert. Wenn die Wärmebildung im Körperin-

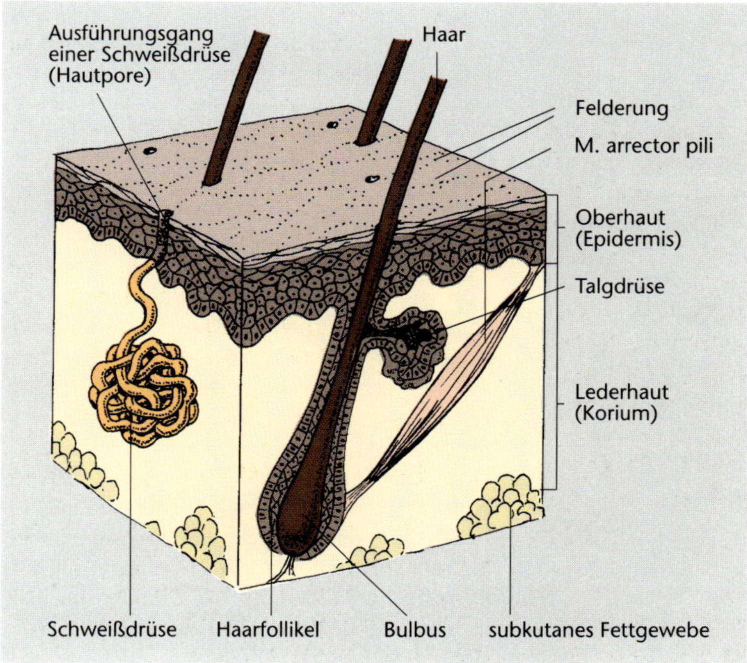

Abb. 9.7: Felderhaut mit Haaren, Talg- und Schweißdrüse. Die Haarwurzel entspringt einer bis in die Cutis–Subcutisgrenze reichenden Ausstülpung der Epidermis. Jedes Haar besitzt eine Talgdrüse, die ihr Sekret entlang des Haares an die Hautoberfläche abgibt.

9

neren im Rahmen von Muskelarbeit oder einer fiebrigen Infektion zunimmt, so gelangen vom Temperaturregulationszentrum des Hirnstamms Impulse über vegetative Fasern an die Drüsenzellen, welche die Schweißsekretion rasch verstärken (☞ Abb. 16.16).

Die Duftdrüsen

Duftdrüsen produzieren ein duftendes Sekret. Sie sind entwicklungsgeschichtlich mit den Schweißdrüsen verwandt und werden auch als *apokrine Schweißdrüsen* bezeichnet. Sie finden sich in den Achselhöhlen, der Schamregion und im Bereich der Brustwarzen. Die Ausführungsgänge enden an Haarfollikeln. Ihre Sekretproduktion beginnt in der Pubertät. Die Sekretion ist u. a. abhängig von psychischen Faktoren. Der Geruch des Sekrets hat zudem eine Signalwirkung bei sexuellen Vorgängen (bei Säugetieren allerdings viel mehr als beim Menschen, ☞ 23.1.5).

9

9.4.3 Die Nägel

Nägel sind Platten von dicht gepackten, harten, verhornten Zellen der Oberhaut. Sie erleichtern das Greifen und die Feinmotorik im Umgang mit kleinen Gegenständen. Außerdem verhindern sie Verletzungen an den Finger- und Zehenenden. Der überwiegende Teil des sichtbaren Nagels, die **Nagelplatte**, erscheint wegen des darunterliegenden, gut durchbluteten Nagelbettes rosafarben. Auf diesem **Nagelbett** schiebt sich der Nagel nach vorne. Der weißliche halbmondförmige Abschnitt am proximalen Nagelende wird *Lunula* genannt. Die Lunula erscheint weißlich, weil das darunterliegende Nagelbett wegen des dazwischen liegenden, dichten Stratum basale (auch *Nagelmatrix* genannt) nicht mehr durchscheinen kann. Das **Nagelhäutchen** *(Cuticula)* hat keine direkte Funktion, es entspricht vom Aufbau her der Hornschicht der Epidermis.

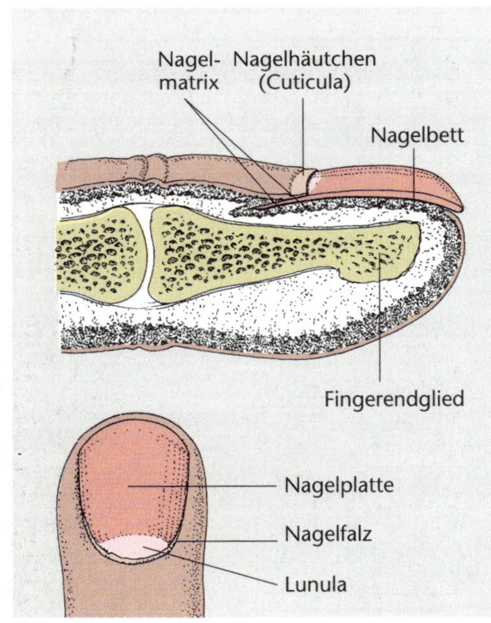

Abb. 9.8: Längsschnitt durch die Fingerspitze und den Nagel.

Der Nagel wächst, indem sich die Oberflächenzellen der Nagelmatrix in verhornte, tote Nagelzellen umwandeln. Durchschnittlich beträgt der Längenzuwachs eines Fingernagels 0,5 – 1 mm pro Woche.

Der **Nagelfalz** – ein Hautwulst an den Rändern der Nagelplatte – ist eine Gefahrenstelle für das Eindringen von bakteriellen Infektionen, die als **Panaritium** *(Nagelbetteiterung)* heftige Schmerzen verursachen können.

9.5 Hauterkrankungen

Die **Dermatologie** („Haut-Heilkunde") beschäftigt sich mit den Hauterkrankungen *(Dermatosen)*. Dermatosen können als eigenständige Krankheitsbilder oder aber als Begleitsymptome bei internistischen Systemerkrankungen sowie Infektionen auftreten. Als Beispiel seien die begleitenden Hautausschläge bei Kinderkrankheiten wie Masern oder Windpocken genannt. Auch viele Allergien (☞ 6.4.1) äußern sich durch Hautsymptome.

Effloreszenzen. Um bei der Vielzahl von möglichen Hauterscheinungen eine Systematik zu schaffen, habe Hautärzte die **Effloreszenzenlehre** entwickelt: Effloreszenzen („Hautblüten") sind alle sicht- und tastbaren Hautveränderungen (☞ Abb. 9.9).

Aussehen und Verteilung der Effloreszenzen sind für manche Hauterkrankungen so charakteristisch *(pathognomonisch)*, daß es ohne weitergehende Untersuchung möglich ist, eine Diagnose durch genaues Ansehen zu stellen („Blickdiagnose", z. B. bei Windpocken oder Gürtelrose).

9.5.1 Dermatitis

Hautärzte verstehen unter einer Dermatitis eine akute, nicht-infektiöse, entzündliche Reaktion der Haut. Typische Befunde sind Rötung, Schwellung, Bläschenbildung, Nässen und Krustenbildung sowie starker Juckreiz.

Von der Ursache her unterscheidet man die **toxische Dermatitis** (☞ Abb. 9.10), die durch toxische (giftige, schädliche) Stoffe wie z. B. scharfe Putzmittel ausgelöst wird, und die **allergische Dermatitis** (☞ Abb. 9.12) als Ausdruck einer allergischen Reaktion (☞ 6.4) auf Stoffe der Umwelt oder Nahrungsmittel. Sowohl die toxische als auch die allergische Dermatitis können in chronische Verlaufsformen übergehen. Hautärzte sprechen dann oft von **chronischen Ekzemen** (im Sinne einer über längere Zeit verlaufenden entzündlichen Hautveränderung).

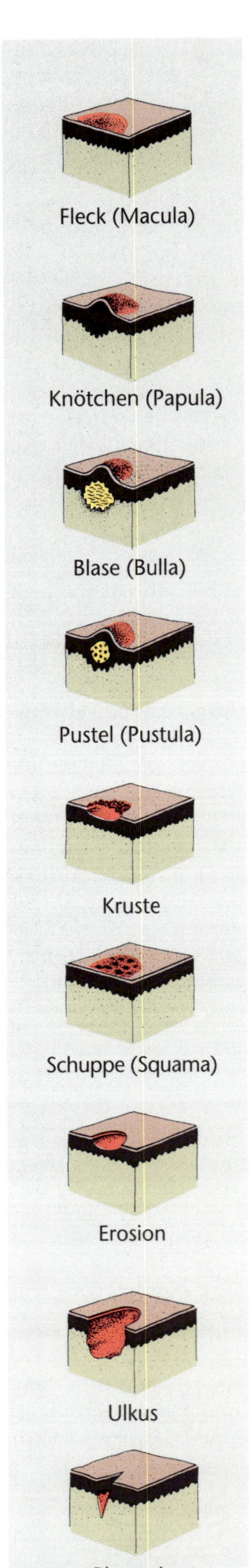

Abb. 9.9:

Die *Macula* ist eine im Hautniveau liegende Farbänderung der Haut (z. B. Leberfleck)

Bei der *Papula* kommt es zu einer Vorwölbung der Haut z. B. durch Entzündungsprozesse (Warzen).

Die *Blase* ist eine Flüssigkeitsansammlung.

Bei der *Pustel* treten Eiterbläschen unter die Hautoberfläche.

Platzt eine *Pustel* auf, so tritt der Eiter aus und trocknet auf der Hautoberfläche ein – es entsteht eine *Kruste*.

Bei Krankheiten, die mit Hautschuppung einhergehen, wie z. B. Psoriasis, wird die oberflächlichste Hornschicht abgestoßen.

Erosionen sind leichte Hautdefekte, die nur die Oberhaut betreffen.

Das *Ulkus* reicht tiefer bis in die Lederhaut und tritt z. B. beim Dekubitus auf.

Als *Rhagade* bezeichnet man einen spaltförmigen Einriß der Haut infolge Überdehnung bei herabgesetzter Elastizität.

Eine *Narbe* ist eine nicht mehr rückbildungsfähige Bindegewebsvermehrung nach einer Hautverletzung.

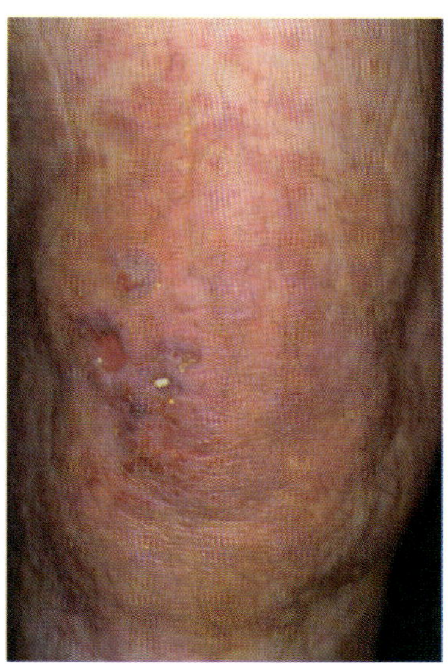

Abb. 9.10: Toxisches Kontaktekzem am Knie.

9.5.2 *Neurodermitis*

5 % der Erwachsenen und über 10 % der Kinder leiden unter einer **Neurodermitis** *(Atopische Dermatitis, Endogenes Ekzem)*, einer chronisch wiederkehrenden Entzündung der Haut, die mit Juckreiz, Rötung, Nässen, Schuppung und Krustenbildung einhergeht. Charakteristisch ist der symmetrische Befall der Gelenkbeugen, des Gesichts, des Halses, des Nackens und der Brust.

Beim Neurodermitiker besteht eine Unterfunktion der Talg- und Schweißdrüsen. Die Haut erscheint deshalb trocken. Die Ursache der in den letzten Jahren immer häufiger werdenden Erkrankung ist unbekannt. Die Veranlagung wird wahrscheinlich über mehrere Gene vererbt, die Erkrankung selbst durch verschiedene Faktoren ausgelöst: Psychischer Streß, Kälte bei gleichzeitig überheizten Innenräumen mit trockener Luft oder Waschmittelrückstände, können einen Neurodermitisschub triggern. Oft ist die Krankheit mit Asthma oder Heuschnupfen kombiniert. Man spricht dann von *Atopie* (☞ 6.4.2).

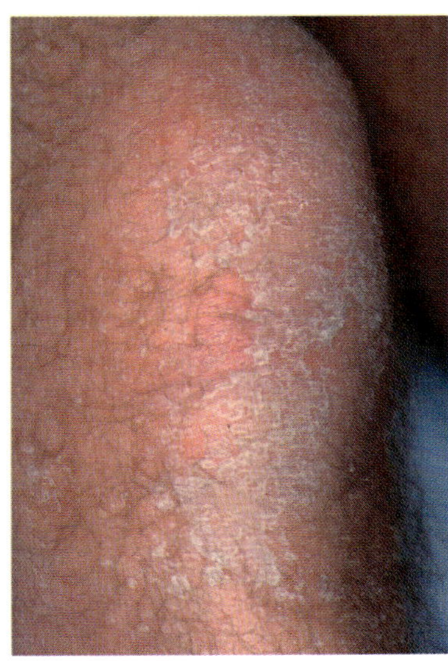

Abb. 9.11: Typischer Hautbefund bei schwerer Neurodermitis mit Rötung, Schuppen und starkem Juckreiz.

Lindernd wirken fettende Salben, lokale und systemische Kortisonbehandlungen, Verzicht auf „juckreizverstärkende" Lebensmittel (was jeder Betroffene selbst herausfinden muß; häufig sind es Kaffee, Tee, Schokolade, Nüsse und Tomaten) und UV-Bestrahlungen oder auch Klimakuren in warmen Ländern. Besonders bei Kleinkindern werden auch gute Erfolge mit „Außenseitermethoden" (z. B. Homöopathie) erzielt.

9.5.3 *Bakterielle Hautinfektionen*

Auf jeder gesunden Haut leben unzählige Bakterien (z. B. Staphylokokken und Streptokokken). Sie bilden die sog. *residente Hautflora*, die beim Gesunden keine Hautkrankheiten verursacht.

Hautrisse und/oder eine Abwehrschwäche können aber dieses „Gleichgewicht" stören, so daß sich eine bakterielle Hautinfektion **(Pyodermie)** entwickelt.

Typische bakterielle Hautinfektionen sind:

- das **Erysipel** (Wundrose): eine häufig von einem kleinen Hautriß (z.B. in den Zehenzwischenräumen oder im Gesicht) ausgehende, flächenhaft sich ausbreitende Hautinfektion, durch *Streptokokken* (☞ 6.7) verursacht. Sie läßt sich duch frühzeitige hochdosierte Antibiotikagabe gut behandeln.
- die **Phlegmone:** eine flächige, sich in Gewebsspalten ausbreitende Entzündung durch Staphylokokken oder Streptokokken. Ein Beispiel ist die gefährliche Fingerphlegmone, die sich nach Fingerverletzungen entlang einer Sehnenscheide ausbreitet.
- die **Follikulitis:** eine meist durch Staphylokokken bedingte Entzündung der Haarfollikel; breitet sich die Entzündung im Gewebe weiter aus, so kann sich daraus ein Furunkel oder ein Abszeß (abgekapselte Eitereinschmelzung, ☞ Abb. 9.13 und 5.4.7) entwickeln.
- **Impetigo** (Eiter-, Pustelflechte, ☞ Abb. 9.14): Vor allem bei Kindern auftretende eitrige Hautinfektion, hervorgerufen durch Staphylo- und Streptokokken. Meist im Gesicht und am Kopf auf dem Boden einer vorbestehenden Hauterkrankung (Ekzem, Mundwinkelrisse). Durch Berühren (Kratzen) mit den Fingern kann die Infektion sowohl auf andere Körperteile als auch auf andere Personen übertragen werden.

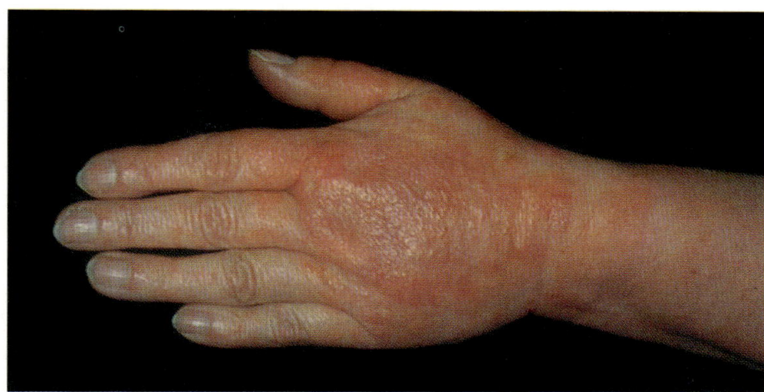

Abb. 9.12: Allergisches Kontaktekzem an der Hand mit Streuherden am Unterarm.

9.5.4 *Pilzinfektionen der Haut (Dermatomykosen)*

Pilze sind häufig „Gäste" auf unserer Haut und führen, wenn sie gute Wachstumsbedingungen finden, zu oberflächlichen Infekten, sogenannten **Dermatomykosen.** Neben feuchter Wärme bevorzugen Pilze einen Ort oder Wirt mit herabgesetzter Resistenz, weshalb besonders abwehrgeschwächte Patienten, wie z. B. Diabetiker, und andere chronisch Kranke betroffen sind.

Typischerweise bemerkt der Patient einen zunehmenden Juckreiz; die betroffenen Hautabschnitte zeigen meist scharf begrenzte, rötliche, schuppende Herde, mit betontem Randwall und zentraler Ablassung. Die Schuppen können dabei zur Diagnose eines Pilzbefalls verwendet werden. Dermatomykosen sind durch äußerlich über 3 – 6 Wochen konsequent angewendete Therapie mit Antimykotika (z. B. *Clotrimazol*, etwa in Canesten®) behandelbar, neigen jedoch zum wiederholten Auftreten (Rezidiv).

Grundsätzlich sind zwei Pilzarten die Hauptverantwortlichen für die meisten Dermatomykosen: die **Fadenpilze** und die **Sproßpilze,** auch Hefen genannt (Übersicht ☞ 6.9).

Die häufigste Infektion der Haut ist der Pilzbefall der Zehenzwischenräume mit *Fadenpilzen.* Etwa die Hälfte der Erwachsenenbevölkerung ist davon betroffen („Fußpilz"). Geschlossenes Schuhwerk und Schweißbildung (Turnschuhe) fördern das Wachstum der Pilze, die leicht z. B. über feuchte

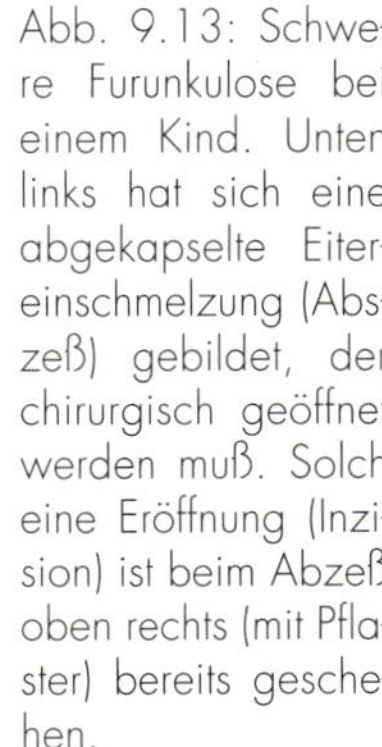

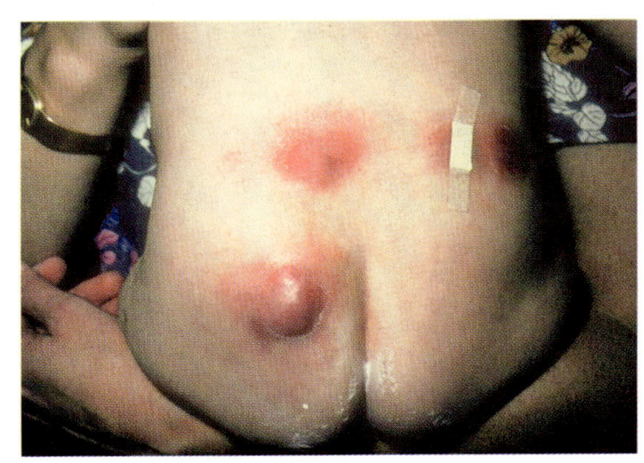

Abb. 9.13: Schwere Furunkulose bei einem Kind. Unten links hat sich eine abgekapselte Eitereinschmelzung (Abszeß) gebildet, der chirurgisch geöffnet werden muß. Solch eine Eröffnung (Inzision) ist beim Abzeß oben rechts (mit Pflaster) bereits geschehen.

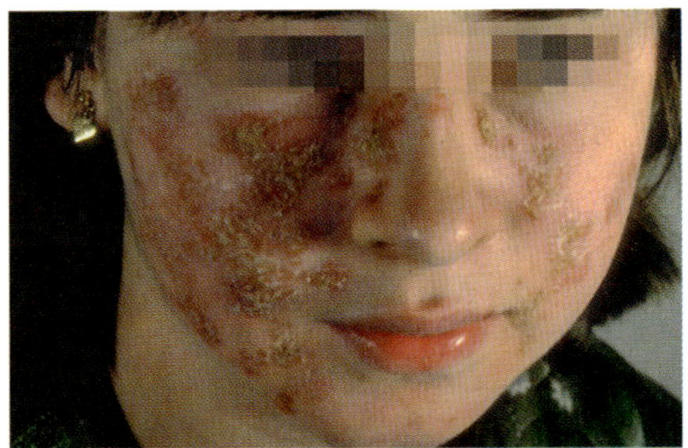

Abb. 9.14: Kind mit schwerer Impetigo im Gesicht. Diese bakterielle Infektion ist oft Folge ungenügender Hautpflege. Sie läßt sich durch Antibiotika-Salben meist rasch beseitigen.

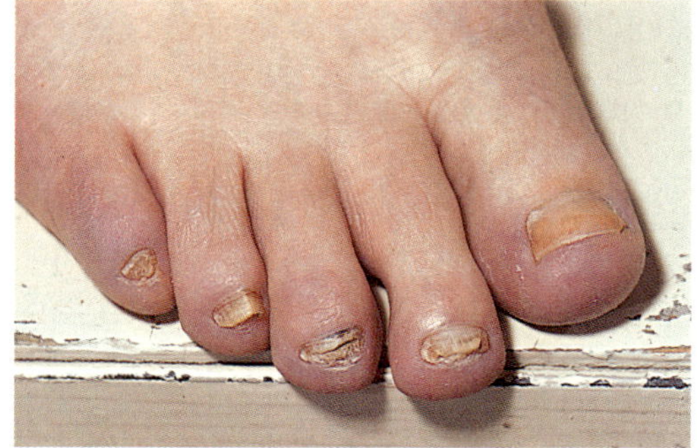

Abb. 9.15: Nagelmykose aller fünf Zehennägel. Typisch ist die Gelbverfärbung und Brüchigkeit der Nägel. Die Therapie ist langwierig (systemisch mit Tabletten, lokal neuerdings mit antimykotischem Nagellack) und nicht immer erfolgreich.

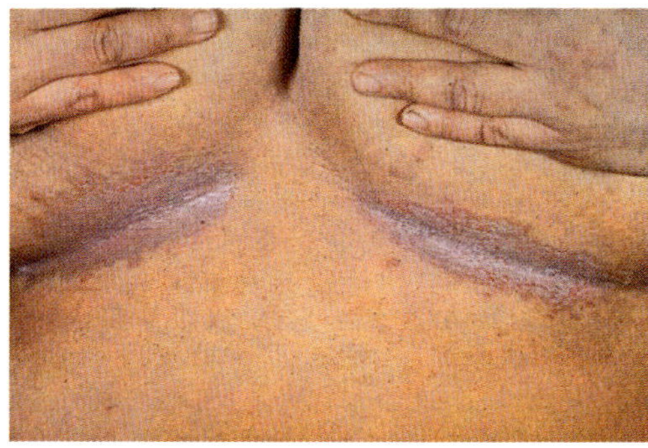

Abb. 9.16: Intertrigo bei einer übergewichtigen Diabetikerin mit typischer Lokalisation in den Hautfalten unter den Brüsten. Neben einer konsequenten antimykotischen Therapie ist das Einlegen von Kompressen in die Hautfalte wichtig, damit nicht Haut auf Haut liegt.

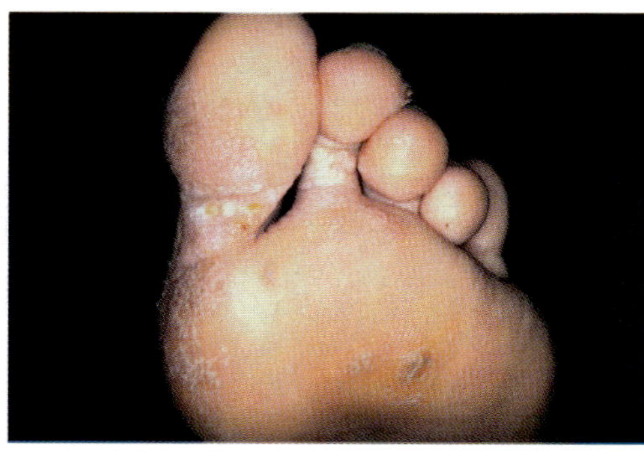

Abb. 9.17: Plantarwarzen der Fußsohle. Solche Warzen sind meist flach und unterbrechen optisch die Fußsohlenfurchung.

Roste in Schwimm- oder Sportanlagen eingefangen werden können. Aber auch alle anderen „feuchten Kammern" des Körpers, so

- die Leisten (Hodensack, weibliches äußeres Genital und Innenseite der Oberschenkel),
- die Hautfalten unter der weiblichen Brust
- und die Beugefalten

werden leicht von Pilzen befallen. Außerdem können sich auch die Finger- und Fußnägel mit Pilzen infizieren (*Nagelmykose,* ☞ Abb. 9.15).

Die *Sproßpilze* (Hefen) bilden die zweitwichtigste Erregergruppe von Dermatomykosen. Hefen wie Candida albicans sind häufige Verursacher der *Windeldermatitis;* denn der warme, feuchte von einer Kunststoffwindel umschlossene Pobereich des Babys bildet eine ideale Brutstätte. Aber auch bei Erwachsenen gedeihen Sproßpilze v.a. in Hautfalten wie Achselhöhlen, Pofalte und Leiste (Intertrigo lat. Wundreiben).

9.5.5 Virusinfektionen der Haut

Viren besetzen häufig Hautzellen als ihren Lebensraum und verursachen so je nach Virustyp unterschiedliche Krankheitsbilder: Herpesinfektionen (☞ 6.8.1), Gürtelrose (☞ 6.8.1) und viele Kinderkrankheiten, wie z. B. Röteln und Windpocken (☞ Abb. 6.28) sind viraler Genese.

Auch die **Warzen** *(Verrucae)* sind durch einen Virus, den *Papilloma-Virus* verursacht. Man unterscheidet je nach Lokalisation und Virustyp unterschiedliche Formen:

- *Flachwarzen* **(Verruca plana juvenilis)**: treten häufig bei Kindern auf, sind leicht gerötet und von einer dünnen Hornschicht bedeckt. Sie treten fast immer in Gruppen auf, meist im Gesicht oder an den Händen.
- die *„gemeine" Warze* **(Verruca vulgaris)** ist ein harter Hautauswuchs mit zerklüfteter Oberfläche und befällt vor allem Hände und Füße.
- *Feigwarzen* **(Condylomata acuminata)**: treten in der After- bzw. Geschlechtsgegend auf, wo sie durch Feuchtigkeit und kleine Hautrisse ideale Wachstumsbedingungen finden. Sie werden durch Geschlechtsverkehr übertragen.
- *Plantarwarzen* **(Verruca plantaris)** finden sich auf der Fußsohle. Sie können wie ein Dorn in die Tiefe wachsen und erheblich schmerzen. Häufig treten sie bei Schulkindern auf, die sich z. B. im Schwimmbad angesteckt haben.

9.5.6 Dekubitus

Bei längerdauernder Druckeinwirkung auf die Haut kommt es über eine Kompression der hautversorgenden Gefäße zu Durchblutungsstörungen. Gefährdet sind vor allem bettlägrige Patienten und Patienten mit schlecht sitzenden Prothesen oder zu engen Gipsverbänden. Folge ist eine Mangelversorgung der Haut, die zunächst zu einer Rötung führt. In der weiteren Entwicklung stirbt die Haut ab, und es bilden sich Hautdefekte, die bis auf Muskeln und Knochen hinunterreichen (**De-kubitus** = Enthautung). Besonders betroffen sind die Körperregionen, an denen die Haut dem Knochen direkt aufliegt, z. B. Kreuzbein, Ferse und Knöchel (☞ Abb. 9.18).

Zur Vorbeugung **(Dekubitusprophylaxe)** muß jeder bettlägrige Patient regelmäßig umgelagert werden. Wichtig sind auch gründliche Körperpflege, druckstellenfreie Lagerung auf Spezialmatratzen und durchblutungsfördernde Maßnahmen, z. B. Krankengymnastik. Ist ein Dekubitus erst einmal entstanden, dauert es selbst bei optimaler Pflege Wochen bis Monate, bis die Haut wieder nachgewachsen ist. Zudem drohen an den offenen Stellen Wundinfektionen (☞ Abb. 6.24a).

9.5.7 Verbrennungen

Verbrennungen sind Schädigungen der Haut durch Hitzeeinwirkung oder vergleichbare *Noxen* wie z. B. elektrischer Strom. Man unterscheidet entsprechend der Tiefenausdehnung:

- *Verbrennungen 1. Grades:* lokale Schwellung und Rötung. Die Haut schuppt später ab ähnlich wie bei einem kräftigen Sonnenbrand

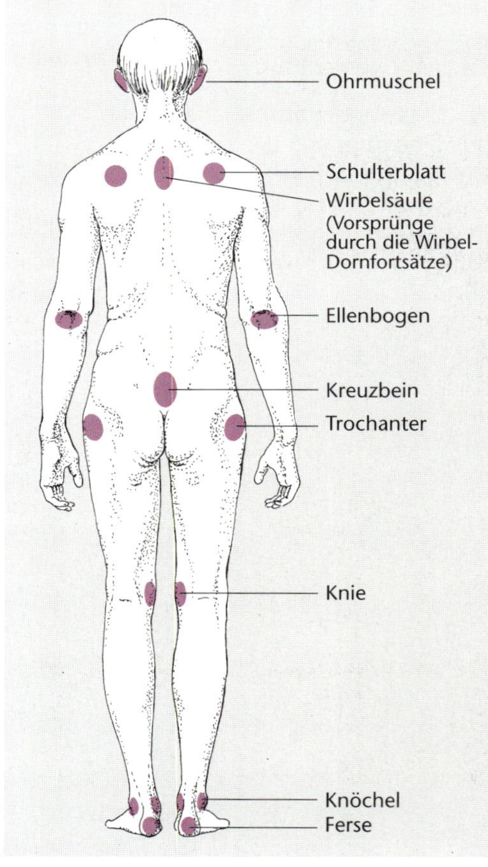

Abb. 9.18: Die eingefärbten Körperregionen sind besonders vom Dekubitus bedroht

- *Verbrennungen 2. Grades:* zusätzlich Bildung von Brandblasen
- *Verbrennungen 3. Grades:* Zerstörung der Oberhaut und der Lederhaut mit lederartiger Nekrose (Gewebstod), sog. *Verkohlung*.

Bei größeren Verbrennungen (etwa ab 15 % der Körperoberfläche) kommt es bei Patienten oft zusätzlich zu starken Flüssigkeits- und Eiweißverlusten über die Wunden, Blutdruckabfall, geschwächter Immunlage sowie Lungen- und Nierenfunktionsstörungen. Damit diese *Verbrennungskrankheit* nicht tödlich endet, bedarf es intensivmedizinischer Betreuung.

9.6 Therapieprinzipien bei Hauterkrankungen

Hauterkrankungen werden durch zwei unterschiedliche Ansätze behandelt; durch Lokaltherapie (von außen) und durch systemische Therapie (von innen):

Systemische Therapie. Medikamente werden in Form von Tabletten oder Spritzen dem Körper zugefügt, um so ausreichende Wirkspiegel im Blut zu erzielen. Über das Blut erreichen die Medikamente dann die erkrankte Haut, allerdings auch andere Körperteile, was zu erheblichen Nebenwirkungen führen kann. Wenn immer möglich wird deshalb die Lokaltherapie bevorzugt.

Lokaltherapie. Durch äußere (externe) Anwendung von Medikamenten (auch **Externa** genannt) wird gegenüber der systemischen Gabe meist eine höhere Wirkstoffkonzentration am Erkrankungsherd bei gleichzeitig geringerer Nebenwirkungsrate am übrigen Körper erreicht. Voraussetzung ist allerdings, daß die Medikamente in die erkrankte Haut eindringen können.

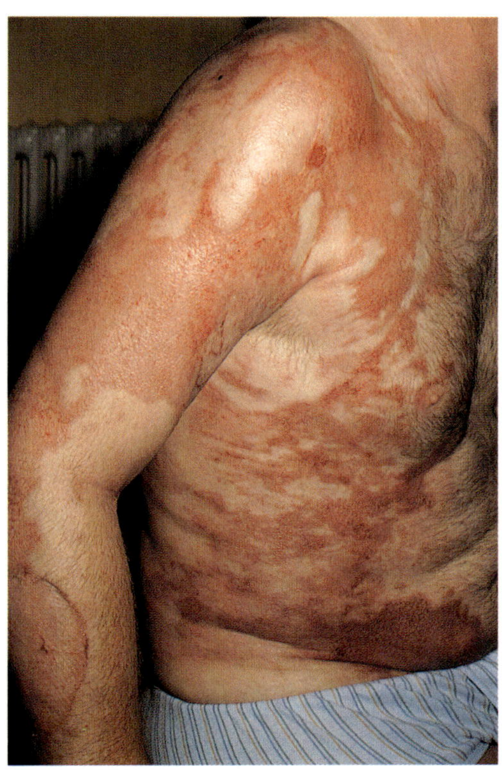

Abb. 9.19: Patient nach einer schweren Verbrennung 3. Grades. Es sind großflächige Narben zurückgeblieben. Am Unterarm erkennt man eine Hauttransplantation, die durch die Zerstörung der Oberhaut notwendig geworden war.

Lokaltherapeutika bestehen meist aus drei Anteilen: dem *Grundstoff* (Salbengrundlage), dem *Wirkstoff* (eigentliches Medikament) und *Zusatzstoffen* (z. B. Konservierungsmittel).

Grundstoffe

Der **Grundstoff** dient als Träger und Verdünnungssubstanz für das Medikament. Seine Zusammensetzung hat einen entscheidenden Einfluß auf die Eindringtiefe und damit Wirksamkeit. Außerdem pflegt der Wirkstoff die Haut und ist ganz speziell auf die individuelle Hautbeschaffenheit abgestimmt:

- *Fettige Grundstoffe,* z. B. Vaseline glätten in Form einer **Fettsalbe** rauhe spröde Haut und sind zur Behandlung von schuppenden Hauterkrankungen und zum Einbringen von tiefenwirksamen Substanzen sinnvoll. Allerdings behindern sie die Verdunstung und Wärmeabgabe der Haut, wodurch es zu einem Anstau von Schweiß und Sekreten kommen kann.
- *Flüssige Grundstoffe,* wie z. B. Wasser oder Alkohol haben eine kühlende, entzündungshemmende, juckreizmindernde Wirkung und ermöglichen eine gleichmäßige Verteilung der Wirkstoffe auf der Haut. Flüssige Grundstoffe (v. a. Alkohol) trocknen aber bei häufigem Gebrauch die Haut stark aus. Bei wässrigem Grundstoff spricht man von einer **Lösung**, bei alkoholischem von einer **Tinktur**.
- *Feste Grundstoffe,* wie z. B. Zinkoxid oder Talkum saugen als **Puder** Sekrete von der Hautoberfläche auf und wirken dadurch austrocknend. Ungeeignet sind Puder bei sehr trockener Haut und bei stark nässenden Hauterkrankungen, weil die Puderteilchen mit Sekret und Schweiß Klumpen bilden, die dann die Haut zusätzlich reizen.

Um eine für den jeweiligen Hauttyp optimal angepaßte Salbengrundlage zu erhalten, werden die Grundstoffe häufig kombiniert:

- Eine **Schüttelmixtur** *(Lotio)* ist eine Mischung aus Puder mit Flüssigkeit. Nach dem Auftragen verdunstet der flüssige Anteil, während das Puder auf der Haut haften bleibt. Die Wirkung der Schüttelmixtur entspricht also in etwa der des Puders, hat aber den Vorteil der gleichmäßigeren Verteilung.
- Die **Paste** ist ein Gemisch aus Puder und fettigem Grundstoff. Je nach relativem Puderanteil gibt es harte Pasten, die stark austrocknend wirken und weiche, mehr fettende Pasten (z. B. „weiche Zinkpaste"), die die Haut abdecken, schützen und pflegen.

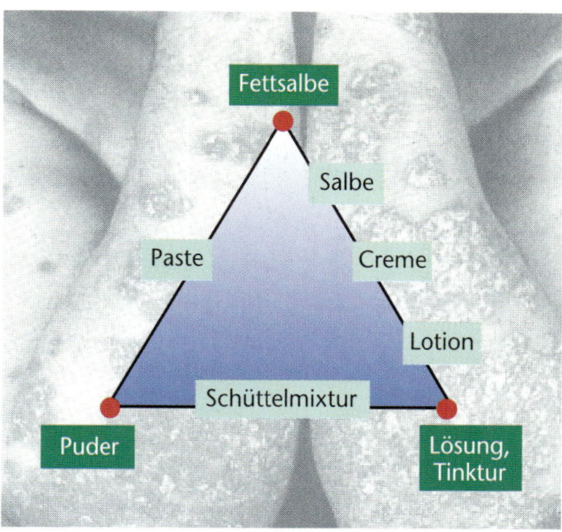

Abb. 9.19a: Therapeutisches Dreieck in der dermatologischen Lokaltherapie: Fettsalbe, Puder und Lösung (Tinktur) stellen die drei reinen Phasen dar, zwischen denen je nach Mischung z. B. Pasten, Cremes oder Schüttelmixturen hergestellt werden können.

- *Lotion, Creme* und *Kühlsalbe* sind Mischungen aus festen und flüssigen Wirkstoffen, wobei die **Lotion** den höchsten Wasseranteil und die **Salbe** den höchsten Fettanteil besitzt. Die **Creme** nimmt eine Mittelstellung ein. Je höher der Flüssigkeitsanteil ist, desto stärker wirkt der Grundstoff austrocknend. So empfiehlt es sich, bei trockener Haut eher eine Creme oder Salbe, bei fettiger Haut dagegen eine Lotion einzusetzen.

Wirkstoffe

Wirkstoffe werden in Abhängigkeit der jeweiligen Hauterkrankung den Grundstoffen zugesetzt. Die wichtigsten Wirkstoffe sind *Glukokortikoide* zur Unterdrückung unerwünschter allergischer und Immunreaktionen (☞ 6.4.1), *Antibiotika* bei bakteriellen Infektionen, *Antimykotika* bei Pilzinfektionen, *Virostatika* bei viralen Infektionen, *Antipruriginosa* (juckreizstillende Medikamente) und *Keratolytika* (Hornhautlöser) gegen übermäßige Hornhautbildung.

Zusatzstoffe

Zusatzstoffe sind Hilfsstoffe, die als *Emulgatoren* die Vermischung (Emulgation) der fetten und flüssigen Grundstoffanteile verbessern oder als *Konservierungsstoffe* die Haltbarkeit insbesondere von fettigen Grundstoffen erhöhen, so daß ein Aufbewahren des Präparates im Kühlschrank entfallen kann. *Geruchsstoffe*, wie z. B. Parfüm, sorgen für Wohlgeruch, vor allem wenn das Präparat unangenehm riechende Wirkstoffe enthält.

Viele Patienten reagieren allergisch auf Lokaltherapeutika wobei sich die Allergie sowohl auf den Grundstoff, als auch die Wirkstoff eoder Zusatzstoffe richten kann. Deswegen ist es in vielen Fällen sinnvoll, ein Lokaltherapeutikum durch den Apotheker nach individueller Rezeptur des Dermatologen anfertigen zu lassen. Diese Präparate enthalten normalerweise keine oder wenigstens genau bekannte Zusatzstoffe.

9

9.7 Gesundheit und Lebensstil: Sommer, Sonne, Hauttumoren

„Die Mode ist eigentlich zum aus dem Mensch fahren", denkt die Haut. So ganz unrecht hat sie nicht: Eigentlich ist es schon ein Wunder, wie geduldig sie zumeist mitmacht, was der Trend vorgibt: Sonnenbräune, Tagcreme, Nachtcreme, Rasierwasser, Parfüms, Make-up oder Schälkuren sind die Attribute von Mensch und Zeitgeist heute. Doch manch einer kommt bei diesen Modekapriolen nicht mit heiler Haut davon.

Flächenbrand mit Folgen

Ein weitverbreitetes Schönheitsideal provoziert sogar bösartige Tumoren: Um an die begehrte Sommerbräune zu gelangen, rösten sich jedes Jahr Millionen Menschen in der gleißenden Sonne. Da der Urlaub kurz, die Ungeduld jedoch groß ist, machen viele immer wieder den gleichen Fehler: Sie bleiben zu lange ungeschützt in der Sonne. Abends glüht dann der **Sonnenbrand**.

Zu dieser Hautentzündung kommt es, wenn die Haut ihre natürliche Schutzfunktion gegen die UV-Strahlen nicht rechtzeitig mobilisieren kann. Die Folge ist eine Verbrennung ersten Grades, also eine Schädigung der oberen Hautschichten mit Rötung, Schwellung und eventuell sogar Bläschenbildung.

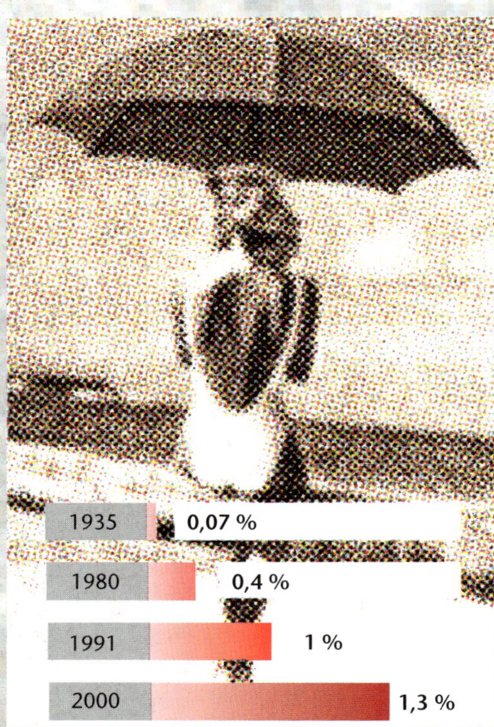

Abb. 9.21: In den letzten 60 Jahren hat sich das Hautkrebsrisiko verzehnfacht. Hochrechnungen für das Jahr 2000 gehen von einer Hautkrebsrate von bis zu 1,3 % aus – das wäre jeder 65.

Hat die Haut dagegen genügend Zeit, sich an die UV-Strahlung anzupassen, bilden die Melanozyten (☞ 9.2.1) ausreichend Pigment, das dann die ersehnte braune Hautfarbe bringt.

Leider herrscht immer noch landläufig die Auffassung *„erst rot, dann braun"*; wer jedoch einen kräftigen Sonnenbrand hatte, wird seine braune Haut nicht mehr lange zu Markte tragen können. Die „verbrannten" obersten Hautschichten werden schnell abgestoßen, alles Grillen war umsonst.

Aber damit ist die Gefahr für die Haut noch lange nicht vorbei:

Langzeitschäden

Weitaus gefährlicher sind die Langzeitschäden dieses Sonnenkultes: Ist die Dosis der energiereichen UV-Strahlung zu hoch, schädigt sie auch die Erbsubstanz der Hautzellen. Diese so geschädigten Zellen sterben im günstigeren Fall ab. Sie können sich aber auch weiter teilen und so zu Präkanzerosen (☞ 5.5.1) und weiter zu Hauttumoren führen. Auch der der Haut Straffheit und Jugendlichkeit verleihende Hautbaustein Kollagen (☞ 4.3.4) leidet unter dieser Strahlung und altert vorzeitig: Die braune Schönheit bekommt frühzeitig ein Knittergesicht.

Ozonloch und Unvernunft

Leider lassen auch die Hautkrebsstatistiken die Mehrheit der Menschen bislang nicht vernünftig werden. Jedes Jahrzehnt steigt die Häufigkeit von Hautkrebs um 10 – 20 %. Diese langfristig dramatische Verschlimmerung wird durch das vieldiskutierte **Ozonloch** begünstigt. Ozon schluckt die schädlichen UV-Strahlen, so daß nur ein Bruchteil des UV-Lichts aus dem All die Erdoberfläche erreicht. Die Ozonschicht zersetzt sich jedoch unter dem Einfluß von *Fluorchlorkohlenwasserstoffen (FCKW)*, die die Industrie vor allem zur Kühlung und als Treibgas einsetzt. Die schädlichen UV-Strahlen gelangen deshalb zunehmend ungefiltert zur Erde. Die Zeiten, die ein Sonnenhungriger ungestraft im gleißenden Licht verbringen darf, werden durch das Ozonloch noch kürzer.

Lieber raus aus der Sonne

Das Ozonloch und die sinnlose Sonnensucht werden die Hauttumorzahlen weiter in die Höhe treiben. Beim Stichwort *„Krebs durch Sonne"* denken die meisten am ehesten an das dunkelbraune *maligne Melanom*, den bösartigsten Hauttumor. Er besteht aus entarteten Melanozyten, metastasiert rasch und ist oft nicht heilbar. Ein malignes Melanom von einem gewöhnlichen Leberfleck zu unterscheiden, ist meist nicht einfach. Folgende vier Kriterien wecken den Verdacht auf ein malignes Melanom *(ABCD-Regel):*

- **A:** Asymmetrie des Herdes,
- **B:** Begrenzung unscharf oder polyzyklisch,
- **C:** Coloration ungleichmäßig: hellbraune, dunkle und schwarze Anteile,
- **D:** Durchmesser ungleich lang.

Neben den malignen Melanomen steigen auch die anderen Hauttumoren in ihrer Häufigkeit stark an, insbesondere die *Basaliome*, die dem Stratum basale (☞ 9.2.1) entspringen, sowie die *Plattenepithelkarzinome*, die sich von den Zellen der Stachelzellschicht ableiten.

Noch zwanzig Minuten!

Schon jetzt heißt es für den größten Teil der Deutschen: *Möglichst schnell raus aus der Sonne!* Ungefähr 78 % von uns haben nämlich den sogenannten *Hauttyp III*, den Mischtyp.

Die Stiftung Warentest hat ausgerechnet, daß ein Mensch mit diesem Hauttyp an einem sonnigen Junitag in Mitteleuropa ungeschützt nur 20 Minuten in der Sonne bleiben darf, ohne Schäden zu riskieren.

Wichtig: hoher Lichtschutzfaktor

Noch kürzere Zeiten gelten am Meer oder im Hochgebirge: Wasser, Sand und Schnee reflektieren hier die UV-Strahlen und vervielfachen damit auch ihre Intensität. Verlängern läßt sich diese Aufenthaltsgenehmigung nur mit einer der vielen Sonnenöle oder Cremes, vor allem durch solche mit einem hohen *Lichtschutzfaktor* von mindestens 8.

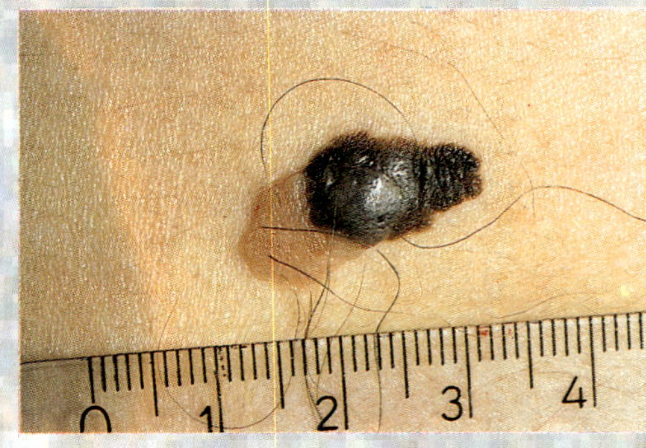

Abb. 9.21a: Malignes Melanom auf dem Rücken eines 40jährigen Patienten. Typisch ist die polyzyklische Randkontur und die unregelmäßige Pigmentverteilung

10. Nervengewebe

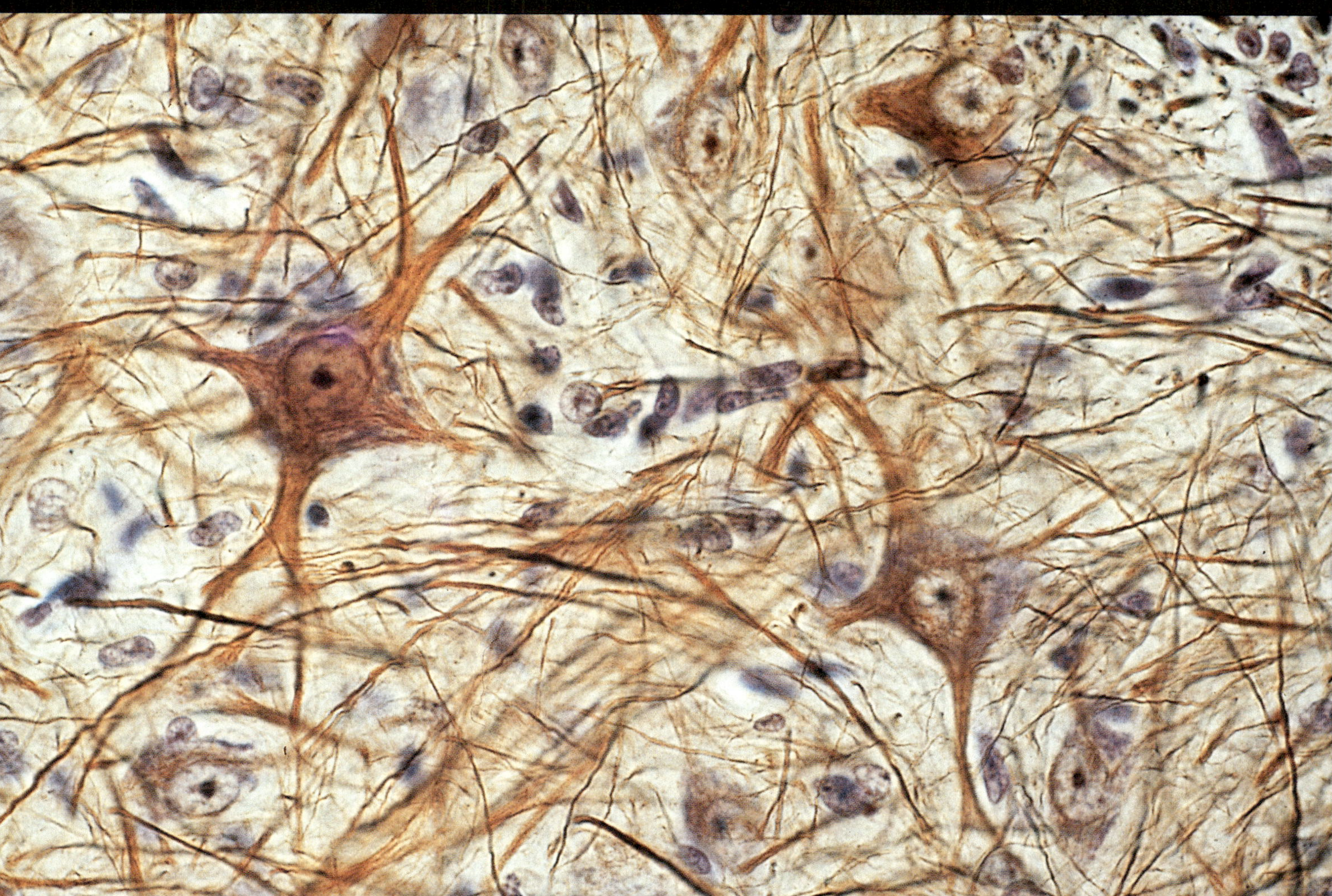

10

10.1 Aufgaben und Organisation des Nervensystems

Die Gesamtheit der Nervengewebe des Menschen wird als **Nervensystem** bezeichnet. Das Nervensystem ist Thema des Kapitels 11, aus didaktischen Gründen hier schon einmal ein kleiner Überblick:

Das Nervensystem dient der Erfassung, Auswertung, Speicherung und Aussendung von *Informationen*. In Zusammenarbeit mit dem Hormonsystem werden dadurch die Leistungen aller Organsysteme geregelt und der Gesamtorganismus den sich ständig ändernden Anforderungen der Außenwelt angepaßt.

Mit spezialisierten Meßfühlern *(Rezeptoren)* nimmt das Nervensystem Veränderungen im Bereich des Körpers und in der Außenwelt wahr; es übermittelt sie über **afferente** (hinführende) **Nervenfasern** an übergeordnete Zentren, verarbeitet sie dort und antwortet über **efferente** (wegführende) **Nervenfasern** mit entsprechenden Reaktionen.

Zusätzlich leistet das Nervensystem weitere, zum Teil nur schwer faßbare Dienste für den Gesamtorganismus:

- Es nimmt Sinnesreize nicht nur wahr, sondern verknüpft sie auch mit Gefühlsqualitäten wie Freude, Angst oder Ekel. Dadurch sind wir in der Lage, nicht nur zu hören oder zu sehen, sondern auch zu **empfinden.**
- Es speichert Informationen *(Gedächtnis)*.
- Es kann schöpferisch aus Informationen neuartige Handlungsmuster entwerfen, also **kreativ** sein *(Kreativität)*.
- Es gibt dem Gesamtorganismus Motivation und Antrieb, das heißt Handlungsimpulse ohne äußeren Reiz (vgl. hierzu ☞ 25.1.4).

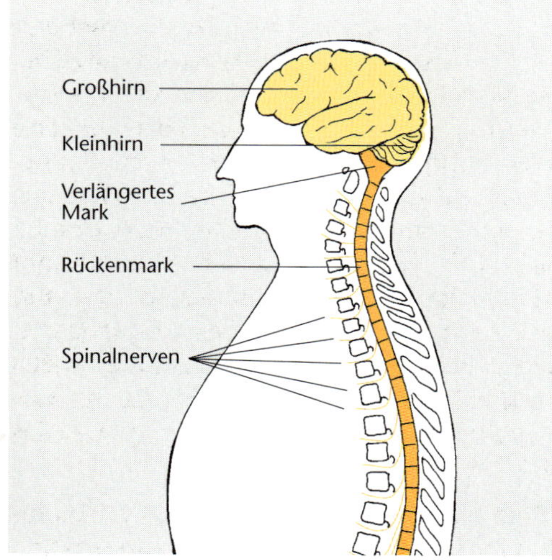

Abb. 10.1: Zentrales und peripheres Nervensystem. Gehirn und Rückenmark gehören zum zentralen Nervensystem (ZNS). Die Spinalnerven und alle weiteren außerhalb davon liegenden Nervenzellen und -bahnen rechnet man zum peripheren Nervensystem.

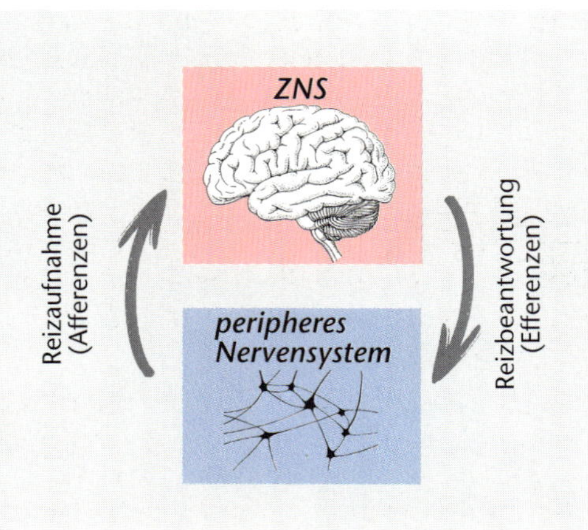

Abb. 10.2: Zentrales und peripheres Nervensystem. Reize der Außenwelt erreichen über das periphere Nervensystem das ZNS. Nach der Verarbeitung und dem Entwurf einer sinnvollen Reaktion im ZNS werden die notwendigen Muskeln für die Reizbeantwortung mit Hilfe des peripheren Nervensystems erregt.

- Es ermöglicht dem Menschen, über sich selbst nachzudenken **(Bewußtsein).**
- Es gibt die **Rhythmen** für Leistungs- und Erholungsphasen vor.

Zentrales und peripheres Nervensystem

Aufgrund seines Aufbaus wird das Nervensystem in ein zentrales und ein peripheres Nervensystem unterteilt. Zum *zentralen Nervensystem* **(ZNS)** gehören die übergeordneten Zentren Gehirn und Rückenmark, zum **peripheren Nervensystem** alle außerhalb dieser zwei Zentren liegenden Nervenzellen und Nervenbahnen (Hirnnerven und Rückenmarksnerven und ihre Verzweigungen, ☞ 11.8 und 11.10.2). Sie verbinden die Peripherie („außen") mit dem zentralen Nervensystem („innen").

Willkürliches und vegetatives Nervensystem

Nach der Funktion und der Art der Steuerung unterscheidet man außerdem das **willkürliche** oder *somatische* **Nervensystem**, das alle dem Bewußtsein und dem Willen unterworfenen Vorgänge (z. B. die Bewegung von Muskeln) steuert, und das **vegetative** oder *autonome* **Nervensystem.** Das vegetative Nervensystem wirkt vor allem auf die Arbeit der inneren Organe ein und reguliert wesentliche Teile des inneren Milieus. Es ist durch den Willen nur wenig beeinflußbar (*autonom* = unabhängig).

Allerdings sind willkürliches und vegetatives Nervensystem weder funktionell noch vom Aufbau her klar trennbar. Sie gehen nur im peripheren Nervensystem überwiegend getrennte Wege. Im ZNS sind die beiden Systeme sogar vollständig miteinander verflochten. Dies zeigt sich auch darin, daß beide enge Beziehungen zum *Hormonsystem* und zum *Immunsystem* haben.

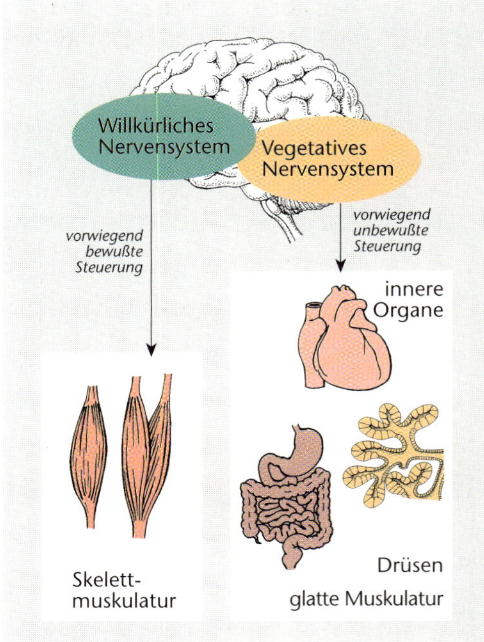

Abb. 10.3: Willkürliches und vegetatives Nervensystem im Vergleich. Während über das willkürliche Nervensystem die Skelettmuskulatur gesteuert wird, beeinflußt das vegetative Nervensystem die inneren Organe, die glatte Muskulatur und die Drüsen.

10.2 Strukturelemente und Funktionsprinzipien des Nervengewebes

Wie ist das **Nervengewebe** aufgebaut, das so hochspezialisierte und komplexe Leistungen erbringen kann?

Alle Zellen des Nervengewebes lassen sich zwei unterschiedlichen Zelltypen zuordnen: Zum einen Zelltyp gehören die **Neurone** *(Nervenzellen)*, zum anderen die **Gliazellen** *(Stützzellen)*. Die Neurone sind zur Erregungsbildung und Erregungsleitung befähigt. Da sie hochspezialisiert sind, haben sie andere, „primitivere" Fähigkeiten verloren. So können sie sich weder selbst stützen noch immunologisch schützen oder ausreichend ernähren. Diese Funktionen übernehmen die Gliazellen, welche die Neuronenverbände auch elektrisch voneinander isolieren. Außerdem bilden die Gliazellen zusammen mit den Blutgefäßwänden eine Trennschicht zwischen Gehirn und Blut, die *Blut-Hirn-Schranke* (näheres ☞ 10.2.2).

10.2.1 Das Neuron

Neurone – 100 Milliarden davon enthält allein das Gehirn – besitzen die gleichen Grundstrukturen und werden genauso von Genen gesteuert wie alle anderen Körperzellen. Dennoch unterscheiden sie sich in drei grundlegenden Eigenschaften:

- Nach Abschluß der Gehirnwachstumsphase können sie sich nicht mehr teilen.

- Sie haben besondere Zellfortsätze – *Dendriten* und *Axone* genannt, die mit anderen Nervenzellen Kontakt aufnehmen. Eine einzelne Nervenzelle hat so meist mehrere Tausend Kontaktstellen *(Synapsen)* mit anderen Nervenzellen (☞ Abb. 10.14).
- Sie haben eine Zellmembran, die elektrische Signale erzeugt und mit Hilfe von Botenstoffen und Rezeptoren Signale empfangen kann; das unterscheidet sie von vielen – aber nicht allen – anderen Zelltypen (die Zellen des Reizbildungs- und Reizleitungssystems des Herzens können es beispielsweise auch; ☞ 15.5).

Die Neurone können nach der *Richtung der Signalleitung* unterschieden werden: Die zuführenden oder **afferenten Neurone** leiten Impulse von den Rezeptoren oder peripher liegenden Neuronen zum ZNS *hin*. Herausleitende oder **efferente Neurone** leiten Impulse von Gehirn und Rückenmark *weg* zu den **Zielzellen** – z. B. zu Muskel- oder Drüsenzellen oder Zellen, die diesen vorgeschaltet sind. Erstaunlicherweise besteht der größte Teil der Neurone jedoch aus Nervenzellen, die *innerhalb* des ZNS verschiedene Abschnitte miteinander verbinden oder eng beieinanderliegende Verflechtungen bilden **(Interneurone)**.

Aufbau des Neurons

Ein Neuron besteht aus einem **Zellkörper** und **Zellfortsätzen.**

Zum *Zellkörper* gehören der Zellkern und das Zytoplasma mit den Zellorganellen. Hier finden die Eiweißsynthese und der gesamte Zellstoffwechsel statt; ohne Verbindung zum Zellkörper können die langen Fortsätze nicht überleben. Charakteristische Bestandteile im Zytoplasma sind bei den Nervenzellen sogenannte *Nissl-Schollen* (Zellorganellen für die Eiweißsynthese) und *Neurofibrillen* (feinste Fasern, die das Neuron stützen).

Die für eine Zellteilung erforderlichen Zellorganellen finden sich im Neuron meist nur während der Entwicklungszeit des Nervensystems vor und kurze Zeit nach der Geburt. Dies bedeutet, daß Nervenzellen, die später zugrundegehen, *nicht* ersetzt werden können.

Dendriten und Axone

Die *Fortsätze* der Nervenzellen heißen Dendriten und Axone:

Dendriten (dendron = Baum) sind kurze, verzweigte Ausstülpungen des Zytoplasmas. Sie sind *zuführende* Fortsätze, das heißt sie nehmen Erregungsimpulse aus benachbarten Zellen auf und leiten sie weiter zum Zellkörper. Die meisten Nervenzellen haben mehrere Dendriten, aber nur ein Axon.

Axone (auch *Neuriten* oder *Achsenzylinder* genannt) sind längliche Ausstülpungen des Zytoplasmas. Sie entspringen am **Axonhügel**, der Verbindungsstelle zum Zelleib, ziehen dann als dünne kabelartige Fortsätze zu anderen Neuronen und teilen sich am Ende in viele Endverzweigungen auf. Sie leiten mit einer Geschwindigkeit von bis zu 100 Metern pro Sekunde elektrische Impulse zu anderen Neuronen oder Muskelzellen weiter, sind also *efferente* Fortsätze. Die Länge von Axonen variiert von wenigen Millimetern (z. B. innerhalb des ZNS) bis zu über einem Meter (z. B. vom Rückenmark zum Fuß).

Neurone lassen sich auch nach der Zahl ihrer Fortsätze einteilen. Man unterscheidet zwischen *multipolaren, bipolaren, unipolaren* und *pseudounipolaren* Nervenzellen. Die meisten Nervenzellen sind multipolar, d.h. sie haben mehr als zwei Fortsätze, nämlich ein Axon und mehrere Dendriten. Bipolare Nervenzellen sind seltener und kommen hauptsächlich im Ohr und in der Netzhaut (☞ Abb. 12.21) vor. Sie besitzen ein Axon und einen Dendriten. Unipolare Nervenzellen besitzen nur ein Axon als ableitende Struktur. Man findet sie vor allem als Sinneszellen in der Netzhaut und als Riechzellen in der Riechschleimhaut (☞ Abb. 12.10). Pseudounipolare Nervenzellen haben nur einen Fortsatz, der sich nach kurzem Verlauf T-förmig in zwei Äste aufteilt: einen Dendriten und ein Axon. Entwicklungsgeschichtlich ist diese Form aus den bipolaren Nervenzellen hervorgegangen.

Synapsen

Die Axone übertragen ihre Impulse meist auf die Dendriten des nächsten Neurons. Hierzu verzweigt sich das Axonende sehr vielfältig: Vor allem am Ende der Axone befinden sich bis zu 10 000 **Synapsen**, die wichtigsten Schaltstellen für die Kommunikation zwischen den Neuronen. An jeder Schaltstelle sind die Endverzweigungen der Axone knopfförmig zu **präsynaptischen Endknöpfen** aufgetrieben. Die Endknöpfe enthalten Bläschen **(synaptische Vesikel** genannt), in denen die Überträgerstoffe für die synaptische Übermittlung, die **Neurotransmitter** (☞ 10.4.4) gespeichert werden.

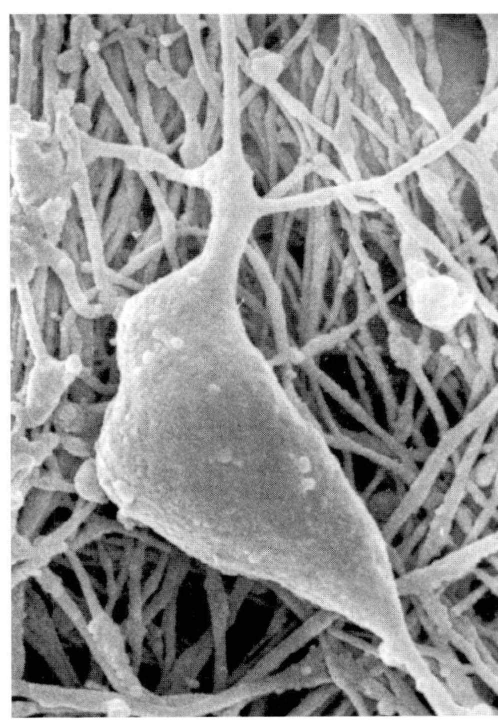

Abb. 10.4: Multipolare Nervenzellen aus einem Ganglion der glatten Darmmuskulatur. Rasterelektronenmikroskopisches Bild. Deutlich erkennt man mehrere Zellfortsätze. Eine Unterscheidung zwischen Axon und Dendrit ist hier nicht möglich. Im Hintergrund erkennt man ein dichtes Geflecht aus Nervenzellfortsätzen, die von benachbarten und auch weiter entfernt liegenden Nervenzellen ausgehen.

Synapsen gibt es aber nicht nur zwischen Axon und Dendrit, sondern auch zwischen Axon und neuronalem Zelleib, zwischen zwei sich vereinigenden Axonen oder zwischen neuronalem Axon und Zielzellen anderer Gewebe (z. B. der Skelettmuskulatur).

10.2.2 Die Gliazellen des Nervengewebes

Neben den Neuronen bilden die **Gliazellen** die zweite Grundeinheit des Nervengewebes. Gliazellen sind nicht zur Erregungsbildung oder Erregungsleitung befähigt, sondern erfüllen Stütz-, Ernährungs- und immunologische Schutzfunktionen für die Neurone. Sie übertreffen letztere zahlenmäßig um das 5 – 10fache und behalten teilweise, im Gegensatz zu den Nervenzellen, auch die Fähigkeit zur Zellteilung. Man unterscheidet vier Arten von Gliazellen:

Astrozyten (*astron* = Stern) sind sternförmige Zellen mit zahlreichen Fortsätzen. Sie bilden im Gehirn und Rückenmark ein stützendes Netzwerk für die Nervenzellen. Nach einer Verletzung von Nervengewebe bilden Astrozyten einen narbigen Ersatz *(Glianarbe)*. Astrozyten stehen mit den Blutkapillaren des ZNS in enger Verbindung und beeinflussen den Übergang von Stoffen aus dem Blut zu den Nervenzellen. Damit die empfindlichen Nervenzellen vor schädlichen Stoffen geschützt werden, läßt diese als **Blut-Hirn-Schranke** bezeichnete Barriere viele Substanzen, wie beispielsweise Giftstoffe, Stoffwechselprodukte oder bestimmte Medikamente, nicht passieren. Allerdings ist die Blut-Hirn-Schranke nur für *hydrophile* (also wasserlösliche) wirklich dicht: Jeder hat schon erlebt, wie Alkohol und Nikotin die Blut–Hirn–Schranke passieren und ihre Wirkung am zentralen Nervensystem entfalten; auch für *lipophile* (☞ *3.2.2)*, also fettlösliche Medikamente ist sie durchlässig, was z. B. für die Bekämpfung von Infektionen des Gehirns von Vorteil ist.

Oligodendrozyten (*oligo* = wenig) bilden im ZNS die Markscheiden (☞ 10.2.3). Im peripheren Nervensystem entsprechen ihnen die *Schwannschen Zellen*, die dort die elektrische Isolierung übernehmen.

Astrozyten und Oligodendrozyten werden zusammen auch als **Makrogliazellen** bezeichnet.

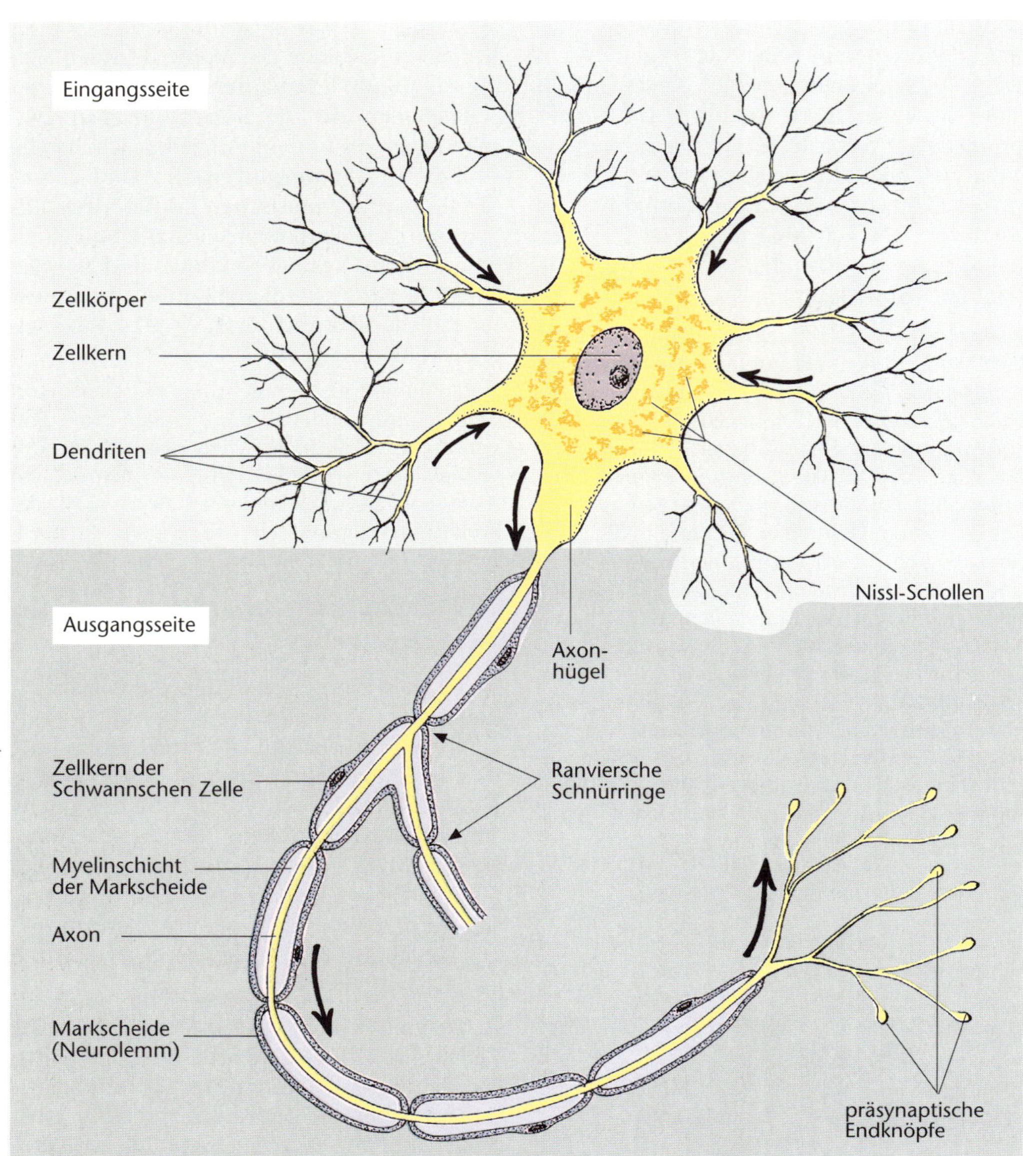

Abb. 10.5: Der Aufbau einer Nervenzelle. Die Pfeile geben die Richtung der Erregungsleitung an. Die obere, hellgrau hinterlegte Bildhälfte stellt die „Eingangsseite" des Neurons dar, wo Informationen empfangen werden; die untere, dunkel hinterlegte Bildhälfte die „Ausgangsseite", die Informationen fortleitet.

Mikrogliazellen (*micro* = klein) sind kleine bewegliche Zellen. Sie wehren im ZNS Krankheitserreger durch Phagozytose (☞ Abb. 3.22) ab und werden deshalb auch „Gehirn-Makrophagen" genannt (☞ auch 6.1.4).

Ependymzellen (*ependym* = Oberkleid) kleiden in einer einlagigen Zellschicht die Hohlräume in Gehirn und Rückenmark aus.

Gliazelltumoren des ZNS

Gliazellen sind in 40 % aller Fälle der Ausgangspunkt für die Entwicklung von **Hirntumoren**. Die übrigen Hirntumoren sind meist Metastasen (Tochtergeschwülste) eines nicht im ZNS sitzenden Primärtumors oder Tumoren der Hirnhäute *(Meningeome)*. Während Meningeome meist gutartig sind, also ausschließlich verdrängendes Wachstum zeigen, zerstören Gliazelltumoren oft das gesunde Hirngewebe durch aggressives, lokal *invasives* Wachstum (☞ 5.5.1). Sie führen je nach dem Ort ihres Wachstums zu unterschiedlichen Störungen. Im Gegensatz zu anderen bösartigen Tumoren metastasieren sie aber nie in Gewebe außerhalb des ZNS.

Einige Tumoren verursachen lokale Symptome wie psychomotorische Störungen, Lähmungen oder Krampfanfälle. Beim Überschreiten einer bestimmten Größe machen sich die Tumoren über den **intrakraniellen Druckanstieg** (intrakraniell = im Schädel, ☞ 11.15.6) bemerkbar.

10.2.3 Die Markscheiden

Bei den *peripheren* Nerven wird jedes Axon schlauchartig von speziellen Gliazellen, den **Schwannschen Zellen**, umhüllt.

Axon und umgebende Schwannsche Zelle bezeichnet man als **Nervenfaser**. Etwa bei einem Drittel aller Nervenfasern wickelt sich die Schwannsche Zelle mehrfach um das Axon herum und bildet eine dickere Hülle aus einem Fett-Eiweiß-Gemisch, das Myelin. Diese schützende Myelinummantelung wird **Markscheide** *(Myelinscheide)* genannt. Im Querschnitt ähnelt eine solche Nervenfaser einem Draht, der von einer Isolierung umgeben ist. Durch diese elektrische Isolierung erhöht sich die Übertragungsgeschwindigkeit für ausgehende Nervensignale.

Axone, bei denen eine *hohe* Leitungsgeschwindigkeit erforderlich ist – weil sie z. B. blitzschnelle Reaktionen in Gefahrenmomenten vermitteln – müssen eine gute elektrische Isolation aufweisen: Sie haben eine dicke Myelinschicht und werden deshalb als **markhaltige Nervenfasern** bezeichnet. Die meisten Nervenfasern, bei denen die Leitungsgeschwindigkeit nicht so entscheidend ist – z. B. bei der Steuerung der inneren Organe – besitzen eine weniger gute Isolierung und heißen deshalb **marklose Nervenfasern**.

Die saltatorische Erregungsleitung

Der Grund für die höhere Übertragungsgeschwindigkeit markhaltiger Nervenfasern liegt in ihren verbesserten elektrischen Eigenschaften. Wie Abb. 10.7 zeigt, haben markhaltige Nervenfasern nur für jeweils sehr kurze Abschnitte ihren normalen, „dünnen" Durchmesser: Diese Bereiche werden wegen ihres Aussehens **Ranviersche Schnürringe** genannt. Nur an diesen Stellen tritt das elektrische Nervensignal mit der umgebenden Interzellularsubstanz in Kontakt, was verhältnismäßig viel Zeit beansprucht. In den dazwischenliegenden myelinisierten Abschnitten – die wie elektrische Isolierungen wirken – entfällt der Kontakt zwischen elektrischem Signal und Umgebung, so daß sich das Signal in großen Sprüngen direkt auf den nächsten Ranvierschen

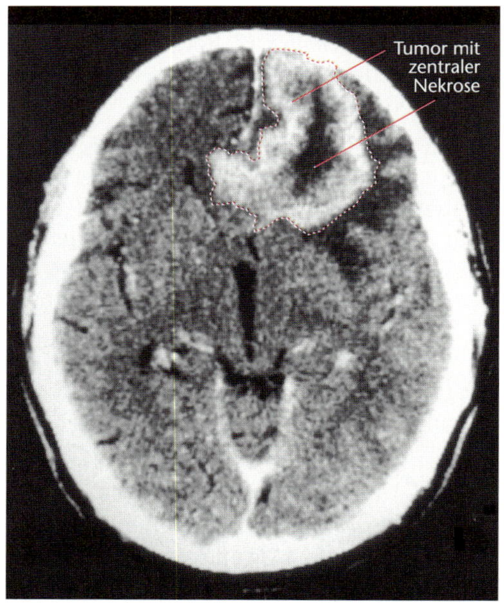

Abb. 10.6 : Gliazelltumor im Gehirn. Dieser bösartige Tumor wächst verdrängend und infiltrierend: Er hat schon die Hirnmittellinie überschritten. Da der knöcherne Schädelraum keine Ausweichmöglichkeit bietet, bewirkt der Tumor einen Anstieg des intrakraniellen Drucks.

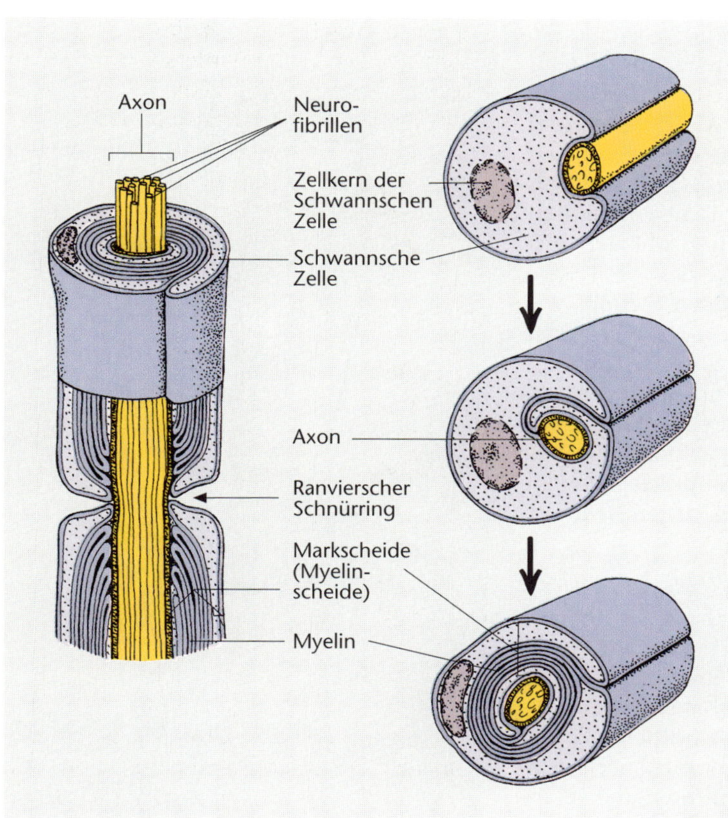

Abb. 10.7: Schnitt durch eine markhaltige Nervenfaser. Das Axon ist von einer dicken Isolierschicht umgeben, die von der Schwannschen Zelle gebildet wird. Rechts ist dargestellt, wie sich die Schwannsche Zelle im Laufe der Nervenreifung zunächst an das Axon anlegt, es dann umwickelt und letztlich durch mehrere Lagen ihrer Zellmembran die Myelinscheide bildet.

Schnürring ausbreitet. Auf diese Weise wird Leitungszeit eingespart, die Erregung „springt" von Schnürring zu Schnürring. Man spricht auch von **saltatorischer Erregungsleitung** (saltatorisch = sprunghaft).

Zum Zeitpunkt der Geburt sind beim Menschen nur wenige Bereiche im Nervensystem myelinisiert. Die Ausbildung der Markscheiden erstreckt sich über die gesamte Kindheit. Dies ist ein Grund dafür, daß Säuglinge und Kleinkinder auf Reize noch nicht so schnell reagieren können wie ältere Kinder.

Nervenverletzungen im peripheren Nervensystem

Wenn ein Nerv mit seinen Axonen und Markscheiden verletzt wird, die dazugehörigen Zellkörper aber intakt bleiben, bilden die Schwannschen Zellen unter günstigen Wundverhältnissen eine neue Markscheide. Diese ermöglicht als Leitschiene eine erneute Aussprossung des Axonstumpfes und damit eine Regeneration des Axons.

Nervenverletzungen im ZNS

Auch im ZNS wird Myelin von besonderen Gliazellen, in diesem Fall den **Oligodendrozyten**, gebildet. Dies ist grundsätzlich vergleichbar mit den Verhältnissen im peripheren Nervensystem. Die Ablagerung des Myelins erfolgt ebenfalls in spiralig angeordneten Schichten, aber mit einem wesentlichen Unterschied zum peripheren Nervensystem: Kommt es zur Verletzung von Axonen im ZNS, tritt eine rasche Narbenbildung ein. Das hat zur Folge, daß eine Regeneration von Axonen nach einer Verletzung im ZNS nicht möglich ist.

10.2.4 Nervenfasern und Nerven

Ein Axon und seine zugehörige Schwannsche Zelle (Myelinscheide) werden **Nervenfaser** genannt. Wie erwähnt, heißen Nervenfasern, die vom ZNS zur Peripherie ziehen, *efferente Nervenfasern*. Versorgen diese einen Skelettmuskel, heißen sie auch **motorische Nervenfasern**. Umgekehrt heißen zum ZNS ziehende Nervenfasern *afferente Fasern*. Leiten sie Informationen von Sinneszellen oder -organen, heißen sie auch **sensible** oder **sensorische Nervenfasern.**

Bündel von mehreren parallel verlaufenden Nervenfasern, die gemeinsam in eine Bindegewebshülle eingebettet sind, bilden einen **Nerven**. Ein Nerv kann sich in seinem Verlauf mehrere Male aufteilen oder sich auch mit anderen Nerven vereinigen. Während eine Nervenfaser im peripheren Nervensystem immer nur motorisch oder sensibel sein kann, enthalten Nerven häufig sowohl motorische als auch sensible Fasern (= gemischte Nerven).

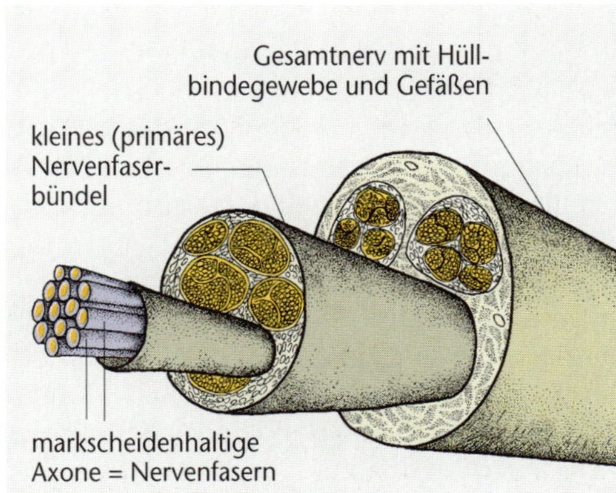

Abb. 10.8: Schalenweiser Aufbau eines größeren Nerven und seiner Hüllstrukturen.

10.2.5 Weiße und graue Substanz

Myelin erscheint makroskopisch weiß. Die Bereiche im ZNS, in denen die markhaltigen Nervenfasern verlaufen – im Gehirn **Bahnen** genannt – werden deshalb als **weiße Substanz** bezeichnet. Eine größere Ansammlung von eng beieinander liegenden Nervenzellkörpern mit ihren Dendriten – im Gehirn **Kerne** oder **Rindenfelder** genannt – erscheint dagegen grau und wird entsprechend **graue Substanz** genannt (vergleiche auch ☞ Abb. 11.10).

10.2.6 Strukturerkrankungen des Nervengewebes

10

Polyneuropathien

Viele Patienten im mittleren oder höheren Lebensalter leiden unter von Monat zu Monat zunehmenden Mißempfindungen an Armen und Beinen (Brennen und Kribbeln vor allem nachts), strumpf- und handschuhförmigen distalen Sensibilitätsstörungen, Unsicherheit in der Beinmotorik mit zunehmenden schlaffen Lähmungserscheinungen, die zu Stürzen führen können, Muskelschmerzen und vegetativen Störungen bis hin zu Magen-, Blasen- und Mastdarmentleerungsstörungen (Inkontinenz).

Auslöser ist häufig eine **Polyneuropathie** *(PNP)*, bei der an vielen verschiedenen Stellen Axone degenerieren oder sich Markscheiden auflösen. Die häufigsten Ursachen sind Alkoholmißbrauch, Diabetes mellitus (*diabetische Polyneuropathie*, ☞ 19.2.3) und Vitaminmangel (vor allem B_{12}- und Folsäuremangel, ☞ 19.5.10). In Frage kommen aber auch Medikamentenschäden, Tumoren und Infektionen.

Der Ausprägungsgrad und das weitere Fortschreiten einer Polyneuropathie lassen sich durch Bekämpfung der zugrundeliegenden Ursache begrenzen – also z. B. durch konsequente Blutzuckereinstellung, strikten Alkoholverzicht oder hochdosierte Vitamingabe.

Multiple Sklerose

Eine der häufigsten Erkrankungen des Nervensystems ist die **Multiple Sklerose** *(MS, Encephalomyelitis disseminata)*. Diese Erkrankung führt zu einer herdförmigen Zerstörung *(Entmarkung)* von Markscheiden im ZNS. Durch den Verlust der Markscheiden ist die Weiterleitung der Erregungsimpulse in den betroffenen Nervenfasern verlangsamt oder sogar vollständig unterbrochen. Die Entmarkungsherde können in allen Bereichen des ZNS auftreten und verursachen, je nach dem Ort ihres Vorkommens, unterschiedliche Symptome.

Häufig beginnt die Erkrankung mit Sehstörungen und Sensibilitätsstörungen; später kommen dann Sprachschwierigkeiten, Lähmungen, Störungen des Gleichgewichts und des Bewegungsablaufs, Störungen der Blasen- und Darmfunktion und auch psychische Veränderungen hinzu. Die Krankheit verläuft meist schubweise, wobei sich zwischen einzelnen Krankheitsschüben in *Remissionsphasen* die Beschwerden wieder bessern können. Schübe dauern wenige Monate, Remissionsphasen können mehrere Jahre andauern. Im Verlauf werden die Nervenausfallserscheinungen jedoch in vielen Fällen immer schwerer, so daß nach 5 Jahren 30 % der Patienten pflegebedürftig werden.

Die genaue *Ursache* der Erkrankung ist nicht bekannt, eine Beteiligung des Immunsystems im Sinne einer *Autoimmunreaktion* gegen das Myelin wird jedoch angenommen (☞ 6.4.3). Deshalb versucht man, das Immunsystem mit Medikamenten wie Glukokortikoiden oder Zytostatika zu unterdrücken (☞ 6.5).

Große Bedeutung haben die krankengymnastische Behandlung und die Pflege: Die Patienten müssen täglich gut durchbewegt und Bettlägerige zusätzlich häufig umgelagert werden, um Versteifungen von Gelenken und Dekubitusgeschwüren (☞ 9.5.6) vorzubeugen. Auch die Blasenpflege ist wegen der häufigen Blasenentleerungsstörungen und Inkontinenzprobleme wichtig (☞ 20.5.5).

10

10.3 Die Funktion des Neurons

10.3.1 Grundelement der Informationsverarbeitung

Die hochspezialisierte Fähigkeit von Neuronen, Informationen in Form von elektrischen Signalen aufzunehmen, zu verarbeiten und weiterzuleiten, beruht auf elektrischen und biochemischen Vorgängen.

Man unterscheidet an jedem Neuron einen Abschnitt, der Signale *empfängt* (das sind Dendriten und Zellkörper, „Eingangsseite") und einen Abschnitt, der überwiegend Signale an andere Zellen *weitergibt* (das ist das Axon mit seinen Endknöpfen, „Ausgangsseite"). Die elektrischen Signale auf der Eingangsseite eines jeden Neurons ändern sich relativ langsam in Abhängigkeit davon, wieviele ankommende Synapsen aktiviert werden. Das **elektrische Potential** (das ist die elektrische Spannung gegen einen beliebigen Punkt außerhalb der Zelle; in der Neurophysiologie auch **Membranpotential** genannt) kann fein abgestuft verschiedene Werte annehmen, so wie der Wasserstand eines Flusses.

Wenn das Potential am Zellkörper eine bestimmte Schwelle überschreitet, dann wird am Axonhügel (also an der Ausgangsseite des Neurons) *schlagartig* ein **Aktionspotential** ausgelöst. Aktionspotentiale entstehen nach einem *Alles-oder-Nichts-Prinzip* und sind mit kurzen, blitzartigen elektrischen Impulsen vergleichbar. Die Information auf der Ausgangsseite des Neurons hat deswegen viele Ähnlichkeiten mit der digitalen Technik, wie sie in Computern Anwendung findet. Auch dort gibt es nur zwei Schaltzustände (ein oder aus = alles oder nichts). Wenn das Aktionspotential an den Synapsen der axonalen Endknöpfe angelangt ist, dann aktiviert die Synapse (wie weiter unten ausführlich beschrieben) die Eingangsseite des nächsten Neurons.

Unterschiedliche Anforderungen

Der Grund für diese umständliche Umformung von der fein abgestuften Signalform in die digitale Ein- oder Aus-Signalform in jedem Neuron liegt in den unterschiedlichen Aufgaben, die den beiden Zellabschnitten zukommen: Die Eingangsseite muß meist viele eingehende Signale zusammenführen und verarbeiten (**integrieren**); dazu eignen sich fein abstufbare Signale am besten. Die Aufgabe der Ausgangsseite hingegen ist es, die Signale zum Teil über sehr weite Strecken **sicher zu übertragen**. Dazu eignen sich „primitive" Ein- oder Aus-Signale, wie die Aktionspotentiale, sehr gut, weil diese Art der Information sehr sicher auch über weite Entfernung übertragen werden kann. Ein anderes Beispiel mag dies zusätzlich illustrieren: Will man sich von einem Berggipfel zum anderen verständigen, eignen sich dazu Rauchzeichen (= Ein-Aus-Signal) viel besser als die fein abstufbare menschliche Stimme.

10.3.2 Das Ruhepotential

Damit ein Neuron Informationen in elektrische Impulse übersetzen kann, braucht es mindestens zwei verschiedene Zustände: einen Ruhezustand („Aus") und einen Aktionszustand („Ein"). Dem Ruhezustand entspricht bei der Nervenzelle das **Ruhepotential**. Im Ruhezustand ist das Membranpotential also keineswegs aufgehoben (gleich Null), sondern es besteht an der Plasmamembran des Neurons eine Spannung von etwa 70 mV (Millivolt – Volt = Einheit der Spannung; handelsübliche Batterie = 1,5 V =1 500 mV), wobei das Zellinnere gegenüber dem Extrazellulärraum negativ geladen ist (man schreibt deshalb –70 mV). Dieses hohe Membranpotential wird durch unterschiedliche Ionenkonzentrationen innerhalb und außerhalb der Zelle aufrechterhalten.

Wie in Kapitel 3 bereits besprochen, sind in allen Zellen die einzelnen Ionen sehr ungleich zwischen Zellinnerem und Extrazellulärraum ver-

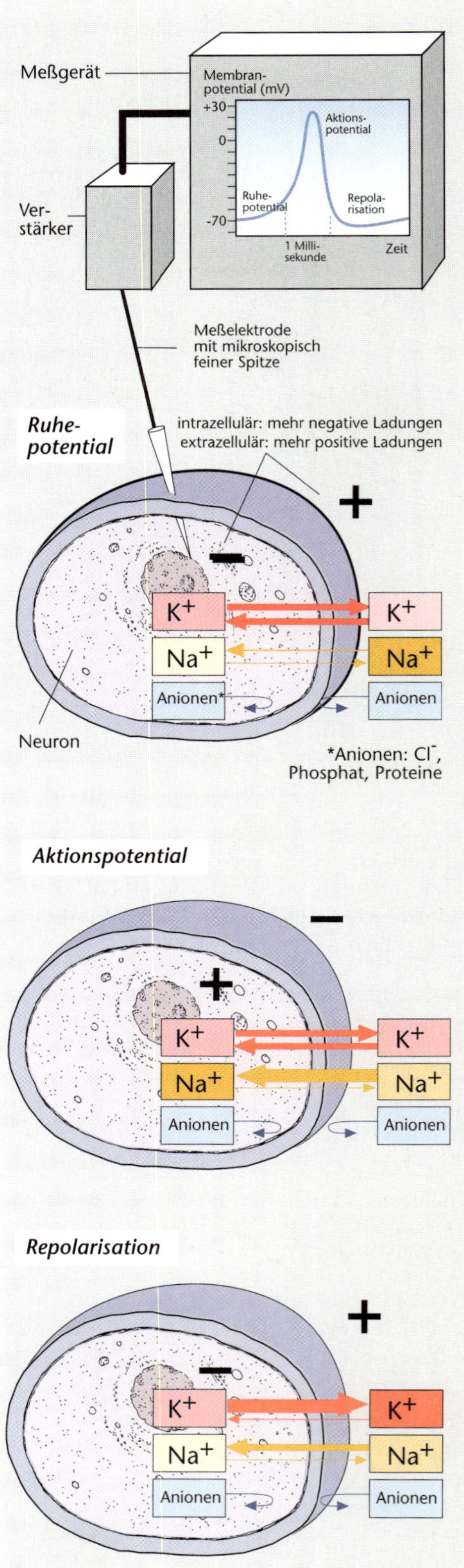

Abb. 10.9: Ladungsverschiebung an der Zellmembran eines Neurons im Verlauf eines Aktionspotentials. Während des Ruhepotentials (–70 mV) ist das Zellinnere negativ gegenüber dem Außenraum geladen. Das Ruhepotential ist vorwiegend ein Kaliumdiffusionspotential. Durch Öffnung der Natriumkanäle strömt Na^+ in die Zelle hinein, führt zur Ladungsumkehr und Bildung eines Aktionspotentials. Am Höhepunkt dieser Ladungsumkehr nimmt die Membranleitfähigkeit für Na^+ plötzlich wieder ab. Gleichzeitig kommt es zu einem verstärkten Kaliumausstrom: Die Ladungsverhältnisse kehren sich wieder um (Repolarisation).

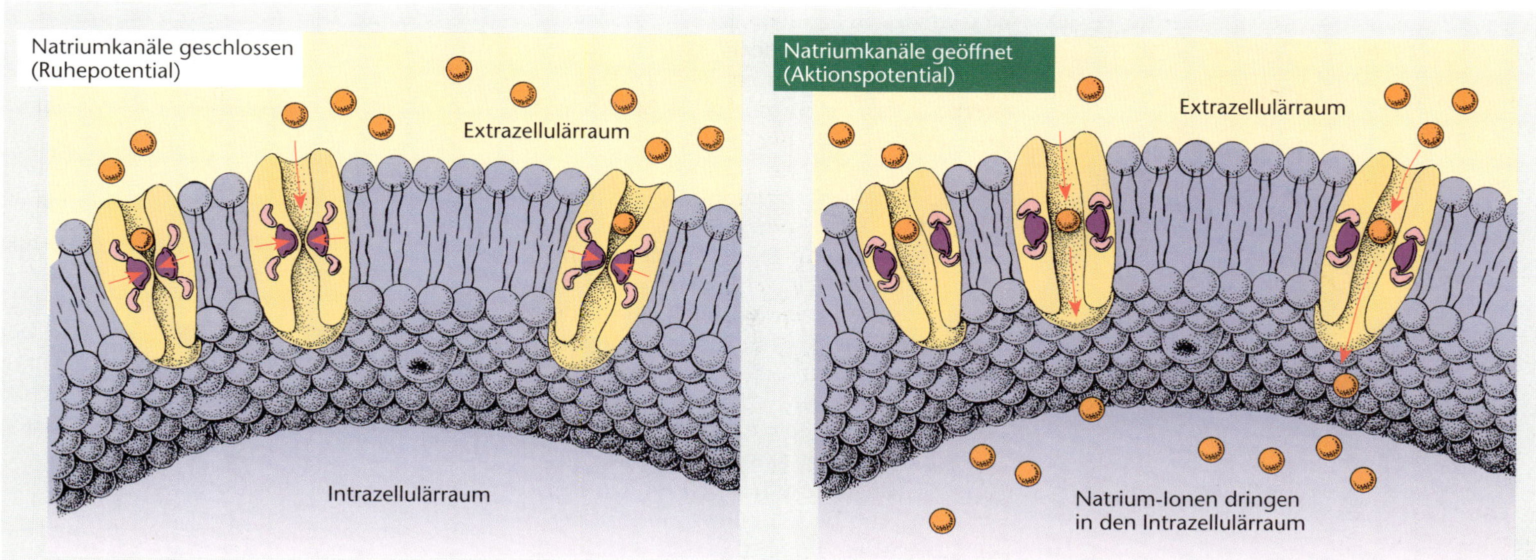

Abb. 10.9a: Modellvorstellung der sich ändernden Leitfähigkeit von Nervenzellmembranen. Ist die Membranleitfähigkeit gering, wie etwa für Natrium während des Ruhepotentials, so sind die Natriumionenkanäle verschlossen; vergrößert sie sich, wie etwa beim Aktionspotential für Natrium, so weiten sich die Ionenkanäle schlagartig, indem sich die dreidimensionale Struktur des den Ionenkanal begrenzenden Tunnelproteins (☞ 3.3.2) ändert.

teilt. Durch diese Konzentrationsunterschiede entstehen **Diffusionskräfte** (☞ 3.5.4), die z. B. Kaliumionen (K^+) durch die Zellmembran nach außen und Natriumionen (Na^+) ins Zellinnere hinein treiben, insoweit die Zellmembran für die genannten Ionen zumindest minimal durchlässig ist.

In diesem Punkt unterscheiden sich Neurone von anderen Zellarten, die für Ionen viel weniger durchlässig sind. Im Ruhezustand sind Neurone etwa 10mal durchlässiger für Kaliumionen als für Natriumionen. Für negativ geladene Phosphationen und Eiweiße im Zellinneren ist die Neuronenmembran **nicht** durchlässig.

Die vergleichsweise hohe Durchlässigkeit (der Physiologe sagt auch: **Leitfähigkeit**) für Kaliumionen läßt infolge der Diffusionskraft positiv geladene Kaliumionen durch die Zellmembran nach außen strömen, so daß sich dort positive Ladungen anhäufen. Im Zellinneren dagegen entsteht ein Mangel an positiven Teilchen, so daß dort die negative Ladung überwiegt: Eine elektrische Ladungsdifferenz, Ruhemembranpotential genannt, ist entstanden. Es beträgt, wie erwähnt, etwa 70 mV (Millivolt).

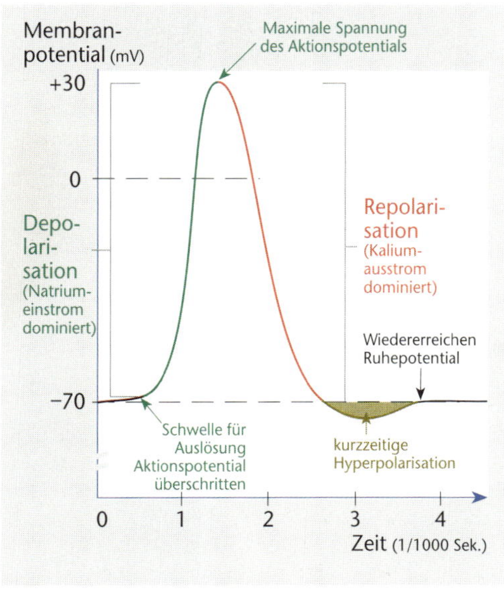

Abb. 10.9b: Zeitlicher Ablauf des Aktionspotentials.

Der Ausstrom von Kaliumionen im Ruhezustand begrenzt sich allerdings selbst: Der zunehmende negative Ladungsüberschuß an der Zellmembran-Innenseite wirkt schließlich einem weiteren Ausstrom von Kaliumionen entgegen, da mit steigendem *elektrischen* Ungleichgewicht ein *Kaliumionen-Rückstrom* einsetzt. Schließlich stellt sich ein *Gleichgewichtszustand* ein, bei dem der Kaliumausstrom genauso groß ist wie der Kaliumeinstrom, das sog. *Gleichgewichtspotential.*

10.3.3 Das Generatorpotential

Im Abschnitt 10.3.1 wurde beschrieben, daß immer dann ein Aktionspotential ausgelöst wird, wenn das Membranpotential einen bestimmten Wert, den Schwellenwert, erreicht. Wie kommt es dazu? Wenn die Synapsen, die sich auf den Dendriten und dem Zellkörper befinden, aktiv werden, dann ändern sie das Membranpotential ihrer Empfängerzelle. Manche Synapsen können das Ruhepotential abschwächen (man spricht von **Depolarisation**), andere können es verstärken, also weiter absenken (**Hyperpolarisation**). Die meisten Nervenzellen haben beide Typen von Synapsen auf ihrem Dendritenbaum, und fast immer werden – wenn die Eingangssynapsen aktiv sind – beide Typen mehr oder weniger gleichzeitig aktiviert. Nur wenn der Effekt überwiegend in Richtung Depolarisation geht, kann es zur Auslösung eines Aktionspotentials kommen. Solange das Nettomembranpotential noch nicht den Schwellenwert erreicht hat, spricht man vom **Generatorpotential.**

10

10.3.4 Das Aktionspotential

Neben dem Ruhemembranpotential als Ruhezustand *(„Aus")* stellt das **Aktionspotential** den zweiten Schaltzustand *(„Ein")* der Nervenzelle dar. Es kommt durch folgende Mechanismen zustande: In die Membran von Axonhügel und Axon sind spezielle **Natrium-Ionenkanäle** eingelagert, die bei einer bestimmten Spannung zwischen Zellinnerem und Extrazellulärraum für die Ionen schlagartig durchlässig werden. Dort nun können Aktionspotentiale ausgelöst werden:

Wenn der Axonhügel depolarisiert wird, nimmt die vorher nur sehr geringe Leitfähigkeit der Nervenzellmembran für Na^+-Ionen explosionsartig um mehr als das Hundertfache zu. Dies ist möglich, weil sich die Natrium-Ionenkanäle 1 Millisekunde lang öffnen. Aufgrund des Konzentrationsgefälles (im Zellinneren sind nur wenig Na^+-Ionen vorhanden) und der negativen Ladung im Zellinneren setzt sofort ein starker **Na^+-Einstrom** in die Zelle ein. Die Ladungsverhältnisse kehren sich hierdurch um: Jetzt überwiegt an der *Innenseite* der Membran für sehr kurze Zeit die *positive* Ladung, sie beträgt +30 mV. Damit ist das Aktionspotential entstanden (☞ Abb. 10.9). Es kann nun über das Axon an andere Zellen weitergeleitet werden, kann jedoch nicht zurückschlagen, da Zellkörper und Dendriten keine Na^+-Ionenkanäle enthalten. Diese *Ventilfunktion* ist sehr wichtig für die neuronale Informationsverarbeitung.

10.3.5 Die Repolarisation

Damit sich nach einer solchen Signalgebung der Ruhezustand rasch wieder einstellen kann, nimmt die Leitfähigkeit der Zellmembran für Na^+-Ionen am Höhepunkt einer De-

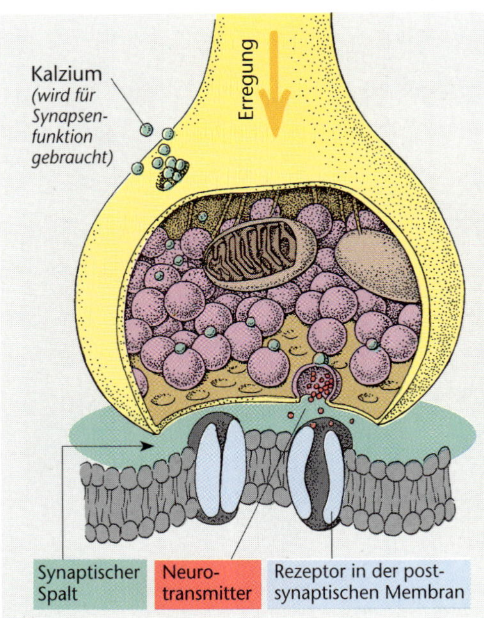

Abb. 10.10: Der Aufbau einer Synapse. Die andauernde Erregung bewirkt mit Hilfe von Kalzium die Ausschüttung des im Ruhezustand in den synaptischen Bläschen gespeicherten Neurotransmitters in den synaptischen Spalt. Auf der postsynaptischen Membran finden sich Rezeptoren, an die sich der Transmitter anheftet.

polarisation rasch wieder ab, und die Leitfähigkeit für K^+-Ionen steigt für kurze Zeit sehr stark an. Der Na^+-Einstrom in die Zelle wird dadurch gestoppt, und K^+-Ionen strömen aus der Zelle. Durch diesen *verminderten Einstrom* von Natrium bei gleichzeitig *verstärktem Ausstrom* von Kalium überwiegt an der Innenseite der Membran nach 1 Millisekunde wieder die negative Ladung. Der ursprüngliche Zustand, das Ruhepotential, ist wieder hergestellt. Dieser Vorgang heißt **Repolarisation**.

10.3.6 Die Refraktärperiode

Während und unmittelbar nach dem Ablauf eines Aktionspotentials ist eine Nervenzelle *nicht* erneut erregbar. In dieser, als **Refraktärperiode** bezeichneten Zeit können einwirkende Reize oder eintreffende Erregungsimpulse aus vorgeschalteten Nervenzellen kein weiteres Aktionspotential auslösen. Die Refraktärphase stellt einen „Filter"-Mechanismus dar, der die Nervenzelle vor einer Dauererregung schützt und Erregungen nur in genau vorgegebenen Abständen zuläßt: Von den auf eine Nervenzelle einströmenden Impulsen können nur diejenigen zu einer Erregung führen, die außerhalb der Refraktärzeit eintreffen. Außerdem bildet die Refraktärphase einen weiteren Ventilmechanismus, indem sie das „Zurücklaufen" von Aktionspotentialen auf den Axonen verhindert.

10.3.7 Ionenkanäle und Gedächtnis

Die Ionenkanäle spielen auch beim Speichern von Gedächtnisinhalten eine wichtige Rolle. Sie können sich nämlich nicht nur zeitlich befristet, sondern unter bestimmten Bedingungen auch bleibend – zumindest längerfristig – verändern und so Informationen festhalten.

Diese Erkenntnisse wurden z. B. aus Versuchen mit Meeresschnecken gewonnen, deren ZNS aus nur 20 000 Neuronen besteht. Trifft ein leicht schmerzhafter Reiz, z. B. ein Wasserstrahl, den Kopf der Schnecke, zieht das Tier sofort die Kiemen zurück und schützt sich so vor der vermuteten Gefahr. Aber nach etwa 10 Wasserstrahlreizen läßt sich der Kiemenrückziehreflex für etwa eine Stunde nicht mehr auslösen. Die Schnecke hat sich an den Reiz gewöhnt und diese Information im Kurzzeitgedächtnis gespeichert. Sie kümmert sich nicht mehr um den Wasserstrahl, da er offenbar nicht schadet. Während dieses **Lernvorgangs** haben sich Ionenkanäle in den Neuronen meßbar verändert, so daß keine Aktionspotentialbildung mehr möglich ist. Erst nach einigen Stunden *ohne* erneute Wasserstrahlreizung sind diese Ionenkanalveränderungen nicht mehr zu beobachten; die Erinnerungen im Gedächtnis der Meeresschnecke sind damit gelöscht. Dementsprechend zieht sie bei erneuter Reizung wieder „brav" die Kiemen ein.

Ähnliche Mechanismen dürften auch beim Lernen eine Rolle spielen: So ist aus der täglichen Erfahrung geläufig, daß häufige Wiederholungen ein erfolgreiches Lernen unterstützen und daß längere Pausen das „Vergessen" beschleunigen (Vergleiche hierzu auch die Einleitung zu diesem Lehrbuch).

10.4 Die Zusammenarbeit von Neuronen

10.4.1 Die Fortleitung von Nervensignalen

Damit Informationen in Form von Aktionspotentialen übermittelt werden können, müssen sie vom Reizort an der Nervenzellmembran, wo sie entstehen, fortgeleitet werden. Der Membranabschnitt, an dem ein Aktionspotential besteht, hat gegenüber seinem noch nicht erregten benachbarten Membranbezirk eine entgegengesetzte elektrische Ladung (zur Erinnerung: Aktionspotential = +30 mV, Ruhepotential = –70 mV). Diese Spannungsdifferenz führt zu einem Ionenstrom vom positiven in den negativen Bereich, also vom erregten Membranabschnitt zu den Membranabschnitten mit Ruhepotential. Diese Ionenströme depolarisieren die Axonmembran Abschnitt für Abschnitt:

Die Erregung breitet sich zum benachbarten Membranabschnitt aus, nach Bruchteilen von Millisekunden wird auch das nächste Membransegment depolarisiert usw. So pflanzt sich die Erregung immer weiter bis zum nächsten Neuron fort – das Aktionspotential „wandert" über das Axon.

Diese in „Schritten" ablaufende Erregungsausbreitung wird **elektrotonische** Erregungsleitung genannt. Sie gilt für mark*lose* Nervenfasern. Die mark*haltigen* Nervenfasern beschleunigen die Fortleitung der Erregung durch die bereits beschriebene Abfolge von myelinisierten Abschnitten und Ranvierschen Schnürringen wesentlich (saltatorische Erregungsleitung, ☞ 10.2.3).

Die **Geschwindigkeit der Erregungsausbreitung** ist nicht nur vom Myelingehalt der Nervenfaser abhängig, sondern auch von ihrem Durchmesser und von der Temperatur. Dickere Nervenfasern leiten Impulse schneller als dünne Fasern; bei Wärme ist die Leitungsgeschwindigkeit höher als bei Kälte.

10.4.2 Die Erregungsüberleitung an den Synapsen

Damit Informationen ausgetauscht werden können, reicht es nicht aus, daß die Erregungsimpulse entlang den Fortsätzen einer *einzelnen* Nervenzelle fortgeleitet werden, sondern es muß auch eine Übermittlung an *andere Zellen* stattfinden. Dies geschieht an besonderen Verbindungsstellen zwischen benachbarten Zellen, den **Synapsen**. Synapsen verbinden *Nervenzellen* miteinander – in der Regel das Axon einer Nervenzelle mit dem Dendriten einer anderen Zelle. Synapsen kön-

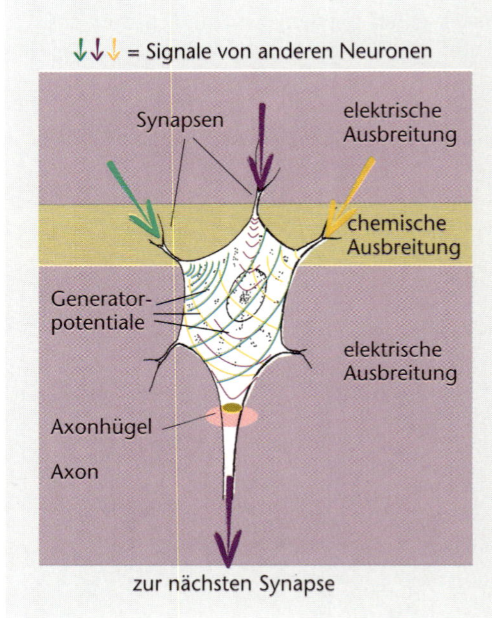

Abb. 10.11: Erregungsleitung durch Nerven. Die Information wird abwechselnd elektrisch und chemisch verschlüsselt fortgeleitet.

nen aber auch Nervenzellen mit quergestreiften Muskel- oder Drüsenzellen verbinden. Die synaptische Verbindung zwischen Axon und Muskelzelle wird *motorische Endplatte* genannt (☞ 7.3.5 und Abb. 10.12).

Eine Synapse besteht aus drei Anteilen:

- dem **präsynaptischen Neuron** (prä = vor). Wie bereits beschrieben, enthält ein am Ende vielfach verzweigtes, knopfförmig aufgetriebenes Axon die *synaptischen Bläschen* mit den *Neurotransmittern;*
- der nachgeschalteten **postsynaptischen Zelle** (post = nach) mit der **postsynaptischen Membran**; diese beinhaltet die Rezeptoren für die Transmitter;
- dem **synaptischen Spalt** zwischen der präsynaptischen und der postsynaptischen Zelle; dieser Spalt ist mit Extrazellulärflüssigkeit gefüllt und nur 0,02 µm weit.

Was passiert im synaptischen Spalt?

Ein Erregungsimpuls trifft an den Endaufzweigungen des präsynaptischen Axons ein. Dort kommt es nach dem Einströmen von Kalziumionen zu einer Fusion der Transmitterbläschen mit der präsynaptischen Membran, wobei sich der Inhalt – der **Neurotransmitter** – in den synaptischen Spalt ergißt. Die Neurotransmittermoleküle passieren innerhalb einer tausendstel Sekunde den synaptischen Spalt und binden sich an die **Rezeptoren** der postsynaptischen Membran. An der postsynaptischen Membran entsteht hierdurch über die Veränderung der Membranleitfähigkeit ein **postsynaptisches Potential**.

Nach der Reaktion mit dem Rezeptor wird der Neurotransmitter rasch inaktiviert, entweder durch enzymatischen *Abbau* oder durch *Rücktransport* in den präsynaptischen Endknopf.

Je nach Art des Neurotransmitters und des Rezeptortyps können unterschiedliche Effekte an der postsynaptischen Membran eintreten:

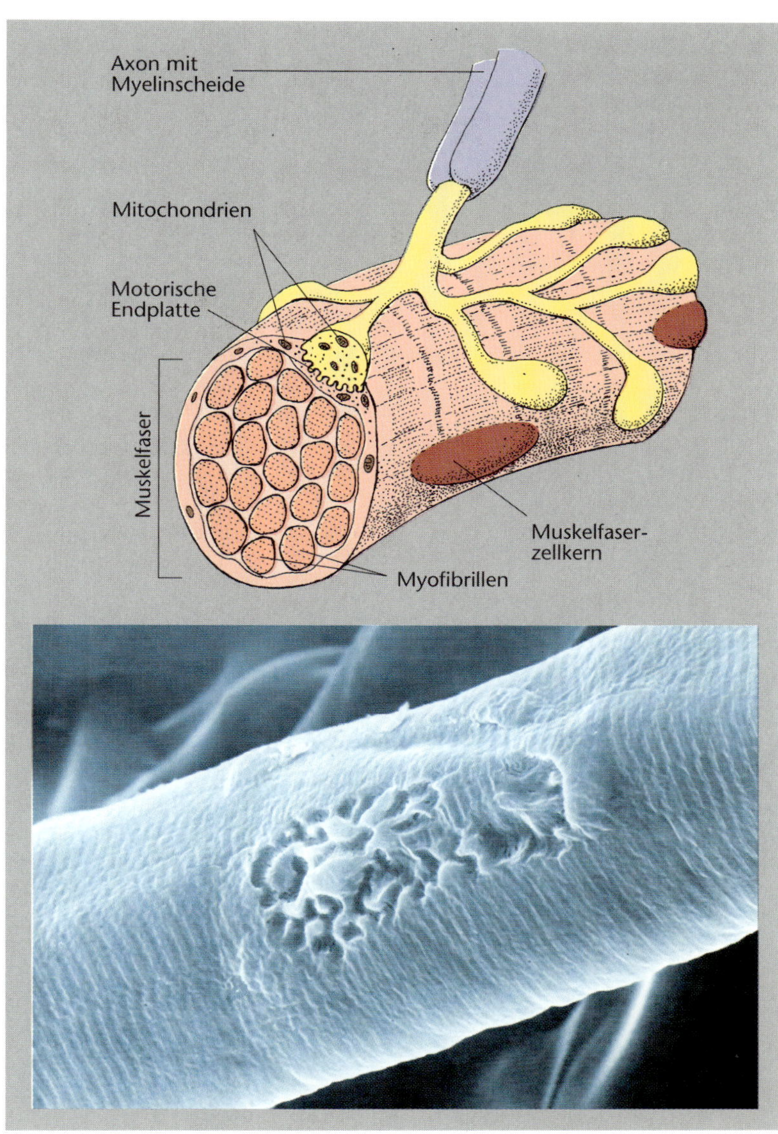

Abb. 10.12 und 10.13: Die motorische Endplatte.

Oben: Ein motorischer Nerv verzweigt sich in mehrere synaptische Endknöpfe, die mit einer Muskelfaser mehrere motorische Endplatten bilden. Im Bereich der synaptischen Endknöpfe findet man vermehrt Mitochondrien, weil der chemische Übertragungsvorgang energieverbrauchend ist.

Unten: Motorische Endplatte im Rasterelektronenmikroskop. Durch Vorbehandlung des Präparates wurden die knopfförmigen Axonendigungen vom Muskel abgelöst. Zurück bleiben synaptische Vertiefungen, die sich über größere Flächen erstrecken. Man kann auch lamellenartig angeordnete Schlitze erkennen, die sich tief in die Muskelfasern ausbreiten und die synaptischen Kontaktflächen vergrößern.

10.4.3 Postsynaptische Potentiale

Erregende Synapsen

Der Neurotransmitter kann zum einen das postsynaptische Neuron *erregen* und dort durch Depolarisation ein Aktionspotential auslösen. Dazu reicht die Freisetzung aus einem einzelnen synaptischen Endknopf aber meist nicht aus. Es müssen *mehrere* Impulse aus einer Synapse in kurzer Folge *(zeitliche Summation)* oder *mehrerer* Synapsen gleichzeitig *(räumliche Summation)* einlaufen. Erst dann werden die Generatorpotentiale in den postsynaptischen Membranbereichen groß genug, um am postsynaptischen Axonhügel ein Aktionspotential auszulösen.

Die Dauer der *erregenden postsynaptischen Potentiale* (**EPSP**) variiert je nach Ort ihrer Wirkung. Die EPSP der mit den motorischen Endplatten verknüpften Neurone sind z. B. sehr kurz, möglicherweise, weil die muskuläre Kontraktion ebenfalls kurz sein soll. An peripheren Neuronen des vegetativen Nervensystems beobachtet man bemerkenswert langanhaltende EPSP (viele Sekunden bis Minuten), entsprechend der eher langsamen „Gangart“ bei der Regulation innerer Organe.

Hemmende Synapsen

Der Überträgerstoff kann die postsynaptische Membran aber auch *hyperpolarisieren*, das heißt ihr Ruhepotential weiter absenken (z. B. von –70 mV auf –100 mV); man spricht dann vom *inhibitorischen postsynaptischen Potential* (**IPSP**). Die Auslösung eines Aktionspotentials ist dadurch erschwert, die Erregbarkeit der postsynaptischen Zelle somit herabgesetzt; konkret heißt dies, daß hier in der Folgezeit noch mehr erregende Potentiale eintreffen müssen, damit ein Aktionspotential entstehen kann.

Die Ventilfunktion des synaptischen Spalts

Da sich die synaptischen Bläschen mit dem Neurotransmitter ausschließlich in den Endverzweigungen der *präsynaptischen* Axone finden und nur die postsynaptische Membran entspechende Rezeptoren besitzt, kann sich die Erregung über die Synapsen nur *in eine Richtung* ausbreiten. Die chemische Übertragung an der Synapse verhindert also eine rückläufige Ausbreitung des Erregungsimpulses, sie wirkt als ein weiteres *Ventil* (☞ 10.3.6).

10.4.4 Übersicht über die Neurotransmitter

Neurotransmitter wirken entweder **erregend** *(exzitatorisch)* oder **hemmend** *(inhibitorisch)* auf die postsynaptische Membran. Es gibt zahlreiche verschiedene Neurotransmitter. Zu den wichtigsten zählen:

- das Acetylcholin,
- die *Katecholamine* Noradrenalin, Serotonin und Dopamin,
- die Gamma-Amino-Buttersäure (GABA),
- das Glycin und das Glutamat
- sowie verschiedene *Neuropeptide* (☞ 10.5).

Als mögliche Transmitter werden auch das Histamin und die Prostaglandine diskutiert, Stoffe also, die bisher hauptsächlich als Mediatoren innerhalb des Entzündungsprozesses bekannt waren (☞ 5.4.3).

Synthese der Neurotransmitter

Fast alle Neurotransmitter sind von Aminosäuren abgeleitet. Der Körper stellt sie also aus den Eiweißbausteinen in der Nahrung selbst her. Nimmt beispielsweise eine Nervenzelle die Aminosäure Tyrosin aus dem Blut auf, so wandelt sie sie in Dopamin und Noradrenalin um; aus einer anderen Aminosäure (Tryptophan) kann sie Serotonin aufbauen.

Ein Neuron – mehrere Neurotransmitter

Früher dachte man, daß jedes Neuron nur einen einzigen Neurotransmitter bildet. Dies trifft jedoch allenfalls für die motorische Endplatte zu. Im Großhirn synthetisieren die meisten Neurone *mehrere* Neurotransmitter. Diese gemeinsam in einem präsynaptischen Endknöpfchen hergestellten Überträgerstoffe werden *Cotransmitter* genannt, die gemeinsame Freisetzung dieser Substanzen heißt *Cotransmission.* Der Sinn der Cotransmission liegt wahrscheinlich in einer Art Arbeitsteilung, bei welcher der eine Transmitter die schnelle synaptische Übertragung übernimmt, während der andere für Langzeiteinstellungen der Erregbarkeit verantwortlich ist. Diese Funktion wird als *synaptische Modulation* bezeichnet, sie ist ein weiterer für das Lernen (☞ 10.6) verantwortlicher Prozeß.

10

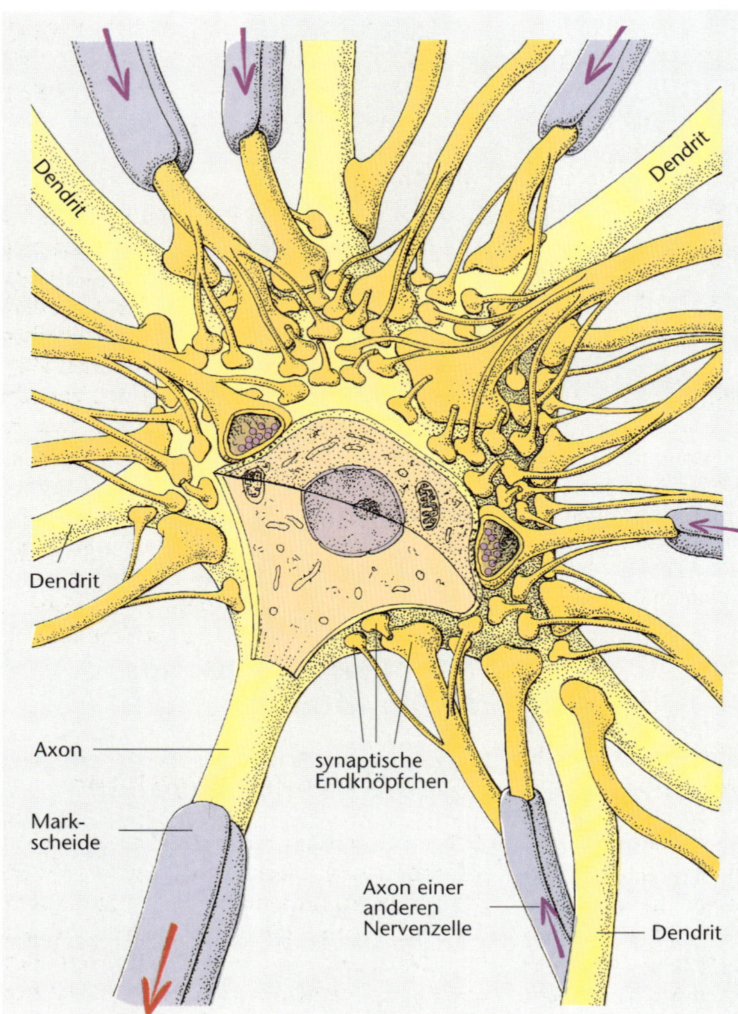

Abb. 10.14: Synapsen auf einem Neuron (vereinfachte, schematisierte Darstellung). Die Oberfläche des Nervenzelleibes ist fast vollständig mit synaptischen Endknöpfen bedeckt, wobei jeweils mehrere aus einem Axon entspringen. Viele erregende und hemmende Synapsen beeinflussen die Membranleitfähigkeit der postsynaptischen Membran. (Zuleitende Dendriten und ableitendes Axon sind abgeschnitten. Sie würden bei dieser Vergrößerung weit über den Rand des Buches hinausreichen).

10.4.5 Neurotransmitter – klinisch relevant!

Wie erwähnt, spielen Neurotransmitter eine zentrale Rolle bei der Informationsübertragung im Nervensystem. Dadurch kommt ihnen eine entscheidende Bedeutung bei der Steuerung unseres Befindens und Verhaltens zu. So ist eine ausgewogene Balance zwischen den verschiedenen Neurotransmittern (und den Neuropeptiden) die Voraussetzung für psychisches und physisches Wohlergehen. Dieses Gleichgewicht wird durch zahlreiche Rückkopplungs-Mechanismen (☞ 1.6) aufrechterhalten.

Ist es durch äußere oder innere Einflüsse gestört, kann es zu seelischen und/oder körperlichen Erkrankungen kommen.

- Nicht nur die meisten Drogen (egal ob Heroin, LSD oder das „harmlose" Koffein) beeinflussen die Neurotransmitter oder deren Rezeptoren und können so ihre Wirkung entfalten;
- auch die für viele Patienten unentbehrlichen *Psychopharmaka* greifen in der Regel am Neurotransmitterstoffwechsel an.
- Wichtige Therapiemethoden in der Neurologie, etwa bei der Parkinson-Krankheit, lassen sich nur über ein Verständnis des Neurotransmitter-Haushaltes erklären.

Im folgenden wird deshalb auf die wichtigsten Neurotransmitter näher eingegangen.

10.4.6 Die Eigenschaften der wichtigsten Neurotransmitter

Acetylcholin

Acetylcholin ist der Neurotransmitter für die Übertragung des Nervensignals vom efferenten Neuron auf den Muskel. Es wirkt also klassischerweise an der motorischen Endplatte.

Darüber hinaus spielt es eine große Rolle im vegetativen Nervensystem: Die Mehrzahl der Synapsen des Sympathikus und alle Synapsen des Parasympathikus arbeitet mit Acetylcholin (☞ 11.12).

Acetylcholin wirkt grundsätzlich *erregend* auf die nachgeschalteten Strukturen. Es wird durch das Enzym *Acetylcholinesterase* rasch wieder abgebaut.

Tödliche Insektizide

Das als Insektengift bekannte *E 605®* (Substanzname: *Parathion*) hemmt irreversibel (unumkehrbar) die Acetylcholinesterase. Das Acetylcholin kann dann nicht mehr abgebaut werden – die Acetylcholinkonzentration an den motorischen Endplatten erhöht sich. Wenn Menschen, meist in Suizidabsicht, Parathion einnehmen, bekommen sie innerhalb von Minuten einen tödlichen Muskelkrampf. Dies ist die Folge der Dauererregung der Acetylcholinrezeptoren.

Myasthenia gravis

Bei der **Myasthenia gravis** ist die motorische Endplatte durch körpereigene Antikörper blockiert, die die postsynaptischen Acetylcholinrezeptoren besetzen. Das Acetylcholin wird abgebaut, bevor es ausreichend wirksam werden kann, so daß es zu Lähmungserscheinungen der Muskulatur kommt. Gefürchtet ist ein Befall der Atemmuskeln, der zum Ersticken des Patienten führen kann. Die Krankheit läßt sich, außer durch Immunsuppression, auch mit *Acetylcholinesterasehemmern* behandeln (z. B. mit Pyridostigmin = Mestinon®). Die Wirkung dieser Acetylcholinesterasehemmer ist allerdings im Gegensatz zu der des E 605 *reversibel.* Durch den verminderten Abbau des Acetylcholins erhöht sich die postsynaptische Acetylcholinkonzentration, und die Muskelleistung wird verbessert.

Noradrenalin

Noradrenalin ist ein erregender Neurotransmitter, der v. a. in bestimmten Arealen des Hirnstammes produziert wird. Von dort strahlen Nervenfasern in alle Hirnregionen aus: vom Hypothalamus, einem Zwischenhirnteil, bis in die Großhirnrinde. Die Aktivität dieser Gebiete bestimmt unseren Wachzustand, insbesondere auch die Anpassung an psychische Belastungen. Noradrenalin wird zudem zusammen mit Adrenalin als *Hormon* vom Nebennierenmark ausgeschüttet (☞ 13.6.5). Ferner verwenden die efferenten Neurone des Sympathikus Noradrenalin (☞ 11.12.3) als Überträgerstoff.

Serotonin

Serotonin wird vor allem von den Zellen des Hirnstammes und des Hypothalamus verwendet. Dieser

Neurotransmitter regelt die Körpertemperatur, den Schlaf und auch Aspekte unseres Gefühlslebens.

Auffallend ist die chemische Verwandtschaft mit dem Rauschgift LSD (☞ 11.16), einer Droge, die Halluzinationen erzeugt, das heißt „verrückte" Sinneswahrnehmungen entstehen läßt. Man vermutet, daß LSD serotoninabhängige Synapsen beeinflußt.

Dopamin – Hilfe für Parkinsonkranke

Auch der erregende Neurotransmitter **Dopamin** steuert emotionale und geistige Reaktionen, aber auch Bewegungsentwürfe. Dopamin hat große klinische Bedeutung: Bei der *Parkinson-Krankheit* verlieren unter anderem Neurone des Mittelhirns die Fähigkeit, Dopamin zu produzieren (Näheres ☞ 11.4.10). Durch die Dopamin-Vorstufe L-Dopa, die im Gegensatz zu Dopamin die Blut-Hirn-Schranke passieren kann und anschließend in den Nervenzellen zu Dopamin umgewandelt wird, versucht man, den Mangel an Dopamin auszugleichen.

Hilfe bei Schizophrenie und Depression

Bei der *Schizophrenie*, einer schweren psychiatrischen Erkrankung (☞ 23.3.7), vermutet man als Teilursache eine Fehlregulierung bei der Nervensignalübertragung solcher Neurone, die mit dem Neurotransmitter Dopamin arbeiten. Es werden dementsprechend Medikamente eingesetzt, die die Bindung von Dopamin an die postsynaptischen Rezeptoren abschwächen.

Bei *Depressionen* (☞ 23.3.6) ist nach heutigem Kenntnisstand häufig die Serotonin- und Noradrenalin-Konzentration im synaptischen Spalt abnorm gering. Medikamente gegen Depressionen (Antidepressiva, ☞ 23.3.8) erhöhen deshalb unter anderem die Empfindlichkeit von Noradrenalin- und Serotonin-Rezeptoren.

GABA

Ein besonderer Neurotransmitter ist die *Gamma-Aminobuttersäure*, kurz **GABA.** Zahlreiche Synapsen im ZNS werden durch GABA gesteuert, und zwar *gehemmt.* Durch erhöhte GABA-Aktivität läßt sich daher eine membranstabilisierende Gesamtwirkung erreichen.

GABA und Valium®

Der GABA-Rezeptor der postsynaptischen Membran wird durch beruhigende und angstlösende Pharmaka aus der Gruppe der *Benzodiazepine* (☞ 23.3.8) beeinflußt. Wegen ihres membranstabilisierenden Effekts sind sie auch zur Behandlung von Epilepsien geeignet. Das bekannteste Benzodiazepin ist das Diazepam (Valium®).

(Pfeil-)Gift für die Synapsen

Die Funktion von Synapsen kann jedoch nicht nur durch Psychopharmaka im engeren Sinne verändert werden. Abkömmlinge des Pfeilgiftes der Indianer, des *Curare,* werden für die Narkose zur Muskelentspannung eingesetzt (z. B. Alcuroniumchlorid = Alloferin®). Sie blockieren die Acetylcholinrezeptoren an der motorischen Endplatte und verhindern so die Depolarisation der postsynaptischen Membran. Dadurch werden alle Muskeln zwangsweise entspannt (was der Operateur wünscht), womit allerdings auch die Spontanatmung unterdrückt wird (weshalb der Anästhesist den Patienten beatmen muß).

Wenn man die Narkose beenden will, gibt man als „Gegenmittel" *Acetylcholinesterasehemmer.* Der Abbau des Acetylcholins wird durch sie sofort unterbunden, die Acetylcholinkonzentration an der postsynaptischen Membran steigt stark an und verdrängt durch sein Übergewicht das Muskelrelaxans von den Rezeptoren der motorischen Endplatte. Die muskuläre Entspannung wird dadurch aufgehoben.

10.5 Neuropeptide

Neben den Neurotransmittern gibt es noch eine weitere, erst in jüngerer Zeit entdeckte Gruppe von Botenstoffen im Gehirn: die **Neuropeptide.** Diese bestehen aus Aminosäureketten unterschiedlicher Länge. Neuropeptide lassen sich als „Gehirnhormone" mit einer Art Lautstärkeregler vergleichen, welche die Klangfarben im Gehirn fein regulieren, während die Neurotransmitter die Instrumente darstellen, welche die Vielzahl der Erregungen im Nervensystem erzeugen. Neuropeptide sind z. B. an der Steuerung von Hunger, Schlaf, Sexualtrieb und Schmerzempfindung beteiligt.

Die bekanntesten der insgesamt 60 bisher entdeckten Neuropeptide sind die *körpereigenen Opioide* oder **Endorphine**. Endorphine scheinen nicht nur für den Gefühlshaushalt besonders wichtig zu sein, sondern sind auch wesentlich an der Schmerzregulation (☞ 12.3.1) beteiligt.

10.5.1 Die Endorphine

Die Endorphine machen sich beispielsweise bemerkbar, wenn wir uns mitten in einem Autounfall befinden oder uns das Schienbein beim Skifahren brechen: Oft kommen der „richtige" Schmerz und die volle Angst erst auf dem Weg ins Krankenhaus zum Bewußtsein. Auch Kriegsverletzte berichten, daß sie im „Eifer des Gefechts" selbst größere Verletzungen zunächst gar nicht bemerkten. Die Kaltblütigkeit im überraschenden Superstreß, z. B. in den Sekunden eines Unfalls, scheint ebenso auf Endorphinausschüttung zu beruhen, wie die (von ihren Männern immer wieder bewunderte) Härte und eiserne Kraft der Frauen beim Geburtsgeschehen. Nach der Geburt sinken die Endorphinspiegel stark ab, was in Verbindung mit dem extremen Geschlechtshormonabfall im Organismus ein Grund für die häufigen (meist aber rasch wieder verschwindenden) *Wochenbettdepressionen* sein mag. Endorphine scheinen nicht nur den Schmerz zu lindern; sie heben wohl auch *im* Schmerz noch die Stimmung.

Endorphine und Sport

Auch Sport regt die Endorphinproduktion an: Obwohl physisch anstrengend und manchmal bis zur Erschöpfung betrieben, erleben die meisten Sporttreibenden während und nach dem Sport ein Gefühl von Ruhe, Gelassenheit und Wohlbefinden – was auf einer vermehrten Endorphinausschüttung beruht.

Auch den **Plazeboeffekt** (den ein Scheinmedikament – *Placebo* genannt – trotz fehlenden Wirkstoffes bei entsprechender Suggestion des Patienten bewirkt) führen Forscher auf eine vermehrte Endorphinproduktion zurück. Die Endorphinrezeptoren lassen sich nämlich durch ein Medikament *(Naloxon)* blockieren. Gibt man nun Patienten Naloxon und Plazebo gleichzeitig, so wird der Plazeboeffekt zunichte gemacht – die mit großen Versprechungen verabreichte Zuckerpille hilft dem Patienten dann keineswegs mehr bei seinen Magenschmerzen.

Opiate und Essen

Endorphine erhöhen wahrscheinlich auch den Genuß bei Aufnahme von konzentrierten Süßigkeiten, Fett und Eiweiß – alles Nahrungsmittel, die energiereich sind, so daß das Individuum längere Zeit danach ohne zu essen überleben kann. Dies macht das Abnehmen allerdings schwer und genußlos, da es den Verzicht auf die kleinen Stimmungsmacher in uns bedeutet.

Endorphine sind – zusammen mit anderen Neuropeptiden – an der Feinabstimmung vieler Nerven- und Hormonfunktionen beteiligt, die in ihrer Gesamtheit die normale Funktion von Körper und Seele gewährleisten.

10.5.2 Weitere Neuropeptide

Außer den Endorphinen sind viele weitere Neuropeptide entdeckt worden, so z. B. die für die Schmerzwahrnehmung wichtigen Stoffe *Substanz P* und die Aminosäure *Glutamat* (☞ Abb. 12.6). Sie werden allerdings zum großen Teil nicht nur von Nervenzellen hergestellt, sondern auch im Darm oder von Zellen des Immunsystems. Durch ihre Entdeckung hat sich die funktionelle Grenze zwischen ZNS und den übrigen Organsystemen verwischt: Es erscheint dadurch noch mehr als früher plausibel, daß Störungen der Psyche auch Störungen des Körpers („Soma"), etwa des Magen-Darm-Traktes, nach sich ziehen (also *psycho-somatisch* werden) und umgekehrt (daß also „somatische" Ereignisse die Psyche verändern), wenn beide Systeme die gleichen Botenstoffe benutzen – also im chemischen Sinn die gleiche Sprache sprechen.

Aber auch die Grenze zwischen ZNS und Hormonsystem ist durch die Entdeckung der Neuropeptide fließend geworden:

Man hofft, durch zunehmendes Wissen über die Wirkungen der Peptidhormone im Gehirn nicht nur einen besseren Einblick in die Steuerungsmechanismen unserer Emotionen und unseres Verhaltens zu gewinnen. Auch Medikamentennebenwirkungen könnte man besser verstehen und zukünftig in verstärktem Maße vermeiden.

10.6 Lernen und Gedächtnis

10

Wesentliche Mechanismen der Speicherung von Informationen wurden bereits erläutert:

- die Änderung der Leitfähigkeit von Abschnitten der Plasmamembran des Neurons (☞ 10.3.7) und
- die Abgabe langsamer Botenstoffe des Nervensystems, insbesondere der Neuropeptide,

zwei – folgt man den Wissenschaftlern – für die Gedächtnisbildung offenbar wichtige Prozesse.

Ein dritter „Lernmechanismus" kann an Synapsen beobachtet werden: auch diese scheinen lernfähig zu sein – man spricht von der **Plastizität** von Synapsen. So gilt es als sicher, daß sich Synapsen, je nachdem, ob sie in Anspruch genommen werden oder nicht, umorientieren, teilen oder von nicht mehr genutzten Kontakten zurückziehen können. Dies zeigt Abbildung 10.16. So kann sich die Kontaktfläche der Synapse vergrößern, neue Synapsen können entstehen und auch der „Partner" eines präsynaptischen Endknopfes kann gewechselt werden.

Neuronale Ensembles

Eine genaue örtliche Zuweisung von Gedächtnisinhalten ist nicht möglich: Nach heutiger Erkenntnis sind z. B. Verhaltensmuster von der Funktionstüchtigkeit anatomisch oft weit auseinanderliegender Neuronennetze abhängig.

Aber nicht nur das Gedächtnis, auch andere Hirnfunktionen wie unsere Gefühle oder Motivationen (☞ 23.1.13) spielen sich in ähnlich weitläufig verteilten Hirnstrukturen ab. Es wird deshalb vorgeschlagen, statt von „Hirnzentren" für bestimmte Leistungen von *Dynamischen Knotenpunkten* oder **neuronalen Ensembles** zu sprechen. Unter einem neuronalen Ensemble versteht man eine Ansammlung von Neuronen, die miteinander verknüpft und für ein bestimmtes Verhalten verantwortlich sind.

Der Grad der Verknüpfung dieser elementaren Einheiten wird unter anderem durch Lernprozesse bestimmt – ist also von Individuum zu Individuum verschieden (☞ auch Abb. 10.15). Neuronale Ensembles sind zudem durch Umwelteinflüsse modifizierbar. Vor allem aber während der Hirnreifung im Kleinkindalter finden die wichtigsten Verknüpfungen statt: Durch unzählige Verflechtungen werden Millionen solcher neuronaler Ensembles gebildet (☞ Abb. 10.17).

Gedächtnis und Gefühl

Entsprechend den weitläufigen Verflechtungen der gedächtnisaktiven Neurone sind auch die verschiedensten gespeicherten Sinneseindrücke sehr weiträumig und über veschiedenste Sinnesmodalitäten (☞ 12.1) hinweg verknüpft; wir können uns beispielsweise das Gesicht eines Patienten mühelos vorstellen, auch wenn wir gerade nur seine Stimme in der Rufanlage hören.

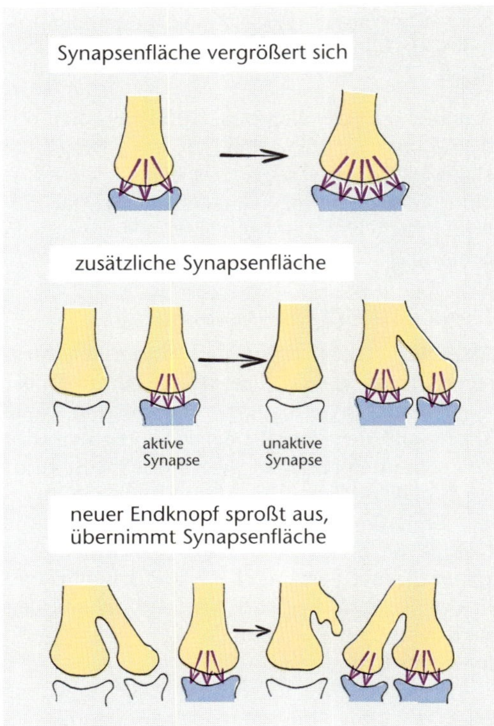

Abbildung 10.16: Veränderungen an Synapsen, die die Grundlage für die Speicherung von Informationen bilden könnten.
Oben: Die Fläche des synaptischen Kontaktes erhöht sich durch Training.
Mitte: Eine Synapse, die sehr häufig benutzt wird, verdoppelt sich. Dadurch wird die Fläche des synaptischen Kontaktes erhöht.
Unten: Eine häufig gebrauchte neuronale Verbindung „übernimmt" vorher wenig benutzte Synapsen.

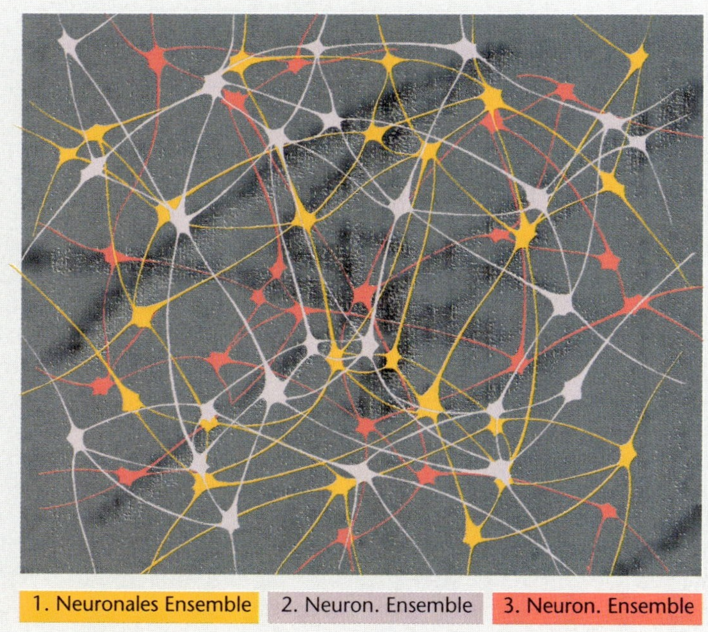

Abb. 10.15: Neuronale Ensembles (Modellvorstellung). Inmitten des unübersichtlich verzweigten Neuronennetzes sind zwei mögliche „neuronale Ensembles" farbig hervorgehoben. Es ist dabei durchaus möglich, daß eine Nervenzelle auch mehreren neuronalen Ensembles angehört.

Gleichzeitig sind etliche Erinnerungen auch gefühlsmäßig besetzt: z. B. je nach Patient eher freudig oder genervt. Die enge Verknüpfung von Gedächtnis und Emotionen ist unter anderem Folge der vielfältigen Verbindungen zwischen Großhirnrinde und den „tieferen" Kern- und Rindenregionen z. B. des Zwischenhirns und des limbischen Systems. Für erfolgreiche Lernprozesse ist eine Mitbeteiligung des Bewertungsmaßstabs „Gefühl" förderlich. Was uns im Augenblick der Informationsspeicherung gefühlsmäßig bewegt – egal ob positiv oder negativ – werden wir viel detaillierter und leichter zugreifbar erinnern als Dinge, die uns gleichgültig sind (☞ 11.5 – 11.6).

10.7 Diagnostische Methoden

Elektroenzephalographie – das EEG

Die bei der Aktivität von Nervenzellen im Bereich der Hirnrinde auftretenden elektrischen

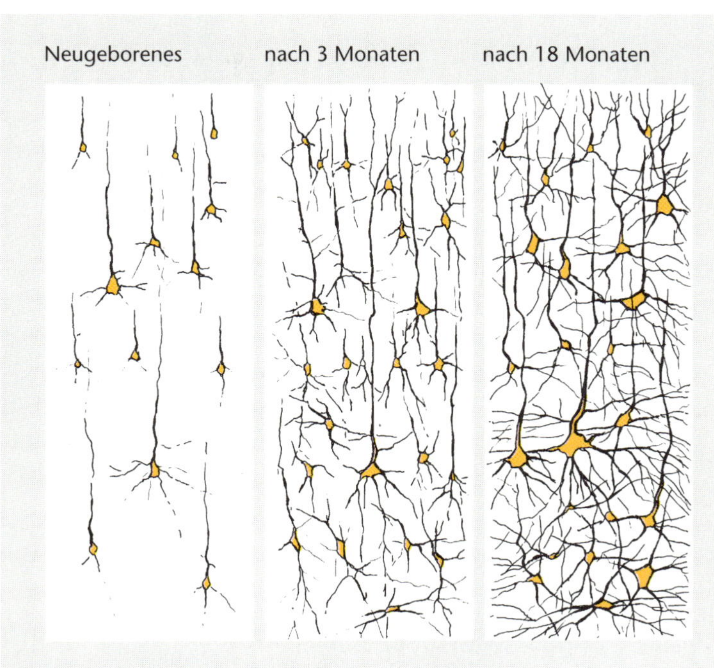

Abb. 10.17: Hirnreifung. Die Abbildung zeigt dasselbe Gebiet der menschlichen Hirnrinde in drei Entwicklungsstadien. Während beim Neugeborenen (links) die einzelnen Neurone weitgehend unverknüpft nebeneinander liegen, bilden sich mit zunehmendem Alter des Kindes (mitte und rechts) unzählige Verbindungen zwischen den Nervenzellen aus.

Spannungen – im wesentlichen die Summe der dort auftretenden postsynaptischen Potentiale – können über Elektroden an der Kopfhaut gemessen, verstärkt und aufgezeichnet werden. Dieses Verfahren heißt **Elektroenzephalographie** *(EEG)*; es ist eine nebenwirkungslose Untersuchung.

Die Aufzeichnung des EEG liefert bei vielen neurologischen Erkrankungen wichtige diagnostische Hinweise, z. B. bei der Epilepsie (☞ 11.4.9). Das EEG ist auch – neben anderen Kriterien – ein Parameter bei der Feststellung des Hirntodes („Nullinien-EEG", ☞ 5.8.2).

Elektroneurographie

Bei der **Elektroneurographie** *(ENG)* wird die Nervenleitgeschwindigkeit in peripheren Nerven, z. B. den großen Armnerven, bestimmt.

Durch die Elektroneurographie lassen sich Schäden an Nerven (z. B. des Nervus medianus, ☞ 11.14.2) diagnostizieren, da sich insbesondere bei Schädigungen der Markscheiden die Nervenleitgeschwindigkeit bereits in frühen Stadien verlangsamt.

Craniale Computertomographie (CCT)

Überragende Bedeutung hat die Röntgen-Schichtbilduntersuchung des Kopfes (*Craniale Computertomographie,* **CCT**) für die Neurologie gewonnen (Beispiele geben Abb. 10.6 und 11.52). Viele Krankheitsprozesse – nicht nur Tumoren – können damit lokalisiert und in ihrer Ausdehnung abgeschätzt werden, so daß sich das therapeutische Vorgehen präziser planen läßt.

Kernspintomographie (KST)

Das **Kernspintomogramm** *(KST, NMR)* ergänzt als hoch auflösende Darstellungsmethode zunehmend das CCT, insbesondere im Hirnstamm- und Rückenmarksbereich. Auch Strukturerkrankungen wie die Multiple Sklerose lassen sich erkennen. Nachteilig sind allerdings die hohen Kosten. Ein Beispiel gibt Abb. 11.19.

Neurologie und Psychiatrie

Die **Neurologie** ist die Lehre von den Erkrankungen des Nervensystems. Die **Psychiatrie** (psyche = Seele, iatros = Arzt) befaßt sich mit der Erkennung und Behandlung *seelischer* Krankheiten (☞ 23.3). Beide sind eng verknüpft:

- Neurologische Erkrankungen haben auch Auswirkungen auf Seele und Verhalten.
- Seelische Erkrankungen können Folge von Entwicklungsstörungen und/oder Folge von erkrankten Nervengewebsstrukturen oder Zellkontakten sein.
- Die Arzneimitteltherapie vieler psychiatrischer Erkrankungen mit Psychopharmaka greift in den ZNS-Stoffwechsel ein, so daß neben Wirkungen auf die Psyche neurologische (Neben-) Wirkungen beobachtet werden können und umgekehrt.

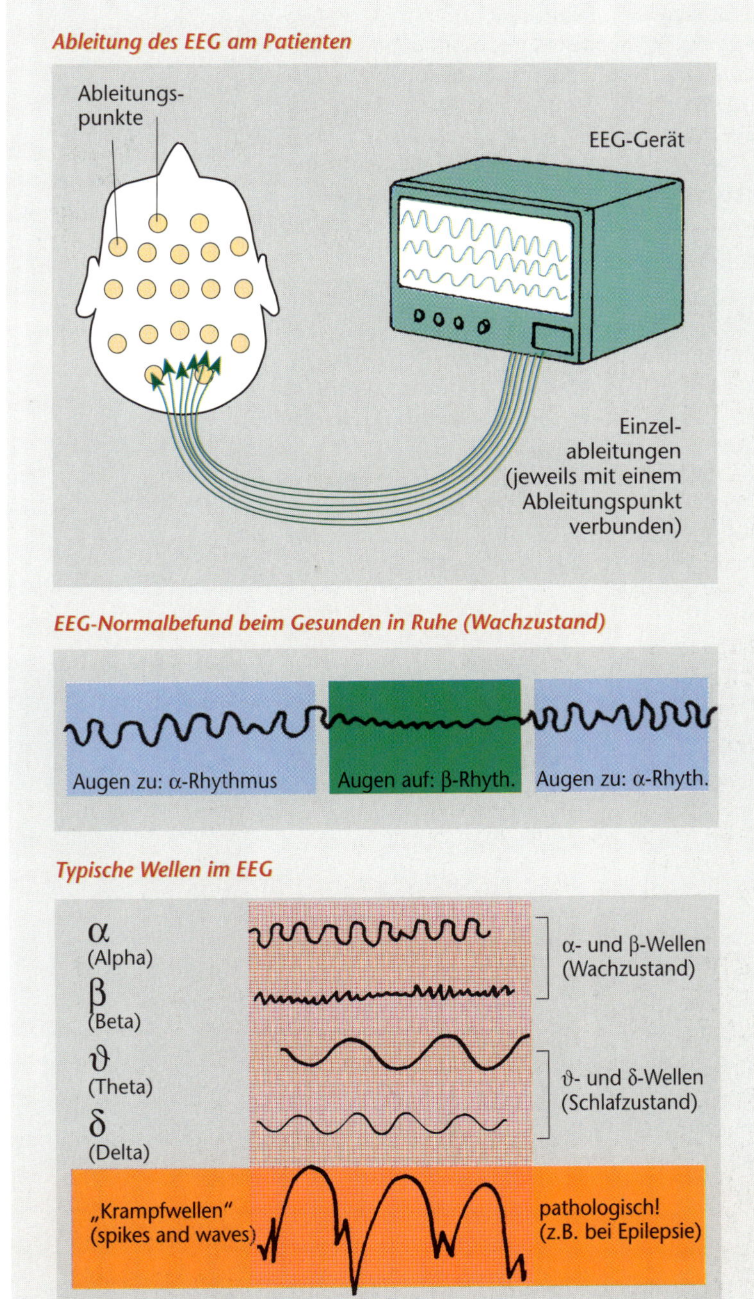

Abb. 10.18: EEG. Über Kopfhautelektroden, die an 19 definierten Positionen der Schädeldecke angebracht werden, lassen sich elektrische Spannungen der Hirnrinde aufzeichnen. Bei geöffneten Augen leitet man gewöhnlich einen hochfrequenten β-Rhythmus ab. Werden die Augen geschlossen und entpannt sich der Patient, so erhält man niederfrequentere α-Wellen. ϑ- und δ-Wellen kommen bei Erwachsenen nur im Tiefschlaf vor. Epileptiker zeigen während, aber auch manchmal zwischen den Anfällen „Krampfwellen", z. B. ein charakteristisches Muster aus Spikes und Waves („Zacken und Wellen").

10

10.8 Gesundheit und Lebensstil: Alkohol

Würde der Alkohol heute erst erfunden, müßte das Bundesgesundheitsamt seine Zulassung verweigern. Zu gefährlich sind seine Nebenwirkungen und sein Suchtpotential. Doch würden sich die Deutschen ihre Lieblingsdroge wohl kaum nehmen lassen: Nur 10 % der Erwachsenen verzichten auf ihr tägliches Glas eines alkoholhaltigen Getränks. Und ihr Durst ist groß, wie die Abbildung zeigt. Mindestens 5 % der regelmäßigen Trinker brauchen sogar eigentlich eine Suchttherapie: 2,5 Millionen Deutsche sind alkoholkrank, das heißt, sie sind physisch und/oder psychisch von der Droge abhängig.

Den Weg in diese Krankheit ebnet zu einem großen Teil unsere Gesellschaft: Kaum ein gemütlicher Abend ohne einen gehaltvollen Tropfen. Schon Jugendliche messen an ihm ihre „Reife". Wer nichts verträgt, ist ein Schlappschwanz. Auch im Berufsleben ist Kollege Alkohol immer dabei: Betriebsfeiern, Beförderungen und Geschäftsabschlüsse sind willkommene Anlässe, die sich würdig begießen lassen.

Zum Trinker wird man jedoch nicht nur in Gesellschaft, oft haben Alkoholiker auch schwere psychische Probleme und zudem häufig offenbar auch die geerbte Veranlagung zum Trinken. So haben beispielsweise verschiedene Studien an Zwillingen und Adoptivkindern gezeigt, daß nahe Verwandte von Alkoholikern ein vierfach höheres Risiko als die Durchschnittsbevölkerung haben, ebenfalls am Alkoholismus zu erkranken.

Trinkfest oder abhängig?

Die typische Alkoholiker„karriere" beginnt mit dem täglichen Gläschen. Die Grenze zur Abhängigkeit ist fließend und deshalb für den Trinker selbst nicht leicht erkennbar. Und auch im Selbstbetrug bestärkt ihn allzuoft unsere Gesellschaft: Selbst wenn jemand offenkundig zuviel trinkt, geht dies meist als Kavaliersdelikt durch.

Krankheit Alkohol

Die Alkoholkrankheit macht sich oftmals erst richtig bemerkbar, wenn das Suchtmittel fehlt, zum Beispiel wenn ein Alkoholiker ins Krankenhaus eingewiesen wird. Er leidet dann unter Schweißausbrüchen und Verdauungsstörungen. Im Entzug fühlt er sich von seiner Umwelt bedroht und reagiert mit äußerster körperlicher und seelischer Anspannung. Bei ausgeprägter Alkoholabhängigkeit kann ein sogenanntes *Delirium tremens* auftreten, das durch Krampfanfälle, Halluzinationen, vor allem visueller Natur (z. B. das vielzitierte Sehen weißer Mäuse), Muskelzittern und vielfältige vegetative Störungen gekennzeichnet ist und tödlich enden kann.

Ist der Körper ausreichend mit Alkohol versorgt, bleiben körperliche Schäden zwar lange unbemerkt, aber auf Dauer nicht aus. Magen (häufige Magengeschwüre), Herzmuskel (Kardiomyopathien, ☞ 15.8) und Bauchspeicheldrüse (akute und chronische Pankreatitis bis hin zum Diabetes mellitus drohen, ☞ 18.9) tragen Schäden davon. 50 000 Menschen sterben in Deutschland jährlich an ihrer Alkoholkrankheit, am häufigsten an den Folgen der Leberzirrhose (☞ 18.10.7).

Eine dieser Folgen ist z. B. die Blutung aus *Ösophagusvarizen.* Sie entsteht wenn krankes Lebergewebe den Blutfluß durch die Leber behindert. Dadurch staut sich das Blut in der Pfortader, ein großer Teil sucht sich einen Umweg über die Magenvenen und das Venensystem der Speiseröhre zur oberen Hohlvene. In den unter erhöhtem Druck stehenden Magen- und Ösophagusvenen entstehen Krampfadern, die platzen können. Oft ist es erst diese heftige und lebensbedrohliche Blutung, welche die Alkoholiker ins Krankenhaus treibt.

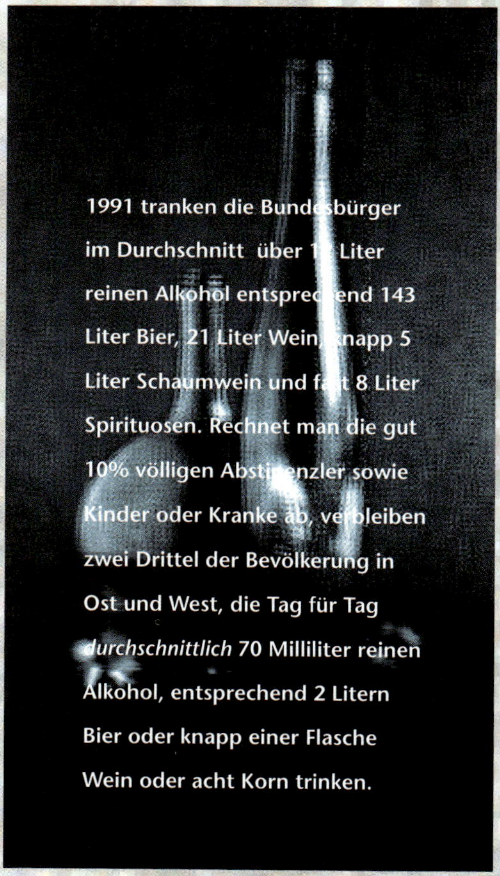

1991 tranken die Bundesbürger im Durchschnitt über 11 Liter reinen Alkohol entsprechend 143 Liter Bier, 21 Liter Wein, knapp 5 Liter Schaumwein und fast 8 Liter Spirituosen. Rechnet man die gut 10% völligen Abstinenzler sowie Kinder oder Kranke ab, verbleiben zwei Drittel der Bevölkerung in Ost und West, die Tag für Tag *durchschnittlich* 70 Milliliter reinen Alkohol, entsprechend 2 Litern Bier oder knapp einer Flasche Wein oder acht Korn trinken.

Abb. 10.19: Der Alkoholkonsum des deutschen „Otto Normalverbrauchers" 1991.

Vielfältig sind auch die Auswirkungen des Alkohols auf das ZNS. Ein Gedächtnisverlust für einen kurzen Zeitraum ist wahrscheinlich jedem bekannt, der schon einmal zuviel getrunken hat. Bei einem alkoholkranken Menschen jedoch ist die Gefahr groß, an bleibenden Gedächtnisstörungen, sowie einer sehr unangenehmen Polyneuropathie (☞ 10.2.6) zu erkranken.

Die vorgenannten Erkrankungen sind durch strikte Abstinenz zum Teil noch umkehrbar, eine einmal eingetretene alkoholische Demenz („Verblödung", ☞ 11.4.9) jedoch nicht mehr.

Der Weg aus der Sucht

Ist es soweit gekommen, ist es für einen Entzug schon fast zu spät. Aber auch zu einem früheren Zeitpunkt ist der Weg aus der Sucht schwer. Daran sind nicht zuletzt die psychischen Probleme schuld, die den Süchtigen einst zur Flasche haben greifen lassen oder die sich inzwischen in Folge des Griffs zur Flasche aufgetürmt haben. So bringt es beispielsweise nichts, den Süchtigen zu einem Entzug *überreden* zu wollen. In der Regel müssen Alkoholiker erst wirklich *ganz unten* angekommen sein, bis sie aus eigenem Antrieb den steinigen Weg einer Therapie wagen. Nach der akuten Entziehungsphase können „Ex-Trinker" in Selbsthilfegruppen wie etwa den *Anonymen Alkoholikern* die auch auf Dauer notwendige psychische Unterstützung finden.

Das Maßhalten lernen:

Für jeden aber gilt es, ständig das Maßhalten mit den Prozenten zu üben. So empfehlen Fachleute:

- Jede Woche zwei alkoholfreie Tage einlegen
- Nicht regelmäßig in derselben Situation trinken, zum Beispiel abends vor dem Fernseher.
- Körperliches oder seelisches Unbehagen darf nie der Grund für den Griff zum Glas sein.
- Niemals andere zum Alkoholtrinken nötigen. Als Gastgeber immer auch unaufgefordert alkoholfreie Getränke anbieten.
- Alkohol nicht auf nüchternen Magen trinken.
- Medikamente und Alkohol nie zusammen einnehmen.
- Alkohol tagsüber als Durstlöscher meiden.

11. Das Nervensystem

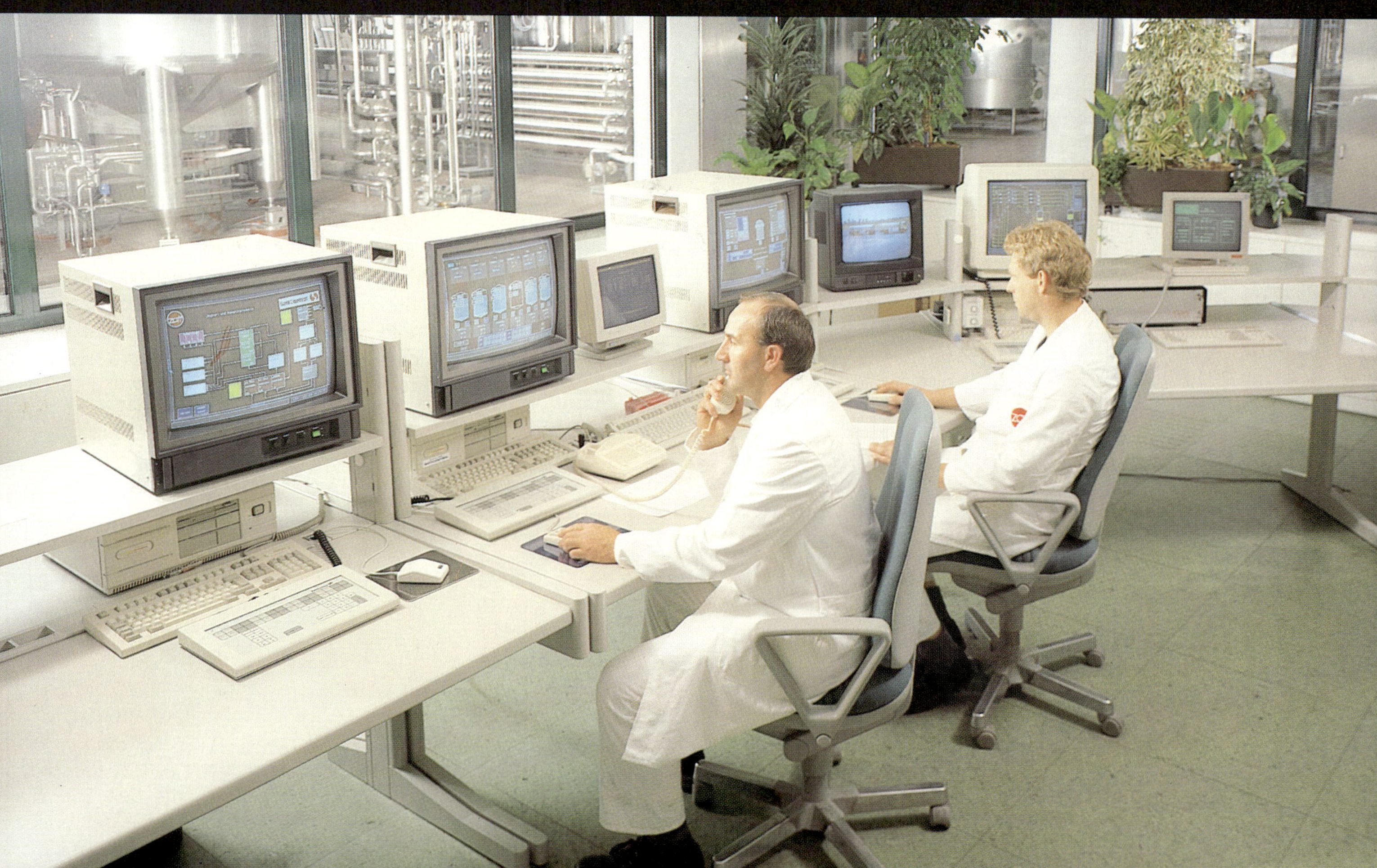

In dieser Sekunde laufen 1 Million chemischer Reaktionen ab. Wo? Hinter Ihren Augen, wenn Sie diese Zeilen lesen. Auch wenn man es sich bewußt zu machen versucht, begreifen läßt sich diese Tatsache kaum.

Das menschliche Gehirn ist die komplexeste Ansammlung von Materie auf unserem Planeten – und obwohl es nur 2 % unseres Körpergewichts ausmacht, verbraucht es zehnmal so viel Energie wie andere Körpergewebe, und das Tag und Nacht ohne Pause.

Um den Einstieg zu erleichtern, werden am Anfang des Kapitels einige Leistungen des Nervensystems an einem **Beispiel** erläutert (☞ 11.1) sowie die **Entwicklungsgeschichte** des Nervensystems angesprochen (☞ 11.2).

11.1 Die Funktionen des Nervensystems: ein Beispiel

Ein 10jähriger Junge hat bei einem langen Nachmittagsspaziergang seine Eltern verloren. Er verspürt zunehmenden Hunger. Nach längerer Suche findet er einen Birnenbaum voller Früchte, er klettert hinauf, pflückt eine Birne und ißt sie auf.

An dieser einfachen Begebenheit soll die Leistungsfülle des Nervensystems veranschaulicht werden, die für die Sicherstellung der Bedürfnisse des Gesamtorganismus erforderlich ist.

Das Kind hat Hunger

Auslöser der Aktivität des Jungen ist der Impuls „Hunger" aus dem Körperinneren. Hunger bedeutet in der Sprache des Stoffwechsels eine verringerte Verfügbarkeit von Blutzucker (Glukose). Dieser Glukosemangel wird über *Glukoserezeptoren* in Magen, Dünndarm, Zwischenhirn und Leber registriert und dem ZNS übermittelt. Im *Zwischen-* und im *Großhirn* erfolgt die Verarbeitung der Information: Dem Kind wird zunächst eher im Hintergrund und dann zunehmend quälender seine Hungerempfindung bewußt. Irgendwann entsteht ein dringendes Bedürfnis, diesen Hunger zu stillen. Dieser **Trieb** (so nennt man solche von innen kommenden Handlungsimpulse) bestimmt sein Handeln. Er veranlaßt das Kind, Nahrung zu suchen.

Für diese Suche nach einer Nahrungsquelle müssen sich die Beine des Jungen in Gang setzen, was über Nervenimpulse aus *motorischen* (Motorik = Bewegung) *Rindenfeldern des Großhirns* gesteuert wird.

Über Sinnesrezeptoren des Auges, aber auch von Nase und Ohren, werden nun ständig alle eingehenden *sensorischen* (= von Sinnesorganen kommenden) Meldungen in einer Schaltstation des Zwischenhirns sortiert und ausgewählt und in *sensorischen Assoziationsgebieten* des Großhirns mit bereits gespeicherten Informationen über Nahrungsquellen verglichen. Sobald der früchtebehangene Birnenbaum ins Blickfeld des Kindes geraten ist, werden folgende Eindrücke bzw. Gedächtnisinhalte damit assoziiert:

- Birnen stillen den Hunger
- Birnen sind süß
- Birnen sind ungiftig.

Durch weitere Denkvorgänge, ebenfalls im Großhirn, werden nun die Handlungen entworfen, um das noch verbleibende Problem zu lösen, nämlich an die Birnen heranzukommen. Hat sich das Kind für einen Weg entschieden, den Baum zu besteigen, werden wiederum die motorischen Rindenfelder aktiviert. Über im Rückenmark verlaufende Nervenfasern und periphere Nerven wird die ausführende Muskulatur kontrahiert, und der Baum kann bestiegen werden.

Für das Anbeißen der Birne schließlich sowie das Kauen und Herunterschlucken der Früchte braucht das Kind nicht viel nachzudenken: Es sind teils unbewußt reflektorische („instinktive"), teils bereits im Säuglingsalter erlernte, quasi automatisch ablaufende Handlungsmuster, die ihren Ursprung im *Hirnstamm* haben.

Die Besonderheit des menschlichen ZNS

Trotz der Komplexität der beschriebenen Vorgänge enthält das Beispiel praktisch keine spezifisch menschlichen Reaktionsweisen – man könnte sich den gleichen Ablauf auch bei einem Eichhörnchen vorstellen. Beim Menschen kommen jedoch noch wesentliche Funktionen hinzu, wie beispielsweise:

- die Gedanken des menschlichen **Ich-Bewußtseins** und deren Bezogenheit auf andere (z. B. „warum finden mich meine Eltern nicht?"),
- ethische **Wertvorstellungen** (z. B. „fremde Birnen pflückt man nicht"),
- die Fähigkeit zur **Sprache** und damit zur hochdifferenzierten Kommunikation, und
- ein weit entwickeltes **Abstraktionsvermögen** (abstrahieren = aus dem konkreten Fall auf Allgemeines oder zunächst Fernliegendes schließen, hier also z. B. die Überlegung, andere Erwachsene anzusprechen, damit sie die Eltern suchen helfen).

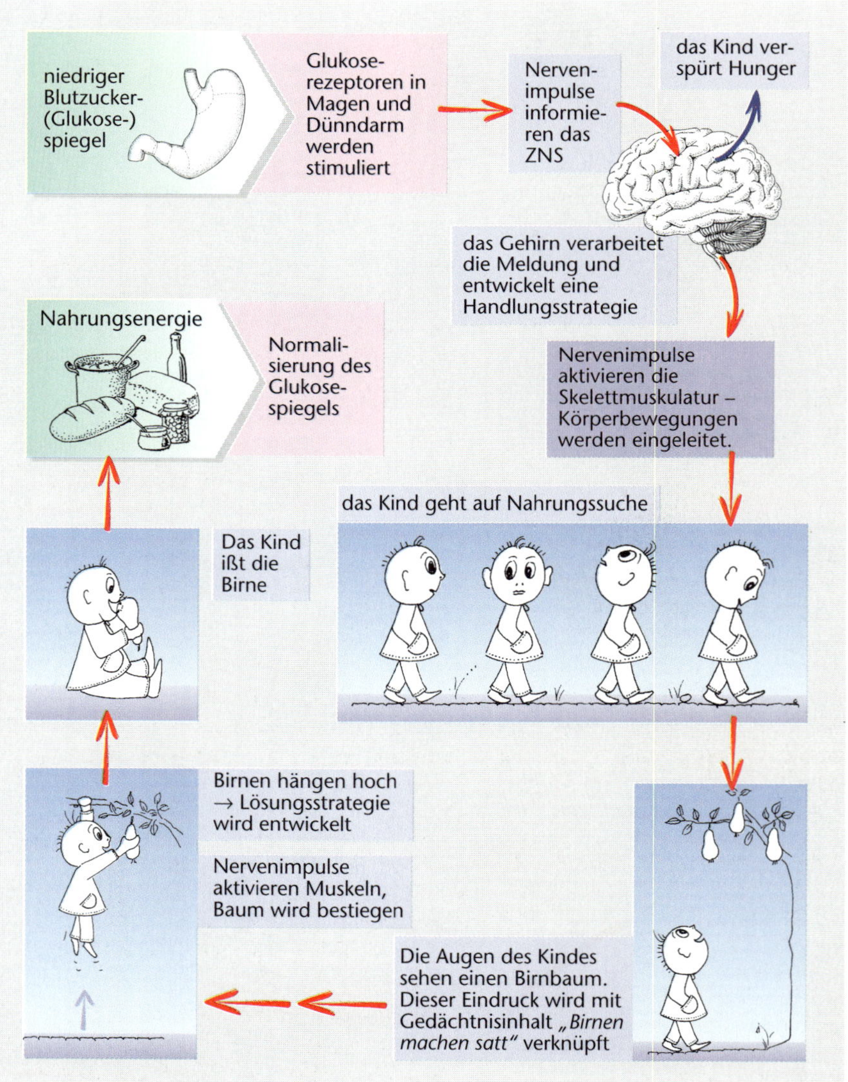

Abb. 11.1: Funktionsschema zur Beispielgeschichte im Text.

11

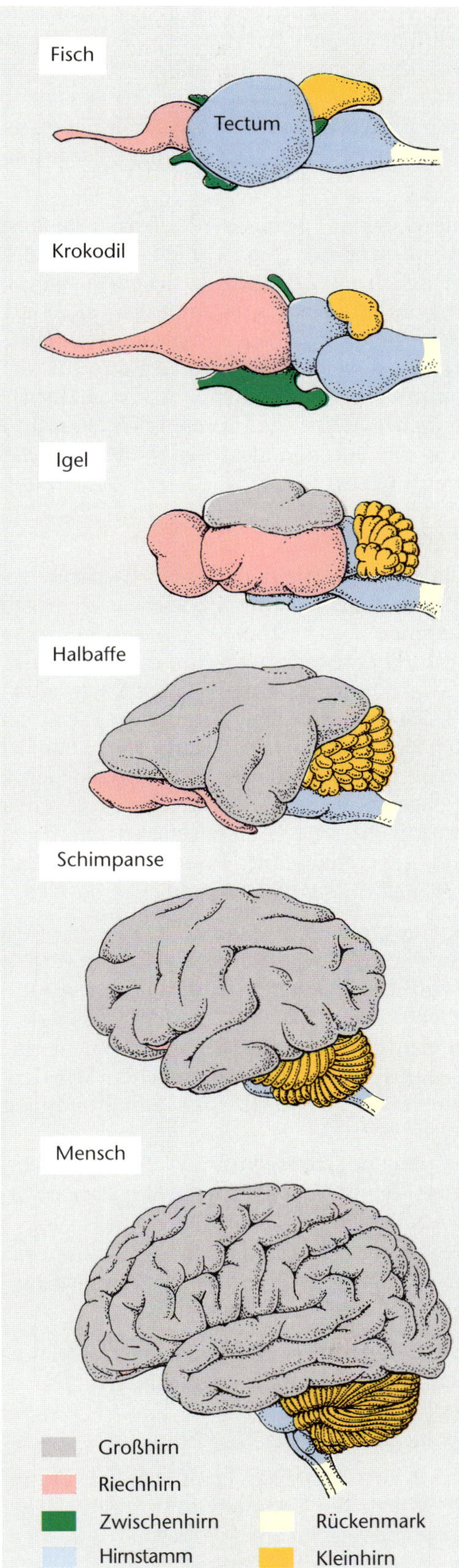

Abb. 11.2: Zunehmende Differenzierung des Gehirns in der Entwicklungsgeschichte (Evolution). Während das bei „niederen" Tieren stark ausgebildete Riechhirn mit zunehmender Entwicklungsstufe an Bedeutung verliert, nimmt der Volumenanteil des Großhirns stark zu. Dabei vergrößert sich auch die Zahl der Hirnwindungen vom Halbaffen über den Menschenaffen zum Menschen hin. Bei fast konstantem Schädelvolumen kann so viel mehr Hirnrinde Platz finden.

Das Gehirn des Menschen leistet also wesentlich mehr als das Gehirn selbst hochentwickelter Säugetiere. Dafür hat es für seine zusätzlichen komplexen Fähigkeiten viele Instinkte verloren. Entsprechende Handlungsmuster (wie z. B. das Schwimmen) müssen erst mühsam erlernt werden.

So stellt das Gehirn wie kein anderes Organ das wesentliche Unterscheidungsmerkmal zwischen Mensch und Tier dar. Sein Gehirn hat dem Menschen ermöglicht, die gesamten übrigen Lebewesen zu unterwerfen und (mit allen fraglichen Konsequenzen) für seine Ziele auszubeuten.

11.2 *Die Differenzierung des Nervensystems in der Entwicklungsgeschichte*

Aus dem Einfachen heraus wird das Schwierige oft leichter verständlich; deshalb lohnt sich ein Blick in die *Entwicklungsgeschichte* **(Evolution**, näheres ☞ 22.9) des Nervensystems.

Das Nervensystem der Säugetiere hat sich im Laufe von Jahrmillionen immer weiter entwickelt. Es ist dabei in der Entwicklung der Arten aus einfach gebauten Vorstufen hervorgegangen: Durch den Auslesedruck der Umwelt haben sich Zug um Zug neue Strukturen und Funktionen ergeben.

Das Nervensystem einfacherer Tiere

„Niedere" (genauer: entwicklungsgeschichtlich ältere) Tiere sind in ihrem Verhalten ganz wesentlich von festen Handlungsabläufen, den *Instinkten,* gesteuert. Anatomische Grundlage für Instinkthandlungen sowie für die Regulation von Vitalfunktionen wie Atmung und Blutdruck ist vor allem der **Hirnstamm**, der bei diesen Tieren noch den Großteil der Hirnmasse ausmacht. Zu diesem ältesten Hirnabschnitt zählen:

- das **verlängerte Mark** (das Übergangsstück zwischen Rückenmark und Brücke),
- die **Brücke** (die vor allem den Hirnstamm mit dem Kleinhirn verknüpft) und
- das **Mittelhirn**, dessen hinterer Anteil, das *Tectum* (Mittelhirndach, ☞ 11.7.1, Abb. 11.2 oben), bei niederen Tieren besonders kräftig ausgebildet ist.

Neben dem Hirnstamm ist bei niederen Tieren auch das Riechhirn stark ausgeprägt. Mit fortschreitender Evolution gewannen neuere Hirnstrukturen immer mehr an Bedeutung. Zu ihnen zählen das Kleinhirn und vor allem das Großhirn:

- Das *Kleinhirn* wurde besonders wichtig für die motorische Feinsteuerung des Körpers. Mit seiner Hilfe konnten Tiere komplexere Fortbewegungsarten entwickeln (Fliegen, Klettern, Zwei-Füßler-Gang).
- Das *Großhirn* wurde oberstes Hirnzentrum. Es hat neben vielen auf- und absteigenden Bahnen zu allen übrigen Hirnteilen großflächige Kerngebiete und Rindenfelder und ist Entstehungsort bewußter Empfindungen, bewußter Handlungsabläufe und des Gedächtnisses.
- Hinzu trat als Schaltstelle zwischen Hirnstamm und Großhirn das *Zwischenhirn.*

Diese neuen Hirnstrukturen ermöglichten flexiblere Antworten auf unterschiedliche Lebensbedingungen als die starren Instinkthandlungen, die nicht modifiziert werden konnten, und schufen damit Vorteile beim Überlebenskampf.

Im nächsten Schritt setzte sich für die Orientierung in der Umwelt das Sehorgan durch, das dem vorher dominierenden Riechsinn auf große Distanzen bei weitem überlegen war.

Die „chemische Anatomie" des Gehirns

Die Einteilung des Gehirns in anatomisch abgrenzbare Einheiten wie Groß-, Mittel- oder Zwischenhirn hat sich als sinnvoll erwiesen, da sie relativ klare Abgrenzungen von Rinden- und Kerngebieten sowie Leitungsbahnen ermöglicht.

Die Strukturprinzipien des ZNS lassen sich aber auch aufzeigen, wenn man diese anatomische Einteilung verläßt und dafür eine **chemische Abgrenzung** einzelner Hirngebiete versucht. Dabei ergeben sich ganz andere Struktureinheiten des ZNS, die sich nicht an die entwicklungsgeschichtlich vorgegebenen

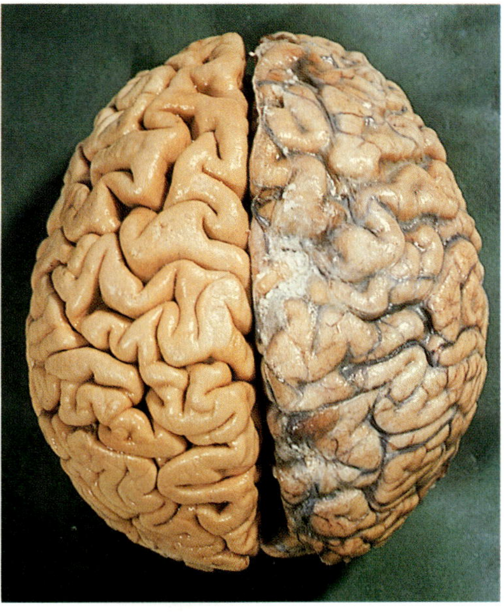

Abb. 11.3: Das menschliche Großhirn von oben betrachtet. Deutlich zu sehen ist die durch Hirnwindungen und Furchen aufgefaltete Großhirnrinde. Rechte und linke Hemisphäre sind durch eine tiefe Längsfurche getrennt. Die rechte Hemisphäre ist noch von den Hirnhäuten bedeckt, links wurden sie abpräpariert.

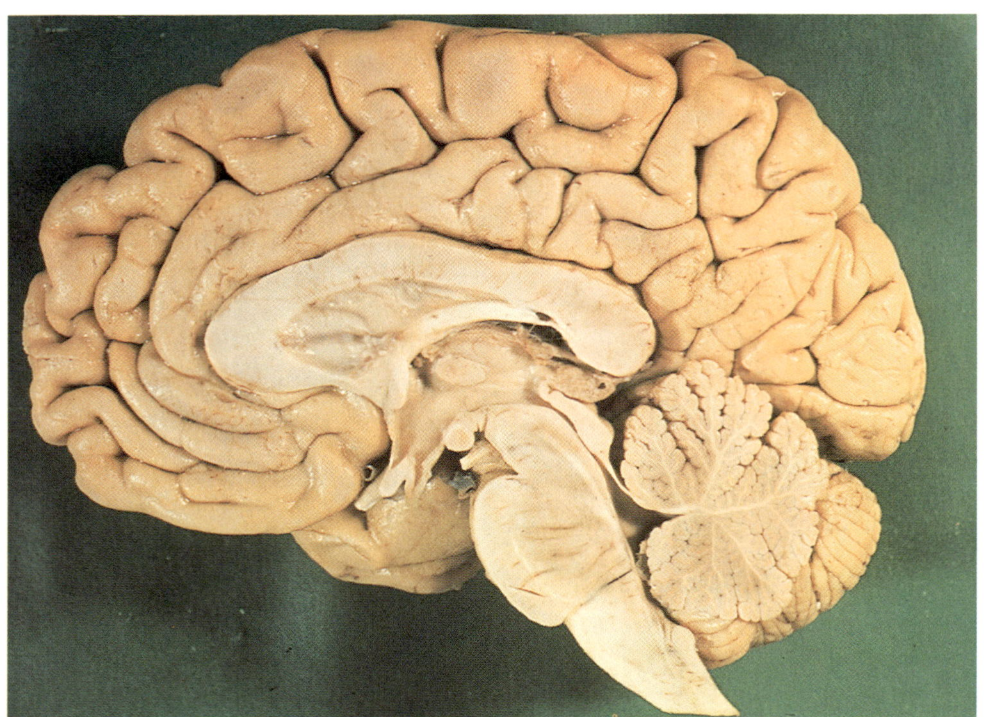

Abb. 11.4: Sagittalschnitt durch das Gehirn (Anatomisches Präparat und Zeichnung)

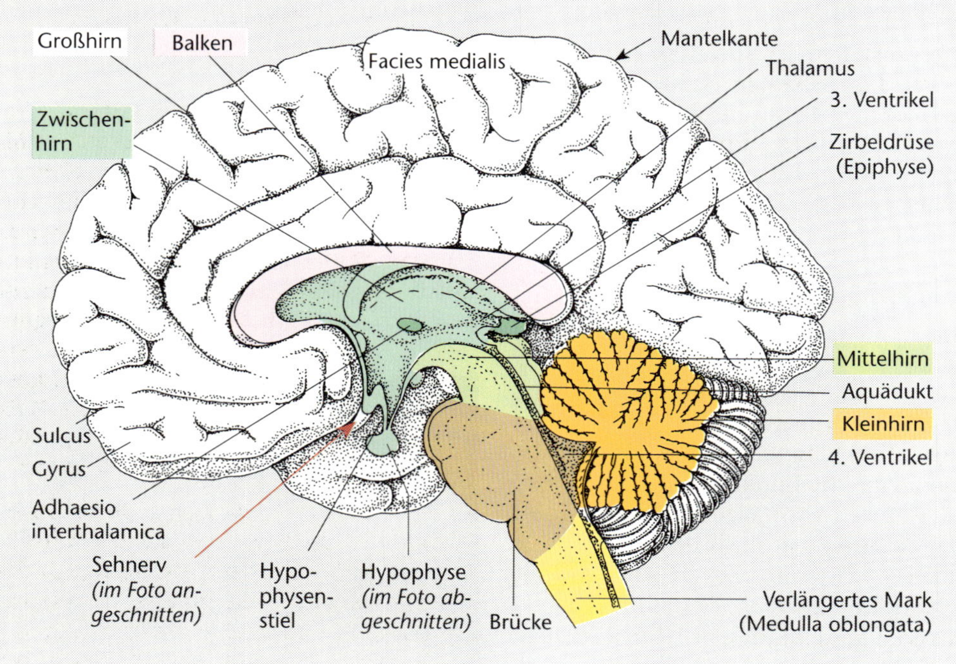

Grenzen halten. Sehr häufig ziehen diese „chemischen Systeme" von entwicklungsgeschichtlich älteren Anteilen in höhere, jüngere Hirnabschnitte hinein und bilden weitverstreute Systeme. Ein solches „chemisches System" zeichnet sich vor allem dadurch aus, daß es einen *gemeinsamen Neurotransmitter* oder eine *bestimmte Kombination von Transmittern* (z. B. Dopamin und Noradrenalin, ☞ 10.4.6) zur Kommunikation mit anderen Hirnstrukturen benutzt.

Obwohl die „chemischen Systeme" weitverstreute, anatomisch schlecht abgrenzbare und damit nur schwer vorstellbare „Landkarten" ergeben, lassen sich über sie doch die Wirkungen von Psychopharmaka und auch bestimmte neurologische Erkrankungen leichter verstehen (☞ 10.4.5).

11.3 Der Aufbau des Großhirns

Das **Großhirn** (*Endhirn, Telenzephalon*) stülpt sich als größter Hirnabschnitt wie der Hut eines Pilzes über das Mittelhirn und das Zwischenhirn. Es bildet so die äußere Hirnoberfläche unter der knöchernen Schädelkapsel. Wie erwähnt, ist es als entwicklungsgeschichtlich jüngster Teil des Gehirns die Grundlage für die „höheren" Hirnfunktionen: Es ist der Sitz des *Bewußtseins*, das heißt aller bewußten Empfindungen, des (selbst-) bewußten Handelns, des Willens, der Kreativität und des Gedächtnisses.

An der äußeren Oberfläche des Großhirns liegt die **Großhirnrinde**. Sie ist durch Auffaltungen und Furchen geprägt, die Folge der entwicklungsgeschichtlichen Größenzunahme der Rinde sind, da bei begrenztem Schädelraum eine große Hirnoberfläche nur durch Auffaltungen erreicht werden kann. Die aufgefalteten, erhabenen Hirnabschnitte heißen **Hirnwindungen** (*Gyri*, Einzahl = *Gyrus*), die **Furchen** dazwischen heißen *Sulci* (Einzahl: Sulcus).

Vier tiefe Furchen

Besonders tiefe Furchen werden **Fissuren** genannt. Die augenfälligste, von vorne nach hinten verlaufende Fissur (*Fissura longitudinalis* oder **Längsfurche**) teilt das Großhirn in zwei Hälften, die rechte und die linke *Hemisphäre* (☞ Abb. 11.3). Die der Mittelebene zugewandte Fläche der beiden Hemisphären (*Facies medialis*) geht an der sogenannten **Mantelkante** in die der Schädelkalotte zugewandte *Facies lateralis* über. Nur in der Tiefe sind die beiden Hemisphären durch ein breites, querverlaufendes Fasersystem, den **Balken** (*Corpus callosum*), miteinander verbunden.

Neben der großen Längsfurche gibt es weitere Fissuren, die die Großhirnhemisphären in jeweils vier **Großhirnlappen** (*Lobi*, Einzahl: *Lobus*) unterteilen:

- Die **Zentralfurche** (*Sulcus centralis*) bildet eine markante Trennungslinie zwischen **Stirnlappen** (*Lobus frontalis*) und **Scheitellappen** (*Lobus parietalis*).
- Die seitliche **Großhirnfurche** (*Sulcus lateralis*) trennt den **Schläfenlappen** (*Lobus temporalis*) vom Scheitellappen ab.
- Die **Scheitel-Hinterhauptsfurche** (*Sulcus parieto-occipitalis*) begrenzt den **Hinterhauptslappen** (*Lobus occipitalis*) nach vorn.

Die vier durch die Fissuren begrenzten Großhirnlappen jeder Hemisphäre zeigt Abb. 11.5.

Die graue Substanz des Großhirns

Die **Großhirnrinde** bedeckt als etwa 1,5 – 3 mm dicke Schicht die gesamte Großhirnoberfläche, die gewölbte Fläche zur Schädelkalotte hin genauso wie die flache Unterseite der Hirnbasis. Trotz ihrer geringen Dicke enthält sie 70 % aller **Neurone** (*Nervenzellen*) des Gehirns, die zudem wesentlich stärker als in anderen Hirngebieten miteinander verknüpft sind. Durch die hohe Dichte an Neuronen erscheint die Großhirnrinde im Schnittpräparat grau und ist deshalb Teil der **grauen Substanz** (☞ 10.2.5) des ZNS. Mikroskopisch besteht die Großhirnrinde typischerweise aus sechs übereinanderliegenden Schichten von Nervenzellen.

Dabei liegen Verbände von Nervenzellen mit ähnlichen Funktionen in **Rindenfeldern** beieinander. Die Rindenfelder sind jedoch äußerlich nicht voneinander abgrenzbar – erst moderne Forschungsmethoden haben ein halbwegs präzises Bild von der Gliederung der Großhirnrinde geliefert. Nach der Funktion unterscheidet man **motorische** und **sensorische Rindenfelder** sowie **Assoziationsfelder**. In den motorischen Rindenfeldern liegen Neurone, die Verbindungen zu allen Skelettmuskeln des Körpers besitzen und so deren Kontraktionen steuern. Die in den sensorischen Rindenfeldern liegenden Neurone verarbeiten dagegen die Sinneseindrücke von allen Sinnesorganen, samt Haut- und Gelenkrezeptoren, die zum Gehirn geleitet werden.

Die graue Substanz des Großhirns ist nicht auf die dünne äußere Schicht der Großhirnrinde beschränkt. Weitere zum Teil mächtige „graue" Nervenzellanhäufungen liegen in der Tiefe des Großhirns, also in der Nähe zum Zwischenhirn, inmitten der weißen Substanz. Sie werden **Kerne** *(Nuclei)* genannt. Zum Großhirn gehören vier der unter anderem für die Motorik wichtigen **Basalganglien** (☞ 11.4.10) und Strukturen des limbischen Systems (☞ 11.5).

Die weiße Substanz des Großhirns

Die weiße Substanz des Großhirns besteht aus Nervenfaserbündeln, die verschiedene Hirnabschnitte miteinander verbinden:

- Die **Kommissurenbahnen** verlaufen quer und verbinden linke und rechte Großhirnhemisphäre miteinander. Die mächtigste Kommissurenbahn ist der erwähnte „Balken" (☞ Abb. 11.4).
- Die **Assoziationsbahnen** (assoziieren = verbinden) leiten Impulse innerhalb einer Hemisphäre hin und her.
- Die **Projektionsbahnen** leiten Erregungen aus verschiedenen Körperregionen zum Großhirn und umgekehrt.

11.4 Die Funktionsfelder des Großhirns

11.4.1 Primäres motorisches Rindenfeld

Der Großteil des **primären motorischen Rindenfeldes** befindet sich in der vor der Zentralfurche liegenden Hirnwindung, der sogenannten **vorderen Zentralwindung** *(Gyrus praecentralis)*. Übertragen auf die Kopfoberfläche erstreckt sich dieses Gebiet von einem Ohr über den Scheitel bis zum anderen Ohr.

Im primären motorischen Rindenfeld liegen (alle) Neurone für die Steuerung bewußter Bewegungen auf engem Raum beieinander.

Jede Körperregion hat dort ihren eigenen Abschnitt, das heißt die für einzelne Bewegungen bestimmter Gelenke zuständigen Neurone liegen jeweils benachbart. Die Muskelgruppen sind allerdings ganz unterschiedlich vertreten: Nicht ihre *Größe* ist für die Neuronenzahl im Gyrus praecentralis maßgebend, sondern die bei der Bewegung erforderliche *Präzision*. So werden z. B. die Muskeln für die Hand, die motorische Sprachbildung und die Mimik (unter anderem Lippen, Zunge, Stimmbänder und Gesichtsmuskeln) und die Augenmuskeln aus großen Rindengebieten versorgt, der Rumpf dagegen nur aus einem kleinen Gebiet.

Die „Abbildung" des Körpers (**Homunkulus** genannt) auf dem primär motorischen Rindenfeld ist also durch die unterschiedliche Gewichtung der einzelnen Körperregionen verzerrt (☞ Abb. 11.8). Diese Gewichtung ist dabei nicht unveränderlich: Nach einer Fingeramputation vergrößert sich beispielsweise im Gehirn die Repräsentation der Nachbarfinger, da diese ja jetzt die Aufgabe des abgetrennten Fingers mit übernehmen müssen.

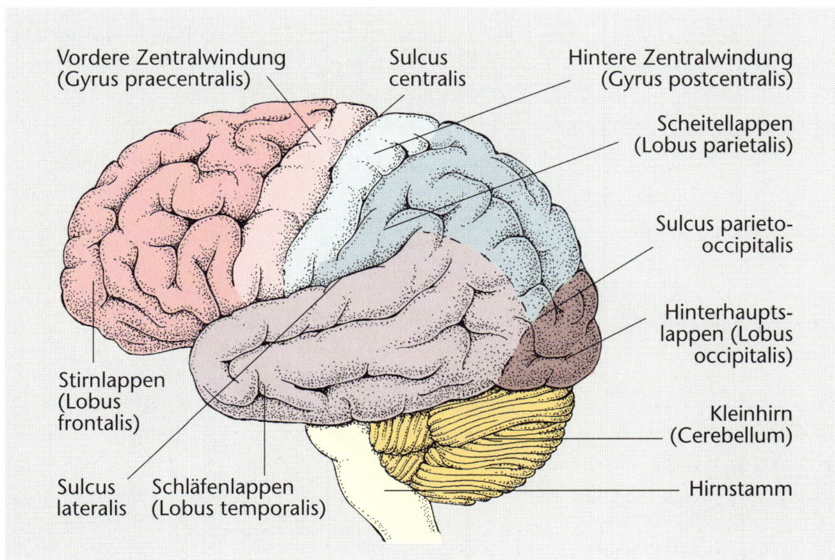

Abb. 11.5: Aufteilung der Hirnlappen des Großhirns. Seitenansicht.

11.4.2 Die Pyramidenbahn

Von den Neuronen im primären motorischen Rindenfeld ziehen die Nervenfasern über eine große Bahn, die sogenannte **Pyramidenbahn**, zu den motorischen Kernen der Hirnnerven als *Fibrae corticonucleares* und zum Rückenmark *(Fibrae corticospinales)*. Die Pyramidenbahn übermittelt somit die Steuerung der bewußten Bewegungen. Die Pyramidenbahn durchläuft auf ihrem Weg die sogenannte **innere Kapsel** *(Capsula interna)* im Bereich der Stammganglien und des Zwischenhirns und dann die verschiedenen Abschnitte des Hirnstamms. Im unteren Hirnstammbereich, der Medulla oblongata, kreuzen über 80 % der Pyramidenbahnfasern zur Gegenseite und ziehen dann als **Pyramidenseitenstrangbahn** (*Tractus corticospinalis lateralis,* ☞ Abb. 11.27) im Rückenmark zu den Motoneuronen der Körperperipherie; die anderen Fasern verlaufen ungekreuzt in der **Pyramidenvorderstrangbahn** (*Tractus corticospinalis anterior,* ☞ Abb. 11.27) und kreuzen erst auf Rückenmarksebene zur Gegenseite.

11.4.3 Die extrapyramidalen Bahnen

Das pyramidale Leitungssystem, das die bewußten Bewegungen steuert, arbeitet mit einem weiteren Leitungssystem zusammen, dessen Fasern außerhalb der Pyramidenbahn ebenfalls vom Großhirn zum Rückenmark verlaufen. Dieses wird deshalb **extrapyramidales System** genannt. Dieses System ist vor allem für die *unwillkürlichen* Muskelbewegungen zuständig und dem pyramidalen Bewegungssystem parallelgeschaltet. Das extrapyramidale System greift aber auch in die *Willkürmotorik* ein: So modifiziert es die bewußte Motorik und steuert den Muskelgrundtonus.

Die Neurone des extrapyramidalen Systems liegen in Kerngebieten unterhalb der Hirnrinde, unter anderem in den Basalganglien des Großhirns und im Hirnstammbereich. Die extrapyramidalen Kerngebiete stehen mit der Großhirnrinde, dem Kleinhirn, dem visuellen System sowie dem Gleichgewichtssinn in Verbindung. Durch diese vielfältigen Verschaltungen können Bewegungen aufeinander abgestimmt werden und so auch bei komplexen Bewegungen das Gleichgewicht erhalten bleiben.

11.4.4 Sekundäre motorische Rindenfelder

Das primäre motorische Rindenfeld steht mit **sekundären motorischen Rindenfeldern** in Verbindung, in denen die Muster für komplexe Bewegungsabläufe gespeichert sind: So kennt man ein *supplementärmotorisches Areal*

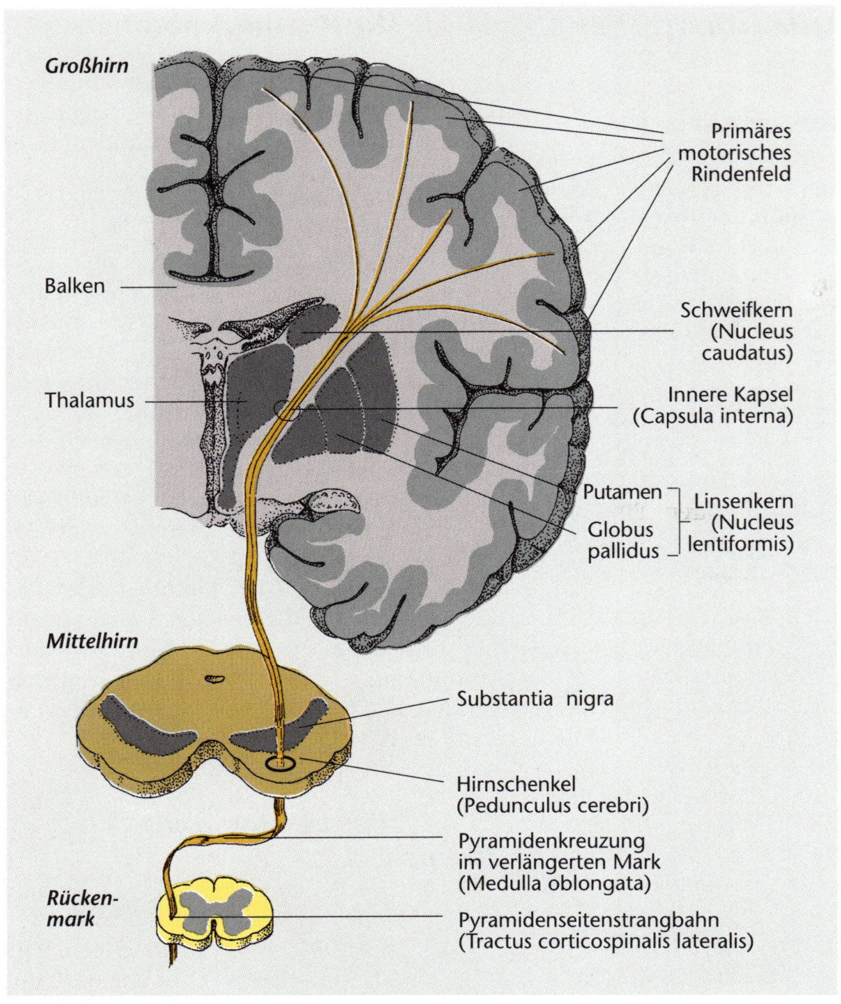

Abb. 11.6: Verlauf der Pyramidenbahn. Ausgehend vom primären motorischen Rindenfeld durchläuft die Pyramidenbahn die Capsula interna und zieht weiter durch den Hirnstamm in den Pedunculus cerebri; 80 % der Fasern kreuzen in der Medulla oblongata zur Gegenseite. Die 20 % nicht kreuzenden Fasern sind hier nicht dargestellt.

an der Mantelkante, das bei Ausfall des primären motorischen Rindenfeldes dessen Funktionen teilweise übernehmen kann. Ferner weiß man von *prämotorischen Arealen* für die *Bewegungsplanung* und einem speziellen Rindenzentrum für die Sprache, das vom Feldarzt Broca beschriebene und nach ihm benannte **Broca-Sprachzentrum**.

Das Broca-Sprachzentrum liegt bei den meisten Menschen in der linken Hemisphäre, unabhängig davon, ob sie Rechts- oder Linkshänder sind.

Störungen der motorischen Rindenfelder

Wenn die Zentren für die Bewegungsplanung ausfallen, kommt es in der Regel zu einer erheblichen motorischen Verlangsamung.

Fällt das Sprachzentrum aus, was im Rahmen eines Schlaganfalles (☞ 11.15.8) häufig geschieht, so kann der Patient nicht mehr flüssig sprechen, auch wenn die Sprechmuskulatur vollständig intakt ist; es besteht eine **motorische Aphasie** (= „ohne das Sprechen“).

11.4.5 Primäres sensorisches Rindenfeld

Das **primäre sensorische Rindenfeld** für die bewußten Empfindungen liegt in der Hirnwindung hinter der Zentralfurche, der **hinteren Zentralwindung** *(Gyrus postcentralis)*. Es erhält seine Informationen von den peripheren Rezeptoren, z. B. in der Haut, den Muskeln und Gelenken oder auch den inneren Organen. Dieser Zufluß an Informationen wird über aufsteigende Bahnen zunächst bis zum Thalamus im Zwischenhirn geleitet und dort auf weitere Neurone umgeschaltet, deren Axone durch die innere Kapsel zur hinteren Zentralwindung und ihren Nachbargebieten ziehen. Die Informationen aus den einzelnen Körperregionen werden dabei jeweils speziellen Abschnitten dieses Areals zugeleitet.

Wie bei den motorischen Rindenfeldern korreliert auch hier die Größe der Rindenfelder nicht mit der Größe der repräsentierten Körperregionen, sondern sie hängt von der Dichte der Rezeptoren, das heißt von der *Empfindsamkeit* der betreffenden Region ab. So sind z. B. die Lippen und die Finger als große Rindenbezirke, die Haut von Rücken und Rumpf hingegen nur als kleine Rindenbezirke repräsentiert (☞ Abb. 11.8).

11.4.6 Sekundäre sensorische Rindenfelder

Die genannten primären sensorischen Rindenfelder stehen mit **sekundären sensorischen Rindenfeldern** in Verbindung. Hier sind Erfahrungen über frühere Empfindungen gespeichert, so daß neu eintreffende Informationen aus verschiedenen Modalitäten, z. B. über Gelenkstellung, Muskellänge und Gleichgewicht, damit verglichen, erkannt und gedeutet werden können.

11.4.7 Die Rindenfelder der Sinnesorgane

Die Empfindungen aus den großen Sinnesorganen – Sehen, Hören, Riechen und Schmecken – werden speziellen Rindenfeldern außerhalb der hinteren Zentralwindung zugeleitet.

Das Sehzentrum

Das Sehzentrum liegt im Hinterhauptslappen des Großhirns (☞ Abb. 11.7). Man unterscheidet auch hier eine *primäre* und eine *sekundäre* Sehrinde. In der primären Sehrinde endet die Sehbahn (☞ 12.6.9). In der sekundären Sehrinde (auch *visuelles Assoziationsgebiet* genannt) werden diese Bilder weiterverarbeitet,

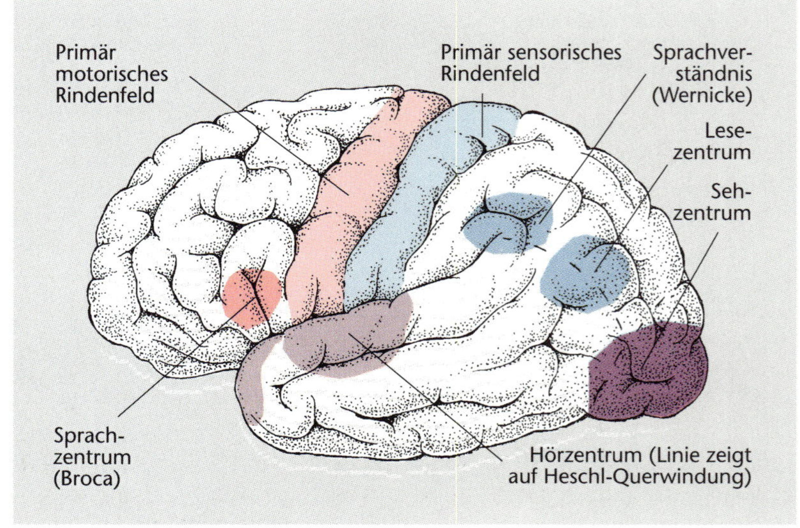

Abb. 11.7: Rindenfelder mit den dort lokalisierten verschiedenen Funktionen. Die einzelnen Gebiete entsprechen meist nicht den anatomischen Lappeneinteilungen.

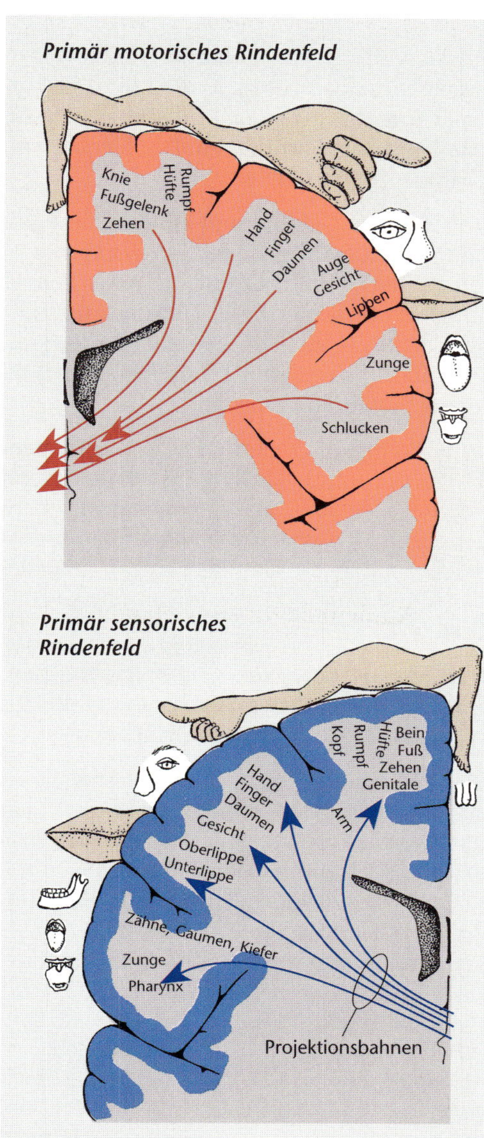

Abb. 11.8: Homunkulus im Bereich des primären motorischen und des primären sensorischen Rindenfeldes. Die Skelettmuskeln der Beine sind auf dem primär motorischen Rindenfeld nahe der Mantelkante repräsentiert, die Armmuskeln dagegen mehr in Richtung Schädelbasis. Wie bei den motorischen Rindenfeldern steht das Körperschema auch bei den sensorischen Rindenfeldern „auf dem Kopf". Empfindliche Körperregionen (z. B. die Lippen) sind größenmäßig überrepräsentiert.

z. B. mit früheren optischen Eindrücken verglichen, so daß das Gesehene nicht nur wahrgenommen („großer Mann mit Schnurrbart und weißem Kittel"), sondern auch identifiziert („Chefarzt Dr. Klein") werden kann. Zu den sekundären Sehzentren gehört auch das *Lesezentrum* im hinteren Scheitellappen.

Fällt das primäre Sehzentrum aus, so ist man blind – auch wenn Augen und Sehbahnen intakt sind. Eine solche durch einen Rindenausfall bedingte Blindheit wird **Rindenblindheit** genannt. Fällt dagegen das sekundäre Sehzentrum aus, in dem die optischen Erinnerungen gespeichert sind, so kann man zwar sehen, das optische Erkennen ist jedoch gestört. Diese Art der Blindheit wird **„Seelenblindheit"** genannt.

Das Hörzentrum

Das **Hörzentrum** liegt im Schläfenlappen des Großhirns (☞ Abb. 11.7). Das *primäre* Hörzentrum liegt direkt unterhalb der seitlichen Großhirnfurche (☞ 11.3) in der sogenannten *Heschl-Querwindung.* Dort endet die Hörbahn. Das *sekundäre* Hörzentrum ermöglicht die Identi- fizierung der Höreindrücke. Für die *Spracherkennung* ist ein besonderes Rindenfeld lokalisiert worden, das **Wernicke-Zentrum** für das Sprachverständnis.

Entspechend dem für das Sehzentrum Gesagten gilt auch für die Hörzentren: Ein Ausfall des primären Hörzentrums führt zur Taubheit bei unter Umständen intakten Hörorganen und Hörbahnen, zur sogenannten **Rindentaubheit**. Die Schädigung des sekundären Hörzentrums führt dagegen zur **„Seelentaubheit"**, bei der man zwar hört, das Gehörte jedoch nicht hinreichend einordnen kann. Bei gestörtem Sprachverständnis, der sogenannten **sensorischen Aphasie**, ist das Sprechen des Betroffenen zwar flüssig, jedoch oft nicht sinnvoll, da viele Begriffe falsch gebraucht werden.

11.4.8 Die Assoziationsgebiete

Die **Assoziationsgebiete** des Großhirns dienen der *Integration* (das heißt der Zusammenführung und weiteren Verarbeitung) von Sinneseindrücken und motorischen Handlungsentwürfen. Durch die Verbindungen verschiedenster motorischer und sensorischer Rindenfelder bilden sie die Grundlage für viele Hirnleistungen, wie z. B. logisches Denken und Kreativität. Die Assoziationsgebiete machen einen großen Anteil der Hirnrinde aus, so gehören zu ihnen zahlreiche Rindenfelder der vier Großhirnlappen einschließlich von Anteilen des limbischen Systems.

Wie hervorragend sich das kortikale Netzwerk zur Assoziation von Informationen eignet, läßt sich erahnen, wenn man weiß, daß jedes beliebige Neuron über höchstens sechs Synapsen mit jedem anderen beliebigen Neuron der Großhirnrinde in Verbindung treten kann.

Links und Rechts

Beide Großhirnhemisphären unterscheiden sich insbesondere in den Assoziationsgebieten etwas voneinander und ergänzen sich in der Zusammenarbeit: Die *linke* Hemisphäre ist bei den meisten Menschen Sitz der Sprache, der Zahlenkenntnis und des abstrakten, logischen Denkens, während die *rechte* Hemisphäre eher Grundlage ist für Kreativität, künstlerische Begabungen, Einsicht und Vorstellungskraft.

11.4.9 Einige Krankheitsbilder

Demenz und Alzheimer-Krankheit

Unter **Demenz** versteht man einen fortschreitenden Verlust vor allem von Großhirnfunktionen: Gedächtnisausfall, Schwinden der Interessen und emotionale Verflachung führen zum Zerfall der gesamten Persönlichkeitsstruktur und auch der körperlichen Fähigkeiten. Solche Patienten haben keinen Tag-Nacht-Rhythmus und erkennen ihre Angehörigen nicht mehr. Die Pflege dementer Patienten stellt hohe Anforderungen an Angehörige und Pflegepersonal (näheres ☞ 24.4).

Strukturell findet man bei diesem Krankheitsbild eine Atrophie von Hirngewebe mit einer entsprechenden Abflachung der Hirnwindungen. Die entstehenden Hohlräume sind mit Liquor ausgefüllt (☞ 11.15.5, Abb. 11.52).

Epilepsie

Das Krankheitsbild der **Epilepsie** *(Fallsucht)* ist gekennzeichnet durch plötzlich einsetzende, wiederkehrende Krampfanfälle durch eine abnorme synchronisierte Aktivitätssteigerung des ZNS. Die häufigste Anfallsform ist der **Grand mal-Anfall** (grand mal = „großes Übel") mit plötzlichem Bewußtseinsverlust und anfänglicher Streckung der Rücken- und Extremitätenmuskulatur *(tonische Phase),* die gefolgt wird von Zuckungen der Extremitäten *(klonische Phase).* Zusätzlich kommt es häufig zur Absonderung von schaumigem Speichel sowie zu Urin- und manchmal zu Stuhlabgang.

Erste Hilfe-Maßnahmen ☞ 24.5.2.

Neben den Grand mal-Anfällen gibt es zahlreiche weitere Anfallsformen, zum Teil auch ohne Bewußtseinsverlust, mit ganz unterschiedlichen klinischen Erscheinungsbildern.

Ursache für die Krampfanfälle können abnorme elektrische Entladungen in einem Gehirnareal *(Fokus)* mit instabilem Membranpotential (☞ 10.3.2) sein: Ein gestörtes Gleichgewicht von Aktivierungs- und Hemmungsvorgängen führt hier zu unkontrollierten Entladungen der erkrankten Neurone. Fokus kann jeder geschädigte Neuronenverband sein; Ursache der Schädigung können z. B. Narbenbildungen nach Hirnverletzungen, tumoröse Entartung, Sauerstoffmangel oder entzündliche Prozesse sein. Man spricht dann von *sekundärer Epilepsie.* Oft bleibt aber – trotz ausgedehnter neurologischer Diagnostik mit EEG und Computertomographie (☞ 10.7) – die Ursache unklar; man spricht von (genuin = echt) oder *primärer Epilepsie.*

Bei der Behandlung der sekundären Epilepsie wird versucht, die auslösende Ursache zu beseitigen. Bei der – vor allem bei Kindern wesentlich häufigeren – genuinen Epilepsie ist dies nicht möglich, so daß durch Medikamente *(Antiepileptika)* über lange Zeit – oft lebenslang – die unkontrollierten Entladungen und damit die epileptischen Anfälle unterdrückt werden müssen.

Auf diese Weise kann bei vielen Patienten Anfallsfreiheit erzielt werden, oft allerdings um den Preis beträchtlicher Nebenwirkungen.

Folgen einer Stirnhirnschädigung

Bei Verletzungen oder Tumoren im Stirnhirnbereich kommt es meistens zu eingreifenden Persönlichkeitsveränderungen, zu erhöhter Ablenkbarkeit, zu Änderungen des Zeitgefühls, zur Antriebslosigkeit und in fortgeschrittenen Stadien zu *Perseverationen* (Beharren auf einer einmal begonnenen Tätigkeit) sowie zu depressiven oder euphorischen Zuständen.

11.4.10 Die Basalganglien

Die **Basalganglien** *(Stammganglien)* sind tiefgelegene Kerngebiete des Großhirns und Zwischenhirns. Die größte Kernanhäufung der Stammganglien ist der **Streifenkörper** oder *Corpus striatum.* Er wird durch die dicken Faserzüge der Pyramidenbahn in Höhe der inneren Kapsel in zwei Anteile aufgeteilt (☞ Abb. 11.10): den **Schweifkern** *(Nucleus caudatus)* und **Schalenkern** *(Putamen).* Der Schalenkern bildet zusammen mit dem „blassen Kern" **(Globus pallidus)** den **Linsenkern** *(Nucleus lentiformis).* Putamen und Globus pallidus gehören jedoch nur topographisch (= der Lage nach) zusammen: Entwicklungsgeschichtlich und funktionell unterscheiden sie sich stark voneinander; das Putamen wird zum Großhirn, der Globus pallidus zum Zwischenhirn gerechnet. Eine weitere Kernansammlung, die zu den Basalganglien gerechnet wird, ist der **Mandelkern** *(Corpus amygdaloideum).* Er ist auch Teil des **limbischen Systems** (☞ 11.5).

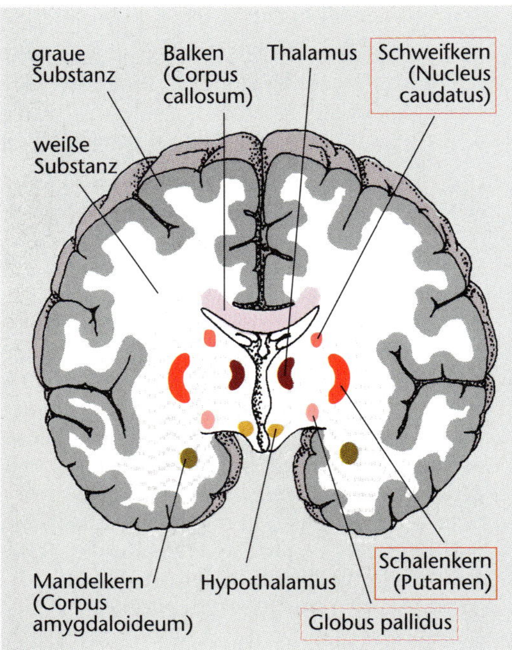

Abb. 11.10: Lage der Basalganglien im Hirnquerschnitt. Die Basalganglien Schweifkern, Schalenkern und Globus pallidus sind Kerngebiete des Großhirns. Schweifkern und Schalenkern werden zusammen als Streifenkörper bezeichnet, Schalenkern und Globus pallidus bilden zusammen den Linsenkern.

Gemeinsam mit tieferliegenden Kerngebieten von Zwischenhirn und Hirnstamm gehört der Streifenkörper zum *extrapyramidalen motorischen System,* dessen oberste Befehlsstellen diese Kerngebiete bilden. Wie beschrieben, werden durch das extrapyramidale System die unwillkürlichen Muskelbewegungen und der Muskeltonus gesteuert und die Willkürmotorik modifiziert.

Die Parkinson-Krankheit

Entsprechend den genannten Aufgaben des extrapyramidalen Systems führen Ausfälle im Bereich der Basalganglien zu Störungen der normalen Bewegungsabläufe. Die häufigste Störung im extrapyramidalen System und die häufigste neurologische Erkrankung des älteren Menschen überhaupt ist die **Parkinson-Krankheit** *(Morbus Parkinson).*

200 000 Patienten in Deutschland leiden an ihr. Ursache für die Störungen ist der Untergang regulierender *dopaminerger Neurone* (☞ 10.4.6) in der Substantia nigra des Mittelhirns (☞ 11.7.1 und Abb. 11.14), die normalerweise hemmend auf die Neurone im Streifenkörper wirken. Die „Balance" im extrapyramidal-motorischen System geht dadurch verloren.

Die Krankheit tritt familiär gehäuft auf und hat einen allmählich fortschreitenden (chronisch-progredienten) Verlauf. Sie äußert sich klinisch in einer **Hypokinesie** („Bewegungsarmut") mit starrem, maskenhaftem Gesicht, Verschlechterung von Körperhaltung und Gang, in feinem Zittern (**Ruhetremor**) und einem erhöhten Muskelgrundtonus (**Rigor**, ☞ 7.3.9). Charakteristisch ist ein schlurfendes Gangbild mit kleinen Schritten, gebückter Haltung und Schwierigkeiten, die Bewegung zu beginnen und zu beenden. Therapeutisch wird durch Gabe verschiedener, oft in Kombination eingesetzter Medikamente versucht, die Symptome zu lindern (z. B. L-Dopa, ☞ 10.4.6). Hinzu treten muß die Krankengymnastik, vor allem zur Behandlung der Gehstörungen.

11.5 Limbisches System

Das **limbische System** ist eine funktionelle Einheit, die aus Strukturen des Großhirns, des Zwischenhirns und des Mittelhirns gebildet wird, und die die Kerngebiete des Hirnstamms und den Balken wie ein „Saum" (limbus) umgibt. Zum limbischen System gehören unter anderem:

- der **Mandelkern** *(Corpus amygdaloideum)*,
- der **Hippocampus** *(Ammonshorn)*,
- Teile des **Hypothalamus** (eines Zwischenhirnabschnitts), so die **Mamillarkörper** *(Corpora mamillaria)*, die über eine Faserbahn, den **Fornix** *(Gewölbe)*, Signale vom Hippocampus erhalten.

Insbesondere Gefühle und emotionale Reaktionen werden von diesem entwicklungsgeschichtlich sehr alten System – unter Beteiligung von Großhirnrinde, Thalamus und Hypothalamus – gebildet: Furcht, Wut, Aggression, aber auch sexuelle Wünsche nehmen offenbar hier ihren Ursprung.

Entwicklungsgeschichtlich sind die Rindenanteile des limbischen Systems aus dem *Riechhirn* (☞ auch Abb. 11.2) hervorgegangen, zu dem beim Menschen neben diesen Rindenanteilen auch noch der Riechkolben und der Tractus olfactorius zählen (mehr über das Riechen ☞ 12.5.4).

Über den Hypothalamus nehmen die Erregungen des limbischen Systems auf zahlreiche vegetative Organfunktionen Einfluß.

Man sieht das limbische System deshalb auch als übergeordnete Zentrale der endokrinen und vegetativen Regulation an *(„Visceral Brain")*. Beispiele für den Einfluß des limbischen Systems sind der Durchfall, der Blutdruckanstieg und die erhöhte Herzfrequenz vor Prüfungen. Gemeinsam mit anderen Großhirnstrukturen spielt das limbische System über Verknüpfungen mit den Assoziationsgebieten (☞ 11.4.8) auch für das Gedächtnis eine Rolle (☞ 10.6). Die bei Tieren noch enge Beziehung von Gerüchen und Emotionen kommt auch beim Menschen noch in Redewendungen wie *„jemanden nicht riechen können"* zum Ausdruck.

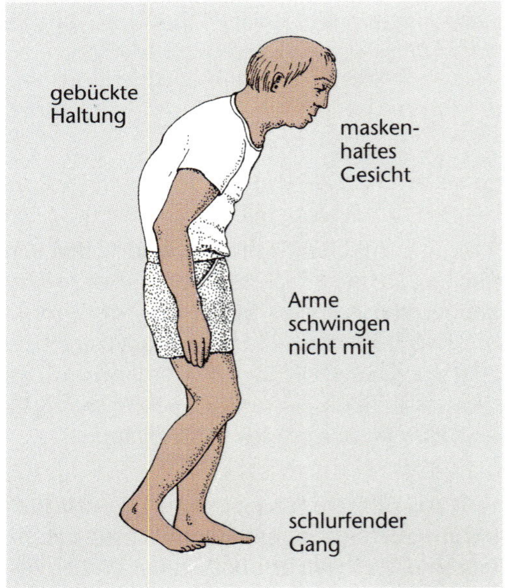

Abb. 11.11: Charakteristische Körperhaltung bei Morbus Parkinson. Typischerweise werden die Arme beim Gehen nicht mitbewegt. Der Gang ist schlurfend bei gebeugter Haltung, das Gesicht ausdruckslos.

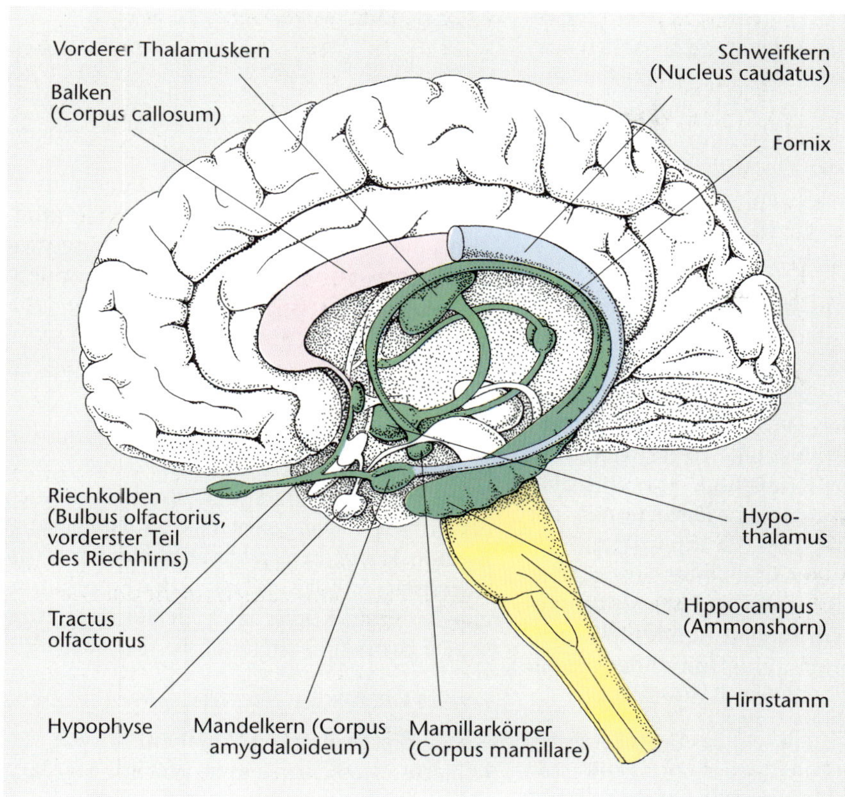

Abb. 11.12: Das limbische System. Diese vereinfachte Abbildung zeigt, daß sich die zum limbischen System zählenden Strukturen wie ein Saum um Balken und Hirnstamm formieren. Sie sind miteinander vielfach verflochten.

11.6 Das Zwischenhirn

Das **Zwischenhirn** *(Dienzephalon)* ist die Schaltstelle zwischen Großhirn („oben") und dem Hirnstamm („unten"). Hauptbestandteile des Zwischenhirns sind der **Thalamus** und der **Hypothalamus**, an dem wie ein dicker Tropfen die **Hypophyse** (*Hirnanhangsdrüse*) hängt.

Gegenüber dem Hypothalamus, in unmittelbarer Nachbarschaft zum Thalamus, liegen weitere Abschnitte des Zwischenhirns: der **Epithalamus**, der *Metathalamus* und der *Subthalamus*. Zum Epithalamus gehört als kleine Vorwölbung die *Zirbeldrüse* oder **Epiphyse** (Näheres ☞ 13.3).

Der Thalamus

Der **Thalamus** besteht hauptsächlich aus grauer Substanz, also Neuronen, die in knapp 200 Kerngebiete *(Thalamuskerne)* gruppiert sind. Einen der größten der Thalamuskerne, den vorderen Thalamuskern, zeigt Abb. 11.12. Linker und rechter Thalamus umschließen den *3. Ventrikel* (☞ Abb. 11.47) und sind nur durch eine zentrale „Brücke", die *Adhaesio interthalamica* (☞ Abb. 11.4), miteinander verbunden.

Alle Informationen aus der Umwelt oder der Innenwelt des Körpers – vom Rückenmark, Hirnstamm und auch vom Kleinhirn – gelangen über aufsteigende Bahnsysteme zu den Thalamuskernen. Dort werden sie gesammelt, miteinander verschaltet und verarbeitet, bevor sie über Projektionsbahnen (☞ Abb. 11.8) der Großhirnrinde zugeleitet und dort zu bewußten Empfindungen verarbeitet werden. Weitere Verbindungen bestehen zum limbischen System. Damit die Großhirnrinde und das Bewußtsein nicht von Signalen „überflutet" werden, wirkt der Thalamus wie ein **Filter**, den nur für den Gesamtorganismus bedeutsame Erregungen passieren können; der Thalamus wird deshalb auch das *Tor zum Bewußtsein* genannt.

Hypothalamus und Hypophyse

Der **Hypothalamus** liegt als unterster Abschnitt des Zwischenhirns unterhalb des Thalamus. Trotz seiner geringen Größe ist der Hypothalamus ein lebensnotwendiger Teil des Gehirns, der bei der Steuerung zahlreicher körperlicher und psychischer Lebensvorgänge eine überragende Bedeutung hat. Diese Steuerung geschieht zum Teil auf *nervalem* Wege über das vegetative Nervensystem (☞ auch 11.12), zum Teil *hormonell* über den Blutweg. Entsprechend schüttet der Hypothalamus sowohl Neurotransmitter als auch Neuropeptide und Hormone aus. Der Hypothalamus stellt dadurch ein zentrales Bindeglied zwischen dem Nervensystem und dem Hormonsystem dar.

Über eine untere Ausstülpung, den **Hypophysenstiel** *(Infundibulum)* steht der Hypothalamus mit der **Hypophyse** *(Hirnanhangsdrüse)* in Verbindung. In besonders gut durchbluteten Kerngebieten des Hypothalamus werden Hormone gebildet: Im paarigen *Nucleus supraopticus* das Hormon **Adiuretin**, in den beiden *Nuclei paraventriculares* das Hormon **Oxytocin** (Näheres ☞ 13.2.1).

Beide Wirkstoffe gelangen auf *nervalem* Weg – transportiert durch zugehörige Axone – über den Hypophysenstiel zum *hinteren* Anteil der Hypophyse, dem **Hypophysenhinterlappen** *(Neurohypophyse)*. Dort werden die beiden genannten Hormone gespeichert und bei Bedarf ins Blut abgegeben. Diese Art der Hormonabgabe von Nervenzellen über Nervenfasern nennt man **Neurosekretion.**

Vom Hypothalamus werden über hochspezialisierte Rezeptoren viele Körperfunktionen kontrolliert:
- Thermorezeptoren messen die Körpertemperatur.
- Osmotische Rezeptoren kontrollieren den Wasserhaushalt.
- Hormon- und andere Rezeptoren überwachen die Kreislauffunktionen, den Gastrointestinaltrakt und die Blasenfunktion.
- Über ein Durst-, Hunger- und Sättigungszentrum (☞ 11.1) wird die Nahrungs- und Flüssigkeitsaufnahme gesteuert.
- Auch mit der Entstehung von Gefühlen wie Wut und Aggression wird der Hypothalamus in Zusammenhang gebracht.

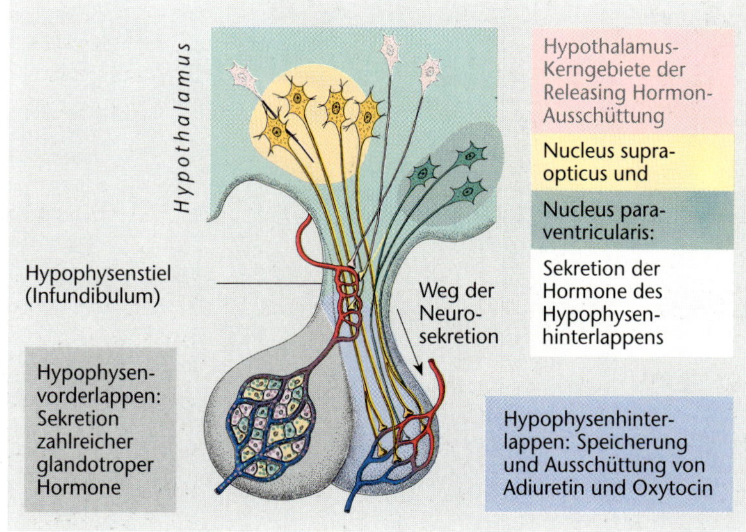

Abb. 11.13: Hypophyse und Hypothalamus.
Im Hypothalamus werden verschiedene Hormone gebildet: mehrere Releasing Hormone, die den Hypophysenvorderlappen beeinflussen; Adiuretin und Oxytocin, die beide auf nervalem Weg (*Neurosekretion*) zum Hypophysenhinterlappen gelangen und dort ins Blut abgegeben werden.

Hypophysenvorderlappen

In anderen Kerngebieten des Hypothalamus werden weitere Hormone gebildet, die jedoch nicht selbst direkt wirken, sondern als **Releasinghormone** (*„freisetzende Hormone“*; sie stimulieren die Ausschüttung von Hypophysenvorderlappenhormonen) über *Blutgefäße* den *vorderen* Anteil der Hypophyse, den *Hypophysenvorderlappen* erreichen. Dieser Teil der Hypophyse gehört entwicklungsgeschichtlich nicht zum Nervengewebe. Der Hypophysenvorderlappen ist die wichtigste übergeordnete *Hormondrüse* des Körpers (☞ 13.2.2).

11.7 Hirnstamm und Formatio reticularis

Der **Hirnstamm** ist der unterste und älteste Gehirnabschnitt. Er wird in drei Anteile gegliedert: Mittelhirn, Brücke und verlängertes Mark, das auf der Höhe des Hinterhauptlochs ohne scharfe Grenze in das Rückenmark übergeht (☞ Abb. 11.15). Der Hirnstamm besteht aus auf- und absteigenden Leitungsbahnen (weiße Substanz) und aus Ansammlungen von Nervenzellen (graue Substanz).

11

11.7.1 Das Mittelhirn

Als **Mittelhirn** *(Mesencephalon)* bezeichnet man das nur 1,5 cm lange „Mittelstück“ zwischen dem Oberrand der Brücke und dem Zwischenhirn. Im Querschnitt durch das Mittelhirn lassen sich zwei Zonen abgrenzen:

- Das **Mittelhirndach** *(Tectum mesencephalicum)*, das vier Erhebungen enthält (sogenannte *Vierhügelplatte*), die als akustisches und optisches Reflexzentrum dienen.
- Die **Hirnschenkel** *(Pedunculi cerebri* ☞ Abb. 11.6); lange Leitungsbahnen, die in zwei Vorwölbungen zur Großhirnbasis verlaufen. Sie enthalten die Fasermassen der Groß- und Kleinhirn-Verbindungen und die Pyramidenbahn. Die Hirnschenkel dienen damit dem Austausch von motorischen und sensiblen Informationen zwischen Rückenmark, verlängertem Mark, Brücke, Kleinhirn, Thalamus und Großhirn. Zu den Hirnschenkeln gehört die *Mittelhirnhaube* (Tegmentum mesencephalicum), welche Ursprungszellen des III. und IV. Hirnnerven enthält.

Das Mittelhirn enthält im Gebiet von Mittelhirnhaube und -dach auch Kerngebiete des extrapyramidalen Systems. Sie heißen wegen ihrer Färbung in mikroskopischen Hirnschnitten *„Schwarze Substanz“* **(Substantia nigra)** und *„Roter Kern“* **(Nucleus ruber)** und sind Schaltzentren, die reflexartig – also ohne willentliche Beeinflussung – Bewegungen der Augen, des Kopfes und des Rumpfes auf die Eindrücke von Augen und Ohren abstimmen. Zwischen Mittelhirndach und Mittelhirnhaube wird das Mittelhirn vom **Aquädukt** durchzogen, dem feinen liquorführenden Kanal zwischen dem 3. und dem 4. Ventrikel.

Im Bereich des Aquädukts ist das Ventrikelsystem am engsten; angeborene oder erworbene (z. B. entzündliche) Verklebungen treten deshalb hier am häufigsten auf. Eine solche *Aquäduktstenose* führt zur Behinderung des Liquorabflusses und zur Erweiterung der vorgeschalteten Ventrikel mit der Folge eines *Hydrocephalus internus* (☞ 11.15.6).

11.7.2 Die Brücke

In der **Brücke** *(Pons)* setzen sich die längsverlaufenden Bahnsysteme vom Großhirn zum Rückenmark (bzw. umgekehrt) fort. In querverlaufenden Faserbündeln verbindet die Brücke außerdem das Großhirn mit dem Kleinhirn. In der Brücke liegen die Kerngebiete des V., VI., VII. und zum Teil diejenigen des VIII. Hirnnerven (☞ 11.8). Auch ein Regulationszentrum für die Atmung liegt in diesem Gebiet.

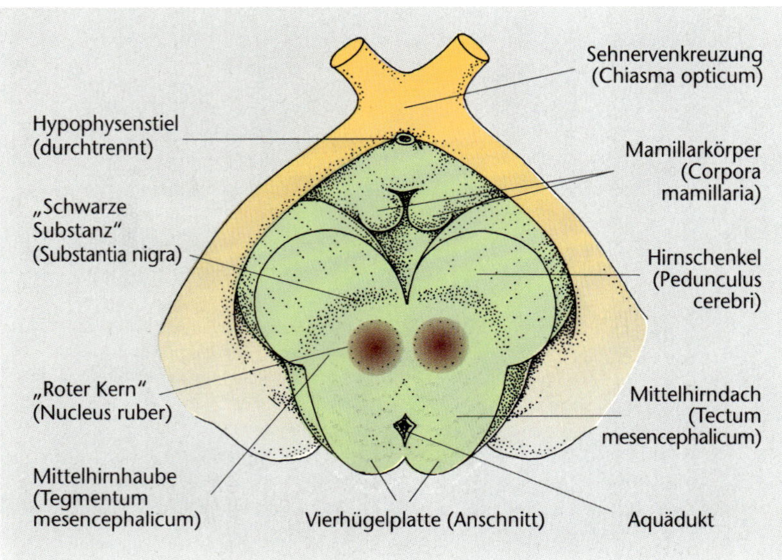

Abb. 11.14: Schnitt durch das Mittelhirn. Mit etwas Phantasie lassen sich die Strukturen als „Gesicht“ deuten: Die Augen entsprechen dem Nucleus ruber, die Augenbrauen der Substantia nigra, der Mund dem Aquädukt und die (etwas zu großen) Ohren den Hirnschenkeln.

11.7.3 Das verlängerte Mark

Das **verlängerte Mark** *(Medulla oblongata)* bildet den unteren Anteil des Hirnstamms und damit den Übergang zum Rückenmark. Es enthält in seiner weißen Substanz auf- und absteigende Bahnen vom und zum Rückenmark. Die absteigenden Bahnen für die Willkürmotorik bilden im Bereich des verlängerten Marks zwei Vorwölbungen, die **Pyramiden.** Sie geben der schon erwähnten *Pyramidenbahn* den Namen (☞ 11.4.2).

Die Pyramidenbahnfasern kreuzen in diesem Bereich zum größten Teil auf die Gegenseite, so daß die motorischen Nervenfasern aus der *linken* Großhirnhälfte die Muskeln der *rechten* Körperhälfte versorgen und umgekehrt. Auch ein großer Teil der sensiblen, aufsteigenden Bahnen kreuzt in der Medulla oblongata zur Gegenseite, so daß ca. 80 % der Empfindungen aus einer Körperhälfte in der *entgegengesetzten* Hirnhälfte aufgenommen werden.

Lebenswichtige Regelzentren

Neben diesen Bahnsystemen enthält das verlängerte Mark in seiner grauen Substanz Steuerungszentren für lebenswichtige *Regelkreise* (☞ 1.6): das **Herz-Kreislaufzentrum** beeinflußt Herzschlag und Kontraktionskraft des Herzens und steuert die Weite der Blutgefäße. Das **Atemzentrum** reguliert den Grundrhythmus der Atmung. Weitere wichtige **Reflexzentren**, so z. B. Schluck-, Husten-, Nies- und Brechzentren vermitteln lebenswichtige motorische Reflexhandlungen.

Diese Zentren erhalten die zu ihrer Aufgabenerfüllung erforderlichen Informationen über afferente Bahnen des vegetativen Nervensystems (z. B. vom IX. und X. Hirnnerven, vergleiche Abb. 16.13), zum Teil befinden sich die Sensoren (z. B. für pH-Wert, Sauerstoff- und Kohlendioxidpartialdruck ☞ 17.12), auch direkt im verlängerten Mark.

Durch die Konzentration lebenswichtiger Zentren im verlängerten Mark kann unter Umständen ein einzelner harter Schlag auf die umgebende Schädelbasis (etwa bei einem Boxkampf) tödlich sein. Auch die Einklemmung des verlängerten Marks im großen Hinterhauptsloch infolge intrakranieller Drucksteigerung kann rasch zum Tode führen (☞ 11.15.6).

Andererseits können Patienten, bei denen aufgrund eines Sauerstoffmangels das gesamte Großhirn ausgefallen ist, unter Umständen weiterleben, *ohne* an Apparate angeschlossen zu sein. In solchen Fällen mit lediglich erhaltener Stammhirnfunktion spricht man von *apallischem Syndrom* („Apalliker“) oder **Teilhirntod.**

Schließlich liegen im verlängerten Mark die Kerngebiete des VIII., IX., X., XI. und XII. Hirnnerven, über deren vegetative Anteile ebenfalls Steuersignale der besprochenen Regelzentren zu den inneren Organen ziehen.

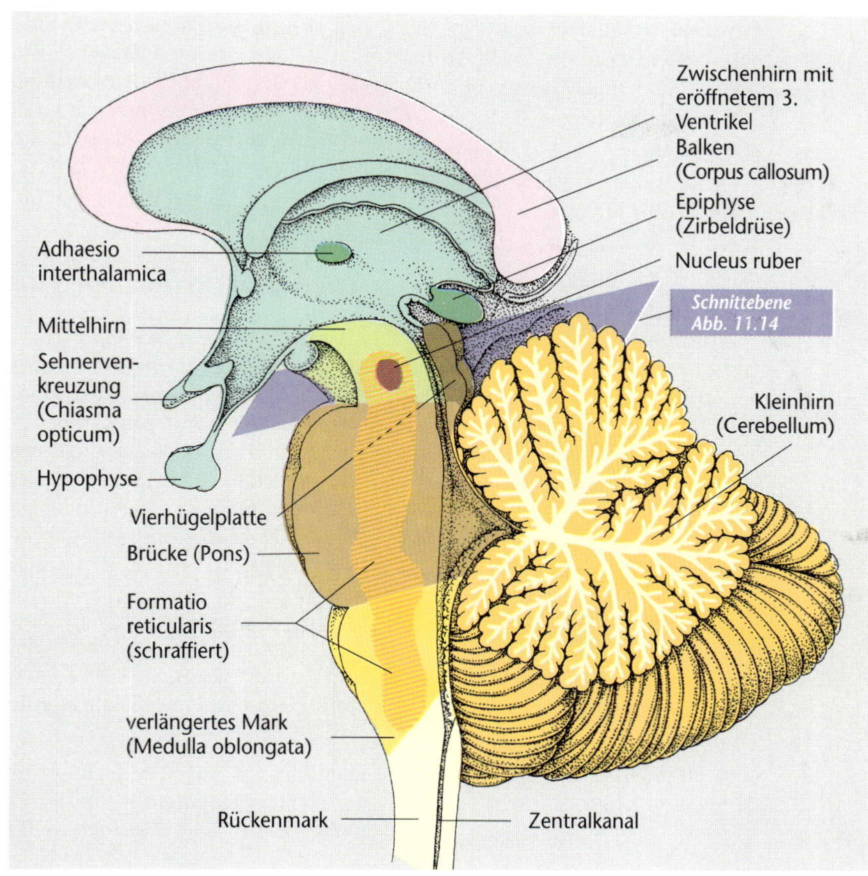

Abb. 11.15: Funktionszentren im Hirnstamm. Die Formatio reticularis erstreckt sich vom Mittelhirn über die Brücke bis in das verlängerte Mark. Der Nucleus ruber ist im Mittelhirn angedeutet. Außerdem erkennt man die Epiphyse, die Hypophyse und das Kleinhirn. Der 3. Ventrikel ist durch diese Schnittführung offengelegt.

11.7.4 Die Formatio reticularis

Im gesamten Hirnstamm bis hin zum Thalamusbereich des Zwischenhirns liegen Neuronenverbände, die nicht in scharf abgegrenzten Kerngebieten konzentriert sind. Mit ihren zugehörigen Nervenfasern haben sie ein netzartiges Aussehen und werden deshalb **Formatio reticularis** („netzartiges Gebilde") genannt. Die Nervenzellen der Formatio reticularis erhalten aus allen Hirngebieten Informationen, die sie verarbeiten und ihrerseits mit Erregungsimpulsen zu allen Hirngebieten beantworten.

Die Formatio reticularis stellt ein Regulationszentrum für die Aktivität des gesamten Nervensystems dar. Sie spielt bei der Steuerung der Bewußtseinslage und des Wach-Schlaf-Rhythmus eine entscheidende Rolle. Dabei wird die Großhirnrinde durch das sogenannte **aufsteigende retikuläre Aktivierungssystem** der Formatio reticularis (abgekürzt: *ARAS*, auch *unspezifisches sensibles System* genannt) aktiviert.

11.7.5 Die Bewußtseinslagen

Je nach der Aktivität dieses Systems entstehen die unterschiedlichen Bewußtseinslagen, z. B. von „gespannter Aufmerksamkeit" über „gedankliches Abschalten" bis hin zum Schlaf. Der Bewußtseinszustand kann durch Alkohol und Drogen, durch Medikamente wie z. B. Narkosemittel, aber auch durch Meditation beeinflußt werden. Schädigungen des Gehirns können sogar zur völligen Ausschaltung des Bewußtseins, zum **Koma** führen. Im einzelnen unterscheidet man:

- **Benommenheit** *(leichte Bewußtseinsstörungen)* mit verlangsamtem Denken und Handeln und ungenauen Reaktionen;
- **Somnolenz** *(krankhafte Schläfrigkeit).* Hier ist der Patient nur durch äußere Reize weckbar, kaum ansprechbar und kann nur einfache Fragen beantworten.
- **Sopor** *(stärkere Bewußtseinsstörung).* Der Patient ist nur durch starke Reize weckbar. Die Beantwortung einfacher Fragen ist nur bei gleichzeitigem Schmerzreiz möglich;
- **Präkoma** *(leichte Bewußtlosigkeit).* Der Patient ist nicht weckbar, reagiert aber noch auf Schmerzreize; sowie
- **Koma** *(tiefe Bewußtlosigkeit).* Der Patient zeigt keine Reaktion mehr auf Schmerzreize. Da ein Koma jederzeit in einen Atemstillstand übergehen kann, ist Intensivüberwachung (Monitor) notwendig.

Häufige Komaursachen ☞ *24.2.1.*

11.7.6 Der Schlaf

Ein physiologischer Zustand zeitweiser „Unbewußtheit" ist der **Schlaf**, in dem wir ein Drittel unseres Lebens verbringen. Er ist unsere lebensnotwendige Aufbau- und Erholungsphase.

Man kann beim Schlaf verschiedene Stadien unterscheiden: Phasen, die durch typische schnelle Bewegungen der Augäpfel charakterisiert sind *(rapid eye movements*, abgekürzt **REM-Schlaf**) und ruhigere Schlafphasen ohne diese Augenbewegungen (**Non-REM-Schlaf**).

REM- und Non-REM-Schlaf

Im *REM-Schlaf* werden Puls und Atmung schneller und unregelmäßig, der Blutdruck zeigt große Schwankungen, der Muskeltonus ist herabgesetzt und der Betroffene *träumt* häufig. Im traumlosen *Non-REM-Schlaf* dagegen sinken Blutdruck und Körpertemperatur phasenweise bis zum *Tiefschlaf* ab, und der Betreffende ist nur schwer erweckbar.

Aktive REM-Schlafphasen und aufbauende Non-REM-Schlafphasen wechseln sich in etwa stündlich während einer Nacht ab, und zwar so, daß die REM-Phasen allmählich länger werden (von 5 Min. bis zu 50 Min. Dauer), während die Non-REM-Phasen umgekehrt im Laufe einer Nacht immer kürzer werden.

Schlafstörungen

Man unterscheidet **Einschlaf-** und **Durchschlafstörungen.** Beide können bei chronischem Bestehen die Gesundheit ernsthaft gefährden. Ein verbreiteter Schlafblockierer ist das Koffein, neben körperlichen Ursachen – wie z. B. Schmerzen oder Fieber – sind Schlafstörungen auch sehr oft psychisch (Streß, Depression) oder durch Medikamente bedingt. Schlafmittel *(Hypnotika)* wie auch Alkohol verkürzen dabei meist die REM-Phasen, wodurch der Erholungswert des Schlafes geringer wird. Zudem kommt es nach Absetzen der Schlafmittel zu ausgeprägten REM-Phasen, die mit Alpträumen einhergehen können.

Biorhythmen

Beim Gesunden läuft der Wechsel von Schlafen und Wachen innerhalb eines regelmäßigen etwa 24-stündigen Rhythmus ab, dem **zirkadianen Rhythmus** (dies = Tag). Auch viele weitere körperliche und psychische Funktionen unterliegen dieser Rhythmik. So zeigt z. B. der Blutdruck typische tageszeitliche Schwankungen.

Der zirkadiane Rhythmus wird von Kerngebieten im Thalamusbereich (eventuell unterstützt durch die Epiphyse) gesteuert, er ist lichtabhängig, bleibt aber auch bei Abkopplung vom Tag-Nacht-Wechsel zunächst bestehen – eine Erklärung für die Anpassungsschwierigkeiten an Schicht- und insbesondere Nachtdienste.

Neben dem zirkadianen Rhythmus gibt es weitere Rhythmen durch „innere Zeitgeber", so einen 90-Minuten-Rhythmus, der von alten Kerngebieten im Hirnstamm unabhängig vom Lichteinfall gesteuert wird und unsere Aufmerksamkeitsphasen regelt.

11

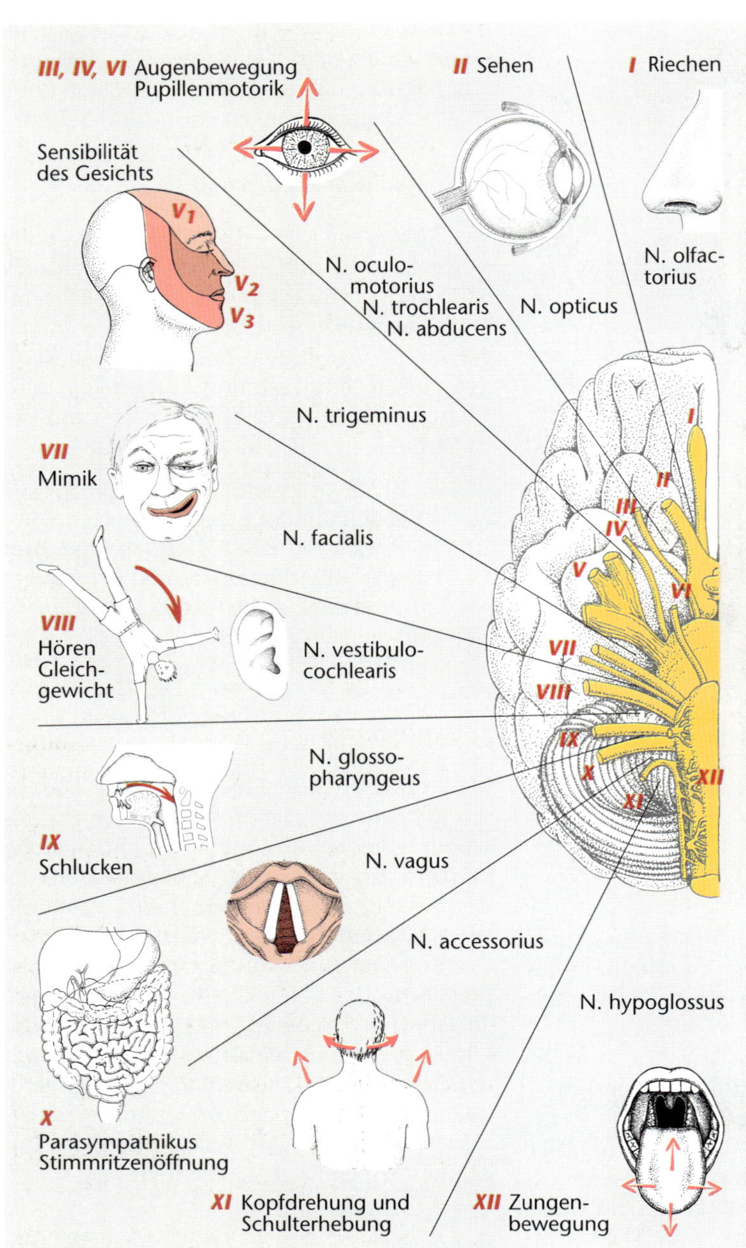

Abb. 11.16: Übersicht über die zwölf Hirnnerven und ihre Funktionen (anatomische Details siehe rechts). Die Hirnnerven versorgen hauptsächlich die Kopf- und Halsregionen. Nur der N. vagus verläßt diese Region und zieht hinunter in den Bauchraum zu zahlreichen inneren Organen.

11.8 Die Hirnnerven

Die Hirnnerven umfassen alle Nervenfaserbündel, die oberhalb des Rückenmarks das ZNS verlassen. Sie versorgen den Kopf- und Halsbereich sowie einen Großteil aller inneren Organe und verbinden alle Sinnesorgane mit dem Gehirn.

Es gibt *zwölf Paare* von Hirnnerven. Da ihre vollen Namen recht lang und umständlich sind, werden sie meist nur nach der Reihenfolge ihres Austritts aus dem Schädelraum von oben nach unten mit römischen Ziffern von N. (= Nervus) I bis N. XII benannt.

Der erste Hirnnerv zieht ins Großhirn, der zweite ins Zwischenhirn; die übrigen zehn entspringen im (bzw. ziehen in den) Hirnstamm. Alle Hirnnerven verlassen das Gehirn durch kleine Öffnungen im knöchernen Schädelraum.

Funktionelle Einteilung der Hirnnerven

Nach ihrer Funktion unterscheidet man:

- *Sensorische* Hirnnerven (N. I, N. II, N. VIII), die die Empfindungen aus den Sinnesorganen zum Gehirn leiten
- überwiegend *willkürmotorische* Hirnnerven (N. III, N. IV, N. VI, N. XI und N. XII),
- *gemischte* Hirnnerven (N. V, N. VII, N. IX und N. X), die sich aus verschiedenen Fasern zusammensetzen (willkürmotorisch, sensorisch und parasympathisch).

11.8.1 Der Riechnerv

Der **Riechnerv** *(Nervus olfactorius, N. I)* ist ein rein sensorischer Nerv, der die Geruchsempfindungen übermittelt. Er beginnt mit Rezeptoren in der Nasenschleimhaut und zieht zum Riechkolben *(Bulbus olfactorius)* der Hirnbasis (☞ Abb. 12.10); von dort werden die Signale zum Riechhirn (☞ Abb. 11.12) geleitet.

11.8.2 Der Sehnerv

Der **Sehnerv** *(Nervus opticus, N. II)* ist ebenfalls ein rein sensorischer Nerv. Er beginnt in der Netzhaut der Augen (☞ Abb. 12.13) und kreuzt teilweise im Chiasma opticum (☞ 12.6.9); nach Umschaltung werden die Signale zur primären Sehrinde im Okzipitallappen des Großhirns geleitet.

11.8.3 Die Augenmuskelnerven

Als erster von drei *Augenmuskelnerven* ist der **Nervus oculomotorius** *(N. III)* ein vorwiegend willkürmotorischer Nerv, mit parasympathischen Anteilen (☞ 11.12.5). Er versorgt den Lidhebermuskel und vier der sechs äußeren Augenmuskeln (☞ Tabelle 12.29) Seine parasympathischen Fasern steuern den Ziliarmuskel bei der Anpassung der Augenlinse auf unterschiedliche Entfernungen (Nah-Fern-Akkomodation) und verengen über den Sphinktermuskel der Iris die Pupille (☞ 12.6.6).

Ebenfalls ein Augenmuskelnerv ist der **Nervus trochlearis** *(N. IV)*. Er innerviert den über die Trochlea der Augenhöhle (☞ Abb. 12.27) ziehenden Musculus obliquus superior (oberer schräger Augenmuskel). Der **Nervus abducens**, *N. VI*, ist der dritte Augenmuskelnerv. Er versorgt den Musculus rectus lateralis (seitli-

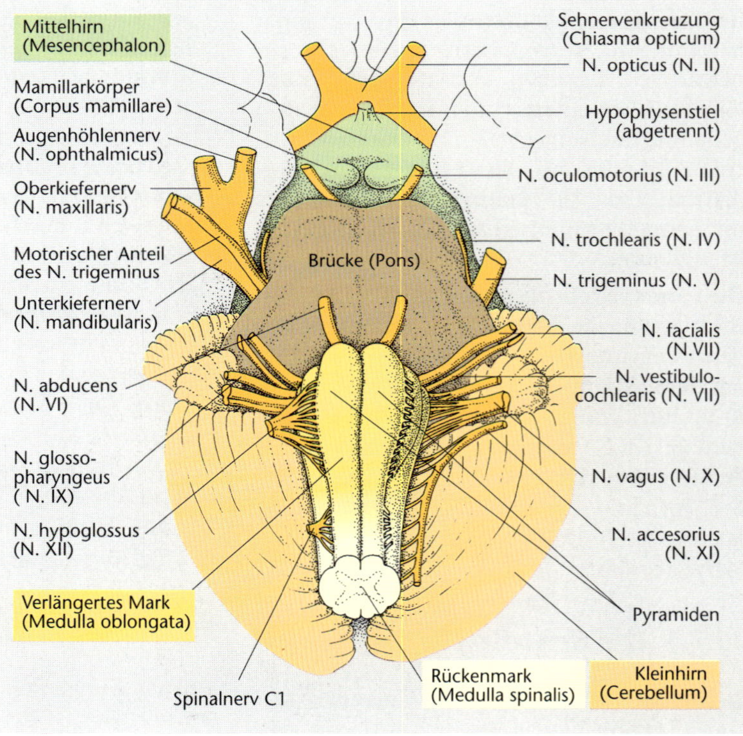

Abb. 11.17: Hirnstamm und Hirnnerven. Der I. Hirnnerv ist auf der Abbildung nicht zu sehen (als Riechnerv verläuft er vorn an der Unterseite des Gehirns, vergleiche Abb. 11.16). Unterhalb der Brücke erkennt man die Pyramiden. In ihnen verlaufen die nach ihnen benannten Pyramidenbahnen hinab zum Rückenmark.

cher gerader äußerer Augenmuskel). Durch ihn wird der Augapfel zur Seite bewegt (abducere = wegführen).

11.8.4 Die Gesichtsnerven

N. trigeminus

Der *Drillingsnerv* (**Nervus trigeminus**, *N. V)* teilt sich nach dem Austritt aus der Schädelhöhle in drei große Äste:

- Der Ast V_1 ist der **Augenhöhlennerv** *(Nervus ophthalmicus)*. Er versorgt sensibel die Augenhöhle und die Stirn.
- Der Ast V_2 heißt **Oberkiefernerv** *(Nervus maxillaris)*. Als ebenfalls sensibler Nerv versorgt er in dem unterhalb der Augenhöhle liegenden Bereich die Gesichtshaut, die Schleimhaut der Nase, die Oberlippe und die Zähne des Oberkiefers (Zahnschmerzen!).
- Der dritte Ast – V_3 – ist der **Unterkiefernerv** *(Nervus mandibularis)*. Er ist ein gemischter Nerv, der sensibel den Unterkieferbereich (Unterlippe, Zahnfleisch und Zähne) und motorisch alle Kau- und Mundbodenmuskeln versorgt (Austrittspunkt ☞ Abb. 8.3).

Trigeminusneuralgie

Neuralgien sind Schmerzen, deren Ursache in einer Reizung des Nerven selbst liegt, z. B. Druck von außen (☞ 12.3.2). Die häufigste Neuralgie im Gesichtsbereich ist die **Trigeminusneuralgie:** Es kommt dabei zu plötzlich einschießenden, äußerst starken Schmerzen, meist im Innervationsbereich eines der beiden unteren Trigeminusäste. Diese Schmerzattacken dauern oft nur wenige Sekunden, können sich aber im Abstand von Minuten wiederholen. Die genaue Ursache der Erkrankung ist nicht bekannt. Ihre Behandlung ist schwierig, Schmerzmittel *(Analgetika)* oder andere Pharmaka (z. B. Carbamazepin = Tegretal®) helfen nicht immer.

N. facialis

Der *Gesichtsnerv* (**Nervus facialis,** *N. VII*) ist ein gemischter Nerv: Seine motorischen Anteile versorgen die mimische Muskulatur des Gesichts, parasympathische Fasern ziehen zur Tränendrüse (☞ 12.6.11) und zur Unterkiefer- und Unterzungendrüse (☞ 18.2.4). Sensorische Fasern leiten die Geschmacksempfindungen von den Rezeptoren in den vorderen zwei Dritteln der Zunge zum Hirnstamm, von wo aus sie an die Großhirnrinde übermittelt werden (☞ 12.5.8).

Fazialislähmung

Die häufigste *periphere Nervenlähmung* (☞ 11.13) ist die Lähmung des Gesichtsnerven, die **periphere Fazialislähmung** *(Fazialisparese)*. Sie entwickelt sich einseitig meist innerhalb von Stunden und zeigt sich klinisch in einem charakteristischen Bild: Das Auge der betroffenen Seite kann nicht mehr geschlossen, die Stirn oft nicht mehr gerunzelt werden, und der Mundwinkel hängt einseitig herab. Oft sind auch die Tränen- und Speichelsekretion sowie die Geschmacksempfindungen gestört. Die Erkrankungsursache

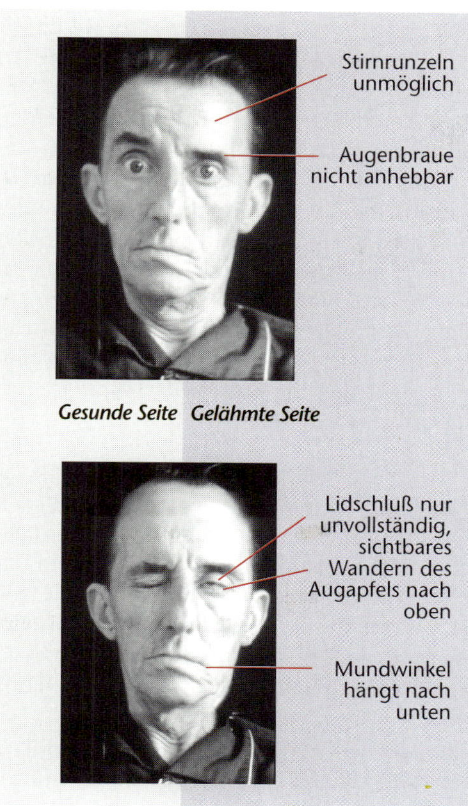

Abb. 11.18: Linksseitige periphere Fazialislähmung. Oben wurde der Patient aufgefordert, die Stirn zu runzeln, unten sollte er die Augen fest verschließen.

ist nicht genau bekannt. In den meisten Fällen bilden sich die Symptome spontan zurück, was man durch Medikamente unter Umständen beschleunigen kann; Restsymptome können jedoch bestehen bleiben. Die wichtigste therapeutische Maßnahme bei dieser Erkrankung ist der Schutz der Hornhaut vor Austrocknung, sonst droht die Erblindung.

Im Unterschied zur peripheren Fazialislähmung, bei der die Störung im Verlauf des N. facialis selbst liegt, fallen bei der **zentralen Fazialislähmung** die stimulierenden Neurone der motorischen Rindenfelder oder deren Axone in der Capsula interna auf einer Seite aus. Dies tritt z. B. oft als Folge eines Schlaganfalls (☞ Abb. 11.53) auf. Dabei findet sich eine Lähmung der mimischen Muskulatur der Gegenseite mit Ausnahme der Stirnmuskulatur. Der Patient kann also hierbei im Unterschied zur peripheren Fazialislähmung die Stirn auf der betroffenen Seite noch runzeln.

11.8.5 Der Hör- und Gleichgewichtsnerv

Der *Hör- und Gleichgewichtsnerv* (**Nervus vestibulocochlearis,** *N. VIII*) ist der dritte rein sensorische Hirnnerv. Er leitet die Erregungen aus dem Gleichgewichtsorgan *(Vestibularorgan)* und dem Hörorgan im Innenohr (Schnecke, lateinisch: *cochlea*) zum Thalamus. Von dort werden sie an die Großhirnrinde und an weitere Hirngebiete übermittelt. Im Bereich des Nervus vestibularis (ein Teil des N. vestibulocochlearis) entsteht relativ häufig ein gutartiger Tumor, das *Akustikusneurinom* (☞ Abb. 11.19).

11.8.6 Die Zungen- und Rachennerven

Der **Nervus glossopharyngeus** *(Zungen-Rachennerv, N. IX)* ist ein gemischter Nerv: Seine parasympathischen Fasern ziehen zur Ohrspeicheldrüse (☞ 18.2.4), motorische Fasern versorgen die Rachenmuskeln und sensible Fasern die Schleimhaut am Rachen. Über sensorische Fasern werden die Geschmacksempfindungen aus dem hinteren Zungendrittel übermittelt.

Der **Nervus hypoglossus** *(Zungennerv, N. XII)*, versorgt mit seinen überwiegend motorischen Fasern die Muskulatur der Zunge.

11.8.7 Der Nervus vagus

Der **Nervus vagus** *(Eingeweidenerv, N. X)* innerviert als Hauptnerv des parasympathischen Systems einen Teil der Halsorgane, die Brust- und einen großen Teil der Baucheingeweide. Nur wenige seiner Fasern versorgen motorisch und sensibel den Kehlkopfbereich. Den Verlauf der zum Teil sehr langen und nicht seitengleich nach unten ziehenden Vagusstränge (vagus = der Umherschweifende) zeigt Abbildung 11.20.

Der Vagus leitet dabei sowohl sensible Impulse von Organen zum ZNS als auch efferente Impulse für die Motorik glatter Muskeln und für die Sekretion zu den inneren Organen. So kann er z. B. die Häufigkeit und die Kraft des Herzschlages beeinflussen.

Was die Wirkungen auf die inneren Organe angeht, so hat der N. vagus oft einen Gegenspieler: die Fasern des Sympathikus (☞ Abb. 11.33).

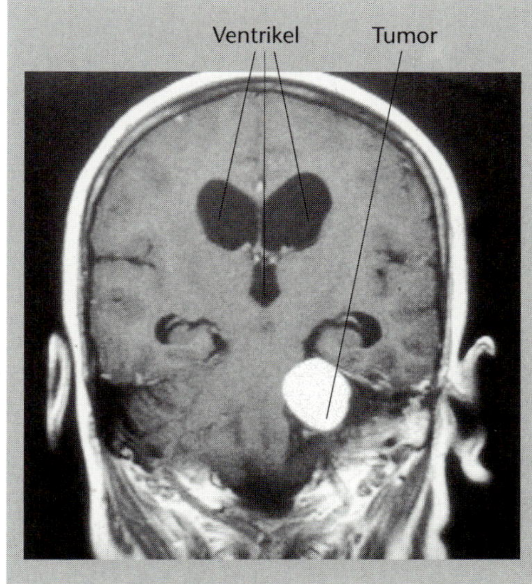

Abb. 11.19: Das Akustikusneurinom ist der häufigste Tumor, der einen Hirnnerven befällt. Er ist zwar gutartig, kann aber enorme Größen erreichen, wie im abgebildeten Beispiel (Kernspintomogramm). Die Patienten leiden unter Hörstörungen, Ohrensausen (Tinnitus) und Schwindelattacken.

11.8.8 Der Halsnerv

Der **Nervus accessorius** *(N. XI)* innerviert als motorischer Nerv Muskeln des Halses, so den Musculus sternocleidomastoideus (Kopfwender-Muskel) und den Musculus trapezius (Kapuzenmuskel, ☞ Abb. 8.21 und 8.45).

11.9 Das Kleinhirn

Das **Kleinhirn** *(Cerebellum)* liegt in der *hinteren Schädelgrube* (☞ Abb. 8.6) unterhalb des Hinterhauptlappens des Großhirns (☞ Abb. 11.5).

Es besteht aus einem wurmförmigen Mittelteil, dem **Kleinhirnwurm** *(Vermis cerebelli)*, und zwei **Kleinhirnhemisphären**. Ähnlich wie beim Großhirn ist auch die Kleinhirnoberfläche von Furchen und Windungen geprägt, die hier jedoch sehr viel feiner sind.

An der Oberfläche des Kleinhirns liegt eine nur 1 mm dicke Kleinhirnrinde aus grauer Substanz. Sie ist streng schichtweise angeordnet (Details ☞ Legende zu Abb. 11.21 bis 11.23). Darunter liegen – ähnlich wie im Großhirn – die Nervenfasern der weißen Substanz, in die beidseits 4 Kleinhirnkerne eingelagert sind. Das Kleinhirn ist durch auf- und absteigende Bahnen, die über drei paarige **Kleinhirnstiele** verlaufen, mit dem verlängerten Mark (überwiegend afferente Fasern), dem Mittelhirn (überwiegend efferente Fasern), und über die Brücke mit dem Großhirn und dem Gleichgewichtsorgan (afferente Fasern) verbunden. Diese Verbindungen ermöglichen die Arbeit des Kleinhirns als *koordinierendes motorisches Zentrum.*

11

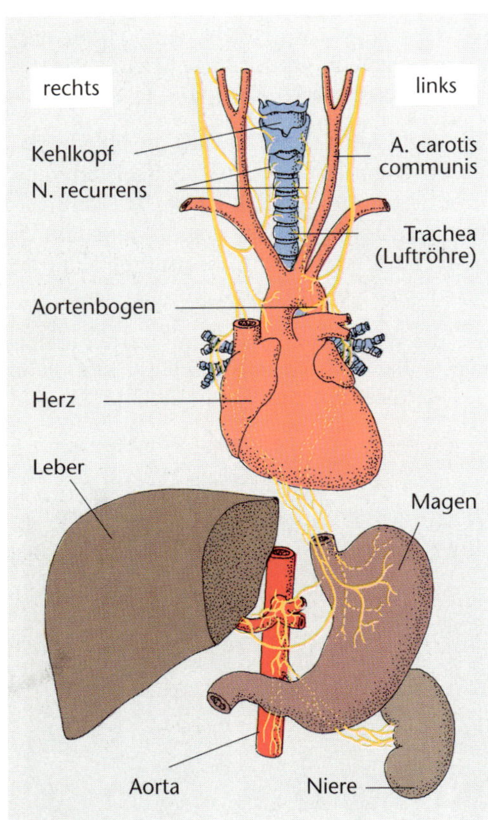

Abb. 11.20: Verlauf des N. vagus.
Linker und rechter Vagus ziehen entlang der beiden Halsschlagadern kaudal in Richtung Herz. Beide Nerven geben einen N. (laryngeus) recurrens ab, wobei sich der linke um den Aortenbogen schlingt. Beide Recurrensäste ziehen zum Kehlkopf und innervieren dort die Stimmritzenöffner. Andere Äste ziehen weiter zu Lunge und Speiseröhre.
Die Hauptäste des N. vagus ziehen weiter zum Herzen, wo sie u.a. das Rhythmuszentrum im rechten Vorhof versorgen. Entlang der Aorta erreicht der N. vagus den Magen, die Darmschlingen und die Nieren.

Das Kleinhirn als Koordinationssystem

Das Kleinhirn reguliert gemeinsam mit dem Großhirn über Fasern des extrapyramidalen Systems die Grundspannung der Muskeln und stimmt Bewegungen aufeinander ab. Mit Hilfe der Informationen aus dem Gleichgewichtsorgan (☞ 12.7.8) steuert es die Körperposition zur Aufrechterhaltung des Gleichgewichts.

Damit es diese Aufgaben erfüllen kann, wird das Kleinhirn ständig über aufsteigende Kleinhirnbahnen des Rückenmarks (☞ 11.10.4) aus peripheren Rezeptoren über die Muskel- und Gelenkstellungen informiert *(Tiefensensibilität,* ☞ 12.4). Auch mit der absteigenden Pyramidenbahn ist es im Nebenschluß verbunden und kann so auf beabsichtigte Bewegungen regulierend Einfluß nehmen. Es koordiniert die Zielmotorik, ohne sie jedoch direkt auszulösen. (Das ist auch daran abzulesen, daß es keine unmittelbare efferente Verbindung vom Kleinhirn zum Rückenmark gibt.)

Kleinhirnschädigungen

Viele Erkrankungen und Vergiftungen, insbesondere auch Alkoholmißbrauch, führen zu **Kleinhirnschädigungen**. Folgen sind eine herabgesetzte Muskelspannung *(Hypotonie)*, Muskelzittern bei zielgerichteten Bewegungen *(Intentionstremor)* und eine gestörte Muskelkoordination mit Gangunsicherheit *(Ataxie)* sowie überschießenden Bewegungen; viele Patienten klagen auch über hartnäckigen Schwindel.

Eine solche Kleinhirnschädigung läßt sich durch einfache Tests belegen: Zum Beispiel ist es dem Betroffenen nicht mehr möglich, bei geschlossenen Augen mit dem Zeigefinger in *einer* ausholenden Bewegung die eigene Na-

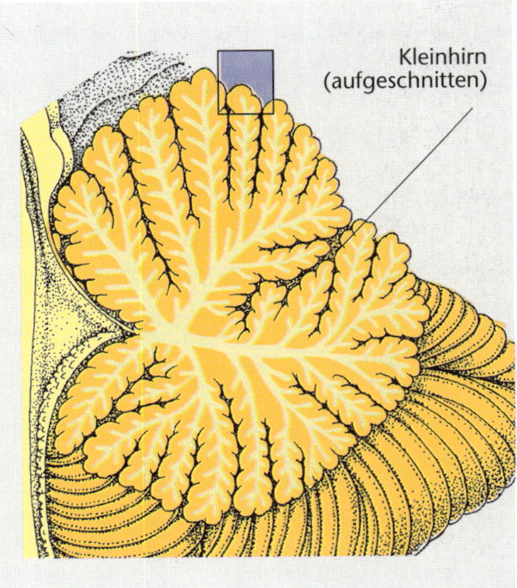

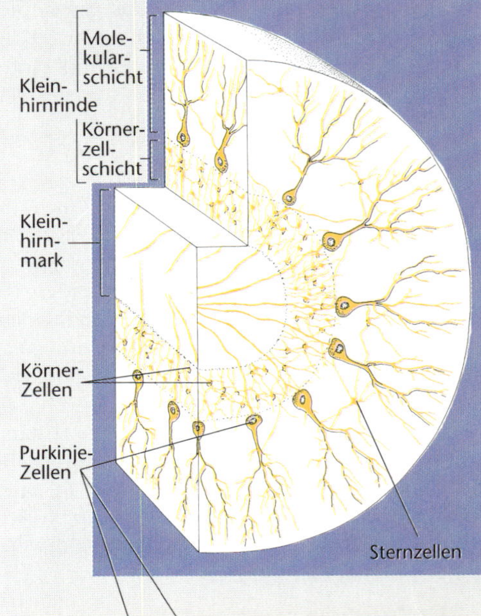

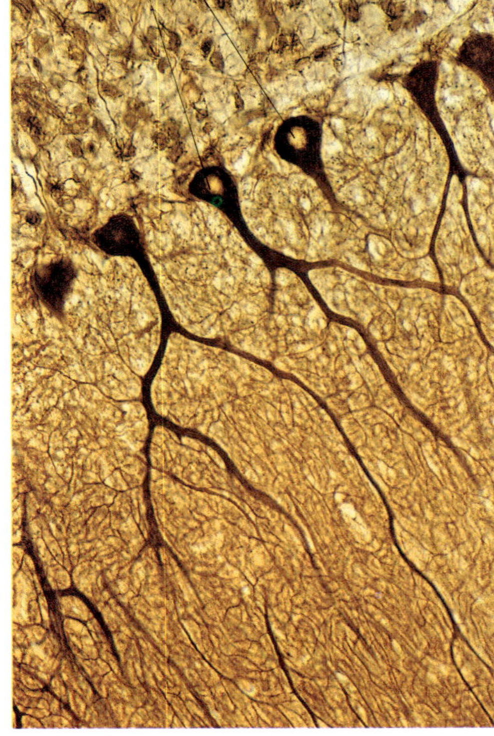

Abb. 11.21 bis 11.23:
Oben: Sagittalschnitt durch das Kleinhirn.
Mitte: Detailzeichnung von Kleinhirnrinde und -mark. Typisch für das Kleinhirn ist sein streng geordneter Aufbau. Die Kleinhirnrinde teilt man in Molekular- und Körnerzellschicht ein. Im Grenzbereich stehen die Purkinje-Zellen wie Bäumchen mit stark verzweigtem Geäst, das in die Molekularschicht zieht. Ihre Axone verlassen die Kleinhirnrinde Richtung Kleinhirnmark. Die Sternzellen verbinden die einzelnen Purkinje-Zellen miteinander.
Unten: Mikroskopische Darstellung der Purkinje-Zellen.

senspitze zu treffen. Da die Gleichgewichtskoordination gestört ist, kann er nicht mehr präzise entlang eines längeren geraden Strichs laufen. Durch letztere Übung können Polizisten einen Anhalt über die Fahrtüchtigkeit angetrunkener Autofahrer erhalten; denn ein Alkoholrausch führt typischerweise zu einer vorübergehenden Beeinträchtigung der Kleinhirnfunktionen.

11.10 Das Rückenmark

Das **Rückenmark** *(Medulla spinalis)* bildet die große „Autobahn" zwischen dem Gehirn und den Rückenmarksnerven *(Spinalnerven)*. Es leitet mit teils sehr hoher Geschwindigkeit Nervenimpulse vom Gehirn zur Peripherie und umgekehrt. Dies geschieht über große auf- und absteigende Leitungsbahnen, die die weiße Substanz des Rückenmarks ausmachen.

Leitungsstrang, aber auch Schaltzentrum

Das Rückenmark ist aber nicht nur der mächtigste *Nervenleitungsstrang*, sondern mit seiner *grauen Substanz* auch *Schaltzentrum*. Die Schaltstellen steigern die Effizienz der Rückenmarksfunktionen, indem z. B. besonders schnell erforderliche motorische Reaktionen sofort durch die **Rückenmarksreflexe** ausgelöst werden; das Rückenmark fungiert also auch als *Reflexzentrum*.

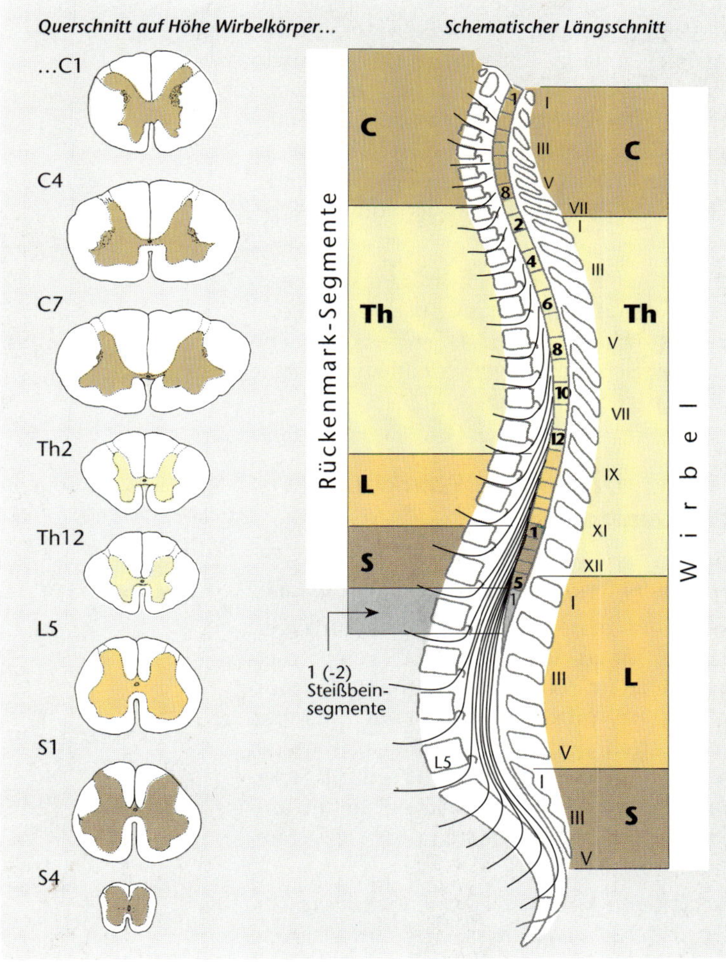

Abb. 11.25: Das Rückenmark und die Spinalnerven in der Seitansicht. Das Rückenmark erstreckt sich im Wirbelkanal vom 1. Halswirbel bis zur Höhe des 2. Lendenwirbels. Darunter findet man die Cauda equina – ein Bündel von Spinalnerven, die zu ihrem jeweiligen Zwischenwirbelloch ziehen. Da das Rückenmark auf Höhe des 2. Lendenwirbels endet, sind somit alle Rückenmarkssegmente gegenüber den zugehörigen Wirbelkörpern nach oben versetzt. Beispiel: Bei einer Wirbelsäulenverletzung des 9. Brustwirbels ist nicht das 9. Brustwirbelsegment, sondern das auf dieser Höhe liegende 1. Lendenwirbelsegment gefährdet.
Links sind Querschnitte von einzelnen Rückenmarksabschnitten dargestellt. Im Hals- und Lendenbereich ist die graue Substanz stärker ausgeprägt, weil dort die Schaltstationen für die Arme und Beine liegen.

11.10.1 Der Aufbau des Rückenmarks

Das Nervengewebe des Rückenmarks hat beim Erwachsenen eine Länge von etwa 45 cm. Es geht in Höhe des großen Hinterhauptslochs (☞ Abb. 8.6) als zentimeterdicker Strang aus dem verlängerten Mark hervor (☞ 11.7.3) und zieht im Wirbelkanal bis zur Höhe des zweiten Lendenwirbelkörpers hinab. Über seine gesamte Länge entspringen beidseits in regelmäßigen Abständen insgesamt 31 Paare von **Nervenwurzeln**, die sich jeweils zu den Spinalnerven vereinigen. Durch die Nervenwurzelabgänge wird das Rückenmark in 31 Rückenmarkssegmente unterteilt. Jedes Rückenmarkssegment enthält dabei eigene Reflex- und Verschaltungszentren. Man unterscheidet folgende Segmente:

- acht **Halssegmente** C1 bis C8, die neben der Atemmuskulatur insbesondere die oberen Extremitäten versorgen,
- zwölf **Brustsegmente** Th1 bis Th12, deren Nervenwurzeln unter anderem den größten Teil der Rumpfwand innervieren,
- fünf **Lendensegmente** L1 bis L5, die zusammen mit den
- fünf **Kreuzbeinsegmenten** S1 bis S5 die unteren Extremitäten, das äußere Genitale und den Anus versorgen, sowie
- ein bis drei **Steißbeinsegmente**, die den Hautbereich über dem Steißbein versorgen.

Das Rückenmark ist nicht überall gleich dick. Für die Versorgung von Armen und Beinen sind die Rückenmarksschaltstationen (also die graue Substanz) im Hals- und Lendenbereich besonders ausgeprägt (z. B. Segmente C7 und S1, ☞ Abb. 11.25), so daß das Rückenmark an diesen Stellen keulenförmig verdickt ist.

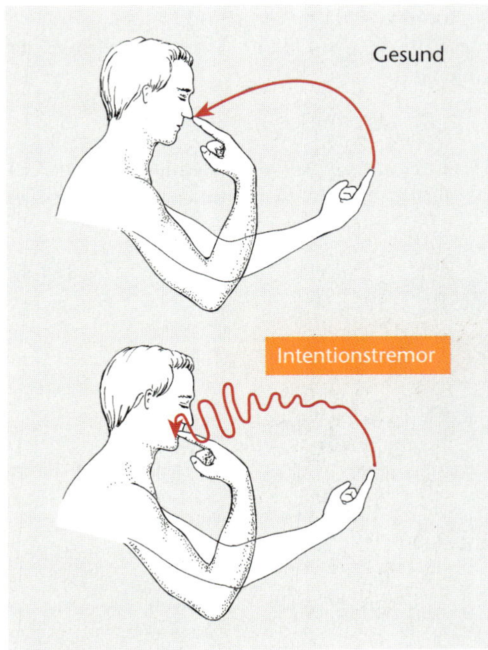

Abb. 11.24: Finger-Nase-Versuch. Oben: Normalbefund. Unten: Intentionstremor, der häufig bei Kleinhirngeschädigten zu beobachten ist.

11.10.2 Die Spinalnerven

Wie Abb. 11.27 und 11.28 zeigt, geht aus jedem Rückenmarkssegment links und rechts je eine *vordere* und eine *hintere* Nervenwurzel hervor. Beide Wurzeln schließen sich nach wenigen Millimetern zu einem **Spinalnerven** zusammen. Die Spinalnerven – als Teil des peripheren Nervensystems – verlassen den Wirbelkanal der Wirbelsäule seitlich durch die **Zwischenwirbellöcher**, das heißt durch Öffnungen zwischen jeweils zwei benachbarten Wirbeln (☞ Abb. 8.28 und 8.31).

Ungleiches Wachstum von Wirbelsäule und Rückenmark

Da in der Kindheit (und auch vor der Geburt) die Wirbelsäule schneller wächst als das Rückenmark, endet das Rückenmark beim Erwachsenen schon auf der Höhe des zweiten Lendenwirbelkörpers. Die Spinalnerven bleiben jedoch an ihre Austrittsstellen gebunden.

Das hat folgende Konsequenz: Während in den oberen Abschnitten der Wirbelsäule die Zwischenwirbellöcher mit ihren Spinalnerven auf derselben Höhe wie die entsprechenden

Rückenmarkssegmente liegen, müssen die Nervenwurzeln aus den unteren Abschnitten des Rückenmarks, um zu ihren Zwischenwirbellöchern zu gelangen, im Wirbelkanal schräg nach unten ziehen. Dieses nach unten verlaufende Nervenfaserbündel erinnert an ein Haarbüschel und wird deshalb „Pferdeschweif" – lateinisch **Cauda equina** – genannt.

Die Spinalnerven werden im Lumbalbereich häufig durch einen *Bandscheibenvorfall* komprimiert (näheres ☞ 8.3.4). Folge davon sind Lähmungserscheinungen vor allem der Beine und heftige Schmerzen.

11.10.3 Die innere Struktur des Rückenmarks

Graue und weiße Substanz des Rückenmarks

Betrachtet man das Rückenmark im Querschnitt, wie es Abbildung 11.27 zeigt, so erkennt man im Zentrum die schmetterlingsförmige **graue Substanz**. Wie in allen anderen Abschnitten des ZNS befinden sich in der grauen Substanz die Nervenzellkörper, während um den „Schmetterling" herum auf- und absteigende Fasersysteme als weiße Substanz gruppiert sind.

Die äußeren Anteile der grauen Substanz werden „Hörner" genannt und nach ihrer Lage in ein **Vorderhorn**, ein **Seitenhorn** und ein **Hinterhorn** unterteilt:

- Im Vorderhorn liegen *motorische* Nervenzellen. Die Axone dieser **Vorderhornzellen** bilden die **Vorderwurzel** eines Rückenmarksnerven und ziehen in dem Spinalnerven bzw. seinen Ästen zur quergestreiften Muskulatur.
- Zum Hinterhorn ziehen *sensible* Nervenfasern. Sie leiten Nervenimpulse aus der Peripherie über den Spinalnerven und die **Hinterwurzel** zum Rückenmark. Die Hinterwurzel enthält eine spindelförmige Auftreibung, das **Spinalganglion**. Hier liegen die Zellkörper der sensiblen Nervenzellen (☞ Abb. 11.30). Als *Ganglion* bezeichnet man jede Ansammlung von Nervenzellkörpern außerhalb des zentralen Nervensystems.
- Im Seitenhorn liegen efferente und afferente Nervenzellen des *vegetativen Nervensystems* (☞ 11.12). Die Axone der efferenten Zellen verlassen das Rückenmark wie die motorischen Nervenfasern über die vordere Wurzel, trennen sich vom Spinalnerven kurz nach dem Austritt aus dem Wirbelkanal, um Anschluß an die Grenzstrangganglien (☞ Abb. 11.33) zu finden.

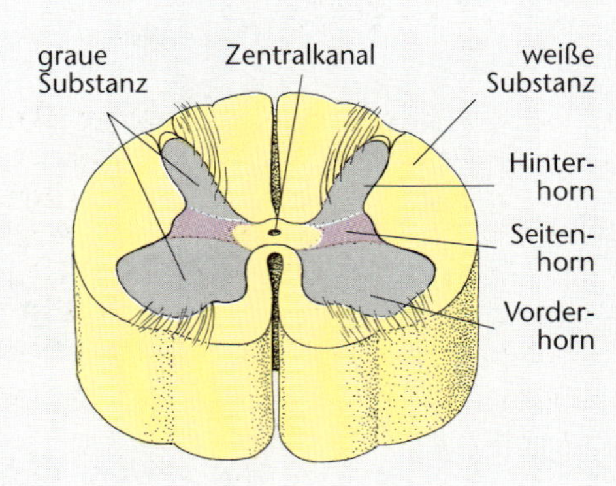

Abb. 11.26: Das Rückenmark im Querschnitt (Vorder- und Hinterwurzel abgetrennt). Die schmetterlingsförmige graue Substanz besteht aus einem Vorderhorn, einem Seitenhorn und einem Hinterhorn. In der Mitte des Rückenmarksquerschnittes erkennt man ein kleines Loch, den Zentralkanal. Er durchzieht das gesamte Rückenmark und ist mit den Liquorräumen des Gehirns verbunden (☞ Abb. 11.47).

Eine tiefe vordere und eine flachere hintere Spalte unterteilen die **weiße Substanz** in zwei Hälften. Durch den Austritt von vorderen und hinteren Nervenwurzeln wird jede Hälfte wiederum in drei **Stränge** *(Funiculus)* unterteilt. Sie werden nach ihrer Lage **Vorderstrang**, **Seitenstrang** und **Hinterstrang** genannt. Vorder- und Seitenstrang werden meist zum Vorderseitenstrang zusammengefaßt. Jeder Strang enthält entsprechend der Richtung der Signalleitung entweder aufsteigende und/oder absteigende Bahnen. Dabei verlaufen Bahnen, die Impulse zu den gleichen Orten leiten, in *Bündeln* (**Tractus**) zusammen.

11.10.4 Die aufsteigenden Bahnen des Rückenmarks

Die aufsteigenden (afferenten) Rückenmarksbahnen übermitteln ständig Informationen aus dem Körper und der Außenwelt an das Gehirn. Die Nervenimpulse gelangen dabei über die *hintere Wurzel* der Spinalnerven zum Rückenmark. Die Zellkörper dieser sensiblen Nervenzellen liegen im jeweiligen *Spinalganglion* auf Höhe der entsprechenden hinteren Wurzel. Von dort aus gibt es im Rückenmark drei mögliche Leitungswege:

Der erste Weg mündet in den sogenannten *Eigenapparat* des Rückenmarks. Die Fasern endigen in demselben oder einem benachbarten Segment, um direkt auf ein fortführendes, motorisches Neuron umgeschaltet zu werden. Auf diese Weise entstehen Reflexe (☞ 11.11), die der willkürlichen Kontrolle des Großhirns weitgehend entzogen sind. Die beiden anderen möglichen Wege der sensiblen Fasern sind die *Hinterstrangbahnen* und die *Vorderseitenstrangbahnen*.

Die Hinterstrangbahn

Bei den Fasern der Hinterstrangbahnen handelt es sich um Axone von Spinalganglienzellen. Sie ziehen ohne Umschaltung hinauf zum verlängerten Mark des Gehirns. Dort kreuzen die Fasern auf die Gegenseite, und ihre Impulse werden auf ein zweites sensibles Neuron umgeschaltet und über den Thalamus an verschiedene Hirnzentren – so z. B. das Kleinhirn und die Großhirnrinde – übermittelt. Die übergeordneten Hirnzentren erhalten über diese Bahnen Informationen aus Rezeptoren von Haut (Berührung, Druck, Vibration = *epikritische Sensibilität*), Muskeln, Sehnen und Gelenken.

Die Vorderseitenstrangbahn

Der Erregungsimpuls wird hier auf der Ebene seines Eintritts in das Rückenmark auf Neurone im

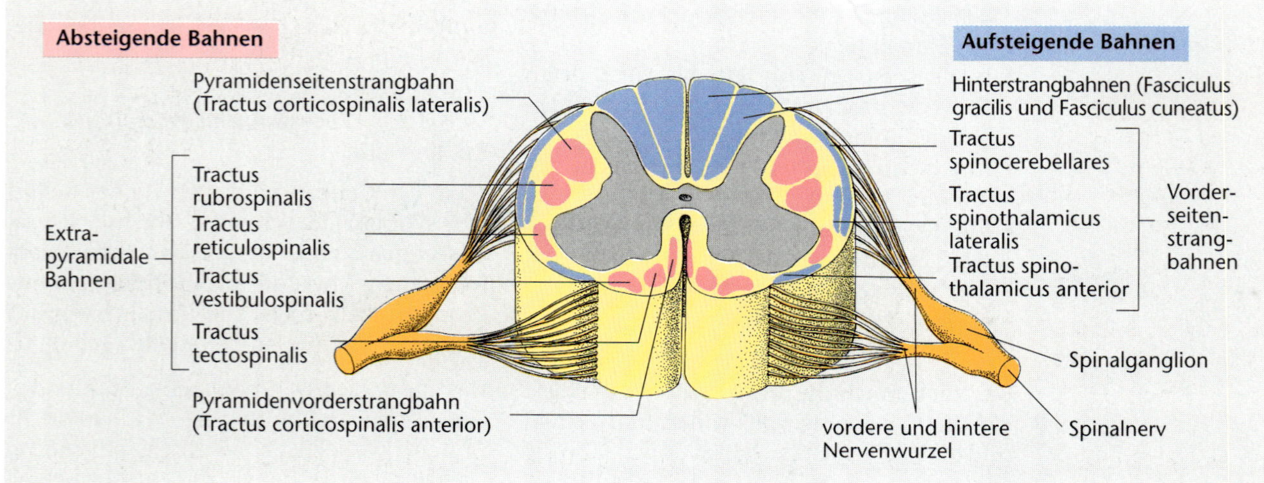

Abb. 11.27: Funktionsfelder des Rückenmarks (Querschnitt). In der weißen Substanz unterscheidet man aufsteigende (sensible) und absteigende (motorische) Bahnen. Zu den aufsteigenden Bahnen (blau) gehören die Hinterstrangbahnen und die Vorderseitenstrangbahnen. Die absteigenden Bahnen (rot) unterteilen sich in die Pyramidenbahnen (Pyramidenseitenstrangbahn und Pyramidenvorderstrangbahn) und die extrapyramidalen Bahnen.

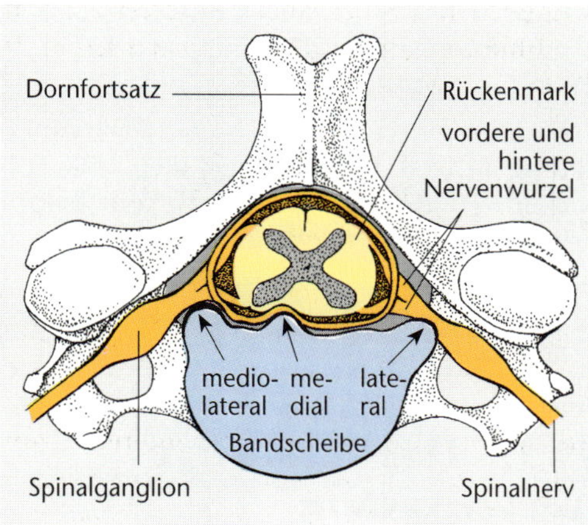

Abb. 11.28: Bandscheibenvorfall (☞ auch 8.3.4). Abhängig von der Richtung des Bandscheibenvorfalls (medial, medio-lateral, lateral) werden unterschiedliche Strukturen abgeklemmt und in ihrer Funktion beeinträchtigt. Dargestellt ist ein Bandscheibenvorfall im Halswirbelsäulenbereich. Die häufigeren Vorfälle im Lendenwirbelbereich gefährden meist nicht mehr das Rückenmark, sondern die Cauda equina, da das Rückenmark schon bei L2 endet.

Hinterhorn umgeschaltet. Die Axone dieser Neurone kreuzen noch auf der gleichen Rückenmarksebene zur Gegenseite (also von der rechten Rückenmarkshälfte zur linken bzw. umgekehrt), um dann zum Thalamus aufzusteigen. Diese Leitung erfolgt im wesentlichen über zwei Bahnen (Tractus spinothalamicus anterior und lateralis). Beide Stränge übertragen Informationen über groben Druck, Schmerz und Temperatur *(protopathische Sensibilität)*.

Der klinisch relevante Unterschied zwischen Hinterstrang und Vorderseitenstrang besteht in der unterschiedlichen Höhe, auf der diese Systeme kreuzen: Die Hinterstränge kreuzen erst im verlängerten Mark, während der Vorderseitenstrang schon auf der Höhe des Rückenmarkssegments kreuzt. Wenn eine einseitige Schädigung des Rückenmarks zwischen diesen beiden Positionen besteht, kommt es zur sogenannten **Dissoziierten Sensibilitätsstörung**, was nichts anderes bedeutet, als daß die epikritische Sensibilität auf der einen Seite und die protopathische Sensibilität auf der Gegenseite gestört ist.

11.10.5 Die absteigenden Rückenmarksbahnen

Bei den absteigenden Bahnen werden zwei große Systeme unterschieden: die Pyramidenbahn und das extrapyramidale System, die in den Abschnitten 11.4.2 und 11.4.3 erklärt sind.

Die Aktivität aller Systeme muß über absteigende Bahnsysteme im Rückenmark zu den motorischen Nervenzellen der Vorderhörner übermittelt werden; deren Nervenfasern gelangen über die Spinalnerven und ihre Äste zu den Skelettmuskeln.

Absteigende Bahnen des vegetativen Nervensystems ☞ *11.12.3*

11.11 Die Reflexe

Neben der Weiterleitung von Nervenzellaktivität ist die zweite Grundfunktion des Rückenmarks die Vermittlung von **Reflexen.** Reflexe sind vom Willen unabhängige Reaktionen auf Reize. Sie erfolgen zum Teil blitzschnell in Situationen, in denen bewußte Überlegungen zu viel Zeit in Anspruch nehmen würden, so z. B., wenn beim Stolpern die Hände den Körper abstützen.

Reflexe laufen aber nicht nur in solchen besonderen Situationen ab, sondern regeln ständig Körperfunktionen, so daß dafür keine bewußte Kontrolle erforderlich ist. Unser Bewußtsein wird dadurch entlastet und ist frei für komplexere Aufgaben. So braucht man sich z. B. nicht bewußt mit seiner Muskelspannung (Muskelgrundspannung, ☞ 7.3.9), zu „beschäftigen“, da sie im wesentlichen reflektorisch geregelt wird.

Der Reflexbogen

Die Vermittlung eines Reflexes funktioniert wie ein Regelkreis, der für das Konstanthalten einer Regelgröße (wie z. B. der Muskelspannung) benötigt wird. Er besteht aus folgenden Anteilen:

- Ein *Rezeptor* nimmt einen Reiz auf und übersetzt ihn in neuronale Erregungen.
- *Sensible Nervenfasern* leiten den Impuls vom Rezeptor zu einem
- *Reflexzentrum* im ZNS, z. B. dem Rückenmark, das die Reflexantwort bildet.
- *Motorische Nervenfasern* übermitteln die Reflexantwort zum
- *Effektor* (ausführendem Organ), z. B. einem Muskel oder einer Drüse.

11.11.1 Die Eigenreflexe

Im einfachsten Fall trifft ein im ZNS eintreffender Erregungsimpuls *direkt* auf ein die Reflexantwort übermittelndes motorisches Neuron. Es ist also nur *eine* Synapse zwischengeschaltet, man spricht deshalb von einem *monosynaptischen Reflex*. Monosynaptische Reflexe sind nur dann möglich, wenn Reizaufnahme und Reizantwort an demselben Muskel erfolgen; man spricht deshalb auch von **Eigenreflexen.**

Ein Beispiel für einen Eigenreflex ist der bei neurologischen Untersuchungen häufig geprüfte **Patellarsehnenreflex** *(PSR):* Ein kurzer Schlag mit einem Reflexhammer auf die Sehne des M. quadriceps femoris unterhalb der Kniescheibe bewirkt eine Verkürzung dieses Muskels. Das vorher im Kniegelenk gebeugte Bein wird schlagartig gestreckt. Dieser Reflex regelt die Spannung des M. quadriceps femoris (☞ Abb. 8.1). Solche Eigenreflexe gibt es in allen Muskeln, die *Muskelspindeln* haben.

Muskelspindeln arbeiten als **Dehnungsrezeptoren** in den Muskeln, das heißt, sie werden durch Dehnung gereizt. Der Schlag auf die Muskelsehne dehnt die Muskelspindel im dazugehörigen Muskel und aktiviert sie. Die Erregung wird über afferente Nervenfasern und die hintere Wurzel dem Rückenmark übermittelt und dort unmittelbar auf die Vorderhornzellen umgeschaltet, so daß es als Folge zu einer Kontraktion des gedehnten Muskels kommt.

Eine Aktivierung der Muskelspindeln wird nicht nur durch plötzliche kurze Dehnungsreize bewirkt, sondern läuft in geringerem Ausmaß ständig ab, um die Muskeln in einem bestimmten Ruhetonus zu halten. Mit dem Ruhetonus wird durch die Eigenreflexe die

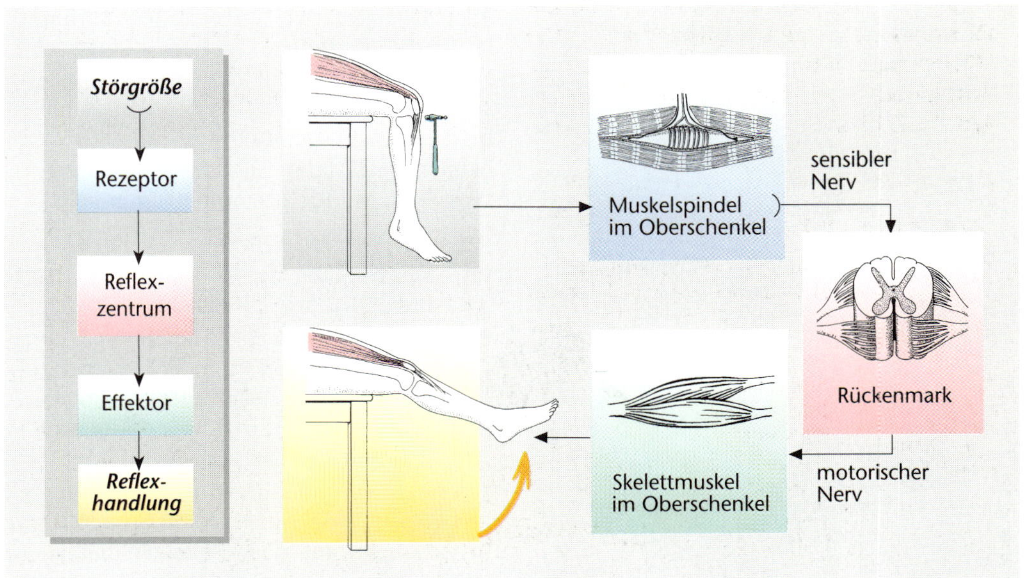

Abb. 11.29: Schema eines Reflexbogens: Eigenreflex am Beispiel des Patellarsehnenreflexes. Rezeptor und Effektor sind beidesmal im M. quadriceps femoris lokalisiert.

Körperhaltung gesteuert. Damit dabei keine überschießenden Reaktionen auftreten können, wird das Ausmaß der Muskeleigenreflexe durch höhergelegene Hirnzentren begrenzt und beeinflußt.

11.11.2 Reflexprüfungen

Muskeleigenreflexe, die bei der neurologischen Untersuchung geprüft werden, sind am Bein neben dem Patellarsehnenreflex der **Achillessehnenreflex** und am Arm der **Bizepssehnenreflex**, der **Trizepssehnenreflex** (meist *ASR, BSR* und *TSR* abgekürzt) und der **Brachioradialisreflex**. Pathologische Reflexantworten wie etwa ein völliger Reflexausfall, überschießende Reaktionen oder nicht seitengleiche Reflexantworten kommen bei vielen internistischen und neurologischen Erkrankungen vor, so daß hier die Reflexprüfung wichtige diagnostische Hinweise liefern kann.

11.11.3 Die Fremdreflexe

11

Bei komplizierteren Reflexbögen liegen im ZNS mehrere Verbindungsneurone zwischen den sensiblen und den motorischen Neuronen. *Mehrere* Synapsen sind beteiligt, man spricht deshalb von ***polysynaptischen Reflexen***. Der Rezeptor liegt an einem *anderen* Ort als der Effektor, weshalb diese Reflexe **Fremdreflexe** genannt werden. Beispielsweise ist der Stolperreflex (Abstützreaktion der Hände beim Fallen) ein Fremdreflex; er ermöglicht blitzschnelle Reaktionen *mehrerer* Skelettmuskelgruppen.

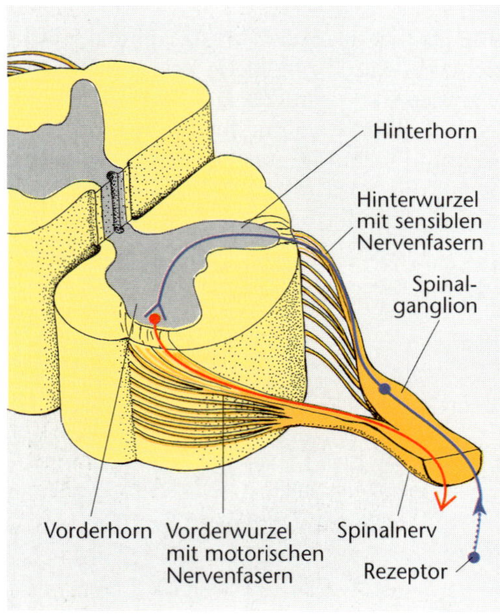

Abb.11.30: Reflexbogen eines Eigenreflexes (monosynaptischen Reflexes). Erregungsimpulse (z. B. über den Spannungszustand eines Muskels) erreichen über den Spinalnerven das Rückenmark. Der Zellkörper der leitenden Nervenzelle liegt im Spinalganglion. Über die Hinterwurzel erreicht die Erregung die graue Substanz. Im Vorderhorn findet die Umschaltung auf eine motorische Nervenzelle statt. Der Erregungsimpuls verläßt das Rückenmark über die Vorderwurzel, läuft weiter im Spinalnerven zum Muskel zurück und bewirkt dort die Reflexantwort (Kontraktion).

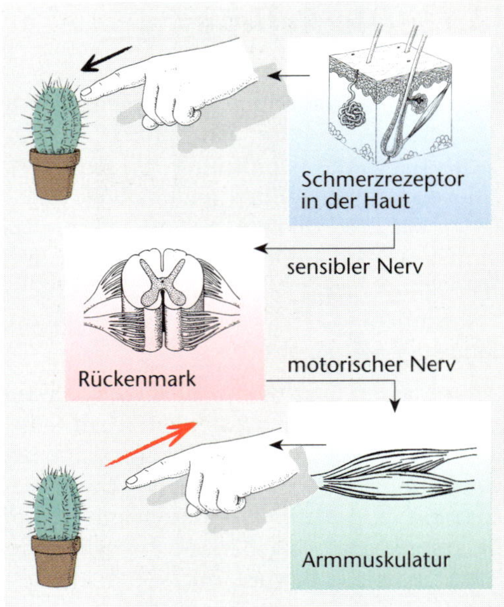

Abb.11.31: Schema eines Fremdreflexes am Beispiel der Zurückziehreaktion – einer Art Fluchtreaktion – nach Schmerzreiz. Rezeptor und Effektor liegen an verschiedenen Orten.

Ein Fremdreflex, der bei einer neurologischen Untersuchung vor allem bei Kindern leicht geprüft werden kann, ist der **Bauchhautreflex**. Dabei löst eine Reizung der Bauch*haut* durch leichtes Bestreichen eine Anspannung der Bauch*muskeln* aus.

11.11.4 Viszerale Reflexe

Auch die glatte Muskulatur der inneren Organe wird über Reflexe gesteuert. Sie werden über das vegetative Nervensystem vermittelt und **viszerale Reflexe** (viscera = Eingeweide) genannt. Viszerale Reflexe sind z. B. der **Hustenreflex** bei Reizung der Bronchialschleimhaut und der **Speichelsekretionsreflex**, der beim Anblick oder Geruch von Speisen das Wasser im Munde zusammenlaufen läßt.

Betrachtet man die *Reflexe* im vegetativen Nervensystem näher, lassen sich sehr unterschiedliche Reflexabläufe nachweisen:

- Wenn Erregungen aus inneren Organen reflektorisch die Motorik oder Sekretion des gleichen Organs beeinflussen, handelt es sich um einen **Eingeweide-Eigenreflex** (z. B. Blasen- und Mastdarmreflex).
- Sensible afferente Erregungen eines inneren Organs können aber auch reflektorische Wirkungen auf Skelettmuskeln haben. So führt eine Appendizitis (Wurmfortsatzentzündung) oft zu einer reflektorischen Anspannung der Bauchmuskulatur, man spricht von **Eingeweide-Muskelreflex**. Dies prüft der Arzt etwa bei unklaren Bauchschmerzen (akutes Abdomen, ☞ 18.1.5).
- Interessanterweise kann eine Reizung von Hautrezeptoren reflektorisch die Durchblutung innerer Organe verstärken. Auf solchen **Haut-Eingeweide-Reflexen** beruht wahrscheinlich teilweise die Wirkung von Wärmepackungen, Massagen, Akupunktur und anderen physikalischen Therapieverfahren.

11.12 Das vegetative Nervensystem

Die Aufgabe des **vegetativen Nervensystems** ist die „automatische" Steuerung lebenswichtiger Organfunktionen. Im Gegensatz zum *willkürlichen Nervensystem* (☞ 10.1) arbeitet das vegetative Nervensystem dabei weitgehend ohne Beeinflussung durch den Willen und das Bewußtsein.

Funktionen, die das vegetative Nervensystem in Form von Regelkreisen (☞ 1.6) steuert, sind der Kreislauf, die Atmung, der Stoffwechsel, die Verdauung, der Wasserhaushalt und zu einem gewissen Grad auch die Sexualfunktionen. Ansatzpunkte bei dieser Steuerung sind die glatte Muskulatur, der Herzmuskel und die Drüsen.

11.12.1 Sympathikus und Parasympathikus

Das vegetative Nervensystem besteht aus zwei Teilsystemen: dem **Sympathikus** und dem **Parasympathikus**. Sie haben oft gegensinnige Wirkungen.

Der Sympathikus wird vor allem bei solchen Aktivitäten des Körpers erregt, die nach *außen* gerichtet sind, wie z. B. körperliche Arbeit oder Reaktion auf Streßreize. Der Parasympathikus dominiert dagegen bei nach *innen* gerichteten Körperfunktionen, wie z. B. Essen, Verdauen und Ausscheiden. Durch das Zusammenspiel von Sympathikus und Parasympathikus erfolgt ständig eine optimale Anpassung an die jeweiligen Bedürfnisse des Körpers.

Damit unsere Organfunktionen optimal ablaufen können, muß zwischen Sympathikus und Parasympathikus ein Gleichgewicht bestehen. Energieverbrauchende und energieliefernde Prozesse, Anspannung und Entspannung müssen sich abwechseln und insgesamt gesehen die Waage halten.

Im peripheren Nervensystem benutzen vegetatives und willkürliches Nervensystem meist getrennte Leitungswege, im Hirnstamm und im Großhirn sind sie aber nicht nur funktionell, sondern auch anatomisch aufs engste miteinander verzahnt.

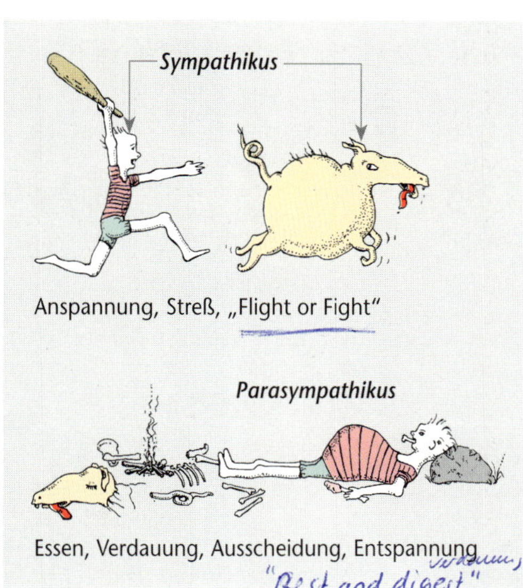

Abb. 11.32: Die gegensätzlichen Funktionen von Sympathikus und Parasympatikus kann man sich gut am Beispiel dieser Bildergeschichte klarmachen. Ein Mensch jagt und erlegt ein Tier (Sympathikusphase), um es dann zu verzehren und zu verdauen (Parasympathikusphase).

11.12.2 Die zentralen Anteile

Die zentralen Anteile des vegetativen Nervensystems regeln die Aktivitäten der durch das periphere vegetative System innervierten Organe. Entsprechend dem willkürlichen Nervensystem kann diese Regelung auf unterschiedlichen Ebenen erfolgen:

- Darm-, Harnblasen- und Sexualfunktionen werden auf Rückenmarksebene reguliert.
- Die Regulationszentren für Atmung, Herz und Kreislauf liegen im Hirnstammbereich (☞ 11.7.3).
- Komplexere vegetative Funktionen, wie z. B. die Regelung der Körpertemperatur, werden vom Zwischenhirn und zum Teil von der Großhirnrinde gesteuert.

11.12.3 Die peripheren Anteile

Die Besonderheit des efferenten Leitungsweges

Beim **vegetativen Nervensystem** ist der efferente Leitungsweg im Gegensatz zum willkürlichen Nervensystem aus *zwei* Neuronen aufgebaut, die in einem Ganglion – also einer Ansammlung von Nervenzellen außerhalb des ZNS – über Synapsen miteinander verschaltet werden. Das *erste* sogenannte **präganglionäre** Neuron zieht dabei vom Seitenhorn des Rückenmarks oder aus Hirnstammkernen zu einem vegetativen Ganglion. Dort ist es über Synapsen mit dem sogenannte **postganglionären Neuron** verbunden, das über marklose Fasern zum jeweiligen Erfolgsorgan zieht.

Als Neurotransmitter wirkt in den ganglionären Synapsen immer *Acetylcholin*. In den postganglionären Synapsen werden zwei unterschiedliche Neurotransmitter freigesetzt: vom Parasympathikus *Acetylcholin* und vom Sympathikus in der Regel *Noradrenalin* (☞ 10.4.6).

Die afferenten Leitungswege

Zum vegetativen Nervensystem rechnet man auch sensible Fasern, die die inneren Organe versorgen *(viszerosensible Fasern)*.

Informationen aus den inneren Organen – z. B. über den Spannungszustand der Nierenkapseln oder den Muskeltonus des Darmes – werden von Rezeptoren aufgenommen, welche Reize im Inneren des Körpers in Nervensignale umsetzen, die dann auf diesen viszerosensiblen Bahnen zum ZNS gelangen. Diese afferenten vegetativen Bahnen treten wie die sensiblen Bahnen des willkürlichen Nervensystems (z. B. von Tastrezeptoren der Hautoberfläche) durch die Hinterwurzeln in das Rückenmark ein. Im Kopfbereich schließen sich diese Fasern dem Verlauf des Nervus vagus an.

Headsche Zonen

Aufgrund der gleichen segmentalen Anordnung von sensiblen Fasern des willkürlichen und des vegetativen Nervensystems werden z. B. Schmerzen im Bereich der inneren Organe häufig auch in demjenigen Hautareal empfunden, dessen sensible Fasern **zu denselben Rückenmarkssegmenten** ziehen, wie die Fasern des betroffenen inneren Organs. Man nennt solche korrespondierenden Areale **Headsche Zonen** (☞ Abb. 11.35). Erkrankt ein Organ, so empfinden manche Patienten die ausgesandten Schmerzreize auch in den korrespondierenden Hautfeldern. Ein Beispiel für dieses Phänomen sind die Schmerzen im linken Oberarmbereich beim Herzinfarkt (☞ Abb. 15.30).

11.12.4 Der periphere Sympathikus

Der periphere Sympathikus hat seinen Ursprung in den Seitenhörnern des unteren Halsmarks (ab C8), des gesamten **Brustmarks** und des **oberen Lendenmarks** (bis L2, ☞ Abb. 11.33).

Die markhaltigen Axone der präganglionären sympathischen Nervenzellen verlassen das Rückenmark über die *Vorderwurzel* (☞ Abb. 11.27 und 11.28) und verlaufen ein Stück zusammen mit dem jeweiligen Spinalnerven des willkürlichen Nervensystems. Sie verlassen dann den Spinalnerven über einen kleinen Verbindungsast, den sogenannten *weißen Verbindungsast* **(Ramus communicans albus)**, um zu den nur wenige Zentimeter vom Wirbelkörper entfernten **Grenzstrangganglien** zu ziehen. Diese Ganglien sind, vergleichbar den Spinalnerven, segmentartig angeordnet.

11

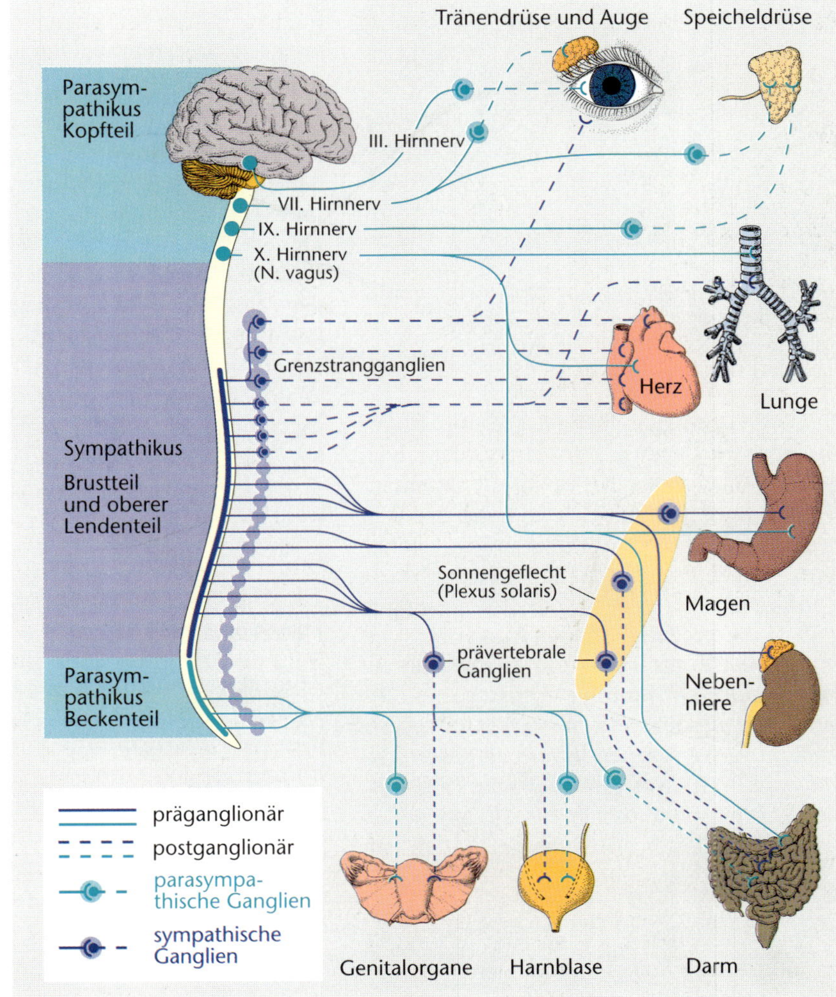

Abb. 11.33: Übersicht über das vegetative Nervensystem (Funktionsschema; anatomische Darstellung ☞ Abb. 11.33a). Die Fasern des Parasympathikus ziehen über die Hirnnerven III, VII, IX und X sowie über Spinalnerven aus dem Sakralmark zu den Organen. Die Fasern des Sympathikus entstammen dagegen dem unteren Halsmark, dem Brust- und oberen Lendenmark und werden in den Grenzstrang- bzw. in den prävertebralen Ganglien umgeschaltet.

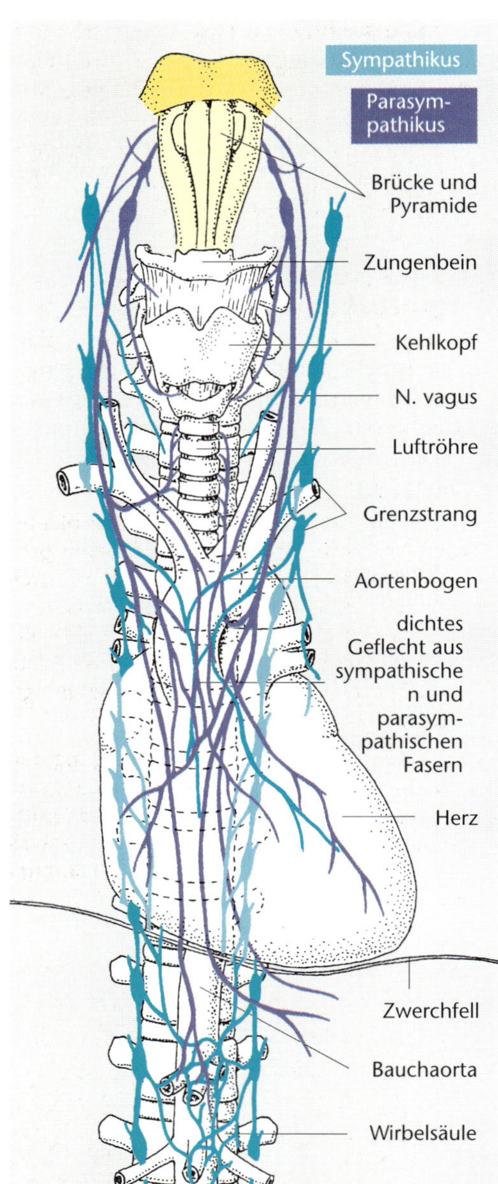

Abb. 11.33a: Verlauf von Sympathicus (vor allem Grenzstrang) und Parasympathicus (N. vagus) im Bereich von Hals und Brust; Ansicht von vorne.

Organ	Sympathikus	Parasympathikus
Tränendrüse	keine bekannte Wirkung	Steigerung der Sekretion
Pupille	Erweiterung	Verengung
Herzmuskel	Zunahme von Pulsrate und Kontraktionskraft	mäßige Abnahme von Pulsrate und Kontraktionskraft
Hirngefäße	leichte Verengung	keine Wirkung bekannt
Muskelgefäße	Erweiterung (auch Verengung)	keine Wirkung bekannt
Haut-, Schleimhaut- und Eingeweidegefäße	Verengung	keine Wirkung bekannt
Bronchien	Erweiterung	Verengung
Speicheldrüsen	Verminderung der Sekretion	Steigerung der Sekretion
Magen-Darm-Trakt	Verminderung von Tonus und Bewegungen, Sphinkteren kontrahiert	Steigerung von Tonus und Bewegungen, Sphinkteren entspannt
Verdauungsdrüsen	Verminderung der Sekretion	Steigerung der Sekretion
Sexualorgane beim Mann	Auslösung der Ejakulation	Auslösung der Erektion

Tabelle 11.34: Wichtige Funktionen von Sympathikus und Parasympathikus.
Fast alle Organe werden von *beiden* Teilsystemen innerviert. Je nachdem, um welche Organleistung es sich handelt, kann dabei entweder der Sympathikus oder der Parasympathikus der aktivierende oder der bremsende Anteil sein.

Die Grenzstrangganglien des Sympathikus sind aber im Gegensatz zu den Spinalnerven perlschnurartig über Nervenfasern miteinander verknüpft. Die so beidseits *neben* der Wirbelsäule gebildeten Leitungsstränge nennt man linken und rechten **Grenzstrang** (☞ Abb. 11.33a). In den Grenzstrangganglien werden die präganglionären Axone zur Versorgung der Kopf-, Hals- und Brustregion auf postganglionäre Neurone umgeschaltet. Die marklosen (grauen) Axone dieser postganglionären Nerven ziehen jeweils als *grauer Verbindungsast* (**Ramus communicans griseus**) wieder zum Spinalnerven zurück. Sie ziehen zusammen mit den Spinalnerven zu den einzelnen Wirkorten.

Die präganglionären Axone zur Versorgung des *Bauch-* und *Beckenbereichs* ziehen jedoch ohne Umschaltung durch die Grenzstrangganglien hindurch weiter zu Ganglien, die in enger Nachbarschaft mit den großen Arterien des Bauch- und Beckenbereiches liegen. Diese werden **prävertebrale Ganglien** genannt.

Die postganglionären Fasern, die aus diesen Ganglien hervorgehen, bilden miteinander **Nervengeflechte** *(Plexus)* und verlaufen mit den Blutgefäßen zusammen zu den Organen im Bauch- und Beckenbereich. In diesen vegetativen Nervengeflechten verbinden sich die sympathischen Nervenfasern auch mit Fasern des Parasympathikus. So liegen z. B. im sogenannten **Sonnengeflecht** *(Plexus solaris)*, einem strahlenförmigen Nervengeflecht, das an der Steuerung der unteren Baucheingeweide beteiligt ist, sowohl sympathische Fasern als auch parasympathische Ganglien, in denen Fasern aus dem N. vagus umgeschaltet werden.

11.12.5 Der periphere Parasympathikus

Beim Parasympathikus liegen die Nervenzellen der präganglionären Neurone in Kerngebieten des **Hirnstamms** und in den Seitenhörnern des **Sakralmarks** (S2 – S4). Der Parasympathikus bildet also zwei weit voneinander entfernte Zentren, während der Sympathikus mit seinem Grenzstrang fast die ganze Strecke dazwischen (wie erwähnt von C8 – L2) ausfüllt.

Die Axone der präganglionären parasympathischen Nervenzellen erreichen ihre **parasympathischen Ganglien** zusammen mit Hirn- oder Spinalnerven aus dem Hirnstamm bzw. Sakralmark. Diese parasympathischen Ganglien liegen im Gegensatz zu den sympathischen paravertebralen Ganglien weit entfernt vom Rückenmark in unmittelbarer Nähe oder sogar innerhalb der Erfolgsorgane.

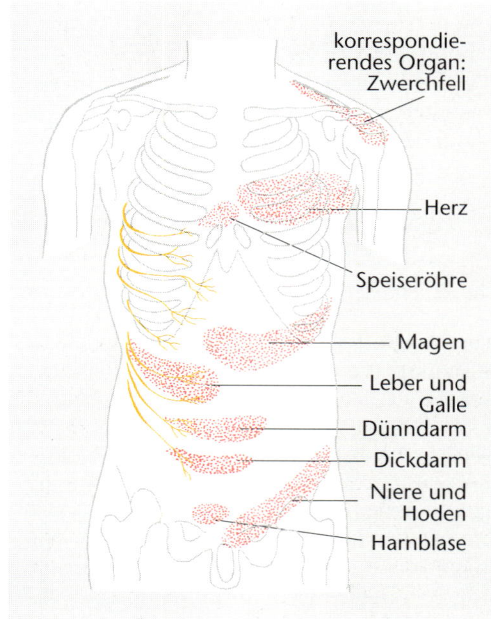

Abb. 11.35: Headsche Zonen.
Schmerzen in korrespondierenden Hautarealen können wichtige diagnostische Hinweise auf erkrankte innere Organe geben. So können z. B. Schmerzen über der Schulter auf eine Erkrankung des Zwerchfells hindeuten.

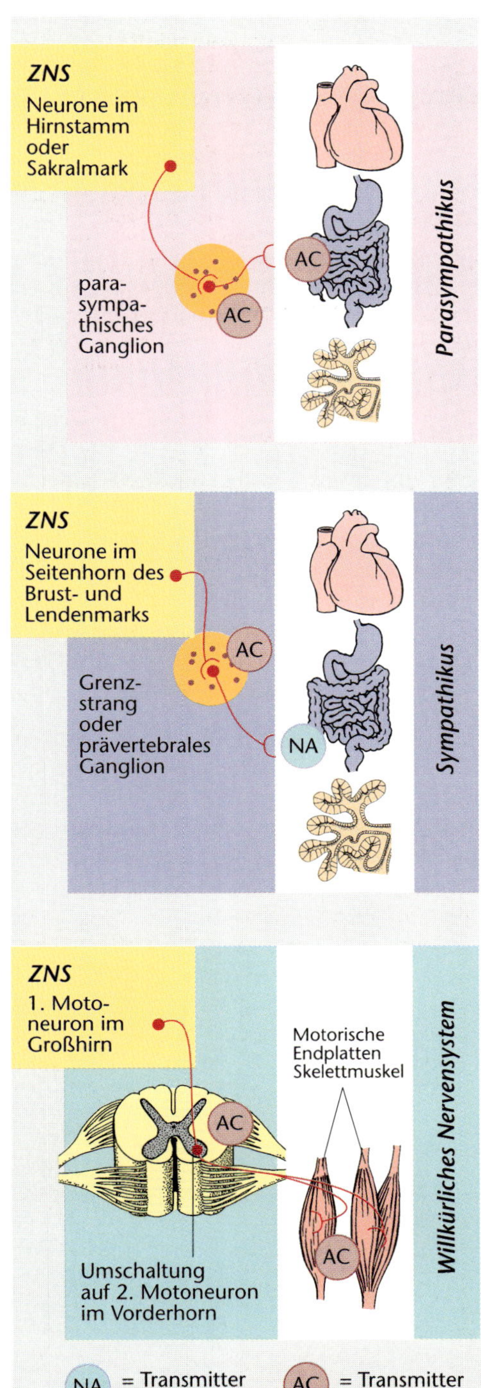

Abb. 11.36: Vergleich des efferenten Leitungsweges im vegetativen und willkürlichen Nervensystem. Während im willkürlichen Nervensystem (unteres Bild) die Axone ohne Umschaltung außerhalb des ZNS ihr Erfolgsorgan (Skelettmuskel) erreichen, werden die vegetativen Bahnen in Ganglien umgeschaltet.
Die Ganglien des Sympathikus liegen nahe dem Rückenmark im Grenzstrang oder nahe der großen Bauch- und Beckenarterien (prävertebrale Ganglien). Die parasympathischen Ganglien befinden sich dagegen in der Nähe der vegetativen Erfolgsorgane (Herz, glatte Muskulatur, Drüsen).
Transmitter in den Ganglien ist immer Acetylcholin. An den Erfolgsorganen findet man an den parasympathischen Synapsen ebenfalls Acetylcholin, in den sympathischen Synapsen dagegen meist Noradrenalins.

Sie können z. B. als *intramurale* Nervengeflechte an oder in der Wand von Hohlorganen liegen. Solche Nervengeflechte, an denen auch sympathische Fasern enden, liegen z. B. in der Wand von Magen, Darm, Blase und Gebärmutter.

Die Hirnnerven III, VII und IX versorgen parasympathisch den Kopfbereich (III: Pupillenmotorik, Akkomodation; VII und IX: Tränen-, Nasenschleim- und Speichelsekretion), der X. Hirnnerv (Nervus vagus) versorgt den gesamten Brustraum und große Teile des Bauchraums. Der untere Bauchraum und der Beckenbereich werden durch die parasympathischen Fasern aus dem Sakralmark versorgt.

11.13 Lähmungen

Wie erwähnt, enden alle Impulse des zentralen motorischen Systems – das heißt die Impulse der Pyramidenbahn, der extrapyramidalen Bahnen und auch der Schaltkreise der Muskelreflexe – an den *motorischen Vorderhornzellen* des Rückenmarks. Diese stellen die *peripheren* motorischen Neurone (kurz **2. Motoneurone**) dar. Die *zentralen* Neurone (kurz **1. Motoneurone**) für die Willkürmotorik liegen im primären motorischen Rindenfeld. Diese Zusammenhänge sind klinisch wichtig, da ein Ausfall des 1. Motoneurons **(zentrale Lähmung)** bzw. der zugehörigen Pyramidenbahn ganz andere Auswirkungen hat als ein Ausfall des 2. Motoneurons **(periphere Lähmung)** bzw. der zugehörigen Nervenfasern.

Die Periphere Lähmung

Bei einer Schädigung des *2.* motorischen Neurons – der motorischen Vorderhornzelle im Rückenmark – oder der zugehörigen motorischen Nervenfasern können keinerlei Impulse mehr zu den Muskeln geleitet werden. Da dadurch auch die Reflexbögen unterbrochen sind, kann keine Muskelgrundspannung aufrechterhalten werden. Die gelähmten Muskeln sind schlaff und bilden sich zurück (atrophieren). Die rein periphere Lähmung ist immer eine *schlaffe Lähmung*.

Poliomyelitis (Kinderlähmung)

Ein Beispiel für eine periphere Lähmung ist die **Poliomyelitis** *(Kinderlähmung)*. Bei dieser Infektionskrankheit werden Vorderhornzellen des Rückenmarks durch Poliomyelitisviren befallen und zerstört. Der Patient leidet unter *schlaffen Lähmungen*. Das von den zerstörten Motoneuronen innervierte Muskelgewebe atrophiert (bildet sich zurück), und die Reflexe des betroffenen Rückenmarksabschnitts fallen aus.

Die Zentrale Lähmung

Ein ganz anderes klinisches Bild ergibt sich beim Ausfall des *1.* motorischen Neurons oder bei einer Unterbrechung der Pyramidenbahn: Hier sind die Schaltkreise für die Muskelreflexe erhalten, und die Muskelgrundspannung (Ruhetonus) ist durch den oft gleichzeitigen Ausfall regulierender hemmender Impulse von extrapyramidalen Fasern sogar gesteigert. Die gelähmten Muskeln setzen passiven Bewegungen einen erhöhten Widerstand entgegen und atrophieren nicht.

Die zentrale Lähmung ist deshalb meist eine **spastische Lähmung** (spasmos = Krampf). Häufige Ursachen sind ein Schlaganfall (☞ 11.15.8) sowie – beim Säugling – ein Sauerstoffmangel unter der Geburt (Zerebralparese, ☞ 22.6.2).

Die Querschnittslähmung

Die **Querschnittslähmung** ist ein Beispiel für eine überwiegend zentrale Lähmung mit peripherem Lähmungsanteil. Sie entsteht durch eine Unterbrechung des Rückenmarks z. B. durch einen Unfall. Entsprechend fallen alle sensiblen Empfindungen und alle willkürlichen Bewegungen unterhalb des Schädigungsortes aus.

Die Lähmungen *unterhalb* der Schädigung sind **spastische Lähmungen.** Die Eigenreflexe sind gesteigert. Auf der Höhe der Schädigung kommt es durch die Zerstörung der motorischen Vorderhornzellen zu *schlaffen* Lähmungen und einem Ausfall der Reflexe.

11

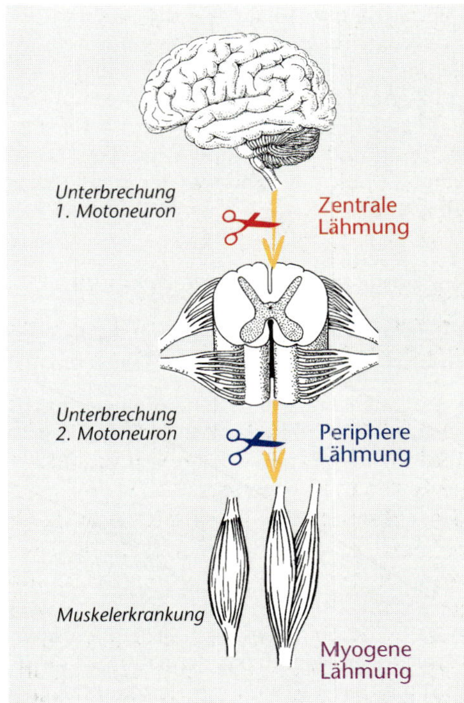

Abb. 11.38: Zentrale, periphere und myogene Lähmung.
Wird das erste Neuron der motorischen Bahn unterbrochen, so spricht man von einer zentralen Lähmung (Klinik: zunächst schlaff, dann spastisch). Bei Schädigung des zweiten Neurons handelt es sich um eine periphere Lähmung (Klinik: immer schlaff). Störungen der Muskeln selbst führen zu einer myogenen Lähmung. Sie ähneln klinisch der schlaffen Lähmung.

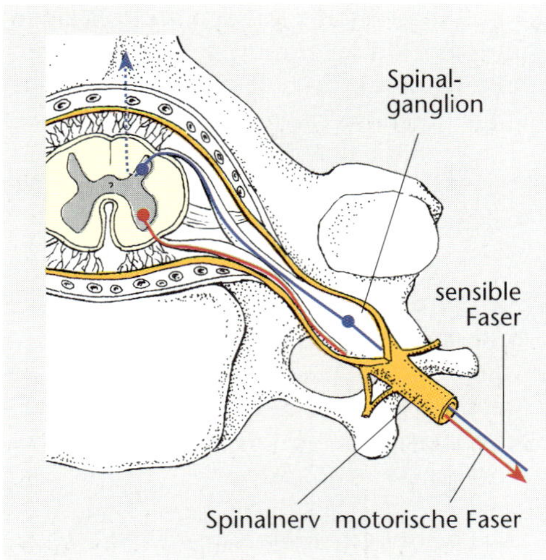

Abb. 11.39: Der Aufbau eines Spinalnerven. Vorderwurzel (motorische Fasern) und Hinterwurzel (sensible Fasern) vereinigen sich zum Spinalnerven. Da er also motorische und sensible Anteile enthält, spricht man von einem gemischten Nerven. Im Spinalganglion liegen die Umschaltstellen der sensiblen Fasern.

Neben der Aufhebung der Sensibilität und der Willkürmotorik sind bei einer Querschnittslähmung auch vegetative Funktionen betroffen. So können Blasen- und Darmfunktion, Sexualfunktionen, Hautdurchblutung sowie Blutdruck- und Körpertemperaturregulation gestört sein.

Das Ausmaß der Ausfälle wird von der Höhe der Rückenmarksschädigung bestimmt. Eine Rückenmarksunterbrechung oberhalb von C 6 führt zur Lähmung beider Arme und beider Beine, zur **Tetraplegie** (tetra = vier). Bei Unterbrechung unterhalb von Th 1 bleiben die Plexus brachiales (☞ 11.14.2) und damit die Arme verschont, es kommt „nur" zur Lähmung der Beine (**Paraplegie**).

Die Pflege von Querschnittsgelähmten

Querschnittsverletzte zu pflegen, bedeutet eine große Herausforderung für das Pflegepersonal:

- Patienten mit einer (akuten) Querschnittslähmung sollten in einem Spezialbett liegen und häufig umgelagert werden, um einen Dekubitus (☞ 9.5) zu vermeiden.
- Alle Gelenke müssen täglich mindestens zweimal durchbewegt werden, um Fehlstellungen und Versteifungen vorzubeugen.
- Damit durch die oft unzureichenden Atembewegungen keine Lungenentzündung entsteht, ist die Überwachung der Atemfunktionen und gegebenenfalls das Absaugen der Atemwege sowie Atemgymnastik erforderlich.
- Die Blasen- und Darmfunktion muß überwacht werden, wobei leider durch die notwendige *Dauerkatheterisierung* (☞ 20.5.6) chronischen Harnwegsinfekten der Weg bereitet wird.
- Rehabilitationsmaßnahmen zur Wiedereingliederung in ein möglichst selbständiges Leben müssen frühzeitig einsetzen. Hierfür existieren spezielle Schwerpunktkliniken.

11.14 **Das periphere Nervensystem**

11.14.1 **Die Äste der Spinalnerven**

Unmittelbar nach seinem Austritt aus dem Zwischenwirbelloch teilt sich jeder Spinalnerv in verschiedene Äste auf: Die **hinteren Äste** versorgen die Haut und die tiefen Muskeln vom Hals bis zur Kreuzbeinregion. Die **vorderen Äste** der Spinalnerven haben unterschiedliche Funktionen und Verläufe: Aus dem 2. – 11. Brustsegment versorgen sie als **Zwischenrippen-Nerven** *(Nn. intercostales)* die Haut und die Muskeln im Bereich des Brustkorbes und des Bauches. Die vorderen Äste der übrigen Spinalnerven bilden zunächst Nervengeflechte, **Spinalnervenplexus** genannt, bevor sie durch erneute Aufteilung einzelne periphere Nerven bilden, welche die Extremitäten (Arme und Beine) versorgen.

11.14.2 **Spinalnervenplexus und einige wichtige periphere Nerven**

Die Plexus der Spinalnerven werden nach dem Abschnitt, aus dem sie entspringen, benannt:

Plexus cervicalis

Das *Halsgeflecht* (**Plexus cervicalis**) aus den Halssegmenten C1 – C4 versorgt Haut und Muskeln in der Hals- und Schulterregion und mit dem Nervus phrenicus das Zwerchfell.

Plexus brachialis

Aus dem *Armgeflecht* (**Plexus brachialis**, C5 – Th1) entspringen neben kleineren Ästen zum Nacken und zur Schulter die drei großen Armnerven:

- Der *Speichennerv* (**Nervus radialis**) zieht an der Streckseite des Armes zum Unterarm; er versorgt motorisch die Strecker des Ober- und Unterarms, sensibel die Streckseite von Ober- und Unterarm sowie einen Teil des Handrückens. Ist er gelähmt, etwa durch Druckbelastung oder durch eine Verletzung im mittleren Oberarmdrittel, wo sich der Nerv um den Oberarmknochen windet, kann die Hand nicht mehr handrückenwärts gestreckt werden *(Fallhand)*.
- Der *Ellennerv* (**Nervus ulnaris**) verläuft an der inneren Beugeseite des Armes; er versorgt entsprechend motorisch *Beuge*muskeln am Unterarm sowie Handmuskeln, sensibel Hautbezirke der Finger 4 und 5 und des angrenzenden Handrückens. Ein Ausfall

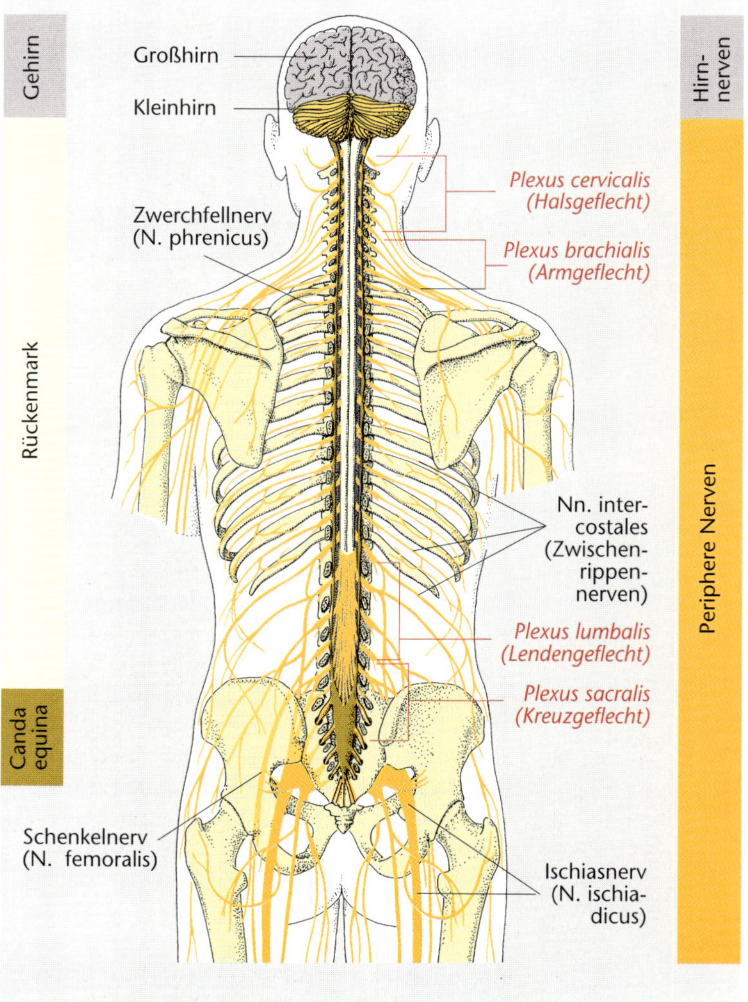

Abb. 11.40: Periphere Nerven. Zum peripheren Nervensystem zählen die 12 Hirnnerven und die Spinalnerven mit ihren vielen Verzweigungen. Während die Hirnnerven hauptsächlich die Kopfregion motorisch und sensibel versorgen, verteilen sich die anderen peripheren Nerven über den restlichen Körper. Im Brustmarkbereich bleiben die Spinalnerven streng segmental, das heißt sie verzweigen sich nicht nennenswert und versorgen motorisch und sensibel ihre jeweilige Segmenthöhe. Die Spinalnerven des Hals-, Lenden- und Kreuzbeinmarkes verzweigen sich dagegen zu unübersichtlichen Geflechten (Plexus). Die Abbildung zeigt den Plexus cervicalis, den Plexus brachialis, den Plexus lumbalis und den Plexus sacralis. Als dickster Nerv aus dem Plexus sacralis zieht der N. ischiadicus am Bein abwärts. Im Brustkorb verläuft ein größerer Nerv aus dem Plexus cervicalis abwärts. Es ist der N. phrenicus, der das Zwerchfell motorisch versorgt.

des Ulnarisnerven führt zu der charakteristischen *Krallenhand*, weil die von ihm versorgten kleinen Handmuskeln verkümmern und dadurch die Finger in ihren Fingergrundgelenken überstreckt und in den Mittel- und Endgelenken gebeugt werden. Die Ursache ist meist eine Schädigung im Ellenbogen, wo der Nerv sehr oberflächlich verläuft und leicht als schmerzhafter Punkt medial des Olecranons (☞ rote gestrichelte Linie in Abb. 8.50) getastet werden kann.

- Der *Mittelnerv* (**Nervus medianus**) verläuft weiter daumenwärts an der Beugeseite des Armes und versorgt Beugemuskeln am Unterarm und Daumen und Hautbezirke der Finger 1 bis 4. Eine Medianuslähmung führt zur sogenannten *Schwurhand*, wobei insbesondere die Daumenmuskulatur atrophiert (verkümmert). Ursachen der recht häufigen Medianuslähmung können Schultergelenksluxationen, Stichverletzungen, distale Radiusfrakturen (☞ Abb. 8.55) oder ein Carpaltunnelsyndrom (☞ 8.6.3) sein.

Merksatz: „Er fiel vom Rad (Fallhand), und schwor bei Medianus (Schwurhand), sich die Ulna zu krallen (Krallhand)."

Plexus lumbalis

Die Nerven aus dem *Lendengeflecht* (**Plexus lumbalis**, L1 – L4) versorgen die untere Bauchwand, die äußeren Geschlechtsorgane und Hautgebiete und Streckmuskeln an den Beinen. Der wichtigste Nerv aus diesem Geflecht ist der *Schenkelnerv* (**Nervus femoralis**). Er verläuft durch die Leistenbeuge zur Vorderseite des Oberschenkels und versorgt dort die Haut und die *Streckermuskeln*, darunter den M. quadriceps femoris.

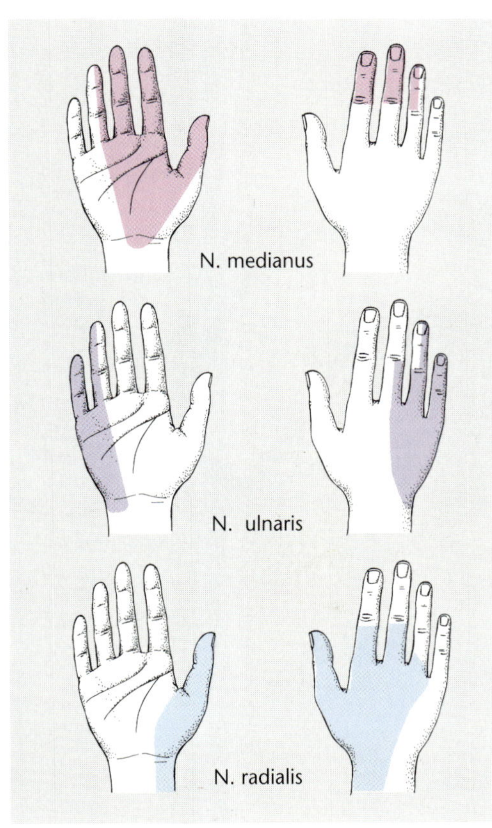

Abb. 11.40a: Sensible Versorgungsgebiete der drei Handnerven N. radialis, N. ulnaris und N. medianus.

Plexus sacralis

Das *Kreuzgeflecht* (**Plexus sacralis**, L4 – S3) ist das größte Nervengeflecht des Menschen. Von ihm werden Gesäß, ein Teil des Damms und untere Gliedmaßen mit Nervenästen versorgt. Auch der längste und dickste Nerv des Menschen, der **Ischiasnerv** *(Nervus ischiadicus)*, entspringt aus diesem Geflecht. Er verläuft im Gesäßbereich schräg abwärts zur Rückseite des Oberschenkels und versorgt dort die *Beugemuskeln*. Oberhalb der Kniekehle teilt er sich in zwei Äste auf: den Schienbeinnerv (**Nervus tibialis**) und den seitlich abzweigenden Wadenbeinnerv (**Nervus peroneus**). Diese Nerven versorgen Hautgebiete und Muskeln am Unterschenkel und Fuß. Bei unkorrekter Durchführung einer intramuskulären Injektion in den Gesäßmuskel (☞ Abb. 8. 77) kann die Injektionslösung versehentlich in oder um den Ischiasnerv gespritzt werden. Es kommt zur sogenannten *Spritzenlähmung* – das Knie kann nicht mehr gebeugt werden, und alle Muskeln unterhalb des Knies sind gelähmt.

Plexus pudendus

Das Schamgeflecht (**Plexus pudendus**, S3 – S5) versorgt Beckeneingeweide, Damm und äußere Genitalien.

11.15 Die Versorgungs- und Schutzeinrichtungen des zentralen Nervensystems

Das empfindliche Nervengewebe von Gehirn und Rückenmark liegt geschützt im knöchernen Schädelraum bzw. in den knöchernen und bindegewebigen Strukturen des Wirbelkanals. Zusätzlichen Schutz gewähren drei bindegewebige Hirnhäute, die **Meningen**, die das Rückenmark und das Gehirn bedecken.

Sie heißen **Dura mater**, **Arachnoidea** und **Pia mater**, wobei letztere dem Gehirn direkt aufliegt.

Zwischen Arachnoidea und Pia mater befindet sich ein mit Gehirnflüssigkeit *(Liquor)* gefüllter Raum, der **Subarachnoidalraum.** Feine Fasern der Arachnoidea spannen sich durch diesen Raum und bewirken zusammen mit der umgebenden Flüssigkeit eine stoßsichere Aufhängung des Gehirns in der Schädelhöhle.

11.15.1 Die Dura mater

Die aus straffem Bindegewebe (☞ 4.3.1) gebildete *harte Hirnhaut* oder **Dura mater** (kurz: **Dura**, „harte Mutter") bildet die äußere Hülle des ZNS.

Die Dura mater des Rückenmarks

Beim Rückenmark besteht die Dura mater aus zwei getrennten Blättern. Ihr äußeres Blatt liegt dem Wirbelkanal innen an und bildet im Prinzip die innere Knochenhaut (Periost). Ihr inneres Blatt umgibt als derber bindegewebiger Schlauch das Rückenmark und die Wurzeln der Rückenmarksnerven. Zwischen beiden Blättern liegt der **Epiduralraum**, der Fett und Bindegewebe enthält. Dieses Polster schützt das Rückenmark bei Bewegungen der Wirbelsäule. Die Dura mater reicht im Wirbelkanal tiefer hinab als das Rückenmark, nämlich bis zum zweiten Kreuzbeinwirbel.

Die Dura mater im Schädelraum

Im Schädelraum sind beide Durablätter größtenteils fest zu *einer Haut* verwachsen, die dem Schädelknochen als innere Knochenhaut anliegt. Außerdem bildet die Dura im Schädelraum feste, bindegewebige Trennwände (**Durasepten**) zwischen den großen Hirnabschnitten. Durch diese Verstrebungen werden die Hirnteile bei Kopfbewegungen in ihrer Position gehalten.

Die **Großhirnsichel** *(Falx cerebri)* trennt dabei als senkrechte Wand beide Großhirnhemisphären. Sie geht in der hinteren Schädelgrube in die **Kleinhirnsichel** *(Falx cerebelli)* über, die entsprechend die Kleinhirnhemisphären trennt. Zwischen dem Großhirn und dem Kleinhirn überspannt das **Kleinhirnzelt** *(Tentorium cerebelli)* horizontal das Kleinhirn.

An manchen Stellen sind die ansonsten fest verwachsenen Durablätter jedoch voneinander getrennt. Dadurch entstehen starrwandige Kanäle, die **Sinus**, die das Venenblut aus dem gesamten Schädelraum auffangen und über die Vena jugularis interna (☞ Abb. 16.9) in die obere Hohlvene ableiten (☞ 11.15.7).

11.15.2 Die Arachnoidea

Die mittlere Hirnhaut heißt wegen ihres spinngewebeartigen Aussehens *Spinnwebenhaut* oder **Arachnoidea.** Sie ist fast gefäßlos und liegt der harten Hirnhaut innen an. Zwischen Dura mater und Arachnoidea liegt der **Subduralraum.** Im Bereich der Sinus (☞ 11.15.1) stülpen sich knopfförmige Wucherungen der Arachnoidea in den venösen Raum vor: die **Arachnoidalzotten** (☞ Abb. 11.x) Aus diesen Zotten wird die klare Flüssigkeit in den Hohlräumen von Rückenmark und Gehirn, der Liquor, in das Venensystem abgeleitet (☞ Abb. 11.41).

Im Schädelraum überbrücken Arachnoidea und Dura mater zusammen die Spalten und Furchen des Hirngewebes, während die Pia mater dem Gehirn dicht anliegt, so daß größere Hohlräume, die **Zisternen**, entstehen.

11

11.15.3 *Die Pia mater*

Die zarte innere Hirnhaut – **Pia mater** („fromme Mutter") – enthält zahlreiche Blutgefäße und bedeckt unmittelbar die Oberfläche des Nervengewebes. Sie folgt ihr bis in alle Vertiefungen hinein. Im Wirbelkanal endet die Pia mater wie das Rückenmark auf der Höhe des zweiten Lendenwirbelkörpers.

Die beiden inneren Häute – Arachnonidea und Pia mater – werden auch **weiche Hirnhäute** genannt. Zwischen ihnen liegt der **Subarachnoidalraum**. Wie alle Hohlräume im ZNS, außer den Sinus, ist er mit Liquor gefüllt.

Meningitis und Enzephalitis

Gelangen Bakterien oder Viren (selten auch Pilze oder Protozoen, ☞ 6.6) in die Schädelhöhle, befallen sie meist zunächst die weichen Hirnhäute **(Meningitis)**. Vor allem Viren siedeln häufig auch im Hirngewebe; man spricht dann von **(Meningo-)Enzephalitis**. Bakterielle Meningitiden äußern sich mit hohem Fieber, Kopfschmerz und neurologischen Symptomen (sogenannte *Meningitis-Zeichen,* ☞ Abb. 11.43). Sie sind – auch bei Verdacht – antibiotisch zu behandeln, da der Tod oder bleibende geistige Schäden drohen.

Virale Enzephalitiden äußern sich oft gar nicht so dramatisch, häufig bestand eine Vorerkrankung (Masern, Mumps, „Grippe"). Ihr Verlauf ist eher gutartig mit Ausnahme der **Herpes-Enzephalitis** durch Herpes simplex-Viren, an der trotz neuerdings bestehender virostatischer Therapiemöglichkeit (Aciclovir = Zovirax®) 20 % der Patienten versterben.

11.15.4 *Hirnblutungen*

Subarachnoidalblutung

Jeder 50. Erwachsene weist im Verlauf einer seiner Hirnarterien eine sackförmige Ausbuchtung (Aneurysma, ☞ 16.1.5) auf – meist im Bereich der Hirnbasis (☞ Abb. 11.51). Platzt dieses Aneurysma, so kommt es zur massiven Einblutung in den Subarachnoidalraum. Der Patient berichtet über einen plötzlichen, „stärksten Schmerz", muß erbrechen und wird oft für kurze Zeit ohnmächtig. Das Computertomogramm kann die Verdachtsdiagnose rasch bestätigen, es muß dann möglichst schnell eine neurochirurgische Gefäßoperation durchgeführt werden.

Subdurales und epidurales Hämatom

Blutungen in den Subduralraum (**subdurale Hämatome**) zwischen Arachnoidea und Dura mater beginnen dagegen meist schleichend. Ursache sind häufig langsame venöse Sickerblutungen, und betroffen sind meist alte Menschen. Ausgelöst wird die Sickerblutung oft nur durch ein geringes Trauma (z. B. Anstoßen des Kopfes beim Aussteigen aus dem Auto), dem ein im Mittel sechzigtägiges (!) symptomfreies Intervall folgt, bevor sich Persönlichkeitsveränderungen, Bewußtseinstrübungen oder eine Halbseitenlähmung bemerkbar machen. Die Therapie besteht in der neurochirurgischen Hämatomausräumung.

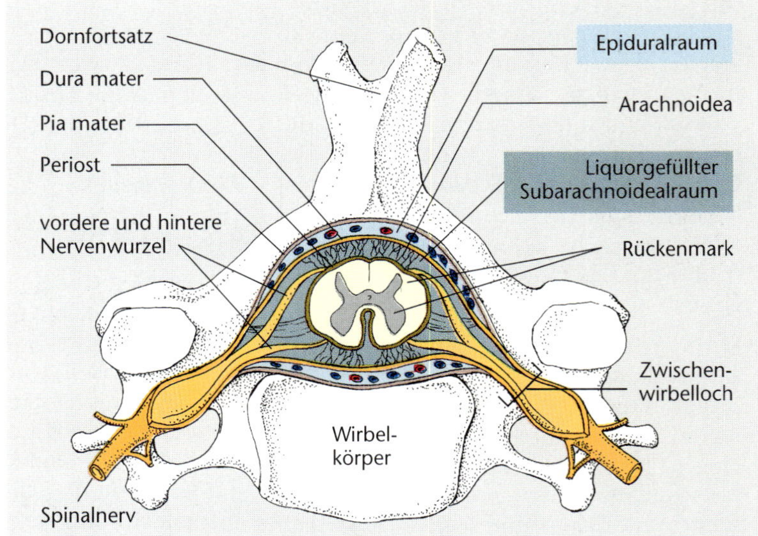

Abb. 11.42:
Die Rückenmarkshäute. Auch das Rückenmark wird von der Pia mater, der Arachnoidea und der Dura mater überzogen. Zwischen Periost und Dura liegt der Epiduralraum. Er ist mit Venen, Fettgewebe und Lymphbahnen ausgefüllt. Durch Punktion dieses Raumes und Injektion eines Lokalanästhetikums läßt sich eine Nervenblockade bewirken. Diese Epiduralanästhesie (Syn.: Periduralanästhesie, kurz PDA) wird bei operativen Eingriffen der unteren Extremitäten, aber auch in der Geburtshilfe (z. B. beim Kaiserschnitt) angewendet.

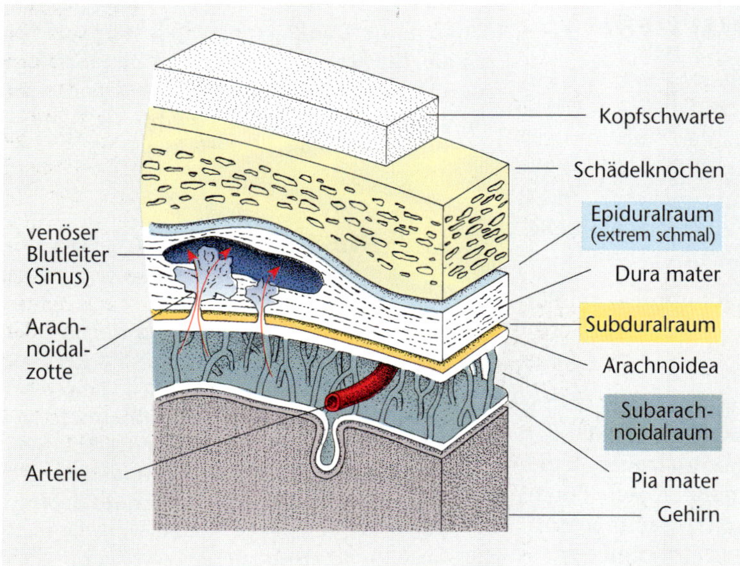

Abb. 11.41: Schnitt durch Schädelknochen und Hirnhautregion.
Die beiden Blätter der Dura mater sind im Hirnbereich verwachsen, ein Epiduralraum existiert praktisch nicht. Zwischen Dura mater und Arachnoidea liegt der Subduralraum, zwischen Arachnoidea und Pia mater der Subarachnoidalraum. Die roten Pfeile beschreiben den Abfluß des Liquors aus dem Subarachnoidalraum über die Arachnoidalzotten in den venösen Blutleiter (Sinus).

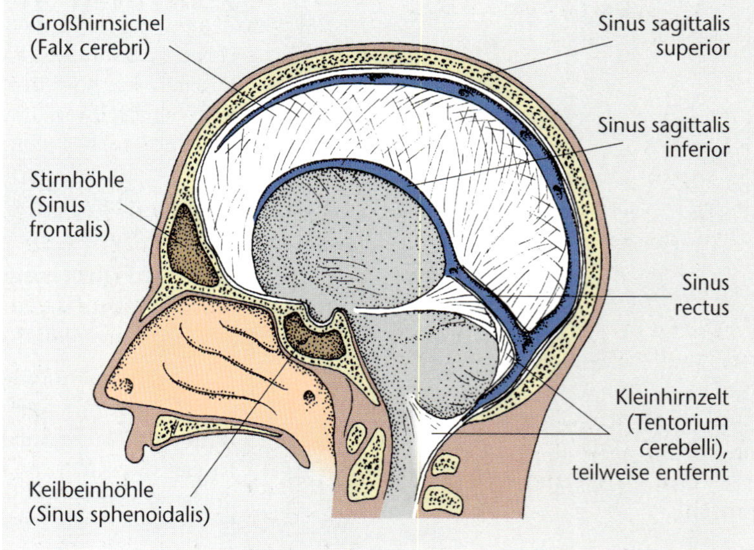

Abb. 11.42a: Sagittalschnitt durch den Schädel (Gehirn entfernt).
Man erkennt die Auskleidung der Schädelhöhle mit harter Hirnhaut (Dura mater) sowie den Verlauf einiger Sinus, der großen starrwandigen Venenkanäle also, die das Blut aus dem Gehirn sammeln und der V. jugularis interna zuführen (☞ Abb. 11.51a). Gut sichtbar sind auch zwei der Nasennebenhöhlen (☞ Abb. 17.3).

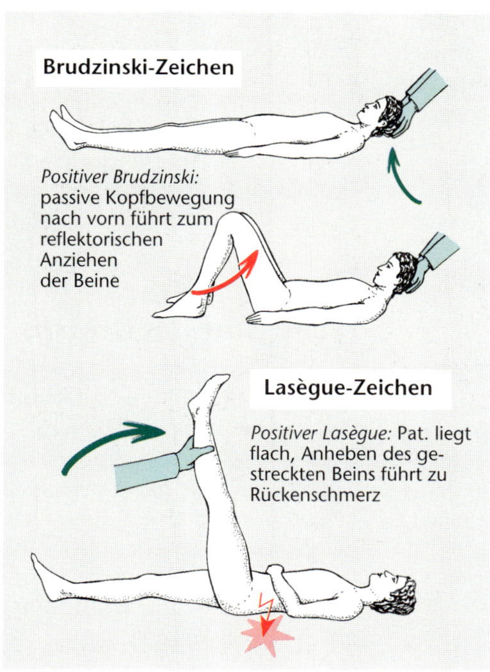

Abb. 11.43: Klinische Meningitiszeichen.
Bei einer entzündlichen Reizung der Hirnhäute treten charakteristische Untersuchungsphänomene auf: Beim Beugen des Kopfes kommt es beim liegenden Patienten reflektorisch zum Anziehen der Beine (Brudzinski-Zeichen). Auch gibt der Patient Schmerzen an, wenn sein gestrecktes Bein im Hüftgelenk gebeugt wird. Dieses *Lasègue-Zeichen* tritt aber auch beim Bandscheibenvorfall auf.

Epidurale Hämatome nehmen eine Mittelstellung ein: Nach Schädelfraktur, manchmal aber auch ohne ein Trauma, zerreißt eine Arterie (meist die *A. meningea media)* zwischen Dura mater und Schädelkalotte. Nach mehreren Stunden trübt der Betroffene ein und entwickelt Lähmungserscheinungen – und wie bei der Subarachnoidalblutung ist die rasche neurochirurgische Intervention für das Überleben entscheidend.

Hirnblutungen treten gehäuft bei Patienten unter gerinnungshemmender Medikation (Antikoagulation, ☞ 14.5.5) auf.

11.15.5 **Der Liquor**

Der *Liquor cerebrospinalis* (kurz **Liquor)** ist eine klare, farblose Flüssigkeit, die die Hohlräume im Gehirn sowie den Subarachnoidalraum ausfüllt. Die zirkulierende Liquormenge macht etwa 150 ml aus. Sie enthält außer Ionen nur geringe Mengen an Eiweiß (12 – 50 mg/dl), Glukose (40 – 80 mg/dl), Harnstoff und weiße Blutkörperchen (bis zu vier pro µl).

Durch den Liquor wird das Nervengewebe gestützt und wie von einem Wasserkissen vor der Schwerkraft, vor schädigender Stoßeinwirkung, Reibung oder Druck geschützt. Daneben hat der Liquor wichtige Funktionen beim Stoffaustausch zwischen Blut und Nervengewebe: Er erhält Nährstoffe aus dem Blut, versorgt damit das Hirn und transportiert Stoffwechselprodukte aus dem Nervengewebe ab.

Liquorentnahme mittels Lumbalpunktion

Viele Erkrankungen des ZNS und/oder seiner Hüllen führen zu Veränderungen der Liquorzusammensetzung, so daß die laborchemische und mikroskopische Untersuchung von Liquor wichtige diagnostische Hinweise geben kann. So wird insbesondere beim Verdacht auf eine Meningitis, bei der eine rasche und korrekte antibiotische Therapie lebensrettend sein kann, eine frühzeitige Liquorentnahme angestrebt.

Der Liquor wird zumeist durch die Punktion des Subarachnoidalraums im Bereich der Lendenwirbelsäule gewonnen. Dabei werden zwischen den Dornfortsätzen des dritten und vierten Lendenwirbels nach örtlicher Betäubung Haut und Bänder durchstochen. Das Rückenmark selbst kann in diesem Bereich nicht mehr verletzt werden, da es bereits auf Höhe des zweiten Lendenwirbelkörpers endet und sich im Bereich von L3 – L4 nur noch die Cauda equina befindet (☞ 11.10.2).

Die Liquorpunktion wird außer bei Meningitisverdacht auch bei Blutungen, Tumoren, zur Liquordruckmessung und bei Verdacht auf Multiple Sklerose (☞ 10.2.6) durchgeführt.

11.15.6 **Die Liquorräume**

Man unterscheidet anatomisch zwei Liquorräume im ZNS:

- Der Subarachnoidalraum und die Zisternen umschließen als **äußere Liquorräume** gleichermaßen das Gehirn und das Rückenmark.
- Zu den **inneren Liquorräumen** rechnet man das Ventrikelsystem des Gehirns und den Zentralkanal im Rückenmark (☞ Abb. 11.48).

Die inneren Liquorräume

Es gibt vier Ventrikel: Die beiden **Seitenventrikel** (auch als **1.** und **2. Ventrikel** bezeichnet) sind langgestreckte, bogenförmig verlaufende Hohlräume in den Großhirnhemisphären. Sie stehen über die beiden **Zwischenkammerlöcher** *(Foramina interventricularia)* mit dem **3. Ventrikel** in Verbindung. Dieser liegt spaltförmig im Zwischenhirn und geht über den **Aquädukt**, einen schmalen Verbindungskanal im Mittelhirn, in den **4. Ventrikel** über. Dieser setzt sich in den (bei Erwachsenen fast immer verschlossenen) Zentralkanal des Rückenmarks fort, hat aber auch noch zwei kleine seitliche Öffnungen, *(Foramina Luschkae)* genannt und eine mittlere Öffnung *(Foramen Magendii)* zum Subarachnoidalraum. Durch sie stehen die inneren Liquorräume mit den äußeren in Verbindung.

Blut-Liquor-Schranke

Die Pia mater stülpt sich in zottenartigen Kapillargeflechten in die **Ventrikel** vor. Diese Kapillargeflechte heißen **Plexus choroidei**. In ihnen wird durch Filtrations- und Sekretionsvorgänge aus Blutplasma der Liquor gebildet.

Damit dabei keine schädlichen Stoffe aus dem Blut zum Nervengewebe gelangen, besteht dort eine der Blut-Hirn-Schranke (☞ 10.2.2) entsprechende Barriere, die **Blut-Liquor-Schranke**. Sie ist klinisch von großer Bedeutung, da sie (außer, wenn sie im Rahmen einer Meningitis entzündlich verändert ist und damit undicht wird) nur von wenigen *liquorgängigen* Medikamenten passiert werden kann.

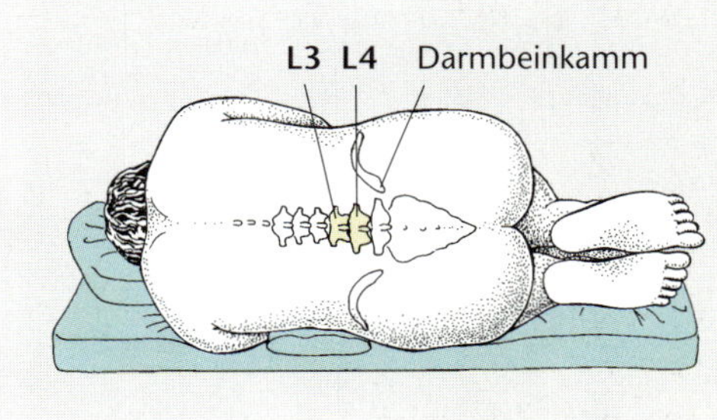

Abb. 11.44: Die Lumbalpunktion beim Erwachsenen wird unter Assistenz von Schwester oder Pfleger am gekrümmt sitzenden oder gekrümmt liegenden Patienten durchgeführt. Nach der Punktion muß der Patient zwei Stunden lang auf dem Bauch und dann 24 Stunden flach auf dem Rücken liegen, weil durch den sehr kleinen Punktionsspalt in den Meningen Flüssigkeit austreten kann. Der so entstehende Liquorunterdruck kann bei manchen Patienten zu Kopfschmerzen führen.

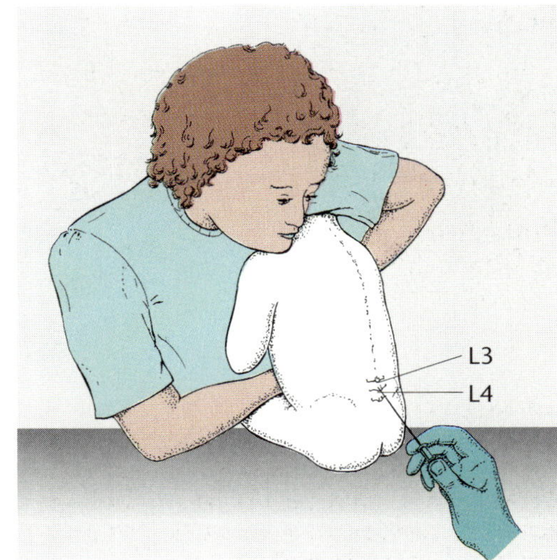

Abb. 11.45: Haltung eines Kindes bei der Lumbalpunktion.

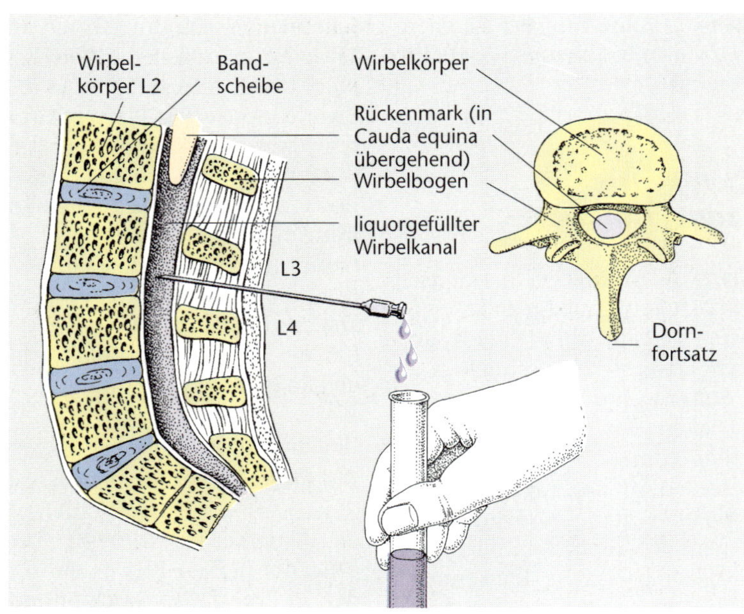

Abb. 11.46: Lumbalpunktion. Der Einstich auf Höhe L3/L4 ist ungefährlich, weil das Rückenmark bereits auf Höhe von L2 endet.

11

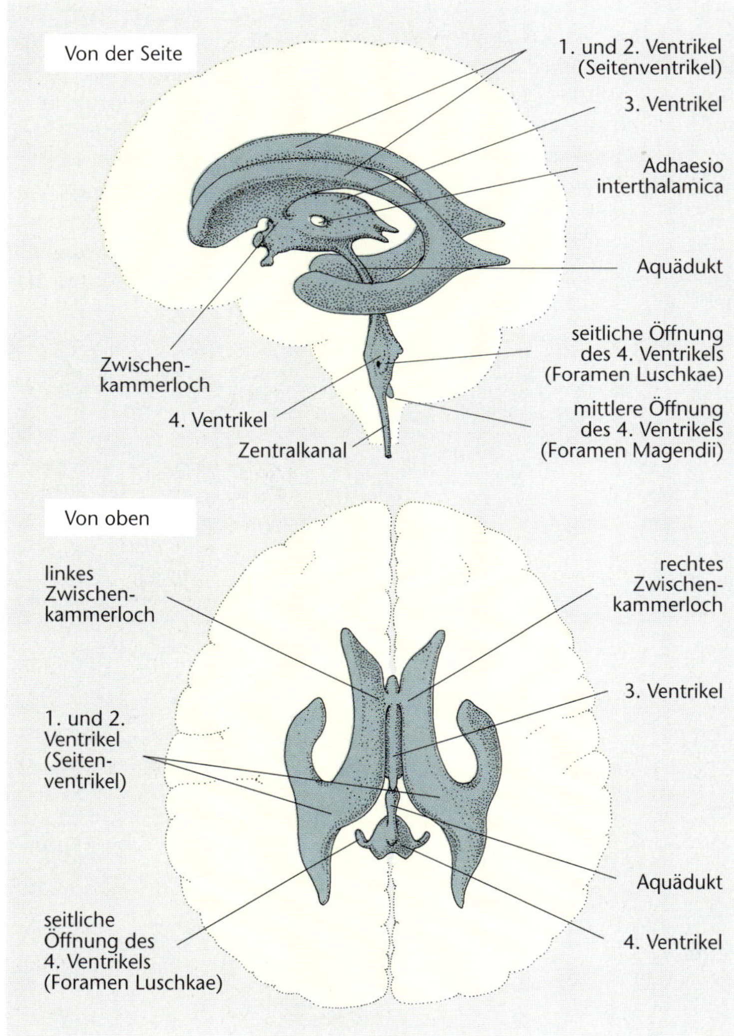

Abb. 11.47: Das Ventrikelsystem des Gehirns.
Die beiden Seitenventrikel sind über die Zwischenkammerlöcher mit dem 3. Ventrikel verbunden. Der dünne Aquädukt verbindet den 3. mit dem 4. Ventrikel. Von dort aus bestehen zwei seitliche und eine mittlere Öffnung zum Subarachnoidalraum (Foramina Luschkae und Foramen Magendii).

Der in den Plexus choroidei ständig gebildete Liquor fließt aus den Ventrikeln in die äußeren Liquorräume, wo er in den Arachnoidalzotten absorbiert und in die venösen Gefäße, die Sinus, abgegeben wird, ☞ Abb. 11.41.

Hydrozephalus und erhöhter intrakranieller Druck

Normalerweise besteht zwischen der Bildung und der Resorption des Liquors ein Gleichgewicht: Täglich wird etwa 500 – 700 ml sowohl produziert als auch absorbiert. Bei erhöhter Liquorproduktion, einem Liquor-Abflußhindernis (z. B. ein Tumor, ☞ 10.2.2) oder einer verminderten Resorption ist dieses Gleichgewicht gestört.

Es kommt zum **Hydrozephalus** oder *Wasserkopf* mit erhöhter Liquormenge in den Ventrikeln (*Hydrozephalus internus*) oder im Subarachnoidalraum (*Hydrozephalus externus*). Bei Kleinkindern mit noch offenen Schädelnähten und Fontanellen gibt der knöcherne Schädel dem erhöhten Druck nach, was zu einer Schädelvergrößerung führt.
Da das Hirngewebe durch den erhöhten Druck geschädigt wird, entwickeln sich bei Erwachsenen oft eine *Demenz* (☞ 11.24.4) bzw. bei (unbehandelten) Kindern schwere Entwicklungsstörungen.

Ein Hydrozephalus kann durch den operativen Einsatz eines Katheters (*Shunt*) erfolgreich behandelt werden (☞ Abb. 11.49). Der Katheter wird so implantiert, daß der Liquor aus den Seitenventrikeln in den Abdominalraum oder seltener in den rechten Herzvorhof geleitet wird.

Bildet sich das Liquorabflußhindernis rasch aus, was insbesondere bei Tumoren und bei Entzündungsprozessen des Gehirns (Meningoenzephalitiden) geschieht, entsteht eine lebensgefährliche Situation: Das Hirngewebe schwillt durch den erhöhten Liquordruck an und wird in Richtung Ausgang – zum großen Hinterhauptsloch – gedrängt.

Durch dieses **Hirnödem** werden lebenswichtige Zentren des mittleren und unteren Gehirn-Abschnittes – z. B. für die Atmungs- und Kreislaufregulation – eingeklemmt (Hirnstammeinklemmung). Klinische Symptome sind Kopfschmerzen, schwallartiges Nüchternerbrechen, Koordinationsstörungen und Bewußtseinsstörungen. Die Ödembildung kann durch Medikamente (z. B. Glukokortikoide) reduziert werden. Trotz notfallmäßiger Operation mit Tumorentfernung bzw. Shunteinsatz versterben viele Patienten an den Folgen solch einer Hirnstammeinklemmung.

11.15.7 Die Blutversorgung des Gehirns

Aufgrund des hohen Sauerstoff-Bedarfes des Hirngewebes verursachen schon Unterbrechungen der Sauerstoffzufuhr von wenigen Minuten irreparable Zellschäden, die zu neurologischen Ausfällen (Lähmungen, Sensibilitätsstörungen) bis hin zum Hirntod (☞ 5.8.2) führen können.

Die hirnversorgenden Arterien

Die kontinuierliche Sauerstoff- und Nährstoffzufuhr des Gehirns wird über ein Arteriensystem an der **Hirnbasis** (Unterseite des Gehirns) gewährleistet. Es wird aus den paarigen Kopfschlagadern (**linke und rechte A. carotis interna**) und – in geringerem Umfang – aus den Wirbelschlagadern (**Arteriae vertebrales**) gespeist.

Die Arteria carotis interna gibt Äste zur Hirnanhangsdrüse und zu den Augen ab und teilt sich dann in ihre beiden Endäste, die vordere und die mittlere Großhirnarterie (**Arteria cerebri anterior** und **media**) auf, die die vorderen und mittleren Hirngebiete versorgen.

Die hinteren Hirnareale und die Hirnbasis werden über die **Arteriae vertebrales** versorgt. Nach der Abgabe von Ästen zum Rückenmark treten diese durch das große Hinterhauptsloch in den Schädelraum ein und vereinigen sich an der Hirnbasis zur *Schädelbasisarterie* (**Arteria basilaris**). Dieses Gefäß gibt mehrere Äste zum Kleinhirn ab, bevor es sich in die beiden hinteren Großhirnschlagadern (**Arteriae cerebri posteriores**) aufteilt.

Damit eine Unterbrechung der Blutzufuhr in einem dieser Gefäße nicht sogleich zum Untergang von Hirngewebe führt, sind diese paarigen Arterien über Verbindungsäste zu einem Gefäßring

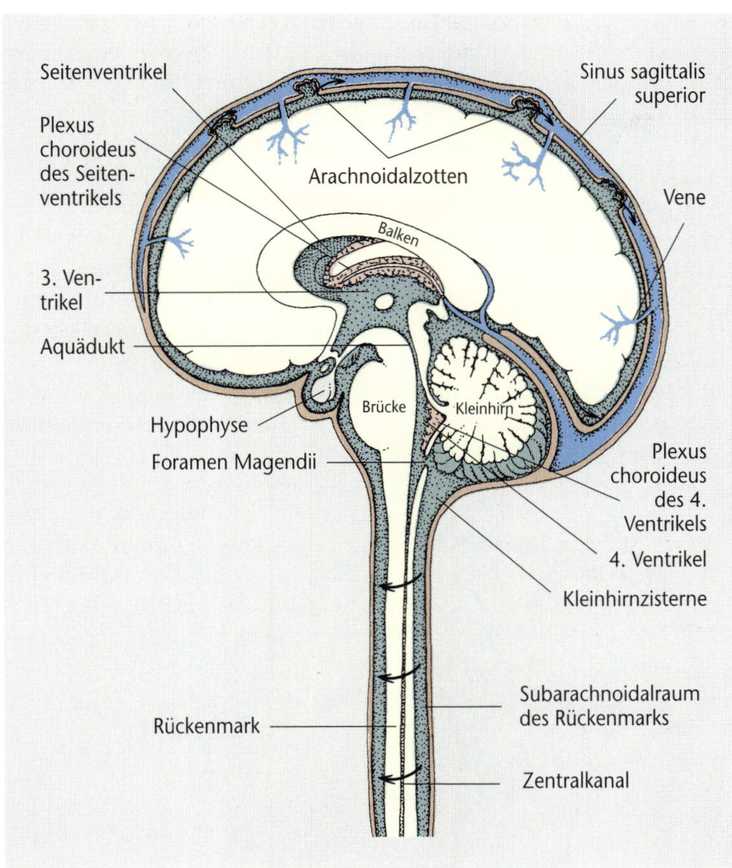

Abb. 11.48 (links): Sagittalschnitt durch das Gehirn und das Rückenmark mit Blick in die Liquorräume. Der Liquor wird in den Plexus choroidei des 1., 2. und 4. Ventrikels gebildet. Er umspült das gesamte Gehirn und das Rückenmark. Die Pfeile geben die Flußrichtung an. Über die Arachnoidalzotten tritt der Liquor ins venöse System über.

Abb. 11.49 (rechts): Liquorableitung in den rechten Herzvorhof. Um eine Druckentlastung für das Hirngewebe zu erreichen, wird durch ein Bohrloch im Schädelknochen ein Katheter in die erweiterten Seitenventrikel vorgeschoben. Der überschüssige Liquor kann dann über die V. jugularis in den rechten Herzvorhof und damit in den Blutkreislauf abgeleitet werden.

Bei vielen Menschen ist dieser Circulus arteriosus jedoch nicht vollständig ausgebildet oder nicht ausreichend leistungsfähig, so daß auch ein einseitiger Verschluß einer Kopfschlagader bereits zu schweren Durchblutungsstörungen führt.

Die Venen des Gehirns

Während die Hirnarterien über die Schädelbasis das Gehirn erreichen, findet der venöse Abfluß hauptsächlich im Bereich der Hirnoberfläche (Konvexität) statt. Nachdem das venöse Blut die

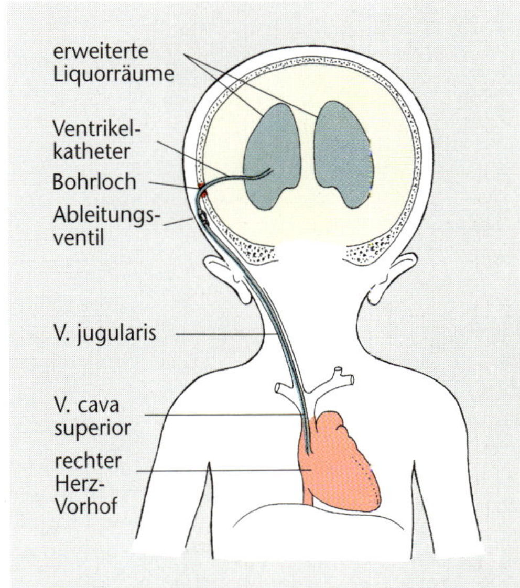

(Circulus arteriosus Willisii = *Circulus arteriosus cerebri)* verbunden:
Die A. communicans posterior verbindet die A. cerebri media, den Hauptast der A. carotis, mit der A. cerebri posterior, dem stärksten Gefäß aus dem Vertebralisgebiet. Die beiden Aa. cerebri anteriores sind ebenfalls durch ein Gefäß, die A. communicans anterior, verbunden, womit der Ring zwischen A. carotis und A. vertebralis geschlossen ist.

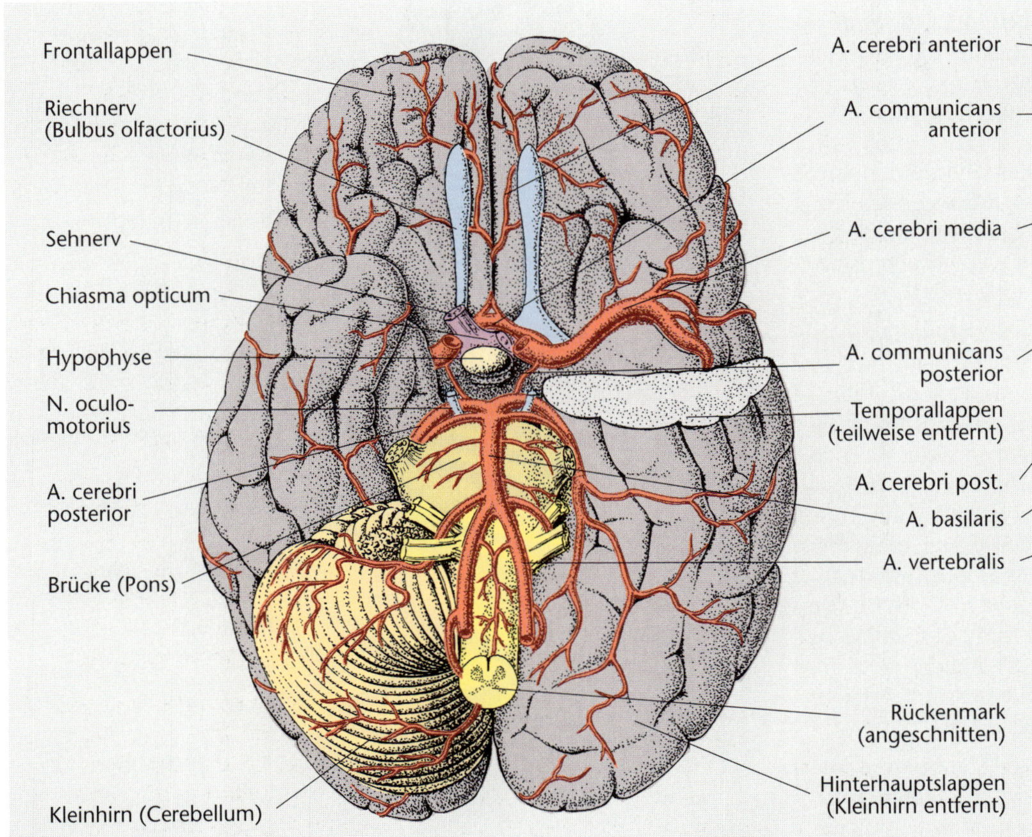

Abb. 11.50:
Links: Die Hirnarterien im Bereich der Hirnbasis. Ansicht von unten. Rechts sind die vorderen Anteile des Schläfenlappens entfernt worden, um den Verlauf der A. cerebri media darstellen zu können.

Oben: Circulus arteriosus Willisii im Detail. Die Äste der wichtigsten hirnversorgenden Arterien (A. carotis interna und A. vertebralis) sind durch mehrere kleine Verbindungsarterien zu einem Kreis zusammengeschlossen.

11

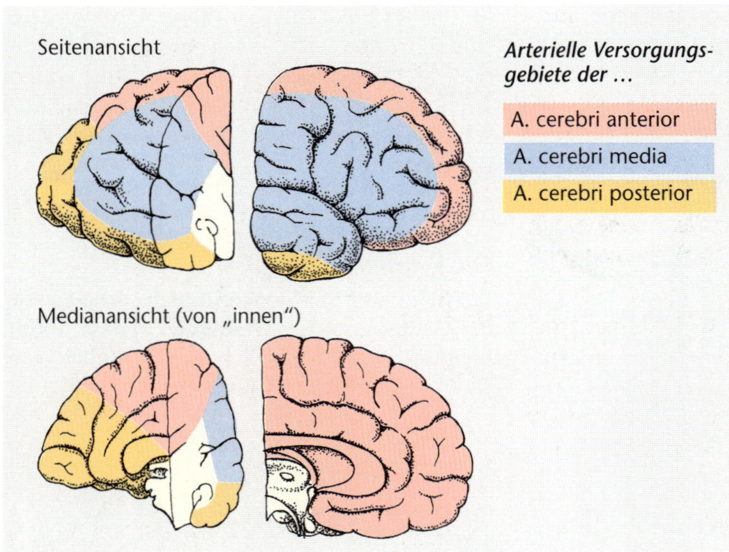

Abb. 11.51: Die arterielle Versorgung des Großhirns. Entsprechend der Funktion der einzelnen Hirnabschnitte bilden sich beim Verschluß der einzelnen Arterien ganz unterschiedliche neurologische Ausfallerscheinungen aus.

Kapillaren des Gehirns verlassen hat, fließt es nur eine kurze Strecke durch die weiche Hirnhaut und sammelt sich dann in **starrwandigen Venenkanälen**, den **Sinus** (☞ 11.15.1). Diese führen das Blut dicht unter der Schädeldecke bzw. an den Rändern der Hirnsicheln zur rechten und linken Vena jugularis interna, die neben der Halsschlagader Richtung Brustraum zieht und sich dort mit der Vena subclavia zur *Vena brachiocephalica* vereinigt (☞ Abb. 16.9). Linke und rechte Vena brachiocephalica verbinden sich zur oberen Hohlvene *(Vena cava superior)*, welche nach wenigen Zentimetern den rechten Herzvorhof erreicht.

11.15.8 Schlaganfall

Die häufigste Erkrankung des Gehirns ist der **Schlaganfall** *(apoplektischer Insult, „Apoplex", Hirninfarkt, complete stroke)*. Fast jeder 3. Deutsche erleidet einen Schlaganfall und jeder 6. stirbt daran. Es handelt sich dabei um eine akute Schädigung bzw. den völligen Untergang von Hirngewebe durch eine Störung der arteriellen Durchblutung. Dies kann durch eine Blutung aus einer Hirnarterie verursacht werden, in deren Folge es zu einer Kompression der Blutversorgung im umgebenden Gewebe kommt. Häufiger ist aber eine Einengung (z. B. durch Arteriosklerose) bzw. der Verschluß (z. B. durch ein Blutgerinnsel aufgrund arteriosklerotischer Prozesse, ☞ Abb. 5.8) einer Hirnarterie die Ursache eines Schlaganfalls. Von den großen Hirnarterien ist vor allem die Arteria cerebri media häufig von Durchblutungsstörungen betroffen. Gemäß ihrem Versorgungsgebiet (☞ Abb. 11.51) kommt es dann zum Ausfall der Willkürmotorik und/oder der Sensibilität auf der gegenüberliegenden Körperseite; denn durch die Kreuzung der Pyramidenbahn und auch der aufsteigenden sensiblen Bahnen ist jeder Körperbereich in der *gegenüberliegenden* Hirnhälfte repräsentiert.

Beispiel: Ein Verschluß der rechten A. cerebri media führt zu Lähmungen und Sensibilitätsstörungen der linken Körperhälfte. Die Lähmung einer Körperhälfte (**Hemiparese** = *Halbseitenlähmung)* ist in der Akutphase eine *schlaffe* Lähmung, die später häufig in eine *spastische* Lähmung übergeht (☞ 11.13). Je nach Ausdehnung des Schlaganfalls können zusätzliche neurologische Ausfälle, wie z. B. Sprachstörungen, bestehen.

Eine einseitige Hemiparese, die vorwiegend nur das Bein betrifft, ist oft durch einen Verschluß der *A. cerebri anterior* bedingt, da dieses Gefäß die Mantelkante der Hemisphärenoberfläche versorgt, wo in der vorderen Zentralwindung die Beinmuskeln repräsentiert sind (☞ Abb. 11.8).

Auch verschiedenartige *Sehstörungen* können im Zusammenhang mit einem Schlaganfall auftreten: Permanente Sehstörungen in einer Gesichtsfeldhälfte *(homonyme Hemianopsie)* sind meist durch einen Verschluß der *A. cerebri posterior* bedingt, die die Sehrinde im Hinterhauptslappen versorgt. Vorübergehende Sehstörungen auf einem Auge (**Amaurosis fugax** genannt) hingegen deuten in Kombination mit weiteren neurologischen Ausfällen eher auf ein *embolisches Geschehen* (☞ 14.5.4) – meist auf einen Embolus, der sich von einer Engstelle der arteriosklerotisch veränderten Halsschlagader (A. carotis communis) gelöst und kurzfristig die Augenarterie (einem Ast der A. carotis interna, der kurz vor der A. cerebri media abgeht) verschlos-

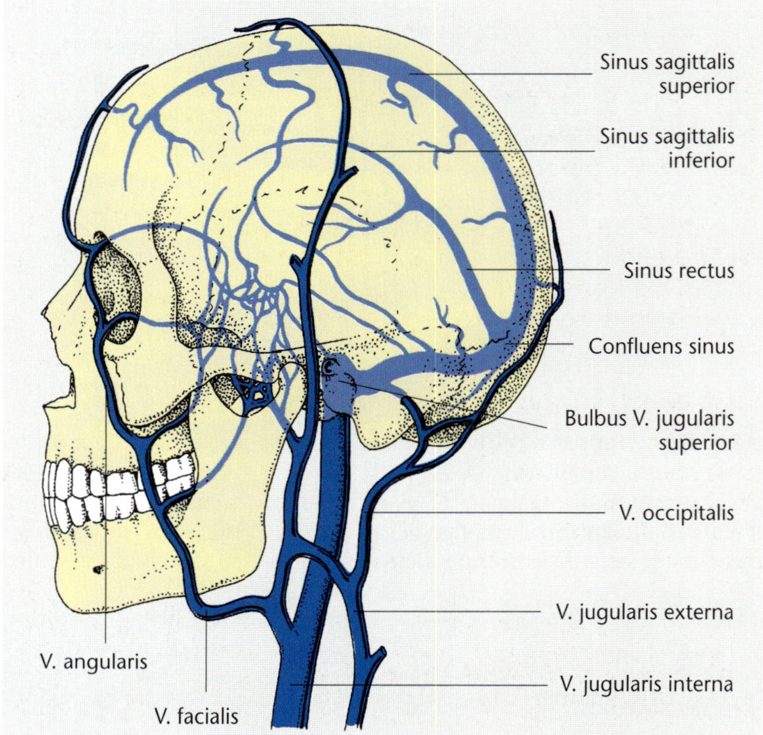

Abb. 11.51a: Anatomie der Venen des Gehirns und ihrer Sammelgefäße (Sinus). Dieses Bild bitte mit Abb. 11.42a vergleichen, wo die Einbettung der Sinne in die Dura (harte Hirnhaut) gezeigt ist.

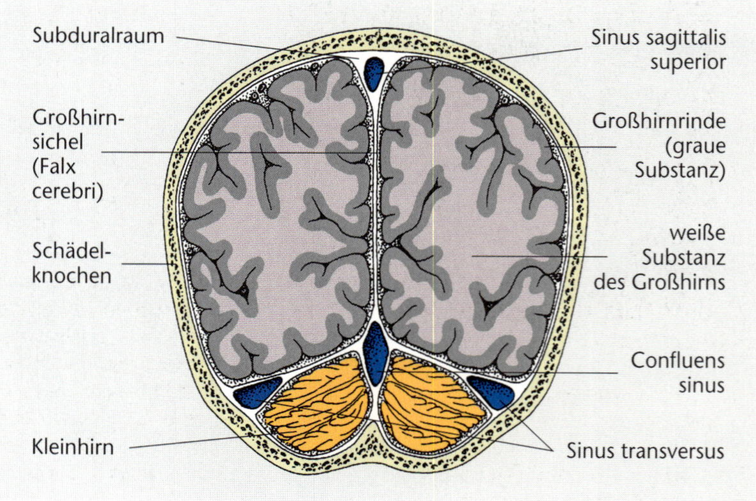

Abb. 11.51b: Venöse Blutleiter des Gehirns im Schädel-Querschnitt.

sen hat. Die Amaurosis fugax ist ein Warnzeichen, das zu umgehender intensiver Diagnostik führen sollte, bevor es zur Katastrophe – dem Schlaganfall – kommt.

TIA und PRIND

Alle genannten Störungen können nicht nur irreversibel als Schlaganfall, sondern auch

- nur kurzfristig auftreten und innerhalb von 24 h wieder verschwinden (**TIA** = *transitorische ischämische Attacke*),
- über mehrere Tage bestehen und dann wieder verschwinden (**PRIND** = *prolonged reversible ischaemic neurological deficit*), oder
- schleichend beginnen und sich erst allmählich voll ausbilden (**Progressive stroke**).

Die Pflege eines Patienten mit Schlaganfall

Der Schlaganfallpatient bedarf großen pflegerischen Engagements: Da er im Regelfall zunächst einmal motorisch weitgehend gelähmt ist (und zudem mit seiner Lähmung überhaupt nicht umgehen kann), muß er sorgfältig gelagert, ernährt (parenteral oder zunächst meist über Magensonde), abgesaugt und katheterisiert werden.

Verhindern: Decubitus und Kontrakturen

Am Anfang sind die Decubitus-Prophylaxe (☞ 9.5.6) der oft übergewichtigen Patienten durch häufiges Umlagern sowie die Vermeidung von **Kontrakturen** entscheidend: Letztere entstehen, wenn die Muskulatur und die Gelenke eines Körperteils in einer ungünstigen Position einsteifen, was später oft nicht mehr rückgängig zu machen ist. Die beste Vorbeugung (*Prophylaxe*) gegen Kontrakturen ist regelmäßiges Durchbewegen aller Gelenke des gelähmten Körperabschnitts, bzw. die Lagerung in physiologischer Stellung. Entsprechend ist die beste Prophylaxe gegen den **Spitzfuß** (häufigste Kontraktur) das Sitzen im Stuhl.

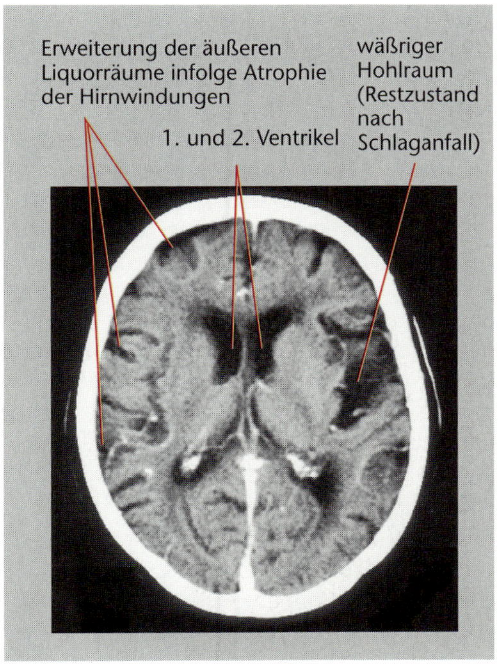

Im weiteren Verlauf treten die Mobilisierung, das Wiedererlernen von Trinken, Essen, Aufsitzen und Gehen (evtl. mit Hilfen, ☞ Abb. 8.83) sowie die psychische Betreuung des oft in seinem Lebenswillen zutiefst getroffenen Patienten in den Vordergrund.

Gelähmte Seite bewußt machen

Insbesondere bei zusätzlichen Sensibilitätsstörungen „vergessen" die Patienten ihre kranke Körperhälfte: das heißt sie negieren sie. Oberstes Ziel bei Schlaganfallpatienten ist es deshalb, die betroffene Körperhälfte wieder bewußt zu machen (Pflegekonzept nach *Bobath*). Deshalb also den Patienten

- immer von der gelähmten Seite her ansprechen,
- das Bett so plazieren, daß die gesunde Seite des Patienten zur Wand hin liegt,

Erweiterung der äußeren Liquorräume infolge Atrophie der Hirnwindungen
1. und 2. Ventrikel
wäßriger Hohlraum (Restzustand nach Schlaganfall)

Abb. 11.52: Ausgedehnter Schlaganfall (craniales Computertomogramm = CCT). Die rechtsseitige dunkle "Höhle" entspricht abgestorbenem Hirngewebe nach einem Schlaganfall. Der Defekt liegt im Versorgungsbereich der A. cerebri media. Als weiteren Befund erkennt man eine Erweiterung der äußeren Liquorräume infolge einer Atrophie der Großhirnrinde.

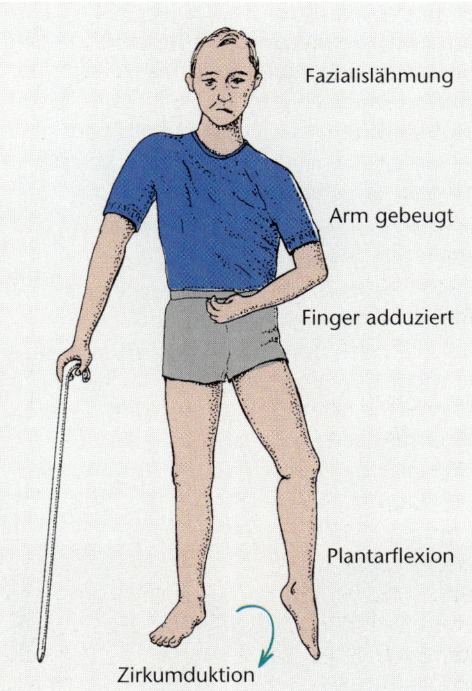

Abb. 11.53: Störungen eines Patienten bei linksseitiger Hemiparese, wie sie sich nach einem Schlaganfall entwickeln. Typischerweise liegt eine spastische Hemiparese vor, bei der der Arm mehr in Beugestellung und das Bein mehr in Streckstellung verharren. Durch die Beinstreckung und insbesondere die Spitzfußstellung würde das betroffene Bein beim Gehen ständig den Boden berühren. Um das zu verhindern, führen Schlaganfall-Patienten ihr behindertes Bein beim Gehen kreisförmig nach vorn. Auf der Abbildung ist außerdem eine linksseitige Fazialislähmung zu erkennen.

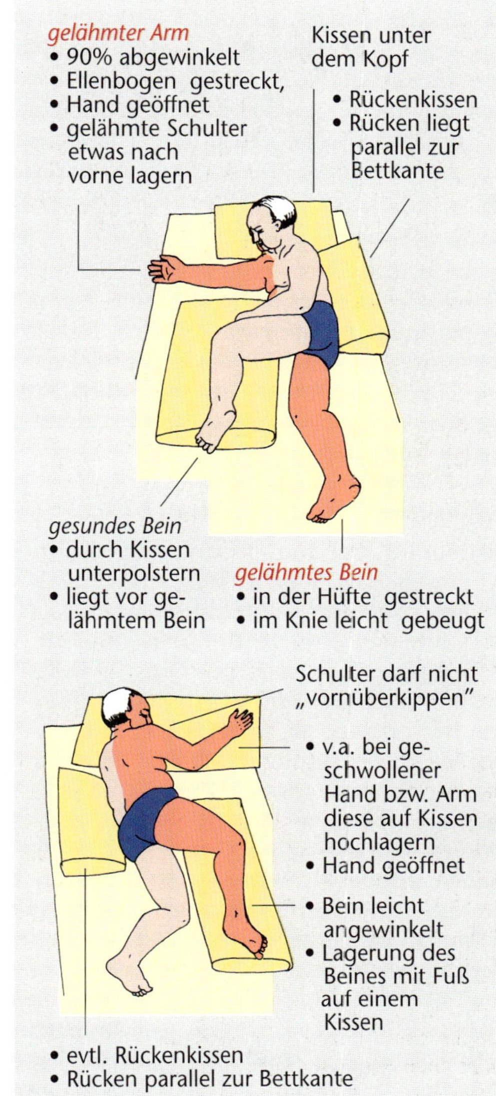

Abb. 11.54: Bobath-Lagerung auf der gelähmten und auf der gesunden Seite. Die Lagerung auf der gelähmten Seite ist bei Patienten mit zusätzlichen Sensibilitätsstörungen besonders wichtig, weil durch den Auflagedruck die Wahrnehmung stimuliert wird.

- Nachttisch, Blumensträuße und anderes neben die gelähmte Seite plazieren,
- Pflegemaßnahmen von der gelähmten Seite her durchführen,

Die Ganzkörperwaschung muß dem Zustand des Patienten angepaßt werden. Sie sollte sobald wie möglich am Waschbecken, im Rollstuhl oder Nachtstuhl stattfinden. Bei der Körperpflege vernachlässigen die Patienten oft die gelähmte Seite. Besonders die Mundpflege, Nagel- und Haarpflege müssen dann vom Pflegepersonal übernommen werden muß.

Rehabilitation

Wo immer möglich, sollte sich nach dem Aufenthalt im Krankenhaus eine intensive (Früh-) Rehabilitation anschließen. Dort ist insbesondere die motorische und die sprachmotorische Rehabilitation oft mit großem Erfolg verbunden, so daß die Einweisung in ein Pflegeheim häufig vermieden werden kann.

11.16 Gesundheit und Lebensstil: Der große Horrorladen

Den Ärmel hochgekrempelt, die Schlinge um den Oberarm, die Nadel noch in der Vene, der Kopf des Toten neben der Kloschüssel. Ein Bild, das in Deutschland heute kaum noch jemandem fremd ist. 1994 waren es knapp 1700 Todesopfer.

Die meisten Opfer „harter" Drogen sterben an einer Überdosis Heroin. Doch bis zu ihrem *goldenen Schuß* durchleben sie zumeist eine Drogenkarriere beginnend mit den Gesellschaftsdrogen Alkohol (☞ 10.8) und Nikotin (☞ 17.14), an denen übrigens weit mehr Menschen zu Tode kommen als an den „harten" Drogen, von denen hier die Rede ist.

Gefährliche Aufputschmittel

Aufputschmittel wie etwa das sogenannte *Speed* regen das ZNS an. Sie steigern kurzfristig die Leistungs- und Konzentrationsfähigkeit und führen zu einer regelrechten Euphorie. Sie können jedoch auch psychotische Reaktionen und *Halluzinationen* (Sinnestäuschungen) hervorrufen. Sie machen nicht körperlich, wohl aber psychisch abhängig. Vor allem aber entwickelt der Körper schnell eine Toleranz gegenüber diesen Mitteln, so daß der Abhängige die Dosis ständig steigern muß. So können chronisch Abhängige unter Umständen innerhalb von 24 Stunden bis zu 15 Gramm Speed vertragen, ohne Vergiftungserscheinungen zu zeigen (normalerweise kann eine Dosis von weniger als 0,2 Gramm schon töten). Unter den gesetzlich zugelassenen „Aufputschmitteln" sind die **Amphetamine** am weitesten verbreitet, vor allem weil sie besonders leicht zugänglich sind.

Relax aus dem Pillenpack: Tranquilizer

Fast genauso gefährlich, wenn auch auf „beruhigend" anderem Weg, sind die **Tranquilizer**, die pharmakologisch meist aus der Substanzgruppe der *Benzodiazepine* (☞ 10.4.6, 23.3.8) entstammen. Zu ihnen gehören neben Valium® viele Dutzend anderer Substanzen, die millionenfach gegen Schlafstörungen und Angstzustände verschrieben werden. Oft nehmen Drogensüchtige diese Benzodiazepine zusammen mit weiteren Drogen, um ihre Wirkungen zu verstärken.

Arme-Leute-Drogen: Crack und Kleber

Eine andere Art des Drogenmißbrauchs macht „high" und wirkt zugleich einschläfernd: Das Einatmen von Dämpfen aus Lacken und Klebern, im Jargon *Schnüffeln* genannt. Das Schnüffeln erzeugt keine körperliche Abhängigkeit, schädigt jedoch die Leber. Menschen im Schnüffelrausch erscheinen oft, als wären sie betrunken, sie gehen unsicher und lallen.

Eine andere Droge, die sich vor allem in den USA unter den Armen ausgebreitet hat, ist das sogenannte Crack. **Crack** – oder auch *„Free-base Kokain"* ist eine chemische Vorstufe des Kokains und damit billiger. Im Gegensatz zu Kokain kann Crack in kleinen Glaspfeifen geraucht werden, was seine Wirkung intensiviert: So kann es die Blut-Hirn-Schranke schneller überwinden. Genau wie Kokain macht es jedoch nicht körperlich, wohl aber stark psychisch abhängig. Eine Toleranz tritt auch nach langem Mißbrauch nicht ein.

Koks für die High Society

Anders als Crack wird **Kokain** oder auch „Koks" durch ein Röhrchen in die Nase gesogen, damit es über die Nasenschleimhaut ins Blut gelangt. Wie Crack macht Kokain ebenfalls „high". Es hat in etwa die Wirkung hoher Amphetamindosen. Seine Wirkung hält jedoch nie lange vor, was dazu verführt, es in kurzen Abständen zu nehmen. Deshalb kommt es bei Kokain auch zu Vergiftungserscheinungen nach einer Überdosis. Anzeichen hierfür sind ein erhöhter Blutdruck, Muskelzuckungen und Halluzinationen.

Der bestellte Wahnsinn: LSD

Wahnvorstellungen sind auch die Wirkung einer anderen Droge: *Lysergsäurediäthylamid*, kurz: **LSD**. LSD ähnelt chemisch dem Serotonin, einem Neurotransmitter (☞ 10.4.6). LSD besetzt die Serotoninrezeptoren im Gehirn und ruft so Halluzinationen hervor. Bei langandauerndem LSD-Mißbrauch kann es zu Persönlichkeitsveränderungen kommen.

Designer-Drogen

Einen dramatischen Einfluß auf die Persönlichkeit haben auch die im Chemielabor „kreierten" sogenannten ***Designer-Drogen***. Designer-Drogen wie **Angel dust** („Engelsstaub") setzen zum einen die Schmerzempfindlichkeit herab, gaukeln dem Süchtigen vor, unverletzlich zu sein, und zum anderen wirken sie halluzinatorisch. So geschehen im Designer-Drogenrausch selbst Gewaltverbrechen.

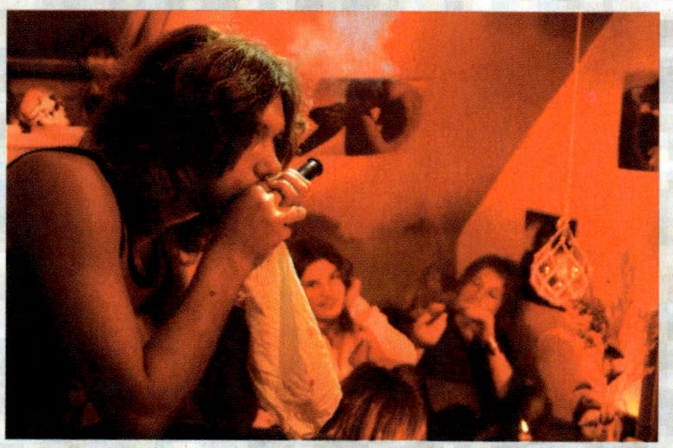

Abb. 11.55: Das positive Gemeinschaftserlebnis beim gemeinsamen Drogenkonsum – hier beim Marihuana-Rauchen – macht es dem Ausstiegswillen zusätzlich schwer aufzuhören – droht er doch gleichzeitig mit dem Drogenausstieg auch sein ganzes soziales Netz zu verlieren.

Shit ist der Hit

Wesentlich weniger gefährlich ist das ***Marihuana***. In Deutschland wird es vor allem als ***Haschisch*** dem Zigarettentabak beigemischt und geraucht. Haschisch ist das getrocknete Harz des indischen *Hanfs*, die getrockneten, zerkleinerten Fasern dieser Pflanze heißen Marihuana. Haschischrauchen bewirkt eine traumähnliche Entspanntheit mit oftmals freischwebenden Gedanken. Marihuana macht nicht körperlich oder psychisch abhängig, auch eine Toleranz tritt nicht ein, lediglich wird z. B. beim Autofahren die Reaktionsfähigkeit herabgesetzt.

Die Hölle auf Erden: Heroin

Ganz anders das **Heroin:** Heroin macht schnell physisch und psychisch abhängig, auch muß ein Heroinabhängiger die Dosis ständig steigern, da er sehr schnell eine Toleranz entwickelt. Die dämpfende Wirkung des Rauschgiftes beruht darauf, daß es die Endorphinrezeptoren (☞ 10.5.1) im Gehirn besetzt und Glücksgefühle erzeugt. Heroin zerstört jedoch das Gleichgewicht aller anderen Neurotransmitter: Ein unvermeidlicher Überschuß vor allem des Noradrenalins und des Dopamins bewirken beim Nachlassen der Rauschwirkung Krämpfe, Schwitzen, Muskel- und Gliederschmerzen und extreme Unruhe.

Weil Heroin meistens gespritzt wird, leiden Fixer häufig auch noch unter Begleiterscheinungen ihrer Sucht: Verunreinigte Spritzen ziehen Venenentzündungen und sogar Hepatitis B- (☞ 18.10.6) HIV-Infektionen nach sich.

Der Entzug

Der *Heroinentzug* ist wegen der psychischen und physischen Abhängigkeit besonders schwierig. Der sehr schmerzhafte und anstrengende körperliche Entzug läßt sich mit dem heroinähnlichen *Polamidon* zwar lindern. Doch meist stecken hinter der Drogensucht psychische Probleme, die mit dem Drogenkonsum betäubt werden sollen. Deshalb muß ein Heroinentzugsprogramm – das meist über 12 Monate dauert – auch immer eine psychotherapeutische Behandlung miteinschließen.

Rauschgiftabhängige im Krankenhaus

Die Vielzahl der Drogen macht es – etwa auf einer Aufnahmestation im Krankenhaus – schwierig zu erkennen, welches Rauschgift für die Eintrübung oder gar Bewußtlosigkeit eines offenbar Abhängigen verantwortlich ist. Im Zweifelsfall ist es – wenn die Zeit nicht drängt – daher besser, eine **Urinprobe** zu nehmen und analysieren zu lassen. Inital allerdings gilt es zunächst einmal, die Vitalfunktionen des Süchtigen zu sichern und ihm Gegenmittel *(Antidote)* zu verabreichen. Solche Antidote gibt es für Opiate und Benzodiazepine.

12. Sensibilität und Sinnesorgane

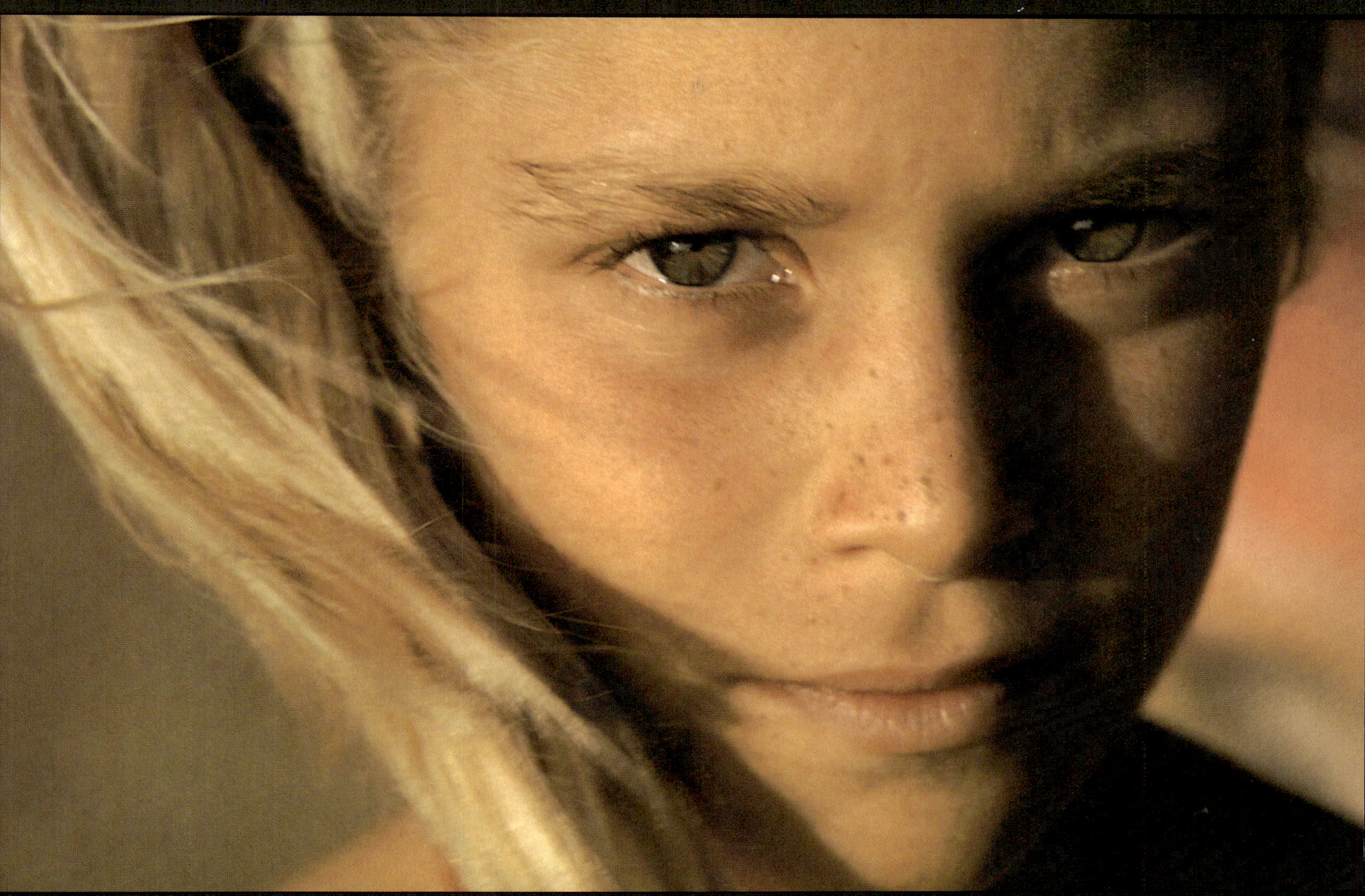

12

12.1 *Einführung*

Sensibilität ist die Fähigkeit, Veränderungen in der Umwelt oder im Körperinneren über Sinnesorgane wahrzunehmen. **Sinnesorgane** unterrichten den Menschen über sich selbst und seine Umwelt. Der Prozeß des *Bewußtwerdens* von Sinneseindrücken verläuft in erster Näherung in folgenden Phasen:

- Ein Reiz wirkt auf einen Sinnesrezeptor und erregt diesen.
- Hierdurch werden Nervenimpulse ausgelöst, die in der Regel zu Rückenmark und/oder Gehirn fortgeleitet werden.
- Jede Sekunde treffen im ZNS ca. 1 Million Rezeptorsignale ein. Diese Fülle muß im Thalamus *reduziert* (gefiltert) werden.
- Nur diejenigen Signale, die wirklich wichtig für das Individuum sind, werden schließlich in der Großhirnrinde *bewußt*. Nachts z. B. nehmen wir in der Regel Verkehrslärm oder Regengüsse nicht wahr, werden aber durch das Springen einer Fensterscheibe (Einbrecher?) oder das Schreien eines Kindes im Nebenzimmer sofort wach.

Rezeptortypen

Rezeptoren sind spezialisierte Zellen (häufig, aber nicht immer Nervenzellen), die von bestimmten inneren oder äußeren Reizen angeregt werden und sie dann in Form von elektrischen Impulsen oder chemischen Reaktionen weiterleiten. Ein Reiz von ausreichender Stärke bewirkt an einem für diese Reizart empfänglichen Rezeptor eine Veränderung des Membranpotentials *(Generatorpotential,* ☞ 10.3.3). Ist das Generatorpotential ausreichend stark *(überschwellig,* Fall 2 und 3 in Abb. 12.1), löst es an der mit dem Rezeptor verknüpften sensiblen Nervenzelle Aktionspotentiale aus, welche über deren Axon fortgeleitet werden. Die Schnelligkeit aufeinanderfolgender Aktionspotentiale *(Aktionspotentialfrequenz)* spiegelt je nach Reizqualität die *Intensität (P-* oder **P***roportional-Rezeptoren)* oder die Intensitäts*änderung* des Reizes *(D-* oder **D***ifferential-Rezeptoren)* oder eine Kombination aus beiden *(PD-Rezeptoren)* wider.

Primäre und sekundäre Sinneszellen

Rezeptoren sind sehr unterschiedlich aufgebaut: Im einfachsten Fall liegen sie als freie Nervenendigungen im Gewebe, in anderen Fällen bilden sie zusammen mit spezialisierten Zellen anderer Gewebe komplexe Sinnesorgane, wie z. B. die Augen.

Man unterscheidet primäre und sekundäre Sinneszellen. **Primäre Sinneszellen** leiten ihre Impulse über eigene *Axone* selbst ab, sind also Rezeptor und Nervenzelle in einem, **sekundäre Sinneszellen** sind dagegen mit Dendriten einer oder mehrerer Nervenzellen verknüpft, die die Informationen weitertransportieren.

Worauf Rezeptoren reagieren

Die Rezeptoren reagieren jeweils spezifisch auf eine bestimmte Reizqualität: **Mechanorezeptoren** *(Berührungsrezeptoren)* registrieren mechanische Deformierungen (Druck- und Zugkräfte) der Rezeptorzellen selbst oder der sie umgebenden Zellen. Ein Sonderfall der Mechanorezeptoren sind die **Dehnungsrezeptoren** in den Muskelspindeln (☞ 11.11.1). **Thermorezeptoren** reagieren auf Temperaturveränderungen, **Photorezeptoren** auf Licht. Geschmacks bzw. Geruchsstoffe in Mund und Nase reizen **Chemorezeptoren**. Andere Chemorezeptoren registrieren die Konzentrationen von Bestandteilen verschiedener Körperflüssigkeiten, wie z. B. Sauerstoff und Kohlendioxid (☞ 17.12.2) oder Glukose. **Nozizeptoren** reagieren auf Gewebsschädigungen in Form von Schmerzreizen (nocere = schaden). Ab einer gewissen Intensität können *alle Reize* Schmerzempfindungen auslösen (z. B. werden extreme Geräusche nicht nur als laut, sondern auch als schmerzhaft empfunden).

Einen bestimmten Sinneseindruck, der durch ein bestimmtes Rezeptorsystem vermittelt wird, bezeichnet man als **Sinnesmodalität**. Neben den typischen „Fünf Sinnen": Sehen, Hören, Schmecken, Riechen und Tasten gibt es noch weitere Sinne, z. B. die Kalt- und Warmempfindung, die Schmerzempfindung, den Gleichgewichtssinn sowie für die Bewegung und Stellung einzelner Gelenke.

Reizleitung und Reizverarbeitung

Die von den Rezeptoren aufgenommenen und in Nervenimpulse übersetzten Informationen bewirken auf den verschiedenen Ebenen des ZNS unterschiedliche Reaktionen:

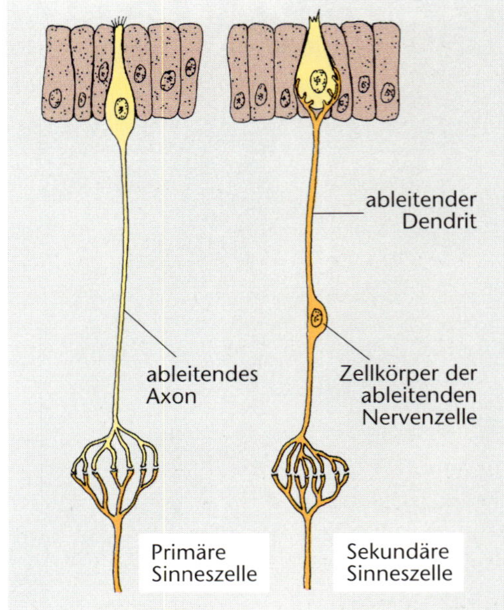

Abb. 12.2: Primäre und sekundäre Sinneszellen.

- Auf Rückenmarksebene und im Hirnstammbereich erfolgen die Antworten *unbewußt* in Form von Reflexen (☞ 11.11).
- Impulse, die den Thalamus erreichen, werden nach ihrer Entstehungsart und ihrem Entstehungsort gefiltert, und nur diejenigen Impulse, die von dort aus an die Großhirnrinde übermittelt werden, bewirken eine *bewußte Empfindung.*

12.2 *Die Hautsensibilität: Berührungs- und Temperaturempfinden*

In der Haut – als Grenze zur Außenwelt – liegen zahlreiche Sinnesrezeptoren. Sie ermöglichen die Wahrnehmung *äußerer Gegenstände* und über die „Umweltkontakte" (etwa ein harter Stuhl) auch die Erfahrung der *eigenen Körperoberfläche.*

Hautrezeptoren bestehen aus Dendriten von sensiblen Neuronen, die frei in der Haut enden oder in Epithelien oder bindegewebige

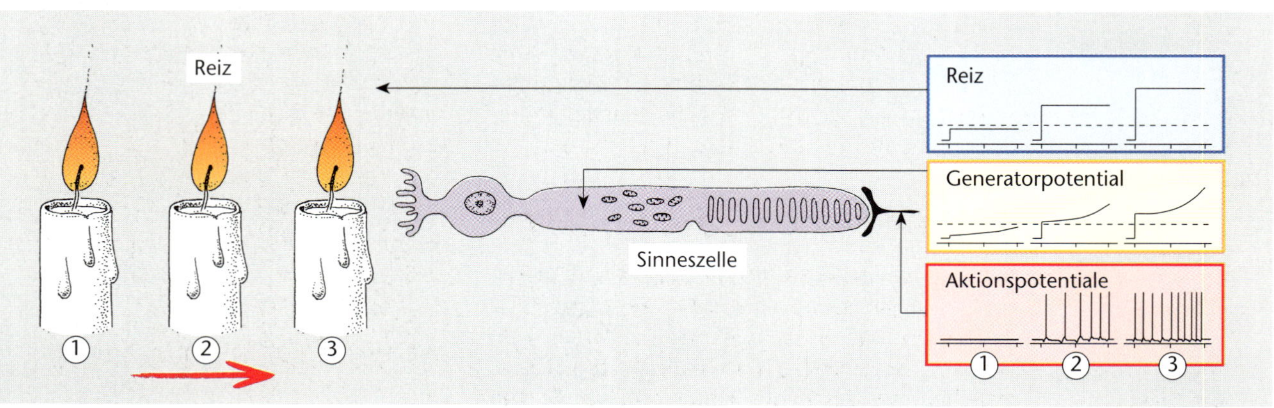

Abb.12.1: „Übersetzung" eines Reizes (Licht) in einen Nervenimpuls. Die Höhe des Generatorpotential und die Aktionspotentialfrequenz sind abhängig von der Reizstärke (näherrückende Lichtquelle). Der erste der drei Reize (jeweils links) bleibt *unterschwellig,* löst also noch keine Aktionspotentiale aus.

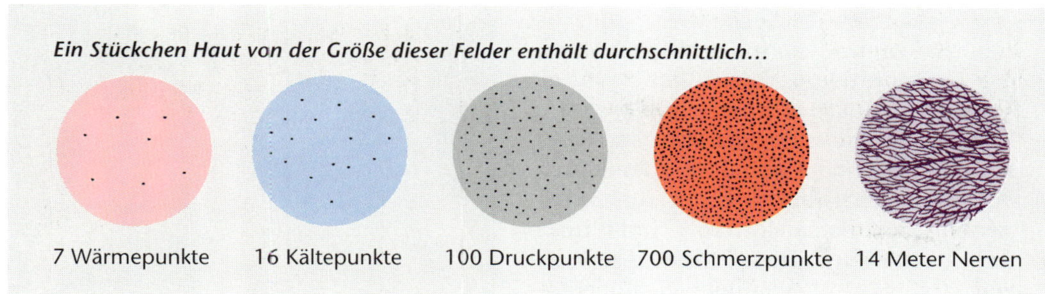

Abb. 12.3 (oben): Unterschiedliche Dichteverteilung der Hautrezeptoren.

Abb. 12.5 (rechts): Vier unterschiedliche Mechanorezeptoren.

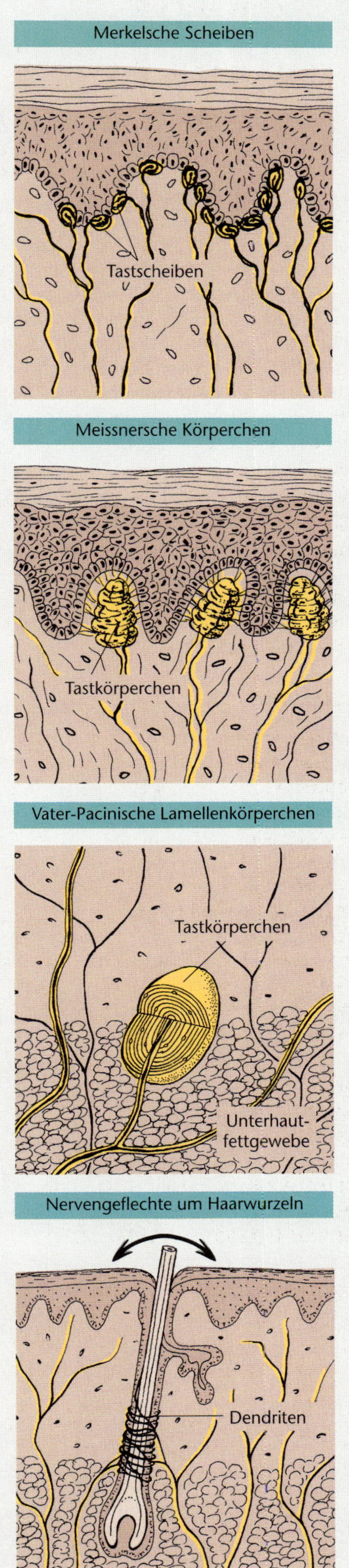

Strukturen eingebettet sind. Die Erregungen aus den Hautrezeptoren werden nach mehrfacher Umschaltung an die sensorischen Rindenfelder in der hinteren Zentralwindung der Großhirnrinde übermittelt (☞ Abb. 11.5).

Es gibt unterschiedliche Hautrezeptoren, die jeweils auf bestimmte Reizarten spezialisiert sind. Sie sind, je nach Erfordernis, in unterschiedlicher Dichte an der Körperoberfläche verteilt:

Mechanorezeptoren (☞ Abb. 12.5)

Merkelsche Scheiben, spezialisierte Hautzellen in haarlosen Gebieten, stehen im Kontakt mit Dendriten sensibler Nervenzellen und werden durch mechanische Verformungen der Haut gereizt.

Meissnersche Körperchen kommen, zusammen mit den Merkelschen Scheiben, besonders zahlreich an den Fingerspitzen, Hand- und Fußsohlen, Augenlidern, Lippen und äußeren Genitalien vor. Es sind eiförmige

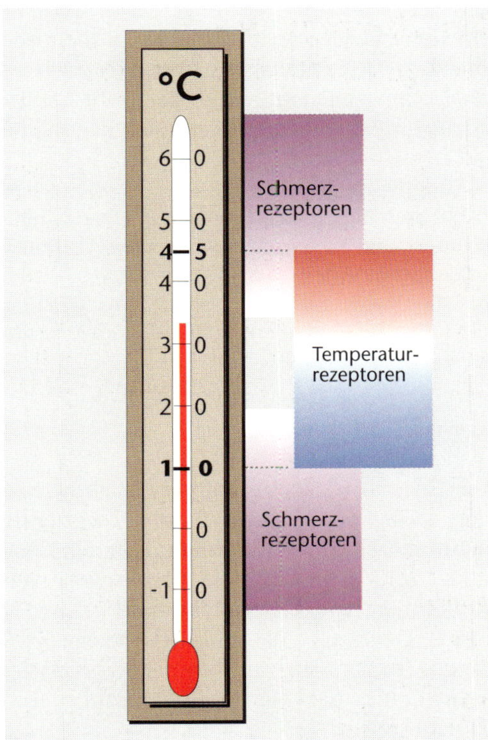

Abb. 12.4: Temperatur- und Schmerzrezeptoren reagieren in unterschiedlichen Temperaturbereichen.

Strukturen, die viele Dendriten enthalten. Sie arbeiten ebenfalls als Mechanorezeptoren.

Vater-Pacinische Lamellenkörperchen bestehen aus zwiebelschalenartig angeordneten Bindegewebsschichten, zwischen die Dendriten eingelagert sind. Sie kommen nicht nur in Unterhautschichten, sondern auch in inneren Organen, Muskeln und Gelenken vor. Diese Mechanorezeptoren reagieren besonders auf Druck- und Vibrationsreize.

Freie Nervenendigungen sind Dendriten (☞ Abb. 10.5) ohne bindegewebige Hülle. Im Gegensatz zu den drei vorgenannten Rezeptortypen sind die freien Nervenendigungen nicht nur Mechanorezeptoren, sondern auch für Temperatur- und Schmerzreize sowie Juckreiz empfänglich.

Als Berührungsrezeptoren der behaarten Haut dienen **Nervengeflechte** aus Dendriten, welche die Haarwurzeln umgeben.

Eine *schwache* Reizung der genannten Hautrezeptoren ruft *Berührungsempfindungen* hervor. *Stärkere* Stimulierung führt zu *Druckempfindungen*.

Thermorezeptoren

Das ZNS wird über die **Temperaturrezeptoren** ständig über die Temperaturverhältnisse an der Körperoberfläche und im Körperinneren informiert. Dies sind wahrscheinlich freie Nervenendigungen, die überall in der Haut, im Körperinneren und im ZNS selbst, z. B. im Hypothalamusbereich, vorkommen.

Die einzelnen Temperaturrezeptoren sind auf Kältereize oder auf Wärmereize spezialisiert. Durch das Zusammenspiel von **Warm-** und **Kaltrezeptoren** können Temperaturen von 10 °C bis 45 °C registriert werden. Außerhalb dieses Bereiches werden vorwiegend die *Schmerzrezeptoren* stimuliert (☞ Abb. 12.4). Deshalb können extreme Wärme und extreme Kälte schlecht voneinander unterschieden werden, da die entstehenden Schmerzgefühle einander sehr ähnlich sind.

12.3 *Schmerzempfindungen*

Schmerzrezeptoren kommen überall in der Haut und in vielen Regionen des Körperinneren vor. Auch wenn ihre Erregungen quälend wirken – sie sind lebensnotwendig. Man braucht sich nur vorzustellen, was geschehen würde, wenn z. B. eine

Gallenkolik oder das Anfassen von Feuer keine Schmerzen bereiten würden: Schwere Schädigungen des Körpers, wenn nicht der Tod, wären die Folge.

Schmerzen wirken als wichtige Alarmgeber.

12.3.1 *Wie der Schmerz entsteht*

Schmerzempfindungen werden ähnlich den Temperaturreizen vorwiegend über freie Nervenendigungen vermittelt, wobei diese Rezeptorart auch *Juck-* und *Kitzelreize* wahrnimmt. Schmerzrezeptoren reagieren auf chemische Stoffe, die bei Gewebsschädigungen oder Störungen im Gewebsstoffwechsel (z. B. bei Entzündungsvorgängen, ☞ 5.4.3) freigesetzt werden, wie z. B. Prostaglandine oder Histamin. Demnach können *alle* Einwirkungen, die zu einer Gewebsschädigung führen, Schmerzen auslösen.

Werden Schmerzrezeptoren gereizt, gelangt das Schmerzsignal über gemischte periphere Nerven (bzw. aus den Organen über Fasern

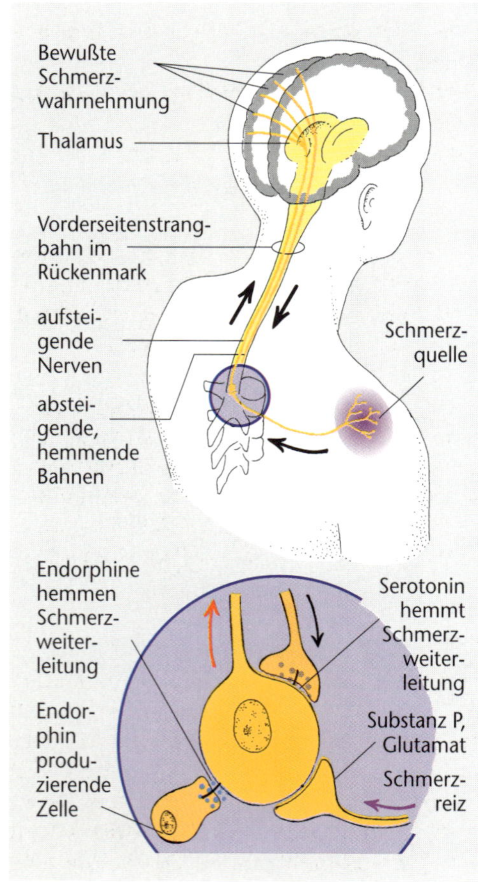

Abb.12.6: Vom Schmerzreiz bis zur Schmerzwahrnehmung.
Die Schmerzsignale werden über die Vorderseitenstrangbahn durch Rückenmark und Thalamus zur Großhirnrinde geleitet. Absteigende, hemmende Bahnen (Transmitter Serotonin) und endorphinproduzierende Zellen im Rückenmark variieren die Weiterleitung der Schmerzimpulse (siehe Detailzeichnung).

des vegetativen Nervensystems) zunächst zum Rückenmark, wo innerhalb von Sekunden Neuropeptide (z. B. *Substanz P* und die Aminosäure *Glutamat)* ausgeschüttet werden. Von dort wird die Erregung über die Vorderseitenstrangbahn (☞ Abb. 11.27) des Rückenmarks zum Thalamus und von dort zu den sensorischen Rindenfeldern der Großhirnrinde geleitet, wobei allerdings andere zum Teil vom Gehirn ausgeschüttete Neuropeptide diese Weiterleitung hemmen oder ganz unterdrücken können, wie z. B. Endorphine (☞ 10.5.1) oder das mit dem Adrenalin verwandte Serotonin. Diese Hemmungsmöglichkeit, auch **absteigendes Hemmsystem** genannt, ist sinnvoll, damit Schmerzreize nicht zur Unterbrechung lebensnotwendiger Handlungsabläufe (z. B. Fluchtreaktionen) führen. Wer also irgendwo „voll dabei" ist, wird Schmerzreize viel weniger wahrnehmen als wer still im Bett liegt (dies läßt sich auch nutzen – etwa wenn man Kleinkinder intensiv ablenkt, bevor möglichst blitzschnell eine Vene punktiert wird). Ferner ist es wahrscheinlich, daß verschiedene Schmerztherapieformen, insbesondere die **Akupunktur** und verwandte Methoden (z. B. *Elektroakupunktur* oder *Akupressur)* über die Aktivierung dieser Schmerzregulatoren schmerzlindernd wirken. Als Aktivierungsweg werden dabei „reflektorische" neurale Beziehungen zwischen dem „Schmerzfocus" und insgesamt 700 Akupunkturpunkten ausgenutzt, die sich durch eine Häufung von Hautrezeptoren (z. B. Merkelsche Scheiben) auszeichnen.

Schmerzreize werden schon auf Rückenmarksebene durch lokale und vom Gehirn ausgehende Faktoren erheblich moduliert. Weitere Hemmungssysteme existieren offenbar im Gehirn selbst.

Im Großhirn wird der Schmerz wahrgenommen, wobei die begleitende Gefühlsqualität (Angst, Ekel, unter Umständen auch Freude) von anderen Kerngebieten (etwa aus dem limbischen System) beigesteuert wird.

12.3.2 *Charakteristika des Schmerzes*

Schmerzen lassen sich abhängig von ihrem Entstehungsort in einen *somatischen* und einen *viszeralen* Schmerztyp unterteilen.

Der somatische Schmerz

Rührt die Schmerzempfindung von der Haut, dem Bewegungsapparat oder dem Bindegewebe her, spricht man vom **somatischen Schmerz**. Er kann zwei Formen annehmen:

Ist der Reiz in der Haut lokalisiert, so spricht man vom **Oberflächenschmerz**, während der von Muskeln, Gelenken, Knochen und Bindegewebe kommende Schmerz als **Tiefenschmerz** charakterisiert wird.

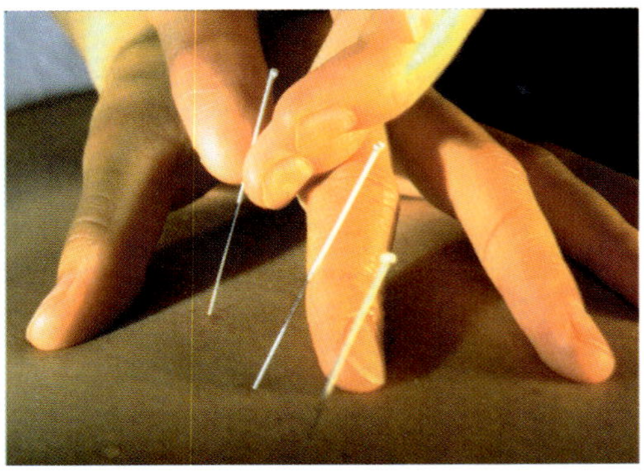

Abb: 12.6a: Die Akupunktur ist eine zunehmend eingesetzte nebenwirkungsarme Methode zur Schmerzbekämpfung. Sie entstammt der mehrtausendjährigen chinesischen Medizin.

Der Oberflächenschmerz, der z. B. nach einem Nadelstich entsteht, hat zwei nacheinander bewußt werdende Anteile. Der **1. Oberflächenschmerz** hat einen hellen Charakter, ist gut lokalisierbar und klingt nach Aufhören des Reizes schnell ab. Dieser Schmerzreiz soll vor allem rasch reflektorische Fluchtreaktionen einleiten, wie etwa das Wegziehen des Fußes beim Auftritt auf eine Glasscherbe, um den Körper vor weiteren Schäden zu bewahren.

Diesem 1. Oberflächenschmerz folgt oft nach kurzer Pause ein 2. Oberflächenschmerz von eher dumpfem oder brennendem Charakter, der schwerer zu lokalisieren ist und langsamer abklingt. Er ist leicht, z. B. durch langsamen Biß in einen Finger, auslösbar. Dieser **2. Oberflächenschmerz** ist neurologisch identisch mit dem Tiefenschmerz, wie er z. B. auch als *Kopfschmerz* entsteht – eine der wohl häufigsten menschlichen Schmerzformen überhaupt.

Neurophysiologisch entsprechen dem 1. Oberflächenschmerz einerseits sowie 2. Oberflächenschmerz und Tiefenschmerz andererseits unterschiedliche Arten der *Schmerzleitung* – der 1. Oberflächenschmerz „benutzt" markhaltige, die anderen langsamere marklose Nervenfasern für die Weiterleitung.

Der viszerale Schmerz

Das Gegenstück zum somatischen Schmerz ist der *Eingeweideschmerz* oder **viszerale Schmerz**. Er ähnelt in seinem dumpfen Charakter und in den begleitenden vegetativen Reaktionen dem Tiefenschmerz. Er tritt z. B. bei der Dehnung („Blähungen") oder bei Spasmen (z. B. Menstruationsschmerz) von glatter Muskulatur, bei Mangeldurchblutung und Entzündungen auf. Er kann sich als Dauerschmerz (z. B. Magenschmerzen) oder als periodisch wiederkehrender Schmerz (z. B. Koliken, ☞ 4.7.1 oder Wehen, ☞ 22.6.1) äußern.

Neurogener Schmerz

Dem somatischen und dem viszeralen Schmerz läßt sich schließlich noch der **neurogene Schmerz** gegenüberstellen. Er entsteht durch Reizung von Nervenfasern und -bahnen, wenn diese geschädigt oder unterbrochen werden, und hat einen „hellen" einschießenden Charakter. Beispiele sind die *Trigeminusneuralgie* (☞ 11.8.4) und der *Phantomschmerz* nach Amputationen: Der Betroffene klagt etwa über Schmerzen im linken Fuß, obwohl das linke Bein auf Kniehöhe amputiert werden mußte. Der Schmerzreiz wird hier über bei der Amputation belassene Nervenstümpfe erzeugt.

Akuter und Dauerschmerz

Neben dem Entstehungsort ist es auch sinnvoll, bezüglich der Dauer des Schmerzes zu unterscheiden:

- Der **akute Schmerz** hat eine begrenzte Dauer und klingt rasch ab. Dieser Schmerz kann selbst bei größerer Schmerzstärke oft ohne Medikamente ertragen werden (z. B. Zahnarztbehandlung).
- Der **chronische Schmerz** tritt entweder als Dauerschmerz (z. B. Rückenschmerz oder Tumorschmerz) oder als häufig wiederkehrender Schmerz (z. B. Migränekopfschmerzen oder Angina pectoris-Schmerzen) auf. Er ist nur schwer zu ertragen.

Psychogener Schmerz

Nicht jeder Schmerz hat eine Ursache in gereizten Schmerzrezeptoren. Es kann vielmehr auch eine *psychische Störung* vorliegen, bei der Patienten ihre psychischen Konflikte nicht auf andere Weise verarbeiten können, als immer wieder über Schmerzen zu klagen. Die psychische Störung findet also in einer somatischen Erscheinung, einem Schmerz, ihren Ausdruck.

Die Einstellung zum Schmerz

Jede Schmerzempfindung wird stark von der *subjektiven Einstellung* beeinflußt. Angst z. B. kann das Schmerzerlebnis wesentlich steigern, Ablenkung und vermehrte Zuwendung können es lindern. Soldaten berichten z. B. von Einsätzen, während derer sie trotz Verletzung stundenlang weiterkämpfen konnten. Aufgrund der Lebensgefahr wurden offenbar z. B. morphiumähnliche Endorphine ausgeschüttet, die den Schmerz durch die erwähnten Hemmsysteme unterdrückten.

Andererseits zeigen Schmerzrezeptoren in der Regel keine Adaptation, das heißt, ihre Empfindsamkeit für einwirkende Reize ist gleichbleibend stark. Dies ist für chronisch Kranke besonders quälend, da für sie die Funktion des Schmerzes als „Alarmgeber" keinen Sinn mehr hat. Die **Schmerztherapie**, eine junge medizinische Disziplin, versucht hier zu helfen.

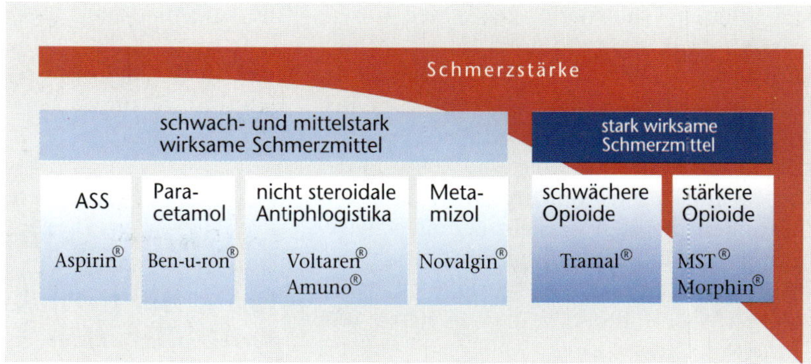

Abb. 12.7: Übersicht über die wichtigsten Analgetika. Unter den mittelstark wirksamen Schmerzmitteln nimmt das Metamizol als zusätzlich fiebersenkendes Präparat eine Sonderstellung ein. Es wirkt sehr zuverlässig gegen viszerale Schmerzen.

12.3.3 „Geben Sie mir etwas gegen die Schmerzen!"

– so verlangen tagtäglich viele Patienten nach einem **Analgetikum**, einem schmerzdämpfenden Medikament. Obwohl Analgetika in Deutschland die am häufigsten verabreichten Medikamente sind, ist ihre Einnahme keineswegs risikolos: Mögliche Nebenwirkungen wie z. B. Magenblutungen müssen ebenso bedacht werden, wie eine etwaige Abhängigkeitsentwicklung und die richtige Dosierung.

Azetylsalizylsäure

Azetylsalizylsäure (z.B. Aspirin®, ASS-ratiopharm®) wirkt schmerzlindernd *(analgetisch)*, fiebersenkend *(antipyretisch)* und entzündungshemmend *(antiphlogistisch)*. Außerdem verzögert sie die Blutgerinnung, indem sie die Thrombozytenfunktion hemmt; da Azetylsalizylsäure (genauso wie die im nächsten Abschnitt beschriebenen NSA) die Magenschleimhaut angreift, sind unerwünschte Wirkungen wie Blutungen in Magen und Darm sehr häufig. ASS ist z. B. geeignet bei Kopf- und Zahnschmerzen, leichtem Fieber, rheumatoider Arthritis (☞ 7.4) und bei beginnendem Tumorschmerz.

Nichtsteroidale Antiphlogistika (NSA)

Auch diese Substanzen sind ähnlich wie Azetylsalizylsäure vor allem bei Schmerzen entzündlichen Ursprungs von Nutzen, etwa bei rheumatischen und degenerativ-entzündlichen Erkrankungen des Bewegungsapparates oder Abszessen, ferner auch bei beginnendem Tumorschmerz sowie bei Koliken. Häufig verordnete NSA sind:

- Indometazin (z. B. Amuno®);
- Ibuprofen (z. B. Imbun®, Anco®);
- Diclofenac (z. B. Voltaren®).

Paracetamol

Paracetamol (z. B. Paracetamol-ratiopharm®, ben-u-ron®) wirkt im Gegensatz zur Azetylsalizylsäure und den nichtsteroidalen Antiphlogistika nur schmerzlindernd und fiebersenkend. Da es „magenfreundlich" ist, wird es bei Kindern bevorzugt. Aber auch bei Erwachsenen gilt es als Mittel der ersten Wahl bei leichten bis mittelschweren Schmerzen.

Opioide

Vom klassischen Rauschgift Opium abgeleitete Substanzen heißen **Opioide.** Sie vermitteln ihre Wirkung nach heutigem Kenntnisstand über die sogenannten Endorphinrezeptoren im ZNS (☞ 10.5.1). Die Opioide mindern zentral die Schmerzempfindung, verbessern die Stimmungslage und dämpfen die Aufmerksamkeit. Aufgrund der Gefahr der Abhängigkeitsentwicklung (☞ 11.16) und der Nebenwirkungen (Dämpfung des Atemzentrums, Verstopfung und Harnverhalt) sind sie nur bei schweren und schwersten Schmerzen indiziert (z. B. OP-Schmerzen und Tumorschmerzen).

Zu den **schwächeren Opioiden** zählen beispielsweise

- Kodein (z. B. in Gelonida NA® und Nedolon P® enthalten),
- Tilidin (in Valoron N® enthalten),
- Tramadol (Tramal®) und
- Pethidin (Dolantin®).

Als **stärkere Opioide** werden vor allem Morphin (MST Mundipharma®), Piritramid (Dipidolor®) und Buprenorphin (Temgesic®) eingesetzt, in einigen Ländern auch Heroin.

Um Mißbrauch vorzubeugen, unterstehen fast alle Opioide (außer z. B. Kodein) der **Betäubungsmittel-Verschreibungsverordnung** *(BtMVV)*. Diese Arzneimittel dürfen nur unter strenger Kontrolle – und einzeln dokumentiert – abgegeben werden.

Psychopharmaka

Der analgetische Effekt der bisher genannten Substanzen läßt sich zum Teil erheblich durch Kombination mit Antidepressiva, Neuroleptika und/oder Tranquilizern steigern bzw. läßt sich so die Gesamtdosis an Analgetika reduzieren. Insbesondere Antidepressiva haben auch selbst eine analgetische Wirkkomponente; näheres ☞ 23.3.8.

12.4 Die Tiefensensibilität

Im Wachzustand sind wir ständig über die Stellung unserer Glieder zueinander informiert. Wir können passive Bewegungen unserer Gelenke wahrnehmen und haben ein Gefühl für den Widerstand, gegen den unsere Muskeln Bewegungen durchführen. Diese Fähigkeiten werden als **Tiefensensibilität** bezeichnet. Über Mechanorezeptoren in Muskeln, Sehnen und Gelenken erhält das ZNS Informationen über die Lage und Stellung des Körpers im Raum (**Stellungssinn**), über das Zusammenspiel der Muskeln bei allen Bewegungsabläufen (**Bewegungssinn**) und über die erforderliche Muskelarbeit zum Überwinden von Widerständen, z. B. beim Heben von Gewichten (**Kraftsinn**).

Man unterscheidet folgende Rezeptortypen:

- **Muskelspindeln** bestehen aus einigen spezialisierten quergestreiften Muskelfasern, die von einer flüssigkeitsgefüllten bindegewebigen Kapsel umgeben sind. Sie liegen zwischen den Muskelfasern und werden durch die Dehnung des betreffenden Muskels gereizt. Aus ihnen treten Nervenfasern aus, die das ZNS über Ausmaß und Geschwindigkeit von Muskeldehnungen informieren.
- **Golgi-Sehnenorgane** liegen im Übergangsbereich zwischen Muskeln und Sehnen. Wie die Muskelspindeln sprechen sie auf Dehnungsreize an und verhindern durch ihre „Signalgebung" eine Überdehnung der betreffenden Sehne und des dazugehörenden Muskels.
- In **Gelenken** bzw. **Gelenkkapseln** liegen weitere unterschiedliche Rezeptorarten, darunter die erwähnten *Vater-Pacinischen Lamellenkörperchen*. Sie alle registrieren mechanische Verformungen, wie sie bei Bewegungen der Gelenke auftreten und informieren dadurch über die jeweilige Gelenkstellung.

12

Die Erregungen aus diesen Rezeptoren bewirken teilweise *bewußte Empfindungen*, die gegebenenfalls mit *bewußten* Bewegungen (Leitung über die Pyramidenbahn) beantwortet werden. Viele andere Erregungen, z. B. für die Erhaltung des Muskeltonus, das Zusammenspiel von Streck- und Beugemuskeln und die Koordination größerer Bewegungsabläufe, bleiben unbewußt, und auch die Reizantworten erfolgen *unbewußt* – reflektorisch. Dafür werden die Informationen aus den Rezeptoren der Tiefensensibilität im Rückenmark verschaltet oder an das Kleinhirn sowie das extrapyramidal-motorische System (☞ 11.4.3) übermittelt.

12.5 Geruchs- und Geschmackssinn

12.5.1 Der Geruchssinn als Kontrollstation

Der Geruchssinn wirkt als „Kontrollstation" für die *Luft* am Anfang der Atemwege. Ein unangenehmer Geruch kann z. B. vor dem Verzehr eines verdorbenen Nahrungsmittels warnen.

Zwischen Geruchssinn, Emotionalität und vegetativem Nervensystem bestehen enge Verbindungen. So können schlechte Gerüche vegetative Reaktionen wie z. B. Erbrechen auslösen. Oft denkt man ja auch von einem unsympathischen Menschen „den kann ich nicht riechen". Umgekehrt regen angenehme Gerüche den Appetit an und fördern über viszerale Reflexbögen (☞ 11.11.4) die Sekretion von Speichel und Magensaft. Auch die sexuelle Reaktionsbereitschaft läßt sich durch Gerüche wie etwa Parfüm oder schweißigen Körpergeruch stimulieren oder dämpfen (☞ 23.1.5).

12.5.2 Aufbau der Riechfelder

Die Rezeptoren für den Geruchssinn sind *Chemorezeptoren*. Sie liegen in den **Riechfeldern** in beiden Nasengängen am Unterrand der Siebbeinplatte im oberen Bereich des Nasenseptums und an der oberen Nasenmuschel (vgl. auch Abb. 17.2).

Die Riechfelder bestehen mikroskopisch aus drei verschiedenen Zellarten: **Stützzellen**, **Basalzellen** und **Riechzellen**:

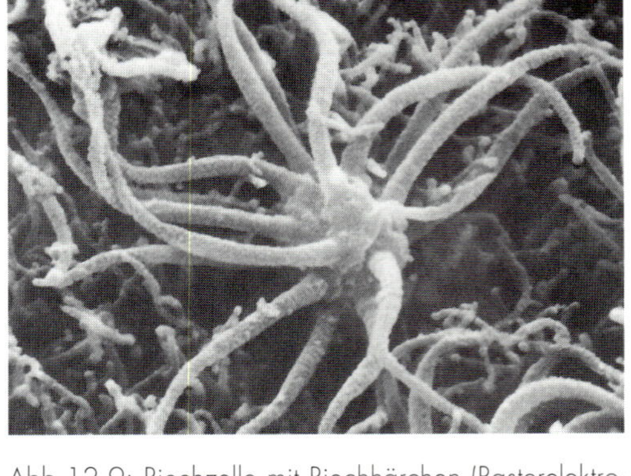

Abb. 12.9: Riechzelle mit Riechhärchen (Rasterelektronenmikroskopisches Bild).
Die Riechhärchen der Riechzelle liegen auf einem Teppich von Mikrovilli. Dieser entspringt aus den Stützzellen.

- Oberflächlich liegen die *Stützzellen*, sie sind säulenförmige Epithelzellen der Nasenschleimhaut.
- Sie werden wahrscheinlich von den tieferliegenden *Basalzellen* gebildet.
- Jeweils zwischen mehrere Stützzellen eingebettet liegen die *Riechzellen*. Diese länglichen Nervenzellen bilden das *erste Neuron* der Riechbahn. Sie haben zwei gegenüberliegende Endigungen: Am einen Ende zweigen sich ihre Dendriten in jeweils sechs bis acht feine **Riechhärchen** auf, die mit den Geruchsstoffen in der vorbeiströmenden Einatmungsluft reagieren; und am anderen Ende ziehen ihre Axone als feine Fäden des ersten Hirnnerven (Nervus olfactorius) durch die Löcher der Siebbeinplatte (☞ Abb. 12.10) zum **Riechkolben** *(Bulbus olfactorius)*.

12.5.3 Über die Theorie des Riechens

Es gibt mehrere Theorien über die physiologischen Grundlagen des Riechens, trotzdem ist weitgehend unklar, warum der Mensch – und

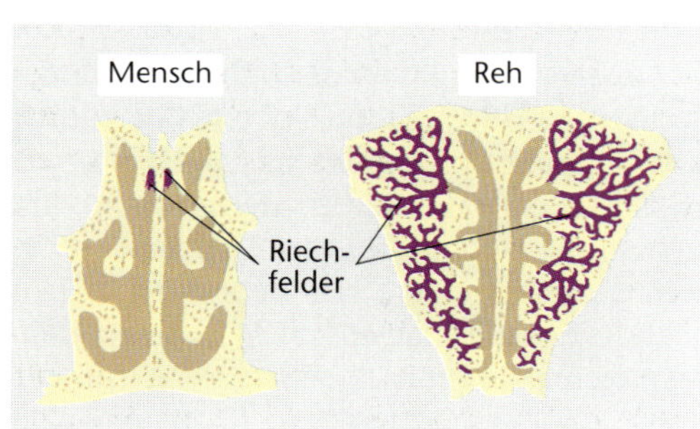

Abb. 12.8: Lage der Riechfelder (Schnitt durch die Nasengänge); im Vergleich zu anderen Lebewesen ist der Geruchssinn beim Menschen nicht besonders gut ausgeprägt. Die Sinnesepitheloberfläche beim Menschen nimmt im Vergleich zu vielen Säugetieren (z.B. dem Reh, rechtes Bild) nur noch einen Bruchteil der Nasenschleimhaut ein.

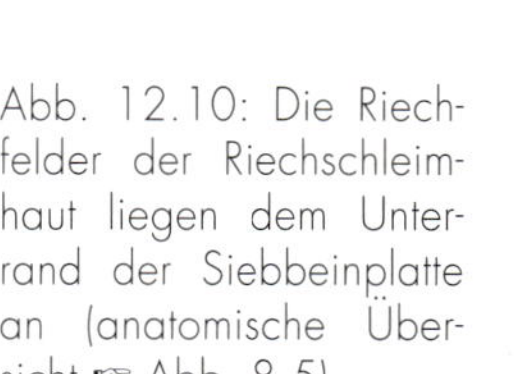

Abb. 12.10: Die Riechfelder der Riechschleimhaut liegen dem Unterrand der Siebbeinplatte an (anatomische Übersicht ☞ Abb. 8.5).
Diese Abbildung zeigt den Feinbau der Riechfelder. Zwischen Stütz-, Basal- und Riechzellen liegen Drüsen. Sie bilden eine Schleimschicht, in die die Riechhärchen eingebettet sind. Die Geruchsstoffe lösen sich in dieser Schleimschicht und werden den Riechhärchen zugeführt.

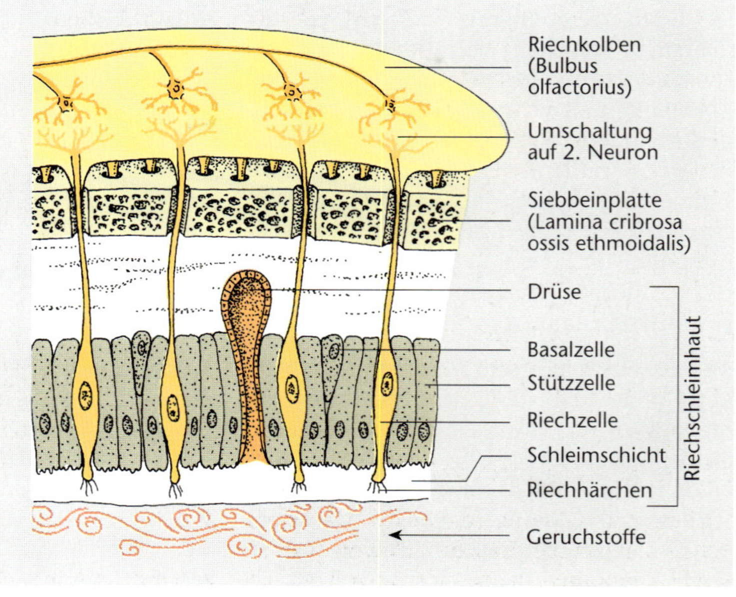

noch viel differenzierter z. B. Hunde – so viele verschiedene Gerüche unterscheiden kann. Der Mensch kann bis zu 4000 verschiedene Gerüche wahrnehmen. Eine Klassifikation in einzelne wenige Geruchsqualitäten – vergleichbar den Geschmacksqualitäten – ist beim Geruchssinn nicht möglich.

Damit ein Stoff gerochen werden kann, muß er in gasförmigem Zustand mit der Einatemluft zu den Riechfeldern gelangen und mit den Rezeptoren der Riechfelder reagieren, so daß dort ein Generatorpotential entstehen kann. Am besten werden solche Substanzen gerochen, die sowohl *wasserlösliche Anteile* enthalten und damit gut in dem Schleim, der das Riechfeld bedeckt, gelöst werden, als auch *fettlösliche Anteile*, um die Zellmembranen in den Riechhärchen leicht passieren zu können.

15.5.4 Die Riechbahn

Die Riechkolben liegen beiderseits in der vorderen Schädelgrube unter den Stirnlappen des Großhirns. Sie sind Schaltstationen, in denen die Nervensignale der Riechzellen auf die zweiten Neurone der **Riechbahn** umgeschaltet werden. Die Axone dieser zweiten Neurone ziehen über den **Tractus olfactorius** beidseits zu verschiedenen Kernen und Rindengebieten des limbischen Systems, die zusammenfassend **Riechhirn** genannt werden (das aber von anderen Anteilen des limbischen Systems nur schwer abgrenzbar ist). Dort wird die Geruchsempfindung bewußt.

12.5.5 Der Geschmackssinn

Die *Chemorezeptoren* des Geschmackssinns werden durch *gelöste Substanzen* in der Mundhöhle erregt. Entsprechend dem Geruchssinn als Kontrollsystem für *eingeatmete* Substanzen ist der Geschmack also eine Kontrolle für die Nahrungsbestandteile.

Wie der Geruchssinn vermittelt auch der Geschmackssinn verschiedene Reflexe. So regen wohlschmeckende Speisen bekanntermaßen den Appetit und die Speichel- und Magensaftsekretion an, ekelhaft Schmeckendes löst starke Abneigung und Brechreiz aus.

Allerdings ist der Geschmackssinn nur in der Theorie eine unabhängige Sinnesmodalität; tatsächlich ist an allen Geschmacksempfindungen der Geruchssinn stark beteiligt, und im Differenzierungsvermögen ist der Geschmackssinn dem Geruchssinn unterlegen. Schaltet man den Geruchssinn etwa durch Zuklemmen der Nasenlöcher aus, „schmecken" Kartoffelbrei, Apfelmus und gebratene Zwiebeln gleich, das heißt fast nach gar nichts. Schließlich tragen auch der Tastsinn bzw. Druckrezeptoren im Mund dazu bei, daß Speisen „schmecken".

12.5.6 Die Geschmacksrezeptoren

Die Rezeptoren für den Geschmackssinn liegen in den sogenannten **Geschmacksknospen** im Bereich der Zunge, der Mundschleimhaut, des Rachens und des Kehldeckels. Besonders konzentriert liegen sie in den verschiedenen Zungenpapillen. Ähnlich wie die Riechfelder sind auch die Geschmacksknospen aus *Stützzellen* und Sinneszellen – den **Geschmackszellen** – aufgebaut. Die Stützzellen sind spezialisierte Epithelzellen der Mundschleimhaut, die von den *Basalzellen* gebildet werden. Sie formen um die Sinneszellen herum eine Kapsel. Jede der länglichen Sinneszellen hat an einem Ende einen kleinen Fortsatz, das **Geschmacksstiftchen**. Es ragt an einer Öffnung, dem **Geschmacksporus**, aus der Geschmacksknospe hervor in die Mundhöhle und ist der reizaufnehmende Teil der Sinneszelle.

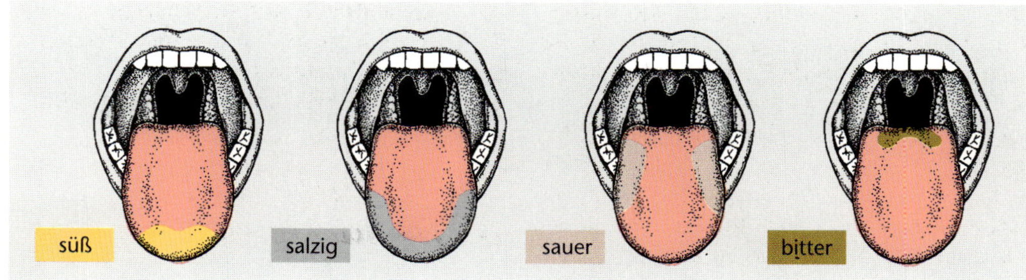

Abb. 12.11: Rezeptorverteilung für die vier Geschmacksqualitäten auf der Zunge.

12.5.7 Die Reizung der Geschmacksrezeptoren

Damit eine Geschmacksempfindung entstehen kann, müssen Substanzen im Speichel gelöst sein und so zu den Poren der Geschmacksknospen gelangen. Dort reagieren sie im Bereich der Geschmacksstiftchen mit den Sinneszellen und lösen in ihnen Generatorpotentiale aus. Wie die gelösten Moleküle mit den Rezeptorzellen reagieren, um diese Potentiale zu erzeugen, ist noch unbekannt.

Alle Geschmacksempfindungen können auf vier Grundqualitäten zurückgeführt werden: *süß, salzig, bitter* und *sauer*. Für jede von ihnen ist wahrscheinlich ein bestimmter Rezeptortyp zuständig, der für die betreffende Geschmacksqualität maximal empfindlich ist. Die einzelnen Rezeptortypen sind im Mund unterschiedlich verteilt:

- Die **Süß-Rezeptoren** liegen vorwiegend an der Zungenspitze,
- die **Salzig-Rezeptoren** an Zungenspitze und vorderem seitlichen Zungenrand,
- die **Sauer-Rezeptoren** am hinteren seitlichen Zungenrand und
- die **Bitter-Rezeptoren** am Zungengrund.

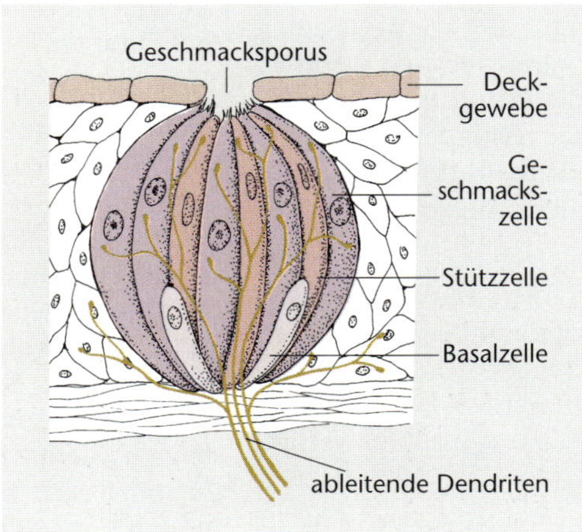

Abb. 12.12: Aufbau einer Geschmacksknospe.

12.5.8 Der Leitungsweg des Geschmackssinnes

Von den Geschmacksknospen der Zunge ziehen die Nervenfasern hauptsächlich mit dem VII.und IX. Hirnnerven zum verlängerten Mark, wo sie im **Geschmackskern** *(Nucleus tractus solitarii)* enden. Von dort werden die Geschmacksreize zum Thalamus und weiter zur hinteren Zentralwindung, dem primären sensorischen Rindenfeld im Großhirn (☞ 11.4.5) geleitet.

12

12.6 Auge und Sehsinn

Von allen Sinnesmodalitäten nimmt das Auge für den Menschen eine Vorrangstellung ein. Ein Drittel der Großhirnrinde gehört zum **visuellen System**, und fast 40 % aller Leitungswege zum ZNS gehören zur Sehleitung. Beim Sehen werden nicht nur *Helligkeitsunterschiede* und *Farben* erfaßt, sondern es entsteht über die Wahrnehmung unterschiedlicher Entfernungen und die Lagebeziehungen von Objekten durch **beide** Augen auch ein *räumliches Bild* der Außenwelt. Gleichzeitig ist das Auge auch zeitlich hochauflösend. Bis zu 15 verschiedene Bilder pro Sekunde vermag es zu differenzieren.

12.6.1 Übersicht

Die Augenhöhle enthält den Augapfel und ist mit Fettgewebe ausgekleidet, das den Augapfel schützt. Sechs äußere Augenmuskeln bewegen den Augapfel in der Augenhöhle. Sie positionieren den Augapfel und führen ihn in die verschiedenen Bewegungsrichtungen wie z. B. links, rechts, oben, unten, Innen- und Außenrotation.

Die Sklera, das „Weiße" des Auges, ist eine straffe Bindegewebshülle, die dem Augapfel Festigkeit

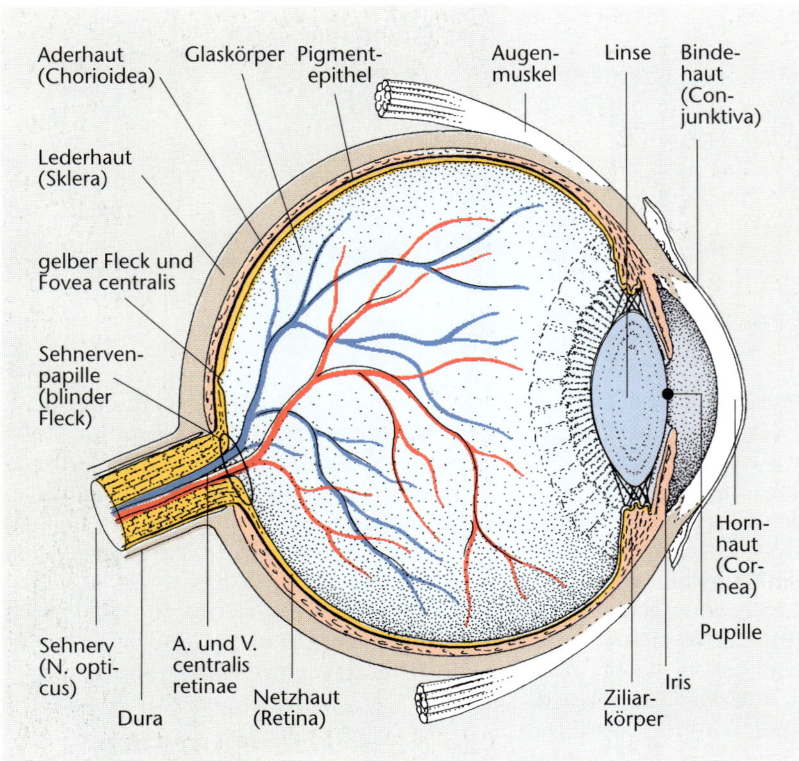

Abb. 12.13 : Struktur des Augapfels mit Hornhaut und Sehnerv.

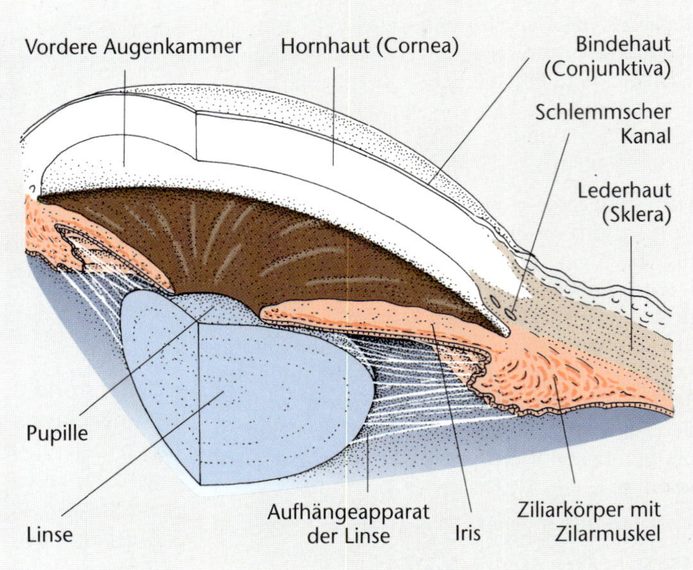

Abb. 12.14 : Ausschnitt des Augapfels mit besonders gut sichtbarer Darstellung der Linsenaufhängung und der Iris.

12

und Form gibt. Sie bedeckt die hinteren Dreiviertel des Augapfels und ist im vorderen Teil als Hornhaut durchsichtig.

Durch die Hornhaut tritt das Licht ins Innere des Auges ein. Es trifft nach Durchtritt durch die Linse auf der Netzhaut auf. Über den Sehnerven, der aus dem Augapfel an dessen rückwärtigem Ende austritt, werden die Sinnesreize der Netzhaut über den Thalamus an die Sehrinde im Hinterhauptslappen des Großhirns (☞ 11.4.8) geleitet.

12.6.2 **Der Augapfel**

Der Augapfel ist zwiebelschalenartig aus drei Schichten aufgebaut: der äußeren, mittleren und inneren Augenhaut.

Die äußere Augenhaut

Zur äußeren Augenhaut gehören die **Lederhaut** *(Sklera)* und die **Hornhaut** *(Cornea)*. Die Sklera umgibt den gesamten Augapfel bis auf den vorderen Bereich als formende und schützende Hülle. Im Bereich des Sehnerven geht die Sklera in eine *Duraschicht* (harte Hirnhaut, ☞ 11.15.1) über, die den Sehnerven umgibt. Der vordere sichtbare Lederhautabschnitt und die Hornhaut werden von einer Epithelschicht bedeckt und geschützt, der **Bindehaut** *(Conjunktiva)*. Die Bindehaut bedeckt auch die Innenseiten der Augenlider und verbindet sie mit dem Augapfel. Sie ist reichlich mit sensiblen Nervenendigungen ausgestattet und daher z. B. bei eindringenden Fremdkörpern sehr schmerzempfindlich.

Im vorderen Anteil des Augapfels im Bereich der Iris geht die Lederhaut in die gefäßlose, transparente Hornhaut über.

Die mittlere Augenhaut

Die mittlere Augenhaut besteht aus **Aderhaut** *(Chorioidea)*, **Ziliarkörper** und **Iris** *(Regenbogenhaut)*.

Die Aderhaut ist eine schwarzbraun pigmentierte Haut und liegt der Sklera innen an. Sie enthält zahlreiche Blutgefäße, die die Netzhaut versorgen. Durch die eingelagerten schwarzen Pigmente wirkt die Aderhaut wie die Wand einer Dunkelkammer und verhindert, daß Lichtstrahlen außerhalb der Pupillenöffnung in den Augapfel einfallen können.

Die Lichtstrahlen werden, nachdem sie die Rezeptoren der Netzhaut erreicht haben, von der Aderhaut absorbiert. So werden Lichtreflektionen innerhalb des Augapfels verhindert.

Im vorderen Augenbereich geht die Aderhaut in den Ziliarkörper über. Er besteht aus Bindegewebsfortsätzen, deren Fasern die Augenlinse an ihrem Platz im Zentrum des Strahlenganges aufhängen, und dem ringförmigen Ziliarmuskel. Durch dessen Anspannung ändert sich der Krümmungsgrad der Augenlinse. Auf diese Weise stellt sich der optische Apparat des Auges von der Ferne auf die Nähe um (☞ 12.6.6).

Das Kammerwassser

Die Bindegewebsfortsätze des Ziliarkörpers sind sehr reich an Blutgefäßen. In ihnen wird das **Kammerwasser** gebildet. Diese klare Flüssigkeit entspricht in der Zusammensetzung weitgehend dem Liquor. Das Kammerwasser füllt die große vordere und die kleinere hintere Augenkammer, also den vor der Linse liegenden Teil des Augapfels. Es ernährt Hornhaut und Linse.

Der Winkel, den die Iris und die Hornhaut einschließen, wird **Kammerwinkel** genannt. In diesem Bereich zwischen Leder- und Hornhaut liegen kleine Spalträume, über die das Kammerwasser des Auges in einen ringförmigen Kanal, den sogenannten **Schlemmschen Kanal** und dann in das venöse Blut abfließt. Normalerweise befinden sich Kammerwasserproduktion und -abfluß im Gleichgewicht, so daß der vom Kammerwasser gebildete **Augeninnendruck** stets gleich hoch ist (etwa 15 mmHg).

Das Glaukom

Beim **Glaukom** *(Grüner Star)* ist der Augeninnendruck gefährlich erhöht. Als häufigste Ursache liegt dem Glaukom eine Abflußbehinderung des Kammerwassers im Bereich des Kammerwinkels zugrunde. Sie tritt oft anlagebedingt „spontan“ im höheren Lebensalter auf, kann aber auch Folge von anderen Erkrankungen des Auges oder von den Augeninnendruck steigernden Medikamenten sein. Der erhöhte Augeninnendruck schädigt die Netzhaut und den Sehnerven. Der Patient bemerkt, daß sich seine Sehleistung Woche für Woche verschlechtert. Unbehandelt führt ein Glaukom zur Erblindung.

Neben dem chronischen Glaukom gibt es auch eine akute Verlaufsform. Ein solcher **akuter Glaukomanfall** verursacht neben einer Herabsetzung des Sehvermögens mit Nebelsehen und Regenbogenfarbensehen auch Allgemeinsymptome wie Kopfschmerzen, Übelkeit und Erbrechen. Die Therapie des Glaukoms besteht z. B. in der Gabe von parasympathisch wirksamen Augentropfen, die durch Pupillenverengung den Kammerwinkel erweitern und damit den Kammerwasserabfluß verbessern, oder auch in operativen Verfahren. Das Glaukom ist eine der häufigsten Ursachen für Erblindungen.

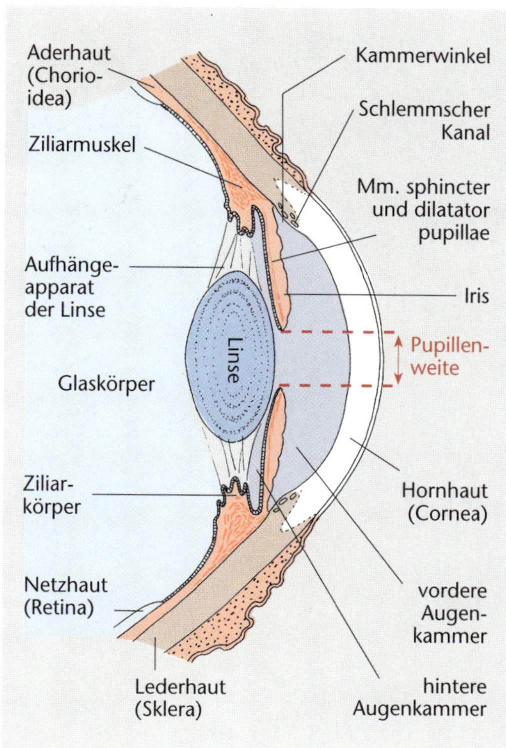

Abb. 12.15: Ziliarkörper, Linse und Aufhängeapparat.

Iris und Pupille

Die **Iris** ist der sichtbare farbige Anteil des Augapfels. Sie besteht aus ringförmigen und strahlenförmig angeordneten glatten Muskelfasern und hat in der Mitte ein Loch, die **Pupille**. Die Iris wirkt wie die Blende eines Fotoapparates. Sie paßt die Pupillenweite unterschiedlichen Lichtverhältnissen an. Bei zunehmender Helligkeit, im Rahmen der Nah-einstellung (☞ 12.6.6) sowie bei starker Müdigkeit bewirkt der Parasympathikus reflektorisch eine Kontraktion der ringförmigen, in die Iris eingebetteten Fasern des *M. sphinkter pupillae,* die Pupille wird dadurch verengt und der Lichteinfall reduziert (**Miosis**). Bei umgekehrten Reizen (☞ Abb. 12.16) kontrahieren sich unter dem Einfluß des Sympathikus die radiären Muskelfasern der Iris *(M. dilatator pupillae* genannt), und die Pupille erweitert sich (**Mydriasis**).

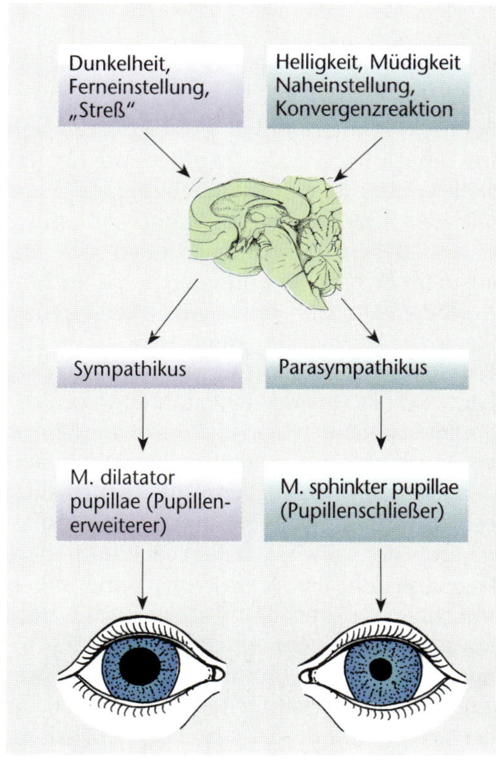

Abb. 12.16 : Regulation der Pupillenweite durch Sympathikus und Parasympathikus.

Auch viele Medikamente wirken auf die Pupille – so nahmen früher eitle Damen Atropin, einen Wirkstoff der Tollkirsche (lateinisch *Atropa Belladonna*), zur Weitstellung ihrer Pupillen.

Pupillenreflexprüfung

Der Pupillenreflex läßt sich leicht durch eine Stablampe nachweisen, die vor dem Auge des Patienten an- und ausgeschaltet wird. Ein gestörter Pupillenreflex ist ein sicheres Zeichen für eine Sehstörung oder eine – oft sogar schwerwiegende – neurologische Erkrankung. Der erloschene Pupillenreflex gilt (bei Nichtblinden) als Todeszeichen.

Die innere Augenhaut

Zur inneren Augenhaut gehören die **Netzhaut** *(Retina)* mit den bildaufnehmenden Sinnesrezeptoren sowie das **Pigmentepithel**, das die Netzhaut umkleidet. Durch einen hohen Melaningehalt (☞ 9.2.3) absorbiert das Pigmentepithel die durch die Netzhaut hindurchtretenden Lichtstrahlen, um dadurch – wie auch die Aderhaut – Lichtreflektionen im Augapfel zu verhindern.

Die Pigmentepithelschicht ist zwar mit der Aderhaut fest verwachsen, aber nur im Bereich des Sehnervenaustritts (**Papille**) und am Ziliarkörper auch mit der Netzhaut fest verbunden. An den übrigen Stellen wird der notwendige enge Kontakt zwischen diesen beiden Schichten durch den Augeninnendruck gewährleistet.

Netzhautablösung

Durch Verletzungen oder degenerative Prozesse anderer Ursache kann sich die Netzhaut von der sie ernährenden Pigmentepithelschicht ablösen. Infolge einer solchen **Netzhautablösung** *(Ablatio retinae)* wird die Retina nicht mehr ernährt, Flüssigkeit dringt zwischen Netzhaut und Pigmentepithel ein. Der Patient empfindet schmerzlose Sehstörungen mit Lichtblitzen, verschleiertem Sehen und Gesichtsfeldausfällen. Die Netzhaut löst sich glücklicherweise nicht auf einmal, sondern Stück für Stück ab. Therapeutisch muß deshalb frühzeitig ein Voranschreiten der Netzhautablösung verhindert werden, indem man die beiden Schichten durch Laserstrahlen miteinander verklebt.

Netzhautgefäße

Die Netzhaut mit den Sinneszellen wird über die **zentrale Netzhautarterie** *(Arteria centralis*

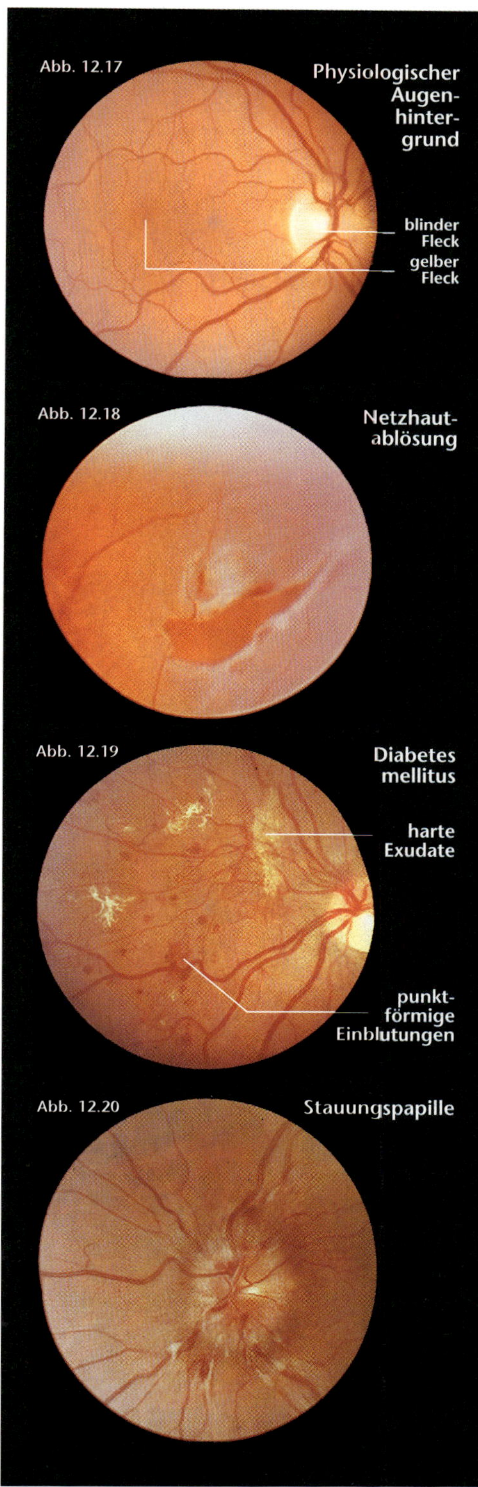

Abb. 12.17: Augenhintergrund eines Gesunden. Rechts ist der „blinde Fleck", der Austritt des Sehnerven, gut zu erkennen. Dort verlassen auch die Gefäße die Netzhaut, bzw. treten ein. Links davon der fast gefäßfreie „gelbe Fleck", der Ort des schärfsten Sehens.

Abb. 12.18: Netzhautablösung, rechts unten als schlitzförmige Struktur zu erkennen.

Abb. 12.19: Netzhautveränderungen bei Diabetes mellitus. Typisch sind Gefäßerweiterungen (Aneurysmen), punktförmige Einblutungen und harte Exsudate (Ausschwitzungen) – letztere sind im Bild als weiße „Wolken" erkennbar.

Abb. 12.20: Stauungspapille mit typischer pilzförmiger Verwölbung der Papille. Der Patient hatte einen erhöhten intrakraniellen Druck durch einen Hirntumor.

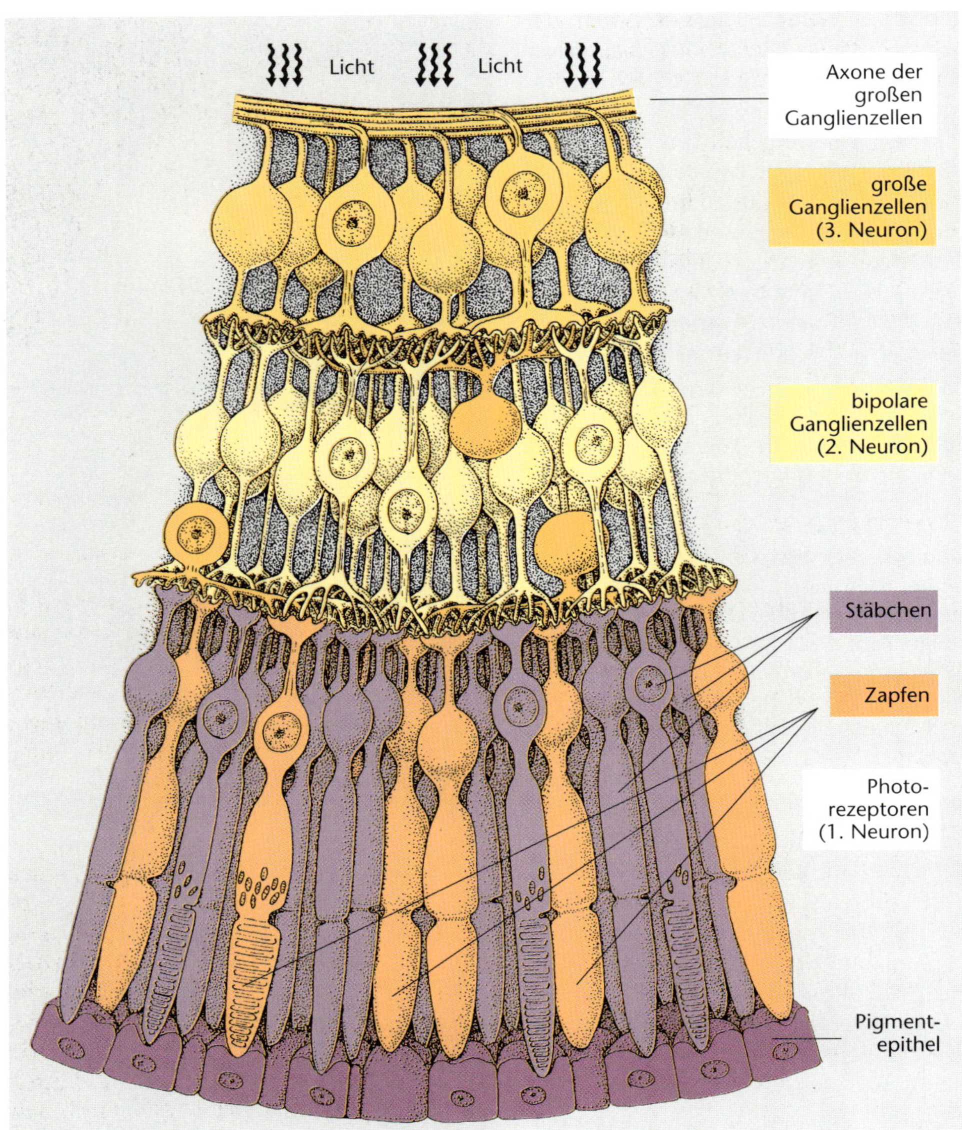

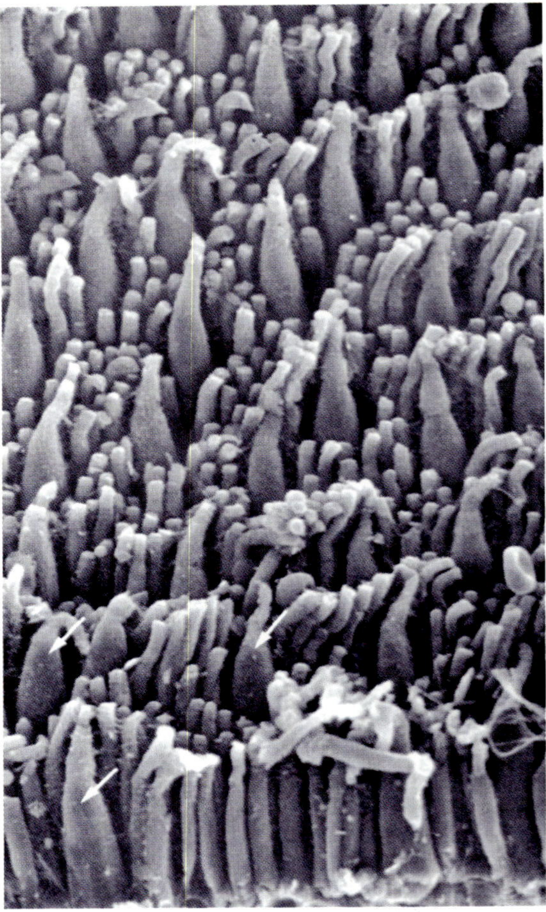

Abb. 12.22 (oben): Photorezeptoren der Netzhaut im Elektronenmikroskop.
Das Pigmentepithel wurde entfernt, so daß die Stäbchen und Zapfen der Netzhaut auf der dem Licht abgewandten Seite frei liegen. Die mit Pfeilen markierten etwas breitbauchigeren Zellen sind die Zapfen. Die restlichen Zellen sind Stäbchen.

Abb. 12.21 (links): Schichtaufbau der Retina im Detail.

retinae), einen Ast der Arteria carotis interna (☞ Abb. hinterer Buchdeckel), versorgt. Sie tritt zusammen mit dem Sehnerven in das Auge ein. Die venöse Ableitung erfolgt über die **zentrale Netzhautvene** *(Vena centralis retinae)*.

Augenspiegelung (☞ Abb. 12.17-12.20)

Im Bereich der Netzhaut können die Augengefäße bei der Augenhintergrunduntersuchung mit einem *Augenspiegel* (**Ophthalmoskop**) direkt gesehen werden. So ist es möglich, Aussagen über Gefäßveränderungen zu machen, wie sie z. B. bei Diabetes mellitus, bei ausgeprägter Arteriosklerose oder bei der Hypertonie auftreten können. Mit dem Ophthalmoskop können neben den Blutgefäßen auch die Netzhaut selbst und die Austrittsstelle des Sehnerven, die Papille, beurteilt werden. Der Beurteilung der Papille kommt dabei eine besondere Bedeutung zu: Sie kann sich in Richtung Glaskörper vorwölben **(Stauungspapille)** und somit auf eine Druckerhöhung im Schädelraum hinweisen (erhöhter intrakranieller Druck ☞ 11.15.6). Bei langbestehendem erhöhtem Augeninnendruck kommt es dagegen zu einer schüsselförmigen Eindellung der Papille.

*12.6.3 **Feingeweblicher Aufbau und Funktion der Netzhaut***

Die Netzhaut ist im wesentlichen aus drei hintereinandergeschalteten Schichten aufgebaut: **Photorezeptoren**, **bipolare Ganglienzellen** und **große Ganglienzellen**. Die Photorezeptoren liegen dabei außen, das heißt, daß die einfallenden Lichtstrahlen erst die anderen beiden Schichten durchdringen müssen, bevor sie die Photorezeptoren erreichen. Die Photorezeptoren bilden das 1. Neuron der Sehbahn. Die Ganglienzellen in den inneren Schichten der Netzhaut verschalten die von den Photorezeptoren kommenden Rezeptorpotentiale, um die Sehleistung, insbesondere die Kontrastbildung, zu verbessern und gleichzeitig die Informationsmenge zu reduzieren. Sie bilden das 2. und 3. Neuron der Sehbahn. Die Axone der großen Ganglienzellen vereinigen sich im Bereich der sogenannten **Papille** zum Sehnerven. Im Papillenbereich, also im Austrittsbereich des Sehnerven, gibt es keine Photorezeptoren, er wird deshalb **blinder Fleck** genannt.

Zapfen und Stäbchen

Bei den Photorezeptoren gibt es zwei Typen: für das Farbsehen die **Zapfen** und für das Dämmerungssehen die **Stäbchen.** Jedes Auge hat etwa 3 Millionen Zapfen und 180 Millionen Stäbchen. Die Zapfen finden sich vor allem im Bereich der optischen Achse im Zentrum der Netzhaut. Dieses Areal heißt **gelber Fleck**. Es enthält in einer Vertiefung, der **Fovea centralis**, den Ort des schärfsten Sehens, wo einfallende Lichtstrahlen wegen der dort herrschenden hohen Dichte der Zapfen am genauesten abgebildet werden. Die Zapfen vermitteln also neben dem Farbensehen auch genaue Abbildungen. Für ihre Aktivität ist allerdings eine gewisse Helligkeit erforderlich, so daß man in der Dämmerung keine Farben wahrnehmen kann. Dann reagieren die Stäbchen. Durch sie können verschiedene Grautöne, schemenhafte Abbildungen und Bewegungseindrücke wahrgenommen werden. In der *Fovea centralis* gibt es keine Stäbchen, dafür nimmt ihre Konzentration in Richtung Netzhautrand immer mehr zu. Darum kann man bei Dunkelheit besser sehen, wenn man die Gegenstände nicht genau fixiert, da bei direktem Ansehen die Lichtstrahlen vor allem in den Bereich der Fovea centralis gebündelt werden, wo sich ja nur Zapfen befinden.

12.6.4 Die Linse

Die **Linse** trägt mit ihrer Brechkraft dazu bei, daß die einfallenden Lichtstrahlen auf der Netzhaut zu einem scharfen Bild vereinigt werden können. Sie ist ein gefäßloser, transparenter Körper aus Eiweißfasern, der von einer Bindegewebskapsel umgeben ist. Die Linsenoberfläche ist beidseits konvex gewölbt. Der Aufhängeapparat des Ziliarkörpers hält die Linse in ihrer Position hinter der Pupille.

Katarakt

Eine Trübung der Linse bezeichnet man als *Grauen Star* oder **Katarakt**. Ihr können verschiedene Ursachen zugrundeliegen: angeborene Fehlbildungen, Strahlenschädigung, Augenverletzungen oder Allgemeinerkrankungen, wie z. B. Diabetes mellitus. Am häufigsten ist der sogenannte „Altersstar", der sich meist um das 60. Lebensjahr bemerkbar macht. Die Linsentrübung beeinträchtigt zunehmend das Sehvermögen, so daß zum Schluß nur noch Helligkeitsunterschiede wahrgenommen werden. Therapeutisch ersetzt der Augenarzt in einer *Staroperation* die getrübte Linse durch eine implantierte Kunststofflinse.

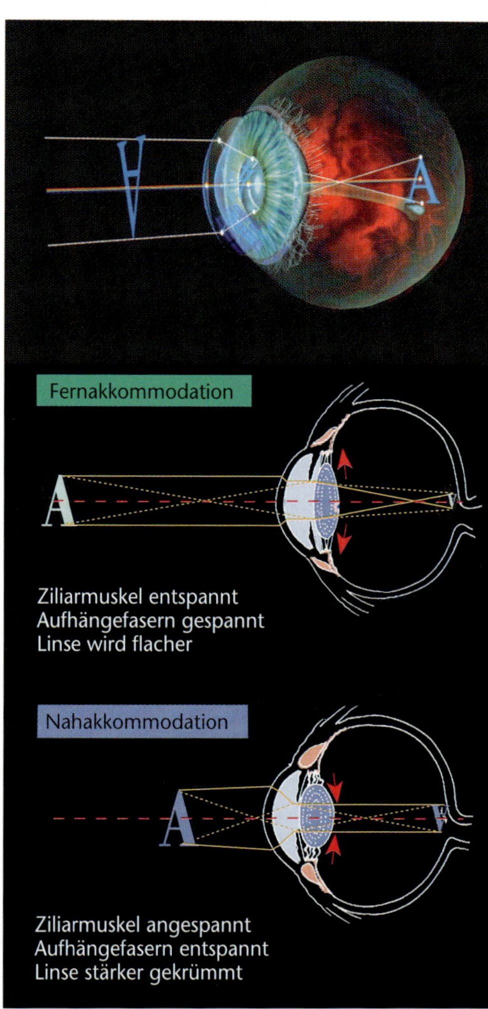

Abb.12.23: Oben: Computermodell des optischen Apparates. Mitte: Fernakkommodation. Unten: Nahakkommodation.

12.6.5 Der Glaskörper

Der Innenraum des Augapfels hinter der Linse wird vom **Glaskörper** *(Corpus vitreum)* ausgefüllt. Er besteht aus einer durchsichtigen, gallertigen Masse, die die Form des Augapfels erhält und durch ihren Quellungsdruck zusammen mit dem Druck des Kammerwassers den notwendigen engen Kontakt zwischen Netzhaut und Pigmentepithel bewirkt.

12.6.6 Die Sehfunktion: Lichtbrechung, Pupillenreaktion, Konvergenzreaktion

Damit ein Bild wahrgenommem werden kann, müssen einfallende Lichtstrahlen so gebündelt werden, daß sie in der Netzhautebene *scharf* abgebildet werden (so wie man auch einen Fotoapparat scharf einstellen muß). Dies bewerkstelligt der **optische Apparat** des Auges.

Das in das Auge fallende Licht trifft auf vier verschiedene brechende Medien: Hornhaut, Kammerwasser, Linse und Glaskörper. Durch diese vier Medien entsteht auf der Netzhaut aufgrund des Strahlenganges ein *verkleinertes, spiegelbildliches* und *umgekehrtes* Bild der betrachteten Objekte.

Es wird aber dennoch kein „auf dem Kopf stehendes" Bild wahrgenommen, da das Gehirn schon früh nach der Geburt gelernt hat, den visuellen Eindruck zu einer aufrechten und seitengerechten Abbildung zu korrigieren.

Die Brechkraft des Auges

Die Gesamtbrechkraft des optischen Apparates setzt sich aus der *Brechkraft* der einzelnen genannten optischen Medien zusammen. Die größte Brechkraft besitzt von ihnen die Hornhaut mit ca. 40 dpt *(Dioptrien)*, die Linse hat je nach Krümmungsgrad eine Brechkraft von 15 – 30 dpt. Da die Brechkraft von Kammerwasser und Glaskörper vernachlässigbar gering ist, ergibt sich für das Auge eine Gesamtbrechkraft von etwa 60 dpt.

Die **Dioptrie (dpt)** ist das Maß für den Kehrwert der Brennweite in Metern (m) eines optischen Mediums (z .B. Linse oder Brillenglas). Diese Einheit wird als Maß für die Brechkraft benutzt. Es gilt: **1 dpt** entspricht **1/1 m** Brennweite, **2 dpt** entsprechen **1/2 m** = 50 cm, 4 dpt entsprechen 25 cm und 40 dpt entsprechen 2,5 cm Brennweite.

Visusprüfung

Die **Sehschärfe** (der *Visus)* oder das Auflösungsvermögen des Auges beschreibt die Fähigkeit, zwei Punkte in einer bestimmten Entfernung noch getrennt wahrzunehmen.

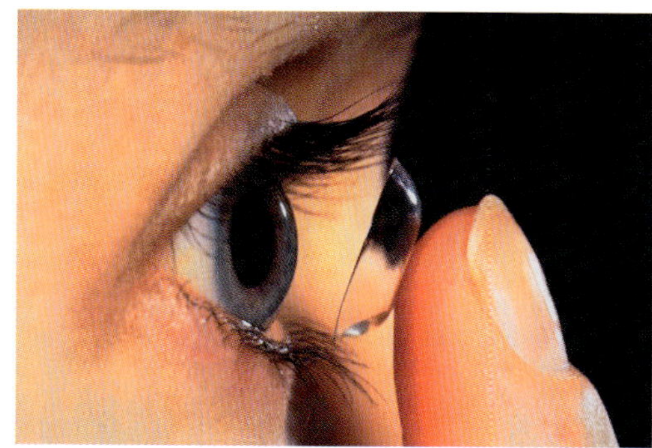

Abb. 12.23a: Kontaktlinsen sind häufig verordnete Sehhilfen. Sie bieten viele Vorteile gegenüber Brillengläsern (insbesondere entfällt der Vergrößerungseffekt von Sammellinsen bzw. Verkleinerungseffekt von Zerstreuungslinsen). Nachteilig ist der Reinigungsaufwand; insbesondere weiche Kontaktlinsen erfordern regelmäßige Pflege und gründliche Desinfektion.

Sie wird im klinischen Alltag mit *Visustafeln* meist im Abstand von 5 m geprüft. Damit läßt sich z. B. eine vermutete Kurzsichtigkeit feststellen. Die Visusprüfung ist auch eine Voraussetzung für den Führerschein. Außerdem wird sie benötigt, um eine **Sehhilfe** *(Brille* oder *Kontaktlinse)* optimal anzupassen.

Nah- und Fernakkommodationsreflex

Je näher ein fixierter Gegenstand liegt, umso stärker müssen die von ihm in das Auge einfallenden Lichtstrahlen gebündelt werden, um sich auf der Netzhaut zu einem scharfen Bild zu vereinigen. Daß heißt: Der optische Apparat muß seine Brechkraft vergrößern. Dies bewerkstelligt die Linse. Sie kann, wie schon erwähnt, durch den Ziliarmuskel ihren Krümmungsgrad und damit ihre Brechkraft ändern. Diesen Vorgang nennt man **Akkommodation**.

12

Bei der **Nahakkommodation** bewirkt der Ziliarmuskel, der parasympathisch innerviert wird, durch seine Kontraktion eine Entspannung des Aufhängeapparates der Linse. Durch ihre *Eigenelastizität* nimmt die Linse einen stärkeren Krümmungsgrad an, und ihre Brechkraft nimmt zu.

Bei der **Fernakkommodation** entspannt sich der Ziliarmuskel, wodurch sich die Aufhängefasern der Linse straffen und anspannen. Diese Spannung überträgt sich auf die Linse, wodurch sie flacher wird. Ihre Brechkraft nimmt ab, sie ist für Sicht in die Ferne eingestellt.

Der Pupillenreflex

Nicht nur bei vermehrtem Lichteinfall ins Auge, sondern auch bei jeder Nahakkommodation verengt sich die Pupille (Miosis). Dadurch fällt nicht nur weniger Licht ins Auge, sondern es wird auch der Rand der Linse abgeblendet. Letzteres ist für die Nahsicht wichtig: Dort einfallende Lichtstrahlen könnten bei Nahsicht nur in einem sehr kleinen Bereich scharf auf der Netzhaut abgebildet wer-

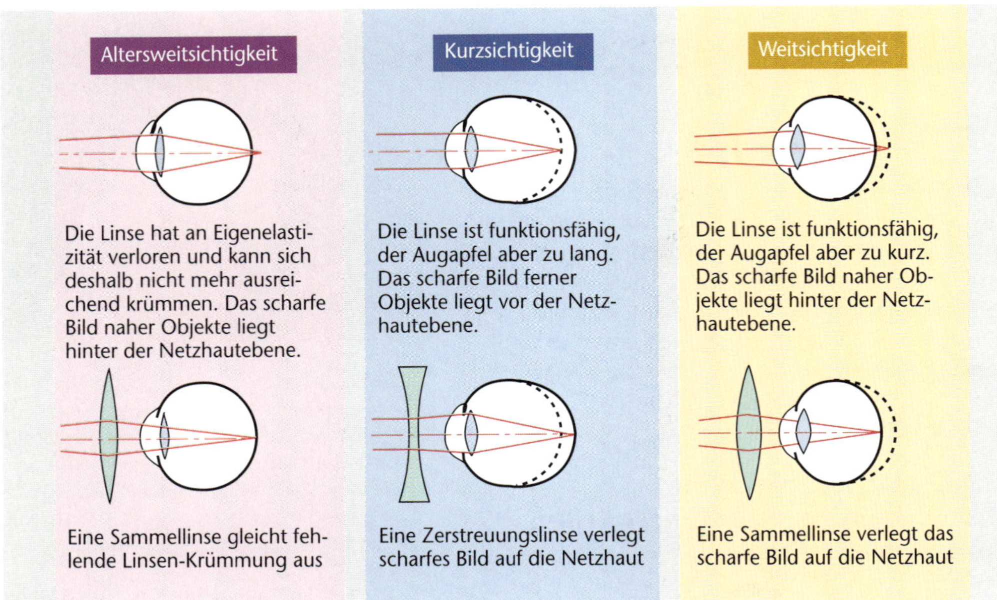

Abb. 12.24: Strahlengang beim altersweitsichtigen, beim kurzsichtigen und beim weitsichtigen Auge; im oberen Bild jeweils ohne, im unteren jeweils mit Korrektur.

12

den, so daß bei räumlich gestaffelten Strukturen ein verschwommenes Bild entstehen würde. Das gleiche macht übrigens der Fotograf: Bei Nahaufnahmen stellt er die Irisblende seines Objektives enger, um die Tiefenschärfe („Scharfbereich") im Bild zu erhöhen. Umgekehrt weiten sich gleichzeitig mit einer Fernakkommodation die Pupillen (Mydriasis) (☞ Abb. 12.16).

Die Konvergenzreaktion

Beim Blick in die Ferne verlaufen die Sehachsen beider Augen parallel zueinander. Entfernte Gegenstände werden daher auf exakt einander entsprechenden Netzhautorten abgebildet. Wenn näherliegende Objekte fixiert werden, müssen sich jedoch die Augäpfel in Richtung zur Nase hin bewegen, damit eine Abbildung auf einander entsprechenden Netzhautstellen erfolgen kann. Eine solche **Konvergenzreaktion** der Augen erfolgt reflektorisch durch die äußeren Augenmuskeln (☞ 12.6.10) gleichzeitig mit der Nahakkommodation und zusammen mit der Pupillenreaktion (Miosis).

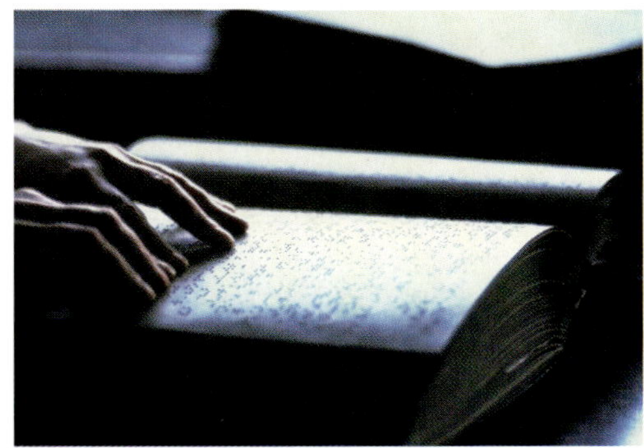

Abb. 12.24a: Blinden stehen umfangreiche gesetzliche Rehabilitationsmaßnahmen zu, z. B. Erlernen der Braille-Blindenschrift (im Bild), Mobilitätstraining, bei Spätgeschädigten unter 40 Jahren auch Umschulungen in einen neuen Beruf.

12.6.7 Sehfehler

Altersweitsichtigkeit

Die Eigenelastizität der Linse nimmt mit steigendem Alter ab. Dadurch wird die Fähigkeit zur Nahakkommodation eingeschränkt. Die meisten Menschen können ab etwa 50 – 55 Jahren Gegenstände in der Nähe nicht mehr scharf sehen. Sie leiden unter **Altersweitsichtigkeit** *(Presbyopie)* und brauchen zum Lesen eine *Lesebrille*, eine Sammellinse mit einer Brechkraft von 2 – 8 dpt.

Kurz- und Weitsichtigkeit

Über die Hälfte der deutschen Erwachsenenbevölkerung ist nicht normalsichtig, das heißt ihre Augen schaffen es nicht, die einfallenden Lichtstrahlen aus der Ferne und/oder aus der Nähe scharf auf der Netzhaut abzubilden.

Bei der mit Abstand häufigsten **Fehlsichtigkeit** *(Refraktionsanomalie)*, der **Kurzsichtigkeit** *(Myopie)*, ist anlagebedingt der Augapfel zu lang (häufig) oder die Brechkraft der Linse zu stark (selten). Deshalb werden parallel einfallende Lichtstrahlen schon *vor* der Netzhaut vereinigt. Entferntere Gegenstände können darum nicht scharf gesehen werden. Diese Fehlsichtigkeit wird durch eine Zerstreuungslinse mit einer negativen Brechkraft ausgeglichen.

Bei einem zu kurzen Augapfel (häufig) oder einer Linse mit zu schwacher Brechkraft (selten) resultiert eine **Weitsichtigkeit** *(Hyperopie)*. Hier vereinigen sich die Lichtstrahlen erst *hinter* der Netzhaut. In diesem Fall muß durch eine Sammellinse mit einer positiven Brechkraft die Brechkraft des Auges erhöht werden, damit das Bild genau in der Netzhautebene entsteht.

Astigmatismus

Wenn die Hornhaut *nicht gleichmäßig* gewölbt ist, werden die einfallenden Lichtstrahlen auf der Netzhaut nicht zu einem scharfen Bild vereinigt. Diese meist angeborene Fehlbildung nennt man **Astigmatismus** („nicht-punktförmige Abbildung"). Therapeutisch wird der Fehler mit zylindrisch geschliffenen Gläsern oder Kontaktlinsen, in ausgeprägten Fällen durch Transplantation einer intakten Hornhaut, korrigiert.

Blindheit

Im engeren Sinne **blind** ist, wer keinerlei Sehvermögen mehr hat. Blinden gleichgestellt sind solche Patienten mit hochgradiger Sehschwächung, die sich in unvertrauter Umgebung nicht mehr zurechtfinden. Angeborene Blindheit ist z.B. Folge einer Rötelnembryopathie (☞ 22.4), erworbene Erblindung häufig Diabetes-Spätfolge (☞ 19.2.3).

12.6.8 Die Stimulation der Photorezeptoren

Damit Sehempfindungen entstehen können, müssen Lichtstrahlen, die auf der Netzhaut eintreffen, in Nervenimpulse übersetzt werden. Als erster Schritt ändert sich beim Lichtaufprall durch den Zerfall von lichtempfindlichen Substanzen – den **Photopigmenten** – deren räumliche Struktur. Als Folge ändert sich das Membranpotential der Photorezeptoren, und in den davorliegenden Zellschichten entsteht ein Aktionspotential.

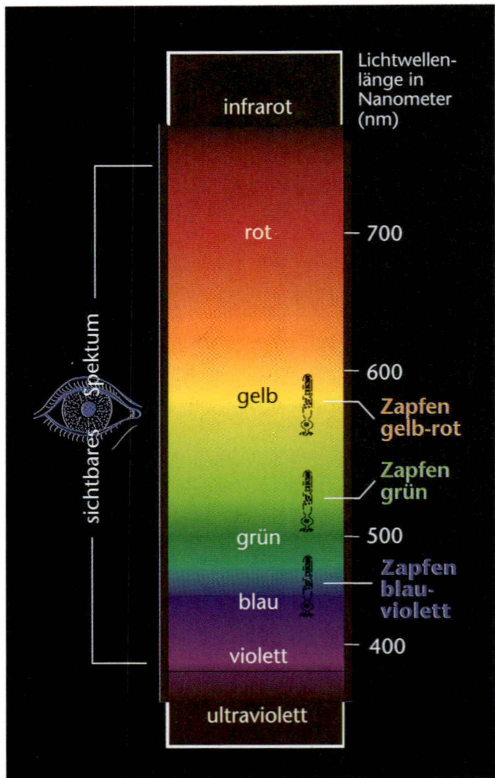

Abb. 12.25: Das sichtbare Licht liegt in einem Wellenlängenbereich zwischen 380 nm und 780 nm. Eingezeichnet sind die jeweiligen Empfindlichkeitsmaxima der Zapfen für gelbrot, grün und blauviolett.

Die Erregung der Stäbchen

Die Stäbchen als Rezeptoren für das *Dämmerungssehen* enthalten als Photopigment **Rhodopsin** *(Sehpurpur)*. Es setzt sich aus dem Eiweiß **Opsin** und dem Vitamin A-Abkömmling **Retinal** zusammen. Rhodopsin ist eine instabile Verbindung, die schon bei geringsten Lichteinwirkungen durch eine Kette chemischer Reaktionen in ihre beiden Bestandteile zerfällt. Durch diese chemische Zerfallsreaktion entstehen in den Stäbchen Generatorpotentiale. In der Dämmerung wird das Rhodopsin nach dem Zerfall rasch wieder aufgebaut, so daß die Stäbchen wieder empfangsbereit werden. Bei Helligkeit hält der Rhodopsinaufbau jedoch mit dem Zerfall nicht Schritt, dadurch sind die Stäbchen bei Tageslicht praktisch nicht erregbar.

Die Erregung der Zapfen

Die Zapfen als Rezeptoren für das *Farbensehen* enthalten in ihren Photopigmenten ebenfalls Retinal, aber statt des Opsins drei unterschiedliche Eiweißanteile, die jeweils für bestimmte Wellenlängenbereiche des Lichts besonders empfindlich sind. So gibt es Rezeptoren für den Gelbrot-, Grün- und Blauviolettbereich. Das breite Spektrum wahrnehmbarer Farben ergibt sich aus der Aufsummierung *(additiven Farbmischung)* der Erregungen dieser drei Rezeptortypen. Im Gegensatz zu den Stäbchen werden sie alle nur bei hellem Licht ausreichend gereizt.

Die Dunkeladaptation

Wie alle Sinnesorgane besitzt auch das Auge die Fähigkeit zur *Adaptation*, das heißt zur Anpassung an unterschiedliche Reizintensitäten. Das Hell-Dunkel-Adaptationsvermögen des Auges ist besonders stark ausgeprägt, allerdings benötigt es für die Anpassung an geringe Lichtintensitäten eine verhältnismäßig lange Zeit. Tritt man abends aus einem erleuchteten Raum ins Freie, so wird die Umgebung erst allmählich in ihren Konturen erkennbar. Zunächst adaptieren die Zapfen, die etwa 8 Minuten benötigen, bis sie ihre Lichtempfindlichkeit um den Faktor 500 gesteigert haben. Die Rezeptoren des Schwarz-Weiß-Sehens, die Stäbchen, brauchen noch viel länger bis zu ihrer vollen Adaptation, nämlich bis zu 30 Minuten. Dadurch kann die Lichtempfindlichkeit nochmals um den Faktor 2000 gesteigert werden.

Fällt die Adaptationsfähigkeit der Stäbchen aus, so spricht man von **Nachtblindheit**. Hier ist das Dämmerungssehen stark behindert und das Sehen in völlig unbeleuchteter nächtlicher Umgebung praktisch unmöglich. Die häufigste Ursache für die Nachtblindheit ist ein Vitamin-A-Mangel mit der Folge einer unzureichenden Synthese von Sehpigment (☞ 19.5.3).

Die Helladaptation

Im Gegensatz zur Dunkeladaptation verläuft die Helladaptation viel schneller. Trotzdem wird man zunächst einmal *geblendet*, wenn man aus einem Innenraum z. B. in die gleißende Mittagssonne hinaustritt. Die Blendung läßt jedoch nach ca. 15 Sekunden nach, und innerhalb von einer Minute hat sich die Empfindlichkeit der Netzhautrezeptoren der neuen Umgebungshelligkeit angepaßt.

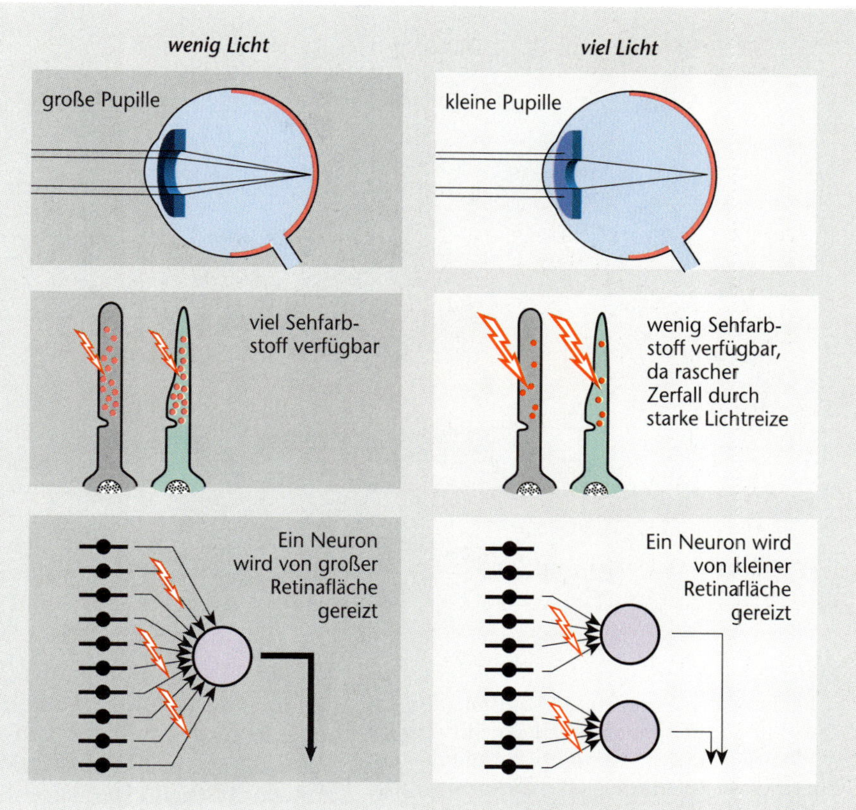

Abb. 12.26: Hell-Dunkel-Anpassungsreaktionen des Auges. Oben: Pupillenreaktion; Mitte: Änderung der verfügbaren Sehfarbstoffmenge; Unten: Bei „wenig Licht" wird ein Neuron von mehr Photorezeptoren gereizt als bei „viel Licht". Die Empfindlichkeit des Auges wird dadurch größer, die Sehschärfe läßt aber nach.

Farbenblindheit

Wenn einer oder mehrere der drei Zapfentypen bzw. ihre verschiedenen Photopigmente fehlen, ist das Farbensehen eingeschränkt. Es handelt sich dabei meist um angeborene Störungen. Am häufigsten ist die *Rot-Grün-Blindheit*, die als X-chromosomal rezessiv vererbte Störung (☞ 22.7.4) vor allem das männliche Geschlecht betrifft. Fast 10 % der männlichen Bevölkerung leiden unter Rot-Grün- Schwächen, während nur jeder 10 000. Erwachsene völlig farbenblind ist.

12.6.9 Die Sehbahn

Die Aktionspotentiale der Nervenzellschichten der Netzhaut gelangen mit dem **Sehnerven** *(N. opticus)* zur *Sehnervenkreuzung* **(Chiasma opticum)** unterhalb des Zwischenhirns (☞ Abb. 11.4). In diesem Bereich tauschen linker und rechter N. opticus je eine Hälfte ihrer Fasern aus, wobei die Fasern aus den beiden inneren (nasalen) Netzhauthälften jeweils zur Gegenseite kreuzen. Die gekreuzten Fasern bilden zusammen mit den jeweils ungekreuzten Fasern aus den äußeren (temporalen) Netzhauthälften die **linke** bzw. **rechte Sehbahn** *(Tractus opticus)*. Durch die Kreuzung der Optikusfasern werden linke und rechte Gesichtsfeldhälften, die jeweils zunächst in *beiden* Netzhäuten repräsentiert waren, getrennt. Der größte Teil der Sehbahnfasern zieht zum Thalamus, wo die Erregungen auf weitere Neurone umgeschaltet werden. Als **Sehstrahlung** erreichen die Axone dieser Nervenzellen dann die **primäre Sehrinde** im Hinterhauptslappen (☞ Abb. 11.7). Dort werden die Informationen aus beiden Augen zu einem einheitlichen Bild verschmolzen. Der übrige Teil der Sehbahnfasern wird im Mittelhirnbereich (☞ 11.7.1) umgeschaltet und vermittelt Reflexe wie z. B. die Pupillen- und die Akkommodationsreflexe.

Die primäre Sehrinde steht in enger Beziehung zur sekundären Sehrinde. Neue Wahrnehmungen werden dort mit früheren Erfahrungen verglichen; dadurch kann aus dem Sehen ein Erkennen werden (näheres ☞ 11.4.7).

12.6.10 Der Bewegungsapparat des Augapfels

Die Augäpfel werden in den Augenhöhlen durch je sechs quergestreifte Muskeln bewegt, die durch verschiedene Hirnnerven innerviert (versorgt) werden (☞ Tab. 12.29)

Durch diesen Bewegungsapparat können die Augäpfel bewußt präzise in viele Richtungen gedreht werden. Unbewußt – reflektorisch – koordinieren die Augenmuskeln auch das Zusammenspiel beider Augäpfel bei der Ausrichtung für Nähe und Ferne *(Konvergenzreaktion,* ☞ *12.6.6)*.

Schielen

Beim **Schielen** *(Strabismus)* ist die Koordination zwischen den einzelnen äußeren Augenmuskeln gestört. Die beiden Sehachsen können dann nicht mehr so eingestellt werden, daß ein fixierter Gegenstand auf einander entsprechenden Netzhautpunkten abgebildet wird. Es entstehen Doppelbilder. Bei der häufigsten Form, dem *Strabismus convergens* oder **Einwärtsschielen**, überschneiden sich die Sehachsen vor den Augen, beim *Strabismus divergens* oder **Auswärtsschielen** weichen sie auseinander. Häufig übernimmt *ein* Auge die Führung, während das andere Auge in

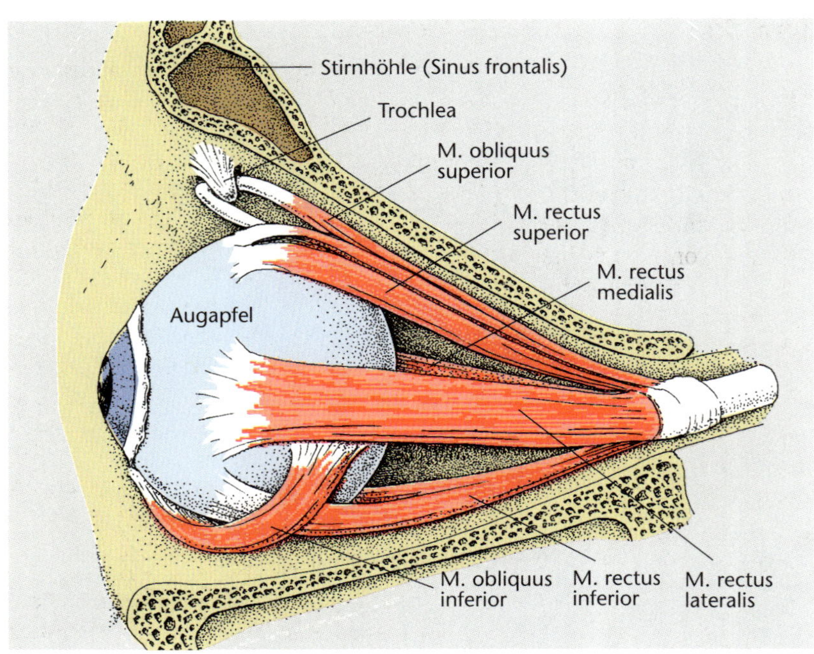

Abb. 12.27: Schnitt durch die Augenhöhle mit Blick von lateral auf die vier geraden und die zwei schrägen äußeren Augenmuskeln.

Schielstellung steht und seine Informationen zur Vermeidung der Doppelbilder zentral (also im Gehirn) unterdrückt werden. Therapeutisch wird das Schielen durch Übungsbehandlung und wechselweise Abdeckung oder medikamentöse Ruhigstellung *eines* Auges behandelt. In ausgeprägten Fällen muß eine *Schieloperation* durchgeführt werden, wobei meist Augenmuskeln operativ verkürzt werden.

12

12.6.11 Die Schutzeinrichtungen des Auges

Zu den Schutzeinrichtungen des Auges zählen Augenbrauen, Augenlider, Wimpern, Bindehaut und Tränendrüsen.

Die **Augenbrauen** bilden oberhalb der Augen einen Schutzwall vor intensiver Sonnenstrahlung, Fremdkörpern und dem salzigen Stirnschweiß.

Schutzfunktionen erfüllen auch die **Augenlider** *(Palpebrae)*, die als Ober- und Unterlid die Lidspalte begrenzen. Auf den Lidrändern sitzen die **Augenwimpern**. In die Haarbälge der Augenwimpern münden Drüsen, die sich in Form eines **Gerstenkorns** *(Hordeolum)* entzünden können. Die Augenlider enthalten den Ringmuskel des Auges *(M. orbicularis oculi,* ☞ Abb. 8.17), durch den die Lidspalte geschlossen wird. Dadurch können die Lider die Augen im Schlaf bedecken. Durch den Lidschlag befeuchten sie zudem gleichmäßig die der Luft ausgesetzten Augenabschnitte. Dies ist unbedingt erforderlich, da die Ernährung der Hornhaut nur bei einer ausreichenden Befeuchtung gewährleistet ist.

Der Tränenapparat

Die hierfür erforderliche Flüssigkeit wird von den **Tränendrüsen** *(Glandulae lacrimales)* gebildet. Diese *serösen Drüsen* (☞ 4.2.2) in Form und Größe einer Mandel liegen oberhalb der äußeren Augenwinkel in den Augenhöhlen. Sie sezernieren die **Tränenflüssigkeit** über mehrere Ausführungsgänge in die obere Umschlagfalte der Bindehaut. Die Tränenflüssigkeit ist eine wäßrige Lösung und enthält Salze, Schleim und ein bakterizid (bakterienabtötend) wirkendes Enzym, das *Lysozym*.

Durch den Lidschlag werden die Tränen über die gesamte vordere Augenfläche verteilt, sammeln sich dann im medialen Augenwinkel und fließen über die oberen und unteren Tränenpunkte in die **Tränenkanälchen** *(Canaliculi lacrimales)*, die in den **Tränensack** *(Saccus lacrimalis)* münden. Von dort aus fließt das Tränensekret über den **Tränen-Nasen-Gang** *(Ductus nasolacrimalis)* im Bereich des unteren Nasengangs in die Nasenhöhle (☞ Abb. 17.2).

Weinen

Bei Reizung der Hornhaut oder Bindehaut durch einen Fremdkörper sowie bei starker emotionaler Erregung werden unter Einwirkung des Parasympathikus die Tränendrüsen zu starker Sekretion stimuliert, um den Fremdkörper fortzuspülen oder zu verdünnen.

Durch die starke Tränensekretion reicht der normale Abflußweg nicht mehr aus und die Tränen fließen über den Lidrand ab **(Weinen)**.

12.7 Das Hör- und Gleichgewichtsorgan

12.7.1 Einbettung in der Schädelbasis

Das **Hörorgan** gehört zu den feinsten und verletzlichsten Strukturen im Körper des Menschen. Deshalb liegt das Innere des Ohres zusammen mit dem ebenfalls aus feinsten Strukturen bestehenden Gleichgewichtsorgan gut geschützt in der Felsenbeinpyramide des Schläfenbeins, einem von der Schädelmitte nach außen ziehenden Knochen der Schädel-

Augenmuskel	Funktion	Innervation
M. rectus superior *(Oberer gerader Augenmuskel)*	Hebung und Innenrollung des Auges	N. oculomotorius (N. III) (Übersicht Hirnnerven ☞ 11.8.3)
M. rectus inferior *(Unterer gerader Augenmuskel)*	Blicksenkung und Außenrollung	N. oculomotorius (N. III)
M. rectus lateralis *(Äußerer gerader Augenmuskel)*	Abduktion des Auges (Auswärtsbewegung)	N. abducens (N. VI)
M. rectus medialis *(Innerer gerader Augenmuskel)*	Adduktion des Auges (Nasalbewegung)	N. oculomotorius (N. III)
M. obliquus superior *(Oberer schräger Augenmuskel)*	Abduktion, Einwärtsrollung, Blicksenkung, Sehne zieht durch die Trochlea (☞ Abb. 12.27)	N. trochlearis (N. IV)
M. obliquus inferior *(Unterer schräger Augenmuskel)*	Blickhebung, Abduktion und Außenrollung	N. oculomotorius (N. III)

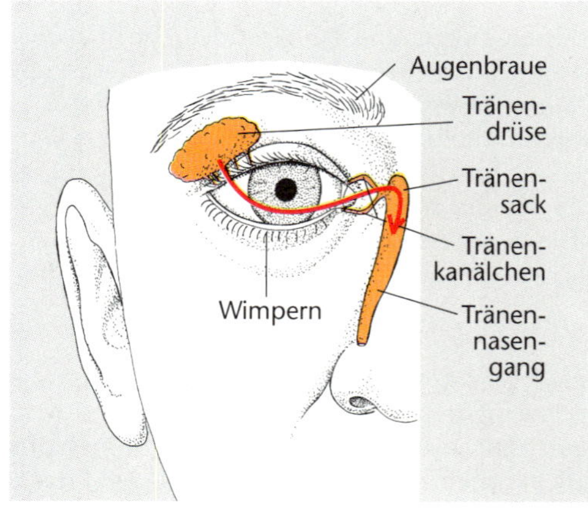

Abb. 12.28 (oben): Schutzeinrichtungen des Auges.

Tabelle 12.29 (links): Funktion und Innervation (Nervenversorgung) der sechs äußeren Augenmuskeln.

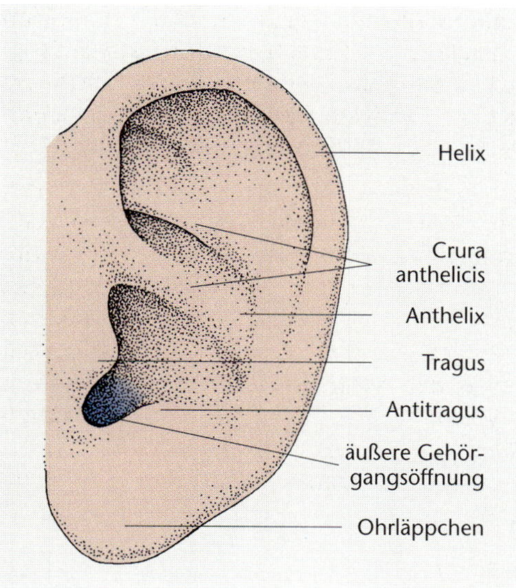

Abb. 12.30: Die Ohrmuschel.

basis (☞ Abb. 8.6). Beide Organe haben unterschiedliche Funktionen:

- Das **Gehör** nimmt die Schallreize auf.
- Das **Gleichgewichtsorgan** registriert Körperlage und -bewegung im Raum.

Die Informationen aus beiden Organen werden über einen gemeinsamen Leitungsstrang, den *VIII. Hirnnerven* oder **Nervus vestibulocochlearis** (älterer Name: *N. statoacusticus*), an das ZNS übermittelt. Dieser Nerv verläuft vom Innenohr durch den inneren Gehörgang in das Schädelinnere. Durch diesen schmalen Knochenkanal verlaufen auch die ohrversorgenden Blutgefäße.

12.7.2 Das äußere Ohr

Zum äußeren Ohr gehören **Ohrmuschel** und **äußerer Gehörgang**. Die knorpelige Ohrmuschel (anatomische Details ☞ Abb. 12.30) wirkt als schallaufnehmender Trichter und leitet die Schallwellen in den äußeren Gehörgang, der leicht abgewinkelt von der Ohrmuschel zum Trommelfell zieht. Er enthält Drüsen, die **Cerumen** *(Ohrenschmalz)* bilden, und einzelne Haare. Sie schützen vor eindringenden Fremdkörpern.

Das **Trommelfell** *(Membrana tympani)* ist die Grenze zwischen äußerem Ohr und Mittelohr. Es ist eine dünne Membran aus fibrösem Bindegewebe. Bei der **Ohrenspiegelung** *(Otoskopie)* kann es direkt eingesehen und beurteilt werden (☞ Abb. 12.32).

12.7.3 Das Mittelohr

Das **Mittelohr** liegt in einer kleinen, luftgefüllten Knochenhöhle im Felsenbein, deren Hauptteil auch als **Paukenhöhle** *(Cavum tympani)* bezeichnet wird. Sie ist mit Epithel ausgekleidet und erstreckt sich vom Trommelfell bis zu einer knöchernen Wand des Innenohres. In dieser Wand befinden sich zwei membranverschlossene Knochenfenster: das **ovale** und das **runde Fenster**. Hinter diesen Fenstern schließt sich das Innenohr an. Nach hinten geht die Paukenhöhle in die Hohlräume des **Warzenfortsatzes** *(Mastoidzellen)* über.

Die Ohrtrompete

Über die **Ohrtrompete** *(Tuba auditiva eustachii* oder *Eustachische Röhre)* besteht eine Verbindung zwischen Mittelohr und oberem Rachenraum. Die Ohrtrompete bewirkt einen *Luftdruckausgleich* beidseits des Trommelfells. Dadurch wird eine normale Trommelfellbeweglichkeit für die Schalleitung gewährleistet und eine Verletzung des Trommelfells durch abrupte Druckschwankungen verhindert. Die Ohrtrompete öffnet sich beim Schlucken und Gähnen. Auf diese Weise kann bewußt ein Druckausgleich erzielt werden, wenn sich unterschiedliche Drücke beidseits des Trommelfells (z. B. im Flugzeug oder bei einer Bergfahrt) durch Druckgefühl und Rauschen im Ohr unangenehm bemerkbar machen.

Drei winzige Knochen

Quer durch die Paukenhöhle verläuft die Kette der drei **Gehörknöchelchen Hammer** *(Malleus)*, **Amboß** *(Incus)* und **Steigbügel** *(Stapes)*. Der *Hammergriff* ist mit dem Trommelfell fest verbunden. Sein *Köpfchen* liegt der Mittelohrwand an. Sein kürzerer *Fortsatz* ist gelenkig mit dem Amboß und dieser wiederum gelenkig mit dem Steigbügel verknüpft. Der Steigbügel fügt sich mit seiner „Fußplatte" genau in das ovale Fenster zum Innenohr ein. Die Gehörknöchelchen wandeln zum einen die auf das Trommelfell treffende Luftschwingung in eine Knochenschwingung um; zum anderen dämpfen sie starke Trommelfellschwingungen, damit das Innenohr nicht durch extreme Vibrationen oder Lärm geschädigt wird. Die Knöchelchenkette wird durch den *M. tensor tympani* und den *M. stapedius,*

12

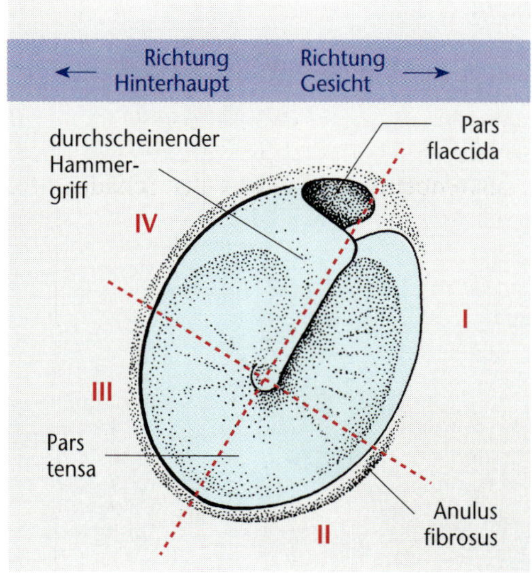

Abb. 12.31: Normaler Trommelfellbefund des rechten Ohres. Das Trommelfell besteht aus einer straffen, schwingungsfähigen Hauptfläche (Pars tensa) und einer kleineren locker gespannten Fläche (Pars flaccida). Es ist von einem bindegewebigen Ring (Anulus fibrosus) umgeben, der es in den knöchernen Rahmen des Schläfenbeins einspannt. Der durchscheinende Hammergriff und die Senkrechte dazu erlauben die Einteilung des Trommelfells in vier *Quadranten* (I – IV).

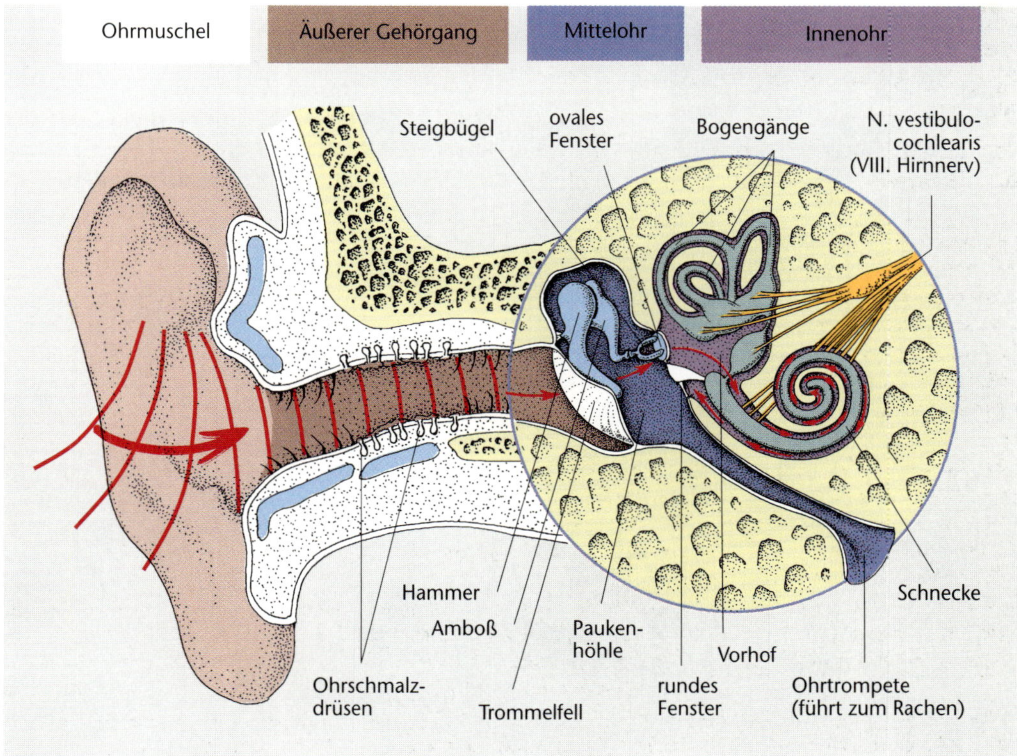

Abb. 12.32: Übersicht über das äußere Ohr, Mittelohr und Innenohr (vergrößert dargestellt).

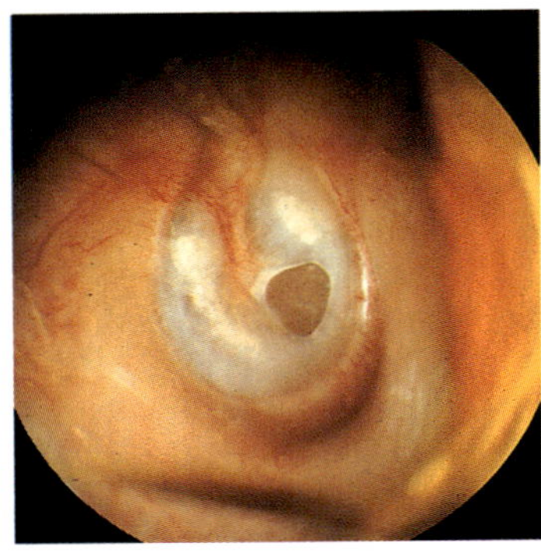

Abb. 12.33: Blick durch den Ohrspiegel auf ein perforiertes („durchlöchertes") Trommelfell

kleinste quergestreifte Muskeln, in Spannung gehalten.

Akute Mittelohrentzündung

Eine **akute Mittelohrentzündung** *(Otitis media acuta)* wird meist durch Infekte des Nasenrachenraums verursacht, die über die Ohrtrompete in die Paukenhöhle aufsteigen. Klinisch zeigen sich Fieber, Ohrenschmerzen und Schwerhörigkeit. Die entzündlichen Sekrete bewirken in diesem beengtem Raum einen Druckanstieg, der zum Zerreißen des Trommelfells führen kann *(Trommelfellperforation,* ☞ Abb. 12.33). Die Trommelfellperforation schließt sich glücklicherweise meist spontan wieder innerhalb weniger Wochen. Die Behandlung der Otitis media erfolgt mit Antibiotika und schleimhautabschwellenden Nasentropfen zur Förderung der Tubenbelüftung. In schweren Fällen kann sich eine akute Mittelohrentzündung auf die Hohlräume des Warzenfortsatzes *(Mastoiditis)* oder die Hirnhäute *(Meningitis,* ☞ 11.15.3) ausbreiten, oder sie kann zu einer *chronischen Otitis media* werden.

12

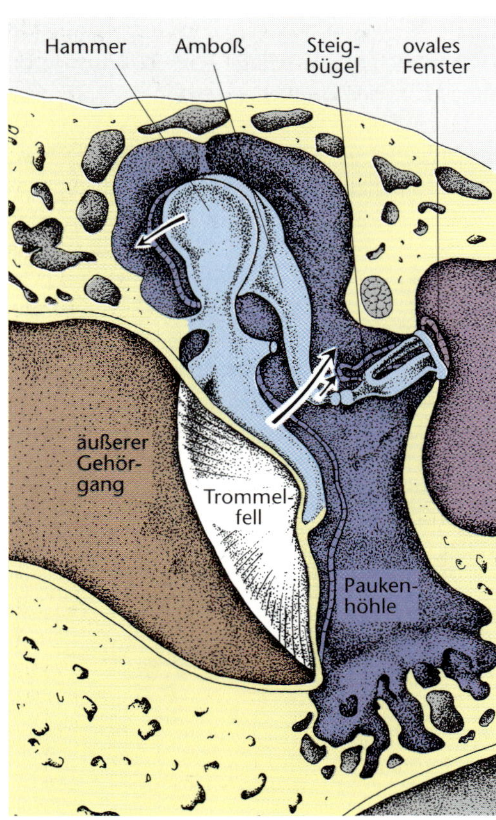

Abb. 12.34 : Schnitt durch die Paukenhöhle. Die Pfeile verdeutlichen die kettenreaktionsartige Bewegung der Gehörknöchelchen als Folge der Trommelfell-Schwingung.

12.7.4 Das Innenohr

Das Innenohr mit den Sinnesrezeptoren für das Gehör und den Gleichgewichtssinn liegt in einem komplizierten Hohlraumsystem, dem **knöchernen Labyrinth** des Felsenbeins. Es besteht aus den drei Abschnitten Vorhof, Bogengängen und Schnecke. Im Vorhof und in den Bogengängen liegen die Sinnesrezeptoren des Gleichgewichtsorgans. Die Schnecke enthält im Corti-Organ die Sinnesrezeptoren für das Gehör.

Die **Schnecke** *(Cochlea)* ist ein spiralig gewundener Knochenraum, der mit liquorähnlicher **Perilymphe** gefüllt ist. Er windet sich spiralig in zweieinhalb Windungen um eine Achse und bildet so den Schneckengang. Eine Zwischenwand teilt den Schneckengang in zwei Etagen: die obere **Scala vestibuli** beginnt am ovalen Fenster und verläuft von außen nach innen bis zur Schneckenspitze, wo sie in die unten gelegene **Scala tympani** *(Paukentreppe)* übergeht. Diese verläuft die Schneckenspirale abwärts bis zum runden Fenster.

Zwischen Scala vestibuli und Scala tympani verläuft ein schlauchförmiger Hohlraum, die **häutige Schnecke** *(Ductus cochlearis)*. Im Gegensatz zu dieser wird die übrige Schnecke auch als **knöcherne Schnecke** bezeichnet.

Die häutige Schnecke ist ein membranöser Schlauch, im Querschnitt dreieckig und mit **Endolymphe** gefüllt. Die Endolymphe entspricht von der Zusammensetzung her etwa der Intrazellulärflüssigkeit. Die häutige Schnecke wird nach oben zur Scala vestibuli hin von der **Reissner-Membran** begrenzt, nach unten, zur Scala tympani, von der **Basilarmembran**. Die Basilarmembran verbreitert sich in ihrem Verlauf vom ovalen Fenster bis zur Schneckenspitze.

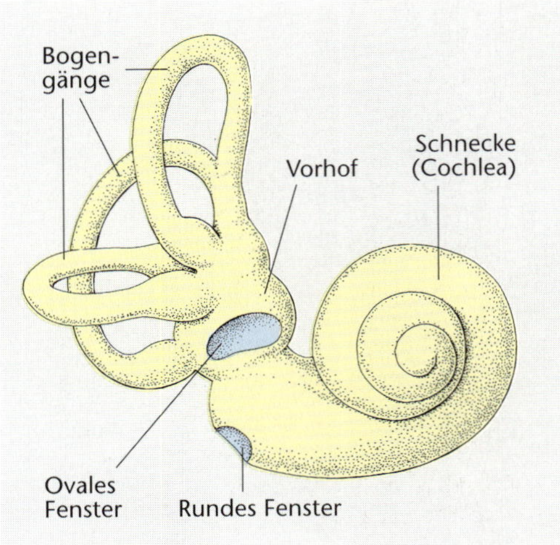

Abb. 12.36: Das knöcherne Labyrinth als Ausgußmodell.

Auf der Basilarmembran im häutigen Schneckengang liegt das **Corti-Organ**. Es ist aus Stützzellen und Sinneszellen aufgebaut. Die Sinneszellen für das Gehör heißen **Haarzellen**, da sie an ihrem freien Ende feine Härchen tragen, die in die Endolymphe des häutigen Schneckengangs ragen. Die Härchen stehen mit einer gallertigen Membran *(Membrana tectoria)* in Verbindung, die das Corti-Organ bedeckt. An ihrer Basis werden die Haarzellen von Fasern des VIII. Hirnnerven (N. vestibulocochlearis) umfaßt.

12.7.5 Schallwellen

Schallwellen werden in der Luft durch Schwingungen von Objekten erzeugt. Dabei werden Luftmoleküle ebenfalls in Schwingung versetzt. Die so entstehenden Luftschwingungen breiten sich ähnlich wie Wel-

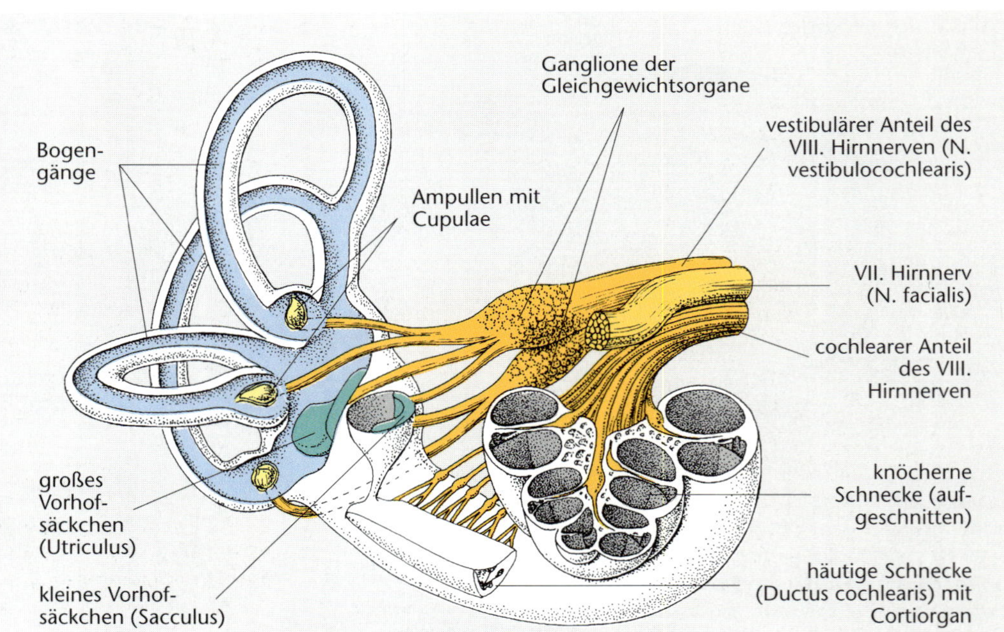

Abb. 12.35: Detailzeichnung von Bogengängen, Schnecke sowie VII. und VIII. Hirnnerven.

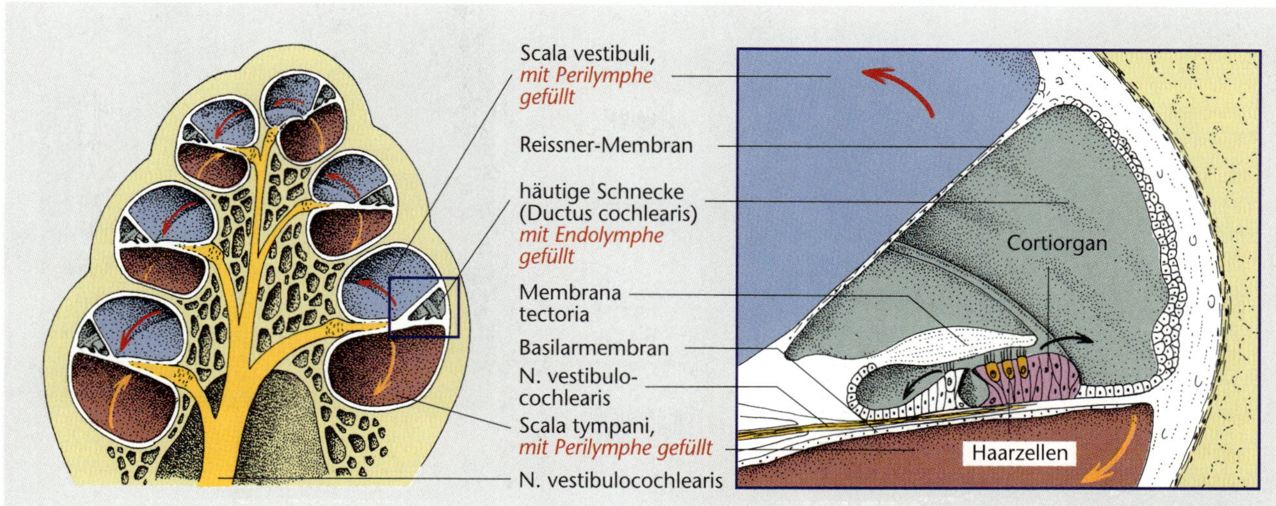

Abb. 12.37
Links: Schnitt durch die Schnecke. Man erkennt die Scala vestibuli, die häutige Schnecke und die Scala tympani. Rechts: Häutige Schnecke im Detail.

len auf einer Wasseroberfläche aus. Die Tonhöhe wird bestimmt durch die Anzahl der Schwingungen pro Zeiteinheit *(Frequenz)*, während die Lautstärke von der Größe der Schwingung *(Amplitude)* abhängt.

In Abhängigkeit vom Alter kann der Mensch Schallwellen in einem Frequenzbereich von 20 bis 20 000 Hertz wahrnehmen (**Hertz** = Anzahl der Schwingungen pro Sekunde). Am besten ist die Wahrnehmung zwischen 1000 und 4000 Hz. Die **subjektive Lautstärke** eines Tons hängt von seiner **Schallintensität** ab. Sie wird in der Einheit **Dezibel** (abgekürzt **dB**) angegeben. Dabei wurde festgelegt, daß der leiseste noch hörbare Ton mit einer Frequenz von 1000 Hz die Stärke 0 dB hat. Die Dezibel-Skala ist als logarithmische Skala jedoch anders definiert als sonstige Meßgrößen: Ein physikalisch doppelt so starker Ton wie der von 0 dB hat die Stärke von 3 dB, ein viermal so lauter eine von 6 dB und so weiter.

Dezibelorientierungswerte: Normale Umgangssprache hat 45 dB, ein Staubsauger 75 dB, ein Preßluftbohrer 90 dB. Die akute Schmerzgrenze liegt bei 120 dB. Schallintensitäten von über 90 dB führen bei ständiger Belastung zur *Lärmschwerhörigkeit.*

Die subjektive Lautstärkeempfindung hängt aber nicht nur von der Schallintensität, sondern auch – bei gegebener Schallintensität – von der Frequenz ab. Näheres erklärt Abbildung 12.38.

Audiometrie

Ein Meßverfahren für die Hörfunktion ist die **Audiometrie.** Sie wird mit einem Tongenerator *(Audiometer)* durchgeführt, der Töne bestimmter Frequenz und Intensität erzeugen kann. So können die individuellen **Hörschwellen** ermittelt werden, das heißt, die minimalen Schallintensitäten, mit denen Töne bestimmter Frequenz gerade wahrgenommen werden können. Bei einer Schwerhörigkeit sind die Hörschwellen erhöht (z. B. um 30 dB im 1000 Hz-Bereich). Die Hörschwellen beim Gesunden zeigt Abbildung 12.38.

12.7.6 ***Die Physiologie des Hörvorgangs***

Auf das Ohr eintreffende **Schallwellen** werden von der Ohrmuschel aufgenommen und durch den äußeren Gehörgang zum Trommelfell geleitet. Das Trommelfell wird durch die Schallwellen entsprechend ihrer Intensität und Frequenz in Schwingungen versetzt. Die Trommelfellschwingungen setzen sich über den festverwachsenen Hammergriff auf die Gehörknöchelchenkette fort. Über den Amboß und den Steigbügel erreichen sie das ovale Fenster. Da der Hammergriff einen längeren Hebelarm hat als der Amboß, und außerdem die Trommelfellfläche wesentlich größer ist als die des ovalen Fensters, werden die Schallwellen bei der Fortleitung im Mittelohr etwa 20fach gegenüber der *Luftleitung* verstärkt.

Schallwellen können auch direkt über den Schädelknochen (z. B. von einer aufgesetzten Stimmgabel) unter Umgehung des Mittelohres auf das Innenohr übertragen werden *(Knochenleitung* des Schalls).

Die Steigbügelschwingungen am ovalen Fenster versetzen die Perilymphe der Scala vestibuli in Schwingungen. Sie durchlaufen als *Wanderwellen* die gesamte Scala vestibuli bis zum **Helicotrema,** wie die Spitze der Schneckenspirale heißt. Von dort laufen sie in der Scala tympani hinab zum runden Fenster, wo sie verebben. Die Wanderwellen in der Perilymphe setzen die *häutige Schnecke* in Schwingung, so daß sich die Wanderwelle auf die Basilarmembran der häutigen Schnecke überträgt (☞ Abb. 12.39). Die Schwingungen ihrer Basilarmembran führen zu Scherbewegungen zwischen den Haarzellen im Corti-Organ und der gallertigen Membrana tectoria. Die Härchen der Sinneszellen werden dadurch verbogen. Dieser *mechanische* Biegungsreiz bewirkt in den Haarzellen die Generatorpotentiale; die Sinneszellen des Gehörs wirken also als *Mechanorezeptoren.*

Unterschiedliche Tonhöhen

Die Basilarmembran ist zu Beginn am ovalen Fenster schmal und *verbreitert* sich (obwohl sich die Schneckenwindung insgesamt verjüngt, vergleiche Abb. 12.39) zunehmend zum Helicotrema hin, wobei sie laufend an Steifigkeit

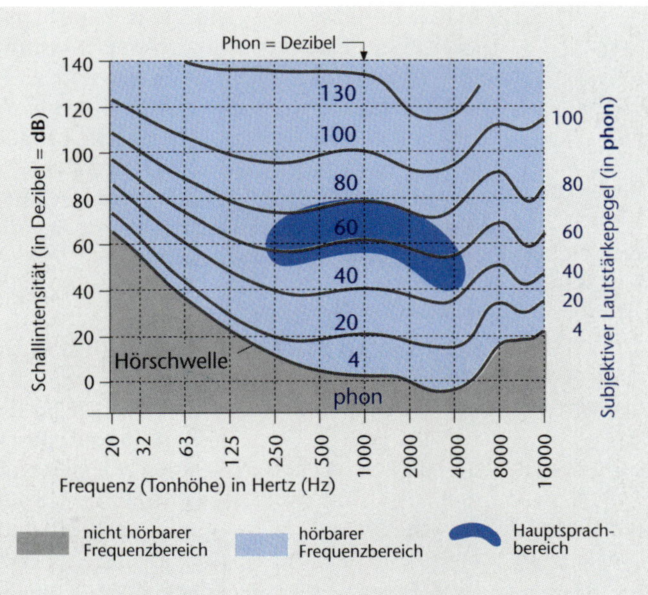

Abb. 12.38: Das Hörspektrum des Menschen. Die Abbildung zeigt, daß das menschliche Ohr frequenzabhängig Lautstärken anders empfindet, als es ihrer physikalischen Lautstärke entspricht. Man hat deshalb für die subjektive Lautstärkeempfindung eine zweite Maßeinheit neben dem Dezibel eingeführt, das Phon. Dabei wurde festgelegt, daß im 1000 Hz-Bereich die Phonskala der Dezibelskala entspricht. Außerhalb dieses Bereiches (z. B. bei 8000 oder 125 Hz) ergeben physikalisch gleich starke Schallreize zum Teil viel geringere subjektive Lautstärkeempfindungen (ganz links und ganz rechts auf der Skala). Gehen die Kurven nach oben, sind sehr viel mehr „Dezibels" für eine bestimmte Lautstärke (Phonzahl) erforderlich.

12

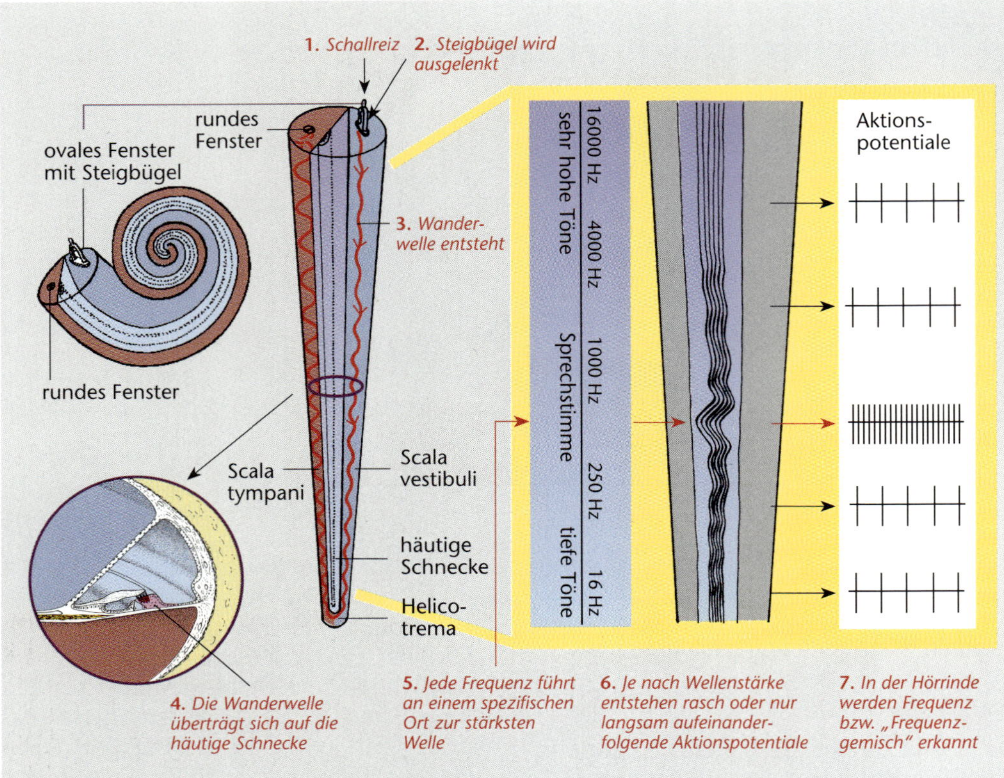

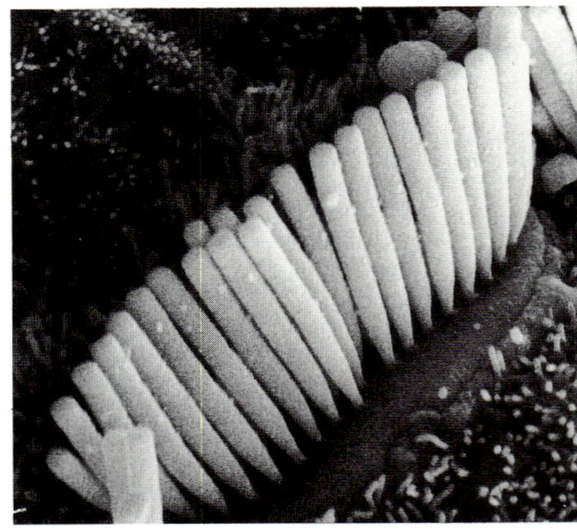

Abb. 12.40 (oben): Hörsinneszellen im Rasterelektronenmikroskop.

Abb. 12.39 (links): Schema der Hörfunktion nach der *Wanderwellentheorie*. Die Schneckenspirale ist zur Verdeutlichung langgestreckt dargestellt.

12

verliert. Dadurch geraten die breiteren Abschnitte zwar einerseits leichter in Schwingung als die schmalen und die Bewegungen der Basilarmembran nehmen zur Schneckenspitze hin zu. Andererseits nimmt aber auch die Dämpfung durch die Endolymphe zum Helicotrema hin allmählich zu. Aufgrund des räumlichen Aufbaues der Cochlea gibt es dadurch für jede Schwingungsfrequenz auf der Basilarmembran an einer bestimmten Stelle ein Auslenkungsmaximum, das heißt einen Ort, wo sie die Haarzellen am stärksten auslenkt. Weil Schwingungen hoher Frequenz schneller gedämpft werden als solche niedriger Frequenz, liegt das *Schwingungsmaximum* für hohe Frequenzen (= hohe Töne) am Anfang der Basilarmembran nahe dem ovalen Fenster (in Abb. 12.39 oben), während es sich bei niedrigen Frequenzen (= tiefen Tönen) immer weiter zur Schneckenspitze hin (im Bild nach unten) verschiebt.

Es entspricht also jeder Schwingungsfrequenz und damit jeder Tonhöhe ein ganz bestimmter Ort auf der Basilarmembran, an dem die Membran maximal schwingt und an dem dadurch die Haarzellen maximal gereizt werden. Das *Ausmaß* der Schwingung hängt von der Schallintensität (Amplitude) des Tons ab; je größer sie ist, umso stärker schwingt die Membran.

Die Hörbahn

Überschwellige Generatorpotentiale (☞ 10.3.3) der Haarzellen lösen Aktionspotentiale aus. Sie werden an die Nervenfasern übermittelt, die die Haarzellen an der Basis umgreifen. Diese Nervenfasern bilden den cochlearen Anteil des Nervus vestibulo*cochlearis*. Sie verlaufen zu Kerngebieten im verlängerten Mark und kreuzen dort größtenteils zur Gegenseite. Die Fasern ziehen dann zum Teil zum Mittelhirn und Thalamus zur Vermittlung akustischer Reflexe, zum Teil zum Hörzentrum im Großhirnschläfenlappen (☞ 11.4.7).

Orientierung im Raum

Die gleichzeitige Verarbeitung der akustischen Informationen aus *beiden* Ohren ist entscheidend für das **Richtungshören** und die akustische Orientierung im Raum. Die Signale aus linkem und rechtem Ohr unterscheiden sich geringfügig, da die Ohren von einer Schallquelle meist etwas unterschiedliche Abstände haben. Das der Schallquelle abgewandte Ohr hört den Ton etwas später (und auch etwas leiser). Durch die Aufarbeitung dieser Unterschiede kann das ZNS Lage und Richtung der Schallquelle orten.

12.7.7 **Krankheitsbilder**

Formen der Schwerhörigkeit

Bei der Schwerhörigkeit unterscheidet man nach dem Ort der Störung zwei Formen:

- Bei der **Schalleitungs-Schwerhörigkeit** liegt die Störung im Bereich des äußeren Ohres oder des Mittelohres bis hin zum ovalen Fenster. Häufige Ursachen sind ein *Cerumenpfropf* (Schmalzpfropf) im äußeren Gehörgang, eine *Mittelohrentzündung* oder eine *Otosklerose* am ovalen Fenster.
- Die **Schallempfindungs-Schwerhörigkeit** ist durch Störungen im Innenohr (z. B. Zerstörung der Haarzellen bei akustischem Trauma), am Hörnerven oder im Bereich des ZNS bedingt.

Otosklerose

Die **Otosklerose** ist eine Erkrankung des knöchernen Labyrinths. Aus ungeklärter Ursache verknöchern Bereiche des ovalen Fensters, so daß der Steigbügel dort fixiert wird und seine Beweglichkeit verliert. Es kommt zur Schalleitungs-Schwerhörigkeit und auch zu Ohrgeräuschen (**Tinnitus** oder *Ohrenklingeln*).

Die Erkrankung tritt vor allem bei Frauen im mittleren Lebensalter auf und ist wahrscheinlich erblich bedingt. In schwereren Fällen wird operiert, wobei je nach Ausgangsbefund betroffene Teile oder der gesamte Steigbügel entfernt und durch Metall- oder Kunststoffprothesen bzw. Knorpeltransplantate ersetzt werden. Damit gelingt es in den meisten Fällen, die Schalleitung und damit die Hörfunktion wesentlich zu verbessern.

Akustisches Trauma

Ein akustisches Trauma kann *akut* durch plötzliche laute Geräusche (z. B. Explosionsknall) oder *chronisch* bei längerer Belastung mit Geräuschen über 90 dB auftreten. Es kommt dabei über Stoffwechselstörungen der Haarzellen bzw. direkte mechanische Schädigung zur Degeneration dieser Sinneszellen. Klinisch führt dies zu einer Schallempfindungs-Schwerhörigkeit, die besonders die hohen Tonfrequenzen betrifft.

Altersschwerhörigkeit

Auch die **Altersschwerhörigkeit** *(Presbyakusis)* betrifft zunächst nur die hohen Töne. Dadurch ist besonders das Hörvermögen für die Sprache gestört. Die Hörfähigkeit kann durch die Anpassung eines *Hörgerätes* verbessert werden. Dies sind winzige elektronische Geräte, die aus Mikrophon, Verstärker und Lautsprecher bestehen und an der Ohrmuschel oder im äußeren Gehörgang befestigt werden.

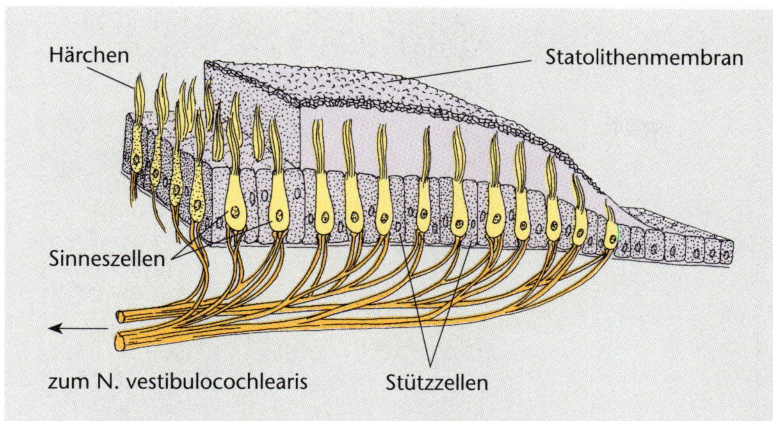

Abb. 12.41 (links): Aufbau der Makula.

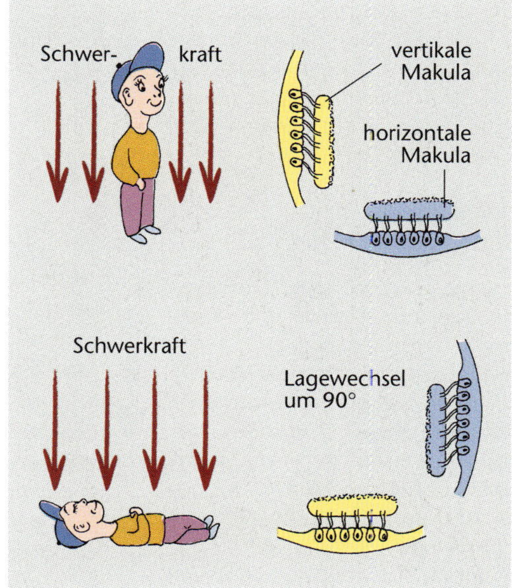

Abb. 12.42 (rechts): Ablenkung der Statolithenmembran beim Lagewechsel.

12.7.8 *Das Gleichgewichtsorgan*

Der **Gleichgewichtssinn**, auch *Lage- und Drehsinn* genannt, dient zusammen mit anderen Sinnesorganen (Augen, Tiefensensibilität) der Orientierung im Raum und der Aufrechterhaltung von Kopf- und Körperhaltung in Ruhe und bei Bewegungen. Zum **Gleichgewichtsorgan** *(Vestibularapparat)* gehören der **Vorhof** *(Vestibulum)* und die drei **Bogengänge**. Sie liegen zusammen mit dem Hörorgan im knöchernen Labyrinth des Felsenbeins (☞ Abb. 12.36).

Der **Vorhof** *(Vestibulum)* ist der zentrale Teil des knöchernen Labyrinths. Er führt als Vorraum nach hinten zu den drei Bogengängen und nach vorn zur Schnecke des Hörorgans. Wie das gesamte knöcherne Labyrinth ist auch er mit Perilymphe gefüllt, in der mit Endolymphe gefüllte membranöse Strukturen liegen.

Utriculus und Sacculus

Die membranösen Strukturen im Vorhof sind zwei Bläschen, das *große Vorhofsäckchen* (**Utriculus**) und das *kleine Vorhofsäckchen* (**Sacculus**, grüne Strukturen in Abb. 12.35). Sie sind durch zwei feine Gänge miteinander verbunden.

Der Utriculus und der Sacculus enthalten in ihrer Wand jeweils ein Sinnesfeld, die **Makula**. Sie liegt im Utriculus in *horizontaler* Ebene, im Sacculus *vertikal*. Diese Sinnesfelder sind ähnlich wie das Corti-Organ des Gehörs aus Sinneszellen und Stützzellen aufgebaut. Die Sinneszellen sind Haarzellen. Ihre Härchen ragen in eine gallertige Membran, die die gesamte Makula überdeckt. In die Oberfläche dieser Gallertschicht sind feine Kalziumkarbonatkristalle – **Statolithen** – eingelagert. Die Membran heißt deshalb **Statolithenmembran**.

Bei ruhiger, aufrechter Kopfhaltung *drückt* die Statolithenmembran in der *horizontalen* Makula des Utriculus auf die Sinneshärchen, während sie in der *vertikalen* Makula des Sacculus an den Sinneshärchen *zieht*. Diese Reizkonstellation vermittelt das Gefühl für eine „normale Kopfposition". Bei Kopfbewegungen folgen die Statolithen und die Membran der Schwerkraft und *ziehen* an den höhergelegenen Haarzellen, während sie auf die tiefergelegenen *Druck ausüben*. Bei einer Fahrstuhlfahrt nach oben z. B. werden die Haarzellen in der horizontalen Makula stärker *belastet*, bei Fahrt nach unten *entlastet*. **Schwerkraft** und **Linearbeschleunigungen** (Beschleunigung in gerader Richtung) sind die *adäquaten Reize* für die Sinneszellen der Makulaorgane. Die zentrale Verarbeitung ihrer Informationen vermittelt zum einen bewußte Empfindungen wie „Fallen" oder „Steigen", zum anderen führt sie reflektorisch zur Anpassung von Tonus und Bewegung der Muskulatur, damit die Kopf- und Körperhaltung aufrechterhalten werden.

Die Bogengänge

Die drei *Bogengänge* stehen etwa im rechten Winkel zueinander in den drei Raumebenen. Es gibt einen vorderen und hinteren *vertikalen* und einen seitlichen *horizontalen* Bogengang. Sie beginnen und enden alle im Vorhofbereich, so daß sie zusammen mit diesem einen Ring bilden. In den knöchernen Bogengängen verlaufen die membranösen, mit Endolymphe gefüllten häutigen Bogengänge. Jeder Bogengang ist am Ende zur **Ampulle** erweitert. Dort befinden sich jeweils auf einer vorragenden Leiste (**Crista**) die Sinneszellen des Bogengangsystems. Es sind Haarzellen, die von Stützzellen umgeben sind. Ihre Härchen ragen in eine gallertartige, kuppelförmige Masse, die **Cupula**.

Jede drehende Kopfbewegung führt zu einer identischen Bewegung der Cupulae, die über den Bogengang fest mit dem Schädel verbunden sind. Die in den Bogengängen befindliche Endolymphe ist aber – wie jede Flüssigkeit – träge und folgt den Kopfbewegungen (präziser: Kopfbeschleunigungen) nur teilweise und mit zeitlicher Verzögerung. Die gallertige Cupula mit den eingebetteten Härchen wird dadurch abgebogen, und die Haarzellen werden gereizt. Die Nervenimpulse aus den Haarzellen werden an das ZNS übermittelt. Sie führen zur bewußten Empfindung von Drehbewegungen und bewirken reflektorisch die Muskelsteuerung, die zur Anpassung an die Situation erforderlich ist.

Da sich Endolymphe und Cupula nach einiger Zeit aber der Bewegung der Sinnesleiste anpassen – das heißt sich selbst mitdrehen –, führen nur

12

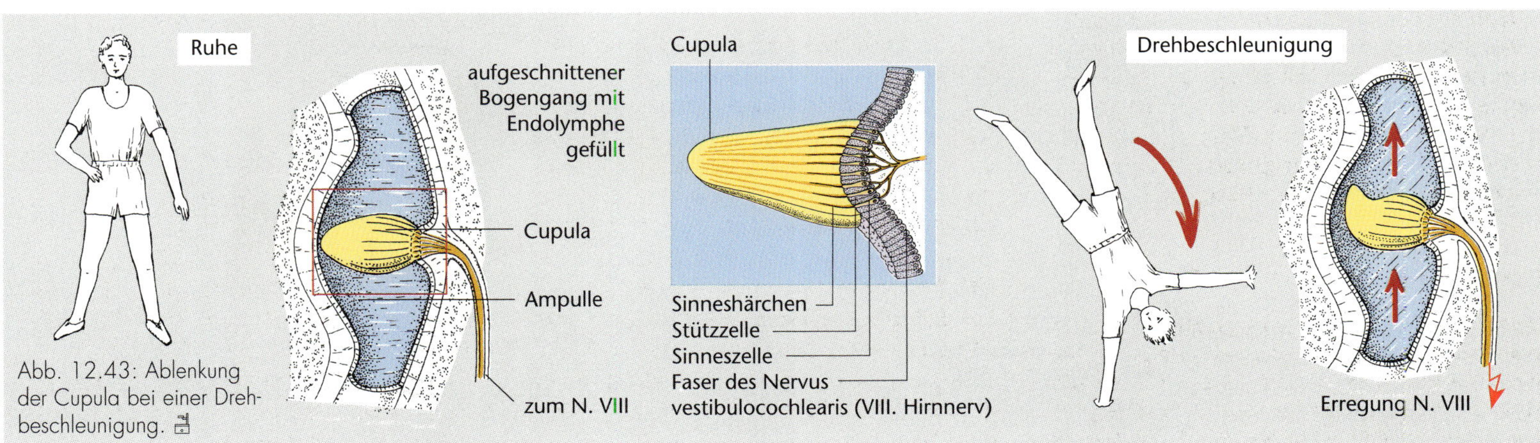

Abb. 12.43: Ablenkung der Cupula bei einer Drehbeschleunigung.

Änderungen der Drehbewegungen zur Reizung des Bogengangsystems. Die *Drehbeschleunigung* (bzw. die *Abbremsung* einer Drehbewegung) ist also der adäquate Reiz für die Bogengangsorgane.

Leitungsbahnen des Gleichgewichtsorgans

Von den Haarzellen des Gleichgewichtsorgans werden die Erregungsimpulse zunächst an Nervenzellen übermittelt, deren Zellkörper in einem Ganglion im inneren Gehörgang liegen. Ihre Fasern bilden den vestibulären Anteil des Nervus *vestibulo*cochlearis. Sie ziehen zum größten Teil zu Kerngebieten in der Medulla oblongata, ein kleiner Teil direkt zu Kleinhirnkernen. In den Vestibulariskernen der Medulla werden die Erregungen umgeschaltet. Über die sekundären Vestibularisbahnen erfolgt dann die Übermittlung an zahlreiche Hirngebiete: Rückenmark, Kleinhirn, Formatio reticularis, Thalamus und Hirnnervenkerne, vor allem für die Augen- und Halsmuskulatur (III, IV, VI, XI). Über diese Verbindungen werden die Erregungen des Gleichgewichtsapparates mit dem motorischen System verknüpft, so daß die Muskelbewegungen für eine normale Stellung des Kopfes, des Körpers und der Augen reflektorisch entsprechend den jeweiligen Erfordernissen in Ruhe, bei Lagewechsel oder Bewegung gesteuert werden können.

Eine wichtige Rolle bei dieser Steuerung spielen auch die Verbindungen zum Kleinhirn, das auf den Bewegungsablauf modulierend einwirkt. Vom Thalamus aus werden Informationen aus dem Gleichgewichtsorgan an die Großhirnrinde übermittelt, wo die bewußten Wahrnehmungen von Körperpositionen und Stellungsänderungen entstehen.

Reisekrankheit (Kinetose)

Das Gleichgewichtsorgan ist auch mit vegetativen Zentren verknüpft. Dadurch kommt es bei wiederholten starken Bewegungen und damit Reizung dieses Organs zu vegetativen Reaktionen, wie Übelkeit, Erbrechen, Schwindel, Schweißausbruch und Kopfschmerzen. Dies tritt am häufigsten bei Flug-, Schiffs-, Bahn- oder Autoreisen auf, deshalb der Name Reisekrankheit. Durch Flachlagerung und gegebenenfalls Medikamente gegen den Brechreiz (Antiemetika) können die Symptome gelindert werden.

12.8 Gesundheit und Lebensstil: „Wie bitte?“

Der eine nennt es **Lärm**, der andere Musik: Selbst bei Dauerschallpegeln weit über 100 Dezibel (dB) scheiden sich da noch die Geister: Für viele wird ein Rockkonzert erst direkt neben der Baßreflexbox zum Genuß, deren dumpfe Donnerschläge im wahrsten Sinne des Wortes durch Mark und Bein gehen. Und durch's Ohr, aber daran denken viele Musikfans nicht, denn laute Musik führt zur Freisetzung körpereigener Endorphine, die einen „emotionalen Höhenflug“ verursachen (☞ 10.5). Wer jedoch Langzeitschäden verhindern will, sollte extreme Geräuschpegel meiden. Eine Studie des Bundesgesundheitsamtes zeigt, daß 5 % aller Jugendlichen, die fünf Jahre lang einmal pro Woche in die Disco gehen, einen schweren Hörschaden haben. Eine solche Lärmschwerhörigkeit verschlimmert sich noch, wenn der Musikfan auch zu Hause die Stereoanlage bis zum Anschlag aufdreht und in der U-Bahn seine Ohren mit einem überrissenen Walkman quält. Selbst billige Walkmen liefern heute schon Schallstärken von bis zu 110 dB. Zum Vergleich: Fünf Meter neben einem schweren, fahrenden LKW prasseln gerade 90 dB auf das Trommelfell nieder.

Auspfiff

Das Ohr hat nicht viele Möglichkeiten, mitzuteilen, daß es unter der extremen Lärmbeschallung leidet. Es kann seinen Besitzer allenfalls auspfeifen. Dieses *Ohrenklingeln* (**Tinnitus**) ist das erste deutliche Zeichen einer Innenohrüberlastung. Ein noch deutlicheres Alarmsignal sind Ohrenschmerzen. Eine andauernde Schallüberlastung schädigt zunächst die Sinneshärchen (☞ Abb. 12.37) im Innenohr. Dieser Schaden macht sich durch eine kurzzeitige Taubheit bemerkbar. Gönnt man den Härchen eine ausreichend lange Ruhepause, können sie sich auch wieder regenerieren. Zu lauter Lärm oder zu kurze Pausen jedoch verursachen Dauerschäden. Dann kann es zu einer Innenohrschwerhörigkeit und einem chronischen Tinnitus kommen. Doch nicht nur laute Musik kann diese Schäden hervorrufen.

Streß laß nach

Auch Flugzeug- und Autolärm können das Ohr dauerhaft schädigen. Sie haben jedoch auch noch andere negative Auswirkungen. Es gibt – allerdings kontrovers diskutierte – Studien, die auf höhere Selbstmord- und Fehlgeburtsraten in fluglärmbelasteten Gebieten hinweisen. Ebenso sollen Menschen in solchen Regionen mehr Tranquilizer (☞ 23.3.8) schlucken. Als relativ sicher dagegen gilt, daß Lärm Herz und Kreislauf schädigen kann. So schätzen Experten, daß 2 % aller Herzinfarkte in der Bundesrepublik auf Lärmstreß zurückzuführen sind. Davon sind vor allem Männer betroffen. Wissenschaftler führen dies darauf zurück, daß ein bestimmter Östrogenmechanismus Frauen für Streß durch Lärm unempfindlicher macht. Allerdings heben die Anti-Baby-Pille und Nikotin diese Schutzwirkung auf.

Verantwortlich für die Herzkreislaufreaktionen auf Lärm sind die Streßhormone Adrenalin und Cortisol (☞ 13.6.2), die der Körper bei Lärmbelastung ausschüttet. Sie treiben unter anderem den Blutdruck in die Höhe. Hinzu kommt, daß eine andauernde Lärmbelastung den Körper für Lärm sensibilisiert, das heißt, daß er nach einiger Zeit bereits auf niedrigere Schallpegel mit einer starken Schreckreaktion antwortet. Nach einer neuen Studie des Bundesgesundheitsamtes steigt bereits bei einem Dauerlärmpegel von rund 65 dB das Herzinfarktrisiko um 20 %. In etwa 10 % aller Wohnungen in den alten Bundesländern sind solche Durchschnittswerte zu verzeichnen. Lärm ist also schon für Gesunde ein Risiko. Noch schlimmer geht es jedoch denen, die ohnehin krank sind und dem Lärm auch nicht ausweichen können.

Lärm im Krankenhaus

So haben gerade Patienten häufig im Krankenhaus unter unnötigem Lärm zu leiden. Bereits das Klappern von Holzpantinen auf dem Stationsgang kann einen Kranken erheblich stören. Auch Rufe oder das Klirren des Essenswagen machen einem Kranken, der ja wegen einer schweren Erkrankung im Krankenhaus liegt und Ruhe sucht, zu schaffen. Lärm im Krankenhaus kann auch sichtbare Folgen haben: Eine englische Studie belegt, daß sich der Krankenhausaufenthalt von Patienten, die dort z. B. wegen Umbaumaßnahmen unter erheblichem Lärm zu leiden haben, deutlich verlängert.

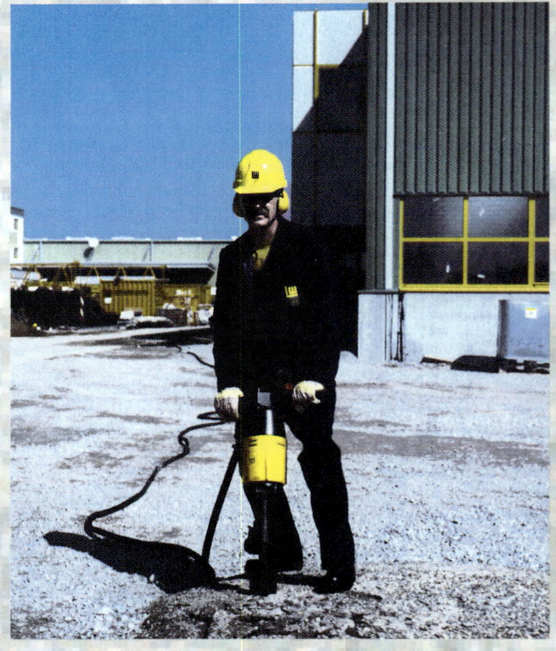

Abb 12.44: Insbesondere im Bauhandwerk sind Arbeitnehmer hohen Lärmbelastungen ausgesetzt. Ein Preßlufthammer verursacht 90 dB.

13. Das Hormonsystem

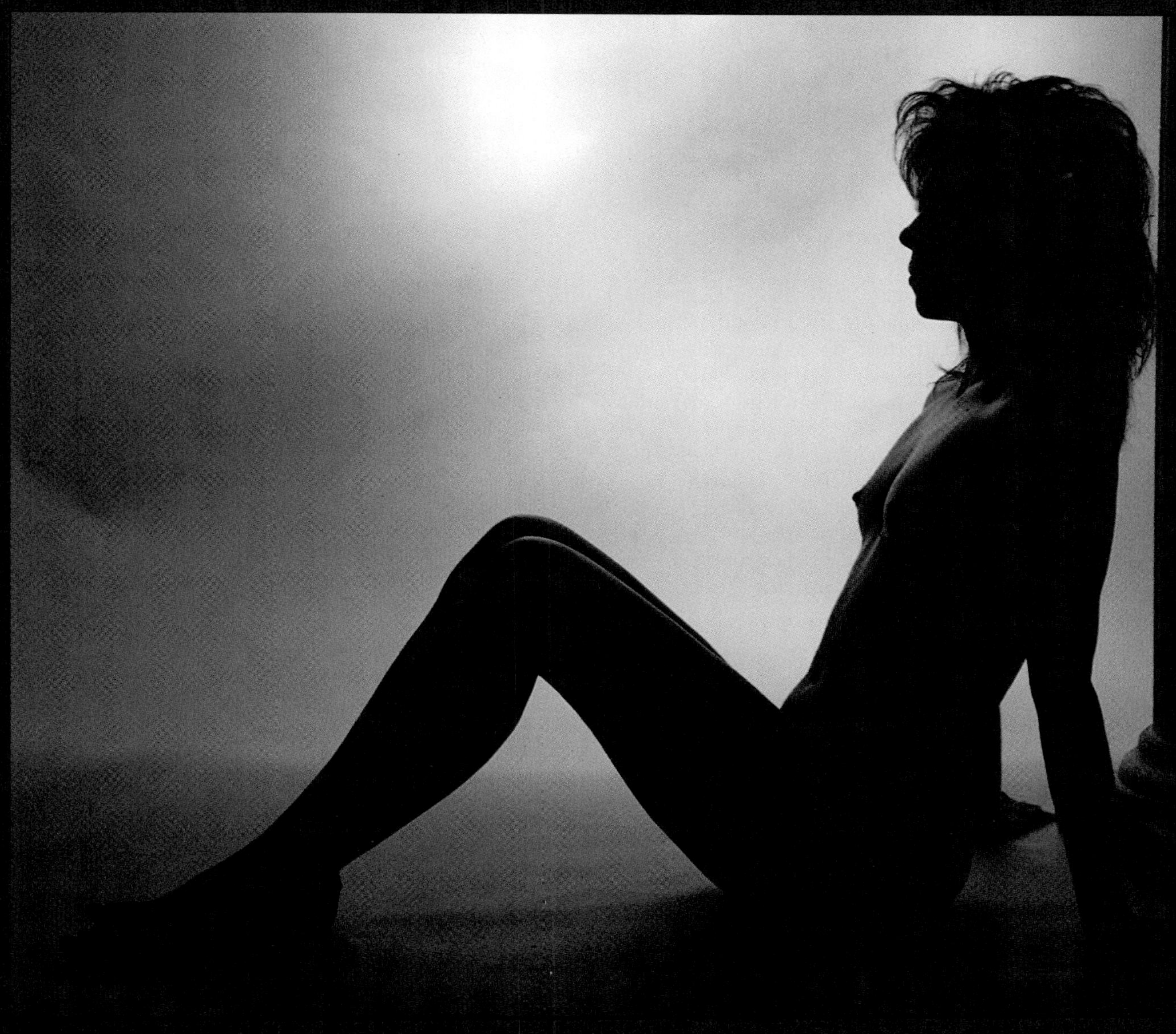

13.1 *Funktion und Arbeitsweise der Hormone*

Hormone sind **Botenstoffe**, die die biologischen Abläufe im Körper, das Verhalten und die Empfindungen eines Menschen entscheidend beeinflussen. Das gilt nicht nur beispielsweise für die Streßreaktion, sondern auch für Entwicklungsprozesse wie Wachstum und Pubertät, für das Eß-, Trink- und Schlafverhalten, die Sexualität, die Psyche und für Reaktionen auf Krankheiten.

Hormone
- regulieren die chemische Zusammensetzung des Inneren Milieus,
- regulieren den Organstoffwechsel und die Energiebalance,
- helfen dem Körper, mit Belastungssituationen, wie z. B. Infektionen, Trauma, emotionalem Streß, Durst, Hunger, Blutungen und Temperaturextremen fertigzuwerden,
- fördern Wachstum und Entwicklung;
- steuern die Reproduktionsvorgänge, wie Eizell- und Spermienbildung, Befruchtung, Versorgung des Kindes im Mutterleib, Geburt sowie Ernährung des Neugeborenen.

13

Endokrinologie

Das Teilgebiet der Inneren Medizin, das sich mit den Strukturen und Funktionen der Hormone und der Diagnose und Behandlung von Störungen des Hormonsystems beschäftigt, ist die **Endokrinologie.** Aber auch in anderen medizinischen Disziplinen gibt es Fachleute für hormonelle Störungen, z. B. die *gynäkologischen Endokrinologen,* die auf weibliche Sexualhormonstörungen und die Behandlung der dadurch oft verursachten Unfruchtbarkeit bei Frauen spezialisiert sind.

13.1.1 *Der Aufbau des Hormonsystems*

Die meisten Hormone werden von speziellen **endokrinen Drüsen** gebildet. Im Gegensatz zu den exokrinen Drüsen (☞ 4.2.2). die ihre Sekrete (zum Teil über Ausführungsgänge) an die Oberfläche von Haut oder Schleimhäuten absondern, geben die endokrinen Drüsen ihre Produkte (also die Hormone) in den sie umgebenden interstitiellen Raum ab. Dieser Raum ist meist von einem dichten Kapillargeflecht durchzogen. Die Hormone diffundieren rasch vom Interstitium in die Kapillaren, wodurch eine schnelle Verteilung über den Blut-strom auf den gesamten Körper ermöglicht wird. So erreichen die Hormone ihre jeweiligen **Zielzellen**, das sind alle Zellen, die über geeignete Rezeptoren die „Botschaft des Hormons" verstehen können.

Wie erkennen sich Hormon und Zielzelle?

Damit eine Zielzelle ein Hormonsignal empfangen kann, muß sie **spezifische Hormonrezeptoren** besitzen, an die sich das Hormon anlagern kann. Hormon und Hormonrezeptor müssen also wie Schlüssel und Schloß zusammenpassen. Wenn das Hormon an der Zelle gebunden worden ist, werden komplizierte Stoffwechselvorgänge ausgelöst, die dann letztlich zu der gewünschten Hormonwirkung führen.

In der Regel besitzen Zellen verschiedenster Gewebe Rezeptoren für das gleiche Hormon. Die Wirkungen eines Hormons können sich so, je nach Gewebe in der sich die einzelne Zielzelle befindet, sehr voneinander unterscheiden. So bewirkt das „Streßhormon" Adrenalin eine vermehrte Durchblutung der Skelettmuskulatur, während es die Durchblutung des Verdauungstraktes vermindert.

Andererseits ist jede Zelle Zielzelle für unterschiedliche Hormone und besitzt dementsprechend verschiedene Hormonrezeptoren. Jede einzelne Körperzelle kann so über Hormone zu verschiedenen, sogar gegensätzlichen Reaktionen veranlaßt werden.

Verbindungen zum Nerven- und Immunsystem

Die Hormonproduktion im Körper wird größtenteils über spezielle Neuronengruppen im Gehirn gesteuert. Bei dieser Steuerung besteht eine klare hierarchische Ordnung (☞ 13.1.7). Auch zum Lymphsystem und zur Immunabwehr bestehen viele Querverbindungen.

Hormon- und Nervensignale im Vergleich

Während das Nervensystem seine Informationen nur zu ausgewählten Zellen,

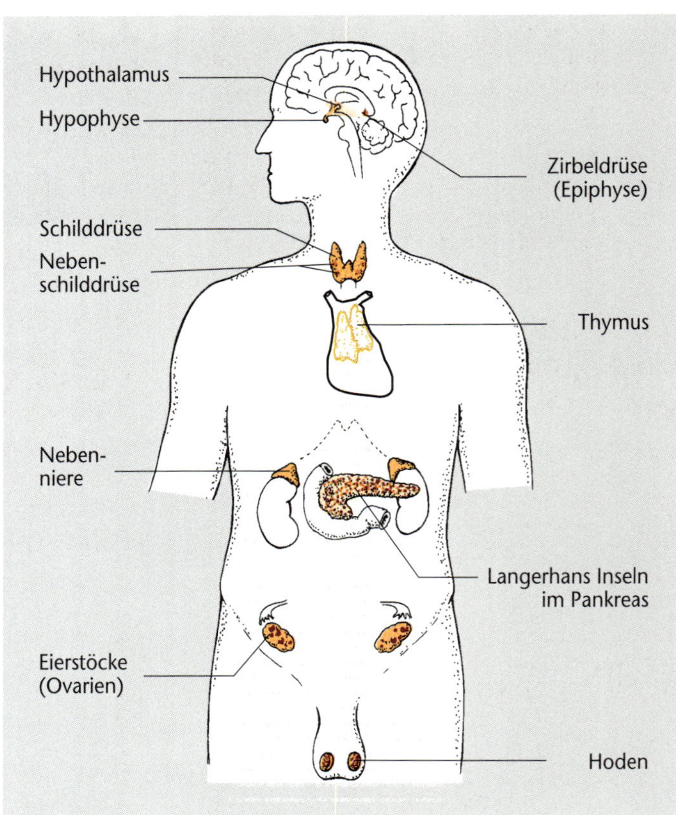

Abb. 13.1: Die Hormondrüsen des menschlichen Körpers.

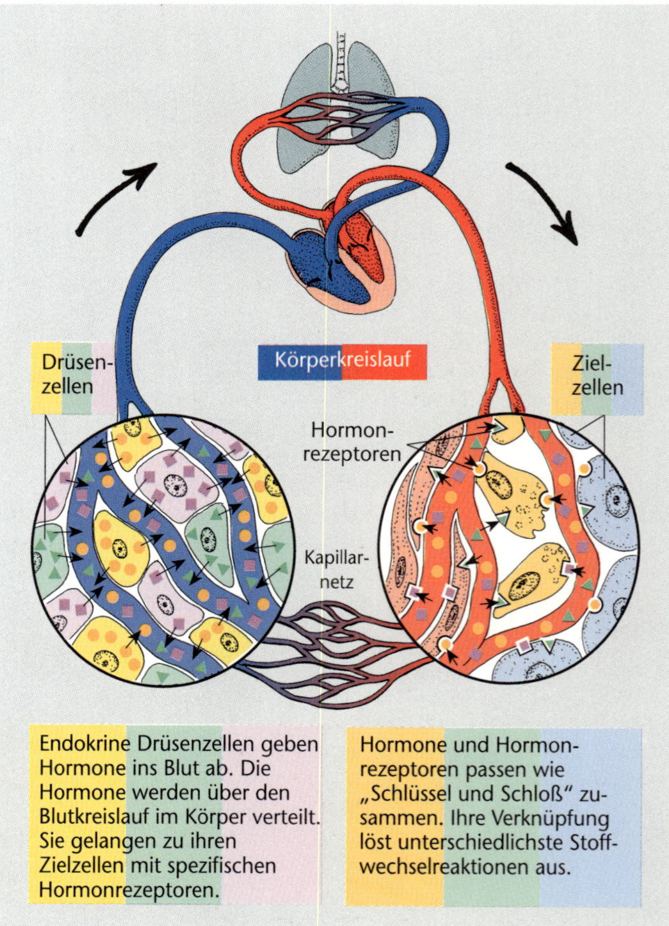

Abb. 13.1a: Die Freisetzung von Hormonen aus Hormondrüsen und ihre Bindung an verschiedene Körperzellen, schematisierte Darstellung. Hinweis: tatsächlich finden sich Zielzellen nicht nur auf der Seite des Körperkreislaufs, sondern auch im Lungenkreislauf.

wie z. B. Muskelfasern, Drüsenzellen oder Neuronen weiterleitet, werden die Hormone über den Blutweg im Prinzip an *alle* Zellen des ganzen Körpers verteilt.

Im Gegensatz zum Nervensignal arbeiten Hormone dabei relativ langsam: Es kann Minuten, Stunden oder auch Monate dauern, bis die Körperantwort erkennbar wird (☞ Tab. 13.2)

13.1.2 Einordnung der Hormone im Vergleich mit anderen Botenstoffen

Erweiterter Hormonbegriff

Nicht nur endokrine Drüsen bilden Hormone: Häufig werden Hormone auch in anderen Körpergeweben gebildet (weshalb man zusammenfassend statt nur von Hormondrüsen von **endokrinem Gewebe** spricht). Zu diesen, nicht von Hormondrüsen gebildeten sogenannten **Gewebshormonen** gehören z. B. das Erythropoetin (☞ 13.7.1) und die Prostaglandine (☞ 5.4.3). Andererseits haben nicht alle Hormone nur „endokrine" Wirkungen:

- So weiß man, daß das Wehenhormon Oxytocin und das den Wasserhaushalt regulierende Hormon Adiuretin außerdem noch im Zwischenhirn, im limbischen System und im Hirnstamm als *Neuropeptide* Einfluß auf z. B. Lernen und Gedächtnis haben.
- Auch das Hormon ACTH (☞ 13.6.2) steuert nicht nur die Ausschüttung der Glukokortikoid-Hormone, sondern hemmt offenbar auch die Lern- und Gedächtnisfähigkeit im ZNS.
- Auf die Doppelfunktion von Noradrenalin als Hormon und als *Neurotransmitter* wurde bereits im Abschnitt 10.4.6 eingegangen.

Hormone wirken auch ganz nah

Auch die alte Lehrmeinung, daß Hormone grundsätzlich weit entfernt vom Ort ihrer Ausschüttung wirken, läßt sich heute so nicht mehr aufrechterhalten: Viele Botenstoffe, wie z. B. das *Histamin,* können nicht nur als *echte* Hormone mit drastischen Folgen für den Gesamtorganismus wirken (z. B. beim anaphylaktischen Schock, ☞ 16.3.6), sondern wirken auch gezielt lokal innerhalb eines Entzündungsgebietes als Entzündungsmediatoren (☞ 5.4.3).

Fließende Übergänge

Es gibt also fließende Übergänge zwischen Hormonen, Neurotransmittern, Neuropeptiden und Entzündungsmediatoren. Wahrscheinlich würde es eher den Tatsachen entsprechen, allgemein von *Botenstoffen* zu sprechen, die je nach dem Ort ihrer Bereitstellung und ihrer Funktion als Hormon, Gewebshormon, Neurotransmitter oder Neuropeptid wirken.

Nach moderner Auffassung entscheidet weniger die chemische Struktur als die Funktion und der Ort der Sekretion darüber, ob ein Botenstoff als Hormon einzuordnen ist.

13.1.3 Chemischer Aufbau der Hormone

Chemisch kann man die Hormone in drei Klassen unterteilen:

- **Aminosäureabkömmlinge**: Sie leiten sich von einer *Aminosäure* (☞ Abb. 2.26) ab undsind daher überwiegend wasserlöslich.
- **Peptidhormone***:* Diese Hormone bestehen aus langen Ketten von Aminosäuren. Sie sind ebenfalls wasserlöslich.
- **Steroidhormone**: Diese Hormone leiten sich vom Cholesterin (☞ 2.8.2) ab. Sie sind fettlöslich.

Klinische Bedeutung der chemischen Hormonklassifizierung

Durch den unterschiedlichen chemischen Aufbau der Hormone wird auch die therapeutische Einnahmeform bestimmt. Peptidhormone würden bei oraler Einnahme im Verdauungstrakt zerlegt und damit wirkungslos gemacht. Sie müssen deshalb parenteral, das heißt unter Umgehung des Verdauungstrakts, verabreicht werden (z. B. als Insulinspritze). Bei der Verdauung nicht abgebaut werden dagegen die Steroidhormone und die Aminosäureabkömmlinge. Sie können deshalb als Tabletten eingenommen werden (so etwa die „Pille", ein Gemisch aus den Steroidhormonen Östrogen und Progesteron, ☞ 21.3.10).

13.1.4 Transportproteine für Hormone

Alle fettlöslichen aber auch viele wasserlösliche Hormone müssen im Blut an Transportproteine gebunden werden, damit sie im Blut transportiert werden und zu den Zielzellen gelangen können. So binden sich z. B. die Schilddrüsenhormone an das **Thyroxinbindende Globulin** *(TBG)* und die männlichen Sexualhormone an das **Androgenbindende Globulin** *(ABG)*.

Ein Mangel an Transportproteinen führt zu einer unvollständigen Verteilung des Hormons im Blut – ein TBG-Mangel kann so beispielsweise einen Schilddrüsenhormon-Mangel vortäuschen.

13.1.5 Hormonrezeptoren

Hormonrezeptoren können sich entweder an der Zellmembran (☞ Abb. 3.2) oder im Zellinneren der Zielzelle befinden.

Hormonrezeptoren an der Zellmembran

Die meisten Aminosäureabkömmlinge und Peptidhormone können wegen ihrer Hydrophilie nicht durch die lipophile Zellmembran hindurchtreten. Um trotzdem die „Botschaft" an die Zelle mitteilen zu können, verbinden sich diese Hormone mit einem **Zellmem-**

13

	Nervensystem	Hormonsystem
Signalübermittlung	elektrisch (Neuron, Axon) *und* chemisch (Synapse)	chemisch (Hormone)
Zielzellen	Muskelfasern, Drüsen, andere Nervenzellen	Alle Körperzellen mit passendem *(spezifischem)* Hormonrezeptor
Wirkungseintritt	Millisekunden bis Sekunden	Sekunden bis Monate
Folgereaktion	Aktivierung anderer Nervenzellen, Muskelkontraktion oder Drüsensekretion	Vor allem Änderungen der Stoffwechselaktivität (z. B. Wachstum)

Tabelle 13.2 (oben): Vergleich zwischen Nerven- und Hormonsignalen.

Klasse	Hormon	Hauptbildungsort
Aminosäure-Abkömmlinge	– Thyroxin und Trijodthyronin	Schilddrüse
	– Adrenalin und Noradrenalin (zusammen als *Katecholamine* bezeichnet)	Nebennierenmark
Peptidhormone	– Oxytocin, Adiuretin – Releasing Hormone (RH) – Inhibiting Hormone (IH)	Hypothalamus
	– Insulin	Bauchspeicheldrüse
	– Wachstumshormon, Prolaktin, TSH, ACTH, FSH, LH	Hypophysenvorderlappen
	– Kalzitonin	Schilddrüse
	– Parathormon (PTH)	Nebenschilddrüse
Steroidhormone	– Aldosteron, Cortisol	Nebennierenrinde
	– Testosteron	Hoden
	– Östrogene und Progesteron	Eierstöcke

Tabelle 13.3: Einteilung der Hormone (nach ihrem chemischen Feinbau) in drei Hormonklassen.

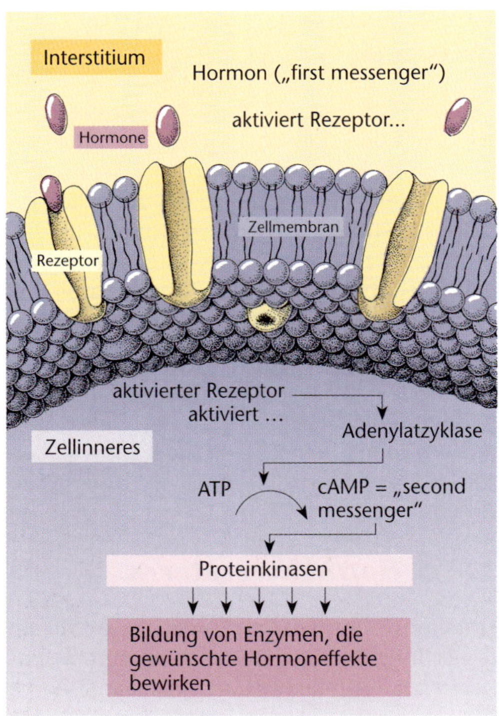

Abb. 13.4: Hormonwirkungsvermittlung über „first und second messenger".

branrezeptor, der außen an der Zellmembran sitzt und die „Botschaft" ins Zellinnere weitervermittelt. Der durch das Hormon aktivierte Rezeptor aktiviert seinerseits das Enzym **Adenylatzyklase**, welches sich im Zellinneren befindet. Dieses Enzym fördert die Umwandlung von ATP in **cAMP** (zyklisches Adenosinmonophosphat). cAMP, ebenso wie ATP ein reaktionsfreudiges Nukleotid, aktiviert daraufhin ein oder mehrere Enzyme, die **Proteinkinasen** genannt werden. Proteinkinasen führen nun zur Bildung von Enzymen, die die gewünschte Hormonantwort der Zielzelle bewirken (z. B. die Neusynthese oder Ausschüttung von Sekreten oder die Veränderung der Zellwanddurchlässigkeit). Zur Beendigung dieser „Aktivierungskette" wird cAMP in der Regel schnell wieder von einem anderen Enzym abgebaut, der **Phosphodiesterase**.

13

Hormone, die sich an einen Zytoplasmamembranrezeptor binden und damit ihre Information nur bis zur Zellmembran der Zielzelle befördern, werden auch **„first messenger"**-Hormone genannt. Der first messenger gibt seine Information an einen zweiten Boten ab: so z. B. an das cAMP, der entsprechend als **„second messenger"** bezeichnet wird. Außer cAMP sind noch einige andere second messenger bekannt, z. B. Kalziumionen (Ca^{2+}) und *cGMP*.

Intrazelluläre Hormonrezeptoren

Alle Steroidhormone und auch die Schilddrüsenhormone beeinflussen die Funktion ihrer Zielzellen direkt ohne die Zwischenstufe eines „second messenger". Nachdem die Hormone über den Blutweg ihre Zielzelle erreicht und sich von ihrem Trägerprotein getrennt haben, durchdringen sie die Plasmamembran und verbinden sich mit **intrazellulären Hormonrezeptoren.** Diese Rezeptoren befinden sich meist am Zellkern. Die Aktivierung des Hormonrezeptors führt zu einer Aktivierung bestimmter DNA-Abschnitte, die dann über die Bildung von Proteinen – meist Enzymen – die gewünschten Stoffwechselvorgänge einleiten.

Antihormone

Bestimmte Medikamente können Hormonrezeptoren besetzen und blockieren, so daß das physiologische Hormon nicht mehr wirken kann, weil die Hormonmoleküle keine freien Rezeptoren mehr vorfinden. Diese **Antihormone** heben damit die Effekte des physiologischen Hormons auf. Ein solches Antihormon ist z. B. das *Tamoxifen* (Kessar®), das überwiegend durch eine Besetzung der Östrogenrezeptoren wirkt. Es wird bei *Brustkrebspatientinnen* eingesetzt, deren Tumor sonst durch das Östrogen, neben dem Progesteron eines der beiden weiblichen Geschlechtshormon, weiter wachsen würde. Ein neues Antihormon ist die sogenannte **Abtreibungspille** *RU 486* (= *Mifepreston*, ☞ 21.3.10). Es besetzt die Progesteronrezeptoren und verhindert damit die für die Aufrechterhaltung der Schwangerschaft notwendigen Progesteronwirkungen.

13.1.6 Abbau der Hormone

Nachdem die vom Hormon ausgelösten Stoffwechselvorgänge in Gang gekommen sind, wird das Hormon in der Regel von der Zielzelle abgebaut, so daß es keine Wirkung mehr entfalten kann. Die entstehenden Abbauprodukte werden meist über Leber und/oder Nieren ausgeschieden.

Mit Hilfe der Konzentrationsbestimmung von Hormon-Abbauprodukten im Urin lassen sich indirekt die Hormonspiegel im Blut abschätzen. So bestimmt man z. B. die Konzentration der *Vanillin-Mandelsäure*, eines Abbauproduktes der Katecholamine Adrenalin und Noradrenalin (☞ 13.6.5), im 24-Stunden-Sammelurin, wenn der Verdacht auf eine Katecholaminüberproduktion im Nebennierenmark besteht (z. B. bei der Abklärung eines Bluthochdrucks).

13.1.7 Die Hierarchie der hormonellen Sekretion

Die von den Hormondrüsen ins Blut ausgeschütteten Hormonmengen sind minimal (Beispiel: Die Konzentration des Schilddrüsenhormons Thyroxin im Blut beträgt etwa 100 nmol/l), und schon geringfügige Konzentrationsänderungen können tiefgreifende Folgen haben. Von daher ist es verständlich, daß die Hormonsekretion exakt gesteuert werden muß. Dies geschieht durch Regelkreise, und zwar wirken meist *mehrere* Regelkreise *gleichzeitig* auf ein Hormon ein, die in Hemmung und Stimulierung fein aufeinander abgestimmt sind.

Als oberster Regler fungiert häufig der **Hypothalamus**. Dort laufen viele Informationen über die Außenwelt und das Innere Milieu zusammen. Außerdem findet dort eine Verknüpfung mit dem vegetativen Nervensystem statt. Der Hypothalamus beeinflußt über *Releasing Hormone* fördernd und über *Inhibiting Hormone* hemmend einen zweiten Regler, den Hypophysenvorderlappen.

Der **Hypophysenvorderlappen** wiederum gibt *glandotrope Hormone* (glandotrop = auf Drüsen einwirkend) ab, die die sogenannten untergeordneten Hormondrüsen beeinflussen.

Die „untergeordneten" **Hormondrüsen** selbst (z. B. die Schilddrüse) stehen als letzte in dieser Hierarchie und beeinflussen nun direkt mit den sogenannten *peripheren Hormonen* die ihnen zugeordneten **Zielzellen**.

Verkürzte Hierarchien

Nicht alle Hormondrüsen unterliegen dieser komplizierten hierarchischen Ordnung über drei Ebenen. So überspringen die Hormone des Hypophysenhinterlappens (Oxytocin und Adiuretin, ☞ 13.2.1) eine Ebene und wirken direkt auf die Zielzellen (☞ Abb. 13.7). Andere Hormondrüsen arbeiten weitgehend unabhängig von Hypothalamus und Hypophyse, z. B. die Nebenschilddrüse (Parathormon, ☞ 13.5) und die Bauchspeicheldrüse (Insulin und Glukagon, ☞ 13.7.3).

13.2 Hypothalamus und Hypophyse

Hypothalamus und Hypophyse liegen in den unteren Abschnitten des Zwischenhirns (☞ 11.6). Der Hypothalamus ist das wichtigste

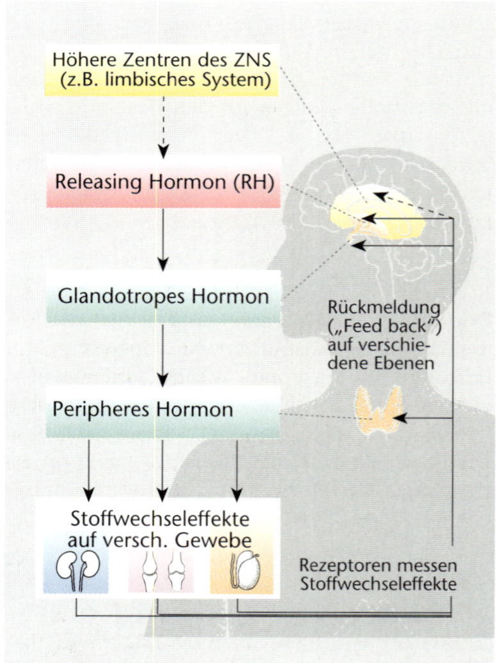

Abb. 13.5: Hierarchie der Hormonregulation.

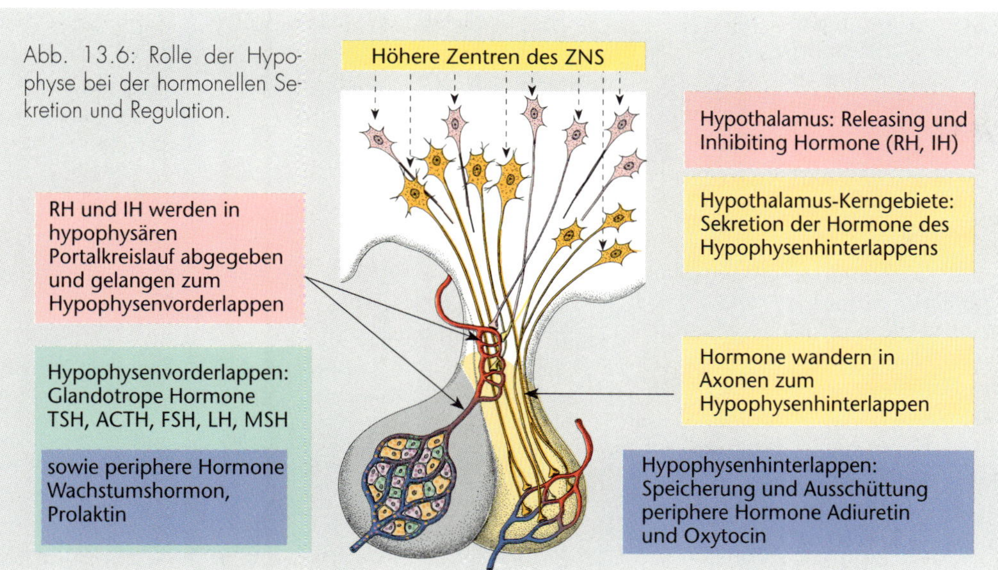

Abb. 13.6: Rolle der Hypophyse bei der hormonellen Sekretion und Regulation.

Hirngebiet für die Regelung des Inneren Milieus und Oberzentrum des Hormonsystems.

Innerhalb des **Hypothalamus** lassen sich verschiedene Kerngebiete (Ansammlungen von grauer Hirnsubstanz) unterscheiden: An der Vorderseite liegt die *hypophyseotrope Zone,* wo alle die Hypophyse beeinflussenden Hormone gebildet werden. Diese Hormone werden in den *hypophysären Portalkreislauf* abgegeben, ein dichtes Geflecht aus Kapillaren, das die vom Hypothalamus sezernierten Hormone über den *Hypophysenstiel* zur Hypophyse transportiert (☞ Abb. 11.13).

Die **Hypophyse** besteht aus dem *Hypophysenvorderlappen (HVL),* der 75 % des Gesamtgewichtes ausmacht und aus drüsigem Gewebe gebildet wird, und dem kleineren *Hypophysenhinterlappen (HHL),* der hauptsächlich aus einem Geflecht von Axonen aufgebaut ist. Die Zellkörper dieser Axone liegen im Hypothalamus, so daß der Hypophysenhinterlappen funktionell und anatomisch als Anhängsel des Hypothalamus zu sehen ist.

13.2.1 Die Hormone des Hypothalamus

In der hypophyseotropen Zone des Hypothalamus werden die schon erwähnten *Releasing factors* = **Releasing Hormone (RH)** = *Liberine* und die **Inhibiting Hormone (IH)** = *Statine* sezerniert. Releasing Hormone stimulieren die Ausschüttung von Hypophysenvorderlappenhormone, während Inhibitinghormone (IH) die Sekretion von Hypophysenvorderlappenhormone hemmen. Die wichtigsten sind (ausführliche Besprechung im Zusammenhang mit ihren peripheren Hormonen):

- **TRH** *(Thyreotropin-Releasinghormon),* stimuliert die Ausschüttung von TSH (Thyreoidea *stimulierendes* Hormon, ☞ 13.4.1)
- **CRH** *(Corticotropin–Releasinghormon),* stimuliert die Ausschüttung von ACTH (Adrenocorticotropes Hormon, ☞ 13.6.2)
- **Gn-RH**, das gemeinsame Releasinghormon der glandotropen Sexualhormone FSH und LH (☞ 21.2.5)
- **GH-RH** *(Growth Hormone-Releasinghormon),* stimuliert die Wachstumshormonausschüttung (☞ 13.2.3)
- **Somatostatin**, auch **GH-IH** *(Growth Hormon-Inhibitinghormon)* benannt, hemmt die Wachstumshormonausschüttung
- **PRL-RH** *(Prolaktin-Releasinghormon)* stimuliert die Prolaktinausschüttung
- **PRL-IH** *(Prolaktin-Inhibitinghormon)* hemmt die Prolaktinausschüttung (☞ 21.25).

Kerngebiete zum Hypophysenhinterlappen

Weitere wichtige Kerngebiete des Hypothalamus sind die *Nuclei supraoptici* und die *Nuclei paraventriculares*. Sie sind die Bildungsorte der Hypothalamushormone **Oxytocin** und **Adiuretin**, die von dort aus, in Axonen (Nervenzellfortsätzen) fortgeleitet, den Hypophysenhinterlappen erreichen, wo sie gespeichert und bei Bedarf ins Blut abgegeben werden. Aufgrund ihres Sekretionsortes werden die beiden Hormone deshalb auch als **Hypophysenhinterlappenhormone** bezeichnet.

Oxytocin

Oxytocin bewirkt die Wehenauslösung an der geburtsbereiten Gebärmutter und führt während der Stillperiode zum Milcheinschuß (☞ 22.6.5).

Adiuretin

Adiuretin, auch *ADH* = an**ti**d**i**uretisches (gegen den Harndurchfluß gerichtetes) **Hor**mon oder *Vasopressin* genannt, ist ein Peptidhormon. Es ist entscheidend an der Regulierung des osmotischen Druckes (☞ 3.5.5) und des Flüssigkeitsvolumens im Körper beteiligt. Es fördert die osmotisch bedingte Wasserrückresorption aus den Harnkanälchen der Niere ins Blut, indem es die Durchlässigkeit der Zellmembran der distalen Tubuluszellen und der Sammelrohre erhöht (☞ 20.2.3). Dadurch wird weniger Urin ausgeschieden.

Die Ausschüttung von Adiuretin wird durch *Rezeptoren* im Hypothalamus gesteuert, die den osmotischen Druck messen können (Osmorezeptoren). Steigt z. B. durch längeres Dursten der osmotische Druck im Blut an, so wird vermehrt Adiuretin ins Blut abgegeben. Dadurch wird mehr Flüssigkeit in der Niere zurückgehalten, und der osmotische Druck sinkt wieder. Die Adiuretin-Ausschüttung wird außerdem über Volumenrezeptoren in den Herzvorhöfen beeinflußt.

Bei Adiuretin-Mangel im Hypothalamus kommt es zu einer überschießenden Urinproduktion *(Polyurie* = viel Urin) und als Folge des Flüssigkeitsverlustes zu starkem Durst *(Polydipsie* = viel Trinken). Man bezeichnet dieses Krankheitsbild als *Diabetes insipidus*. Die Ursache ist meist unklar, manchmal ist ein Hirntumor verantwortlich.

13.2.2 Der Hypophysenvorderlappen

Der **Hypophysenvorderlappen** bildet eine große Anzahl von verschiedenen Peptidhormonen. Zum einen sind dies Hormone, die untergeordnete Hormondrüsen steuern *(glandotrope Hormone),* und zum anderen Hor-

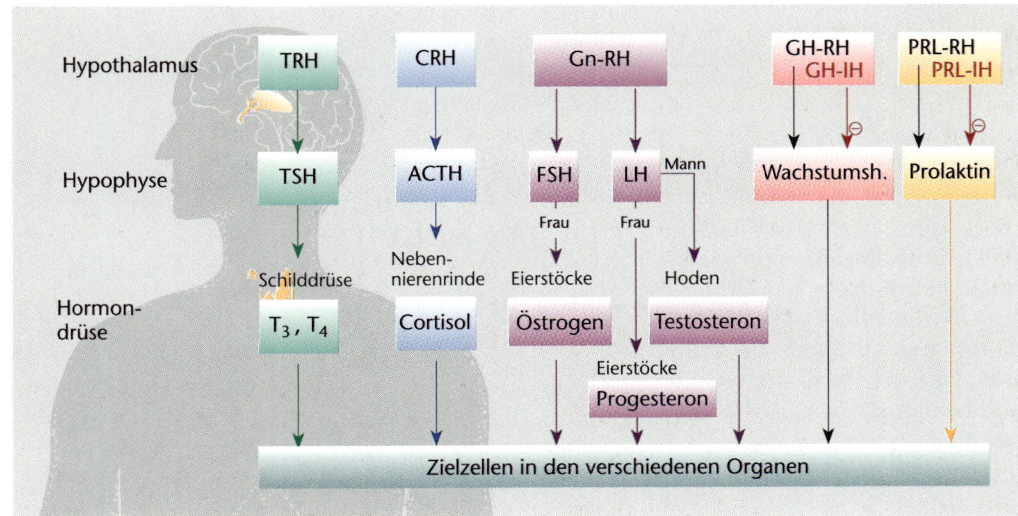

Abb. 13.7: Regulationsachsen der einzelnen Hormone, vereinfachte Darstellung.

13

mone, die *direkt* auf die Zielzellen wirken.

Die Freisetzung der Hypophysenvorderlappenhormone wird von den Releasing- und Inhibitinghormonen des Hypothalamus kontrolliert, die auf dem Blutweg über den erwähnten hypophysären Portalkreislauf in den Vorderlappen gelangen.

Zu den wichtigsten glandotropen Hormonen des Hypophysenvorderlappens gehören:

- **TSH** *(Thyreoidea-stimulierendes Hormon,* ☞ 13.4.1),
- **ACTH** *(Adrenokortikotropes Hormon)*, stimuliert die Kortisolausschüttung in der Nebenniere (☞ 13.6.2)
- **FSH** *(Follikel-stimulierendes Hormon)*, stimuliert die Östrogenbildung und die Eiteilung bei der Frau und die Spermienentwicklung beim Mann (☞ 21.2.5 und 21.1.3),
- **LH** *(Luteinisierendes Hormon)*, fördert Eireifung, Eisprung und Gelbkörperbildung bei der Frau und die Spermienreifung beim Mann.

Direkt auf Zielzellen wirken:

- das **Wachstumshormon**, welches das Körperwachstum kontrolliert (☞ 13.2.3)
- das **Prolaktin**, das unter anderem die Milchproduktion in der Brustdrüse in Gang setzt (☞ 21.2.5) und
- **MSH** *(Melanozyten-stimulierendes Hormon)*, beeinflußt unter anderem über Einflüsse auf die pigmentbildenden Melanozyten (☞ 9.2.1) die Hautpigmentierung.

Die mit der Sexualfunktion zusammenhängenden Hormone Prolaktin, FSH und LH werden in den Kapiteln 21 und 22 besprochen.

13

13.2.3 Das Wachstumshormon

Die Bildung und Sekretion von **Wachstumshormonen** (auch *Somatotropes Hormon = STH* oder *Human growth Hormone = HGH* genannt) werden durch die hypothalamischen Hormone **GH-RH** und **Somatostatin (GH-IH)** reguliert.

Wachstumshormon, ein Peptidhormon, fördert das Zellwachstum und die Zellvermehrung. Dies geschieht durch eine Stimulierung der DNA-Synthese, die wiederum die Proteinbiosynthese anregt. Gleichzeitig hemmt das Wachstumshormon die Lipidsynthese und steigert die Glukoneogenese in der Leber. Außerdem fördert es die Ausschüttung von Glukagon und erhöht somit den Blutzuckerspiegel. Das Wachstumshormon wirkt nicht nur direkt, sondern auch über sogenannte Insulin-like-growth-factors (früher *Somatomedine* genannt). Das sind kleine Proteine, die unter dem Einfluß von Wachstumshormon in der Leber synthetisiert werden.

Zwergwuchs und Gigantismus

Wachstumshormon wird vor allem im Kindes- und Jugendalter vermehrt gebildet. Ein Mangel führt zum *Minderwuchs* (☞ Abb. 13.8). Im Gegensatz zu anderen Wachstumsstörungen bleiben dabei die Körperproportionen erhalten, man spricht auch von *proportioniertem Zwergwuchs*.

Eine Überproduktion von Wachstumshormonen, meist durch einen gutartigen hormonproduzierenden Tumor der Hypophyse ausgelöst, führt entweder zur **Akromegalie** oder zum **Gigantismus.**

- Eine *Akromegalie* entsteht durch eine Überproduktion im Erwachsenenalter, wenn die Wachstumsfugen der langen Röhrenknochen bereits verknöchert sind (☞ 7.1.4). Das Wachstumshormon bewirkt dann ein verstärktes Wachstum der Gesichtsknochen, der Hände und Füße sowie eine Verdickung der Haut und eine Vergrößerung der inneren Organe. Typischerweise haben die Patienten vergröberte Gesichtszüge, „Pratzenhände" und eine tiefe, rauhe Stimme (☞ Abb. 13.9).
- Fällt die Überproduktion dagegen in die Wachstumsperiode mit noch offenen Wachstumsfugen, so kommt es zum proportionierten Riesenwuchs *(Gigantismus)* mit Körpergrößen über zwei Meter.

13.3 Die Epiphyse

Noch ein weiterer Teil des ZNS übernimmt Aufgaben für das Hormonsystem: die **Epiphyse** *(Zirbeldrüse, Corpus pineale)*. Sie ist eine erbsengroße Drüse, die oberhalb des Mittelhirns liegt. Ihre genaue Aufgabe beim Menschen ist noch unklar. Bekannt ist, daß Hell-Dunkel-Reize die Zirbeldrüse beeinflussen. Sie reagiert darauf mit der Ausschüttung des Hormons **Melatonin**. Über die Me-

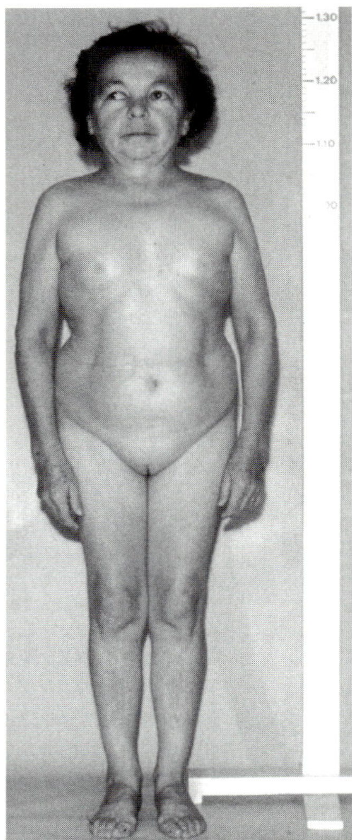

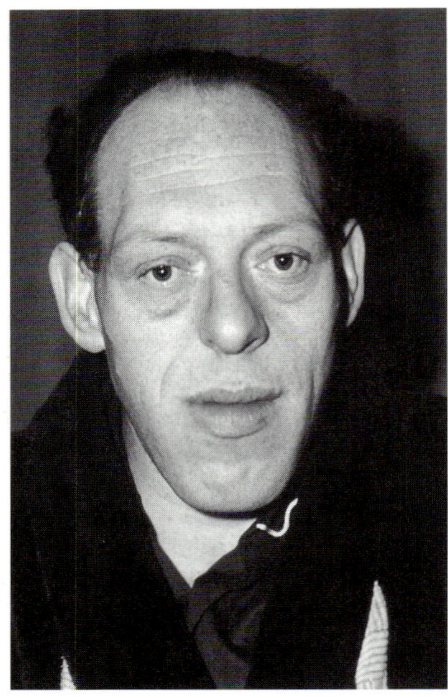

Abb. 13.9: 30jähriger Patient mit Akromegalie. Stirnbein, knöcherne und knorpelige Nase sowie Kinn lassen eine deutliche Vergröberung erkennen. Die Füße waren um 2 Schuhgrößen länger geworden, die Hände hatten sich ebenfalls vergrößert.

Abb. 13.8: Hormonell bedingter Minderwuchs. Die 46jährige Patientin ist mit 1,28 m minderwüchsig. Sie wirkt kindlich durch die fehlende Entwicklung der Brüste und die fehlende Schambehaarung. Die Patientin weist infolge einer Hypophysenvorderlappen-Insuffizienz einen kompletten Ausfall des Wachstumshormons auf. Auch die Sekretion der die Schilddrüse und Nebennierenrinde stimulierenden Hormone ist vermindert.

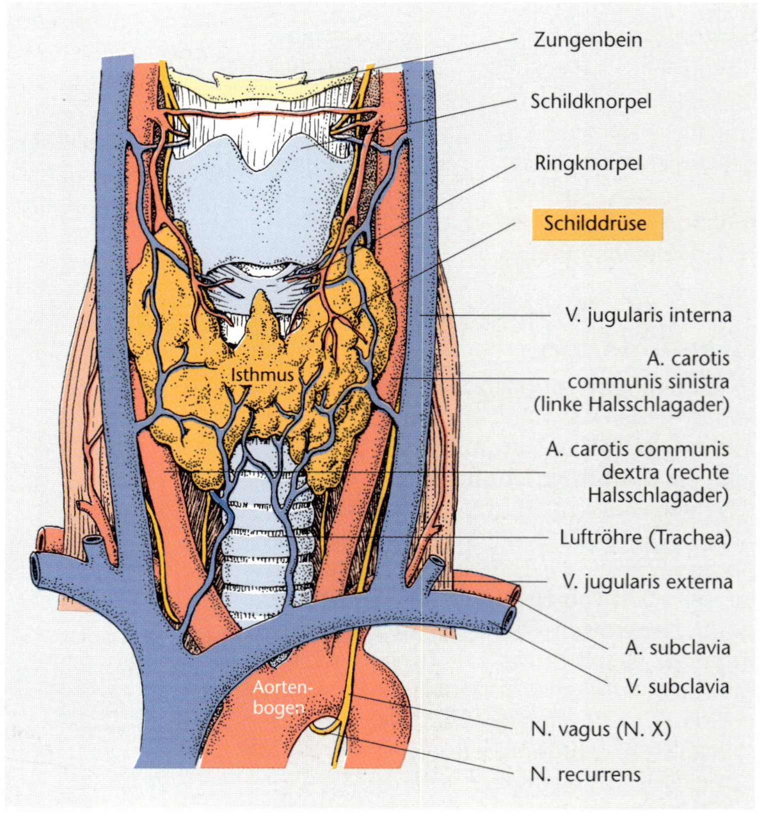

Abb. 13.10: Lage der Schilddrüse im vorderen Halsbereich, in enger Nachbarschaft zur Luftröhre, vielen lebenswichtigen Gefäßen und dem die Stimmbandfunktion und die Verdauungsorgane versorgenden Nervus vagus.

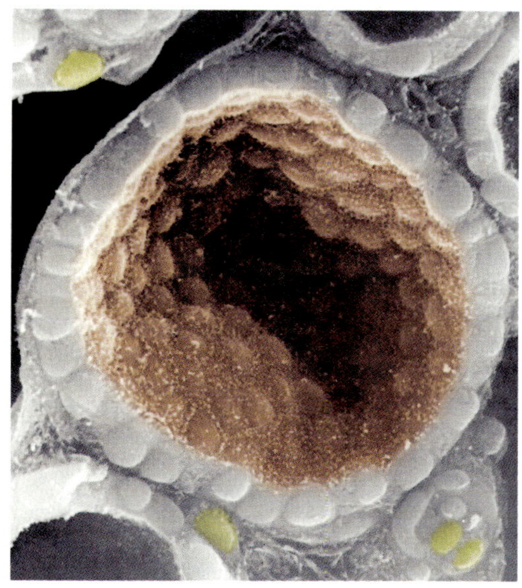

Abb. 13.11: Rasterelektronenmikroskopische Aufnahme eines großen Schilddrüsenfollikels. Die Follikelepithelzellen wölben sich kuppelartig ins Innere des Follikels (rotbraun eingefärbt) vor. Die gelb eingefärbten markierten Zellen sind die Kalzitonin produzierenden C-Zellen.

latoninwirkungen beim Menschen ist wenig gesichert, man weiß, daß das Hormon die Aufmerksamkeit einschränkt und die FSH- und LH-Sekretion beeinflußt. Da die Epiphyse besonders auf den Wechsel von Hell und Dunkel reagiert und auf diese Weise wahrscheinlich körperliche Funktionen auf den Tag/Nacht-Rhythmus (☞ 11.7.6) abgestimmt werden, machen dem Menschen z. B. Interkontinentalflüge oft sehr zu schaffen. Noch tagelang nach der Reise können Schlafstörungen und Konzentrationsschwierigkeiten bestehen. Im Rahmen dieser Beschwerden mißt man erhöhte Melatoninspiegel.

13.4 *Die Schilddrüse und ihre Hormone*

Die **Schilddrüse** *(Glandula thyreoidea)* ist ein ungefähr 25 g schweres, hufeisenförmiges Organ, das in der Halsregion vor der Luftröhre dicht unterhalb des Schildknorpels liegt. Es besteht aus zwei Seitenlappen, die durch eine Gewebsbrücke, den *Isthmus,* verbunden sind (☞ Abb. 13.10). Mikroskopisch betrachtet teilt sich die Schilddrüse durch Bindegewebsstraßen in einzelne Läppchen auf. Jedes dieser Läppchen besteht aus vielen kleinen Bläschen, den **Follikeln.** Ihre Wand wird aus einem einschichtigen Follikelepithel gebildet. Das Follikelepithel bildet die Schilddrüsenhormone und schüttet sie in die Bläschenhohlräume aus, wo sie in Tröpfchen, dem *Kolloid,* gespeichert werden. Schilddrüsenhormon wird kontinuierlich in den Blutkreislauf abgegeben. Wird in bestimmten Situationen, z. B. bei Kälte oder in der Schwangerschaft, vermehrt Energie gebraucht, wird entsprechend die Sekretion gesteigert.

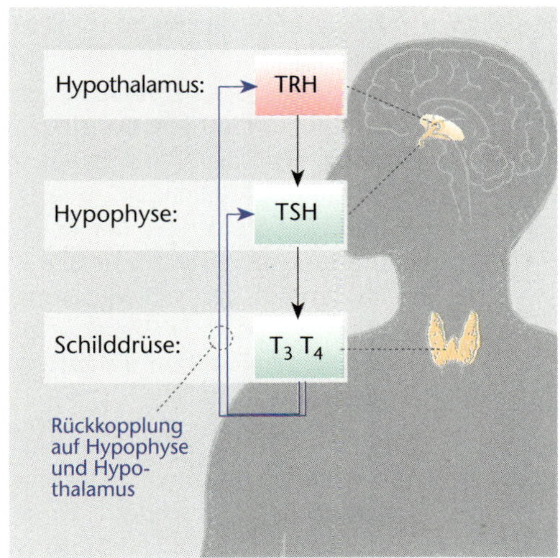

Abb. 13.12: Regelkreis der Schilddrüsenhormone.

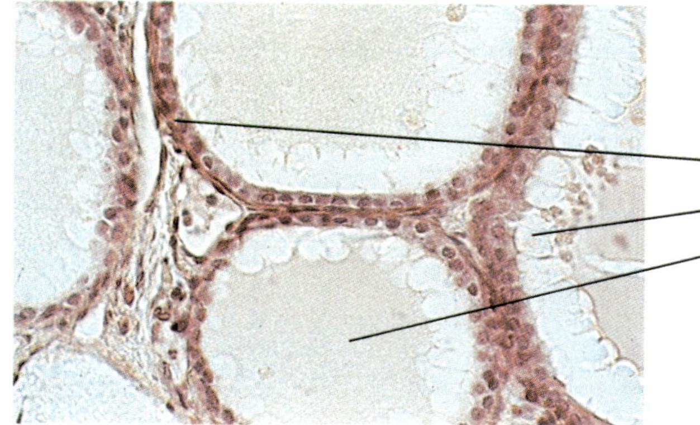

Abb. 13.14: Histologischer Schnitt durch die Schilddrüse.

Hormonbildung nicht ohne Jod

Die Follikelzellen produzieren zwei Schilddrüsenhormone: **Thyroxin** (T_4) und **Trijodthyronin** (T_3). Beide werden aus der Aminosäure *Tyrosin* durch Anlagern von *Jod* gebildet. Thyroxin (T_4) enthält vier Jodatome, Trijodthyronin (T_3) dagegen drei.

Thyroxin ist biologisch weniger wirksam als Trijodthyronin, dafür aber in zehnfach höherer Konzentration im Blut zu finden, wobei nach der Sekretion allerdings der Großteil von Thyroxin in Trijodthyronin übergeht. Beide Hormone bewirken:

- eine Steigerung des Energieumsatzes: Schilddrüsenhormon erhöht den *Grundumsatz,* indem es die Herzarbeit und die Körpertemperatur sowie den Abbau von Fetten und Glykogen steigert.
- eine Förderung des Wachstums und der Gehirnreifung: Vor allem das Längenwachstum und die intellektuelle Entwicklung sind entscheidend von der Anwesenheit der Schilddrüsenhormone abhängig.
- eine Aktivitätszunahme des Nervensystems: Hohe Schilddrüsenhormonspiegel führen zu überschießenden Muskeldehnungsreflexen.

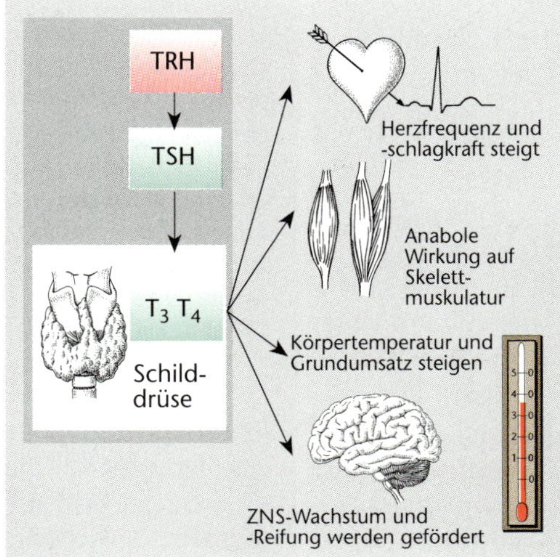

Abb. 13.13: Wirkungen der Schilddrüsenhormone T_3 und T_4 auf verschiedene Organe. Im Rahmen der Grundumsatzerhöhung steigen die Herzarbeit und die Körpertemperatur an. T_3 und T_4 wirken auch anabol, d.h. sie fördern den Eiweißaufbau.

13.4.1 *Der Regelkreis der Schilddrüsenhormone*

Das Releasinghormon des Schilddrüsenhormon-Regelkreises heißt *Thyreotropin-Releasinghormon* **(TRH).** Dieses Hormon des Hypothalamus stimuliert im Hypophysenvorderlappen die Ausschüttung von **TSH** *(Thyreoidea stimulierendes Hormon).*

TSH führt in der Schilddrüse zur vermehrten Bildung von Schilddrüsenhormonen und zur Freisetzung der Schilddrüsenhormon-Moleküle aus ihrem Zwischenspeicher, dem Kolloid. Die Schilddrüsenhormone erreichen dann über den Blutweg alle Körperregionen also

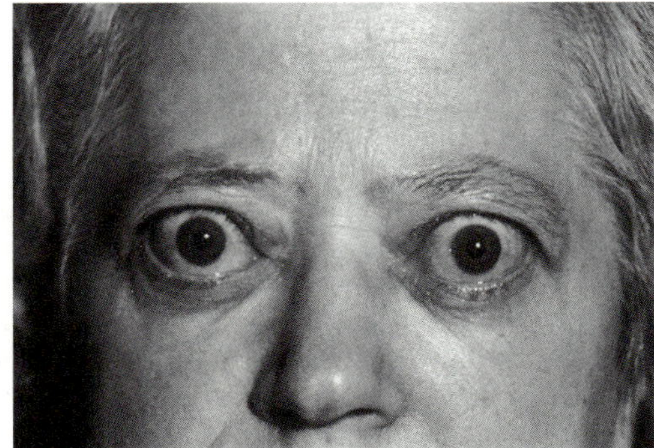

Abb. 13.15: 53jährige Patientin mit Morbus Basedow. Auffallend sind die hervortretenden Augen mit zurückgezogenen Oberlidern und der starre Blick.

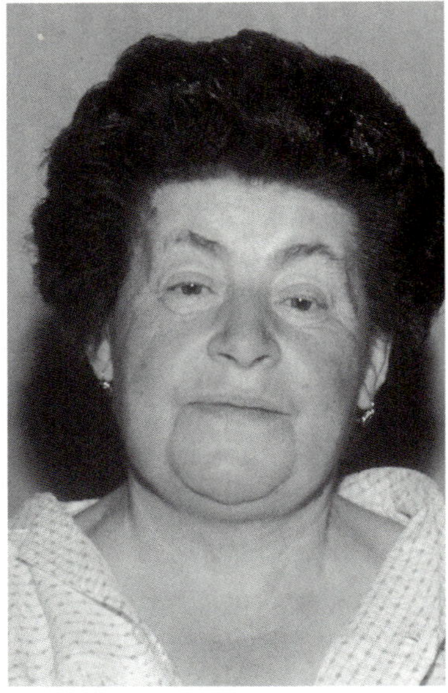

Abb. 13.16: 62jährige Patientin mit Hypothyreose. Auffällig sind die mühsam offengehaltenen Augen, das struppige Haar und das teigig geschwollene Gesicht. Die Patientin leidet seit Jahren unter Kälteempfindlichkeit, Verlangsamung und Müdigkeit.

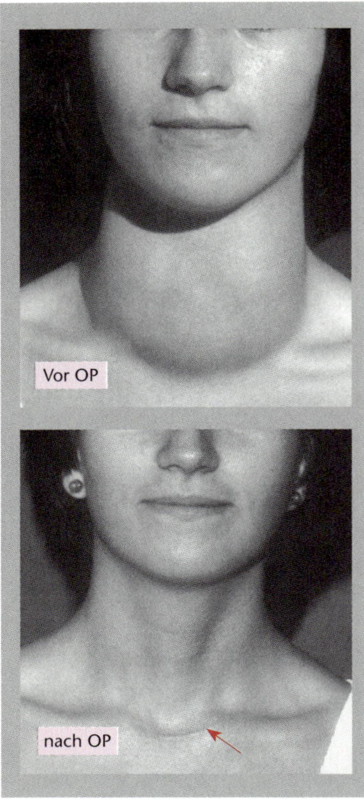

Abb. 13.17 und 13.18: 20jährige Patientin mit Struma nodosa, vor und nach der Operation. Außer einer Verdickung des Halses war der Patientin nichts aufgefallen. Man tastete zwei hühnereigroße *Seitenlappen* und einen tischtennisballgroßen Knoten im *Isthmus* der Schilddrüse. Die Patientin war euthyreot.

auch die Hypophyse und den Hypothalamus, die mit Rezeptoren den erhöhten T_3- und T_4-Spiegel im Blut wahrnehmen. Dadurch wird die TRH- und TSH-Bildung und somit auch die weitere T_3- und T_4-Sekretion gehemmt *(negative Rückkopplung)*.

13.4.2 Schilddrüsenerkrankungen

Bei den insgesamt sehr häufigen Schilddrüsenerkrankungen muß auseindergehalten werden:

- Die *gestörte Schilddrüsenfunktion*. Man unterscheidet die Normalfunktion der Schilddrüse **(Euthyreose)** von der Überfunktion **(Hyperthyreose)** und der Unterfunktion **(Hypothyreose)**.
- Die pathologisch *veränderte Schilddrüsengröße:* Man unterscheidet die normalgroße Schilddrüse, die diffus und die knotig vergrößerte Schilddrüse.

Schilddrüsenfunktionsstörungen und -vergrößerungen können gemeinsam, aber auch getrennt voneinander auftreten.

Die Struma

Eine Vergrößerung der Schilddrüse nennt man **Struma** *(Kropf)*; sie kann diffus oder knotig *(Struma nodosa)* sein. Jeder sechste Erwachsene hat eine Struma. Die meisten Strumen gehen mit normaler Schilddrüsenfunktion einher, sie können aber auch von einer Über- oder Unterfunktion begleitet werden.

Die Ursachen der Struma sind weit gefächert. Am häufigsten ist ein Jodmangel im Trinkwasser, wie er in vielen Gebieten Deutschlands vorkommt. Durch das eingeschränkte Jodangebot ist die Hormonbildung in der Schilddrüse erschwert. Sehr viele Patienten reagieren hierauf mit einer Volumenzunahme des Organs – der Strumabildung.

Um einer Strumaentwicklung vorzubeugen, ist es deshalb für alle Kinder und Erwachsene sinnvoll, *jodiertes Speisesalz* zu verwenden. Bei erhöhtem Jodbedarf (z. B. während der Schwangerschaft) kann es sogar notwendig werden, Jodtabletten einzunehmen.

Ab einer bestimmten Kropfgröße kommt es durch Druck auf die Speiseröhre zu Schluckstörungen, die eine operative Entfernung der Struma erzwingen (☞ Abb 13.17 und 13.18). Manchmal werden aber auch schon kleine Strumen entfernt, entweder aus kosmetischen Gründen oder aber, weil der Verdacht auf eine maligne Entartung eines Schilddrüsenknotens *(Schilddrüsenkarzinom)* besteht.

Hyperthyreose

Eine **Hyperthyreose** äußert sich in: Gewichtsabnahme durch krankhaft erhöhten Grund-umsatz, Erhöhung der Körpertemperatur, Steigerung der Herzarbeit durch beschleunigte Herzfrequenz und erhöhte Schlagkraft, Schlaflosigkeit und innerer Unruhe, feinschlägigem Händezittern und gelegentlich auch Durchfall. Häufigste Ursache der Überfunktion ist ein *autonomes* (= selbständiges) *Adenom* des Schilddrüsengewebes; ein gutartiger Schilddrüsentumor, dessen Zellen nicht mehr unter der Kontrolle der Hypophyse arbeiten. Sie produzieren ungehemmt Thyroxin und Trijodthyronin.

Eine weitere Ursache für eine Überfunktion ist der *Morbus Basedow*. Es handelt sich um eine *Autoimmunerkrankung* (☞ 6.4.3), bei der Autoantikörper gegen die TSH-Rezeptoren des Schilddrüsengewebes eine Dauerstimulation der Hormonbildung und -ausschüttung bewirken. Das geschieht dadurch, daß der Autoantikörper eine ähnliche Struktur wie TSH besitzt und so eine TSH-Stimulation „vorgaukelt".

Die Schilddrüse ist beim Morbus Basedow diffus vergrößert und produziert überschießend Hormone. Typischerweise haben Basedow-Patienten neben den oben beschriebenen Symptomen ein- oder beidseitig hervortretende Augen *(Exophthalmus)*, eine ebenfalls durch Autoimmunprozesse verursachte Erscheinung (☞ Abb. 13.15).

Hypothyreose

Eine **Hypothyreose** führt zu entgegengesetzten Krankheitssymptomen: zu erniedrigtem Grundumsatz, Gewichtszunahme, Verstopfung und Kälteempfindlichkeit. Außerdem beobachtet man teigige Verdickungen und Schwellungen der Haut *(Myxödem* genannt), eine tiefe heisere Stimme, geistige Verlangsamung und Müdigkeit, struppige trockene Haare sowie Libido- und Potenzverlust (☞ Abb. 13.16).

Man unterscheidet angeborene und erworbene Hypothyreosen:

- Die erworbenen Fälle werden in der Mehrzahl durch Entzündungen des Schilddrüsengewebes *(Thyreoiditis)* verursacht, die zum Untergang von funktionstüchtigem Drüsengewebe führen. Seltenere Ursachen für eine Unterfunktion sind Radiojodbehandlungen, Schilddrüsenoperationen oder Jodmangel.
- Besteht die Unterfunktion schon von Geburt an, dann tritt zu den oben beschriebenen Symptomen zusätzlich eine irreversible (unumkehrbare) Verzögerung der körperlichen und geistigen Entwicklung mit hochgradiger geistiger Behinderung auf *(Kretinismus)*. Da in Deutschland bei jedem Neugeborenen die Schilddrüsenfunktion überprüft wird, ist er glücklicherweise sehr selten geworden.

13.5 Nebenschilddrüsen und Regulation des Kalzium- und Phosphathaushalts

Die **Nebenschilddrüsen** sind vier ungefähr weizenkorngroße Knötchen *(Epithelkörperchen)*, an der Rückseite der Schilddrüse. Die Nebenschilddrüsen schütten das **Parathormon** *(PTH)* aus. Dieses Peptidhormon reguliert im Zusammenspiel mit anderen Hormonen den Kalzium- und Phosphatstoffwechsel im Körper.
Es hat folgende Wirkungen:

- Kalziumfreisetzung aus dem Knochen,
- verminderte Kalziumausscheidung über die Niere bei gleichzeitig erhöhter Phosphat-ausscheidung,
- indirekte Steigerung der Kalziumresorption im Darm durch Förderung der Umwandlung einer Vitamin D-Vorstufe zu wirksamem Vitamin D-Hormon.

Die Ausschüttung des Parathormons wird durch niedrige Serumkalziumspiegel gefördert. Hohe Spiegel hemmen die Parathormonausschüttung im Sinne einer negativen Rückkopplung.

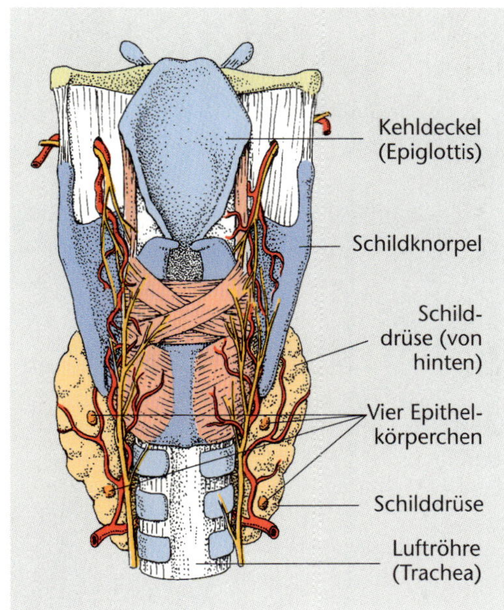

Abb. 13.19: Anatomie der Nebenschilddrüsen. Ansicht von dorsal auf Luftröhre und Schilddrüse.

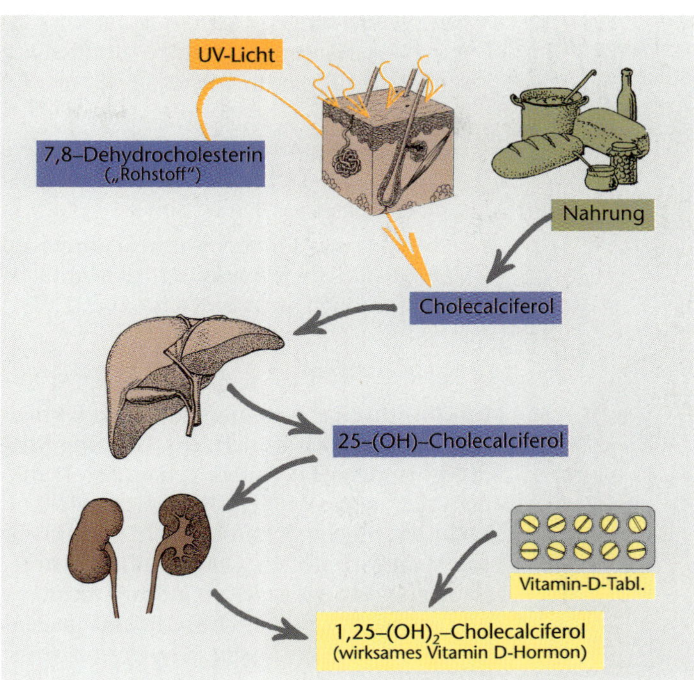

Abb. 13.20: Stoffwechsel des Vitamin D-Hormons.
Vitamin D, wie das Vitamin D-Hormon oft kurz genannt wird, ist kein echtes Vitamin, weil es der Körper unter dem Einfluß von UV-Licht in der Haut aus Vorstufen *selbst* bilden kann. Diese Vorstufen leiten sich vom Cholesterin ab.
Durch chemische Umwandlungen der Vitamin D-Vorstufen in der Leber und in der Niere entsteht letztendlich die wirksame Form des Vitamin D-Hormons, das *1,25-(OH)$_2$-Cholekalziferol*. Dieses kann der Mensch auch über den Verdauungstrakt direkt aufnehmen. Vitamin D-Hormon fördert die Kalziumaufnahme über den Darm und erhöht so, wie das Parathormon, den Serumkalziumspiegel.

Hyper- und Hypoparathyreoidismus

Eine Überfunktion der Nebenschilddrüsen wird **Hyperparathyreoidismus** genannt. Die gesteigerte Parathormonsekretion führt zu einer vermehrten Phosphatausscheidung über den Harn. Aufgrund eines verstärkten Knochenumbaues kommt es zu Knochenschmerzen. Die erhöhten Serum-Kalziumspiegel führen zu Kalziumablagerungen in der Haut, der Hornhaut und in den Nieren. Folge ist oftmals die Bildung von Nierensteinen. Ursache ist meist ein gutartiger Tumor in den Epithelkörperchen.

Eine Unterfunktion der Nebenschilddrüse **(Hypoparathyreoidismus)** ist am häufigsten Folge einer „zu gründlichen" Schilddrüsenoperation, wobei aus Versehen die Epithelkörperchen mitentfernt wurden. Klinisch kommt es als Folge des niedrigen Serumkalziumspiegels unter anderem zu einer Übererregbarkeit der Nerven und der Muskulatur, die sich in anfallsartigen Muskelkrämpfen äußert *(Tetanie,* ☞ 7.3.9).

Vitamin D-Hormon

Damit das Parathormon seine Wirkung an Knochen und Niere entfalten kann, benötigt es **Vitamin D-Hormon** (☞ Abb. 13.20).

Rachitis

Durch fehlende Sonnenbestrahlung der Haut oder Mangelernährung kann ein *Vitamin D-Hormon-Mangel* auftreten. Da das Parathormon seine Wirkung nicht mehr voll entfalten kann, kommt es zu einer mangelhaften Kalziumaufnahme aus dem Darm und damit zu einem Kalziumdefizit im Blut. Um den Serum-Kalziumspiegel trotzdem konstant zu halten, schöpft der Körper unter dem Einfluß erhöhter Parathormon-Spiegel vermehrt die Kalziumspeicher in den Knochen aus. Folge ist eine allgemeine Erweichung und Verbiegung von Skeletteilen, die z. B. zu O-Beinen und glockenförmigem Brustkorb führen. Dieses Krankheitsbild wird **Rachitis** genannt. Insbesondere um die Jahrhundertwende während der Verelendung der Arbeiterschicht in den Städten litten die sogenannten „Kellerkinder" unter dieser Krankheit. Durch die besseren sozialen Verhältnisse und die Vitamin-D-Prophylaxe im Säuglingsalter (z. B. durch D-Fluoretten®, einer Kombination des Vitamins mit zahnhärtenden Fluoriden) findet man diese Mangelerscheinung heute nur noch selten. Als Therapie verabreicht man Vitamin D in ausreichender Menge.

Kalzitonin

An der Regulation des Kalzium- und Phosphathaushaltes ist ferner **Kalzitonin** (*Thyreokalzitonin*) beteiligt. Kalzitonin wird von den sogenannten **C-Zellen** der Schilddrüse gebildet. Diese liegen zwischen den Schilddrüsenfollikeln (in Abb. 13.11 zu sehen). C-Zellen kommen ferner auch in den Nebenschilddrüsen und in der Bauchspeicheldrüse vor.

Kalzitonin hemmt die Freisetzung von Kalzium und Phosphat aus dem Knochen und fördert gleichzeitig deren Einbau in die *Knochenmatrix* (☞ 4.6). Dadurch senkt es die Kalziumkonzentration im Blut. An der Niere steigert Kalzitonin die Ausscheidung von Phosphat-, Kalzium-, aber auch Natrium-, Kalium- und Magnesiumionen.

Die Kalzitoninausschüttung wird vor allem über die Blutkalziumkonzentration reguliert: Zunahme des Blutkalziumspiegels steigert, seine Abnahme hemmt die Hormonsekretion. Ferner wird die Kalzitoninsekretion durch gastrointestinale Hormone (z. B. Gastrin und Cholezystokinin, ☞ Tab. 13.27) stimuliert. Auf diese Weise werden die mit der Nahrung aufgenommenen Kalziumionen rasch in die Knochendepots eingebaut, so daß es nicht zu einem Anstieg der Blutkalziumkonzentration kommt. (Lachs-) Kalzitonin (Karil®) kann therapeutisch zur Behandlung der Osteoporose eingesetzt werden (☞ 7.4).

13.6 Die Hormone der Nebennieren

Die **Nebennieren** *(Glandulae suprarenales)* sind paarig angelegte, zwergenhutförmige, jeweils ungefähr 5 g schwere Organe. Sie sitzen beidseits den oberen Nierenpolen auf. Man unterscheidet Nebennierenrinde und -mark.

13.6.1 Die Nebennierenrinde

Volumenmäßig macht die **Nebennierenrinde** mehr als 3/4 der gesamten Nebenniere aus. Man kann histologisch drei Schichten unterscheiden, in denen jeweils verschiedene Hormone produziert werden:

- Mineralokortikoide (z. B. Aldosteron) in der äußeren *Zona glomerulosa,*
- Glukokortikoide (z. B. Kortisol) in der mittleren *Zona fasciculata,* und
- eine geringe Menge Sexualhormone, vorwiegend Androgene (männliche Sexualhormone) in der inneren *Zona reticularis.*

Alle Nebennierenrindenhormone sind Steroidhormone (☞ Tab. 13.3). Sie werden aus der Grundsubstanz Cholesterin (☞ 2.8.2) synthetisiert.

13.6.2 ACTH und Glukokortikoide

Die Ausschüttung der **Glukokortikoide** *(Steroide)* wird durch das **CRH** *(Corticotropin-Releasinghormon)* aus dem Hypothalamus und das **ACTH** aus der Hypophyse gesteuert. Dabei fördert CRH die ACTH-Sekretion, und ACTH stimuliert wiederum die Glukokortikoidausschüttung.

13

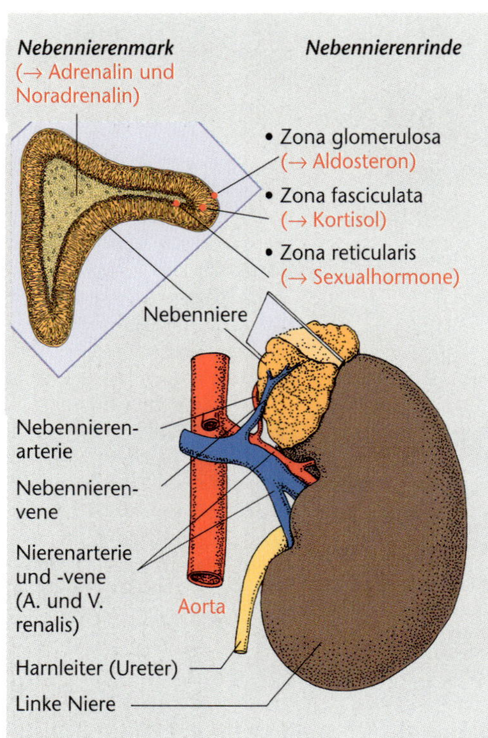

Abb. 13.21: Anatomie der Nebenniere. Die Schnittebene links oben ist rechts als „Glasscheibe" markiert.

Zwischen den Glukokortikoiden aus der Nebennierenrinde und den ACTH-produzierenden Drüsengebieten in der Hypophyse besteht eine negative Rückkopplung: Niedrige Glukokortikoidspiegel im Serum fördern und hohe Glukokortikoidspiegel hemmen die ACTH-Ausschüttung. Eine zweite negative Rückkopplung existiert zum Hypothalamus. So kommt es bei stark erhöhten Glukokortikoidspiegeln zu einer Herabsetzung der CRH-Freisetzung im Hypothalamus und damit indirekt zu einer Reduktion der ACTH-Sekretion.

Glukokortikoide

Das wirksamste Glukokortikoid ist das **Kortisol**. Die Nebennierenrinde stellt aber auch noch andere Glukokortikoide wie das *Kortison* und das *Kortikosteron* her.

Gemeinsam mit anderen Hormonen steuern die Glukokortikoide viele Stoffwechselvorgänge im Sinne einer *Bereitstellung von Energieträgern* (Glukose und Fettsäuren). Sie helfen dadurch, Streßsituationen zu bewältigen, weshalb sie auch als „Streßhormone" bezeichnet werden.

Die Glukokortikoide haben folgende Wirkungen:

- Eiweißabbau in Muskulatur, Haut- und Fettgewebe *(kataboler Effekt)*.
- Steigerung der Glukoneogenese (☞ 2.10.3) aus Aminosäuren in der Leber; Erhöhung der Glukosekonzentration im Blut,
- Fettabbau *(Lipolyse)* in der Peripherie und damit Freisetzung von Fettsäuren ins Blut,
- Ausdünnung der Knochen *(osteoporotischer Effekt)*,
- Nach Verletzungen Hemmung der Entzündung des Wundgebiets, der Wundheilung und Narbenbildung *(antientzündlicher Effekt)*,
- Hemmung der Abwehrzellen, insbesondere der Lymphozyten, und der Phagozytose *(immunsuppressiver Effekt)*, sowie
- Hemmung der Entzündungsreaktionen im Gefolge (überschießender) Antigen-Antikörper-Reaktionen *(antiallergischer Effekt)*.

Cushing–Syndrom

Bei längerfristiger Erhöhung des Glukokortikoidspiegel entwickelt sich ein **Cushing-Syndrom** (sprich: Kusching) genanntes Krankheitsbild mit Müdigkeit, Leistungsabfall, Vollmondgesicht, Stammfettsucht, Bluthochdruck, Kopfschmerzen, Ödemen, Osteoporose, Hautveränderungen, Regelblutungsstörungen bzw. Impotenz, psychischer Labilität und erhöhten Blutzuckerspiegeln *(Steroiddiabetes)*. Im Krankenhaus ist das Cushing-Syndrom am häufigsten als Nebenwirkung einer Glukokortikoidtherapie zu beobachten. Weitere Ursachen sind eine Überproduktion von CRH und/oder ACTH oder ein Glukokortikoid-produzierender Tumor in der Nebennierenrinde selbst.

Glukokortikoidtherapie

Aufgrund ihrer Wirkung auf das Immunsystem eignen sich Glukokortikoide zur Therapie von Allergien, chronischen Entzündungen (z. B. chronische Polyarthritis) und Autoimmunerkrankungen – überall dort also, wo eine Entzündungshemmung und/oder Immunsuppression erwünscht ist.

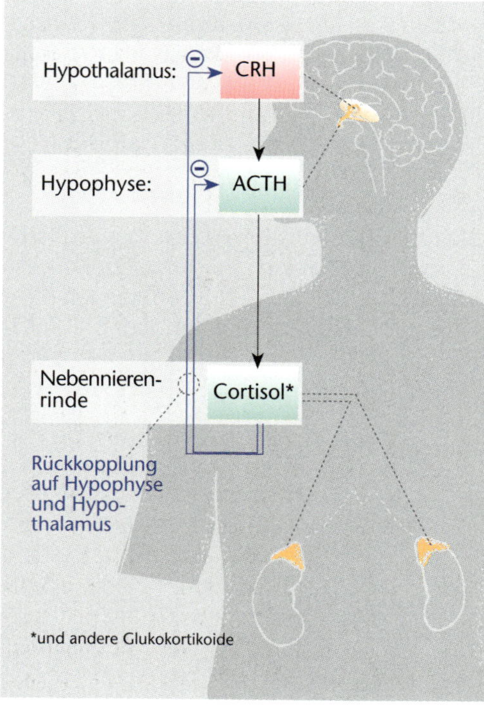

Abb. 13.22: Der Regelkreis der Glukokortikoid-Freisetzung.

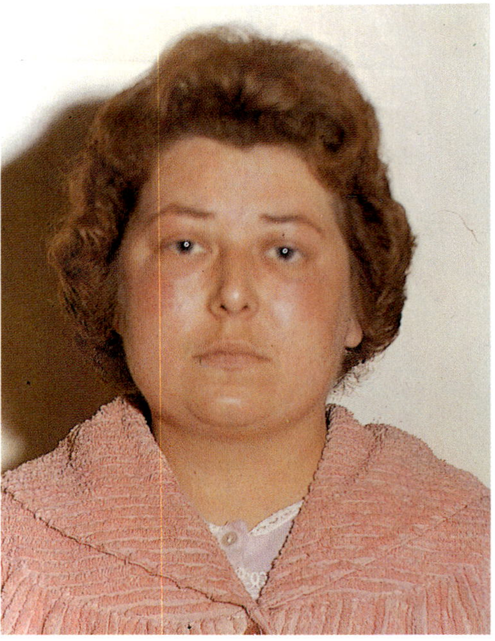

Abb. 13.23: Patientin mit Cushing-Syndrom. Typisch sind das Vollmondgesicht und die roten Wangen.

Die Glukokortikoidtherapie hat allerdings ihren Preis: Wird etwa das häufig eingesetzte *Prednisolon* (Decortin®, Ultracorten®) in höherer Dosierung als 7,5 mg täglich über mehr als 2 – 3 Wochen eingenommen, so bildet sich ein Cushing-Syndrom aus. Diese kritische Dosierung heißt deshalb auch *Cushingschwelle*. Zusätzlich versiegt die körpereigene Glukokortikoidproduktion durch negative Rückkopplung der ACTH-Ausschüttung. Nach Absetzen der Kortisontherapie droht deshalb ein lebensgefährlicher Glukokortikoidmangel, die *akute Nebenniereninsuffizienz*. Deshalb muß man die Glukokortikoidtherapie langsam ausschleichen, das heißt schrittweise über Wochen bis Monate die Dosis reduzieren, damit die Nebennierenrinde die Eigenproduktion wieder aufbauen kann.

13.6.3 Mineralokortikoide

Das wichtigste Mineralokortikoid ist das **Aldosteron**. Seine Ausschüttung wird über den Renin-Angiotensin-Aldosteron-Mechanismus (☞ Abb. 13.26), durch niedrigen Serumnatriumspiegel, geringes Blutvolumen sowie niedrigen Blutdruck ausgelöst. Es wirkt vor allem auf die Niere und nimmt so an der Regulation des Elektrolyt- und Wasserhaushaltes, des Blutvolumens und des Blutdrucks teil. Aldosteron fördert die Natrium- und Wasserrückresorption in der Niere und erhöht gleichzeitig die Kaliumausscheidung über den Urin. Es *erhöht* so den *Serumnatriumspiegel* und *senkt* den *Serumkaliumspiegel*.

Morbus Addison

Der **Morbus Addison** ist eine seltene Krankheit, die durch einen Mangel an Nebennierenrindenhormonen verursacht wird. Ursache ist meist ein

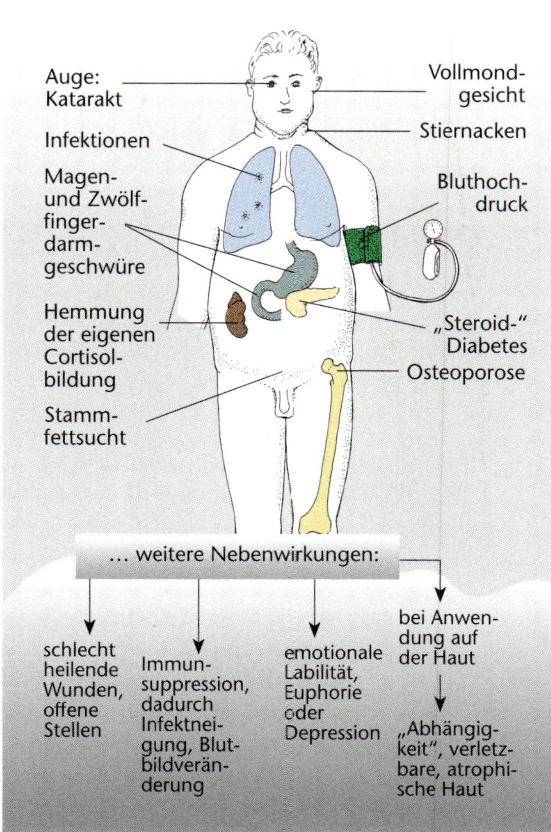

Abb. 13.24: Mögliche Nebenwirkungen einer Glukokortikoid-Dauertherapie.

Autoimmunprozeß, der die Nebennierenrindenzellen zerstört. Je nach Krankheitsverlauf steht entweder mehr der Aldosteron- oder der Glukokortikoidmangel im Vordergrund. Typische klinische Zeichen sind allgemeine Abgeschlagenheit, niedriger Blutdruck, Übelkeit, Erbrechen, Gewichtsverlust, charakteristische Braunpigmentbildungen von Haut und Schleimhäuten, Muskelschwäche, Herzrhythmusstörungen und – im schwersten Fall – ein Kreislaufversagen. Wenn die Krankheit rechtzeitig erkannt wird, kann sie gut durch Hormonsubstitution behandelt werden.

13.6.4 *Sexualhormone*

Androgene sind die männlichen Sexualhormone. Das wichtigste Androgen ist das *Testosteron*. Es wird bei Männern *und* Frauen in kleinen Mengen in der Nebennierenrinde produziert. Hauptbildungsort sind aber (beim Mann) die Leydigschen Zwischenzellen im Hoden, weshalb dieses Hormon in Abschnitt 21.1.3 besprochen wird. Zu einem sehr geringen Anteil werden in der Nebennierenrinde auch andere Sexualhormone, vor allem Progesterone (☞ 21.2.5) gebildet.

13.6.5 *Das Nebennierenmark*

Im Gegensatz zur Nebennierenrinde ist das Nebennierenmark keine Hormondrüse im engeren Sinne. Vielmehr kann es als verlängerter Arm des vegetativen Nervensystems aufgefaßt werden (☞ 11.12), da es entwicklungsgeschichtlich einem umgewandelten sympathischen Ganglion entspricht. Deshalb findet man dort hochspezialisierte Neurone des Symphatikus. Diese Zellen schütten – nach Stimulation durch vegetative Neurone des ZNS – **Adrenalin** und **Noradrenalin** ins Blut aus.

Adrenalin und Noradrenalin gehören (zusammen mit Dopamin und Serotonin) zu den **Katecholaminen** und sind Neurotransmitter des Nervensystems (☞ 10.4.6). Sie steigern als Hauptwirkung sehr rasch die Energiebereitstellung. Vom Nebennierenmark werden sie zwar kontinuierlich in einer niedrigen Rate sezerniert, charakteristisch sind aber die hochkonzentrierten Ausschüttungen in Streßsituationen.

13.6.6 *Die Streßreaktion*

Streßauslösende Ereignisse – dabei kann es sich um physische Streßsituationen wie Infektionen, Operationen, Verletzungen und Verbrennungen, aber auch um psychische Belastungen wie Angst, Ärger, Leistungsdruck und Freude handeln – setzen im ZNS (vor allem in Großhirnrinde und Limbischem System) zwei parallel verlaufende Reaktionsketten in Gang, die zusammen als **Streßreaktion** bezeichnet werden:

- In der ersten wird der Hypothalamus aktiviert, der **CRH** auszuschütten beginnt. Dies führt in der Hypophyse zur Freisetzung von **ACTH**, welches in der Nebennierenrinde die Ausschüttung von Glukokortikoiden stimuliert.
- In der zweiten Reaktionskette wird über den Sympathikus das Nebennierenrindenmark aktiviert, was in Sekundenschnelle zur Ausschüttung eines Katecholamingemisches von 80 % **Adrenalin** und 20 % **Noradrenalin** führt.

Kurzfristig dominiert die Wirkung der Katecholamine, das heißt, alle Organfunktionen, die sozusagen für das Überleben gebraucht werden, werden aktiviert: Herzschlagfrequenz und Kontraktionskraft nehmen zu, die Durchblutung von Haut und inneren Organen reduziert sich. Alle Organe, die kurzfristig zur Bewältigung der Streßsituation benötigt werden, werden hierdurch besser durchblutet. Dies sind Skelettmuskeln, Herzmuskeln und Lunge. Auch die Bronchien weiten sich, damit für die Muskelarbeit mehr Sauerstoff bereitgestellt werden kann. Über die Leber wird vermehrt Glukose ins Blut freigesetzt. Denkvorgänge dagegen werden zugunsten vor-

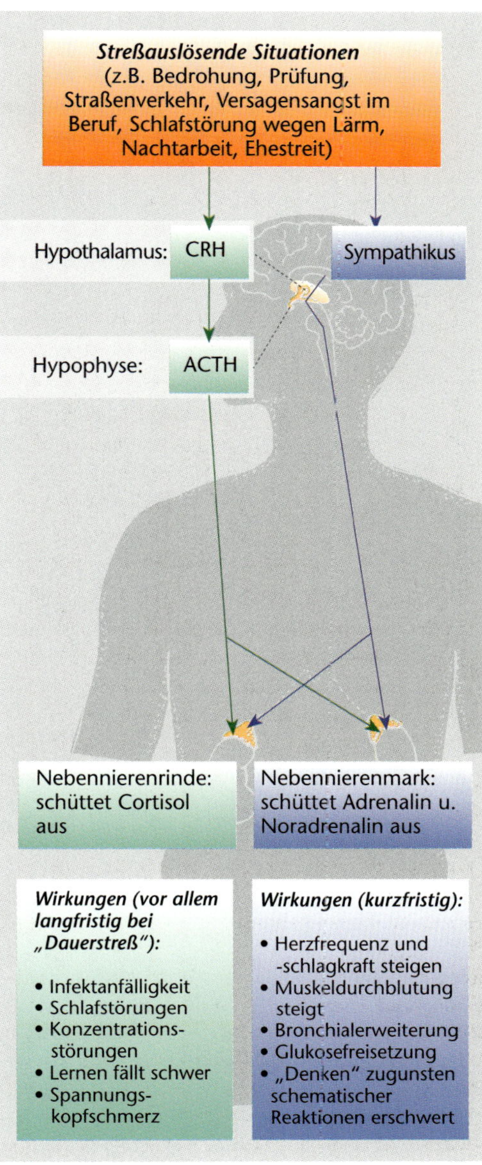

Abb. 13.25: Übersicht über die Reaktionsketten innerhalb der Streßreaktion.

programmierter Reflexhandlungen blockiert. Dieser Mechanismus erklärt z. B. das Phänomen des Prüfungsblocks, daß nämlich in einer angstauslösenden Prüfungssituation gelerntes Wissen plötzlich wie „weggeblasen" ist.

Langfristig dominieren (vor allem bei „Dauerstreß") die Effekte der Glukokortikoide – weshalb sie auch als die eigentlichen **Streßhormone** gelten. Es kommt zwar nicht zu den klassischen Symptomen eines Cushing-Syndroms, trotzdem sind die negativen Auswirkungen erheblich:

- Infektionen treten durch die Schwächung des Immunsystems häufiger auf und werden nur langsam überwunden,
- das Schlafverhalten wird durch die Glukokortikoide negativ beeinflußt,
- die Lern- und Konzentrationsfähigkeit nimmt ab,
- Spannungskopfschmerzen treten gehäuft auf.

13

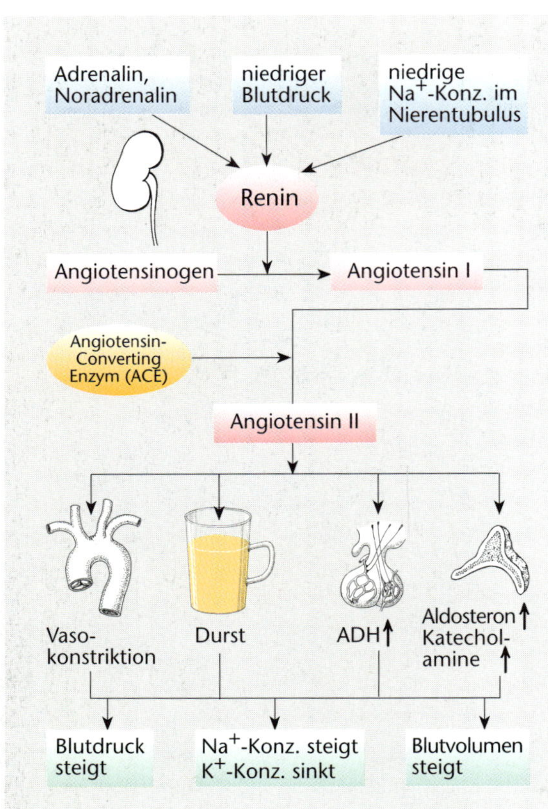

Abb. 13.26: Übersicht über den Renin-Angiotensin-Aldosteron-Mechanismus.

Was löst die Streßreaktion aus?

13

Als wesentlicher Auslöser negativer Emotionen, von Angst und psychischen Erkrankungen gilt **unguter Streß**, auch *Dysstreß* genannt. Andererseits führt erfolgreich bewältigter Streß *(Eustreß)* zu positiven Emotionen, zum Gefühl, dem Leben gewachsen zu sein, und stärkt sogar das Immunsystem. Die Wirkung der Streßreize hängt also von der Art und Intensität der Reize ab, von ihrer Dauer und Häufigkeit und den Vermeidungs- und Bewältigungsmöglichkeiten gegenüber der Streßursache (mehr hierzu ☞ 23.1.7).

13.7 Weitere endokrin aktive Organe

13.7.1 Die Niere

Neben ihrer Funktion als Ausscheidungsorgan (☞ 20.2) hat die Niere auch Eigenschaften einer Hormondrüse. Sie bildet die zwei „renalen Hormone" Renin und Erythropoetin:

Renin wird in den Zellen des *Juxtaglomerulären Apparates* (☞ 20.1.5) gebildet. Bei einer Minderdurchblutung der Niere sowie bei erniedrigten Natriumkonzentrationen des Blutes wird es vermehrt ausgeschieden und bewirkt über eine gesteigerte Bildung von Angiotensin-II einen Blutdruckanstieg sowie vermehrte Aldosteronausschüttung mit nachfolgender Erhöhung des Serumnatriumspiegels und des Blutvolumens. Dieser komplexe Regulationsmechanismus zur Erhaltung von Blutdruck, Natriumhaushalt und Nierendurchblutung wird auch als *Renin-Angiotensin-Aldosteron-Mechanismus* bezeichnet.

Erythropoetin ist ein Eiweißhormon, das bei Sauerstoffarmut (präziser: zu niedrigem *Sauerstoffpartialdruck* im arteriellen Blut, ☞ 17.9.1) vermehrt ausgeschüttet wird. Es bewirkt eine Steigerung der *Erythropoese* – der Neubildung von roten Blutkörperchen im Knochenmark (☞ 14.2.5), wodurch vermehrt Sauerstoff transportiert werden kann. Dieser Regulationsmechanismus wird z. B. bei der **Höhenanpassung** an die Hochgebirgsluft mit erniedrigtem Sauerstoffpartialdruck aktiviert.

13.7.2 Hormone des Verdauungstrakts

Eine Vielzahl von Hormonen ist am Verdauungsprozeß beteiligt. Sie stimmen die einzelnen Verdauungsschritte in Magen und Darm aufeinander ab. Ausführlich werden sie in Kapitel 18 besprochen.

Ein Überblick über die einzelnen Hormone, ihren Bildungsort und ihre Wirkungen gibt Tabelle 13.27.

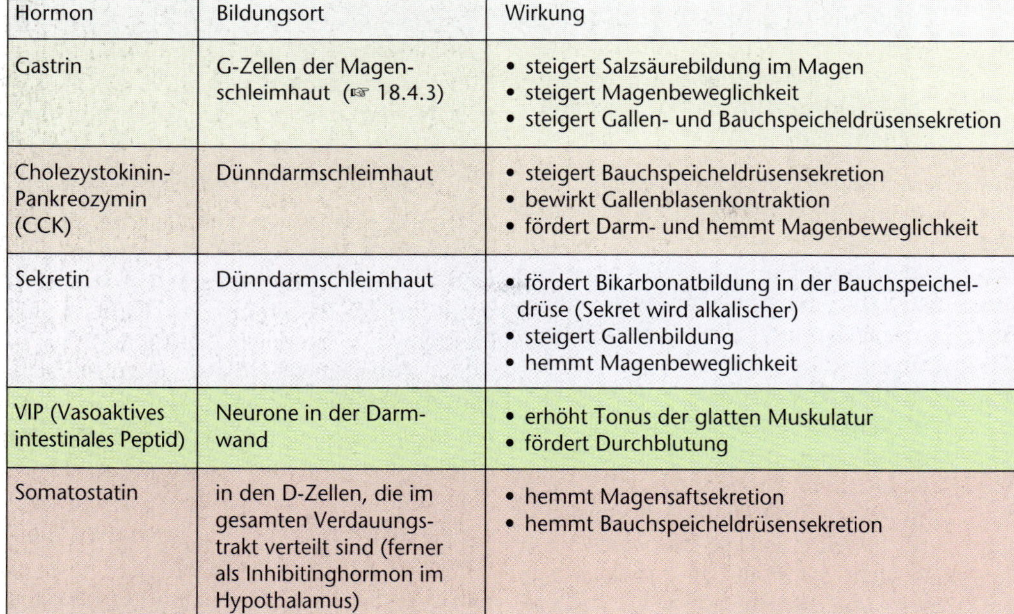

Hormon	Bildungsort	Wirkung
Gastrin	G-Zellen der Magenschleimhaut (☞ 18.4.3)	• steigert Salzsäurebildung im Magen • steigert Magenbeweglichkeit • steigert Gallen- und Bauchspeicheldrüsensekretion
Cholezystokinin-Pankreozymin (CCK)	Dünndarmschleimhaut	• steigert Bauchspeicheldrüsensekretion • bewirkt Gallenblasenkontraktion • fördert Darm- und hemmt Magenbeweglichkeit
Sekretin	Dünndarmschleimhaut	• fördert Bikarbonatbildung in der Bauchspeicheldrüse (Sekret wird alkalischer) • steigert Gallenbildung • hemmt Magenbeweglichkeit
VIP (Vasoaktives intestinales Peptid)	Neurone in der Darmwand	• erhöht Tonus der glatten Muskulatur • fördert Durchblutung
Somatostatin	in den D-Zellen, die im gesamten Verdauungstrakt verteilt sind (ferner als Inhibitinghormon im Hypothalamus)	• hemmt Magensaftsekretion • hemmt Bauchspeicheldrüsensekretion

Tabelle 13.27: Einige wichtige Hormone des Verdauungstrakts.

13.7.3 Die Bauchspeicheldrüse als endokrines Organ

In der Bauchspeicheldrüse (*Pankreas*, ☞ Abb. 18.56) liegen verstreut kleine Inseln, **Langerhans-Inseln** genannt, die verschiedene Hormone bilden:

- Von den B-Zellen wird das **Insulin** gebildet
- Die A-Zellen bilden den Gegenspieler **Glucagon**
- Schließlich kommen noch relativ viele sogenannte D-Zellen vor, sie bilden das **Somatostatin** (☞ 13.2.3).

Insulin und Glukagon sind wichtige Hormone für die Regelung des Blutzuckerspiegels. Dabei ist Insulin das einzige Hormon, das den Blutzuckerspiegel senken kann. Glukagon ist ein Gegenspieler; aber auch andere Hormone wie *Adrenalin* und die *Glukokortikoide* erhöhen den Blutzuckerspiegel.

Ist die Insulinbildung gestört, kommt es zu einem Anstieg des Blutzuckerspiegels und dem Krankheitsbild des *Diabetes mellitus*. Zu den weiteren Stoffwechselwirkungen des Insulins siehe 19.2.1.

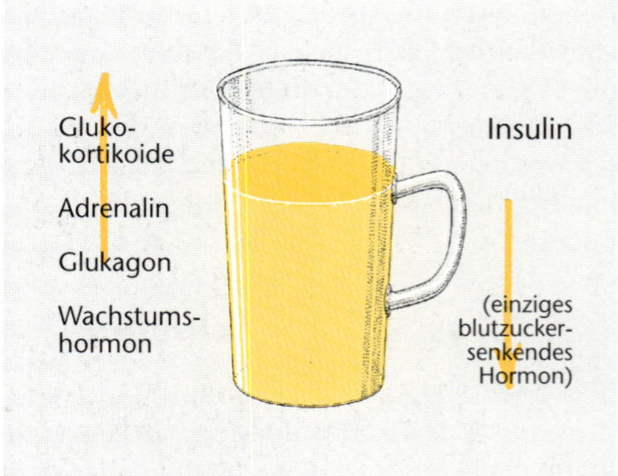

Abb. 13.28: Regulation des Blutzuckerspiegels durch verschiedene Hormone.

14. Blut und Lymphe

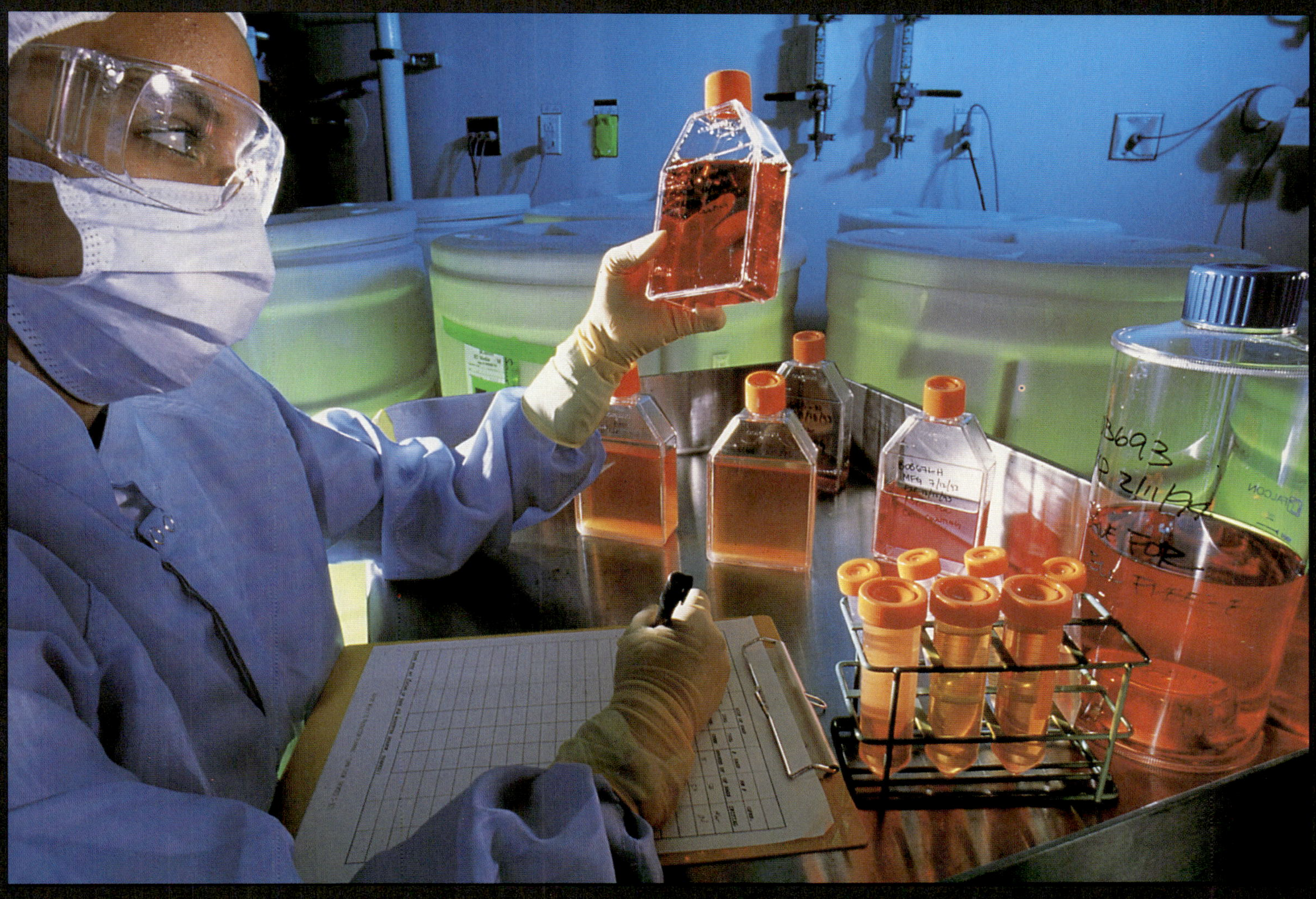

14.1 Das Blut: Zusammensetzung und Aufgaben

Daß Blut „ein besonderer Saft" sei, meinte schon Goethe, und obwohl es mit bloßem Auge betrachtet wie eine homogene Flüssigkeit aussieht, ist es in Wirklichkeit ein kompliziertes Gemisch verschiedenster Bestandteile. Das Blut ändert zudem bei praktisch jeder Krankheit seine Zusammensetzung, da es bei der Überwindung von Krankheiten grundsätzlich mitbeteiligt ist.

Bei unklaren Krankheitsbildern (etwa unklarem Fieber oder Leistungsabfall) muß das Blut laborchemisch untersucht werden. Wenn sich dadurch auch nicht immer eine genaue Diagnose ergibt, kann doch die weitere Diagnostik gezielter und oft patientenschonender erfolgen. Außerdem ist die Analyse von Blutbestandteilen zur Therapieüberwachung *(Monitoring)* bei vielen Behandlungsverfahren unerläßlich.
Vorsicht! Der Umgang mit Blut birgt grundsätzlich die Gefahr der Infektionsübertragung. Da Blut Bakterien und Viren enthalten kann, gelten besondere Vorsichtsmaßnahmen bei der Entnahme von Blutproben, beim Kontakt mit (blutigen) Wunden sowie beim Transport und der Untersuchung von bluthaltigen Medien.

Zentrifugiert man Blut (schleudert es also mit hoher Geschwindigkeit), so trennt es sich in zwei Phasen auf:

14

- die festen Bestandteile, **Blutkörperchen**, die ungefähr 40 – 45 % des Gesamtblutvolumens ausmachen; und
- die flüssige Fraktion, **Blutplasma** („Blutwasser", ☞ 3.4) genannt, mit ca. 55 – 60 % des Blutvolumens. Oft spricht man, wenn von der flüssigen Blutfraktion die Rede ist, auch von **(Blut-)Serum**, was das um die Gerinnungsfaktoren (vor allem Fibrinogen, ☞ 14.5.3) reduzierte Blutplasma bezeichnet (Merkhilfe: Plasma = Serum plus Faktoren). Das Serum entsteht als flüssiger Überstand, wenn man Blut in einem Röhrchen gerinnen läßt.

Bei Menschen beträgt die in Herz und Gefäßen zirkulierende Blutmenge etwa 8 % des Körpergewichtes. Das sind bei einem 70 kg schweren Erwachsenen also etwa 5 – 6 Liter.

Das Teilgebiet der Inneren Medizin, das sich mit der Diagnose und Behandlung von Bluterkrankungen befaßt, wird **Hämatologie** genannt. Für die Versorgung der Patienten mit Blutprodukten sind **Transfusionsmediziner** zuständig.

14.1.1 Aufgaben des Blutes

Durch das weitverzweigte Netz der Blutgefäße erreicht das Blut jeden Winkel des Körpers. Es hat folgende Aufgaben:

- **Transportfunktionen:** Das Blut befördert Sauerstoff und Nährstoffe zu den Zellen und führt gleichzeitig Kohlendioxid und Stoffwechselabfallprodukte wieder ab. Außerdem führt es Hormone und auch Arzneiwirkstoffe zu ihren Zielzellen.
- **Abwehrfunktionen:** Ein Teil der Blutkörperchen sind Abwehrzellen (☞ 6.2.1). Sie bekämpfen körperfremde Partikel und Krankheitserreger und erkennen entartete oder infizierte körpereigene Zellen.
- **Wärmeregulationsfunktion:** Durch die ständige Blutzirkulation erhält sich der Körper in seinem *Körperkern* (☞ 16.3.7) eine gleichbleibende Temperatur von etwa 36,5 °C.
- **Abdichtung** von Gefäßwanddefekten durch die Fähigkeit der Gerinnung.
- **Pufferfunktion:** Durch die im Blut enthaltenen Puffersysteme (☞ 2.7.4) werden Schwankungen des pH-Wertes ausgeglichen.

14.1.2 Die festen Blutbestandteile

Die sogenannten *festen Bestandteile*, die **Blutkörperchen**, lassen sich in die folgenden fünf Arten unterteilen:

- Die **Erythrozyten** *(rote Blutkörperchen)*, die Sauerstoff und Kohlendioxid transportieren und mit 99 % den größten Volumenanteil der Blutkörperchen stellen;
- die **Leukozyten** *(weiße Blutkörperchen)*, die der Abwehr von Krankheitserregern und sonstigen körperfremden Stoffen dienen und aus den drei Zellarten (**Granulozyten, Lymphozyten** und **Monozyten**) bestehen;
- die **Thrombozyten** *(Blutplättchen)*, die bei der Blutgerinnung beteiligt sind.

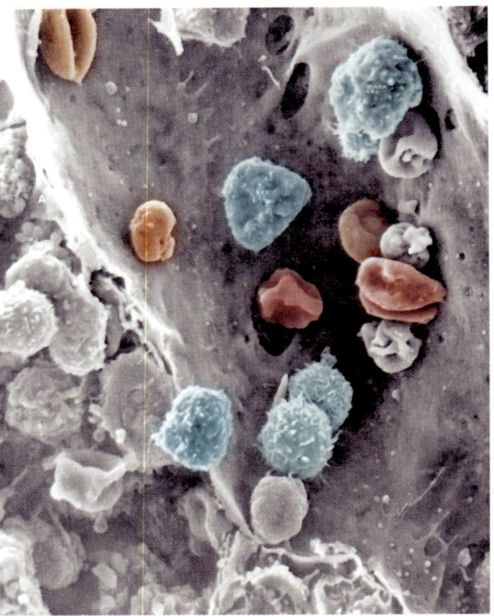

Abb. 14.2: Knochenmark im Rasterelektronenmikroskop. Die Hohlräume des Knochenmarks sind die Bildungsorte der Blutzellen. Die Hohlräume sind von porigen Wänden begrenzt. Fast alle Öffnungen sind von weißen (blau eingefärbt) oder roten (rot eingefärbt) Blutzellen ausgefüllt, die Richtung Blutgefäßsystem wandern.

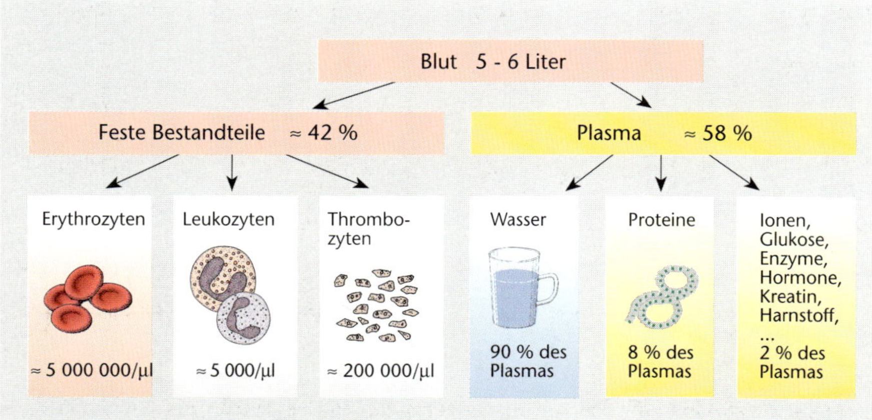

Abb. 14.1: Übersicht über die Bestandteile des Blutes.

14.1.3 Die Hämatopoese

Der Verbrauch an Blutzellen ist immens: Jede Sekunde gehen über zwei Millionen Blutkörperchen zugrunde und müssen deshalb in den Hohlräumen der blutbildenden Knochen im Prozeß der **Hämatopoese** *(Blutbildung,* ☞ Abb. 14.3) neu gebildet werden. Verfolgt man die einzelnen Entwicklungs- und Reifungsschritte der verschiedenen Blutzellen zurück, so lassen sie sich alle auf gemeinsame und undifferenzierte *(pluripotente)* Stammzellen zurückführen. Diese teilen sich laufend, und jede dieser neu entstehenden Stammzellen differenziert sich in eine von fünf unterschiedlichen Zellinien. Jede dieser Zellinien spezialisiert sich durch viele Teilungen schließlich in eine von fünf Arten (in Erythrozyten, Granulozyten, Lymphozyten, Monozyten oder Blutplättchen).

Vor der Geburt werden die Stammzellen in der Leber, der Milz und in den Markhöhlen der Knochen gebildet. Nach der Geburt entwickeln sich die Blutzellen nur noch im roten Knochenmark der kurzen und platten Knochen des Schädels, der Rippen, des Brustbeines, der Wirbelkörper, des Beckens und in den proximalen Abschnitten der Oberarm- und Oberschenkelknochen (☞ 7.1.3). Lediglich die Lymphozyten, eine Teilgruppe der weißen Blutkörperchen, vermehren sich nicht nur im Knochenmark, sondern auch in den lymphatischen Organen wie Milz, Lymphknoten und Thymus.

Die Bildung der roten Blutkörperchen (Erythropoese)

Spezialisiert sich eine Stammzelle in Richtung der roten Blutkörperchen, entwickelt sie sich zunächst zu einem *Proerythroblasten,* der sich nach Eisenaufnahme und Bildung des roten Blutfarbstoffes Hämoglobin in einen *Erythroblasten* umwandelt. Während der Erythroblast noch einen normal geformten Zellkern besitzt, verdichtet sich dieser zunehmend und schrumpft bei der nächsten Entwicklungsstufe, dem *Normoblasten.*

Bevor die rote Blutzelle als **Erythrozyt** das Knochenmark verläßt und ins Gefäßsystem eintritt, verliert sie ihren Kern völlig – damit erlischt ihre Fähigkeit zur Zellteilung. Im jungen Erythrozyten erkennt man noch netzartige Strukturen anstelle des alten Zellkerns, die vermutlich DNA- und RNA-Resten entsprechen. Wegen dieser netzartigen Struktur (Rete = Netz) werden die neu gebildeten Erythrozyten **Retikulozyten** genannt. Nach einigen Tagen verliert sich die Netzstruktur; damit liegt der etwa 7 µm große „fertige" (reife) Erythrozyt vor. Bei einer gesteigerten Blutbildung, etwa nach einer Geburt, Blutspende oder Operation, erhöht sich der Anteil der Retikulozyten im Gefäßsystem. Man spricht dann von einer *Retikulozytose.*

Die Bildung der weißen Blutkörperchen (Leukopoese)

Sollen aus einer Stammzelle im Knochenmark Leukozyten entstehen, so differenziert sich diese zunächst zu einer der drei Vorläuferzellen *Monoblast, Lymphoblast* oder *Myeloblast,* aus denen die Hauptzellinien der weißen Blutkörperchen hervorgehen:

- Die Monoblasten wandeln sich über mehrere Zellteilungsschritte zu *Promonozyten* um, die sich dann zu den **Monozyten** entwickeln.
- Die Lymphoblasten wandeln sich über *Prolymphozyten* zu den verschiedenen Klassen der **Lymphozyten** um, wobei sie noch ein *Prägungsstadium* (☞ 6.2.5) im Knochenmark oder Thymus durchlaufen müssen (☞ 14.3.3).
- Aus den Myeloblasten entstehen die **Granulozyten**. Die Myeloblasten besitzen einen großen, runden Zellkern, der viele kleine Nukleolen enthält. Zunächst entstehen aus ihnen die *Promyelozyten,* die sich von ihren Vorläuferzellen durch einen ovalen bis bohnenförmigen Zellkern unterscheiden. Bei der nächsten Entwicklungsstufe – den *Myelozyten* – teilt sich der Stammbaum nochmals in drei Linien auf, nämlich in die *eosinophilen, basophilen* oder *neutrophilen Myelozyten.* Im Laufe der Entwicklung vom Myelozyten zum *Metamyelozyten* werden Zellkern und Zelleib kleiner und dichter. Die Metamyelozyten sind nicht mehr zur Zellteilung befähigt. Während sich die Granulozytenreihe bis dorthin durch *Zellteilung* weiterentwickelt, spricht man nun von der abschließenden *Zellreifung.* Aus den Metamyelozyten reifen die *stabkernigen Granulozyten,* die ins Blut ausgestoßen werden. Als letzter Reifungsschritt schnürt sich der Zellkern an mehreren Stellen ein, wodurch die *segmentkernigen eosinophilen, basophilen oder neutrophilen Granulozyten* entstehen.

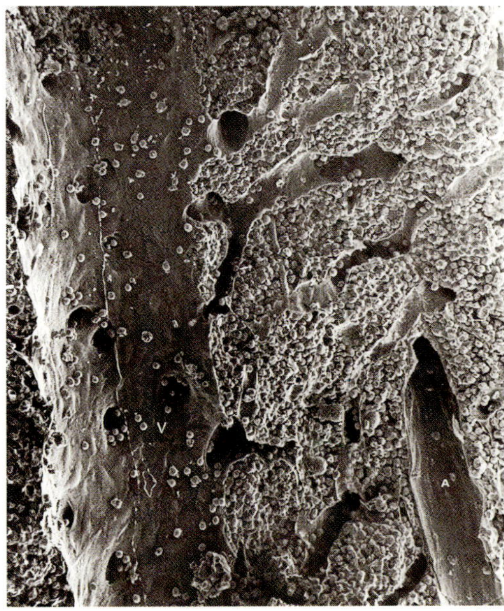

Abb. 14.2a: Knochenmark im Rasterelektronenmikroskop. Gut zu erkennen sind die porigen Wände sowie Blutgefäße, die die Hohlräume durchziehen (A = Arterie, V = Vene).

Die Bildung der Thrombozyten (Thrombozytopoese)

Manche Stammzellen differenzieren sich in einem ersten Schritt zu *Megakaryoblasten.* Diese sind mit 25 µm Durchmesser sehr groß, besitzen einen runden Zellkern ohne Nukleolen und ein bläulich anfärbbares Zytoplasma. Hieraus entwickeln sich über den Zwischenschritt des *Promegakaryozyten* die *Megakaryozyten,* auch Knochenmarksriesenzellen genannt. Sie sind mit einem Durchmesser zwischen 30 und 100 µm die größten Knochenmarkszellen. Durch Abschnürungen vom Zytoplasma des Megakaryozyten entstehen etwa 4 000 – 5 000 **Thrombozyten.** Sie sind kernlose, scheibenförmige Gebilde mit einem Durchmesser von nur 2 – 3,5 µm. Ihre Außenmembran leitet sich vom endoplasmatischen Retikulum der Megakaryozyten ab.

14.1.4 Das Plasma

Das Blutplasma ist eine klare, gelbliche Flüssigkeit. Es besteht aus ungefähr:

- 90 % Wasser,
- 8 % Proteinen: Albumin und Globulinen, sowie
- 2 % kleinmolekularen Substanzen: Ionen, Glukose, Vitaminen, Hormonen, Enzymen, Harnstoff, Harnsäure, Kreatinin und anderen Stoffwechselprodukten.

Der Stoffaustausch zwischen Blutplasma und interstitieller Flüssigkeit

Das Blut fließt durch das arterielle Gefäßsystem in alle auch noch so entlegenen Körperregionen. Die Arterien verzweigen sich dabei immer weiter – bis zu den kleinsten Blutgefäßen, den *Kapillaren.* Die Kapillaren haben sehr dünne Wände mit ca. 8 nm großen Löchern (*Poren*). Am Beginn der Kapillaren, im arteriellen Kapillarschenkel also, herrscht durch den vom Herzmuskel erzeugten Blut-

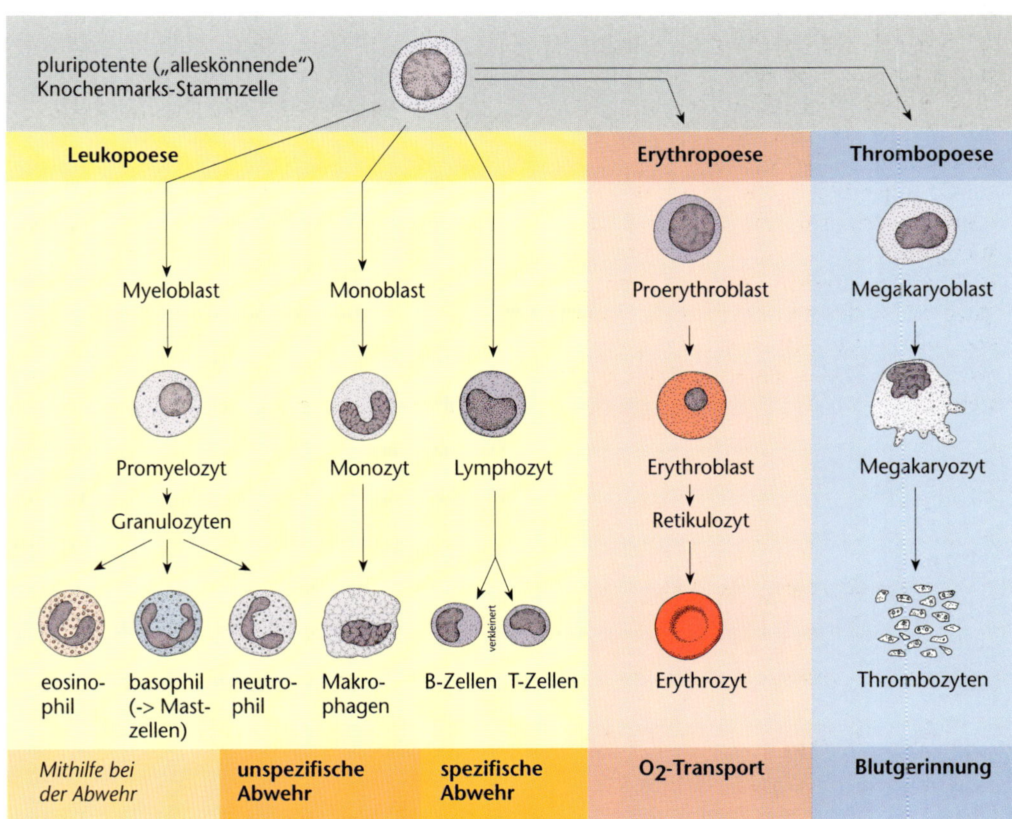

Abb. 14.3: Hämatopoese, vereinfachtes Schema. Von einer gemeinsamen Stammzelle ausgehend entwickeln sich die Blutkörperchen zu Monozyten, Granulozyten, Lymphozyten, Erythrozyten und Thrombozyten.

14

14

druck ein *effektiver Filtrationsdruck* von 1,5 mmHg. Dieser Druck preßt ca. 0,5 % des durch die Kapillaren fließenden Plasmavolumens in den interstitiellen Raum. Aus den Kapillaren werden so pro Tag 20 Liter Flüssigkeit *filtriert.* Zusammen mit dem Plasma treten, mit Ausnahme der großmolekularen Plasmaproteine, alle in ihm gelösten Stoffe in den interstitiellen Raum und versorgen so die Zellen.

Dem Blutdruck steht der durch die Bluteiweiße erzeugte, ins Gefäßinnere gerichtete kolloidosmotische Druck entgegen (☞ 3.5.7). Blutdruckabfall einerseits und Erhöhung der Plasmaproteinkonzentration durch Filtration andererseits führen dazu, daß sich die Druckverhältnisse im venösen Kapillarschenkel umkehren: Es entsteht dort also ein *effektiver Reabsorptionsdruck.* Dieser Sog führt dazu, daß der Großteil der kurz zuvor ausgepreßten Flüssigkeit ins Kapillargefäß zurückfließt. So werden ca. 90 % des zuvor gefilterten Volumens, also ca. 18 Liter in die venösen Kapillaren wieder aufgenommen *(reabsorbiert)*, um von dort aus über das venöse System zurück zum rechten Herzen gepumpt zu werden. Die restlichen 2 Liter sammeln sich als sogenannte **Lymphe** in einem weiteren Gefäßsystem, den Lymphwegen (☞ 14.4.1).

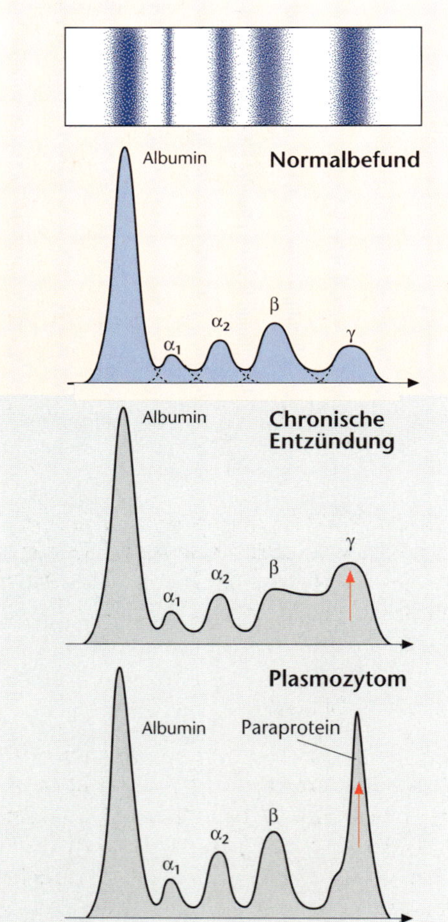

Abb. 14.4: Eiweißelektrophorese: Normalbefund und Befund bei verschiedenen Krankheitsbildern. Bei der chronischen Entzündung fällt die erhöhte γ-Globulinfraktion auf, die durch eine Vermehrung der Antikörper entstanden ist. Die hemmungslose Antikörperbildung des Plasmozytoms (☞ 14.4.6) zeigt sich durch eine Proteinzacke im Bereich der γ-Globuline (Paraprotein).

Die Plasmaproteine

Die Plasmaproteine sind ein Gemisch aus ungefähr 100 verschiedenen im Plasma gelösten Proteinen. Durch die **Eiweißelektrophorese** ist es möglich, die einzelnen Eiweißbestandteile in fünf Gruppen aufzuschlüsseln. Es handelt sich dabei um ein Trennverfahren, bei dem die unterschiedlichen Wanderungsgeschwindigkeiten der Eiweiße in einem elektrischen Gleichstromfeld zu ihrer Auftrennung ausgenützt werden. Dadurch lassen sich folgende Eiweißfraktionen mengenmäßig bestimmen: **Albumin** (mengenmäßig mit 40 g pro Liter am bedeutendsten), **α_1-Globulin**, **α_2-Globulin**, **β-Globulin** und **γ-Globulin** (sprich: Alpha, Beta- und Gamma-Globulin).

Die verschiedenen Plasmaproteine erfüllen folgende Funktionen:

- Aufrechterhaltung des *kolloidosmotischen Drucks* – hierfür ist vor allem das Albumin verantwortlich. Verringert sich der Albumingehalt des Plasmas, z. B. durch Unterernährung oder Eiweißverlust, so sinkt der kolloidosmotische Druck ab; infolgedessen wird nicht mehr so viel Wasser aus dem Interstitium in die Kapillaren zurückgezogen, weshalb sich vermehrt Flüssigkeit im Gewebe ablagert: Es entstehen *Ödeme* (☞ 15.7.5).
- *Transportvehikel*: Viele kleinmolekulare Stoffe, wie z. B. Hormone und Bilirubin, müssen im Blut an Transport- oder Plasmaproteine gebunden werden (Beispiele ☞ 13.1.4).
- *Pufferfunktion*: Eiweiße können H^+-Ionen abfangen und damit zur Konstanthaltung des pH-Wertes beitragen (☞ 20.9.1).
- *Blutgerinnung*: Zu den Plasmaeiweißen gehören auch die Gerinnungsfaktoren (☞ 14.5.3).
- *Abwehrfunktion*: In der γ-Globulinfraktion finden sich die Antikörper (☞ 6.1.2).
- *Proteinreservoir*: Im Plasmaraum eines Erwachsenen sind ungefähr 200 g Eiweiße gelöst, die eine schnellverfügbare Reserve darstellen.

14.2 Die Erythrozyten

14.2.1 Die Form der Erythrozyten

Die **Erythrozyten** – von denen jeder Erwachsene etwa 30 000 Milliarden besitzt – sind in der Mitte eingedellte Scheiben mit einem Durchmesser von 7,5 µm, einer Randdicke von 2 µm und einer Zentraldicke von 1 µm. Die Zellmembran der Erythrozyten ist semipermeabel, das heißt, sie ist für einige Stoffe wie z. B. Wasser gut durchlässig, für andere, z. B. Kationen (positiv geladene Ionen, ☞ 2.4.1) und große Moleküle, schwer durchgängig. Werden Erythrozyten in eine Kochsalzlösung gegeben, deren Konzentration an gelösten Teilchen größer ist als die des Plasmas *(hypertone Lösung)*, so strömt Wasser aus den Erythrozyten hin zum Ort der höheren Konzentration. Der Erythrozyt schrumpft und nimmt eine sogenannte *Stechapfelform* an. Ist die Kochsalzlösung hingegen hypoton – liegt ihre Ionenkonzentration also unter der des Plasmas – so strömt Wasser in den Erythrozyten hinein, so daß er langsam zu einer *Kugel* anschwillt und sogar platzen kann. Man spricht dann von *Hämolyse* (☞ Abb. 3.19).

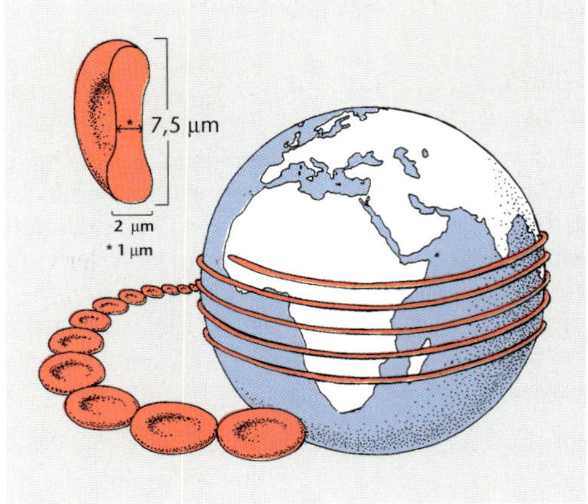

Abb. 14.5: Größenvergleich. Würde man die 30 000 Milliarden Erythrozyten eines Menschen hintereinander zu einem Band anordnen, würde dieses fünfmal um den Äquator der Erde reichen.

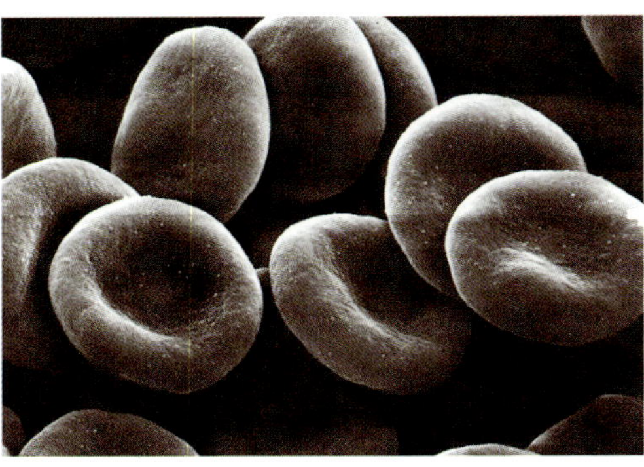

Abb. 14.5a: Erythrozyten im Rasterelektronenmikroskop.

Jede periphervenöse Infusion muß isoton sein! – Es ist deshalb wichtig, daß jede über einen peripheren Gefäßzugang (Braunüle®) infundierte Infusionslösung dieselbe Osmolarität (☞ 3.5.5) wie das Blutplasma aufweist. Solche Lösungen bezeichnet man als *isotone Lösungen.* Ein Beispiel dafür ist die 0,9 %ige Kochsalzlösung (NaCl 0,9 %). Zentralvenöse Infusion (über ZVK, ☞ 20.7) können dagegen auch höhermolar appliziert werden.

14.2.2 *Das Hämoglobin*

Während ihrer Entwicklung im Knochenmark verlieren die Erythrozyten ihren Kern (☞ 14.1.3) und werden gleichzeitig mit dem Blutfarbstoff **Hämoglobin** vollgepackt, der ihnen ihre typische rote Farbe verleiht. Hämoglobin macht ungefähr ein Drittel der Gesamtmasse der roten Blutkörperchen aus. Es ist ihr bedeutsamster Funktionsbestandteil, der sowohl am Sauerstoff- (Details ☞ 17.9.2) und Kohlendioxidtransport (☞ 17.9.3) als auch an der Pufferwirkung (☞ 20.9.1) des Blutes maßgeblich beteiligt ist. Hämoglobin ist ein Eiweißmolekül, das aus vier Polypeptidketten (☞ 2.8.3) zusammengesetzt ist, die jeweils eine eisenhaltige Farbstoffkomponente besitzen, das **Häm**. Es ist das *Eisen* dieser Hämgruppe, das in der Lunge den Sauerstoff locker anlagern und ihn leicht im Gewebe wieder abgeben kann.

14.2.3 *Die Regulation der Erythropoese*

Damit ausreichend Erythrozyten im Blutkreislauf zirkulieren, muß die Erythropoese (☞ 14.1.3) ständig in angemessenem Umfang stimuliert werden. Ansonsten kommt es zu einem Mangel an roten Blutkörperchen – zur **Anämie** (*Blutarmut*). Sauerstoffmangel im Gewebe, oft Folge eines Erythrozytenmangels, ist ein starker Reiz für die Erythropoese. Ein solcher Sauerstoffmangel wird mit der Ausschüttung des in den Nieren gebildeten Hormons **Erythropoetin** beantwortet, das direkt das Knochenmark stimuliert. Aus diesem Grund trainieren manche Hochleistungssportler in Gebirgsregionen: Die „dünne Luft" mit einem erniedrigten Sauerstoffpartialdruck der Atemluft (☞ 17.9.1) regt die Blutbildung an, indem sie in den Nieren die Erythropoetinabgabe stimuliert. Mehr Sauerstoffträger verbessern die sportliche Leistung.

Aber nicht jeder Sauerstoffmangel im Gewebe beruht auf einem Erythrozytenmangel. Atemwegserkrankungen z. B. beeinträchtigen ebenfalls die Sauerstoffversorgung, worauf der Körper den Sauerstoffmangel durch ein mehr an Sauerstoffträgern zu kompensieren versucht. So wird verständlich, daß viele Lungenkranke zu viele Erythrozyten aufweisen (**Polyglobulie**), da bei ihnen die Erythropoese ständig stimuliert wird. Ihr Blut wird dickflüssig und neigt verstärkt zur Gerinnung.

14.2.4 *Der Erythrozytenabbau*

Die vom Knochenmark freigesetzten ausgereiften Erythrozyten zirkulieren etwa 120 Tage im Blut. Dabei werden sie regelmäßig in der Milz einer reinigenden *Blutmauserung* unterzogen: alte und funktionsuntüchtige Erythrozyten werden aus dem Blut entfernt.

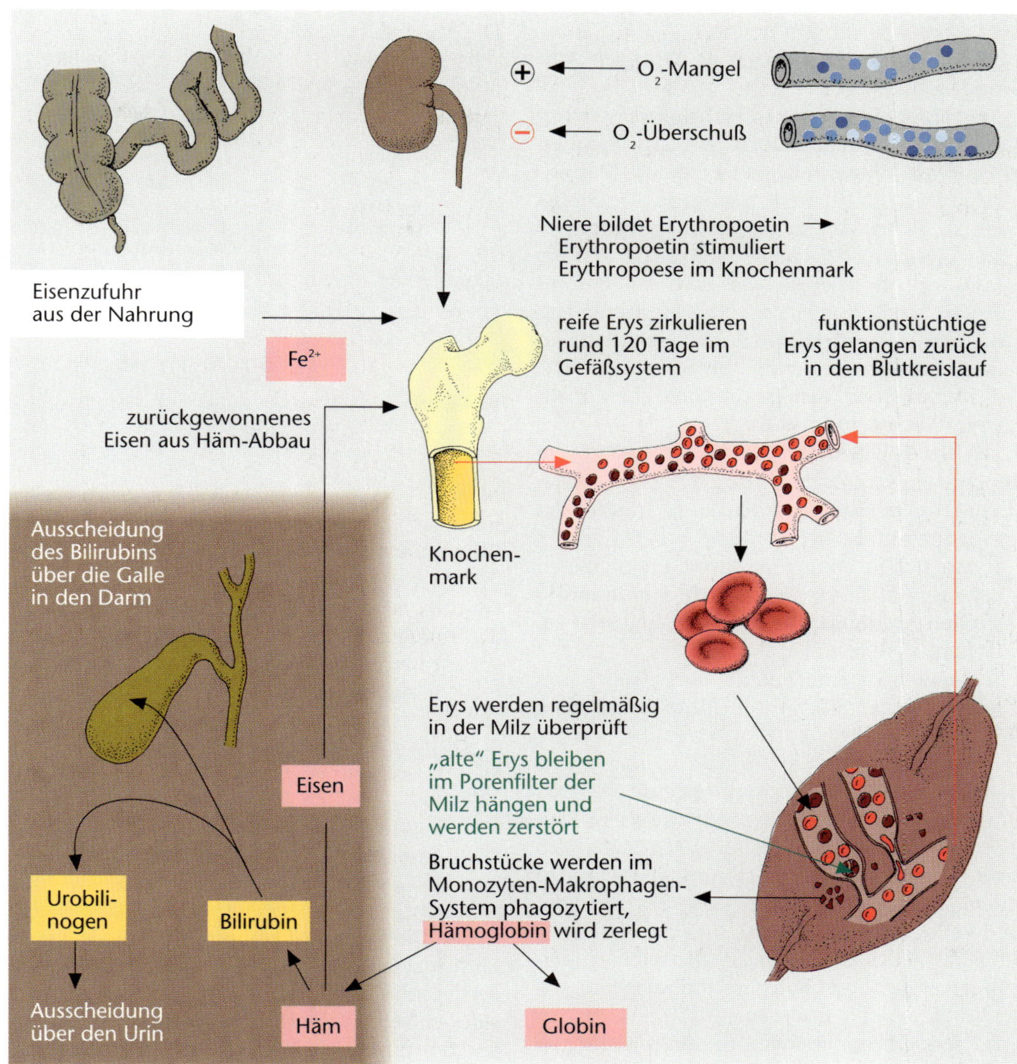

Abb. 14.6: Lebenszyklus der roten Blutkörperchen. Der Körper versucht, möglichst viel des wertvollen Eisens aus den Erythrozyten wieder zurückzugewinnen („Recycling").

Die Erythrozyten verlassen in der Milz das Kapillarnetz und gelangen in die Sinusräume der roten Pulpa (☞ Abb. 14.23). Um von dort aus wieder in den Blutkreislauf zu gelangen, müssen sie 0,5 – 3 µm schmale Poren durchwandern. Im Bereich dieser Poren bleiben alte, schlecht verformbare Erythrozyten wie in einem Filter stecken und werden zerstört. Die Erythrozytenbruchstücke werden anschließend von zur Phagozytose befähigten Zellen in den Sinusräumen der Milz, aber auch in Leber und Knochenmark phagozytiert und abgebaut. Der dabei freiwerdende Blutfarbstoff *Hämoglobin* wird dabei in *Häm* und *Globin* aufgespalten. Anschließend wird das Eisen aus dem Hämmolekül freigesetzt und sofort wieder von einem Transportprotein aufgenommen. Dies schützt das für den Körper wichtige kleine Eisenion vor der Ausscheidung durch die Niere.

Der nun eisenfreie Molekülrest des Häms wird über mehrere Zwischenschritte zu *Bilirubin* (☞ 18.10.4) abgebaut und schließlich über die Leber und Gallenwege ausgeschieden. Zum anderen Teil erfolgt der Abbau weiter zum wasserlöslichen Urobilinogen, das mit dem Urin ausgeschieden wird. Ist die Bilirubinausscheidung gestört, etwa weil die Leber erkrankt ist oder ein Überschuß an Bilirubin anfällt, kommt es zur *Gelbsucht* (**Ikterus**, ☞ 18.10.4).

Jedes Mißverhältnis zwischen Erythropoese und Erythrozytenabbau führt entweder zur **Anämie** *(Blutarmut,☞ 14.2.5)* oder zur **Polyglobulie** *(Blutfülle,* ☞ 14.2.6):

14.2.5 *Anämien*

Patienten mit einer **Anämie** *(Blutarmut)* wirken blaß und sind müde. Ist die Anämie stärker ausgeprägt, leiden sie schon bei geringer körperlicher Belastung unter Atemnot, weil die Sauerstoffversorgung der Gewebe nicht mehr ausreicht. Ihr Herz schlägt schneller, um den Mangel an Sauerstoffträgern durch häufigeren Transport der Erythrozyten pro Zeiteinheit durch den Kreislauf zumindest teilweise auszugleichen. Da Anämien unbehandelt sogar zum Tode führen und sie manchmal das einzige Symptom einer Tumorerkrankung sein können, muß in jedem Fall die Ursache einer Anämie geklärt werden.

Ursachen von Anämien

Anämien entstehen durch drei Gruppen von Grunderkrankungen:

- Am häufigsten liegt eine **Erythropoesestörung** zugrunde; es werden also meist im Rahmen von Eisen-, Vitamin B_{12}- oder Folsäure-Mangel-Zuständen nicht mehr genügend funktionsfähige Erythrozyten gebildet. Erythropoesestörungen findet man weiter bei einem Erythropoetinmangel, wie auch bei chronischen Entzündungen und bei Tumorleiden. Bei den beiden letztgenannten Erkrankungen liegt eine Störung der *Eisenverwertung* im Knochenmark durch den Entzündungs- bzw. malignen Wachstumsprozeß vor.

In seltenen Fällen können auch Medikamente die Knochenmarksfunktionen durch allergische Reaktionen oder direkte Giftwirkung stören oder sogar ganz zum Erliegen bringen.

- Seltener sind Anämien durch übermäßigen Erythrozytenabbau; man spricht von **hämolytischen Anämien.** Die Ursachen sind weit gefächert (☞ Abb. 14.8).
- Schließlich ist eine Anämie auch Folge eines jeden größeren Blutverlusts (**Blutungsanämie**).

Eisenmangelanämien

Häufigste Ursache einer Erythropoesestörung ist ein *Eisenmangel.* Weil Eisen ein wichtiger Baustein des Hämoglobins ist, führt ein Mangel zu einer Hämoglobinbildungsstörung und damit zu einem Hämoglobinmangel. Die Erythrozyten sind verkleinert *(mikrozytär)*, und der Hämoglobingehalt jedes einzelnen Erythrozyten ist vermindert *(hypochrom)*. Solch eine mikrozytäre, hypochrome Anämie findet man:

- Bei vermehrtem Eisenverlust durch Blutungen (z. B. bei Frauen mit sehr starker Menstruationsblutung),
- bei erhöhtem Eisenbedarf (beispielsweise während der Schwangerschaft), der nicht durch entsprechende Zufuhr, z. B. mit der Nahrung, ausgeglichen wird oder aber
- bei eingeschränkter Eisenaufnahme wegen einer Darmerkrankung.

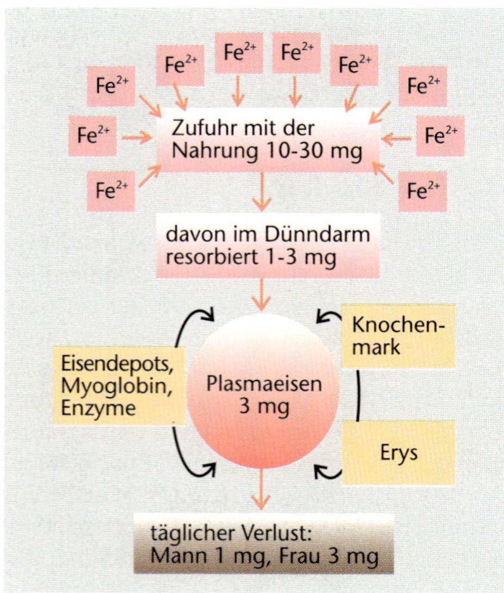

Abb. 14.7: Täglicher Eisenstoffwechsel in schematischer Darstellung (Durchschnittswerte).

14

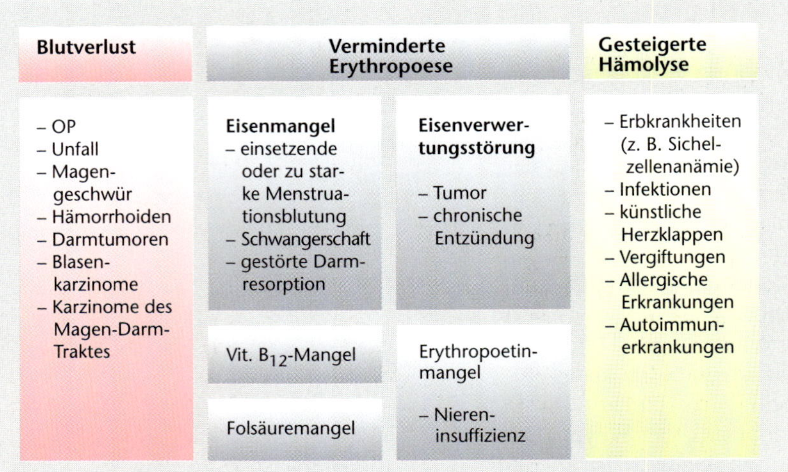

Blutverlust	Verminderte Erythropoese		Gesteigerte Hämolyse
– OP – Unfall – Magengeschwür – Hämorrhoiden – Darmtumoren – Blasenkarzinome – Karzinome des Magen-Darm-Traktes	**Eisenmangel** – einsetzende oder zu starke Menstruationsblutung – Schwangerschaft – gestörte Darmresorption	**Eisenverwertungsstörung** – Tumor – chronische Entzündung	– Erbkrankheiten (z. B. Sichelzellenanämie) – Infektionen – künstliche Herzklappen – Vergiftungen – Allergische Erkrankungen – Autoimmunerkrankungen
	Vit. B_{12}-Mangel	Erythropoetinmangel	
	Folsäuremangel	– Niereninsuffizienz	

Abb. 14.8: Übersicht über die häufigsten Ursachen einer Anämie. Bei der Sichelzellenanämie ist das Hämoglobinmolekül fehlerhaft zusammengesetzt; dadurch nehmen die Erys eine Sichelform an und neigen zur Hämolyse.

Bei einer täglichen Zufuhr von 10 – 30 mg Eisen mit der Nahrung werden nur etwa 10 – 20 % im Dünndarm aufgenommen. Diese Menge reicht aus, um den durchschnittlichen täglichen Eisenverlust von 1 mg beim Mann und 3 mg bei der Frau auszugleichen.

Vitamin B_{12}- und Folsäure-Mangel

Vitamin B_{12} (☞ 19.5.10) und *Folsäure* (☞ 19.5.12) sind Vitamine, die für die *Erythrozytenreifung* eine wichtige Rolle spielen. Fehlt dem Organismus Vitamin B_{12}, so ist die Erythrozytenreifung gestört, wodurch es typischerweise zu einer verminderten Erythrozytenzahl kommt. Auf diese wenigen Erythrozyten wird das in ausreichender Menge vorliegende Hämoglobin verteilt: Das Volumen jedes einzelnen Erythrozyten vergrößert sich so durch den höheren Hämoglobingehalt (*makrozytäre, hyperchrome Anämie*, ☞ 14.2.7). Da ein Vitamin B_{12}-Mangel oft auch zu neurologischen Störungen (Lähmungen, Gefühlsstörungen) führt, spricht man bei einer solchen Blutarmut von **perniziöser** (lat. verderblich) **Anämie**.

Anämie durch Niereninsuffizienz

Patienten mit chronischer Niereninsuffizienz (☞ 20.6) leiden fast immer an einer Anämie, weil ihre Nieren kaum noch Erythropoetin bilden können. Ihr Hämoglobin beträgt oft nur noch 70 – 90 g/l (normal: mindestens 130 g/l, ☞ 14.2.7). Neuerdings ist es möglich, durch gentechnisch hergestelltes Erythropoetin *renale Anämien* erfolgreich zu behandeln.

Hämolytische Anämien

Eine Anämie kann auch dann entstehen, wenn Erythrozyten massenweise vorzeitig im Körperkreislauf zugrundegehen. Eine solche vermehrte *Hämolyse* findet sich z. B. bei verschiedenen Erbkrankheiten, bei Infektionen (z. B. Malaria), bei Autoimmunerkrankungen und allergischen Reaktionen auf Medikamente. In der Folge mangelt es immer mehr an funktionsfähigen Erythrozyten – eine *hämolytische Anämie* entsteht. Schwere hämolytische Anämien führen oft zur Gelbsucht (☞ 18.10.4), weil die Leber nicht mehr in der Lage ist, die vermehrt anfallenden Abbauprodukte des Häms auszuscheiden.

Blutungsanämien

Schließlich führt auch jeder 1 – 2 Liter übersteigende Blutverlust zu einer Anämie. Im Krankenhaus wird dies häufig *postoperativ* nach großen Operationen oder z. B. bei Patienten mit blutendem Magengeschwür, Dickdarmtumor oder Hämorrhoiden (☞ 18.8.3) mit Sickerblutung in den Verdauungskanal beobachtet. In schweren Fällen muß Blut übertragen (transfundiert) werden.

14.2.6 Polyglobulie

Der Anteil der Erythrozyten am Gesamtblutvolumen hat einen großen Einfluß auf die Zähigkeit (Viskosität) und damit auf die Fließeigenschaften des Blutes. Dickt das Blut durch übermäßige Erythropoese ein, was – wie erwähnt – durch mangelnde Lungenfunktion oft geschieht, so werden Durchblutungsstörungen von Bein-, Gehirn- oder Herzkranzgefäßen durch Verstopfungen der kleinsten Gefäße begünstigt. Durch diese sogenannten Mikrozirkulationsstörungen kann z. B. ein Schlaganfall ausgelöst werden (☞ 11.15.8). Um das zu verhindern, aber auch um umgekehrt den Gewebsschaden nach einem Schlaganfall zu begrenzen, kann man das Blut durch einen *Aderlaß* verdünnen: Man nimmt dem Patienten 250 – 500 ml Blut ab und führt ihm gleichzeitig die gleiche Menge an isotoner Elektrolyt- oder Stärkelösung (z. B. HAES®) zu.

14.2.7 Das rote Blutbild

Im täglichen Krankenhausalltag spielt die laborchemische Blutuntersuchung eine wichtige Rolle. Hier eine Zusammenstellung der wichtigsten Laborgrößen:

- **Hämoglobinkonzentration im Blut** *(Hb):* Normalwert beim Mann 130 – 180 g/l (= 13 – 18 g/dl), bei der Frau 110 – 160 g/l (= 11 – 16 g/dl); da die Erythrozyten zu zwei Dritteln aus Hämoglobin bestehen, kann man aus dem einfach zu bestimmenden Hb-Wert Rückschlüsse auf die labordiagnostisch aufwendiger zu bestimmende Erythrozytenzahl ziehen. Einen erniedrigten Hb-Wert findet man bei fast allen Anämieformen.

- **Erythrozytenzahl** *(„Erys")*: Beim Mann findet man durchschnittlich 5,1 Millionen Erythrozyten in einem Mikroliter Blut, bei der Frau 4,6 Millionen. Veränderungen der Erythrozytenzahl entsprechen meist denen des Hämoglobins.
- **Hämatokrit** *(Hk)*: Durch Zentrifugieren kann man die festen Blutanteile von den flüssigen trennen. Der Volumenanteil der Blutkörperchen am Gesamtblutvolumen wird als Hämatokrit bezeichnet. Er beträgt im Mittel beim Mann 47 % und bei der Frau 42 %. Der Hämatokrit ist erhöht bei Polyglobulien und erniedrigt bei Anämien.
- **Retikulozyten**: Normalerweise zeigen 0,7 – 1,5 % der Erythrozyten die netzartigen Strukuren der frisch aus dem Knochenmark geschwemmten roten Blutkörperchen. Eine erhöhte Retikulozytenzahl deutet auf eine massive Erythrozytenausschwemmung, etwa nach Blutverlust oder bei Hämolyse hin.
- **Mittleres korpuskuläres Volumen** *(MCV)*: das mittlere Volumen eines einzelnen Erythrozyten; der Normalwert beträgt 82 – 92 fl (Femtoliter; ☞ hinterer Buchdeckel). Anämien mit erhöhtem MCV bezeichnet man als makrozytäre Anämien, solche mit erniedrigtem MCV als mikrozytäre Anämien.
- **Mittleres korpuskuläres Hämoglobin** *(MCH)*: der mittlere Hämoglobingehalt eines einzelnen Erythrozyten beträgt 27 – 33 pg. Anämien mit erniedrigtem MCH bezeichnet man als *hypochrom*, solche mit erhöhtem MCH als *hyperchrom*. Hyperchrome Anämien findet man bei Vitamin B_{12}- und Folsäuremangel, hypochrome Anämien z. B. beim Eisenmangel.

In der Zusammenschau dieser Parameter kann der Arzt oft eine bestehende Anämie differenzieren und zusätzliche Tests dann gezielt einsetzen.

14.2.8 Die Blutgruppen

Mischt man Blut von verschiedenen Blutspendern, so kommt es oft zu einer **Agglutination** *(Verklumpung)*. Offensichtlich gibt es verschiedene „Blutsorten", die sich nicht miteinander vertragen, also zu **Unverträglichkeitsreaktionen** führen.

Das AB0-System

Schon 1901 entdeckte Karl Landsteiner die Ursache für dieses Phänomen: Jeder Mensch besitzt eine der **vier Blutgruppen A, B, AB** und **0** (sprich: Null), die nicht miteinander verträglich sind. Diese Blutgruppennamen bezeichnen jeweils bestimmte immunologische Eigenschaften (präziser: Antigenmuster, ☞ 6.1.2) der Erythrozyten, die für das gesamte Leben bestehen bleiben und nach festen Regeln (☞ 22.7.2) vererbt werden. Die vier Blutgruppen finden sich in verschiedener Häufigkeit in der Bevölkerung, wie Abb. 14.10 zeigt. Inzwischen kennt man über 300 verschiedene Blutgruppensysteme. Die beiden wichtigsten sind

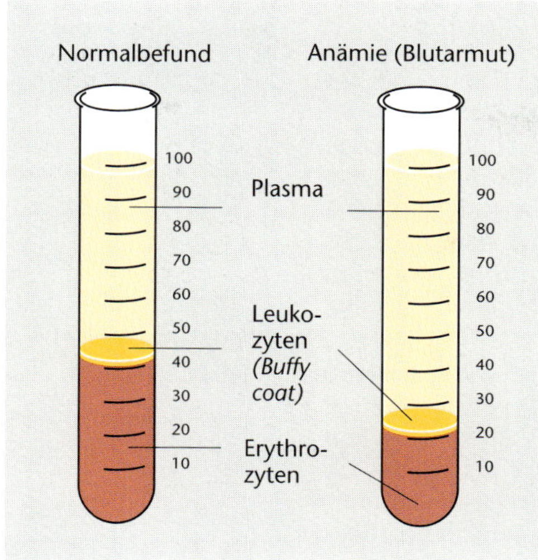

Abb. 14.9: Hämatokrit: Normalbefund und Befund bei Anämie. Durch Zentrifugieren haben sich die festen Bestandteile am Boden des Gläschens abgesetzt. Ihr Volumenanteil (= HK) beträgt etwa 45 %. Zwischen Plasma und Erythrozyten liegen in einer schmalen Schicht die Leukozyten (auch Buffy coat genannt). Rechts: Schwere Anämie, Hk auf 20 % abgesunken.

das genannte AB0-System und das weiter unten besprochene Rhesus-System.

Wie kommt es zur Agglutination?

Im Blutplasma des Menschen mit den Blutgruppen A, B und 0 befinden sich Antikörper, hier **Agglutinine** genannt, gegen die Antigene auf den Erythrozytenoberflächen der jeweils *anderen* Blutgruppen. So enthält Plasma der Blutgruppe A Agglutinine gegen Erythrozyten der Blutgruppe B (kurz: Anti-B) und umgekehrt. Plasma der Blutgruppe 0 enthält Agglutinine gegen die Blutgruppen A, B sowie AB (also Anti-A und Anti-B). Nur Plasma der Blutgruppe AB ist frei von solchen Agglutininen. Mischt man also z. B. Erythrozyten der Blutgruppe A mit Anti-A-haltigem Plasma, so kommt es zu einer Agglutination. Diese Agglutinationsreaktion macht man sich laborchemisch zunutze: Vermischt man Erythrozyten mit Anti-A- und Anti-B-Prüfserum, läßt sich so die AB0-Blutgruppe herausfinden (☞ Abb. 14.11).

Das Rhesussystem

Neben den AB0-Eigenschaften der Erythrozyten gibt es noch viele andere Blutgruppensysteme, also Antigenmuster auf Blutkörperchen, von denen vor allem das **Rhesus-System** klinisch bedeutsam ist. Es umfaßt mehrere Blutgruppenantigene, von denen das **Antigen D** das Wichtigste ist. 86 % der Bevölkerung haben das D-Antigen – sie sind damit *Rhesus-positiv*. 14 % besitzen dagegen kein D-Antigen – sie sind *rhesus-negativ*. Rhesus-positive Blutkonserven erhalten die Markierung **„D+"**, rhesus-negative **„d–"**. Im Gegensatz zu den Agglutininen des AB0-Systems, die ohne Vorkontakt mit den jeweiligen Antigenen schon bei Geburt vorhanden sind, werden die Antikörper des Rhesussystems erst nach Kontakt mit den Antigenen gebildet.

Erhalten rhesus-negative Patienten eine Bluttransfusion mit Rhesus-positivem Blut, so bilden sie sogenannte **Anti-D-Antikörper**. Wird ihnen später im Leben erneut Rhesus-positives Blut transfundiert, kann es durch Antigen-Antikörperreaktionen zu Krankheitserscheinungen kommen, die denen bei AB0-Unverträglichkeit entsprechen. Während bei der Transfusion Rhesus-fremden Blutes erst die Zweitspende (lebens-) gefährlich ist, weil sich Antikörper erst als Reaktion auf die Erstspende bilden, ist bei der Transfusion AB0-fremden Blutes schon die Erstspende gefährlich, da die Antiköper (Agglutinine) im ersten Lebensjahr gebildet werden und schon bald in hoher Konzentration vorliegen.

Morbus haemolyticus neonatorum

Ist eine rhesus-negative Frau schwanger mit einem Rhesus-positiven Kind, gelangen kurz vor, während oder nach der Geburt kleine Mengen kindlichen Blutes mitsamt der Rhesus-positiven Antigene in den mütterlichen Kreislauf. Dieser Erstkontakt löst bei der Mutter eine Anti-D-Antikörperbildung aus. Wird die Mutter erneut mit einem Rhesus-positiven Kind schwanger, so greifen die plazentagängigen (☞ 22.2.4) Rhesus-Antikörper der Mutter die kindlichen Erythrozyten im Mutterleib an. Zahlreiche Erythrozyten hämolysieren, es kommt zu Anämie, Gelbsucht (durch die Blutabbauprodukte, ☞ 18.10.4) und schweren Ödemen (☞ 15.7.5) beim Kind schon vor der Geburt. Dieser Symptomenkomplex wird als **Morbus hämolyticus neonatorum** bezeichnet und führt häufig zum Tod des Kindes.

Die Bildung von Anti-D-Antikörpern bei der Mutter kann durch eine Injektion von Anti-D-Immunglobulin *(Anti-D-Prophylaxe)* etwa in der 28. Schwangerschaftswoche und sofort nach der Entbindung des ersten Rhesus-positiven Kindes verhindert werden. Alle möglicherweise übergetretenen Antigene werden sogleich durch die zugeführten Antikörper (= „Immunglobuline") abgefangen und so die mütterliche Antikörperbildung im Keim erstickt.

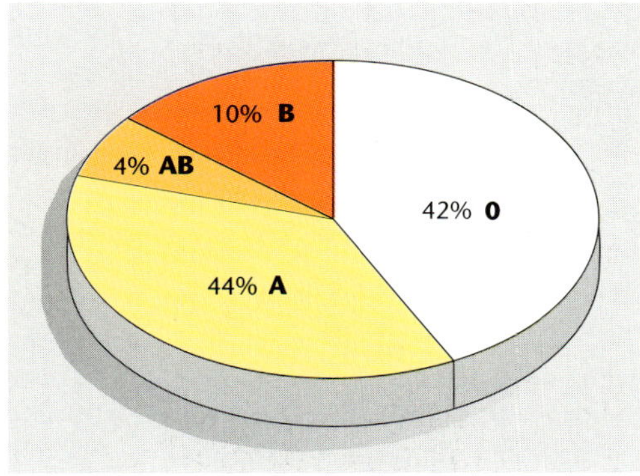

Abb. 14.10: Häufigkeitsverteilung der vier Blutgruppen für die deutsche Bevölkerung.

14

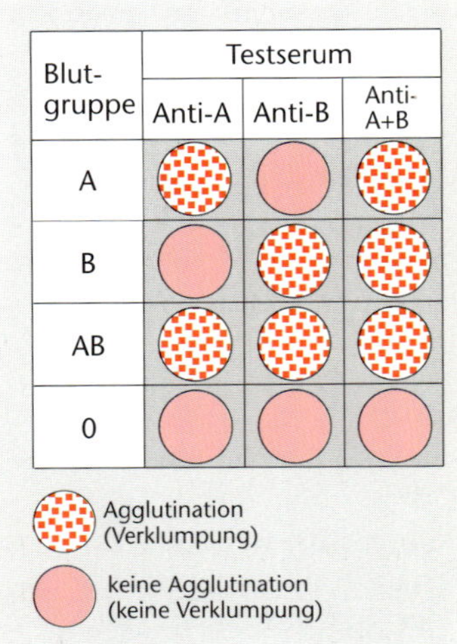

Abb. 14.11: Blutgruppenbestimmung mit Testseren – normales Reaktionsschema.

14.2.9 *Blutprodukte und Bluttransfusionen*

Viele, gerade auch lebensbedrohliche, Krankheitszustände gehen mit einem Mangel an Blutbestandteilen einher. Die *Substitution* (Ersatz) von **Blutprodukten** (labormedizinisch aufbereitete Blutbestandteile) ist deshalb häufig lebensrettend. Eine Übersicht gibt der gelbe Kasten rechts.

14

Jede Übertragung von Blutprodukten birgt aber zwei Risiken:

- das Risiko der **Unverträglichkeitsreaktion** – jede Bluttransfusion ist immunologisch gesehen eine Organtransplantation; sowie
- das Übertragungsrisiko von Krankheitserregern, insbesondere von Viren (z. B. HIV, Hepatitis B, Hepatitis C).

Unter der Voraussetzung einer sachgerechten Aufarbeitung, Austestung und Konservierung ist das Infektionsrisiko durch Blutkonserven des Blutes in Deutschland beinahe vernachlässigbar.

Um Unverträglichkeitsreaktionen auszuschließen, sind **Kreuzproben** gesetzlich vorgeschrieben, die in der **Blutbank** – dem zentralen Krankenhausdepot für Blutprodukte – durchgeführt werden.

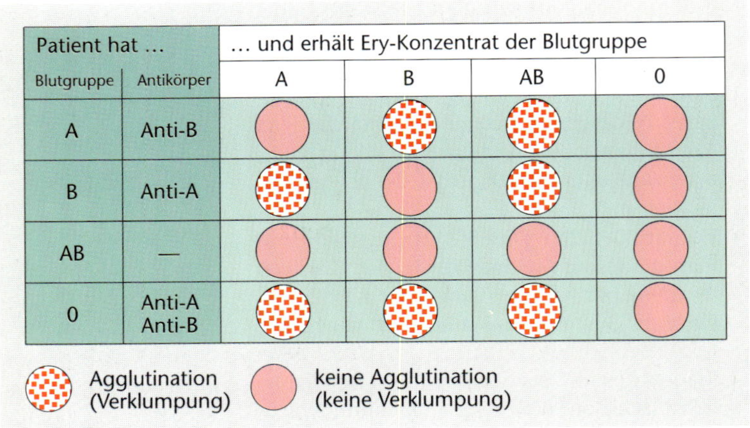

Man unterscheidet den *Majortest*, bei dem die Verträglichkeit der Spendererythrozyten mit dem Empfängerserum überprüft wird, vom *Minortest*, der die Verträglichkeit der Empfängererythrozyten mit dem Spenderserum beurteilt. Zur Vermeidung von Verwechslungen führt der Arzt noch unmittelbar vor der Transfusion zusätzlich den *Bedside–Test* durch. Man verwendet dazu handliche Prüfkärtchen, wie Abb. 14.13 zeigt.

- **Vollblut:** Hier wird das Spenderblut frisch und unaufgetrennt dem Patienten gegeben. Vollblutkonserven werden heutzutage wegen häufiger Unverträglichkeitsreaktionen und der vergleichsweise hohen Infektionsgefahr nur noch in Notsituationen eingesetzt.
- **Erythrozytenkonzentrate** *(EKs)*: Durch Blutspende gewonnenes Vollblut wird mittels spezieller Maschinen (Separatoren) in seine Einzelbestandteile aufgetrennt und weiterverarbeitet. EK's sind in 250 ml-Beuteln erhältlich und bei 4 °C rund 4 – 5 Wochen lagerungsfähig. Indikation: Routinetransfusion bei akutem Blutverlust, z. B. während oder nach größeren Operationen.
- **Gewaschene Erythrozyten:** Plasmabestandteile sind durch mehrfaches Waschen weitgehend entfernt, das Blutprodukt somit fast frei von Plasmaantikörpern; Indikation: nach früheren Unverträglichkeitsreaktionen und bei autoimmunologisch bedingten hämolytischen Anämien.
- **Thrombozytenkonzentrate** *(TKs)*: Thrombozytenreiches Plasma ohne Leukozyten und Erythrozyten; 3 – 5 Tage haltbar, darf nicht gekühlt werden. Indikation: bei schwerem Thrombozytenmangel.
- **Fresh Frozen Plasma** *(FFP)*: Beutel zu 250 ml mit Zitratplasma (☞ 14.5.3), bei –30 °C ein Jahr haltbar. Indikation: bei Gerinnungsstörungen aufgrund eines Mangels an Gerinnungsfaktoren (z. B. bei Lebererkrankungen).
- **Humanalbumin:** Lösung aus menschlichem Albumin mit einem Eiweißanteil zwischen 5 und 66 %; Indikation: bei Eiweißverlusten, z. B. nach Verbrennungen.
- **Eigenbluttransfusion:** bei allen planbaren operativen Eingriffen mögliche Alternative zur üblichen Bluttransfusion ohne Infektionsrisiko. Werden z. B. zwei Ery-Konzentrate benötigt, spendet der Patient 10 und 5 Tage vor der geplanten Operation je etwa 300 ml Blut, das dann während der OP zur Verfügung steht.

Patient hat … Blutgruppe	Antikörper	… und erhält Ery-Konzentrat der Blutgruppe A	B	AB	0
A	Anti-B	keine Agglutination	Agglutination	Agglutination	keine Agglutination
B	Anti-A	Agglutination	keine Agglutination	Agglutination	keine Agglutination
AB	—	keine Agglutination	keine Agglutination	keine Agglutination	keine Agglutination
0	Anti-A Anti-B	Agglutination	Agglutination	Agglutination	keine Agglutination

Agglutination (Verklumpung) — keine Agglutination (keine Verklumpung)

Abb. 14.12: Majortest. Empfängerserum wird mit Spendererythrozyten vermischt. Beispiel: Empfängerserum der Blutgruppe A zeigt keine Agglutination mit Erythrozyten der Blutgruppe A und der Gruppe 0. Erythrozyten der Blutgruppe 0 tragen auf ihrer Oberfläche keine Antigene des AB-Systems (deshalb Gruppe 0) und vertragen sich deshalb mit den Seren aller anderen Blutgruppen.

Nach der Transfusion muß der leere Konservenbeutel samt Infusionsbesteck noch mindestens 24 Stunden im Kühlschrank aufbewahrt werden, damit im Falle von Unverträglichkeitsreaktionen Nachuntersuchungen des transfundierten Blutes angestellt werden können.

Leichte Unverträglichkeitsreaktionen (auch Transfusionsreaktionen genannt) können sich beim Patienten durch Unruhe, Kopfschmerzen, Schwindel, Übelkeit, Erbrechen, Fieber, Schüttelfrost und Juckreiz manifestieren. Schwere Transfusionszwischenfälle, meist aufgrund einer Verwechslung der AB0-Gruppe, äußern sich zunächst durch Kreuzschmerzen und Hitzewallungen, Fieber, Schüttelfrost, Schock und Zeichen einer akuten Hämolyse mit nachfolgenden Herzrhythmusstörungen und Nierenversagen.

14.3 *Die Leukozyten*

Die *weißen Blutkörperchen* oder **Leukozyten**, verdanken ihren Namen der weißlichen Farbe, die sie im ungefärbten Blutausstrich

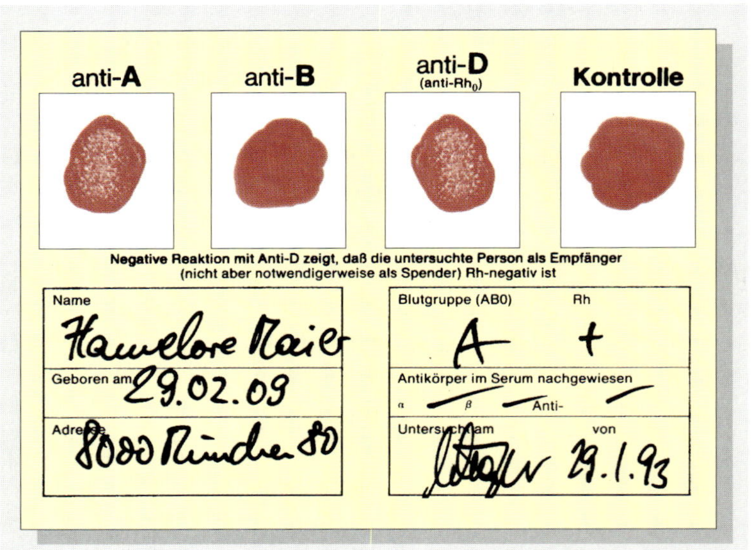

Abb. 14.13: Bedside-Test. Die vorbehandelten Prüfkärtchen enthalten in den einzelnen Feldern Anti-A, Anti-B und Anti-D. Nach dem Auftragen jeweils eines Tropfen Blutes in die einzelnen Felder ist es in diesem Fall zu einer Agglutination bei Anti-A und Anti-D, nicht aber bei Anti-B gekommen, der Patient hat also die Blutgruppe A und ist Rhesus-positiv.

besitzen. Wie bereits erwähnt, stellen die Leukozyten keine einheitliche Zellgruppe dar (☞ 14.1.3). Gemeinsam ist ihnen allerdings, daß sie *kernhaltig* und *beweglich* sind, sowie allesamt an der Abwehr von Fremdstoffen und Krankheitserregern (☞ Tabelle 6.2) und beim Entzündungsprozeß (☞ 5.4.4) beteiligt sind.

Die Gesamt-Leukozytenzahl im Blut beträgt normalerweise zwischen 4 und 9 pro Nanoliter (nl), bzw. 4000 und 9000 pro µl. Allerdings steckt noch die vielfache Menge außerhalb des Blutgefäßsystems im Knochenmark und in den Geweben: Nur knapp 10 % der im Körper vorhandenen Leukozyten zirkulieren im Blut. Das Blutgefäßsystem stellt für die Leukozyten nur einen Transportweg dar, um von den Bildungsstätten an ihren Einsatzort in den Geweben zu kommen, wo sie ihre Aufgaben im Rahmen der Immunabwehr erfüllen.

Von den drei bei der Hämatopoese schon besprochenen Hauptgruppen der Leukozyten,

- den Granulozyten,
- den Lymphozyten und
- den Monozyten,

sind die Granulozyten im Blut zahlenmäßig mit etwa 60 % am stärksten vertreten.

14.3.1 Die Granulozyten

Die Granulozyten, so genannt wegen der **Granula** *(Körnchen)*, die sie im Mikroskop nach dem Anfärben in ihrem Zytoplasma zeigen, sind mit einem Zelldurchmesser von 10 – 17 µm deutlich größer als die Erythrozyten. Etwa 95 % aller Granulozyten weisen schwach anfärbbare Granula auf – die *neutrophilen Granulozyten*. Einige wenige enthalten bläuliche Granula – die *basophilen Granulozyten*, andere rote Granula – die *eosinophilen Granulozyten*.

Neutrophile Granulozyten

Die **neutrophilen Granulozyten** halten sich nach ihrer Reifung im Knochenmark nur 6 – 8 Stunden im Blut auf, bevor sie zu ihren Einsatzorten, den Geweben und hier insbesondere den Schleimhäuten, auswandern. Dort können sie Bakterien im Rahmen der unspezifischen Abwehr phagozytieren („auffressen“, ☞ Abb. 3.22). Haben die Granulozyten Bakterien und evtl. auch abgestorbene körpereigene Zellen phagozytiert, sterben sie selbst ab, und es entsteht ein Gemisch aus Granulozytenresten und anderen Gewebstrümmern, der **Eiter** *(Pus)*. Eiter findet sich gehäuft bei bakteriellen Entzündungen (☞ 5.4.7).

Eosinophile Granulozyten

Rund 3 % aller Granulozyten weisen **eosinophile**, d. h. durch den roten Farbstoff *Eosin* anfärbbare Granula im Zytoplasma auf. Eine Zunahme der eosinophilen Granulozyten findet man vor allem bei allergischen Reaktionen, bei Wurminfektionen und Autoimmunerkrankungen (☞ 6.4.3). Man spricht dann von einer *Eosinophilie*.

Basophile Granulozyten

Nur maximal 2 % der Granulozyten zeigen im Zytoplasma **basophile**, d. h. blau anfärbbare Granula, die Heparin- (☞ 14.5.5) und Histaminverbindungen (☞ 5.4.3) enthalten. Basophile Granulozyten verlassen die Blutbahn und siedeln sich im interstitiellen Raum als **Mastzellen** an (weshalb basophile Granulozyten auch **Blutmastzellen** genannt werden).

Im Blut wie auch im Gewebe vermitteln sie zusammen mit den eosinophilen Granulozyten Reaktionen vom Soforttyp, so auch den lebensgefährlichen *anaphylaktischen Schock* (☞ 6.4.1), wobei die in den Granula enthaltenen Stoffe freigesetzt werden.

Stabkernige, segmentkernige und übersegmentierte Granulozyten

Während junge Granulozyten eher einen stabförmigen Kern besitzen, wird dieser mit zunehmendem Alter mehr und mehr in kleine Abschnitte unterteilt *(segmentiert)*. Man spricht deshalb von *segmentkernigen Granulozyten* im Gegensatz zu den jungen *stabkernigen Granulozyten*. Findet man im Blutausstrich vermehrt stabkernige Granulozyten, so spricht der Kliniker aufgrund der traditionellen Darstellung des Differentialblutbildes von der *Linksverschiebung* (☞ Abb. 14.16). Sie weist auf eine akute Infektion hin, in deren Verlauf das Knochenmark kurzfristig vermehrt Granulozyten ins Blut ausschüttet, um die körpereigene Abwehr zu verstärken. Findet man dagegen ausschließlich segmentierte oder gar *übersegmentierte* (= überalterte) Granulozyten *(Rechtsverschiebung)*, deutet dies auf eine Störung der Leukopoese im Knochenmark.

14.3.2 Die Monozyten

Monozyten sind mit einem Durchmesser von 12 bis 20 µm die größten Zellen im Blut. Sie besitzen einen großen, meist hufeisenförmig

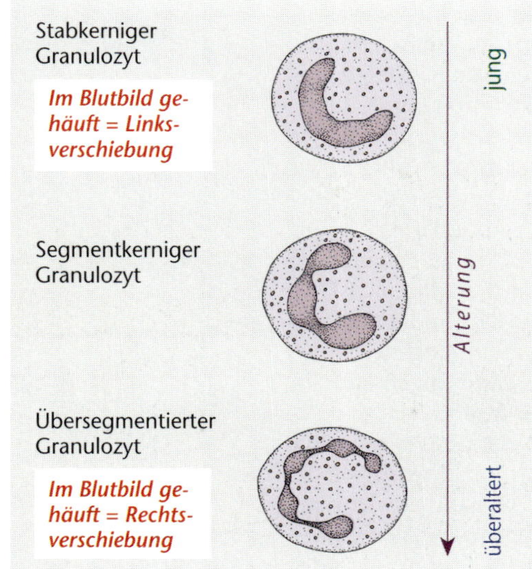

Abb. 14.14: Das Granulozytenalter läßt sich anhand der Kernform erkennen. Man unterscheidet zwischen jungen stabkernigen, älteren segmentkernigen und überalterten übersegmentierten Granulozyten.

gebuchteten oder gelappten Kern, der sich in einem bläulichen Zytoplasma befindet. Monozyten verweilen nur 1 – 2 Tage im Blutgefäßsystem und wandern danach in verschiedene Organe, wo sie sich in ortsständige **Makrophagen** umwandeln. Die Aufgabe der Makrophagen besteht, wie der Name schon sagt, in der Phagozytose von Mikroorganismen; außerdem gehören sie zu den antigenpräsentierenden Zellen (☞ Tabelle 6.2).

14.3.3 Die Lymphozyten

Die Lymphozyten, die rund ein Drittel der Blutleukozyten ausmachen, sind kleine Zellen mit einem Durchmesser von 7 – 12 µm. Sie besitzen einen bläulich anfärbbaren, runden Kern. Lymphozyten werden im Knochenmark, den Lymphknoten, im Thymus und in der Milz gebildet. Nur etwa 4 % der Lymphozyten befinden sich im Blut; dagegen findet man 70 % in den Organen des lymphatischen Systems (☞ 14.4), 10 % im Knochenmark und den Rest in anderen Organen. Ihre Lebensdauer ist sehr unterschiedlich. Neben kurzlebigen Formen, die nach ca. 8 Tagen absterben, gibt es auch solche, die mehrere 100 Tage alt werden können. Entsprechend dem Ort ihrer Prägung (☞ 6.2.5) unterscheidet man **T-Lymphozyten** (Prägung im Thymus) und **B-Lymphozyten** (Prägung vor allem im Knochenmark = bone marrow). B- und T-Lymphozyten haben Schlüsselfunktionen bei der spezifischen Abwehr; die Produktion spezialisierter (spezifischer) Antikörper erfolgt dabei in den **Plasmazellen** (☞ 6.1.5), die aus B-Lymphozyten hervorgehen.

Die T-Lymphozyten teilen sich nochmals etwa im Verhältnis 7 : 3 in zwei *Untergruppen* auf:

- die **T-Helferzellen** (in der Labordiagnostik nach ihrem charakteristischen Antigen als T_4-*Zellen* bezeichnet). Bei einer HIV-Infektion werden sie vom AIDS-Virus bevorzugt befallen. Sie sinken dann zahlenmäßig stark von normalerweise >1000/µl auf bis unter 400/µl (☞ 6.1.8) und
- die **T-Suppressorzellen** *(T_8)*, die überschießende Immunantworten verhindern (☞ 6.1.8).

14.3.4 Das weiße Blutbild

Die Konzentrationsbestimmung der einzelnen weißen Blutzellarten gibt oft entscheidende Hinweise auf Erkrankungen.

- **Leukozytenzahl („Leukos“)**: Gesamtzahl aller weißen Blutkörperchen. Normwert 4 – 9/nl = 4000 – 9000/µl. Ist sie zu niedrig *(Leukopenie)* oder zu hoch *(Leukozytose)*, liefert das **Differentialblutbild** detaillierte Informationen über das zahlenmäßige Verhältnis der einzelnen weißen Blutzellarten:
- **Lymphozyten:** Normwert 1,5 – 4/nl = 20 – 45 % der Leukos; erhöhte Zahl (*Lymphozytose*) z. B. bei Keuchhusten, Tuberkulose, Röteln und vielen anderen Virusinfektionen, einigen

14

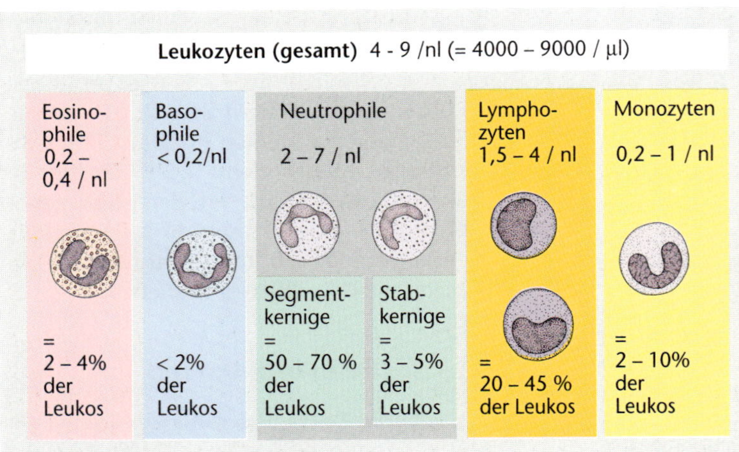

Abb. 14.15: Unterteilung (Differenzierung) der Leukozyten in die unterschiedlichen Zellarten mit Angaben der Werte beim Gesunden.

Tumoren; erniedrigte Zahl (*Lymphopenie*) z. B. bei malignen Lymphomen infolge der Vermehrung atypischer Lymphozyten (☞ 14.4.3), HIV-Infektion (insbesondere T_4 erniedrigt, ☞ 14.3.3), immunsuppressive Therapie.

- **Neutrophile Granulozyten**: Normwert 2 – 7/nl; erhöhte Zahl bei allen bakteriellen Infektionen sowie vielen nicht-infektiösen Entzündungen (z. B. rheumatoide Arthritis), unter Umständen bei malignen Tumoren, Streß; erniedrigte Zahl, z. B. bei Sepsis und einigen (vor allem viralen) Infektionen.

14

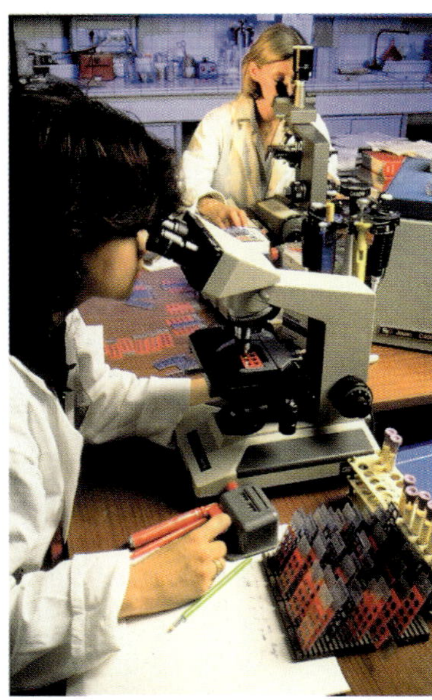

Abb. 14.15a: Bis vor wenigen Jahren war die Auswertung eines Differentialblutbildes eine zeitraubende Arbeit am Mikroskop, als einzige Hilfe waren lediglich kleine Zählgeräte (rechts unten im Bild) vorhanden. Heute stehen computergesteuerte Automaten zur Verfügung und nur in Zweifelsfällen und auf besondere Anforderung hin wird manuell mikroskopiert.

- **Eosinophile Granulozyten**: Normwert 0,2 – 0,4/nl = 2 – 4 % der Leukozyten; erhöhte Zahl (*Eosinophilie*) bei allergischen und parasitären Erkrankungen.
- **Basophile Granulozyten**: Normwert < 0,2/nl = < 2 % der Leukos; erhöhte Zahl bei vielen chronischen Erkrankungen.
- **Monozyten**: Normwert 0,2 – 1/nl = 2 –10 % der Leukos; erhöhte Zahl unter anderem bei vielen chronischen Infektionen und Entzündungen sowie bei akuten Infektionen in der Heilungsphase und bei verschiedenen Tumoren.

Das Differentialblutbild wird häufig durch weitere Bluttests ergänzt:

- **Blutkörperchensenkungsgeschwindigkeit** (*BSG* oder *BKS*): In eine 2 ml–Spritze werden zunächst 0,4 ml einer 3,8 %igen Natriumzitratlösung und anschließend 1,6 ml Blut aufgezogen; mit dem Gemisch wird eine senkrecht aufgestellte Spezialpipette befüllt. Nach einer Stunde wird abgelesen, um wieviele Millimeter sich die festen Blutbestandteile abgesetzt haben (der früher übliche „Zweistundenwert" wird meist nicht mehr abgelesen). Normalwert: Absenkung um 10 – 20 mm/Std. bei Frauen und 5 – 10 mm/Std. bei Männern. Eine beschleunigte BSG findet man vor allem bei Entzündungen, Tumoren und Veränderungen des Eiweißgehaltes im Blut.
- Das **CRP** (*C–reaktives Protein*) zeigt die gleichen Veränderungen an wie die BSG. Obwohl es nicht auf Station bestimmt werden kann, sondern nur im Labor, verdrängt es zunehmend die BSG, weil es weniger störanfällig und auch weniger träge als diese reagiert. Normwert < 5 mg/l.

14.3.5 Leukämien

Leukämien entstehen durch krebsartige Vermehrung von reifen oder unreifen Leukozyten, die allerdings erst dann auffällig wird, wenn mindestens 100 Milliarden entarteter Leukozyten den Körper überschwemmt haben. Je nachdem, ob es sich um eine Entartung der Granulozytenreihe oder der Lymphozytenreihe handelt, spricht man von einer *myeloischen* oder einer *lymphatischen Leukämie*. Von beiden Leukämien gibt es jeweils eine akut und eine chronisch auftretende Form; man unterscheidet demnach

- die *akute myeloische Leukämie* (**AML**); sie tritt überwiegend bei Erwachsenen auf und verläuft auch unter Therapie häufig tödlich.
- die *akute lymphatische Leukämie* (**ALL**); sie tritt vor allem bei jüngeren Kindern auf und hat bei anfänglich sehr aggressiver zytostatischer (☞ 5.5.8) Therapie (**Induktionstherapie**) bis zum Verschwinden der Leukämiezellen im Blut (*Remission*) und nachfolgender mäßig aggressiver zytostatischer **Erhaltungstherapie** die günstigsten Heilungschancen.
- die *chronische myeloische Leukämie* (**CML**); eine Leukämie des Erwachsenenalters, die zwar schleichend beginnt, aber nach 2 – 5 Jahren oft in eine akute *Blastenkrise* mit meist untherapierbarer Ausschwemmung von leukämischen Zellen übergeht. Die einzige Heilungschance besteht deshalb in einer frühen *Knochenmarkstransplantation*, die jedoch nur in einem Teil der Fälle möglich ist.
- die *chronische lymphatische Leukämie* (**CLL**); eine Leukämie des höheren Alters, die schleichend und symptomarm einsetzt und meist nur langsam voranschreitet. Viele Patienten sterben an anderen Erkrankungen.

Als Folge der ungehemmten Vermehrung bestimmter Reifungsstufen der Leukozyten im Knochenmark kommt es zur Verdrängung aller normalen Zellreifungsreihen. Die Patienten leiden deshalb zum einen oft unter einer *Anämie* oder unter Blutungsneigung aufgrund eines Thrombozytenmangels, zum anderen wegen der defekten weißen Blutkörperchen unter *Abwehrschwäche* und Infektionsanfälligkeit. Unbehandelt führt eine Leukämie bei akuten Formen innerhalb von wenigen Wochen bis Monaten, bei den chronischen Formen nach wenigen Jahren zum Tod. Durch Chemotherapie ist es heutzutage möglich, die ALL des Kindesalters in einem hohen Prozentsatz der Fälle langfristig zu heilen (in geringerem Maße auch die anderen Leukämieformen), während noch vor 40 Jahren fast alle Kinder nach wenigen Monaten verstarben.

Der Leukämie-Patient

Die meisten Leukämiepatienten müssen sich einer **Chemotherapie** unterziehen. Die dabei verwendeten **Zytostatika** (☞ 5.5.8), dämpfen aber nicht nur die Vermehrung der entarteten weißen Blutzellen sondern schädigen

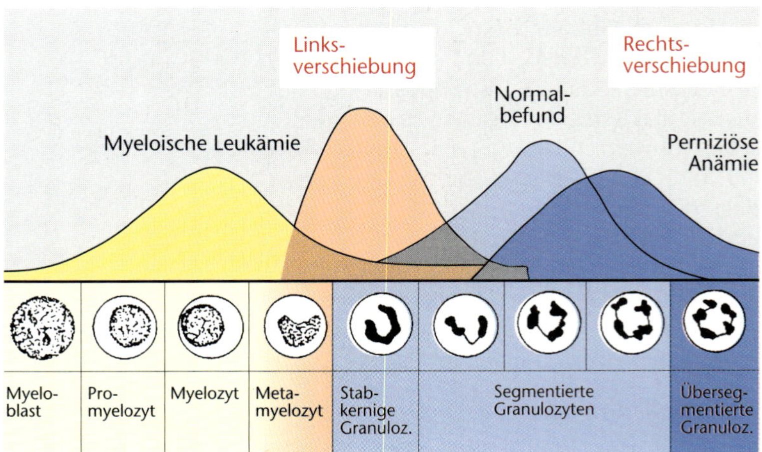

Abb. 14.16: Von links nach rechts sind die einzelnen Entwicklungsstufen der Granulozyten dargestellt. Bei einer Entzündung gelangen verstärkt stabkernige Granulozyten ins Blut (*Linksverschiebung*). Bei der perniziösen Anämie kommt es neben den Erythrozytenveränderungen zu einer Überalterung der Granulozyten mit vielen übersegmentierten Granulozyten (*Rechtsverschiebung*). Bei einer myelolischen Leukämie findet man Vorstufen der Granulozyten im Blut.

gleichfalls alle anderen sich häufig teilenden Körperzellen. Zu diesen Zellen gehören u. a. die Vorläufer der Granulozyten, wodurch sich eine Granulozytopenie entwickelt. Da Granulozyten maßgeblich an der Abwehr von Krankheitserregern beteiligt sind, leiden die Patienten unter einer Abwehrschwäche (**Immunsuppression**).

Ärzte und Pflegepersonal müssen solche Patienten durch **Isolationspflege** vor einer Infektion schützen:
- Patient im Einzelzimmer
- vor Betreten des Zimmers: Händedesinfektion, Mundschutz und Schutzkittel
- tägliche Körperpflege, täglicher Wäschewechsel (Handtücher, Waschlappen, Bettbezug, Schlafanzug)
- tägliche Wischdesinfektion aller Kontaktflächen (Nachtisch, Boden, usw.)
- nur desinfizierte Untersuchungsgegenstände (Fieberthermometer) verwenden
- keine häufig bakteriell kontaminierten Lebensmittel wie z. B. Salate, Rohkost und Eierspeisen.

14.4 Das lymphatische System

Als **lymphatisches System** bezeichnet man die Gesamtheit aller Lymphbahnen sowie die **lymphatischen Organe** *Milz, Thymus*, den *lymphatischen Rachenring* mit Rachen-, Zungen- und Gaumenmandeln, *Lymphknoten* und das *lymphatische Gewebe* des Darms (z. B. die Peyerschen Plaques des Dünndarms, ☞ 18.5.3). Alle lymphatischen Organe weisen einen hohen Gehalt an retikulärem Bindegewebe (☞ 4.3.1) und Lymphozyten (☞ 14.3.3) auf.

Anatomisch gesehen ist das lymphatische System weitgehend identisch mit den Organen des Immunsystems (☞ 6.1.1); es erfüllt aber außer der Mitarbeit bei der *Immunabwehr* noch zwei weitere wichtige Aufgaben:
- Der *Transport* von Nahrungsfetten aus dem Darm (☞ 18.7.3), sowie
- die *Drainage* von interstitieller Flüssigkeit ins venöse System (☞ 14.1.4). Diese Flüssigkeit wird **Lymphe** genannt

14.4.1 Lymphe und Lymphbahnen

Wie in Abschnitt 14.1.4 erläutert wurde, werden im Körper täglich ungefähr 2 Liter *Lymphe* gebildet, etwa 10 % der in den interstitiellen Raum filtrierten Blutplasmamenge. Ihre Zusammensetzung entspricht der des Blutplasmas mit dem Unterschied eines um zwei Drittel niedrigeren Eiweißgehaltes. Er beträgt durchschnittlich 20 g/l gegenüber 70 – 80 g/l im Blutplasma.

Die **Lymphe** wird von den Lymphkapillaren aufgenommen, die überall in den Geweben des Körpers blind beginnen. Sie verlaufen etwa parallel zu den venösen Gefäßen und vereinigen sich zu zunehmend größeren **Lymphbahnen**. Die Lymphbahnen stellen neben dem venösen System ein zweites Abflußsystem dar, durch das interstitielle Flüssigkeit wieder in den Blutstrom zurückgeleitet wird. Während beim venösen Gefäßsystem die Transportfunktion im Vordergrund steht, verweilt die Lymphe recht lange in den Lymphbahnen. Dadurch hat der Körper Zeit, ständig einen Teil seiner (interstitiellen) Flüssigkeit gründlich zu reinigen und von Fremdstoffen und infektiösen Erregern zu befreien.

In der Lymphe enthaltene Stoffwechselprodukte, Zelltrümmer, Lymphozyten und Fremdkörper (wie z. B. kleinste Staubteilchen, die etwa über die Atemluft in den Körper eingedrungen sind) werden entfernt. Der Hauptteil dieser Reinigungs- und Abwehrarbeit geschieht in den **Lymphknoten** (☞ 14.4.3). Nach der Passage der Lymphknoten sammelt sich die Lymphe in den großen Lymphbahnen.

Dabei vereinigen sich die großen Lymphbahnen der unteren Körperabschnitte in der *Cisterna chyli* und laufen als **Milchbrustgang** *(Ductus thoracicus)* durch das Zwerchfell ins hintere Mediastinum. Nach dem Zufluß der Hauptlymphbahnen des linken Armes und der linken Kopfhälfte mündet der Ductus thoracicus über den linken **Venenwinkel**, den Zusammenfluß von linker Kopf- und Armvene, ins Blut. Die Lymphe der rechten oberen Körperseite mündet dagegen als **rechter Hauptlymphgang** (*Ductus lymphaticus dexter*) direkt in den rechten Venenwinkel.

Die Lymphkapillaren besitzen wie die Blutkapillaren eine mit Endothelzellen ausgekleidete Wand. Sie haben aber meist einen etwas größeren Durchmesser. Große Lymphgefäße besitzen eine Intima, eine Media mit glatter Muskulatur und eine bindegewebige Adventitia. Wie die Venen sind sie ebenfalls mit Klappen ausgestattet. Der Flüssigkeitstransport kann durch rhythmische Kontraktionen der Gefäßmuskulatur erfolgen, wobei durch die Lymphklappen der Rückstrom verhindert wird. In den Lymphkapillaren und in den Lymphbahnen der Skelettmuskulatur wird der Strom außerdem durch die sog. *Lymphpumpe* aufrechterhalten. Sie funktioniert vom Prinzip her wie die Muskelvenenpumpe (☞ Abb. 16.5). Die Stromstärke kann durch Muskelarbeit auf das 10 – 15fache ansteigen.

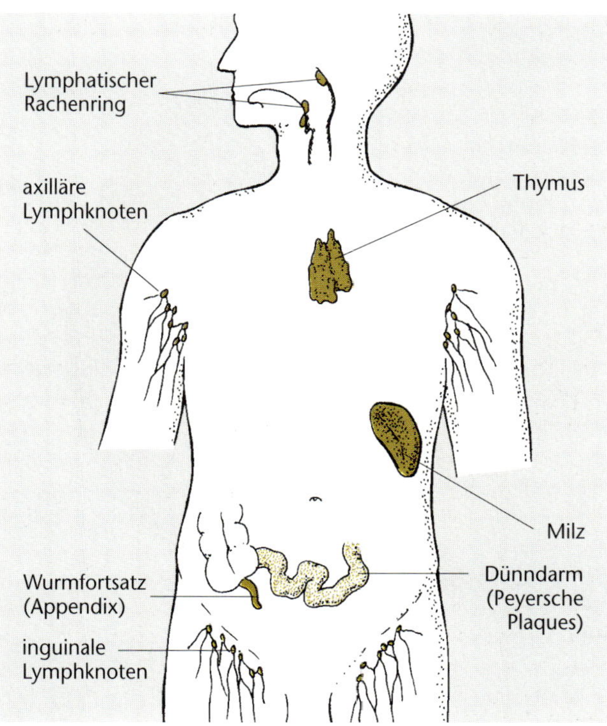

Abb. 14.17 (links): Die lymphatischen Organe. Nach ihrer Bildung, v.a. im Knochenmark, wandern die Lymphozyten in die lymphatischen Organe aus, die über den ganzen Körper verstreut sind.

Abb. 14.18 (rechts): Wichtige Lymphbahnen und Lymphknotenstationen. Der Ductus thoracicus übernimmt den größten Anteil des Lymphabflusses. Die Lymphe der rechten oberen Körperseite sammelt sich dagegen von der restlichen Lymphe getrennt im rechten Hauptlymphgang.

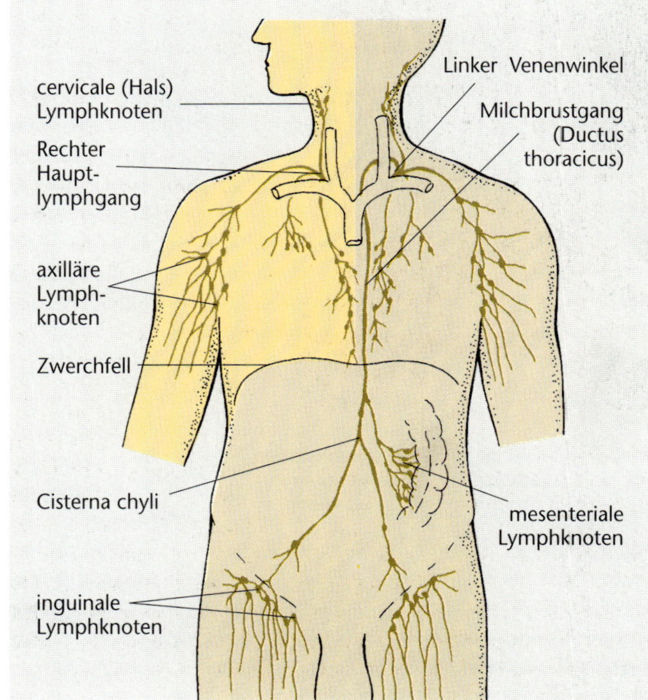

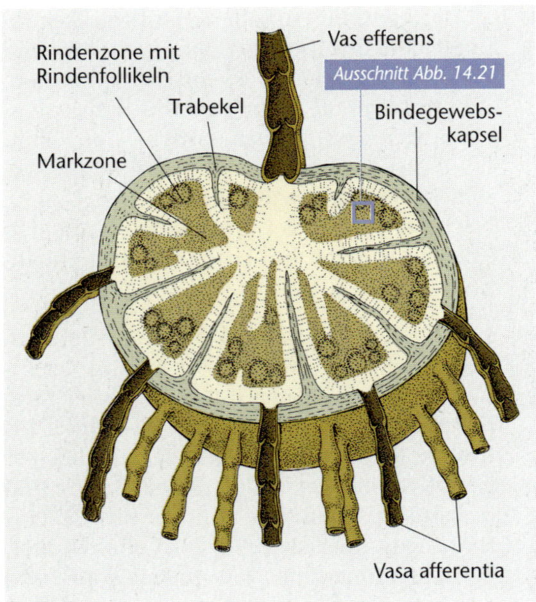

Abb. 14.19: Lymphknoten (schematisiert). Die Lymphe mehrerer zuführender Lymphgefäße (Vasa afferentia) wird im Lymphknoten gefiltert und durch ein größeres Lymphgefäß (Vas efferens) weitergeleitet.

14.4.2 Das Lymphödem

Eine Unterbrechung des Lymphabflusses, z. B. durch Vernarbung nach einer Operation oder durch entzündliche oder tumoröse Veränderungen der Lymphknoten, führt zu einem Rückstau der Lymphe im Gewebe. Die dadurch auftretende teigige Schwellung wird als **Lymphödem** bezeichnet. Häufig entsteht ein Lymphödem im Schulter-Oberarm-Bereich nach Entfernung der weiblichen Brust mit Ausräumung der Achselhöhle wegen eines Mammakarzinoms (☞ 21.2.10).

14

Als Therapiemöglichkeit steht die *Lymphdrainage* zur Verfügung, eine Massageform, bei der der Masseur die gestaute Lymphe durch sanfte, flächige Handbewegungen in Richtung des Lymphflusses ausstreicht. Außerdem kann ein Lymphstau durch spezielle Wickelmethoden gelindert werden.

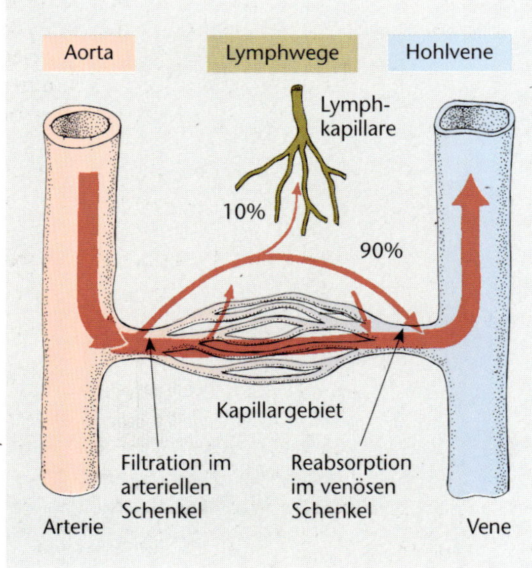

Abb. 14.20: Bildung der Lymphe im Kapillargebiet. Die Lymphkapillaren übernehmen ca. 10 % der ins Interstitium abgefilterten Flüssigkeit und leiten sie über die großen Lymphgefäße zurück ins venöse System.

14.4.3 Die Lymphknoten

In die Lymphbahnen sind als biologische Filterstationen gruppenweise die Lymphknoten eingeschaltet. Jeder Körperregion läßt sich dabei eine Gruppe **regionaler Lymphknoten** zuordnen. Die Aufgabe der Lymphknoten besteht darin, die Lymphe zu reinigen, Lymphozyten zu bilden und ausgereiften Abwehrzellen den Kontakt mit in der Lymphe befindlichen Antigenen zu ermöglichen und damit im Falle einer Infektion die spezifische Abwehr in Gang zu setzen.

Ein **Lymphknoten** *(Nodus lymphaticus)* ist ein mehrere Millimeter langes, bohnenförmiges Körperchen, das von einer Bindegewebskapsel umschlossen ist. Aus der Kapsel ziehen mehrere kurze Bindegewebsbälkchen, die *Trabekel*, ins Innere. Dazwischen befindet sich ein Netz von *Retikulumzellen*. Diese Zellen sind zur Phagozytose befähigt. Retikulumzellen findet man auch in anderen lymphatischen Organen, wie z. B. der Milz, aber auch im Knochenmark als zelluläres Stützgerüst. In den Zwischenräumen liegt das lymphatische Gewebe. Dort findet die Neubildung der Lymphozyten *(Lymphopoese)* statt.

Man unterscheidet eine innere *Markzone* und eine äußere *Rindenzone* des Lymphknotens. In der Rindenzone liegen die Lymphozyten in kugelförmigen Verdichtungszentren, den *Rindenfollikeln*. Dort finden sich vor allem B-Lymphozyten. Die Lymphe erreicht über mehrere zuführende Lymphgefäße *(Vasa afferentia)* auf der konvexen Seite den Lymphknoten. Sie fließt dann langsam durch ein stark verzweigtes Hohlraumsystem *(Sinus)* in Richtung der konkaven Seite, wo sie in ein oder zwei ableitende Lymphgefäße *(Vasa efferentia)* eintritt.

Lymphknotenschwellungen (Lymphome)

Bei krankhaften Veränderungen (z. B. Entzündung, Krebserkrankung) im Bereich ihrer Zuflußgebiete reagieren die regionären Lymphknoten mit Schwellung, Verhärtung und/oder Schmerzhaftigkeit. So schwellen z. B. bei einem grippalen Infekt der oberen Luftwege die Halslymphknoten an. Sie sind druckschmerzhaft und gut verschieblich. Auch ein Mammakarzinom kann sich durch Vergrößerung und Verhärtung der regionären Lymphknoten äußern. Diese mit Tumorzellen infiltrierte Lymphknoten sind dabei typischerweise unverschieblich, mit dem umgebenden Gewebe verbacken und schmerzlos.

Schmerzlos geschwollene oder mit der Umgebung verwachsene Lymphknoten weisen auf einen malignen Tumor im Zuflußbereich des Lymphknotens.

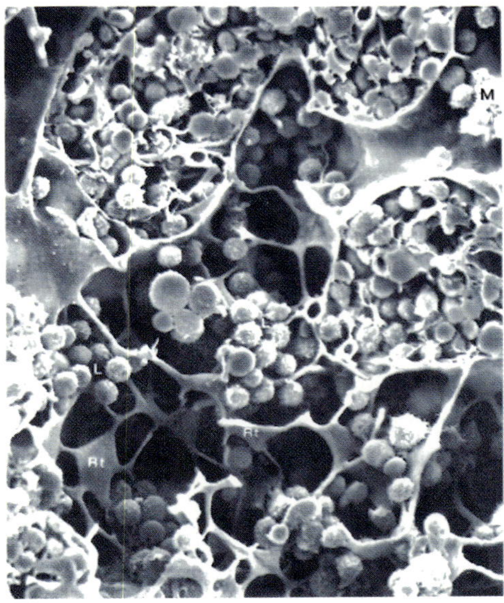

Abb. 14.21: Blick in die Markzone eines Lymphknotens mit dem Rasterelektonenmikroskop. Der Ausschnitt zeigt einen Markhohlraum (Sinus), der durch schlanke Fortsätze der Retikulumzellen (Rt) aufgespannt wird. Lymphozyten (L) und Makrophagen (M) haften in diesem Netz. Antigenhaltige Lymphe, die in den Lymphknoten eintritt und durch die Sinus strömt, tritt hier in Kontakt mit diesen Abwehrzellen.

14.4.4 Die Milz

Die Milz ist ein etwa 150 g schweres Organ und liegt im linken Oberbauch unter dem Zwerchfell.
Am *Milzhilus* tritt die Milzarterie (*A. lienalis*) als zuführendes Blutgefäß in die Milz ein, während die Milzvene (*V. lienalis*) sie hier verläßt.
Die Milz ist von einer mäßig derben Bindegewebskapsel umgeben, von der zahlreiche Gewebsbalken, die *Trabekel*, in das Organinnere einstrahlen. Das so entstandene dreidi-

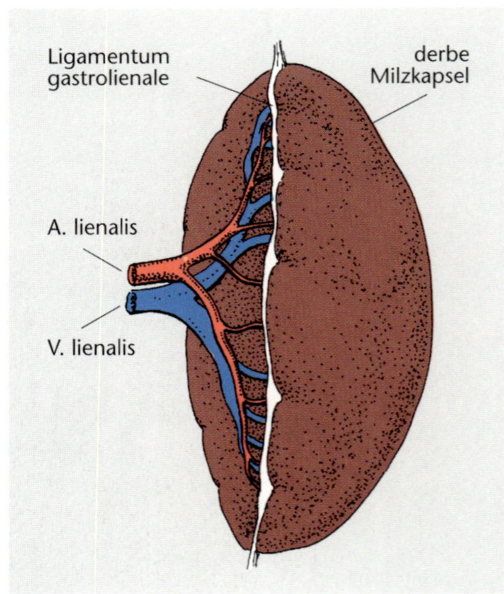

Abb. 14.22: Anatomie der Milz. Das Organ ist ca. 7 cm breit und ca. 12 cm lang. Von der Milzkapsel geht ein Halteband (Ligamentum gastrolienale) aus, das zum Magen zieht.

mensionale Balkenwerk umschließt Bereiche, die das eigentliche Milzgewebe enthalten. Es wird **Pulpa** genannt. Die Schnittfläche einer frischen Milz zeigt bei genauer Betrachtung ein ausgedehntes, dunkelrotes Gewebe, die **rote Pulpa**, in das viele stecknadelkopfgroße weiße Stippchen eingestreut sind. Diese werden als **weiße Pulpa** bezeichnet. Rote und weiße Pulpa stehen in einem Volumenverhältnis von ungefähr 3 : 1. Bei zahlreichen Erkrankungen ist das Mengenverhältnis verändert.

Die weiße Pulpa setzt sich aus lymphatischem Gewebe zusammen, das sich entlang der arteriellen Gefäße ausbreitet. Zusätzlich findet man kugelförmige Lymphfollikel. Die rote Pulpa besteht dagegen aus großen Bluträumen, den **Sinus**, und einem feinen bindegewebigen Maschenwerk, in das viele rote und weiße Blutkörperchen eingelagert sind.

Was leistet die Milz?

Gesicherte Funktionen der Milz sind:

- Identifizierung und Abbau von überalterten Blutzellen („Blutmauserung", ☞ 14.2.4)
- Thrombozytenspeicherung: Thrombozyten werden bei erhöhtem Verbrauch, z. B. bei Blutungen, ausgeschüttet
- Abfangen und Abbau von Gerinnungsprodukten (kleinen Thromben)
- Vor der Geburt ist sie der Sitz der Hämatopoese (Blutbildung).

Für den Erwachsenen gehört die Milz nicht zu den lebenswichtigen Organen, weil ihre Funktionen offenbar von der Leber, vom Knochenmark und von anderen lymphatischen Organen übernommen werden können. Dennoch werden vor allem in der ersten Zeit nach einer operativen Entfernung der Milz (*Splenektomie*), die z. B. bei einem Milzriß (*Milzruptur*) infolge einer Bauchverletzung nötig werden kann, häufig Komplikationen wie etwa erhöhte Gerinnungsneigung, allgemeine Abgeschlagenheit und Neigung zu bakteriellen Infektionen (☞ 6.7) beobachtet.

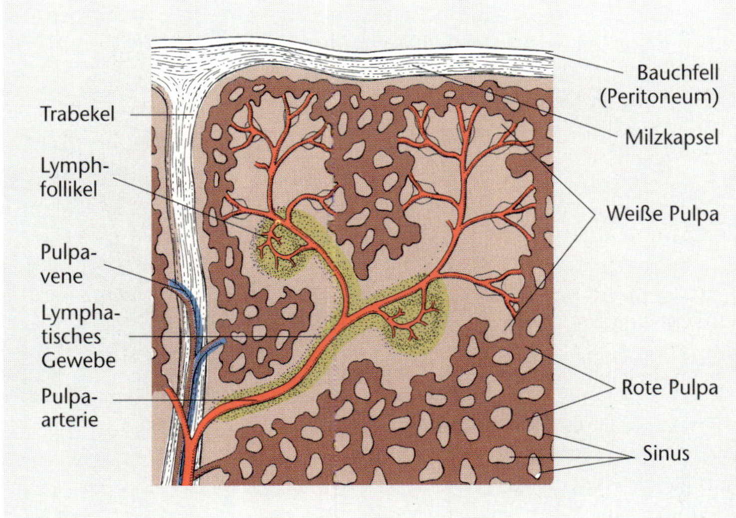

Abb. 14.23: Histologischer Feinbau der Milz (schematisiert).

14.4.5 *Der Thymus*

Der **Thymus** (*Bries*) liegt im vorderen Mediastinum über dem Herzbeutel. Bei Kindern und Jugendlichen ist das Organ voll ausgebildet und erreicht ein Gewicht von maximal 40 g. Ab der Pubertät bildet er sich zurück (*Altersinvolution*), so daß sich beim Erwachsenen nur noch narbige Thymusreste, eingebettet in den Thymusfettkörper, finden.

Der kindliche Thymus ist von einer zarten Bindegewebskapsel eingehüllt. Das Organ ist in glatte Läppchen mit einem Durchmesser von ca. 0,5 – 2 mm aufgegliedert. Man unterscheidet zentrale lymphozytenarme Mark- und periphere lymphozytenreiche Rindenanteile. Das Gewebsgerüst des Thymus besteht aus einem Netz von verzweigten Retikulumzellen, die in der Markzone kugelige, zwiebelschalenartig geschichtete Zellhaufen bilden. Insbesondere die Thymusrinde wird im Erwachsenenalter durch Fettgewebe ersetzt.

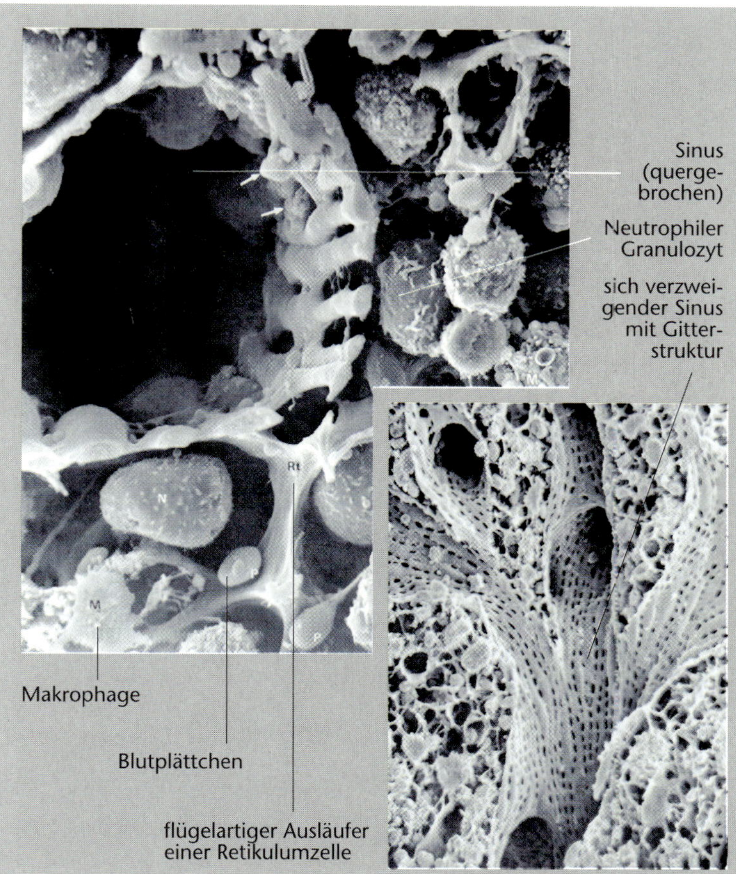

Abb. 14.24: Rote Pulpa der Milz im Elektronenmikroskop. Der quergebrochene Sinus zeigt im Übersichtsbild (rechts unten) seine gitterartige Struktur. Bei stärkerer Vergrößerung (links oben) erkennt man neutrophile Granulozyten (N), Blutplättchen (P) und Makrophagen (M), die sich alle in dem von den Retikulumzellen (Rt) gebildeten Netz aufhalten. Rote Blutkörperchen und viele andere freie Zellen, die sich ebenfalls in den Sinusräumen befinden, sind bei der Präparation weggespült worden.

Bedeutung des Thymus

Im Thymus findet die Prägung der T–Lymphozyten statt (☞ 6.2.5). Daneben sezerniert der Thymus anscheinend Hormone (*Thymosin*, *Thymusfaktor* oder *Thymopoetin* genannt), die die Reifung der Immunzellen in den Lymphknoten steuern.

Ein Mangel an Thymosin wird als Ursache für immunologische Störungen vermutet.

14.4.6 *Erkrankungen des lymphatischen Systems*

Manchmal kommen Patienten ins Krankenhaus, weil der Hausarzt oder Internist einen oder mehrere *schmerzlos* vergrößerte Lymphknoten tasten konnte. Anlaß für den Arztbesuch waren typischerweise Leistungsknick, Müdigkeit, Gewichtsverlust, Nachtschweiß oder unklares Fieber. Grundsätzlich müssen alle verdächtigen Lymphknoten entfernt und feingeweblich untersucht werden. Im befürchteten Fall findet der Pathologe manchmal maligne Lymphzellen im herausoperierten Lymphknoten. Zusammen mit klinischen Kriterien wird dann oft die Diagnose

- eines **Morbus Hodgkin** (auch *Lymphogranulomatose* genannt) oder
- eines **Non-Hodgkin-Lymphoms**

gestellt.

Beide Formen von Lymphknotentumorleiden werden noch-mals in viele Unterformen aufgegliedert, die jeweils unterschiedlich zu behandeln sind, wobei das Hodgkin–Lymphom unter optimaler Behandlung (Bestrahlung, Chemotherapie) mit über 60 % Heilungsquote die beste Prognose hat.

Manchmal entartet ein ausdifferenzierter B-Lymphozyt, Plasmazelle (☞ 6.1.5), zu einer „hemmungslosen Antikörperfabrik" und produ-

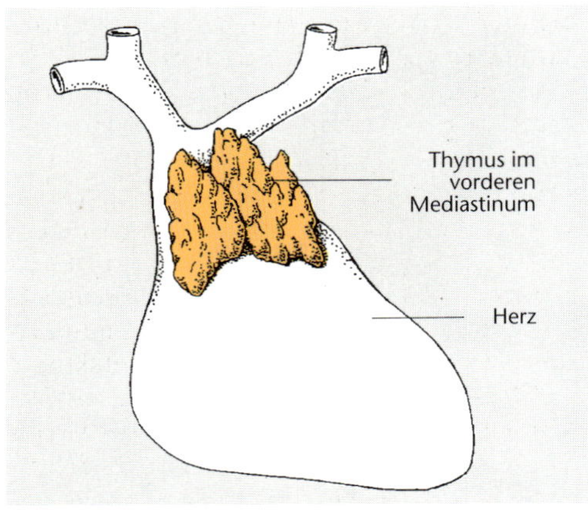

Abb. 14.25: Anatomie des kindlichen Thymus und seine Lagebeziehung zum Herzen.

ziert Billionen eines einzigen (aber funktionsuntüchtigen) Antikörpers. Die entstehende Erkrankung heißt **Plasmozytom** und äußert sich in Abgeschlagenheit, Gewichtsverlust, Zeichen der Niereninsuffizienz und pathologischen Frakturen (☞ 7.1.9), weil sich die tumorösen Plasmazellen in gesundes Knochengewebe fressen. Teile der massenhaft produzierten Antikörpermoleküle (☞ Abb. 14.4) lassen sich im Urin relativ leicht als sog. *Bence-Jones-Proteine* nachweisen, weil sie durch die Niere ausgeschieden werden (und diese dabei schädigen).

Die Patienten werden mit Chemotherapie und Bestrahlungen behandelt, die Lebenserwartung ist auf im Mittel 3 Jahre nach Diagnosestellung reduziert.

14

14.5 Das Gerinnungssystem

Nicht nur bei äußerlich sichtbaren Verletzungen ist die Intaktheit unseres Gefäßsystems gefährdet – ständig werden im Körper kleinste Gefäße undicht, so etwa bei Wachstumsprozessen, bei Entzündungen oder beim Stoß eines Körperteils gegen einen harten Gegenstand. Da das arterielle Gefäßsystem unter Druck steht, kann der Körper auch aus kleineren Gefäßverletzungen verbluten. Um dies wo immer möglich zu verhindern, werden undichte Gefäße durch das **Gerinnungssystem** *von innen heraus* abgedichtet.

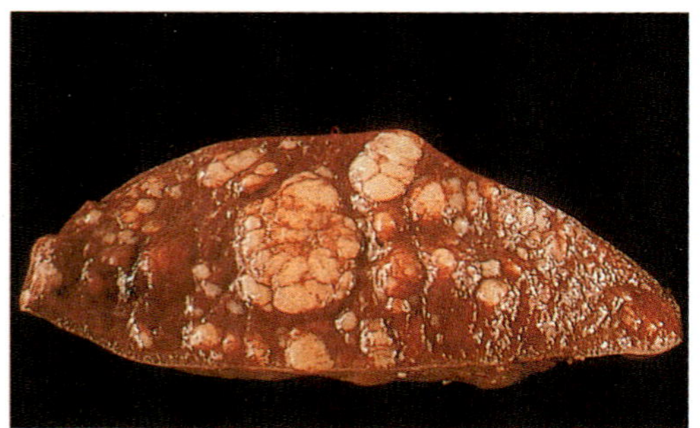

Abb. 14.26: Schnitt durch die Milz eines Patienten mit M. Hodgkin. Man erkennt zahlreiche fischfleischartige Herde von fester Konsistenz. Es sind Tumorinfiltrate, die durch das Eindringen von entarteten Lymphozyten in das Milzgewebe zustande gekommen sind.

Dabei greifen drei Reaktionsabläufe ineinander:

- die Gefäßreaktion,
- die Blutstillung und
- die Blutgerinnung.

14.5.1 Die Gefäßreaktion

Unmittelbar nach einer Verletzung, etwa einem Kanülenstich, kommt es zur Verengung des verletzten Blutgefäßes *(Vasokonstriktion)*. Dadurch fließt weniger Blut durch das betroffene Gebiet, und der Blutverlust wird eingeschränkt. Außerdem rollt sich das verletzte Gefäßendothel zusammen und verklebt.

Diese physiologische Gefäßverengung kann durch Pharmaka verstärkt werden. Dies macht man sich zunutze, wenn man bei der chirurgischen Wundversorgung den Blutaustritt auf ein Minimum reduzieren will, indem man der Injektionslösung bei der örtlichen Betäubung (Lokalanästhesie) gefäßverengende Zusätze (z. B. Adrenalin, ☞ 13.6.5) zugibt. Lokalanästhetika mit solchen Zusätzen sind allerdings bei Eingriffen an den Akren („Körperspitzen"), d. h. Endstromgebieten wie Fingern, Zehen, Penis und Nasenspitze verboten, weil sie dort gefährliche Durchblutungsstörungen auslösen können.

14.5.2 Thrombozyten und Blutstillung

Die **Thrombozyten** *(Blutplättchen)* sind Scheibchen, die im Knochenmark gebildet (☞ 14.1.3) und ein bis zwei Wochen später vor allem in Milz und Leber wieder abgebaut werden. Sie sind 1 - 4 µm groß, 0,5 µm dick und kernlos. Beim Gesunden findet man 150 bis 400 Thrombozyten pro Nanoliter Blut.

Die Blutstillung

Wird ein Gefäß verletzt, lagern sich die Thrombozyten an die Bindegewebsfasern der Wundränder an. Es entsteht so ein **Thrombozytenpfropf** *(Thrombozytenthrombus)*, der die Wunde – wenn sie nicht allzu groß ist – in normalerweise ein bis drei Minuten verschließt. Dieser Vorgang heißt *Plättchenaggregation,* die dafür benötigte Zeit wird als **Blutungszeit** bezeichnet. Ein Thrombus, der sich in der oben beschriebenen Weise langsam an den Wundrändern abscheidet wird *Abscheidungsthrombus* oder **weißer Thrombus** (wegen seiner Farbe) genannt. Im Gegensatz dazu bezeichnet man einen Thrombus, in dem sich zusätzlich Erythrozyten einlagern, als **roten Thrombus**. Er entsteht nicht als Folge einer Gefäßwandverletzung, sondern wenn der Blutfluß in einem Gefäß plötzlich z. B. durch ein Blutgerinnsel (Embolus, ☞ 14.5.4) unterbrochen wird und die Blutsäule „erstarrt".

Im Inneren der Thrombozyten kann man mit dem Elektronenmikroskop viele kleine Flüssigkeitsansammlungen erkennen. Sie enthalten eine Vielzahl von verschiedenen Enzymen und Gerinnungsfaktoren. Ballen sich Thrombozyten an einem Gefäßdefekt zu einem Thrombus zusammen, so entleeren sich diese Flüssigkeitsansammlungen. Ein wichtiger Stoff, der dabei freigesetzt wird, ist das **Thromboxan A2**. Es fördert die Vasokonstriktion des verletzten Gefäßes. Eine weitere Substanz ist der **Plättchenfaktor 3** (Thrombozytenfaktor 3, TF 3), der eine wichtige Rolle bei der Blutgerinnung spielt (☞ 14.5.3).

Eine erhöhte Thrombozytenzahl (**Thrombozytose**) tritt z. B. bei Infektionskrankheiten und Tumoren auf. Es kommt dadurch gehäuft zur Thrombenbildung, die zum Tode führen kann. Ein Mangel an Thrombozyten (**Thrombozytopenie**) führt zum Versagen des Mechanismus der Blutstillung. Die vielen kleinsten Gefäßschäden können nicht mehr abgedichtet werden, es entstehen stecknadelkopfgroße Hauteinblutungen (**Petechien**, ☞ Abb. 14.28) und in schweren Fällen sogar flächenhafte Blutungen (**Sugillationen**). Ursache ist entweder eine zu geringe Thrombozytenproduktion (etwa durch Vitaminmangel) oder ein vermehrter Thrombozytenabbau (etwa bei allergischen Reaktionen).

14.5.3 Die Blutgerinnung

Um den Thrombozytenpfropf herum spinnt sich ein faseriges Netz aus **Fibrin**: Der **endgültige Thrombus** entsteht, welcher durch den fibrinstabilisierenden **Faktor XIII** vor vorzeitiger Auflösung geschützt wird. Anschliessend zieht sich das Fibrinnetz zusammen *(Retraktion)* und nähert dadurch die Wundränder einander an – die Wunde verkleinert sich. In das stabile, netzförmige Fibrin können nun Fibroblasten (Bindegewebsgrundzellen, ☞ 5.4.5) einwachsen, den Thrombus bindegewebig umbauen (organisieren) und die Wunde endgültig verschließen.

Im strömenden Blut befindet sich kein festes Fibrin, da dieses ja lebenswichtige Gefäße sofort verschließen würde, sondern nur seine lösliche Vorstufe – das **Fibrinogen**. Das Fibrinogen wird erst an der Wundfläche durch das Enzym **Thrombin** in das aktive Fibrin umgewandelt. Aber auch Thrombin wird erst an der Wundfläche aktiviert. Im Blut findet sich nur die unwirksame Vorstufe, das **Prothrombin**. Die Umwandlung von Prothrombin in

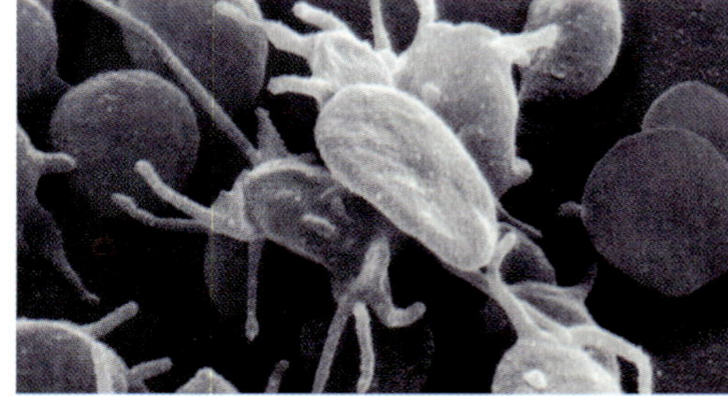

Abb. 14.26a: Thrombozyten (Blutplättchen) während der Gerinnungsreaktion. Die Thrombozyten stülpen mikrovilliartige (fingerartige) Fortsätze aus, womit die Vernetzungsreaktion bis hin zur Bildung des Thrombus in Gang gesetzt wird. Im Hintergrund sind Erythrozyten zu sehen.

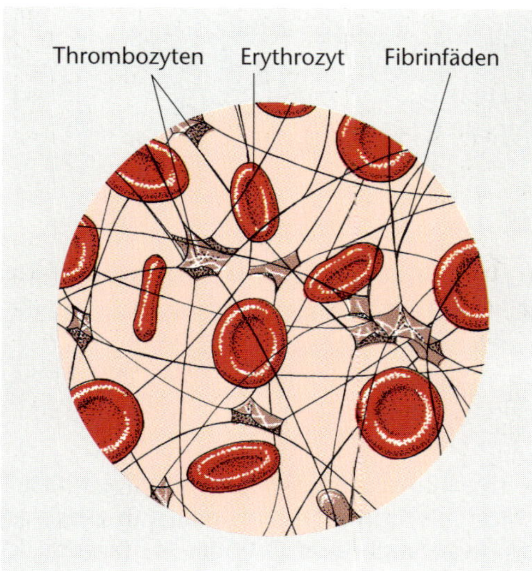

Abb. 14.27: Roter Thrombus unter dem Mikroskop betrachtet (schematisierte Darstellung). In dem weitverzweigten Fibrinnetz haben sich Erythrozyten angesammelt.

Thrombin erfolgt durch die Gerinnungsfaktoren V – XII sowie Kalzium.

Die **Gerinnungsfaktoren** sind Eiweißkörper im Blut, die, wenn sie aktiviert sind, wie Enzyme wirken, also bestimmte chemische Reaktionen beschleunigen. Traditionell bezeichnet man sie mit römischen Ziffern von I – XIII. Folgende Faktoren sind bekannt

- Faktor I = **Fibrinogen**
- Faktor II = **Prothrombin**
- Faktor III = **Gewebsthrombokinase** *(Gewebsfaktor)* Startpunkt des exogenen Gerinnungssystems (siehe unten)
- Faktor IV = **Kalzium**
- **Faktor V** = *Proaccelerin*
- Faktor VI entfällt, da = aktivierter Faktor V
- **Faktor VII** = *Proconvertin,*
- **Faktor VIII** = *Hämophilie-A-Faktor*
- **Faktor IX** = *Hämophilie-B-Faktor*
- **Faktor X** = *Stuart-Prower-Faktor*
- **Faktor XI** = *Rosenthal-Faktor*
- **Faktor XII** = *Hagman-Faktor,* Startpunkt des endogenen Gerinnungssystems (siehe unten)
- **Faktor XIII** = *Fibrin-stabilisierender-Faktor.*

Die Schlüsselrolle des Kalziums

Kalzium nimmt nicht nur für die Thrombinbildung, sondern auch für mehrere andere Reaktionsschritte eine Schlüsselstellung ein. Man kann deshalb Blut ungerinnbar machen, indem man ihm die Kalziumionen entzieht – dies ist wichtig zum Beispiel für die Herstellung von Blutkonserven oder für die Konservierung von Proben vor Blutgerinnungstests, da ansonsten die Gerinnungsfaktoren durch die Spontangerinnung „im Röhrchen" vorzeitig unkontrolliert verbraucht würden.

Im Labor werden dann die Kalziumionen bei Durchführung der verschiedenen Gerinnungstests wieder zugesetzt, so daß die Gerinnungseigenschaften des Blutes gemessen werden können. Zur Entfernung der Kalziumionen wird *Natriumzitratlösung* verwendet, das man dem Blut sofort nach der Entnahme zugibt **(Zitratblut)**. Das Zitrat verbindet sich mit dem Kalzium, wodurch dem Blut die Kalziumionen entzogen werden.

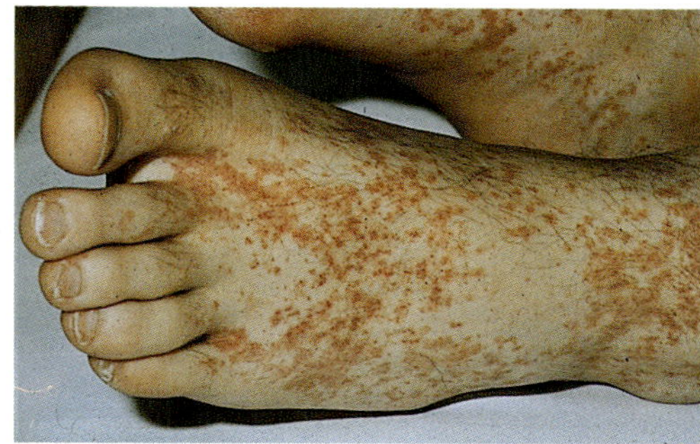

Abb. 14.28: Patient mit stecknadelkopfgroßen Blutungen (Petechien) infolge einer Thrombozytopenie.

Die Gerinnungskaskade im Detail

Damit es zur Fibrinbildung im Blut kommen kann, müssen sich zuvor viele Gerinnungsfaktoren einer nach dem anderen – im Sinne einer Kettenreaktion – aktivieren. Man bezeichnet diese Hintereinanderschaltung von Reaktionsschritten als Gerinnungskaskade. Das Gerinnungssystem wird über zwei verschiedene Wege aktiviert:

- Das **exogene System** *(Extrinsic System, extravaskuläre Aktivierung)* wird bei größeren, äußeren Gewebsverletzungen aktiviert, bei denen es zur Einblutung in das umliegende Gewebe kommt. Sobald Blut infolge einer Gefäßzerreißung in das Gewebe übertritt, wird der Gerinnungsfaktor III *(Gewebsthrombokinase)* freigesetzt. Gewebsthrombokinase aktiviert Faktor VII und setzt damit die Gerinnungskaskade sekundenschnell in Gang. Der aktive Faktor VII wandelt mit Hilfe von Kalzium Faktor X in seine aktive Form um (☞ Abb. 14.30).
- Ist der Gefäßschaden auf die Gefäßinnenhaut (Endothel) beschränkt, wird das exogene System nicht aktiviert. Hier startet die Gerinnung über das **endogene System** *(Intrinsic System, intravaskuläre Aktivierung).* Die Gerinnung beginnt damit, daß sich Faktor XII durch das infolge der Verletzung rauh gewordene Endothel in seine aktive Form umwandelt, die dann Faktor XI und dieser wiederum Faktor IX aktiviert. Faktor IX wandelt zusammen mit Faktor VIII den Faktor X in seine aktive Form um, wozu zusätzlich Kalziumionen und der schon erwähnte Plättchenfaktor 3 (TF 3) aus den am verletzten Gefäß haftenden Thrombozyten gebraucht werden. Die Gerinnungskaskade verläuft hier über mehr Schritte als beim exogenen Gerinnungssystem und benötigt deshalb mehr Zeit. Endogenes und exogenes Gerinnungssystem münden auf der Stufe der Aktivierung des Faktors X zusammen. Faktor X führt zusammen mit Faktor V und Kalzium Prothrombin in aktives Thrombin über, was, wie erwähnt, Fibrinogen in Fibrin überführt.

Vergleicht man unser Gefäßsystem mit einem Wasserleitungsnetz, so ist das endogene System für die tropfenden Wasserhähne und das exogene System für die Rohrbrüche zuständig. Das endogene System repariert langsam, arbeitet aber schon bei kleinsten Endothelveränderungen, das exogene System ist schnell, benötigt aber einen kräftigen Reiz (Blutung). Beide haben eine gemeinsame Endstrecke.

Hemmstoffe der Gerinnungsfaktoren

Im Blut zirkulieren ständig Hemmstoffe der Gerinnungsfaktoren. Diese **Inhibitoren** sorgen dafür, daß z. B. von einer Verletzungsstelle in den Blutkreislauf gelangtes Fibrin sofort inaktiviert wird, so daß die Blutgerinnung nur dort erfolgt, wo es nötig ist, nämlich an der Verletzungsstelle. Die wichtigsten Inhibitoren

14

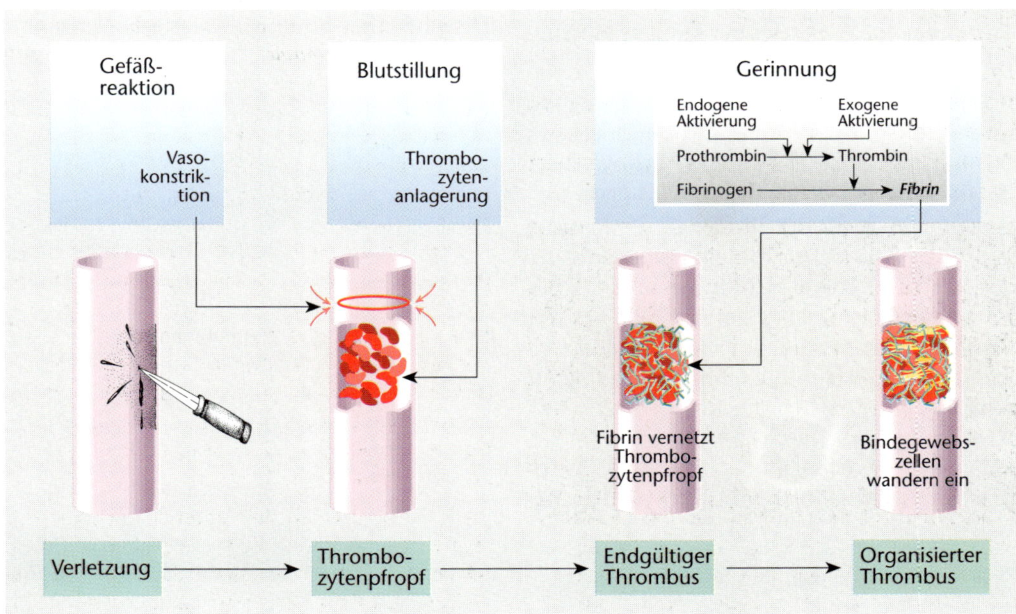

Abb. 14.29: Schritt-für-Schritt-Übersicht über die Vorgänge bei der Blutstillung und -gerinnung.

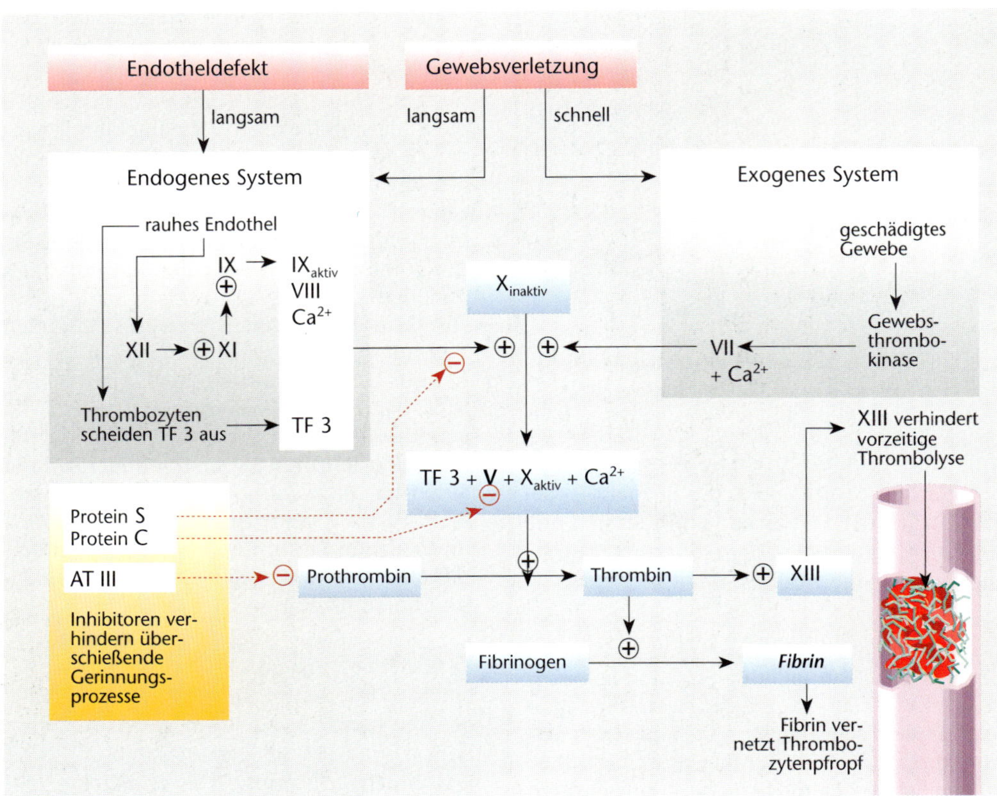

Abb. 14.30: Die Gerinnungskaskade.

sind das **Antithrombin III** (*AT III*) sowie **Protein C** und **Protein S** (Details ☞ Abb. 14.30). Ein Mangel an AT III, Protein C oder Protein S verursacht Thrombosen.

Abschluß der Wundheilung

Es wäre nicht sinnvoll, wenn das verletzte Gefäß dauerhaft verschlossen bliebe. Tage bis Wochen nach erfolgter Wundheilung werden die Fibrinpfröpfe durch mehrere Reaktionsschritte deshalb oftmals wieder abgebaut und damit die verschlossenen Blutgefäße wieder geöffnet (*rekanalisiert*). Diese Reaktionskette, die zur Auflösung von Fibrin und damit von Thromben führt, bezeichnet man als **Fibrinolyse** (lyse = Auflösung).

Die Fibrinolyse wird durch das Enzym **Plasmin** in Gang gesetzt. Plasmin selbst kommt im Blut nur in einer inaktiven Vorstufe vor, dem **Plasminogen**. Bei Bedarf wird Plasminogen über Aktivatoren in das aktive Plasmin überführt. Zu den physiologischen Aktivatoren zählen z. B. die **Urokinase** und der *Gewebsplasminaktivator* (abgekürzt **tPA** = *tissue plasminogen activator)*. Im Gegensatz zur Fibrinbildung verläuft die Fibrinolyse zunächst sehr langsam, da sich der Körper nach einer Verletzung vor einer vorzeitigen Gerinnselauflösung schützen muß und deshalb **Antiplasmine**, das heißt Hemmstoffe der Fibrinolyse bildet.

Synthese der Gerinnungsfaktoren

Fibrinogen, Prothrombin und die übrigen Gerinnungsfaktoren werden in der Leber synthetisiert. Deshalb können Lebererkrankungen (insbesondere eine Leberzirrhose, ☞ 18.10.7) zu einem Gerinnungsfaktormangel und folglich zu Gerinnungsstörungen führen. Für die Bildung von Prothrombin (Faktor II) und den Gerinnungsfaktoren VII, IX und X benötigt die Leber **Vitamin K** (☞ 19.5.6). Da Vitamin K zu den fettlöslichen Vitaminen zählt, kann es von der Darmwand nur in der Gegenwart von Fetten und von Gallenflüssigkeit resorbiert werden. Bei Störungen der Fettresorption kann es so zu einem gefährlichen Mangel an Gerinnungsfaktoren kommen. Häufiger ist aber Mangelernährung (z. B. bei Alkoholikern) Ursache eines Vitamin K-Mangels. Auch eine Antibiotikatherapie kann zu einem Vitamin K-Mangel führen, wenn sie zur Abtötung der normalen Darmflora führt, welche im Regelfall einen Großteil von Vitamin K beisteuert.

14.5.4 Thrombose und Embolie

Wenn sich innerhalb eines Gefäßes ein Blutgerinnsel bildet und das Gefäß verschließt, entsteht eine **Thrombose** *(Blutpfropfbildung)*. Drei (auch als *Virchowsche Trias* bezeichnete) Faktoren begünstigen die Entstehung einer Thrombose:

- eine Blutstömungsverlangsamung (**Stase**), wie sie insbesondere bei Ruhigstellung (etwa durch Gips, OP oder Bettlägerigkeit) nicht zu vermeiden ist,
- eine erhöhte Gerinnungsbereitschaft, z. B. durch Protein S-, Protein C- oder Antithrombin III-Mangel (**Hyperkoagulabilität**) und
- **Gefäßwandschäden** (z. B. arteriosklerotische Intimaschäden, ☞ Abb. 5.8), welche die Thrombozytenaggregation begünstigen.

Eine Thrombose kann in Arterien auftreten, viel häufiger sind jedoch die Venen betroffen, insbesondere die Bein- und Beckenvenen. Eine **Venenthrombose** (auch *Phlebothrombose* genannt) trifft in 60 % der Fälle das linke Bein; seltener sind beide Beine, die Beckenvenen oder die Armvenen betroffen. Der Patient bemerkt meist lediglich ein einseitiges Schwere- und Spannungsgefühl. Weiter bestehen oftmals ein Unterschenkel- und/oder Oberschenkelödem und eine lokale Überwärmung.

Löst sich der Thrombus oder ein Teil davon, so wandert er (dann als **Embolus** bezeichnet) mit dem Blutstrom und verursacht eine **Embolie**, sobald er in einen engen Gefäßabschnitt gelangt, dort steckenbleibt und dieses Gefäß verstopft. Losgelöste Thromben aus den Becken- oder tiefen Beinvenen durchwandern

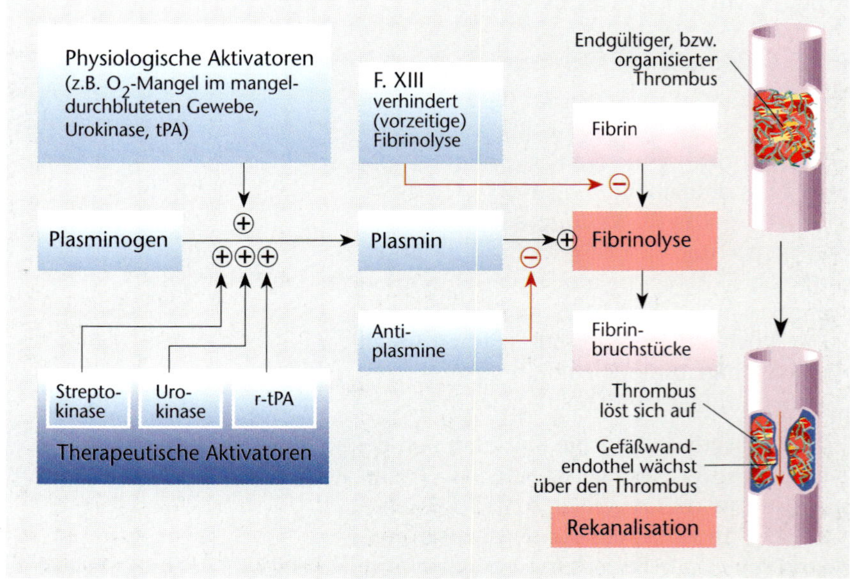

Abb. 14.31: Die Schritte der Fibrinolyse. Ins Blickfeld der modernen Medizin gerät immer mehr die therapeutische Aktivierung der Fibrinolyse, die die Chance zur Auflösung lebensbedrohlicher Gefäßverschlüsse (z. B. beim Herzinfarkt) eröffnet.

14

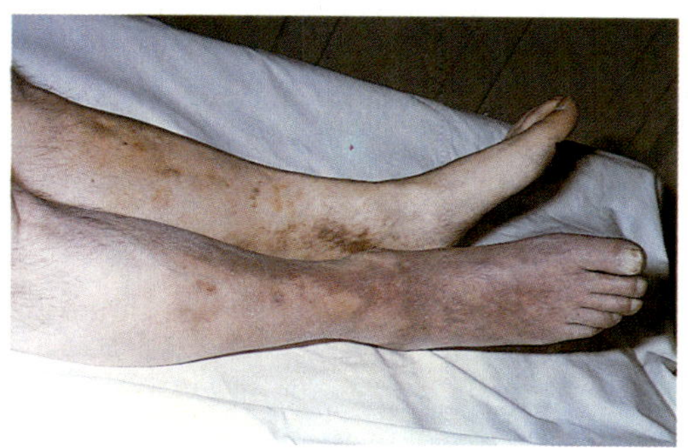

Abb. 14.32: Verschluß der rechten Beinarterie (A. femoralis) durch einen Embolus aus dem linken Vorhof.

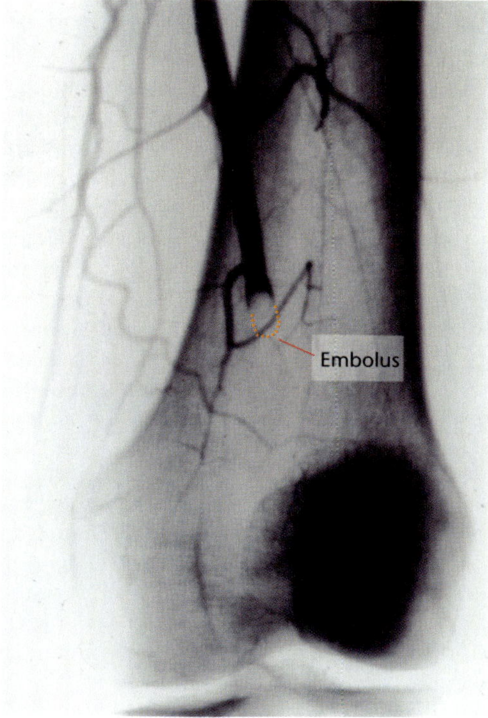

Abb. 14.33: Kontrastmitteldarstellung (Angiographie) des rechten Beines beim in Abb. 14.32 abgebildeten Patienten. Die Lage des Embolus ist angedeutet.

häufig das rechte Herz und verlegen dann Abschnitte des Lungenkreislaufs. Sie sind die häufigste Ursache einer **Lungenembolie**, einer gefährlichen Komplikation nach Operationen und Entbindungen.

Wegen der Lungenemboliegefahr muß jede Venenthrombose konsequent behandelt werden:

- konsequente, sofortige Bettruhe für 8 Tage,
- in bestimmten Fällen Versuch der therapeutischen Fibrinolyse (Thrombolyse), das heißt der gezielten Thrombusauflösung, z. B. mit Urokinase (☞ Abb. 14.31),
- Vollheparinisierung (siehe unten), wenn sich eine therapeutische Thrombolyse verbietet; die Fibrinolyse ist in vielen Fällen wegen Blutungsrisiken (z. B. bei Patienten mit langjährigem Hypertonus oder Ulkusleiden) oder wegen der Gefahr arterieller Embolien (z. B. bei Patienten mit Aortenaneurysma) kontraindiziert,
- langfristig Kompressionsstrümpfe zur Entlastung des durch die Thrombose meist teilweise zerstörten Venensystems.

Arterielle Embolien

Gelegentlich entwickeln sich im arteriellen Gefäßsystem Thromben, die sich meist durch die starke Strömung in den arteriellen Gefäßen von der Gefäßwand lösen und als **Embolus** engere Gefäßabschnitte verschließen können. So kann z. B. ein Thrombus aus dem linken Vorhof des Herzens zu einer akuten Durchblutungsstörung einer Beinarterie führen (☞ Abb. 14.32). Typische Krankheitssymptome sind eine weißliche Verfärbung der Haut, starke Schmerzen und Bewegungsunfähigkeit. Im Fall der Beinarterie sind die Fußpulse nicht mehr zu tasten. Im späteren Stadium kommt es zur bläulichen Verfärbung des absterbenden Gewebes distal des Verschlusses. Die Behandlung erfolgt durch Schmerzbekämpfung und – je nach den Umständen im Einzelfall – durch rasche chirurgische Entfernung des Embolus *(Embolektomie)*, Fibrinolyse oder Heparinisierung.

14.5.5 Antikoagulation und Thrombolyse

Um eine Thrombose und eine Embolie zu behandeln oder beim Risikopatienten zu verhindern, muß die Gerinnungsfähigkeit des Blutes medikamentös herabgesetzt werden. Man bezeichnet diese Therapie als **Antikoagulation**. Wird auch die Fibrinolyse aktiviert, spricht man wie erwähnt von **Thrombolyse** (oder kurz *Lyse*). Die beiden wichtigsten Medikamente zur Antikoagulation sind das **Heparin** und die **Cumarinderivate**.

Heparin

Heparin (z. B. Liquemin®) hemmt die Bildung von Fibrin, indem es verschiedene Schritte des endogenen Systems mehr oder weniger blockiert und gleichzeitig die Zusammenlagerung von Thrombozyten hemmt. Zur Verhütung von Thrombosen (*Thromboseprophylaxe*) verwendet man die **Low-Dose-Heparinisierung** mit 2 x 7500 oder 3 x 5000 IE (internationale Einheiten) subcutan gespritzt (☞ Abb. 14.34). Da diese Vorsichtsmaßnahme nicht allzu belastend ist, an Lungenembolien aber immer wieder Patienten praktisch ohne Warnsignal – also ohne erkannte Thrombose – versterben, wird diese Prophylaxe bei allen bettlägerigen Patienten durchgeführt.

Die Low-dose-Heparinisierung kann durch Kompressionsstrümpfe (sie komprimieren die oberflächlichen Venen und verbessern so den venösen Rückfluß im tiefen Venensystem) und krankengymnastische Muskelübungen, die die Muskelpumpe aktivieren, ergänzt werden.

> Der beste Schutz vor Thrombose allerdings ist Bewegung: Wo immer es medizinisch vertretbar ist, sollten Kranke deshalb frühzeitig mobilisiert werden – mindestens 6 Stunden täglich aus dem Bett gilt als Voraussetzung dafür, daß auf die Thromboseprophylaxe verzichtet werden kann.

Die Vollheparinisierung (**High-dose-** oder **therapeutische Heparinisierung**) mit ca. 30 000 IE in 24 Stunden (= 1250 IE pro Std.) intravenös über Infusionspumpen (Perfusor®) dient zur Behandlung bereits entstandener Venenthrombosen oder Lungenembolien, ferner wird sie bei Herzinfarkt sowie arteriellen Gefäßverschlüssen eingesetzt.

Die Vollheparinisierung ist – im Gegensatz zur Marcumartherapie – sofort wirksam und hinsichtlich der Dosierung gut steuerbar. Nachteilig ist die Notwendigkeit der intravenösen Gabe. Zur Langzeittherapie eignen sich deshalb nur Cumarine, die in Tablettenform einnehmbar sind:

Cumarinderivate

Cumarinderivate, z. B. Phenprocoumon = *Marcumar®*, greifen in die Bildung der Gerinnungsfaktoren in der Leber ein. Die Faktoren II, VII, IX und X werden nur unter dem Einfluß von Vitamin K gebildet. Cumarinderivate sind *Antagonisten* (Gegenspieler) des *Vitamin K* und hemmen somit die Bildung dieser Gerinnungsfaktoren in der Leber. Marcumar wirkt sehr lange – es muß deshalb präzise dosiert sowie zu Beginn und Ende der Therapie ein- bzw. ausgeschlichen werden. Die Dosierung muß immer wieder über den *Quick-Test* (☞ 14.5.6) kontrolliert werden. Marcumar-Patienten müssen wegen der Blutungsgefahr darauf achten, sich nicht zu verletzen und einen entsprechenden *Marcumar-Paß* bei sich tragen. Ihnen dürfen (ebenso wie vollheparinisierten Patienten) *keinesfalls Spritzen intramuskulär injiziert werden,* da sonst Einblutungen ins Gewebe drohen.

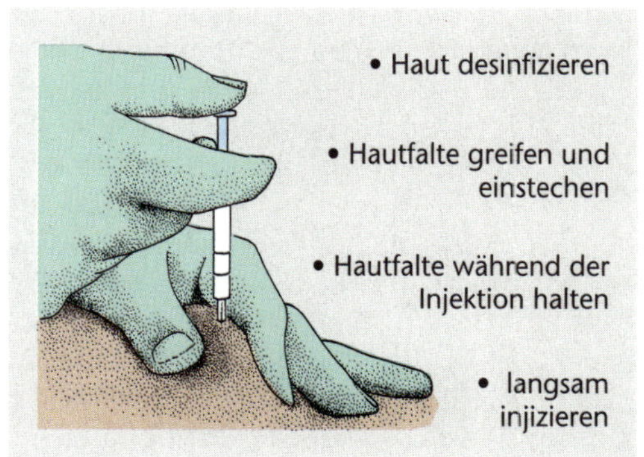

Abb. 14.34: Subcutane Heparinspritze.

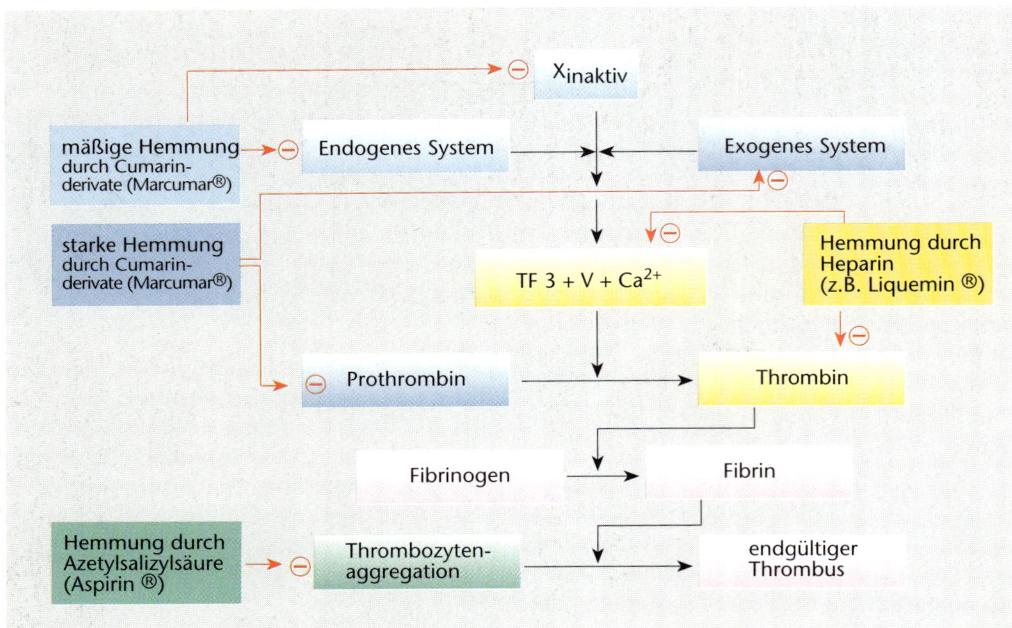

Abb. 14.35: Heparin, Cumarinderivate und Azetylsalizylsäure greifen an verschiedenen Stellen der Gerinnungskaskade hemmend ein.

Die Cumarintherapie wird zur Rückfallprophylaxe nach Bein- oder Beckenvenenthrombose, nach Lungenembolie sowie nach akutem Herzinfarkt bei zusätzlichen Risikofaktoren für etwa 3 – 12 Monate, eventuell auch länger, eingesetzt. Patienten mit künstlichen Herzklappen müssen permanent marcumarisiert werden, damit sich an den Klappen keine Blutgerinnsel bilden. Soll ein marcumarisierter Patient operiert werden, muß die Marcumar–Medikation ausgesetzt und entsprechend dem Wiederanstieg des Quickwertes durch die besser steuerbare Vollheparinisierung ersetzt werden.

14

Azetylsalizylsäure

Weniger zur Auflösung von Thromben, als zur Rezidivprophylaxe von arteriellen Thromboembolien, wie sie die Ursache für Herzinfarkt (☞ 15.6.3) und Schlaganfall (☞ 11.15.8) sind, hat sich **Azetylsalizylsäure** (ASS, Aspirin®) als recht effektives und vergleichsweise risikoarmes Medikament bewährt. Azetylsalizylsäure verhindert ganz zu Beginn des Gerinnungsprozesses die Thrombozytenaggregation.

Therapeutische Thrombolyse

Mit Hilfe von fibrinolytischen Substanzen kann versucht werden, thrombotische oder embolische Gefäßverschlüsse aufzulösen. Man verwendet als fibrinolytische Medikamente neben der aus Bakterien (Streptokokken, ☞ 6.7) gewonnenen **Streptokinase** die aus menschlichem Urin gewonnene **Urokinase** und das gentechnisch hergestellte **r-tPA** (rekombinanter tissue (= Gewebs-) Plasminogenaktivator). Die Rekanalisation gelingt in vielen Fällen, häufig sind jedoch Nebenwirkungen – insbesondere Spontanblutungen – und erneute Verschlüsse (*Rethrombosen*) nach Beendigung der Therapie.

14.5.6 ***Gerinnungsdiagnostik***

Um die Funktionsfähigkeit des Gerinnungssystems zu überprüfen, bietet die Labormedizin eine Reihe von Tests an. Man benötigt dazu meist *Zitratblut* (☞ 14.5.3).
Die wichtigsten Gerinnungstests sind:

- **Quick** *(Thromboplastinzeit, Prothrombinzeit)*: Zitratblut wird mit Gewebsthrombokinase und Kalzium vermischt, wodurch die Gerinnungskaskade in Gang gebracht wird. Die Dauer bis zum Einsetzen der Gerinnung ist vor allem abhängig von den Faktoren I, II, V, VII und X (☞ Abb. 14.30). Der Quick–Wert wird bezogen auf eine Standardzeit in Prozent angegeben. Normalwert ist 70 – 120 %. Bei Gerinnungsstörungen oder bei der therapeutisch gewollten Antikoagulation kann er bis auf Werte von 15 % abfallen. Gerade bei der schwierig zu dosierenden Marcumartherapie (☞ 14.5.5) dient der Quick-Wert der Überwachung der Medikamentenwirkung. Je nach Klinik werden Werte zwischen 15% und 25% angestrebt. Ist der Quickwert zu niedrig, so besteht akute Blutungsgefahr und es sollte dann die Medikation reduziert oder ein Auslaßtag eingelegt werden; gelegentlich kann es nötig sein, Vitamin K zuzuführen.
- **PTT** *(partielle Thromboplastinzeit)*: Zitratblut wird mit „partiellem Thromboplastin" – einer Faktorzwischenstufe des endogenen Systems – und Kalzium vermischt. Es wird die Zeitdauer bis zum Einsetzen der Gerinnung ermittelt. Sie beträgt normalerweise 40 Sekunden. Diese Methode erlaubt eine Kontrolle der im endogenen System wirksamen Faktoren Eine verlängerte PTT deutet meist auf einen Mangel an Faktor VIII und IX hin. Die PTT ist auch wichtig für die Überwachung einer Vollheparinisierung (☞ 14.5.5) und wird dabei etwa auf eine Verdopplung des Normalwertes (also ca. 60 – 80 Sek.) eingestellt.
- **TZ** *(Thrombinzeit)*: Sie ist eine gleichwertige und alternative Methode zur Überwachung einer Vollheparinisierung. Die TZ wird dabei auf das 2 – 3fache des Normwertes, also 40 – 60 Sekunden statt 20 Sekunden eingestellt.
- **Thrombozytenzahl**: Normwert 150 – 400/nl = 150 000 – 400 000/μl.

14.5.7 ***Koagulopathien***

Die beiden häufigsten Störungen der Blutgerinnung – auch **Koagulopathien** genannt – sind die **Hämophilie A** und die **Hämophilie B**, die sogenannte *Bluterkrankheit*. Beide werden X-chromosomal rezessiv (☞ 22.7.4) vererbt und treten deshalb fast ausschließlich bei Männern auf. Bei der vergleichsweise häufigen Hämophilie A besteht ein Mangel an *Faktor VIII*, bei der viel selteneren Hämophilie B liegt ein *Faktor IX-Mangel* vor. Typischerweise ist bei Hämophiliepatienten die PTT stark verlängert.

Patienten mit einer Hämophilie leiden schon bei kleinsten Verletzungen unter schweren, nicht zu stillenden Blutungen, die häufig in Gelenkhöhlen **(Hämarthros)** auftreten und dort längerfristig zu schweren arthrotischen Veränderungen bis zur völligen Gelenkzerstörung führen können. Außerdem treten bei diesen Patienten häufig Blutungen in Weichteilgeweben **(Hämatome)** auf. Deshalb muß rasch nach Verletzungen der fehlende Gerinnungsfaktor in Form einer gerinnungsaktiven Plasmakonzentration (Gerinnungsfaktoren-Injektion) *substituiert* (ersetzt) werden.

Verbrauchskoagulopathie ☞ 6.6.2

Weitere hämorrhagische Diathesen

Die Koagulopathien stellen nur eine Gruppe der Erkrankungen mit *erhöhter Blutungsneigung* **(hämorrhagische Diathesen)** dar. Weitere Formen sind

- der schon besprochene Thrombozytenmangel (*Thrombozytopenie*),
- die Funktionsunfähigkeit von Thrombozyten (*Thrombozytopathie*), die meist medikamentös bedingt, selten angeboren ist. Manchmal tritt sie auch in Zusammenhang mit anderen Erkrankungen, wie z. B. Urämie oder Leberzirrhose, auf sowie
- die *Vasopathien*, die durch Gefäßentzündungen, etwa im Gefolge eines Infektes, oder durch Gefäßfehlbildungen zu Spontanblutungen führen.

15. Das Herz

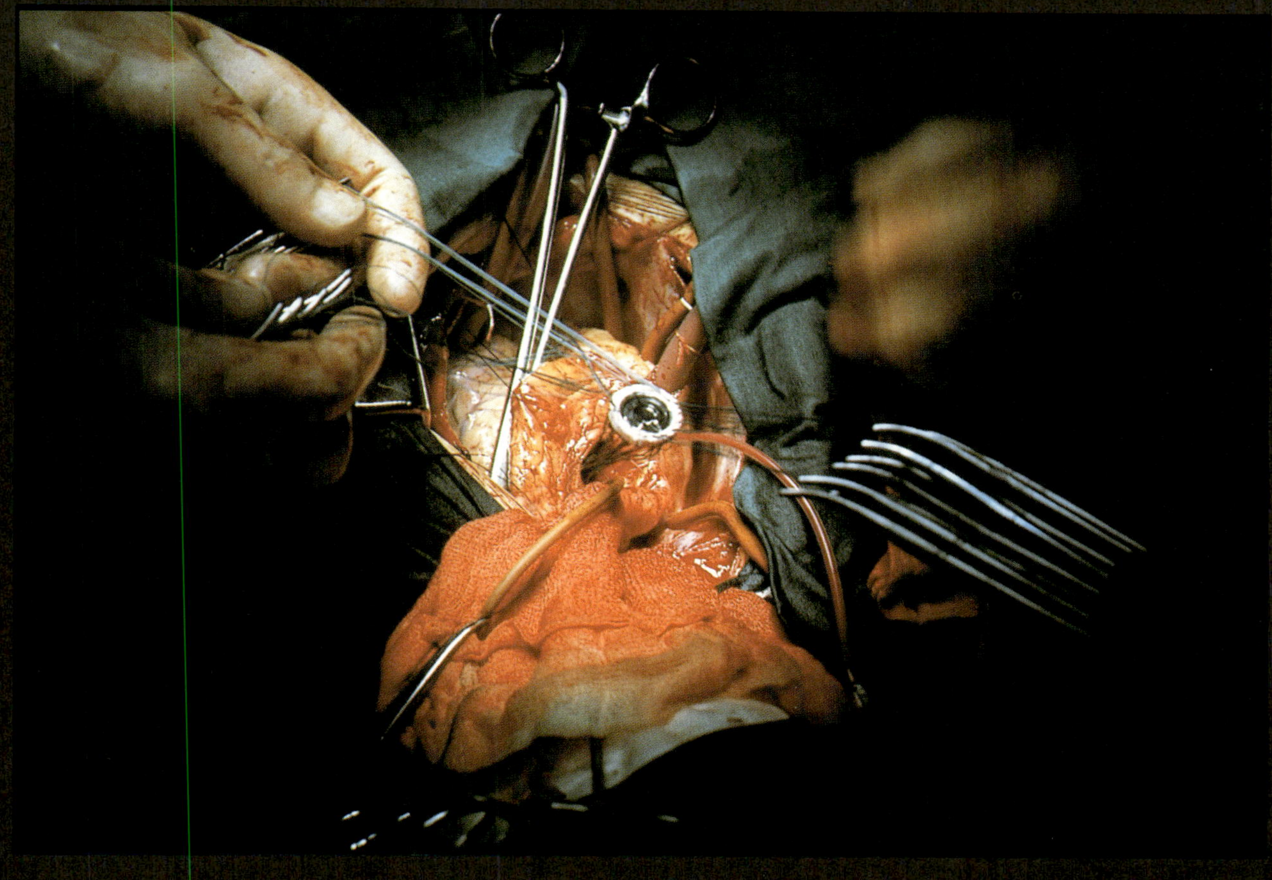

15

15.1 *Einführung*

Zentrum des kardiovaskulären Systems

Das **Herz** *(Cor)* ist die zentrale Pumpe des Kreislaufs. Dieser Muskel besonderen Typs treibt die Transportvorgänge in allen Blutgefäßen an. Blutgefäße und Herz bilden zusammen das *Herzkreislaufsystem* oder **kardiovaskuläre System**, das den ganzen Körper mit Sauerstoff und Nährstoffen versorgt und Stoffwechselendprodukte und Kohlendioxid wieder abtransportiert.

Zwei Herzhälften für zwei Kreisläufe

Die **Herzscheidewand**, das *Septum cardiale*, teilt das Herz in zwei Teile – beide Hälften arbeiten im gleichen Takt. Die *rechte Herzhälfte* saugt das sauerstoffarme Blut aus dem Venensystem des Körpers an und pumpt es in den **Lungenkreislauf**, wo es mit Sauerstoff angereichert wird. Aus der Lunge gelangt das Blut in die *linke Herzhälfte,* die es in die Aorta und damit zurück in den **Körperkreislauf** preßt.

Merke: Körper- und Lungenkreislauf: Die Abschnitte des Gefäßsystems, die von der rechten zur linken Herzhälfte ziehen, passieren die Lunge und gehören deshalb zum Lungenkreislauf (auch kleiner Kreislauf genannt). Die Gefäßabschnitte, die vom linken Herzen durch den gesamten Körper zum rechten Herzen ziehen, gehören zum Körperkreislauf (oder großen Kreislauf).

Das Herz inmitten des Mediastinalraums

Das Herz sitzt zwischen den beiden Lungenflügeln im *Mediastinum* (☞ 1.3). Hinten grenzt das Herz an Speiseröhre und Aorta, vorn reicht es bis an die Hinterfläche des Brustbeins, und unten sitzt es dem Zwerchfell auf.

Größe und Gewicht

Das gesunde Herz ist so groß wie eine geschlossene Faust und wiegt ca. 300 g. Es sieht aus wie ein Kegel, der schräg im Mediastinum liegt: Zwei Drittel befinden sich in der linken Brustkorbhälfte, ein Drittel rechts.

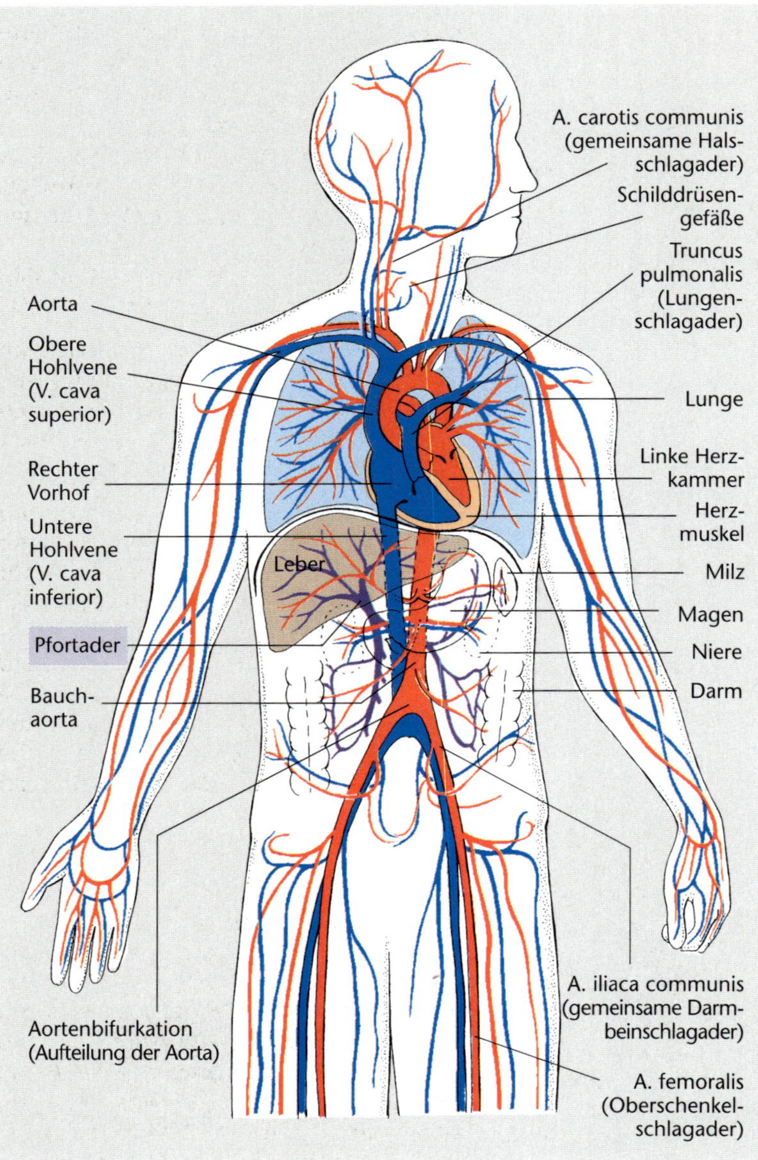

Abb. 15.1: Lungen- und Körperkreislauf (vereinfachte, nicht maßstabsgetreue Übersicht).
Die rote Farbe symbolisiert das sauerstoffreiche Blut, das aus der Lunge zum linken Herzen und von dort weiter in den Körperkreislauf fließt. Blau dargestellt ist das sauerstoffarme Blut des Körperkreislaufs, das über das Venensystem und das rechte Herz wieder die Lungen erreicht. *Merke:* Arterien sind vom Herzen wegführende Gefäße, Venen zum Herzen hinführende Gefäße.

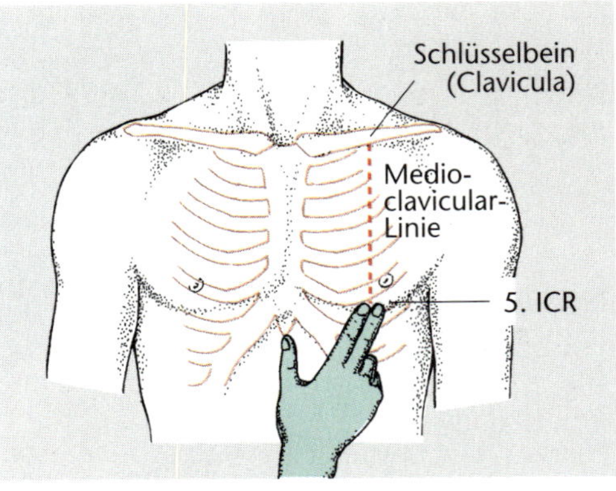

Abb. 15.2: Ertasten (Palpation) der Herzspitze.
Der Herzspitzenstoß sollte beim Gesunden dort liegen, wo eine von der linken Schlüsselbeinmitte gezogene Linie (Medioclavicular-Linie) den 5. Interkostalraum (ICR) kreuzt.
Ist der Herzspitzenstoß weiter außen zu spüren, so ist das Herz möglicherweise krankhaft vergrößert.
Beachte: Die erste tastbare Rippe unter dem Schlüsselbein ist die 2. Rippe, darunter liegt der 2. ICR.

Herzspitze und Herzspitzenstoß

Die Längsachse des Herzens zeigt nach links, unten und vorn. Dadurch liegt die **Herzspitze** sehr nahe an der Brustwand. Jeder Herzschlag überträgt sich als Stoß von der Herzspitze auf die Brustwand. Durch Betasten der Brustwand von außen läßt sich dieser *Herzspitzenstoß* ermitteln und damit die Lage der Herzspitze feststellen.

15.2 *Kammern und Klappensystem*

15.2.1 *Die vier Innenräume*

Das Herz ist ein Hohlmuskel mit vier verschiedenen Innenräumen. Dabei hat jedes der beiden Teilsysteme (linke bzw. rechte Herzhälfte) zwei Innenräume:

- einen kleinen, muskelschwachen **Vorhof** *(Atrium),* der das Blut aus Körper oder Lunge zunächst „einsammelt“ und
- eine **Kammer** *(Ventrikel),* die das Blut aus dem Vorhof ansaugt und wieder in den Körper- bzw. Lungenkreislauf preßt.

Auch die Herzscheidewand *(Septum cardiale)* hat zwei Abschnitte: Das **Vorhofseptum** zwischen dem linken und rechten Vorhof und das **Kammerseptum**, das die linke von der rechten Kammer trennt.

Diese komplette Trennung der Herzhälften ist beim Foetus noch nicht vorhanden – eine ovale Öffnung in der Scheidewand verbindet rechten und linken Vorhof. Durch dieses Loch, *Foramen ovale* genannt, fließt der größte Teil des Blutes, das nach der Geburt für die Lungen des Kindes bestimmt ist, direkt wieder in den Körperkreislauf zurück. Dieser Kurzschluß hat einen guten Grund: Das Ungeborene wird über die mütterliche Plazenta mit Sauerstoff aus dem Blut der Mutter (☞ Abb. 22.21) versorgt und braucht noch keine funktionierende und deshalb gut durchblutete Lunge.

Vorhof- und Ventrikelseptumdefekt

Bleibt das Foramen ovale auch nach der Geburt offen, läßt der nun höhere Druck im linken Vorhof einen Teil des Blutes durch diesen *Vorhofseptumdefekt* wieder zurück in den rechten Vorhof strömen. Der Kliniker nennt diesen Kurzschluß auch *Shunt*.

Die Mehrarbeit, welche das Herz durch diesen Kurzschluß leisten muß, führt oft zur vorzeitigen Erschöpfung des Herzmuskels *(Herzinsuffizienz,* ☞ 15.7.4).

Auch die Scheidewand zwischen den beiden Herzkammern kann defekt sein, dieser Zustand heißt *Ventrikelseptumdefekt*. Vorhof- und Ventrikelseptumdefekte sind häufige angeborene Herzfehler.

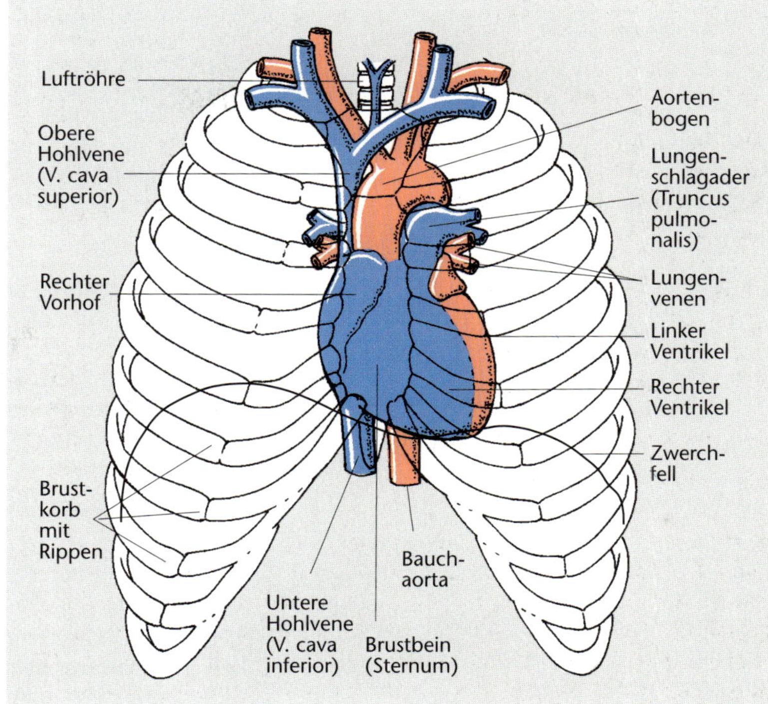

Abb. 15.3: Lage des Herzens im Mediastinum

15.2.2 Das Klappensystem der Herzkammern

Die beiden Herzkammern haben je einen Eingang und einen Ausgang. Die Eingänge führen von den kleinen Vorhöfen in die größeren Herzkammern, die Ausgänge leiten das Blut in die beiden größten Schlagadern des Körpers, die Aorta und den Truncus pulmonalis. An diesen Stellen sitzen die Herzklappen. Jede Klappe läßt sich vom Blutstrom nur in eine Richtung aufdrücken. Kommt der Druck von der anderen Seite, schlägt sie zu und versperrt den Weg.

Wenn eine oder mehrere Klappen defekt sind, kann es zu schweren Störungen der Blutflußrichtung im Herzen, ja sogar zum Versagen des Herzens kommen. Wie das simple Ventil eines Fahrradschlauchs die unter Druck hineingepreßte Luft zurückhält, so sorgen die gesunden Herzklappen dafür, daß das Blut immer nur in Richtung des Blutflusses gepumpt wird.

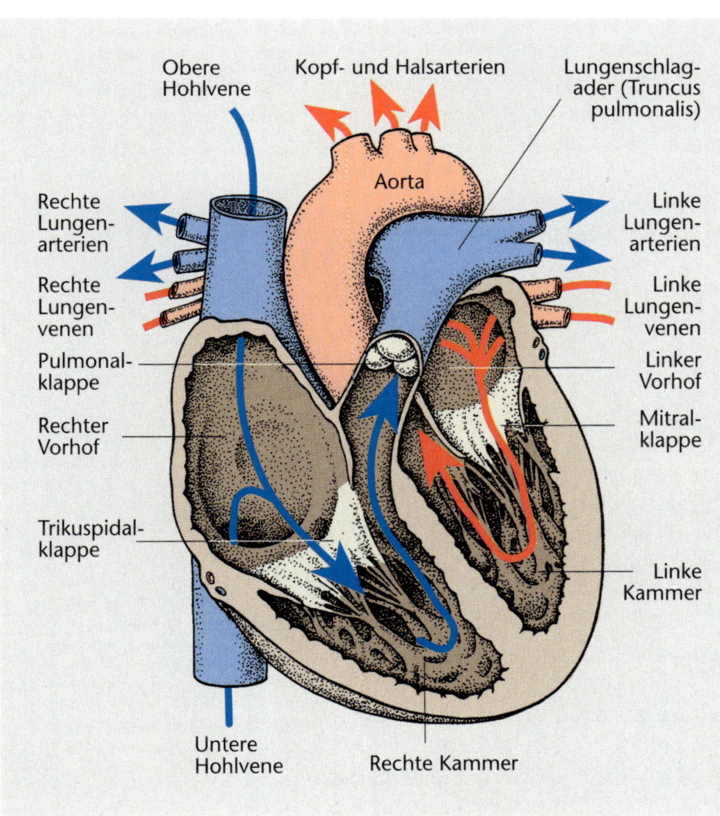

Abb. 15.4: Längsschnitt durch das Herz. Die Pfeile geben die Strömungsrichtung des Blutes an. Sauerstoffarmes Blut (blauer Pfeil) gelangt über die obere und untere Hohlvene in den rechten Vorhof und von dort aus über die rechte Kammer in die Lunge. Dort wird es mit Sauerstoff angereichert und strömt als sauerstoffreiches Blut (roter Pfeil) über die Lungenvenen in den linken Vorhof, von dort aus in die linke Kammer und dann über die Aorta in den Körperkreislauf.

Mitral- und Trikuspidalklappe

Die Klappen zwischen Vorhöfen und Kammern bestehen aus dünnem weißen Bindegewebe. Deshalb und aufgrund ihrer Form nennt man sie auch Segelklappen.

- Die linke Segelklappe hat zwei dieser Segel. Mit etwas Phantasie sieht sie aus wie eine Bischofsmütze (Mitra) und heißt daher auch **Mitralklappe**.
- Die rechte Segelklappe heißt **Trikuspidalklappe**, weil sie drei Segel (tri cuspis) besitzt.

Wegen ihrer Lage zwischen Vorhöfen und Kammern werden diese Segelklappen auch *Atrio-Ventrikular-Klappen*, zu deutsch: Vorhof-Kammer-Klappen genannt. In der Klinik ist die Abkürzung **AV-Klappen** geläufig.

Die Klappen zwischen den Kammern und den großen Schlagadern, **Taschenklappen** genannt, bestehen aus taschenartigen Mulden, die durch zurückströmendes Blut aufgespannt werden. Die Klappen sind geschlossen, wenn die Ränder der blutgefüllten Mulden dicht aneinander liegen (☞ Abb 15.6). Die Taschenklappe zwischen linker Kammer und Aorta heißt **Aortenklappe**, die zwischen rechter Kammer und Truncus pulmonalis **Pulmonalklappe**.

15.2.3 Die Klappenebene

Wie erwähnt enthält das Herz zwei Segel- und zwei Taschenklappen. Alle vier Klappen sind an bindegewebigen Ringen aufgehängt und liegen an der Grenze zwischen Vorhöfen und Kammern bzw. zwischen Kammern und Schlagadern. Sie bilden dort eine Ebene, die *Klappenebene*. Weil die Klappen wie Ventile ar-

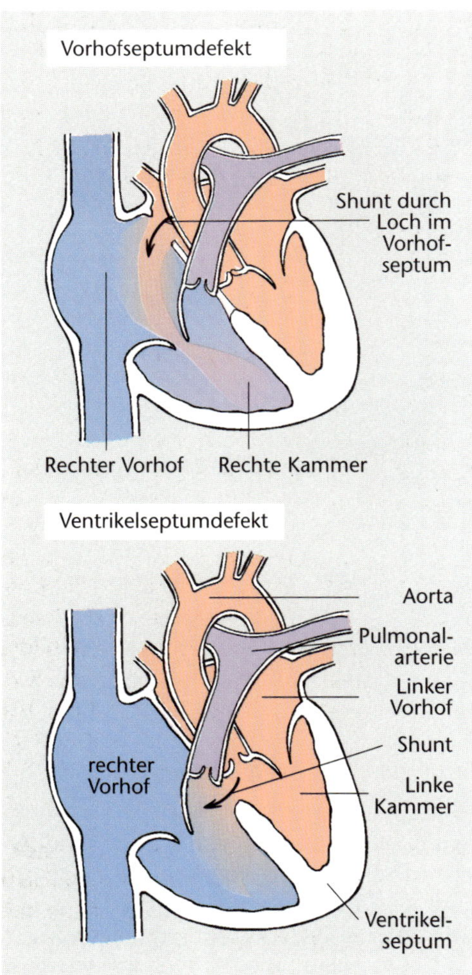

Abb. 15.5 : Vorhofseptumdefekt und Ventrikelseptumdefekt.

Bei beiden Herzfehlern mischt sich sauerstoffreiches („rotes") mit sauerstoffarmem („blauem") Blut. Macht das Blutvolumen, das durch den Shunt fließt, mehr als 30% des Lungendurchflusses aus, so ist die Sauerstoffversorgung des Körpers gefährdet. In diesem Fall wird eine Herzoperation notwendig.

beiten, spricht man auch von der **Ventilebene**.

15.2.4 *Der rechte Vorhof*

Zwei große Venen führen sauerstoffarmes Blut zum **rechten Vorhof** *(Atrium dextrum)*. Beide münden dort ohne Klappen.

Die **obere Hohlvene** (*Vena cava superior*, ☞ Abb. 15.3) sammelt Blut aus der oberen Körperhälfte, also von Kopf, Hals und Armen, sowie der Brustwand.

Die **untere Hohlvene** (*Vena cava inferior*) transportiert das aus den Beinen, vom Rumpf und den Bauchorganen kommende Blut. Auch das Blut, das das Herz selbst verbraucht, fließt in den rechten Vorhof: Das venöse Blut der Herzkranzgefäße (☞ 15.6.1) sammelt sich in einem größeren Gefäß, dem **Sinus coronarius** *(Kranzbucht)* an der Rückseite des Herzens und strömt von dort direkt in den rechten Vorhof.

Der rechte Vorhof (wie auch der linke) besitzt eine äußerlich gut sichtbare, zipfelförmige Ausbuchtung, das **Herzohr**. Rechtes und linkes Herzohr füllen die Nischen zwischen dem Herzen und seinen großen Gefäßstämmen aus.

Klinische Bedeutung haben die Herzohren dadurch, daß sich in diesen Aussackungen Blutgerinnsel bilden können, die nach ihrer Ausschleusung aus dem Herzen zu folgenschweren Gefäßverstopfungen *(Embolien)*, z. B. der Hirnarterien, führen können (mit der Folge eines Schlaganfalls, ☞ 11.15.7).

15.2.5 *Die rechte Kammer*

Die **rechte Kammer** *(Ventriculus dexter)* hat die Form einer auf dem Kopf stehenden Pyramide. Betrachtet man den Innenraum der Kammer, so fallen viele vorspringende, dünne Muskelleisten (Trabekel) und drei dickere Muskelwülste auf, die sogenannten Papillarmuskeln. An ihnen ist die AV-Klappe des rechten Herzens, die schon erwähnte Trikuspidalklappe, aufgehängt.

Die Zipfel der drei Segel sind durch feine Sehnenfäden mit den Papillarmuskeln verbunden.

Durch die Verankerung der Segel an den Papillarmuskeln wird verhindert, daß sie bei der Kammerkontraktion (Systole, ☞ 15.4.2)) in den Vorhof zurückschlagen.

Die **Lungenschlagader** (*Truncus pulmonalis*) stellt den „Ausgang" der rechten Kammer dar. Das Blut fließt aus der Kammer über diesen Gefäßstamm in die rechte und linke Lungenarterie (*A. pulmonalis dextra, A. pulmonalis sinistra*). Von dort gelangt es in die beiden Lungenhälften.

Dort, wo sich die rechte Kammer in die Lungenschlagader öffnet, befindet sich die **Pulmonalklappe**.

Die drei halbmondförmigen Taschen dieser Klappe liegen wie Schwalbennester an der Innenwand der Schlagader. Wird das Blut aus der rechten Kammer ausgetrieben, so weichen die Taschen auseinander. Auf diese Weise wird die Klappe geöffnet.

Fließt das Blut der Lungenschlagader nach beendeter Austreibung zurück in Richtung rechte Kammer, so füllen sich die Taschen mit Blut und schließen so die Klappe (☞ 15.2.2). Es kann kein Blut aus der Lungenarterie in die rechte Kammer zurückfließen.

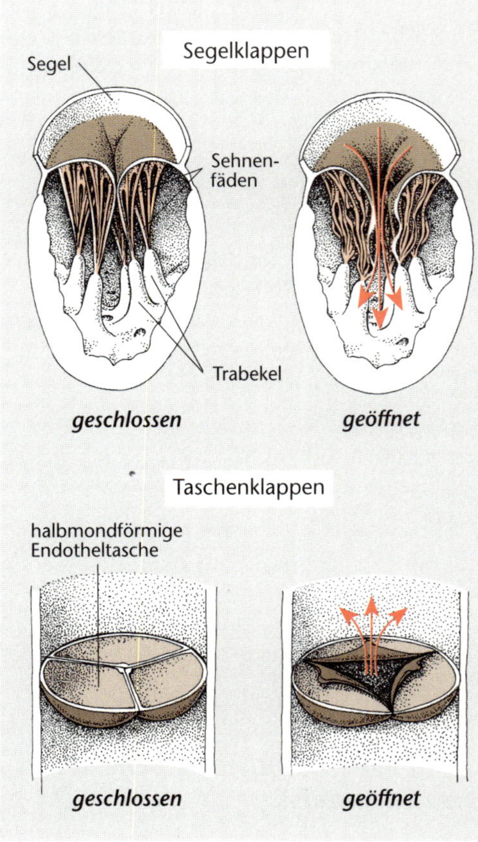

Abb. 15.6 : Segelklappen und Taschenklappen im Vergleich.

Die Segelklappen schließen sich passiv durch den Kammerdruck. Die Sehnenfäden, die an den Papillarmuskeln der Kammer ansetzen, verhindern ein Zurückschlagen der Segel in die Vorhöfe.

Die Taschenklappen besitzen eine Napfform mit knopfförmigen Bindegewebsverdickungen in der Mitte. Sie schließen durch den Blutdruck, der in den Arterien herrscht.

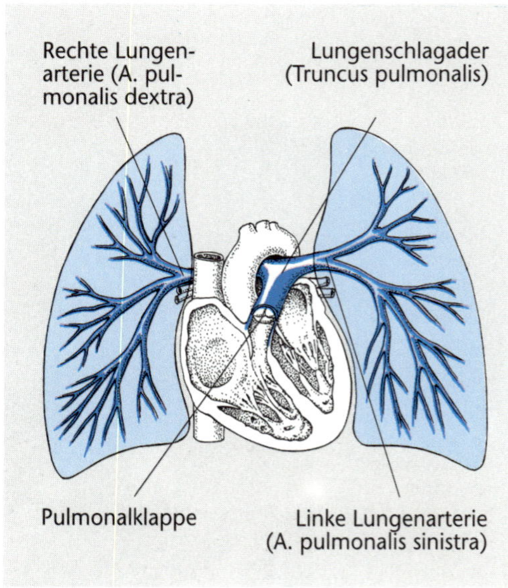

Abb. 15.7: Aufteilung des Truncus pulmonalis in linke und rechte Lungenarterie. Diese teilen sich wiederum in kleinere Lungenarterien auf. Sie folgen im Verlauf den Bronchien und verteilen das sauerstoffarme Blut in alle Winkel des Lungengewebes.

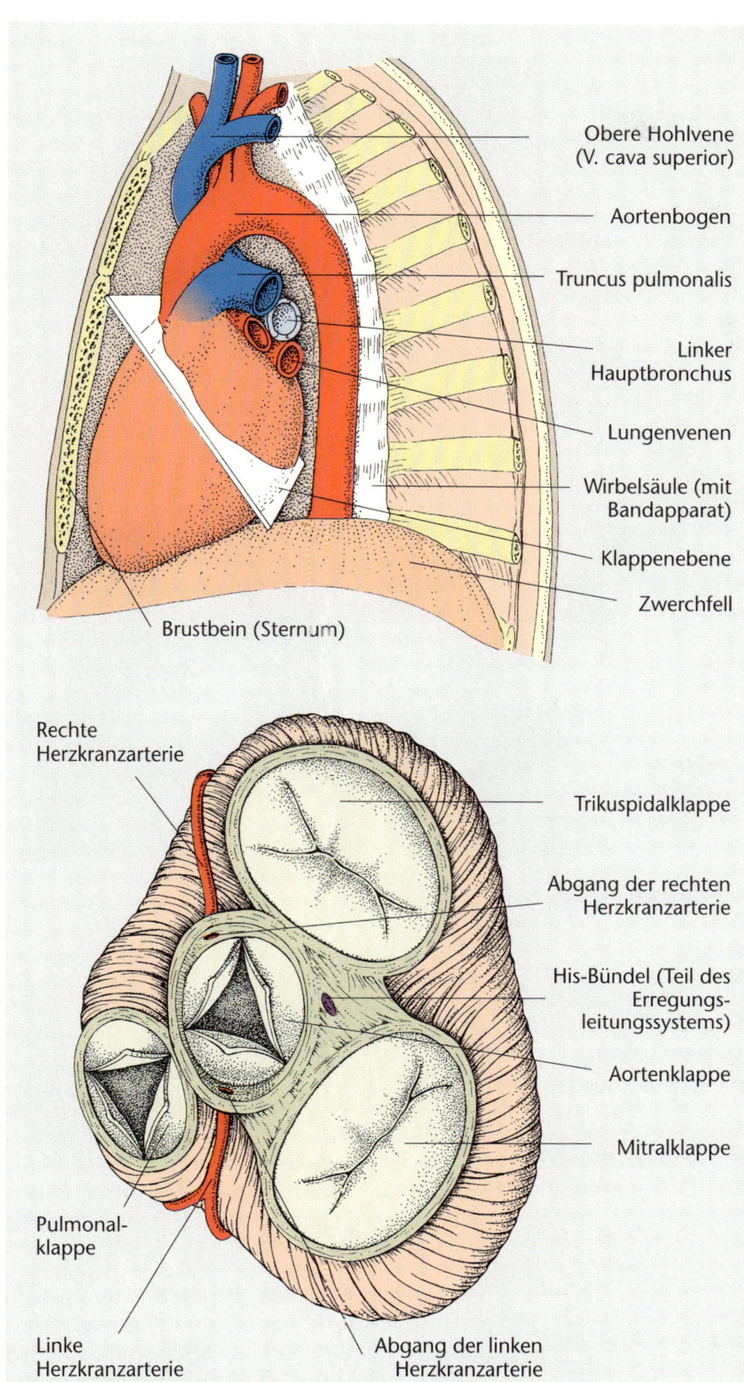

Abb. 15.8: Oben: Lage der Klappenebene in Bezug auf den Herzmuskel. Unten: Blick von oben auf die Klappenebene nach Abtrennung der Vorhöfe. Alle vier Klappen werden von einem Bindegewebsgerüst zusammengehalten. Man erkennt den Abgang der linken und rechten Herzkranzarterie oberhalb der Aortenklappe aus der Aorta sowie das His-Bündel (☞ 15.5.3), das an dieser Stelle die Klappenebene durchstößt.

15.2.6 *Der linke Vorhof*

Das Blut aus der Lunge fließt über vier horizontal verlaufende Lungenvenen in den **linken Vorhof** *(Atrium sinistrum)*. Die Segelklappe, welche die „Tür" zur linken Kammer bildet, besteht aus zwei Segeln. Die Segel dieser Mitralklappe zwischen linkem Vorhof und linker Kammer sind wie die der Trikuspidalklappe über Sehnenfäden mit Papillarmuskeln verbunden.

15.2.7 *Die linke Kammer*

Die Muskulatur der **linken Kammer** *(Ventriculus sinister)* ist die dickste und stärkste des gesamten Herzens. Von hier aus wird das Blut in die große Körperschlagader (Aorta) gepumpt. Die Aortenklappe trennt die linke Kammer von der Aorta. Sie ist ähnlich aufgebaut wie die Pulmonalklappe und wirkt ebenfalls als Ventil: Das Blut kann nur von der Kammer in die Aorta gelangen, nicht aber wieder zurückfließen.

15.2.8 *Defekte Klappen*

Wie wir gesehen haben, hat eine Herzklappe zwei Aufgaben: Zum einen muß sie sich öffnen, um den Blutfluß in die vorgegebene Richtung zu ermöglichen, und zum anderen muß sie sich rasch wieder schließen können, damit ein Rückfluß des Blutes *(Reflux)* verhindert wird.

Durch krankhafte Veränderungen kann jede dieser Teilfunktionen gestört sein:

Wenn sich die Segel bzw. die Taschen nicht weit genug öffnen, ist die Lichtung der Klappe zu eng. Man spricht dann von einer **Klappenstenose**. Bei einer Klappenstenose muß das Herz einen höheren Druck aufbringen, um das Blut durch die kleinere Öffnung zu pumpen. Dies kann die Leistungsfähigkeit des Herzens übersteigen, so daß eine *Herzleistungsschwäche* (**Herzinsuffizienz**) entsteht.

Wenn die Sehnenfäden oder Papillarmuskeln reißen, können die Segel nicht mehr „gehalten" werden: Die Klappe schließt nicht mehr dicht, die Ventilfunktion der Klappe geht verloren, und bei jedem Herzschlag wird ein Teil des Blutes in die Vorhöfe zurück gepreßt. Schließen die Taschenklappen nicht mehr richtig, so fließt nach jedem Herzschlag ein Teil des ausgeworfenen Blutes in die Kammern zurück. Folge dieser **Klappeninsuffizienzen** ist – ähnlich wie bei den Septumdefekten – eine Herzinsuffizienz: Das hin- und herpendelnde Blut erfordert eine schließlich kaum mehr zu leistende Mehrarbeit.

15.3 *Der Aufbau der Herzwand*

Wie die Wand jedes Hohlorgans, besteht auch die Herzwand nicht nur aus Muskulatur. Wird das Herz aufgeschnitten, so zeigen sich verschiedene Schichten. Da jede dieser Schichten *einzeln* erkranken kann und sich daraus unterschiedliche Krankheitsbilder ergeben, ist es wichtig, den Aufbau der Herzwand zu kennen. Die Herzwand läßt sich von innen nach außen in drei Schichten gliedern:

- Die *Innenhaut* oder das **Endokard** (< 1 mm dick). Sie kleidet den gesamten Innenraum des Herzens aus
- Die *Muskelschicht* oder das **Myokard** (im linken Ventrikel ca. 8 – 11 mm, im rechten Ventrikel ca. 2 – 4 mm und in den Vorhöfen < 1 mm dick)
- Die *Außenhaut* oder das **Epikard** (< 1 mm dick).
- Umschlossen wird das Herz vom **Perikard** (< 1 mm dick).

15

15.3.1 *Das Endokard*

Die Innenfläche des Herzens ist von der Herzinnenhaut, dem **Endokard**, überzogen. Dieses ist eine sehr dünne und glatte Epithelschicht, die ähnlich wie eine Tapete beide Vorhöfe und Kammern auskleidet.

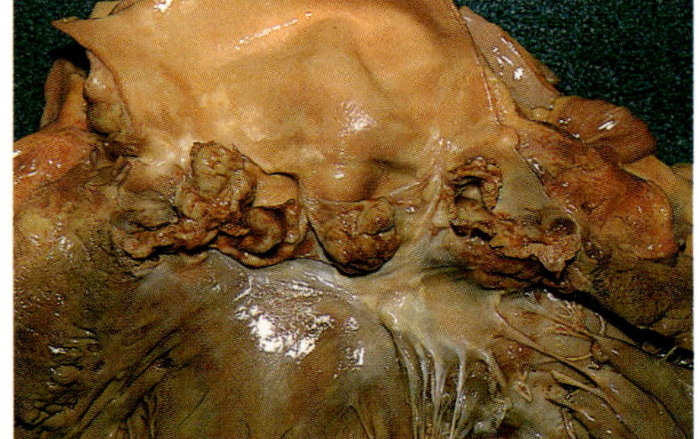

Abb. 15.9: Endokarditis der Aortenklappe mit ulzerativen (geschwürigen) Veränderungen.

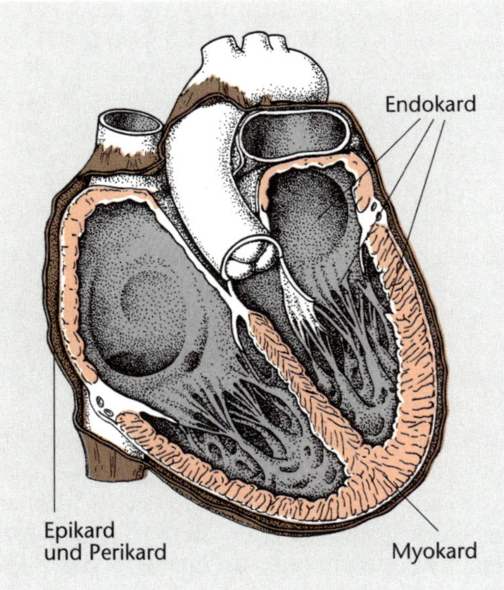

Abb. 15.10 (links): Längsschnitt durch das Herz. Man erkennt den dreischichtigen Aufbau der Herzwand. Die Herzklappen bestehen aus einer doppelten Endokardschicht.

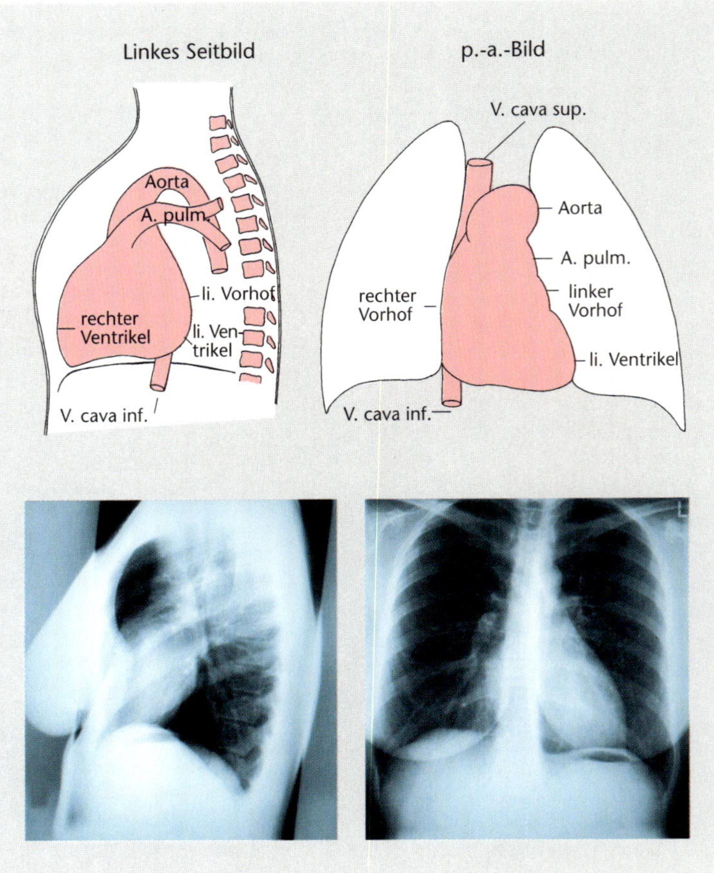

Abb. 15.11 (rechts): Röntgenbild des Brustkorbs von vorn (der Kliniker sagt „p. a. Bild" = posterior-anterior) und von der Seite. Die Herzform im Röntgenbild gibt Aufschluß über die Größe der einzelnen Herzabschnitte. Abweichungen von der Norm deuten auf eine Herzerkrankung wie z. B. eine Herzinsuffizienz oder einen Klappenfehler hin.

Endokarditis

Eine infektiöse oder durch Autoantikörper (☞ 6.4.3) bedingte, sogenannte rheumatische Entzündung des Endokards *(Endokarditis)* wirkt sich vor allem an den Klappen aus, da diese lediglich aus einer gefäßlosen, dünnen, mit Endokard überzogen Bindegewebsplatte bestehen. Als Spätkomplikation treten sehr häufig Klappendefekte auf:

- Zerfressen die Entzündungsprozesse Teile des Klappenbindegewebes, so schließt die Klappe nicht mehr dicht. Es entsteht eine Klappeninsuffizienz. Dies ereignet sich am häufigsten an der Mitralklappe mit der Folge einer *Mitralklappeninsuffizienz*.
- Kommt es nach der Endokarditis zu Verklebungen der Klappenanteile, so entsteht z. B. eine *Mitralstenose*.

15

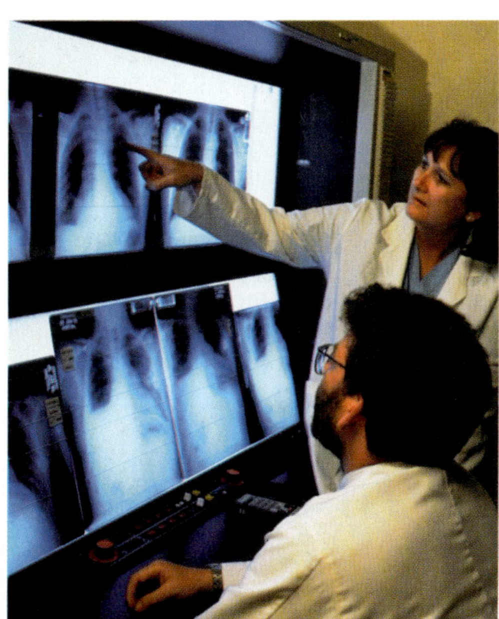

Abb. 15.10a: Krankhafte Veränderungen des Herzens und der Lunge werden anhand von Röntgenbildern diskutiert.

15.3.2 **Das Myokard**

Zwischen Endokard und Epikard liegt die Muskelschicht des Herzens, das **Myokard.** Das Myokard ist die arbeitende Schicht des Herzens.

Durch das Zusammenziehen des Herzmuskels wird das Blut ausgeworfen. Dabei muß die Muskulatur der linken Kammer die größte Kraft aufbringen – von hier aus wird ja das Blut in den Körperkreislauf gepumpt, der eine größere Pumpkraft erfordert als der Lungenkreislauf. Deshalb ist in der linken Kammer die Myokardschicht am dicksten. Die Vorhöfe haben nur eine dünne Muskelschicht: Sie unterstützen lediglich den Blutfluß vom Vorhof in die Kammer (Details ☞ 15.4.1 und 15.4.2).

Mikroskopisch besteht die Herzmuskulatur aus einem Netz quergestreifter, sich verzweigender Muskelfasern, die die Herzhöhle spiralförmig umwickeln. Die Herzmuskelfasern nehmen dabei eine Zwischenstellung zwischen glatter und quergestreifter Muskulatur ein, weil sie

- Spontanaktivität besitzen (also zur Kontraktion keine Nerven- oder Stromimpulse von außen benötigen) und damit der glatten Muskulatur ähneln,
- sich aber trotzdem so schnell wie die Skelettmuskulatur kontrahieren können.

Mehr zum Vergleich von Skelett- und Herzmuskel ☞ 7.3.11.

Herzmuskelhypertrophie

Der Herzmuskel kann sich an lang andauernde Belastungen anpassen, indem die einzelnen Muskelfasern länger und dicker werden. Man bezeichnet dies als *Hypertrophie (☞ 5.1.2)* der Muskulatur. Die Hypertrophie ermöglicht es dem Herzen, eine größere Leistung zu erbringen. Vor allem Ausdauersportler haben häufig wesentlich größere Herzen als reine „Büromenschen".

Noch stärker verbreitet ist jedoch die Herzhypertrophie des älteren Menschen wegen erhöhter Herzarbeit bei Bluthochdruck oder bei starker Arteriosklerose. Liegt nämlich eine stark ausgeprägte Arteriosklerose oder ein krankhaft erhöhter Blutdruck (☞ 16.4) vor, muß das Herz dauernd gegen einen erhöhten Widerstand pumpen. Meist erweitern sich durch den größeren Herzinnendruck auch die

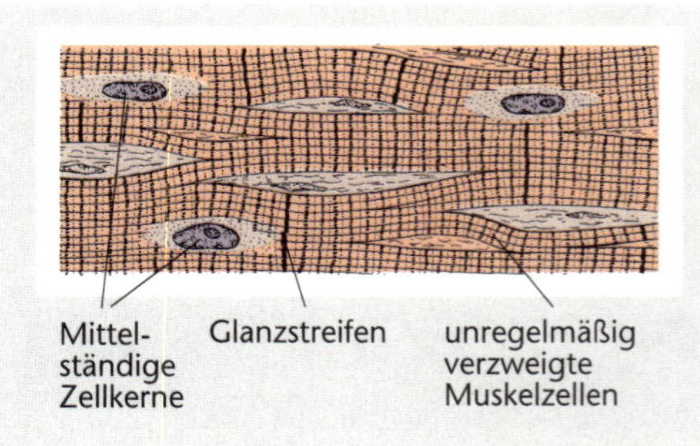

Abb. 15.12: Mikroskopisches Bild der Herzmuskelfasern (Zeichnung).

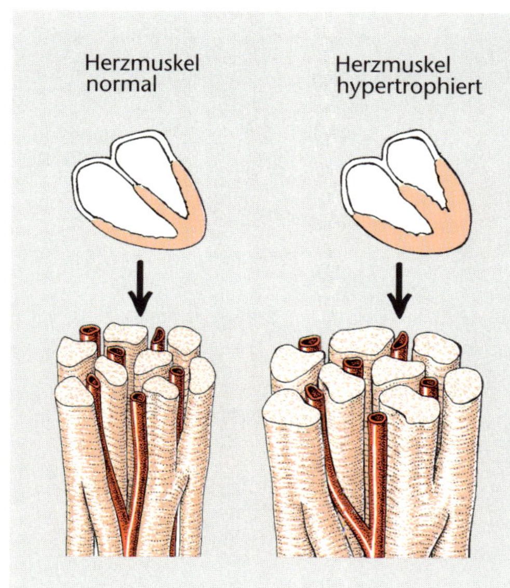

Abb. 15.13: Herzmuskelhypertrophie im Vergleich zum Normalbefund. Das Bild zeigt links die Ernährungssituation für ein normales. 300 g schweres Herz. Nehmen die Muskelfasern deutlich an Umfang zu (rechtes Bild), wird die Transportstrecke für Sauerstoff und Nährstoffe vom Blutgefäß zum Inneren der Fasern länger. Irgendwann ist diese Strecke zu lang, um das Innere der Muskelfaser ausreichend ernähren zu können. In der Regel geschieht dies bei einem Herzgewicht von über 500 g. Dieser Wert wird daher auch **kritisches Herzgewicht** genannt; wird er überschritten, ist ein Herzinfarkt oft die unausweichliche Folge.

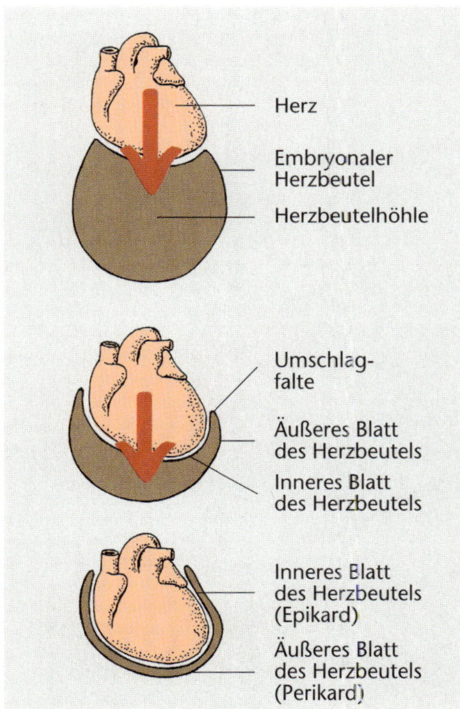

Abb. 15.14: Hineinwachsen des Herzens in den Herzbeutel während der Embryonalzeit. An der Umschlagfalte des embryonalen Herzbeutels geht das äußere Blatt (Perikard) in das innere Blatt (Epikard) über. Einen solchen Übergang findet man an der oberen und unteren Hohlvene, der Aorta sowie am Truncus pulmonalis.

Kammerhohlräume (Dilatation der Kammern).

Aus der Herzmuskelhypertrophie können medizinische Probleme entstehen: Die vergrößerte Herzmuskelmasse muß weiterhin über die Herzkranzgefäße mit Sauerstoff ernährt werden. Leider wachsen die Gefäße nicht mit, wenn die Herzmuskelfasern hypertrophieren. Die Transportstrecke vom Blutgefäß zum Muskelfaserinneren wird also bei der Hypertrophie größer. Die Blutversorgung ist ab einer bestimmten Dicke der Muskelfasern deshalb nicht mehr ausreichend (☞ Abb. 15.13), die jedoch beim Sportler meist nicht erreicht wird.

15.3.3 ***Der Herzbeutel***

Dem Myokard liegt die Herzaußenschicht, das **Epikard**, dicht auf. Das gesamte Herz ist zusätzlich noch vom **Perikard** umschlossen, einer derben und reißfesten Bindegewebsschicht (vergleichbar mit einer etwas dickeren Plastiktüte). Außen ist das Perikard nach unten mit dem Zwerchfell und seitlich mit der Pleura verwachsen. Es fixiert dadurch das Herz im Mediastinalraum. Epikard und Perikard bilden zusammen den **Herzbeutel**. Dieser erleichtert die Bewegungen des Herzmuskels, indem er ein reibungsarmes *Gleitlager* bildet. Der Herzbeutel besteht also, ähnlich wie die Pleura (☞ 17.7), aus zwei Blättern. Im Bereich der Pforten für die großen Gefäße des Herzens geht das innere in das äußere Blatt (also Epikard in Perikard) über (☞ Abb. 15.14).

Zwischen Epikard und Perikard befindet sich ein schmaler Spalt. In diesen Spaltraum sondert das Epikard eine geringe Menge klarer Flüssigkeit ab: die *Herzbeutelflüssigkeit*. Sie dient als Gleitfilm während der Herzaktion und reduziert so die Reibung zwischen den Blättern des Herzbeutels auf ein Minimum.

Perikarditis und Perikarderguß

Im Rahmen von Entzündungen des Herzbeutels **(Perikarditis)** kann es anfangs zu einer sehr schmerzhaften Reibung der Perikardblätter kommen. Später bildet sich manchmal zwischen den beiden Blättern ein *Erguß* (krankhafte Flüssigkeitsansammlung). Man spricht dann von einem **Perikarderguß.**

Da das äußere Blatt des Herzbeutels nur wenig dehnbar ist, übt ein Perikarderguß Druck auf das Herz aus (☞ Abb. 15.15). Ist der Erguß massiv, werden die Herzhöhlen eingeengt und können sich nicht mehr ausreichend mit Blut füllen. Die Folge ist eine verminderte Auswurfleistung des Herzens und damit eine plötzlich auftretende Herzinsuffizienz (☞ 15.7.4).

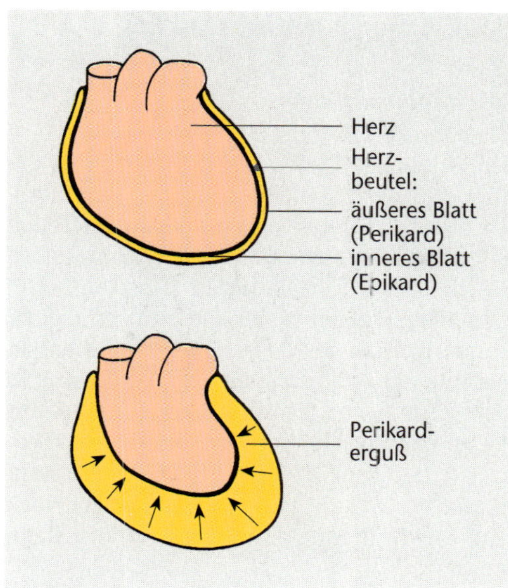

Abb. 15.15: Schematische Darstellung eines Perikardergusses.
Da das Perikard kaum elastisch ist, wirkt der Flüssigkeitsdruck vor allem nach innen auf das Herz und beeinträchtigt so die notwendige Blutfüllung der Herzhöhlen: Folglich vermindert sich die Auswurfleistung.

15.4 ***Der Herzzyklus***

Beim gesunden Erwachsenen schlägt das Herz in Ruhe etwa 70mal pro Minute. Mit jedem Schlag (*Kontraktion*) wird Blut aus den Kammern in den Lungen- und in den Körperkreislauf gepumpt. Die Kontraktion verkleinert dabei ruckartig den Innenraum der Herzhöhlen, so daß das Blut herausgeschleudert wird.

Anschließend erschlafft die Muskulatur – die Höhlen erweitern sich wieder und füllen sich durch den dabei entstehenden Sog erneut mit Blut.

Die Kontraktionsphase der Herzhöhlen nennt man **Systole**. Sie dauert ca. 0,15 Sek. Die Erschlaffungsphase (= Füllungsphase) heißt **Diastole**. Sie dauert ca. 0,7 Sek.

15.4.1 ***Der Vorhofzyklus***

Neben den Kammern unterliegen auch die Vorhöfe einem ständigen Wechsel von Kontraktion und Erschlaffung. Die Phasen des Kontraktionszyklus von Ventrikeln und Vorhöfen sind dabei exakt aufeinander abgestimmt, um dem Herz eine optimale Auswurfleistung zu ermöglichen. Genau gesagt, kontrahiert sich die Vorhofmuskulatur ca. 0,12 – 0,20 Sek. vor der Kammermuskulatur, so daß am Ende der Diastole möglichst viel Blut in die Kammern gepreßt wird.

15.4.2 *Der Kammerzyklus*

Die Kammerfüllung

Durch die geöffneten Segelklappen fließt das Blut von den Vorhöfen in die Kammern. Dies geschieht überwiegend passiv durch den Sogeffekt der sich nach einer Kontraktion rasch wieder erweiternden Herzkammern. Das Herz arbeitet also nicht nur als *Druck-*, sondern auch als *Saugpumpe*. Die eben erwähnte aktive *Vorhofkontraktion* trägt nur zu etwa 20 % zur Kammerfüllung bei: Selbst wenn der Vorhof nicht mehr zur Kontraktion in der Lage ist (z. B. beim Vorhofflimmern, ☞ 15.5.6), gelangt in der Regel noch eine ausreichende Blutmenge in die Kammern.

In der Kammersystole zieht sich das Myokard zusammen. Das umschlossene Blut kann aber nicht komprimiert werden, so daß das Myokard unter einem hohen Druck steht. Zum Druckausgleich schließen sich die Segelklappen und das Blut wird in die Aorta und die Lungenschlagader ausgeworfen.

Beim Austreiben des Blutes aus dem Herzen verringert sich der Druck in der Kammer. Gleichzeitig steigt der Druck in Aorta und Lungenschlagader (Truncus pulmonalis) stark an. Wenn sich die Kammer etwa zur Hälfte entleert hat, hört die Kontraktion auf: Die Kammermuskulatur erschlafft. Aus jeder Kammer werden pro Herzschlag beim gesunden Menschen in Ruhe etwa 70 ml Blut ausgetrieben.

Betrachtet man die Vorgänge in der Herzkammer genauer, kann man sie in drei Phasen einteilen:

Die Kammersystole mit den Phasen:

- **Anspannungsphase**. Die Kammern sind mit Blut gefüllt und die Segelklappen bereits geschlossen. Durch Anspannung des Myokards wird Druck auf das Blut ausgeübt. Der Druck ist jedoch noch nicht hoch genug, um die Taschenklappen aufzustoßen.
- **Austreibungsphase.** Bei zunehmender Muskelkontraktion übersteigt der Druck in der Kammer schließlich den Druck in der Lungenschlagader und der Aorta: Die Taschenklappen werden aufgestoßen und das Blut in die großen Arterien getrieben. Gegen Ende der Austreibungsphase schließen sich die Taschenklappen wieder, weil der Druck im Gefäß wieder höher als in der Kammer ist und das Blut in Richtung des niedrigeren Drucks zurückfließt (☞ 15.2.2). Die Systole ist beendet, die Diastole beginnt.

Die Kammerdiastole mit der langen

- **Entspannungsphase = Füllungsphase:** Das Ventrikelmyokard erschlafft und die Segelklappen öffnen sich, so daß Blut aus den Vorhöfen in die Kammern strömt.
Die Füllungsphase endet mit dem Schließen der Segelklappen – die neue Systole beginnt.

15.4.3 *Druckverhältnisse während des Herzzyklus*

Für den Kliniker sind die „**Herzdrücke**" – also die Blutdrücke in den vier Innenräumen des Herzens – von großer Bedeutung: Bei allen ausgeprägten Herzerkrankungen (wie z. B. Klappendefekten) kommt es zu gravierenden Störungen in dem fein abgestimmten Gleichgewicht der Herzdrücke, die ein Kardiologe in speziellen *Herzkatheteruntersuchungen* messen kann.

Beim *Linksherzkatheter* wird über die Leistenarterie ein langer, dünner Katheter in das Herz vorgeschoben. An der Spitze des Katheterschlauches sind Drucksensoren angebracht, mit deren Hilfe die Drücke in linkem Vorhof und linker Kammer gemessen werden (siehe auch Abb. 15.27).

15.4.4 *Herztöne und Herzgeräusche*

Das Herz arbeitet nicht lautlos. Die bei der ruckhaften Herztätigkeit erzeugten Schwingungen werden auf den Brustkorb übertragen, wo sie von außen mit einem Stethoskop zu hören sind. Diese Untersuchung bezeichnet man als *Auskultation* („Abhorchen") des Herzens (☞ Abb. 15.7). Am gesunden Herzen lassen sich *zwei* Herztöne auskultieren.

Den **ersten Herzton** hört man in der Anspannungsphase der Systole. Das Kammermyokard zieht sich ruckartig zusammen, das Blut in den Kammern gerät in Schwingungen, die zum Brustkorb fortgeleitet werden. Der erste Herzton heißt daher auch *Anspannungston.*

Der **zweite Herzton** kommt durch das „Zuschlagen" der Aorten- und der Pulmonalklappe zustande. Er kennzeichnet also das Ende der Systole.

Diese zwei Herz*töne* finden sich bei jedem gesunden Menschen, bei Kindern kann oft auch noch während der Füllungsphase der Ventrikel ein dritter Herzton gehört werden.

Herzgeräusche

Alle anderen Schallerscheinungen bezeichnet man im Gegensatz zu den *Herztönen* als **Herzgeräusche**. Sie sind meistens, aber nicht immer krankhaft und weisen auf einen gestörten Blutfluß hin:

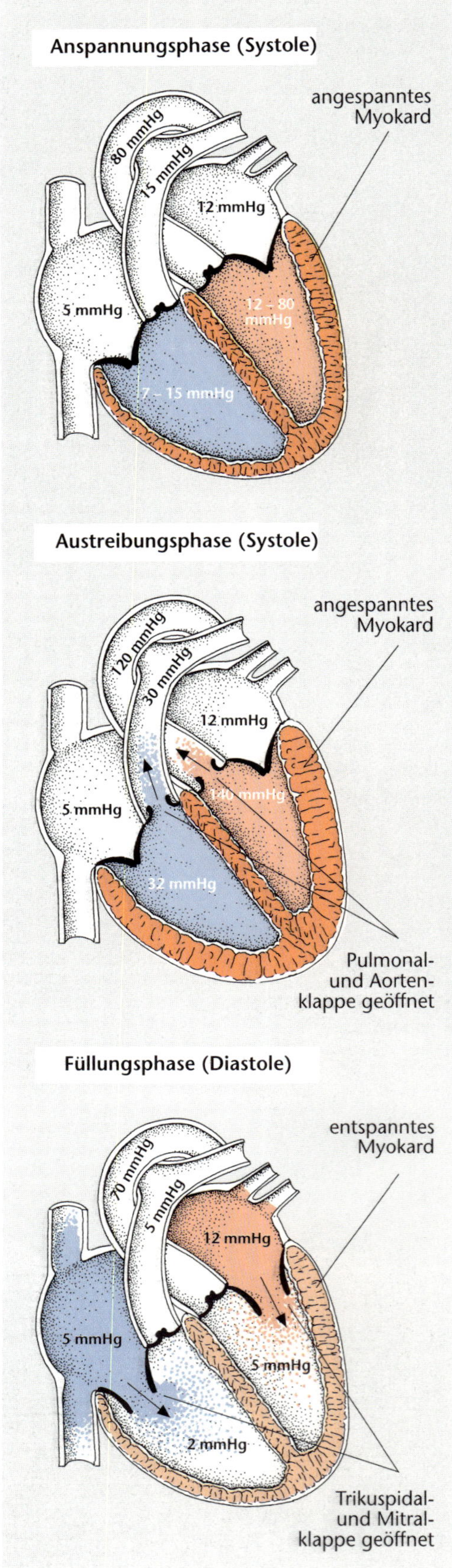

Abb. 15.16: Druckverhältnisse in den verschiedenen Herzräumen bei Systole und Diastole. Die Druckangaben sind Mittelwerte.
Bei der *Systole* kann man die Anspannungsphase (in der die Taschenklappen noch geschlossen sind) von der Austreibungsphase unterscheiden.
In der *Diastole* strömt das Blut über die Vorhöfe durch Trikuspidal- und Mitralklappe in die Kammer.

Bei einer Klappenstenose (☞ 15.2.8) „zwängt" sich das Blut durch eine zu enge Öffnung: Es bilden sich Wirbel, die, ähnlich wie bei einer Flußenge, Geräusche erzeugen.

Schließt eine Klappe nicht dicht, so ist die Ventilfunktion der Klappe teilweise oder ganz aufgehoben: Es kommt zum Zurückschwappen (*Reflux*) von Blut. Auch dies erzeugt abnorme *Herzgeräusche*.

Hört man das Herzgeräusch während der Systole, so spricht man von einem **Systolikum**, tritt es während der Diastole auf, so nennt man es **Diastolikum**.

Oft ergibt allein die Auskultation des Herzens den Verdacht auf eine Klappenstenose oder eine Klappeninsuffizienz. Der Arzt leitet in einem solchen Fall eine *kardiologische Diagnostik* ein, die immer zumindest das **EKG** (☞ 15.5.4), eine *Echokardiographie* (Herz-Ultraschall) und eine Röntgenaufnahme des Thorax (☞ Abb. 15.9) einschließt.

15.5 Erregungsbildung und Erregungsleitung

15.5.1 Die Autonomie des Herzens

Wird das Herz aus dem Körper entfernt und in einer geeigneten Nährflüssigkeit aufbewahrt, so schlägt es weiter. Dieses Experiment, das z B. bei Schlachttieren leicht durchführbar ist, zeigt deutlich, daß der Antrieb für die Herztätigkeit im Herzen selbst liegt – das Herz arbeitet *autonom* (unabhängig).

Eigentlich benötigt jeder Muskel einen elektrischen Impuls, um sich zu kontrahieren (☞ 7.3.5.). Doch während der Skelettmuskel durch einen Nerv erregt wird, erregt sich das Herz selbst. Natürlich erhält das Herz auch vom ZNS (über den Sympathikus und den N. vagus) Impulse – die zum Herzen ziehenden Nerven haben aber nur einen begrenzten regulierenden, aber keinen taktgebenden Einfluß (☞ 11.12.2). Sie beeinflussen vor allem die Herzfrequenz und die Herzschlagstärke, daß heißt, sie sorgen für einen schnelleren oder langsameren Herzschlag und für eine unterschiedliche Kontraktionskraft. Das Herz würde aber auch ohne sie arbeiten.

Dies zeigt auch die Tatsache, daß bei hirntoten Patienten, bei denen also die ZNS-Funktionen größtenteils ausgefallen sind, das Herz trotzdem regelmäßig weiterschlägt.

Diese Selbständigkeit verdankt das Herz einem System spezialisierter Muskelzellen, die in der Lage sind, Erregungen zu bilden und diese schnell weiterzuleiten. Dieses System spezialisierter Muskelzellen nennt man daher *Erregungsbildungs-* und *Erregungsleitungssystem*.

15.5.2 Der Sinusknoten

Die wichtigste Struktur für die Erregungsbildung ist der **Sinusknoten**. Vom Sinusknoten gehen normalerweise alle Erregungen für die rhythmischen Kontraktionen des Herzens aus. Es handelt sich dabei um ein Geflecht spezialisierter Herzmuskelfasern – also *nicht* um Nervenzellen, wie man vermuten könnte.

Der Sinusknoten befindet sich in der Wand des rechten Vorhofes unmittelbar an der Mündungsstelle der oberen Hohlvene. Dieses Steuerzentrum bestimmt die Geschwindigkeit des Herzschlags *(Herzfrequenz)*. Aus diesem Grund wird es auch als *Schrittmacher* des Herzens bezeichnet.

Vom Sinusknoten gelangt die Erregung über normale Vorhofmuskulatur zu einem weiteren Schrittmacherzentrum, dem AV-Knoten (☞ 15.5.3).

Künstliche Schrittmacher

Fällt der Sinusknoten z. B. aufgrund altersbedingter Veränderungen aus, muß dem Patienten oft ein künstlicher, elektrischer Schrittmacher (Herzschrittmacher) eingepflanzt (implantiert) werden (☞ Abb. 15.20).

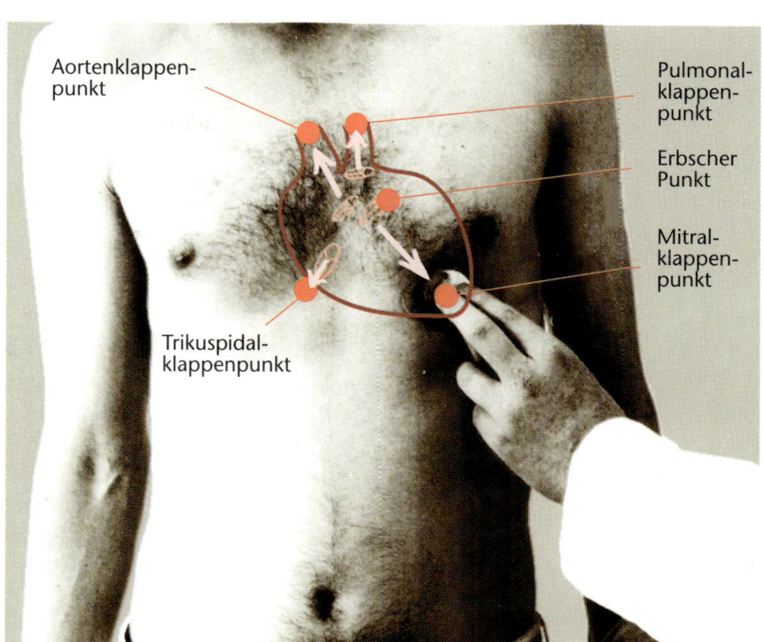

Abb. 15.17: Auskultation eines Patienten.
Aufgezeichnet sind die Projektion der vier Klappen auf die Herzwand und die besten Abhörstellen für die einzelnen Klappen. Die Pfeile markieren die Richtung des Blutstroms, der das Klappengeräusch fortleitet. Am Erbschen Punkt, der sich im 3. Interkostalraum (ICR) links neben dem Brustbein befindet, hört man beide Herztöne meist am lautesten und kann sich so einen ersten Überblick über die Herzaktionen verschaffen.

15.5.3 Nachgeordnete Erregungszentren

Den **AV-Knoten** findet man am Boden des rechten Vorhofes dicht an der Vorhofscheidewand. Er liegt also nahe der Grenze zwischen Vorhof und Kammer. Dieser Tatsache verdankt er auch seinen Namen (**AV-Knoten** = **Atrio-Ventrikular-Knoten**). Er nimmt die Erregungen von der Vorhofmuskulatur auf und leitet sie weiter zum *His-Bündel*.

Das **His-Bündel** ist sehr kurz und verläuft am Boden des rechten Vorhofes in Richtung Kammerscheidewand. Dort teilt es sich in einen rechten und einen linken Kammerschenkel (☞ Abb. 15.18).

Die **Kammerschenkel** (auch *Tawaraschenkel* genannt) ziehen an beiden Seiten der Kammerscheidewand herzspitzenwärts und zweigen sich dort weiter auf. Die Endabzweigungen der Kammerschenkel nennt man **Purkinjefasern**.

15

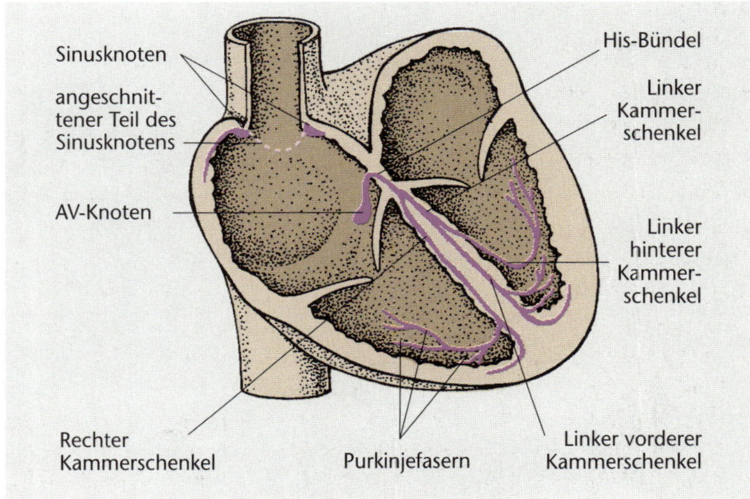

Abb. 15.18: Erregungsleitungssystem des Herzens mit schematischer Darstellung von Sinusknoten, AV-Knoten, Kammerschenkeln und Purkinjefasern. Das His-Bündel durchstößt die Klappenebene (☞ 15.7).

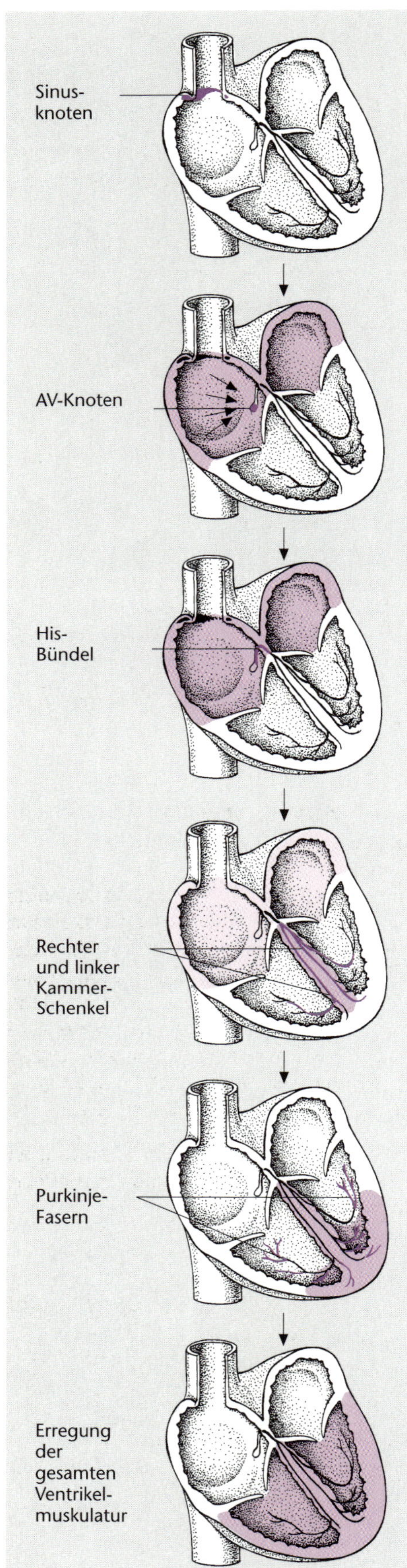

Abb. 15.19: Die Erregungsausbreitung. Die violetten Flächen kennzeichnen die erregten Myokardanteile. Zunächst kontrahiert sich die Vorhofmuskulatur. Danach greift die Erregung auf die Kammern über, wobei sich zuerst das Septum kontrahiert.

Die Erregungen gehen von den Purkinjefasern direkt auf die Kammermuskulatur über.

Was ist der Sinn einer derart komplizierten Erregungsleitung?

Da die Zellgrenzen kein Hindernis für die Fortleitung von Erregungen darstellen, könnten alle Myokardfasern nacheinander von der Sinusknoten-Erregung erfaßt werden – nur leider recht langsam, so daß keine gemeinsame Kontraktion zustande käme.

Die Strukturen des Erregungsleitungssystems haben deshalb die Aufgabe, die Erregung mit *hoher Geschwindigkeit* über den ganzen Herzmuskel zu verteilen. Die Muskelzellen in den verschiedenen Herzregionen werden so fast gleichzeitig erregt. Denn erst durch die zeitgleiche Erregung der Muskelzellen wird eine effektive Kontraktion gewährleistet.

Lediglich im AV-Knoten erfährt die Erregungsleitung eine leichte Verzögerung. Diese Verzögerung sorgt dafür, daß sich *erst* der Vorhof und *dann* die Kammer zusammenzieht. Auf diese Weise wird die Kammer zunächst noch stärker mit Blut aus dem Vorhof gefüllt, bevor sie sich kontrahiert und Blut in den Kreislauf pumpt.

Die Verzögerung der Erregungsleitung im AV-Knoten mit der daraus resultierenden leicht versetzten Schlagfolge von Vorhöfen und Kammern ist also sinnvoll.

15.5.4 Das Elektrokardiogramm (EKG)

Die elektrische Erregung des Sinusknotens breitet sich also auf einem vorgegebenen Weg im Herzen aus. Es kommt dabei zu einem (wenn auch geringen) *Stromfluß*. Dieser Stromimpuls macht dabei nicht an den äußeren Grenzen des Herzens halt, sondern breitet sich bis auf die Körperoberfläche aus. Daher läßt er sich auch an der Brustwand oder an Armen und Beinen messen. Um ein standardisiertes und damit vergleichbares Bild des Stromflusses zu erhalten, bringt man Elektroden an den in Abb. 15.21 dargestellten Körperstellen an.

Die Stromflußkurve des Herzens heißt ***Elektrokardiogramm*** oder kurz ***EKG***. Durch das EKG kann man z. B. den Herzrhythmus beurteilen. Damit ist es ausgezeichnet geeignet, Herzrhythmusstörungen wie z. B. die im Folgeabschnitt besprochenen AV-Blockierungen aufzuzeichnen.

Das EKG gibt aber auch Auskunft über Veränderungen an der Arbeitsmuskulatur des Herzens: Stirbt z.B. ein Teil des Muskelgewebes ab (Herzinfarkt, ☞ 15.6.3), so wird hier der Strom nicht mehr weitergeleitet. Das Gebiet ist elektrisch stumm. Da sich elektrisch stumme Gebiete oft in typischen Veränderungen des EKGs widerspiegeln (☞ Abb. 15.35), hat es in der Diagnostik des Herzinfarktes einen hohen Stellenwert.

15.5.5 AV-Blockierungen und Ersatzrhythmusgeber

Im Rahmen von Herzerkrankungen kann eine zu starke Verzögerung der Erregungsüberleitung vom Vorhof zur Kammer entstehen. Man spricht dann von einem **AV-Block.** Der AV-Block wird in mehrere Grade eingeteilt. Bei der schwersten Überleitungsstörung (*AV-Block III. Grades*) wird überhaupt keine Erregung mehr vom Vorhof in die Kammern weitergeleitet.

Man könnte sich vorstellen, daß in diesem Fall die Kammer überhaupt nicht mehr erregt wird und dann auch nicht mehr schlägt. In diesem Fall sind aber auch die nachgeordneten Erregungszentren des Herzens in der Lage, ersatzweise selbst Erregungen zu bilden: Es sind dies sogenannte sekundäre Erregungszentren, wozu der AV-Knoten, das His-Bündel, die Kammer-

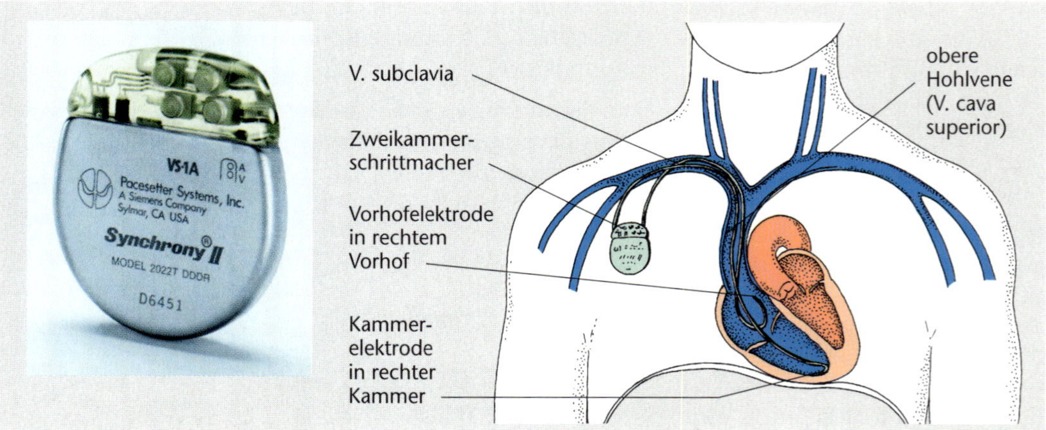

Abb. 15.20: Moderner Herzschrittmacher.
Bei diesem Modell handelt es sich um einen sensorgesteuerten Zweikammer-Schrittmacher.
Er wird unter die Haut des Brustkorbs eingepflanzt. Zwei elektrische Leitungen erreichen von dort über die V. subclavia und obere Hohlvene (V. cava superior) das rechte Herz, wobei eine Elektrode in den rechten Vorhof und die andere in die rechte Kammer gelegt wird.

15

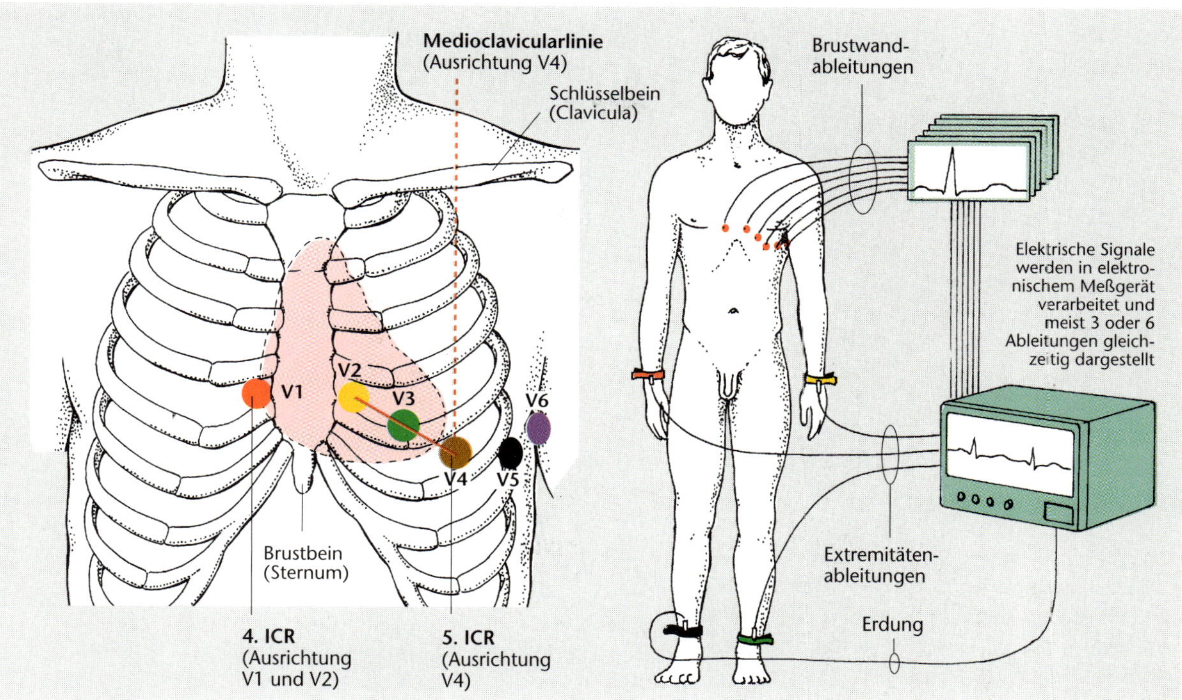

Abb. 15.21: Plazierung der EKG-Elektroden an der Brustwand und an den Extremitäten. Man unterscheidet die **Extremitätenableitungen** von den **Brustwandableitungen**. Rechts: Die vier Elektroden für die Extremitätenableitungen werden an den Hand- und Fußgelenken befestigt. Dabei müssen die Farben der einzelnen Elektroden genau beachtet werden. Links: Die sechs Elektroden für die Brustwandableitungen werden dagegen an genau definierten Punkten am Brustkorb angebracht: V_1 über den 4. ICR (Interkostalraum = Zwischenrippenraum) rechts neben dem Brustbein, V_2 über dem 4. ICR links neben dem Brustbein, V_4 im 5. ICR in der Medioklavikularlinie, V_3 auf der Mitte der Verbindungslinie zwischen V_2 und V_4, V_5 und V_6 auf gleicher Höhe wie V_4, jedoch einmal am Vorderrand der Achselhöhle und einmal unterhalb der Achselhöhle.

schenkel und die Purkinje-Fasern gehören. Fällt die Erregungsbildung im Sinusknoten aus oder wird diese nicht bis zur Kammer weitergeleitet, so muß eines dieser zweitrangigen Zentren die Aufgabe des „Schrittmachers" für die Kammer übernehmen. In der Regel nimmt der AV-Knoten diese Aufgabe wahr, da er die höchste Eigenfrequenz (40 – 60 Erregungen/Min.) hat. Die Kammer schlägt dann also 40 – 60mal pro Minute.

Auch beim Gesunden werden in allen Herzzentren, die zur Erregungsbildung in der Lage sind, ständig Erregungen gebildet. Da die nachgeordneten Zentren jedoch langsamer als der Sinusknoten sind, macht der Sinusknoten beim Gesunden „das Rennen" und die tieferen Zentren kommen nicht zum Zuge.

Herzrhythmusstörungen können nicht nur auf AV-Blockierungen zurückgehen – auch der Sinusknoten und alle nachfolgenden Reizleitungsstränge können unregelmäßig (arrhythmisch) arbeiten oder ganz ausfallen (man spricht dann z. B. vom *Schenkel-Block* analog zum AV-Block).

Insgesamt sind Herzrhythmusstörungen sehr häufig – beim jungen Menschen sind sie zwar meist harmlos, beim älteren Patienten jedoch oft schwerwiegend und manchmal sogar tödlich.

Nicht risikofrei: Antiarrhythmika

Schwerwiegende Rhythmusstörungen lassen sich oft erfolgreich durch Gabe von sogenannten **Antiarrhythmika** bessern.

Wegen erheblicher Nebenwirkungen ist ihr Einsatz jedoch relativ risikoreich, unter anderem können sie eine Herzinsuffizienz verschlimmern und paradoxerweise selbst Rhythmusstörungen auslösen.

15.5.6 *Vorhof- und Kammerflimmern*

Besonders gefürchtet ist die kurzschlußartige Dauererregung der Kammermuskulatur: Kommt es infolge von Störungen in der Reizbildung und Reizübertragung, z. B. im Verlauf eines Herzinfarktes, zu extrem raschen Herzmuskelerregungen, so sind die daraus entstehenden Kontraktionen zu schwach und zu wenig aufeinander abgestimmt, um genügend Blut aus den Herzkammern zu treiben.

Obwohl das Herz „durchdreht", ist von außen kein Puls mehr tastbar. Es kommt zum **Herz-Kreislaufstillstand**.

15

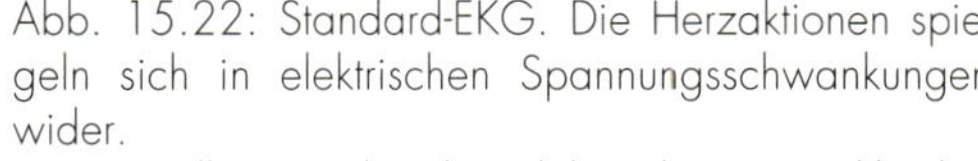

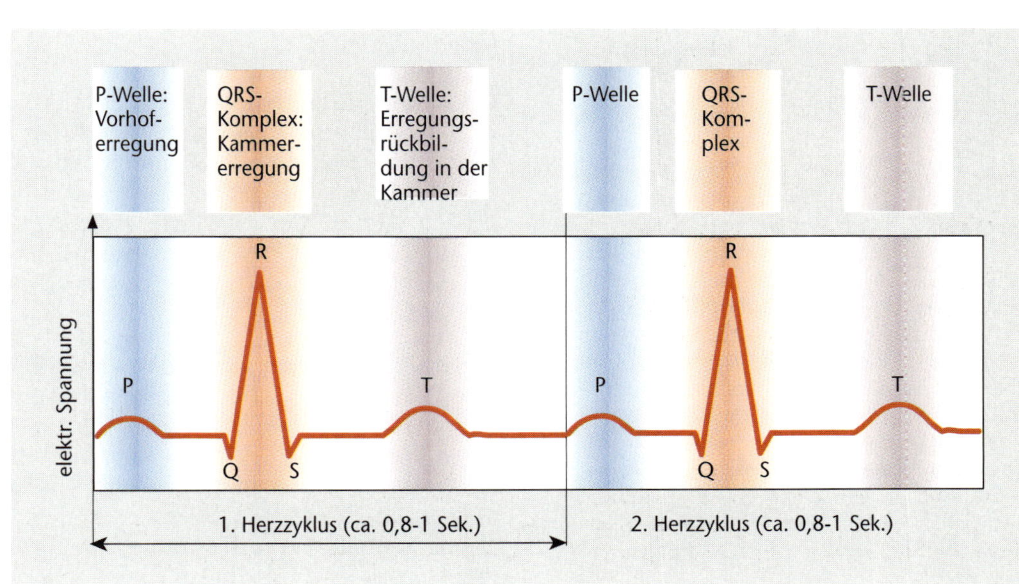

Abb. 15.22: Standard-EKG. Die Herzaktionen spiegeln sich in elektrischen Spannungsschwankungen wider.
Die P-Welle, mit der der *elektrische Herzzyklus* beginnt, entspricht der Vorhoferregung, der QRS-Komplex der Kammererregung und die T-Welle der Erregungsrückbildung in den Kammern. Danach werden wieder die Vorhöfe erregt – im EKG erscheint eine neue P-Welle. Die Erregungsrückbildung in den Vorhöfen wird vom QRS-Komplex überlagert und ist deswegen nicht sichtbar.
Aus dem Abstand von einer P-Welle zur nächsten, bzw. von einer R-Zacke zur nächsten ergibt sich ein Maß für die Herzfrequenz, d. h. die Anzahl der Herzschläge pro Minute. Der Abstand vom Beginn der P-Welle bis zum Beginn der Q-Zacke ist ein Maß für die AV-Überleitungszeit. Sie ist beim AV-Block verlängert.

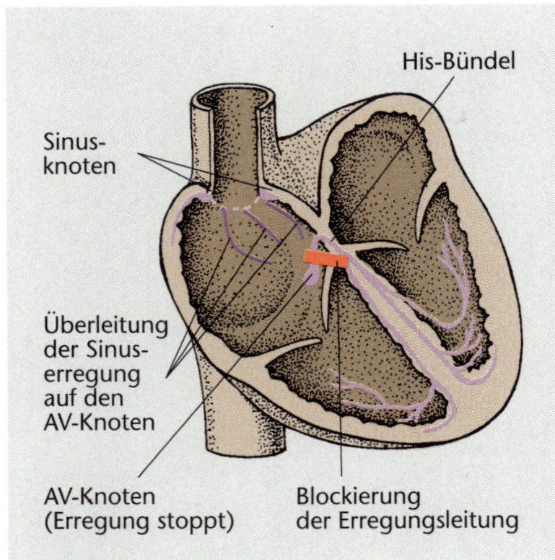

Abb. 15.23: Ist die Erregungsüberleitung am AV-Knoten gestört, so spricht man von einem AV-Block. Je nach Schweregrad der Leitungsverzögerung ergeben sich verschiedene Rhythmusstörungen mit charakteristischen EKG-Befunden (siehe rechte Abbildung).

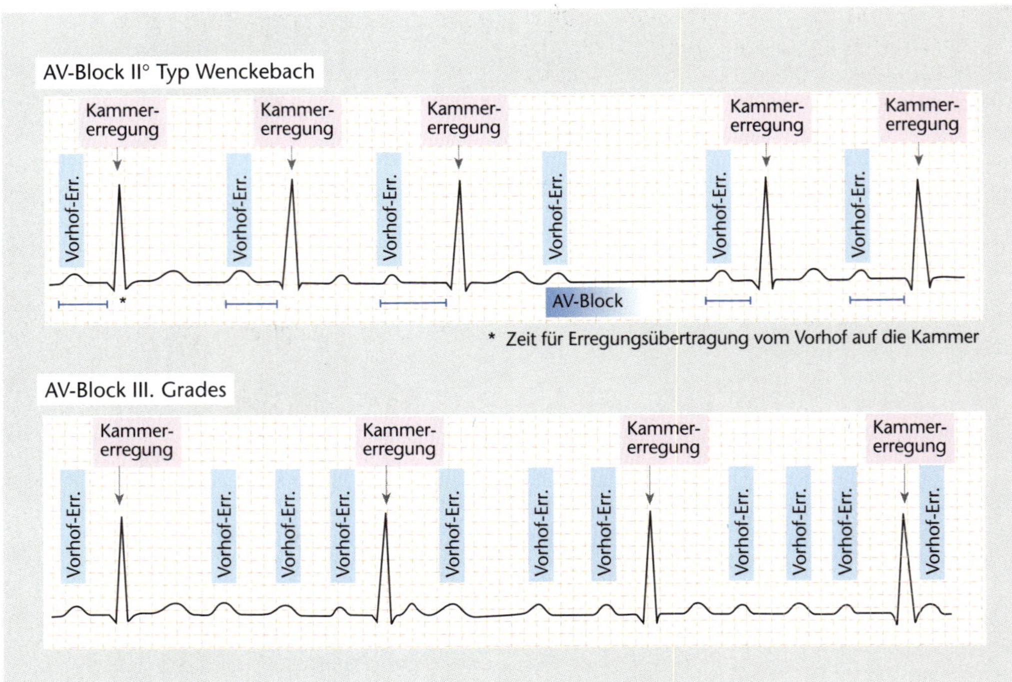

Abb. 15.25: Beim *AV-Block II. Grades Typ Wenckebach* (oberes EKG) verlängert sich die Erregungsübertragung vom Vorhof auf die Kammer bei jedem Herzschlag, bis sie plötzlich ganz ausbleibt (mit „AV-Block" beschriftetes blaues Kästchen). Danach hat sich der AV-Knoten wieder „erholt", und der Zyklus beginnt von vorn. Im EKG erkennt man diesen Vorgang an der immer länger werdenden PQ-Zeit (vom Anfang von P bis zum Anfang von Q) und dem plötzlichen Wegfall einer Kammererregung.

Beim *AV-Block III. Grades* ist die Erregungsübertragung zwischen Vorhof und Kammer vollständig unterbrochen. Vorhöfe und Kammern schlagen dadurch zeitlich unabhängig voneinander. Im EKG erkennt man deshalb einen Vorhofrhythmus, der in keinem Zusammenhang mit dem Kammerrhythmus steht.

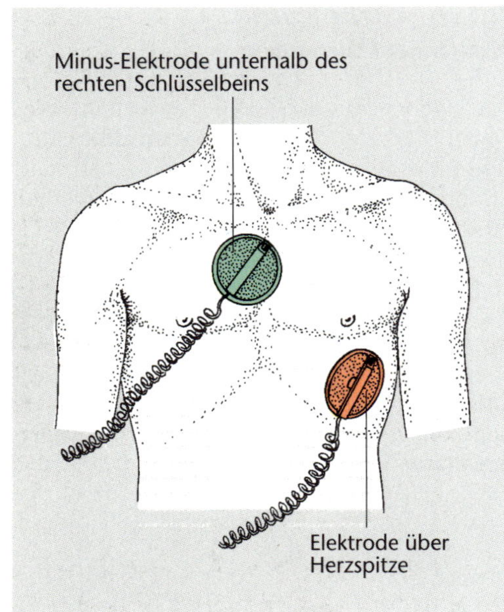

Abb. 15.24: Defibrillation eines Patienten mit Kammerflimmern. Um die Stromüberleitung an der Haut zu verbessern bestreicht man die Elektroden zunächst mit Elektrodenpaste. Dann setzt man die Elektroden unter Druck unterhalb des Schlüsselbeines und unterhalb der linken Brustwarze auf. Man defibrilliert zunächst mit der Stärke 200 Joule, dann mit 300 Joule und eventuell noch 360 Joule, je nachdem, wie der Patient auf die Therapie anspricht. Während der Defibrillation muß eine Berührung mit dem Patienten oder dem Bett unbedingt vermieden werden.
Bemerkung: **Joule** ist eine Einheit für die Energie – die Einheit wird deshalb sowohl bei der Berechnung von Nahrungsmitteln (4,1 Joule = 1 Kcal [Kalorie]) als auch in der Elektrizitätslehre (1 J = 1 W [Watt] x 1 Sek) verwendet.

15

Auch der Vorhof kann in den „Flimmerzustand" geraten, d. h. extrem rasch und unkoordiniert zucken. Da die Vorhofaktion jedoch für die Herzleistung nicht sehr bedeutend ist, bereitet das **Vorhofflimmern** dem Patienten häufig keinerlei Beschwerden. Durch die ungünstigen Strömungsverhältnisse vor allem im linken Vorhof kann es aber dort zu einer Thrombenbildung kommen, wobei eine arterielle Embolie droht (☞ 14.5.4).

Therapie bei Kammerflimmern: Defibrillation

Das **Kammerflimmern**, bei dem das EKG bis zu 10 Erregungszyklen je Sekunde (= 600/min) zeigt, erfordert die sofortige kardiopulmonale Wiederbelebung (Herzmassage, ☞ 26.3.2). Zusätzlich versucht der (Not-)Arzt, die gestörte Reizüberleitung durch einen elektrischen Stromschlag (**Defibrillation**) zu stoppen. Dies zeigt Abb. 15.24.

Danach kann sich im günstigen Falle wieder eine geordnete Reizleitung einstellen. Beim **Kammerflattern** mit EKG-Frequenzen zwischen 4 und 6,5 pro Sek. (250 – 400/Min.) ist die Erregung des Herzmuskels noch nicht so unkoordiniert wie beim Kammerflimmern. Dennoch ist die Auswurfleistung nur sehr gering, so daß es ohne Therapie zum Schock kommt. Außerdem kann das Flattern in ein Kammerflimmern übergehen.

15.5.7 *Alles-oder-Nichts-Prinzip*

Wird ein Muskel durch einen Stromstoß gereizt, so kommt es zu einer Kontraktion. Dies gilt für den Herzmuskel genauso wie für den Skelettmuskel.

Zwischen der Erregbarkeit eines Skelettmuskels und der des Herzmuskels gibt es jedoch wichtige Unterschiede:

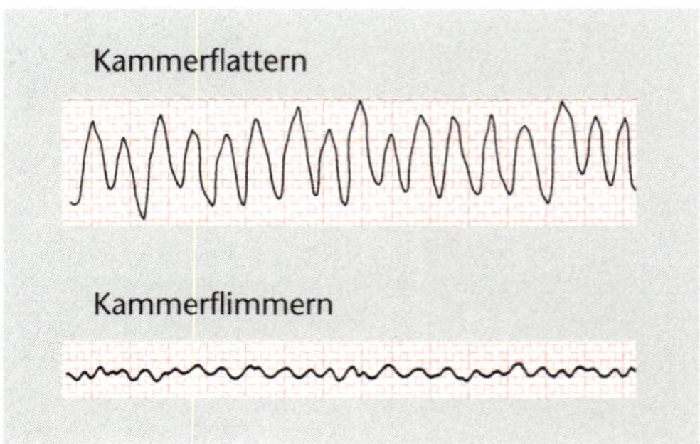

Abb. 15.26: Kammerflattern und Kammerflimmern im EKG. Beim Kammerflimmern erreicht die Kammer Erregungsfrequenzen über 400/Min.. Vorstufen des Kammerflimmerns ist das Kammerflattern, wobei Frequenzen zwischen 250 und 400/Min. vorliegen.

- Hat der Stromstoß eine bestimmte Schwelle überschritten (überschwelliger Reiz), so kontrahiert sich der Skelettmuskel. Wird der Stromstoß (Reiz) verstärkt, können wir eine *stärkere* Kontraktion beobachten (☞ 7.3.4) .
- Beim Herzmuskel verhält es sich anders: Entweder erzeugt der Reiz eine stets gleich starke oder gar keine Kontraktion *(Alles- oder Nichts-Prinzip)*. Es ist also nicht möglich, durch Steigerung der Reizintensität eine stärkere Kontraktion zu erzeugen.

15.5.8 Die Refraktärzeit

Unmittelbar nach einer Aktion ist der Herzmuskel für eine gewisse Zeit unerregbar. Wenn in dieser Zeit ein weiterer Reiz die Muskelzelle erreicht, antwortet sie nicht mit einer Kontraktion, sondern ist **refraktär** (unempfänglich).

Die Zeit, in der die Herzmuskelzelle vorübergehend nicht erregbar ist, wird **Refraktärzeit** genannt. Sie beträgt etwa 0,3 Sekunden. Die Refraktärzeit schützt den Muskel vor einer zu schnellen Folge von Kontraktionen. Dieser Schutz ist sinnvoll, weil das Herz diese Ruhepause benötigt, um sich wieder mit Blut zu füllen. Kurz vor Ende der Refraktärzeit befindet sich die Zelle jedoch in einer besonders empfindlichen *(vulnerablen)* Phase. Trifft ein Reiz genau dann die Muskelzelle, so kann sie in schneller Folge immer wieder erregt werden, so daß eine Tachykardie bis hin zum Kammerflimmern entsteht.

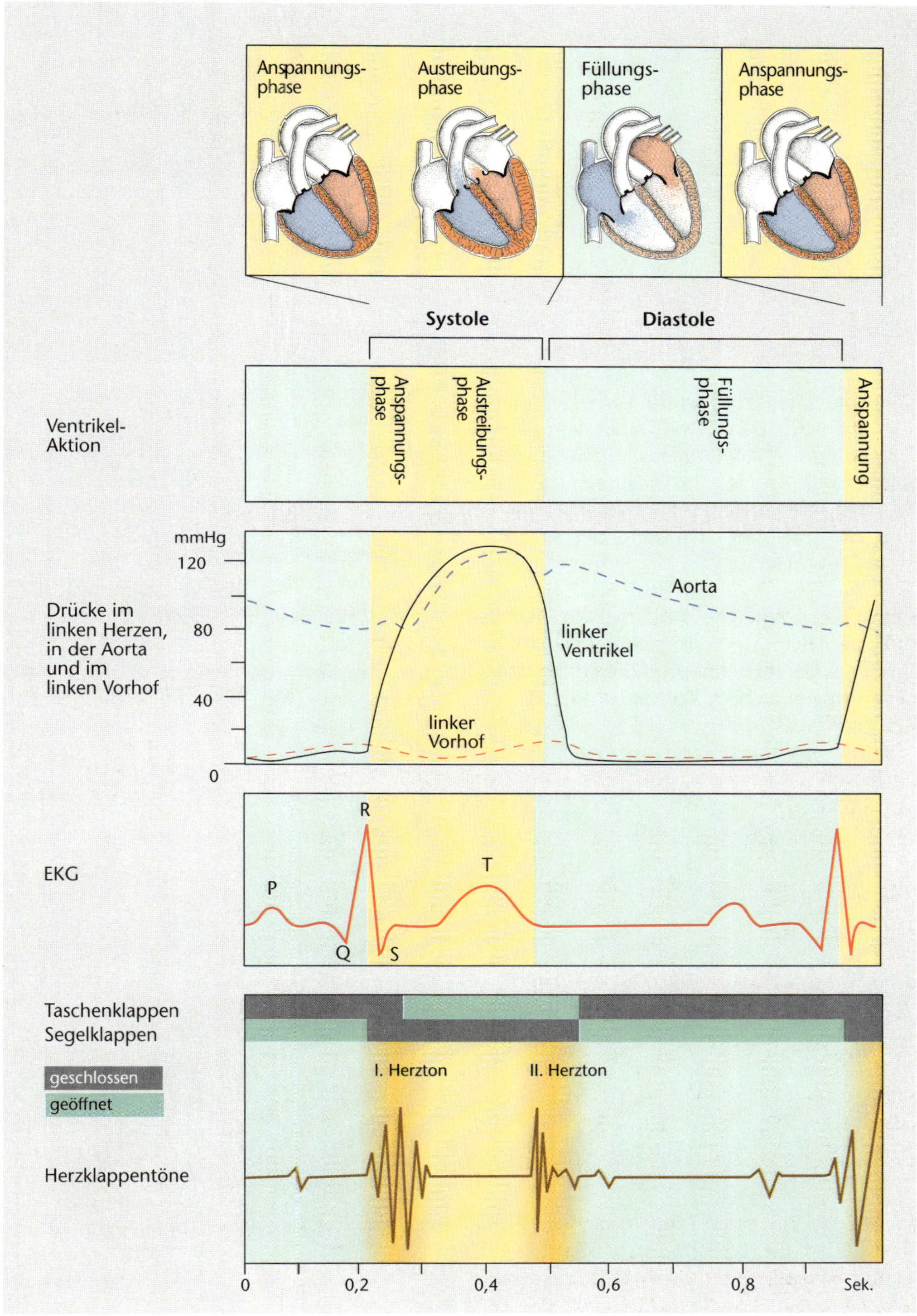

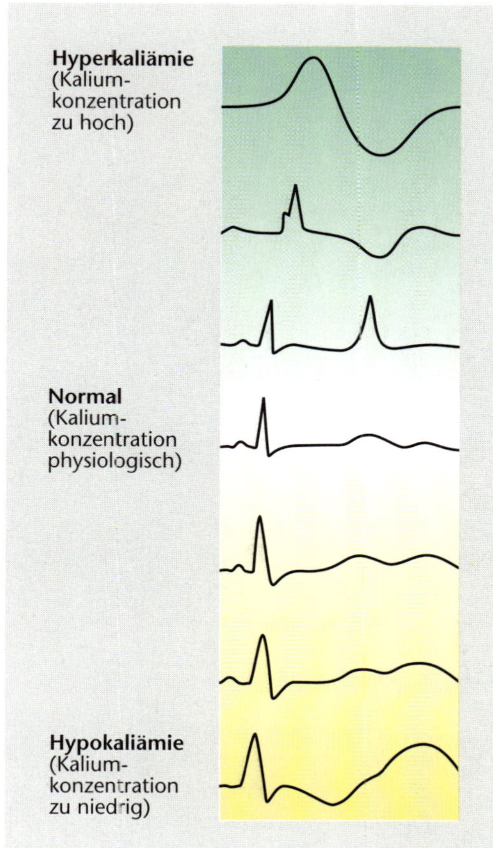

Abb. 15.28: EKG-Veränderungen bei zunehmend hoher (oben) und niedriger (unten) Kaliumkonzentration im Blut. Sowohl extreme Hyper- als auch Hypokaliämien führen unbehandelt zu tödlichen Herzrythmusstörungen.

15.5.9 Die Elektrolyte und ihre Bedeutung für die Herzaktion

Für eine ungestörte Herztätigkeit ist es wichtig, daß die *Elektrolyte* (☞ 20.8) im Blut nicht zu niedrig und nicht zu hoch konzentriert vorliegen. Das gilt besonders für das Kalium- (K^+) und das Kalziumion (Ca^{2+}).

Schlüsselstellung: Kalzium

Für die Kontraktion der Muskelfasern nehmen die Ca^{2+}-Ionen eine Schlüsselstellung ein. Ein Aktionspotential (☞ 10.3.2) führt nur dann zu einer Aktion der Muskelzelle, wenn genug Ca^{2+} vorhanden ist. Ca^{2+} spielt also eine wichtige Rolle bei der Umsetzung der elektrischen Erregung in eine Muskelkontraktion – man spricht von **elektromechanischer Kopplung**.

Abb. 15.27: Zusammenfassende Darstellung des Herzzyklus mit Druckverläufen in Aorta, linkem Ventrikel und linkem Vorhof. Außerdem sind die Volumenänderung im linken Ventrikel, das EKG und die Herzklappentöne wiedergegeben.

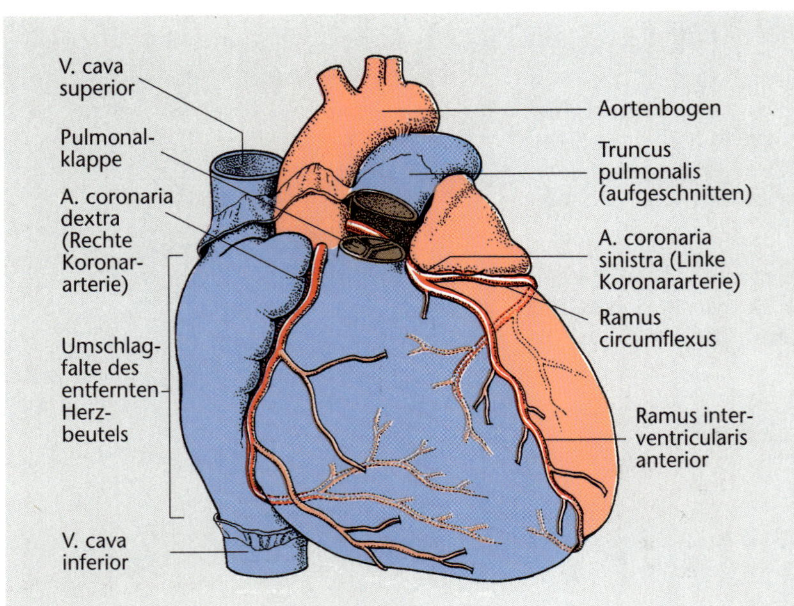

Abb. 15.29: Verlauf der Koronararterien.
Die linke Koronararterie zieht sich hinter dem Truncus pulmonalis hindurch zur Herzvorderseite, wo sie sich in einen vorderen Ast, den *Ramus interventricularis anterior* und einen seitlichen Ast, den *Ramus circumflexus*, aufteilt.

Lebenswichtig: Kalium

Die K^+-Konzentration beeinflußt vor allem die Erregungsprozesse an den Muskelfasern. Ein niedriger K^+-Spiegel (*Hypokaliämie*) fördert die Erregungsbildung und beschleunigt die Erregungsausbreitung. Dadurch kann es zu „überaktiven“ Herzrhythmusstörungen kommen.

Deutlich zu hohe Kaliumwerte im Blut (*Hyperkaliämie*) lähmen dagegen das Herz und erzeugen im Extremfall einen Herzstillstand.

Deshalb ist es bei herzkranken Patienten wichtig, regelmäßig die Elektrolytspiegel zu kontrollieren, zumal die „Herzmedikamente“ dieser Patienten häufig als Nebenwirkung den Kaliumspiegel und (seltener) den Kalziumspiegel beeinflussen (☞ 20.8.2).

15

15.6 Die Blutversorgung des Herzens

Wie jedes Organ muß auch das Herz *selbst* mit Blut versorgt werden. Dabei verbraucht das Herz immerhin 1/20 des gesamten gepumpten Blutes für die eigene Arbeit (ca. 300 ml/Min).

15.6.1 Die Koronararterien

Die Versorgung des Herzens geschieht über zwei kleine Gefäße, die von der Aorta abzweigen: Das eine zieht quer über die rechte, das andere quer über die linke Herzhälfte. Da beide Arterien mit ihren Verzweigungen das Herz wie ein Kranz umschließen, werden sie als **Koronararterien** (*Herzkranzarterien*) bezeichnet. Die **rechte Koronararterie** (*Arteria coronaria dextra* = RCA) versorgt bei den meisten Menschen den rechten Vorhof, die rechte Kammer, die Herzhinterwand und einen kleinen Teil der Kammerscheidewand mit Blut.

Die **linke Herzkranzarterie** (*Arteria coronaria sinistra)* teilt sich in zwei starke Äste *(Ramus circumflexus* = RCX, *Ramus interventricularis anterior* = RIVA), die im Normalfall für eine Durchblutung des linken Vorhofes, der linken Kammer und eines Großteils der Kammerscheidewand sorgen.

Die Venen des Herzens verlaufen etwa parallel zu den Arterien, vereinigen sich zu immer größeren Gefäßen und münden als *Sinus coronarius* in den rechten Vorhof (☞ 15.2.4).

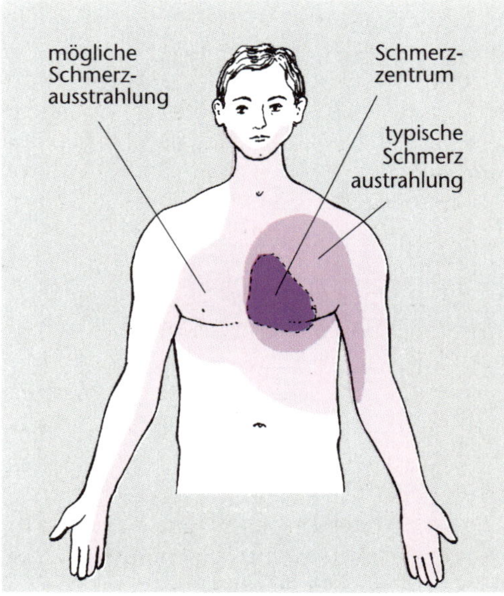

Abb. 15.30: Charakteristische Ausbreitung des Angina-pectoris-Schmerzes. Typischerweise strahlt der Herzschmerz in den linken Arm aus. Es gibt aber immer wieder ungewöhnliche Schmerzausbreitungen, z. B. in den Bauch oder aber in Richtung des Unterkiefers.

15.6.2 Die koronare Herzkrankheit

Im Laufe des Lebens können sich die Koronararterien durch Ablagerungen an den Gefäßwänden *(Arteriosklerose*, ☞ 5.3.4) verengen. Diese Herzkranzgefäßverengungen *(Koronarstenosen)* werden z. B. durch Blutfettstoffwechselstörungen und Rauchen stark gefördert. Es fließt dann weniger Blut durch die Koronararterien, und die Sauerstoffversorgung des Herzmuskels wird schlechter.

Man spricht in solchen Fällen von der **koronaren Herzkrankheit** (abgekürzt: **KHK**). Sie ist eine außerordentlich häufige Erkrankung.

Angina pectoris

Bei deutlich herabgesetzter Durchblutung des Herzmuskels stellen sich unter körperlicher Belastung oder „Streß“ anfallsartige Schmerzen in der Herzgegend ein: Der Patient empfindet einen Schmerz oder ein sehr unangenehmes Engegefühl in der Brust, das sich typischerweise in den linken Arm ausbreitet. Dieser durch Sauerstoffmangel des Herzmuskels verursachte Schmerz wird deshalb auch als **Angina pectoris** („Brustenge“) bezeichnet.

Erleichterung in diesem Zustand bringen Medikamente, die die Sauerstoffversorgung des Herzmuskels verbessern, z. B. das Nitroglycerin (☞ 15.6.4). Dieses wird im akuten Angina-pectoris-Anfall mit einer Art Minispraydose unter die Zunge gesprüht und von den dortigen Blutgefäßen sehr rasch und unter Umgehung des first-pass-Effekts der Leber (☞ 18.10.3) in den Körper aufgenommen.

Sind die Koronararterien einmal so stark verengt *(stenosiert)*, daß Angina-pectoris-Anfälle schon bei leichter Belastung oder in Ruhe

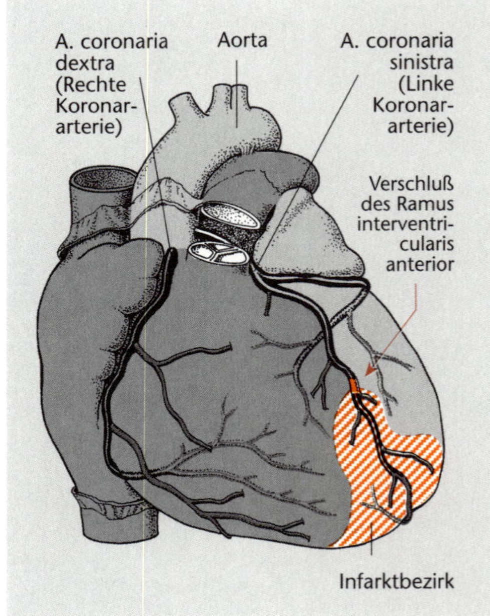

Abb. 15.31: Herzinfarkt. Durch Verschluß einer Herzkranzarterie stirbt das von dieser Arterie versorgte Herzmuskelgewebe ab.

auftreten, so kann es leicht z. B. durch ein anhaftendes kleines Blutgerinnsel (Thrombus) zu einem vollständigen Verschluß einer Koronararterie kommen. Dann sinkt die Sauerstoffversorgung so weit ab, daß ein Teil der Herzmuskelfasern abstirbt. Den Tod *(Nekrose)* von Herzmuskelgewebe infolge von Sauerstoffmangel nennt man **Herz-** oder **Myokardinfarkt**.

Koronarangiographie

Um festzustellen, wie stark die Koronararterien bereits verengt sind, kann man unter Röntgendurchleuchtung über einen Herzkatheter Kontrastmittel in die Koronararterien spritzen (*Koronarangiographie*, ☞ Abb. 15.36). Die kontrastmittelgefüllten Gefäße stellen sich im Bild dar, eventuell vorhandene Engstellen oder Verschlüsse werden als Kontrastmittelaussparungen sichtbar. Im Gegensatz zu den Herzkranzarterien erkranken die Herzkranzvenen fast nie.

Aorto-koronarer Venen-Bypass

Weitgehende oder vollständige Koronarstenosen können – möglichst bevor es zum Herzinfarkt kommt – durch einen *Aorto-koronaren Venen-Bypass* **(ACVB)** umgangen werden, indem ein oder mehrere Venen aus anderen Stellen des Körpers entnommen werden und zwischen dem herznahen Abschnitt der Aorta und einem nicht mehr verengten Koronararterienabschnitt distal (hinter) der Engstelle (Stenose) eingesetzt werden.

15.6.3 **Der Herzinfarkt**

Der **Herzinfarkt** ist eine der häufigsten Todesursachen in Deutschland: 13 % aller Männer und 8 % der Frauen sterben an ihm.

Der Tod ist dabei meist unmittelbare Folge einer akut nachlassenden Herzleistung, vom Infarktareal ausgehender Herzrhythmusstörungen oder (seltener) einer Herzwandzerreißung. Besonders häufig führen Zweit- oder

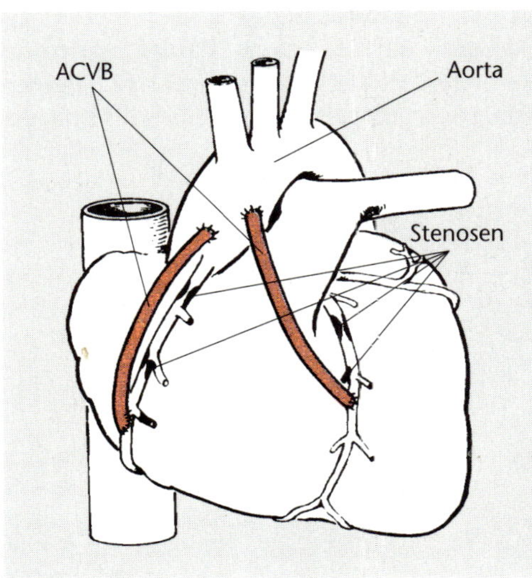

Abb. 15.32: Umgehung von zwei hochgradig verengten Koronararterien durch zwei Aorto-koronare Venen-Bypässe (ACVB)

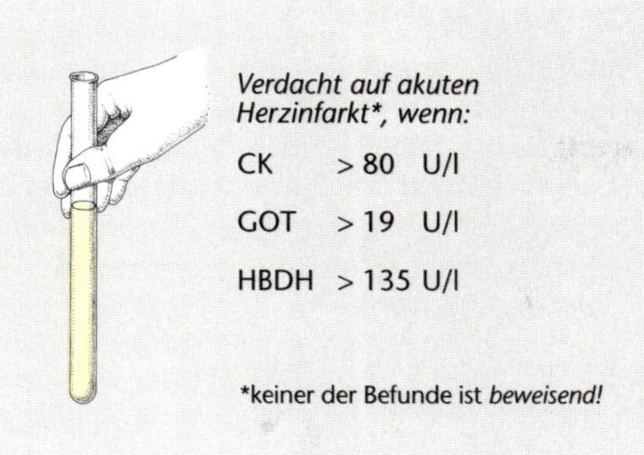

Abb. 15.33 (oben) und Abb. 15.34 (unten): Herzmuskelenzyme im Blut bei Herzinfarkt.
Stirbt Herzmuskelgewebe ab, so werden bestimmte Enzyme aus dem Zellinneren der zerfallenden Herzmuskelzellen ins Blut freigesetzt. Ihre Konzentration gibt Hinweise auf den zeitlichen Verlauf und den Schweregrad des Herzinfarktes. Die drei wichtigsten Herzmuskelenzyme sind die CK, die GOT und die HBDH, die alle im Inneren der Herzmuskelzelle vorkommen, bei deren Untergang jedoch freigesetzt werden und damit im Blut in erhöhter Konzentration nachweisbar sind.

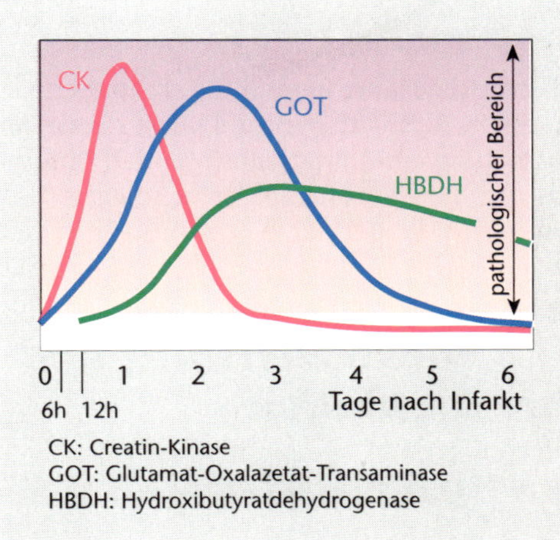

Drittinfarkte zum Tode. Ein Infarkt sollte vermutet werden, wenn ein Patient ohne andere plausible Ursache starke Brustschmerzen verspürt, die oft in Richtung des linken Armes ausstrahlen. Gleichzeitig wird der Patient kaltschweißig, klagt über Atemnot und empfindet eine starke Angst. Zur Diagnosesicherung leitet der Arzt ein *EKG* ab, das typische Veränderungen zeigt. Da die Zellwände der abgestorbenen Herzmuskelzellen rasch zerfallen, gelangen sonst nur im Zellinneren befindliche *Herzmuskelenzyme* ins Blut und lassen sich bei einem Myokardinfarkt in der Regel nach spätestens 6 Stunden nachweisen (☞ Abb. 15.34). Die Therapie des Herzinfarktes umfaßt verschiedene Stufen:

- Lagerung des Patienten in halbsitzender Position, Sauerstoffgabe durch eine Nasensonde und beruhigende Betreuung.
- Kreislaufstabilisierung und Schmerzbekämpfung durch den Notarzt. Der Notarzt verabreicht zumeist auch angstlösende Medikamente wie z. B. Valium® und Herzmedikamente, z. B. gegen Herzrhythmusstörungen. Auch wird durch die Gabe von Nitroglycerin versucht, das Herz zu entlasten (Details ☞ 15.6.4).
- Weiterversorgung auf der Intensivstation. Dort werden die schmerz- und angstbekämpfenden Maßnahmen fortgeführt und gerinnungshemmende Mittel (z. B. Heparin, ☞ 14.5.5) gegeben, die einer weiteren Anlagerung von Blutgerinnseln in dem verengten Herzkranzgefäß entgegenwirken sollen. Die Gabe von Sauerstoff über einen feinen Schlauch in der Nase (nasale O_2-Sonde) dient einer besseren Versorgung der Körperzellen mit O_2.
- Auf der Intensivstation kann auch die medikamentöse Thrombusauflösung (*Lyse*, ☞ 14. 5.5) versucht werden.

Weiterbehandlung

Nach Überbrückung der gefährlichen, weil besonders komplikationsreichen ersten 2-3 Tage kann der Patient in der Regel auf eine „normale" internistische Station verlegt werden. Dort wird die zunächst weiterbestehende strenge Ruhigstellung stufenweise während 3 bis 4 Wochen gelockert. Während dieser Zeit

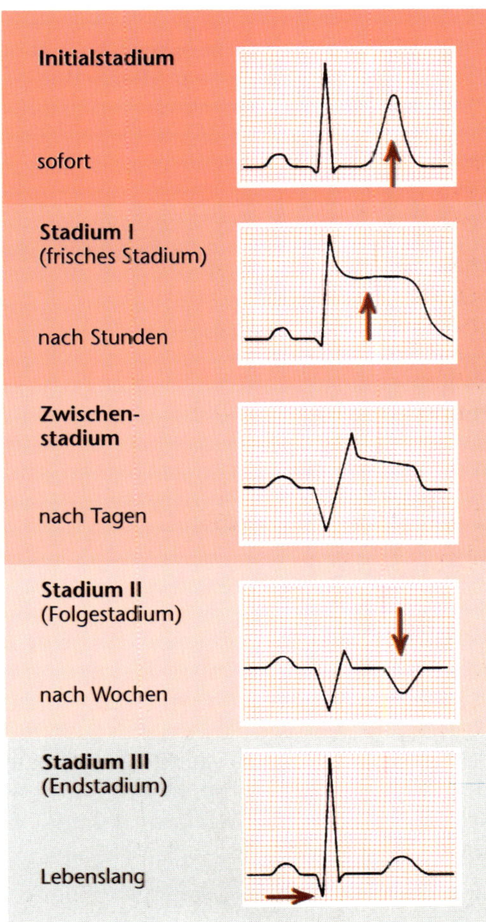

Abb. 15.35: Zeitlicher Verlauf typischer EKG-Veränderungen beim Herzinfarkt. Zunächst fallen im EKG eine hohe T-Welle und eine Erhöhung der ST-Strecke auf. Im Verlauf des Heilungsprozesses verändert sich das EKG in charakteristischer Weise. Auch noch nach Jahren kann man an der Q-Zacke erkennen, daß ein Herzinfarkt stattgefunden hat.

wird der Infarktpatient Schritt für Schritt mobilisiert, wobei Krankenpflege und Krankengymnastik eng zusammenarbeiten.

Die häufig nachfolgende *Anschlußheilbehandlung* (AHB) verfolgt das Ziel, durch Änderung der Lebensführung (Rauchen, Ernährung, Streß im Beruf) das Risiko eines Zweitinfarktes zu senken (siehe auch ☞ 15.9).

Außerdem hat sich herausgestellt, daß einem Zweitinfarkt durch die regelmäßige Gabe bestimmter Medikamente entgegengewirkt werden kann; es handelt sich hier zum einen um die Acetylsalicylsäure (bekannt unter dem Handelsnamen Aspirin®), die eine Gerinnselbildung an den verengten Koronargefäßen verhindert, und zum anderen um die sogenannten Betablocker, die den Sauerstoffbedarf des Herzens herabsetzen.

15.6.4 Medikamente für die Behandlung der koronaren Herzkrankheit

Ist bei einem Patienten eine koronare Herzkrankheit festgestellt worden, so kommt der Verhütung eines Herzinfarktes entscheidende Bedeutung zu. Hierzu ist – neben der Umstellung eines herzschädigenden Lebensstils (cholesterinreiche Ernährung mit Fettstoffwechselstörung, Rauchen, keine Bewegung, unguter Streß) die medikamentöse Infarktprophylaxe wichtig. Hierzu werden vor allem folgende Substanzgruppen eingesetzt:

15

Nitrate

Nitrate weiten die glatte Gefäßmuskulatur, und zwar die venöse stärker als die arterielle. Dadurch verringern sich sowohl die zum Herzen zurückströmende Blutmenge *(Vorlast)*, als auch der dem Herzen von den arteriellen Gefäßen entgegengesetzte Widerstand *(Nachlast)*: Das Herz muß weniger leisten, die Sauerstoffbilanz des Myokards verbessert sich.

Nitrate sind die am häufigsten eingesetzte Substanzgruppe zur Verhütung von Angina pectoris-Anfällen und des Herzinfarktes. Sie beinflussen auch eine gleichzeitig bestehende Herzinsuffizienz positiv (☞ 15.7.6). Nachteilig ist der häufig auftretende „Nitratkopfschmerz". *Beispiele:*

- Isosorbitdinitrat (Isoket®, ISDN-Stada®, Iso-Mack®)
- Nitroglycerin (Nitrolingual®, Coro Nitro®)
- Isosorbitmononitrat (ISMO®, Mono-Mack®, Corangin®)
- chemisch gesehen kein Nitrat, aber in der Wirkung vergleichbar und als Alternative bei Nitratkopfschmerz: Molsidomin (Corvaton®).

Beta-Rezeptorenblocker

Durch das Besetzen der Beta-Rezeptoren des Sympathikus (☞ 11.12), eines Teils der auf Noradrenalin reagierenden Synapsen, wird dessen Wirkung am Herzen abgeschwächt, das Herz schlägt langsamer, der Blutdruck und der Sauerstoffbedarf sinken. *Beispiele:*

- Atenolol (Tenormin®)
- Metoprolol (Beloc®, Prelis®)
- Propranolol (Dociton®).

Kalzium-Antagonisten

Die Arzneimittel dieser Substanzklasse blokkieren den Kalziumeinstrom während der Erregungsausbreitung, wodurch die Erregungsausbreitung im Herzen verlangsamt wird. Bei Angina pectoris werden sie aber vor allem wegen ihrer die Herzarbeit senkenden Wirkung eingesetzt. Zusätzlich wirken Kalzium-Antagonisten auch erweiternd auf die Blutgefäße und dadurch blutdrucksenkend. *Beispiele:*

- Nifedipin (Adalat®)
- Diltiazem (Dilzem®).

Acetylsalizylsäure

Acetylsalizylsäure hemmt die Zusammenballung von Blutplättchen und wirkt damit der Ausbildung eines infarktauslösenden Thrombus in den Koronaraterien entgegen. Bekanntester Handelsname ist Aspirin®.

15.7 Die Herzleistung und ihre Regulation

15.7.1 Das Schlagvolumen

In körperlicher Ruhe beträgt die **Schlagfrequenz** des erwachsenen Menschen etwa 70 Schläge pro Minute (beim Neugeborenen schlägt das Herz mit 130 Schlägen pro Min. fast doppelt so schnell). Sowohl der rechte als auch der linke Ventrikel werfen bei jeder Aktion des erwachsenen Herzens ca. 70 ml Blut aus – das sog. **Schlagvolumen**.

Das Herz-Zeit-Volumen

Das **Herz-Zeit-Volumen** errechnet sich aus diesen beiden Werten:

$$\text{Schlagvolumen} \cdot \text{Schlagfrequenz} = \text{Herz-Zeit-Volumen} .$$

z. B. 70 ml · 70/Min. = 4900 ml pro Min.

Wird das Herz-Zeit-Volumen wie im Beispiel auf Minutenbasis erechnet, so wird es auch als *Herzminutenvolumen* bezeichnet.

Unter Ruhebedingungen pumpt das Herz also etwa 5 l Blut pro Minute in den Lungen- bzw. Körperkreislauf. Wissenschaftler haben errechnet, daß die dabei erbrachte Leistung der eines Motors von ca. 70 Watt oder 0,1 PS entspricht. Das Herz-Zeit-Volumen ist eine wichtige Größe in Anästhesie und Intensivmedizin – sinkt es plötzlich ab, läßt dies auf eine vitale Bedrohung schließen, die sofortiges Eingreifen erfordert.

Anpassung an Belastung

Unter Belastung steigert sich das Herzminuten-Volumen und damit die Herzleistung deutlich. Die Leistungssteigerung wird durch eine Zunahme von *Herzfrequenz* und *Schlagvolumen* erreicht (siehe auch Abb. 17.29). Im Extremfall kann das Herz bis zu 25 l Blut pro Minute fördern.

Die Anpassung der Herztätigkeit an den momentanen Bedarf des Gesamtorganismus wird vor allem von den *Herznerven* gesteuert:

15.7.2 Die Herznerven

Das vegetative Nervensystem wirkt mit seinen beiden Anteilen – dem Sympathikus und dem Parasympathikus – ständig auf das Herz ein.

Effekte von Sympathikus und Parasympathikus

Der **Symphatikus** steigert die Herzleistung. Dagegen übt der zum **Parasympathikus** gehörende Nervus vagus (☞ 11.12.5) einen wenig ausgeprägten, hemmenden Einfluß aus,

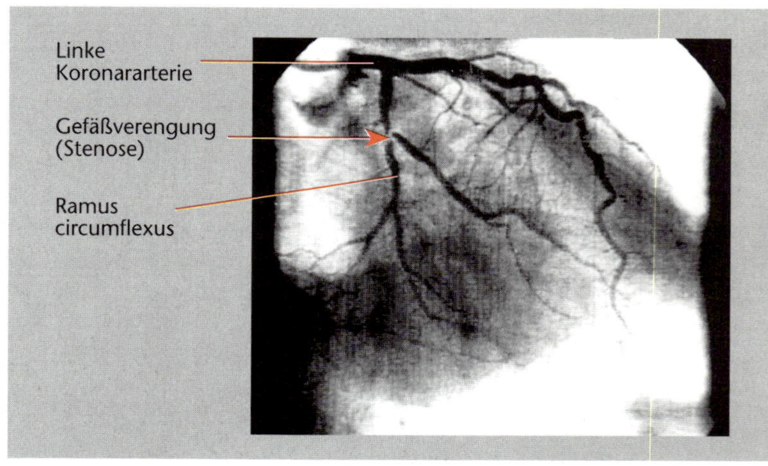

Abb. 15.36: Koronarangiographie eines Patienten mit schwerer koronarer Herzerkrankung. Man erkennt einen fast vollständigen Verschluß des Ramus circumflexus der linken Koronararterie.

da er lediglich mit dem rechten Vorhof verbunden ist.

Überwiegt der *Nervus vagus-Einfluß*, so schlägt das Herz langsamer *(negativ chronotrope Wirkung)*, überwiegt der *Sympathikus-Einfluß*, so schlägt es schneller *(positiv chronotrope Wirkung)*.

Auch die Kontraktionskraft des Myokards wird durch die Herznerven beeinflußt. Der Sympathikus steigert die Kraft des Herzmuskels *(positiv inotrope Wirkung)*, der Nervus vagus verringert sie *(negativ inotrope Wirkung)*.

Neben Schlagfrequenz und Kontraktionskraft wird durch die Herznerven auch die Geschwindigkeit der Erregungsleitung verändert: Unter dem Einfluß des Sympathikus wird die Erregungsleitung beschleunigt *(positiv dromotrope Wirkung)*, unter dem Einfluß des Nervus vagus wird sie verlangsamt *(negativ dromotrope Wirkung)*.

Die Herznerven sind von großer Bedeutung bei Anpassungsvorgängen für kurzdauernde Belastungen:
- **Schlagfrequenz** *(Chronotropie)*,
- **Schlagkraft** *(Inotropie)* und
- **Erregungsleitungsgeschwindigkeit** *(Dromotropie)*

werden durch sie reguliert.

Linksherzinsuffizienz

Häufige Ursachen: Bluthochdruck, Klappenfehler (v.a. des linken Herzens), Koronare Herzkrankheit, Herzinfarkt, Rhythmusstörungen

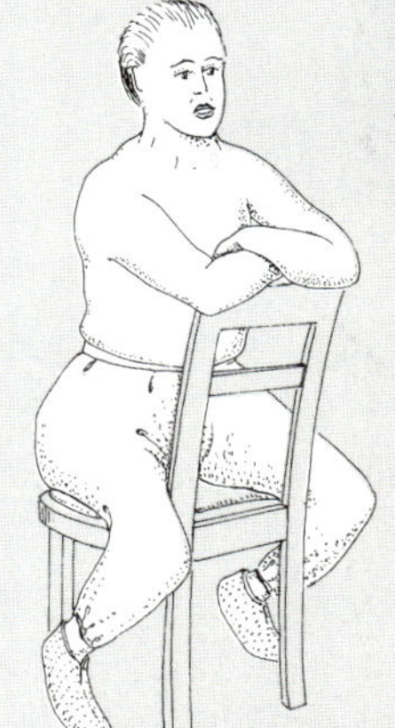

Erscheinungsbild eines Patienten mit Linksherzinsuffizienz
- Schwäche und Ermüdbarkeit
- Atemnot bei Belastung, evtl. auch in Ruhe
- Rasselgeräusche über der Lunge, Husten
- Lungenödem
- Zyanose

Rechtsherzinsuffizienz

Häufige Ursachen: Linksherzinsuffizienz, Herzklappenfehler (v.a. des rechten Herzens), Lungenerkrankungen

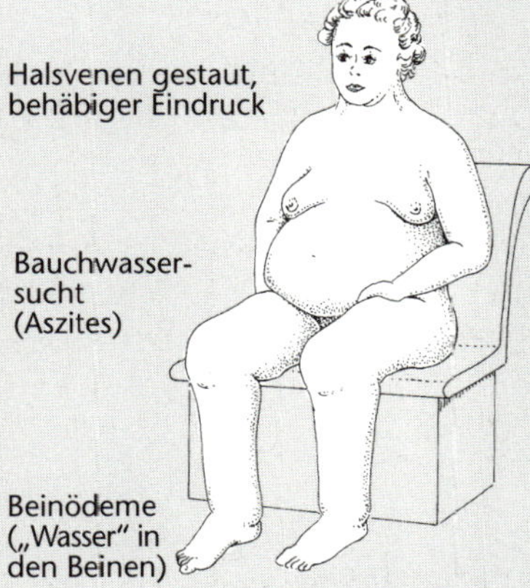

Erscheinungsbild eines Patienten mit Rechtsherzinsuffizienz
- gestaute, erweiterte Halsvenen
- Ödeme (Bauch, Fußgelenke, Füße)
- Gewichtszunahme
- Leberschwellung

Gemeinsame Symptome
- Eingeschränkte Leistungsfähigkeit (beim Treppensteigen Atemnot)
- häufiges Wasserlassen, auch bei Nacht
- Schneller Herzschlag (Tachykardie) bei Belastung, Herzrhythmusstörungen
- Herzvergrößerung, Pleura- und Perikarderguß
- Im Spätstadium niedriger Blutdruck

Abb. 15.37: Häufige Ursachen und Leitsymptome der Links- und Rechtsherzinsuffizienz im Vergleich.

15.7.3 Die Selbstregulation des Schlagvolumens

In gewissen Grenzen ist das Herz in der Lage, auch unabhängig von der Nervenversorgung das Schlagvolumen selbstständig zu regulieren: Wenn beispielsweise in der Aorta ein erhöhter Druck besteht, hat es die linke Kammer schwerer, ihr Blut auszuwerfen. Das hat zur Folge, daß eine größere Menge Restblut in der linken Kammer zurückbleibt.

Dadurch wird die Ventrikelmuskulatur gedehnt, so daß die Muskelfasern unter größerer Spannung stehen. Dies wirkt sich günstig aus: Ähnlich wie ein gespanntes Gummi können sich auch die Muskelfasern nun stärker zusammenziehen und das Blut mit höherer Kraft auswerfen. Dieses Prinzip wird als **Frank-Starling-Mechanismus** bezeichnet. Sind die Herzmuskelfasern jedoch überdehnt, so z. B. bei einer chronischen Druck- oder Volumenbelastung (siehe nächster Abschnitt), so wirkt der Frank-Starling-Mechanismus nicht mehr.

15.7.4 Herzinsuffizienz

Wenn das Herz die zur Versorgung des Körpers erforderliche Pumpleistung nicht mehr erbringen kann, spricht man von **Herzinsuffizienz** (Insuffizienz = Unzulänglichkeit). Dabei ist entweder die Auswurfleistung der linken Kammer *(Linksherzinsuffizienz)*, der rechten Kammer *(Rechtsherzinsuffizienz)* oder des gesamten Herzens *(Globalinsuffizienz)* herabgesetzt.

Die Ursachen für eine Herzinsuffizienz sind vielfältig (vergleiche auch Abb. 15.37). Am häufigsten stellt sie sich als Folge einer jahrelang erhöhten Druck- oder Volumenbelastung ein (z. B. bei Bluthochdruck oder bei Klappenfehlern). Oft besteht gleichzeitig eine koronare Herzkrankheit, die die Herzleistung zusätzlich begrenzt.

Für den Betroffenen macht sich die Herzinsuffizienz vor allem in einer verminderten körperlichen Belastbarkeit bemerkbar.

Kompensiert und dekompensiert

Der Kliniker unterscheidet dabei die kompensierte von der dekompensierten Herzinsuffizienz:

Bei der **kompensierten** Herzinsuffizienz kann das Herz über die verschiedenen (oben beschriebenen) Anpassungsmechanismen die Pumpleistung noch soweit aufrechterhalten, daß bei den gewöhnlichen Belastungen des täglichen Lebens nur geringe Beschwerden auftreten.

Dekompensiert ist die Herzinsuffizienz, wenn die Zeichen der Herzschwäche auch bei leichteren Belastungen ausgeprägt sind: Aufgrund der verminderten Pumpleistung des Herzens muß der Sauerstoffgehalt des Blutes von den Geweben stärker als normal ausgeschöpft werden: Dadurch reichert sich im Blut sauerstoffentladenes blaufarbiges Hämoglobin an. Es entsteht eine **Zyanose** (cyan = blau; ☞ 17.9.4). Eine Zyanose ist am leichtesten an den Lippen erkennbar *(Lippenzyanose)*.

Eine Herzinsuffizienz kann so stark ausgeprägt sein, daß selbst in Ruhe Kurzatmigkeit *(Dyspnoe)* besteht. Das Herz ist dann stark vergrößert und neigt zu *Herzrhythmusstörungen* und *Tachykardie* (zu schnellem Pulsschlag).

Zusätzlich – und ganz charakteristisch für die Herzinsuffizienz – kommt es durch die

15

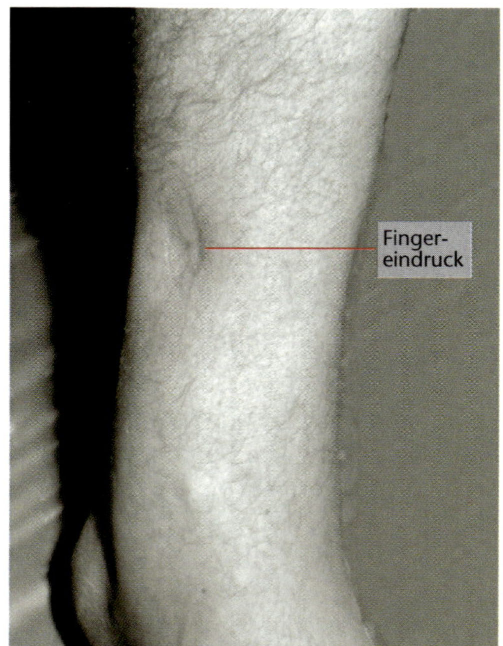

Abb. 15.38: Knöchelödem bei Herzinsuffizienz.

„Pumpschwäche" zu Wassereinlagerungen in verschiedenen Organen, zu den im nächsten Abschnitt ausführlich besprochenen Ödemen.

Fast immer müssen die Patienten auch nachts Wasser lassen, weil durch die Hochlagerung der Beine im Schlaf die Ödeme leichter „ausgeschwemmt" werden; der Mediziner nennt dies **Nykturie.**

Therapieprinzipien bei der Herzinsuffizienz

Die Therapie der Herzinsuffizienz steht auf vier Säulen:

- Therapie von insuffizienzauslösenden Primärerkrankungen (Koronare Herzkrankheit, Bluthochdruck, Rhythmusstörungen).
- Pharmakotherapeutische Entlastung des Herzens durch harntreibende und/oder gefäßerweiternde Medikamente.
- Steigerung der Herzkraft, am häufigsten werden hierzu Präparate der Fingerhutpflanze *(Herzglykoside, „Digitalis")* eingesetzt.

15

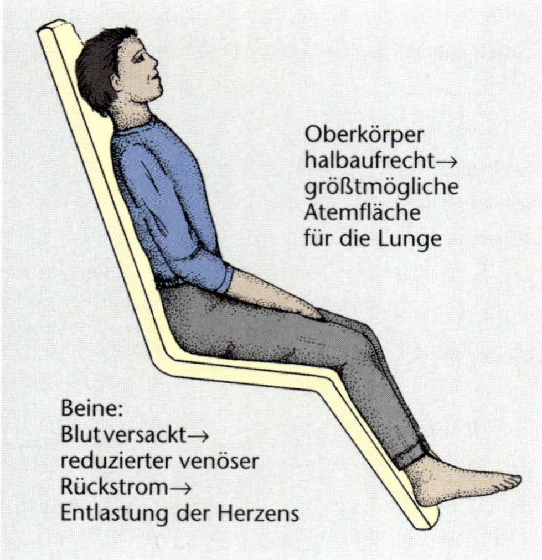

Abb. 15.39a: Lagerung bei akuter Herzinsuffizienz

- Allgemeinmaßnahmen, die allesamt ebenfalls das Herz entlasten sollen. Die Patienten müssen z. B. bei Übergewicht abnehmen.

Bei Bettlägrigkeit ist eine Thromboseprophylaxe (☞ 14.5.5) und bei Bedarf die Sauerstoffgabe über eine Nasensonde erforderlich. Besonderes Gewicht vor allem bei der akuten Herzinsuffizienz kommt der richtigen Lagerung zu: Dabei werden die Beine des Patienten abgesenkt und der Oberkörper in eine halbaufrechte Position gebracht, um das schwache Herz vor einem übermäßigen venösen Rückstrom und damit vor einer Volumenüberlastung zu schützen.

15.7.5 *Folge mangelnder Herzleistung: Ödeme*

Läßt die Pumpleistung der rechten oder linken Herzkammer nach, so kommt es zum Rückstau von Blut zunächst in die vorgeschalteten Vorhöfe und dann weiter in die Venen des Körperkreislaufes (bei Rechtsherzinsuffizienz) bzw. des Lungenkreislaufes (bei Linksherzinsuffizienz).

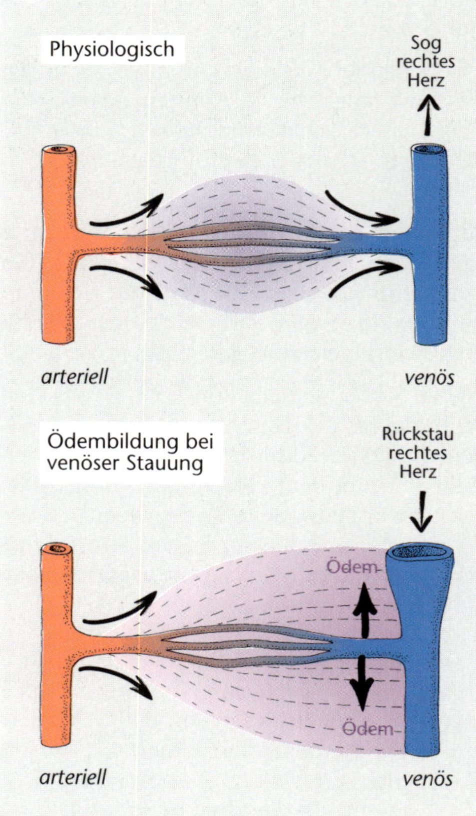

Abb. 15.40: Vereinfachte Darstellung des Flüssigkeitsaustausches an der Kapillare im Normalzustand und bei venöser Stauung.

Normale Verhältnisse:

- Am arteriellen Ende der Kapillare ist der Blutdruck größer als der entgegengerichtete osmotische Druck, daher tritt Flüssigkeit in das umliegende Gewebe aus (Filtration).
- Am venösen Ende ist der osmotische Druck dagegen größer als der Blutdruck, daher strömt Flüssigkeit aus dem Gewebe in die Kapillaren zurück (Reabsorption).

Ödementstehung bei venöser Stauung:
Da der Blutdruck am venösen Ende der Kapillare aufgrund eines venösen Staus vor dem rechten Herzen den osmotischen Druck übersteigt, kann die am arteriellen Ende ausgetretene Flüssigkeit nicht in die Kapillaren zurückströmen, das heißt die Reabsorption ist gestört; es sammelt sich Flüssigkeit als Ödem im Gewebe an.

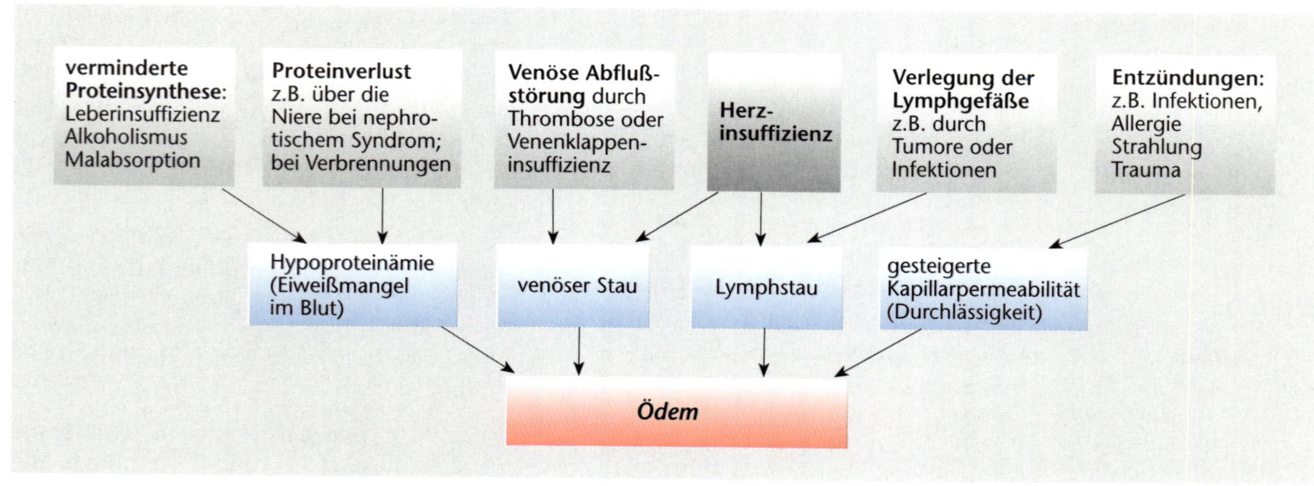

Abb. 15.39: Übersicht über die mögliche Ursachen einer Ödembildung. Eiweißmangel, venöse Stauung, Lymphstau und gesteigerte Kapillardurchlässigkeit sind die vier Mechanismen der Ödementwicklung.

Da die Blutgefäße im Kapillargebiet nicht dicht (wie etwa Wasserrohre), sondern eher porös sind (wie etwa Seidenstrümpfe), diffundiert ein Teil der rückgestauten Flüssigkeit ins Gewebe. Das Gewebe lagert „Wasser", genauer: Blutplasma (☞ 14.1.4) ein; das betroffene Gewebe quillt ödematös auf.

Ödeme bilden sich bei Rechtsherzinsuffizienz vor allem in den Beinen *(Beinödeme)*, im Bauchraum *(Aszites,* ☞ 18.10.7) und im Pleuraraum *(Pleuraerguß,* ☞ 17.7*)*. Bei der Linksherzinsuffizienz kommt es durch den Flüssigkeitsrückstau bevorzugt zur Wassereinlagerung in den Pleuraraum *(Pleuraerguß)* und in das Lungengewebe, deren stärkste Form das *Lungenödem* ist und mit lebensgefährlicher Atemnot einhergeht.

Beim Ödem werden Gewebe von Blutplasma (Blutwasser) „durchtränkt".

Weitere Ödemursachen

Pathophysiologisch gesehen ist die Ursache der Ödementstehung bei der Herzinsuffizienz eine Erhöhung des hydrostatischen Druckes auf der venösen Seite des Lungen- bzw. Körperkreislaufes. Die hydrostatischen Druckverhältnisse können aber auch durch Lymphabflußbehinderungen (☞ 14.4.2), wie sie z. B. nach operativen Tumorentfernungen häufiger auftreten, gestört sein. Schließlich treten Ödeme auch bei gestörten kolloidosmotischen Druckverhältnissen und lokal bei Entzündungsprozessen (☞ 5.5.4) auf. Eine ausführliche Übersicht gibt Abb. 15.39. Ein Ödem macht sich durch eine schmerzlose nicht gerötete Schwellung bemerkbar. Ein Ödem kann man von anderen Gewebeschwellungen unterscheiden, indem man eine kurze Zeit mit dem Finger in die Schwellung drückt – beim Ödem bleibt eine Delle zurück, wenn der Untersucher den Finger wieder zurückzieht.

15.7.6 Medikamente für die Behandlung der Herzinsuffizienz

Die Pharmakotherapie der Herzinsuffizienz soll die Herzleistungskraft des Herzens steigern und damit dem Patienten eine aktive Lebensgestaltung ermöglichen. Weiter soll sie die Ödembildung verhindern, die den Patienten sonst zunehmend belasten und ans Bett fesseln würde.

Bei Mißerfolg eines einzigen Arzneimittels wird man zur Zweiertherapie und zuletzt zu einer Dreierkombination übergehen, indem Substanzen der folgenden Wirkstoffgruppen kombiniert werden. Für die Therapie der Herzinsuffizienz verwendet man:

Diuretika

Diuretika sind harntreibende Pharmaka (Details ☞ 20.3). Zwei Substanzgruppen werden hauptsächlich eingesetzt:

Thiazide fördern den Harnfluß mäßig bis mittelstark. Sie hemmen die Natriumrückresorption im Tubulus und erhöhen damit die Natrium- und Wasserausscheidung. Nachteilig ist die ungünstige Beeinflussung des Kaliumhaushaltes. *Beispiele:*
- Xipamid (Aquaphor®)
- Indapamid (Natrilix®)
- Hydrochlorothiazid (Esidrix®).

Schleifendiuretika wirken schneller und stärker durch die Rückresorptionshemmung von Natrium, Kalium und Chlorid in der Niere. Auch sie bewirken eine Störung des Kaliumhaushaltes (☞ 13.7.1, Abb. 13.26). *Beispiele:*
- Furosemid (Lasix®, Furosemid-ratiopharm®)
- Piretanid (Arelix®).

ACE-Hemmer

ACE-Hemmer hemmen die Funktionen des *Angiotensin-Converting Enzyme,* so daß aus dem Angiotensin I nicht das Angiotensin II gebildet werden kann (Details ☞ Abb. 20.13 und 20.8.1). Dadurch wird unter anderem der periphere Widerstand gesenkt, was über eine Reduzierung der Vor- und Nachlast das Herz entlastet.

ACE-Hemmer müssen am Anfang vorsichtig verabreicht werden, weil viele Patienten in den ersten Tagen zu einem sehr niedrigen Blutdruck neigen. *Beispiele:*
- Captopril (Lopirin®, Tensobon®)
- Enalapril (Xanef®, Pres®).

Herzglykoside

Herzglykoside oder *Digitalis-Glykoside* sind Wirkstoffe aus der Fingerhutpflanze. Sie steigern die Kontraktionskraft der Herzmuskulatur, verlangsamen die Herzschlagfrequenz und verzögern die Erregungsleitung, so daß sie sich nicht nur zur Therapie der Herzinsuffizienz, sondern auch bei vorhofbedingten Herzrhythmusstörungen bewährt haben. Leider können sie bei einigen Patienten auch Rhythmusstörungen als Nebenwirkung auslösen. *Beispiele:*
- Acetyldigoxin (Novodigal®)
- Methyldigoxin (Lanitop®)
- Digitoxin (Digimerck®).

Nitrate

Nitrate weiten die glatte Gefäßmuskulatur. Durch Absenken der Vor- und Nachlast wird das Herz geschont, die Leistungskraft des Patienten bessert sich. *Beispiele:*
- Nitroglycerin (Nitrolingual®, Coro Nitro®)
- Isosorbitdinitrat (Isoket®, ISDN-Stada®, IsoMack®)
- Isosorbitmononitrat (ISMO®, Mono-Mack®, Corangin®).

Kalzium-Antagonisten

Kalzium-Antagonisten senken den Blutdruck durch eine Erweiterung der Arteriolen.

Meistverordnete Substanz ist im Rahmen der Herzinsuffizienz Nifedipin (Adalat®).

15.8 Kardiomyopathien

Bei den **Kardiomyopathien** stehen Verdickungen des Herzmuskels (☞ Abb. 15.13) und/oder eine Dilatation (Ausweitung) aller Herzhöhlen im Vordergrund, ohne daß andere Herz-/Gefäßleiden hierfür verantwortlich wären.

Äußerlich kann bei der Kardiomyopathie entweder die Herzmuskelerschlaffung *(dilatative Form)* oder die Herzmuskelhypertrophie *(hypertrophische Form)* im Vordergrund stehen (☞ Abb. 15.41).

Bei der *primären Kardiomyopathie* bleibt der Auslöser dieser oft zur tödlichen Herzinsuffizienz führenden Erkrankung unbekannt.

Bei den *sekundären Kardiomyopathien* kennt man die Ursachen – am häufigsten ist chronischer Alkoholmißbrauch die Ursache.

Die Symptome einer Kardiomyopathie gleichen denen der Herzinsuffizienz (wegen der Dilatation der Herzhöhlen) oder der Angina pectoris (wegen der ungünstigen Sauerstoffversorgung des geschädigten Herzmuskels).

Die zunehmend beeinträchtigte Herzleistung zwingt viele der oft jungen Patienten in die Berufsunfähigkeit, zumal die Therapiemöglichkeiten (Medikamente, eventuell. Herzchirurgie) begrenzt sind und meist nur wenig Erfolg bringen.

15

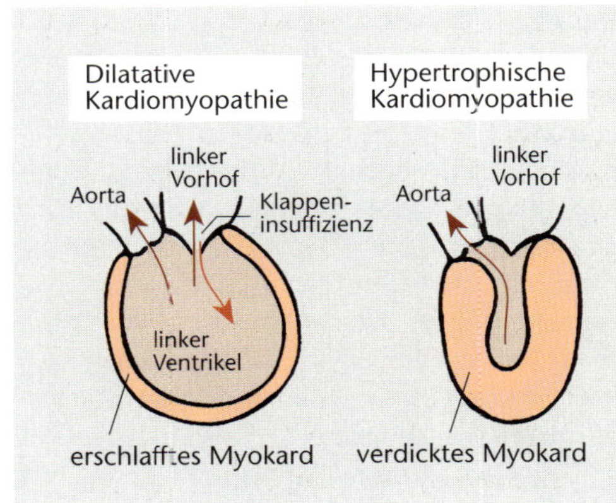

Abb. 15.41: Formen der Kardiomyopathie.
Bei der **dilatativen Kardiomyopathie** erschlafft der Herzmuskel, wodurch sich die Herzhöhlen erweitern. Folgen sind eine verminderte Auswurfleistung und eine Klappeninsuffizienz.
Bei der **hypertrophischen Kardiomyopathie** verdickt sich der Herzmuskel, ohne aber dadurch stärker zu werden. Die starren und verkleinerten Herzinnenräume können nicht mehr genügend Blut aufnehmen, weshalb die Auswurfleistung sinkt.

15.9 Gesundheit und Lebensstil: Sind wir verdammt zum Herzinfarkt?

Leider kümmern sich die Deutschen immer noch mehr um ihr Auto als um eines ihrer wichtigsten Organe: ihr Herz. Die Folgen dieser Interessenslage sind nicht selten tödlich: 1990 starben in den alten Bundesländern fast 70 000 Menschen an einem akuten Herzinfarkt, Endstadium der koronaren Herzkrankheit. Dabei sind die Risikofaktoren dieser Krankheit weitgehend bekannt und lassen sich behandeln. Rauchen, Übergewicht, Bluthochdruck, Diabetes und Streß spielen bei ihrer Entstehung eine wichtige Rolle. Es gibt auch einige Risikofaktoren, die nicht zu beeinflussen sind: Wessen Vater oder Mutter einen Herzinfarkt oder einen Schlaganfall hatte, wer 20 bis 60 Jahre alt und männlich ist, ist von Haus aus deutlich stärker gefährdet. Der nach heutiger Kenntnis gefährlichste Gegner einer problemlosen Herzfunktion ist allerdings ein ungünstiger Fettstoffwechsel im Blut – womit in der Regel eine zu hohe Cholesterinkonzentration **(Hypercholesterinämie)** einhergeht.

Cholesterin? Jein, danke!

Cholesterin gehört chemisch zu den Steroiden, einer Untergruppe der Fette (☞ 2.8.2). Seitdem das Cholesterin als Krankmacher entlarvt ist, haben viele Ernährungswissenschaftler ausschließlich einen extrem cholesterinarmen Speisezettel für gesund erklärt. Ein Trugschluß, denn dieses scheinbare Patentrezept „Kein Cholesterin – kein Herzinfarkt" geht an der Wirklichkeit vorbei.

Eine cholesterinfreie Diät würde keinen Sinn machen, weil wir das Cholesterin brauchen. Es ist ein wesentlicher Strukturbestandteil der Zellwände; besonders das Gehirn und die Nebennierenrinde enthalten viel davon. Doch der Körper benötigt es nicht nur als Baustoff: Cholesterin ist eine Ausgangssubstanz für die Produktion der Steroidhormone (Streß- und Sexualhormone), für die Synthese von Vitamin D und für die Herstellung der Gallensäuren. Der Körper kann das benötigte Cholesterin sowohl selber herstellen, als auch aus der Nahrung aufnehmen. Wäre dieses Verhältnis ausgewogen, gäbe es keine Probleme. Leider enthält jedoch der typisch europäische Speiseplan zuviel Cholesterin und die Überdosis ist es, die eben doch für viele gefährlich wird.

Herzensgute Fette

Doch halt: Auch die Regel, ein erhöhter Cholesterinspiegel im Blut sei generell ein schlechtes Zeichen, stimmt noch nicht ganz. Denn es gibt durchaus auch „gutes" Cholesterin. Ob gut oder böse entscheidet dabei das Transportpartikel (genau gesagt: die *Lipoproteindichteklasse*), in dem das Cholesterin im Blut vorliegt. Es kann in die *LDL-Partikel* (Low Density Lipoprotein) oder in die größeren *VLDL-Partikel* (Very Low Density Lipoprotein) verpackt sein. Die Leber gibt aber zunächst einmal das Cholesterin nur als VLDL ins Blut ab. Dort wird es auf LDL-Partikel (Low Density Lipoprotein) „umgeladen". VLDL und LDL sind in der Lage, Cholesterin in die Körperzellen zu transportieren. Sie sind es aber auch, die sich an die Herzkranzgefäßwände anlagern und dort die Arteriosklerose beschleunigen.

Die „guten", schützenden Cholesterin-Transportpartikel bilden die High-Density-Lipoprotein-Fraktion *(HDL)*. Diese zirkulieren in der Blutbahn und können sogar Cholesterin wieder aus den Zellen und Gefäßwänden aufnehmen und abtransportieren. Sie gelten als *Schutzfaktoren* gegen den Herzinfarkt.

Ab 250 wird's gefährlich

Untersucht ein Arzt den Cholesterinspiegel eines Patienten, so mißt er zunächst den Gesamtcholesteringehalt, der sich aus der Summe der unterschiedlichen Transportpartikel zusammensetzt. Erst die Aufschlüsselung ihres Verhältnisses zueinander gibt Auskunft darüber, wie gefährlich der Cholesterinspiegel wirklich ist. In der Regel ist jedoch ein erhöhtes Gesamtcholesterin auch mit einem erhöhten LDL-Spiegel und einem normalen oder sogar erniedrigten „guten" HDL-Cholesterinspiegel verbunden.

Allgemein gelten heute Gesamtserumcholesterinspiegel von 180 bis 240 mg/dl als normal, wobei junge Menschen oft niedrigere Werte haben als ältere. Ein Patient mit erhöhten Werten ab 250 mg/dl ist infarktgefährdet. Er sollte seine Ernährungsweise *langfristig* umstellen, sein Gewicht reduzieren und auf Eier grundsätzlich verzichten. Bleibt diese Diät erfolglos, so wird ihm sein Arzt Medikamente verordnen, die den Cholesterinspiegel senken. (z. B. sogenannte *HMG-CoA-Reduktase-Hemmer*, etwa Lovastatin = Mevinacor®).

Doch so weit muß es nicht unbedingt kommen. Oft reichen eine bessere, vollwertige Ernährung, regelmäßige Bewegung und ein rauch- und streßreduziertes Leben, um wirksam die Cholesterinbremse zu ziehen.

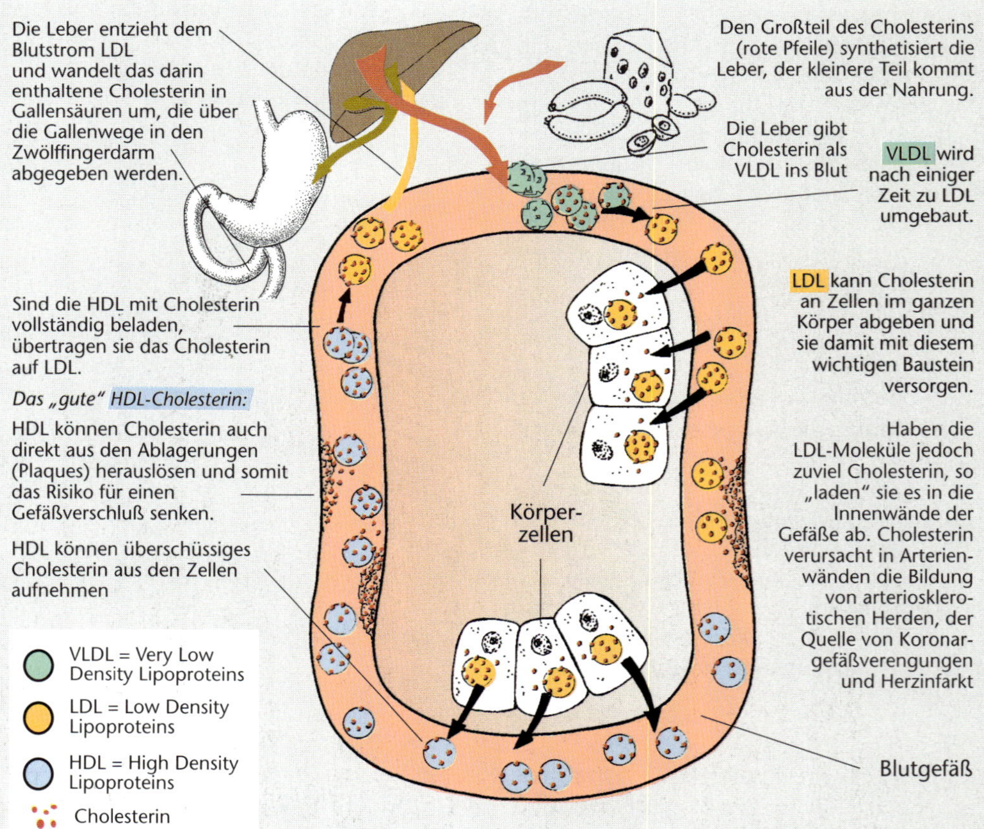

Abb. 15.42: Wie Adern ihr Fett abbekommen – Übersicht über den Cholesterinhaushalt

16. Kreislauf und Gefäßsystem

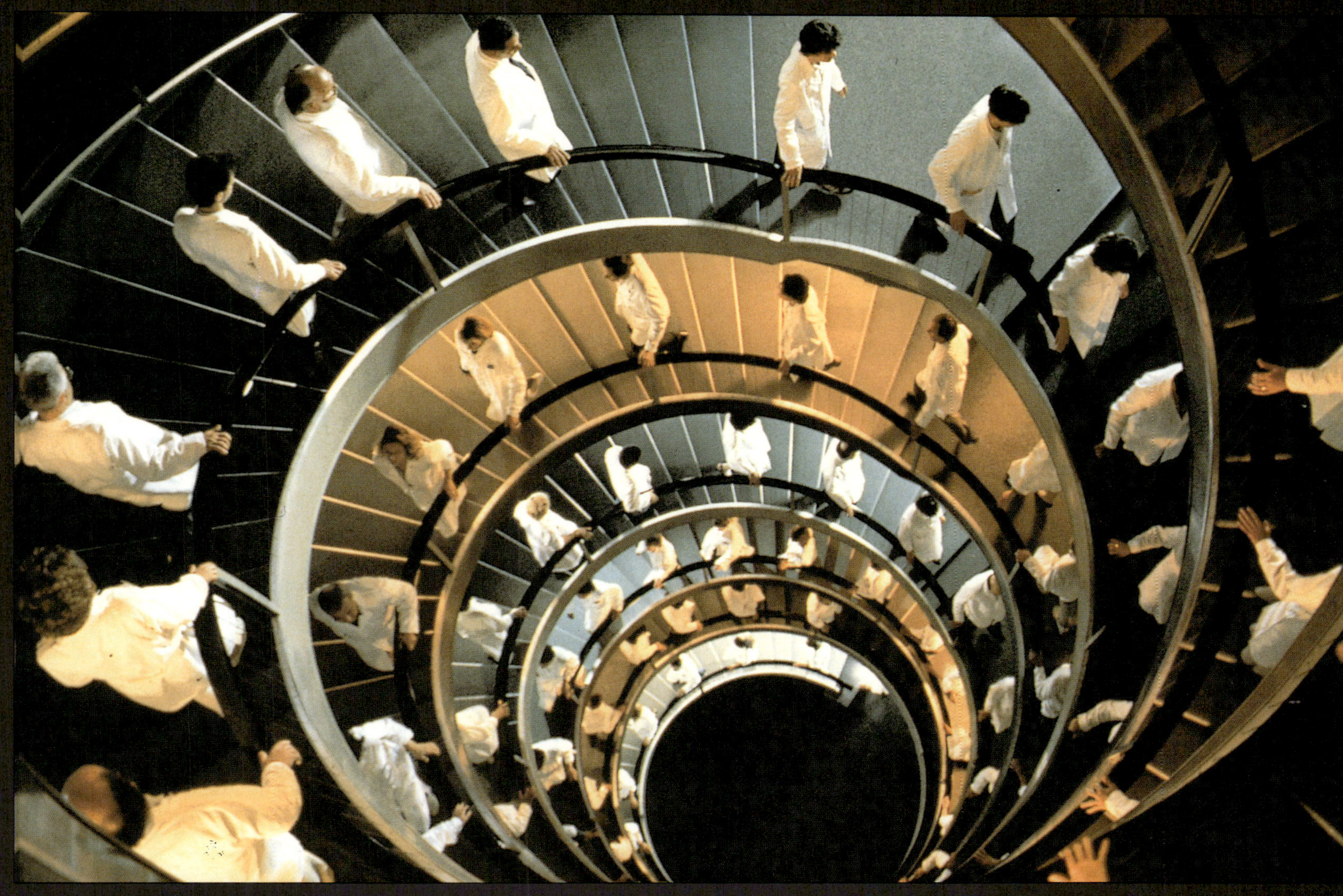

16.1 Aufbau des Gefäßsystems

16.1.1 Kardiovaskuläres System

Die Blutgefäße sind die wichtigsten Transportwege des menschlichen Körpers. Zusammen mit dem Herzen bilden sie das *Herz-Kreislauf-System,* das **kardiovaskuläre System**. Dieses versorgt alle Zellen des Körpers mit Sauerstoff und Nährstoffen und transportiert gleichzeitig Stoffwechsel-Endprodukte, wie beispielsweise Kohlendioxid oder harnpflichtige Substanzen (☞ 2.12), wieder ab.

Der menschliche Kreislauf besteht aus zwei großen Abschnitten: dem **Körperkreislauf**, und dem **Lungenkreislauf** (Übersicht ☞ Abb. 15.1).

Die linke Herzkammer preßt das Blut in die **Aorta**, die größte Schlagader des Körpers. Diese teilt sich in andere große Schlagadern auf, die **Arterien** (☞ Abb. 16.8a); sie führen das sauerstoffreiche, hellrote Blut vom Herzen fort in die verschiedenen Körperregionen. Dabei verzweigen sie sich in immer kleinere Äste, diese Gefäße heißen dann **Arteriolen.**

Die Arteriolen schließlich gehen in haardünne Gefäße über, die man **Kapillaren** nennt. Durch deren dünne, durchlässige Wand werden Sauerstoff, Nährstoffe und Stoffwechsel-Endprodukte zwischen Gewebe und Blut ausgetauscht. Die Kapillaren sind zugleich das Verbindungsglied zwischen Arterien und **Venen.** Letztere sammeln als Venolen das jetzt sauerstoffarme, dunkelrote Blut aus den feinen Gefäßen und vereinigen sich zu immer größeren Venen. Die beiden größten Venen des Menschen, die **obere** und die **untere Hohlvene** *(Vena cava superior* und *inferior,* ☞ Abb. 16.9), führen das Blut schließlich in den rechten Herz-Vorhof zurück.

16

Die rechte Herzkammer drückt das Blut in den **Lungenkreislauf**, der genauso wie der Körperkreislauf aufgebaut ist: Auch hier verästeln sich die Arterien wieder bis auf Kapillardicke.

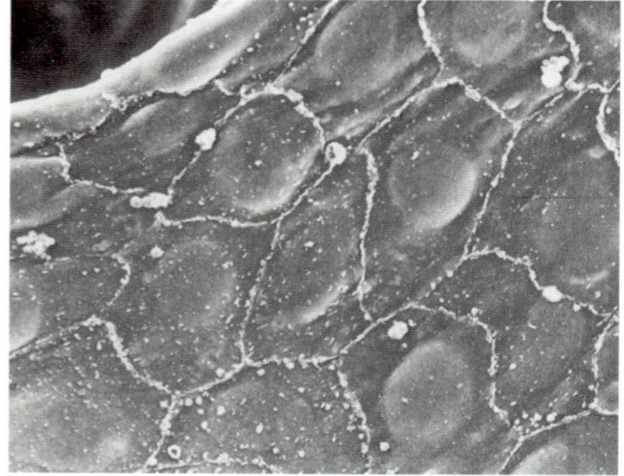

Abb. 16.1: Endothel einer kleinen Vene, rasterelektronenmikroskopische Aufnahme. Venen auskleidende Endothelzellen sind typischerweise vieleckig und haben eine rundliche Kernanschwellung in der Mitte.

Im Kapillarnetz der Lunge reichert sich das Blut mit Sauerstoff an und gibt gleichzeitig Kohlendioxid an die Luft ab, die anschließend ausgeatmet wird. Die Lungenvenen führen das Blut in den Vorhof des linken Herzens zurück, wo der Kreislauf von vorn beginnt.

Merke: Was sind Arterien, was Venen?

Arterien sind Gefäße, in denen das Blut vom Herzen weg strömt. Im Körperkreislauf führen die Arterien hellrot gefärbtes, sauerstoffreiches Blut, im Lungenkreislauf hingegen fließt in ihnen sauerstoffarmes, dunkelrot gefärbtes Blut.

Venen leiten das Blut zum Herzen zurück und enthalten im Körperkreislauf sauerstoffarmes, dunkelrot gefärbtes Blut – während sie im Lungenkreislauf sauerstoffreiches Blut transportieren. Somit sind die Lungenvenen die einzigen Venen des Körpers, in denen sauerstoffreiches Blut fließt, ebenso wie die Lungenarterien als einzige Arterien sauerstoffarmes Blut führen.

16.1.2 Die Arterien

Die Arterien sind aus drei Wandschichten aufgebaut, die einen Hohlraum umgeben, das **Gefäßlumen** (*Lumen* bezeichnet die lichte Weite eines Hohlorgans). Flache Zellen kleiden das Gefäßlumen aus und bilden das **Gefäßendothel**. Darunter liegt eine elastische Membran aus feinen Bindegewebsfasern, die zusammen mit dem Gefäßendothel die **Tunica interna** bildet.

In der mittleren und am kräftigsten entwickelten Schicht, der **Tunica media**, verlaufen glatte Muskelzellen und elastische Fasern. Bei Schlagadern in der Nähe des Herzens, wie der Aorta oder der Halsschlagader, überwiegen die elastischen Fasern – dies sind *Arterien vom elastischen Typ.*

Die Windkesselfunktion

Dieser Arterientyp leistet einen wichtigen Beitrag zur gleichmäßigen Funktion des Kreislaufs: Der vom Herzen während der Systole ruckartig ausgeworfene Blutstrom dehnt die Gefäßwand der Aorta und der herznahen Arterien kurz auf. Während der Herzmuskel sich in der Diastole entspannt, zieht sich die Gefäßwand wieder zusammen und schiebt so das in ihr gespeicherte Blut weiter. So sorgen die herznahen, elastischen Gefäße für einen gleichmäßigen Blutstrom. Wäre die Aorta dagegen starr wie ein Wasserrohr, stünde nach Beendigung jeder Herzaktion der Blutstrom still. In Anlehnung an Ausgleichs- und Speicherbehälter hinter Kolbenpumpen heißt dieser Mechanismus auch **Windkesselfunktion**.

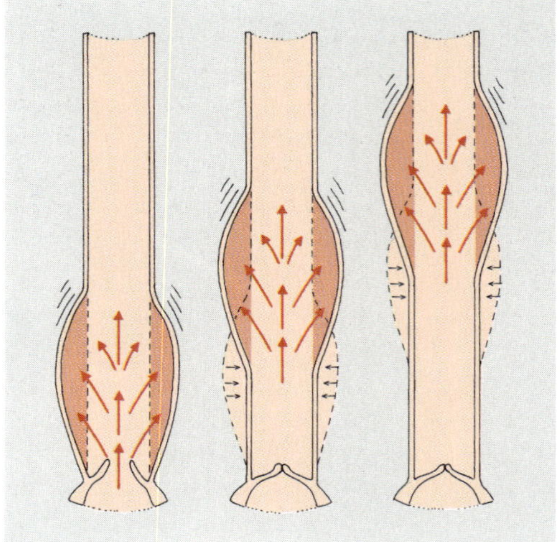

Abb. 16.2: Windkesselfunktion. Während der Systole wird die Aortenwand passiv gedehnt und darin Blut gespeichert. In der Diastole zieht sich die Gefäßwand wieder zusammen und drückt das Blut vorwärts, wodurch die sich anschließenden Gefäßabschnitte gedehnt werden. So breitet sich die Pulswelle kontinuierlich über die elastischen Arterien aus.

Bei den Arterien in der Körperperipherie hingegen überwiegen die glatten Muskelzellen. Diese *Arterien vom muskulären Typ* können durch Kontraktion oder Entspannung die Weite ihres Lumens und damit die Durchblutung der von ihnen versorgten Organe beeinflussen.

Die äußere Schicht der Arterienwand, die **Tunica externa**, besteht aus Bindegewebe und elastischen Fasern. Bei den größeren Arterien verlaufen in ihr Gefäße, *Vasa vasorum* genannt, und Nerven zur Versorgung der Arterienwand.

16.1.3 Die Arteriolen

Am Übergang zwischen Arterien und Kapillaren finden sich die **Arteriolen**. Die Wand dieser Arterien vom muskulären Typ besteht aus Endothel, einem Gitterfasernetz und einer einschichtigen, glatten Muskelzellschicht. Das Nervensystem steuert den Spannungszustand der glatten Muskulatur in diesem Gefäßabschnitt und kann dadurch die Stärke der Durchblutung beeinflussen. Ziehen sich die Muskeln zusammen **(Vasokonstriktion)**, wird der Gefäßquerschnitt kleiner, und die Durchblutung in dem nachfolgendem Kapillargebiet sinkt. Erschlaffen sie **(Vasodilatation)**, erweitert sich die Arteriole, und die Durchblutung nimmt zu – das schreckrote Gesicht ist dafür ein Beispiel.

16.1.4 Arteriosklerose

Gefahr Nummer 1 für ein gesundes Gefäßsystem ist die **Arteriosklerose** (ausführliche

Übersicht ☞ 5.3.4), im Volksmund schlicht *„Verkalkung"* genannt. Ihre Folgen bilden die Haupttodesursachen in den Industrieländern. Bei dieser Erkrankung verdicken und verhärten sich die Arterienwände, verlieren ihre Elastizität und engen das Lumen der Arterie ein.

Die *WHO* (Weltgesundheitsorganisation) teilt diese *Hauptrisikofaktoren* (☞ 5.3.4) für Gefäßerkrankungen in drei Stadien ein. Im ersten Stadium sind lediglich leichte Frühschäden an den Arterien zu finden. Das zweite Stadium ist durch fortgeschrittene *Läsionen* (kleinste Verletzungen) der Arterienwand gekennzeichnet, die man als *arteriosklerotische Plaques* (gezeigt in Abb. 5.7) bezeichnet. Im dritten Stadium schließlich haben sich durch die Gefäßverschlüsse und Gewebsinfarkte bereits Folgeerkrankungen wie Herzinfarkt oder -insuffizienz, Nierenversagen, Schlaganfälle und Gewebsnekrosen (z. B. an den Füßen, ☞ Abb. 19.7) manifestiert.

16.1.5 Aneurysmen

Eine sackförmige Ausweitung in der Wand eines arteriellen Gefäßes heißt **Aneurysma**. Diese Ausweitung kann angeboren sein, aber auch im Laufe des Lebens entstehen. Ursachen können Arteriosklerose, Spätfolgen der Syphilis oder ein Unfall sein. Am häufigsten sind Aneurysmen der Aorta. 85% finden sich im Bauch-, 15% im Brustabschnitt der Aorta.

Das Bauchaorten-Aneurysma

Vom **Bauchaorten-Aneurysma** sind Männer viermal häufiger als Frauen betroffen, der Altersgipfel liegt zwischen 60 und 70 Jahren. Insgesamt sollen 1 – 2 % der Bevölkerung ein Bauchaortenaneurysma aufweisen. Zu Symptomen wie Schmerzen oder einer pulsierenden Schwellung führen sie meist erst, wenn sie groß sind (4 – 6 cm). In rund 30 % der Fälle bleiben Aneurysmen unbemerkt.

Jedes Aneurysma ist eine Gefahr für den Betroffenen, denn es kann jederzeit **rupturieren** (reißen). Die Sterblichkeit bei einer geplanten Operation liegt bei rund 7%, die eines Noteingriffs nach erfolgter *Ruptur* jedoch zwischen 50 % und 80 %. Bei operationsfähigen Patienten empfehlen die Chirurgen deshalb meist die vorsorgliche operative *Aneurysmaresektion:* Dabei entfernen die Ärzte die schadhafte Stelle und setzen eine Gefäßprothese ein.

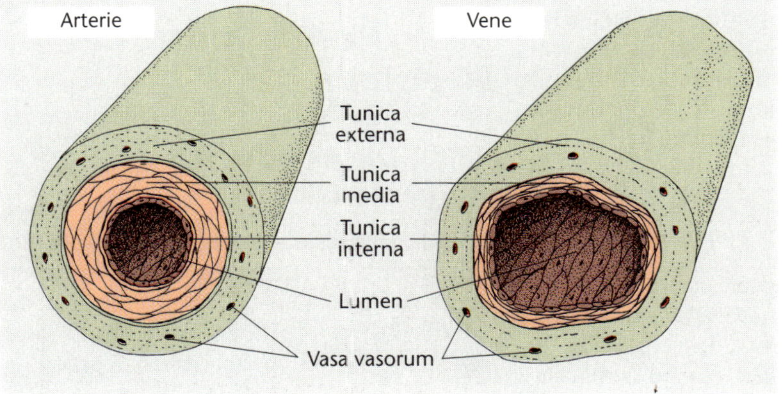

Abb. 16.3: Schichtaufbau der größeren Arterien und Venen. Venen sind viel dünnwandiger als Arterien, weil ihre Tunica media schwächer ausgebildet ist.

16.1.6 Kapillaren

Diese mikroskopisch feinen Gefäße verbinden die Arterien mit den Venen. Die Kapillaren bilden ein im gesamten Körper ausgedehntes, dicht geknüpftes Netz:

- Gewebe mit hohem Sauerstoffbedarf, wie beispielsweise die Muskeln oder die Nieren, besitzen viele Kapillaren (beim Muskelaufbautraining steigt sogar die Kapillardichte in den entsprechenden Muskeln, ☞ 7.3.6).
- Sehnen und vergleichbare Gewebe mit niedriger Stoffwechselaktivität (bradytrophe Gewebe, ☞ 4.5) hingegen haben nur wenig Kapillaren.
- An der Augenlinse und der Hornhaut sowie im Knorpel, an den Herzklappen und in der Oberhaut (Epidermis) finden sich im gesunden Zustand überhaupt keine Kapillaren. Diese Strukturen werden in der Regel über Diffusionsvorgänge versorgt.

Alle diese feinen Gefäße zusammen haben den größten Gesamtquerschnitt im Körper und der Blutstrom ist in ihnen besonders langsam (☞ Abb. 16.12) – ein Umstand, der den Stoffaustausch durch die Kapillarwand begünstigt. Denn im Gegensatz zu den Arterien, deren Wand für das Blut undurchdringlich ist, ist die dünne Kapillarwand porös und besteht nur noch aus der inneren, durchlässigen Zellschicht, dem Endothel.

Durch die Poren des Endothels tauscht der Körper Substanzen zwischen Gefäß und Gewebe aus. Anders ausgedrückt heißt das: Die Kapillarwände bilden eine *semipermeable* Membran (☞ 3.5.3), die den Stoffaustausch steuert. Mit Ausnahme der Blutkörperchen und Plasmaeiweiße können alle Substanzen diese Poren frei passieren.

Die Druckverhältnisse im Kapillargebiet

Den größten Anteil beim Stoffaustausch hat die Diffusion durch die Kapillarwand: Wasser, Ionen und andere kleine Moleküle passieren aufgrund physikalischer Gesetzmäßigkeiten die Poren der Kapillarwand. Der *hydrostatische Druck* – also die Druckdifferenz zwischen den Gefäßen (hoher Druck) und dem Gewebe (niedriger Druck) – treibt diesen Austausch wesentlich an. Dieser Druckunterschied ist auf der arteriellen Seite des Kapillargebietes hoch, auf der venösen Seite niedrig.

Im arteriellen Gebiet gelangen auf diese Weise Nährstoffe in das umgebende Gewebe. Auf der venösen Seite verläuft der Stofftransport umgekehrt: Abfallprodukte strömen mit der Flüssigkeit in das Gefäßsystem zurück. Verantwortlich für diese Richtungsumkehr ist ein zweiter Druckmechanismus, der kolloidosmotische Druck (☞ 3.5.7), der von den Proteinen des Blutplasmas erzeugt wird. Die Proteine können, im Gegensatz zu den Ionen, nicht durch die Kapillarporen hindurch. Deshalb bleibt die Eiweißkonzentration im Kapillarlumen größer als im Gewebe.

Auf diese Weise entsteht ein Druck vom Gewebe zum Kapillarlumen, der dem hydrostatischen Druck entgegenwirkt. Dieser sogenannte kolloidosmotische Druck übersteigt im venösen Abschnitt der Kapillaren den schwächer gewordenen hydrostatischen Druck, so daß die Gewebsflüssigkeit in die Blutbahnen zurückströmt (☞ Abb. 14.20).

Aus den Kapillaren (ausgenommen denen der Niere) gelangen pro Tag rund 20 Liter Flüssigkeit durch die Kapillarwände in den Zwischenzellraum *(Filtration)*. 18 Liter fließen im venösen Schenkel der Kapillaren wieder in das Gefäßsystem *(Reabsorption)*. Die restlichen zwei Liter strömen indirekt durch das *Lymphsystem* in die Blutbahn zurück (☞ 14.4).

Ödeme bei zu geringem osmotischem Druck

Besonders wichtig zur Aufrechterhaltung des kolloidosmotischen Drucks ist das *Albumin* (☞ 14.1.4): sinkt seine Konzentration, z. B. durch Unterernährung oder durch Eiweißverluste über die Niere, so bleibt vermehrt Flüssigkeit im Gewebe. Die Folge ist eine Wasseransammlung im Interstitium, ein *Ödem* (☞ Abb. 15.38). Häufiger als durch Plasmaproteinmangel entstehen Ödeme jedoch durch eine Erhöhung des hydrostatischen Druckes (z. B. bei Herzinsuffizienz, differentialdia- gnostische Übersicht ☞ Abb. 15.39).

16

16.1.7 Venolen und Venen

Nachdem das Blut die Kapillaren durchflossen hat, gelangt es in kleine Venen, die **Venolen**, die das Blut sammeln und es den größeren Venen zuleiten, die dann zum Herz zurückführen.

In den Venen und Venolen befinden sich über 60 % des gesamten Blutvolumens. Wegen dieses Blutreservoirs nennt man die Venen auch **Kapazitätsgefäße**. Bei Bedarf können aus diesem Reservoir größere Blutmengen in andere Teile des Körpers verschoben werden. Man macht sich diese Tatsache z. B. bei der Lagerung des ohnmächtigen Patienten zunutze, indem man durch Anheben der Beine dem Herzen Blut aus den Beinvenen zuführt.

In den Venen herrscht ein niedrigerer Druck als in den Arterien, weshalb ihre Wand dünner als die der Arterien ist. Bis auf folgende Unterschiede entspricht der Schichtaufbau der Venenwand in etwa dem der Arterien: Die äußere Schicht ist dicker, die Muskulatur schwächer und die innere Schicht bildet in den kleinen und mittelgroßen Venen **Taschenklappen**. Zwei oder drei dieser Endothelausstülpungen bilden zusammen eine Art Ventil, das den Blutstrom zum Herzen hin freigibt. Strömt das Blut jedoch in die andere Richtung, so entfalten sich die Taschenklappen und verhindern den Rückfluß.

Unterstützt wird dieses Klappensystem durch die Skelettmuskulatur, die eine Vene umgibt. Kontrahiert sich die umgebende Muskulatur, so drückt sie die Vene zusammen und preßt dadurch das Blut zum Herzen; der Rückfluß zum Herzen ist also am größten, während diese *Muskelpumpe* arbeitet.

Am Bein finden sich drei Arten von Venen, die über Klappen verfügen: **tiefe Venen**, die tief in der Muskulatur das Blut zum Herzen zurücktransportieren, **oberflächliche Venen**, die ein Netzwerk unter der Haut bilden, und schließlich die **Perforansvenen** (*Perforation = Durchbruch)*, die oberflächliches und tiefes Venensystem verbinden. Gesunde Perforansvenen sind Einbahnstraßen – in ihnen kann das

16

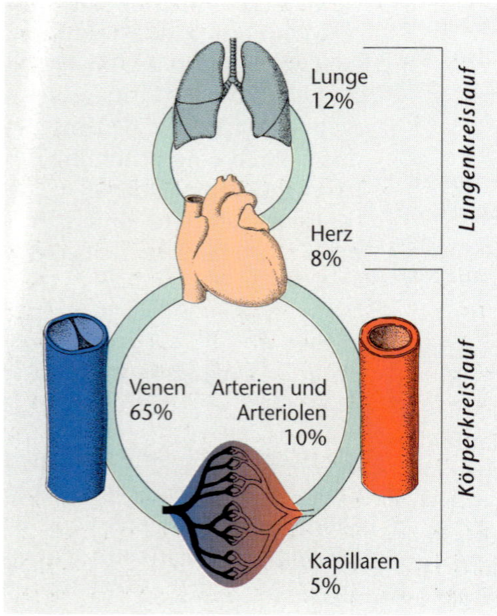

Abb. 16.4: Verteilung des Blutvolumens auf Körper- und Lungenkreislauf. Etwa zwei Drittel (65%) des gesamten Blutvolumens befinden sich im venösen System.

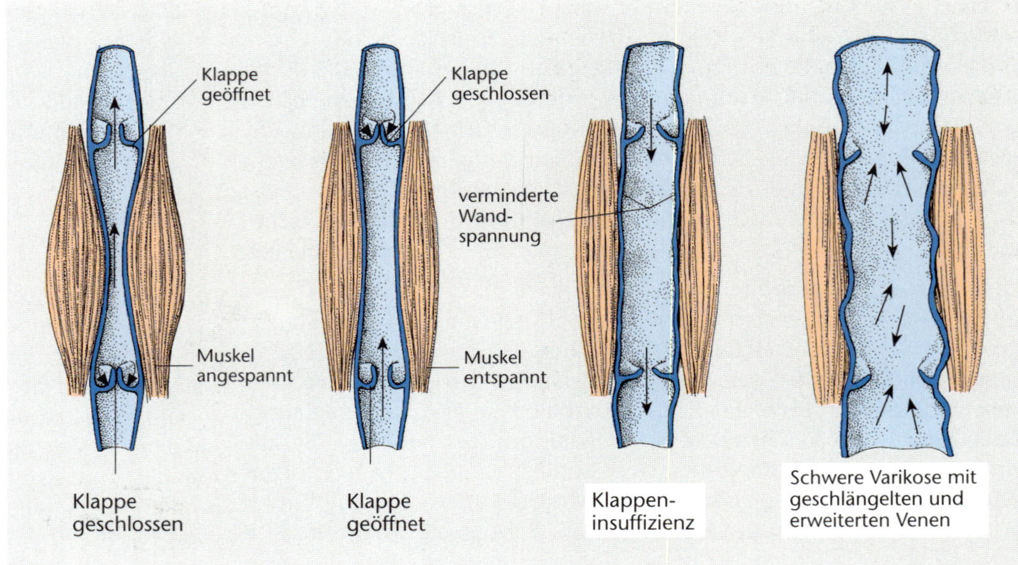

Abb. 16.5: Die Funktion der Venenklappen.
In der ersten Abbildung wird das Blut durch Kontraktion der anliegenden Muskeln durch die geöffnete Venenklappe nach oben in Herzrichtung gepreßt. Gleichzeitig verhindert die untere geschlossene Klappe den Rückstrom.
Bei Entspannung der Muskulatur (zweites Bild) kann Blut von unten durch die jetzt wieder geöffnete Klappe nachfließen. Sind die Venen erweitert, schließen die Klappen nicht mehr vollständig. Folglich strömt Blut der Schwerkraft folgend zurück in die Körperperipherie. Nach längerem Bestehen solch einer Klappeninsuffizienz erweitern sich die Venen zunehmend. Es entsteht eine Varikose.

Blut nur von den oberflächlichen in die tiefen Venen strömen.

Krampfadern

Das Klappensystem der Venen funktioniert nur bei einem ausreichenden **Tonus** (Spannungszustand) der Venenwand. Reicht die Wandspannung nicht aus, entfernen sich die Enden der Klappen voneinander, und die Venenklappen schließen nicht mehr vollständig; man spricht von einer **Venenklappeninsuffizienz.** Der Rückfluß dehnt die Venenwand zusätzlich auf, so daß schließlich **Varizen** *(Krampfadern)* entstehen. Der Patient leidet unter einer **Varikose** *(Krampfadernleiden).*

Venöse Thrombosen

Wenn sich innerhalb einer Vene ein Blutgerinnsel bildet und das Gefäß verschließt, entsteht eine **Venenthrombose** *(Blutpfropfbildung).* Meistens sind die Beinvenen betroffen, insbesondere die Unter- und Oberschenkelvenen. Schäden in der Gefäßwand, Gerinnungsstörungen oder verlangsamter Blutfluß im Gefäß können zur Bildung eines Thrombus führen, der an der Gefäßwand haftet. Ausführliche Übersicht ☞ 14.5.4.

Unerläßlich: Thromboseprophylaxe

Häufig treten Thrombosen nach langem Liegen auf, weil der dadurch verlangsamte Blutfluß die Entstehung von Blutgerinnseln fördert. Bei allen Patienten, die immobilisiert sind, ist deshalb eine **Thromboseprophylaxe** unabdingbar. Die medikamentöse Vorbeugung, beispielsweise mit *Low dose-Heparininjektionen* (☞ 14.5.5), setzt die Gerinnbarkeit des Blutes herab und verhindert ein Zusammenklumpen der Blutplättchen. Regelmäßige *Krankengymnastische Muskel-Übungen* aktivieren die Muskelpumpe und sorgen so für einen beschleunigten venösen Rückfluß. *Kompressionsstrümpfe* komprimieren die oberflächlichen Venen etwas und unterstützen so die anderen Prophylaxemaßnahmen.

Thrombophlebitis

Von den Venenthrombosen abzugrenzen ist die **Thrombophlebitis**, eine Entzündung der oberflächlichen Venen. Sie tritt häufig nach Bagatelltraumen, z. B. auch nach einer Injektion, auf. Es bilden sich schmerzhafte, gerötete Stränge meist am Ober- und Unterschenkel, die in der Regel mit kühlenden Verbänden (z. B. Alkoholwickel) nach einigen Tagen wieder verschwinden.

16.2 **Die Abschnitte des Kreislaufs**

16.2.1 **Die Arterien des Körperkreislaufs**

Der **Körperkreislauf** *(Großer Kreislauf)* beginnt in der linken Herzkammer, führt über die Aorta zu den Kapillargebieten und über das venöse System zurück zur oberen und unteren Hohlvene und in den rechten Vorhof.

Die Aorta gibt zunächst zwei kleine Äste ab, die den Herzmuskel mit Blut versorgen: die linke und die rechte **Koronararterie**. Danach steigt sie auf (**aufsteigende Aorta**, *Aorta ascendens)*, verläuft im Bogen oberhalb des Truncus pulmonalis und zieht dann abwärts (**absteigende Aorta**, *Aorta descendens)*.

Der Aortenbogen

Am **Aortenbogen** entspringen mehrere große Arterien: zunächst geht rechts der **Truncus brachiocephalicus** von der Aorta ab. Dieser Gefäßstamm teilt sich nach wenigen Zentimetern in die **A. carotis communis dextra** *(rechte gemeinsame Halsschlagader)* und die **A. subclavia dextra** *(rechte Schlüsselbeinschlagader)* auf. Als nächstes zweigen die **A. carotis communis sinistra** *(linke gemeinsame Halsschlagader)* und die **A. subclavia sinistra**, die *linke Schlüsselbeinarterie*, aus der Aorta ab.

Die beiden Kopfschlagadern *(Karotiden)* ziehen jeweils auf einer Seite kopfwärts. In der **Karotisgabelung** am oberen Kehlkopfrand teilen sie sich jeweils in die **A. carotis externa** und in die **A. carotis interna** auf. Die *äußere Halsschlagader* versorgt Kehlkopf, Mundhöhle, Schilddrüse, Kaumuskulatur und das Gesicht. Die *innere Halsschlagader* speist das Auge und den größten Teil des Gehirns.

Die Armarterien

Die Aa. subclaviae versorgen die Arme (☞ Abb. 16.6). Sie ziehen zunächst zur Achsel und geben dabei mehrere Äste ab. Dazu gehören die rechte und die linke *Wirbelschlagader* (**A. vertebralis**), die an der Halswirbelsäule zum Gehirn verlaufen, und mehrere Äste für die Brustwand sowie die Hals- und Nackenregion. In der Achsel ändert die A. subclavia ihren Namen und heißt jetzt **A. axillaris** *(Achselarterie)*. Diese zieht weiter zum Oberarm und wird dort zur **A. brachialis** *(Armschlagader)*.

Diese teilt sich in der Ellbeuge auf in die **A. radialis** *(Speichenschlagader)* und die **A. ulnaris**, die *Ellenschlagader*. Die A. radialis verläuft entlang der Speiche in Richtung Hand. An ihr wird gewöhnlich der Puls gemessen. Die A. ulnaris zieht entsprechend an der Ellenseite weiter. Beide verzweigen sich und versorgen Unterarm und Hand.

Die Gefäße des Bauchraums

Die Aorta verläuft im absteigenden Teil als *Aorta descendens* dicht vor der Wirbelsäule und gibt im Brustraum die **Interkostalarterien** ab, die entlang der Rippen verlaufen. Danach passiert sie das Zwerchfell und tritt in das Retroperitoneum ein.

Hieß die Aorta bis zum Zwerchfell noch **Brustaorta**, so wird sie jetzt **Bauchaorta** genannt. Im Bauchraum zweigt zunächst der **Truncus coeliacus** ab, ein kräftiger Arterienstamm, der sich nach wenigen Zentimetern in drei Äste für den Magen, die Leber und die Milz aufteilt. Weiter unten gibt die Aorta zwei große Arterien ab, die überwiegend den Darm versorgen, die **obere und untere Mesenterialarterie** *(A. mesenterica superior* und *inferior)*. Auf Höhe des oberen Mesenterialarterienabgangs zweigen seitlich die beiden **Nierenarterien** *(Aa. renales)* ab.

Vor dem 4. Lendenwirbel gabelt sich die Aorta in die linke und rechte **A. iliaca communis**, die sich wiederum in die *innere* und *äußere A. iliaca* (**A. iliaca interna** und **externa**) teilt. Die innere A. iliaca versorgt die Beckenorgane.

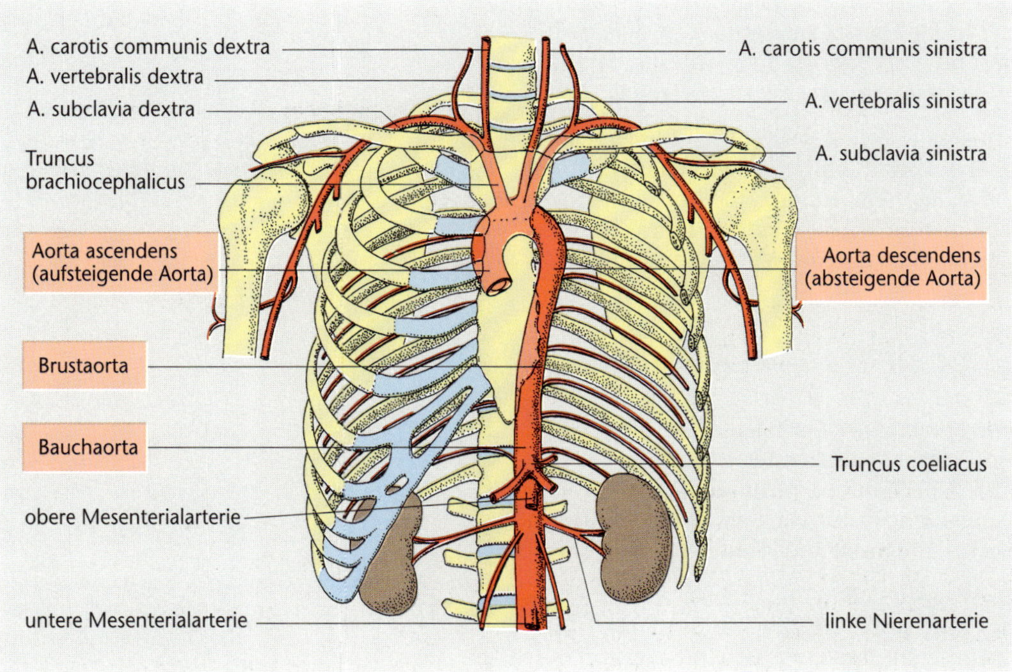

Die A. iliaca externa tritt in die **Lacuna vasorum**, eine Lücke zwischen Schambein und Leistenband (☞ Abb. 8.44). Hier verlaufen die Gefäße für das Bein. Während die Arterie abwärts zieht, wird sie zunächst am Oberschenkel zur **A. femoralis** *(Oberschenkelarterie)*, um dann als **A. poplitea** *(Kniekehlenschlagader)* durch die Kniekehle zu laufen. Unterhalb der Kniekehle teilt sie sich in drei Äste: die **A. peronea** *(Wadenbeinschlagader)*, die **A. tibialis anterior** *(vordere Schienbeinschlagader)* und die **A. tibialis posterior** (*hintere Schienbeinschlagader*). Diese drei Arterien verzweigen sich und versorgen den Unterschenkel und den Fuß.

Die Pulsmessung

Die **Pulsmessung** ist eine wichtige und einfache Untersuchungsmethode, mit der man oft entscheidende Hinweise auf die Kreislaufsituation eines Patienten gewinnen kann. So erfährt man beispielsweise, ob eine **Tachykardie** (zu schneller Puls, z. B. im Schock ☞ 16.3.6 und 26.3.4) oder eine **Bradykardie** (zu langsamer Puls, z. B. bei Blockierung des Herzreizleitungssystems, ☞ 15.5.5) vorliegt. Am häufigsten wird der Puls an der A. radialis gemessen. Andere Stellen, an denen sich auch bei schlechter Kreislaufsituation noch der Puls messen läßt (beispielsweise im Schock), sind die A. carotis am Hals und die A. femoralis in der Leistenbeuge. An der Halsschlagader sollte allerdings nur ein erfahrener Untersucher den Puls messen, da die Reizung der Druckrezeptoren am Karotissinus (☞ Abb. 16.13), wie die Karotis-Gabelung auch genannt wird, zu einem Blutdruckabfall führen kann.

Zur üblichen klinischen Untersuchung gehört außerdem die Untersuchung des Pulses in der Leistenbeuge, in der Kniekehle und an Fußknöchel und Fußrücken. Der Untersucher erkennt so möglicherweise Gefäßverschlüsse, wie sie beispielsweise bei Rauchern häufig auftreten.

16.2.2 *Das Pfortadersystem*

Das venöse Blut aus den Bauchorganen fließt nicht direkt zum rechten Herzen zurück, sondern vereinigt sich zunächst in einer großen Vene, der **Pfortader**. Die Pfortader führt das nährstoffreiche Blut aus den Verdauungsorganen zur Leber, wo es sich mit dem sauerstoffreichen Blut der Leberarterie vermischt (☞ Abb. 18.8).

In der Leber laufen dann zahlreiche biochemische Prozesse ab. Die Leber entgiftet gefährliche Substanzen und verändert manche aufgenommen Stoffe so, daß die Körperzellen sie weiterverarbeiten können (siehe auch Abb. 18.46). Dazu fließt das Blut von Pfortader und Leberarterie in das kapillare Netzwerk der Leber, um nach der Leberpassage über die un-

Abb. 16.6: Übersicht über die wichtigsten Gefäßabgänge der Aorta.

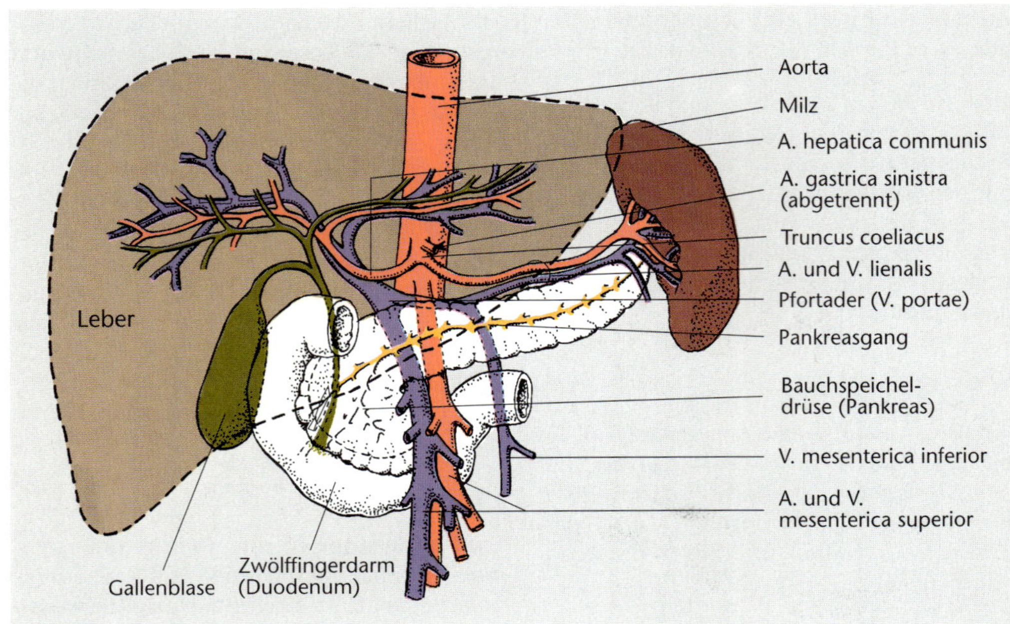

Abb. 16.7 Die Aufzweigungen der Aorta im Bauchraum und einige wichtige Gefäße des Pfortadersystems.

tere Hohlvene in die rechte Herzkammer zu gelangen.

16.2.3 Die Venen des Körperkreislaufs

Aus den Kapillargebieten und der Körperperipherie sammeln die Venen das Blut wieder ein. Der Verlauf der Venen entspricht meist dem der Arterien, es gibt jedoch insgesamt mehr Venen als Arterien. Alle Venen fließen entweder zur oberen oder zur unteren Hohlvene. Die *obere Hohlvene* **(V. cava superior)** sammelt das Blut aus den Armen, dem Kopf sowie aus Hals und Brust. Die *untere Hohlvene* **(V. cava inferior)** nimmt das Blut aus dem Bauchraum, der Bauchwand, den Beckenorganen und den Beinen auf.

16

Das venöse Blut aus dem Herzmuskel fließt über mehrere kleinere Venen in den **Sinus coronarius**, eine große Sammelvene, die in den rechten Herzvorhof mündet.

An jedem Arm finden sich zwei *Ellen-* und zwei *Speichenvenen* (**Vv. ulnares und Vv. radiales**), die in die **Vena brachialis**, die *Oberarmvene,* einmünden. Diese geht über in die **V. axillaris** *(Achselvene)* und schließlich in die **V. subclavia**, *die Schlüsselbeinvene*. Diese vereinigt sich im linken bzw. rechten **Venenwinkel** (☞ Abb. 14.18) mit der **V. jugularis interna** *(innere Drosselvene)* und dem rechten Hauptlymphgang bzw. Milchbrustgang (☞ Abb. 14.18) und führt in die obere Hohlvene.

In der inneren Drosselvene fließt venöses Blut aus dem Gehirn, aber auch aus dem Gesicht zum Herzen zurück. Das venöse Blut aus der Kopfschwarte, der Haut des Hinterhauptes und dem Mundboden fließt in der **V. jugularis externa**, die in die V. subclavia mündet oder in den Venenwinkel eintritt.

Das Blut aus den Bauchorganen wird in der Pfortader (*V. portae*) gesammelt und fließt erst nach der Leberpassage in die V. cava inferior. Das Blut aus den Beckenorganen sammelt sich in ausgedehnten **Venenplexus** *(Venengeflechten)*, die letztlich alle in die V. cava inferior münden.

Am Bein fließt das venöse Blut zum großen Teil über das **tiefe Venensystem** und sammelt sich zunächst in der **V. poplitea** *(Kniekehlenvene)*. In der **V. femoralis** *(Oberschenkelvene)* durchströmt das Blut dann den Oberschenkel, um in die **V. iliaca externa** *(äußere Beckenvene)* und schließlich in die **V. iliaca communis** *(gemeinsame Beckenvene)* zu gelangen.

Ein kleiner Anteil des venösen Blutes gelangt über das **oberflächliche Beinvenensystem** in die **V. saphena magna**, die im sogenannten **Venenstern** in die aus der Tiefe des Oberschenkels kommende V. femoralis mündet.

16.2.4 Der Lungenkreislauf

Der Lungenkreislauf beginnt in der rechten Herzkammer und endet im linken Vorhof. Aus dem **Truncus pulmonalis**, der großen Lungenschlagader, gehen zwei große Arterien hervor, die **linke** und **rechte A. pulmonalis**.

Diese teilen sich in immer feinere Äste auf, die das sauerstoffarme Blut an die Lungenbläschen heranführen, aus denen Sauerstoff aufgenommen und an die Kohlendioxid abgegeben wird. Venolen und Venen vereinigen sich endlich zu vier großen **Pulmonalvenen**, die das jetzt mit Sauerstoff angereicherte Blut zum linken Herzvorhof leiten.

16.3 Physiologische Eigenschaften des Gefäßsystems

16.3.1 Die Blutströmung

Die **Blutströmung** entsteht durch die Druckdifferenzen im Kreislaufsystem. Aus zentralen Regionen mit hohem Druck fließt das Blut in periphere Gefäßabschnitte mit niedrigerem Druck. Die Fließgeschwindigkeit hängt dabei vor allem vom *Blutdruck* und dem *Strömungswiderstand* ab. Steigt z. B. der Blutdruck, so erhöht sich die Strömungsgeschwindigkeit.
In den großen Arterien beträgt die durchschnittliche Fließgeschwindigkeit 20 cm/Sek, in den Kapillaren nur 0,05 cm/Sek und in den Venen 12 cm/Sek.

16.3.2 Der Strömungswiderstand

Die Gefäße setzen dem Blutstrom einen Widerstand entgegen, den **Strömungswider-**

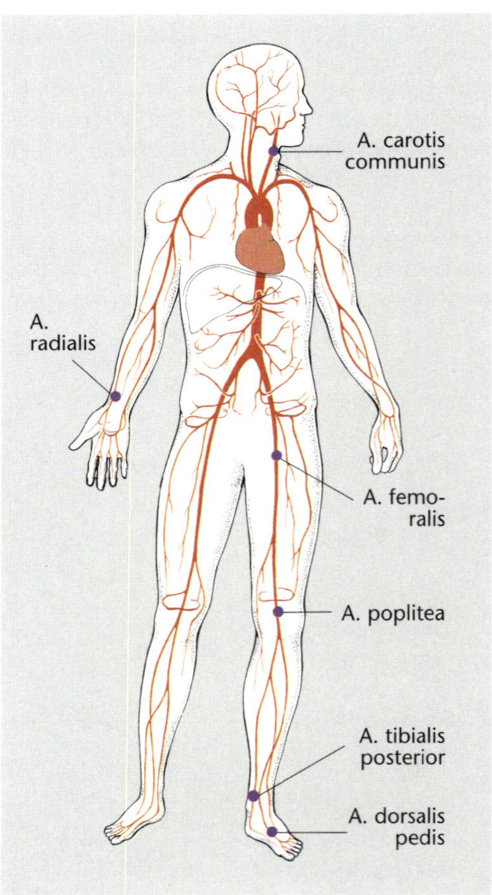

Abb. 16.8: Geeignete Tastpunkte zur Pulsmessung finden sich meist dort, wo größere Arterien dicht unterhalb der Hautoberfläche oder über harten Strukturen wie Knochen verlaufen gegen die man sie tasten kann. Kann ein Puls nicht getastet werden, so liegt möglicherweise eine Durchblutungsstörung vor.

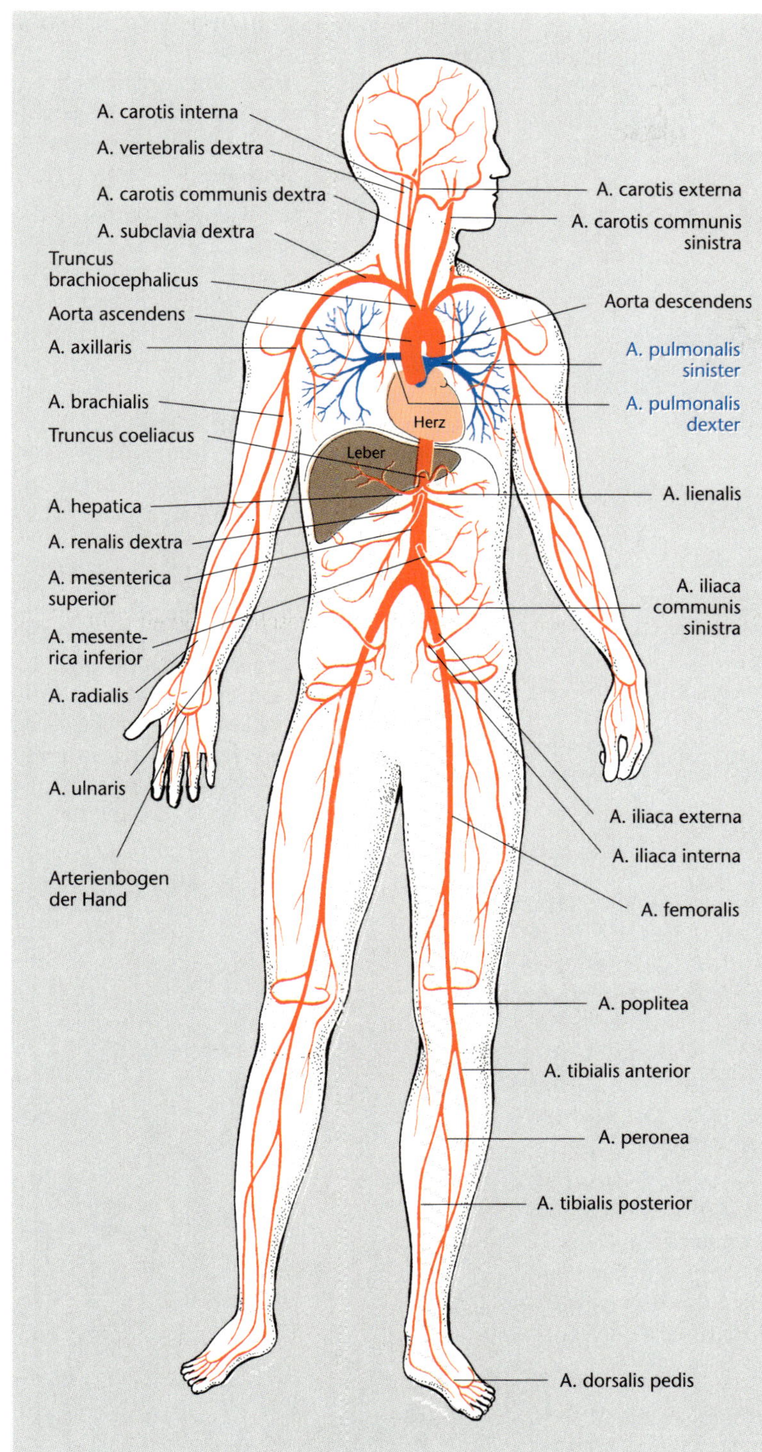

Abb. 16.8a: Die wichtigen Arterien in der Übersicht.

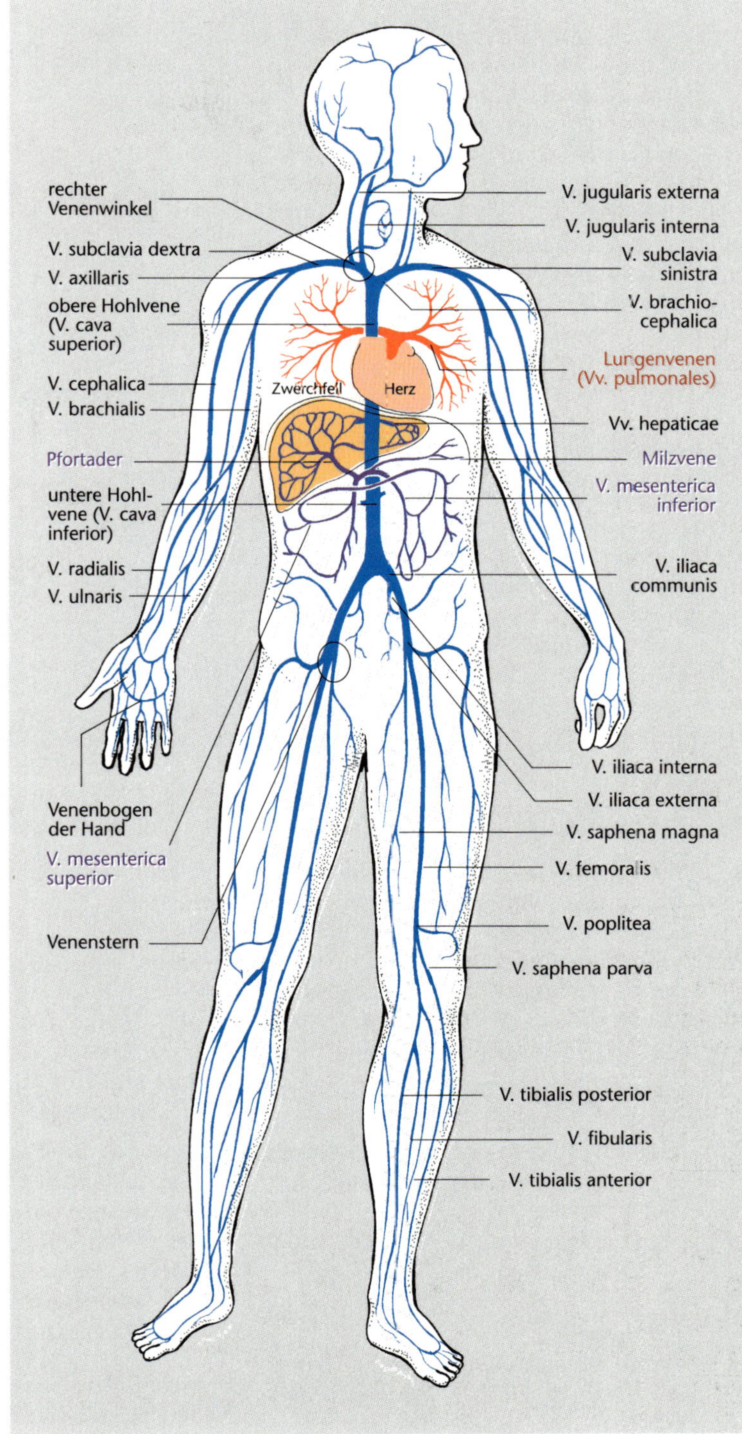

Abb. 16.9: Die wichtigen Venen in der Übersicht.

stand. Die Größe dieses Widerstandes wird bestimmt durch:

- den *Durchmesser* eines Blutgefäßes (siehe nächster Abschnitt),
- die *Viskosität* des Blutes (Zähigkeit bzw. innere Reibung einer Flüssigkeit, siehe übernächster Abschnitt) und
- die *Länge* des Gefäßabschnitts (ist nicht veränderbar).

Der Gefäßdurchmesser

Verkleinert sich der Durchmesser eines Gefäßes, so steigt der Widerstand an. Das Zusammenziehen von Gefäßen heißt **Vasokonstriktion**. Dieser Vorgang spielt eine wichtige Rolle bei der Regulation des Blutdrucks. Im Normalzustand sind über 80% der Arteriolen kontrahiert, wobei die einzelnen Arteriolen sich in einem rhythmischen Wechsel öffnen und schließen. Verändert sich – wie etwa in einem Entzündungsgebiet – das Verhältnis von kontrahierten zu offenen Arteriolen, indem mehr als nur 20 % der Arteriolen geöffnet sind, so ändert sich sowohl der Strömungswiderstand (er sinkt rasch ab) als auch die lokale Durchblutung (sie nimmt stark zu). Auf diese Weise kann umgekehrt der Sympathikus die Durchblutung innerer Organe bei einer Streßreaktion rasch reduzieren.

Durch die von Organ zu Organ je nach lokalem Sauerstoffbedarf unterschiedliche Zahl der offenen Arteriolen wird auch die Blutverteilung zwischen und innerhalb der verschiedenen Regionen des Gesamtorganismus geregelt.

16

Die Blutviskosität

Die Viskosität hängt ab von dem Verhältnis zwischen festen und flüssigen Blutbestandteilen und in geringem Maße auch von der Eiweißzusammensetzung des Plasmas. Dehydratation (Verlust von Körperwasser, ☞ 20.7) beispielsweise führt durch das Überwiegen der festen Blutbestandteile zu einer erhöhten Zähigkeit und erhöht so den Strömungswiderstand. Gehen hingegen feste Bestandteile verloren, beispielsweise durch Blutverlust, kommt es kompensatorisch zu vermehrtem Flüssigkeitseinstrom in die Gefäße, die Viskosität nimmt dadurch ab.

Peripherer Gesamtwiderstand

Die Summe der Widerstände in den einzelnen Gefäßabschnitten aller Gefäßgebiete ergibt den *totalen peripheren Widerstand*. Zusammen mit dem Herzzeitvolumen (☞ 15.7.1) und dem Blutvolumen bestimmt dieser Widerstand den Blutdruck. Nimmt der totale periphere Widerstand zu (bei konstantem Herzzeitvolumen und Blutvolumen), so steigt der arterielle Blutdruck.

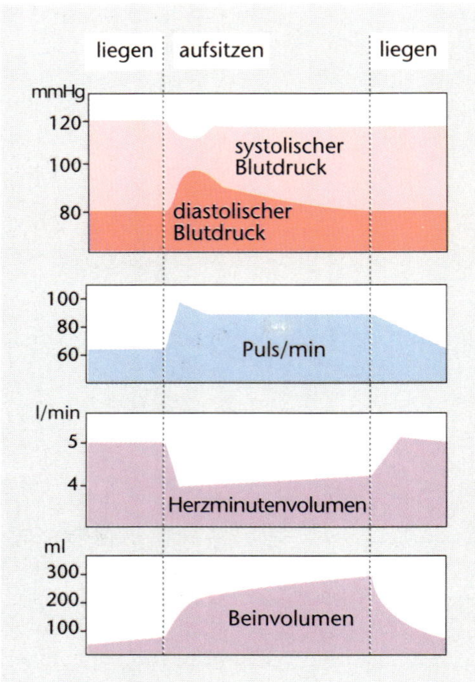

Abb. 16.10: Normale Veränderung von Blutdruck, Puls, Herzzeit- und Beinvolumen beim Aufrechtstehenden und beim Liegenden.

16.3.3 Steuerung des Kreislaufs

Die Blutströmung, und damit die Durchblutung der Organe wird unter wechselnden Schwerkraftverhältnissen (Liegen, Stehen, Kopfstand) aufrechterhalten und an den wechselnden Sauerstoff- und Nährstoffbedarf angepaßt. Physiologische Möglichkeiten zur Sicherung der Organdurchblutung sind:

- Am Herzen können Schlagvolumen und Herzfrequenz verändert werden.
- Im Gefäßsystem kann der Durchmesser der Gefäße, insbesondere der Widerstandsgefäße, verändert werden.
- Eine weitere Regulation ist über die Änderung des Blutvolumens möglich.

Lokale Durchblutung

Diese wird in erster Linie über eine *Änderung der Gefäßweite* im Bereich der Widerstandsgefäße gesteuert. Die Gefäßweite kann dabei durch Hormone, Stoffwechselprodukte, Nervenimpulse und durch eine Eigenregulation der Gefäßmuskulatur *(myogene Durchblutungsregulation)* beeinflußt werden.

- *Myogene Durchblutungsregulation*: Die meisten Organgefäße mit Ausnahme der Lunge halten die Durchblutung über eine durch die Gefäßmuskulatur selbst gesteuerte Verengung bzw. Erweiterung konstant: bei erhöhtem Blutdurchfluß verengt sich die Gefäßmuskulatur, während sie sich bei vermindertem Durchfluß erweitert. Man nennt diesen Mechanismus auch Selbstregulation oder *Autoregulation* der Gefäße. Organe mit ausgeprägter Autoregulation sind Niere, Herz und Gehirn
- *Regulation durch Stoffwechselprodukte*: Praktisch alle kleinen Arterien (Arteriolen) reagieren auf direkte Stoffwechselreize. So führen z.B. Sauerstoffmangel, aber auch Milchsäure und H^+-Ionen zur Gefäßerweiterung. Dadurch wird die Gewebedurchblutung z.B. beim Schock (Bildung von Milchsäure und H^+-Ionen) sowie bei der Azidose (Erhöhung der H^+-Ionen) verbessert.
- *Regulation durch Hormone*: Verschiedene Organe bilden auf das Gefäßsystem wirkende Gewebehormone, z. B. Angiotensin II, Histamin, Bradikinin, Serotonin und Prostaglandine. Diese verändern die Gefäßweite z. B. bei allergischen Reaktionen oder Entzündungsreaktionen.

In vielen Geweben beeinflussen zudem sog. **Nebenschlußgefäße** (arteriovenöse Anastomosen) die lokale Durchblutung. Dabei handelt es sich um Kurzschlußverbindungen, die bei Öffnung einen großen Teil des Blutes direkt in das venöse System überleiten können. Das Blut umgeht so das Kapillargebiet. Dies ist z.B. sinnvoll wenn bei erhöhter Muskelbelastung (1000 m Lauf) nicht-lebenswichtige Organe „abgeschaltet" werden, um mehr Blut für die Muskeldurchblutung bereitzustellen.

Blutverteilung und Körperdurchblutung

Eine übergeordnete Steuerung der Blutverteilung ist bei der gegebenen Beschränkung des Blutvolumens unerläßlich: Wären alle Arteriolen gleichzeitig geöffnet, so wäre ein ausreichender Blutdruck nur mit einem Blutvolumen von 20 l zu erreichen!

Die Blutverteilung insgesamt ergibt sich aus den jeweiligen lokalen Durchblutungsverhältnissen. Sie wird darüber hinaus über Nervenimpulse und über Hormone gesteuert.

- *Steuerung durch Nerven*: Das sympathische vegetative Nervensystem (☞ 11.12.1) reguliert die Gefäßweite der Widerstandsgefäße. Da der Sympathikuseinfluß je nach Organgebiet unterschiedlich ist, ist eine Steuerung der Körperdurchblutung möglich. So wirkt eine sympathische Aktivierung in den meisten Organgebieten gefäßverengend, in der Skelettmuskulatur jedoch zumeist gefäßerweiternd – es kommt zu einer Umverteilung des Blutes im Sinne einer muskulären Leistungssteigerung (z.B. 1000 m Lauf).
- *Steuerung durch Hormone*: Die zumeist aus dem Nebennierenmark ausgeschütteten Katecholamine wirken je nach Dosis und Gefäßabschnitt entweder verengend oder erweiternd auf die Gefäßmuskulatur der Arteriolen. Zahlreiche gefäßversorgende Nerven geben zusätzlich zu ihren Überträgerstoffen bestimmte gefäßwirksame Eiweiße ab, die sich an der hormonellen Steuerung beteiligen.

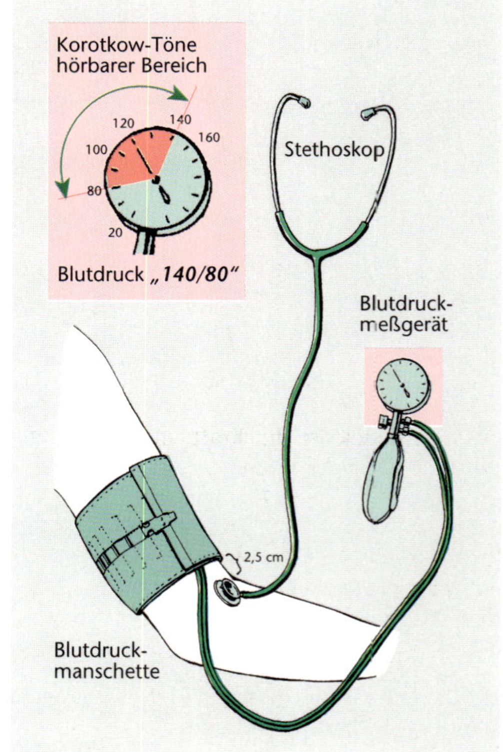

Abb. 16.11: Blutdruckmessung nach Riva Rocci. Psychische Einflüsse können den Blutdruck bei der Untersuchung um bis zu 40 mmHg ansteigen lassen. Diese gelegentlich ironisch auch als Weißkittel-Hochdruck bezeichnete Druckerhöhung kann besonders häufig bei der ersten Untersuchung durch einen Arzt beobachtet werden. Außerdem ist auf eine zum Armumfang passende Manschettenbreite zu achten. Ist diese – etwa bei einem fettleibigen Patienten – zu schmal, ergeben sich ebenfalls erhöhte Werte.

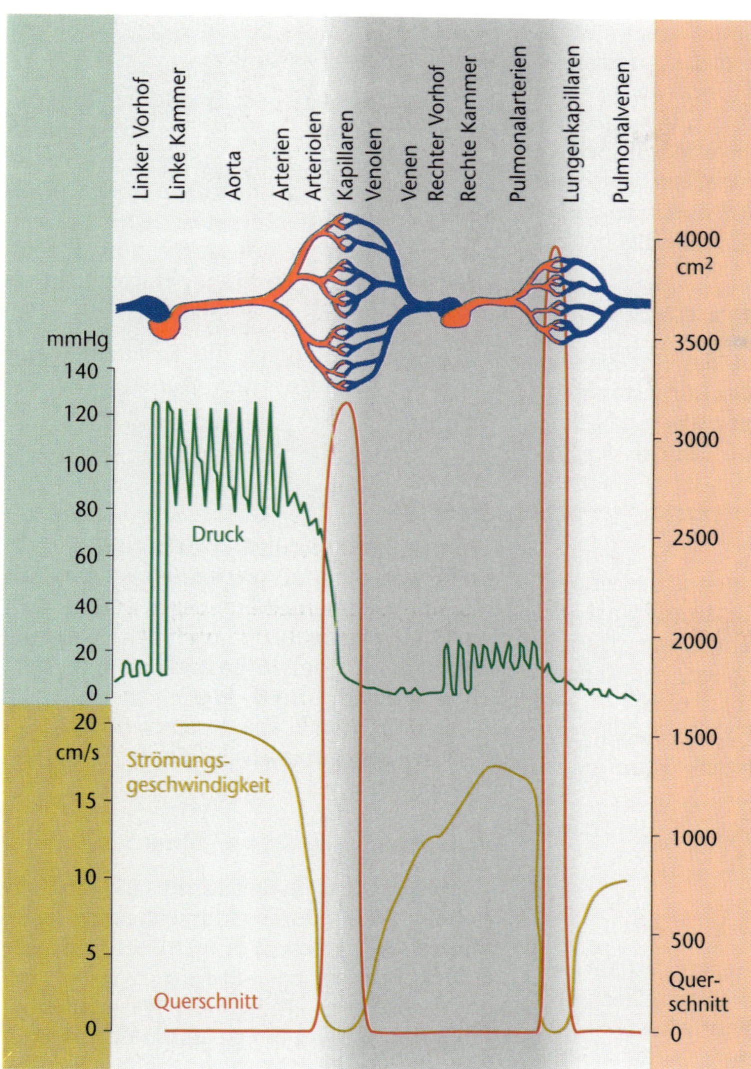

Abb. 16.12: Veränderung von Blutdruck, Strömungsgeschwindigkeit und Gefäßquerschnitt entlang der verschiedenen Gefäßabschnitte des Körper- und Lungenkreislaufs. Im Kapillargebiet kommt es durch die starke Zunahme des Gefäßquerschnittes zu einem Blutdruckabfall. Dadurch nimmt die Strömungsgeschwindigkeit ab (ein breiter Fluß fließt langsam ...).

16.3.4 *Der Blutdruck*

Der **Blutdruck** ist die Kraft, die das Blut auf die Gefäßwände ausübt. Diese Kraft wirkt sowohl in Arterien als auch in den Venen. Im klinischen Sprachgebrauch ist jedoch mit dem Begriff Blutdruck stets der Druck in den Arterien gemeint. Die Höhe des Blutdrucks hängt ab vom *Herzzeitvolumen* (☞ 15.7.1), dem *Blutvolumen* und dem *peripheren Widerstand*.

Der durchschnittliche Blutdruck in der Aorta beträgt 100 mmHg. Pumpt das Herz während der Kammerkontraktion (Systole) Blut in die Aorta, so steigt der Druck bis auf 120 mmHg an. Dies ist der systolische Blutdruckwert. Der diastolische Wert von rund 80 mmHg entsteht, wenn das Herz in der Diastole erschlafft und der Druck in der Aorta dadurch abfällt (☞ Abb. 15.27).

Der Blutdruck wird über zwei Wege reguliert:

- die *kurzfristige* Regulation über Kreislaufreflexe und
- die *langfristige* Regulation über die Regulation des Blutvolumens.

Die kurzfristige Blutdruckregulation

Diese kann die Durchblutung der einzelnen Organe für Sekunden bis Minuten konstant halten. Sie ist deshalb z. B. beim Lagewechsel von entscheidender Bedeutung (☞ Abb. 16.10) und funktioniert folgendermaßen: Meßfühler (Rezeptoren) in der Wand der Halsschlagader und im Aortenbogen registrieren den aktuellen Blutdruck. Fällt dieser ab, so kommt es über einen Reflexbogen zur Reizung des sympathischen Nervensystems. Dadurch wird das vom Herzen ausgeworfene Blutvolumen gesteigert, zusätzlich kommt es evtl. zur Gefäßverengung in Haut, Niere und Magen-Darm-Trakt. Dehnt ein erhöhter Blutdruck die Gefäßwand, so wird umgekehrt die Sympathikusaktivität gehemmt.

Bei über Tage anhaltender Drucksteigerung sinkt die Empfindlichkeit der Blutdruck-Meßfühler allerdings ab, so daß über den Kreislaufreflex der Blutdruck nicht langfristig stabilisiert werden kann.

Der Reflexbogen läuft über das „Kreislaufzentrum" im Bereich der Formatio reticularis des verlängerten Marks. In dem Kreislaufzentrum gehen weitere Meldungen aus dem Körper ein (z. B. Atmung, Schmerz- und Kältereize, aber auch Meldungen aus dem Hypothalamus). Hierdurch wird die Beeinflussung des Blutdrucks durch Schmerz, Kälte sowie durch emotionale Reize verständlich.

Die langfristige Blutdruckregulation

Die langfristige Blutdrucksteuerung läuft über die Regulation des Blutvolumens und damit über die Niere. Die Veränderung des Plasmavolumens beeinflußt über die venöse Füllung die Auswurfleistung des Herzens und damit den Blutdruck. Wie sensibel dieses System reagieren kann, wird deutlich, wenn man bedenkt, daß eine langfristige Zunahme des Blutvolumens um nur 2 % zu einer Steigerung des Blutdrucks um 30 – 60 % führt. Zentrales Prinzip zur Kontrolle des Blutdrucks über die Niere ist die Abhängigkeit der Harnausscheidung (Diurese) vom Blutdruck. So kommt es z. B. bei einer längerfristigen Erhöhung des arteriellen Blutdrucks zu einer Zunahme der Urinausscheidung (sog. *Druckdiurese*). Weitere Prinzipien ergänzen und optimieren die Volumenregulation:

- *Ausschüttung von* ***Antidiuretischem Hormon*** (ADH oder Adiuretin): Volumenänderungen im Gefäßsystem beeinflussen über verschiedene Regulationskreise die ADH-Sekretion im Hypothalamus und damit die Diurese (☞ 20.2.3).
- *Ausschüttung von Renin*: Durch Abfall der Nierendurchblutung (z. B. durch Senkung des Blutdrucks), aber auch durch Natrium-Mangel wird das Blutdruck- und Volumensteigernde Renin-Angiotensin-Aldosteron-System aktiviert (☞ 20.8.1).
- *Auf die Nieren wirkende Botenstoffe*: Durch Erhöhung des Blutvolumens werden in den Herzvorhöfen hormonähnliche Botenstoffe (z. B. *atrialer natriuretischer Faktor*, **ANF**) freigesetzt, die an der Niere die Diurese steigern. Dadurch wird der Volumenüberschuß wieder ausgeglichen und der Blutdruck konstant gehalten.

16.3.5 *Steuerung des Blutdrucks*

Der Blutdruck sollte sich in geregelten Bahnen bewegen. Zu

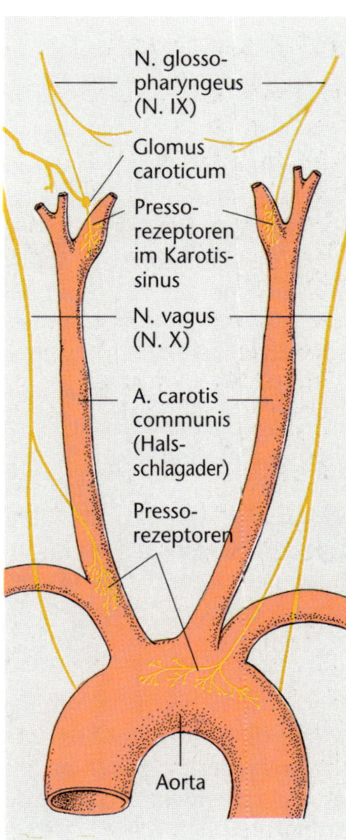

Abb. 16.13: Pressorezeptoren im Aortenbogen, entlang der A. carotis communis und insbesondere im Bereich ihrer Aufgabelung (Karotissinus) messen den Blutdruck und übermitteln den Wert durch den N. vagus und den N. glossopharyngeus an das vasomotorische Zentrum im Gehirn. Das Glomus caroticum dient als Chemorezeptor für die Atemregulation (☞ 17.12.2).

hohe Werte (Hypertonie) können sowohl das Herz als auch Nieren und Gehirn schädigen. Zu niedriger Blutdruck (Hypotonie) führt dazu, daß zu wenig Nährstoffe und Sauerstoff zu den Organen gelangen; im Extremfall, dem Schock (☞ 26.3.4), kommt es zum Organversagen. Gleichzeitig muß der Blutdruck aber auch wechselnden Belastungen angepaßt werden – bei einem anstrengenden Dauerlauf muß der Körper höhere Werte für ein höheres Herzminutenvolumen (bis 18 l/min.) aufbringen als in Ruhe auf der Schlafcouch (5 – 6 l/min.).

So mißt der Körper selbst den Blutdruck

In Aorta, Halsschlagadern sowie anderen großen Arterien in Brustkorb und Hals messen druckempfindliche Sinneszellen, die **Pressorezeptoren**, die Dehnung der Arterienwand (☞ Abb. 16.13). Dehnt ein höherer Druck die Wand, so senden die Pressorezeptoren verstärkt Impulse an das verlängerte Mark des Gehirns aus. Diese Impulse hemmen das **vasomotorische Zentrum** und senken so die Aktivität des Sympathikus. Als Folge erschlaffen die Gefäße, das Schlagvolumen und die Schlagfrequenz des Herzens sinken. Der Blutdruck fällt ab.

Bei zu niedrigen Blutdruckwerten (etwa beim erwähnten Lagewechsel vom Liegen zum Stehen) verlaufen die Vorgänge umgekehrt: Das vasomotorische Zentrum verstärkt seine sympathischen Impulse, so daß sich die Arteriolen und Venolen zusammenziehen und sich die Schlagfrequenz und das Schlagvolumen des Herzens erhöhen. Der Blutdruck steigt an.

Blutdruckmessung

16

Bei der am meisten verbreiteten sogenannten *indirekten Blutdruckmessung* setzt der Untersucher sein Stethoskop in die Ellenbeuge – etwa dort, wo die A. brachialis verläuft – und pumpt eine wenig darüber angebrachte Blutdruckmanschette auf, bis im Stethoskop keine Pulsgeräusche mehr zu hören sind oder der Puls an der A. radialis nicht mehr zu fühlen ist. Dann wird der Druck abgelassen. Distal der Blutdruckmanschette sind nach kurzer Zeit pulssynchrone Strömungsgeräusche zu hören, die **Korotkow-Töne**. Der erste dieser Töne zeigt den systolischen Druck an. Bei weiter nachlassendem Druck werden die Töne auf einmal deutlich leiser – diese Schwelle gibt den diastolischen Blutdruck an. Der Blutdruck wird in der Praxis immer noch in *Millimeter Quecksilbersäule* **(mmHg)** angegeben, die neue Maßeinheit *Pascal* hat sich nicht durchgesetzt (Umrechnung siehe hinterer Buchdeckel).

*16.3.6 **Der Schock***
(ausführlich ☞ 26.3.4)

Ein Versagen der Kreislaufregulation mit gefährlicher Durchblutungsverminderung lebenswichtiger Organe nennt man **Schock.** Die Zellen können nicht mehr ausreichend mit Nährstoffen versorgt und ebensowenig die schädlichen Stoffwechselendprodukte abtransportiert werden. Leitbefund beim Schock ist der gefährlich *niedrige systolische Blutdruck,* der 80 mmHg unterschreitet und in lebensbedrohlichen Fällen oft nicht mehr meßbar ist.

*16.3.7 **Temperaturregulation***

Eine wichtige Rolle spielt das Gefäßsystem auch bei der **Regulation der Körpertemperatur**. Es trägt zusammen mit anderen Regelmechanismen wesentlich dazu bei, daß der Körper trotz Schwankungen der Außentemperatur eine konstante Temperatur von rund 37 °C hält.

Der Organismus erlangt durch seine Temperatur-Regelsysteme eine weitgehende Unabhängigkeit von der Außentemperatur. Dies ist notwendig für den Menschen, alle anderen Säugetiere und alle Warmblüter, da

- bei Temperaturen unter 35 °C viele lebenswichtige Enzymreaktionen kaum noch funktionieren
- bei Temperaturen über 41,5 °C die Enzymproteine zerstört werden.

Konstante Temperatur im Körperkern

Die inneren Organe brauchen deshalb eine gleichmäßige Temperatur für ihre Stoffwechselleistung. Dazu zählen beispielsweise Leber, Milz, Nieren, Herz, Rückenmark und Gehirn. Diese **Körperkern**-Temperatur beträgt 37 °C.

Den Körperkern umgibt die **Körperschale.** Hierzu zählen vor allem die Haut und die Extremitäten, die deutlich kälter als der Körperkern sind: Bei einer Raumtemperatur von 20 °C und einer Körperkerntemperatur von 37 °C weisen Füße und Hände im Durchschnitt Normalwerte von nur 28 °C auf. An heißen Tagen oder beim Schwitzen können sie sich aber auch über die Körperkerntemperatur hinaus erwärmen.

Auch die *Hoden* sind kälter als der Körperkern. Wären sie wärmer, wie es beispielsweise bei Hoden der Fall ist, die im Leistenkanal bleiben (☞ 21.2.), so droht Unfruchtbarkeit.

Schwankungen der Körpertemperatur

Die Körpertemperatur wird üblicherweise im After, im Mund unter der Zunge oder in der Achselhöhle gemessen. Die Temperatur liegt dabei in der Achselhöhle meist um etwa 0,5 °C niedriger als an den anderen Meßpunkten, die die Temperatur des Körperkerns wesentlich genauer wiedergeben. Da außerdem bei der Messung in der Achselhöhle eine Reihe weiterer Fehler auftreten können, wie beispielsweise durch eine ungenaue Plazierung des Thermometers oder die erforderliche längere Meßzeit, werden in der Regel die orale oder die rektale Messung bevorzugt.

Die Körpertemperatur schwankt im Tagesverlauf nur um etwa ± 0,5 °C. Das Minimum erreicht der Körper dabei morgens gegen drei Uhr, das Maximum am frühen Abend gegen 18 Uhr. Am konstantesten ist dabei die Temperatur nach dem Aufwachen am Morgen: Diese sogenannte **Basaltemperatur** dient als besonders zuverlässiger Vergleichswert.

Bei Frauen unterliegt die Basaltemperatur auch den Einflüssen des Monatszyklus. Sie nimmt nach dem Eisprung um zirka 0,3 bis 0,5 °C zu (☞ Abb. 21.38).

Steuerung der Temperatur

Temperaturempfindliche Meßfühler, die **Thermorezeptoren**, messen ununterbrochen die Temperatur im Körperkern, in der Haut und im Rückenmark. Es lassen sich dabei zwei Arten von Rezeptoren für „warm" und „kalt" unterscheiden. Ihre Werte melden die Thermorezeptoren über die Nervenbahnen an das **thermoregulatorische Zentrum** im Hypothalamus.

Regulation bei erhöhtem Wärmeausfall

Wärme entsteht im Organismus in besonders hohem Maße durch Muskelverkürzungen. Körperliche Arbeit als auch eine erhöhte Grundspannung der Muskeln (z. B. bei psychischem Stress) erhöhen die Wärmeproduktion, die ohne Gegenregulation rasch zu einer Überhitzumg des Körperkerns führen würde.

Dies wird verhindert, indem Rezeptoren dem Hypothalamus, der den Wärmehaushalt steuert, rasch die sich erhöhende Temperatur im Körperkern melden. Der Hypothalamus löst dann eine Vasodilatation (Gefäßerweiterung) in der Haut aus. Durch die so erreichte Durchblutungssteigerung wird vermehrt warmes Blut aus dem Körperkern in die Körperschale geführt, um dort Wärmeenergie an die Außenwelt abzugeben und sich so abzukühlen. Die gerötete Haut bei körperlicher (oder psychischer) Anstrengung ist die Folge dieses Regelmechanismus.

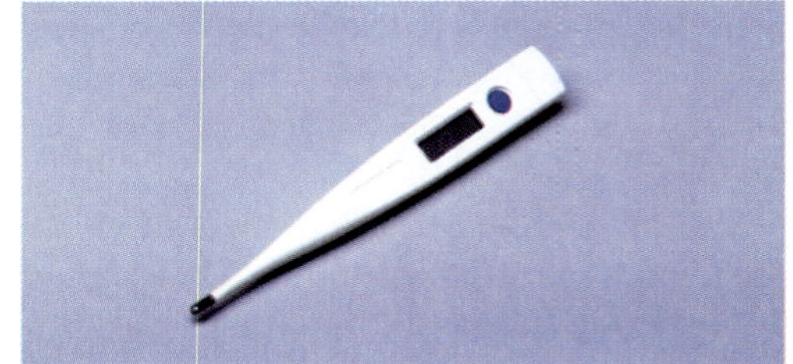

Abb. 16.15: Digitalthermometer haben die Quecksilberthermometer in den letzten Jahren fast vollständig abgelöst (Vorteil: präziser, keine giftigen Quecksilberdämpfe beim Zerbrechen). In Kliniken setzen sich nun vermehrt Elektronikthermometer durch. Sie haben eine noch kürzere Meßzeit und erlauben dem Pflegepersonal, parallel dazu den Puls zu messen.

Gleichzeitig wird der venöse Rückstrom von den tiefen Venen zu den oberflächlichen Venen umgeleitet und so die Schweißsekretion erhöht, um die Hautoberfläche zusätzlich abzukühlen.

Physikalisch betrachtet, kommen beim „Abtransport" von Wärme im Körper vier Mechanismen des Wärmetransports zum Tragen:

- die **Konvektion** (Wärmeströmung, Wärmetransport durch ein bewegtes Medium), beispielsweise der Wärmeabtransport durch die bewegte Luft an der Hautoberfläche.
- die **Wärmeleitung** (Wärmeströmung durch ruhende Stoffe). Die verschiedenen Körpergewebe tauschen so Wärme aus.
- die **Wärmestrahlung** (elektromagnetische Strahlung). Ähnlich wie ein Heizungsradiator gibt der Körper Wärme als Wärmestrahlung ab.
- die **Wärmeabgabe durch Verdunstung**. Über die Verdunstung von Schweiß kann der Körper eine beträchtliche Wärmemenge abgeben.

Hitzschlag und Hyperthermie

Reichen diese Mechanismen der Wärmeabgabe nicht aus (z. B. bei tropischen Außentemperaturen und unzureichender Schweißbildung), staut sich die Wärme im Körper. Dies löst bei besonders hohen Temperaturen einen **Hitzschlag** aus. Der Betroffene hat starke Kopfschmerzen, Schwindel, einen schnellen Pulsschlag und und eine beschleunigte Atmung. Unbehandelt drohen Bewußtlosigkeit und schließlich der Tod durch Überwärmung des Körpers (**Hyperthermie**).

Fieber

Fieber ist eine Erhöhung der Körperkerntemperatur auf über 38 °C. Meist kommt sie durch die Einwirkung von **Pyrogenen** zustande. Dies sind fiebererzeugende Stoffe, die von Bakterien, Viren und Pilzen produziert werden und sobald sie in die Blutbahn gelangen, die Körpertemperatur ansteigen lassen. Aber auch körpereigene Aktivatoren wie Leukozyten oder Prostaglandine (☞ 5.4.4.) können Fieber auslösen. Die stärksten Pyrogene sind die der gramnegativen *Bakterien* (☞ 6.7.)

Mit den Mechanismen eines Regelkreises läßt sich die Fieberentstehung veranschaulichen: die Pyrogene führen zu einer Erhöhung des Sollwertes im thermoregulatorischen Zentrum. Als Folge liegt die Körperkerntemperatur unter dem Sollwert. Der Körper regelt die Temperatur nach, indem er die Hautgefäße verengt und Kältezittern auslöst. Fieber ist also eine vom Körper selbst regulierte Temperaturerhöhung, die nicht von der Außentemperatur abhängt und sich somit grundlegend von der Hyperthermie unterscheidet.

Für den Erkrankten heißt dies, daß er zu Anfang friert. Das Muskelzittern (**Schüttelfrost**) erhöht die Wärmeproduktion. In dieser Phase ist es wichtig, durch warme Decken, heiße Getränke und andere Maßnahmen den Anstieg der Temperatur zu unterstützen. Wenn keine Pyrogene mehr im Blut kursieren, fällt die Temperatur wieder ab. Dabei erweitern sich die Gefäße, Schweiß bricht aus und die Kranken fühlen sich heiß („Gesundschwitzen").

Fieber ist bei Entzündungsreaktionen ein sinnvoller Mechanismus. Die erhöhte Temperatur ist notwendig, um die Entzündungs- und Abwehrvorgänge schneller in Gang zu bringen und ihren Ablauf zu beschleunigen.

Bei sehr hohem Fieber, etwa ab 41,5 °C beginnen allerdings die Körpereiweiße zu denaturieren. Dies führt zum **Hitzetod**, wenn keine Gegenmaßnahmen (z. B. Gabe von fiebersenkenden Medikamenten, Wadenwickel) ergriffen werden.

Regulation bei Kälte

Wenn die Thermorezeptoren der Haut eine zu niedrige Außentemperatur melden, laufen entgegengesetzte Vorgänge ab. Noch bevor die Körperkerntemperatur sinkt, drosselt der Körper die Hautdurchblutung, um die Wärmeabgabe einzuschränken. Durch eine gesteigerte Wärmebildung kann er dem Auskühlen weiter entgegenwirken. Dazu dienen zum einen willkürliche Muskelbewegungen, wie sie beispielsweise mit den Füßen stampfende Menschen an einer Bushaltestelle im Winter ausführen. Reichen die willkürlichen Bewegungen nicht aus, so löst das thermoregulatorische Zentrum unwillkürliche Muskelaktionen aus: das *Kältezittern*, bei der viele winzige Muskeln in Aktion treten, dient der Wärmebildung und wirkt dem Auskühlen des Körperkerns entgegen.

Unterkühlung

Sinkt die Körpertemperatur unter 35 °C, spricht man von **Unterkühlung**. Der Betroffene zittert, klagt über Schmerzen und hat eine blasse, kalte Haut. Unter 30 °C verschwindet das Zittern. Der Unterkühlte verliert das bewußtsein, die Reflexe bis hin zum Atemreflex erlöschen. Atemstillstand und Kammerflimmern (☞ 15.5.6.) sind die Folge.

Akklimatisierung

Der Organismus kann sich an unterschiedliche Umgebungstemperaturen anpassen. Bei dieser **thermischen Akklimatisierung** verändern sich einige Körperprozesse:

- Bei der Wärmeanpassung steigert der Körper die Schweißmenge. Gleichzeitig setzt er die Salzkonzentration des Schweißes herab. Dadurch erreicht er eine beschleunigte Verdunstung des Schweißes und vermeidet Salzverluste.
- Die Anpassungsfähigkeit an Kälte ist geringer und beruht vor allem auf einem Nachlassen der Kälteempfindung.

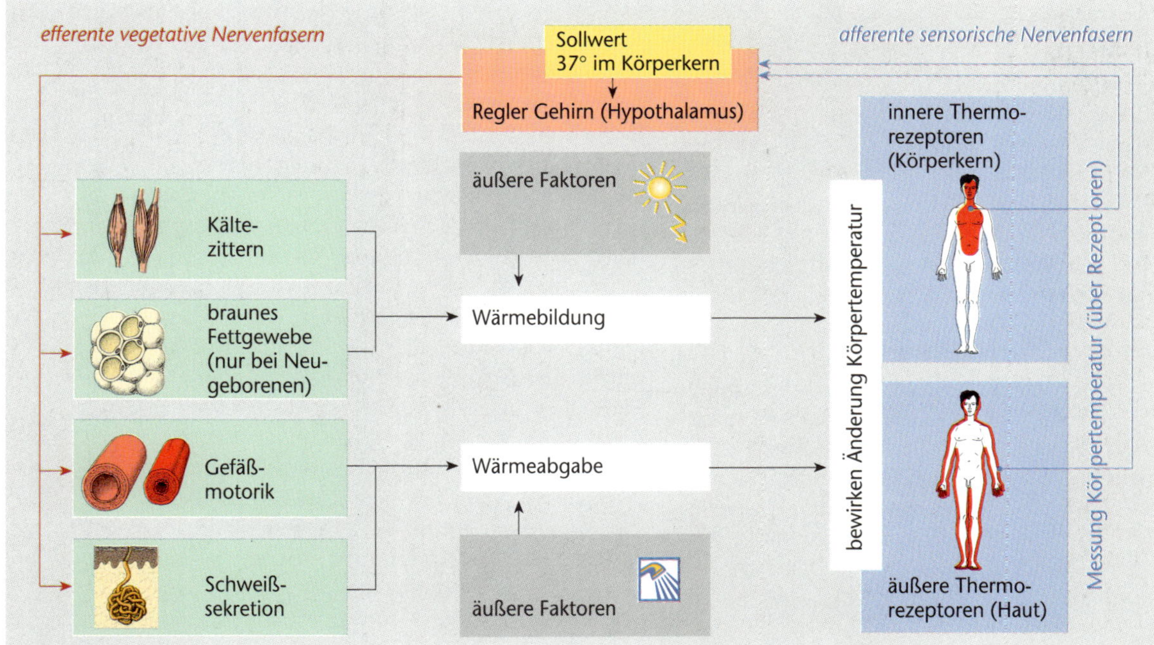

Abb. 16.16: Regelkreis der Körpertemperatur. Rezeptoren in der Haut und im Körperkern messen die Körpertemperatur und übermitteln sie an das Gehirn, wo der Istwert mit dem Sollwert verglichen wird. Von dort wird über Wärmebildung, Veränderung der Durchblutung, Schweißsekretion und sinnvolles Verhalten (z.B.: Mütze aufsetzen) die notwendige Temperaturanpassung eingeleitet.

16

16.4 Gesundheit und Lebensstil: Unter Druck

Über 12 Millionen Deutsche sind Hochdruck-Kranke, wissen aber nichts von ihrer Erkrankung. Für sie können schwere Komplikationen wie Herzinsuffizienz oder Herzinfarkt, vielleicht auch ein Schlaganfall das erste Anzeichen ihrer Erkrankung werden.

Doch muß es nicht unbedingt so weit kommen. Um einen drohenden Bluthochdruck möglichst früh zu erkennen, raten Ärzte allen Menschen über 25, mindestens einmal im Jahr ihren Blutdruck messen zu lassen. Denn wenn eine Hypertonie rechtzeitig erkannt und behandelt wird, können die gefährlichen Spätschäden verhindert oder zumindest hinausgezögert werden.

Risikofaktor Nr. 1 für Schlaganfall

Bluthochdruck ist eine Zeitbombe: Die Hochdruckkrankheit **(Hypertonie**, *Hypertonus)* mit Schädigung wichtiger Organe gehört neben Hypercholesterinämie und Rauchen zu den wichtigsten Risikofaktoren sowohl für einen Schlaganfall als auch für den Herzinfarkt.

Welcher Blutdruck ist normal?

Einen einheitlichen und normalen Blutdruckwert gibt es nicht. Folgende Werte wurden festgelegt:

Kinder (altersabhängig):	bis ca. 100/70 mmHg
Erwachsene:	bis 140/90 mmHg
Grenzwert Hypertonie:	bis 160/95 mmHg
Manifeste Hypertonie:	über 160/95 mmHg
Maligne Hypertonie:	über 120 mmHg diastolisch

45 % der über 65-jährigen überschreiten den kritischen Wert von 140/95 mmHg, der anhand großer Bevölkerungsstudien als Grenze zwischen gesund und pathologisch gilt (deshalb der Begriff Grenzwerthypertonie). 15 % der über 65-jährigen sind manifest hyperton. Die Diagnose Hypertonie darf jedoch nur nach mehrfachen Messungen durch unterschiedliche Personen gestellt werden.

Ursachen der Hypertonie

In 90% aller Bluthochdruck-Erkrankungen läßt sich die auslösende Ursache nicht feststellen. Die Krankheit heißt in diesem Fall **essentielle Hypertonie** oder **primäre Hypertonie.** Ursache für eine sekundäre Hypertonie können Nierenerkrankungen, eine Schilddrüsenüberfunktion, Nebennierentumoren oder Alkoholmißbrauch sein.

Innerhalb weniger Jahre tödlich

Die schlimmste Form des Hochdruckleidens ist die **maligne Hypertonie**. Hier liegt der diastolische Blutdruck über 120 mmHg. Rasch bilden sich schwere Organschäden an Nieren, Augen, Herz und ZNS aus, die unbehandelt bei 95 % der Patienten mit maligner Hypertonie innerhalb von fünf Jahren zum Tod führen. Aber auch die Patienten mit der leichteren manifesten Hypertonie (diastolischer Blutdruck zwischen 95 und 120 mmHg) sterben zu 80 % an Schlaganfall oder Gehirnblutungen.

Hypertonie gedeiht oft im Verborgenen

Sichere Frühzeichen für einen krankhaften Bluthochdruck sind selten, so daß dieser meist erst zu spät entdeckt wird: Gelegentliche Kopfschmerzen oder allgemeines Unwohlsein kann auf einen beginnenden Hochdruck hinweisen, aber genausogut harmlos sein oder durch eine andere Erkrankung entstehen.

Die Risiken sind bekannt

Bekannt sind allerdings eine Reihe von Belastungen, die eine krankhafte Blutdruckerhöhung möglicherweise begünstigen. So können beispielsweise manche Arbeiten die Entstehung der Hypertonie fördern. Monotone Arbeit am Fließband, bei der die Kreativität verkümmert, kann ebenso den Blutdruck erhöhen wie der Dauerstreß eines Managers. Aber nicht jeder, der solchen Belastungen ausgesetzt ist, entwickelt auch einen Bluthochdruck. Zu den weiteren Risikofaktoren gehören Übergewicht und Bewegungsmangel. Auch der *Alkohol* und eine hohe *Kochsalz-(NaCl-)* Zufuhr erhöht bei Hochdruckpatienten den Blutdruck zusätzlich. Die „Pille" kann ebenfalls eine Hypertonie auslösen.

Therapiekonzept Gesünder Leben

Um den Blutdruck wieder auf ein normales Maß zurückzubekommen, sollte ein Hochdruckpatient nach Möglichkeit zunächst alle bekannten Riskofaktoren ausschalten. Das bedeutet für den Hochdruckkranken, daß er gegebenenfalls zunächst sein Gewicht reduzieren muß, weniger Kochsalz essen darf (nur noch 6 g täglich) und weniger Alkohol trinken sollte (maximal 30 g täglich, ☞ 10.8). Aber auch Hetze und Streß muß ein Hochdruckkranker vermeiden, dafür sollte er sich lieber öfter ein entspannendes Nickerchen gönnen. Maßvoller Ausgleichssport muß dazugehören, nicht allerdings Sport bis an die Leistungsgrenze, was die Hochdruckentwicklung sogar *beschleunigt*. Natürlich ist es sinnvoll, auch andere Risikofaktoren für die Folgeerkrankungen Schlaganfall und Herzinfarkt auszuschalten: Patienten mit Hypertonie sollten nicht rauchen und sich cholesterinarm ernähren.

Übersteigt der Blutdruck bei Patienten mit essentieller Hypertonie trotzdem die kritische Grenze von etwa 140/90 mmHg im Ruhezustand, wird der behandelnde Arzt zumindest bei Patienten unter 70 Jahren auch eine medikamentöse Behandlung einleiten. Diese zielt im Wesentlichen auf zwei Punkte: Zum einen sollen *Diuretika* die Wasserausscheidung verstärken, damit das Flüssigkeitsvolumen im Körper reduziert wird (Details ☞ 20.3) – damit fällt dann auch der Druck, mit dem das Blut durch die Adern gepreßt wird. Zum anderen normalisieren Medikamente wie ACE-Hemmer (☞ 15.7.6), Kalzium-Antagonisten (☞ 15.6.4) oder Betablocker (☞ 15.6.4) über hormonelle und nervale Angriffspunkte wie auch direkte Wirkung auf die Herzarbeit den Druck.

Die Wirksamkeit der Behandlung wird durch Erfolge in den USA belegt: Dort hat die intensive Hochdrucktherapie zusammen mit nachlassendem Rauchverhalten und fettärmerer Ernährung zu einer Halbierung der Todesfälle durch Schlaganfall seit 1972 geführt.

Primäre (essentielle) Hypertonie
mehr als 90% der Fälle, Ursache unbekannt

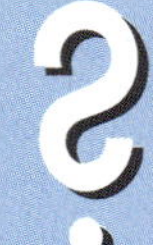

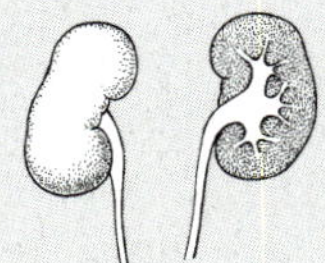

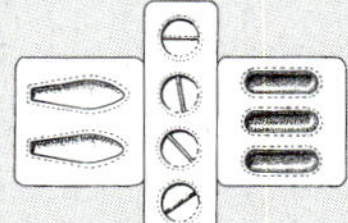

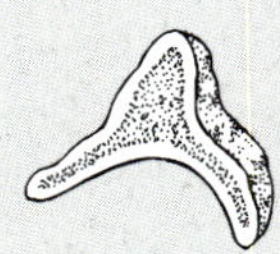

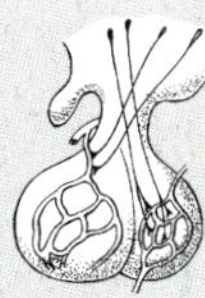

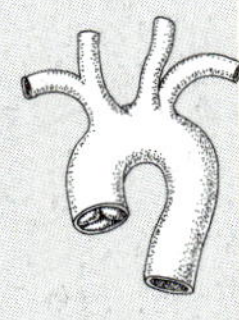

Abb. 16.19: Ursachen des Bluthochdrucks: über 90% der Patienten mit Bluthochdruck haben eine *primäre* (essentielle) Hypertonie, deren Ursache unbekannt ist. Den restlichen knapp 10% liegt eine andere Krankheit zugrunde, die *sekundär* die Druckerhöhung nach sich zieht. Behandelt man diese zugrundeliegende Erkrankung, so verschwindet oft auch wieder der Bluthochdruck.

17. Das Atmungssystem

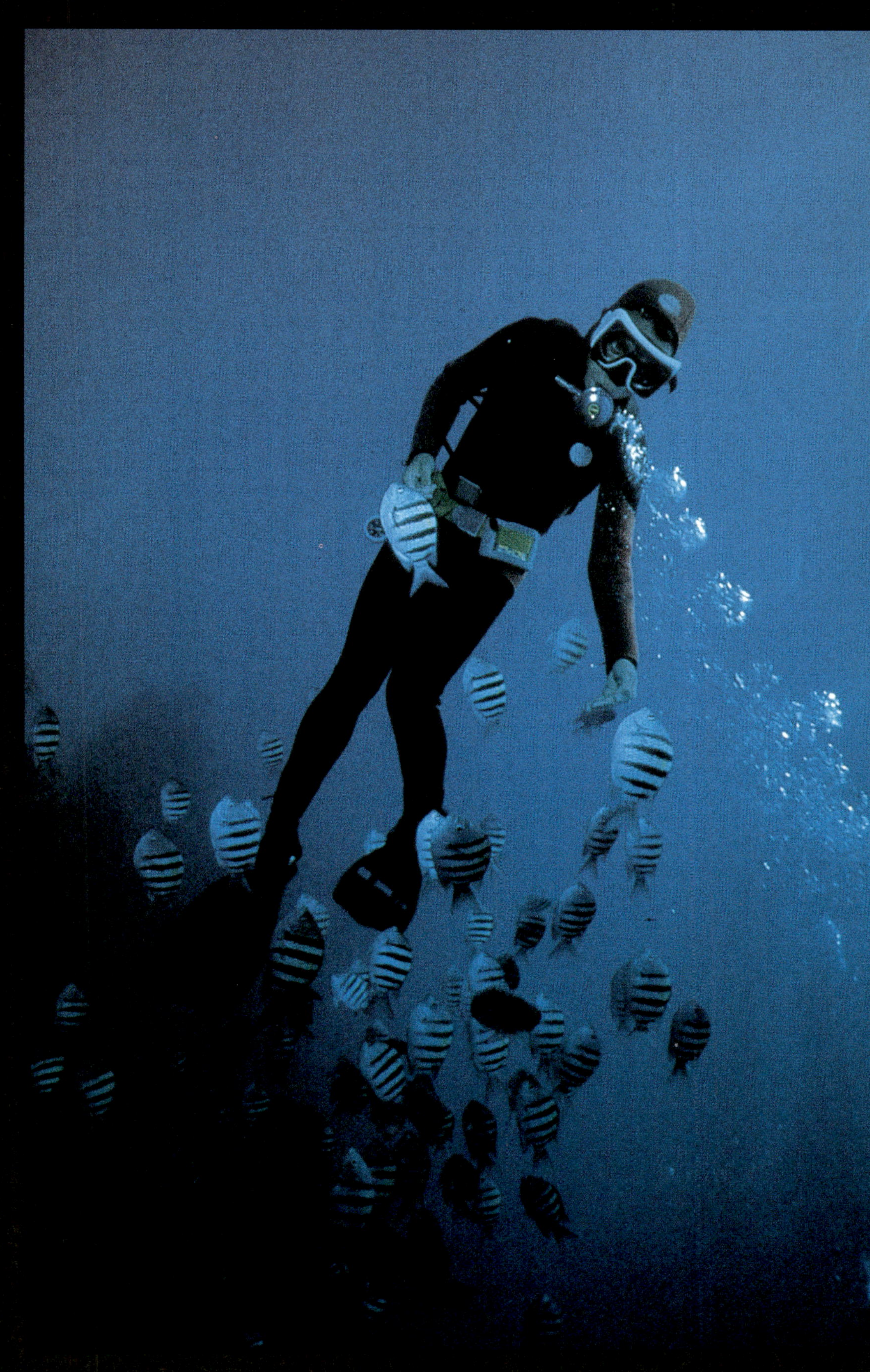

Mit Hilfe des *respiratorischen Systems* (**Atmungssystem**) ist der Körper in der Lage zu atmen, das heißt Gase mit der Umgebung auszutauschen. Diesen Gasaustausch zwischen Blut und Umgebung nennt man auch **äußere Atmung**. Der Lunge als Organ der äußeren Atmung kommt dabei die Funktion zu, den für alle Lebensvorgänge unabdingbaren Sauerstoff aus der Atemluft aufzunehmen und Kohlendioxid als wichtiges Endprodukt des Körperstoffwechsels abzutransportieren.

Im Gegensatz hierzu bezeichnet man als **innere Atmung** die in der Zelle ablaufende Herstellung des Energieträgers ATP durch die „Verbrennung" von Nährstoffen (☞ 2.8.5); hierbei wird der mit der äußeren Atmung bereitgestellte Sauerstoff verbraucht. Durch die ATP-Herstellung gewinnt die Zelle die notwendige Energie für die Mehrzahl der Stoffwechselvorgänge.

Die Lungen sind Teil des unteren Respirationstraktes, dem die Organe des oberen Respirationstraktes vorgeschaltet sind:

- Zum **oberen Respirationstrakt** *(obere Luftwege)* gehören Nase, Nasennebenhöhlen und Rachenraum.
- Zum **unteren Respirationstrakt** *(untere Luftwege)* zählen Kehlkopf, Luftröhre, Bronchien sowie die Lunge selbst.

17.1 Die Nase

17.1.1 Aufbau

Was man an der **Nase** sieht, ist der äußere Teil mit den Nasenlöchern, der knorpeligen Nasenscheidewand und den Nasenflügeln. Die dadurch gebildete Nasenform ist ein charakteristisches Merkmal eines jeden Menschen.

Neben diesem äußerlich sichtbaren gibt es aber auch noch den wesentlich größeren inneren Anteil der Nase, die **Nasenhöhle** (☞ Abb. 17.2). Die Nasenhöhle liegt als horizontal gestellter Kanal über dem harten Gaumen (☞ Abb. 8.12). Ihre vom Oberkieferknochen gebildeten Seitenwände neigen sich zur Mitte und vereinigen sich unter der Schädelbasis mit der Siebbeinplatte (☞ Abb. 8.5) zum Nasenhöhlendach. So wird die Nasenhöhle zu einem annähernd dreieckigen Hohlraum, der durch die **Nasenscheidewand** in eine rechte und linke Hälfte aufgeteilt wird. Der hintere Ausgang der Nasenhöhle wird von den **Choanen** gebildet – so werden die paarigen hinteren Nasenöffnungen zum Rachen genannt, durch die die Luft in den Rachen strömt. Am vorderen Naseneingang verhindern mehr oder weniger lange, starre Haare das Eindringen größerer Fremdkörper.

Die Oberfläche der Seitenwände der Nasenhöhle wird durch die **untere, mittlere und obere Nasenmuschel** *(Conchae nasales)* vergrößert. Durch diese drei in die Nasenhöhle reichenden „Stege" entstehen links und rechts je ein **unterer, mittlerer und oberer Nasengang.**

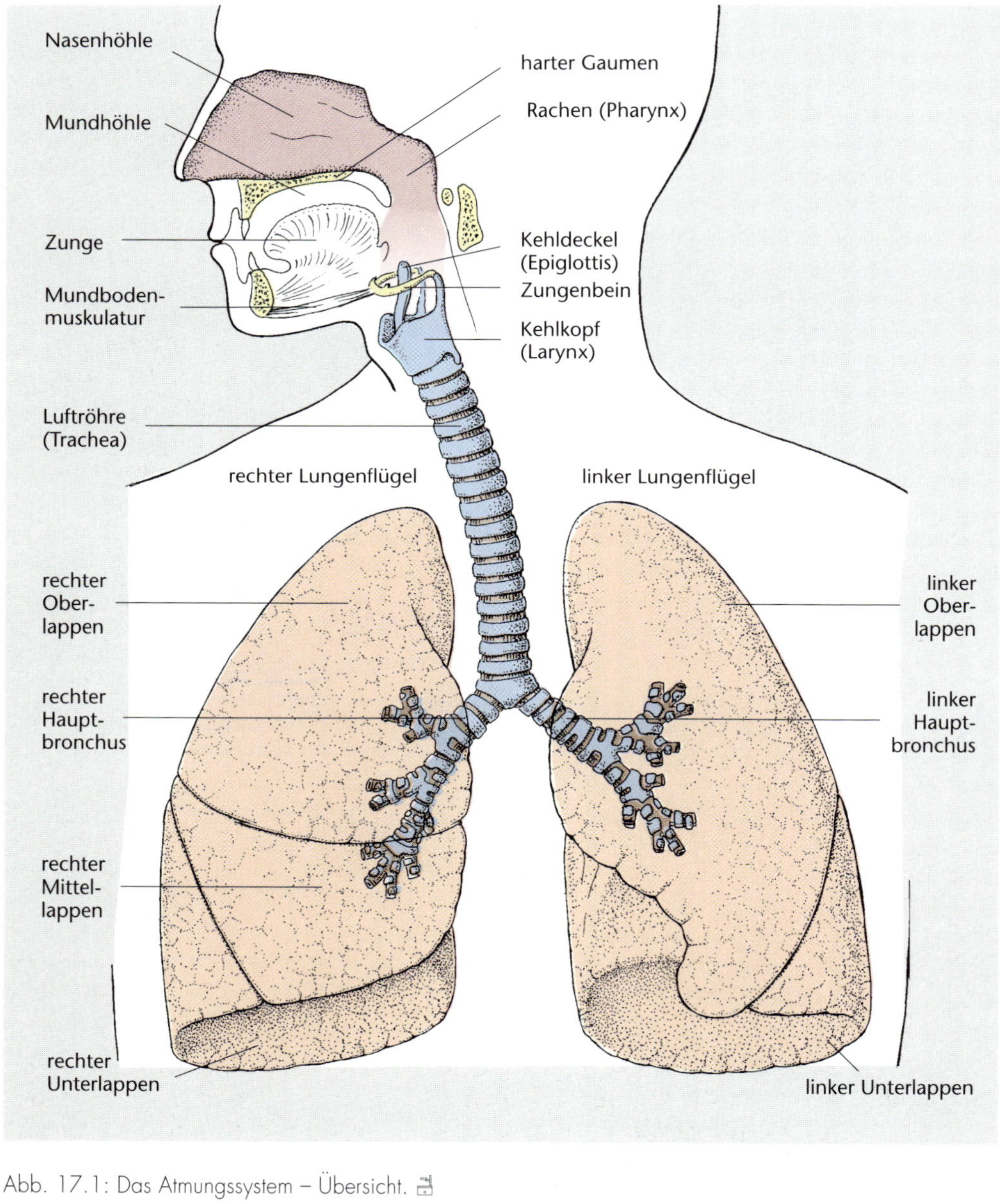

Abb. 17.1: Das Atmungssystem – Übersicht.

17.1.2 Die Funktionen der Nase

Die Nasenhöhle hat im wesentlichen drei Funktionen:

- Erwärmung, Vorreinigung und Anfeuchtung der Atemluft,
- Beherbergung des Riechorgans (☞ 12.5) und
- Resonanzraum für die Stimme.

Erwärmung, Vorreinigung und Anfeuchtung der Atemluft

Zur Erfüllung dieser Funktionen ist die Wand der Nasenhöhle von einer Schleimhaut überzogen, an deren Oberfläche sich ein *mehrreihiges Flimmerepithel* befindet; auf diesem Flimmerepithel sitzen Flimmerhärchen (☞ Abb. 4.2, unterste Skizze). Die Flimmerhärchen bewegen sich rhythmisch, wobei ihre Bewegungsrichtung vom Rachen wegführt. Dadurch werden die auf den Schleimhäuten abgefangenen Staubteilchen und Bakterien wieder nach außen befördert. Die jedem bekannte Funktion der Schleimbildung wird durch schleimproduzierende *Becherzellen* ermöglicht, die zwischen den Flimmerepithelzellen eingelagert sind (☞ Abb. 4.3).

Durch die Arbeit der Flimmerhärchen und ständige Flüssigkeitsausscheidung wird die Atemluft *gereinigt* und *angefeuchtet.* Die *Vorwärmung* der Atemluft erfolgt durch ein dichtes Geflecht von mikroskopisch feinen Blutgefäßen, das in der Nasenschleimhaut liegt. Die Durchblutung der Nasenschleimhaut wird dabei durch den V. und VII. Hirnnerven (N. trigeminus und N. facialis, ☞ 11.8.4) gesteuert: Je kälter die Einatemluft ist, desto stärker wird die Schleimhaut durchblutet und damit die Atemluft stärker erwärmt. Durch kleine Verletzungen (etwa durch Nasenbohren), aber auch durch Entzündungen und Infektionen, können einige dieser Blutgefäße platzen – es kommt zum **Nasenbluten** (*Epistaxis,* ☞ 26.6.2).

Schnupfen und Grippe

Das beschriebene Flimmerepithel kommt laufend in Kontakt mit Bakterien und Viren, die z. B. durch die Streuwirkung eines mitmenschlichen Schneuzers in die Einatemluft gelangen. Werden solche infektiösen Tröpfchen eingeatmet, droht eine **Tröpfcheninfektion:** Gelingt es nämlich z. B. Grippe- oder Schnupfenviren, die lokale Schleimhautabwehr zu durchbrechen, so kommt es zu einer überschießenden Produktion von zunächst wäßrigem und dann zähflüssigem Nasenschleim. Dies macht sich als **Schnupfen** bemerkbar. Ist zusätzlich auch der Respirationstrakt betroffen, spricht man von einer **Virusgrippe**. Erreger der Virusgrippe sind *Influenzaviren* oder *Parainfluenzaviren.*

Nosokomiale Infektion

Der Tröpfcheninfektion kommt auch im Krankenhaus eine große Bedeutung zu: Auf diesem Weg kann von Patient zu Patient oder vom Personal zum Patient eine Infektionskette entstehen, die zu einer raschen Ausbreitung von Infektionen der oberen und unteren Luftwege auf den Stationen führt. Solche **nosokomialen** *(= im Krankenhaus erworbenen)* **Infektionen** erzwingen im Durchschnitt eine zusätzliche Liegezeit von zwei Wochen, da sie meist geschwächte Patienten treffen (☞ auch 6.6.5).

Die Riechfunktion

Unter dem von der Siebbeinplatte (Lamina cribrosa ossis ethmoidale) gebildeten Dach der Nasenhöhle liegt die **Riechschleimhaut** mit den Riechzellen (☞ Abb. 12.10). Diese Riechzellen sind die Zellkörper des Riechnerven (*N. olfactorius* = I. Hirnnerv), der mit vielen feinen Fasern *(Fila olfactoria)* durch die *Lamina cribrosa* des Siebbeins *(Siebplatte)* in die vordere Schädelgrube aufsteigt. Er meldet Geruchsänderungen der Einatemluft an das *Riechhirn* (☞ 11.5). So kann übler Geruch vor schädlichen Stoffen in der Atemluft warnen und bewirken, daß man den Atem anhält.

Durch den Geruchssinn wird auch der Geschmackssinn wesentlich beeinflußt. So schmeckt man fast nichts mehr, wenn die Riechschleimhaut durch einen Schnupfen verlegt ist.

Auch wird durch den Duft von leckeren Speisen die Speichel- und Magensaftsekretion in Gang gesetzt – oder durch schlechten Geruch vor dem Genuß verdorbener Speisen gewarnt (☞ 12.5.1).

17.1.3 Nasennebenhöhlen

In die Nasenhöhle münden die klinisch bedeutsamen paarig angeordneten Nasennebenhöhlen; im einzelnen sind dies:

- Die **Stirnhöhlen** *(Sinus frontales),*
- die **Kieferhöhlen** *(Sinus maxillares),*
- die **Siebbeinzellen** *(Cellulae ethmoidales)* und
- die **Keilbeinhöhlen** *(Sinus sphenoidales).*

Die Nasennebenhöhlen dienen der Gewichtsverminderung des knöchernen Schädels, ferner stellen sie einen Resonanzraum für die Stimme dar.

„Sekretfalle" – Sinusitis

Leider können die Nasennebenhöhlen bei Fortleitung eines Infektes aus der Nasenhöhle (*Nasennebenhöhlenentzündung,* **Sinusitis**) selbst in Mitleidenschaft gezogen und zur „Sekretfalle" werden: Die entzündete Schleimhaut schwillt an und das eitrige Sekret kann dadurch nicht mehr abfließen. So kann sich z. B. Eiter wochen- und monatelang in den Nasennebenhöhlen sammeln und zu hartnäckigen Kopf- und Kieferschmerzen sowie zu Mattigkeit und Leistungsverlust führen. Mit breit wirksamen Antibiotika, abschwellenden Nasentropfen und Rotlicht versucht man, die versteckte Entzündung zur Abheilung zu bringen; oft wird allerdings eine operative Öffnung der Nasennebenhöhlen notwendig.

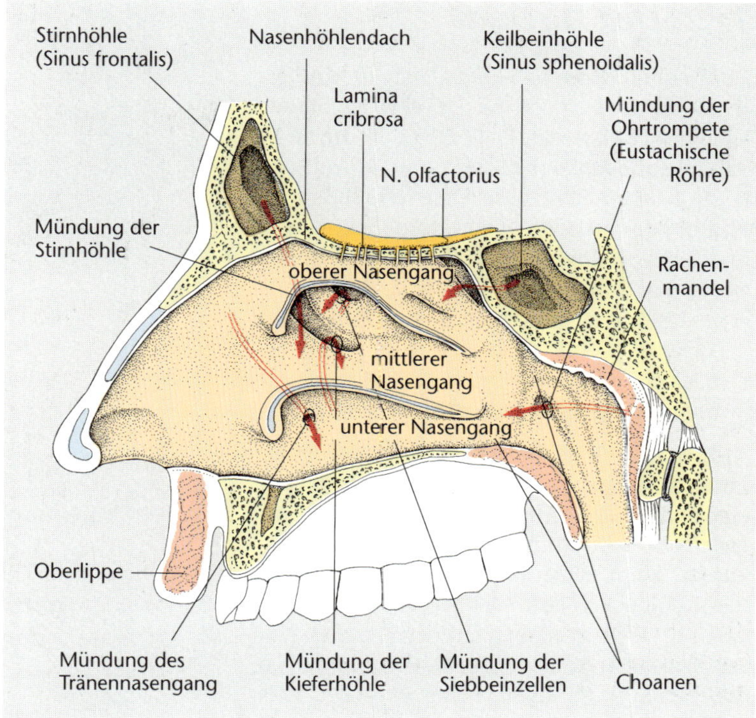

Abb. 17.2: Schnitt durch die Nasenhöhle. Die Nasenhöhle hat über Gangsysteme Verbindung zu verschiedenen Höhlen. In den oberen Nasengang mündet der Keilbeinhöhlengang, der mittlere Nasengang hat Verbindung zur Stirnhöhle, zu den Siebbeinzellen und zur Kieferhöhle. In den unteren Nasengang mündet der Tränennasengang ein. Am hinteren Ende des Nasenganges (Nasopharynx) liegt die Mündung der Ohrtrompete (Eustachsche Röhre). Sie verbindet Nase und Mittelohr.

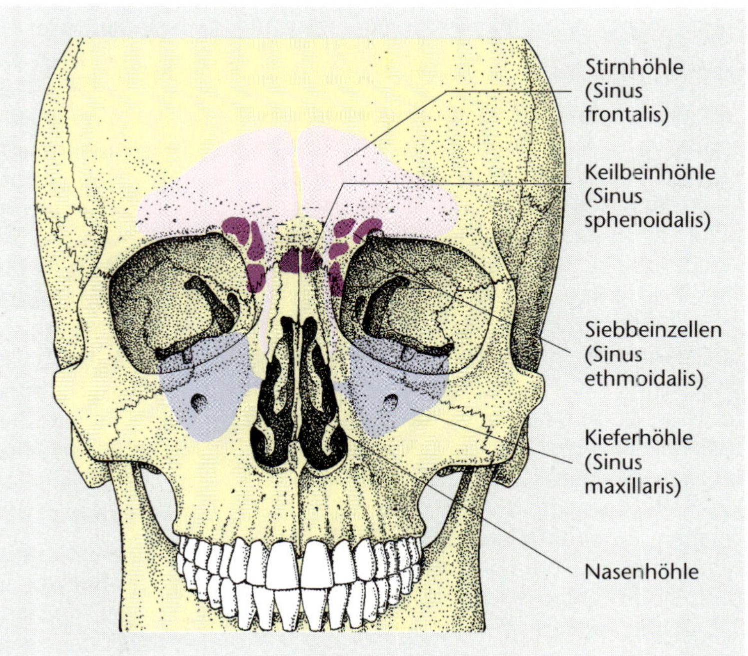

Abb. 17.3: Die Nasennebenhöhlen. Projektion der einzelnen Höhlen auf die vordere Schädeloberfläche.

17.1.4 Der Tränennasengang

In den unteren Nasengang mündet der **Tränennasengang**, ein von Schleimhaut ausgekleidetes enges Röhrchen über den die Tränenflüssigkeit aus dem inneren Augenwinkel in die Nasenhöhle abgeleitet wird (☞ Abb. 12.28). Deshalb muß man sich beim Weinen, das heißt bei übermäßiger Sekretion von Tränenflüssigkeit, die Nase putzen.

17

17.2 Der Rachen

Der **Rachen** *(Pharynx, Schlund)* ist ein Muskelschlauch, der sich von der Schädelbasis bis zur Speiseröhre erstreckt. Er liegt *vor* der Halswirbelsäule und *hinter* der Nasen- und Mundhöhle. Im Rachen kreuzen sich die (mit Nase und Mund beginnenden) Luft- und Speisewege und teilen sich am unteren Ende des Rachens wieder auf, und zwar

- in die vorne gelegenen, weiterführenden Luftwege (Kehlkopf und Luftröhre) und
- in die hinten gelegene, vor der Halswirbelsäule verlaufende Speiseröhre *(Ösophagus)*.

Als Schaltstelle dieser „Kreuzung“ zwischen Luft- und Speiseweg dient der **Kehldeckel** *(Epiglottis, Kehlkopfdeckel)*. Er steht wie ein umgedrehter Schuhlöffel am Eingang des Kehlkopfes. Beim Einatmen und Ausatmen steht der Kehldeckel gestreckt nach oben – die Atemluft kann von oben aus den hinteren Nasenöffnungen *(Choanen)* nach vorne unten in den Kehlkopf gelangen. Beim Schlucken aber muß sich der Kehlkopf verschließen: Der Kehldeckel legt sich mit dem Muskelspiel des Schluckakts (☞ 18.2.7) wie ein schützendes Dach über den Kehlkopfeingang. Dadurch gelangt der Speisebrei, der von vorne (vom Mundraum her) in den Rachen eintritt, nach hinten und verläßt den Rachenraum durch die dorsal gelegene Speiseröhre. Beim *Verschlucken* gelangt durch einen gestörten Schluckvorgang Speise in den Kehlkopf und weiter in die Luftröhre.

Der Nasopharynx

Das obere Drittel des Rachenraums wird **Nasopharynx** *(Nasenrachen)* genannt. In ihn münden die Choanen und die sogenannten **Ohrtrompeten**, *(Eustachische Röhren, Tuba auditiva,* kurz: *Tube)*, zwei feine Verbindungskanäle zu den Paukenhöhlen des Mittelohrs. Durch diese Kanäle werden die Mittelohrräume belüftet und Druckunterschiede zwischen Mittelohrraum und Außenluft ausgeglichen (☞ 12.7.3).

Im Nasopharynx liegt auch die **Rachenmandel** *(Tonsilla pharyngea)*, die der Infektabwehr im Nasen-Rachen-Raum dient. Im Kindesalter kann die Rachenmandel bisweilen so stark wuchern (**adenoide Vegetationen** oder „Polypen“), daß sie die Nasenatmung behindert und zu chronischem Schnupfen, Pharyngitis, Tracheitis (Luftröhrenentzündung), Bronchitis und Verlegung der Tubenöffnungen mit chronischem Tubenkatarrh und Mittelohrentzündungen führt. Sie muß dann operativ in Vollnarkose vom Mundraum her entfernt werden *(Adenotomie-Operation)*.

Der Oropharynx

Der **Oropharynx** *(Mundrachen)* ist der mittlere Abschnitt des Rachenraumes und hat eine weite Öffnung zum Mundraum. Er dient als gemeinsamer Passageabschnitt für Luft sowie für flüssige und feste Nahrung. In ihm liegen seitlich die beiden **Gaumenmandeln** *(Tonsillae palatinae)* oder *Gaumentonsillen.*

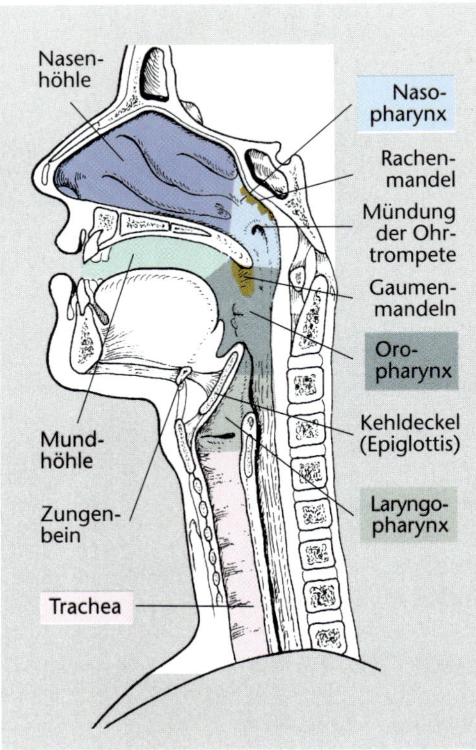

Abb. 17.4: Schnitt durch den Rachen. Man erkennt die drei Abschnitte: Nasopharynx, Oropharynx und Laryngopharynx.

Diese „Mandeln“ dienen als Teil des lymphatischen Systems – zu dem auch die Rachenmandel und die am Zungengrund gelegenen sogenannten *Zungenbälge* gehören – der Immunabwehr. Sie entzünden sich häufig, z. B. durch Racheninfektionen mit *Streptokokken* (☞ 6.7). Vor allem Kinder leiden oft unter einer solchen **Angina**, wie dieser Infekt genannt wird. Die Entfernung der Gaumenmandeln bei chronisch wiederkehrender Angina war zumindest noch in den achtziger Jahren der häufigste chirurgische Eingriff überhaupt; inzwischen wird die Indikation zur *Tonsillektomie* zurückhaltender gestellt.

Der Laryngopharynx

Der untere Abschnitt des Rachenraums heißt **Laryngopharynx** und reicht vom Zungenbein bis zur Speiseröhre bzw. zum Kehlkopf. Hier findet der eigentliche Schluckakt statt.

17.3 Der Kehlkopf

Der **Kehlkopf** *(Larynx)* hat zwei Funktionen:

- Zum einen verschließt er die unteren Luftwege und regelt so ihre Belüftung,
- zum anderen ist er das Hauptorgan der Stimmbildung.

17.3.1 Der Aufbau des Kehlkopfes

Der Kehlkopf ist ein röhrenförmiges Knorpelgerüst, das sich insbesondere beim Mann durch den sogenannten **Adamsapfel** an der Vorderseite des Halses leicht tasten läßt. Der Kehlkopf erstreckt sich vom Zungengrund bis hin zur Luftröhre. Obwohl dieser Abschnitt der Luftwege relativ kurz ist, ist er doch äußerst kompliziert gebaut; als wichtigste Struktur enthält er die **Stimmbänder** (☞ 17.3.2). Seine Festigkeit erhält er durch neun Knorpelstücke, die durch Bänder sowie durch an Außen- und Innenseite verlaufende Muskeln verbunden sind.

Der größte Knorpel ist der **Schildknorpel** *(Cartilago thyroidea)*, dessen scharfkantiger Vorsprung den Adamsapfel markiert und dem Larynx seine dreieckige Form gibt.

Auf dem Oberrand des Schildknorpels sitzt der **Kehldeckel** *(Epiglottis)*, der wie erwähnt beim Schluckakt eine große Rolle spielt.

Unter dem Schildknorpel folgt als Zwischenstück zur Luftröhre der siegelringförmige **Ringknorpel** *(Cartilago cricoidea)*, dessen Verdickung (das „Siegel“) nach hinten gerichtet ist. Schildknorpel und Ringknorpel sind durch Gelenke miteinander verbunden. Das Siegel des Ringknorpels bildet außerdem die Basis für die kleinen **Stellknorpel** *(Cartilagines arytaenoideae)*, die für die Stellung und Spannung der Stimmbänder verantwortlich sind (☞ Abb. 8.16).

Der gesamte Kehlkopf, mit Ausnahme des Kehldeckels und der Stimmbänder, ist von einer Schleimhaut ähnlich der Nasenschleimhaut bedeckt; diese trägt auch hier ein Flimmerepithel mit schleimbildenden Becherzellen. Unter dem Epithel liegt zudem ein ausgedehntes Blutgefäßnetz. Dadurch wird die Atemluft im Kehlkopfbereich weiter befeuchtet, von feinsten Staubteilchen befreit und angewärmt.

Larynxödem

Da das Larynxepithel einem lockeren, gefäßreichen Bindegewebe aufliegt, besteht bei entzündlichen und/oder allergischen Reaktionen die Gefahr eines **Larynxödems**, das heißt der Aufquellung dieses Bindegewebes, das unbehandelt zum Ersticken führen kann. Insbesondere bei Kleinkindern können im Rahmen von Virusinfektionen sogenannte *Pseudo-Krupp*-Anfälle mit bellendem Husten, Heiserkeit, inspiratorischem Atemgeräusch und Atemnot entstehen.

Als Erstmaßnahmen sollte, z. B. durch Öffnen der Fenster, für kühle, feuchte Atemluft gesorgt werden. Außerdem sollen die Kinder medikamentös beruhigt (sediert) werden. Meist bringt aber erst das Einatmen (Inhalation) von abschwellenden Mitteln oder eventuell auch die Gabe kortisonhaltiger Zäpfchen Erleichte-

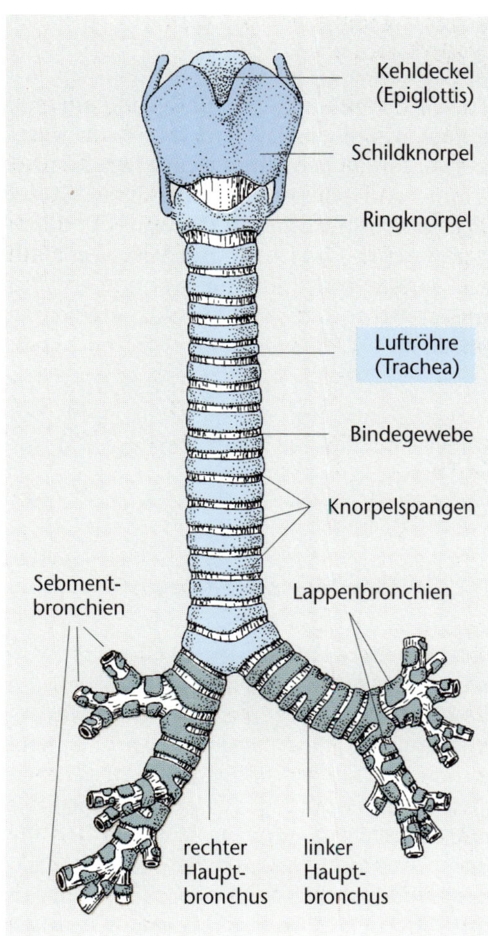

Abb. 17.5: Kehlkopf, Luftröhre und große Bronchien. Man erkennt die beiden Schildknorpelplatten, den Ringknorpel und die Knorpelspangen der Luftröhre. Die Verzweigung der Luftröhre in die beiden Hauptbronchien ist ebenfalls dargestellt.

rung. Ganz selten muß eine *Intubation* (☞ 17.3.2) oder ein Luftröhrenschnitt *(Tracheotomie)* durchgeführt werden.

Einige Studien haben den Verdacht ergeben, daß Pseudo-Krupp-Anfälle auch durch Luftverschmutzung ausgelöst werden können. Neuere Forschungsergebnisse haben dies jedoch nicht zweifelfrei bestätigen können.

Epiglottitis

Eine weitere bedrohliche Erkrankung im Bereich des Larynx ist die **Epiglottitis**, die vor allem bei 2- bis 5jährigen Kindern vorkommt. Im Gegensatz zum Pseudokrupp sind hier immer Bakterien die auslösende Ursache. Bei dieser hochfieberhaften Infektion schwillt der Kehldeckel plötzlich an, so daß Schluckstörungen, starker Speichelfluß und Atemnot auftreten. Jedes Kind mit Verdacht auf Epiglottitis muß sofort auf die Intensivstation gebracht werden. Bestätigt sich der Krankheitsverdacht, so ist eine Intubation unumgänglich. Es wird dann versucht, die Entzündung durch Gabe von Antibiotika zum Stillstand zu bringen.

17.3.2 Die Stimmbänder und die Stimme

Die Schleimhaut des Larynx bildet zwei waagerecht gelegene Faltenpaare: Dies sind zum einen die **Stimmfalten** *(Plicae vocales)* und zum anderen die darüber gelegenen **Taschenfalten** *(Plicae vestibulares)*. Die letzteren werden auch *falsche Stimmbänder* genannt, da sie an der Stimmbildung nicht beteiligt sind. Die zwischen Taschenfalten und Stimmfalten gelegene Aussackung der Schleimhaut wird *Ventriculus laryngis* genannt.

Wie Abb. 17.7 zeigt, liegen die beiden echten **Stimmbänder** *(Ligamenta vocalia, Stimmlippen)* in der Mitte des Kehlkopfinneren. Sie verlaufen als oberer freier Rand der Stimmfalten von der Innenfläche des Schildknorpels nach hinten zu den beiden bereits erwähnten Stellknorpeln (☞ Abb. 8.16). An den Stellknorpeln setzen mehrere kleine Muskeln an, die die Stimmbänder indirekt über eine Drehung der Stellknorpel bewegen können. Die beiden Stimmbänder bilden zwischen sich die **Stimmritze**, die, abhängig von der Einstellung der Kehlkopfmuskeln, mehr oder weniger weit geöffnet ist. Die Stimmbänder sind von einem widerstandsfähigen, unverhornten Plattenepithel überzogen, das bei der laryngoskopischen Betrachtung (siehe Bild links) wegen der durchscheinenden Blutgefäße hellrosa und glänzend erscheint. Die Stimmbänder werden vom **N. recurrens** innerviert, einem Ast des N. vagus (☞ Abb. 11.20). Gelegentlich wird der „Recurrens" bei Schilddrüsen-Operationen verletzt. Die Folge ist dann eine Stimmbandlähmung *(Recurrensparese)*, die sich in der Regel durch Heiserkeit äußert.

Laryngoskopie

Als wichtiges Hilfsmittel zur Beurteilung des Kehlkopfes verwendet der Hals-Nasen-Ohrenarzt die *Spiegeluntersuchung* des Kehlkopfes **(Laryngoskopie)**. Er schiebt dabei einen kleinen Spiegel durch den Mund in den Pharynx ein und kann dadurch nicht nur entzündliche oder tumorartige Veränderungen der Stimmfalten, sondern auch die Beweglichkeit der Stimmlippen des Patienten beurteilen. Einen nicht-krankhaften laryngoskopischen Befund zeigt Abb. 17.8.

Künstliche Beatmung, Intubation

Um die Beatmung während einer Narkose, bei Bewußtlosigkeit (☞ 24.4) oder bei Verengungen im Kehlkopfbereich (z. B. bei der erwähnten Epiglottitis, ☞ 17.3.1) zu gewährleisten, wird ein Tubus durch die Stimmritze in die Trachea eingeführt. Der Tubus kann dabei durch den Mund **(orotracheale Intubation)** oder durch die Nase **(nasotracheale Intubation)** vorgeschoben werden. Die Intubation erfolgt am liegenden, möglichst ruhiggestellten oder bereits narkotisierten Patienten unter laryngoskopischer Sicht. Der eingeführte Tubus muß anschließend gut fixiert werden, um ein Herausrutschen zu verhindern. Hierzu dienen eine aufblasbare, in der Trachea liegende Tubusmanschette und an Mund oder Nase anzubringende Pflasterzüge.

Stimmbandreizung

Die Stimmbänder sind insbesondere im Winterhalbjahr bei zentral geheizten Räumen ständig vom Austrocknen bedroht, da sie keine eigenen Schleimdrüsen besitzen. Sie reagieren mit einer **Stimmbandreizung**, was die Betroffenen durch eine heisere, krächzende

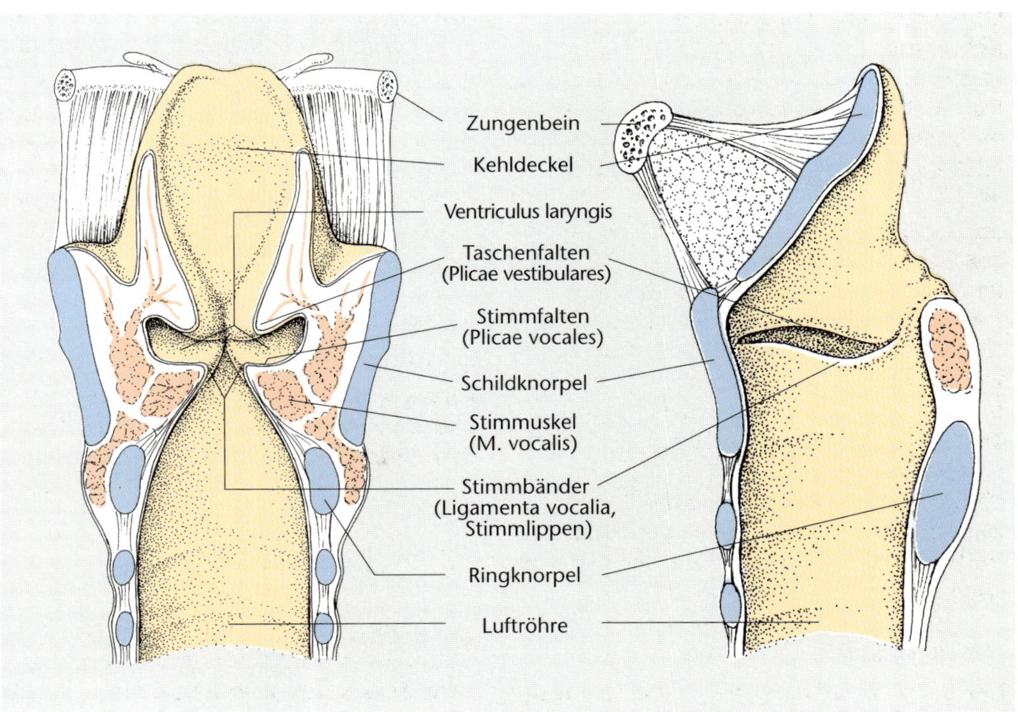

Abb. 17.7: Längsschnitte durch den Kehlkopf (Larynx); Ansicht von hinten (links) und von der Seite (rechts).

17

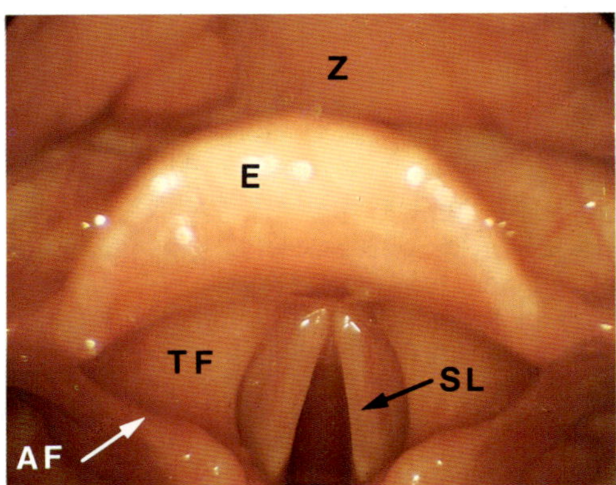

Abb. 17.8: Blick mit dem Laryngoskop auf Stimmbänder (SL = Stimmlippe), Kehlkopfdeckel = Epiglottis (E), Taschenfalten (TF), Zungengrund (Z) und die Schleimhautfalte zwischen Stellknorpel und Epiglottis (aryepiglottische Falte, AF) in mittlerer Atemstellung

Stimme bemerken. In diesem Fall muß die Stimme geschont werden und die relative Luftfeuchtigkeit der Einatemluft nach Möglichkeit auf mindestens 50 % angehoben werden.

Die Bewegungen der Stimmbänder

Die Atemluft muß den Spaltraum zwischen den beiden Stimmbändern, also die Stimmritze, passieren. Bei ruhiger Atmung werden die Stimmbänder durch mäßige Muskelspannung in einer Mittelstellung gehalten. Verkürzt sich der paarige Muskel *(„Lateralis“)*, der sich vom Ringknorpel bis zum Stellknorpel erstreckt, führt dies zu einer Verengung der Stimmritze. Dies ist z. B. vor Wortbildungen wie „Affe“ oder „Otto“ erforderlich. Die Stimmritze wird hier zunächst verschlossen und dann durch den Luftdruck plötzlich aufgestoßen. Bei Hauchlauten (wie z. B. im Wort „juhu“) muß

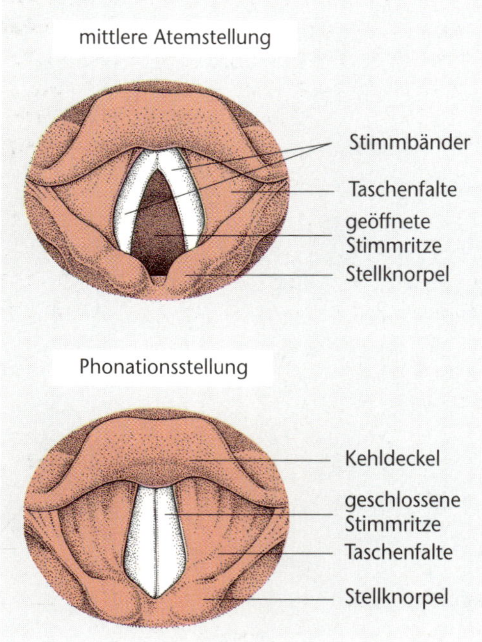

Abb. 17.9: Die Stimmritzen in mittlerer Atemstellung und Phonationsstellung. Letztere wird vor dem Sprechen eines Vokals (Selbstlaut) eingenommen.

die Stimmritze weit gestellt werden. Dies besorgt der sogenannte *Postikusmuskel*, der auch bei normaler Ein- und Ausatmung die Stimmritze offenhält. Er ist der einzige Kehlkopfmuskel, der die Stimmritze öffnet.

Die Stimmbildung

Bei der **Stimmbildung** oder *Phonation* werden die Stimmbänder durch einen Luftstrom in regelmäßige Schwingungen versetzt. Die Frequenz der Schwingungen und damit die Höhe des Grundtones kann durch die Änderung der Spannung der Stimmbänder reguliert werden; die Lautstärke dagegen hängt von der Stärke des Luftstroms ab.

Die Fülle der Stimme wird schließlich durch den Resonanzraum von Rachen, Mund- und Nasenhöhle erzeugt, der auch die Klangfarbe bestimmt.

Die Tonhöhe

Wie gesagt, hängt die Tonhöhe von der Schwingungszahl der Stimmbänder ab:

- Soll ein hoher Ton erzeugt werden, so werden die Stimmbänder durch Kontraktion von Kehlkopfmuskeln stärker gespannt (vergleichbar mit dem Höherstimmen einer Gitarrensaite durch das Nachspannen).
- Sollen die Stimmbänder tiefer klingen, so können sie durch entsprechende Bewegungen der Kehlkopfmuskeln entspannt werden. Weite, langsamere Schwingungen erzeugen dann tiefere Töne.

Die Lautbildung

Für die **Lautbildung** oder *Artikulation* muß sich der aus Mund-, Nasen- und Rachenhöhle bestehende **Resonanzraum** (auch *Ansatzrohr* genannt) in seiner Form ändern können. Dadurch bekommt die Luftsäule im Ansatzrohr unterschiedliche Eigenfrequenzen und charakteristische Resonanzen, wodurch die verschiedenen Klangbilder der Laute entstehen (☞ Abb. 17.10).

Bei der Bildung der *Konsonanten* (Mitlaute) ist das Ansatzrohr stärker verengt als bei den *Vokalen* (Selbstlauten). Die einzelnen Konsonanten werden dabei vor allem durch unterschiedliche Stellungen der Zahnreihen, der Lippen und Zunge sowie des weichen Gaumens gebildet.

- Bei den *stimmhaften Konsonanten* (b, d, g, m, n) schwingen die Stimmbänder gleichzeitig, während sie
- bei den *stimmlosen Konsonanten* (z. B. t, k, p, f) nicht beteiligt sind.
- Auch beim Flüstern schwingen die Stimmbänder nicht, vielmehr wird die durch den Kehlkopf ausströmende Luft für die Lautbildung im Ansatzrohr ausgenutzt. Auf diese Weise können auch Patienten, deren Kehlkopf operativ entfernt werden mußte, noch sprechen.

Der Stimmbruch

Kinder haben einen kleineren Kehlkopf mit kürzeren Stimmbändern und dadurch eine höhere Stimme als Erwachsene. Der Wechsel von der kindlichen Stimme zur Erwachsenenstimme tritt während der Pubertät ein. Dieser sogenannte **Stimmbruch** *(Mutation)* ist durch die Gewichts- und Längenzunahme von Kehlkopf und Stimmbänder bedingt und tritt bei Jungen wesentlich ausgeprägter auf als bei Mädchen.

Die Jungenstimme senkt sich um etwa eine Oktave (sieben Töne), die Frauenstimme liegt dagegen nur um etwa drei Töne tiefer als die Mädchenstimme.

17.3.3 Der Hustenreflex

Gelangt ein Fremdkörper in den Kehlkopf oder in die tieferen Atemwege, so legen sich die Stimmbänder sofort unter starker Muskelanspannung aneinander. Anschließend kommt es zu einem reflektorisch ausgelösten **Hustenreiz**, wodurch der Fremdkörper mit einem kräftigen Ausatmungsstoß, der die Stimmritze aufsprengt, in den Mund zurückgeschleudert wird. Auch das Aushusten von Luftröhrensekret und das Räuspern beruhen auf diesem Reflexmechanismus.

Husten und Auswurf

Der **Hustenreflex** dient der Reinigung des Bronchialbaumes. Wird durch Husten Sekret in die oberen Luftwege befördert, so spricht man von **produktivem Husten**, das Sekret wird oft als *Auswurf* (**Sputum**, nicht zu verwechseln mit Speichel!) ausgespuckt oder verschluckt.

Andererseits kann ein Husten den Menschen auch ohne nennenswerten Sekrettransport plagen; man spricht dann von einem **Reizhusten.** Ein solcher Husten tritt z. B. beim Bronchialkarzinom, in der Anfangsphase einer Bronchitis oder beim **Keuchhusten** *(Pertussis)*, einer vor allem Kleinkinder treffenden bakteriellen Infektion (Erreger: Bordetella pertussis) mit nächtlichen, quälenden Reizhustenanfällen, auf.

Bluthusten

Bei blutenden Lungentumoren oder bei einem Lungeninfarkt, aber auch bei entzündlichen Lungenerkrankungen – etwa bei der Tuberkulose (☞ 17.13.3) – kann es zum Abhusten von Blut kommen (**Bluthusten** oder *Hämoptyse*). Das Blut stammt hierbei aus dem Rachen, den Bronchien oder den Lungen und darf nicht mit dem **Bluterbrechen** *(Hämatemesis)*, bei dem das Blut aus dem Verdauungstrakt stammt, verwechselt werden.

17

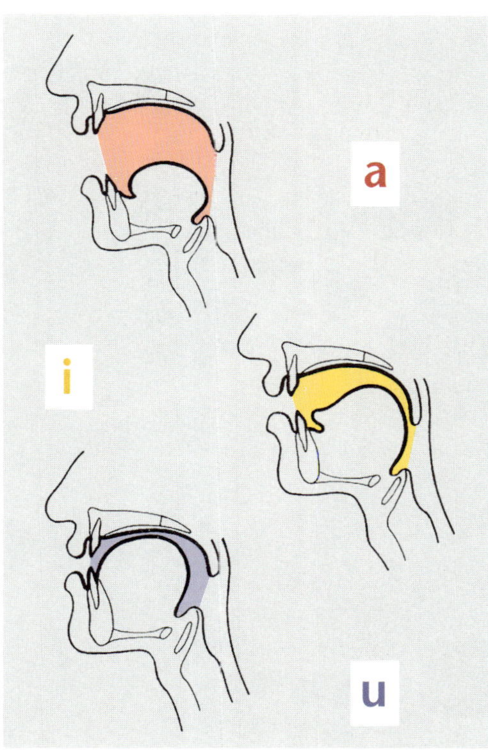

Abb. 17.10: Stellung der für die Lautbildung verantwortlichen Organe. Zunge, Lippen und Mund beim Sprechen der Vokale (Selbstlaute) A, I und U.

17.4 Die Trachea

Unterhalb des Ringknorpels beginnt die **Trachea** *(Luftröhre).* Sie ist ein durchschnittlich 11 cm langer, muskulöser Schlauch mit C-förmigen Knorpelspangen. Die Trachea ist an ihrer Hinterwand abgeflacht; hier ist die „Öffnung" des Cs, die mit einer Membran verschlossen ist und an der die Trachea Kontakt mit der Speiseröhre hat.

Die 16 – 20 Knorpelspangen haben die Aufgabe, die Trachea auch bei einem Unterdruck, wie er durch den Einatmungsvorgang entsteht, offenzuhalten. Zwischen den einzelnen Knorpelspangen liegt elastisches Bindegewebe, das der Trachea neben ihrer Querelastizität auch eine *Längselastizität* verleiht.

Diese Beweglichkeit wird z. B. beim Schluckakt ausgenützt, bei dem die Trachea problemlos mit dem nach oben steigenden Kehlkopf in der Länge gedehnt werden kann. Die *Querelastizität* ist vor allen Dingen beim Hustenstoß wichtig, wo es zu einer ausgeprägten Längs- und Querverschiebung der Trachealwand kommt, so daß ein etwaiger Fremdkörper oder Trachealschleim mit dem durch den Hustenstoß beschleunigten Luftstrom fortgerissen werden kann.

Wie der übrige Atemtrakt ist auch die Trachea von einer Schleimhaut mit Flimmerepithel und schleimbildenden Becherzellen überzogen. Unter dem Epithel liegen im Bindegewebe eingebettet die schleimbildenden Trachealdrüsen, die ebenfalls zur Befeuchtung der Schleimhaut beitragen. Durch den Flimmerschlag werden kleine Teilchen (z. B. Staub) zurück nach oben in Rachen und Mund befördert.

17.5 Die Bronchien

An ihrem unteren Ende, etwa in Höhe des 5. Brustwirbels, teilt sich die Luftröhre in die beiden **Hauptbronchien.** Diese Stelle ist bronchoskopisch (*Bronchoskopie* = endoskopische Untersuchung der Bronchien) besonders gut an der sogenannten **Carina** (☞ Abb. 17.13) zu erkennen, einem keilartig hervorragenden Knorpelstück, das die Aufteilung der Luftröhre in die Hauptbronchien deutlich markiert. Die Bronchienwand der Hauptbronchien ist ähnlich aufgebaut wie die Wand der Trachea – auch sie besteht aus Knorpelspangen und Schleimhaut mit Flimmerepithel.

Wie Abb. 17.5 und 17.14 zeigen, ist der rechte Hauptbronchus meist etwas weiter und verläuft steiler abwärts als der linke Hauptbronchus, der sich in seiner Form an das darunterliegende Herz anpassen muß. Daran muß bei **Fremdkörperaspiration** gedacht werden: „Verschluckt" sich ein Kind z. B. an einem Spielzeug, das heißt gerät beispielsweise ein kleiner Würfel, den das Kind in den Mund genommen hat, in die Luftröhre, so rutscht dieser Gegenstand in aller Regel in den rechten, steiler nach unten abgehenden Hauptbronchus, Von hier muß er auch bronchoskopisch wieder entfernt werden.

Nach wenigen Zentimetern teilt sich jeder der Hauptbronchien in kleinere Bronchien oder **Bronchien zweiter Ordnung** auf:

- Der rechte Hauptbronchus teilt sich in *drei* Hauptäste für die drei Lappen der rechten Lunge.
- Der linke Hauptbronchus teilt sich in *zwei* Hauptäste für die zwei Lappen der linken Lunge.

Diese fünf Hauptäste, die **Lappenbronchien,** teilen sich dann wie das Geäst eines Baumes weiter in **Segmentbronchien** auf, die sich wiederum in immer kleinere Äste verzweigen. Durch mehr als zwanzig Teilungsschritte entsteht so das weit verzweigte System des **Bronchialbaumes.**

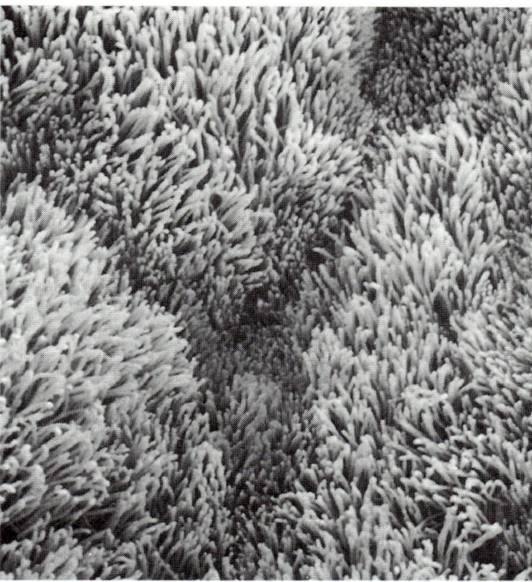

Abb. 17.12: Flimmerepithel der Trachea im Elektronenmikroskop. Die leicht wellenförmige Oberfläche der Trachea ist von einem dichten Flimmerepithel überwuchert. Da alle Oberflächenzellen vollständig mit Härchen bedeckt sind, kann man die Zellgrenzen nicht erkennen.

Je kleiner die Bronchien werden, desto einfacher und dünnwandiger wird ihr innerer Aufbau. Schon auf der Ebene der Lappenbronchien werden die großen Knorpelspangen durch kleine unregelmäßige Knorpelplättchen ersetzt. In den kleinsten Verzweigungen der Bronchien, den **Bronchiolen** mit einem Innendurchmesser von weniger als 1 mm, fehlen die Knorpeleinlagerungen völlig. Dafür sind die Bronchiolen reichlich mit **glatten Muskelfaserzügen** (☞ 4.7.1) versehen, die den Zu- und Abstrom der Atemluft aktiv regulieren.

Die Bronchiolen verzweigen sich noch einmal in mikroskopisch feine Ästchen **(Bronchioli respiratorii)**; diese gehen unmittelbar in das eigentlich atmende Lungengewebe, die Alveolargänge mit den Lungenbläschen (**Alveolen**), über. Die Lungenbläschen liegen dabei traubenförmig und dicht gepackt um die **Alveolargänge** und Bronchioli respiratorii.

In den Alveolen der Lunge sind Blut und Luft nur durch die sogenannte *Blut-Luft-Schranke* voneinander getrennt (☞ 17.9): Durch eine dünne Schicht kann der Sauerstoff aus der Al-

17

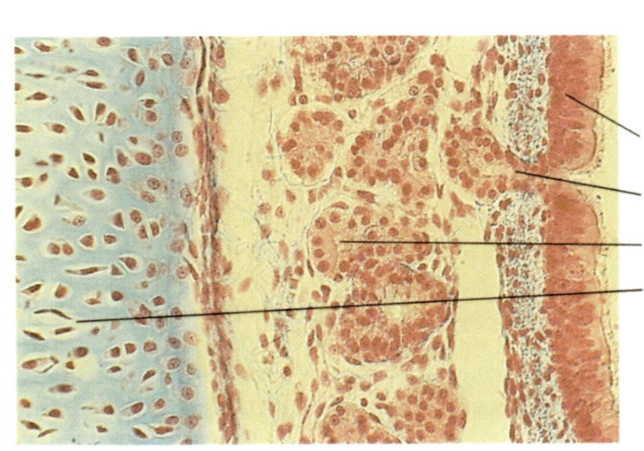

Abb. 17.11: Histologischer Schnitt durch die Wand der Trachea. Neben dem mehrreihigen hochprismatischen Flimmerepithel und den schleimbildenden Trachealdrüsen erkennt man den Anschnitt einer Knorpelspange. Sie besteht aus hyalinem Knorpel (☞ 4.5.1), der hier blau angefärbt ist.

veolarluft rasch ins Kapillarblut übertreten, während das Kohlendioxid den umgekehrten Weg nimmt.

17.6 *Die Lungen*

Die beiden **Lungenflügel** liegen in der Brusthöhle und umgeben jeweils seitlich das Mediastinum (☞ Abb. 1.10). Sie liegen mit ihrer Außenseite den Rippen an. Nach unten werden die Lungen vom Zwerchfell begrenzt; nach oben hin ragen sie mit ihren Spitzen geringfügig über das Schlüsselbein hinaus. Zwischen dem linken und dem rechten Lungenflügel liegt das Herz.

Durch die nach links verschobene Position des Herzens ist der linke Lungenflügel kleiner als der rechte.

Der Teil der Lunge, der dem Zwerchfell aufliegt, wird als **Lungenbasis** bezeichnet, der obere Teil als **Lungenspitze** oder *Apex*. Die Lungenbasis tritt bei der Einatmung um ca. 3 bis 4 cm tiefer, um bei der Ausatmung wieder nach oben zu steigen. Die Verschieblichkeit der Lungenuntergrenzen bei der Ein- und Ausatmung läßt sich bei der körperlichen Untersuchung durch *Abklopfen* **(Perkussion)** prüfen. Außerdem kann durch die Perkussion zusammen mit dem *Abhören* **(Auskultation)** der Lunge die Verdachtsdiagnose einer *Lungenentzündung* **(Pneumonie)** oder einer Flüssigkeitsansammlung *(Erguß)* im Pleuraraum gestellt werden. Die Hauptbronchien und die Lungengefäße treten über den an der medialen Seite gelegenen **Lungenhilus** *(Lungenwurzel)* in die Lungen ein.

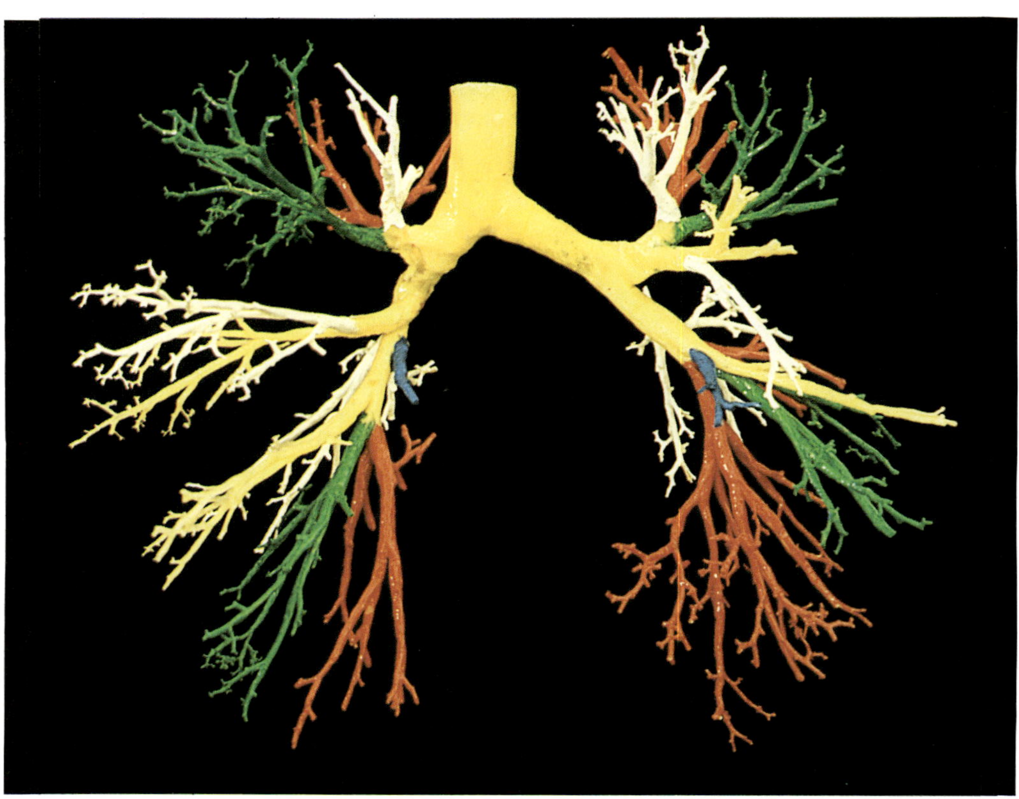

Abb. 17.14: Ausgußpräparat des Bronchialbaumes. Die einzelnen Segmentbronchien sind in verschiedenen Farben dargestellt.

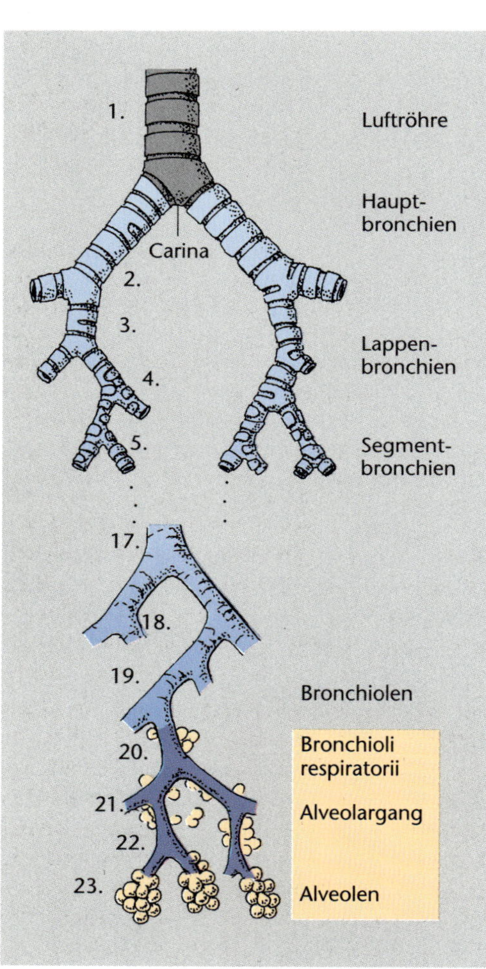

Abb. 17.13: Das Geäst des Bronchialbaums. Von der Trachea bis zu den Alveolen zählt man durchschnittlich 23 Aufteilungen.

Die linke Lunge wird durch eine gut erkennbare, schräg verlaufende Spalte in einen oberen und unteren **Lungenlappen** geteilt, während die rechte Lunge durch zwei Spalten in drei Lappen aufgeteilt ist: den Ober-, Mittel- und Unterlappen.

Wie Abbildung 17.15 zeigt, liegen die Unterlappen vorwiegend der hinteren Brustwand an, die Oberlappen und der rechte Mittellappen liegen dagegen vorwiegend vorne.

Um pathologische Befunde, wie z. B. einen Lungentumor, in ihrer Lage räumlich präzise beschreiben zu können, werden die Lungenflügel weiter in rechts zehn und links neun (das siebte Segment fehlt) **Lungensegmente** unterteilt. Die Segmentgrenzen sind jedoch äußerlich im Gegensatz zu den Lappengrenzen nicht mehr sichtbar. Sie sind als sogenannte *broncho-arterielle Einheiten* angelegt, das heißt, jedes Segment wird jeweils von einem Segmentbronchus und einem Segmentast der Lungenarterie versorgt. Lungensegmente lassen sich einzeln schonend herausoperieren, weshalb die Segmenteinteilung vor allen Dingen für die *Thoraxchirurgie,* etwa bei der Entfernung von Lungentumoren von Bedeutung ist.

Der Lungenhilus

Die Lungen werden wie jedes Organ von Lymphgefäßen durchzogen. In den Lymphgefäßen wandern weiße Blutkörperchen und ein spezieller Typ von Alveolarzellen, die phagozytierenden Alveolarepithelzellen, zu den Lymphknoten im Lungenhilusbereich. Aufgabe der phagozytierenden Alveolarzellen ist es, Fremdkörper oder Gifte abzutransportieren. Bei vielen Erkrankungen der Bronchien oder des Lungengewebes werden die Lymphknoten im Lungenhilus stark beansprucht und vergrößern sich; sie können dann im Röntgenbild typische Schatten geben. Dadurch kann bei entsprechender klinischer Symptomatik z. B. die Verdachtsdiagnose einer Tuberkulose gestellt werden. Aber auch Lymphknotenmetastasen eines bösartigen Tumors können zu einer Hilusverbreiterung führen.

17.7 *Die Pleura*

Beide Lungenflügel sind von einer hauchdünnen, mit Gefäßen versorgten Hülle, dem **Lungenfell** *(Pleura visceralis)* überzogen.

Das Lungenfell grenzt, nur durch einen flüssigkeitsgefüllten Spalt getrennt, an das **Rippenfell** *(Pleura parietalis)*, das die Brustwand, das Zwerchfell und das Mediastinum auskleidet. Beide Pleurablätter werden zusammen als

Pleura oder *Brustfell* bezeichnet. Das Rippenfell ist mit sensiblen, schmerzleitenden Nerven versorgt und eine Entzündung, *Pleuritis* genannt, ist sehr schmerzhaft. Dagegen ist das Lungengewebe mit dem Lungenfell schmerzunempfindlich. Am Lungenhilus (☞ 17.6), an dem die Hauptbronchien und Lungengefäße ein- bzw. austreten, gehen die beiden Pleurablätter ineinander über und bilden so einen geschlossenen Spaltraum, den *Interpleuralraum* oder **Pleuraspalt**.

Unterdruck zwischen den Pleurablättern

Zwischen den beiden Pleurablättern, herrscht ein Unterdruck, der sich folgendermaßen messen läßt: Führt man ein Manometer (Druckmeßgerät) in den Pleuraspalt ein, so zeigt dies am Ende der Einatmung einen Druck an, der ca. 5 mmHg *unter* dem äußeren Luftdruck liegt (man schreibt deshalb –5 mmHg). Am Ende der Exspiration liegt dieser Druck etwa bei –3 mmHg. Dieser leichte Unterdruck im Pleuraspalt im Vergleich zum Außenraum wird als *intrapleuraler Druck* bezeichnet.

Dadurch, daß im Pleuraspalt ein Unterdruck besteht, werden alle Bewegungen der Brustkorbwand direkt auf die Lungen übertragen. So führt die Erweiterung des Brustkorbes durch die Einatembewegung zu einer Ausdehnung des Lungengewebes.

Damit die Lungenflügel bei der Ein- und Ausatmung auch reibungsfrei im Thorakalraum gleiten können – vergleichbar zweier Plastiktüten, die durch einen Wasserspalt „geölt" werden – muß die Oberfläche der Pleurablätter spiegelglatt sein und ihr Zwischenraum, der Pleuraspalt, mit einer serösen Flüssigkeit „geschmiert" werden. In der Tat werden beide Pleurablätter durch eine Schicht flacher Deckzellen geglättet, wobei die Deckzellen des Rippenfells wäßrige Pleuraflüssigkeit als Gleitmittel produzieren.

Pneumothorax

Gelangt, z. B. durch eine Stichverletzung oder durch das Platzen von Lungenbläschen, Luft in den Pleuraspalt, so ist die Ausdehnung des Lungengewebes gefährdet. Bei einem solchen **Pneumothorax** bewegt sich zwar der Brustkorb, der sonst vorhandene Unterdruck zwischen Lungenfell und Rippenfell ist jedoch aufgehoben, und das Lungengewebe schnurrt aufgrund seiner Eigenelastizität in sich zusammen wie ein Luftballon, aus dem die Luft ausgelassen wurde. Es kann damit nicht mehr zum Gasaustausch beitragen. Eine rasche Entfernung der Luft aus dem Pleuraspalt durch eine geeignete Vakuumpumpe *(Pleuradrainage)* kann hier das Leben retten.

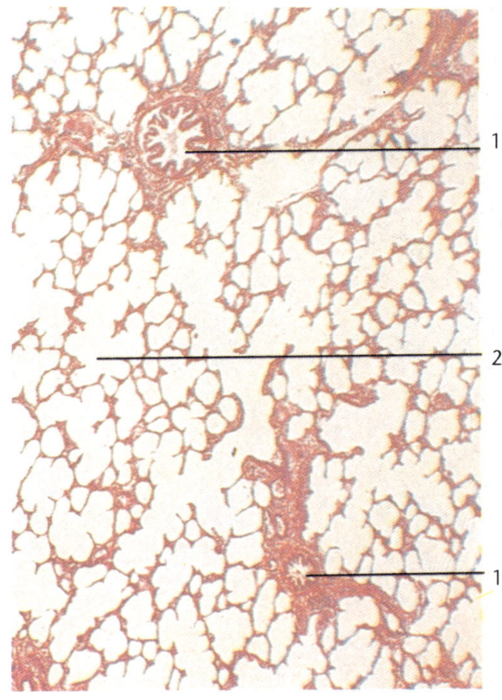

Abb. 17.16: Gesundes Lungengewebe. Der histologische Schnitt zeigt das dichte Alveolargitternetz der Lunge, in das Bronchioli respiratorii eindringen. Sie sind von Bindegewebe umgeben.
1 = Bronchioli respiratorii, umgeben von Bindegewebe, 2 = Alveolen.

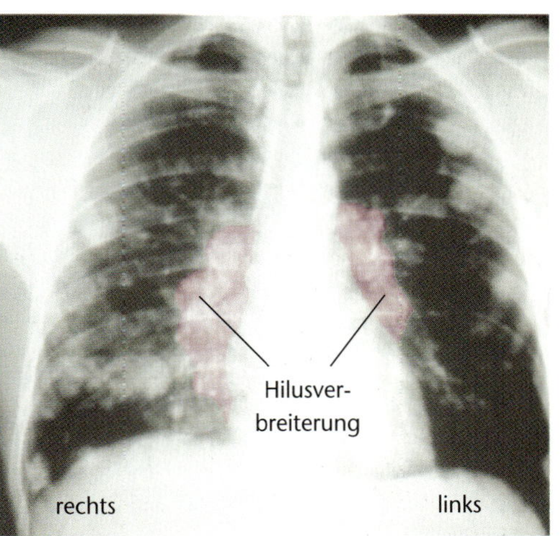

Abb. 17.17: Lungenmetastasen bei einem Patienten mit Hodentumor. Die Metastasen zeigen sich im Röntgenbild durch eine Hilusverbreiterung und eine wolkige Verschattung, hier hauptsächlich der rechten Lunge.

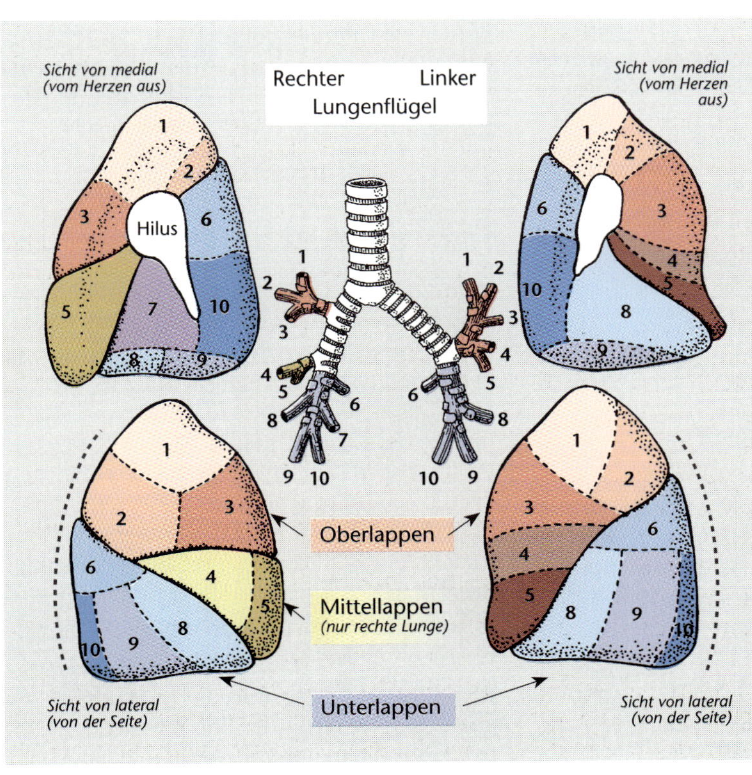

Abb. 17.15: Aufteilung der Lunge in Lappen und Segmente. Die oberen beiden Abbildungen zeigen die Ansicht von medial, die unteren Abbildungen von lateral. Beim rechten Lungenflügel wird der Oberlappen in 3, der Mittellappen in 2 und der Unterlappen in 5 (gelegentlich 6) Segmente unterteilt. Der linke Lungenflügel besteht aus einem Oberlappen mit 5 und einem Unterlappen mit 4 (gelegentlich 5) Segmenten. Die gestrichelte Linie deutet den Rücken an.

Pleuritis

Im Fall einer Entzündung der Pleurablätter **(Pleuritis)** lagert sich den sonst glatten Oberflächen oft Fibrin an; dann reiben die Membranen aneinander, und die Atmung kann durch den regelmäßigen Schmerzreiz zur Qual werden („Teufelsgrippe").

Pleuraerguß

Bei einer Pleuritis oder einem Pleura- und Lungentumor, aber auch bei einem erhöhten Druck in der Lungenstrombahn, wie er häufig bei der Herzinsuffizienz auftritt (☞ Abb. 15.37), kann sich der Pleuraspalt mit interstitieller Flüssigkeit füllen. Ist der **Pleuraerguß** eiweißreich (z. B. bei Entzündungen), heißt er *Exsudat*, besteht er aus vom Plasmaraum herausgepreßter interstitieller Flüssigkeit, heißt er *Transsudat*. Durch einen mehrere Liter umfassenden Erguß kann der Pleuraspalt dabei so weit aufgedehnt werden, daß eine ausreichende Entfaltung der Lunge nicht mehr möglich ist und Atemnot auftritt.

Ist ein Pleuraerguß so stark ausgeprägt, daß eine Einschränkung der Lungenfunktion vorliegt, oder will der Arzt Hinweise auf die Ursache des Pleuraergusses erhalten, so führt er eine **Pleurapunktion** durch (☞ Abb. 17.19). Hierzu führt er eine Punktionsnadel in den

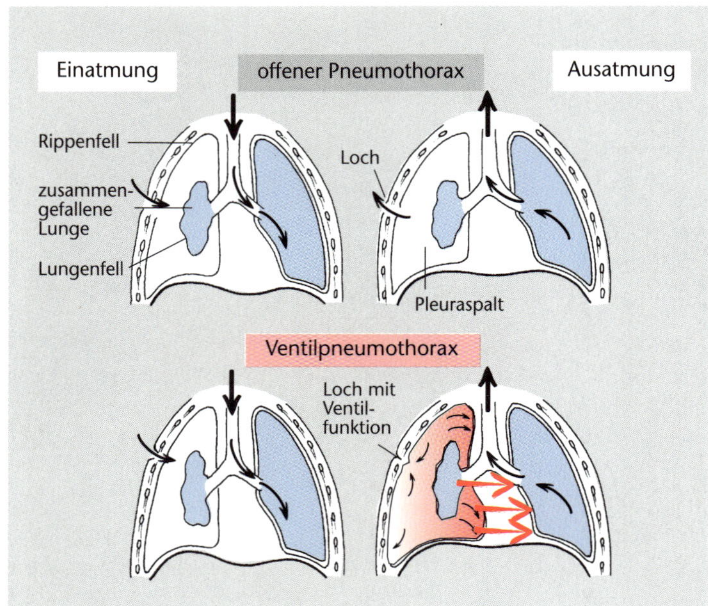

Abb. 17.18: Verschiedene Formen des Pneumothorax. Beim *offenen Pneumothorax* tritt Luft durch den Brustwanddefekt in den Pleuraspalt ein. Atmet der Patient aus, so wird die Luft wieder nach außen gepreßt. Im Gegensatz dazu kann beim *Spannungs-* oder *Ventilpneumothorax* die bei jeder Atembewegung in den Pleuraspalt eindringende Luft nicht mehr entweichen, weil ein Hautlappen an der Wunde als Ventil wirkt. Es entsteht ein Überdruck im Pleuraraum der kranken Seite, was zur Verdrängung des Herzens und zu einer Kompression der gesunden Lunge führt. Dieser lebensbedrohliche Zustand muß rasch durch Ablassen des Überdruckes durch eine Pleuradrainage behandelt werden.

Pleuraspalt ein und saugt das Sekret ab. Dieses Sekret kann dann im Labor untersucht werden. Durch vorherige Perkussion oder durch eine Ultraschalluntersuchung soll verhindert werden, daß in Lungengewebe eingestochen und damit ein Pneumothorax verursacht wird.

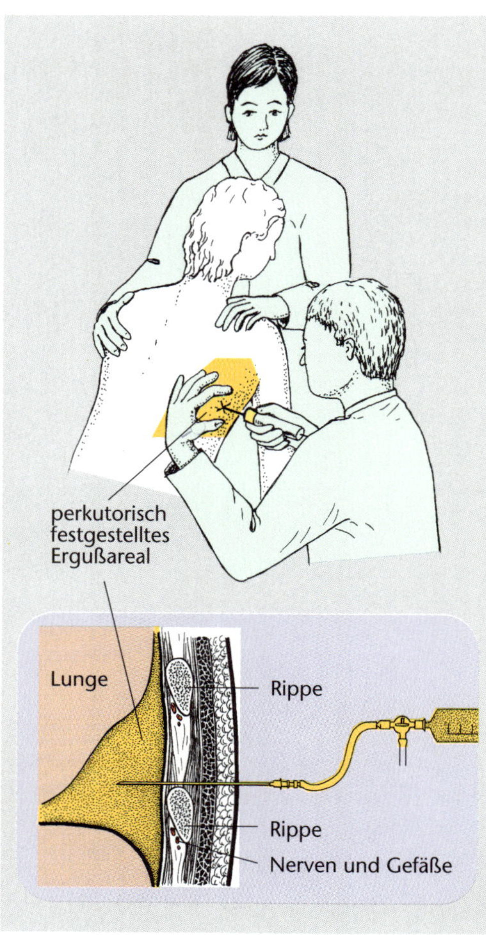

Abb. 17.19: Oben: Pleurapunktion. Die Lokalisation des Ergusses hat der Arzt vorher durch Röntgenbilder, Perkussion, Auskultation und Ultraschalluntersuchung festgestellt. Die Einstichstelle liegt meist zwischen dem 5. und 8. Interkostalraum. Als günstige Lagerung des Patienten hat sich das Sitzen auf einem Stuhl oder am Bettrand bei nach vorn gebeugtem Oberkörper bewährt.
Unten: Einführen der Punktionsnadel in den Pleuraspalt bei einer Pleurapunktion. Die Nadel wird an der Oberkante einer Rippe eingestochen, damit die unter der Rippe verlaufenden Gefäße und Nerven nicht verletzt werden.

17.8 Die Atemmechanik

Damit die Lungenbläschen ständig mit frischer, sauerstoffreicher Atemluft belüftet werden, muß sich der Brustkorb bei Erwachsenen ca. 15 mal und bei Kindern ca. 25 mal pro Minute ausdehnen (*Einatmung* bzw. **Inspiration**) und wieder zusammenziehen (*Ausatmung* bzw. **Exspiration**). Mit der Einatmung gelangt sauerstoffreiche Luft in die Alveolarräume, durch die Ausatmung dagegen wird kohlendioxidreiche, sauerstoffarme Luft wieder nach außen abgegeben.

Da die Lunge elastisch und selbst nicht aktiv beweglich ist, folgt sie bei den Atembewegungen der Erweiterung und Verengung des Brustkorbs. Die Weite des Brustraums wird durch die Rippenstellung und durch den Stand des Zwerchfells bestimmt.

17

17.8.1 Das Zwerchfell

Das **Zwerchfell** ist eine breite, gewölbte Muskelplatte, die kuppelartig gegen die Brusthöhle gerichtet ist (☞ Abb. 8.37) und Brust- und Bauchhöhle voneinander trennt. Zu beiden Seiten des Herzens, das über das Perikard (Herzbeutel) fest mit dem Zwerchfell verbunden ist (dies zeigt Abb. 8.36), liegen die Lungenflügel mit ihrer Basis dem Zwerchfell auf. In der Mitte hat das Zwerchfell eine sehnige Platte (*Centrum tendineum*), die den Zwerchfellmuskeln als Ansatz dient. Diese Zwerchfellmuskeln entspringen hinten an der Lendenwirbelsäule und vorne am Schwertfortsatz des Brustbeins und den sechs unteren Rippen.

17.8.2 Die Inspiration

Spannt sich das Zwerchfell an, so senkt sich die Zwerchfellkuppel und dehnt die Lungenflügel auf, indem sie sie nach unten zieht. Unterstützend kontrahieren sich bei der Inspiration auch die zwischen den Rippen verspannten *äußeren Zwischenrippenmuskeln* (**Mm. intercostales externi**) und erweitern das Thoraxskelett nach vorne und in geringerem Umfang auch zur Seite.

Die Atemhilfsmuskulatur

Bei vertiefter Atmung, z. B. bei Atemnot, werden die oben geschilderten zwei Inspirationsmechanismen durch die sogenannte **Atemhilfsmuskulatur** ergänzt. Als „Hilfseinatmer" dienen dabei:

- Der *große* und *kleine Brustmuskel* (**M. pectoralis major** und **minor**, ☞ Abb. 8.42),
- die **Mm. serrati posterior superior** und **inferior** *(hinterer, oberer* bzw. *unterer Sägezahnmuskel,* ☞ Tabelle 8.38 und Abb. 8.34),
- die *Treppenmuskeln* an der Brustwand (**Mm. scaleni**, ☞ Abb. 8.23) und
- der **M. sternocleidomastoideus** *(Kopfwender,* ☞ Abb. 8.21).

Damit diese Atemhilfsmuskeln optimal wirken können, muß eine besondere Körperstellung eingenommen werden, die typischerweise bei Patienten mit schwerer Atemnot, z. B. bei Herzinsuffizienz oder im *Asthmaanfall,* zu beobachten ist oder den Patienten gegebenenfalls gezeigt werden sollte: Die Patienten stützen sich dabei mit den Armen auf einer Unterlage (z. B. den Oberschenkeln) ab und beugen sich weit nach vorne („Kutschersitz").

17.8.3 Die Exspiration

Während die Inspiration aktiv erfolgt, geschieht die Exspiration überwiegend passiv. Die Exspiration beginnt mit der Erschlaffung der Mm. intercostales externi und des Zwerchfells. Dabei verengt sich der Brustkorb schon infolge der Eigenelastizität von Lungengewebe und Brustkorb. Unterstützend können sich bei der Ausatmung die *inneren Zwischenrippenmuskeln* (**Mm. intercostales interni**) kontrahieren. Durch ihren Faserverlauf wird bei der Kontraktion die jeweils obere Rippe der darunterliegenden angenähert und damit der Brustkorb abgesenkt.

Als Hilfsausatmungsmuskulatur können bei angestrengter Atmung, aber auch beim Husten und Niesen, die Bauchmuskeln eingesetzt werden, welche die Rippen herabziehen und als *Bauchpresse* die Eingeweide mit dem Zwerchfell nach oben drängen.

Brust- oder Bauchatmung

Je nachdem, ob die Inspiration überwiegend durch Senkung des Zwerchfells mit Vorwölbung des Bauches oder durch Hebung der Rippen zustande kommt, spricht man vom *Bauchatmungstyp* oder *Brustatmungstyp*.

17.8.4 Die Bauchpresse

Wird die Atembewegung des Brustkorbs nach Abschluß der Inspriationsbewegung angehalten, die Stimmbänder verschlossen und die Bauchmuskulatur willkürlich kontrahiert, steigt der Druck im Bauchraum stark an. Dies ist bei der Stuhlentleerung wichtig, bei der in der Regel die **Bauchpresse** eingesetzt wird, bis der Stuhlabgang erfolgt ist. Auch bei den Preßwehen unterstützt die Bauchpresse den Weg des jungen Menschen auf die Welt.

Gebärpositionen

Die Bauchpresse funktioniert im Liegen schlechter als in sitzender, hockender oder stehender Position. Dies ist mit ein Grund dafür, daß bettlägrige Patienten Schwierigkeiten beim Stuhlgang haben. Auch unter der Geburt hat sich die liegende Position, obwohl für Hebamme und Geburtshelfer recht praktisch, aus diesem Grunde als ungünstig gegenüber einer hockenden oder „Vierfüßler"-Position herausgestellt.

17.9 Der Gasaustausch

Wie erwähnt, findet in den **Alveolen** *(Lungenbläschen)* der Gasaustausch statt. Durch den bläschenartigen Aufbau des Lungengewebes erhält die innere Oberfläche der Lunge eine gewaltige Ausdehnung: Ihre Gesamtoberfläche beträgt beim Erwachsenen immerhin ca. 100 m² (Quadratmeter). Außerdem sind die Alveolen durch einen besonderen Typ von Alveolarepithelzellen in der Lage, Fremdkörper wie z. B. kleine Rußteilchen zu phagozytieren (in sich aufzunehmen). Die Lunge des starken Rauchers sieht deshalb im anatomischen Präparat schwarz aus, da die Teilchen in den Alveolarepithelzellen liegenbleiben.

Die Alveolen werden außen von netzförmig angeordneten kleinsten Blutgefäßen umsponnen, den Kapillaren des Lungenkreislaufs. Der zuführende Schenkel dieser Kapillaren enthält kohlendioxidreiches, sauerstoffarmes („blaues") Blut, das über die rechte Herzkammer in den Lungenkreislauf gepumpt wird (☞ 15.2.5). Während seiner Passage durch die Lungenkapillaren muß sich dieses Blut in

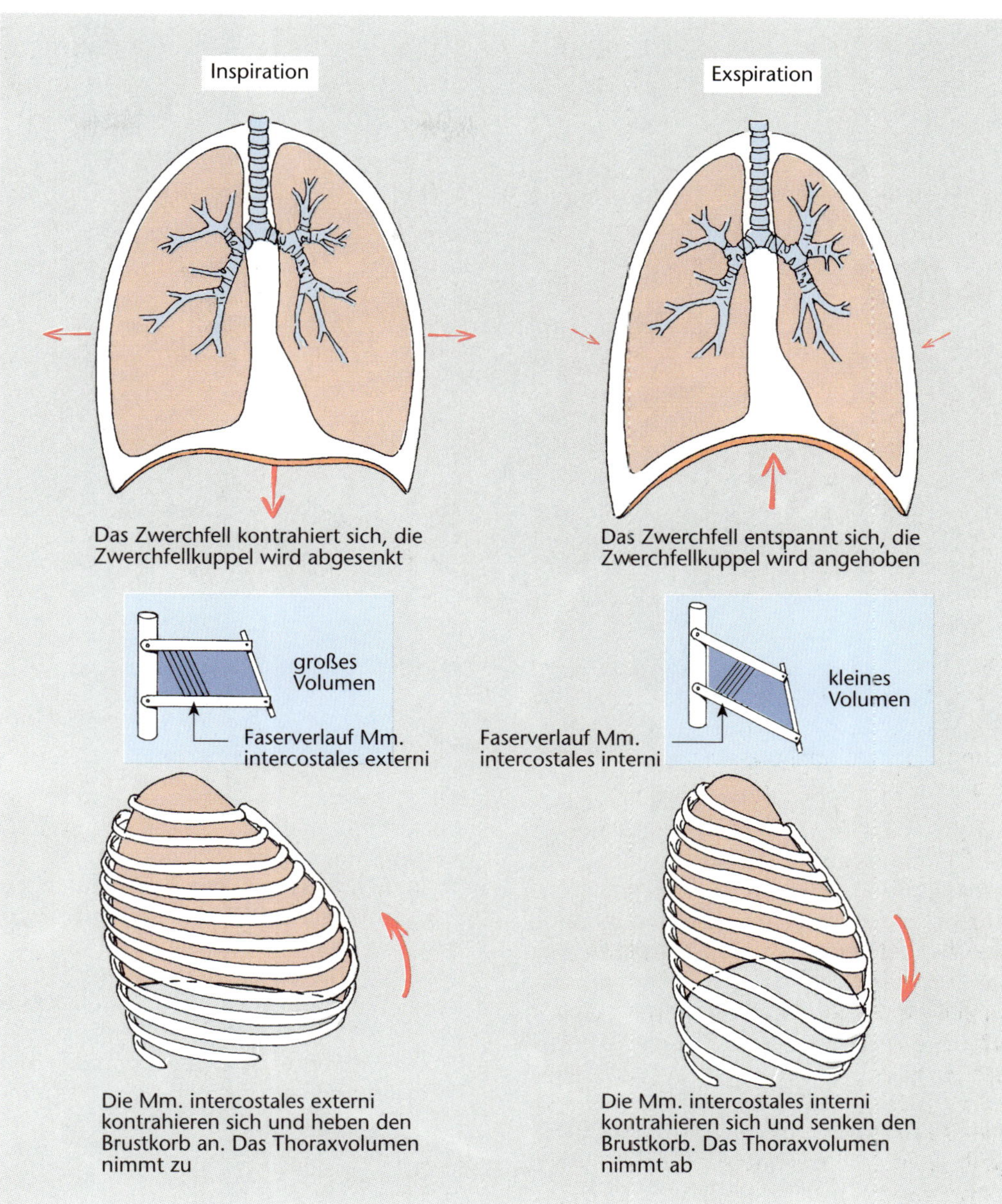

Abb. 17.20: Mechanik der In- und Exspiration. Durch Kontraktion des Zwerchfells und gleichzeitiges Anheben des Brustkorbes vergrößert sich das Thoraxvolumen. Die Lunge wird gedehnt. Durch den entstehenden Sog gelangt frische sauerstoffreiche Luft in die Lunge.

einer sehr kurzen Kontaktzeit von nur 0,3 Sek. mit den im Alveolarraum angereicherten Sauerstoffmolekülen beladen. Der Sauerstoff diffundiert dazu durch

- das Alveolarendothel,
- die Basalmembran und
- das Kapillarendothel,

die alle zusammen die **Blut-Luft-Schranke** bilden und die beim Gesunden nicht dicker als 1 µm (1/1000 mm) ist.

Gleichzeitig diffundiert in entgegengesetzter Richtung aus den Kapillaren Kohlendioxid in den Alveolarraum. Dieser Austausch von Kohlendioxid mit Sauerstoff wird als **Gasaustausch** bezeichnet. Der ableitende Schenkel der Lungenkapillaren enthält daher sauerstoffreiches, kohlendioxidarmes („rotes") Blut. Dieser Anteil des Blutes mündet nach seinem Transport durch die Lunge in den linken Vorhof des Herzens.

Vergleicht man Einatemluft und Ausatemluft miteinander, so stellt man fest, daß durch den Gasaustausch in den Alveolen der Sauerstoffgehalt gegenüber der eingeatmeten Luft um ca. 5 % geringer und der Kohlendioxid-Gehalt um ca. 4 % größer geworden ist. Rechnet man diese Zahlen auf das eingeatmete Volumen um, so erkennt man, daß die Gasmenge, die tatsächlich ausgetauscht worden ist, recht gering ist – 90 % der Luft wurden praktisch nur hin- und herbewegt, und nur ein Viertel des eingeatmeten Sauerstoffs wurde verbraucht.

17.9.1 Die Partialdrücke

Der Übertritt von Sauerstoff aus dem Alveolarraum in die Kapillare geschieht passiv

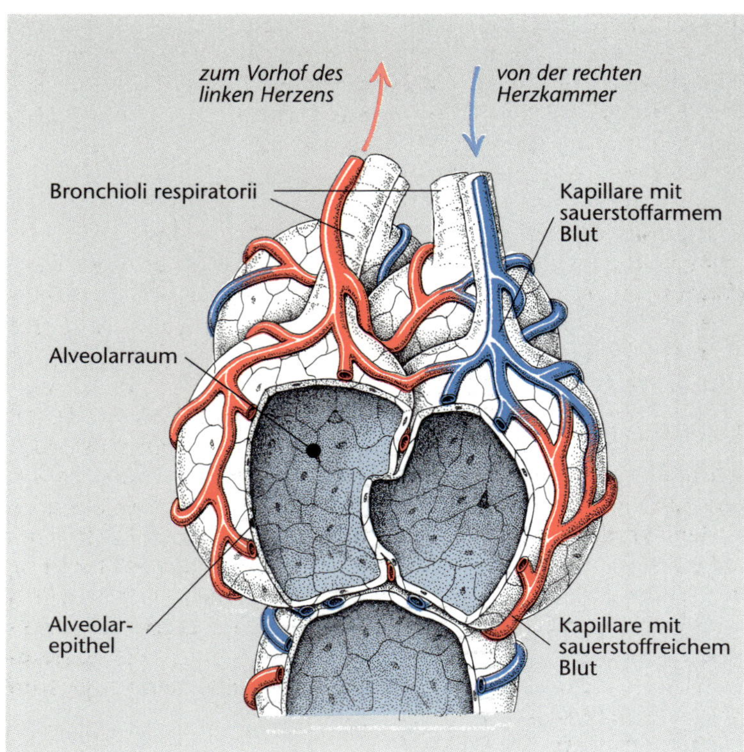

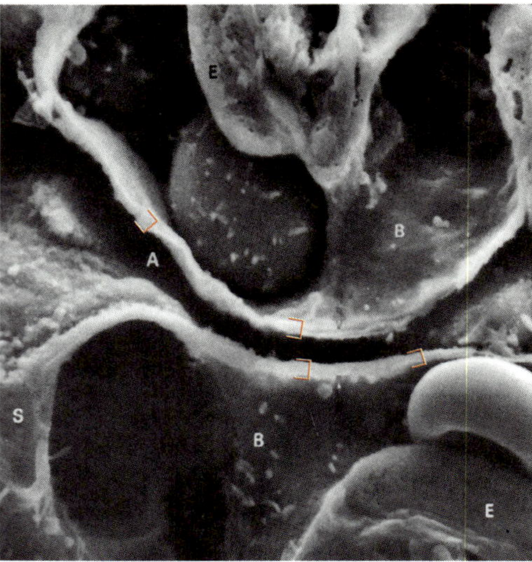

Abb. 17.21 (links): Bau der Alveolen (Lungenbläschen). Jede Alveole ist von einem Kapillarnetz umsponnen. Dort findet der Gastaustausch statt. Sauerstoff diffundiert von der Alveole in die Kapillaren, Kohlendioxid von den Kapillaren zurück in die Alveole. Die Gase müssen dabei die Epithelschicht der Alveole, eine Basalmembran und das Endothel der Kapillare durchdringen.

Abb. 17.23: Elektronenmikroskopische Aufnahme einer Alveole mit Kapillare. Die mit B gekennzeichneten Hohlräume sind Kapillaren, der mit A beschriftete Bereich ist der Alveolarraum. Alveolarepithelzelle und Kapillarendothel bilden die *Blut-Luft-Schranke*. Sie ist durch rote Klammern markiert. Die Kerne der Alveolarepithelzellen sind mit S bezeichnet, die der Endothelzellen mit E. Unten rechts erkennt man einen Erythrozyten, der sich dicht an die Blut-Luftschranke angelegt hat. In der oberen Kapillarschlinge liegen zwei Lymphozyten.

durch Diffusion (das heißt ohne Energieverbrauch, ☞ 3.5.4). Ähnlich wie ein Ball nur den Berg hinunter, aber nicht hinauf rollt, geschehen Diffusionsbewegungen nur von Orten höherer zu Orten niedriger Gaskonzentration. Bei Gasgemischen – und die Atemluft ist ja ein Gasgemisch aus Stickstoff, Sauerstoff und Kohlendioxid – hängt das Ausmaß des Gaswechsels von den Teilkonzentrationen oder *Teildrücken* (**Partialdrücken**) der einzelnen Gase ab, die in dem Gasgemisch enthalten sind. Beträgt der Gesamtluftdruck in Meereshöhe 760 mm Quecksilbersäule (kurz 760 mmHg), und hat der Sauerstoff einen prozentualen Anteil von 21 %, so beträgt der **Sauerstoffpartialdruck** (pO_2, partial = Teil) 21 % von 760 mmHg = 159 mmHg.

Diese Rechnung stimmt allerdings so nicht ganz, da die Luft in Wirklichkeit je nach Luftfeuchtigkeit noch unterschiedliche Mengen an Wasserdampf enthält. Da die Einatemluft aber meist maximal befeuchtet ist, geht man von einer 100 % wasserdampfgesättigten Inspirationsluft aus, deren pO_2 nach Abzug des Wasserdampfdruckes nur noch 150 mmHg beträgt.

Für die Effektivität des Gasaustausches ist entscheidend, welcher Anteil des Sauerstoffpartialdruckes in den großen Arterien des Körperkreislaufs wieder erscheint. Wie bei jedem komplexen Transportmechanismus sind dabei Verluste einzukalkulieren:

- Der größte Partialdruckverlust tritt in den Lungenbläschen durch die Vermischung der „frischen" Inspirationsluft mit der alveolaren Restluft auf.
- Je länger der Austauschweg zwischen Lungenbläschen und Kapillarinnenraum ist, das heißt je dicker die Blut-Luft-Schranke ist, desto „mühsamer" ist es für die Sauerstoffatome, entlang dem Partialdruckgefälle zu diffundieren (bei Lungenentzündungen z. B. kann sich der Diffusionsweg durch entzündliche Sekrete verlängern und dadurch beim Patienten zu Atemnot führen).
- Der Gaswechsel wird auch durch die Kürze der zur Verfügung stehenden Zeit begrenzt. Glücklicherweise ist beim Gesunden die **Diffusionsstrecke**, das heißt der Weg zwischen Lungenbläschen und Kapillare, extrem kurz, so daß auch die knappe Passagezeit der roten Blutkörperchen durch die Kapillaren von nur 0,3 Sek. ausreicht, um den Partialdruck des O_2 in den Lungenalveolen zu 99 % auf die kapilläre Seite zu übertragen.
- Bei vielen Krankheiten, z. B. dem *Lungenemphysem* (Überblähung der Alveolen mit Schwund der Alveolarwände vor allem beim älteren Menschen, ☞ 17.13.5) und bei *Atelektasen* (Zusammenfallen von Lungenanteilen, ☞ Abb. 17.31) kommt es zu einer Einschränkung der Austauschfläche, wodurch ein Teil des erforderlichen Sauerstoffes nicht mehr ausgetauscht wird – dies empfindet der Patient als Atemnot oder Einschränkung seiner körperlichen Leistungsfähigkeit.

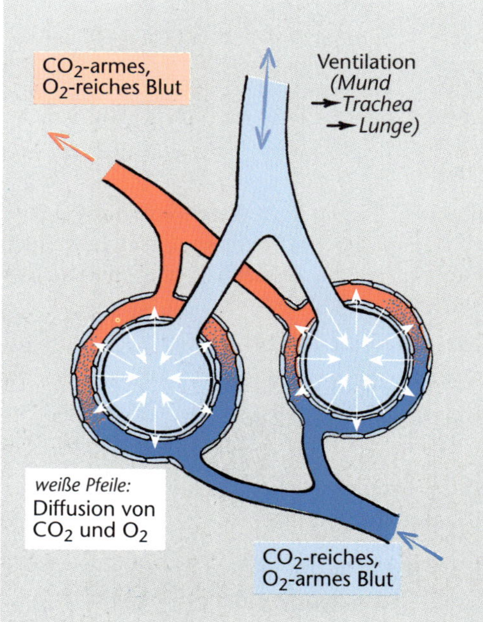

Abb. 17.22: Gasaustausch in den Alveolen. Kohlendioxidreiches, sauerstoffarmes Kapillarblut erreicht die Alveolen und umströmt sie. Nach dem Gasaustausch enthält der ableitende Kapillarschenkel sauerstoffreiches, kohlendioxidarmes Blut.

17.9.2 Der Sauerstofftransport im Blut

Der über die Lunge ins Blut aufgenommene Sauerstoff diffundiert sofort in die roten Blut-

	Einatemluft	Ausatemluft
Stickstoff	79 %	79 %
Sauerstoff (O_2)	20 %	16 %
Kohlendioxid (CO_2)	0,03 %	4 %
Edelgase	1 %	1 %

Abb. 17.24: Ein- und Ausatemluft im Vergleich. Der Sauerstoffgehalt der Ausatemluft ist um 4 % gegenüber der Einatemluft verringert worden. Der Kohlendioxidgehalt hat dagegen um etwa 4 % zugenommen.

17

körperchen. Hier lagert er sich an das Eisen des Hämoglobins an (roter Blutfarbstoff, ☞ 14.2.2). Steht nur wenig Hämoglobin zur Verfügung, etwa bei der Blutarmut *(Anämie)*, kann auch nur wenig Sauerstoff transportiert werden: Es treten Leistungsschwäche, Müdigkeit und Kurzatmigkeit auf.

Die **O_2-Kapazität**, das heißt die Menge an Sauerstoff, die im Blut transportiert werden kann, hängt auch von anderen Faktoren ab, nämlich von der Temperatur, dem CO_2-Partialdruck und dem pH-Wert des Blutes.

Die Abgabe des Sauerstoffs erfolgt wiederum durch Diffusion in das Gewebe. Hierfür sorgt der Konzentrationsunterschied zwischen dem sauerstoffreichen Blut und dem sauerstoffarmen Gewebe (mehr hierzu ☞ 16.1.6).

Nach der Sauerstoffabgabe ist das Blut erheblich sauerstoffärmer. Diese **Sauerstoffausschöpfung** beträgt im Schnitt 25 %, schwankt aber zwischen 7% bei den Nieren und 60 % beim Herzmuskel. Beim Skelettmuskel steigt sie von 28 % in Ruhe auf 80 % bei höchster Belastung an. Ebenso ist sie bei Blutarmut (Anämie) und bei peripheren Zyanosen (☞ 17.9.4) erhöht.

17.9.3 Der Kohlendioxidtransport im Blut

Öffnet man eine Mineralwasserflasche, so perlen einem sofort Kohlendioxidgasblasen entgegen. Dieses Kohlendioxid (CO_2) ist im Mineralwasser *physikalisch gelöst* gewesen und kann nun nach Beseitigung des Überdrucks in der Flasche aus dieser entweichen.

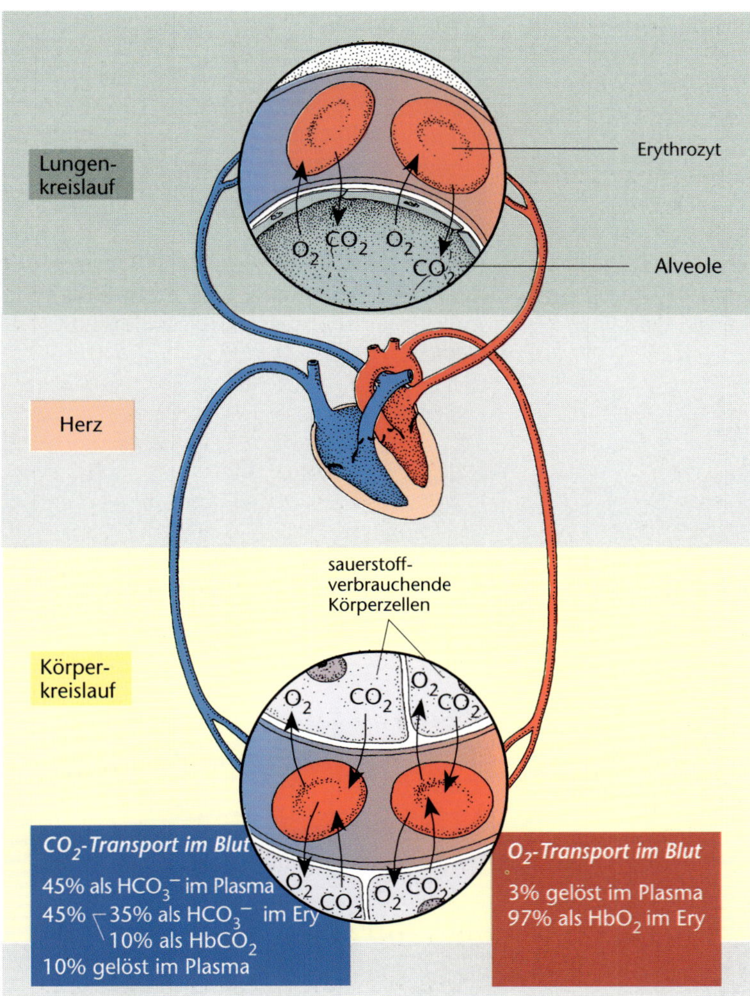

Abb. 17.25: Sauerstoff- und Kohlendioxidtransport im Blut. 97 % des Sauerstoffs werden in der Lunge an Hämoglobin gebunden und so zu den Zellen transportiert. Die restlichen 3 % sind im Blutplasma gelöst. Das Kohlendioxid wird zu 45 % im Erythrozyten als Bikarbonat (HCO_3^-) bzw. als an Hämoglobin gebundenes CO_2 ($HbCO_2$), zu 45 % im Plasma als Bikarbonat und zu 10 % als freies CO_2 zur Lunge zurücktransportiert.

Auch im Blut sind immerhin 10 % des abzutransportierenden CO_2 physikalisch gelöst. 80 % des Kohlendioxids werden nach einer chemischen Umwandlungsreaktion in Form von Bikarbonat (HCO_3^-) transportiert. Die Umsetzung von Kohlendioxid in Bikarbonat und Wasserstoffionen erfolgt direkt nach der Aufnahme des CO_2 ins Blut im venösen Schenkel der Kapillare nach folgender Formel:

$$CO_2 + H_2O \rightarrow H_2CO_3 \rightarrow HCO_3^- + H^+$$

Im Plasma der Kapillare verläuft diese Reaktion nur sehr langsam; in den Erythrozyten dagegen wird sie durch das in ihnen enthaltene Enzym **Carboanhydrase** 10 000fach beschleunigt. Durch diese Reaktion werden 80 % des aus dem Zellstoffwechsel gebildeten Kohlendioxids in den Erythrozyten in Bikarbonat (HCO_3^-) umgewandelt. 45 % davon diffundieren ins Blutplasma zurück, und 35 % verbleiben in den Erythrozyten. Weitere 10 % des Kohlendioxids werden direkt an das Hämoglobin-Molekül angelagert ($HbCO_2$) und in dieser Form von den Erythrozyten zur Lunge transportiert.

Alle beschriebenen Reaktionen der Kohlendioxidbindung im Blut, also

- physikalische Lösung im Plasma,
- Anlagerung an das Hämoglobin,
- Bindung als Bikarbonat im Erythrozyten und
- Bindung als Bikarbonat im Plasma

verlaufen bei der Kohlendioxidabgabe in der Lunge wieder in umgekehrter Form ab.

Bei der Lungenpassage werden jedoch lange nicht alle Kohlendioxid- bzw. Bikarbonatmoleküle aus dem Blut abgegeben. Dies wäre auch nicht sinnvoll, weil ein gewisser Kohlendioxidgehalt im Blut z. B. zur Aufrechterhaltung des physiologischen Blut-pH-Wertes (☞ 20.9.1) und für die Steuerung der Atmung (☞ 17.12.2) erforderlich ist.

Die Eigenversorgung der Lunge mit Blut

Außer den Gefäßen des Lungenkreislaufs, welche ausschließlich zur Sättigung des O_2-Bedarfs des Körperkreislaufs dienen, besitzen die Lungen für ihren Eigenbedarf an Sauerstoff eigene Bronchialarterien, die von Ästen der Aorta abzweigen.

Die Reservealveolen

Die volle Kapazität der Lunge wird nur bei maximaler körperlicher Leistung beansprucht. Bei körperlicher Ruhe hingegen ist ein erheblicher Teil der Lungenbläschen nicht belüftet. Durch einen Reflexmechanismus (*Euler-Liljestrand-Reflex*) werden diese in Reserve stehenden Alveolargruppen auch weniger durchblutet. Erst bei körperlicher Belastung oder bei hohem Fieber öffnen sich die Zugänge zu den Reservealveolen, und die Gasaustauschkapazität der Lunge wird größer.

17.9.4 Zyanose

Als **Zyanose** bezeichnet man eine Blauverfärbung von Haut oder Schleimhaut wegen eines erhöhten CO_2-Gehaltes und eines verminderten O_2-Gehalts des Blutes. Man unterscheidet zwischen einer zentralen und einer peripheren Zyanose.

Bei der *zentralen Zyanose* sind die Erythrozyten nicht vollständig mit Sauerstoff besetzt, was vor allem bei Lungenerkrankungen (Diffusionsstörungen) sowie Verlegungen der Lungenstrombahn (wie im Fall der Lungenembolie), sowie bei mangelndem Atemantrieb (etwa bei Gabe antriebsdämpfender Medikamente) auftritt. Aber auch bei Herzfehlern mit einem Shunt (☞ Abb. 15.5), bei denen es zur Vermischung von sauerstoffreichem mit sauerstoffarmen Blut kommt, entwickelt sich eine zentrale Zyanose. Man erkennt sie an einer Blaufärbung der Lippen.

Eine *periphere Zyanose* zeigt sich dagegen meist durch eine blauweißliche Verfärbung der Fingernägel und hat ihre Ursache in einer erhöhten *Sauerstoffausschöpfung* im Gewebe. Sie tritt bei Herzerkrankungen, die mit einer verlangsamten Blutzirkulation einhergehen (zum Beispiel der Herzinsuffizienz oder beim Schock) auf.

17.10 Der Surfactant-Faktor

Die Alveolen haben bei der Ausatmung einen Durchmesser von ca. 0,2 mm, der bei der Einatmung auf 0,4 mm ausgedehnt wird. Da ihre Wand nur etwa 1 µm (0,001 mm) dick und nur aus einer einzigen plattenförmigen Deckzellenschicht aufgebaut ist, besteht die Gefahr, daß die Lungenbläschen wie Seifenblasen entweder in sich zusammenfallen oder platzen.

Dies wird durch ein Gemisch an **Phospholipiden** (☞ 2.8.2), die in den Alveolarepithelzellen produziert werden – den sogenannten **Surfactant** *(Oberflächenfaktor)* – verhindert.

Durch den Surfactant wird die Innenfläche der Alveolen ausgekleidet; dadurch sinkt die Oberflächenspannung an der Luft-Wassergrenze der Alveoleninnenfläche, und ein Zusammenfallen der Alveolen bei der Ausatmung wird verhindert.

Die Compliance

Der Surfactant sorgt also dafür, daß die Alveolen trotz der zwangsläufig auftretenden Druckschwankungen nicht kollabieren, sondern sich mit der Luftströmung gleichförmig erweitern und verengen. Der Surfactant-Faktor und die Zahl der elastischen Fasern im Lungengewebe, die wie ein Netz die Lungenbläschen umgeben, sind auch die wichtigsten Einflußgrößen für die *Lungendehnbarkeit*, die sogenannte **Compliance**. Sie ist ein wichtiger Faktor bei der Beurteilung der Lungenfunktion. Bei vielen Patienten sinkt die Compliance infolge von Alterungsvorgängen, die häufig durch Zigarettenrauchen kräftig beschleunigt werden, so stark ab, daß z. B. die Narkosefähigkeit bei anstehenden operativen Eingriffen nicht mehr gegeben ist.

17

Idiopathisches Atemnotsyndrom

Bei Frühgeborenen besteht das Problem, daß der Surfactant, der sich vor allem im letzten Drittel der Schwangerschaft bildet, noch nicht ausreichend vorhanden ist und das Kind deshalb von einem schwer zu behandelnden **Atemnotsyndrom** (auch *Respiratory Distress Syndrome, RDS* oder *hyaline Membrankrankheit* genannt) bedroht ist.

Besteht vor der Entbindung noch etwas Zeit, versucht man durch Gabe von Glukokortikoiden (☞ 13.6.2) über den Blutkreislauf der Mutter die Lungenreifung (= Fähigkeit zur Surfactant-Bildung) zu fördern. Nach der Geburt kann auch künstlich hergestellter Surfactant in die Lunge des Frühgeborenen eingebracht werden, um seine Überlebenschancen zu verbessern.

17.11 Lungen- und Atemvolumina

Bei jedem Atemzug treten in Abhängigkeit von Körpergröße und Körperbau etwa 500 ml Luft in den Respirationstrakt ein. Davon gelangen jedoch nur $^{2}/_{3}$ in die Lungenalveolen. Der Rest verbleibt in den größeren, dickwandigen Atemwegen wie Kehlkopf, Trachea und Bronchien. Die Luft in diesem sogenannte **Totraum** kann somit nicht am Gasaustausch teilnehmen.

Ein gesunder, erwachsener Mann atmet pro Minute etwa 7,5 l Luft ein und wieder aus (= **Atemminutenvolumen** oder *Atemzeitvolumen*). Verteilt auf 14 – 16 Atemzüge ergibt das ein **Atemzugvolumen** von ca. 500 ml.

Durch verstärkte Inspiration kann man zusätzlich noch weitere 2 bis maximal 3 l Luft einatmen; man nennt dieses Volumen, das nach *normaler* Inspiration zusätzlich eingeatmet werden kann, **inspiratorisches Reservevolumen**.

Durch verstärkte Ausatmung (*nach* der normalen Ausatmung) kann eine weitere Luftmenge von ca. 1 l ausgeatmet werden. Sie wird **exspiratorisches Reservevolumen** genannt. Addiert man zu ihr das Atemzugvolumen und das inspiratorische Reservevolumen, so erhält man die **Vitalkapazität**. Dieser Wert gibt damit das maximal ein- und ausatembare Luftvolumen wieder.

Aber auch nach der stärksten Ausatmung bleibt noch Luft in den Lungen zurück. Diese Restluft wird **Residualvolumen** genannt.

Die Summe aus Vitalkapazität und Residualvolumen ergibt die **Totalkapazität.** Sie ist das maximal mögliche Luftvolumen, das die Lunge aufnehmen kann.

Für den Anästhesisten und Internisten ist die Summe aus exspiratorischem Reservevolumen und Residualvolumen, die sogenannte **funktionelle Residualkapazität** *(FRC)*, besonders wichtig. Die funktionelle Residualkapazität ist das Luftvolumen, das nach *normaler* Ausatmung noch in der Lunge ist. Es ist der wichtigste Gradmesser für die Leistungsreserve der Lunge, welche z. B. während der Narkose überlebenswichtig sein kann.

Überprüfung der Lungenfunktion (Spirometrie)

Bei vielen Erkrankungen von Herz und Lungen ist die genaue Kenntnis der ein- und ausatembaren Volumina und ihr Fluß wichtig. Auch muß vor jeder Narkose die sogenannte **Lungenfunktion** geprüft werden. Hierzu bläst der Patient über einen Schlauch in ein sogenanntes **Spirometer.** Dieses Gerät zeichnet die Atmungskurve des Patienten auf.

Zur Messung der **Vitalkapazität** wird der Patient aufgefordert, nach maximaler Inspiration möglichst viel Luft auszuatmen.

Zur Messung der **Einsekundenkapazität** (*Tiffeneau-Test*; normal 75 – 85 % der Vitalkapazität) muß der Patient nach vorheriger maximaler Einatmung so kraftvoll wie möglich ausatmen. An der Atmungskurve kann dann das innerhalb einer Sekunde ausgeatmete Volumen abgelesen werden. Die Einsekundenkapazität ist vor allem bei Asthma stark erniedrigt (☞ Abb. 17.27).

Mit weiteren Untersuchungen können Totraum, Residualvolumen, sowie inspiratorisches und exspiratorisches Reservevolumen erfaßt werden.

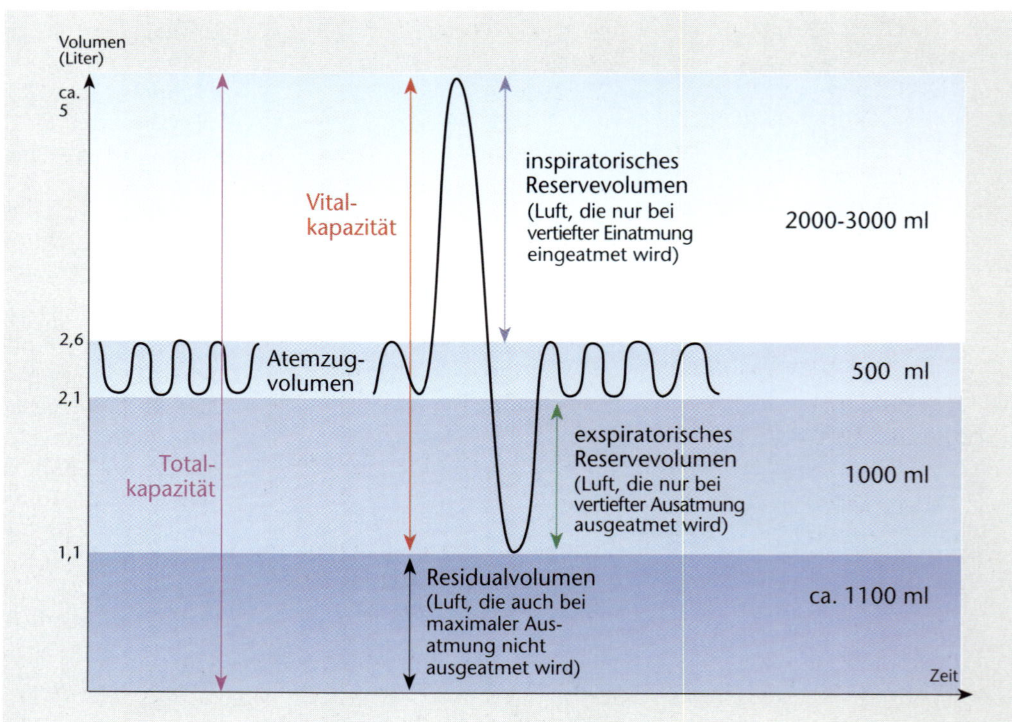

Abb. 17.26: Atemvolumina bei Ruheatmung und bei vertiefter Ein- und Ausatmung.

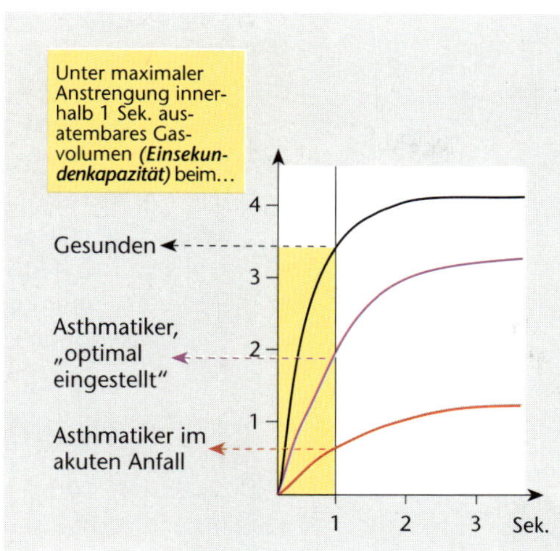

Abb. 17.27: Spirometerkurven. Durch die Verengung der Luftwege bei Asthmatikern und bei Patienten mit chronisch-obstruktiver Lungenerkrankung ist besonders die Ausatmung behindert. Die Einsekundenkapazität gibt einen Hinweis darauf, wie stark diese Verengung ist. Je flacher die Kurve, desto größer ist der Strömungswiderstand in den Atemwegen.

17.12 Die Steuerung der Atmung

Während das Herz weitgehend autonom arbeitet und Impulse aus dem ZNS lediglich regulierend eingreifen (☞ 15.5.1), ist die ebenfalls rhythmisch verlaufende Atemtätigkeit nur durch Taktgeber im ZNS möglich. Das Steuersystem für die Atmung liegt in der *Medulla oblongata*, also unmittelbar oberhalb des Halsrückenmarks. Es wird **Atemzentrum** genannt (vergleiche auch ☞ 11.7.3).

Das Atemzentrum steuert die gesamte Atemmuskulatur. Es besteht aus getrennt liegenden **Inspirations-** und **Exspirationskernen**. Der rhythmische Wechsel zwischen In- und Exspiration erfolgt durch rhythmisch wechselnde Impulsaussendungen ebenso aus den jeweils zuständigen Kerngebieten, die über Halsmark und periphere Nerven die Atemmuskeln und Hilfsmuskeln zur Kontraktion veranlassen.

17.12.1 Die mechanisch-reflektorische Atemkontrolle

Der Atemrhythmus wird durch mehrere mechanische Einflüsse gesteuert:

- Schon während der Insjpiration senden Dehnungsrezeptoren in den Lungenbläschen Nervenimpulse aus, die über den sensiblen Anteil des N. vagus zu den Expirationskernen gelangen und diese aktivieren. Dadurch wird die entsprechende Gegenbewegung, nämlich die Exspiration, ausgelöst. Die Bedeutung dieses auch *Hering-Breuer-Reflex* genannten Kontrollreflexes besteht darin, daß durch ihn die Tiefe der Inspiration begrenzt wird.
- Auch umgekehrt führt eine starke Verkleinerung der Lungenflügel reflektorisch zu einer verstärkten Inspirationsbewegung.
- Schließlich wirken auch noch Rezeptoren, die den Dehnungszustand in den Zwischenrippenmuskeln messen, bei der Feineinstellung der Atembewegung mit.

17.12.2 Die Atmungskontrolle über die Blutgase

Erhöht sich der Sauerstoffbedarf des Körpers, z. B. bei körperlicher Arbeit, so sinkt der Sauerstoffpartialdruck im Blut ab; gleichzeitig steigt der Kohlendioxidgehalt durch die vermehrt aus dem Zellstoffwechsel abgegebenen Kohlendioxidmoleküle an. Durch den gesteigerten CO_2-Anfall vermehren sich über die Carboanhydrasereaktion (☞ 17.9.2) auch die Bicarbonat- (HCO_3^-) und die Wasserstoffionenmenge (H^+) im Blut, was zu einem Absinken des pH-Wertes *(Azidose,* ☞ 20.9.4) führt: Das Blut wird „sauer".

Alle drei Mechanismen werden vom Körper zur *chemischen Atmungskontrolle* benutzt; eine zusätzliche Atemtätigkeit wird somit ausgelöst durch

- einen erhöhten CO_2-Partialdruck *(CO_2-Antwort),*
- einen absinkenden pH-Wert *(pH-Antwort)* und
- einen absinkenden O_2-Partialdruck *(O_2-Antwort).*

Wie Abb. 17.28 zeigt, führt vor allem der Anstieg des CO_2-Partialdrucks zu einer ausgeprägten Steigerung des Atemminutenvolumens. Aber auch ein Absinken des O_2-Partialdruckes oder des pH-Wertes führen (wenn auch nicht so ausgeprägt) zu einer Verstärkung der Atemtätigkeit.

Übersteigt allerdings der CO_2-Partialdruck einen Wert von 60 – 70 mmHg, so kommt es durch Lähmung des Atemzentrums wieder zu einer *Abnahme* des Atemzeitvolumens – die sogenannten CO_2-Narkose beginnt:

CO_2-Narkose

Die **CO_2-Narkose** ist häufig Ursache für Arbeitsunfälle, z. B. in Futtersilos oder Bergwerken. Da CO_2 schwerer ist als Luft, reichert es sich am Boden von Gruben oder Bodensenken an. Gelangt ein Mensch in eine solche Zone mit sehr hohem CO_2-Gehalt, tritt nach kurzer Zeit Bewußtlosigkeit auf, und ohne rasches Eingreifen kommt es zum Tod durch Ersticken. Als Arbeitsschutzmaßnahme tragen zumindest Bergarbeiter CO_2-Meßgeräte am Körper, die sie frühzeitig vor einer Erstickungsgefahr warnen.

Periphere Chemorezeptoren

O_2- und CO_2-Partialdruck sowie pH-Wert werden teilweise über sogenannte **Chemorezeptoren** gemessen und die Werte an das Atemzentrum übermittelt. Sie tragen mit dazu bei, daß der Körper, insbesondere das Gehirn, vor O_2-Mangel geschützt wird. Diese chemischen Fühler befinden sich in kleinen Geflechten der peripheren Nervennetze des Parasympathikus, die aus dem IX. und X. Hirnnerven hervorgehen. Sie liegen z. B. an der Teilungsstelle der A. carotis communis und werden daher auch **Glomus caroticum** oder *Paraganglion caroticum* genannt (Darstellung in Abb. 16.13). Weitere parasympathische Rezeptorenfelder liegen zwischen Lungenarterie und Aortenbogen.

Durch Experimente konnte gezeigt werden, daß der Parasympathikus mit dem Glomus caroticum vor allem für die *„O_2-Antwort"*, das heißt also den Anstieg des Atemvolumens bei absinkendem O_2-Partialdruck, verantwortlich ist.

Zentrale Chemorezeptoren

Ein anderer Typ von Chemorezeptoren befindet sich im verlängerten Mark des Gehirns (☞ 11.7.3). Er reagiert auf eine Steigerung des pCO_2 und auf einen Abfall des pH-Wertes und bedingt damit die *pH- und die pCO_2-Antwort*: Bei Absinken des pH-Wertes bzw. Ansteigen des CO_2-

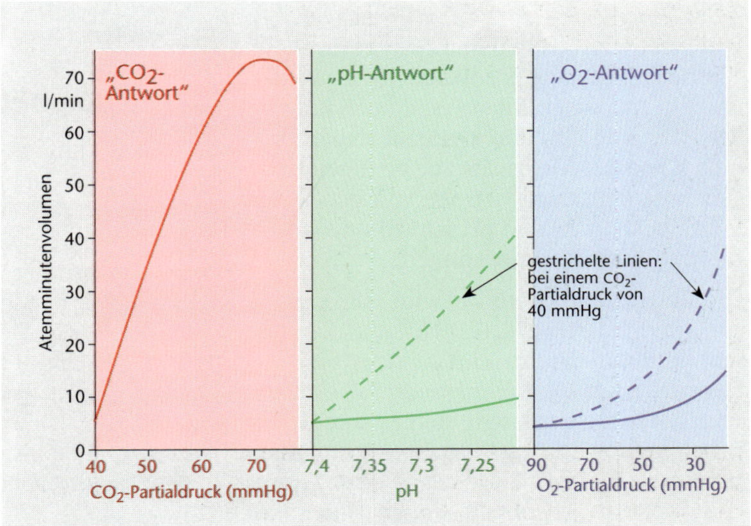

Abb. 17.28: Atemzeitvolumen (als Maß für den Atemantrieb) in Abhängigkeit vom CO_2-Partialdruck (links), pH-Wert (Mitte) und O_2-Partialdruck (rechts) im arteriellen Blut.

Gestrichelte Kurve: Verhalten des Atemzeitvolumens bei Konstanthalten des CO_2-Partialdrucks um 40 mmHg. Durchgezogene Kurve: Realitätsnahes Verhalten des Atemzeitvolumens.

17

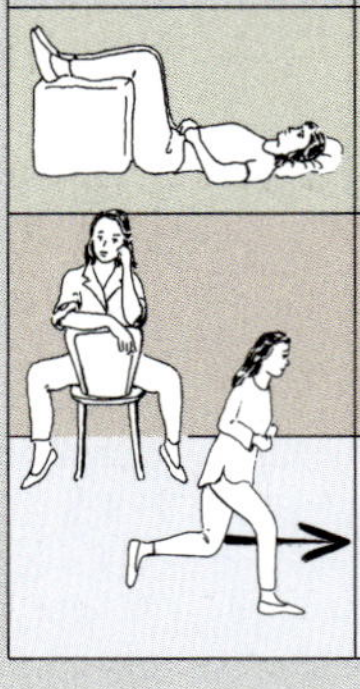

	Atem-zug-volumen	Atem-fre-quenz	Atem-minuten-volumen	Herz-schlag-volumen	Herz-fre-quenz	Herz-minuten-volumen
	350 ml	12/min	4 l	60 ml	60/min	3,6 l
	500 ml	16/min	8 l	80 ml	70/min	5,6 l
	2000 ml	25/min	50 l	100 ml	140/min	14 l

Abb. 17.29: Anpassung der Atmung an unterschiedlichen Sauerstoffbedarf. Das Atemminutenvolumen kann sich von 4 l in völliger Entspannung bis zu 50 l bei Höchstleistung erhöhen. Sowohl Atemzugvolumen als auch die Atemfrequenz nehmen dabei zu. Auch das Herz paßt sich einer erhöhten körperlichen Belastung und damit einem erhöhten Durchblutungsbedarf an. Das Herzminutenvolumen kann sich dabei auf das mehr als 4fache erhöhen (siehe auch Abb. 7.26).

Partialdrucks wird das Atemvolumen gesteigert. Durch das gesteigerte Atemvolumen wird CO_2 durch die Lungen abgegeben („abgeraucht" wie der Kliniker sagt); dadurch steigt der pH-Wert wieder an. Der Mechanismus trägt somit zur Konstanthaltung des Inneren Milieu bei.

Möglicher Atemstillstand bei O_2-Gabe

Bei Patienten mit chronischen Atemwegserkrankung finden sich ständig erhöhte CO_2-Konzentrationen im Blut. Dadurch gewöhnen sich die Chemorezeptoren an diesen Zustand, und reagieren nicht mehr auf eine Steigung des pCO_2: der Atemantrieb erfolgt hauptsächlich über eine O_2-Antwort. Wird solchen Patienten konzentrierter Sauerstoff z. B. über eine Nasensonde gegeben, so fällt auch noch der letzte Atemantrieb (ein niedriges O_2) weg: es kann zum **Atemstillstand** *(Asphyxie)* kommen.

Die Blutgasanalyse

Aus dem Gesagten wird klar, welchen zentralen Stellenwert die Größen pO_2, pCO_2 und pH-Wert in der Intensivpflege und bei Narkosen haben. Diese Werte können durch viele Erkrankungen, wie z. B. durch Schock oder großflächige Verletzungen, aber auch durch therapeutische Maßnahmen wie intravenöse Nährlösungen oder Medikamente verändert werden. Auf vielen Intensivstationen oder in der Nähe von OP- und Kreißsaal stehen deshalb kompakte Meßgeräte zur Verfügung, sogenannte *Blutgasanalysegeräte*, mit denen die Werte pCO_2, pO_2 und pH schnell und zuverlässig bestimmt werden können.

Die **Blutgasanalyse** *(BGA)* wird dabei meist aus arterialisiertem *Kapillarblut* (aus Kapillaren) bestimmt. Hierzu wird zunächst eine gefäßerweiternde *(hyperämisierende)* Salbe aufgetragen, die zu einer sehr starken arteriellen Durchblutung und damit zu einer Arterialisierung des kapillären Blutes führt. Dieses wird beispielsweise gewonnen, indem man ein spitzes Lanzettchen in die Fingerbeere oder das Ohrläppchen sticht und das austretende (nicht herausge„quetschte"!) Blut in ein Glasröhrchen aufsteigen läßt.

Da die Blutgase und der pH-Wert von der Lungenfunktion und vom Säure-Basen-Haushalt (☞ 20.9) abhängen, wird die BGA vor allem bei Lungenerkrankungen, bei der Beatmung von Patienten und bei Störungen im Säure-Basen-Haushalt (z. B. Stoffwechselstörungen, diabetisches Koma, Schock) eingesetzt.

17.12.3 Atmungsantrieb und körperliche Arbeit

Während körperlicher Arbeit wird die Zunahme des Atemzeitvolumens nicht nur durch eine Erregung der zentralen und peripheren Chemorezeptoren erzeugt. Vielmehr werden unmittelbar bei Aufnahme der körperlichen Belastung das Atemzentrum auch durch die motorischen Rindenfelder (☞ 11.4.1) miterregt.

Auch *Schmerz-* und *Temperaturreize* beeinflussen die Atemtätigkeit. So reduzieren starke Kältereize den Atemanreiz. Deshalb sollen Freibadbesucher nie aus der Sommerhitze heraus ins kalte Badewasser springen: Im ungünstigen Fall kann dadurch die Atmung angehalten und ein Herz-Kreislauf-Stillstand provoziert werden.

17.12.4 Krankhafte Atemmuster

Bei vielen Lungen- und Kreislauferkrankungen kommt es zu einem ungenügenden Abtransport von Kohlendioxid und damit zu einem Anstieg des CO_2-Partialdrucks im Blut. Dieser Zustand der CO_2-Überladung wird als **Hyperkapnie** bezeichnet. Bei einer Hyperkapnie – die durch die Carboanhydrasereaktion auch mit einem Absinken des pH-Werts einhergeht – treten krankhafte Atmungsformen auf, die vom Pflegepersonal erkannt werden können und damit ein wichtiges Warnsignal in der Krankenbeobachtung darstellen.

Abb. 17.30 zeigt einige pathologische Atemmuster:

- Bei chronischer Hyperkapnie kommt es häufig zur sogenannten **Cheyne-Stokes-Atmung** („periodische Atmung"), bei der Phasen zu- und abnehmender Frequenz und Tiefe mit Atempausen abwechseln.
- Ist der Säure-Basenhaushalt vor allem durch einen stark abgesunkenen pH-Wert gestört – man nennt diesen Zustand der Säureüberlastung Azidose (☞ 20.9.2) – so kommt es zur **Kussmaul-Atmung** mit abnorm tiefen, heftigen Atemzügen, durch die verstärkt Kohlendioxid abgegeben wird. Dieser Atmungstyp kommt häufig bei einem entgleisten Diabetes mellitus *(Coma diabeticum*, ☞ 19.2.2) vor.

17.12.5 Atmung und Psyche

Daß einem *vor Schreck die Luft wegbleiben* kann, zeigt die starke Beeinflußbarkeit des Atemzentrums durch psychische Faktoren. Auch Zorn, Furcht, Freude und Streß können den Atemantrieb entweder steigern oder unterdrücken.

Hyperventilation

Das kann bis zur Bewußtlosigkeit gehen: Ursache einer sogenannten **Hyperventilationstetanie** ist eine psychisch verursachte, übertriebene Atemtätigkeit. Dadurch wird vermehrt CO_2 „abgeraucht", wodurch eine Alkalose (☞ 20.9.5) im Blut entsteht. Eine solche **psychogene Hyperventilation** kann durch Prüfungsstreß, berufliche Überforderung oder Beziehungskonflikte ausgelöst werden. Zunächst verspürt der Betroffene nur ein Kribbeln in den Händen und um den Mund herum; dann verkrampfen sich die Hände zu einer sogenannten *Pfötchenstellung*. Diese Mißempfindungen und Muskelkrämpfe werden durch die Alkalose ausgelöst, welche die Konzentration des frei im Blut gelösten Kalziums absinken läßt. Schwindel, Benommenheit und Angst treten hinzu, bis auf einmal bestimmte Muskelgruppen zu krampfen anfangen und der Betroffene schließlich in Ohnmacht fällt.

Die Therapie besteht vor allen Dingen in der Beruhigung des Patienten. Dies ist oft genauso wirksam wie jede medikamentöse Therapie. Günstig ist auch, den Patienten in einen Plastikbeutel atmen zu lassen. Dadurch wird CO_2-reiche Luft beim Ausatmen im Beutel angereichert, wieder eingeatmet und der durch den übertriebenen Atemantrieb abgesunkene CO_2-Partialdruck wieder normalisiert. Allerdings kann diese Methode auch die Angst verstärken. In schweren Fällen ist eine Sedierung, z. B. mit Diazepam (Valium®) erforderlich.

17.13 Weitere häufige Krankheitsbilder

17.13.1 Bronchialkarzinom

Der *Lungenkrebs*, genauer das **Bronchialkarzinom**, ist der häufigste bösartige Tumor des Mannes. Knapp 30 000 Männer versterben jährlich in Deutschland daran. Auch bei Frau-

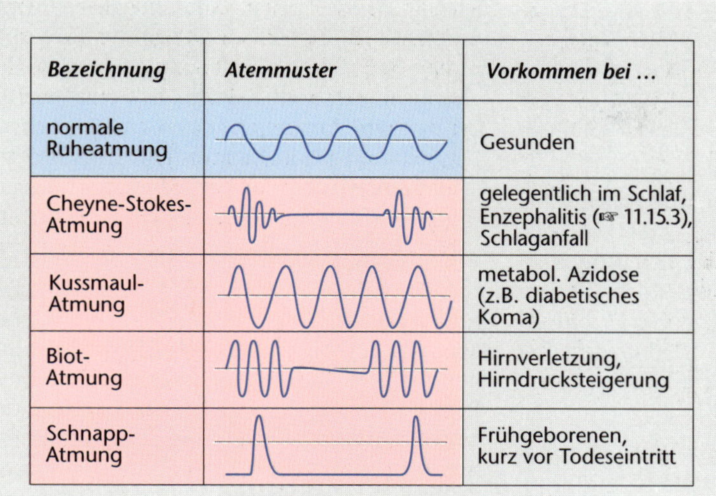

Bezeichnung	Atemmuster	Vorkommen bei ...
normale Ruheatmung		Gesunden
Cheyne-Stokes-Atmung		gelegentlich im Schlaf, Enzephalitis (☞ 11.15.3), Schlaganfall
Kussmaul-Atmung		metabol. Azidose (z.B. diabetisches Koma)
Biot-Atmung		Hirnverletzung, Hirndrucksteigerung
Schnapp-Atmung		Frühgeborenen, kurz vor Todeseintritt

Abb. 17.30: Krankhafte Atemmuster.
Die gerade horizontale Linie gibt die Atemruhelage an. Cheyne-Stokes-, Kussmaul-, Biot- und Schnapp-Atmung sind Beispiele für Atemmuster als Folge von Krankheiten, die das Atemzentrum in seiner Funktion beeinträchtigen.

en hat er stark an Häufigkeit zugenommen. Der Grund ist bei beiden Geschlechtern der ausgiebige Griff zur Zigarette, wodurch krebsfördernde Substanzen (Kanzerogene, ☞ 5.5.3) in die Lunge gelangen. Andere Luftschadstoffe haben – mit Ausnahme berufsbedingter *Asbeststaubbelastungen* – nur geringe Bedeutung. Durch den Zigarettenrauch werden die Epithelzellen der Bronchialschleimhaut gereizt. Da dieser entzündungsähnliche Reiz ständig wieder auftritt, sezernieren die Becherzellen ein Übermaß an Schleim, der den sogenannte *Raucherhusten* auslöst. Andere Zellen reagieren durch eine überschießende Zellteilung auf die Schadstoffe.

Dadurch können nun einzelne der entzündlich gereizten Zellen entarten, die Basalmembran der Bronchialschleimhaut durchbrechen und zum **Karzinom** auswachsen. Obwohl Bronchialkarzinompatienten zunächst meist erfolgreich auf eine chirurgische Behandlung oder eine Chemotherapie ansprechen, ist ihre Prognose außerordentlich schlecht. Fünf Jahre nach Diagnosestellung leben nur noch etwa 5%.

17.13.2 Die Pneumonie

Wie alle Gewebe des Körpers, so kann auch das Lungengewebe durch die unterschiedlichsten Erreger infiziert werden. Man spricht dann von einer **Pneumonie** *(Lungenentzündung).* Dabei kann sich die Entzündung auf das an den Bronchialbaum angrenzende Gewebe beschränken **(Bronchopneumonie)** oder auch einen ganzen Lungenlappen befallen; der Kliniker spricht dann von einer **Lappenpneumonie** *(Lobärpneumonie).*

Die Pneumonie führt zu einer zunehmenden Verdichtung und Wassereinlagerung des betroffenen Gewebes; auf diesen Veränderungen beruht die Diagnose der Erkrankung im Röntgenbild. Die Verdichtung kann so weit gehen, daß die Alveolen nicht mehr zum Gasaustausch beitragen können; durch die auf diese Weise entstehende Einschränkung der Ventilationsfläche kann eine Pneumonie auch heute noch tödlich verlaufen. Klinisch äußert sich die Lungenentzündung durch hohes Fieber, Tachykardie und eine schnelle, oberflächliche und erschwerte Atmung mit eventuellem Einsatz der Atemhilfsmuskulatur. Oft bestehen Hustenreiz und Auswurf. Liegt der Entzündungsprozeß in der Lungenperipherie, so kann das Rippenfell mit entzündet sein *(Pleuritis,* ☞ 17.7) und zu Schmerzen bei In- und Exspiration führen.

Therapeutisch muß bei schweren Verlaufsformen Sauerstoff gegeben werden, bisweilen ist auch eine Inhalation und Beatmung notwendig. Meist reicht jedoch die Gabe von Antibiotika aus.

Pneumonieprophylaxe

Bei bettlägrigen Patienten stellen die Gebiete der Reservealveolen ideale Nährböden für Bakterien und (insbesondere nach Antibiotikagabe) auch für Pilze dar. Da sie durch die Horizontallage wenig durchblutet und durch die körperliche Inaktivität auch wenig belüftet werden, gelangen Abwehrzellen nur schlecht in diese Gebiete, so daß sich die Erreger rasch ausbreiten können. Um eine solche **Bettpneumonie** zu verhindern, muß deshalb vorbeugend (prophylaktisch) bei jedem bettlägerigen Patienten regelmäßig **Atemgymnastik** betrieben werden:

Wenn irgendwie möglich, soll sich der Patient dabei aufrichten, um durch den Lagewechsel die dorsalen Lungenpartien besser zu belüften. Zudem wird der Rücken z. B. mit alkoholhaltigem Franzbranntwein abgeklopft, wodurch der Patient einen starken Atem- oder sogar Hustenreiz verspürt und damit stoßweise das gesamte Lungengewebe belüftet. Auch kann die Belüftung der Lunge durch die Atmung wie abgebildet durch *Atemtrainingsgeräte* gefördert werden.

Ein weiteres Ziel der Pneumonieprophylaxe bei bettlägerigen Patienten besteht darin, daß Sekretansammlungen in den Bronchien verhindert bzw. verringert werden. Dies geschieht durch Anfeuchten der Atemluft (Vernebler), durch Absaugen mit in die Trachea vorgeschobenen Plastikschläuchen (endotracheale Absaugung), durch Vibrations- und Klopfmassage sowie durch die oben genannte Franzbranntwein-Einreibung.

Bei künstlich beatmeten Patienten auf Intensivstationen wird diese Atemgymnastik durch programmierte Serien von sehr tiefen Atemzyklen simuliert. Auch dadurch wird das gesamte Lungengewebe aufgebläht und „durchgelüftet".

Eine natürliche Form der Atemgymnastik, die wir alle kennen, ist das *Gähnen.* Durch die mit dem Gähnreflex verbundene tiefe Durchlüftung der Lunge wird dem Entstehen einer Lungenentzündung entgegengewirkt.

17.13.3 Tuberkulose

Das Bakterium *Mycobacterium tuberculosis* ist Ursache der ansteckenden **Tuberkulose** *(Tbc)*, die grundsätzlich alle Organe des Körpers befallen kann; am häufigsten ist jedoch die Lunge betroffen. Bis vor etwa 40 Jahren war die Tuberkulose auch in Mitteleuropa eine häufige Todesursache sowohl von Kindern als auch von Erwachsenen, heute fordert die Tbc vor allem in Asien und Afrika jährlich 3 Millionen Tote. Die Erreger werden meist durch Tröpfcheninfektion übertragen (sogenannte

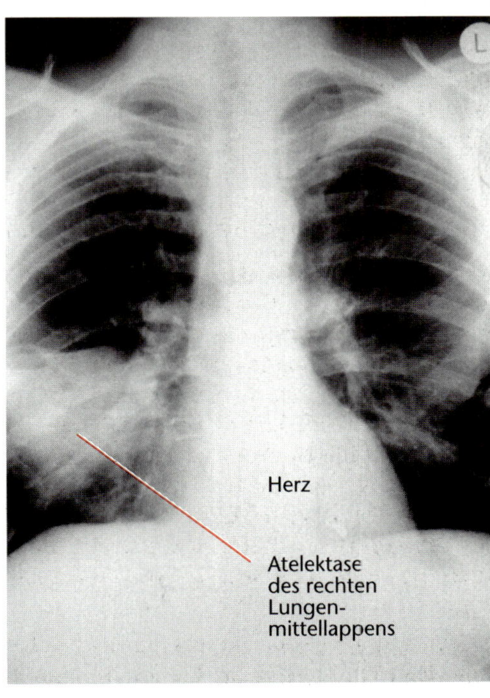

Abb. 17.31: Bronchialkarzinom bei einem 57jährigen Raucher. Deutlich ist ein Kollaps *(Atelektase)* des rechten Mittellappens zu erkennen, der zu einer Verdichtung (im Röntgenbild Aufhellung) des entsprechenden Lungenareals geführt hat. Die Atelektase ist Folge des tumorbedingten Verschlusses des dazugehörenden Bronchus.

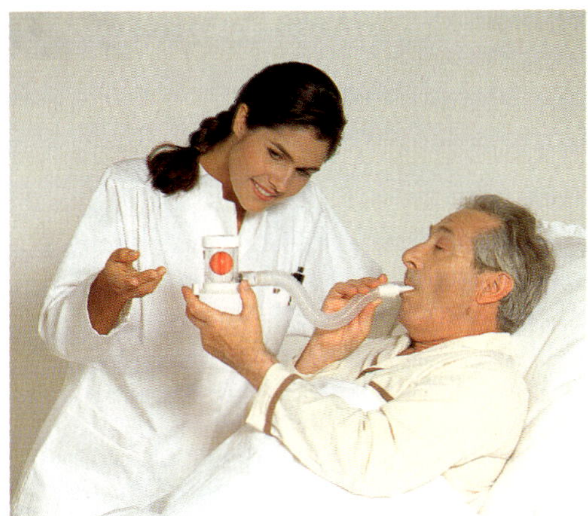

Abb. 17.32: Atemgymnastik mit einem modernen Atemtrainer (im Bild Mediflow®). Der Patient wird angehalten, den roten Ball möglichst weit nach oben zu blasen. Dadurch wird die Belüftung insbesondere der basalen Lungenabschnitte verbessert und einer Pneumonie vorgebeugt.

Primär-Tbc, genauer Mechanismus ☞ 6.7). In einer schleichenden, über mehrere Monate bis Jahre verlaufenden Infektion werden zunehmend größere Teile der Lunge befallen und unter Umständen zerstört. Bleibt eine Therapie aus, können die Tuberkelbakterien im Körper weitergeleitet werden (z. B. durch verschlucktes Sputum) und andere Organe, z. B. Darm und Harnwege, befallen (**postprimäre Tbc**).

Oft ist die Tuberkulose auch eine *Sekundärerkrankung*, das heißt sie trifft Patienten, die durch eine andere Krankheit in ihrer Abwehr geschwächt sind. Durch die Verbreitung des HIV-Virus und zunehmenden Ferntourismus ist deshalb die Tuberkulose auch bei Patienten in deutschen Krankenhäusern wieder häufiger geworden.

Durch eine – meist 12 Monate einzuhaltende – Antibiotikatherapie mit mehreren **Tuberkulostatika** (Substanzen gegen das Tuberkulose-Bakterium) kann die Tuberkulose jedoch meist erfolgreich behandelt werden.

Um eine Ansteckung zu verhüten, muß das medizinische Personal besondere Vorschriften im Umgang mit Tuberkulosepatienten beachten. Auch besteht für das Krankenhauspersonal die Pflicht zur Meldung von Erkrankungsfällen an das Gesundheitsamt. Eine Impfung gegen Tbc ist möglich (sog. BCG-Impfung) und wird vor allem für gefährdete Risikogruppen und in der Dritten Welt empfohlen (Tuberkulintest ☞ 6.7).

17.13.4 Asthma bronchiale

Durch eine allergische (Fehl-)Reaktion kommt es bei einem Prozent der Erwachsenen und zwei Prozent der Kinder zu sogenannten **Asthmaanfällen.**

Auslöser können Allergene wie z. B. Hausstaubmilben sowie Infektionen der Luftwege, psychische Erregung oder Anstrengung sein *(exogenes Asthma)*. Oft tritt die Atemnot aber auch ohne erkennbare äußere Ursache auf *(endogenes Asthma)*.

Im asthmatischen Atemnotanfall sind die Bronchien durch Verkrampfung der Muskulatur und durch Schwellung der Bronchialschleimhaut verengt, wodurch insbesondere die Ausatmung für den Patienten erschwert wird. Zusätzlich wird ein besonders zäher Schleim abgesondert, der die kleinen Atemwege einengt (☞ Abb. 17.33).

Verschiedene Medikamente, so Sympathomimetika (der Sympathikus erweitert die Bronchien ☞ Tabelle 11.34), Glukokortikoide (☞ 13.6.2) und Theophyllin (Euphyllin®) können Asthmaanfälle verhindern oder lindern.

17.13.5 Chronisch-obstruktive Lungenerkrankungen

Bei stärkeren Rauchern und bei fast allen Asthmapatienten wird das Lungengewebe im Laufe der Jahre auf Dauer geschädigt. Äußerlich erkennt man die *chronisch-obstruktive Lungenerkrankung* (obstruktiv = einengend) am schleimig-weißen Auswurf, den die Patienten in Hustenanfällen abhusten müssen. Aber auch das Lungengewebe verändert sich: Es verliert viele seiner Alveolarsepten (die haarfeinen Zwischenwände zwischen den Lungenbläschen), der Brustkorb weitet sich auf und kann in der Ausatmung nicht mehr auf das Normalmaß zusammensinken, was der Mediziner als Überblähung oder **Lungenemphysem** bezeichnet.

Dieser Zustand hat ernste Folgen für das Herz: Da sich durch den Lungenumbau auch die Zahl der kleinen Lungengefäße reduziert und damit der Strömungswiderstand im Lungenkreislauf zunimmt, muß das rechte Herz gegen einen erhöhten Druck anpumpen. Dies führt zu einer Vergrößerung des rechten Ventrikels und durch Hypertrophie und Dilatation langfristig zu einer *Insuffizienz* (☞ 15.7.4) des rechten Herzens, dem sogenannten **Cor pulmonale.**

17.13.6 Lungenembolie

Wenn die arterielle Lungenstrombahn durch Einschwemmung eines Blutgerinnsels *(Embolus)* teilweise verschlossen wird, spricht man von einer **Lungenembolie.** Meist haben sich diese Gerinnsel von Thromben aus Unterschenkel-, Oberschenkel- oder Beckenvenen abgelöst. Durch die plötzlich eingeschränkte Lungendurchblutung entstehen Atemnot und *Zyanose (☞ 17.9.4).*

Die Diagnose einer Lungenembolie wird durch das Röntgenbild, EKG und durch die **Lungenszintigraphie** (☞ Abb. 17.34) gestellt. Therapeutisch wird Heparin i.v. verabreicht, bei massiver Lungenembolie ist eine Thrombolyse (☞ 14.5.5) oder sogar eine direkte operative Entfernung des verstopfenden Blutgerinnsels erforderlich *(Embolektomie)*.

Die Lungenembolie ist in jedem vierten Fall tödlich. Am häufigsten tritt sie nach Operationen und Entbindungen auf, prinzipiell sind aber alle Patienten gefährdet, die nicht mindestens 5 – 6 Stunden täglich außerhalb ihres Bettes verbringen. Aus diesen Umständen wird die immense Bedeutung der Frühmobilisierung und der Thromboseprophylaxe (☞ 14.5.5) verständlich.

17.13.7 Mukoviszidose

Die **Mukoviszidose** *(zystische Fibrose)* ist die häufigste angeborene Stoffwechselerkrankung. Jeder 25. Deutsche trägt die Anlage zur Mukoviszidose in sich (☞ 22.8.2); wegen ihres rezessiven Erbgangs beträgt die Erkrankungshäufigkeit aber „nur" 1:2000 Lebendgeborene.

Die Krankheit besteht darin, daß von allen exokrinen Drüsen zu zähflüssige Körpersekre-

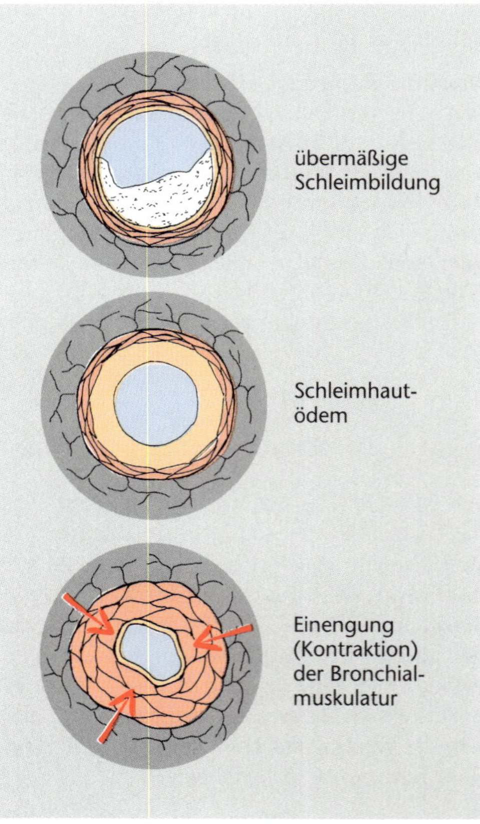

Abb. 17.33: Einengung der Bronchien bei Asthma bronchiale. Kontraktion der Bronchialmuskulatur, starke Schwellung der Bronchialschleimhaut (Ödem) und übermäßige Schleimbildung sind die Gründe, weshalb ein Asthmatiker „keine Luft mehr bekommt".

te gebildet werden; dies betrifft z. B. die Bauchspeicheldrüse – die Folge kann bereits beim Neugeborenen eine schwere Verstopfung des Darmes mit Mekonium (Stuhl des Neugeborenen) sein **(Mekoniumileus)**.

Häufig sind jedoch chronische Bronchial- und Lungenentzündungen die Erstsymptome der Krankheit. Für diese Erscheinung ist der zu zähe Bronchialschleim verantwortlich, der eine Reinigung der Lunge erschwert und zu Bakterienansiedlungen im Respirationstrakt führt. Da die Lungenprobleme häufig schon beim Säugling auftreten und oft mit einer Mangelernährung verbunden sind, ist eine *Gedeihstörung* ein weiteres typisches Erscheinungsbild der Erkrankung.

Leider gibt es bisher keine ursächliche Behandlung dieser Erkrankung. Lindernd werden Antibiotika und Atemgymnastik eingesetzt, um die immer wiederkehrenden Lungeninfektionen zu vermeiden. Die durch die unzureichende Funktion der Bauchspeicheldrüse verminderte Verdauungsleistung wird durch die Gabe von künstlichen Bauchspeicheldrüsenenzymen gesteigert. Zunehmend mehr dieser Patienten erreichen hierdurch das Erwachsenenalter.

17.13.8 Plötzlicher Kindstod

Der **plötzliche Kindstod**, zunehmend auch mit der englischen Abkürzung **SIDS** *(sudden infant death syndrome)* bezeichnet, ist die häufigste Todesursache bei Säuglingen im Alter zwischen einer Woche und zwölf Monaten als Folge eines Atemstillstandes. Obwohl etwa die Hälfte der Opfer eine Atemwegserkrankung in den letzten zwei Wochen vor dem Todesfall gehabt hat, betrifft dieser Kindstod ansonsten völlig gesunde Säuglinge.

Durch neuere Studien konnte bewiesen werden, daß der plötzliche Kindstod häufiger bei Kindern auftritt, die in Bauchlage schlafen. In allen Fällen ist es ein plötzlicher und stiller Tod – es gibt keinerlei Warnzeichen, mit dem das Kind Angehörige warnen würde, selbst in Kinderkrankenhäusern tritt das SIDS auf.

Die genaue Ursache ist bis heute nicht bekannt. Zur Vorbeugung werden deshalb Säuglinge in den Kinderkrankenhäusern häufig mit Monitoren überwacht. Diese Überwachung kann auch zu Hause durchgeführt werden; hierzu wird ein kleiner Atemmonitor verordnet, der bei längeren Atempausen Alarm gibt.

17.14 Künstliche Beatmung

Viele Erkrankungen führen dazu, daß das Organ Lunge seine Funktion nicht mehr in ausreichendem Maße ausüben kann. Um die Vitalfunktionen zu erhalten, ist in diesem Falle eine **künstliche Beatmung** erforderlich.

Die Erkrankungen, die eine künstliche Beatmung erforderlich machen, lassen sich in drei Gruppen einteilen:

- **Atemlähmung**, z. B. Ausfall der Atemmuskulatur bei hoher Querschnittslähmung
- **Verengung der Brochialwege oder des Kehlkopfes**, z. B. bei der erwähnten Epiglottitis (☞ 17.3.1) oder beim schweren Asthma bronchiale-Anfall (☞ 17.13.4)
- **Lungenversagen** *(pulmonale Insuffizienz)* z. B. im Schock (☞ 26.3.4), bei Lungenödem (☞ 15.7.4) oder bei ausgedehnten Pneumonien.

Der häufigste Anlaß zur künstlichen Beatmung ist jedoch die Allgemeinnarkose bei Operationen.

Um das Beatmungsgas – meist handelt es sich um ein Sauerstoff/Luft-Gemisch – in die Lunge transportieren zu können, stehen verschiedene Zugangswege zur Verfügung, nämlich

- Beatmung über einen durch Mund oder Nase in die Trachea eingeführten Tubus **(endotracheale Intubation).** Wird der Tubus durch den Mund vorgeschoben, so spricht man von *orotrachealer Intubation,* erfolgt der Zugang über die Nase, von *nasotrachealer Intubation.* Die Intubation erfolgt am liegenden, möglichst ruhig gestellten oder bereits narkotisierten Patienten unter laryngoskopischer Sicht (Abb. 26.13 zeigt ein **Laryngoskop**). Der eingeführte Tubus muß anschließend gut fixiert werden, um ein Herausrutschen zu verhindern. Hierzu dienen eine aufblasbare, in der Trachea liegende Tubusmanschette und an Mund oder Nase anzubringende Pflasterzüge.
- Beatmung über **Trachealkanülen**: Hierbei handelt es sich um Kunststoff- oder Metallkanülen, die durch ein operativ angelegtes Stoma („Loch") direkt durch die Halswand in die Trachea eingelegt werden. Diese werden z. B. bei langzeitbeatmeten Patienten zur Schonung des Kehlkopfes mit seinen empfindlichen Stimmbändern bevorzugt.
- In speziellen Situationen kann auch über auf Mund und Nase aufgesetzte Atemmasken beatmet werden, so z. B. im Rahmen der Notfallversorgung (☞ Abb. 26.13).

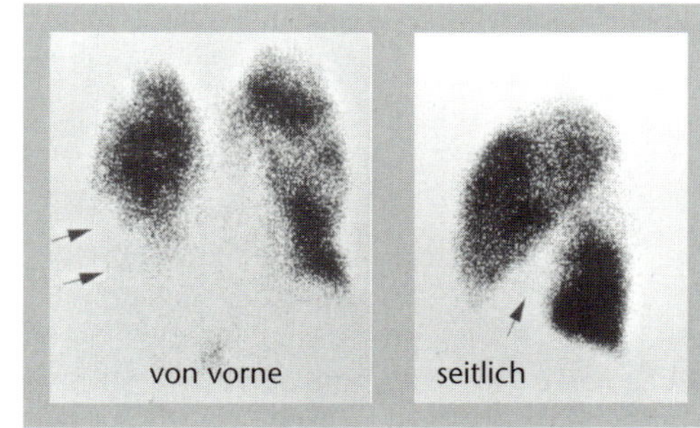

Abb. 17.34: Lungenszintigraphie bei einem Patienten mit Lungenembolie.
Bei diesem Verfahren werden kleine, radioaktiv markierte Partikel in den Blutkreislauf gespritzt. Während ihrer Kreislaufzirkulation setzen sie sich in den durchbluteten Lungenkapillaren ab, was sich durch Messung der Radioaktivität über dem Brustkorb bestätigen läßt. Sind Lungenbezirke nicht durchblutet, so stellen sie sich im Lungenszintigramm als weiße Flächen dar (Pfeile). In diesem Fall besteht eine Embolie der Arterie, die den rechten Mittellappen versorgt.

Die Atemarbeit, d. h. das Einpumpen und Absaugen von Beatmungsgasen wird durch ein Beatmungsgerät, den *Respirator,* übernommen. Dessen Leistung wird genau an die unterschiedlichen Erfordernisse bei verschiedenen Lungenerkrankungen angepaßt. So lassen sich z. B. die *Beatmungsdrücke* verändern; ebenso lassen sich das *Atemvolumen* und das *zeitliche Verhältnis zwischen Einatmung und Ausatmung* einstellen. Darüberhinaus kann der Respirator auch auf eine eventuell noch bestehende Eigenatmung des Patienten abgestimmt werden.

Kontrollierte und assistierte Beatmung

Bei der *kontrollierten Beatmung* werden Atemfrequenz und Atemzyklus völlig vom Respirator bestimmt. Der Patient wirkt bei der Beatmung nicht mit.

Bei der *assistierten Beatmung* folgt der Respirator keinem vorgegebenen Zeitintervall – der Patient kann den Atemzyklus selbst auslösen, z. B. über den negativen Atemwegsdruck, der zu Beginn der Einatmung entsteht. Der weitere Atemzyklus selbst wird dann durch das Gerät bestimmt, d. h. die Atemarbeit wird auch bei dieser Beatmungsform vom Respirator geleistet. Diese Beatmungsform hat dann Vorteile, wenn der Patient zwar über einen eigenen Atemantrieb verfügt, für die zu leistende Atemarbeit jedoch noch zu schwach ist.

Am häufigsten werden Mischformen von assistierter und kontrollierter Beatmung eingesetzt; dabei wird durch das Gerät eine Mindest-Atemfrequenz vorgegeben, der Patient kann jedoch dazwischen zusätzliche Atmungszyklen auslösen bzw. den Rhythmus der Atemzüge selbst bestimmen.

Ein anderes häufig angewendetes Beatmungsverfahren kombiniert Beatmung und Spontanatmung: Der Patient atmet am Respirator teilweise selbsttätig, d.h. er bestimmt den Atemzyklus mit; was er an Atemleistung nicht aufbringt, wird vom Respirator ergänzt (sog. *intermittent mandatory ventilation*, **IMV**). Werden zusätzlich durch Computersteuerung Beatmung und Spontanatmung genau aufeinander abgestimmt (synchronisiert), spricht man von *synchronized intermittent mandatory ventilation*; kurz **SIMV**.

Bei einigen Erkrankungen, wie beispielsweise dem ausgeprägten Atemnotsyndrom des Neugeborenen, ist wichtig, daß die Alveolen auch bei der Exspiration nicht zusammenfallen. Bei der Beatmung wird dies durch einen positiven Druck auch am Ende der Exspiration (**PEEP**= *positive end-exspiratory pressure*) gewährleistet.

17.15 Gesundheit und Lebensstil: Sargnagel Glimmstengel

Schätzungen zufolge sterben jährlich in Deutschland 200 000 Menschen an Raucherkrankheiten. Für den Genuß des blauen Dunstes gehen die Raucher also ein hohes Risiko ein, und die meisten wissen das auch.

Der viele Raucher plagende Raucherhusten (☞ 17.33) ist dabei eine der harmloseren Begleiterscheinungen: Er entsteht, weil die Bronchialschleimhaut auf die giftigen Substanzen im Tabakrauch entzündlich reagiert und einen zähen Schleim in die Bronchien absondert. Raucher riskieren aber noch viel Schlimmeres: Ein Schlaganfall oder ein Herzinfarkt sind die größten Gefahren für den Organismus: Jeder dritte Vierzigjährige, der am Tag 20 oder mehr Zigaretten raucht, stirbt am Herzinfarkt, bevor er das Rentenalter erreicht.

Auch die Kinder rauchender Eltern kränkeln wesentlich mehr als die von nichtrauchenden Eltern, Infekte der Atemwege treffen sie beispielsweise dreifach häufiger.

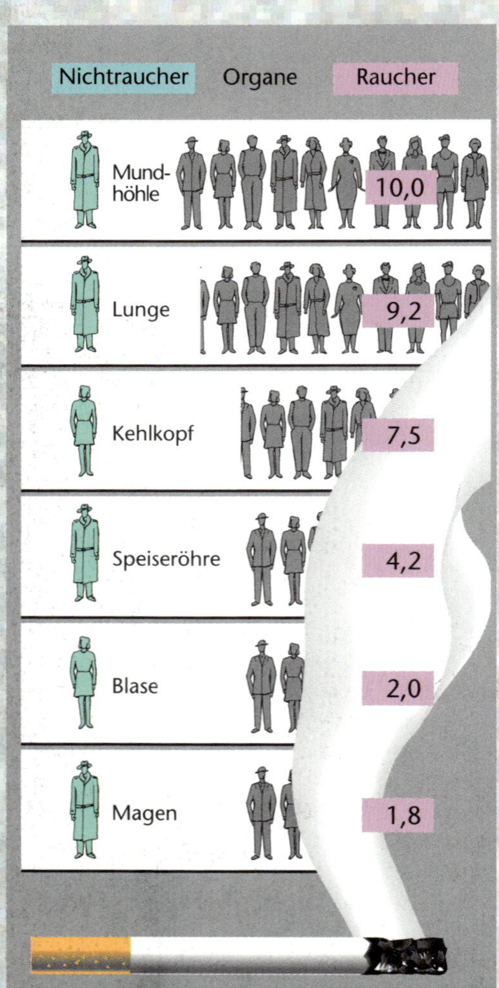

Abb. 17.35: Krebsrisiken durch Rauchen. Angegeben ist jeweils der Faktor, um den sich das Krebsrisiko durch Rauchen erhöht. So haben z. B. Raucher gegenüber Nichtrauchern ein 4,2 mal höheres Risiko, an Speiseröhrenkrebs zu erkranken.

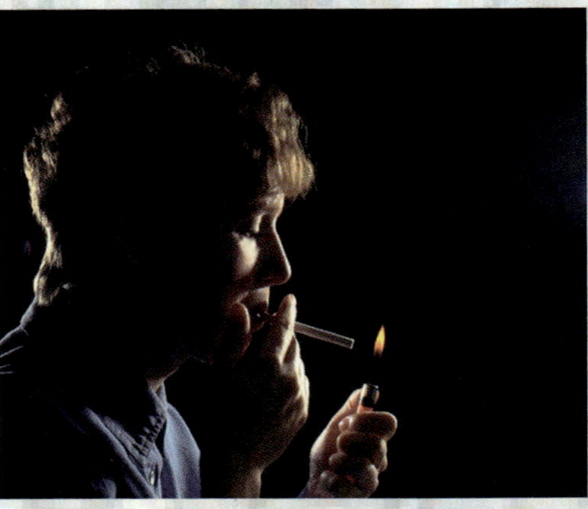

Deutlich höheres Krebsrisiko

Auch haben Raucher ein deutlich erhöhtes Tumorrisiko. Sie bekommen rund neunmal häufiger als Nichtraucher Bronchialkarzinome, aber auch häufiger Blasen-, Mundhöhlen- und Speiseröhrentumoren. Raucherinnen erkranken häufiger an Karzinomen der Gebärmutter und haben, wenn sie die „Pille" nehmen, ein erhöhtes *Thromboserisiko* (☞ 14.5.4). Hohe Risiken tragen auch die **Passivraucher**, denn Zigarettenrauch wird nach dem Ausatmen nicht weniger gefährlich.

Die Schaufensterkrankheit

Die durch das Rauchen stark beschleunigten arteriosklerotischen Prozesse (☞ 5.3.4) führen zu einer Verengung oder auch zu einem Verschluß der Arterien. Es kommt zu einer Minderdurchblutung der Extremitäten, vor allem der Beine, die dann nicht mehr ausreichend Sauerstoff bekommen (sog. **Raucherbein**). Durch diesen Sauerstoffmangel reichern sich unter Belastung saure Stoffwechselprodukte im Bein an, die starke Schmerzen verursachen. Nach einer kurzen Ruhepause verschwinden die Schmerzen wieder. Diese kurzen Intervalle zwingen einen Menschen mit dieser Erkrankung, beim Gehen immer wieder stehenzubleiben – wie bei einem Einkaufsbummel, daher der Name „Schaufensterkrankheit" (der Mediziner sagt *periphere arterielle Verschlußkrankheit*, kurz **pAVK**). Schreitet die pAVK weiter fort, so tritt der Beinschmerz auch in Ruhe auf. Schließlich stirbt das Gewebe in den am schlechtesten versorgten Gebieten den Zehen ab: es bilden sich Nekrosen, die oft zur Amputation zwingen. Soweit muß es jedoch nicht kommen, wenn man in den vorherigen Stadien durch konsequenten Rauchverzicht, Medikamente und Gehtraining das Fortschreiten der pAVK aufhält.

5000 Substanzen

Woher all diese Gesundheitsgefahren stammen, wird klar, wenn man sich die einzelnen „Wirkstoffe" des Tabakrauchs anschaut:

- Das gefährliche Gefäßgift **Teer** (auch *Kondensat* genannt)
- das Abhängigkeit erzeugende **Nikotin** (die Abhängigkeit von Nikotin ist mit der von Kokain und Heroin vergleichbar), und
- das Zellgift **Kohlenmonoxid.**

Das Schwierigste: aufhören!

Vom Rauchen loszukommen, ist schwierig. Wie schwierig, hängt davon ab, warum und vor allem wann normalerweise geraucht wird:

- Der *Gewohnheitsraucher*, der seine Zigarettchen nach dem Essen, zur Zeitung oder zur Tasse Kaffee schätzt, muß sich Strategien aneignen, mit denen er diese schon fast zwangsläufige Kombination durchbricht.
- Anders der *Genußraucher:* Er raucht, weil es ihm wirklich schmeckt. Will er aufhören, muß er sich anderen Gaumenfreuden zuwenden. Dabei braucht er kein schlechtes Gewissen zu haben: Viele Exraucher nehmen in der ersten Zeit ohne Glimmstengel zwar zu, ihr Gewicht pendelt sich dann meistens aber auch wieder auf Normalmaß ein.
- Am schwersten haben es meist die *Entlastungsraucher*, ihre Sucht zu durchbrechen. Sie rauchen, um besser mit unangenehmen Situationen fertigzuwerden. Das heißt, daß ein Entlastungsraucher Streßbewältigungskonzepte enwickeln und erlernen muß, wenn er nikotinfrei bleiben will. Dazu benötigt er zumeist Hilfe, die er von Pflegekräften und Psychologen bekommen kann.

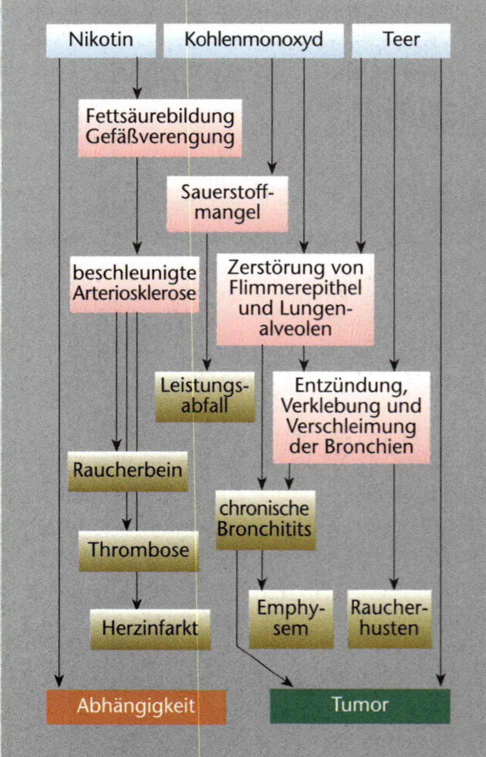

Abb. 17.36: Schädliche Wirkungen der drei wichtigsten Inhaltsstoffe im Tabakrauch.

18. Das Verdauungssystem

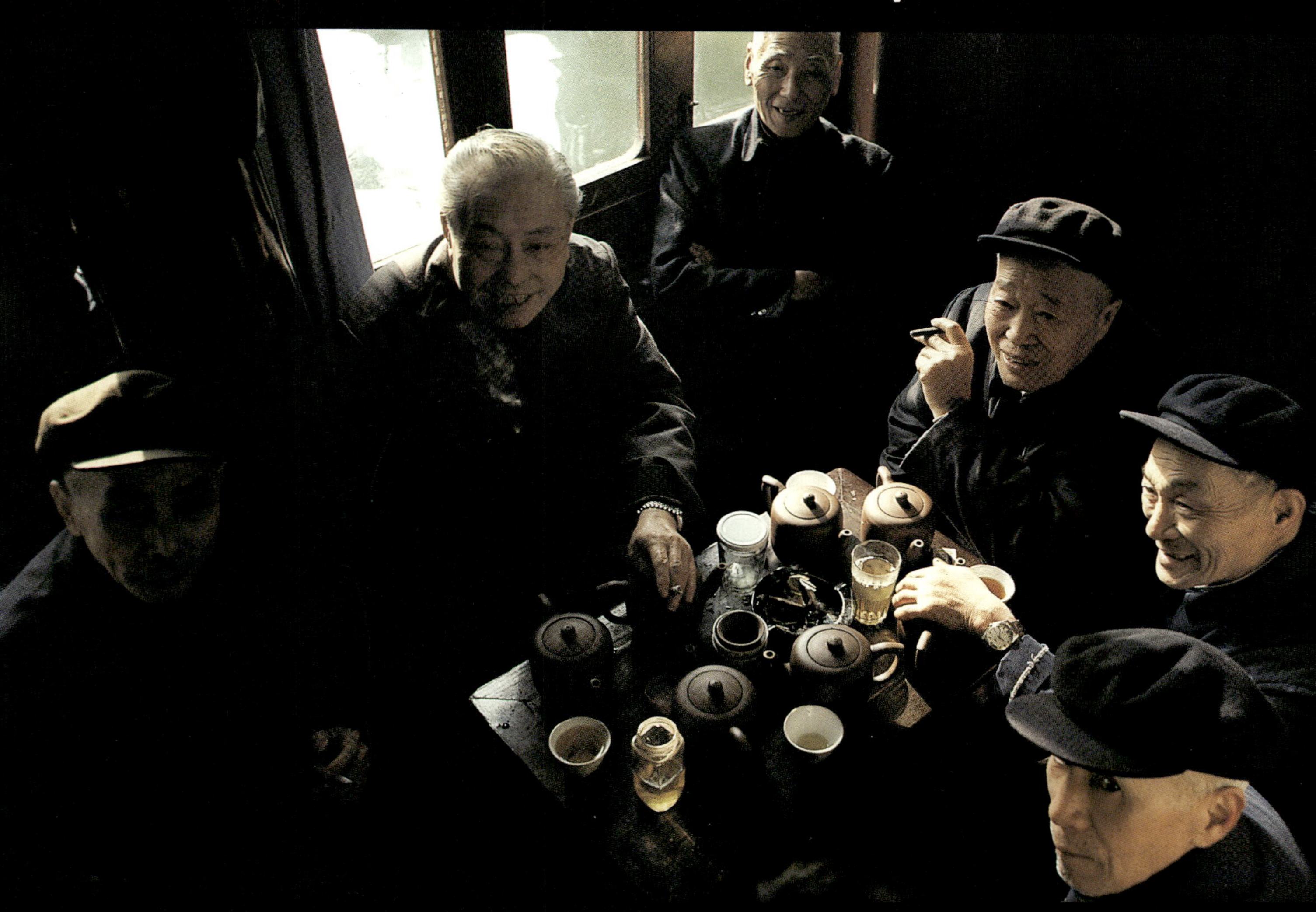

18.1 Übersicht

18.1.1 Mechanische und chemische Verdauung

Der Mensch ist auf die ständige Zufuhr des *Energierohstoffs* Nahrung angewiesen. Um aus Nahrungsmitteln Energie zu gewinnen, muß die Nahrung zum einen *mechanisch* zerkleinert und zum anderen durch Einwirkung von Verdauungsenzymen *chemisch* zerlegt werden. Man spricht deshalb von einer **mechanischen** und einer **chemischen Verdauung**.

Erst die nach Abschluß der Verdauung vorliegenden Nährstoffmoleküle können die Wand der Schleimhäute des Verdauungstraktes passieren und über kleine Blut- und Lymphgefäße in den Blutkreislauf gelangen. Diesen Vorgang bezeichnet man als **Resorption** oder auch *Absorption*.

Über den Blutkreislauf gelangen diese resorbierten Nährstoffmoleküle zu allen Zellen und können dort z. B. in den Mitochondrien „verbrannt", also zur Energiegewinnung herangezogen werden. Teilweise werden sie aber auch in den *Baustoffwechsel* (☞ 1.2) eingeschleust und zum Auf- und Umbau der körpereigenen Gewebe verwendet.

18.1.2 Der Verdauungstrakt

Der Verdauungstrakt *(Gastrointestinaltrakt)* bildet ein durchgehendes Rohr, das mit dem Mund beginnt und mit dem After (Anus) endet. Muskelkontraktionen der Wand des Verdauungstraktes fördern die mechanische Zerkleinerung und die ständige, intensive Durchmischung des Nahrungsbreies; da diese Muskelkontraktionen oft wellenförmig wandern **(Peristaltik)**, besorgen sie außerdem den Transport des Magen-Darm-Inhaltes.

Die von verschiedenen Organen entlang des Verdauungskanals bereitgestellten enzymreichen Sekrete bewerkstelligen die chemische Verdauung. Diese Organe liegen zum Teil vollständig außerhalb des Verdauungstraktes. Zu ihnen zählen die Mundspeicheldrüsen, die Bauchspeicheldrüse (Pankreas), die Leber und die Gallenblase, die alle Verdauungssekrete produzieren bzw. speichern und über Gänge (*ducti*) in den eigentlichen Verdauungskanal abgeben.

18.1.3 Der Flüssigkeitsumsatz

Pro Tag nimmt der Mensch *von außen* etwa 2 Liter Flüssigkeit (Getränke bzw. Wassergehalt fester Nahrung, ☞ Abb. 20.19) auf. Dies ist jedoch nur der kleinere Teil der insgesamt etwa 9 Liter Flüssigkeit, die täglich im Verdauungstrakt umgesetzt werden.

Der mit etwa 7 Litern weitaus größere Teil stammt aus den Säften (*Sekreten*) von Speicheldrüsen, Magen, Leber (das in der Leber gebildete Sekret heißt Galle), Bauchspeicheldrüse und Dünndarm.

Von diesem zugeführten Flüssigkeitsvolumen werden über 95 % hauptsächlich im Dünndarm und 3 % im Dickdarm wieder in den Körperkreislauf aufgenommen (rückresorbiert). Der Rest, mit etwa 150 ml weniger als 2 %, gelangt mit dem Stuhl zur Ausscheidung.

18.1.4 Der Feinbau des Verdauungskanals

Die Wand des Verdauungstraktes besteht aus vier, wie Zwiebelschalen übereinanderliegenden Geweben, die allerdings an verschiedenen Abschnitten unterschiedlich aufgebaut sind.
Von innen nach außen sind dies:

- die Mukosa (Schleimhaut),
- die Submukosa,
- die Muskularis (Muskelschicht) und
- die Serosa.

Die **Mukosa**, eine Schleimhaut, bildet die innere Wandschicht des Verdauungstraktes. Sie besteht aus einem dünnen *Epithel*, das in direktem Kontakt mit der zu verdauenden Nahrung steht. An das Epithel schließt sich lockeres Bindegewebe und eine Schicht glatter, unwillkürlich arbeitender Muskulatur (*Lamina muscularis mucosae*) an. Diese feine, zur Schleimhaut gehörende Muskelschicht gestattet Eigenbewegungen der Schleimhaut mit dem Ziel eines innigen Kontakts des Epithels mit der Nahrung.

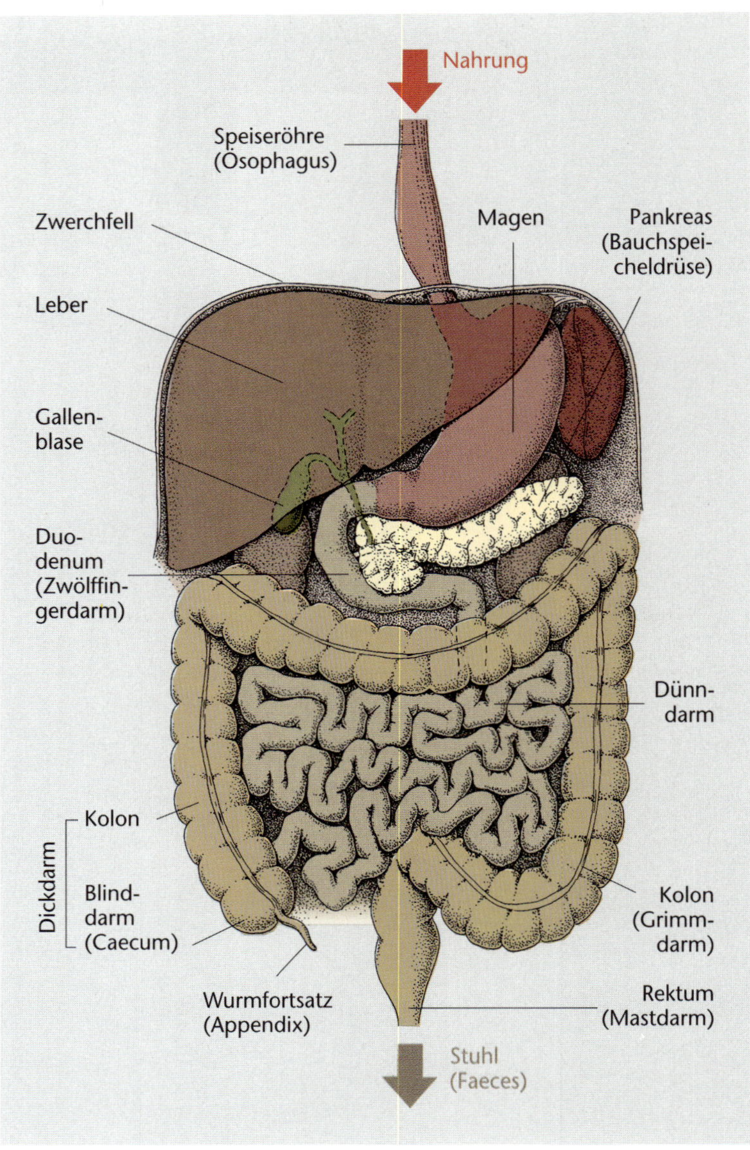

Abb. 18.1: Übersicht über die Verdauungsorgane. Blinddarm und Kolon werden zusammen als Dickdarm bezeichnet.

Die **Submukosa** trennt als schmale Bindegewebsschicht die Schleimhaut von der Muskelschicht.

Die **Muskularis** von Mund, Rachen und dem oberen Teil der Speiseröhre besteht aus *quergestreiften Muskelfasern* (☞ 4.7.2), die beim Schlucken willkürlich kontrahiert werden können. Im übrigen Teil des Verdauungstraktes besteht die Muskularis aus *glatter Muskulatur* (☞ 4.7.1), die gewöhnlich in Form einer inneren Ringschicht und einer äußeren Längsmuskelschicht angeordnet ist. Ihre unwillkürlichen Kontraktionen werden von einem Geflecht von Nervenzellen des vegetativen Nervensystems koordiniert.

Die **Serosa** bildet die äußerste Gewebsschicht des Verdauungstraktes. Sie ist eine sehr dünne Membran, welche Schleimstoffe absondert und damit das leichte Übereinandergleiten mit anderen Organen ermöglicht. Die Serosa wird auch als *Peritoneum viscerale* (viszerales Blatt des Bauchfells ☞ 18.1.5) bezeichnet. Sie kommt allerdings *nur* bei den in der Bauchhöhle gelegenen Organen vor. Im Bereich von Mundhöhle, Rachen und Speiseröhre stellt stattdessen lockeres Bindegewebe *(Adventitia* genannt) die Verbindung zu den benachbarten Geweben her.

18.1.5 Das Peritoneum

Die meisten Verdauungsorgane (beginnend mit dem Magen bis zum Dickdarm) liegen im Bauchraum. Dieser wird ringsum von der Muskulatur der Bauchwand und des Rückens, oben vom Zwerchfell und unten von der Beckenbodenmuskulatur begrenzt. Der ganze Bauchraum ist von einer spiegelglatten Haut, dem *Bauchfell* oder **Peritoneum**, ausgekleidet. Das Peritoneum umschließt die so gebildete **Bauchhöhle** (*Peritonealraum,* siehe auch Abschnitt 1.4). Der Raum, der *hinter* der Bauchhöhle liegt, wird entsprechend als **Retroperitonealraum** bezeichnet (retro = dahinter).

Von besonderer klinischer Bedeutung ist die Beziehung der Bauchorgane zum Peritoneum. Die Bauchorgane entwickeln sich in der Embryonalzeit zunächst im Retroperitonealraum, schieben sich aber dann in die Bauchhöhle vor. Dabei umkleiden sie sich mit der dünnen Innenhaut der Bauchhöhle.

Modellhaft läßt sich das gut vergleichen mit einem aufgeblasenen Luftballon (entspricht der Bauchhöhle mit dem umgebenden Peritoneum), in den ein Gegenstand vorgeschoben wird. Durch das Schieben eines Gegenstands in den Luftballon legt sich die Haut des Ballons über den Gegenstand.

Analog zu diesem Modell legt sich das Peritoneum über die Organe, wenn diese sich in die Bauchhöhle vorschieben. Damit erhalten die Organe einen Bauchfellüberzug. Zur Unterscheidung nennt man das die Eingeweide überziehende Blatt des Bauchfells das **Peritoneum viscerale** (viscera = Eingeweide). Dagegen ist das **Peritoneum parietale** der Teil des Peritoneums, der die Wände der Bauchhöhle auskleidet (im Modell der Rest der Luftballonhaut).

Intra-, retro- und extraperitoneal

Schiebt sich ein Organ während der Embryonalzeit *ganz* in die Bauchhöhle vor, wie z. B. der Hauptteil des Dünndarms, so sagt man, es liegt **intraperitoneal** (*im* Peritonealraum). Mit der hinteren Bauchwand bleibt das Organ über das gedoppelte Peritoneum in Verbindung. Die beiden Peritonealschichten, verstärkt durch Bindegewebe, bilden ein elastisches Aufhängeband. Über diesen „Stiel“, beim Dünndarm **Mesenterium**, beim Dickdarm **Mesocolon** genannt, werden die intraperitoneal gelegenen Organe mit Lymph- und Blutgefäßen sowie Nerven versorgt (näheres ☞ 18.1.6).

Von einem **retroperitoneal** gelegenen Organ spricht man, wenn das Organ nur *zum Teil* in die Bauchhöhle vorgeschoben wurde. Dann ist es auch nur *zum Teil* (an der Vorderseite) von Bauchfell überzogen. Retroperitoneal gelegene Organe haben *kein* Mesenterium bzw. Mesocolon, sondern sind fest mit der rückseitigen Bauchwand verwachsen. Solche Organe sind z. B. die Bauchspeicheldrüse, der Zwölffingerdarm (Duodenum), die Nieren und die Harnblase, die Bauchaorta und die untere Hohlvene.

Liegt ein Organ **extraperitoneal**, so besteht keinerlei Kontakt zu dem die Bauchhöhle auskleidenden Peritoneum, das Organ hat also auch keinen Peritonealüberzug. Ein Beispiel ist der letzte Darmabschnitt, das *Rektum.* Es verläßt beim Durchtritt in das *kleine Becken* (☞ 1.4) die Bauchhöhle und verliert daher auch seinen Bauchfellüberzug.

Peritonitis

Eine Entzündung des Bauchfells bezeichnet man als **Peritonitis** (*Bauchfellentzündung*). Sie kann zahlreiche Ursachen haben, es stehen aber zwei im Vordergrund:

- **Bakterielle Infektionen.** Ursache ist meist die *Perforation* (Durchbruch) eines keimbesiedelten Abschnitts des Verdauungsrohres, z. B. des Wurmfortsatzes (= Appendizitis, ☞ 18.8.1) mit einer nachfolgenden Keimverschleppung in die Bauchhöhle.
- **Chemisch toxische Entzündungen.** Hierbei lösen nicht-infektiöse Substanzen die Peritonitis aus, z. B. in die Bauchhöhle gelangte Blutkoagel, Galle oder Pankreassaft.

Eine *lokale,* begrenzte *Peritonitis* verursacht nur lokale Beschwerden, vor allem einen starken, aber eingrenzbaren Bauchschmerz, z. B. im rechten Unterbauch.

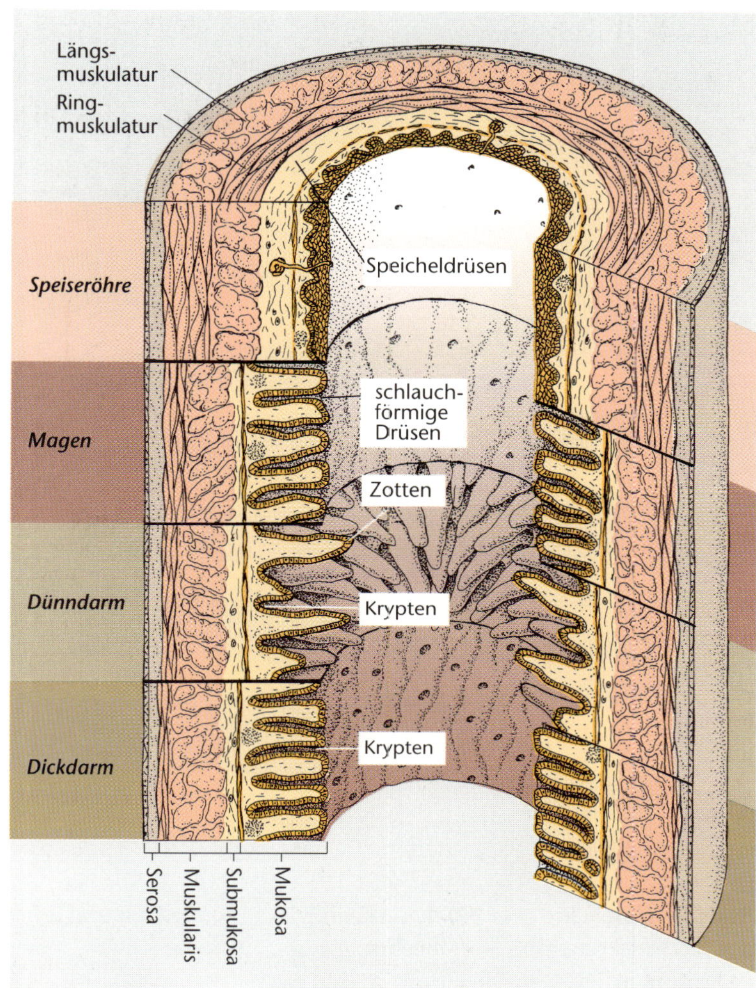

Abb. 18.2: Aufbau der Wandschichten in den verschiedenen Abschnitten des Verdauungstraktes. Vom untersten Abschnitt der Speiseröhre bis zum Dickdarm (und Rektum) findet man den gleichen Wandaufbau mit Mukosa, Submukosa, Muskularis und Serosa. Die Auffaltung der Mukosa mit dem Ziel der Oberflächenvergrößerung ist jedoch vor allem im Dünndarm stark ausgeprägt, wo die Nährstoffresorption im Vordergrund steht.

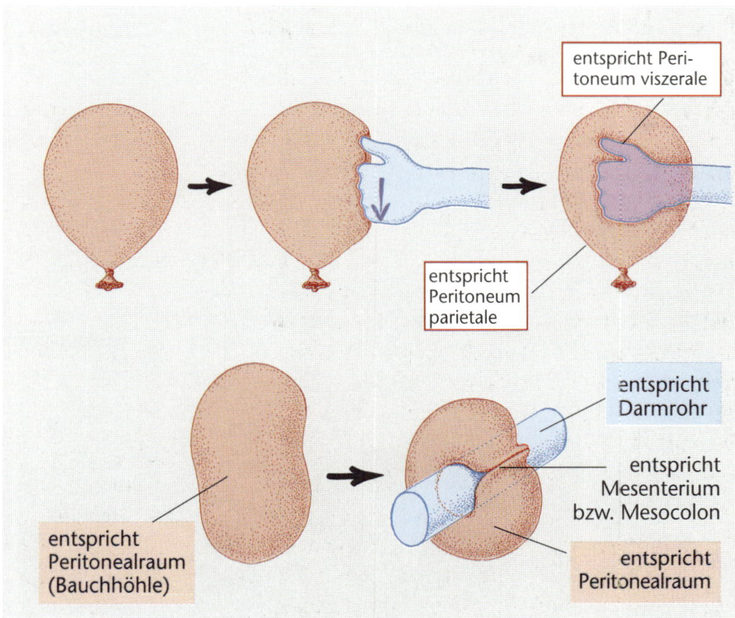

Abb. 18.3: Modell für die Beziehung zwischen Bauchorganen und Bauchfell. Die Bauchorgane schieben sich in die Bauchhöhle vor, so wie ein Gegenstand in einen aufgeblasenen Luftballon hineingedrückt wird.

18

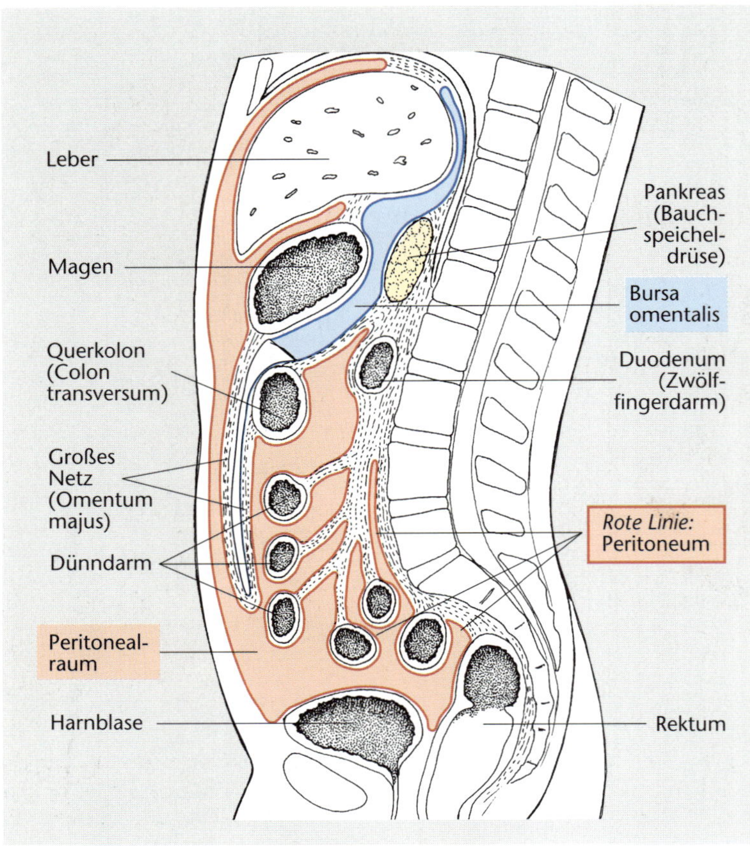

Abb. 18.4: Längsschnitt durch das Abdomen. Das Peritoneum überzieht Leber, Magen und den größten Anteil des Darms. Harnblase, Zwölffingerdarm und Bauchspeicheldrüse sind vom Peritoneum nur teilweise bedeckt, sie liegen retroperitoneal. Zwischen Magen und Bauchspeicheldrüse liegt ein Hohlraum *(Bursa omentalis)*, der Verbindung zur Bauchhöhle hat. Seine Wände verkleben zum großen Netz *(Omentum majus)*, das sich über die Dünndarmschlingen legt.

Charakteristisch für eine *diffuse Peritonitis* ist dagegen eine zunehmende Abwehrspannung der gesamten Bauchmuskulatur, die sich bis zum „brettharten" Bauch steigern kann.

Greift niemand ein, so kommt eine Schocksymptomatik (☞ 16.3.6) sowie eine Darmlähmung (paralytischer Ileus ☞ 18.8.12) hinzu, es besteht akute Lebensgefahr. Spätestens jetzt muß sofort chirurgisch eingegriffen werden, um den Patient zu retten – das heißt Bauchraum spülen, Darmtätigkeit anregen, Schock bekämpfen und unter Umständen Antibiotika verabreichen.

Das akute Abdomen

Unter einem **akuten Abdomen** oder *akuten Bauch* versteht man alle Schmerzzustände im Bereich des Abdomens (Bauchraum), die ein akutes Eingreifen erfordern. Hinter einem akuten Abdomen können sich über ein Dutzend verschiedene Krankheitsbilder verbergen, von der Gallenblasenentzündung bis hin zur Bauchhöhlenschwangerschaft. Selbst ein Herzinfarkt kann durch eine untypische Schmerzlokalisation (☞ Abb. 15.30) als akuter Bauch fehlgedeutet werden.

Die Kunst besteht insbesondere darin, sich rechtzeitig für oder gegen eine Operation zu entscheiden. Dies ist wahrlich eine Kunst, denn auch undramatisch scheinende Beschwerden, wie z. B. die Appendizitis eines älteren Menschen, erfordern oft eine sofortige lebensrettende Operation.

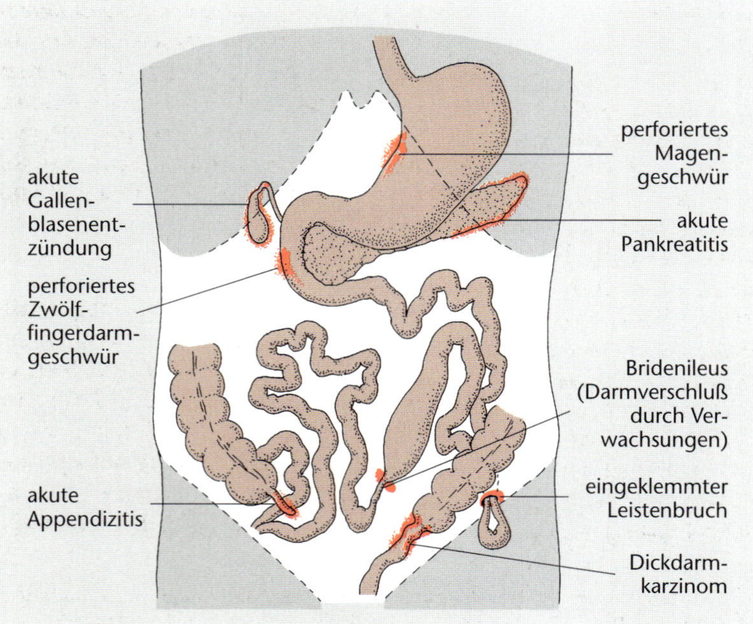

Abb. 18.5 (links): Die häufigsten Ursachen des akuten Abdomens.

18.1.6 **Die Gefäßversorgung des Bauchraumes**

Die Arterien des Bauchraums

Die Verdauungsorgane des Bauchraumes werden über drei große, ventral aus der Bauchaorta abzweigende Arterienstämme versorgt.

Die erste Abzweigung der Bauchaorta, unmittelbar nach deren Zwerchfelldurchtritt, ist der **Truncus coeliacus** mit seinen drei Ästen *A. gastrica sinistra*, *A. hepatica communis* und *A. lienalis*. Sie zweigen sich noch weiter auf und versorgen Leber, Gallenblase, und Magen *ganz* sowie die Bauchspeicheldrüse und das Duodenum *teilweise* mit arteriellem Blut.

Unmittelbar unterhalb des Truncus coeliacus entspringt die **A. mesenterica superior**. Von ihr gehen zunächst kleinere Äste ab, die Duodenum, Magen und Bauchspeicheldrüse mitversorgen. Anschließend zweigt sie sich arkadenförmig auf und versorgt den ganzen Dünndarm sowie etwa die Hälfte des Dickdarms (ungefähr bis zur Mitte des Querkolons) mit sauerstoffreichem Blut.

Einige Zentimeter unterhalb der A. mesenterica superior entspringt die **A. mesenterica inferior**. Auch sie zweigt sich arkadenförmig auf und versorgt die untere Hälfte des Dickdarms. Ihr Endast, die *A. rectalis superior*, versorgt den größten Teil

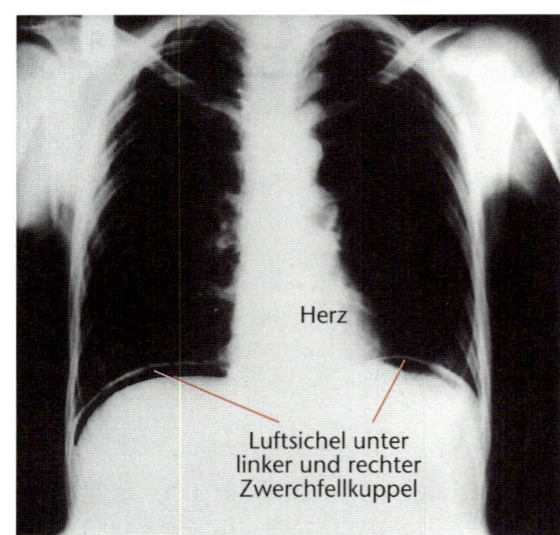

Abb. 18.6: Typisches Röntgenbild eines Patienten mit einer Perforation (Durchbruch) z. B. des Magens; Aufnahme im Stehen.
Man erkennt unter den beiden Zwerchfellkuppeln dünne Luftsicheln. Sie entstehen dadurch, daß durch das Loch im Verdauungsrohr Luft in die ansonsten nicht belüftete Bauchhöhle eindringt und sich dann unterhalb des Zwerchfells ansammelt.

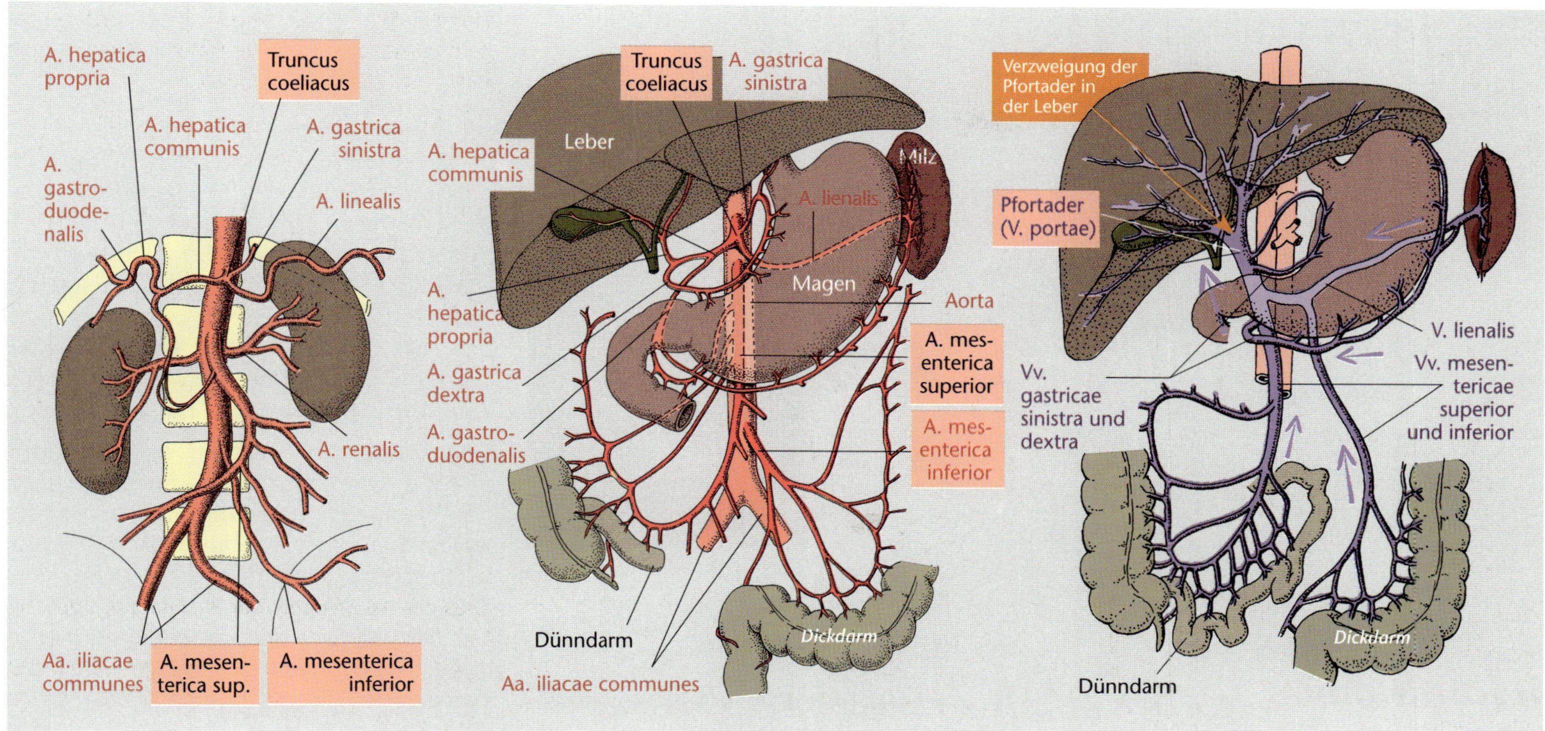

Abb. 18.7 (links und Mitte): Die arterielle Versorgung der Bauchorgane, in der Mitte im sogenannten „Situs" also zusammen mit den zugehörigen Organen, links nach Entfernung aller Organe (außer der Nieren). Die wichtigsten arteriellen Abgänge der Aorta im Bauchraum sind der Truncus coeliacus, die A. mesenterica superior, die A. mesenterica inferior und die beiden Nierenarterien (Aa. renales).

Abb. 18.8: Die Venen des Bauchraums Die Pfortader nimmt venöses Blut aus dem Magen, der Milz, dem Dünndarm und dem größten Anteil des Dickdarms auf und leitet es zur Leber.

des Enddarms (Rektum). Kleinere Zuflüsse erhält der Enddarm noch aus dem kleinen Becken (*A. rectalis media* aus der A. iliaca interna und *A. rectalis inferior* aus der A. pudenda interna).

Die Venen des Bauchraumes

Die von den drei Arterienstämmen versorgten Bauchorgane sammeln ihr venöses Blut in einem gemeinsamen System, aus dem die **Pfortader** *(Vena portae)* hervorgeht. Diese bringt das Blut, sozusagen auf kürzestem Wege, direkt zur Leber, wo es erneut in ein Kapillarsystem einmündet und von ihr gereinigt und entgiftet wird.

Die einzige Ausnahme stellen die Venen aus dem mittleren und unteren Enddarm (Rektum) dar: Sie geben ihr Blut über die *Vv. iliacae* direkt in die *V. cava inferior* ab. Dies ist klinisch bedeutsam: Wenn man ein Medikament als Zäpfchen verabreicht, gelangen die aufgenommenen Wirkstoffe an der Leber vorbei direkt in den großen Kreislauf, und die entgiftende Wirkung der Leber fällt weg.

Lymphgefäße und Lymphknoten

Die im Vergleich zu den Arterien und Venen wesentlich feineren **Lymphgefäße** des Bauchraumes halten sich im wesentlichen an den Verlauf der Arterien. Sie münden schließlich, nach Passage der verstreut liegenden **Lymphknoten**, in ein um den Truncus coeliacus gelegenes gemeinsames Sammelbecken, die *Cisterna chyli*, von welcher der **Milchbrustgang** *(Ductus thoracicus)* ausgeht (☞ Abb. 18.46). Der Ductus thoracicus endet im linken Venenwinkel (*Angulus venosus sinister,* ☞ Abb. 14.18), so daß sich die Darmlymphe schließlich in den venösen Teil des Blutkreislaufs entleert.

18.1.7 Gastroenterologische Diagnostik

Magen-Darm-Probleme sind sehr häufig und nicht nur hinter akutem Bauchschmerz können sich viele verschiedene Erkrankungen verbergen – von harmlosen Blähungen bis hin zum Karzinom. Das Fachgebiet der Medizin, das sich mit Erkrankungen des Verdauungstraktes beschäftigt, ist die **Gastroenterologie**, ein Teilgebiet der Inneren Medizin.

Um zu einer genauen Diagnose zu kommen, hilft dem Arzt oft schon das aufmerksame *Betrachten* des Patienten **(Inspektion).** Bei vielen Magen-Darm-Erkrankungen kann z. B. ein Zungenbelag beobachtet werden. Durch *Betasten* (**Palpation**) des Bauches wird bei lokaler Schmerzempfindlichkeit der Ort der Störung eingegrenzt. Beim *Abhören* (**Auskultation**) wird geprüft, ob der Darm arbeitet. Ist der Darm im Rahmen eines Krankheitsprozesses gelähmt, so sind keine Darmgeräusche im Bauchraum zu hören, man sagt, es herrscht „Totenstille" im Bauch. Diese Darmlähmung *(Paralytischer Ileus)* erfordert schnelles Handeln, oft ist sogar eine lebensrettende Operation erforderlich. Durch *Beklopfen* **(Perkussion)** kann je nach Schallqualität, z. B. ein vermehrter Luftgehalt (Blähungen) des Darmes erkannt werden. Viele Erkrankungen lassen sich jedoch nicht allein durch körperliche Untersuchung diagnostizieren, sondern bedürfen weiterer Untersuchungstechniken.

Endoskopie

Unter einer **Endoskopie** versteht man das Ausleuchten („Spiegeln") von Hohlorganen oder von Körperhohlräumen mit einem schlauchförmigen optischen Instrument, dem **Endoskop**. Das an der Spitze des Endoskops durch optische Linsen aufgenommene Bild wird üblicherweise über ein Geflecht von Glasfasern übertragen. Darüber hinaus verfügt ein Endoskop über weitere Kanäle, über die z. B. Flüssigkeit abgesaugt oder *Gewebsproben* (**Biopsien**) entnommen werden können. Da der Arzt zur exakten Krankheitsdiagnose meist eine Biopsie braucht, hat die Endoskopie bei der Untersuchung von Speiseröhre, Magen, Zwölffingerdarm (*Ösophago-Gastroduodenoskopie*) bzw. Dickdarm (*Koloskopie*) eine überragende Bedeutung erlangt.

Ultraschalldiagnostik

Auch die *Ultraschalldiagnostik* (**Sonographie**) hat große diagnostische Bedeutung. Dabei werden von einem *Schallkopf* Ultraschallwellen ausgesandt und von den durchdrungenen Geweben reflektiert. Diese reflektierten Schallwellen (*Echos*) werden vom Schallkopf, der auch als Empfänger dient, registriert und im Gerät zu einem am Monitor sichtbaren Bild verarbeitet.

Weitere spezielle Untersuchungsmethoden sind bei den jeweiligen Erkrankungen erläutert.

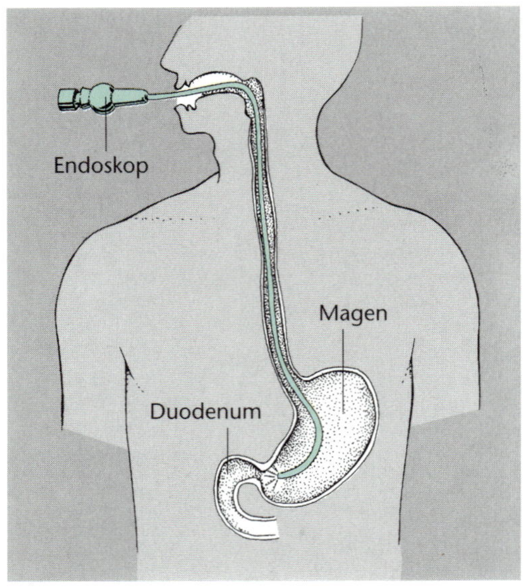

Abb. 18.9 (links): Ösophago-Gastroduodenoskopie (die Bezeichnung „Magenspiegelung" ist nicht ganz korrekt, weil neben dem Magen auch die Speiseröhre und das Duodenum [Zwölffingerdarm] beurteilt werden).

Abb. 18.10 (rechts) zeigt ein typisches „Panorama" beim Blick durchs Endoskops – hier ein Blick in ein gesundes Duodenum. Man erkennt das Darmlumen und die Ringfalten der Duodenalschleimhaut.

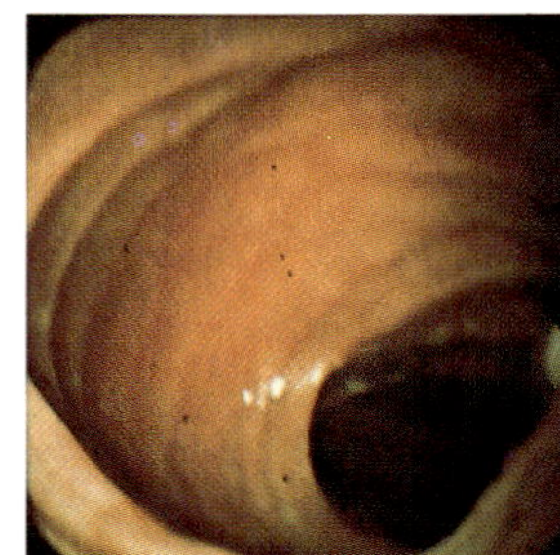

18.2 Mundhöhle und Rachenraum

18.2.1 Die Mundhöhle

Die **Mundhöhle** (*Cavum oris*) bildet den Anfangsteil des Verdauungsrohres. Sie dient der Aufnahme und Vorbereitung der Speisen für die weitere Verdauung und besteht aus dem *Mundhöhlenvorhof* – dem Raum zwischen Wangen, Lippen und Zähnen – sowie der eigentlichen Mundhöhle, die strenggenommen nur den Raum innerhalb der Zähne bezeichnet. Nach oben wird die Mundhöhle vom *harten* und *weichen Gaumen* begrenzt, nach unten durch die Unterseite der Zunge und die *Mundbodenmuskulatur*, die sich zwischen dem Unterkiefer ausspannt. Die seitliche Begrenzung bilden die Zahnreihen von Ober- und Unterkiefer, nach hinten schließt sich der Rachen an die Mundhöhle an.

An den **Lippen** geht die Mundschleimhaut in die äußere Gesichtshaut über. Hier ist die Epithelschicht besonders dünn, so daß das darunterliegende, blutgefäßreiche Gewebe leuchtend rot als „Lippenrot" durchscheint. Es stellt einen Gradmesser für die Beschaffenheit des Blutes dar. So kann man an den Lippen z. B. eine ausgeprägte **Zyanose** gut erkennen (☞ 17.9.4).

18

Dem festen Verschluß der Lippen dient der *M. orbicularis oris*, ein Ausläufer der **mimischen Muskulatur**.

Die innere Oberfläche der Mundhöhle wird von einer Schleimhaut gebildet, die aus einem mehrschichtigen unverhornten Plattenepithel (☞ Abb. 4.3) besteht und in die zahlreiche, schleimabsondernde Drüsen eingelassen sind. Im Bereich der Zahnfortsätze von Ober- und Unterkiefer ist die Mundschleimhaut fest mit der Knochenhaut verwachsen und wird dort als **Zahnfleisch** (*Gingiva*) bezeichnet.

Soor der Mundschleimhaut

Als **Soor** bezeichnet man die sehr häufigen Infektionen der Mundschleimhaut mit dem Sproßpilz *Candida albicans*. Diese Pilzinfektionen kommen insbesondere bei Säuglingen und im höheren Lebensalter vor. Sie äußern sich in weißlichen, stippchenförmigen *Belägen*. Aber auch Patienten mit schweren, die körperliche Abwehr schwächenden Allgemeinerkrankungen wie AIDS, Karzinomen oder Leukämien erkranken häufig an Soor. Man spricht dann von einer *opportunistischen Infektion* (☞ 6.6.5). Meist sind nur einzelne Bezirke, z. B. an der Wangenschleimhaut oder auf der Zunge betroffen; bei starker Abwehrschwäche kann die Infektion jedoch auch die Schleimhäute des übrigen Verdauungstraktes befallen oder sich gar auf dem Blutwege im ganzen Organismus ausbreiten (*Candida-Sepsis*).

Die **Therapie** eines Mundsoors mit lokalen *Antimykotika* (pilzabtötende Mittel, z. B. Nystatin) ist einfach und gut wirksam.

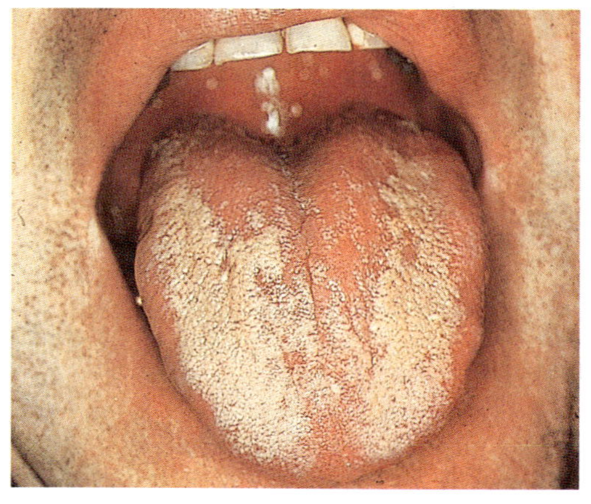

Abb. 18.11: Soor auf der Zunge. Typisch sind die abwischbaren weißlichen Beläge.

18.2.2 Die Zähne

Die Verdauung beginnt mit der *mechanischen Zerkleinerung* der Nahrung durch die Zähne. Die unterschiedliche Form der Zähne erlaubt die Zerkleinerung verschiedenartigster Nahrungsmittel: So dienen die **Mahlzähne** in erster Linie dem Zermahlen von pflanzlichen Nahrungsmitteln wie Obst und Gemüse, während die wesentlich schärferen **Schneidezähne** selbst zähes Fleisch zerstückeln können. Abb. 18.13 zeigt den allgemeinen Aufbau eines Zahnes und seine Verankerung im **Zahnfortsatz** *(Alveolarfortsätze)* des Kiefers.

Jeder **Zahn** *(Dens)* besteht aus der **Krone** (*Corona*), dem **Zahnhals** (*Collum*) und einer oder mehrerer **Wurzeln** (*Radices*, Einzahl *Radix*). Den aus dem **Zahnfleisch** *(Gingiva)* herausragenden sichtbaren Teil nennt man Zahnkrone, er ist vom Zahnschmelz überzogen. Als Zahnhals bezeichnet man die Übergangsstelle der schmelzbedeckten Krone zum Zement der Zahnwurzel. Als Zahnwurzel schließlich bezeichnet man den von außen nicht sichtbaren Teil des Zahnes, der in den **Zahnfächern** *(Alveolen)* der Zahnfortsätze verankert ist. Die Zahnwurzel ist von der **Wurzelhaut** (*Periodontium*) umschlossen und durch straffe Bindegewebsfasern elastisch in ihrem Fach im Kieferknochen aufgehängt. Am unteren Ende der Zahnwurzel, der Wurzelspitze, befindet sich eine kleine Öffnung, die in das Innere des Zahnes führt. Über diese Öffnung wird der Zahn mit Blut- und Lymphgefäßen sowie mit Nerven versorgt. Im Inneren des Zahnes bildet die **Zahnpulpa** (*Pulpa dentis*) das gefäß- und nervenreiche Bindegewebe der Zahnhöhle.

Die Hartsubstanzen der Zähne

Zähne sind aus drei sehr harten Baustoffen aufgebaut:

- Das **Zahnbein** *(Dentin)* bildet die Hauptmasse des Zahnes. Es steht von seiner Struktur her dem Knochengewebe sehr nahe und ist durch seinen Feinbau und hohen Kalkgehalt sehr hart, ähnlich dem Elfenbein der Elefantenstoßzähne.
- Der **Zahnschmelz** *(Enamelum)*. Er ist die festeste und widerstandsfähigste Substanz des menschlichen Körpers. Der Schmelzüberzug gibt den Zähnen ihren charakteristischen, weißlichen Glanz. Die Härte verleiht ihm neben Kalzium und Phosphat besonders das Spurenelement *Fluor* (☞ Tabelle 19.17). Nach seiner Entwicklung enthält der Zahnschmelz weder Zellen noch Blutgefäße oder Nerven. Schmelzverluste durch Abnutzung oder Karies können *nicht* ersetzt werden.
- Der **Zahnzement**, der den Zahn im Wurzelbereich mit einer dünnen Schicht umschließt, ist ähnlich aufgebaut wie Knochengewebe.

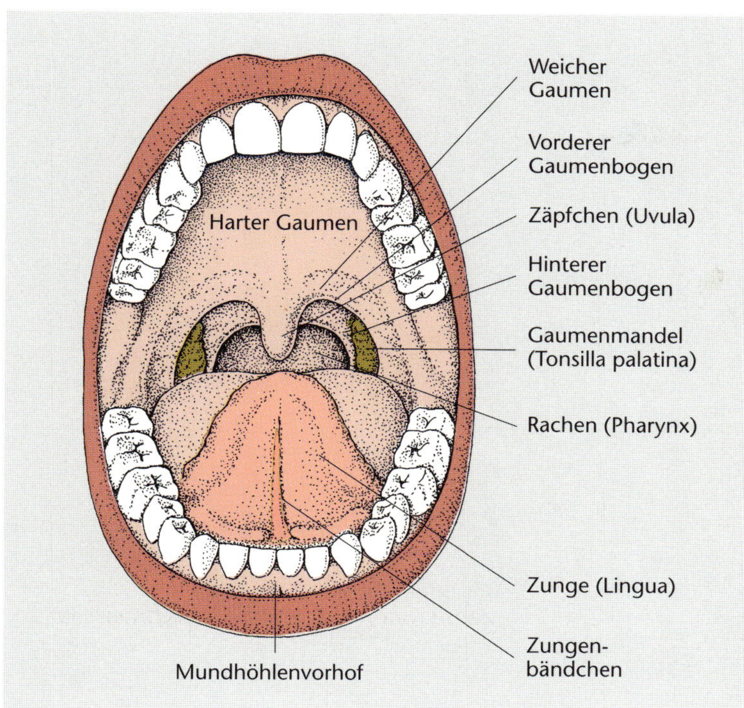

Abb. 18.12: Blick in die Mundhöhle.

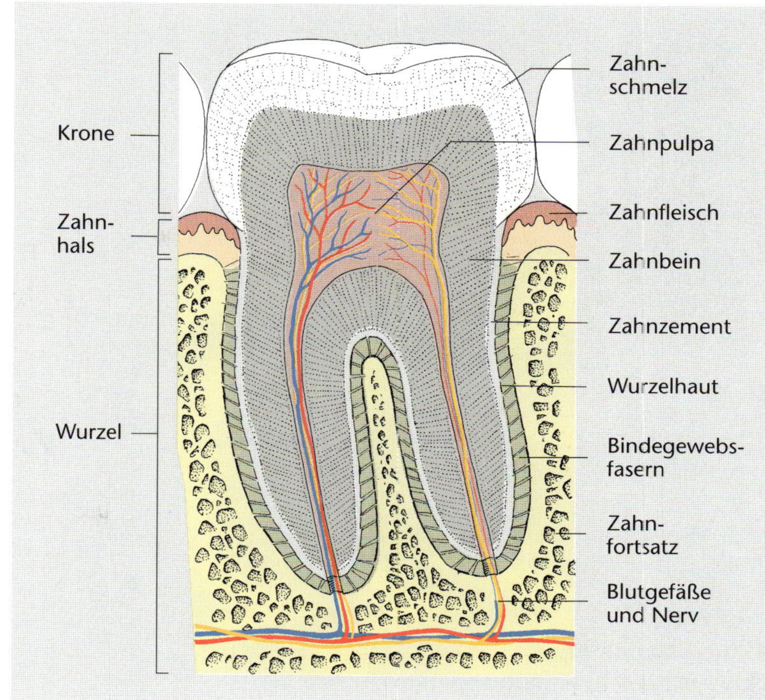

Abb. 18.13: Längsschnitt durch einen Backenzahn und seine Wurzel.

Das Erwachsenengebiß

Das **Erwachsenen-** bzw. *bleibende* **Gebiß** umfaßt im Ober- und Unterkiefer jeweils 16 Zähne, also insgesamt 32 Zähne. Pro Kiefer finden sich in der Mitte vier scharfkantige **Schneidezähne** (*Incisivi*), die vor allem dem Abbeißen der Nahrung dienen. An diese schließt sich beidseits ein **Eckzahn** (*Caninus*) an, der bei vielen Tieren als *Reißzahn* ausgebildet ist.

Anschließend folgen auf beiden Seiten je zwei **vordere Backenzähne** (*Praemolares*) und drei **hintere Backenzähne** (*Mahlzähne, Molares*). Die hintersten Mahlzähne heißen **Weisheitszähne**, weil sie in der Regel erst nach dem 17. Lebensjahr auswachsen. Es kommt jedoch relativ häufig vor, daß ihnen aus Platzmangel der Durchbruch nicht gelingt und sie im Kiefer stecken bleiben.

Die **Krone** bzw. *Kaufläche* der vorderen Backenzähne besteht aus zwei Höckern. Während die Backenzähne im Unterkiefer stets nur eine Wurzel aufweisen, bestehen sie im Oberkiefer teilweise aus zwei Wurzeln. Die Kauflächen der Mahlzähne bestehen aus mehreren, meist vier oder fünf Höckern. Im Unterkiefer besitzen sie zwei Wurzeln, im Oberkiefer drei.

Um den Zahnärzten und ihrem Assistenzpersonal die Dokumentation von Zahnbehandlungen zu erleichtern, wird durch die **Zahnformel** jedem Zahn eine bestimmte Nummer zugeordnet. Dazu werden die Zähne einer *Kieferhälfte* beginnend mit dem vordersten Schneidezahn bis zum Weisheitszahn mit 1 bis 8 durchnumeriert. Zusätzlich stellt man den Zähnen des rechten Oberkiefers eine **1**, denen des linken Oberkiefers eine **2**, denen des linken Unterkiefers eine **3** und denen des rechten Unterkiefers eine **4** voran (man zählt also im Uhrzeigersinn, ☞ Abb. 18.16).

Die Zahnentwicklung

Die Entwicklung der Zähne verläuft in der *Zahnleiste* der Kieferknochen. Während beispielsweise bei Haien oder Walen nach dem Ausfall eines Zahnes immer wieder ein neuer Zahn heranwächst, hat der Menschen lediglich zwei Garnituren von Zähnen, die aufeinander folgen.

Milchgebiß und Zahnwechsel

Die erste Garnitur, die **Milchzähne**, gelangt etwa zwischen dem 6. Lebensmonat und dem 2. Lebensjahr zum Durchbruch. Das Milchgebiß besteht nicht wie das Erwachsenengebiß aus 32, sondern nur aus 20 Zähnen. Pro Kiefer sind dies 4 Schneide-, 2 Eck- und 4 Mahlzähne.

Etwa ab dem 6. Lebensjahr (bei starkem Kariesbefall auch schon früher) fallen die Milchzähne aus. In den entstehenden Lücken im Milchgebiß brechen dann die bleibenden Zähne nach und nach durch, die zu diesem Zeitpunkt bis auf die Weisheitszähne bereits vollständig vorgebildet sind. In der Phase des **Zahnwechsels** finden

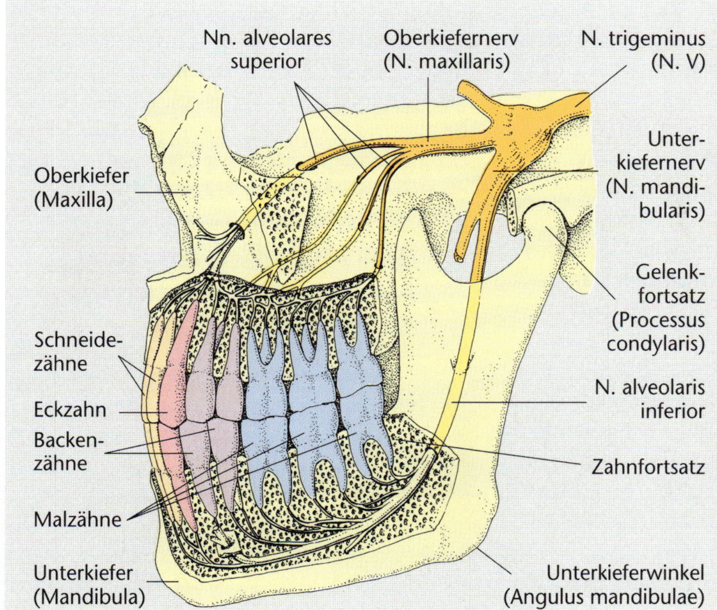

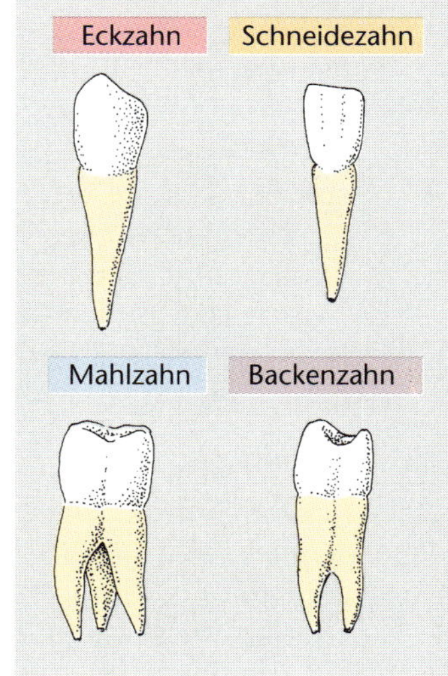

Abb. 18.14a (oben): Zahnformen
Abb. 18.14 (links): Ober- und Unterkiefer mit versorgenden Nerven.

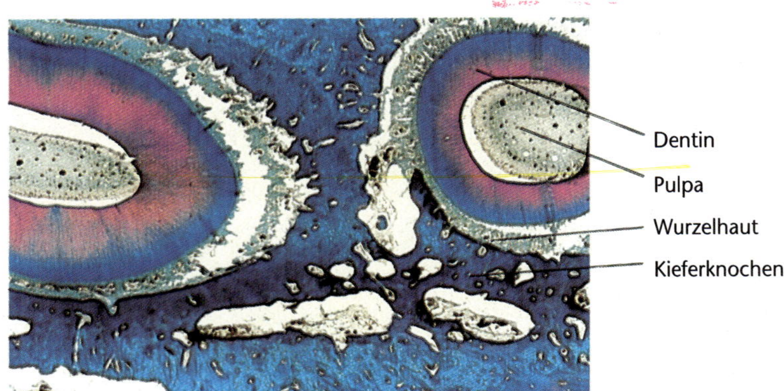

Abb. 18.15: Histologischer Schnitt durch einen Zahn im Wurzelbereich. Durch kollagene Fasern sind die Zahnwurzeln in den Zahnfächern(Alveolen) des Zahnfortsatzes aufgehängt.

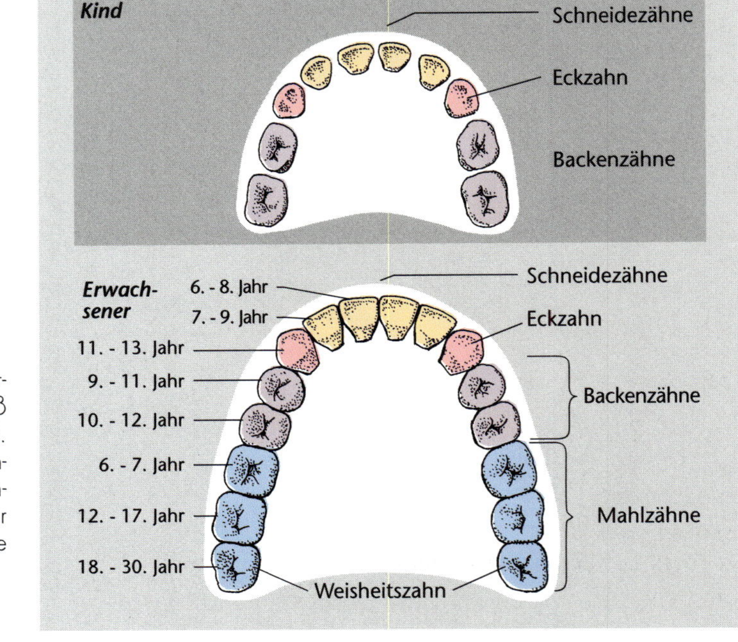

Abb. 18.17: Erwachsenengebiß und Milchgebiß. Beim Erwachsenengebiß ist der Durchbruchszeitpunkt der einzelnen Zähne angegeben.

sich also sowohl bleibende Zähne als auch Milchzähne im Gebiß.

Parodontose

Unter **Parodontose** versteht man den Schwund des **Zahnhalteapparats** (*Parodontium*). Dieser besteht aus dem Zahnfleisch, der Wurzelhaut und deren Haltebändern zum Zahnfortsatz des Kiefers (☞ z. B. Abb. 8.15) selbst. Schwinden diese Strukturen, verliert der Zahn seine feste Verankerung und fällt schließlich durch fortschreitende Lockerung aus. Die Ursache dieses Prozesses, der oft schon um das 30. Lebensjahr herum beginnt, ist bis heute weitgehend unklar. Begünstigend wirken offenbar schlechte Mundhygiene, Zahnstein und Fremdkörper am Zahnfleischrand (z. B. Kronen). Über 50 % der Erwachsenen sind davon betroffen.

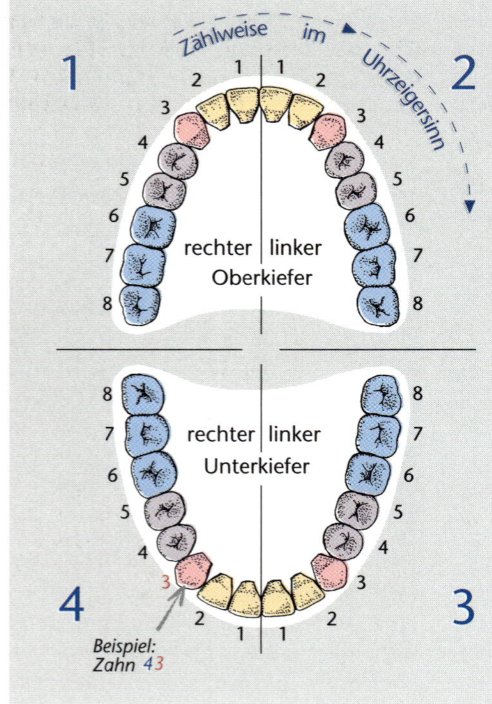

Abb. 18.16: Die Zahnformel. Der Zahn 43 ist der Eckzahn (3. Zahn von der Mittellinie aus) im rechten Unterkiefer (4).

Karies

Unter **Karies** (*Zahnfäule*) versteht man eine meist unter Braunfärbung verlaufende Erweichung der Hartsubstanzen der Zähne, insbesondere des Zahnschmelzes und des Zahnbeins. Die Ursache dieses **Entkalkungsprozesses** ist nur teilweise geklärt. Sicher ist, daß die Ausbildung von Karies an das Vorhandensein von Bakterien und Kohlenhydraten in der Mundhöhle gebunden ist. Monosaccharide (☞ 2.8.1) werden von den im Zahnbelag enthaltenen Bakterien verstoffwechselt. Dabei fallen, sozusagen als Nebenprodukt, Säuren an. Diese Säuren greifen die Hartsubstanzen des Zahnes an und entkalken ihn schrittweise.

Erreicht der Zahnzerfall die Nähe der Pulpahöhle, so wird der Zahn empfindlich, besonders auf Kältereize – der kariöse Zahn macht sich zum erstenmal durch Schmerzen bemerkbar. Ist das Zahnbein an einer Stelle völlig entkalkt, so gelangen Bakterien und Nahrungsbestandteile *in* die Pulpahöhle und damit an den Zahnnerven, was meist mit heftigen Zahnschmerzen einhergeht. Bei nicht rechtzeitigem zahnärztlichen Eingreifen droht eine Entzündung der Zahnhöhle (*Pulpitis*), die oft eine Entfernung des Zahns (*Extraktion*) oder das Abtöten des Zahnnerven erforderlich werden läßt. Im letzteren Fall wird der Zahn zwar erhalten, stellt jedoch nur noch eine gefühllose, harte Masse dar.

Gefährliches Amalgam?

Kariöse Defekte, also entkalkte Bereiche von Schmelz und Dentin („Löcher"), bohrt der Zahnarzt aus und ersetzt den Defekt mit einer **Füllung**. Diese bestand bis vor kurzem meist aus **Amalgam**, einer quecksilberhaltigen *Legierung* (Metallmischung). Allerdings weiß man heute, daß Amalgamfüllungen kleinste Mengen von Quecksilberionen freisetzen, die in den Blutkreislauf gelangen und möglicherweise toxisch wirken können. Deshalb werden heute als Füllmaterialien zunehmend Kunststoffmischungen oder Gold verwendet.

Kariesprophylaxe

Zur Kariesprophylaxe empfehlen sich folgende Maßnahmen:

- **Gute Zahnhygiene** – täglich mindestens zweimaliges Zähneputzen *nach* dem Essen zur Enfernung von Zahnbelägen und Nahrungsresten.
- Beschränkung der *Häufigkeit* der *Zuckeraufnahme.*
- Kontrollen durch den Zahnarzt, spätestens alle sechs Monate, um bereits kleinste kariöse Defekte zu füllen.
- **Fluorid-Zufuhr** – Fluoridionen unterstützen die Verkalkung und Regeneration der Zahnhartsubstanzen und erhöhen ihre Widerstandsfähigkeit gegen die von Mundbakterien gebildeten Säuren. Sie ist besonders in der Zeit der Zahnentwicklung sinnvoll (5. Schwangerschaftsmonat bis etwa 10. Lebensjahr). Im ersten Lebensjahr wird Fluorid meist kombiniert mit Vitamin D (zur Rachitisprophylaxe ☞ 13.5) z. B. als D-Flourette® oral zugeführt, später gelangt es über die Zahnpasta direkt zu den Zähnen.

Der Kauvorgang

Bei den Kauvorgängen kann man Schneidebewegungen und Mahlbewegungen unterscheiden. Bei der **Schneidebewegung** wird der Unterkiefer gegen den Oberkiefer bewegt. Die Muskeln, die dabei aktiv sind, sind der **M. masseter** *(Kaumuskel)* und der **M. temporalis** Schläfenmuskels M. temporalis. Bei der **Mahlbewegung** wird der Unterkiefer nach vorne bzw. nach hinten gezogen, was durch den hinteren Teil des Schläfenmuskels bzw. durch den **M. pterygoideus lateralis** *(seitli-*

cher Flügelmuskel) bewirkt wird. Unterstützt werden diese Bewegungen durch die Wangenmuskulatur und die Zunge, wodurch sichergestellt wird, daß die Nahrung immer wieder zwischen die Zahnreihen gelangt und weiter zerkleinert werden kann.

18.2.3 Die Zunge

Die **Zunge** (*Lingua*) ist ein von Schleimhaut überzogener Muskelkörper, der bei geschlossenem Mund die eigentliche Mundhöhle fast vollständig ausfüllt. Dabei berührt die Oberfläche der Zunge den harten Gaumen und die Zungenspitze liegt den Schneidezähnen an. Die Zunge hat vielfältige Aufgaben:

- Sie hilft mit bei Kau- und Saugbewegungen,
- sie formt einen schluckfähigen Bissen (*Bolus*) und leitet den Schluckakt ein;
- sie dient der Geschmacks- und Tastempfindung; und
- sie ist maßgeblich an der Lautbildung beteiligt.

Die Zunge besteht in ihrem hinteren Anteil aus der fest mit dem Mundboden verwachsenen **Zungenwurzel** (*Radix linguae*). Diese geht in den weitgehend frei beweglichen *Zungenkörper* mit dem *Zungenrücken* über und läuft in der *Zungenspitze* aus. Streckt man die Zungenspitze nach oben, so erkennt man in der Mitte der Zungenunterfläche das **Zungenbändchen** (*Frenulum linguae*), welches die Aufwärtsbewegung der Zungenspitze begrenzt. Folgt man dem Zungenbändchen an der Unterfläche der Zunge, so gelangt man zu den Öffnungen der Ausführungsgänge der beiden Unterkieferspeicheldrüsen.

Die Muskulatur der Zunge

Der Vielzahl von Bewegungen, die mit der Zunge ausgeführt werden können, entspricht anatomisch ein komplexer dreidimensionaler Aufbau ihres Muskelkörpers. Dabei ist es zweckmäßig, zwei Systeme von Muskelfasern zu unterscheiden:

- Die **Binnenmuskulatur** wird von Faserzügen gebildet, die streng auf die Zunge beschränkt und nicht an Skeletteilen befestigt sind. Diese Fasern führen zu *Verformungen* (also Verdickung oder Abflachung) der Zunge.
- Demgegenüber werden *Lageveränderungen* der Zunge durch eine Kontraktion der **Außenmuskulatur** erzeugt. Diese Fasern haben ihren Ursprung an knöchernen oder muskulären Strukturen der Umgebung .

Der überwiegende Teil der Zungenmuskulatur ist *quergestreift*, das heißt dem Willen unterworfen. Innerviert werden diese Zungenmuskeln vom XII. Hirnnerven (*N. hypoglossus*, ☞ 11.8.6).

Die Zungenschleimhaut

Analog zu dem übrigen Bereich der Mundhöhle wird auch die Oberfläche der Zunge von einer Schleimhaut gebildet, deren äußerste Schicht aus einem mehrschichtigen Plattenepithel besteht. Die Zungenunterfläche ist äußerst glatt, der Zungenrücken und die Zungenränder zeigen dagegen eine außergewöhnlich rauhe Oberfläche. Der Grund dafür ist, daß in diesen Bereichen zahlreiche warzenförmige Erhebungen in die Schleimhaut eingelassen sind, die man als **Papillen** bezeichnet. Nach ihrer äußeren Form unterscheidet man:

- **Fadenförmige Papillen** *(Papillae filiformes)*
- **Pilzförmige Papillen** *(Papillae fungiformes)*
- **Warzenförmige Papillen** *(Papillae vallatae)*
- **Blattförmige Papillen** (*Papillae foliatae*).

Die weißlichen, überwiegend verhornten fadenförmigen Papillen sind von sensiblen Nervenendigungen versorgt und dienen der *Tastempfindung*; in den übrigen Papillen sind **Geschmacksknospen** eingelassen, die der Geschmackswahrnehmung und damit der chemischen Kontrolle der Nahrung dienen (mehr zum Geschmacksinn ☞ 12.5.5).

Im Bereich der Zungenwurzel findet man in der Schleimhaut zahlreiche Haufen von lymphatischen Zellen, die der Infektionsabwehr dienen und einen Teil des sog. **lymphatischen Rachenrings** darstellen (☞ Abb. 14.17).

Schließlich sind im Bereich des Zungengrundes Drüsen in die Schleimhaut eingelassen, die in der Lage sind, fettspaltende Enzyme (Lipasen) zu bilden. Sie unterstützen damit den Abbau von Nahrungsfetten.

18.2.4 Die Speicheldrüsen

Der Mundspeichel wird von zahllosen, mikroskopisch kleinen Drüsen innerhalb der Mundschleimhaut sowie drei großen paarigen Speicheldrüsen gebildet, die außerhalb des Mundraums liegen.

Die Drüsen geben ihr Sekret über Gangsysteme in den Mundraum ab. Die **Ohrspeicheldrüse** (*Glandula parotis*), die abgekürzt auch nur als **Parotis** bezeichnet wird, liegt vor- bzw. etwas unterhalb des Ohres zwischen der Haut und dem M. masseter *(Kaumuskel)*. Sie gibt ihr Sekret über einen relativ langen Ausführungsgang *(Ductus parotideus)*, der gegenüber dem zweiten Mahlzahn des Oberkiefers endet, in die Mundhöhle ab.

Die **Unterkieferspeicheldrüse** *(Glandula submandibularis)* liegt an der Innenseite des Unterkiefers unterhalb der Muskelplatte, die sich zwischen den beiden Kieferästen

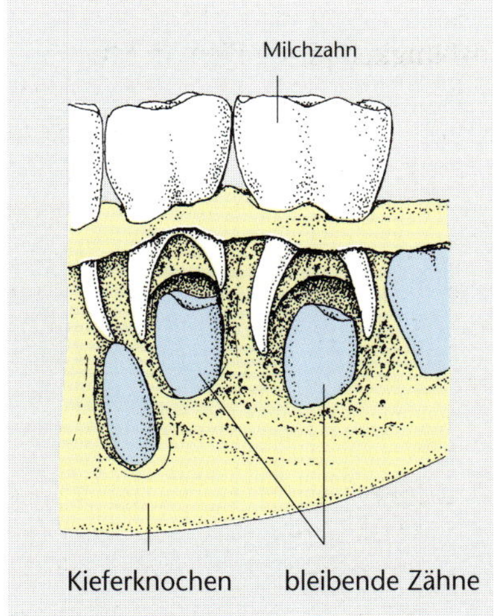

Abb. 18.18: Wechselgebiß. Unter den Milchzähnen sind die bleibenden Zähne schon angelegt. Ab etwa dem 6. Lebensjahr treten sie durch den Kiefer.

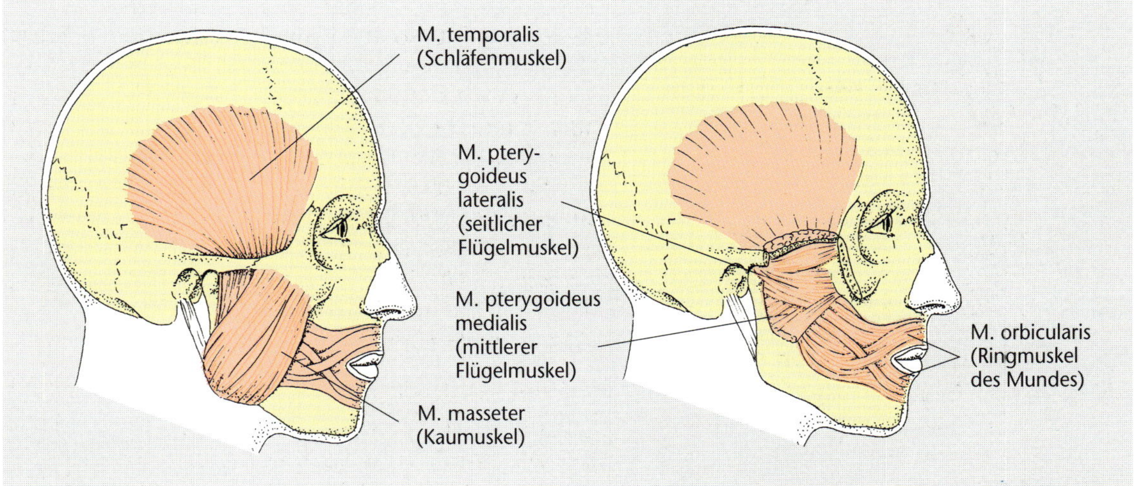

Abb. 18.19: Kaumuskulatur, oben oberflächliche, unten tiefe Schicht. Der M. temporalis zieht vom Schläfenbein hinab zum Kronenfortsatz des Unterkiefers. Der M. masseter entspringt am Jochbogen und zieht hinab zum Unterkieferwinkel. Die Mm. pterygoidei ziehen vom Keilbein zum Unterkiefer. Sie unterstützen den Kieferschluß (medialer Teil) bzw. die Kieferöffnung und das Verschieben des Unterkiefers (lateraler Teil).

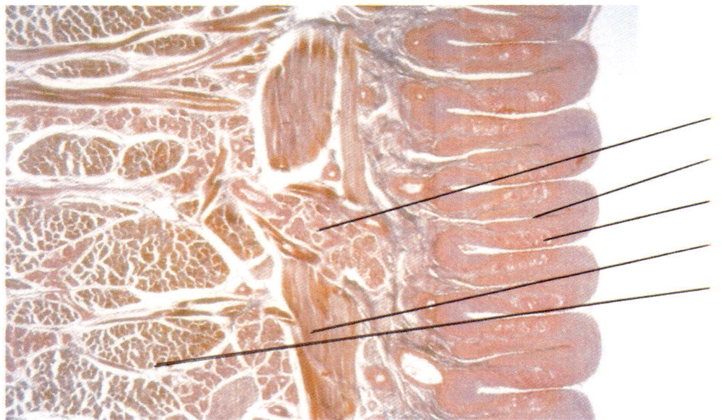

Abb. 18.20: Histologischer Schnitt durch die Zungenoberfläche mit blattförmigen Papillen (Papillae foliatae). Es sind quer verlaufende Schleimhautfalten, die sich am hinteren seitlichen Zungenrand befinden. Das mehrschichtige Epithel enthält Geschmacksknospen. Zwischen den Papillen münden Spüldrüsen, deren Sekrete die wahrgenommenen Geschmacksstoffe wieder wegtransportieren.

ausspannt, der Mundbodenmuskulatur. Ihr langer Ausführungsgang *(Ductus submandibularis)* mündet unter der Zunge an einer kleinen, warzenartigen Erhebung nahe dem Zungenbändchen.

Die **Unterzungendrüse** *(Glandula sublingualis)* liegt direkt der Mundbodenmuskulatur auf und breitet sich seitlich beidseits bis zum Unterkiefer aus. Sie gibt ihr Sekret über mehrere kurze Ausführungsgänge, die beidseits der Zunge enden, in die Mundhöhle ab. Ein größerer Ausführungsgang endet gemeinsam mit dem Ausführungsgang der Unterkieferspeicheldrüse an dem kleinen Schleimhauthöckerchen am Zungenbändchen.

Zusammensetzung des Speichels

Der Speichel ist das Gemisch der Sekrete aus den verschiedenen Speicheldrüsen und besteht zu etwa 99,5 % aus Wasser und 0,5 % aus gelösten Anteilen, deren wichtigste die folgenden sind:

- **Schleimstoffe** (*Muzine*) machen den Bissen gleitfähig und damit schluckbar; ferner erleichtern sie Kau- und Sprechbewegungen,
- **Ptyalin** ist ein kohlenhydratspaltendes Enzym und gehört zur Gruppe der *Alpha-Amylasen*. Diese sind in der Lage, Stärke bei längerer Einwirkung bis zum Disaccharid Maltose zu spalten. Kaut man z. B. Brot über mehrere Minuten, so kann man feststellen, daß der Bissen deutlich süß wird,
- **Bikarbonat** (HCO_3^--Ionen) puffert den Speichel auf pH-Werte zwischen 7 und 8. Dies ist bedeutsam, da saure pH-Werte (pH unter 7) dem Zahnschmelz schaden und außerdem das Ptyalin inaktivieren,
- **Lysozym** ist ein Enzym, das Bakterien zerstören kann und damit die Infektionsabwehr im Mundraum unterstützt. Da die von Bakterien gebildeten Säuren auch die Hartsubstanzen der Zähne angreifen, schützt das Lysozym somit auch vor Karies,
- **Fluoride** zum Schutz und zur Regeneration des Zahnschmelzes.

Im Normalfall stammt der Speichel zu fast 70 % aus den beiden Unterkieferspeicheldrüsen und zu etwa 25 % aus den beiden Ohrspeicheldrüsen. Der Rest wird aus den beiden Unterzungenspeicheldrüsen sowie den über die ganze Mundschleimhaut verstreuten kleinen Speicheldrüsen geliefert. Die Zusammensetzung des Speichels ist je nach Produktionsort unterschiedlich: Als rein *seröse Drüse* (☞ 4.2.2) stellt die Parotis ein ziemlich wäßriges Sekret her, den sogenannten „Spülspeichel“. Die Unterkieferspeicheldrüse und die Unterzungendrüse sind dagegen gemischte Drüsen und liefern in Abhängigkeit von der Nahrungsbeschaffenheit einen eher serösen oder eher mukösen Speichel.

Steuerung der Speichelsekretion

Die Speichelproduktion wird durch das vegetative Nervensystem gesteuert. Dabei führt

- die Erregung des Parasympathikus zur reichlichen Absonderung von dünnflüssigem Speichel, dem Spülspeichel; und
- eine Sympathikusaktivierung zur mäßigen Bildung von zähem, dickflüssigem, muzinreichem Schleim.

Auch ohne Nahrungsaufnahme werden ständig kleine Mengen Speichel infolge parasympathischer Stimulation gebildet, um Lippen und Zunge feucht zu halten und die Sprechbewegungen zu erleichtern. Bei starkem Wassermangel z. B. durch Schwitzen wird die Speichelproduktion unterdrückt. Die resultierende starke Trockenheit des Mundes verstärkt dann das Durstgefühl.

Nahrung regt über reflektorische Vorgänge (viszerale Reflexbögen, ☞ 11.11.4) die Speicheldrüsen zu starker Produktion an. Dabei führen Berührung der Mundschleimhaut, Geruch, Geschmack oder auch schon der schlichte Gedanke an ein wohlschmeckendes Gericht zur starken, parasympathikusvermittelten Speichelbildung.

Mumps

Mumps, auch *Ziegenpeter* oder *Parotitis epidemica* genannt, ist eine akute Viruserkrankung, die bevorzugt die Ohrspeicheldrüsen befällt. Es kommt dabei neben Fieber, Kopf- und Gliederschmerzen zur schmerzhaften Anschwellung meist beider Ohrspeicheldrüsen, wodurch Kaubewegungen schmerzen. Mumps-Viren sind weltweit verbreitet und werden in der Regel durch Tröpfcheninfektion übertragen. Aufgrund der hohen Ansteckungsgefahr kam es früher oft zu epidemischem Auftreten in Kindergärten oder Schulen, inzwischen ist jedoch eine Schutzimpfung verfügbar (☞ 6.3.3).

Kompliziert wird die Erkrankung, wenn neben den Speicheldrüsen weitere exokrine Drüsen befallen werden. Besonders gefürchtet ist bei Jungen eine Hodenentzündung *(Mumpsorchitis)*, weil sie zu späterer Sterilität (Unfruchtbarkeit, ☞ 21.3.9) führen kann. Auch eine begleitende Entzündung der Bauchspeicheldrüse *(Pankreatitis)* oder Hirnhautentzündung *(Meningitis)* kommen vor. Die Therapie des unkomplizierten Mumps beschränkt sich auf symptomatische Maßnahmen, wie warme Ölverbände, breiige Kost und gute Mundpflege.

18.2.5 **Der Gaumen**

Der **Gaumen** ist gleichzeitig Dach der Mundhöhle wie auch Boden der Nasenhöhle. Er

- trennt Mund- und Nasenhöhle,
- bildet das Widerlager der Zunge beim Sprechen und Kauen,
- verschließt den oberen Rachenraum beim Schlucken und
- unterstützt die Lautbildung (☞ 17.3.2): die Bildung des Vokals **i** und der Konsonanten **k** und **ch** ist an einen normalen Gaumenschluß gebunden.

Führt man die Zungenspitze von den vorderen Schneidezähnen entlang des Daches der Mundhöhle nach hinten, so kann man leicht feststellen, daß der Gaumen aus zwei Teilen besteht: dem vorderen harten Gaumen und dem hinteren weichen Gaumen, auch als Gaumensegel oder *Velum palatinum* bezeichnet.

Der vordere Teil des **harten Gaumens**, besteht aus den Gaumenfortsätzen der Oberkieferknochen (*Processus palatinus maxillae*), die sich in der Mittellinie vereinigen und ein dünnes, knöchernes Gewölbe bilden. Den hinteren Abschluß des harten Gaumens bilden die sich anschließenden Gaumenbeine *(Os palatinum,* ☞ Abb. 8.11).

Der dann folgende **weiche Gaumen** ist eine Sehnen-Muskelplatte, die, ausgehend vom harten Gaumen und knöchernen Strukturen der Schädelbasis, zum einen in das bindegewebige Grundgerüst des Gaumensegels einstrahlt und zum anderen im Bogen zum Zungengrund verläuft. Kontrahiert sich die Muskulatur des weichen Gaumens, so wird das Gaumensegel insgesamt angespannt und verlagert sich nach oben. Dadurch legt sich der untere Rand des weichen Gaumens mit dem in der Mitte gelegenen **Zäpfchen** (*Uvula*) an die Rachenwand an und verschließt den Nasen-Rachenraum gegen die Mundhöhle *(Gaumenschluß)*.

Die seitlichen Ränder des Gaumensegels werden von zwei hintereinandergelegenen Schleimhautfalten gebildet, die zum Zungengrund und zur seitlichen Rachenwand führen und als vorderer bzw. hinterer Gaumenbogen bezeichnet werden. Dazwischen liegen beider-

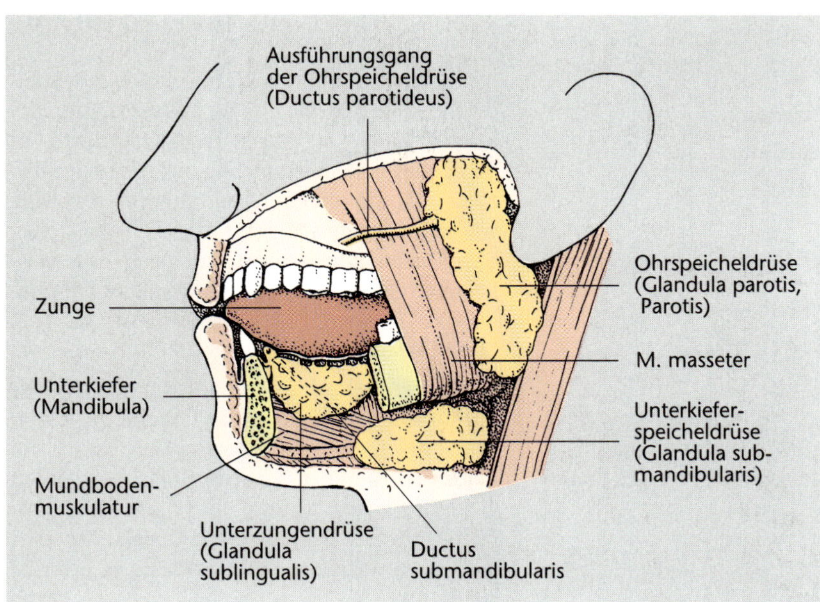

Abb. 18.21: Die großen Speicheldrüsen und ihre Ausführungsgänge.

seits die **Gaumenmandeln** (*Tonsillae palatinae*), die Teil des lymphatischen Rachenringes sind.

18.2.6 Der Rachen

Der **Rachen** *(Pharynx, Schlund)* ist ein von Schleimhaut ausgekleidetes Muskelgewölbe, dessen oberes Ende an der Schädelbasis befestigt ist und das am unteren Ende in die Muskulatur der Speiseröhre übergeht.

Er besteht aus quergestreifter Muskulatur und verbindet Mundhöhle und Speiseröhre, andererseits aber auch Nase und Luftröhre. In seinem mittleren Teil kreuzen sich Atem- und Speiseweg, wobei insbesondere beim Schlucken verhindert werden muß, daß Nahrung oder Flüssigkeit weder in die Nase noch in die Luftröhre übertritt.

18.2.7 Das Schlucken

Ist die Nahrung genügend zerkaut und mit Speichel vermischt, formt die Zunge einen schluckfähigen **Bissen** (*Bolus*). Der nun folgende Schluckakt stellt einen komplizierten Bewegungsablauf dar, der zunächst willkürlich und dann unwillkürlich über Reflexvorgänge abläuft.

Eingeleitet wird der Schluckakt durch eine willkürliche Zungenbewegung, die die Nahrung ähnlich dem Stempel einer Spritze nach hinten in den Rachen schiebt, wobei der harte Gaumen als Widerlager dient. Die Auslösung des nun folgenden reflektorischen Vorganges erfolgt, wie bei jedem Reflex, durch Reizung entsprechender Sinneszellen, in diesem Fall Berührungsrezeptoren der Gaumenbögen, der Rachenhinterwand oder des Zungengrundes.

Der Nasen-Rachenraum wird durch Anheben des Gaumensegels und gleichzeitige Kontraktion der Rachenwand abgedichtet. Anschließend kontrahiert sich die Mundbodenmuskulatur, wodurch sich der Kehlkopfeingang verschließt und der Nahrungseintritt in die Luftröhre verhindert wird. Da der Kehlkopf teilweise an der Mundbodenmuskulatur befestigt ist, führt die Kontraktion der Muskeln zu einer Aufwärtsbewegung des Kehlkopfs, wodurch sich der Kehldeckel passiv über den Kehlkopfeingang legt.

Mit dem Verschluß des kreuzenden Atemweges kommt es gleichzeitig zu einer von oben nach unten verlaufenden Kontraktionswelle der Rachenmuskulatur, die den Bissen schließlich in die Speiseröhre gelangen läßt.

18.3 Die Speiseröhre

Die **Speiseröhre** *(Ösophagus)* ist ein etwa 25 cm langer Muskelschlauch, der den Rachen mit dem Magen verbindet. In der Speiseröhre finden keine Verdauungsvorgänge statt, sie dient lediglich als Transportweg zwischen Mund und Magen. Ihr allgemeiner Aufbau entspricht dem des übrigen Verdauungsrohres (☞ 18.1.4), wobei das Epithel als innere Oberfläche der Schleimhaut bei der Speiseröhre wie im Mundbereich aus einem mehrschichtigen, nicht verhornenden Plattenepithel besteht.

18.3.1 Verlauf der Speiseröhre

Die Speiseröhre beginnt hinter dem Ringknorpel des Kehlkopfs dicht vor dem 6. Halswirbelkörper. Sie verläuft dann hinter der Luftröhre im Mediastinum (Mittelfellraum, ☞ 1.4) abwärts, wobei sie sich zunehmend von der Wirbelsäule entfernt. Auf Höhe der Luftröhrengabelung wird sie zwischen Luftröhre und Aortenbogen etwas eingeengt, wendet sich in ihrem weiteren Verlauf durch das Mediastinum zunehmend nach links und geht nach dem Durchtritt durch das Zwerchfell nach kurzem Verlauf durch die Bauchhöhle in den Magen über.

Da der Ösophagus ein elastischer Schlauch ist, kann sich beim Schluckakt sein Lumen durch den verschluckten Bolus bis auf 3,5 cm aufdehnen. Dies geht jedoch nicht an den drei *physiologischen Engstellen* der Speiseröhre:

- der *Ringknorpelenge,*
- der *Aortenenge* und
- der *Zwerchfellenge.*

An diesen Stellen ist die Speiseröhre durch die umgebenden Strukturen fixiert (Ringknorpelenge) bzw. ist die Aufdehnung durch die anatomischen Gegebenheiten stark begrenzt (Aortenenge und Zwerchfellenge). Dies ist von erheblicher klinischer Bedeutung, da Entzündungen und Tumoren des Ösophagus bevorzugt an diesen Engstellen vorkommen. Auch verschluckte Fremdkörper oder zu große bzw.

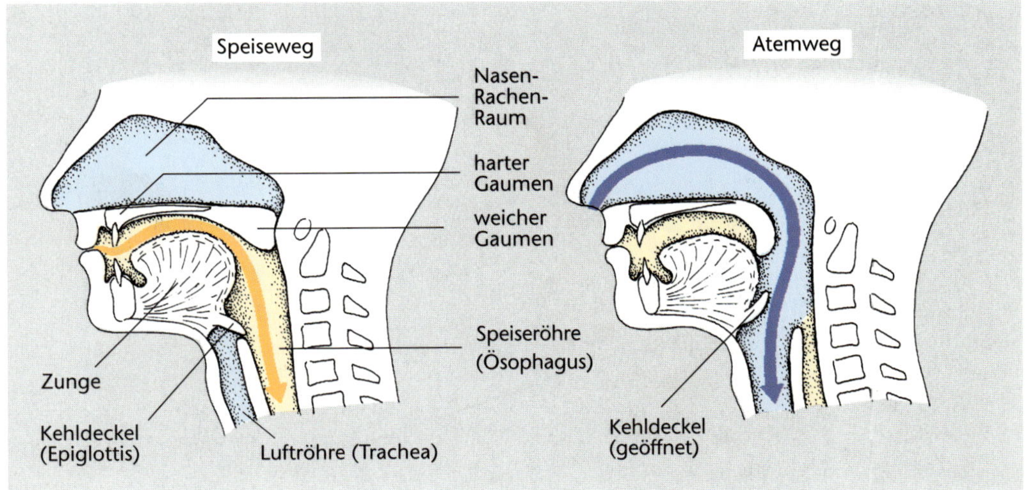

Abb. 18.22: Kreuzung von Atem- und Speiseweg im Rachen. Beim Schlucken wird der Nasen-Rachenraum durch Anheben des Gaumensegels und Kontraktion der Rachenwand abgedichtet. Durch die Aufwärtsbewegung des Kehlkopfes legt sich der Kehldeckel passiv über den Kehlkopfeingang und verschließt so den Luftweg.

18

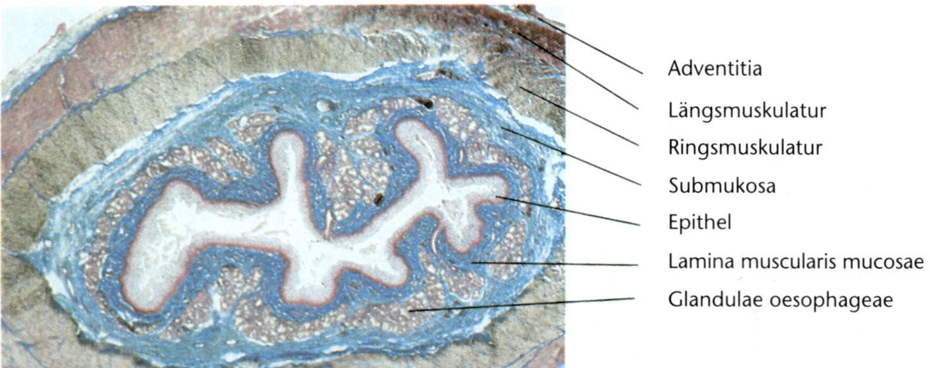

Abb. 18.23: Histologischer Schnitt durch die Speiseröhre. Man erkennt den typischen Wandaufbau der Verdauungsorgane mit Mukosa, Submukosa und Muskularis. Charakteristisch für die Speiseröhre ist die sternförmige Fältelung der Schleimhaut, deren Dehnung auch großen Bissen die Passage erlaubt. Die Speiseröhre besitzt Drüsen in der Submukosa (Glandulae oesophageae), deren Sekrete die Schleinhautoberfläche geschmeidig machen.

zu wenig gekaute Bissen bleiben in diesen Engstellen, insbesondere der Ringknorpelenge, stecken, da sich das Lumen letzterer nur auf 1,5 cm aufdehnen läßt.

18.3.2 *Passage des verschluckten Bissens durch die Speiseröhre*

Normalerweise ist das Lumen der Speiseröhre sowohl an deren Beginn wie auch am Ende verschlossen. Dies rührt daher, daß in diesen Bereichen der Tonus (☞ 7.3.9) der Muskulatur im Vergleich zu anderen Abschnitten der Speiseröhre deutlich erhöht ist. Man nennt diese Stellen auch den **oberen** und **unteren Ösophagussphinkter**.

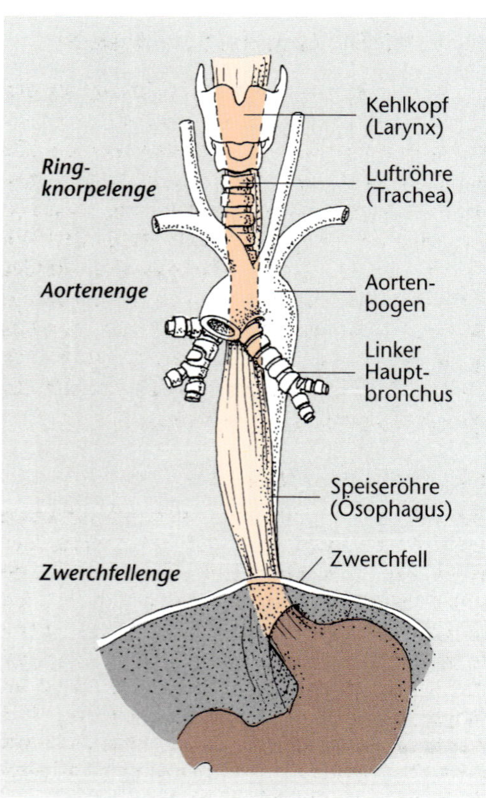

Nach Beginn des Schluckakts kommt es zur Erschlaffung des *oberen Ösophagusspinkters* und der Bolus kann vom Rachen in die Speiseröhre übertreten. Anschließend wird der Bolus weiter in Richtung Magen transportiert. Dies geschieht durch Kontraktionen der beiden muskulären Wandschichten des Ösophagus:

- Unmittelbar *unterhalb* des verschluckten Bolus kontrahieren sich die äußeren, längsverlaufenden Muskelfasern, was zu einer Lumenerweiterung unterhalb des Bolus führt
- In das so geschaffene Reservoir wird der Bolus durch Kontraktion des ihn oberhalb umschließenden Abschnitts der Ringmuskelfasern vorgeschoben.

Diese beiden Vorgänge wiederholen sich solange, bis der Bolus durch die Speiseröhre transportiert ist. Eine solche wellenförmige Kontraktionsfolge glatter Muskulatur wird als **Peristaltik** bezeichnet.

Kommt die peristaltische Welle am unteren Ösophagusende an, so wird reflektorisch der *untere Ösophagussphinkter* (auch *Magenmund* oder **Kardia** genannt) geöffnet, und der Bolus kann in den Magen eintreten.

Abb. 18.24 (rechts): Peristaltische Kontraktionswelle der Ösophagusmuskulatur. Durch Kontraktion der Ringmuskulatur oberhalb des Bolus und gleichzeitiger Kontraktion der Längsmuskulatur darunter wird der Bissen in den Magen vorgeschoben.

Abb. 18.25 (links): Verlauf der Speiseröhre und ihre physiologischen Engstellen.

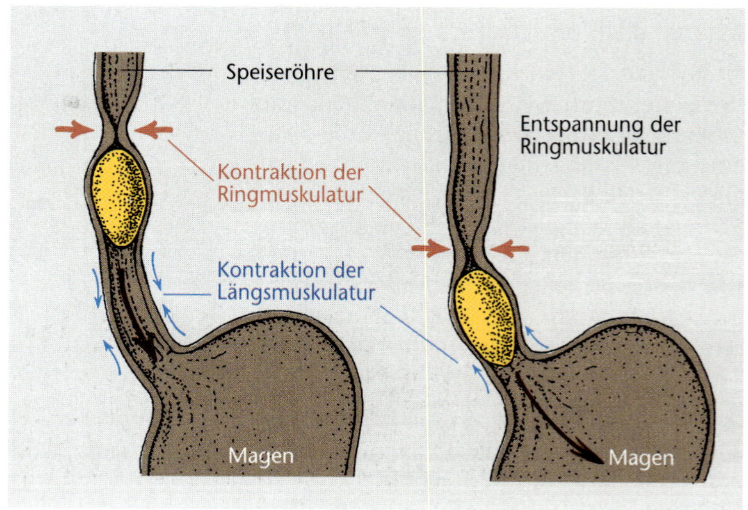

18.3.3 *Ösophagus-Erkrankungen*

Leitsymptom aller Erkrankungen der Speiseröhre ist die *Schluckstörung* (**Dysphagie**). Bei Männern über 50 Jahren ist die häufigste Ursache dieser Schluckstörung das *Ösophaguskarzinom*. Deshalb sollte eine länger bestehende Schluckstörung dringend endoskopisch oder durch eine Röntgenuntersuchung mit Kontrastmittel („Breischluck") untersucht werden.

Ösophaguskarzinom

Der zunehmend häufiger auftretende *maligne* Tumor der Speiseröhre, das **Ösophaguskarzinom**, nimmt seinen Ausgang vor allem vom Plattenepithel der Speiseröhre, ist also ein Plattenepithelkarzinom (☞ 5.5.7). Seine Entstehung wird insbesondere durch Rauchen und konzentrierte alkoholische Getränke begünstigt.

Das Ösophaguskarzinom ist extrem bösartig, so daß bei den meisten Patienten schon bei Diagnosestellung die benachbarten Lymphknoten befallen sind (lymphogene Metastasierung, ☞ 5.5.5). Als Therapie kommt deshalb nur noch etwa bei einem Drittel der Patienten eine radikale Operation mit Entfernung eines Teils oder des ganzen Ösophagus in Frage. Die dabei entstandene Kontinuitätsunterbrechung wird durch „Hochziehen" des Magens in den Brustraum oder durch Verpflanzung eines Darmstücks mit Bildung einer Ersatzspeiseröhre überbrückt. Im übrigen besteht die Möglichkeit, den Tumor zu *bestrahlen* und einen Ösophagusverschluß durch *Lasertherapie* oder Einführung eines *Tubus* zu verhindern.

Trotz dieser Therapiemöglichkeit versterben fast alle Patienten innerhalb von 12 Monaten nach Diagnosestellung.

Refluxösophagitis

Häufig entzündet sich die Speiseröhre (**Ösophagitis**) durch ein Zurückfließen (*Reflux*) von Magensaft infolge eines unzureichenden Verschlusses des Magenmundes (*Kardiainsuffizienz*). Die aggressive Magensäure greift die Schleimhaut der Speiseröhre an und es kommt zur **Refluxösophagitis** mit Sodbrennen, saurem Aufstoßen, brennenden Schmerzen hinter dem Brustbein sowie Schluckschmerzen.

Die Therapie einer Refluxösophagitis besteht in der Gabe säurebindender (z. B. Maaloxan®) oder säureunterdrückender (H_2-Blocker z. B. Tagamet®) Medikamente sowie Medikamente, die den Sphinktertonus erhöhen (Propulsin®). Ferner sollten folgende Verhaltensregeln beachtet werden:

- Nach dem Essen nicht sofort hinlegen,
- Liegen mit erhöhtem Oberkörper,
- Alkohol-, Kaffee- und Nikotinabstinenz.

Bei weiter bestehenden Beschwerden ist eine den Mageneingang einengende Operation angezeigt.

Auch bei Verlagerung von Teilen des Magens in den Brustraum (**Hiatushernie**) kann es zu Refluxbeschwerden kommen. Die Therapie der *axialen Gleithernie* (☞ Abb. 18.27) entspricht, falls entsprechende Beschwerden vorliegen, der der Refluxösophagitis. Alle anderen Hiatushernien müssen wegen der Gefahr der lebensgefährlichen *Speiseröhreneinklemmung* (**Ösophagusinkarzeration**) operiert werden.

Ösophagusvarizen

Bei fortgeschrittenen Lebererkrankungen, insbesondere der Leberzirrhose (☞ 18.10.7), kann das Pfortaderblut nicht mehr ausreichend über die Leber zum Herzen abfließen. Stattdessen werden „Umwege" beschritten. Einer dieser Umwege sind die Venen der Speiseröhre, die infolgedessen wie Krampfadern prall gefüllt und sehr verletzungsempfindlich sind. Da durch den Leberschaden gleichzeitig ein Mangel an Vitamin-K abhängigen Gerinnungsfaktoren vorliegt (☞ 14.5.3) und dadurch die Gerinnungsfähigkeit des Blutes herabgesetzt ist, kommt es leicht, z. B. während des Schluckens, zum Einriß solcher Venen und zu einer lebensgefährlichen Blutung. Patienten mit **Ösophagusvarizenblutung** erbrechen oft große Blutmengen im Schwall. Als Notfallmaßnahme versucht der Arzt, die Blutungsquelle *endoskopisch* (☞ 18.1.7) zu verkleben. Daneben sind zum Ausgleich des Blutverlustes meist zahlreiche Blutkonserven erforderlich.

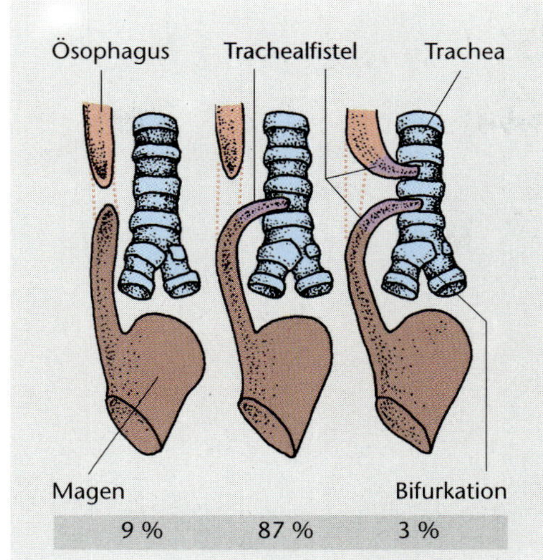

Abb. 18.26: **Ösophagusatresie.** Eine vergleichsweise häufige Fehlbildung ist der angeborene Verschluß (*Atresie*) des Ösophagus, meist auf Höhe der Bifurkation (Aufgabelung) der Trachea. In 7 von 8 Fällen ist sie mit einer Trachealfistel (*TÖF = Tracheoösophageale Fistel*) kombiniert. In der Schwangerschaft fällt eine erhöhte Fruchtwassermenge auf, weil der Fetus kein Fruchtwasser schlucken kann. Nach der Geburt leidet das Kind unter erhöhtem Speichelfluß und Erstickungsanfällen. Wird das Neugeborene frühzeitig operiert, ist die Prognose gut.

18.4 Der Magen

An die Speiseröhre schließt sich als sackartige Erweiterung des Verdauungskanals der **Magen** (*Ventriculus*) an. In ihm wird die bereits in der Mundhöhle begonnene Verdauung der Nahrung fortgesetzt. Das *Fassungsvermögen* des Magens beträgt etwa 1,5 l. In seiner Position in der Bauchhöhle wird der Magen hauptsächlich durch die ihn umgebenden Bänder, die zu Leber und Milz verlaufen, gehalten. Trotzdem variiert die Form des Magens ständig, je nach seinem Füllungszustand und der Körperlage.

18.4.1 Abschnitte des Magens

Den Mageneingang, also den Übergang von der Speiseröhre zum Magen, bezeichnet man als **Kardia** (*Magenmund*). Seitlich davon, unmittelbar unter dem Zwerchfell, liegt die kuppelförmige Erweiterung des Magens, der **Fundus** (*Magengrund*). Dies ist beim stehenden Menschen die am höchsten liegende Region des Magens, in der sich die beim Essen zwangsläufig mitgeschluckte Luft ansammelt.

An den Fundus schließt sich der größte Teil des Magens, der *Magenkörper* (**Korpus**) an. Dieser geht in den *Vorraum des Pförtners (Antrum pyloricum)*, meist kurz als **Antrum** bezeichnet, über. Den Abschluß des Magens bzw. den Übergang zum Dünndarm stellt der *Pförtner* (**Pylorus**) her.

Der grobe Aufbau der Magenwand wurde bereits in Abb. 18.2 dargestellt. Im Vergleich zum übrigen Verdauungsrohr zeigt die Magenwand jedoch Besonderheiten, die im folgenden dargestellt werden.

18.4.2 Die Muskelschicht der Magenwand

Die Muskelschicht der Magenwand (Muskularis) besteht in Abweichung zum übrigen Verdauungskanal aus *drei* übereinandergelagerten Schichten. Von außen nach innen sind dies:

- Längsmuskelfasern als Fortsetzung der Längsmuskelschicht der Speiseröhre
- Ringförmig verlaufende Muskelfasern, die die mittlere Schicht bilden und am Ende des Magens an Dicke zunehmen
- Schräg verlaufende Muskelfasern, welche die innerste Schicht bilden.

Diese Anordnung erlaubt dem Magen, sich auf vielfältige Weise zu kontrahieren und dadurch die Magengröße der jeweiligen Füllung anzupassen, den Nahrungsbrei mit dem Magensaft zu mischen und den Nahrungsbrei zum Magenausgang weiterzuleiten.

18.4.3 Die Magenschleimhaut

Blickt der Arzt mit einem Endoskop in den Magen, so kann er sich ein Bild über den Zustand der normalerweise rötlich-grauen Magenschleimhaut verschaffen. Sie ist beim entleerten Magen in ausgedehnte Längsfalten gelegt, welche am Pylorus zusammenlaufen. Die „Täler" zwischen den Längsfalten werden auch als *Magenstraßen* bezeichnet; am ausgedehntesten findet man sie an der kleinen Magenkurvatur (Kurvatur = Krümmung, ☞ Abb. 18.28), also dem kürzesten Weg zwischen Mageneingang und Magenausgang.

Histologischer Aufbau

Betrachtet man die Magenschleimhaut mit dem Mikroskop, so sieht man, daß ihre innere Oberfläche aus einem einreihigen Zylinderepithel besteht. Dieses Epithel ist in tiefe Falten gelegt, wodurch unzählige, schlauchförmige Drüsen entstehen, die den verdauenden Magensaft produzieren. Man findet diese Drüsen zwar im ganzen Magen, der verdauende Magensaft wird jedoch nur im Fundus und Korpus des Magens produziert. Die Fundus- und Korpusdrüsen enthalten drei unterschiedliche Zellarten:

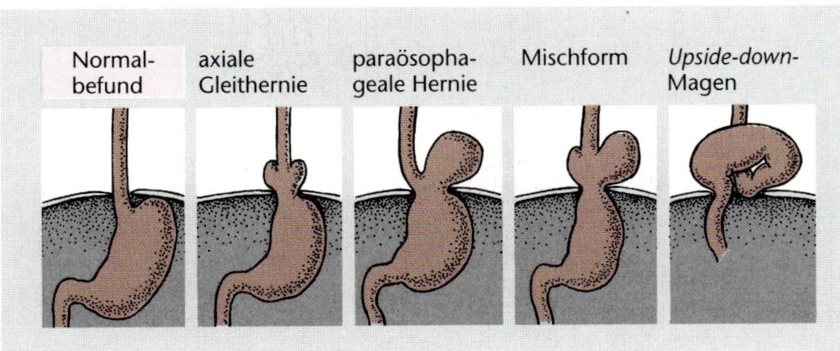

Abb. 18.27: Verschiedene Formen der Hiatushernie. Die axiale Gleithernie ist mit 90 % der Fälle am häufigsten.

18

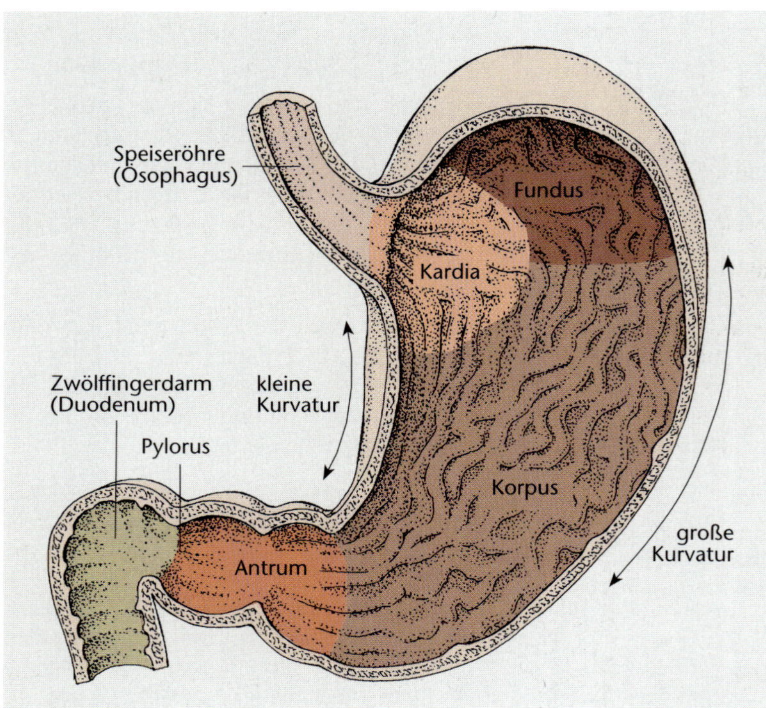

Abb. 18.28 (oben): Magen im Längsschnitt. Man erkennt die Abschnitte Kardia, Fundus, Korpus, Antrum und Pylorus. Außerdem unterscheidet man zwischen der großen und kleinen Krümmung (Kurvatur) des Magens.

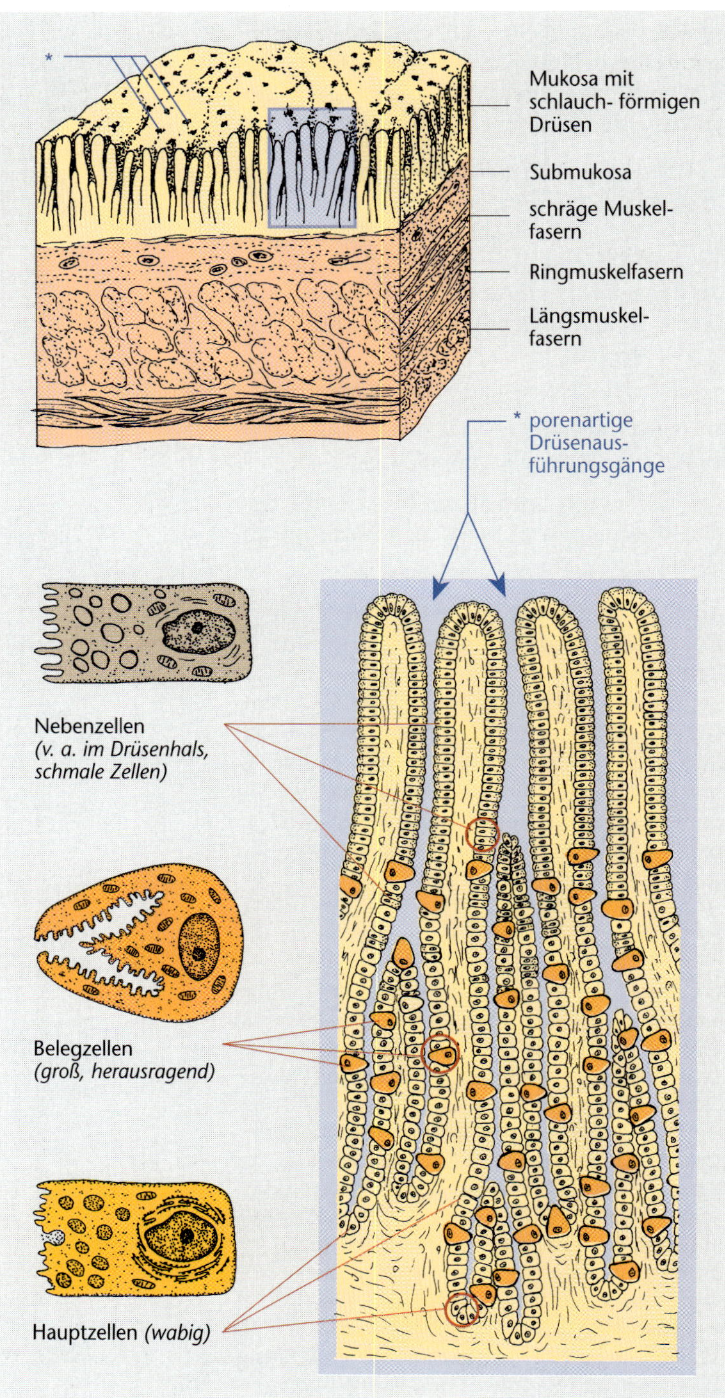

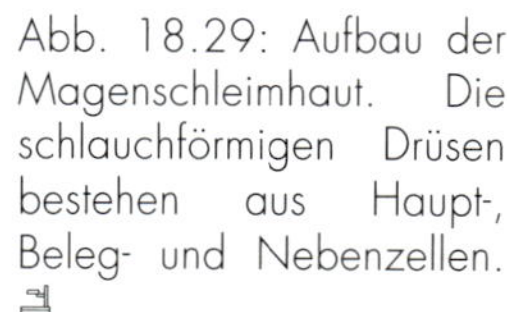

Abb. 18.29: Aufbau der Magenschleimhaut. Die schlauchförmigen Drüsen bestehen aus Haupt-, Beleg- und Nebenzellen.

- Die **Belegzellen** – sie liegen überwiegend im mittleren Abschnitt der Drüsenschläuche, vereinzelt findet man sie aber auch am Drüsengrund. Hauptaufgabe der Belegzellen ist die Herstellung von *Salzsäure.*
- Die **Hauptzellen** – in der Tiefe der Drüsenschläuche, aber auch in den mittleren Abschnitten, liegen die Hauptzellen, die auf die Bildung der eiweißspaltenden Enzyme *(Pepsinogene* bzw. in der aktiven Form *Pepsine)* spezialisiert sind.
- Die **Nebenzellen** – sie bilden wie die zylinderförmigen Oberflächenzellen des Magens den *muzinhaltigen Magenschleim,* der die Aufgabe hat, die innere Oberfläche des Magens vor der aggressiven Salzsäure zu schützen. Die Nebenzellen liegen vorwiegend im Drüsenhals und gehen an der Drüsenmündung in das zylinderförmige Oberflächenepithel über.

In den übrigen Regionen des Magens, also im Kardia-, Antrum- und im Pylorusbereich, wird kein Magensaft gebildet, sondern ausschließlich der schützende Magenschleim abgesondert – dementsprechend findet man in den Drüsen auch nur die schleimbildenden Nebenzellen.

Im Antrum und vor allem auch im Schleimhautabschnitt des Pförtners findet man noch eine vierte Zellart, die sogenannten **G-Zellen**. Diese bilden das Hormon **Gastrin**, das auf dem Blutweg die Haupt- und Belegzellen von Fundus und Korpus anregt, Salzsäure und Verdauungsenzyme zu bilden sowie die Magenbeweglichkeit steigert (☞ Tabelle 13.27).

18.4.4 ***Der Magensaft***

Alle Drüsen des Fundus- und Korpusbereichs bilden zusammen, in Abhängigkeit von der Nahrungsaufnahme, durchschnittlich 2 l Magensaft pro Tag. Seine Bestandteile sind:

Die Salzsäure (HCl)

Die HCl-Sekretion findet, wie erwähnt, in den Belegzellen statt. Sie sind in der Lage, unter Mithilfe des Enzyms *Carboanhydrase* (☞ 17.9.3) Wasserstoff- und Chloridionen in die Magendrüsen und damit ins Magenlumen abzugeben. Hierdurch entsteht eine 100 000mal so hohe Salzsäure- bzw. H^+ -Ionenkonzentration wie im Blutplasma.

Der pH-Wert des Magensaftes (☞ 2.7.3) erreicht einen Wert von 1 – 2 und greift allein durch seinen Säuregrad alle Eiweiße an: Sie denaturieren, das heißt ihre dreidimensionale Struktur bricht zusammen. Weiterhin wirkt die Salzsäure als Desinfektionsmittel gegen die mit der Nahrung aufgenommenen Bakterien und Viren. Nach der Passage des Magens ist der Speisebrei gewöhnlich frei von vermehrungsfähigen Mikroorganismen.

Pepsinogene und Pepsine

Die **Pepsinogene** werden, wie bereits erwähnt, in den Hauptzellen gebildet. Die Fähigkeit zur Spaltung von Eiweißmolekülen erhalten die Pepsinogene jedoch erst im Magensaft, wobei der pH-Wert unter 6 liegen muß. Sie werden dort durch die Magensäure in die aktiven **Pepsine** umgewandelt. Diese Pepsine führen aber noch nicht

18

zu einer gänzlichen Spaltung der mit der Nahrung aufgenommenen Eiweiße, sondern lassen lediglich gröbere Bruchstücke entstehen (Polypeptide mit 10 – 100 Aminosäuren).

Zusammen mit der Magensäure zerstört der pepsinhaltige Magensaft die eiweißhaltige Gerüstsubstanz pflanzlicher Nahrungsmittel und die bindegewebigen Hüllen tierischer Nahrungsmittel, wodurch die Freisetzung etlicher Nährstoffe erst ermöglicht wird.

Der Magenschleim

Der muzinhaltige Magenschleim wird von allen Oberflächenzellen der Magenschleimhaut sowie den Nebenzellen der Magendrüsen gebildet. Das zähe Muzin haftet dabei intensiv auf der Oberfläche der Zellen und bildet einen geschlossenen Film, der den gesamten Binnenraum des Magens auskleidet. Seine wesentliche Aufgabe ist, die Schleimhaut vor dem Angriff der Salzsäure und dem Pepsin zu schützen und somit eine Selbstverdauung zu verhindern. Dazu ist neben der intakten Schleimschicht auch eine ausreichende Durchblutung der Schleimhaut erforderlich.

Der Intrinsic factor

Der **Intrinsic factor** wird ebenfalls von den säurebildenden Belegzellen der Magenschleimhaut gebildet. Er wird benötigt, um das Vitamin B_{12} im Dünndarm aufzunehmen (☞ 19.5.10). Die ausreichende Zufuhr von Vitamin B_{12} ist für mehrere Gewebe, insbesonders für das blutbildende Knochenmark, aber auch das Nervensystem sowie Haut- und Schleimhäute unverzichtbar und es resultieren aus einer längerdauernden Unterversorgung u.a. eine *makrozytäre* (perniziöse) *Anämie* (☞ 14.2.5) sowie Schäden am Nervensystem.

Steuerung der Magensaftbildung

Magensaft wird nur gebildet, wenn sich Nahrung im Magen befindet oder aber wenn der Magen mit Nahrung „rechnet“. Man kann drei Phasen der Regulation unterscheiden:

- die **nervale Phase** *(kephale Phase)*, die vom Gehirn gesteuert wird,
- die **Magenphase** *(gastrische Phase)*, deren Auslösung im Magen erfolgt und
- die **intestinale Phase**, die durch Hormone des Dünndarms gesteuert wird.

Die **nervale Phase** dient der Vorbereitung des Magens für die bevorstehende Nahrungsaufnahme, d. h. sie findet bereits statt, bevor sich Nahrung im Magen befindet. Die Auslösung der über viszerale Reflexe (☞ 11.11.4) reflektorisch ablaufenden Vorgänge erfolgt durch afferente Impulse der Geruchs- und Geschmacksrezeptoren, die zu efferenten Impulsen über den X. Hirnnerven (N. vagus, ☞ 11.8.7) führen. N.vagus-Äste ziehen zum Magen und steigern über zwei Effekte die Salzsäure- und Pepsinproduktion:

- Das freigesetzte Acetylcholin erregt direkt die Beleg- und Hauptzellen im Korpus- und Fundusbereich und führt somit zur unmittelbaren HCl- und Pepsinogenbildung.
- Fasern des N. vagus, die zum Antrum- bzw. Pylorusbereich des Magens ziehen, erregen dort die bereits erwähnten G-Zellen (gastrinproduzierende Zellen). Dieses Hormon gelangt auf dem Blutweg ebenfalls zu den säure- und pepsinogenbildenden Zellen von Fundus und Korpus und stimuliert dadurch indirekt die HCl- und Pepsinogenproduktion.

Auch seelische Vorgänge, wie ständiger Ärger oder Streß steigern die Magensaftbildung.

Die sich anschließende **Magenphase** wird ausgelöst, sobald sich Nahrung im Magen befindet. Dabei führen angedaute Eiweiße im Antrum- und Pylorusbereich ebenfalls zu einer Freisetzung des Gewebshormons *Gastrin*. Verstärkt wird die Gastrinfreisetzung durch in der Nahrung enthaltene Gewürze, die „Genuß-“mittel Nikotin, Koffein und Alkohol.

Die **intestinale Phase** hat unter anderem die Aufgabe, eine überschießende Produktion von Magensaft zu verhindern. Sobald stark angesäuerte Nahrung oder Fette in den Dünndarm übertreten, wird dort ein weiteres Gewebshormon gebildet, das **Sekretin**. Dieses Hormon gelangt ebenfalls auf dem Blutweg zum Magen und drosselt dort die Salzsäureproduktion, während er die Pepsinogenproduktion anregt.

18.4.5 Die Durchmischung des Speisebreis

Bei leerem Magen sind die Muskelfasern der Magenwand stark zusammengezogen und die Innenwände des Magens liegen einander weitgehend an. Gelangt nach dem Schluckakt Speisebrei in den Magen, führt der dadurch erzeugte Füllungsdruck zu einer reflektorischen Erschlaffung und damit Verlängerung der Muskelfasern, wodurch sich die Magenwände ausdehnen und Platz für die aufgenommene Nahrung geschaffen wird.

Die sich im Magen befindliche Nahrung muß ständig durchmischt werden. Dies erfolgt durch **peristaltische Kontraktionswellen**, die im Abstand von etwa 20 Sek. über den ganzen Magen in Richtung Pylorus verlaufen. Diese ständige Durchmischung dient einerseits der mechanischen Zerkleinerung, andererseits ist sie für die Fettverdauung von erheblicher Bedeutung: Die schlecht oder gar nicht wasserlöslichen Fette neigen dazu, zu großen Fetttropfen zusammenzufließen und damit dem „Angriff“ fettverdauender Enzyme (Lipasen) eine nur geringe Angriffsfläche zu bieten. Dies wird durch die intensive Durchmischung im Magen verhindert, wobei winzige Fetttröpfchen entstehen.

18.4.6 Die Entleerung des Magens

Der Mageninhalt wird nicht als ganzes, sondern in kleinen Portionen an den sich anschließenden Zwölffingerdarm weitergegeben. Vom Antrum gehen, vermittelt über den N. vagus, starke peristaltische Kontraktionswellen aus, der Pylorus öffnet sich kurzzeitig und ein kleiner Anteil des Speisebreies kann in den Zwölffingerdarm übertreten. Die Geschwindigkeit, mit der sich der Magen insgesamt entleert, hängt stark von der Zusammensetzung der Nahrung ab, so daß die **Magenverweilzeit** zwischen 2 und 7 Stunden schwankt. Kohlenhydratreiche Speisen (das Frühstücksbrötchen) verweilen am kürzesten im Magen, während fettreiche Speisen (die Weihnachtsgans) am langsamsten den Magen passieren.

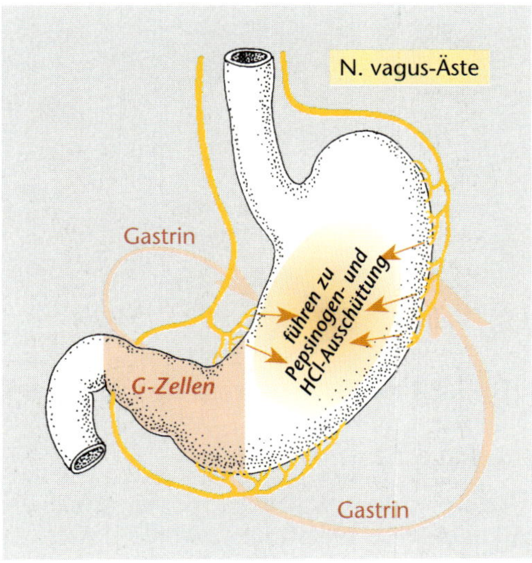

Abb. 18.30: Nervale Versorgung des Magens. Der X. Hirnnerv (N. vagus) fördert die HCl- und Pepsinogenbildung sowohl *direkt* als auch *indirekt* über die Ausschüttung von Gastrin.

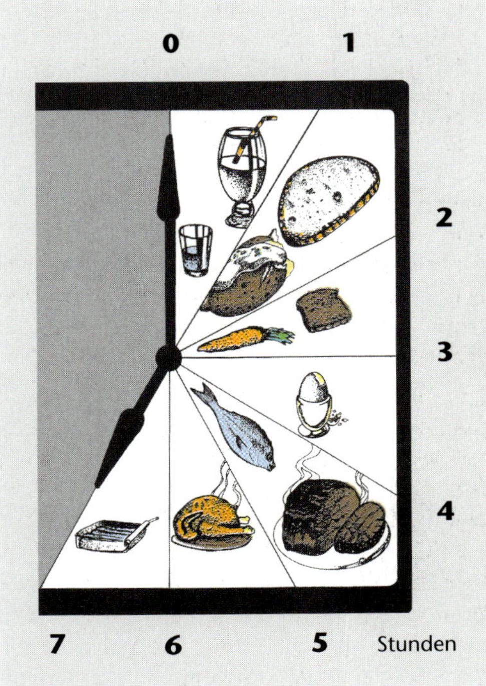

Abb. 18.31: Verweilzeiten verschiedener Speisen im Magen.

18

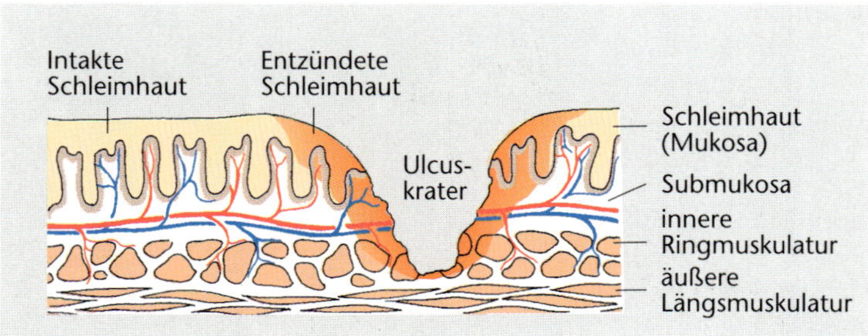

Abb. 18.32: Schematische Darstellung eines Geschwürs (Ulkus). Der Gewebsdefekt umfaßt nicht nur die Schleimhaut sondern reicht tiefer und erfaßt in dieser Abbildung die Submukosa und die innere Ringmuskulatur.

18.4.7 *Erkrankungen des Magens*

Die Akute Gastritis

Exzessive Nahrungszufuhr, sowie unmäßiger Alkohol- oder Nikotingenuß oder bakterielle Toxine in der Nahrung (z. B. Lebensmittelvergiftung durch Staphylokokken) können eine **akute Gastritis** (*akute Magenschleimhautentzündung*) verursachen. Aber auch ein Übermaß an Streß und viele entzündungshemmende Arzneimittel, wie z. B. Aspirin® und die nichtsteroidalen Antiphlogistika (☞ 12.3.3) lösen eine Gastritis aus. Zu den Krankheitssymptomen gehören Übelkeit, Erbrechen, Aufstoßen und ein Druckgefühl im Oberbauch. Zur Diagnose genügen in der Regel die Anamnese und der körperliche Untersuchungsbefund.

Die **Therapie** der akuten Gastritis besteht in einer vorübergehenden Nahrungskarenz (Tee und Zwieback) und anschließendem, stufenweisen Kostaufbau. Auch lokale Wärmeanwendung, z. B. mit einer Bettflasche, zeigt eine lindernde Wirkung.

Die chronische Gastritis

Die **chronische Gastritis** (*chronische Magenschleimhautentzündung*) hat verschiedene Ursachen, die nach ihren Anfangsbuchstaben als ABC-Klassifikation bezeichnet werden:

A: Von einer *chronisch-**a**trophischen* Gastritis spricht man, wenn in einem vieljährigen Entzündungsprozess die Magendrüsen *atrophieren* (schwinden). Die Atrophie führt zur Verminderung der Salzsäure- und auch der Intrinsic factor-Produktion mit der Gefahr der *perniziösen Anämie*.

B: Die Gastritis kann durch eine **b**akterielle Besiedlung bedingt sein. Der häufigste Keim der hierfür verantwortlich ist, ist das Stäbchen-Bakterium *Helicobacter pylori*.

C: Selten kann sie auch **c**hronisch-toxisch durch zurückschwappenden Gallensaft (*Gallenreflux*) ausgelöst und unterhalten werden.

Im übrigen sind die Krankheitssymptome uneinheitlich und oft diffus. Die Diagnosestellung mit *Biopsie* ist wichtig, weil Patienten mit einer chronisch atrophischen Gastritis ein deutlich erhöhtes Risiko der Krebsentstehung am Magen aufweisen.

Ulkuskrankheit

Ein **Ulkus** (*Geschwür*) ist ein umschriebener Defekt der Schleimhaut, der die Eigenmuskelschicht der Schleimhaut (*Lamina muscularis mucosae*) überwunden hat. Da neben dem Magen Ulzera häufig auch am Zwölffingerdarm (Duodenum) vorkommen, werden sie an dieser Stelle gemeinsam besprochen. Man unterscheidet grundsätzlich zwei Ulkusformen:

- Das **akute Ulkus**, ein in der Regel einmaliges Ereignis, z. B. infolge von Streß (etwa beim Patienten auf der Intensivstation).
- Die **Ulkuskrankheit**. Hierbei handelt es sich um ein *chronisch-rezidivierendes* Ereignis (☞ Abb. 5.19), wobei über lange Zeit hinweg immer wieder neue Ulzera auftreten.

Die Ursache eines Ulkus liegt in einem *gestörten Gleichgewicht* zwischen aggressivem Magensaft (Salzsäure und Pepsin) und den Schutzmechanismen der Schleimhaut. Hierzu zählen insbesondere eine intakte Schleimhautdurchblutung und die schützende Schleimschicht der Schleimhaut von Magen und Duodenum.

Das **Ulcus ventriculi** (*Magengeschwür*) ist typischerweise eine Erkrankung des höheren Lebensalters. Als typisches Symptom gilt der *Sofortschmerz nach Nahrungsaufnahme*. Das **Ulcus duodeni** (*Zwölffingerdarmgeschwür*) kommt häufiger vor als das Magengeschwür und betrifft meist jüngere Männer. Zu den typischen Beschwerden zählt der *Spätschmerz*, das heißt Schmerzen etwa 2 Stunden nach Nahrungsaufnahme. Weiterhin gehören zu beiden Ulkusformen krampfartige Oberbauchschmerzen, Druck- und Völlegefühl nach dem Essen und eventuell Gewichtsabnahme. Häufig findet man eine pathologische *Helicobacter pylori*-Bakterienbesiedelung. Die Diagnose sichert man heute überwiegend endoskopisch.

Um Duodenal- als auch Magenulzera zur Abheilung zu bringen, müssen ulkusauslösende Medikamente und Zigaretten „abgesetzt" werden. Ferner gibt man für 1 – 6 Monate Medikamente, die die Säurebildung hemmen (z. B. **H_2-Blocker**, z. B. Ranitidin, Zantic®, oder Omeprazol Antra®), sowie säurebindende Pharmaka (**Antazida**), oder solche, die einen schützenden Schleimhautfilm aufbauen (*Filmbildner*, z. B. Ulcogant®). Die Helocobacter pylori-Besiedelung läßt sich durch zusätzliche Wismut oder Antibiotikagabe beseitigen.

Ulkuskomplikationen

Häufig sind **Blutungen** aus dem Geschwür, die sich durch **Bluterbrechen** (*Hämatemesis*) oder **Teerstuhl** (Schwarzfärbung des Stuhls) bemerkbar machen. Größere akute Blutverluste in den Darm führen zum Schock (☞ 16.3.6), während der kontinuierliche Verlust kleiner Blutmengen zu einer **Blutungsanämie** führt (☞ Abb. 14.8). Eine chronisch entzündete Schleimhaut kann auf Dauer vernarben und so zu einer Verengung (**Stenose**) des Verdauungsrohres führen.

Bei der **Perforation** (☞ auch Abb. 18.6) durchbricht das Geschwür die Magen- bzw. Duodenalwand und Speisebrei bzw. Luft gelangen in die Peritonealhöhle. Die entstehende Peritonitis ist lebensgefährlich und erfordert eine Notoperation mit Übernähung des Defekts.

Operative Therapie

Versagt die medikamentöse Therapie eines Ulkus oder treten bedrohliche Komplikatio-

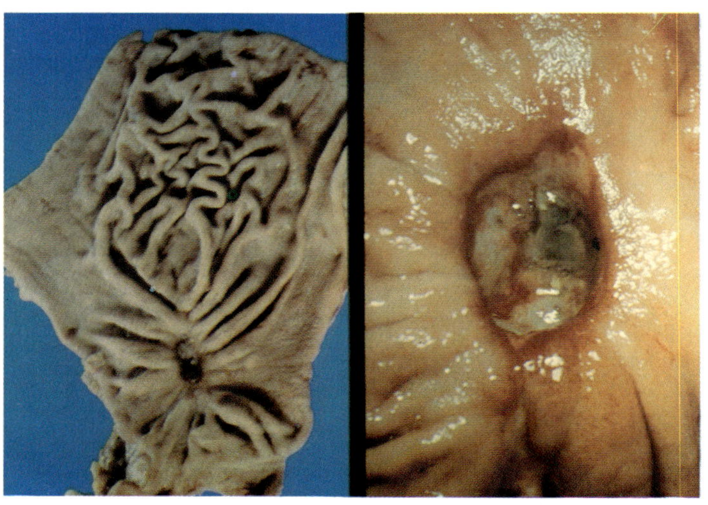

Abb. 18.33: Ulcus ventriculi. Links: OP-Präparat nach Magenteilentfernung. Im Zentrum der strahlenförmigen Schleimhautfalten liegt ein Ulkus. Rechts: Nahaufnahme.

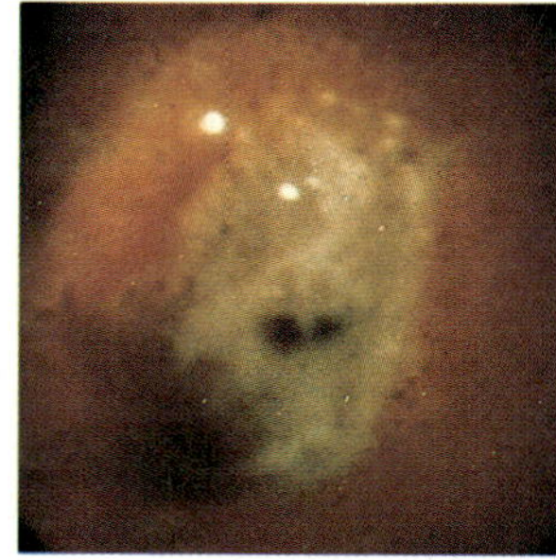

Abb. 18.34 (oben): Endoskopisches Bild eines Ulcus duodeni.
Inmitten des weißlichen Granulationsgewebes sieht man am Ulkusgrund einen rötlichen Fleck. Er entspricht einem Blutgefäß, aus dem es herausgeblutet hat. Die dabei auftretenden Blutverluste können bis zu mehreren Litern betragen.

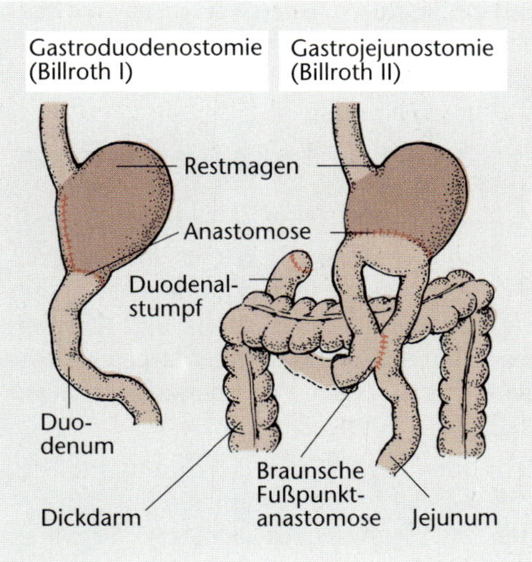

Abb. 18.35: OP-Verfahren bei Ulcus ventriculi (2/3-Resektion). Bei der Billroth I-Methode wird das Duodenumende mit dem Magenstumpf direkt verbunden. Bei der Billroth II-Methode wird dagegen eine Anastomose (chirurgisch angelegte Verbindung) mit einer nach oben gezogenen Jejunumschlinge gebildet. Um den Abfluß aus dem zurückbleibenden Duodenalstumpf zu erleichtern, wird noch zusätzlich eine Braunsche Fußpunktanastomose angelegt.

nen auf, so muß operiert werden. Dabei werden beim Ulcus ventriculi meist 2/3 des Magens entfernt *(Zweidrittel-Resektion nach Billroth.* Bei Zwölffingerdarmgeschwüren, deren Ursache oft in einer erhöhten N. vagus-vermittelten Magensäureproduktion liegt, kann eine *Vagotomie* durchgeführt werden. Dabei werden die den Magen versorgenden N. vagus-Äste durchtrennt.

Das Magenkarzinom

Etwa 20 % aller bösartigen Tumoren entfallen auf das **Magenkarzinom**, wobei man jedoch weltweit einen Rückgang dieses Tumors registriert. Als ernährungsabhängige Risikofaktoren spielen chemische Karzinogene (☞ 5.5.3) wie Nitrosamine und polyzyklische aromatische Kohlenwasserstoffe die größte Rolle. Die Symptome sind meist über lange Zeit uncharakteristisch („empfindlicher Magen"), weshalb das Magenkarzinom in der Regel erst spät entdeckt wird. Die Diagnose kann nur über Endoskopie mit gleichzeitiger Biopsie gestellt werden.

Als Therapie kommt nur die Entfernung des Magens in Frage, da Strahlen- und Chemotherapie erfolglos sind. Die Prognose ist insgesamt schlecht, da der Tumor sehr früh sowohl *lymphogen* als auch *hämatogen* in Leber und Lunge metastasiert (☞ Abb. 5.16, „Pfortadertyp"). Auch kommt es häufig zu Metastasierung ins Peritoneum mit Ausbildung eines Aszites. Heilbar ist das **Magenfrühkarzinom** *(early cancer)*, bei dem der Tumor die Magenschleimhaut noch nicht durchbrochen hat.

18.5 Der Dünndarm

Der **Dünndarm** (*Intestinum tenue*) ist der auf den Magen folgende Abschnitt des Verdauungsrohres. Seine Länge variiert erheblich, im Mittel ist er etwa 2,8 m lang und besitzt einen Durchmesser von ungefähr 2,5 cm. Hauptaufgabe des Dünndarms ist es, den im Mund und Magen vorverdauten Speisebrei (*Chymus*) zu Ende zu verdauen und die dabei entstehenden Bruchstücke, die dann nur noch aus kleinen Molekülen bestehen, über das Epithel der Dünndarmschleimhaut in den Kreislauf aufzunehmen. Aber damit nicht genug: Auch die ungefähr 7 l Verdauungssäfte (Speichel, Magensaft, Galle, Bauchspeicheldrüsensekret, Dünndarmsekret), die im Verlauf eines Tages ins Verdauungsrohr gelangen, werden in der Dünndarmpassage größtenteils wieder über das Epithel der Schleimhaut ins Blut rückresorbiert. Diese gewaltige Resorptions- bzw. Absorptionsaufgabe des Dünndarms erfordert eine riesige innere Oberfläche, weshalb die Dünndarmschleimhaut im Vergleich zu anderen Abschnitten des Verdauungsrohres am stärksten aufgefaltet ist (☞ Abb. 18.2).

18.5.1 Die Abschnitte des Dünndarms

Der Dünndarm besteht aus drei Abschnitten, die ohne scharfe Grenze ineinander übergehen:

- der *Zwölffingerdarm* (**Duodenum**),
- der *Leerdarm* (**Jejunum**), und
- der *Krummdarm* (**Ileum**).

Unmittelbar auf den Magen folgt als erster Abschnitt des Dünndarms das etwa 25 cm lange C-förmige **Duodenum**. Während der aufsteigende Anfangsteil (*Bulbus duodeni*) noch beweglich ist, sind die weiteren Abschnitte des Duodenums aufgrund ihrer retroperitonealen Lage unbeweglich.

Das duodenale **C** umschließt den Kopf der Bauchspeicheldrüse, deren Ausführungsgang in der Regel gemeinsam mit dem Gallengang etwa in der Mitte des absteigenden Duodenalschenkels an einer kleinen warzenförmigen Erhebung (*„Papilla Vateri"*) ins Duodenallumen einmündet (☞ Abb. 18.43). An seinem Ende löst sich das Duodenum wieder von der hinteren Bauchwand und geht mit einem scharfen Knick *(Flexura duodenojejunalis)* in das frei bewegliche **Jejunum** über.

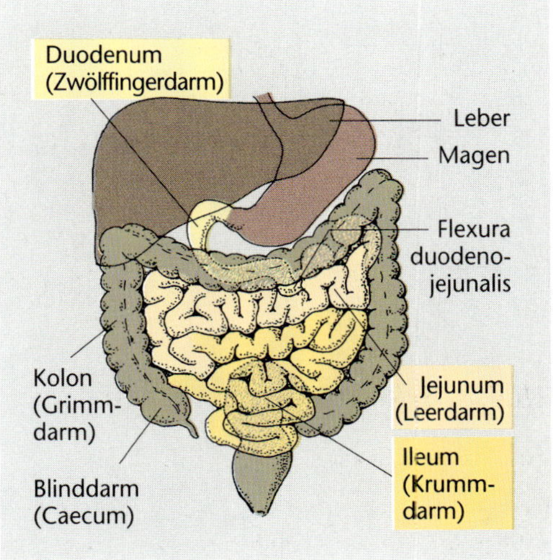

Abb. 18.36: Die verschiedenen Dünn- und Dickdarmabschnitte.

Das Jejunum ist im Vergleich zum Zwölffingerdarm wesentlich länger und geht seinerseits ohne scharfe Begrenzung in das **Ileum** über. Das Jejunum macht etwa 2/5, das Ileum fast 3/5 der gesamten Dünndarmlänge aus.

Die beweglichsten Darmabschnitte

Im Gegensatz zum Duodenum zeigen Jejunum und Ileum eine außergewöhnliche Beweglichkeit, die aus der Art ihrer Befestigung an der hinteren Bauchwand resultiert. Jejunum und Ileum hängen in ihrer ganzen Länge an einem fettreichen, bindegewebigen Aufhängeband, dem **Mesenterium** (☞ 18.1.5). Dieses Mesenterium ist an der hinteren Bauchwand entlang in einer Linie befestigt, die von der Flexura duodenojejunalis schräg nach rechts abwärts bis zur Mündung des Dünndarms in den Dickdarm reicht. Diese Befestigungslinie heißt *Radix mesenterii* (Mesenterialwurzel) und ist etwa 16 cm lang. Da Jejunum und Ileum zusammen etwa 20mal länger sind als die Mesenterialwurzel, hat das zur Folge, daß sich das Mesenterium in leicht verschiebbare Falten legt und damit Ähnlichkeit mit einer Krause erhält – deshalb wird das Mesenterium auch als Gekröse bezeichnet.

18

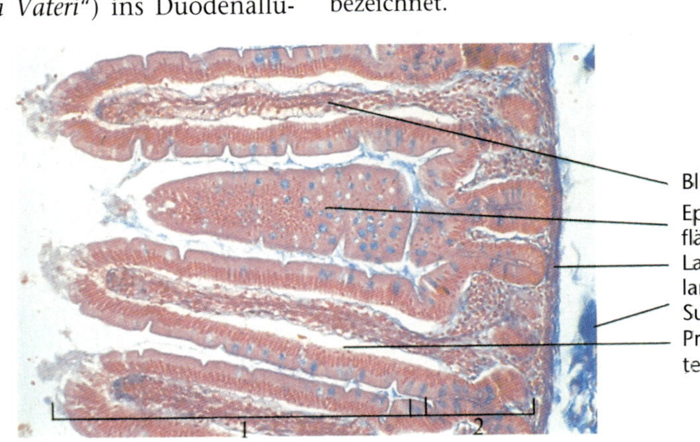

Abb. 18.37: Histologischer Schnitt durch die Dünndarmschleimhaut. Man erkennt Zotten und Krypten. Durch Schrumpfen des Bindegewebes beim Präparieren ist ein Spalt zwischen dem Epithel und den Blutkapillaren entstanden (Präparationsartefakt).

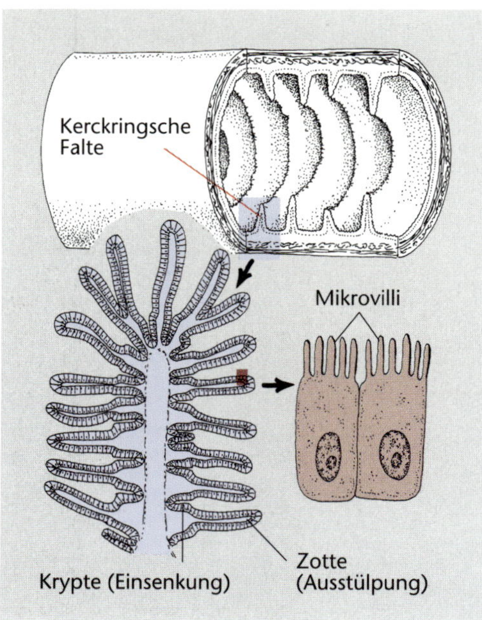

Abb. 18.38: Kerckringsche Falten, Zotten, Krypten und Mikrovilli vergrößern die Resorptionsfläche des Dünndarms.

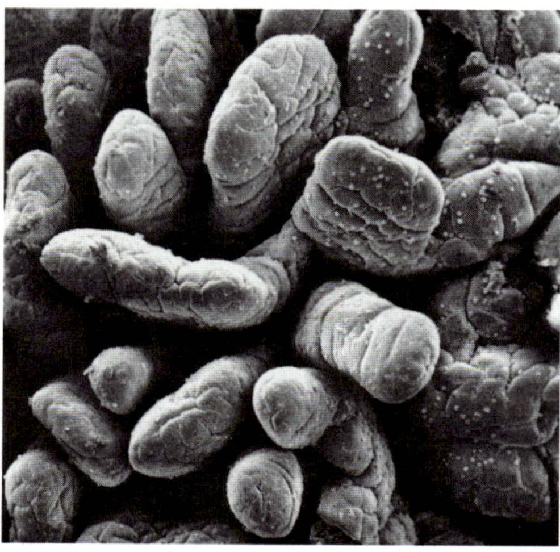

Abb. 18.39: Zotten im Duodenum des Menschen (Rasterelektronenmikroskopische Aufnahme). Blatt- und säulenförmige Zotten wechseln einander ab. In der Aufsicht hat man einen Einblick in die zwischen den Zotten liegenden Krypten.

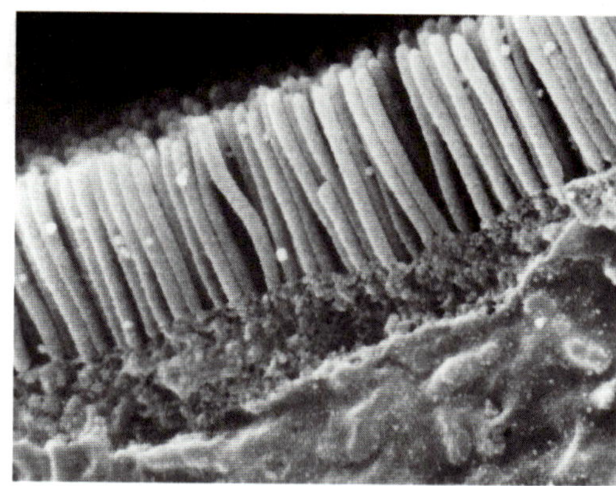

Abb. 18.40: Mikrovilli des resorbierenden Duodenumepithels. Die Mikrovilli sind etwa 100 nm dick und 2 µm lang.

18

18.5.2 *Der Aufbau der Dünndarmwand*

Der allgemeine Aufbau der Dünndarmwand entspricht dem des übrigen Verdauungsrohres und besteht demgemäß aus vier Schichten:

- Die *Schleimhaut* (Mukosa) mit einem Zylinderepithel (einschichtig, kubisch), das vorwiegend von den sogenannten *Saumzellen* oder *Enterozyten* gebildet wird und für die Resorption des Darminhaltes sorgt. Daneben sind in das Epithel vereinzelt *Becherzellen* eingestreut, die Schleim produzieren. Den Abschluß der Schleimhaut bildet die dünne Eigenmuskelschicht *(Lamina muscularis mucosae)*, die Bewegungen der Schleimhaut mit dem Ziel eines intensiven Kontakts mit dem Speisebrei gestattet.
- Die *Submukosa* ist die bindegewebige Verschiebeschicht, welche die Schleimhaut von der Muskelschicht trennt. In der Submukosa liegt ein Teil des Dünndarm-Nervensystems, der **Plexus submucosus** (*Meissner-Plexus*), der die Schleimhaut innerviert.
- Die *Muskularis* aus *glatter Muskulatur* ist in Form einer inneren Ring- und äußeren Längsmuskelschicht angeordnet. Zwischen diesen beiden Muskelschichten liegt ein weiteres Geflecht von Nervenzellen, das zum Nervensystem des Dünndarms gehört und als **Plexus myentericus** *(Auerbach-Plexus)* bezeichnet wird. Dieser innerviert die beiden Schichten der Muskulatur.
- Die *Serosa*. Sie ist das die Eingeweide überziehende Blatt des Bauchfells und überzieht den Dünndarm fast vollständig. Am Mesenterialansatz geht sie beidseitig auf das Mesenterium über und setzt sich als parietales Blatt des Bauchfells fort.

Wie erwähnt bezeichnet man Organe, die bis auf den Mesenterialansatz vollständig von Serosa (entspricht dem Peritoneum viscerale) umgeben sind, als intraperitoneal gelegene Organe. Jejunum und Ileum liegen somit intraperitoneal. Sie werden über das Mesenterium mit Blut- und Lymphgefäßen sowie Nervenfasern versorgt.

Das Duodenum dagegen ist weitgehend mit der hinteren Bauchwand verwachsen und nur an seiner Vorderfläche mit Serosa bzw. Peritoneum bedeckt. Es liegt somit retroperitoneal.

18.5.3 *Die Dünndarmschleimhaut*

Die Schleimhaut des Dünndarms ist so aufgebaut, daß eine starke Vergrößerung der resorbierenden Oberfläche erzielt wird. Diese Oberflächenvergrößerung entsteht zum einen durch hohe, ringförmig verlaufende Falten der Schleimhaut, die **Kerckringschen Falten.** Auf diesen Falten finden sich finger- bis fadenförmige, ungefähr 1 mm hohe *Aus*stülpungen, die als **Zotten** bezeichnet werden, sowie etwas kürzere *Ein*stülpungen, die **Krypten** heißen. Dadurch wird die durch die Schleimhautfalten schon vergrößerte Oberfläche noch weiter vergrößert.

Der größte Beitrag zur Oberflächenvergrößerung geht aber von den Enterozyten selbst aus: Sie tragen an der lumenständigen Seite dicht beieinanderstehende Fortsätze des Zytoplasmas, die sogenannten **Mikrovilli** (*Stäbchensaum*). Insgesamt erreicht die resorbierende Oberfläche des Dünndarms durch Kerckringsche Falten, Zotten und Krypten sowie Mikrovilli 200 Quadratmeter (eine Fläche von zwei Vierzimmerwohnungen also!).

Dicht unter dem Epithel des Dünndarms, das hauptsächlich von resorbierenden Enterozyten und eingestreuten Becherzellen gebildet wird, liegt ein engmaschiges Netz von Blutkapillaren, welches der Versorgung der Zotten und der Aufnahme der resorbierten Nährstoffe dient. Im Zentrum der etwa 4 Millionen Zotten findet sich jeweils ein *Lymphgefäß*, durch das die Darmlymphe *(Chylus)* transportiert wird. Während des Verdauungsvorgangs sind die Zotten in ständiger Bewegung, tauchen in den Speisebrei und saugen Moleküle auf, die dann über die Kapillaren bzw. das zentrale Lymphgefäß abtransportiert werden.

Zwischen den Zotten senken sich die schlauchförmigen Krypten in die Tiefe und bilden die **Lieberkühnschen Drüsen.** Hier entsteht ein Teil des Safts, der vom Dünndarm selbst gebildet wird und dem Speisebrei zugemischt wird.

Das Epithel der Zotten geht ohne Übergang in das der Krypten bzw. Lieberkühnschen Drüsen über. In den Lieberkühnschen Drüsen findet man folgende Zellarten:

- *Schleimbildende Becherzellen.*
- *Panethsche Körnerzellen.* Die Funktion dieser Zellen ist noch nicht restlos geklärt. Man weiß aber, daß sie sehr stoffwechselaktiv sind und ein proteinreiches Sekret bilden, das ins Darmlumen abgegeben wird und wahrscheinlich eine antibakterielle Wirkung besitzt.
- *Endokrine*, also hormonbildende *Zellen.*
- *Regenerationszellen.* Das Dünndarmepithel gehört zu den Geweben mit den höchsten Teilungs- und Umsatzraten im Körper. Die Überlebenszeit der Enterozyten ist sehr gering, schon nach etwa 3 – 6 Tagen werden die Zellen jeweils an der Zottenspitze abgestoßen und durch neue ersetzt, die aus den Krypten heraus nachwachsen. Aufgrund der hohen Teilungsrate dieser Regenerationszellen gehört das Dünndarmepithel zu den (insbesondere gegen ionisierende Strahlung) empfindlichsten Geweben des menschlichen Körpers.

Brunner-Drüsen. Ausschließlich im Duodenum findet man die Brunner-Drüsen (*Glandulae duodenales*). Sie sind tief in der Darmwand, meistens in der Submukosa, gelegen und reich an Becherzellen. Ihr schleimreiches Sekret bildet zusammen mit den anderen schleimbildenden Zellen des Dünndarms eine Schutzschicht für die Oberfläche.

Lymphatisches Gewebe des Dünndarms

Gegen Ende des Ileum nimmt die oberflächenvergrößernde Faltung der Dünndarmschleimhaut immer mehr ab. Dafür nimmt die Zahl der in das Epithel eingestreuten Becherzellen auf Kosten der Enterozyten zu. Außerdem findet man im Ileum Ansammlungen lymphatischen Gewebes in Form zahlreicher *Lymphfollikel,* kleinste Lymphknotenstationen, deren Aufgabe es ist, eingedrungene Krankheitserreger unschädlich zu machen. Zusammenfassend werden die zahlreichen Lymphfollikel auch als **Peyersche Plaques** bezeichnet.

Der Dünndarmsaft

Der **Dünndarmsaft** ist das Sekret, das von allen Brunner-, Lieberkühn- und Schleimdrüsen des Dünndarms gemeinsam gebildet wird und ins Darmlumen gelangt. Er erfüllt vornehmlich eine „Vehikelfunktion" für die im Darm gelösten Substanzen, in dem er den Kontakt zwischen ihnen und den resorbierenden Mikrovilli der Enterozyten verbessert

Enteritis und Durchfall

Bei einer *Dünndarmentzündung* (**Enteritis**) reagiert das Dünndarmepithel mit einer sehr starken Absonderung von Gewebswasser. Wäßrige, oft übelriechende **Durchfälle** *(Diarrhoe)* sind die Folge. Zu den vielfältigen Ursachen einer Enteritis gehören z. B. Infektionen und Nahrungsmittelunverträglichkeiten. Im Krankenhaus erzeugen viele Medikamente (vor allem Abführmittel und Antibiotika) als Nebenwirkung Durchfälle.

Häufig ist eine Enteritis mit einer Magenschleimhautentzündung kombiniert – man spricht dann von einer *Gastroenteritis*. Bei Kombination mit einer Schleimhautentzündung des Dickdarms liegt eine *Enterokolitis* vor.

18.5.4 Dünndarm-Bewegungen

Durch mehrere Bewegungstypen wird der Speisebrei mit den Verdauungssäften kräftig durchmischt und auf diese Weise in durchschnittlich 6 – 10 Stunden durch den Dünndarm befördert. Diese Bewegungen sind von einer äußeren Innervation durch das Nervensystem unabhängig. Analog zur Autonomie der kardialen Erregung spricht man von einer *Autonomie der Darmbewegungen* und wie beim Herzen führen Einflüsse des Parasymphatikus und Symphatikus nur zu einer *Modifikation* der Darmbewegungen entsprechend den Anforderungen des Gesamtorganismus.

Folgende Dünndarmbewegungen können unterschieden werden:

- **Die Eigenbeweglichkeit der Zotten** durch Kontraktionen der Eigenmuskelschicht der Schleimhaut. Sie wird vom Plexus submucosus (Meissner-Plexus) der Submukosa gesteuert und verbessert den Kontakt zwischen Epithel und Speisebrei.
- **Mischbewegungen** durch rhythmische Einschnürungen der Ringmuskulatur sowie Pendelbewegungen, die von der Längsmuskulatur bewirkt werden. Ausgelöst werden die Mischbewegungen durch lokale Dehnungen der Dünndarmwand, die über Rezeptoren der Schleimhaut registriert und, nach Informationsverarbeitung im Plexus myentericus, mit motorischen Impulsen an die Muskulatur beantwortet werden.
- **Peristaltische Wellen** (☞ auch 18.4.5) zur Fortbewegung des Darminhalts in Richtung Dickdarm.

18.6 Pankreassaft und Galle, Gallenwege und Gallenblase

Zur abschließenden Verdauung des Speisebreies werden Galle- und Pankreassaft benötigt, die im Duodenum dem Darminhalt beigemischt werden. Die sie bildenden Organe sind die **Leber** und die *Bauchspeicheldrüse* **(Pankreas).**

Diese zwei Organe werden später ausführlich beschrieben (☞ 18.9 und 18.10). Zunächst soll nur die Funktion ihrer Säfte für Verdauung und Resorption erläutert werden.

18.6.1 Der Pankreassaft

Pro Tag werden vom Pankreas etwa 1,5 l Sekret gebildet und dem Dünndarminhalt beigemischt. Der den Magen verlassende Speisebrei ist nach seiner Durchmischung mit dem Magensaft stark sauer und muß im Dünndarm wieder neutralisiert werden. Dies ist wichtig, weil die Enzyme des Pankreassaftes bei saurem pH-Wert ihre Spaltfunktion nicht erfüllen können. Dazu trägt der *bikarbonatreiche* Pankreassaft zusammen mit den alkalischen Sekreten der Leber und des Darmsaftes maßgeblich bei.

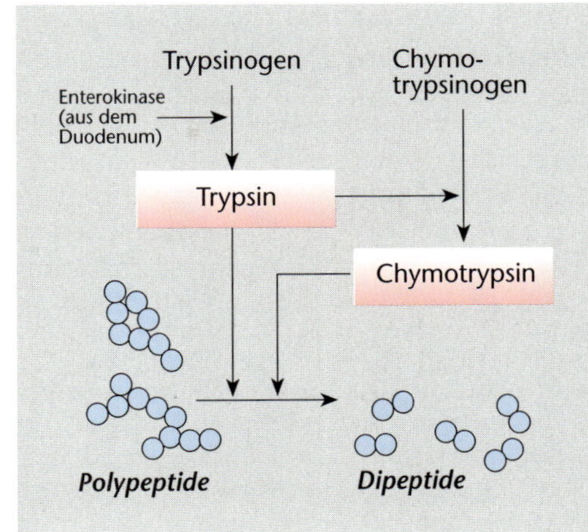

Abb. 18.41: Eiweißspaltung durch die Pankreasenzyme.

Die Pankreasenzyme

Das Pankreas stellt zahlreiche Enzyme her, die für die endgültige Spaltung sowohl der Eiweiße, als auch der Kohlenhydrate und Fette notwendig sind.

Die wichtigsten eiweißspaltenden Enzyme sind das **Trypsin** und das **Chymotrypsin**, die als inaktive Vorstufen – ähnlich den Pepsinogenen des Magens – als *Trypsinogen* und *Chymotrypsinogen* abgesondert werden; dadurch wird eine Selbstverdauung des Pankreas verhindert. Erst im Dünndarm werden diese inaktiven Vorstufen durch das von der Dünndarmmukosa gebildete Enzym *Enterokinase* in die aktiven Enzyme Trypsin und Chymotrypsin überführt. Die aktiven Enzyme spalten Peptidbindungen innerhalb des Eiweißmoleküls auf, wodurch wiederum kleinere Peptide entstehen. Ein weiteres Enzym des Pankreassafts ist die **Carboxypeptidase**. Sie spaltet einzelne Aminosäuren vom Carboxylende der Peptide ab, die dann resorptionsfähig sind.

Die Kohlenhydratverdauung wird vom Pankreassaft-Enzym **Alpha-Amylase** unterstützt, welches pflanzliche Stärke bis zum Zweifachzucker Maltose spaltet. Das wichtigste von der Bauchspeicheldrüse produzierte Enzym zur Fettverdauung ist die **Lipase**, die von den Neutralfetten (Triglyzeriden) Fettsäuren abspaltet.

18.6.2 Die Galle

Pro Tag werden von der Leber kontinuierlich etwa 0,5 l einer gelbbraunen Flüssigkeit, der **Galle**, gebildet, die über den Gallengang ins Duodenum abgegeben wird. Wird keine Galle zur Verdauung benötigt, so ist der Schließmuskel an der Mündungsstelle ins Duodenum *(M. sphincter Oddi)* verschlossen. Dadurch staut sich die Galle zurück und gelangt über einen Verbindungsgang zur **Gallenblase** (☞ Abb. 18.43). Hier wird sie durch Wasserrückresorption auf eine Menge von etwa 50 – 80 ml (*Blasengalle*) eingedickt und bei Bedarf durch Kontraktionen der Muskelwand der Gallenblase portionsweise ins Duodenum abgegeben.

Die Zusammensetzung der Galle

Die Galle besteht – neben Wasser und Elektrolyten – aus Bilirubin, Gallensäuren, Cholesterin, Lezithin und anderen auszuscheidenden fettlöslichen Substanzen (auch Medikamenten). Darüber hinaus werden über die Galle auch Zwischen- und Endprodukte des Stoffwechsels und etliche Hormone ausgeschieden. Auch körperfremde Stoffe, wie *jodhaltige Kontrastmittel,* werden von den Leberzellen in die Galle abgegeben und ermöglichen dadurch eine Darstellung von Gallenwegen und Gallenblase im Röntgenbild.

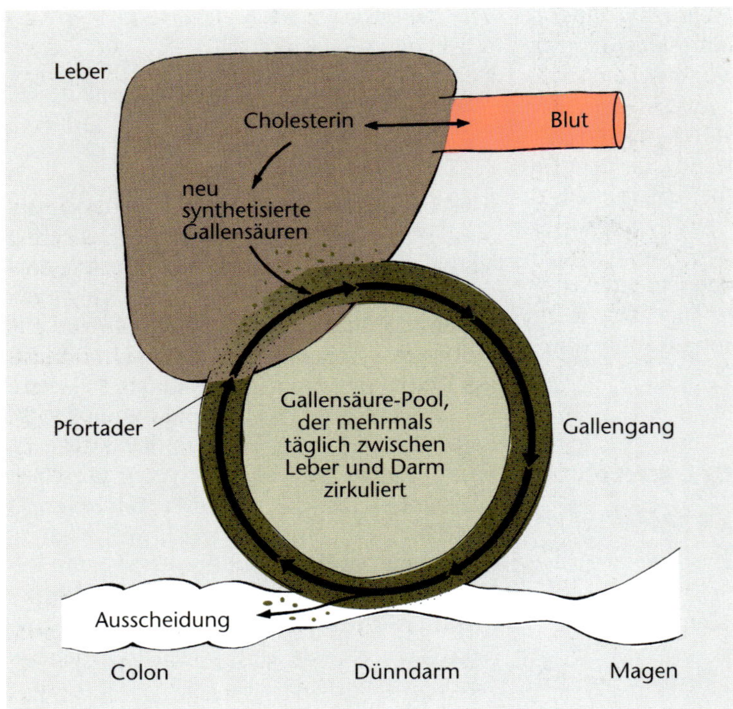

Abb. 18.42: Enterohepatischer Kreislauf. Über 90 % der Gallensäuren, die täglich über die Gallenwege in den Darm gelangen, werden „recycelt" (zurückgewonnen) und der Leber wieder zugeführt. Nur etwa 10% werden über den Stuhl ausgeschieden.

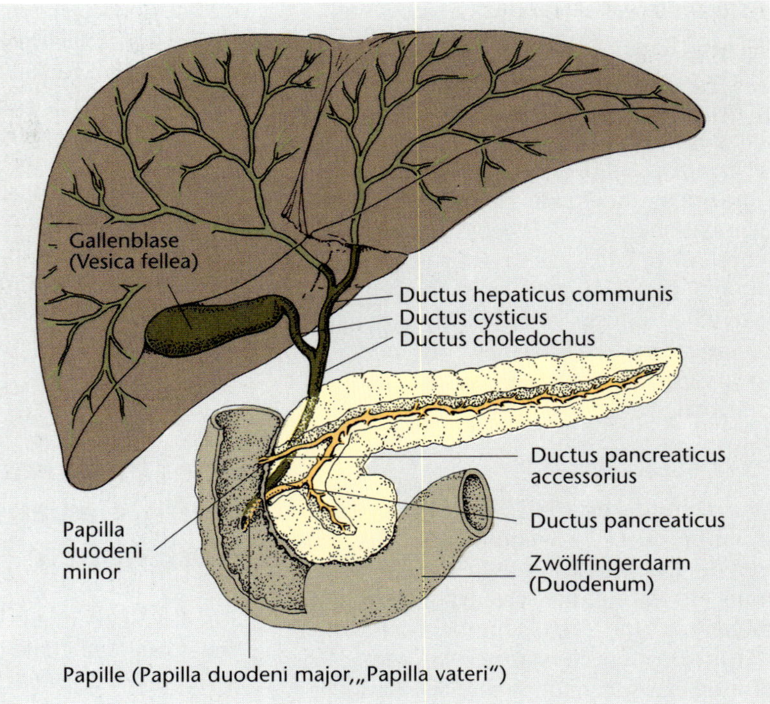

Abb. 18.43: Verlauf der Gallenwege und des Pankreasganges. Meist mündet der Ductus choledochus gemeinsam mit dem Ductus pancreaticus ins Duodenum. Bei manchen Menschen existiert ein zweiter Ausführungsgang (Ductus pancreaticus accessorius) mit eigenem Abfluß ins Duodenum (Papilla duodeni minor).

18.6.3 Die Funktion der Galle bei der Fettverdauung

Für die Fettverdauung und -resorption sind zwei Inhaltsstoffe der Galle von großer Bedeutung:

- Die **Gallensäuren** (z. B. Cholsäure und Chenodesoxicholsäure)
- Lezithin und andere Phospholipide.

Die Gallensäuren werden in der Leber aus **Cholesterin** gebildet. Sie setzen die Oberflächenspannung zwischen Fetten und Wasser herab und ermöglichen damit eine sehr feine Verteilung der Fette im Dünndarminhalt. Diese feine Verteilung (der Chemiker sagt *Emulgierung)* gelingt den Gallensäuren dadurch, daß sie *gleichzeitig* lipo- und hydrophile Eigenschaften (☞ 2.8.2) besitzen.

18

Im Dünndarm ballen sich die Fettpartikel mit den Gallensäuren spontan zu kleinsten Partikeln, den sogenannten *Mizellen,* zusammen, die den fettspaltenden Lipasen eine gute Angriffsmöglichkeit zur Spaltung bieten. Außerdem stellen diese Mizellen den notwendigen Kontakt zur Darmschleimhaut her, so daß die in ihnen gelösten Fettbestandteile von der Dünndarmschleimhaut aufgenommen werden können. *Lezithin* als Hauptvertreter der Phospholipide ist mit seinen hydro- und lipophilen Eigenschaften ebenfalls eine lösungsvermittelnde Substanz und trägt zur Emulgierung der Fette bei.

Der enterohepatische Kreislauf

Im Dünndarm werden die Gallensäuren zum Teil unter Mitbeteilung von Bakterien zu *sekundären Gallensäuren* umgewandelt. Im letzten Abschnitt des Ileum *(terminalen Ileum)* werden die Gallensäuren zu etwa 90 % rückresorbiert, gelangen mit dem Pfortaderblut wieder zur Leber und werden dort erneut in die Galle abgegeben.

Dieser *Kreislauf der Gallensäuren* zwischen Leber und Darm wird als **enterohepatischer Kreislauf** bezeichnet. Er führt zu einer starken Entlastung der Leber, die durch dieses beständige „Recycling" nur wenige Gallensäuren neu herstellen muß.

18.6.4 Regulation der Bildung von Galle und Pankreassaft

Die Regulation dieser Funktionen untersteht zum einen dem vegetativen Nervensystem, zum anderen wird sie durch zwei Hormone gesteuert, die von der Duodenalschleimhaut freigesetzt werden, sobald saurer bzw. fettreicher Speisebrei vom Magen ins Duodenum gelangt:

- Das Hormon **Sekretin** führt an der Bauchspeicheldrüse zu einer starken Anreicherung des gebildeten Saftes mit Bikarbonat und trägt somit maßgeblich zur Neutralisierung des sauren Chymus bei. Ferner steigert Sekretin die Gallenbildung in der Leber.
- **Cholezystokinin-Pankreozymin** (CCK-PKZ, siehe auch ☞ Tabelle 13.27) erhöht den Enzymgehalt des Pankreassafts, ferner kontrahiert sich durch dieses Hormon die Gallenblase; gleichzeitig erschlafft der Schließmuskel des Gallenganges (M. sphincter Oddi) , wodurch die in der Gallenblase gespeicherte und eingedickte Galle ins Duodenum abgegeben werden kann.

18.6.5 Die Gallenwege

Die aus der Leber kommenden beiden **Gallengänge** (*Ductus hepatici*) vereinigen sich an der Leberpforte zu einem gemeinsamen Gang, dem **Ductus hepaticus communis**. Aus diesem geht nach kurzer Strecke und in spitzem Winkel der **Ductus cysticus** (*Gallenblasengang*) ab, der die Verbindung zur Gallenblase herstellt. Nach dem Abgang des Ductus cysticus wird der eigentliche Gallengang nun als **Ductus choledochus** bezeichnet. Dieser 6 – 8 cm lange Gang steigt hinter dem Duodenum ab, durchquert den Kopf des Pankreas und mündet in der Regel gemeinsam mit dem Ausführungsgang des Pankreas (Ductus pankreaticus) in die **Papille** (*Papilla duodeni major*) des Zwölffingerdarms.

Der Schließmuskel *(M. sphincter Oddi)* an der Papille sorgt dafür, daß die Galle, wenn sie nicht zur Verdauung benötigt wird, über den Ductus choledochus und den Ductus cysticus in die Gallenblase zurückgestaut wird. Die beschriebene anatomische Situation macht auch verständlich, warum es bei Schwellungen des Pankreaskopfes (z. B. beim Pankreaskarzinom) zum Gallenaufstau und damit zur **Gelbsucht** *(Ikterus,* ☞ 18.10.4) kommt.

18.6.6 Die Gallenblase

Die birnenförmige **Gallenblase** *(Vesica fellea)* liegt an der Eingeweidefläche („Unterseite") der Leber und ist dort mit deren bindegewebiger Kapsel verwachsen. Sie ist etwa 8 – 11 cm lang, 3 – 4 cm dick und besitzt ein Volumen von 30 – 60 ml.

Man unterscheidet an der Gallenblase:

- Den *Gallenblasenhals*, an dem der Ductus cysticus einmündet
- Den *Gallenblasenkörper*, der den Hauptteil der Gallenblase ausmacht und
- Den *Gallenblasengrund* (Fundus).

Die innenliegende Schleimhaut der Gallenblase besteht aus einem hohen Zylinderepithel, dessen lumenwärts gerichtete Zellen kleine Ausstülpungen (*Mikrovilli*) besitzen. Diese Mikrovilli resorbieren Wasser aus der Galle, wobei die in der Gallenblase befindliche Galle stark eingedickt (*konzentriert*) wird. Dies geschieht vor allem über einen aktiven Transport von Elektrolyten (Natrium, Chlor) durch die Schleimhaut der Gallenblase in die Blutgefäße der Gallenblasenwand, wobei das Wasser aus osmotischen Gründen den Elektrolyten in gleicher Richtung folgt.

Unter dem Zylinderepithel der Gallenblase liegt eine Schicht dehnbarer, glatter Muskulatur. Wird Galle im Dünndarm benötigt, so kontrahiert sich die Muskelschicht und die Galle wird über den Ductus cysticus und Ductus choledochus ins Duodenum abgegeben, wobei der Schließmuskel an der Mündungsstelle (M. sphincter Oddi) reflektorisch erschlafft.

Ärger durch Gallensteine

Bei manchen Menschen entstehen aus den in der Galle gelösten Salzen **Steine**, manchmal klein wie Brillantsplitter, **manchmal** so groß wie Murmeln. Gallensteine sind, ähnlich arteriosklerotischen Kalkablagerungen in den Gefäßen, ein Produkt des Alterns.

Besonders *häufig* treten Gallensteine bei Überernährung, Diabetes oder erhöhten Blutfettwerten auf: Es kommt dann in der Galle zu einem Mißverhältnis zwischen schlecht wasserlöslichen Bestandteilen, wie z. B. dem Cholesterin, und den lösungsvermittelnden Gallensäuren mit der Folge, daß steinartige Gebilde in Gallenblase oder Gallenwegen auskristallisieren. Das **Gallensteinleiden** (*Cholelithiasis*) ist die bei weitem häufigste Erkrankung des rechten Oberbauches. 70 % der Betroffenen haben aber keine oder nur geringe Beschwerden, typischerweise nach Aufnahme fettreicher und blähender Nahrungsmittel.

Die Gallenkolik

Starke Beschwerden treten erst dann auf, wenn es durch Einklemmung eines Steines (*Konkrement*) zu einer **Gallenkolik** oder zur Entzündung der Gallenblase kommt. Um das Galleabflußhindernis zu beseitigen, kontrahiert sich die glatte Muskulatur der Gallenblase verstärkt. Die dabei akut auftretende Drucksteigerung in der Gallenblase führt zum *krampfartigen Kolikschmerz* (☞ 4.7.1) im rechten Mittel- und Oberbauch, der auch durch die korrespondierende *Headsche Zone* zum Rücken und selten auch zur rechten Schulter ausstrahlen kann (☞ Abb. 11.35). Bleibt der Stein trotz der verstärkten Gallenblasenkontraktionen im Ductus choledochus hängen, so führt die Galleabflußstörung zur **Gelbsucht** (*Verschlußikterus,* ☞ 18.10.4). Diese tritt bei komplettem Verschluß schon nach wenigen Stunden auf.

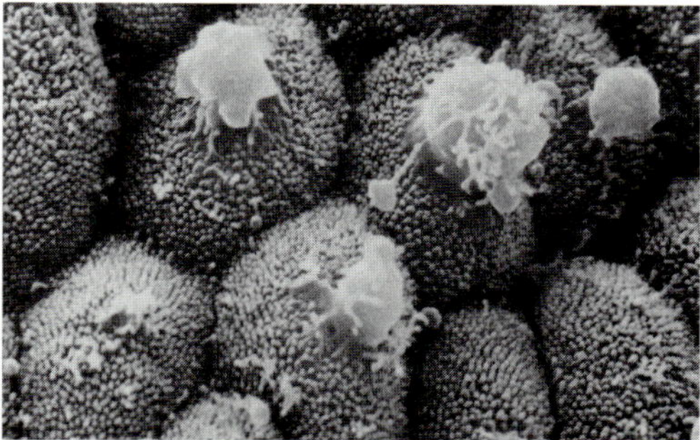

Abb. 18.44: Gallenblasenepithel im Rasterelektronenmikroskop. Die Zellen des Gallenblasenepithels sind neben der Resorption auch zur Sekretion befähigt. Man erkennt einzelne, mit Mikrovilli überzogene Epithelzellen, die zähen, die Oberfläche schützenden Schleim abgeben.

Bei den Diagnoseverfahren steht heute die **Sonographie** (☞ 18.1.7) ganz im Vordergrund, des weiteren werden **Röntgen-Kontrastmittelverfahren** angewandt. Dabei wird dem Patienten intravenös ein wasserlösliches Kontrastmittel verabreicht, das über die Leber in die Galle ausgeschieden wird (*Cholecysto-Cholangiographie*).

Die ERCP

Eine „Mischung" zwischen Röntgen und Endoskopie stellt die **ERCP** (*endoskopisch-retrograde Cholangio-Pankreatikographie*) dar. Hierbei wird die Papille, die Mündungsstelle des Gallengangs ins Duodenum, endoskopisch aufgesucht und anschließend Kontrastmittel eingespritzt, wodurch die Gallenwege und auch das Pankreas *retrograd* („von hinten") dargestellt werden. Bei der ERCP kann z. B. durch einen kleinen Schnitt in die Papille (*Papillotomie*) einem Stein, der kurz vor der Papille steckenblieb, der Abgang ermöglicht werden.

Therapie der Gallenkolik

Zur Therapie einer Gallenkolik gehören Nulldiät, Gabe krampflösender Medikamente und eventuell zusätzlich Schmerzmittel.

Kommt es bei einem Steinträger häufig zu Koliken und Entzündungen, sollte die Gallenblase operativ entfernt werden (**Cholecystektomie**), was in unkomplizierten Fällen neuerdings im Rahmen der *Minimalinvasiven Chirurgie (MIC)* auch endoskopisch möglich ist. Eine weitere nicht-operative Methode ermöglicht es, Gallensteine ähnlich wie Nierensteine durch energiereiche Ultraschallwellen zu zertrümmern (ESWL, ☞ Abb. 20.11).

Cholezystitis

Die Ursache einer **Cholezystitis** (*Gallenblasenentzündung*) sind meist Gallensteine, da diese eine durch den Gallengang aufsteigende Bakterieninfektion begünstigen. Die Symptome ähneln stark denen einer Gallenkolik, zusätzlich besteht Fieber; die Gallenblase ist oft tastbar. Die *Therapie* entspricht der einer Gallenkolik, wobei zusätzlich Antibiotika verabreicht werden. Eine chronische Cholecystitis ist auch Risikofaktor für die Entstehung eines **Gallenblasenkarzinoms.**

Leben ohne Gallenblase

Man kann ohne Gallenblase sehr gut leben – unter der Voraussetzung, daß auf opulente fettreiche Mahlzeiten wegen des nicht mehr vorhandenen „Gallespeichers" verzichtet wird. Stattdessen sollte die fettarme Nahrung in mehreren kleinen Portionen aufgenommen werden.

18.7 Die Resorption

Mit der im Duodenum stattfindenden Zumischung von Galle und Pankreassaft zum Speisebrei und unterstützt durch den vom Dünndarm selbst gebildeten Verdauungssaft erfolgt die abschließende Zerlegung der Nahrungsbestandteile und deren Aufnahme in den Organismus *(Resorption)*. Diese Vorgänge beginnen im Duodenum und sind in der Regel nach Passage des Jejunums abgelaufen. Das Ileum stellt eine *Resorptionsreserve* dar, wobei jedoch im Normalfall dort nur Wasser und Elektrolyte rückresorbiert werden. Gallensäure und Vitamin B12 (☞ 19.5.10) werden ausschließlich im Ileum resorbiert.

Im Folgenden werden anhand der drei Grundnährstoffe Eiweiße, Fett und Kohlenhydrate die

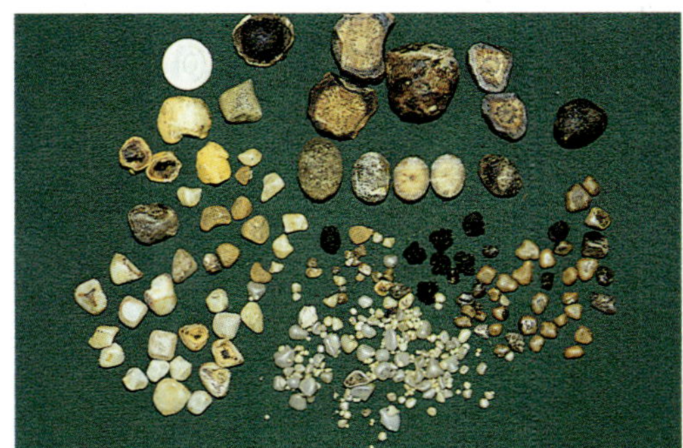

Abb. 18.45: Verschiedene Gallensteine. Man erkennt hellgelbe kugelig-ovale Cholesterinsteine, kleine schwarze Bilirubinsteine und gemischte Steine, die den größten Anteil aller Gallensteine ausmachen. Entsprechend ihrer Zusammensetzung aus Cholesterin, Bilirubin und Kalk unterscheiden sie sich in Form, Farbe und Festigkeit.

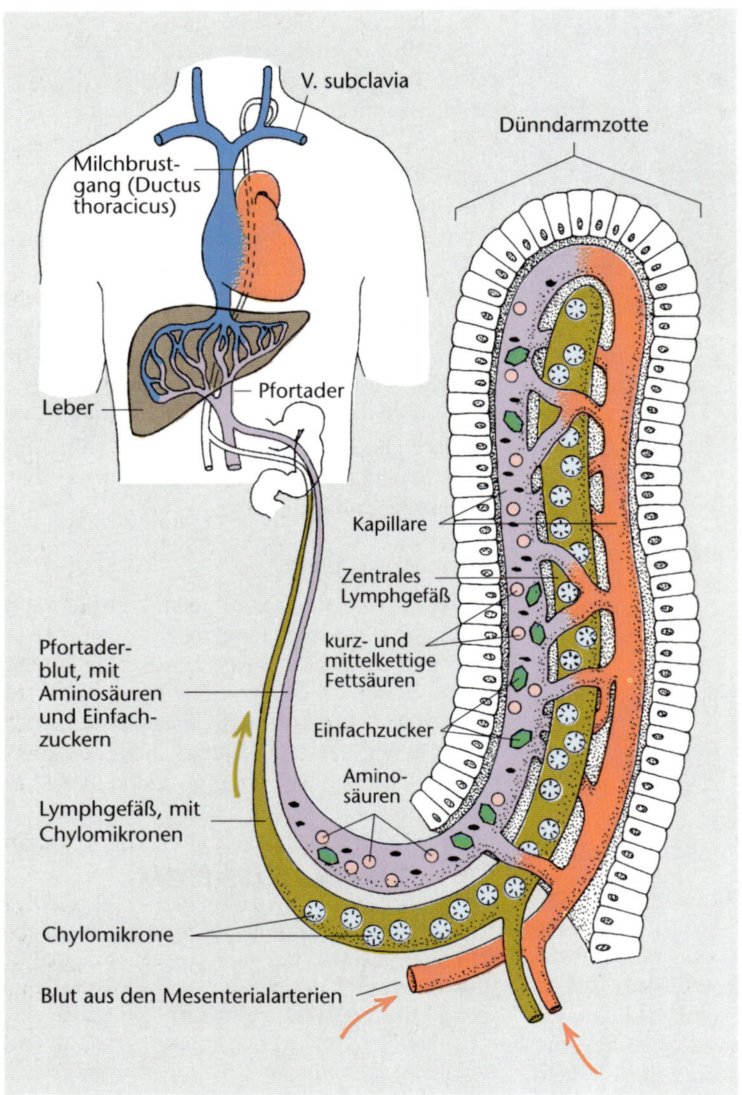

Abb. 18.46: Resorption der Nährstoffe in den Dünndarmzotten und deren Abtransport über das Pfortadersystem und über die Lymphbahnen (Ductus thoracicus).
Zucker, Aminosäuren und kurz- bzw. mittelkettige Fettsäuren gelangen über das Kapillarnetz zur Pfortader und dann in die Leber. Langkettige Fettsäuren, Cholesterinester und Phospholipide werden dagegen als Chylomikronen über das Lymphsystem abtransportiert.

gesamten Verdauungsvorgänge noch einmal zusammengefaßt:

18.7.1 *Zusammenfassung:* Verdauung und Resorption der Eiweiße

Die im Magen unter dem Einfluß der Pepsine und der Salzsäure begonnene Eiweißverdauung stoppt im Dünndarm wieder, da der hier herrschende, annähernd neutrale pH-Wert die Pepsine *inaktiviert.* Dafür gelangen mit dem Pankreassaft die eiweißspaltenden Enzyme Trypsinogen und Chymotrypsinogen in den Dünndarm und werden dort, wie in Abb. 18.41 dargestellt, aktiviert.

Neben Trypsin und Chymotrypsin beteiligen sich an der weiteren Eiweißverdauung die Carboxypeptidasen, die ebenfalls aus dem Pankreas stammten, sowie vom Dünndarm selbst gebildete Aminopeptidasen. Durch sämtliche bisher geschilderten enzymatischen Spaltungen entstehen überwiegend Dipeptide. Diese passieren das Epithel der Schleimhaut über aktive Transportprozesse (☞ 3.5.9) und gelangen schließlich über Diffusionsvorgänge (☞ 3.5.4) in die Zottenkapillaren. Von hier strömen sie mit den Pfortaderblutgefäßen zunächst zur Leber und von dort aus in den großen Kreislauf. Zum geringen Teil werden die Oipeptide durch **Dipeptidasen** enzymatisch in die einzelnen Aminosäuren zerlegt. Die Dipeptidasen sind im Bürstensaum (Mikrovilli) der Dünndarmmukosa lokalisiert.

18.7.2 *Zusammenfassung:* Verdauung und Resorption der Kohlenhydrate

Den größten Teil der in der Nahrung enthaltenen Kohlenhydrate nimmt der Mensch in Form von *Polysacchariden,* wie z. B. Stärke (etwa in Kartoffeln und Reis) auf. Die enzymatische Aufschließung dieser Polysaccharide beginnt bereits im Mund durch die *Alpha-Amylase* der Speicheldrüsen, das **Ptyalin.** Dabei entstehen zunächst größere Polysaccharidbruchstücke (Dextrine). Im Magen stoppt dann diese begonnene Kohlenhydratverdauung wieder, da das Ptyalin durch den sauren Magensaft inaktiviert wird.

Die im Duodenum erneute Zugabe von **Alpha-Amylasen** aus dem Pankreas sowie der zusätzliche Angriff von **Glukosidasen** aus der Dünndarmschleimhaut setzt den Abbau fort, wobei folgende Bruchstücke resultieren:

- Maltose
- Isomaltose
- Glukose.

Maltose und *Isomaltose* sind Zweierzucker, die aus zwei Molekülen Glukose bestehen. Sie werden durch **Maltasen** und **Isomaltasen**, die größtenteils von der Dünndarmschleimhaut selbst gebildet werden, schließlich in freie Glukose gespalten. Die Glukose wird dann durch einen aktiven Transportmechanismus zusammen mit Natriumionen vom resorbierenden Bürstensaum aufgenommen und gelangt durch Diffusion in das Kapillarnetz der Zotten. Der Abtransport zunächst zur Leber und dann in den großen Kreislauf entspricht dem der resorbierten Aminosäuren.

Den kleineren Teil der Kohlenhydrate nimmt der Mensch in Form der Zweierzucker *Saccharose* (Rohrzucker, Rübenzucker) und *Laktose* (Milchzucker) auf. Diese werden von **Saccharasen** und **Laktasen** in die Einfachzucker:

- Galaktose und Glukose (Spaltprodukte des Milchzuckers) bzw.
- Fruktose und Glukose (Spaltprodukte des Rohrzuckers)

zerlegt. Die Galaktose wird, wie die Glukose, in einem aktiven Transportmechanismus aufgenommen, während die Fruktose durch erleichterte Diffusion, also durch einen passiven Vorgang, ins Blut überführt wird.

18.7.3 *Zusammenfassung:* Verdauung und Resorption der Fette

Fette werden vom Menschen z. B. in Form von Wurst, Eiern, Milch, Nüssen, Butter und Öl aufgenommen. Mit etwa 90 % bilden die *Triglyzeride* (Neutralfette) den Hauptanteil dieser Fette (☞ 2.8.2). Des weiteren gehören zur Klasse der Fette (Lipide):

- Die Phospholipide
- Cholesterin und Cholesterinester
- Die fettlöslichen Vitamine (A, D, E und K, ☞ 19.5).

Triglyzeride können zwar zu geringen Mengen auch ungespalten resorbiert werden, für die ausreichende Resorption der Nahrungsfette ist jedoch ihre enzymatische Aufschließung Voraussetzung.

Die Spaltung der Triglyceride beginnt bereits im sauren Milieu des Magens unter dem Einfluß der **Zungengrundlipasen.** Voraussetzung für die Lipasewirkung ist jedoch eine feine *Emulgierung* der Fette in kleine Tröpfchen, die meist erst am Magenausgang zustande kommt; durch die Emulgierung wird den Lipasen eine große Angriffsfläche geboten.

Der größte und abschließende Teil der Fettverdauung findet im Dünndarm statt, nachdem Galle und Pankreassaft dem Speisebrei zugemischt wurden. Unter dem Einfluß der **Pankreaslipase** werden die Triglyzeride in Monoglyzeride und freie Fettsäuren gespalten. Ferner erfolgt eine teilweise Aufschließung der Cholesterin-Fettsäure-Verbindungen (Cholesterinester) und der Phospholipide durch Enzyme des Pankreas.

Monoglyzeride, Fettsäuren, Cholesterin, Phospholipide und fettlösliche Vitamine lagern sich dann unter dem Einfluß der Gallensäuren zu winzigen Gebilden, den **Mizellen**, zusammen. Erst diese Mizellen können den idealen Kontakt zur Dünndarmschleimhaut herstellen, indem sie sich zwischen die Mikrovilli legen. Nachdem zunächst die äußeren Abschnitte der Mizelle resorbiert werden, gelangen schließlich die wasserunlöslichen Lipide (z. B. fettlösliche Vitamine), die sich im Zentrum der Mizellen befinden, zum resorbierenden Epithel und können dort aufgenommen werden.

Die Resorption der Fette und ihrer gespaltenen Bausteine erfolgt überwiegend im Duodenum und im beginnenden Jejunum. Der Abtransport der aufgenommenen Fette zeigt jedoch eine Besonderheit: Nur die kurz und mittelkettigen Fettsäuren gelangen über Diffusionsvorgänge in die Kapillaren der Darmzotten und von dort über das Pfortadersystem zur Leber und schließlich in den großen Kreislauf. Die übrigen Bestandteile der Mizellen mit Ausnahme der Gallensäuren werden in den Epithelzellen unter Energiezufuhr wieder zu Triglyzeriden (Neutralfett), Cholesterinestern und Phospholipiden zusammengebaut. Diese resynthetisierten Fette werden schließlich von einer Proteinhülle umgeben und als nunmehr wasserlösliche Tröpfchen in das *zentrale Lymphgefäß der Dünndarmzotten* abgegeben. Diese Fett-Eiweiß-Tröpfchen heißen **Chylomikronen**. Die Lymphgefäße der Darmzotten leiten die Chylomikronen über größere Lymphgefäße und den **Milchbrustgang** *(Ductus thoracicus,* ☞ Abb. 14.18 und Abb. 18.46) an der Leber vorbei in den Blutkreislauf.

18.7.4 Die Resorption der Elektrolyte

Die sich im Darm befindlichen Elektrolyte (Natrium, Kalium, Magnesium, Chlor) stammen hauptsächlich aus den in den Darm abgegebenen Verdauungssäften, lediglich zum kleineren Teil sind sie Bestandteil der aufgenommenen Nahrung und Getränke. Sie werden überwiegend im Bereich des Jejunums teils aktiv, teils passiv rückresorbiert. Den rückresorbierten Elektrolyten folgt Wasser passiv nach.

18.7.5 Die Resorption der Vitamine

Die *fettlöslichen* Vitamine A, D, E, K werden gemeinsam mit fetthaltigen Lebensmitteln aufgenommen, weil sie nur über die Mizellenbildung in Gegenwart anderer Fette resorbierbar sind (☞ 19.5.3).

Die meisten wasserlöslichen Vitamine, wie beispielsweise die B-Vitamine und das Vitamin C werden über passive Diffusionsvorgänge resorbiert. Das Vitamin B_{12} kann allerdings wie erwähnt ohne den vom Magen produzierten *Intrinsic factor,* mit dem es sich verbindet, nicht im Ileum aufgenommen werden (☞ 18.4.4).

18.7.6 Die Resorption der Nukleinsäuren

Sowohl der Pankreassaft als auch das vom Dünndarm abgesonderte Sekret enthalten **Nukleasen.** Sie sind für die Aufspaltung der *Nukleotide* in ihre Bausteine Ribose bzw. Desoxyribose und stickstoffhaltige Basen (☞ 2.8.4) verantwortlich.

Diese werden von der Dünndarmschleimhaut resorbiert, gelangen über Pfortader und Leber in den großen Kreislauf und können schließlich von den Zellen wieder für die Herstellung eigener Nukleinsäuren verwendet werden.

18.7.7 Malassimilationssyndrom

Eine verminderte Aufnahme von Nährstoffen aus dem Darmlumen in den Blutkreislauf bezeichnet man als **Malassimilation**. Dies ist hauptsächlich bedingt durch:

- **Maldigestion**. Darunter versteht man eine *unzureichende Verdauung* der Nahrung im Verdauungstrakt.
- **Malabsorption**. In diesem Fall ist die *Resorption* der Nährstoffmoleküle trotz normaler Verdauung gestört.

Folgende körperliche Störungen führen häufig zur Malassimilation:

- Ein *Mangel an Verdauungsenzymen* bei chronischen Erkrankungen des Pankreas (☞ 18.9).
- Ein *Mangel an Gallensäuren,* z. B. bei Abflußstörungen der Galle
- Chronisch-entzündliche Darmerkrankungen, z. B. der Morbus Crohn (☞ 18.8.10)
- *Operativ entfernte Magen- oder Dünndarmabschnitte.*
- Nahrungsmittelallergien (☞ 6.4.1).
- *Erbliche* Störungen: Am bekanntesten ist ein *Laktasemangel*, wodurch der Milchzucker nicht gespalten wird und eine *Milchunverträglichkeit* besteht.

Zu den klinischen Symptomen von Malassimilationsstörungen gehören *voluminöse Gärungsstühle* (täglich über 300 g Stuhlgewicht); je nach Ursache liegen gleichzeitig *Fettstühle* (hoher Fettgehalt der Stühle), *Flatulenz* (vermehrter Windabgang), Gewichtsverlust sowie Vitamin-, Eiweiß- und andere Mangelerscheinungen vor.

Die **Therapie** richtet sich nach den jeweiligen Ursachen. In jedem Fall müssen die lebenswichtigen, nicht ausreichend aufgenommenen Vitamine und Spurenelemente substituiert (ersetzt) und der Wasser- und Elektrolythaushalt sorgfältig reguliert werden.

Zöliakie

Ein insbesondere bei Kindern und jüngeren Frauen auftretendes Malassimilationssyndrom ist die *einheimische Sprue* oder **Zöliakie**. Die Ursache liegt in einer Unverträglichkeitsreaktion gegen das in allen Getreiden enthaltene Klebereiweiß *Gluten*. Durch allergisch-entzündliche Reaktionen auf Getreideprodukte wird die Dünndarmschleimhaut schwer geschädigt, wobei insbesondere die resorbierenden Zotten verkümmern. Die Therapie besteht in einer lebenslangen, strikt glutenfreien Diät.

18.8 Dickdarm und Rektum

Der **Dickdarm** und das sich anschließende **Rektum** *(Mastdarm, Enddarm)* bilden den letzten Abschnitt des Verdauungsrohres. Sie sind zusammen etwa 1,5 m lang. Da Verdauung und Resorption der Nährstoffe im Dünndarm bereits abgeschlossen sind, muß der Dickdarm vor allem noch Wasser und Elektrolyte rückresorbieren. Hierdurch wird der Darminhalt auf eine Ausscheidungsmenge von etwa 150 – 200 ml pro Tag eingedickt und nach Speicherung im Rektum als halbfester **Stuhl** (*Kot, Faeces*) schließlich über den After ausgeschieden.

Der Dickdarm ist im Unterschied zum Dünndarm reichlich mit Bakterien (vorwiegend Anaerobier, aber auch Escherichia coli und anderen Stäbchenbakterien, ☞ 6.7) besiedelt, die alle für den Menschen unverdauliche Nahrungsreste durch Gährungs- und Fäulnisvorgänge weiter abbauen.

Der Dickdarm besitzt mit einer durchschnittlichen Weite von 7 cm einen wesentlich größeren Durchmesser als der Dünndarm. Man unterscheidet folgende Abschnitte, die ohne deutliche Begrenzung ineinander übergehen (☞ Abb. 18.48):

- Der **Blinddarm** *(Caecum)* mit dem **Wurmfortsatz** *(Appendix vermiformis)*.
- Das **Kolon** *(Grimmdarm)* mit seinen vier Abschnitten **Colon ascendens** *(aufsteigender Grimmdarm),* **Colon transversum** *(querverlaufender Grimmdarm),* **Colon descendens** *(absteigender Grimmdarm)* und dem **Colon sigmoideum** *(S-förmiger Grimmdarm,* kurz **Sigma**).

Der Aufbau der Dickdarmwand mit seinen vier Schichten entspricht dem des übrigen Verdauungstraktes (☞ Abb. 18.2), zeigt aber Besonderheiten:

Die Dickdarmschleimhaut

An der Dickdarmschleimhaut findet man keine Zotten mehr, sondern ausschließlich besonders tiefe Einstülpungen, die *Dickdarmkrypten*. Das einschichtige Kryptenepithel besteht vorwiegend aus *schleimbildenden Becherzellen*, deren abgesonderter Schleim die Dickdarmschleimhaut gegenüber dem sich zunehmend verfestigenden Stuhl gleitfähig hält. An den Kryptenübergängen finden sich neben den Becherzellen zusätzlich resorbierende Epithelzellen, die zum Darmlumen hin einen Bürstensaum (Mikrovilli) besitzen. Hier erfolgt die Rückresorption von Wasser und Elektrolyten.

Tänien, Haustren, Appendices epiploicae

Charakteristisch für den Dickdarm ist die äußere Längsmuskelschicht: Sie verläuft nicht gleichmäßig um den ganzen Darm, sondern ist zu drei bandförmigen Streifen zusammengebündelt, den **Tänien**. Durch den Spannungszustand dieser Tänien und Kontraktio-

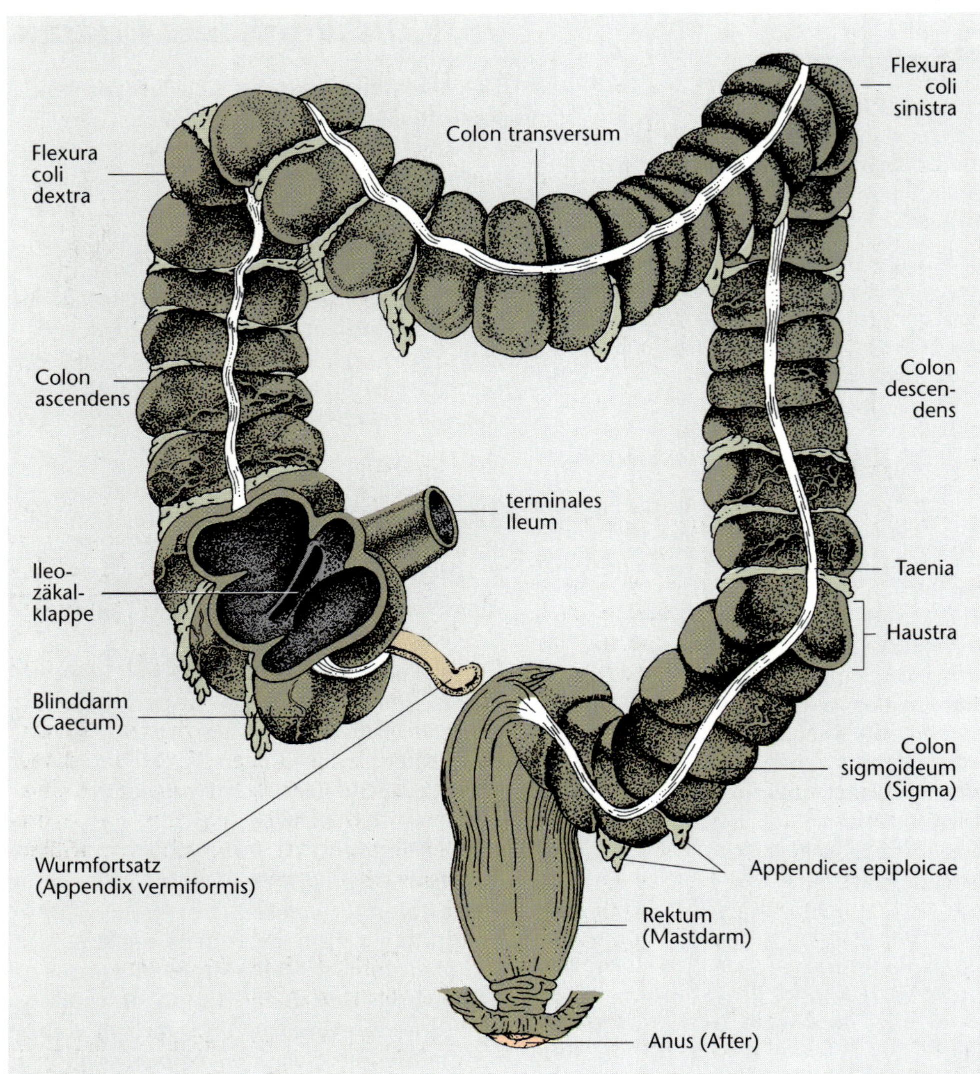

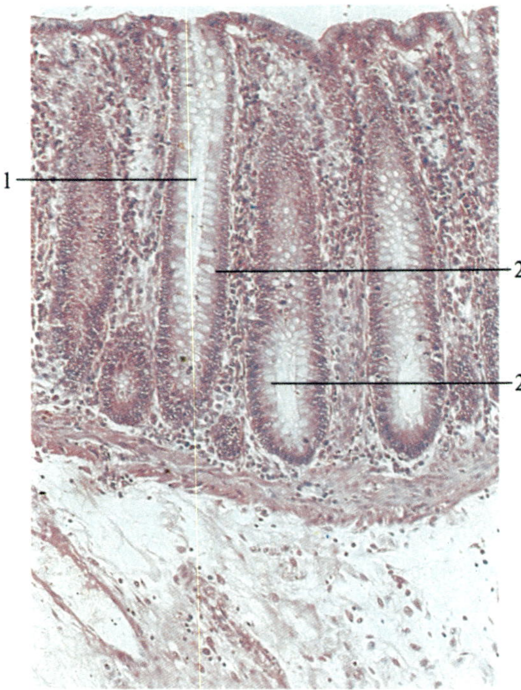

Abb. 18.47 (oben): Histologischer Schnitt durch die Dickdarmschleimhaut. Typischerweise findet man nur Krypten (1) und keine Zotten. Als ovale Aufhellungen erkennt man im Epithel die Becherzellen (2).

Abb. 18.48 (links): Dickdarm (Caecum und Kolon) und Rektum in der Vorderansicht. Man erkennt eine der drei Taenien, die durch Bündelung der Längsmuskulatur entstanden sind. Außerdem sieht man die Haustren, die durch Einschnürungen der Ringmuskulatur gebildet werden.

nen der Ringmuskelschicht entstehen im Abstand von einigen Zentimetern peristaltische Einschnürungen, zwischen denen dann **Haustren** als *Ausbuchtungen* deutlich hervortreten. Die Haustren sind keine starren Gebilde, sondern verändern entsprechend der ablaufenden Peristaltik dauernd ihre Form.

Zwischen den Tänien sind oft noch gelbe Anhängsel zu erkennen, die **Appendices epiploicae**. Das sind kleine fettgefüllte Ausstülpungen der Dickdarmserosa. Bei Patienten mit Bierbauch sind sie besonders ausgeprägt.

18

Der Bauchfellüberzug des Dickdarms

Caecum, Colon transversum und Sigma sind vollständig von Serosa überzogen und nur über ein dünnes Aufhängeband, das **Mesocolon** *(Dickdarmgekröse)* elastisch mit der hinteren Bauchwand verbunden. Über dieses Mesocolon wird der Dickdarm mit Blut- und Lymphgefäßen sowie Nerven versorgt. Diese Abschnitte liegen *intraperitoneal* und sind somit gut beweglich (☞ 18.1.5).

Im Gegensatz dazu sind Colon ascendens und descendens nur an ihrer Vorderseite von Bauchfell überzogen und an ihrer Hinterseite *fest* mit der hinteren bzw. seitlichen Leibeswand verwachsen. Sie liegen somit *retroperitoneal* und sind im Bauchraum nicht beweglich.

18.8.1 ***Blinddarm und Appendix***

Der erste, vor der rechten Darmbeinschaufel gelegene Abschnitt des Dickdarms ist der **Blinddarm** (*Caecum*). Er stellt den weitesten, aber mit nur 6 – 8 cm Länge auch kürzesten Dickdarmabschnitt dar. In den Blinddarm stülpt sich von links her in einem nahezu rechten Winkel das Dünndarmende, das *terminale Ileum,* ein. An der Einmündungsstelle entstehen zwei Schleimhautfalten, die als **Ileozäkalklappe** (*Valva ileocaecalis*) bezeichnet werden. Diese Klappe läßt in periodischen Abständen Dünndarminhalt in den Dickdarm übertreten. Ein Rückfluß ist normalerweise ausgeschlossen, da die Ileozäkalklappe als Ventil wirkt.

Am unteren Ende des Blinddarms hängt als wurmförmiges Anhangsgebilde der **Wurmfortsatz** (*Appendix vermiformis*). Seine Schleimhaut ist ähnlich aufgebaut wie die des Dickdarms, in die Wand sind jedoch zahlreiche *Lymphfollikel* eingelagert, die insbesondere im Kindesalter der Infektabwehr dienen. Die Länge des etwa 1 cm dicken Wurmfortsatzes variiert erheblich (2 – 25 cm), durchschnittlich ist er etwa 10 cm lang. Klinisch bedeutsam ist die große Variabilität seiner *Lage*, wodurch die Diagnose einer Entzündung des Wurmfortsatzes (*Appendizitis*) unter Umständen erheblich erschwert wird.

Appendizitis

Die **Appendizitis** wird im Volksmund auch *Blinddarmentzündung* genannt – korrekterweise muß man aber von einer Entzündung des Wurmfortsatzes sprechen. Sie ist die *häufigste* akute Baucherkrankung und betrifft insbesondere Kinder und Jugendliche. Dadurch, daß der Wurmfortsatz eine Sackgasse für den Speisebrei bildet, können sich Keime, die in diesem Darmabschnitt im Speisebrei zu finden sind, leicht ausbreiten.

Die Diagnose ist sehr schwierig, weil nur etwa die Hälfte der Patienten die folgende klassische Symptomenfolge zeigt:

- Appetitlosigkeit; Übelkeit und Erbrechen.
- Zunächst ziehende, mitunter kolikartige Schmerzen in der Nabelgegend oder im Oberbauch.

- Nach einigen Stunden wandert der Schmerz, der jetzt kontinuierlich ist, in den rechten Unterbauch.
- Mäßiges Fieber bis 39 °C. Dabei ist die Temperaturdifferenz bei rektaler und axillärer Messung, die normalerweise ca. 0,5 °C beträgt, deutlich vergrössert.

Die **Therapie** der Appendizitis besteht in einer frühzeitigen operativen Entfernung des Wurmfortsatzes, der **Appendektomie**. Frühzeitig deshalb, weil durch die *entzündliche Schwellung* und unter Umständen spätere *Eiterbildung* und *Gewebsnekrose* (Absterben von Gewebe) die Gefahr der Überdehnung und damit ein Platzen (*Perforation*) des Wurmfortsatzes droht. Folge der Perforation ist meist eine lebensgefährliche Peritonitis (☞ 18.1.5).

18.8.2 Das Kolon

An den Blinddarm schließt sich als nächster Dickdarmabschnitt das **Colon ascendens** (aufsteigender Grimmdarm) an. Es verläuft der rechten Bauchwand anliegend nach oben bis zur Leber. Hier macht es eine scharfe Biegung (*Flexura coli dextra*) und verläuft dann als **Colon transversum** (querliegender Grimmdarm) zum linken Oberbauch in die Nähe der Milz. Hier macht das Colon wieder einen scharfen Knick *(Flexura coli sinistra)* und verläuft als **Colon descendens** an der seitlichen Bauchwand abwärts. In Höhe der linken Darmbeinschaufel löst sich das Kolon von der seitlichen Bauchwand und geht in einer s-förmigen Krümmung in den letzten Kolonabschnitt, das **Sigma** (*Colon sigmoideum*) über. Das Sigma verläßt den Bauchraum, tritt ins kleine Becken ein und geht in das **Rektum** *(Mast-* oder *Enddarm)* über.

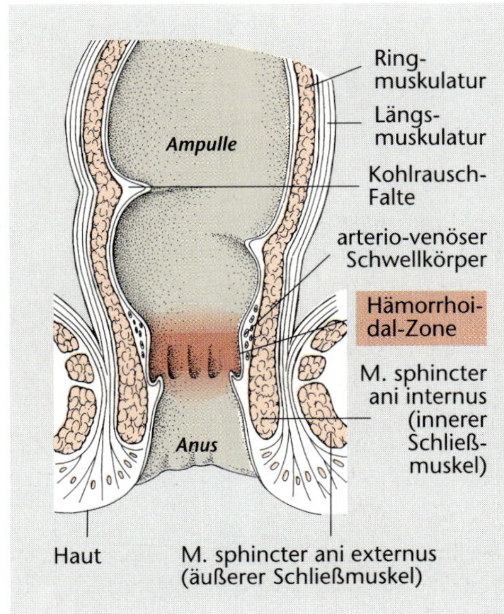

Abb. 18.49: Das Rektum im Längsschnitt. Zwischen der Ampulle und dem Anus liegt die Hämorrhoidalzone. Dort findet sich unter der Schleimhaut ein arteriovenöser Schwellkörper.

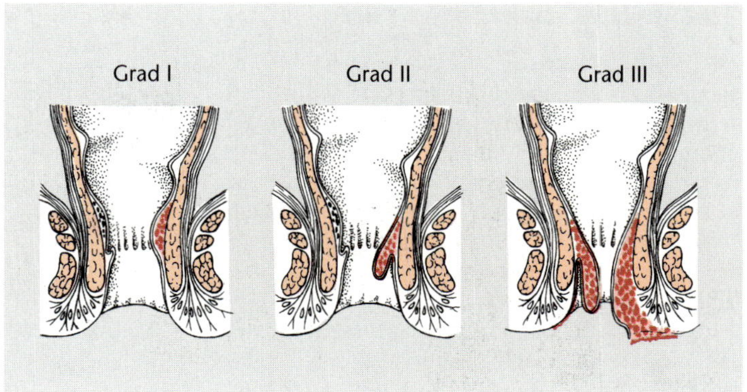

Abb. 18.50: Hämorrhoiden.
Grad I: Die Hämorrhoiden sind weder sicht- noch tastbar. Der Patient ist gewöhnlich schmerzfrei. Gelegentlich werden hellrote Stuhlauflagerungen beobachtet.
Grad II: Prolaps (Vorfall) der Hämorrhoiden beim Pressen. Typisch sind Nässen und Brennen der Analregion sowie Schmerzen beim Stuhlgang.
Grad III: Der Prolaps ist nicht mehr rückbildungsfähig.

18.8.3 Das Rektum

Das **Rektum** (*Mast-* oder *Enddarm*) bildet den 15 – 20 cm langen, letzten Darmabschnitt. Es liegt im *kleinen Becken* außerhalb der Bauchhöhle und ist somit nicht mehr von Bauchfell überzogen. Im Gegensatz zu den beschriebenen Dickdarmabschnitten bildet die außengelegene Längsmuskulatur wieder eine rundum geschlossene Schicht. Die charakteristischen Dickdarmzeichen, Tänien und Haustren, sind somit am Rektum nicht vorhanden. Das Rektum verläuft nicht, wie es sein Name vermuten läßt, vollkommen gerade, sondern hat wie das Sigma eine S-Form. In seinem oberen Teil folgt es der Ausbuchtung des Kreuzbeins, biegt dann in Höhe des Steißbeins nach hinten um und endet im *Anus* (After).

Die oberste „Etage“ des Rektums bildet die *Ampulla recti*, die auch kurz **Ampulle** genannt wird. Sie ist der Sammelbehälter, in dem der Kot vor der Ausscheidung über Stunden (bisweilen sogar bis zu drei Tage lang) gespeichert wird.

Der **Anus** *(After)* ist schließlich die Öffnung, durch den der Darm an die Körperoberfläche mündet. Er wird durch zwei unterschiedliche Muskeln verschlossen:

- Den **inneren Schließmuskel** (*M. sphincter ani internus*), der die abschließende Verstärkung der inneren Ringmuskelschicht des Darmes darstellt und nicht willkürlich beeinflußt werden kann (glatte Muskulatur).
- Den **äußeren Schließmuskel** (*M. sphincter ani externus*). Er gehört der quergestreiften Beckenbodenmuskulatur an und kann willkürlich kontrahiert werden.

Die Schleimhaut entspricht im oberen Abschnitt noch der Dickdarmschleimhaut, geht aber dann zunehmend in die äußere Haut des Afters (mit Haaren und Talg- bzw. Schweißdrüsen) über. In der Hämorrhoidalzone (☞ Abb. 18.49) liegt unter der Schleimhaut des Rektums ein Venengeflecht, das mit der oberen Mastdarmschlagader (*A. rectalis superior*) in Verbindung steht. Dieser *arterio-venöse Schwellkörper* trägt neben den beiden beschriebenen Muskeln maßgeblich zum Verschluß des Afters bei.

Hämorrhoiden

Hämorrhoiden sind *knotenartige Erweiterungen* des beschriebenen arteriovenösen Schwellkörpers. Ein Einriß dieser Gefäße führt zu typischerweise hellroten Blutauflagerungen auf dem Stuhl. Weitere Symptome sind Nässen und Brennen in der Analregion sowie Schmerzen beim Stuhlgang.

Bringen Allgemeinmaßnahmen wie Stuhlregulierung, Analhygiene, Kamillensitzbäder keine Linderung, sind bei fortgeschrittenen Stadien (☞ Abb. 18.50) Verödung oder operative Entfernung der Hämorrhoiden (*Hämorrhoidektomie*) angezeigt.

18.8.4 Weiterbewegung des Dickdarminhalts

Der Dickdarminhalt wird vom Blinddarm aus im Wesentlichen über zwei Bewegungstypen zum Rektum transportiert:

- **Peristaltische Wellen**. Sie werden *reflektorisch* durch Kontakt des Darminhalts mit der Schleimhaut ausgelöst und bewirken hauptsächlich eine *Durchmischung*. Dies zeigt sich in einer ständig wechselnden Haustrierung (☞ 18.8), die bei der Röntgenuntersuchung des Dickdarms (Durchleuchtung) gut beobachtet werden kann
- Sogenannte **Massenbewegungen** treten besonders nach Nahrungsaufnahme auf, weshalb man auch das Vorhandensein eines *gastrokolischen Reflexes* vermutet. Dabei wird ein größerer Dickdarmbereich abgeschnürt und der Inhalt dieses Bereichs über weite Strecken in Form einer großen peristaltischen Welle transportiert, was man z. B. morgens kurz nach dem Frühstück bei sich selbst beobachten kann.

Die Motorik des Dickdarms wird wie in anderen Abschnitten des Verdauungsrohres durch den zwischen der inneren Ring- und der äußeren Längsmuskulatur liegenden Nervenplexus (*Plexus myentericus* oder *Auerbachplexus*) gesteuert. Der Einfluß des autonomen Nervensystems modifiziert die Aktivität des Plexus: Der Parasympathikus fördert den Weitertransport des Darminhalts, während der Sympathikus den Weitertransport hemmt.

18.8.5 Die Stuhlentleerung

Die **Stuhlentleerung** *(Defäkation)* ist ein reflexmäßig ablaufender Vorgang, der jedoch willentlich beeinflußt werden kann. Bei ausreichender Füllung der Ampulle werden dort Dehnungsrezeptoren erregt. Diese senden über afferente Nervenbahnen Impulse zum *Defäkationszentrum* im Sakralmark, außerdem wird im Großhirn die Empfindung „Stuhldrang" ausgelöst. Vom Defäkationszentrum werden dann parasympathische Nervenfasern erregt, die zum einen den inneren Schließmuskel erschlaffen lassen und zum anderen zur Kontraktion der äußeren Längsmuskulatur des Rektums führen. Dadurch wird der Stuhl nach außen getrieben, wobei eine anhaltende Kontraktion von Zwerchfell und Bauchmuskeln, die sogenannte *Bauchpresse* (☞ 17.8.4), den Vorgang unterstützt. Ein Aufschub der Stuhlentleerung über eine gewisse Zeit ist deshalb möglich, weil der äußere Schließmuskel willentlich kontrahiert werden kann und damit die Stuhlentleerung verhindert wird.

Die Entleerungshäufigkeit *(Defäkationsfrequenz)* ist von Mensch zu Mensch sehr unterschiedlich und bewegt sich normalerweise im Rahmen von dreimal täglichen bis zu dreimal wöchentlichen Entleerungen. Dementsprechend variiert auch die Verweildauer des Darminhaltes im Rektum von 12 bis über 60 Stunden erheblich.

18.8.6 Der Stuhl

Der **Stuhl** *(Kot, Faeces)* ist der eingedickte und durch Bakterien zersetzte, unverdauliche Rest des Nahrungsbreis. Der Stuhl besteht zu 75 % aus Wasser, der Rest setzt sich folgendermaßen zusammen:

- Unverdauliche, teilweise zersetzte Nahrungsbestandteile (vorwiegend Zellulose),
- Abgestoßene Epithelzellen der Darmschleimhaut,
- Schleim,
- *Bakterien* (pro Gramm Stuhl etwa 10 Milliarden),
- *Sterkobilin* wird im Darm durch Umwandlung des Gallenfarbstoffs Bilirubin gebildet und verleiht dem Stuhl seine eigentümliche, bräunliche Farbe,
- *Gärungs- und Fäulnisprodukte*, die bei den bakteriellen Zersetzungsvorgängen im Dickdarm entstehen und für den unangenehmen Geruch des Stuhls verantwortlich sind,
- *Entgiftungsprodukte:* Pharmaka, Giftstoffe und deren Abbauprodukte und andere von der Leber über die Galle in den Darm abgegebene Stoffwechselprodukte.

18

18.8.7 Defäkationsstörungen

Obstipation

Unter **Obstipation** *(Verstopfung)* versteht man eine verzögerte und erschwerte Darmentleerung. Der Stuhl ist infolge Wasserentzugs hart und trocken, und die Entleerung wird dadurch schmerzhaft.

Die Obstipation ist keine Krankheit, sondern eine Fehlfunktion des Darmes, insbesondere durch:

- Flüssigkeitsmangel (durch Flüssigkeitsverluste oder unzureichender Zufuhr),
- ballaststoffarme Ernährung und
- mangelnde Bewegung,
- Medikamente (z. B. Opioide, ☞ 12.3.3).

Entsprechend ist bei Verstopfung ballaststoffreiche Kost mit ausreichender Flüssigkeitszufuhr sowie reichlich Bewegung indiziert.

Laxantien *(Abführmittel)* dürfen nur kurzfristig (etwa bei vorübergehender Immobilisierung) verordnet werden, da sie längerfristig an Wirksamkeit einbüßen und oft den Kaliumhaushalt durcheinanderbringen (☞ 20.8.2) Daneben gibt es natürlich ernsthafte Erkrankungen, bei denen die Verstopfung als Warnsymptom auftritt, wie z. B. bei Dickdarmtumoren (☞ 18.8.9).

Durchfall

Eine erhöhte Stuhlfrequenz heißt **Durchfall** *(Diarrhoe),* wobei in schweren Fällen bis zu 30 Entleerungen pro Tag vorkommen können. Beim Durchfall ist der Vorgang der Stuhleindickung gestört. *Akute Durchfälle* sind meist infektiös bedingt (z. B. durch verdorbene Lebensmittel aufgenommene Salmonellen, bei Reisen meist durch E. coli-verseuchtes Trinkwasser, bei Kleinkindern oft Viren), während *chronische Durchfälle* meist nicht-infektiöse Ursachen haben – z.B. chronisch-entzündliche Darmerkrankungen, psychische Unruhezustände *(Colon irritabile* genannt), Medikamente, Abführmittel oder ein *Malabsorptionssyndrom* (☞ 18.7.7).

Insbesondere bei Säuglingen kommt es bei stärkeren Durchfällen rasch zur Austrocknung und zu lebensgefährlichen Elektrolytstörungen.

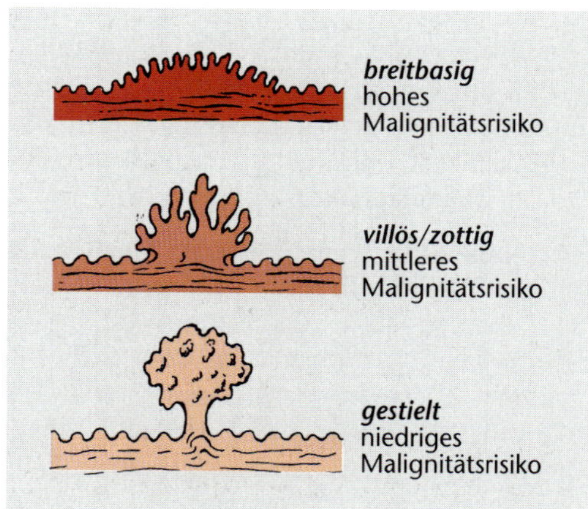

Abb. 18.51: Dickdarmpolypen, verschiedene Wuchsformen. Das Entartungsrisiko ist bei breitbasig wachsenden Polypen höher als bei gestielten.

Inkontinenz

Bei der **Stuhlinkontinenz** kann der Stuhl nicht mehr zurückgehalten werden und es kommt zum unwillkürlichen Einkoten. Dies ist bei Säuglingen und Kleinkindern noch normal. Im höheren Lebensalter spielen als Ursachen Lähmungen, sowie Tumoren im Anus- und Enddarmbereich eine bedeutende Rolle.

Tenesmus

Unter **Tenesmus** versteht man einen beständigen, schmerzhaften Stuhldrang bei geringer oder gar fehlender Stuhlentleerung. Der dabei vorliegende krampfhafte Verschluß des Analsphinkters wird meist von einer entzündlichen Reizung des Sphinkters *(Proktitis)* hervorgerufen.

18.8.8 Dickdarmpolypen

Dickdarmpolypen sind Wucherungen der Dickdarmschleimhaut (vor allem *Adenome* ☞ 5.5.7), die meist einen pilzähnlichen Stiel besitzten, machmal aber auch in flacherer Wuchsform auftreten (☞ Abb. 18.51). Oft findet man sie zufällig bei einer Dickdarmspiegelung. Gelegentlich machen sie sich auch durch Blut- und Schleimabgang bemerkbar. Da sie zu Karzinomen entarten können (also *Präkanzerosen* darstellen, ☞ 5.5.1), sollte man jeden Polypen endoskopisch mit einer Schlinge abtragen.

18.8.9 Das Kolon-Rektumkarzinom

Bösartige Tumoren von **Kolon** und **Rektum** sind sehr häufig – beim Mann ist das Kolon-Rektumkarzinom nach dem Bronchialkarzinom der zweithäufigste bösartige Tumor. Bei der Frau steht er nach dem Brustkrebs eben-

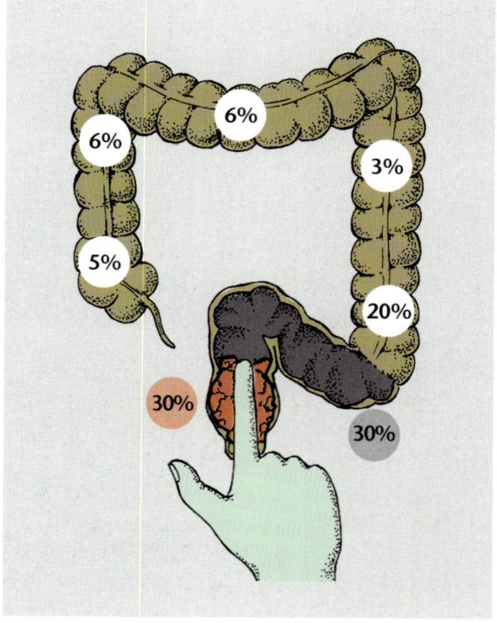

Abb. 18.52: Lokalisationen des Kolon- bzw. Rektum-Karzinoms. 30 % der Karzinome können allein durch eine rektale Untersuchung diagnostiziert werden.

falls an zweiter Stelle. Er entwickelt sich meist aus Wucherungen der Schleimhaut, ist also ein Adenokarzinom. Risikofaktor Nummer eins ist falsche Ernährung, insbesondere *ballaststoffarme* Kost (☞ 19.7 und fettreiche Ernährung). Die beiden wichtigsten Alarmsymptome sind:

- Blut im Stuhl,
- plötzliche Änderung der Stuhlgewohnheiten, z. B. anhaltende Verstopfung (*Obstipation*), Durchfall (*Diarrhoe*), verstärkter Windabgang und Blähungen (*Flatulenz*) sowie Schleimbeimengungen im Stuhl oder unwillkürlicher Stuhlabgang.

Der Tumor *metastasiert* zunächst in die regionalen Lymphknoten, die ersten Fernmetastasen entstehen durch Ausbreitung über die Pfortader in der Leber (portaler Metastasierungstyp, ☞ Abb. 5.16).

Die Diagnose stellt man endoskopisch (Koloskopie und Biopsie) oder röntgenologisch mit dem sog. Kolonkontrasteinlauf. Aber schon mit dem Finger kann man bei der *rektalen Tastuntersuchung* immerhin ein Drittel aller Tumoren erfassen.

Therapeutisch kann der Tumor in 70 % der Fälle operativ entfernt und eine Verbindung (*Anastomose*) der verbliebenen Darmenden hergestellt werden. Die Stuhlkontinenz (Fähigkeit, den Stuhlgang zurückzuhalten) bleibt dabei erhalten. Dies ist grundsätzlich bei solchen Tumoren möglich, die mindestens 8 cm vom Anus entfernt liegen. Bei tieferliegenden Tumoren muß dagegen ein künstlicher Darmausgang (Anus praeter) angelegt werden. Dieser mündet an der vorderen Bauchwand. Austauschbare Beutel mit Klebehaftung ermöglichen die Stuhlhygiene. Im Vergleich zum Ösophagus- und Magenkarzinom sind die Heilungschancen beim Kolon- und Rektumkarzinom relativ hoch.

Zur Früherkennung empfiehlt sich ab dem 45. Lebensjahr eine jährliche rektale Untersuchung und eine Stuhluntersuchung auf okkultes („verstecktes") Blut, z. B. Haemoccult®-Test.

18.8.10 Chronisch-entzündliche Darmerkrankungen

Die Ursache **chronisch-entzündlicher Darmerkrankungen** ist bis heute unbekannt. Möglich erscheint, daß es bei entsprechend genetisch disponierten Menschen über *psychische Einflüsse* zu Fehlreaktionen des Immunsystems kommt, in deren Folge *Autoantikörper* gegen das körpereigenene Darmgewebe gebildet werden (☞ 6.4.3). Infektionen sind eventuell an diesem Prozeß mitbeteiligt. Folge sind chronisch-rezidivierende oder kontinuierliche, unter Umständen lebenslang wieder aufflackernde, Entzündungen von Dickdarmab-

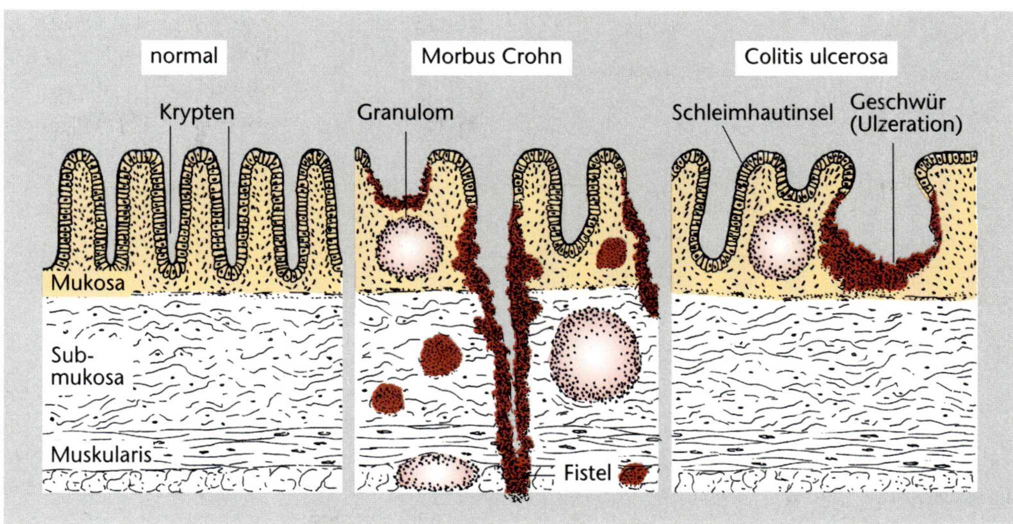

Abb. 18.53: Morbus Crohn und Colitis ulcerosa im Vergleich. Während die Ulzerationen bei der Colitis ulcerosa auf Mukosa und Submukosa begrenzt sind, ergreifen sie beim Morbus Crohn alle Wandschichten und führen häufig zur Fistelbildung. Eine Fistel ist ein Verbindungsgang zwischen zwei Organen (z. B. vom Darm zur Blase) oder auch eine direkte Verbindung zur äußeren Haut. Bei beiden Erkrankungen findet man rundliche granulomatöse Entzündungsherde mit Riesenzellen.

schnitten, die auch auf Ileum und Rektum übergreifen können. Zwei Erkrankungen sind von besonderer Bedeutung:

Der **Morbus Crohn** tritt meist bereits zwischen dem 20. und 30. Lebensjahr auf. An den betroffenen Abschnitten sind *alle* Wandschichten des Verdauungskanals entzündet, die Darmwand ist hier stark verdickt und weist entzündliche *Granulome* (☞ 5.4.7) auf.

Kolikartige Schmerzen treten als eines der Symptome auf. Daneben haben die Patienten etwa drei bis sechsmal am Tag Durchfälle, fast immer *ohne* Blut- oder Schleimbeimengungen. Die Therapie des Morbus Crohn erfolgt so lange wie möglich konservativ. Hierzu gehören eine ballaststoffarme, individuell auszutestende Diät („Astronautenkost") sowie entzündungshemmende Medikamente (z. B. Azulfidine®, Glukokortikoide).

Da die Erkrankung aber kaum jemals ausheilt, werden zumeist früher oder später die stark betroffenen Darmabschnitte *reseziert* (operativ entfernt).

Die **Colitis ulcerosa** beginnt im Rektum und breitet sich über das ganze Kolon aus. Die Entzündung ist auf Mukosa und Submukosa begrenzt und führt zu oberflächlichen Geschwüren (*Ulzerationen*). Die typische Symptomatik besteht in bis zu 20mal täglichen, blutig-schleimigen Durchfällen.

Die konservative Therapie entspricht der des Morbus Crohn. Meist werden wegen der Gefahr einer Karzinomentstehung die betroffenen Dickdarmabschnitte jedoch früher chirurgisch entfernt und ein künstlicher Darmausgang angelegt.

18.8.11 Dickdarmdivertikulose und -divertikulitis

Divertikel sind umschriebene Ausstülpungen der Wand eines Hohlorgans. Sind alle Wandschichten beteiligt, spricht man von einem *direkten Divertikel*. Tritt dagegen nur die Schleimhaut durch Lücken der Muskularis aus, so nennt man dies *indirekte* oder *„falsche" Divertikel*. Divertikel können prinzipiell an allen Abschnitten des Verdauungsrohres vorkommen.

Bei der **Divertikulose des Dickdarms** liegen zahlreiche falsche Divertikel, insbesondere im Sigma, vor. Die Mehrzahl älterer Menschen über dem 70. Lebensjahr hat solche Divertikel, die keine oder nur geringe Beschwerden machen.

Da aber die Entleerung von Darminhalt aus diesen Divertikeln nicht möglich ist und damit Stuhlbestandteile lange in den Divertikeln verweilen, können Darmbakterien die Divertikel durchwandern und eine Appendizitis-ähnliche Entzündung (**Divertikulitis**) hervorrufen.

18.8.12 Ileus

Wenn die wichtige Funktion des Darmes, den Darminhalt weiterzutransportieren, ausfällt, so liegt ein **Ileus** *(Darmverschluß)* vor. Dieser kann

- durch eine Verlegung des Darmlumens *mechanisch* bedingt sein (**mechanischer Ileus**) oder
- seine Ursache in einer Darmlähmung haben (**paralytischer Ileus**).

Ein **mechanischer Ileus** tritt z. B. als Folge narbiger *Stenosen* (Engstellen) bei den chronisch-entzündlichen Darmerkrankungen auf, außerdem bei tumorbedingten Stenosen bzw.

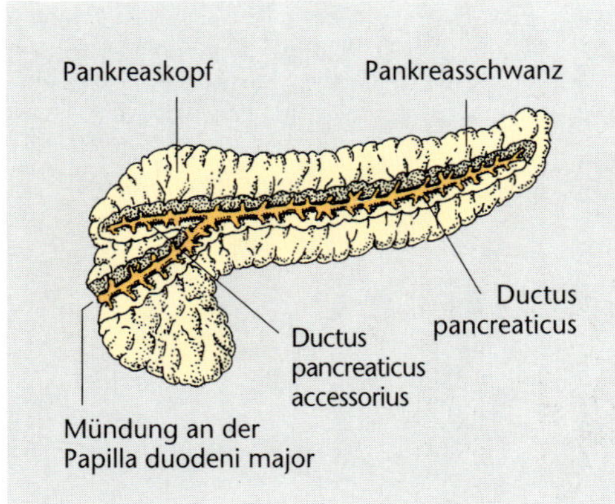

Abb. 18.54: Pankreas mit freigelegetem Ductus pancreaticus und Ductus pancreaticus accessorius.

Fremdkörpern. Auch *Hernien* (☞ 8.3.9) und Darmverschlingungen sind häufig die Ursache. Anfänglich versucht der Darm durch kräftige Kontraktionen, die sich in kolikartigen Schmerzen äußern, das Hindernis zu überwinden. Als Ausdruck des Passagestops kommt es zu Stuhl- und Windverhaltung sowie zum Erbrechen. Der mechanische Ileus erfordert sofortiges chirurgisches Eingreifen, ansonsten geht der mechanische Ileus in einen paralytischen über – der Darm„ gibt auf".

Der **paralytische Ileus** ist durch die *Darmlähmung* gekennzeichnet. Auch er kann zahlreiche Ursachen haben bzw. als Komplikation zu zahlreichen Erkrankungen hinzutreten, insbesondere bei einer Peritonitis (☞ 18.1.5). Beim paralytischen Ileus fehlt die Darmperistaltik („Totenstille im Bauch"). Ist die Darmlähmung (noch) nicht vollständig, das heißt sind noch einzelne Darmgeräusche hörbar, nennt man diesen Zustand **Subileus**.

Die Therapie richtet sich nach der zugrundeliegenden Ursache. In jedem Fall muß die Darmtätigkeit angeregt und der Schock bekämpft werden.

18.9 Das Pankreas

Das **Pankreas** *(Bauchspeicheldrüse)* ist die wichtigste *Verdauungsdrüse* des menschlichen Körpers. Sie bildet als exokrine Drüse (Drüse mit *äußerer* Sekretion, ☞ 4.2.2) den *Pankreassaft*, der in den Dünndarm abgegeben wird und zahlreiche *Verdauungsenzyme* enthält (18.6.1).

Als endokrine Drüse (Drüse mit *innerer* Sekretion) bildet das Pankreas in den *Langerhans-Inseln* die Hormone für den Kohlenhydratstoffwechsel.

Lage und makroskopischer Aufbau

Das Pankreas ist an seiner Vorderseite von Bauchfell überzogen, liegt also retroperitoneal. Es ist etwa 15 – 20 cm lang, 1,5 – 3 cm dick und rund 80 g schwer. Man unterscheidet am Pankreas einen Kopf-, Körper- und Schwanzteil. Der vom C-förmigen Abschnitt des Duodenums eingeschlosse *Pankreaskopf* ist der breiteste Anteil des Organs. An den Kopf schließt sich der *Pankreaskörper* an, gefolgt vom *Pankreasschwanz,* welcher am *Milzhilus* (☞ 14.4.4) endet.

Das Innere des Organs wird von kleinen serösen Drüsenläppchen gebildet, deren Ausführungsgänge alle in den großen Hauptausführungsgang des Pankreas, den **Ductus pancreaticus**, münden. Dieser durchzieht das gesamte Organ vom Schwanz- bis zum Kopfbereich und mündet (bei etwa 80 % der Menschen) gemeinsam mit dem Gallengang an der *Papilla duodeni major* ins Duodenum. Selten findet man einen Seitenast des Ductus pancreaticus *(Ductus pancreaticus accessorius)*, der dann eine eigene Mündungsstelle ins Duodenum besitzt (☞ Abb. 18.43).

Die Langerhans-Inseln

Neben den exokrinen Drüsen, in denen ca. 1,5 l Pankreassaft täglich gebildet wird und die zusammen die Hauptmasse des Pankreas ausmachen, existiert im selben Organ ein zweites System von Zellen. Sie bilden 0,2 mm große Verbände, die wie *kleine Inseln* (nach ihrem Entdecker Langerhans-Inseln genannt) im ganzen Organ verstreut sind. Man kann in den „Inseln" drei Arten von Zellen unterscheiden, die unterschiedliche Hormone bilden:

- *A-Zellen:* Sie bilden das Hormon **Glukagon**, den Gegenspieler des Insulins
- *B-Zellen:* Sie stellen die Hauptmasse der Inselzellen dar und bilden **Insulin**.
- In den Langerhans Inseln finden sich auch sogenannte *D-Zellen,* die im gesamten Verdauungstrakt verstreut vorkommen. Die D-Zellen bilden **Somatostatin** (☞ 13.2.3 und Tabelle 13.27), ein Hormon, das viele Verdauungsfunktionen hemmt.

Insulin und Glukagon

Insulin ist ein Peptidhormon und hat vielfältige biologische Wirkungen, die alle gleichsinnig den Blutzuckerspiegel senken (mehr über Insulinwirkungen ☞ 19.2.1). Ein Mangel an Insulin führt zu einer weitverbreiteten Stoffwechselerkrankung, dem *Diabetes mellitus* (☞ 19.2.2).

Glukagon ist, wie Insulin, ein Eiweißhormon. Als Gegenspieler des Insulins fördert es den *Glykogenabbau,* sowie die Glukoseneubildung *(Glukoneogenese)* aus Milchsäure (Laktat) oder anderen Stoffwechselmetaboliten (☞ 2.10.3).

Glukagon erhöht insgesamt den Blutglukosespiegel, ist jedoch nur *ein* Gegenspieler des Insulins. Zahlreiche andere Hormone, insbesondere die Streßhormone *Adrenalin* und *Kortisol* steigern ebenfalls den Blutzuckerspiegel.

Pankreatitis

Bei einer **akuten Pankreatitis** *(Bauchspeicheldrüsenentzündung)* werden die Verdauungsenzyme des Pankreas bereits innerhalb des Organs freigesetzt und aktiviert, was zu einer *Selbstverdauung* des Organs und auch lebenswichtiger, umliegender Strukturen führen kann. Deshalb enden schwerste Entzündungen auch heute noch häufig tödlich. Als Ursache stehen Gallenwegserkrankungen,

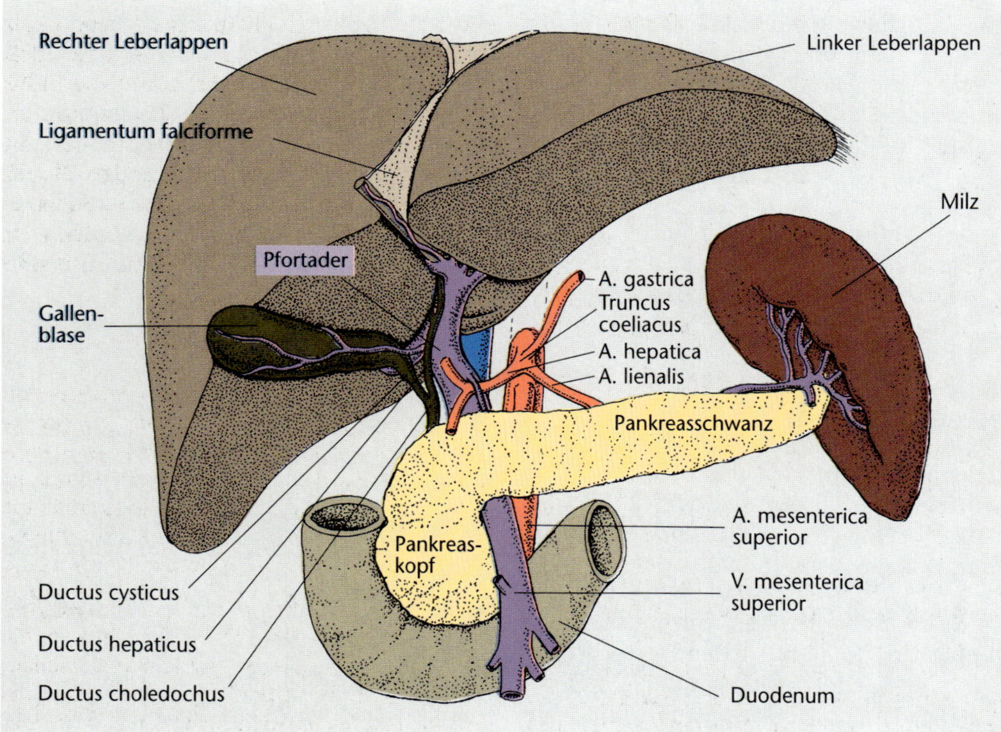

Abb. 18.56: Die Oberbauchorgane in der Vorderansicht.

inbesondere Gallensteine sowie Alkoholmißbrauch im Vordergrund.

Die Erkrankung beginnt plötzlich mit heftigen, konstanten Oberbauchschmerzen mit meist gürtelförmiger Ausstrahlung in den Rücken, begleitet von Übelkeit und Erbrechen. Der Darm arbeitet fast nicht mehr (*Subileus* ☞ 18.8.12).

Die Diagnose ist heute einfach zu stellen. Die im Rahmen des Entzündungsprozesses ins Interstitium freigesetzten Verdauungsenzyme *Lipase* und *Alpha-Amylase* (☞ 18.6.1) werden von Kapillaren aufgenommen, erscheinen somit im Blut und können laborchemisch nachgewiesen werden. Die so gewonnene Verdachtsdiagnose kann durch CT und Sonographie bestätigt werden.

Die Therapie der akuten Pankreatitis besteht primär in strenger Nahrungs- und Flüssigkeitskarenz mit dem Ziel, die Bauchspeicheldrüse vollkommen ruhigzustellen.

Von einer **chronischen Pankreatitis** spricht man, wenn es aufgrund wiederholter akuter Entzündungen oder einem kontinuierlichen Entzündungsprozeß zu einem zunehmenden *endokrinen und exokrinen Funktionsverlust* kommt. Nach mehreren Jahren manifestiert sich eine *Pankreasinsuffizienz* mit einem *Malassimilationssyndrom* (☞ 18.7.7) und einem *Diabetes mellitus* (☞ 19.2.2) infolge des Insulinmangels.

Das Pankreaskarzinom

Der häufigste Tumor des Pankreas ist das **Pankreaskarzinom**, ein meist vom Epithel der kleinen Pankreasgänge ausgehendes Adenokarzinom. Risikofaktoren sind nicht gesichert. Die Symptome sind oft über Jahre ziemlich uncharakteristisch: Oberbauchschmerzen, Appetitsverlust und Gewichtsabnahme. Deshalb wird das Pankreaskarzinom meist zu spät entdeckt. Nach Diagnosestellung beträgt die Lebenserwartung im Mittel nur noch 6 Monate, weil bei den meisten Patienten (80 %) bei Diagnosestellung bereits Metastasen vorliegen und keine Operation mehr möglich ist.

18.10 Die Leber

Die rötlich-braune **Leber** (*Hepar*) ist die größte Anhangsdrüse des Darmes und wiegt beim Erwachsenen etwa 1,5 kg. Ihr komplizierter Aufbau wird verständlich, wenn man die Hauptaufgaben der Leber bedenkt, insbesondere:

- Die Bildung der Galle,
- vielfältige Aufgaben im Eiweiß-, Kohlenhydrat- und Fettstoffwechsel,
- Entgiftungsfunktionen, z. B. für Alkohol und viele Medikamente.

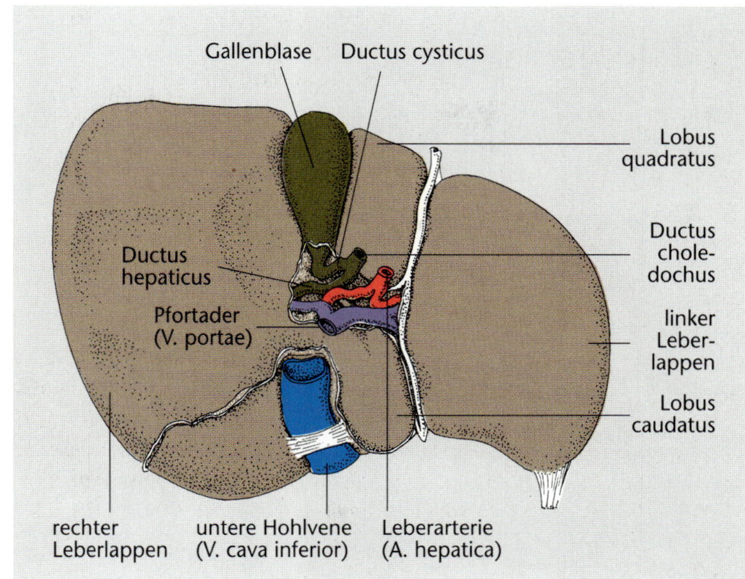

Abb. 18.57: Eingeweidefläche (Unterseite) der Leber. An der quergestellten Nische der Leberpforte treten V. portae und A. hepatica in die Leber ein, der Ductus hepaticus verläßt die Leber.

Die Bedeutung der Galle für die Fettverdauung und Fettresorption im Dünndarm wurde bereits im Abschnitt 18.7.3 ausführlich erläutert. In diesem Kapitel steht deshalb die Funktion der Leber als wichtigstes *Stoffwechselorgan* des Menschen im Vordergrund.

18.10.1 Lage und makroskopischer Aufbau der Leber

Die Leber ist in zwei unterschiedlich große Lappen, den größeren rechten und den kleineren linken *Leberlappen* unterteilt. Die Hauptmasse der Leber liegt unter der rechten Zwerchfellkuppel und ist an deren Form angepaßt. Der linke Leberlappen reicht weit über die Mittellinie hinaus in den linken Oberbauch.

Die Leber folgt den Atembewegungen des Zwerchfells und tritt bei der Einatmung tiefer, bei der Ausatmung wieder höher. Da sie größtenteils unter dem Brustkorb verborgen ist, kann der Arzt allenfalls den vorderen, unteren Leberrand tasten. Hierzu legt er seine Finger mit sanftem Druck unter den rechten Rippenbogen und läßt den Patienten dann tief einatmen. Mit der Abwärtsbewegung der Leber gleitet der untere Leberrand unter den Fingern des Arztes vorbei und ist insbesondere bei einer Lebervergrößerung oder bei verdichtetem Lebergewebe gut tastbar.

Betrachtet man die Oberfläche der Leber, so kann man die obere konvexe *Zwerchfellseite* von der unteren leicht konkaven *Eingeweideseite* unterscheiden. Der vordere spitzwinklige Rand der Leber stellt dabei den vorderen Übergang zwischen Zwerchfellseite und Eingeweideseite dar (☞ Abb. 18.56).

Von vorne erkennt man das an der Unterseite des Zwerchfells befestigte sichelförmige *Ligamentum falciforme*, das (früher) die Trennlinie zwischen dem größeren rechten und dem kleineren linken Leberlappen markiert. (Die exakte anatomische Trennung in rechten und linken Lappen wird aber durch das Verzweigungsmuster der Lebergefäße bestimmt).

Betrachtet man die Leber schließlich von der Eingeweidefläche her, so erkennt man noch zwei kleinere Lappen: den **Lobus quadratus** *(quadratischer Lappen)* und den **Lobus caudatus** *(geschwänzter Lappen)*. Nach ihrer Gefäßversorgung sind diese kleinen Lappen dem linken Leberlappen zuzuordnen.

Zwischen diesen beiden kleineren Lappen befindet sich eine quergestellte Nische, die **Leberpforte** (*Porta hepatis*). An der Leberpforte treten die **Leberarterie** *(A. hepatica)* und die **Pfortader** (*V. portae*) als zuführende Blutgefäße in die Leber ein, während die beiden **Lebergallengänge** (*Ductus hepaticus dexter et sinister*), von den beiden Leberlappen kommend, die Leber hier verlassen. Außerdem findet man an der Leberpforte noch austretende Lymphgefäße sowie zum autonomen Nervensystem gehörende Nervenfasern.

Die Leber ist an ihrer Außenseite von einer derben *Bindegewebskapsel* sowie fast gänzlich von Bauchfell überzogen. Leber und die an ihr befestigte Gallenblase liegen intraperitoneal, nur an der hinteren, oberen Zwerchfellseite ist die Leber in einem kleinen, dreieckigen Bezirk fest mit dem Zwerchfell verwachsen. Bindegewebskapsel und Bauchfellschicht werden vom Nervensystem sensibel innerviert, sind also *schmerzempfindlich*.

Blutversorgung

Ein Anteil von 25 % des zur Leber gelangenden Blutes ist sauerstoffreich und stammt aus der Leberarterie *(A. hepatica,* auch *A. hepatica propria* genannt). Diese geht aus der A. hepatica communis (☞ Abb. 18.7) hervor. 75 % ihres Blutes erhält die Leber durch die *Pfortader* (über 1 l pro Minute). Sie sammelt das *venöse* Blut der Bauchorgane (☞ Abb. 18.8) und führt es direkt der Leber zu.

Das Blut der Pfortader enthält unter anderem die im Dünndarm resorbierten Nährstoffe, Abbauprodukte aus der Milz, Hormone des Pankreas und auch Stoffe, die teilweise schon von der Magenschleimhaut resorbiert wurden (wie z. B. Alkohol).

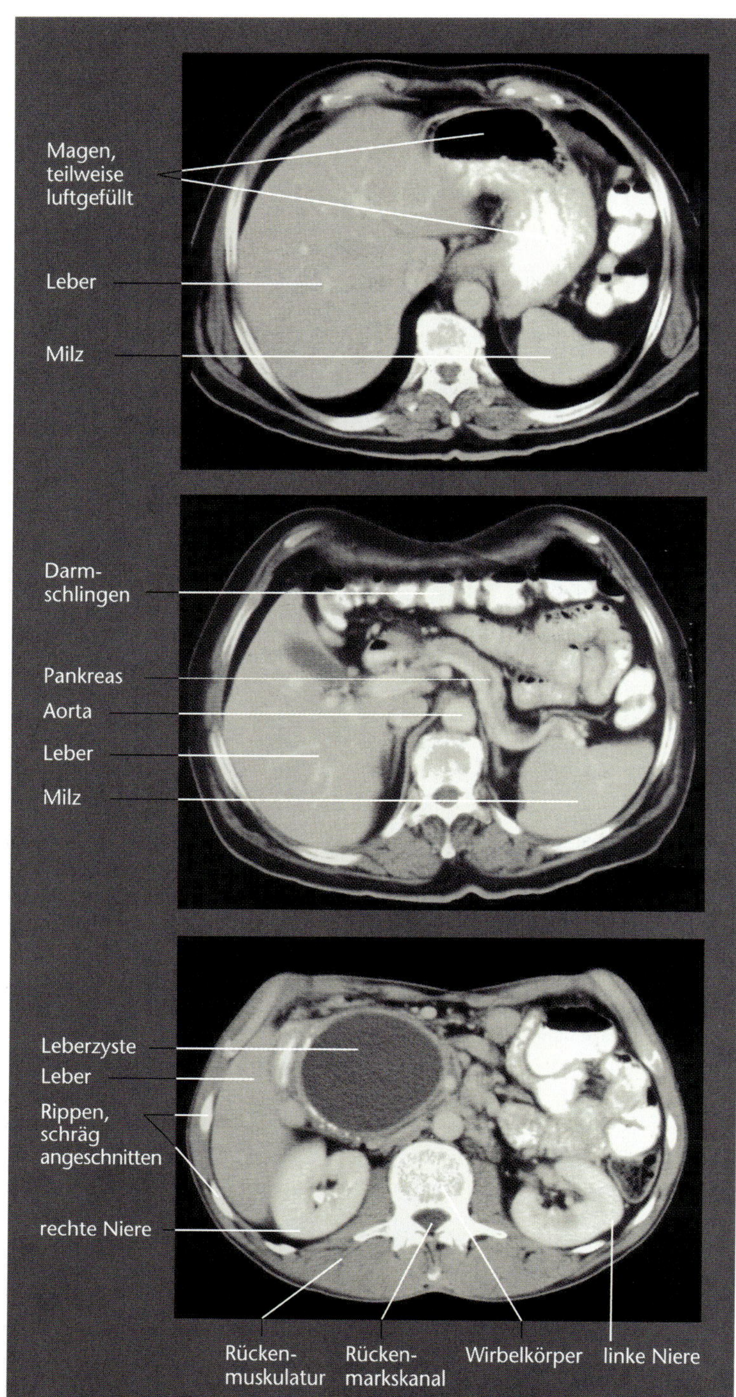

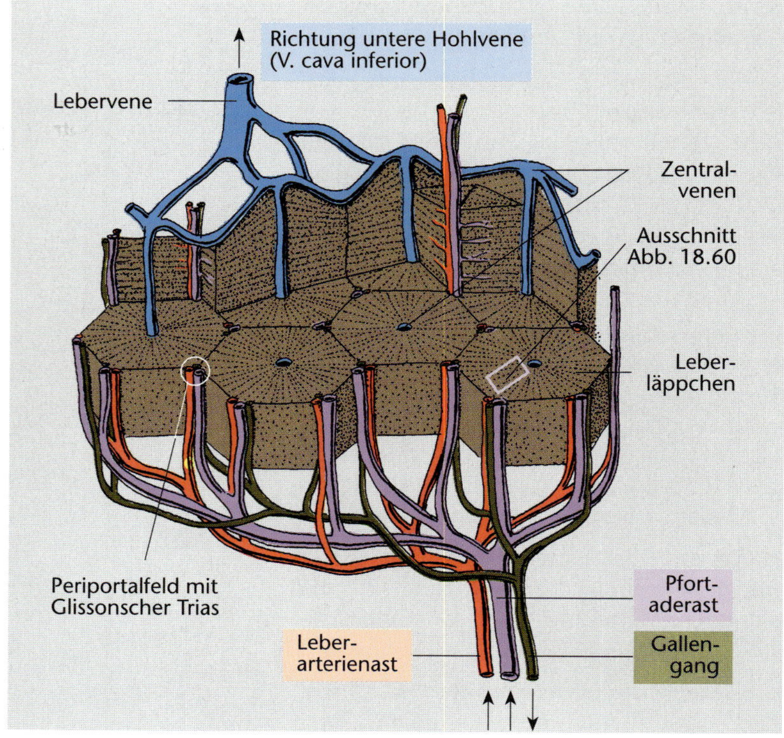

Abb. 18.58 (oben): Leberläppchen. In jedes Leberläppchen fließt Leberarterien- und Pfortaderblut. Gleichzeitig wird Gallenflüssigkeit und Lebervenenblut abgeleitet.

Abb. 18.59 (links): 3 horizontale CT-Schnitte durch die Leber. Der oberste Schnitt liegt auf Höhe des Magens, der mittlere auf Höhe des Pankreas und der unterste im Bereich der Nieren. Im dritten Schnitt erkennt man eine Leberzyste. Leberzysten sind meist harmlos. Manchmal deuten sie aber auf eine Bandwurmerkrankung hin.

18

18.10.2 *Der Feinbau der Leber*

Die Leber ist aus einer riesigen Zahl von 1 – 2 mm großen **Leberläppchen** *(Lobuli hepatici)* aufgebaut. Auf Schnittpräparaten erscheinen diese Leberläppchen wie sechseckige Bienenwaben angeordnet. An den Eckpunkten dieser „Waben" stoßen jeweils drei verschiedene Leberläppchen aneinander. Hier befinden sich die sogenannten **Periportalfelder**, in denen jeweils ein feiner Ast der Pfortader, ein Ast der Leberarterie und ein kleiner Gallengang verläuft. Dieses auch als **Glissonsche Trias** bezeichnete Versorgungssystem bringt somit zu jeweils drei Leberläppchen Pfortaderblut und sauerstoffreiches arterielles Blut und enthält andererseits feine Abflüsse von Gallenkapillaren aus jeweils drei Leberläppchen.

Das Leberläppchen selbst wird aus zahlreichen, radiär verlaufenden Zellsträngen gebildet, die ein dreidimensionales Plattensystem aufbauen. Jede dieser Platten besteht gewöhnlich aus ein bis zwei Zellagen. Dazwischen liegen die **Lebersinusoide** (☞ Abb. 18.60), die das Kapillargebiet der Leber darstellen. In diesen Lebersinusoiden mischt sich das arterielle Blut mit dem Blut aus der Pfortader und fließt nun durch die Sinusoide, die die „Austauschstrecke" des Blutes mit den Leberzellen darstellen, zentralwärts. In der Mitte des Leberläppchens finden die Sinusoide Anschluß an die **Zentralvene**, über die das Blut schließlich aus dem Leberläppchen abfließt. Die abfließenden Zentralvenen aller Leberläppchen sammeln das Blut in immer größer werdenden Venen. Über die **drei großen Lebervenen** *(Vv. hepaticae)* fließt dieses Blut schließlich dicht unter dem Zwerchfell in die untere Hohlvene *(V. cava inferior)* ab.

Die Wand der Leberzellen grenzt nicht direkt an die Lebersinusoide, sondern ist von diesen durch einen schmalen Spaltraum, den *Disséschen Raum,* getrennt (☞ Abb. 18.60). Dessen Begrenzung wird von Endothelzellen sowie von **Kupfferschen Sternzellen** gebildet, die dem Monozyten-Makrophagen-System (☞ 4.3.2 und Abb. 6.3) angehören und Bakterien, Fremdstoffe und Zelltrümmer phagozytieren können. In den Disséschen Raum ragen feine Ausläufer der Leberzellen (Mikrovilli) fingerförmig hinein. Zum Kontakt mit den im Blut enthaltenen Stoffen kommt es durch feine Poren zwischen den Endothel- bzw. Kupfferschen Sternzellen, die ein Übertreten der aufzunehmenden Stoffe in den Disséschen Raum ermöglichen. Dadurch wird eine Entgiftung des Blutes ermöglicht.

Die intrahepatischen Gallengänge

Neben dem System der Lebersinusoide existiert in der Leber ein zweites Kapillarsystem mit **Gallenkapillaren**, das räumlich völlig getrennt von den Lebersinusoiden verläuft. Diese Gallenkapillaren werden durch rinnenartige Spalträume gebildet, die zwischen zwei benachbarten Leberzellen ausgespart bleiben und deren Wände von den Zellmembranen der Leberzellen selbst gebildet werden. Die Flußrichtung in den Gallenkapillaren ist der der Lebersinusoide entgegengesetzt: Sie beginnen im Zentrum der Leberläppchen und münden in den Periportalfeldern in größere Sammelgänge *(interlobuläre Gallengänge).* In ihrem weiteren Verlauf vereinigen sich diese Sammelgänge immer mehr, bis schließlich an der Leberpforte nur noch ein Hauptast aus dem rechten und dem linken Leberlappen austritt. Dies sind die beiden Hauptgallengänge, die sich außerhalb der Leber zum *Ductus hepaticus com-*

munis vereinigen. Wie bereits erwähnt, heißt dieser Hauptgallengang nach Abgang des Ductus cysticus, dem Verbindungsgang zur Gallenblase, *Ductus choledochus* (☞ Abb. 18.43).

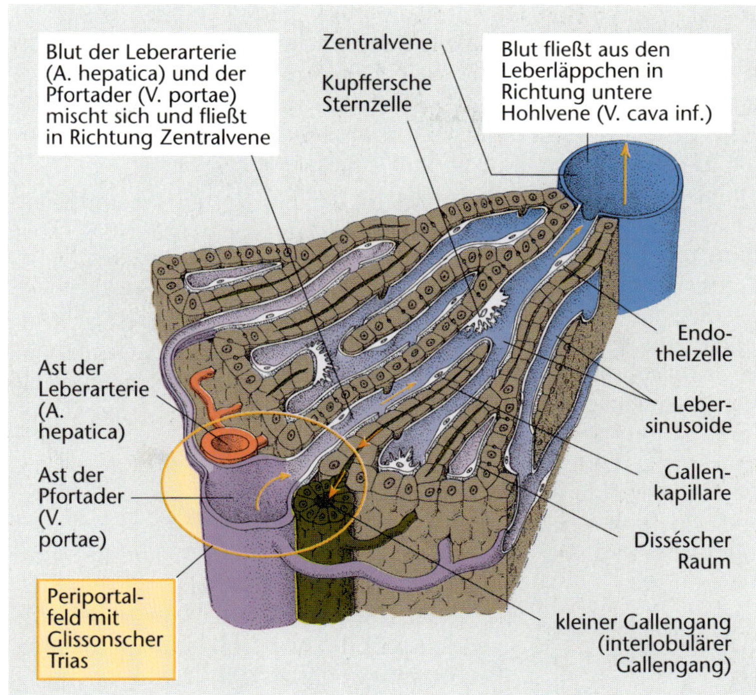

Abb. 18.60: Leberzellen mit Blut- und Gallekapillaren. Die Lebersinusoide sind das Kapillarnetz der Leber. Dort vermischt sich das Blut der A. hepatica mit dem Pfortaderblut und fließt Richtung Zentralvene. Zwischen der Gefäßwand der Lebersinusoide und der Leberzelloberfläche liegt der Dissésche Raum.

18.10.3 *Die Leber als Entgiftungs- und Ausscheidungsorgan*

Die Leber ist für die *Entgiftung* bzw. den *Abbau* sowohl von Fremd- als auch von körpereigenen Stoffen das wichtigste Organ. Dazu verfügt die Leber über zahlreiche *Enzyme*, die in anderen Körperzellen nicht oder nicht in diesem Ausmaß vorhanden sind. Nach Aufnahme der auszuscheidenden Stoffe in die Leberzellen bewerkstelligen diese Enzyme den Abbau bzw. die chemische Vorbereitung für die Ausscheidung, wobei grundsätzlich zwei unterschiedliche Wege beschritten werden:

- **Ausscheidung über die Niere.** *Gut wasserlösliche* Abbauprodukte werden von den Leberzellen in die Lebersinusoide abgegeben. Von dort gelangen sie über den Blutkreislauf zur Niere und verlassen schließlich mit dem Urin den Organismus.
- **Ausscheidung über die Galle.** *Schlecht wasserlösliche* und damit auch im Blut schlecht lösliche Abbauprodukte werden auf der den Lebersinusoiden gegenüberliegenden Seite der Leberzellen in die Gallenkapillaren abgegeben. Durch die emulgierende Wirkung der Gallensäuren können sie in der Galle in Lösung gehalten werden und gelangen mit dieser in den Darm, von wo aus sie mit dem Stuhl ausgeschieden werden.

Der First pass effect

Eine besondere Bedeutung fällt der Leber durch ihre Einbindung in den *Pfortaderkreislauf* zu: Sie wirkt wie ein *Filter* für alle Stoffe, die im Magen-Darm-Trakt resorbiert werden und vor dem Erreichen des großen Kreislaufs die Leber passieren müssen. Dieser Filterwirkung fallen auch Arzneistoffe „zum Opfer", die dem Organismus oral zugeführt werden, weil die resorbierten Wirkstoffe bei Passage der Leber bereits zu einem erheblichen Teil inaktiviert werden (**First pass Effekt**).

Man kann den Wirkungsverlust der Leberpassage vermeiden, wenn man das Medikament am Verdauungskanal vorbei *(parenteral)* als Spritze *intravenös, intramuskulär* oder *subkutan* gibt (Übersicht ☞ Abb. 9.5).

Bei all diesen Injektionsformen wird der First pass Effekt umgangen. Auch bei der rektalen Applikationsform als Zäpfchen wird die Leberpassage zumindest zum Teil vermieden.

Gefährliches Ammoniak

Bei der im Dickdarm stattfindenden bakteriellen Zersetzung des unverdaulichen Darminhalts fallen Giftstoffe an, insbesondere eine erhebliche Menge von *Ammoniak*. Auch der teilweise resorbierte Ammoniak wird von der Leber entgiftet, bevor er den großen Kreislauf erreichen und als Nervengift das ZNS schädigen kann.

Leberausfallskoma

Bei schweren Lebererkrankungen, z. B. bei ausgeprägter Leberzirrhose (☞ 18.10.7) kann das im Darm entstehende Ammoniak nicht mehr beseitigt werden. Es gelangt in den Körperkreislauf und schädigt das ZNS, wodurch der Patient in ein *Leberausfallskoma* gerät.

18.10.4 *Der Gallenfarbstoff Bilirubin*

Die Zusammensetzung der Galle wurde bereits unter 18.6.2 erläutert. Ein wesentlicher Gallenbestandteil ist das **Bilirubin**, das zum überwiegenden Teil aus dem Abbau der roten Blutkörperchen (Erythrozyten, ☞ Abb. 14.6) stammt. Genauer gesagt ist es das Abbauprodukt des **Häms**, der sauerstoffbindenden Komponente des Hämoglobins. Der Abbau findet in den Zellen des Monozyten-Makrophagen-Systems von Milz, Knochenmark und Leber statt und führt über das grünliche Zwischenprodukt **Biliverdin** schließlich zum Endprodukt des Hämabbaus, dem gelblichen Bilirubin. Bilirubin ist wasserunlöslich und wird daher im Blut nur transportiert, indem es größtenteils an den Eiweißkörper *Albumin* gebunden wird. In dieser Form erreicht es die Leber, wo es, abgetrennt von der Eiweißkomponente, in die Leberzellen aufgenommen wird. Die Leberzellen koppeln dann das Bilirubin an eine bestimmte Säure, die *Glucuronsäure*, wodurch es besser wasserlöslich wird. Anschließend wird es mit der Galle in den Darm ausgeschieden. Diese „gekoppelte" Form des Bilirubins wird als **direktes Bilirubin** bezeichnet.

Im Darm unterliegt das Bilirubin schließlich durch die einwirkenden Dickdarmbakterien weiteren Umbauvorgängen. Dadurch wird das Bilirubin zu den beiden folgenden Stoffen umgewandelt:

- **Sterkobilin.** Dieser Stoff wird mit dem Stuhl ausgeschieden und verleiht ihm seine charakteristische bräunliche Farbe
- **Urobilinogen.** Dieses ebenfalls im Darm entstehende Zwischenprodukt wird zum Großteil wieder rückresorbiert und gelangt damit erneut zur Leber, in der es weiter abgebaut wird.

Gelbsucht

Im Blut findet man normalerweise nur das wasserunlösliche und deshalb an Albumin gebundene Bilirubin **(indirektes Bilirubin)** in einer Konzentration unter 1 mg/dl. Steigt die Bilirubinkonzentration über 2 mg/dl an, färben sich zunächst die Augenbindehäute (*Skleren*) und bei weiterem Anstieg auch die Haut gelb an – es kommt damit zur **Gelbsucht** (*Ikterus*).

Die Ursachen können unterschiedlicher Art sein:

- Der **prähepatische Ikterus.** Hierbei kommt der erhöhte Bilirubinspiegel dadurch zustande, daß z. B. durch verstärkten Untergang roter Blutzellen *(Hämolyse)* die Leber in ihrer Ausscheidungsfunktion überfordert wird. Man findet dann im Blut insbesondere das *indirekte Bilirubin*
- Der **intrahepatische Ikterus.** Bei schwerer Schädigung der Leberzellen, z. B. durch das Gift des Knollenblätterpilzes oder auch bei schweren Leberentzündungen (*Hepatitis*) führt die eingeschränkte Arbeitsleistung der Leber ebenfalls zur Erhöhung des Bilirubinspiegels.

- Eine ebenfalls *intrahepatische* (in der Leber selbst liegende) Ursache, weist der *physiologische Neugeborenenikterus* (☞ 23.2.1) auf: Hier ist die Leber des Neugeborenen infolge fehlender Reifung für die ersten Tage nach der Geburt noch nicht ausreichend in der Lage, das anfallende Bilirubin an die Glucuronsäure zu koppeln, woraus eine verminderte Bilirubinausscheidung resultiert.
- Der **posthepatische Ikterus.** Diese Ikterusform ist die Folge einer Verlegung der Gallenwege, z. B. durch Gallensteine oder Tumoren (**Verschlußikterus**). Hier staut sich das bereits von der Leber ausgeschiedene, *direkte Bilirubin* zurück und ist in erhöhter Konzentration im Blut zu finden. Der Ikterus wird von entfärbtem Stuhl und dunklem Urin begleitet. Der Stuhl ist deshalb entfärbt, weil das Bilirubin nicht mehr über die Galle zur Ausscheidung kommt.

18.10.5 Die Leber als Verarbeitungs- und Verteilungszentrale

Über das Pfortaderblut wird der Großteil der Nährstoffmoleküle und sonstigen Stoffe (z. B. Vitamine) an die Leber herangeführt. In den Lebersinusoiden bzw. dem Disséschen Raum tritt die Leber großflächig mit diesem nährstoffreichen Blut in Kontakt, wobei ein Großteil der gelösten Stoffe nun von den Leberzellen aufgenommen wird.

Das Stoffgemisch, das nach jeder Nahrungsaufnahme resorbiert wird, entspricht jedoch nicht den Erfordernissen der meisten übrigen Körperzellen, denn manche Stoffe sind plötzlich im Überschuß vorhanden, andere werden je nach der Zusammensetzung der Nahrung vielleicht überhaupt nicht zugeführt, obwohl sie von den Körperzellen benötigt würden. Hier kommen die Aufgaben, die die Leber erfüllen muß, deutlich zum Vorschein:

- Sie muß zum einen Stoffe, die im Blut im Überschuß vorhanden sind, in eine Speicherform überführen können, und
- sie muß zum anderen bei Mangel von bestimmten Stoffen im Blut diese wieder aus ihrer Speicherform freisetzen und an das Blut abgeben können, um die Zellen gleichmäßig mit Nähr- und anderen Stoffen zu versorgen.

Diese Aufgaben erledigt die Leber, darüber hinaus vollbringt sie noch weitere Stoffwechselleistungen, die im folgenden anhand der einzelnen Stoffklassen abgehandelt werden.

Der Kohlenhydratstoffwechsel der Leber

Im Rahmen des Kohlenhydratstoffwechsels ist die Leber in der Lage, überschüssigen Blutzucker in die Speicherform *Glykogen* (☞ 2.8.1) zu überführen und zu speichern – die Leber dient also als *Kohlenhydratspeicher.* Bei Bedarf wird dieses gespeicherte Glykogen wieder zu Glukose (Traubenzucker) abgebaut und an das Blut abgegeben. Ausgelöst wird die *Freisetzung* der Glukose aus Glykogen vor allem durch die Hormone *Adrenalin* aus dem Nebennierenmark und *Glukagon* (☞ 13.7.3).

Da schon nach einer kurzen Fastenperiode von 24 Std. die Glykogenvorräte der Leber vollständig erschöpft sind, existiert in den Leberzellen noch ein weiterer Stoffwechselweg, der die Leberzellen in die Lage versetzt, Glukose *neu* zu bilden. Für diese Zuckerneubildung *(Gluconeogenese)* sind als Ausgangsstoff z. B. verschiedene Aminosäuren geeignet (Details ☞ 2.10.3).

Der Eiweißstoffwechsel der Leber

Auch im Stoffwechsel der Eiweiße und Aminosäuren nimmt die Leber eine zentrale Stellung ein. Die Leber stellt insbesondere die meisten der im Blut benötigten Eiweißkörper her, deren wichtigste sind:

- *Albumine* und viele anderen Proteine des Blutes *(Globuline)*
- Die *Blutgerinnungsfaktoren* (☞ 14.5.3).

In der Leber findet ein ständiger Um- und Abbau von Eiweißen und deren Bausteinen, den Aminosäuren, statt. Aus der großen Menge Stickstoff, die bei diesen Um- und Abbauvorgängen anfällt, bildet die Leber beim Erwachsenen pro Tag etwa 20 – 25 g **Harnstoff.** Dieser wird ins Blut abgegeben und über den Urin ausgeschieden (zur Harnstoffanreicherung bei Nierenerkrankungen ☞ 20.6).

Der Fettstoffwechsel der Leber

Auch Fette können in der Leber in einer Depotform, den Neutralfetten (Trigyceriden) gespeichert oder im Bedarfsfall wieder abgebaut werden, wobei dann wieder freie Fettsäuren (☞ 2.8.2) entstehen. Im Hungerzustand oder beim Diabetes mellitus kann es aufgrund eines starken „Brennstoffmangels“ zum überstürzten Einschmelzen der Fettdepots kommen, wobei dann massiv **Ketonkörper** (☞ 2.11) anfallen. Diese können zu einem starken Abfall des pH-Werts (☞ 2.7.3) und damit zu einem lebensbedrohlichen Zustand führen. Da die Gefahr eines *azidotischen Komas,* wie dieser lebensgefährliche Zustand heißt, auch bei längeren extremen Fastenkuren, insbesondere bei der *Null-Diät,* besteht, sind solche Fastenkuren nicht nur medizinisch unsinnig, sondern auch gefährlich.

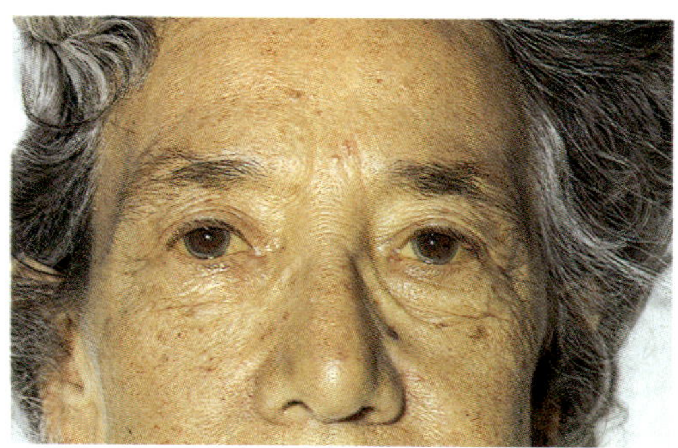

Abb. 18.61: Ikterus mit typischer Gelbfärbung der Haut und der Bindehäute. Das Krankheitssymptom kann prähepatische, intrahepatische oder posthepatische Ursachen haben.

18.10.6 Die akute Virushepatitis

Verschiedene Viren befallen bevorzugt die Leber und verursachen eine akute *Leberentzündung,* die **akute Virushepatitis.** Man kennt gegenwärtig fünf verschiedene Hepatitis-Formen (*Hepatitis A* bis *E*), die durch Nachweis von Virusantigenen (☞ 6.12) und/oder vom Patienten gebildeten Antikörpern sicher nachgewiesen werden können. Im Hauptstadium zeigt sich eine Virushepatitis durch einen *intrahepatischen Ikterus.*

In seltenen Fällen kann bei einem *fulminanten* (raschen und ungünstigen) Verlauf mit massivem Untergang von Leberzellen auch ein tödliches **Leberzerfallskoma** auftreten.

Die häufigste und vergleichsweise wenig gefährliche Hepatitisform ist die **Hepatitis A**, deren Erreger das *Hepatititis-A-Virus* (HA-V) ist. Das Virus wird mit dem Stuhl ausgeschieden, der häufigste Infektionsweg ist die fäkal-orale Übertragung über kontaminierte Nahrungsmittel oder das Trinkwasser. Die Prognose ist – auch ohne besondere Therapie – günstig, da praktische keine chronischen Krankheitsverläufe vorkommen.

Gefährlich: Hepatitis B

Das Hepatitis-B-Virus (HB-V) wird vor allem *parenteral* (z. B. über Blut, Blutprodukte, verunreinigte Nadeln und Spritzen, im Krankenhaus auch durch in die Augen gelangte Blutspritzer infektiöser Patienten) sowie durch *Sexualkontakt* übertragen. Alle Körperflüssigkeiten eines Hepatitis-Kranken (Blut, Speichel, Urin, Sperma) sind als potentiell infektiös zu betrachten. Da ein chronischer Verlauf in etwa 10 % der Krankheitsfälle droht, sollten Berufstätige im Gesundheitswesen, die beruflichen Kontakt mit infektiösen Patienten oder Sekreten haben, geimpft werden; hierzu stehen zuverlässige Impfstoffe (z. B. HB-Vax®) zur Verfügung.

Die **Hepatitis C**, früher meist als *NonA-NonB-Hepatitis* bezeichnet, deren Erreger das *Hepatitis-C-Virus* (HC-V) ist, wird ebenfalls überwiegend *parenteral* übertragen. Bis zur Einführung entsprechender Tests wurde die Hepatitis C häufig durch Bluttransfusionen übertragen. Die Hepatitis C besitzt eine sehr ernste Prognose, da 20 % der Krankheitsverläufe in eine Leberzirrhose mit hohem Risiko der späteren Entwicklung eines Leberzellkarzinoms übergehen.

Weitere Formen der Virushepatitis sind selten (**HD-V**) bzw. kommen in Europa praktisch nicht vor (**HE-V**).

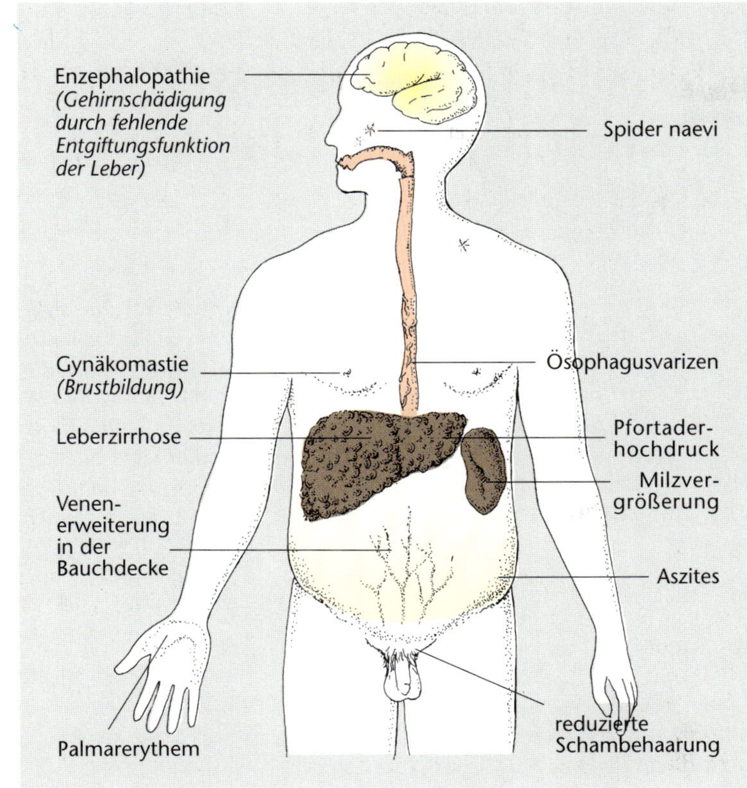

Abb. 18.62: Typische Symptome eines Patienten mit Leberzirrhose. Durch den Pfortaderhochdruck entwickeln sich Ösophagusvarizen, Milzvergrößerung, Aszites und erweiterte Bauchhautvenen. An der Haut sieht man Gefäßsternchen, sogenannte Spider naevi, Palmarerythem (gerötete Handinnenflächen) und verminderte Achsel-, Scham- und Bauchbehaarung. Beim Mann kann sich eine *Gynäkomastie (Brustbildung)* einstellen.

Die chronische Hepatitis

Dauert eine Hepatitis über ein Jahr an, so ist an eine chronische Hepatitis zu denken. Gefährlich ist vor allem die **chronisch aggressive Hepatitis,** die zu einer zunehmenden Einschränkung der Leberfunktion führt und dann meist in eine unheilbare *Leberzirrhose* mündet.

18.10.7 Leberverfettung und -zirrhose

Bei der **Leberzirrhose** sind die *Leberläppchen* unwiderruflich zerstört; das zugrundegegangene Lebergewebe ist durch bindegewebige knotige („zirrhotische“) Narben ersetzt worden.

Für das Entstehen einer Leberzirrhose gibt es vielfältige Ursachen, deren häufigste nicht die chronische Virushepatitis, sondern der **Alkoholmißbrauch** ist. Alkohol wird, wenn im Organismus kein Energiemangel herrscht, zu Fett umgewandelt und neben dem Fettgewebe auch in der Leber gespeichert. Bei kontinuierlichem Alkoholmißbrauch kommt es deshalb zu einer zunehmenden **Leberverfettung.** Außerdem schädigt der Alkohol direkt die Leberzellen (toxische Wirkung), was bei ständigem und übermäßigem Konsum zum schubweisen Auftreten einer nichtinfektiösen **Alkoholhepatitis** führt und jedesmal begleitet wird vom Untergang von Lebergewebe.

Die Leberzirrhose äußert sich durch folgende Symptome:

- Leistungsminderung, auch allgemeine Abgeschlagenheit.
- **Leberhautzeichen.**, (z. B. Verlust der Achsel- und Schambehaarung oder „Abdominalglatze“ des Mannes, Spider naevi und Palmarerythem ☞ Abb. 18.62).
- Das Blut kann nicht mehr ungehindert durch die Leber fließen, der Druck in der Pfortader steigt, es entsteht ein **Pfortaderhochdruck.** Dieser führt zur Ansammlung von freier Flüssigkeit in der Bauchhöhle, dem **Aszites.** Das Blut staut sich im Pfortadergefäßsystem zurück und ist Ursache einer Milzvergrößerung. Ferner sucht sich das Pfortaderblut Umwege, um die zirrhotische Leber beim Rückfluß zum Herzen zu umgehen. Ein solcher Umweg sind die erweiterten Speiseröhrenvenen (**Ösophagusvarizen** ☞ 18.3.3). Sie können leicht platzen und zu inneren Blutungen führen.

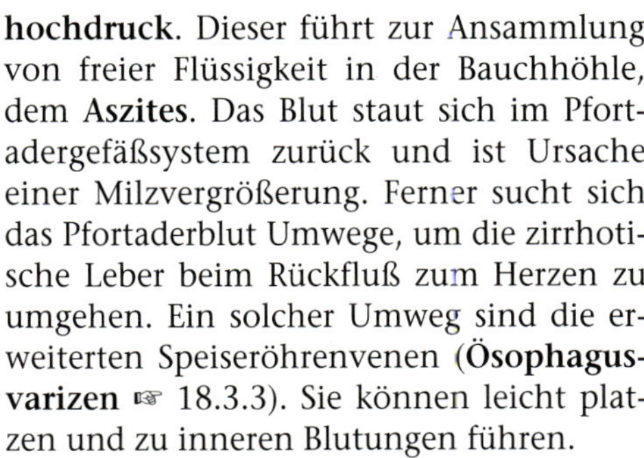

- Erhöhtes Risiko für die Entwicklung eines **Leberzellkarzinoms.**
- **Hepatische Enzephalopathie.** Hierunter versteht man die neurologischen und psychiatrischen Symptome durch den Funktionsausfall der Leber, verursacht durch die zirkulierenden Giftstoffe im Blut.
- Im schlimmsten Fall kommt es zum **Leberausfallskoma** (☞ 18.10.3), an dem viele Zirrhosepatienten sterben.
- Weitere häufige Todesursachen sind nicht mehr beherrschbare Blutungen aus Ösophagusvarizen (☞ 18.3.3) und ein akut hinzutretendes *Nierenversagen* (☞ 20.6.1), **hepato–renales Syndrom** genannt.

18.10.8 Lebermetastasen

Viel häufiger als primär von der Leber ausgehende Tumoren (Leberzellkarzinom) sind **Metastasen** (☞ 5.5.5). Der Primärtumor liegt oft im Einzugsgebiet der Pfortader, insbesondere *Magen-*, *Kolon-* und *Rektumkarzinome* streuen bevorzugt in die Leber.

Es kommen *isolierte* und *multiple* Metasen vor, die gewöhnlich bei der Ultraschalluntersuchung leicht als rundliche Knoten erkannt werden können. Nach längerem Verlauf ist die Leber durchsetzt mit Tumorknoten, die sich an der Oberfläche vorwölben. Lebermetastasen werden zwar in den letzten Jahren zunehmend durch Zytostatika (z. B. **regionale Chemotherapie** mit isolierter Zytostatikadurchspülung der Lebergefäße) oder lokalchirurgisch behandelt, trotzdem ist hierdurch bisher keine Heilung möglich.

18

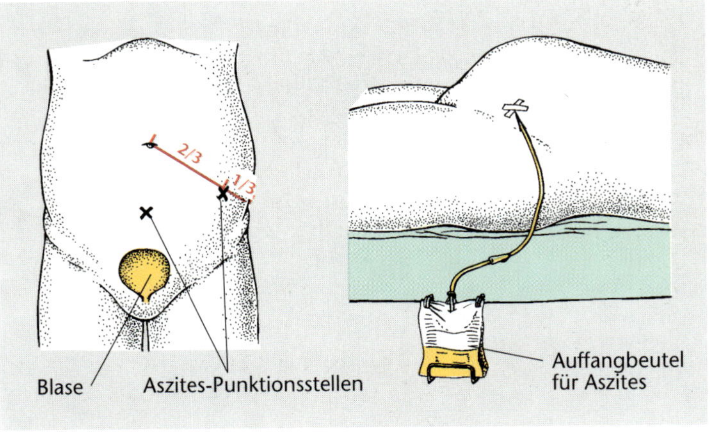

Abb. 18.63: Aszitespunktion. Zur diagnostischen Beurteilung der Aszitesflüssigkeit aber auch zur reinen Entlastung bei schwerem Aszites kann man die Flüssigkeit in der Bauchhöhle durch eine Drainage abführen. Man punktiert entweder (bei entleerter Blase!) in der Mittellinie zwischen Nabel und Symphyse oder am Übergang vom äußeren zum mittleren Drittel der Verbindungslinie zwischen vorderem Darmbeinstachel und Nabel.

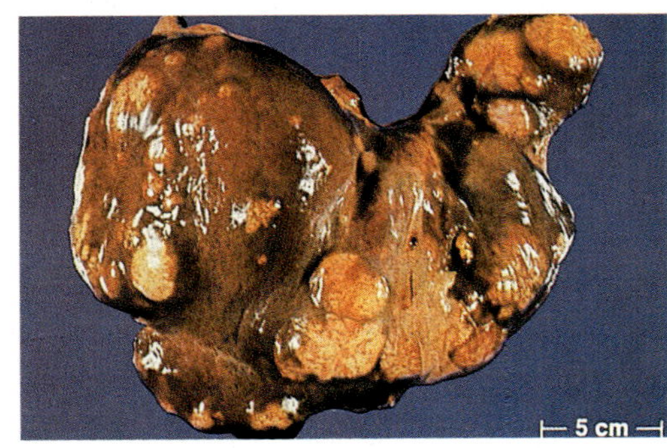

Abb. 18.64: Leber mit multiplen knotigen Metastasen. Die Metastasen können so groß werden, daß sie von außen tastbar sind und die Atmung beeinträchtigen.

18.11 Gesundheit und Lebensstil: Der Mensch ist, was er ißt

Liebhaber von Schweinebraten mit Knödel oder einer deftigen Blutwurst mögen sich nur schwer vorstellen können, jemals auf ihr Leibgericht zu verzichten.

Das aber könnte sich auszahlen: Wissenschaftliche Studien zeigen, daß **Vegetarier** eine durchschnittlich höhere Lebenserwartung haben und seltener an chronischen Krankheiten leiden als ihre fleischessenden Mitmenschen.

So erkranken Vegetarier unter anderem seltener an Gicht, Bluthochdruck, Diabetes mellitus oder Karies. Auch Verstopfung, Herz-Kreislauf-Erkrankungen und Kolonkarzinome treten bei Vegetariern seltener auf.

Vitamine, Vitamine

Denn frisches Obst, Gemüse und Vollkornprodukte, die Vegetarier vermehrt zu sich nehmen, enthalten viele Vitamine sowie Ballast- und Mineralstoffe, die der Körper braucht. Doch ist es wohl nicht allein die fleischlose Ernährung, die Vegetarier gesund hält. Neben ihrer Ernährung achten sie auch sonst – mehr als der Durchschnittsmensch – auf eine gesunde Lebensweise: Viele trinken wenig oder gar keinen Alkohol, rauchen nicht und treiben regelmäßig Sport. Außerdem essen Vegetarier weniger Fett und greifen seltener zur Zuckerdose. So reduzieren sie Risikofaktoren, die den Ausbruch von Herz-Kreislauf-Erkrankungen, Tumoren oder Arteriosklerose fördern.

Risiko Mangelernährung

Der Verzicht auf Fleisch und Fisch birgt auch Probleme. Stellt ein Vegetarier seinen Speisezettel nicht sorgfältig zusammen, riskiert er, sich mangelhaft zu ernähren. Fleisch und Fisch sind wichtige Lieferanten für Eiweiß, Kalzium, Vitamin B_{12} und Eisen. Wie sich ein Fleischverächter diese Nährstoffe verschafft, hängt davon ab, zu welcher Fraktion der Vegetarier er gehört.

Ovo-Lacto-Vegetarier

Am einfachsten haben es die *Ovo-Lacto-Vegetarier*, die außer pflanzlichen Produkten auch Milch und Eier verzehren. Sie stellen den größten Anteil der Vegetarier und finden ihr täglich benötigtes Quantum an Eiweiß und Kalzium in Milch, Quark und Käse oder Eiern. Eisen ist ausreichend in Spinat, Rosenkohl und Hülsenfrüchten enthalten. Bei der Deckung ihres Vitamin B_{12}-Bedarfs wird es jedoch knapp, manche Vegetarier nehmen aus diesem Grunde Vitamintabletten zu sich. Einen ähnlichen Speisezettel haben auch die *Lacto-Vegetarier* – nur verzichten sie zusätzlich noch auf Eier.

Veganer: Auch keine Milchprodukte

Schwieriger haben es jedoch die *Veganer:* Sie essen prinzipiell keinerlei tierische Produkte und müssen ihren Eiweißbedarf durch pflanzliche Nährstoffe decken. Soja, Nüsse und Hülsenfrüchte beispielsweise liefern Eiweiß. Da der Mensch jedoch viele qualitativ unterschiedliche Eiweiße braucht und vor allem auf die Zufuhr der acht essentiellen Aminosäuren angewiesen ist, muß der Veganer penibel darauf achten, möglichst viele pflanzliche Eiweißlieferanten zu kombinieren.

Nichts für Kinder

Noch ist strittig, ob diese Extremform des Vegetarismus selbst bei ausgeklügeltem Diätplan als Dauerernährung taugt. Keinesfalls jedoch sollten Kinder streng vegetarisch ohne Eier und Milchprodukte ernährt werden, warnen Ernährungsexperten. Gleiches gilt für Frauen in der Schwangerschaft und in der Stillzeit. Für alle anderen heißt es grundsätzlich: Je kleiner die Lebensmittelpalette, desto größer die erforderliche Sorgfalt beim Zusammenstellen des Speiseplanes.

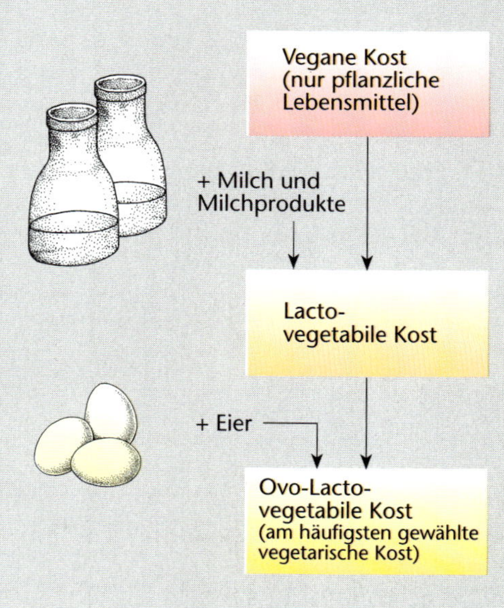

Abb. 18.65: Verschiedene Formen der vegetarischen Kost

Weniger ist mehr

Für diejenigen, die gar nicht auf ihr gewohntes Stück Fleisch verzichten mögen, gibt es jedoch noch einen Hoffnungsschimmer. Denn eine gesunde Ernährung muß nicht unbedingt den absoluten Fleisch- und Fischverzicht bedeuten. *Weniger ist mehr*, rät beispielsweise die Deutsche Gesellschaft für Ernährung. Ihre Experten empfehlen, nicht öfter als zweimal pro Woche möglichst mageres und gutes Fleisch zu essen – allerdings pro Portion nicht mehr als 150 Gramm.

Statt Fleisch sollte besser Seefisch auf dem Speisezettel stehen, mindestens zweimal wöchentlich. Fisch enthält viel Jod, das der Körper zur Produktion von Schilddrüsenhormonen braucht. Außerdem enthalten fette Seefische wie Hering oder Makrele noch *Omega-3-Fettsäuren*, die als High-Density-Lipoproteine (HDL, ☞ 15.9) den Blutfetthaushalt günstig beeinflussen.

Vollwerternährung

Die Empfehlungen der Deutschen Gesellschaft für Ernährung decken sich im wesentlichen mit den Ideen der Vollwerternährung, die viele immer noch fälschlich mit Vegetarismus gleichsetzen.

Als *Vollwerternährung* bezeichnet man die Ernährung aus vollwertigen, das heißt weitgehend unverarbeiteten Nahrungsmiteln, wie z. B. Getreideprodukte und Gemüse. Sie kann durchaus auch Fleisch enthalten – unter vielem anderen. Auch wenn man sich den strengen Veganern, den Ovo-Lacto-Vegetariern oder den Vollwertlern nicht anschließen mag:

Wer sich bewußt ernährt und seinen Fleisch-, Wurst- und Fettkonsum zumindest stark einschränkt, lebt gesünder – und wahrscheinlich auch länger.

19. Stoffwechsel und Ernährung

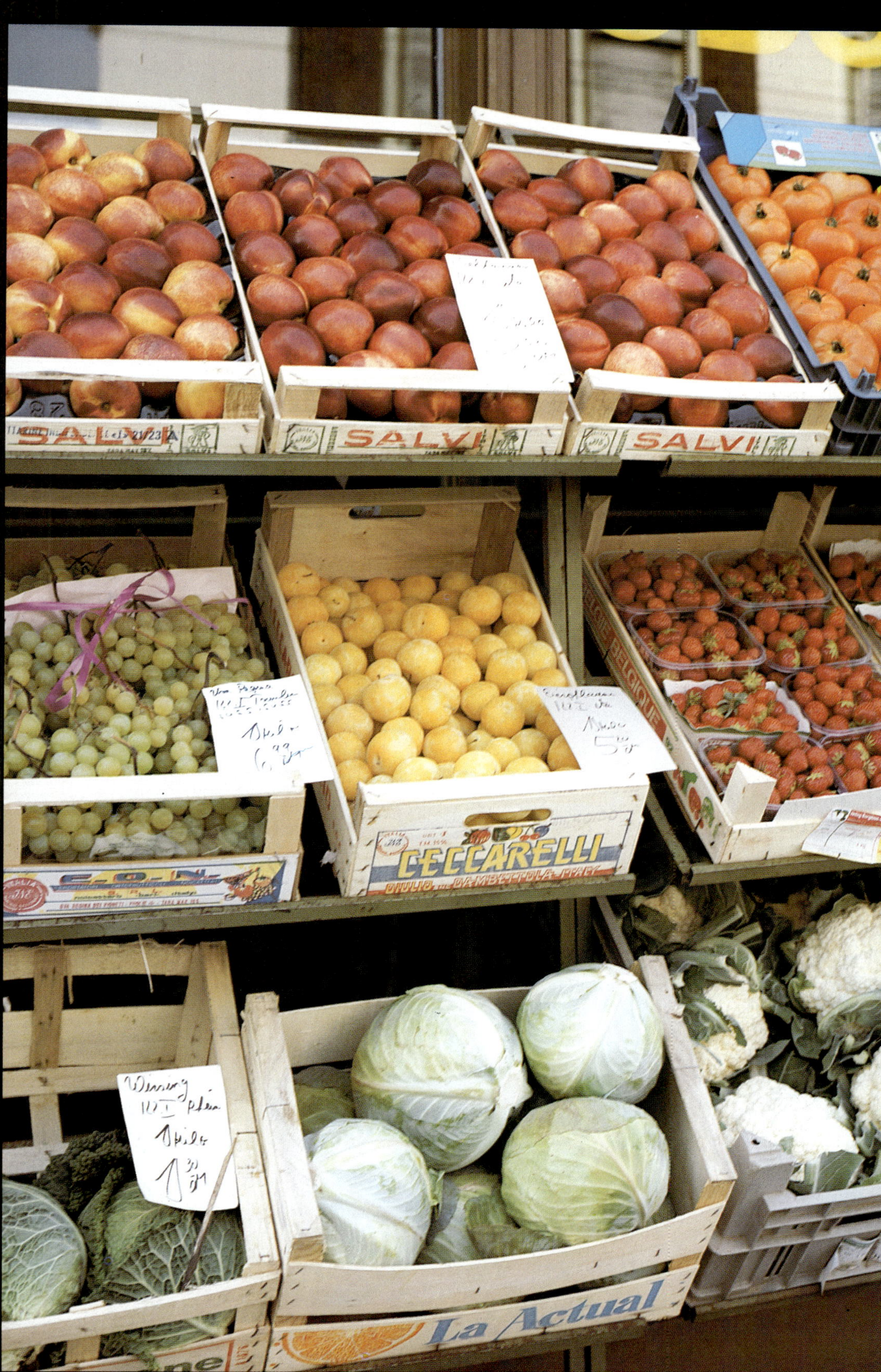

19.1 *Wieviel Energie braucht der Mensch?*

Energieliefernde Stoffwechselprozesse *(Katabolismus)* sind für den Organismus lebenswichtig. Nur mit ihrer Hilfe kann er in ausreichendem Umfang die Struktur seiner Zellen aufbauen und aufrechterhalten *(Anabolismus)*. Die für den Katabolismus benötigten Substanzen führt sich der Mensch in Form der **Nahrungsmittel** zu, deren Energiegehalt in den chemischen Bindungen der **Nährstoffe Fett, Eiweiß** und **Kohlenhydrate** gespeichert ist.

Der Energiegehalt von Nahrungsmitteln wird in der Einheit (Kilo-) Kalorie ausgedrückt. 1 **Kilokalorie** *(kcal)* entspricht der Energie, die man braucht, um 1 Liter Wasser von 14 auf 15 °C zu erwärmen. Als neuere Einheit ist das **(Kilo-) Joule** eingeführt worden, wobei gilt: 1 kcal = 4,17 kJ.

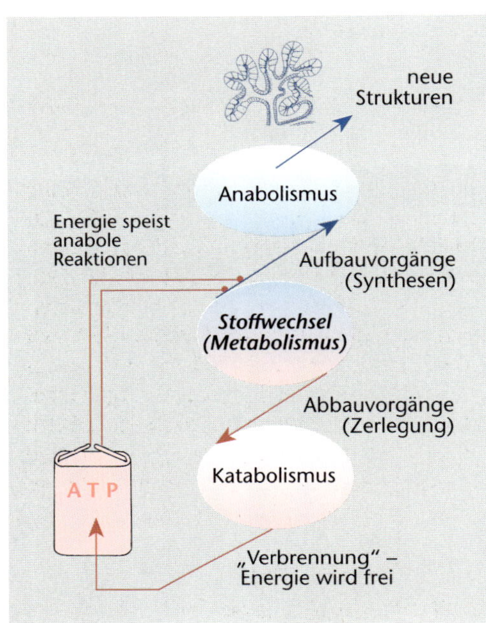

Abb. 19.1: Zur Wiederholung die wichtigsten Begriffe des Stoffwechsels (Metabolismus): Schaffung neuer Organstrukturen heißt Anabolismus, Zerlegung und Verbrennung von Nahrungsbestandteilen Katabolismus.

Der Energiebedarf

Als allgemeine Faustregel gilt, daß für den nicht schwer körperlich arbeitenden Menschen eine Zufuhr von **2500 kcal** (Kilokalorien) **pro Tag** ausreichend ist, um das Energiegleichgewicht zu halten. Bei ganztägiger Schwerstarbeit oder Sportarten mit sehr hohem Kraftaufwand können jedoch über 4000 kcal pro Tag benötigt werden.

Richtwerte für den Energiebedarf werden in *Kalorientabellen* angegeben. Diese sollten neben dem Körpergewicht das Lebensalter, Geschlecht und besondere Lebensumstände wie Schwangerschaft, Stillperiode und den Grad der körperlichen Arbeit berücksichtigen. Ein einfaches Beispiel gibt Tabelle 19.2.

Tätigkeit	Mann (70 kg) kcal/Tag [kJ/Tag]	Frau (60 kg) kcal/Tag [kJ/Tag]
Leichte Tätigkeiten (Büro)	2500 [10 400]	2100 [8800]
Mittelschwere Tätigkeiten (Krankenschwester)	3000 [12 500]	2600 [10 800]
Schwerarbeit (Bauarbeiter)	3600 [15 000]	3500 [15 000]
Schwerstarbeit (Ausdauer-Leistungssport)	Bis weit über 4000 [17 000]	Bis weit über 4000 [17 000]
Letztes Drittel der **Schwangerschaft** (bei leichter Tätigkeit)	–	2500 [10 400]
Stillen (bei leichter Tätigkeit)	–	2800 [11 700]

Tabelle 19.2: Energiebedarf von Mann und Frau unter verschiedenen Bedingungen. Viele Menschen essen (wesentlich) mehr, als in solchen Tabellen angegeben ist. Trotzdem werden manche dieser Personen nicht dick, ihr Körper ist offenbar ein schlechter „Futterverwerter": Er kann die Extra-Kalorien nur schlecht in Fettpölsterchen umwandeln und produziert statt dessen mehr Abwärme. Auch im Erhaltungsbedarf unterscheiden sich Menschen viel mehr, als es solche Tabellen vermuten lassen: Manche sitzen täglich 8 Stunden ruhig und konzentriert im Büro, andere dagegen haben zwar auch einen Arbeitsplatz im Büro, sind aber motorisch viel unruhiger, laufen häufig herum und sind auch in ihrer Freizeit „agiler" – dies alles zieht einen höheren Energiebedarf nach sich. Für den **älteren** Menschen ist ein geringerer Energiebedarf zu berücksichtigen, wobei allerdings der Bedarf an Protein nicht zurückgeht, wohl aber weniger Fett und Kohlenhydrate aufgenommen werden sollten.

Der Energiegehalt der Nährstoffe

Aus Fett, Eiweiß und Kohlenhydraten werden unterschiedliche Mengen an Energie gewonnen: Pro aufgenommenes Gramm Kohlenhydrate und Eiweiß sind dies 4,1 kcal, pro Gramm Fett 9,3 kcal.

Diese Zahlen bezeichnen den vom Menschen verwertbaren Energiegehalt; der tatsächliche Energiegehalt ist höher, weil wir vor allem Eiweiße nur unvollständig verwerten können (☞ 2.12).

Bei einer kalorisch ausreichenden Ernährung sollte ein *Gleichgewicht* bestehen zwischen Kalorienzufuhr und Verbrauch. Aber auch das Verhältnis der Nährstoffe zueinander ist von Bedeutung.

Als besonders günstig hat sich folgende Ernährungszusammensetzung in Gewichtsanteilen erwiesen:

$^2/_3$ Kohlenhydrate, $^1/_6$ Eiweiß und $^1/_6$ Fett

Umgerechnet auf Absolutzahlen in Gramm ergibt sich damit für den „Durchschnittsmann" mit 70 kg Körpergewicht ein täglicher Bedarf an Kohlenhydraten von ca. 350 g, an

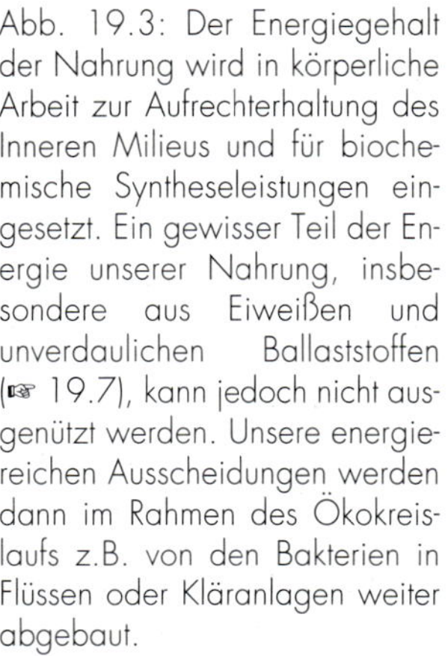

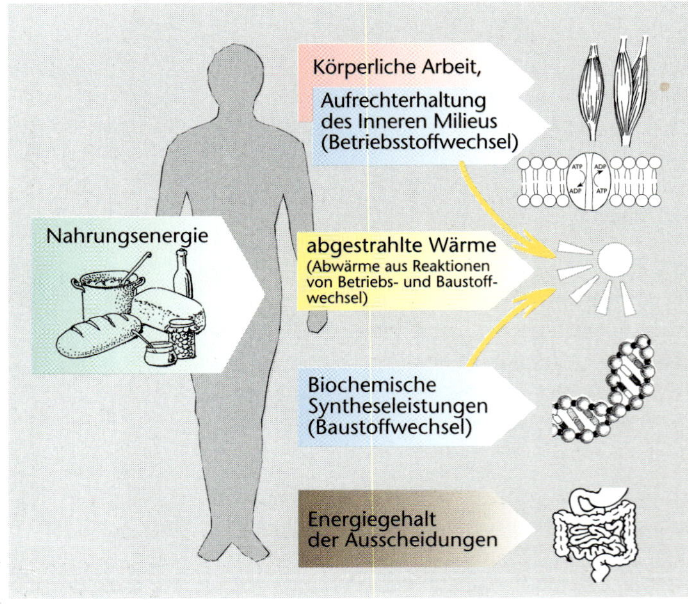

Abb. 19.3: Der Energiegehalt der Nahrung wird in körperliche Arbeit zur Aufrechterhaltung des Inneren Milieus und für biochemische Syntheseleistungen eingesetzt. Ein gewisser Teil der Energie unserer Nahrung, insbesondere aus Eiweißen und unverdaulichen Ballaststoffen (☞ 19.7), kann jedoch nicht ausgenützt werden. Unsere energiereichen Ausscheidungen werden dann im Rahmen des Ökokreislaufs z.B. von den Bakterien in Flüssen oder Kläranlagen weiter abgebaut.

19

Eiweiß und Fett von jeweils etwa 80 g. *Tatsächlich* aber nimmt der Durchschnittsmann vor allem zu viel Fett auf, 130 g statt 80 g täglich.

Nun ißt der Mensch ja die Nährstoffe nicht in Form von reinen Fetten, Eiweißen oder Kohlenhydraten, sondern er nimmt sie in den verschiedenen Nahrungsmitteln, also Milch, Eiern, Kartoffeln, Obst oder Gemüse, *gemischt* zu sich. Die Anteile der drei Grundnährstoffe in den einzelnen Nahrungsmitteln können bei Bedarf speziellen Tabellen entnommen werden.

Dies ist bei strenger *Reduktionsdiät* und auch für Diabetiker von Bedeutung, nicht aber für den Gesunden, solange die Nahrung abwechslungsreich und ernährungsphysiologisch sinnvoll zusammengestellt ist. Hierbei ist auch auf eine ausreichende Versorgung mit Vitaminen, Spurenelementen und Ballaststoffen zu achten.

Energetische Bedeutung des Alkohols

Viele Diätanläufe scheitern, weil alkoholische Getränke in den aufgestellten Kostplänen nicht berücksichtigt werden. 1 Gramm Alkohol (= 1,27 ml) liefert 7,1 kcal Energie.

Diese Menge wird meist unterschätzt: Trinkt man beispielsweise zu einer ansonsten ausgewogenen Ernährung jeden Abend *zusätzlich* eine Flasche Bier (0,5 l, Alkoholgehalt 5 %), so ergibt sich am Jahresende eine Erhöhung des Körpergewichts von rund *9 kg*. Der Ausdruck „Bierbauch" für das typisch männliche Fettpolster (☞ 18.8) trifft also meist den Kern des Problems.

100 g enthalten	g Eiweiß	g Fett	g Kohlenhydrate	% Wasser	Energiegehalt in kcal/100 g
Hühnerfleisch	20	12	Spuren	68	200
Milch	3,4	3,4	4,7	88	65
Vollkornbrot	7,8	1,1	46	42	231
Nudeln	14	2,4	69	13	362
Äpfel	0,4	–	14	84	59
Blumenkohl	2,5	–	4	91	27
Sojabohnen	37	24	32	7	435
Schokolade	7	22	65	2	500
Bier	0,5	–	4,8	90	45

Tabelle 19.4: Nährstoff-, Wasser- und Energiegehalt typischer Nahrungsmittel.

19.2 Stoffwechsel der Kohlenhydrate – Insulin und Insulinmangel

Hinweis: Biochemische Grundlagen des Kohlenhydratstoffwechsels ☞ 2.8.1 und 2.10.

Wiederholung: Glukose als Schlüssel-Energieträger

Die aufgenommenen Kohlenhydrate werden im Verdauungstrakt bis zu Zweifach- und Einfachzuckern gespalten. Hierbei fällt hauptsächlich **Glukose** = *Traubenzucker* an. Die übrigen Einfachzucker, z. B. *Fruktose* und *Galaktose,* werden ebenfalls überwiegend zu Glukose umgewandelt.

Die Glukose ist also das *zentrale Molekül* des Kohlenhydrat-Stoffwechsels und damit auch das wichtigste energieliefernde Molekül des Menschen.

19.2.1 Aufbau und biologische Bedeutung des Insulins

Das von den B-Zellen des Pankreas (Bauchspeicheldrüse) gebildete **Insulin** ist chemisch gesehen ein Protein, das aus zwei *Aminosäureketten* (☞ Abb. 2.27) besteht. Die *A-Peptidkette* setzt sich aus 21 Aminosäuren zusammen, die *B-Peptidkette* aus 30. Beide Ketten sind durch zwei *kovalente Bindungen* (☞ 2.4.2) miteinander verbunden.

Insulin hat vielfältige biologische Wirkungen, die jedoch alle zu einer entscheidenden Konsequenz, nämlich der Senkung des Blutzuckerspiegels, führen. Die wichtigsten Insulinwirkungen sind:

- Steigerung der Durchlässigkeit der Zellmembranen für Glukose, wodurch diese vermehrt aus dem Blut in die Zellen (vor allem Muskelzellen) einströmen kann.
- Steigerung der enzymatischen Verwertung *in* der Zelle. Hierzu zählt die gesteigerte Verbrennung der Glukose zur Energieerzeugung, wie auch die Überführung in die Speicherform *Glykogen* (vor allem in Leber- und Muskelzellen).
- Auch der Fettstoffwechsel wird durch Insulin maßgeblich beeinflußt, indem die Durchlässigkeit der Zellmembranen für freie Fettsäuren deutlich gesteigert wird. In den Zellen (Leber- und Fettgewebe) werden diese Fettsäuren dann vermehrt in Depotfett (Triglyzeride) überführt und gespeichert.

Da neben der vermehrten Glykogen- und Triglyzeridbildung durch die Wirkung des Insulins auch vermehrt Eiweiße gebildet werden, kann man das Insulin auch als klassisches *anaboles Hormon* bezeichnen. Seine medizinische Bedeutung liegt jedoch im Kohlenhydratstoffwechsel, da es das *einzige* Hormon ist, das den Blutzuckerspiegel senken kann. Ein Mangel an Insulin führt zur häufigsten Stoffwechselerkrankung, dem Diabetes mellitus.

Insulin ist das einzige Hormon, das einen nach der Resorption von Nährstoffen erhöhten Blutzuckerspiegel wieder zu senken vermag, indem es die Aufnahme der Glukose aus dem Plasmaraum bzw. dem Interstitium in das Innere der Zellen fördert. Erst durch Insulin wird also Glukose als wichtigster Ausgangsstoff für die Energieerzeugung im Mitochondrium verfügbar. Fehlt Insulin, so kommt es zum Energiemangel in der Zelle, wobei gleichzeitig ein zu hoher Glukosespiegel im Blut besteht.

19.2.2 Häufigstes Stoffwechselleiden: Die Zuckerkrankheit

2,5 Millionen Diabetiker in Deutschland

Etwa 3 bis 4 % der Bevölkerung der Bundesrepublik Deutschland leiden an der *Zuckerkrankheit* (**Diabetes mellitus**, kurz **Diabetes**). Die Bereitschaft zum Diabetes (vor allem zum Typ II, siehe unten) kann vererbt werden, wobei jedoch kein einfacher Erbgang vorliegt, sondern mehrere Gene an der Ausprägung der Erkrankung beteiligt sind.

Bei einer familiären Belastung ist die Wahrscheinlichkeit, an einem Diabetes zu erkranken, um ein vielfaches größer als normal.

Die Diabeteshäufigkeit nimmt aus zwei Gründen zu. Zum einen fördert die weitverbreitete Überernährung den Ausbruch der Zuckerkrankheit. Zum anderen können sich Diabetikerinnen heute praktisch normal fortpflanzen, so daß die diabetische Anlage wesentlich häufiger als früher weitergegeben wird. Vor der Insulinära waren viele Diabetikerinnen unfruchtbar oder verstarben noch im Jugendalter.

Klinische Leitsymptome

Mindestens 1 % der Diabetiker wissen nichts von ihrer Krankheit – und sehr oft wird ein Diabetes dann dadurch „entdeckt“, daß der Betroffene ohnmächtig im *Diabetischen Koma* ins Krankenhaus eingeliefert wird. Oft aber gelingt die Diagnose auch früher – z. B. läßt schon ein einziges der folgenden Symptome den Hausarzt an einen Diabetes denken:

- *Polyurie* (häufiges Wasserlassen)
- *Polydipsie* (übermäßiger Durst)
- Körperliche Schwäche mit Leistungsknick.

Ebenfalls verdächtig auf Vorliegen eines Diabetes sind folgende Laborbefunde:

- **Hyperglykämie**, das heißt ein Nüchtern-Blutzuckerspiegel über 120 mg/dl (Milligramm pro Deziliter = 0,1 l) oder ein Blutzuckerwert über 200 mg/dl zwei Stunden nach Kohlenhydratgabe.
- **Glucosurie**, das heißt Glukosenachweis im Urin (☞ 20.4.4).

Typ I-Diabetes

Der **Typ I-Diabetes** betrifft fast nur Kinder und Jugendliche *(juveniler Diabetes mellitus)*. Hier liegt ein **absoluter Insulinmangel** vor, das heißt die Zellen der Bauchspeicheldrüse produzieren effektiv zu wenig Insulin. Diese Form wird heute überwiegend dem Formenkreis der Autoimmunerkrankungen (☞ 6.4.3) zugerechnet; man vermutet eine Antikörperbildung gegen die B-Zellen des Pankreas. Vermutlich wird die Krankheit durch Virusinfekte in der Kindheit ausgelöst. Da der Insulinmangel therapeutisch nur durch die Gabe von Insulin zu beheben ist, wird der Typ I-Diabetes neuerdings auch **insulinabhängiger Diabetes** *(IDDM* = insulin dependent Diabetes mellitus) genannt.

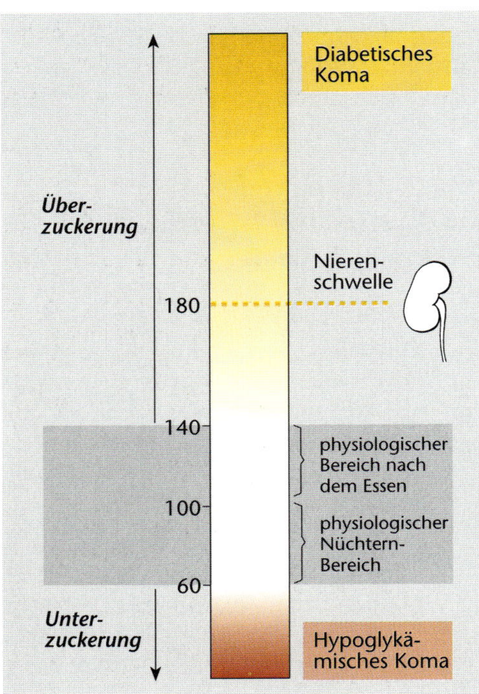

Abb. 19.5: Blutzuckerspiegel (alle Angaben in mg/dl). Unterhalb eines Wertes von 60 liegt eine Unterzuckerung (Hypoglykämie) vor, oberhalb von 140 spricht man von Überzuckerung (Hyperglykämie). Ab einer Blutzuckerkonzentration von 180 mg/dl ist die Nierenschwelle überschritten; das heißt die Niere schafft es nicht mehr, die frei filtrierte Glukose zu resorbieren und ins Blut zurückzuführen. Folglich findet man Glukose im Urin (Glukosurie). Durch einfache Streifentests kann die Glukosurie nachgewiesen werden.

Typ II-Diabetes

Der **Typ II-Diabetes** betrifft vor allem ältere Menschen („Altersdiabetes“). Hier liegt ein **relativer Insulinmangel** vor. Durch Überernährung steigt nämlich der Insulinbedarf ständig an. Bei entsprechend *erblich disponierten* Patienten kommt es nach Jahren bis Jahrzehnten zur Erschöpfung der B-Zellen des Pankreas. Außerdem schwindet bei dauernder Überernährung die Zahl der Insulinrezeptoren auf der Oberfläche der Zellkörper.

Die Disposition bzw. Vererbungswahrscheinlichkeit ist bei diesem Typ mit 50 % deutlich höher als beim Typ I. Da beim Typ II-Diabetes noch Insulin gebildet wird und sich diese Krankheit oft durch Gewichtsreduktion und Diät behandeln läßt, wird dieser Typ auch **insulinunabhängiger Diabetes** *(NIDDM* = non-insulin dependent Diabetes mellitus) genannt. Bei schwerer Ausprägung des Typ II-Diabetes kann allerdings auch die Gabe von Insulin erforderlich sein.

Coma diabeticum

Die schwerste, lebensgefährliche Stoffwechselentgleisung beim Diabetes ist das **Diabetische Koma**, wobei Blutzuckerwerte bis über 1000 mg/dl auftreten (Normalbereich 60 – 90 mg/dl). Die häufigste Ursache hierfür sind Infekte, während derer der Insulinbedarf ansteigt, oder aber Unterdosierungen oder Diätfehler (Naschen) bei insulinspritzenden Diabetikern. Ursache der Komaentstehung ist die Dehydratation (= Wasserentzug) der Nervenzellen infolge der erhöhten *Plasmaosmolarität* (☞ 3.5.6). Weiterhin kann es infolge der übersteigerten Fettverstoffwechselung auch zu einer massiven *Ketoazidose* (☞ 2.11) kommen.

Hypoglykämischer Schock ☞ 19.2.5

19.2.3 Diabetische Spätschäden

Der hohe Blutzuckerspiegel schädigt auf Dauer praktisch alle Gefäße des Körpers. Deshalb bildet sich früher oder später das **diabetische Spätsyndrom** aus. Ist der Diabetes schlecht eingestellt (liegt der Blutzucker also trotz Therapie oft über 160 mg/dl) oder vernachlässigt der Patient die Behandlung, so bilden sich die Spätkomplikationen schon nach 5 – 10 Jahren aus. Aber auch bei optimaler Therapie leiden die meisten Diabetiker spätestens nach 15 Jahren unter den gravierenden Langzeitfolgen ihrer Krankheit.

Am häufigsten sind die folgenden Spätschäden:

- Die **Makroangiopathie** (Erkrankung der großen arteriellen Blutgefäße) äußert sich in einer ausgeprägten *Arteriosklerose*, die alle großen Arterien betreffen kann. Folgen sind eine früh einsetzende koronare Herzkrankheit mit der Gefahr eines Herzinfarktes (☞ 15.6.3), Schlaganfall, periphere arterielle Durchblutungsstörungen v. a. im Bereich der Beine (ähnlich dem „Raucherbein“, ☞ 17.14).
- Die **Mikroangiopathie** (Erkrankung der kleinen arteriellen Blutgefäße) führt ebenfalls zu zahlreichen Organerkrankungen. Besonders schwerwiegend ist die **diabetische Retinopathie** (☞ Abb. 12.19), eine der häufigsten Erblindungsursachen.
  Sind kleine Nierengefäße geschädigt, kommt es zur **diabetischen Nephropathie**, wobei die Nierenfunktion bis zur *Dialysepflichtigkeit* (☞ 20.6.3) eingeschränkt werden kann.
- Die **diabetische Polyneuropathie** (☞ 10.2.6) entwickelt sich durch Schädigung der die peripheren Nerven versorgenden Gefäße. Sie äußert sich z. B. in Sensibilitätsstörungen und/oder Schmerzen an den Extremitäten und einem aufgehobenen Vibrationsempfinden.
- Besonders schwierig zu behandeln ist der **diabetische Fuß.** Durch Schädigung der kleinen Hautgefäße, insbesondere im Bereich der Zehen, Ferse oder an anderen Druckstellen (Mikroangiopathie), kommt es zur *diabetischen Gangrän* (Gangrän = Gewebsuntergang infolge Minderdurchblutung) und zu oft sehr tiefen lochförmigen

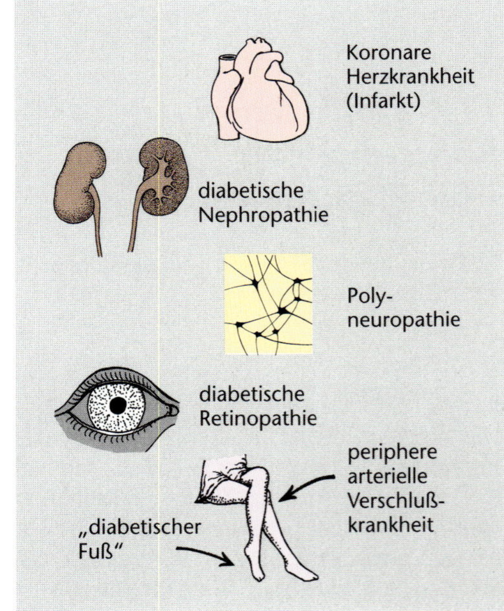

Abb. 19.6: Diabetische Spätschäden.
Todesursache eines Diabetikers ist in 50 % ein Herzinfarkt bei koronarer Herzkrankheit, in 30 % ein Schlaganfall und in 12 % Nierenversagen durch diabetische Nephropathie.

19

Hautgeschwüren *(Mal perforans)*. Wichtig ist hier die Fußentlastung (Bettruhe, optimale Schuhversorgung). Oft bleiben kleine Verletzungen aufgrund der Polyneuropathie (Sensibilitätsstörung) unbemerkt. Zur Vorbeugung sollten einige Regeln immer beachtet werden:

- Fußnägel nie schneiden, nur feilen (Verletzungsgefahr).
- Füße nach dem Waschen gut abtrocknen (Gefahr der Pilzinfektion, ☞ 9.13).
- Immer gut sitzende Strümpfe anziehen, da Falten Druckstellen begünstigen.
- Füße jeden Tag, eventuell mit Hilfe eines Spiegels, auf Verletzungen untersuchen (schlecht durchblutetes Gewebe wird bläulich).
- Haut sorgfältig pflegen.

• Die **diabetische Fettleber** (☞ 18.10.7) ist Folge der Beeinträchtigung des Fettstoffwechsels durch den Insulinmangel. Es kommt zu einer vermehrten *Lipolyse* (☞ 2.11) und Neusynthese von Triglyzeriden in den Leberzellen. Dies führt zur Leberverfettung.

19.2.4 Die Diabetes-Behandlung

Diät. Bei der am häufigsten vorkommenden Diabetesform, dem Typ II-Diabetes mit Übergewicht, stehen diätetische Maßnahmen zunächst im Vordergrund. Ziel sollte sein, das Idealgewicht zu erreichen und zu halten.

Wichtig sind viele, aber kleine Mahlzeiten (bewährt haben sich 3 Haupt- und 3 Zwischenmahlzeiten), um starke Blutzuckerschwankungen möglichst zu vermeiden. Als Maßeinheit für die Menge der aufzunehmenden Kohlenhydrate wurde die **Broteinheit** eingeführt; dabei gilt:

1 BE (Broteinheit) = 12 g Kohlenhydrate = ca. 1 Scheibe Brot.

Ein normalgewichtiger Erwachsener ohne schwere körperliche Arbeit benötigt etwa 14 BE pro Tag. Die Nahrungsmenge des Diabetikers wird also nicht nach kcal, sondern nach BE berechnet!

Bewegung. Regelmäßige, ausreichende Bewegung beeinflußt die Stoffwechsellage günstig und führt zu einem geringeren Insulinbedarf.

Orale Antidiabetika (z. B. **Sulfonylharnstoffe**). Sie können in Tablettenform (z. B. Glibenclamid) eingenommen werden. Dadurch werden die insulinproduzierenden Zellen zu vermehrter Insulinausschüttung angeregt (dies funktioniert aber nicht bei Typ I-Diabetikern, deren insulinproduzierende Zellen ja geschädigt sind).

Insulin. Insulin muß dem Körper parenteral, d. h. am Verdauungskanal vorbei, zugeführt werden. Eine Neueinstellung wird heute grundsätzlich mit gentechnisch hergestelltem **Humaninsulin** durchgeführt. Als Mengenäquivalent wurde die Internationale Einheit (IE) eingeführt, wobei 1 IE 0,0455 mg Insulin entspricht. Typ I-Diabetiker benötigen schon mit Krankheitsbeginn Insulin, während eine

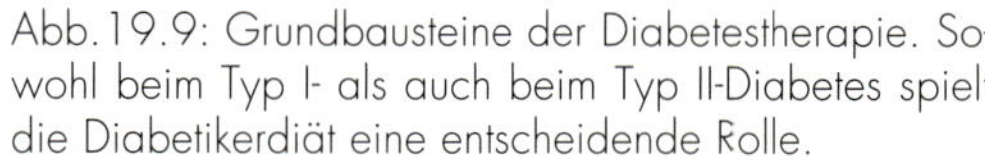

Abb. 19.9: Grundbausteine der Diabetestherapie. Sowohl beim Typ I- als auch beim Typ II-Diabetes spielt die Diabetikerdiät eine entscheidende Rolle.

Insulintherapie beim Typ II-Diabetiker nur dann nötig ist, wenn mit obigen Maßnahmen keine befriedigende Einstellung gelingt.

Für die erleichterte Insulininjektion wurden handliche Applikatoren in Füllfederhalterform entwickelt („Pen"). Die individuell eingestellte Insulinmenge kann auf Knopfdruck aus einer Patrone abgegeben werden.

Insulinpumpen. Neuerdings sind für die Insulintherapie auch programmierbare Insulinpumpen verfügbar. Hierbei wird über einen

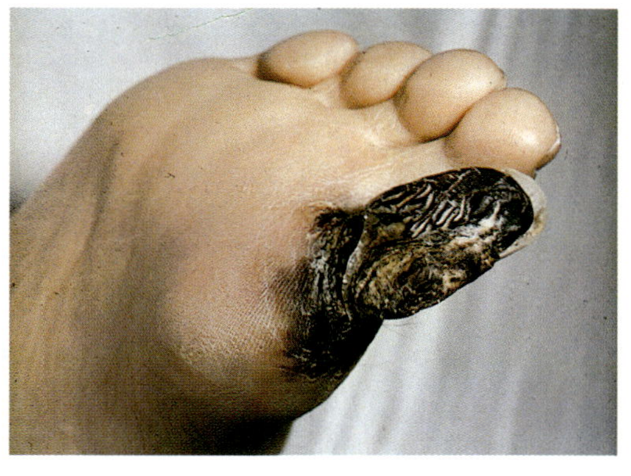

Abb. 19.7: Als Folge der diabetischen Gefäßschäden entwickelt sich häufig eine Mikro- und Makroangiopathie, hier mit trockener Gangrän eines Großzehs. Ein ähnlicher Befund kann auch im Rahmen einer peripheren arteriellen Verschlußkrankheit (pAVK, ☞ 17.14) auftreten („Raucherbein").

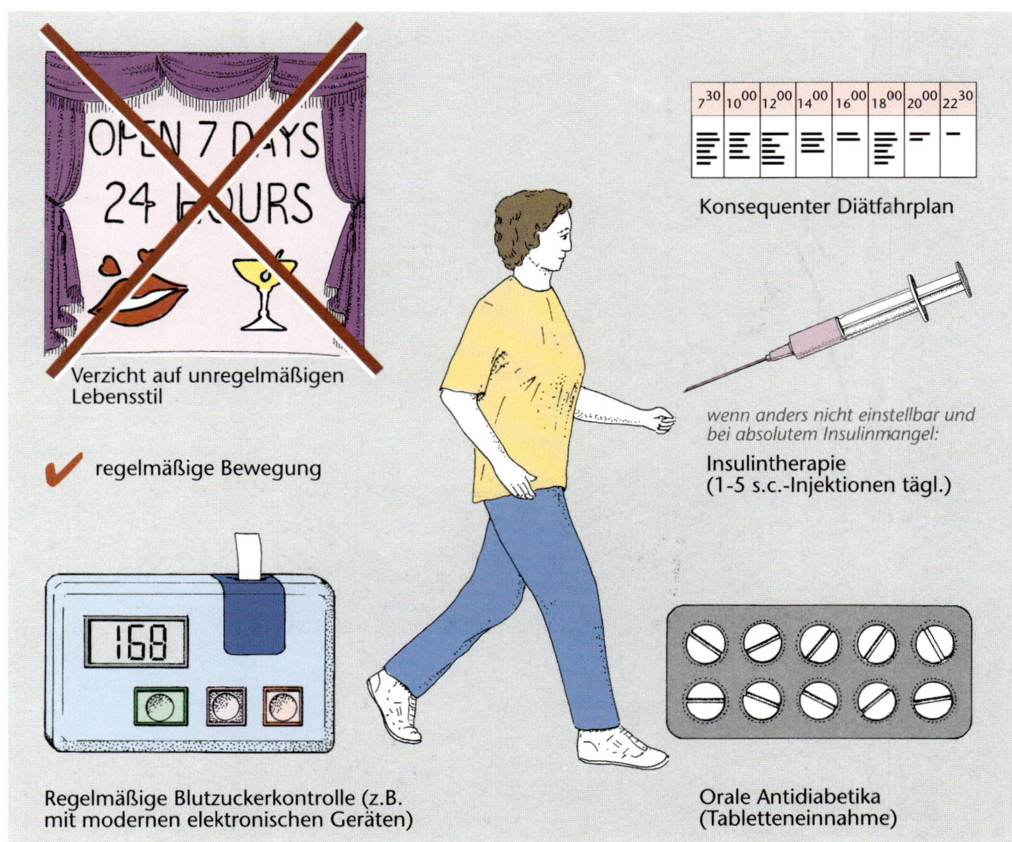

Abb. 19.8: Der Diabetes mellitus verlangt von den Patienten eine konsequente disziplinierte Lebensführung. Neben regelmäßigen Blutzuckerkontrollen und meist mehrmals *täglich* (bei allen anders nicht einstellbaren Typ II-Diabetikern, und bei Typ I-Diabetikern) verabreichten Insulininjektionen, sollten Diabetespatienten auf ausreichende körperliche Bewegung, einen konsequenten Diätfahrplan und einen regelmäßigen Tagesrhythmus achten.

Problempunkt: Spritzen aufziehen

Viele Patienten empfinden das Aufziehen von einer exakt einzuhaltenden Insulinmenge als ausgesprochen lästig und schwierig – und viele z. B. sehbehinderte Diabetiker können es auch gar nicht (Tip: den Patienten vormachen lassen, wie er sich spritzt). Es sind deshalb halbautomatische Dosier- und Injektionshilfen entwickelt worden, wie z. B. der Pen® (☞ Abb. 19.10). Viele gerade ältere oder pflegebedürftige oder gar blinde Patienten können diese Dosier- und Injektionshilfen jedoch trotz ihrer vergleichsweise einfachen Handhabung nicht benutzen: Für sie bleiben oft nur Angehörige oder soziale Dienste, um die täglichen Injektionen sicherzustellen; denn Insulin ist ein gefährliches Medikament, eine Überdosis kann tödlich sein.

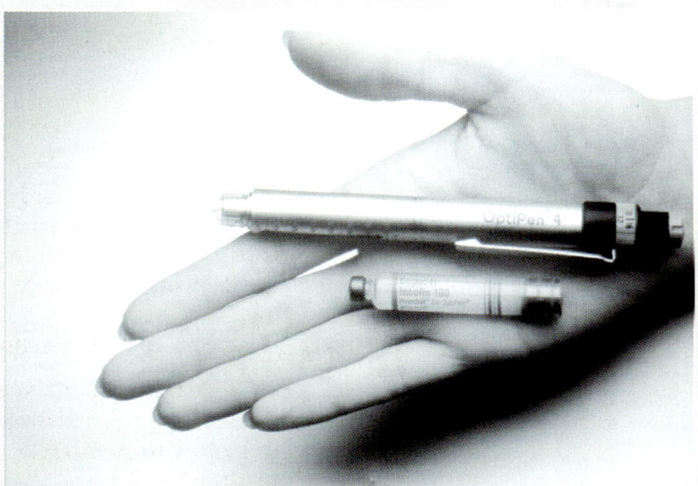

Abb. 19.10: Moderne Injektionshilfe. Der „Pen" erlaubt eine exakte schnelle Insulingabe, bei der das Aufziehen der Spritze nicht mehr nötig ist. Man legt in den Pen die in der Abbildung dargestellte Patrone ein. Sie enthält je nach Modell 100 – 300 Einheiten Insulin. Jetzt gibt man die gewünschte Insulinmenge in Einheiten ein. Sie wird bei einigen Modellen digital angezeigt. Durch Knopfdruck wird die vorgegebene Insulinmenge gespritzt (unteres Bild). Die Nadel kann bedenkenlos mehrfach benutzt werden.

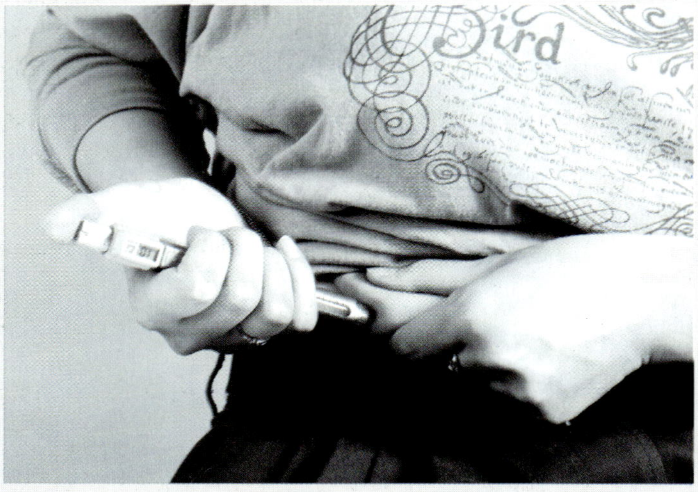

Abb. 19.11: Die Patientin greift mit der linken Hand nach einer Hautfalte, in die sie das Insulin einspritzt. Die Injektion muß subkutan in das Unterhautfettgewebe gegeben werden. Die Einstichstelle sollte möglichst nach einem festen Plan gewechselt werden, um die Haut zu schonen (☞ Abb. 19.12). Nach der Injektion muß gewährleistet sein, daß der Patient eine Mahlzeit erhält, sonst droht eine Unterzuckerung.

unter der Haut (subcutan = s.c.) liegenden Katheter kontinuierlich Insulin zugeführt. Zusätzlich kann individuell zu jeder Mahlzeit eine zusätzliche Insulindosis (Bolus) abgegeben werden.

Die Insulintherapie erfordert eine regelmäßige Blutzuckerkontrolle, in vielen Fällen sogar mehrmals täglich. Dadurch sollen sowohl Hypo- als auch Hyperglykämien (Unter- und Überzuckerungen) vermieden werden.

Sondertext zum Alltag des Diabtikers ☞ rechte Seite

19.3 **Der Stoffwechsel der Fette**

Hinweis: Biochemische Grundlagen des Fettstoffwechsels ☞ 2.8.2 und 2.11.

Wiederholung: Der Fettstoffwechsel beim Gesunden

Der Mensch nimmt Fette sowohl aus pflanzlicher als auch aus tierischer Nahrung auf. Die weit überwiegende Menge dieser natürlichen Fette sind **Triglyzeride** oder *Neutralfette* (☞ 2.8.2). Sie werden im Darm zu Fettsäuren und Glycerin gespalten. Die Fettsäuren können von den Zellen ebenso wie die Glukose zur Energieerzeugung herangezogen werden. Bei geringem Bedarf oder Überernährung baut der Organismus Fettsäuren und Glycerin wieder zu Neutralfetten zusammen und speichert diese hauptsächlich im Fettgewebe und in der Leber.

Auch aus überschüssigen Glukosemolekülen kann der Organismus Triglyzeridmoleküle bilden. Dies erklärt den Umstand, daß ein Mensch, der sich zwar fettarm ernährt, stattdessen aber reichlich Süßigkeiten zu sich nimmt, ebenfalls dick wird.

Erstaunlicherweise können aber Organe wie beispielsweise das Gehirn, die normalerweise ihre Energie aus der Verstoffwechselung der Glukose ziehen, im Notfall auch Fettsäuren (präziser: die aus Fettsäuren gebildeten Ketonkörper, ☞ 2.11) verbrennen. Allerdings braucht diese Umstellung Zeit und funktioniert nicht von einer Sekunde zur nächsten, so daß es bei einer akuten Unterzuckerung trotzdem zur Funktionsstörung des Gehirns *(hypoglykämischer Schock,* ☞ 19.2.5) kommt. Die Energiespeicher Glukose und Fettsäuren können sich also mit besagten Einschränkungen in gewissem Umfang wechselseitig vertreten.

19.3.1 **Hunger und Diät**

Hungert der Mensch, werden zunächst die Glykogenspeicher geleert. Anschließend wird der wesentlich ausgiebigere Fettspeicher angegangen. Von der Einschmelzung eines Kilogramms Fettgewebe (Energiegehalt 9300 kcal) kann der Mensch immerhin rund vier Tage zehren.

„Diätwunder": Daraus folgt leider auch, daß allen Wunderdiäten und wöchentlich am Kiosk verbreiteten Versprechen zum Trotz niemand mehr als **rund 2 kg pro Woche** abnehmen kann, es sei denn, er verbindet seine Diät täglich mit 10 – 20 km Langlauf. Lediglich am Anfang einer Fastenkur scheint der Körper mehr abzunehmen: dies ist aber nur eine Wasserausschwemmung, die mit der Leerung der Glykogen- und Eiweißspeicher einhergeht und nach Schluß der Fastenkur rasch wieder ausgeglichen wird.

Fortsetzung übernächste Seite

19.2.5 Gesundheit und Lebensstil – Nadelstiche oder: Das Leben ist kein Zuckerschlecken

Eine Binsenweisheit schwärmt vom goldenen Mittelweg als dem Maß aller Dinge. Für den Diabetiker wird er zur lebenswichtigen Gratwanderung. **Hyper-** und **Hypoglykämie**, *Über-* oder *Unterzuckerung* heißen die gefährlichen Klippen, die er zu umschiffen hat.

Typ I-Diabetiker brauchen täglich eine bis fünf Insulindosen. Außerdem müssen sie eine strenge Diät einhalten, die vier Grundregeln folgt: Erstens muß der Diabetiker versuchen, sein Idealgewicht zu erreichen. Zweitens muß er seine Nahrung an den wirklichen Energiebedarf anpassen und diesen Bedarf zu 45 % durch Kohlenhydraten, zu 35 % aus Fetten und zu 20 Prozent aus Eiweißen decken. Drittens müssen alle Zucker, die der Körper schnell abbauen kann, tabu sein. Dazu gehören die Saccharose (der handelsübliche Rohrzucker), die Maltose (Malzzucker) und die Glukose (Traubenzucker). Viertens sollte der Diabetiker sechs bis sieben kleine Mahlzeiten am Tag zu sich nehmen, da dies eine gleichmäßigere Zuckerversorgung gewährleistet. Als Richtlinie dient ihm sein individueller Diätplan, der auf Broteinheiten (BE) basiert.

Bevor ein Diabetiker sein wohlberechnetes Frühstücksbrötchen genießen darf, muß er zwischen einer viertel und einer dreiviertel Stunde warten: So lange vorher muß er sich seine erste Insulininjektion setzen, die ihm beim Abbau des Kohlenhydratschubes hilft.

Die verschiedenen Insuline

Wie lange er warten muß, hängt vor allem davon ab, welches Insulin er spritzt. *Normalinsulin* (auch **Altinsulin** genannt) ohne chemische Zusätze wirkt bereits nach etwa 15 Minuten. Dafür hält die Wirkung von Altinsulin nur etwa zwei Stunden vor.

Verzögerungs- oder **Depotinsuline** *(NPH-Insuline)* wirken dagegen länger. Diese Insuline lösen sich durch chemische Zusätze nur langsam auf. Deshalb muß ein Diabetiker rund 45 Minuten warten, bis er nach einer solchen Injektion essen darf.

Schließlich gibt es noch eine ganze Reihe von **Mischinsulinen**, die in unterschiedlichen Anteilen Alt- und Depotinsuline enthalten. Sie wirken einerseits rasch, halten andererseits aber doch 6 – 12 Stunden vor. Die Diabeteseinstellung erfordert viel Erfahrung, sowohl von Seiten des Arztes als auch des Patienten. Ein entscheidendes Hilfsmittel ist dabei die regelmäßige Blutzuckerselbstkontrolle:

Sie geschieht mit Hilfe von Teststäbchen, auf die ein Blutropfen aufgebracht wird. Der Bluttropfen läßt sich durch einen Stich mit einem Lanzettchen in die Fingerbeere gewinnen. Das Teststäbchen wird in ein handliches Analysegerät gesteckt, und nach einigen Sekunden kann der Blutzuckerwert analysiert werden. Anhand dieses Wertes adaptiert der Patient die individuelle Insulindosis:

- Zeigt das Gerät nur 70 mg/dl an, so spritzt er z. B. 10 anstatt der 12 Einheiten Insulin, die der „Spritzplan" vorsieht.
- Ergibt das Gerät einen Nüchternwert von 180 mg/dl, so spritzt er beispielsweise etwa 22 statt 18 Einheiten.

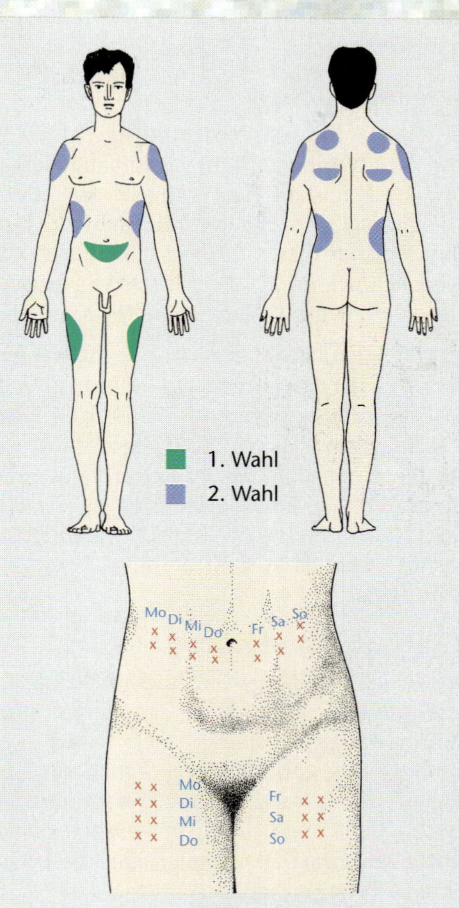

Abb. 19.12. Oben: Injektionsstellen für die Insulingabe. Bevorzugte Bereiche sind das Unterhautfettgewebe des Bauches und des Oberschenkels, weil der Patient sie bei der Selbstinjektion gut erreicht.
Unten: Wichtig ist auch das regelmäßige Wechseln des Injektionsortes, um Schädigungen der Subcutis (Unterhaut) zu vermeiden. Die Abbildung. zeigt einen sinnvollen Wochen-Wechselmodus.

Durch diese Tag-für-Tag-Korrektur können entsprechend geschulte Patienten ihren Diabetes einerseits relativ streng einstellen und damit die Spätschäden hinauszögern. Andererseits vermeiden sie gefährliche Unterzuckerungen. Auch ist eine Anpassung an den Extrabedarf während sportlicher Betätigung und leichter Infektionen möglich.

Für die dazu erforderliche vier- bis sechswöchige Schulung, die eine optimale Diätanleitung, einen Insulinplan, die Blutzuckerkontrolle und Freizeitgestaltung umfaßt, existieren spezielle *Diabeteskliniken* im gesamten Bundesgebiet. Für nicht geschulte oder weniger kooperationsfähige Patienten hat die Blutzuckerselbstkontrolle aber immer noch den Vorteil, drohende Unter- oder Überzuckerung zu erkennen und rechtzeitig den Arzt herbeizurufen.

Typ II-Diabetiker: Strikte Diät hilft

Die meist übergewichtigen Typ II-Diabetiker haben solche Probleme zunächst nicht. Sie müssen jedoch ebenfalls eine strikte Diät einhalten. In vielen Fällen reicht eine solche Diät, verbunden mit einer Gewichtsreduzierung sogar schon, um den Diabetes in den Griff zu bekommen. Anderen Typ-II-Diabetikern können auch Medikamente helfen, die die Insulinproduktion in der Bauchspeicheldrüse anregen. Leider schlagen angesichts der komplizierten und eingreifenden Diät zu viele Zuckerkranke die Ernährungsratschläge in den Wind. Dies hat oft fatale Folgen.

Überzuckerung und Unterzuckerung

Das Leben eines Diabetikers ist das ständige Lavieren zwischen Unter- und Überzuckerung. Ist der Patient extrem überzuckert, so kann er etwa ab 400 mg/dl ins **diabetische Koma** *(Coma diabetikum)* fallen. Aber auch wenn der Diabetiker ständig nur leicht überzuckert ist, beschleunigt das die Entwicklung der gefürchteten Spätkomplikationen (☞ 19.2.3).

Unterzuckerte klagen über Schweißausbruch, Unruhe und Heißhunger. In dieser Situation sollte schnell ein (sonst verbotenes) Stück Würfelzucker zur Hand sein, um eine schwere Hypoglykämie abzuwenden. Richtig gefährlich wird es, wenn der Zuckerspiegel unter etwa 40 mg/dl absinkt. Der Betroffene wird dann ohnmächtig. Er gerät in den **hypoglykämischen Schock.** Dieser ist am häufigsten Folge von

- ungewöhnlicher körperlicher Belastung,
- Alkoholgenuß oder
- Insulingabe ohne nachfolgende Mahlzeit.

Sowohl Coma diabeticum als auch hypoglykämischer Schock sind lebensgefährliche Notfälle, die selbst bei fachgerechter Behandlung nicht selten zum Tode führen. Besonders gefährlich sind für Diabetiker Infekte oder Erkrankungen, die mit Fieber, Erbrechen oder Durchfall einhergehen: Hier ändert sich der Insulinbedarf – keinesfalls darf aber Insulin ohne erfahrenen Rat weggelassen werden *(„Ich esse ja sowieso nichts, mir geht's so schlecht")*.

19.3.2 Fettstoffwechselstörungen

Ist die Serumkonzentration einzelner oder mehrerer Blutfettarten bei aufeinanderfolgenden Untersuchungen erhöht, so bezeichnet man dies als *Hyperlipidämie* oder **Hyperlipoproteinämie.** Läßt man das aus einer Blutprobe entnommene Gemisch der im Blut zirkulierenden Lipoproteine im elektrischen Feld wandern, so kann genau ermittelt werden, welche Anteile *(Fraktionen)* der Lipoproteine krankhaft vermehrt sind.

Allgemein kann man *primäre,* oft genetisch bedingte, von *sekundären,* das heißt im Rahmen anderer Erkrankungen auftretende Hyperlipidämien, unterscheiden. Sekundäre Hyperlipidämien sind z. B. Folge eines Diabetes mellitus, einer Gicht oder des Alkoholmißbrauchs.

Risikofaktor Cholesterin

Von den verschiedenen Fetten besitzt das *Cholesterin* (☞ 2.8.2) die größte Bedeutung als Risikofaktor der Arteriosklerose. Umfangreiche Studien haben gezeigt, daß allerdings weniger die Gesamtmenge an Cholesterin für die Schädigungen der Gefäße und die Arteriosklerose verantwortlich ist, sondern vielmehr seine Verteilung auf die oben angegebenen Lipoproteinfraktionen. Dem in der **HDL**-Fraktion (HDL = high density lipoproteins) enthaltenen Cholesterin wird sogar eine Schutzwirkung gegen die Arteriosklerose zugeschrieben, während für das Arteriosklerose-Risiko vornehmlich der Cholesterinanteil in der **LDL**-Fraktion (LDL = low density lipoproteins) maßgeblich ist (mehr hierüber ☞ 15.9).

Insbesondere Patienten mit erhöhtem LDL-Cholesterin sind stark arteriosklerosegefährdet und haben (unbehandelt) eine deutlich verringerte Lebenserwartung.

19.3.3 Normalgewicht und Übergewicht

Die meisten Fettstoffwechselstörungen gehen mit *Übergewicht* **(Adipositas)** einher. In der Medizin gilt dabei als übergewichtig *(adipös),* wer mehr als 10 % über dem **Normalgewicht nach Broca** liegt, welches sich nach der einfachen Formel berechnet:

Normalgewicht (in kg)
= Körperlänge (in cm) – 100 .

Optimal gesund leben sollten nach bisheriger Einschätzung allerdings diejenigen, die noch 10 % (Männer) bzw. 15 % (Frauen) unter ihrem Normalgewicht liegen *(Idealgewicht).* Neue Studien zeigen aber, daß das Broca-*Normal*gewicht die höhere Lebenserwartung verspricht.

Natürlich sind dies alles Durchschnittswerte, und tatsächlich haben die Menschen einen unterschiedlichen Knochenbau, der ihr Sollgewicht um bis zu 4 kg nach oben oder unten verändert. Dennoch haben sich kompliziertere Berechnungsmethoden für das persönliche Idealgewicht wie etwa der *BMI* (body mass index) nicht allgemein durchsetzen können – vor allem, weil sie umständlich in der Handhabung sind.

Fast genauso wichtig wie die absolute Kilogrammzahl auf der Waage ist die *Verteilung* des Fetts im Körper: Allgemeine Rundlichkeit – etwa die weiblichen Polster an Po und Schenkeln – tut der Gesundheit kaum Abbruch. Sehr ungünstig ist dagegen die bierbauchartige *Apfelform* (☞ Abb. 19.12a) der *Körperfettverteilung.*

Die kritische Grenze

Bei einer Adipositas von mindestens 20 % über dem Normalgewicht nimmt die Gefahr von Herzkreislauferkrankungen wie etwa Schlaganfall und Herzinfarkt stark zu. Entscheidend für dieses Risiko ist die durch das Übergewicht stark beschleunigte Arteriosklerose, die viele Organe angreift (☞ 5.3.4).

Aber Schäden betreffen nicht nur die Gefäße, sondern auch den chronisch überbeanspruchten Bewegungsapparat (mit den Folgen einer Gelenksarthrose), so daß die Lebenserwartung und die Lebensqualität der Betroffenen deutlich abnehmen. Der Normalisierung des Gewichts und eines pathologisch veränderten Fettstoffwechsels kommt deshalb größte Bedeutung zu.

Abspecken allein reicht nicht

Das Gewicht soll *langfristig* und *langsam* reduziert werden. Viele Ärzte empfehlen eine mehrmonatige „Abspeckphase“, in der z. B. mit einer Diät von 1000 kcal täglich das Körpergewicht um ca. 1 kg pro Woche absinkt. Anschließend muß durch inzwischen eingeübte *bessere Ernährungsgewohnheiten* dieses Gewicht beibehalten werden.

Nur durch eine langfristige Normalisierung des Körpergewichts können die Gefäßschäden gestoppt werden, kurzfristige „Gewaltkuren“ schaden dagegen mehr als sie nützen. Wie die Praxis zeigt, muß dabei der „innere Schweinehund“ täglich neu besiegt werden: Wer zum Übergewicht neigt, wird diese Disposition (Veranlagung) sein ganzes Leben beibehalten – er muß also jeden Tag beim Essen aufpassen, egal, auf welchem Gewichtsniveau er sich gerade befindet.

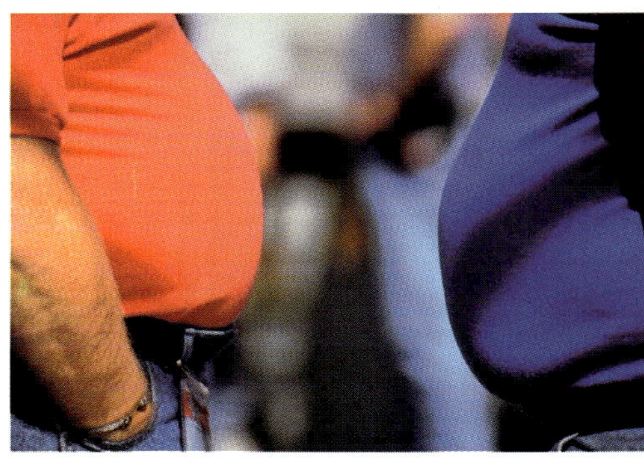

Abb. 19.12a: Wer einen deutlich sichtbaren Bauch vor sich herträgt (apfelförmige Körperfettverteilung) hat ein besonders hohes Risiko für Folgekrankheiten, wie z. B. Herzinfarkt und Schlaganfall.

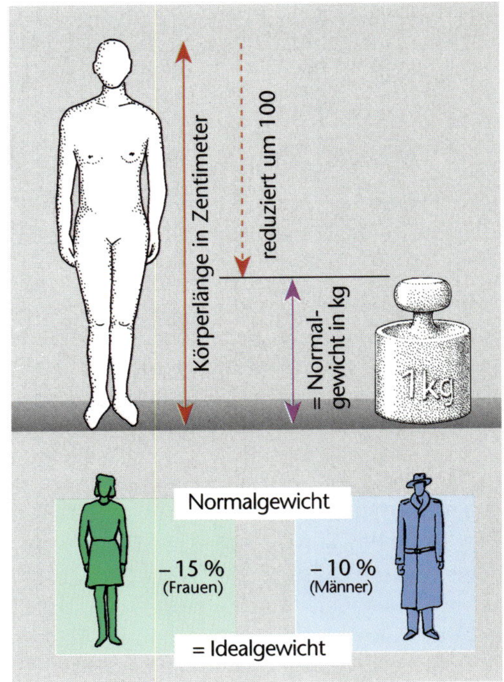

Abb. 19.13: Berechnung von Normal- und Idealgewicht nach Broca. – Beispiel:
Patientin M. hat eine Körperlänge von 165 cm. Ihr Normalgewicht beträgt (165 – 100 =) 65 kg. Ihr Idealgewicht beträgt 65 – 15% (= 9,75 kg) = 55,25 kg.

Sonderdiäten

Nach derzeitigem Wissensstand sind Sonderdiäten zur Normalisierung des Körpergewichts nicht erforderlich und auch nicht sinnvoll. Sonderdiäten wie etwa die *Trennkost* nach Hay, *Milch-Semmeldiät* nach Mayr, „Managerdiät“ (fleisch- und salatreich) und viele andere schränken die Zahl der Nahrungsmittel stark ein. Diese Diäten sind wissenschaftlich fragwürdig und insbesondere bei Patienten mit Vorerkrankungen ohne entsprechende medizinische „Begleitung“ möglicherweise auch schädlich. Auch von periodischen Fastenkuren *(Heilfasten)* über Perioden von 5 – 30 Tagen, die sich zweifellos auf viele (z. B. autoimmune, ☞ 4.9) Krankheitsbilder positiv auswirken, wird nach neuen Studien abgeraten: Es ist im Hinblick auf Lebenserwartung und Krankheitsrisiko besser, konstant übergewichtig zu sein, als nur für wenige Monate das Normalgewicht zu halten und dann wieder „anzusetzen“.

Statt rabiater Fastenkuren sollte stattdessen *langfristig* eine gute Figur angestrebt werden. Die wichtigsten Bausteine hierfür sind:

- Regelmäßiger Ausdauersport und eine vielseitige Lebensweise,
- bewußtes Essen (wer schlingt, ißt mehr und bleibt unbefriedigt)
- deutlich weniger Fett und ebenfalls weniger Eiweiß als die traditionelle deutsche Küche vor-

19

sieht (Völker mit fettarmer Küche wie die Japaner haben die höchste Lebenserwartung),

- weniger „hochverfeinerte" Nahrungsmittel, die oft stark salz- oder zuckerhaltig sowie „konzentriert" (hoher Kaloriengehalt pro Gewichtseinheit) sind und
- mehr naturbelassene Nahrungsmittel mit ausreichenden Vitamin- und Ballaststoffanteilen.

Diese Anforderungen werden beispielsweise sehr gut von der (kalorienreduzierten) *Vollwertkost* erfüllt.

19.4 Erkrankungen des Eiweiß- und Purinstoffwechsels

Hinweis: Biochemische Grundlagen ☞ 2.8.3 (Eiweiße) und 2.8.4 (Purine).

19.4.1 Wiederholung: Der Eiweißstoffwechsel beim Gesunden

Eiweiße sind sowohl in pflanzlicher als auch in tierischer Nahrung enthalten. Das Nahrungseiweiß wird im Verdauungstrakt in Aminosäuren gespalten. Diese gelangen über das Blut in die Körperzellen und werden dort für den Aufbau der körpereigenen Eiweiße verwendet.

Eiweiße können auch zur Energiegewinnung herangezogen werden. Dies geschieht jedoch nur in Notlagen, wenn weder Glukose noch Fettsäuren zur Verfügung stehen oder wenn bei Überernährung zuviel Proteine aufgenommen werden.

Die Phenylketonurie

Bei der **Phenylketonurie** kommt es durch einen rezessiv vererbten Enzymdefekt (☞ Abb. 22.40) zur Anreicherung der Aminosäure *Phenylalanin* im Blut (☞ 2.8.2). Durch toxische Stoffwechselprodukte wird die ZNS-Entwicklung beeinträchtigt, geistige Behinderung und Schwachsinn sind die Folge. Um diese ZNS-Schäden abzuwehren, muß möglichst früh, in jedem Fall vor dem 3. Lebensjahr, mit einer möglichst *Phenylalanin-freien* Diät begonnen werden. In Deutschland werden deshalb alle Neugeborenen mit Hilfe des sogenannten Guthrie-Tests, eines einfachen Bluttests, auf eine Phenylketonurie untersucht.

19.4.2 Der Purinstoffwechsel

Das gesamte Erbgut ist in Nukleinsäuren verschlüsselt, von denen die wichtigste die DNA ist (☞ 2.8.4). Ähnlich wie es einen ständigen Umschlag von Proteinen gibt – auch außerhalb von Wachstumsphasen des Organismus – baut der Körper auch permanent Nukleinsäuren ab und an anderer Stelle wieder neu auf. Soweit die hierfür benötigten Bausteine (Pyrimidin- und Purinbasen) nicht wiederverwendet werden, werden sie weiter abgebaut. Die Purinbasen werden dabei zur *Harnsäure* umgebaut, einer wasserlöslichen Substanz, die beim Gesunden problemlos über die Nieren ausgeschieden werden kann.

Die Gicht

Wegen einer erblichen Ausscheidungsstörung ist bei vielen Menschen, vor allem Männern, die Harnsäurekonzentration im Blut und in den anderen extrazellulären Räumen erhöht. Dadurch besteht die Gefahr, daß Harnsäure in Form ihrer Salze *(Urate)* auskristallisiert. Bei 25 % der Betroffenen lagern sich diese Harn-säurekristalle insbesondere in der Gelenkflüssigkeit ab. Da die Kristalle das Gewebe sehr stark reizen, kann es in der *Synovialmembran* (☞ 7.2.3) der Gelenke zu einer akuten Entzündungsreaktion kommen. Der Betroffene bemerkt diese Entzündung in Form stärkster Schmerzen, man spricht von einem **akuten Gichtanfall.** Am häufigsten ist das Großzehengrundgelenk betroffen, seltener das Sprunggelenk oder andere Gelenke.

Daneben kann man knötchenförmige Uratablagerungen **(Gichttophi)** auch an den Ohrmuscheln, Händen und Füßen sowie Ellenbogen finden.

Die Behandlung des akuten Gichtanfalls

Die heftigen Schmerzen des akuten Gichtanfalls sind Folge der starken Entzündungsreaktion in der Gelenkhöhle; sie können mit entzündungshemmenden Medikamenten unterdrückt werden und klingen meist nach einigen Tagen wieder ab.

Nach dem akuten Ereignis sind Einschränkungen bei den Nahrungsmitteln am wichtigsten, um weitere Gichtanfälle zu verhindern. Verboten sind besonders nukleinsäurereiche Nahrungsmittel wie Innereien, Wildbret und einige Fischarten (wie z. B. Sardinen). Alkohol (besonders Rotwein) wirkt anfallsprovozierend und sollte deshalb ebenfalls gemieden werden.

Neben der Manifestation in Gelenknähe kommt es oft zu Harnsäureablagerung in der Niere sowie zur Bildung von Harnsäuresteinen (etwa 15 % aller Nierensteine). Entzündungen des Nierenbeckens (Pyelonephritis) sowie Nierenkoliken können die Folge sein.

Als medikamentöse Therapie zur Prophylaxe des Gichtanfalls wird heute am häufigsten **Allopurinol** (z. B. Zyloric®) verwendet. Es senkt die Menge der anfallenden Harnsäure und ermöglicht eine gewisse Lockerung der Diät.

19.5 Vitamine

Vitamine sind lebensnotwendige, organische Verbindungen, die der Körper nicht oder nur in unzureichender Menge selbst herstellen kann. Vitamine müssen daher dem Organismus mit der Nahrung *zugeführt* werden. Einige Vitamine bezieht der Körper allerdings nicht nur aus der Nahrung, sondern von Darmbakterien, die z. B. Vitamin K und einen Teil des Bedarfs an Folsäure im Rahmen ihres Stoffwechsels in das Darmlumen abgeben.

19.5.1 Fett- und wasserlösliche Vitamine

Aufgrund ihrer verschiedenen Löslichkeit werden die Vitamine in eine *fettlösliche* und eine *wasserlösliche* Gruppe unterteilt (☞ 2.8.2). Zu den fettlöslichen Vitaminen gehören die Vitamine A, D, E und K (Merkwort: EDeKA), die anderen sind wasserlöslich. Diese zunächst rein chemische Untergliederung ist auch unter medizinischem Gesichtspunkt von Bedeutung. Zum Beispiel können fettlösliche Vitamine nur dann resorbiert werden, wenn genügend Galle sezerniert wird und die Fettresorptionsmechanismen intakt sind (☞ 18.7.3).

19.5.2 Wer braucht Vitamintabletten?

Die durchschnittlich zusammengesetzte Nahrung, wie sie in den Industriestaaten heute normalerweise verzehrt wird, enthält von allen Vitaminen ausreichende Mengen. Zwar schwankt der Vitamingehalt in der Nahrung, je nachdem, ob man sich vegetarisch (☞ 18.11), mit viel Fleisch oder vorzugsweise mit Rohkost und Obst ernährt. Ist die Ernährung jedoch insgesamt ausgewogen, treten Vitamindefizite beim gesunden Erwachsenen nicht auf.

Zusätzliche Vitamingaben sind nur dann erforderlich, wenn:

- Die *Vitaminzufuhr* ungenügend ist, z. B. bei einseitiger oder nicht ausreichender Ernährung, wie sie etwa bei Schiffsreisen früher unvermeidlich war und auch heute in Entwicklungsländern häufig vorkommt.
- Der *Vitaminbedarf* erhöht ist, wie z. B. im Säuglingsalter oder während Schwangerschaft und Stillzeit oder
- Die *Vitaminresorption* vermindert ist (z. B. bei fehlendem Intrinsic-Faktor ☞ 18.4.4) oder bei Malassimilationssyndromen (☞ 18.7.7).

Zuviele Vitamine können sogar schaden, da die fettlöslichen Vitamine nur begrenzt ausgeschieden werden und durch eine *Hypervita-*

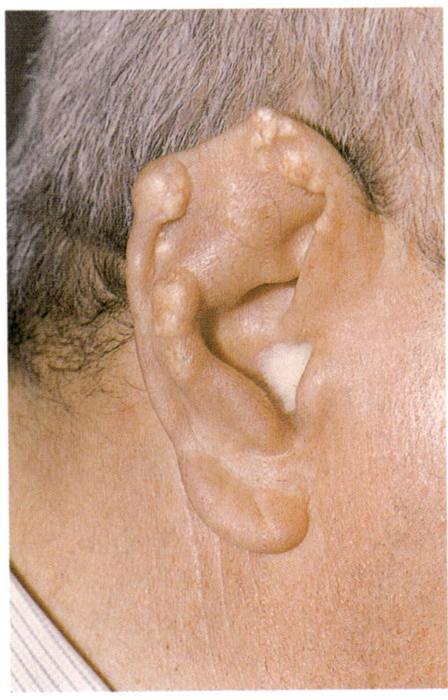

Abb. 19.14: Gichttophi an der Ohrmuschel. Die knötchenförmigen Harnsäureablagerungen haben eine gelbliche Farbe.

19

minose z. B. die Leber geschädigt werden kann. Ein Überangebot an wasserlöslichen Vitaminen kann der Körper dagegen in der Regel durch Ausscheidung mit dem Urin beseitigen.

Vitaminmangelzustände

Auch wenn Vitaminmangelzustände heute selten vorkommen, sollten sie nicht unterschätzt werden. Bei chronischem Mangel an einem Vitamin kommt es zu ausgeprägten Krankheitssymptomen, so z. B. bei Vitamin-C-Mangel zum *Skorbut* mit Müdigkeit, Muskelschwäche, Blutungen,Zahnausfall sowie starker Anfälligkeit gegenüber Infektionskrankheiten. Unbehandelt kann ein solcher Mangelzustand zum Tod führen.

19.5.3 Vitamin A

Die Substanzen der **Vitamin-A-Gruppe** umfassen eine Reihe fettlöslicher, lichtempfindlicher Wirkstoffe (*Retinol, Retinal* und *Retinsäure),* die in der Darmwand durch Spaltung von mit der Nahrung zugeführten Provitaminen (α-, β- und γ-Carotin, zusammengefaßt **Karotinoide)** gebildet und in der Leber gespeichert werden.

Bei Bedarf werden sie aus der Leber freigesetzt, ins Plasma abgegeben und dort an Plasmaeiweiße gebunden transportiert. Das für die Vitamin-A-Synthese wichtigste Provitamin *β-Carotin* ist ein weitverbreiteter Pflanzenfarbstoff. Besonders reichlich kommt es in Kohlarten, im Spinat und in Karotten vor. Nennenswerte Mengen an Vitamin A findet man auch in Leber, in Butter, Milch, Eiern und Fischtran. Vitamin A ist für das Wachstum der Epithelien notwendig, es verbessert die Infektionsabwehr an den Schleimhäuten und ist als Bestandteil des Sehpurpurs für den Sehvorgang unentbehrlich. Schließlich ist es auch am Skelettwachstum beteiligt.

Bei **Unterversorgung** mit Vitamin A macht sich zuerst eine beeinträchtigte Dunkeladaptation und Nachtblindheit bemerkbar (☞ 12.6.8). Weiter fortschreitender Vitamin- A- Mangel führt zur Hornhautdegeneration (Xerophthalmie), zu Wachstumsstörungen sowie zu Atrophie und Verhornung von Schleimhäuten und Haut (Hyperkeratose).

19.5.4 Vitamin D

Die Gruppe der *Vitamin-D-Substanzen* oder *Calciferole* ist nach neuerem Verständnis nicht den Vitaminen, sondern den Hormonen (Vitamin-D-Hormon) zuzurechnen. Ihre Bildung und die Effekte auf den Kalzium- und Knochenstoffwechsel sind deshalb schon im Hormonkapitel besprochen worden (☞ 13.5).

19.5.5 Vitamin E

Die Gruppe der fettlöslichen **Tokopherole** oder *E-Vitamine* wird nur von Pflanzen synthetisiert. Zu den ergiebigsten Vitamin-E-Quellen gehören Getreidekeime, Pflanzenöle und Blattgemüse. Gespeichert werden Tokopherole in der Nebenniere, der Milz und im Pankreas. Aufgrund der weiten Verbreitung der E-Vitamine sind Mangelerscheinungen beim Menschen nicht beobachtet worden.

Die biologische Bedeutung von Vitamin E ist noch nicht völlig geklärt, es scheint jedoch als Oxidationsschutz bei verschiedenen Stoffwechselvorgängen zu wirken, insbesondere beim Abbau ungesättigter Fettsäuren. In diesem Zusammenhang wird diskutiert, ob das Vitamin vielleicht auch den Alterungsprozeß positiv beeinflussen (verlangsamen) kann.

Vitamin	Funktion	Mangelerscheinung	Tagesbedarf
Vitamin A	Einfluß auf den Sehvorgang, Eiweißstoffwechsel	Xerophthalmie, Hyperkeratose	1,0 – 1,5 mg
Vitamin D	Knochenbildung, Aufnahme von Kalzium und Phosphaten	Rachitis (☞ 13.5)	0,05 mg
Vitamin E	Schutz der Nahrungs- und Körperfette	unbekannt	15 mg (geschätzt)
Vitamin K	Förderung der Blutgerinnung	Blutgerinnungsstörung	1 mg
Vitamin B_1	Einfluß auf Abbau der Kohlenhydrate, Herzfunktion und Nerventätigkeit	Beri-Beri, z. B. Polyneuritis	1 – 2 mg
Vitamin B_2	Einfluß auf den gesamten Stoffwechsel und die Hormonproduktion	Keratitis, Dermatitis, Anämie	1,5 – 2 mg
Niazin	Zentrale Stellung im Stoffwechsel, Leberfunktion	Pellagra	15 – 20 mg
Vitamin B_6	Einfluß auf den Stoffwechsel	Neurologische Störungen, Dermatitis	2 mg
Vitamin B_{12}	Bildung der roten Blutkörperchen, Einfluß auf den Eiweißstoffwechsel	Perniziöse Anämie	5 – 10 µg
Folsäure	Aufbau von Nukleinsäuren und roten Blutkörperchen	Makrozytäre Anämie	0,1 mg (geschätzt)
Pantothensäure	Zentrale Stellung im Stoffwechsel	unbekannt	10 mg
Biotin	Beteiligung am Stoffwechsel	Dermatitis	2 mg
Vitamin C	Beteiligung am Aufbau von Bindegewebe, Hormonen und Wundheilung	Skorbut	75 mg

Tab. 19.15: Kleine Vitamin-Kunde. Gelb unterlegt = fettlösliche Vitamine; Rosa unterlegt = wasserlösliche Vitamine.

Ein Modevitamin?

Obwohl unsere Nahrung immer ausreichend Vitamin E enthält, werden einer zusätzlichen Vitamin-E-Zufuhr neuerdings (vor allem in der pharmazeutischen und Diätlebensmittel-Werbung) positive Eigenschaften zugeschrieben. So soll die Einnahme von Vitamin-E-Präparaten die Lebenskraft und geistige Vitalität steigern.

Tatsächlich haben Studien ergeben, daß Probanden mit einem höheren Verzehr an Vitamin E-, C- und A- (bzw. dessen Vorstufen) haltigen Lebensmitteln (vor allem Obst und grünes Gemüse) weniger häufig an Tumoren erkrankten als Vergleichsprobanden.

19.5.6 Vitamin K

Das physiologischerweise im menschlichen Organismus vorkommende **Vitamin K** ist das *Menachinon* (Vitamin K_2). Es kann durch das in Pflanzen enthaltene Vitamin K_1 oder das synthetisch hergestellte Vitamin K_3 *(Naphthochinon,* Handelsname *Konakion®)* ersetzt werden, beide Abkömmlinge haben die gleiche Wirksamkeit wie Vitamin K_2: Sie steigern in der Leber die Biosynthese der Gerinnungsfaktoren Prothrombin, Faktor VII, IX und X.

Substanzen der fettlöslichen Vitamin-K-Gruppe finden sich in Pflanzen, werden aber auch von Bakterien hergestellt; man vermutet, daß die in der menschlichen Darmflora vorkommen-

19

den E. coli-Bakterien (☞ 6.7) wesentlich zu unserer Vitamin-K-Versorgung beitragen.

Ein Vitamin-K-Mangel ist selten, solange die Leber und die Resorption im Darm normal funktionieren. Sobald aber die Gallensekretion z. B. durch eine Leberzirrhose (☞ 18.10.7), einen Gallengangsverschluß oder eine schwere Gallengangsentzündung behindert ist, kommt es zu einem Mangel an Gerinnungsfaktoren und in der Folge zur Blutungsneigung.

Vitamin-K-Mangelzustände treten auch bei Neugeborenen vergleichsweise häufig auf, so daß Säuglinge heute routinemäßig eine orale *Vitamin-K-Prophylaxe* in Form von Konakiontropfen erhalten. Die früher übliche parenterale Vitamin-K-Prophylaxe wurde wegen möglicher Langzeitwirkungen (fragliches Tumorrisiko) weitgehend verlassen.

19.5.7 Vitamin B_1

Das wasserlösliche *Thiamin* oder **Vitamin B_1** kommt in den Keimanlagen von Getreiden (also im Vollkornmehl, nicht aber im „Weißmehl"), ferner in Hefe, Gemüse und Kartoffeln vor. Auch tierische Organe enthalten Vitamin B_1, insbesondere Innereien. Vitamin B_1 wird im Organismus mit Phosphatgruppen verbunden und geht dabei in seine wirksame Form, das *Thiaminpyrophosphat,* über. Dieses Coenzym hat eine Schlüsselfunktion innerhalb des Kohlenhydratstoffwechsels und für die Synthese des Neurotransmitters Acetylcholin (☞ 10.4.6).

Ein reiner **Vitamin-B_1-Mangel** äußert sich in verminderter geistiger und körperlicher Leistungsfähigkeit, Appetitlosigkeit, Gewichtsverlust und Muskelschwund.

Häufiger noch als ein isolierter Vitamin-B_1-Mangel ist die **Beri-Beri-Krankheit,** eine komplexe Vitaminmangelerkrankung, bei der noch andere B-Vitamine fehlen. Sie tritt in den Entwicklungsländern bei einseitiger Ernährung mit poliertem Reis auf und äußert sich in einer ausgedehnten Entzündung des peripheren Nervensystems (Polyneuritis), einer Herzmuskelschwäche und in Ödemen.

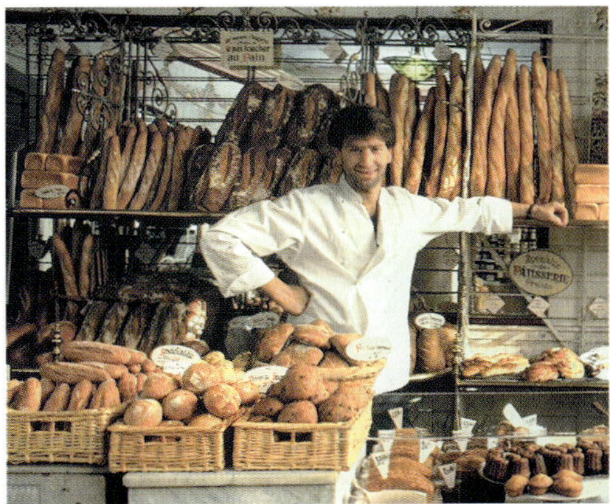

Abb. 19.15a: Wichtigster Lieferant der Vitamine der B-Gruppe sind Vollkornprodukte. Da die B-Vitamine hitzestabil sind, macht ihnen auch der 200 °C erreichende Backvorgang nichts aus.

19.5.8 Vitamin B_2

Vitamin B_2 heißt mit modernem Namen *Laktoflavin* oder *Riboflavin.* Es kommt in allen tierischen und pflanzlichen Zellen vor. Den höchsten B_2-Gehalt besitzen Hefe, Getreidekeime sowie Leber, Milch und Käse. Auch Darmbakterien tragen zur Bereitstellung von Vitamin B_2 bei. Aus Vitamin B_2 werden zwei Coenzyme gebildet, die für die Wasserstoffübertragung in der *Atmungskette* unentbehrlich sind (☞ 2.10.2).

Vitamin-B_2-Mangelerscheinungen treten nur selten auf, beobachtet worden sind Blutarmut (Anämien) und Entzündungen von Haut (Dermatitis), Schleimhäuten und der Hornhaut (Keratitis).

19.5.9 Vitamin B_6

Unter dem Begriff **Vitamin B_6** werden die drei Stoffe *Pyridoxol* (gehört chemisch zu den Alkoholen), *Pyridoxal* (Aldehyd) und *Pyridoxamin* (Amin) zusammengefaßt, die im Organismus gleichermaßen wirksam sind. Vitamin B_6 kommt in allen lebenden Zellen, besonders reichlich in Hefe, Körnerfrüchten, grünem Gemüse sowie Innereien und Milchprodukten vor. Vitamin B_6 wird im zellulären Stoffwechsel zu einem Coenzym umgebaut, das für den Aminosäurestoffwechsel wesentlich ist. Der Mangel an Vitamin B_6 ist glücklicherweise äußerst selten. Beobachtet wurden epileptische Krämpfe und Nervenentzündungen.

Das *Tuberkulostatikum* (☞ 17.13.3) Isoniacinhydrazid (INH) wirkt als Pyridoxinantagonist und führt bei längerfristiger hochdosierter Anwendung zu Symptomen eines Pyridoxinmangels; deshalb wird – besonders bei Alkoholikern und Diabetikern – bei einer INH-Therapie Vitamin B_6 zusätzlich gegeben.

19.5.10 Vitamin B_{12} (Cobalamin)

Vitamin B_{12} *(Cobalamin)* wird nur von Mikroorganismen synthetisiert. Da es aber im tierischen Organismus gespeichert werden kann, sind tierische Nahrungsmittel für den Menschen die Hauptquelle von Vitamin B_{12}. Allerdings werden mit weniger als 10 µg täglich nur winzige Mengen von Vitamin B_{12} benötigt. Das Vitamin B_{12}-Molekül gehört zur Gruppe der *Corrinoide,* die eng mit dem Porphyrin, dem Grundgerüst des Häms (☞ 14.2.2), verwandt sind. Vitamin B_{12} ist beteiligt an der Biosynthese von Erbsubstanz und bei der Bildung der Myelinscheiden im Nervensystem. Ein Vitamin B_{12}-Mangel äußert sich vor allem in einer gestörten Blutbildung, die zu einer makrozytären hyperchromen Anämie (☞ 14.25) führt. In schweren Fällen entwickelt sich das Krankheitsbild der *perniziösen Anämie* (☞ 14.2.5), das unbehandelt zum Tode führt.

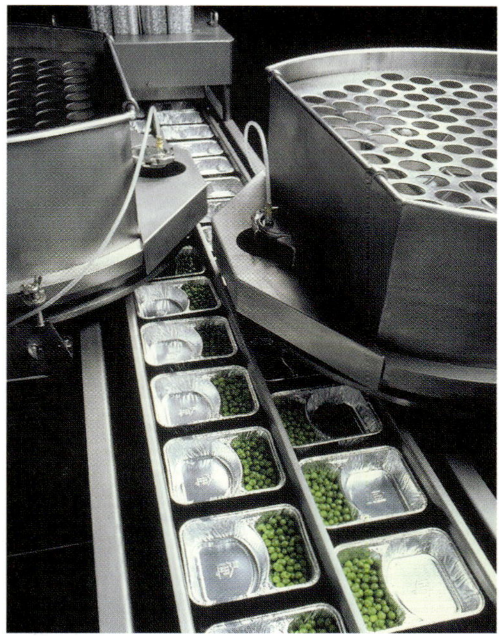

Abb. 19.15b: Nicht gerade Vitamine im Überfluß liefern industriell vorproduzierte Fertiggerichte. Während der Vitaminverlust beim Einfrieren von Frischprodukten nicht ins Gewicht fällt, kann die bei Fertiggerichten oft erforderliche Hitzekonservierung zum Totalverlust der hitzeempfindlichen Vitamine, etwa von Vitamin C, führen.

Ein Vitamin B_{12}-Mangel ist häufig, da zur Resorption des Vitamins ein in der Magenschleimhaut gebildeter Intrinsic factor (☞ 18.4.4) erforderlich ist. Der Intrinsic factor kann z. B. nach Magenresektionen oder bei ausgeprägter Atrophie der Magenschleimhaut nicht mehr ausreichend hergestellt werden. Diese Patienten müssen einmal monatlich eine Vitamin-B_{12}-Injektion erhalten (die orale Gabe würde nichts nützen, da ja die Resorptionsfähigkeit erloschen ist).

19.5.11 Niazin

Niazin ist die zusammenfassende Bezeichnung für *Nicotinsäure* und *Nicotinsäureamid.* Beide Substanzen sind weit verbreitet und kommen reichlich in Hefe, Nüssen, Innereien und Milchprodukten vor. Außerdem können sowohl die Darmbakterien als auch der Mensch selbst aus der Aminosäure Tryptophan Niazin herstellen, so daß bei ausreichendem Tryptophangehalt der Nahrung Niazin nicht von außen zugeführt werden muß. Niazin ist ein Baustein für ein lebenswichtiges, wasserstoffübertragendes Coenzym, das das erste Glied der Atmungskette bildet, nämlich das NAD^+ (☞ 2.9.2).

Die typische Niazinmangelerscheinung ist die **Pellagra.** Sie trat vor allem in Entwicklungsländern durch Tryptophanmangel infolge einseitiger Maisernährung auf. Die Pellagra ist auch als *3-D-Krankheit* bezeichnet worden, da es bei ihr zu Hautentzündung (Dermatitis), Verdauungsstörungen (Diarrhoe) und geistiger Degeneration (Demenz) kommt.

19.5.12 Folsäure

Auch **Folsäure** ist im Pflanzen- und Tierreich weit verbreitet und wird zusätzlich von Darmbakterien im Dickdarm synthetisiert. Trotzdem sind Folsäuremangelzustände recht häufig. Ein Grund mag darin liegen, daß die im Dickdarm bereitgestellten Folsäuremoleküle nicht mehr resorbiert werden (die mit der Nahrung zugeführte Folsäure wird bereits im Dünndarm resorbiert).

Im Organismus wird Folsäure unter Beteiligung von Vitamin C zu *Tetrahydrofolsäure* reduziert, das im Stoffwechsel der kleinen Kohlenstoffmoleküle eine Schlüsselposition einnimmt. Auch zum Aufbau neuer Erbsubstanz, d. h. bei allen Zellteilungen, wird Tetrahydrofolsäure benötigt. Im Embryonalstadium äußert sich Folsäuremangel durch eine starke Häufung von Neuralrohrdefekten (☞ Abb. 22.24).

Beim Erwachsenen äußert sich eine Folsäurehypovitaminose am ehesten am stoffwechselaktivsten Gewebe, dem Knochenmark: Es kommt zu einer makrozytären Anämie (☞ 14.2.5) wie beim Vitamin B_{12}-Mangel. Bei starkem Folsäuremangel treten zudem Durchfall und Gewichtsverlust auf.

19.5.13 Pantothensäure

Pantothensäure ist weit verbreitet und findet sich in den meisten tierischen Lebensmitteln, aber auch in Hefe, grünem Gemüse und Getreide. Es ist Bestandteil des sogenannten *Coenzyms A* (☞ 2.10.2), eine durch seine hohe Bindungsenergie zentrale Substanz für den gesamten Stoffwechsel. Mangelerscheinungen sind beim Menschen nicht bekannt.

19.5.14 Biotin (Vitamin H)

19

Biotin oder *Vitamin H* kommt in allen Zellen, besonders in Hefe, Innereien und Eigelb vor. Biotin ist eine wichtige Molekülgruppe von Enzymen, die Kohlensäurereste *(Carboxylgruppen)* übertragen. Ein Mangel an Vitamin H tritt beim Menschen nicht auf, wohl auch deshalb, weil Darmbakterien ebenfalls Biotin synthetisieren.

19.5.15 Vitamin C (Ascorbinsäure)

Vitamin C oder *Ascorbinsäure* ist das wohl bekannteste Vitamin. Es ist reichlich in frischen Früchten enthalten (obwohl der Mitteleuropäer sein Vitamin C vor allem aus Kartoffeln bezieht). Viele Getränke und andere industriell hergestellte Lebensmittel enthalten Vitamin-C-Zusätze.

Ascorbinsäure wird nicht nur von Pflanzen, sondern auch von den meisten tierischen Organismen *selbst* synthetisiert – neben dem Menschen haben nur noch der Affe und das Meerschweinchen im Rahmen der Entwicklungsgeschichte durch einen Genverlust die Fähigkeit verloren, das benötigte Vitamin C selbst zu produzieren.

Vitamin C als Oxidationsschutz

Vitamin C gilt, wie das Vitamin E, als *Oxidationsschutzmittel* im zellulären Stoffwechsel. Es ist an der Synthese oder am Umbau von Hormonen und Coenzymen genauso beteiligt wie am Stoffwechsel der Aminosäuren und des Kollagens oder an der Abdichtung von Kapillaren. Auch bei der Gerinnung spielt es eine wichtige Rolle. Aufgrund seiner *Reduktions-Oxidations-Eigenschaften* wird dem Vitamin C eine Schutzfunktion bei der Abwehr von entarteten, malignen Zellen zugesprochen.

Ob eine künstliche **Vitamin-C-Zufuhr** sinnvoll ist, kann nicht eindeutig bejaht werden. Jedoch gibt es viele Hinweise, daß bei schweren körperlichen Anstrengungen, akuten und chronischen Infektionskrankheiten und Stoffwechselerkrankungen (wie z. B. Diabetes mellitus) sowie während Schwangerschaft und Stillperiode der Vitamin C Bedarf erhöht ist. Man könnte also annehmen, daß ein Vitamin-C-„Stoß" die Heilungsphase z. B. bei einem grippalen Infekt abkürzt.

Skorbut

Die schon beschriebene klassische Vitamin-C-Mangelkrankheit, der **Skorbut**, tritt in Deutschland nicht mehr auf. Leichtere Vitamin-C-Mangelerscheinungen sind jedoch bei Fehlernährungen (z. B. bei Alkoholikern), bei chronischer Magenschleimhautentzündung oder Leberzirrhose beobachtet worden. Die Betroffenen klagen über abnorme Müdigkeit, Infektanfälligkeit und, wegen der Kapillarbrüchigkeit, über Blutungsneigung

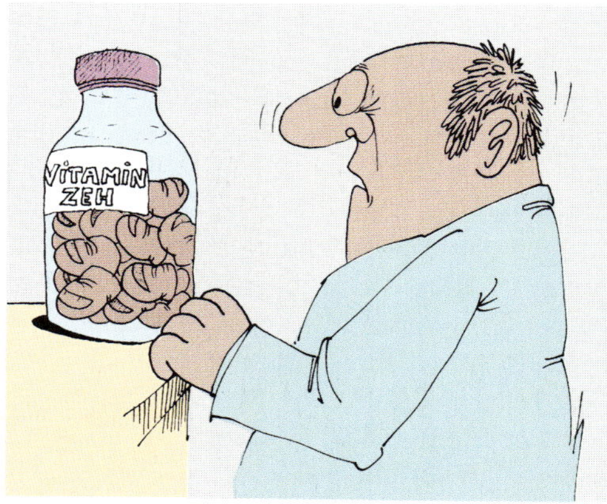

Abb. 19.16: Zum Thema Vitamin-C-Zufuhr.

19.6 Mineralstoffe (Mengenelemente und Spurenelemente)

Neben ausreichend Kalorien, genügend Vitaminen und einer ausreichenden Wasserzufuhr sind die **Mineralstoffe** *(Salze, Elektrolyte)* für die Gesundheit unerläßlich. Man unterscheidet:

- die **Mengenelemente** (*Mineralstoffe* im engeren Sinn), die in vergleichsweise großen Mengen benötigt werden; das sind die Ionen der sieben Elemente Kalium, Natrium, Kalzium, Chlor, Phosphor, Schwefel und Magnesium sowie
- die **Spurenelemente**, die nur in Spuren in Körper und Nahrung vorkommen.

19.6.1 Die Mengenelemente

In Tabelle 2.1 wurde bereits eine ausführliche Übersicht über die biologische Funktion der sieben Mengenelemente gegeben. Bei normaler Ernährung (auch vegetarischer) besteht bei sechs der sieben Mengenelemente keine Gefahr der Mangelzufuhr, lediglich bei **Kalzium** (Ca^{2+}) kann eine Unterversorgung auftreten, wenn entweder der Bedarf erhöht ist (Schwangerschaft, Stillzeit, Säuglingsalter) und/oder wenn kalziumreiche Lebensmittel wie Milchprodukte, Fisch, Blatt- und Wurzelgemüse gemieden werden. Kalziummangel tritt ferner bei reichhaltigem Verzehr „kalziumbindender" Nahrungsmittel mit hohem *Oxalsäuregehalt* auf, z. B. Spinat oder Rhabarber. Die empfohlene Zufuhr soll 800 mg, bei erhöhtem Bedarf und zur Vorbeugung der Osteoporose (☞ 4.9) mindestens 1000 mg Ca^{2+} täglich betragen.

Bei **Natrium** und Chlor besteht eine Überversorgung durch die in unserer Kultur übliche reichliche Speisesalzaufnahme von 10 – 15 g NaCl täglich. Benötigt werden aber nur 3 g NaCl. Durch die erhöhte Natriumaufnahme sind zumindest Risikopatienten vermehrt bluthochdruckgefährdet (☞ 16.4).

Für alle Mengenelemente bestehen individuelle Ausscheidungsmöglichkeiten, so daß keine Anreicherung im Körper zu befürchten ist.

Für die heutige Ernährung in den „reichen" Industrieländern sind bezüglich der Mengenelemente zwei Empfehlungen bedeutsam:
- viel Kalzium,
- wenig Kochsalz.

19.6.2 Die Spurenelemente

Spurenelemente kommen nur in äußerst geringen Mengen in der Nahrung und im Orga-

Element	Körperbestand	Mangelerscheinung	Tagesbedarf*
Eisen	4,0 – 5,0 g	Hypochrome Anämie	0,5 – 5 mg
Zink	1,4 – 2,3 g	Wachstumsstörungen, Haarausfall, verzögerte Wundheilung	0,4 – 6 mg
Kupfer	0,08 – 0,12 g	Mikrozytäre Anämie, Wachstumsstörungen	1,0 – 2,5 mg
Mangan	0,012 – 0,03 g	Sterilität, Knochenmißbildung	2,0 – 5,0 mg
Molybdän	ca. 0,02 g	Beim Menschen keine bekannt	ca. 0,4 mg
Jod	0,01 – 0,02 g	Struma (Kropf, sehr häufig), Schilddrüsenunterfunktion (Hypothyrose, seltener)	0,1 – 0,2 mg
Kobalt	ca. 0,01 g	Makrozytäre Anämie	< 1,0 mg
Selen	0,02 – 0,1 g	Störungen des Immunsystems **	ca. 0,05 mg
Chrom	< 0,006 g	Beim Menschen keine bekannt	< 0,005 mg
Fluor	nicht genau bekannt	Gehäuft Karies	ca. 1,0 mg

* abhängig von Alter, Geschlecht und Funktionszustand des Organismus (Schwangerschaft usw.)
** reduziert giftige Peroxide (Glutathionperoxidase)

Tabelle 19.17: Essentielle (lebensnotwendige) Spurenelemente.

nismus vor. Bei den Spurenelementen sind nicht alle lebensnotwendig *(essentiell)*. Manche sind höchstwahrscheinlich entbehrlich, andere sogar giftig *(toxisch)*. Zu den essentiellen Spurenelementen gehören:

- **Eisen** als Baustein des Blutfarbstoffes Hämoglobin
- **Kobalt** als Bestandteil von Vitamin B_{12}
- **Chrom, Kupfer, Mangan, Molybdän, Selen** und **Zink**, die in vielen Enzymen enthalten sind
- **Jod**, das für den Aufbau der Schilddrüsenhormone benötigt wird (bei Jodmangel droht ein *Jodmangelstruma*, ☞ 13.4.2) und
- **Fluor**, das für einen harten, gegenüber Bakterien widerstandsfähigen Zahnschmelz (☞ 18.2.2) von Bedeutung ist.

Die Tabelle 19.17 informiert über den Körperbestand und den Tagesbedarf sowie Mangelerscheinungen bei den essentiellen Spurenelementen.

Eisen- und Selenmangel

Aufgrund des geringen Tagesbedarfs macht sich Mangel an einem Spurenelement erst allmählich und mit zum Teil uncharakteristischen Symptomen bemerkbar. Ein Beispiel ist die Leistungsschwäche bei eisenmangelbedingter Anämie, ☞ 14.2.5, der mit Abstand häufigste Spurenelementmangel. Er tritt z. B. bei Frauen in der Pubertät (einsetzende menstruelle Blutverluste) und Schwangerschaft (Eisenentzug durch den Foetus) auf.

Aber auch ein *Selenmangel* wird neuerdings bei jedem fünften Erwachsenen vermutet und z. B. für eine Schwächung des Immunsystems verantwortlich gemacht.

Überflüssige und schädliche Spurenelemente

Nicht lebensnotwendigen Spurenelementen sind *Aluminium, Brom, Gold* und *Silber*.

Eindeutig toxische (giftige) Wirkungen entfalten die Elemente *Antimon, Arsen, Blei, Cadmium, Quecksilber* und *Thallium*. Vor allem die **Schwermetalle** Blei, Cadmium und Quecksilber sind in der heutigen Umwelt allgegenwärtig und besitzen als gewerbliche Gifte sowie als Umweltschadstoffe medizinische Bedeutung. Neuerdings finden sich auch Berichte über mögliche Schädigungen durch eine zivilisatorisch erhöhte Aluminiumzufuhr.

Die Dosis macht das Gift

Allerdings kann es auch bei den essentiellen Spurenelementen zu Vergiftungserscheinungen kommen. Nur für wenige Spurenelemente existieren *Ausscheidungsmechanismen*, so daß sich überschüssige Substanzen in verschiedenen Geweben des Körpers ablagern können. So führt z. B. eine erhebliche Überlastung mit Fluor zur Anreicherung von Fluoriden, die zu Dunkelfärbungen der Zähne und Skelettdeformationen führen können.

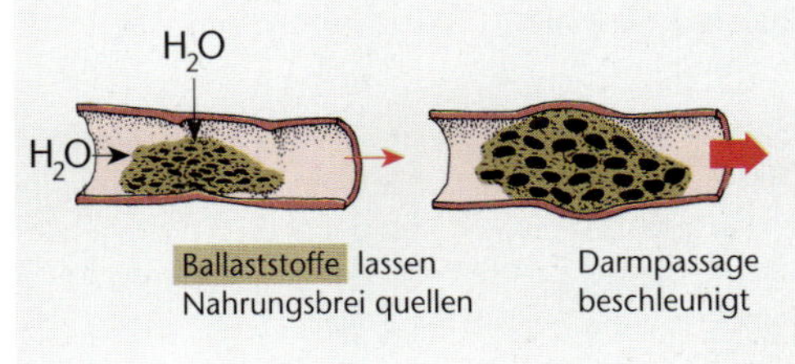

Abb.19.18: Ballaststoffe: Unverdauliche pflanzliche Fasern enthalten Kohlenhydrate, die vom menschlichen Darm nicht gespalten werden können. Sie lassen den Nahrungsbrei aufquellen und regen dadurch die Darmperistaltik an. Damit eignen sie sich zur Vorbeugung einer Darmverstopfung (Obstipation).

19.7 Ballaststoffe

Der Name **Ballaststoffe** *(Schlacken)* stammt aus dem 19. Jahrhundert, als man meinte, die *unverdaulichen*, meist pflanzlichen Verbindungen seien für den menschlichen Körper unnütz – eben Ballast. Zu diesen Ballaststoffen gehören *Zellulose, Pektin* und *Lignin*.

Obwohl die Ballaststoffe nicht zur Energieversorgung beitragen können, da sie für den Menschen unverdaulich sind, kommt ihnen doch für die normale Magen-Darm-Passage eine erhebliche Bedeutung zu. Durch ihr **Volumen** regen sie die Darmperistaltik an und fördern den Transport des Nahrungsbreis. Werden sie nur in geringer Menge zugeführt, so neigen die meisten Menschen zu *Darmverstopfung* (**Obstipation**, ☞ 18.8.7). Die Stühle werden seltener und hart; die Stuhlentleerung wird schmerzhaft. Eventuell vorhandene Hämorrhoiden (☞ 18.8.3) verschlimmern sich.

Ballaststoffe senken das Risiko für chronische Erkrankungen

Das Dickdarmkarzinomrisiko ist bei Personen mit ausreichender Ballaststoffzufuhr niedriger, da Gifte im Nahrungsbrei weniger lange auf die Darmschleimhaut einwirken können; und auch Diabetes mellitus, Fettstoffwechselstörungen und Gallensteinleiden treten unter ballaststoffreicher Kost wahrscheinlich seltener auf.

Als Mindestmenge an Ballaststoffen werden 30 g täglich in Form von Vollkornprodukten, Kartoffeln, Gemüse oder Obst empfohlen.

19.8 Gewürzstoffe

Zu den **Gewürzstoffen** zählen die Duft- und Aromastoffe, die den Speisen zum Teil ihren Geruch und Geschmack verleihen. Sie sind wohl nicht lebensnotwendig. Dennoch wirken sie anregend auf die Sekretion von Verdauungssäften, machen die zugeführten Nahrungsmittel teilweise bekömmlicher und tragen damit zur Gesundheit bei.

Bei sehr starkem Konsum von scharfen Gewürzen, wie er z. B. in einigen asiatischen Regionen üblich ist, treten allerdings Karzinome im Mund- und Rachenraum gehäuft auf.

19.9 Parenterale Ernährung

Viele Kranke sind nicht mehr in der Lage, sich selbst über den Verdauungstrakt *(enteral)* ausreichend mit Nährstoffen zu versorgen. So z. B.

- Patienten im Koma oder im eingetrübten Zustand,

- Patienten mindestens 6 Stunden vor und 12 – 48 Stunden nach Operationen – hier *darf* nichts gegessen werden, um Komplikationen wie etwa das *Aspirieren* (☞ 24.6.5) von erbrochenem Speisebrei zu verhindern,
- Patienten ohne ausreichenden Willen, selbst genug zu essen; beispielsweise Magersüchtige oder ältere, depressive Patienten.

Solche Patienten müssen *parenteral* (unter Umgehung des Darmes) ernährt werden. Als Zwischenform zwischen oraler und parenteraler Ernährung gilt die **Sondenernährung** über Magen- oder Dünndarmsonden. Sie ist bei Kau- und Schluckstörungen, bei schlechtem Allgemeinzustand und bei schweren psychosomatischen Eßstörungen indiziert.

Auswahl und Dosierung

Prinzipiell können heute alle erforderlichen Energieträger, Vitamine und Spurenelemente parenteral appliziert werden:

- Niedrig konzentrierte Lösungen *intravenös* über eine Braunüle;
- hochkonzentrierte Lösungen *zentralvenös* über einen in den rechten Herzvorhof reichenden zentralen Venenkatheter. Einige fettlösliche Vitaminpräparate (in öliger Lösung) dürfen nicht intravenös, sondern nur intramuskulär (tief intragluteal, ☞ Abb. 8.77) gegeben werden (z. B. ADEK®-Vitamininjektionslösung).

Auswahl der Nährlösungen

Die richtige Auswahl und Dosierung des parenteralen Nährlösungsgemisches richtet sich nach drei Leitfragen:

- Wie lange wird voraussichtlich parenteral ernährt werden müssen? – Bei nur 24 h Dauer reicht der Ersatz von Flüssigkeit, Elektrolyten und Glukose, bei mehr als 2 Wochen müssen auch die seltenen Spurenelemente substituiert werden.
- Wie hoch ist der aktuelle Bedarf an Flüssigkeit, Energie, Proteinen und Fetten? – Dieser richtet sich wie bei der enteralen Ernährung nach Alter und Geschlecht, wobei für Fieber und den *Aggressionsstoffwechsel* Schwerkranker und Frischoperierter hohe Zuschläge einzukalkulieren sind.
- Welche Grunderkrankung muß berücksichtigt werden? – Einige Erkrankungen, z. B. der Leber, erfordern spezielle Nährlösungen.
- Welche Abweichungen des Inneren Milieus liegen beim betreffenden Patienten vor?

19

Korrektur des Inneren Milieus

Der letzte Punkt ist der schwierigste: Fast alle schwerkranken Patienten haben Veränderungen in ihrer „Blutchemie", seien es zu hohe oder zu niedrige Elektrolytkonzentrationen (etwa von Kalium oder Kalzium), veränderte Plasmaeiweiße oder einen ungünstigen pH-Wert. Da jede parenterale Nährlösung direkt die Blutzusammensetzung ändert, besteht die Gefahr, durch die Infusionen solche Störungen noch zu verschlimmern.

Die parenteralen Nährlösungen dürfen deshalb – außer bei kurzfristiger Anwendung bei ansonsten gesunden Patienten – nicht „blind", sondern nur unter Kenntnis *aktueller* Eckdaten des Inneren Milieus (insbesondere der Na^+-, K^+-, Ca^{2+}-Plasmakonzentration, Blut-pH und der Flüssigkeitsbilanz, ☞ 20.7 – 20.9) gegeben werden. Die Zusammensetzung der Nährlösungen muß dabei ständig – gemäß einem „äußeren Regelkreis" – diesen Daten angepaßt werden.

Beispiele für parenterale Ernährungsschemata

Bei einer Dauer der Nahrungskarenz von maximal 18 Stunden sind Fertiginfusionslösungen mit 5 % Glukose und Elektrolyten in einer Menge von ca. 2000 – 3000 ml pro Tag ausreichend. Dabei werden 600 – 1000 kcal Energie infundiert – weniger also als der Normalbedarf; man spricht von **hypokalorischer Ernährung,** was sich für die Kurzzeiternährung als günstig erwiesen hat.

Bei einer Nahrungskarenz von bis zu 7 Tagen müssen zusätzlich Aminosäurelösungen und bei eingeschränkten Fettreserven auch (über einen *separaten* parenteralen Zugang) Fettemulsionen gegeben werden.

Bei einer mehrwöchigen parenteralen Ernährung, z. B. nach schwerer Operation oder Polytrauma, muß die Ernährung exakt bilanziert sein, das heißt dem aktuellen Zustand des Inneren Milieus angepaßt sein (siehe auch ☞ 20.7); sie muß sämtliche erforderlichen Nährstoffe berücksichtigen, also auch Vitamine und Spurenelemente.

Diese auch **Totale Parenterale Ernährung** *(TPE)* genannte Ernährung erfordert einen zentralen Venenkatheter *(ZVK),* wodurch die Nährstoffe direkt in das Blut des rechten Herzvorhofes gegeben werden. Dadurch wird eine bestmögliche Durchmischung der Nährstofflösungen erreicht. Alternativ werden zur Langzeiternährung z. B. bei Morbus Crohn (☞ 18.8.10) auch zunehmend dünnlumige Verweilsonden eingesetzt, welche in einem kleinen Eingriff endoskopisch vom Magen durch die Haut nach außen geführt werden (**PEG** = *Perkutane-endoskopische Gastrostomie).*

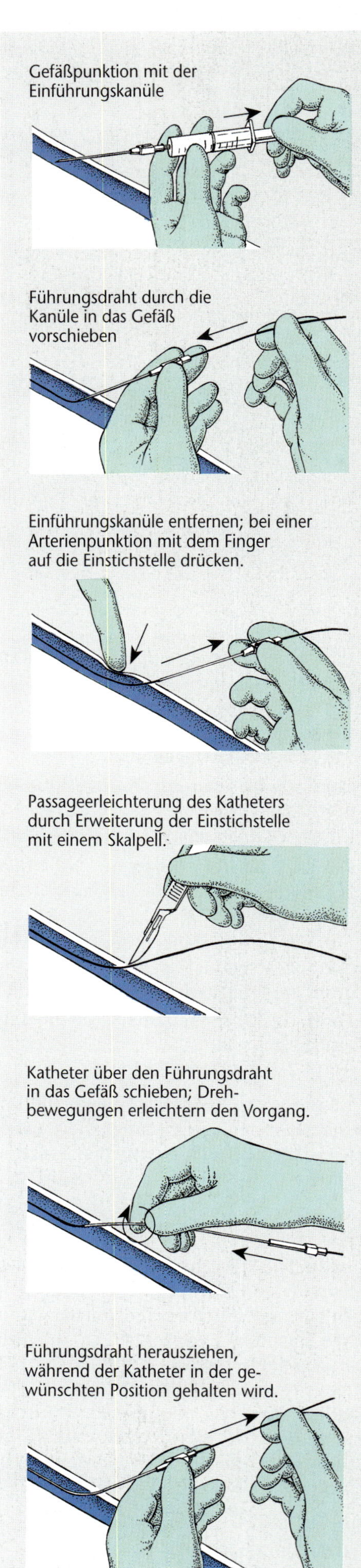

Abb. 19.19: Einführung eines zentralen Venenkatheters. Bestimmte Medikamente und osmotisch hochkonzentrierte Infusionen dürfen nicht über periphere Venen gegeben werden, sondern müssen ins zentrale Venensystem appliziert werden, wo sie sich sofort im Blutstrom verdünnen. Man verwendet dazu Spezialkatheter, die entweder über die V. jugularis interna, die V. subclavia oder auch peripher z. B. über die V. cephalica ins rechte Herz gelegt werden. Der Katheter wird dabei üblicherweise in Seldinger-Technik über einen Führungsdraht in das Gefäß vorgeschoben. Mit Hilfe des ZVK läßt sich auch der zentrale Venendruck leicht ermitteln (☞ Abb. 20.23).

20. Niere, Harnwege, Wasser- und Elektrolythaushalt

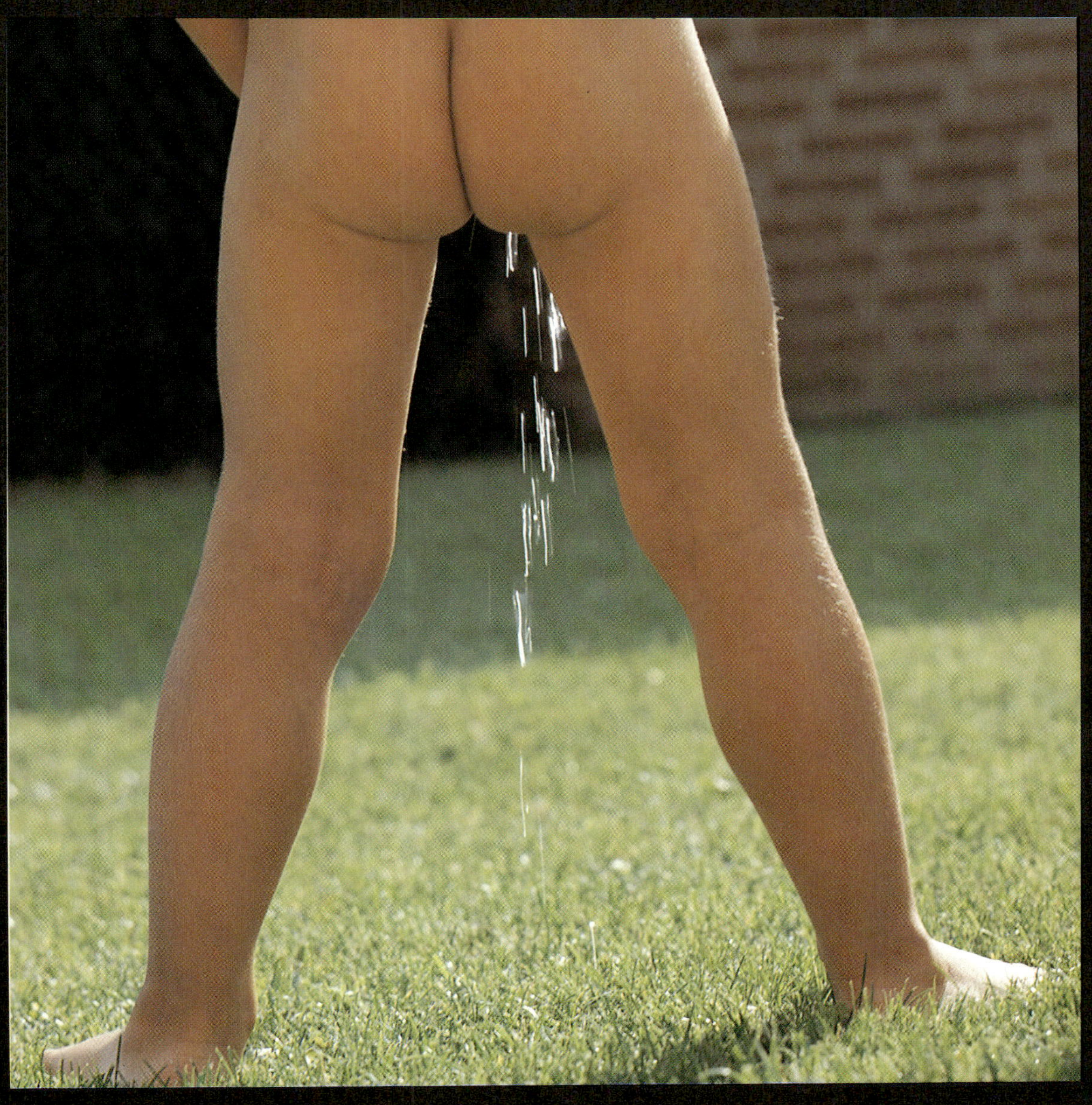

Übersicht über die Nieren und die ableitenden Harnwege

Mit der **Harnproduktion** und **Harnausscheidung** erfüllt das Harnsystem, und hier insbesondere die Nieren, mehrere für die Aufrechterhaltung des Inneren Milieus entscheidende Regulationsaufgaben. Die Nieren gehören damit zu den lebenswichtigen Organen, ihr beidseitiger Ausfall führt unbehandelt zum Tod.

Ihre wichtigsten Aufgaben sind im Überblick:
- Ausscheidung von Stoffwechselendprodukten (sogenannte **harnpflichtige Substanzen**), insbesondere des Eiweiß-Stoffwechsels,
- Ausscheidung von Fremdsubstanzen, wie Medikamenten und Umweltgiften, die z. B. mit der Nahrung aufgenommen werden **(Entgiftungsfunktion)**,
- Regulation der Elektrolytkonzentrationen,
- Konstanthaltung des Wassergehaltes und des osmotischen Drucks (☞ 3.5.5),
- Aufrechterhaltung des Säure-Basen-Gleichgewichtes (vor allem des pH-Wertes),
- Bildung der Hormone Renin (beeinflußt Elektrolythaushalt und Blutdruck, ☞ 20.8.1) und Erythropoetin (stimuliert bei Sauerstoffmangel die Blutbildung, ☞ Abb. 14.6),
- Umwandlung von Vitamin-D-Hormon in seine wirksame Form (☞ Abb. 13.20).

Nephrologie und Urologie

Die Behandlung von Nierenerkrankungen ist Gegenstand der **Nephrologie**, eines Teilgebietes der Inneren Medizin. Nierenbeckenerkrankungen und Störungen der ableitenden Harnwege werden dagegen meist von Ärztinnen und Ärzten für **Urologie** behandelt, ein vorwiegend operatives Fachgebiet, welches außerdem für alle Störungen der männlichen Geschlechtsorgane zuständig ist.

20.1 Die Nieren

20.1.1 Äußere Gestalt

Die beiden Nieren liegen links und rechts der Wirbelsäule dicht unter dem Zwerchfell. Die rotbraunfarbenen Organe sind etwa 11 cm lang, 6 cm breit, 2,5 cm dick und 150 g schwer. Ihre äußere Form erinnert an eine große Bohne. Die linke Niere nimmt den Raum vom 11. Brustwirbel bis zum 2. Lendenwirbel ein, die rechte liegt wegen der darüberliegenden Leber um etwa einen Wirbelkörper tiefer.

Die Nieren werden nicht vom Peritoneum (Bauchfell) bedeckt, sondern liegen dorsal der Bauchhöhle im *Retroperitonealraum* (☞ 18.1.5). Dort zwischen der Hinterwand des Peritoneums und der Rückenmuskulatur befinden sich außer den Nieren auch die Nebennieren (☞ Abb. 13.21) und die Harnleiter.

Nierenhilus und Nierenkapsel

In der Mitte des medialen Nierenrandes liegt eine nischenförmige Vertiefung, der **Nierenhilus**. An dieser Stelle befindet sich das Nierenbecken, das den aus dem Nierenparenchym kommenden Urin sammelt. Ferner treten hier Nierenarterie, Nierenvene, Nerven und Lymphgefäße ein bzw. aus.

Jede Niere ist von einer derben **Nierenkapsel** überzogen, einer transparenten Bindegewebshülle. Um die Nierenkapsel herum liegt eine kräftige Schicht Fettgewebe, die von einer weiteren dünneren Bindegewebshülle umgeben ist. Durch Fett- und Bindegewebskapsel wird die Niere an der hinteren Bauchwand verankert und vor Stoßverletzungen geschützt.

20.1.2 Innerer Nieren-Aufbau

Schneidet man eine Niere der Länge nach auf, so erkennt man drei Zonen (☞ Abb. 20.3): Im Inneren liegt das **Nierenbecken**, dem sich nach außen das **Nierenmark** (*Medulla renalis)* anschließt. Das Nierenmark ist fein gestreift. Ganz außen liegt die **Nierenrinde** *(Cortex renalis)*, welche heller wirkt als die Markschicht.

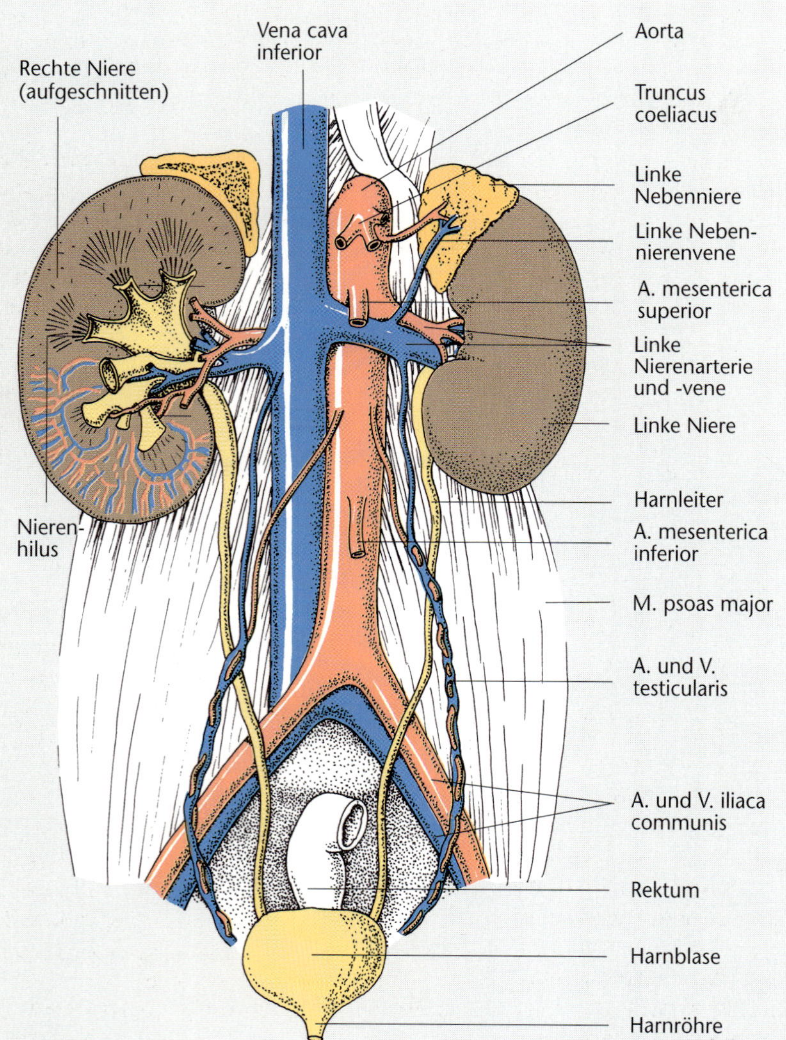

Abb. 20.1: Das Harnsystem besteht aus linker und rechter Niere, den beiden Harnleitern, der Harnblase und der Harnröhre.

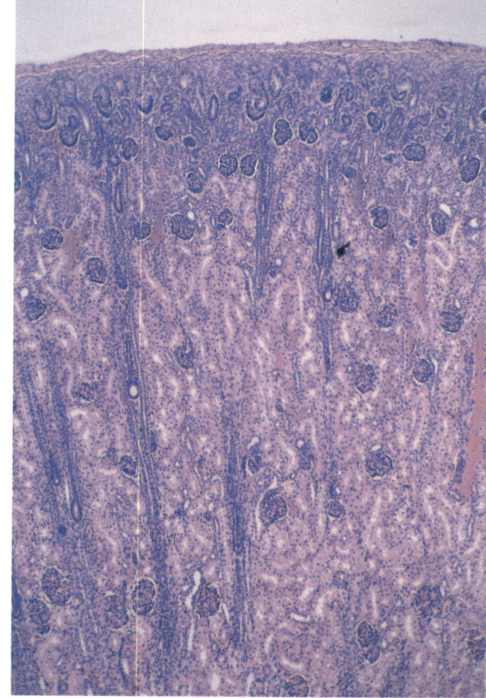

Abb. 20.2: Die Histologie der Nierenrinde. Die Rinde der Niere erstreckt sich säulenartig als Markstrahlen in die Marksubstanz hinein. Es wird deutlich, daß die Nierenrinde hauptsächlich aus Nierenkörperchen und gewundenen Tubulusabschnitten besteht . (☞ 20.1.3)

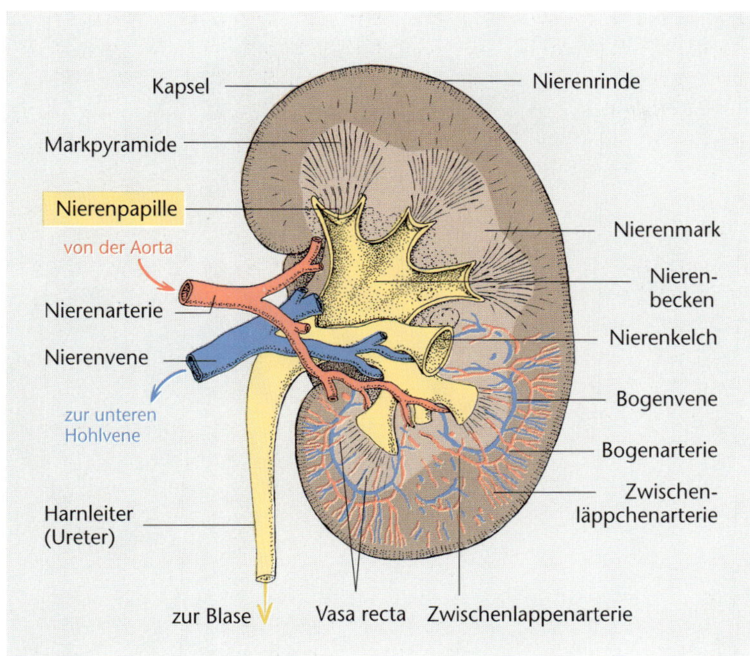

Abb. 20.3: Längsschnitt durch eine Niere mit zu- und abführenden Gefäßen. Im Bereich der oberen Nierenkelche sind in dieser Abbildung Markpyramiden und Nierenpapillen zu sehen. Im unteren Abschnitt ist die Blutversorgung des Nierengewebes dargestellt.

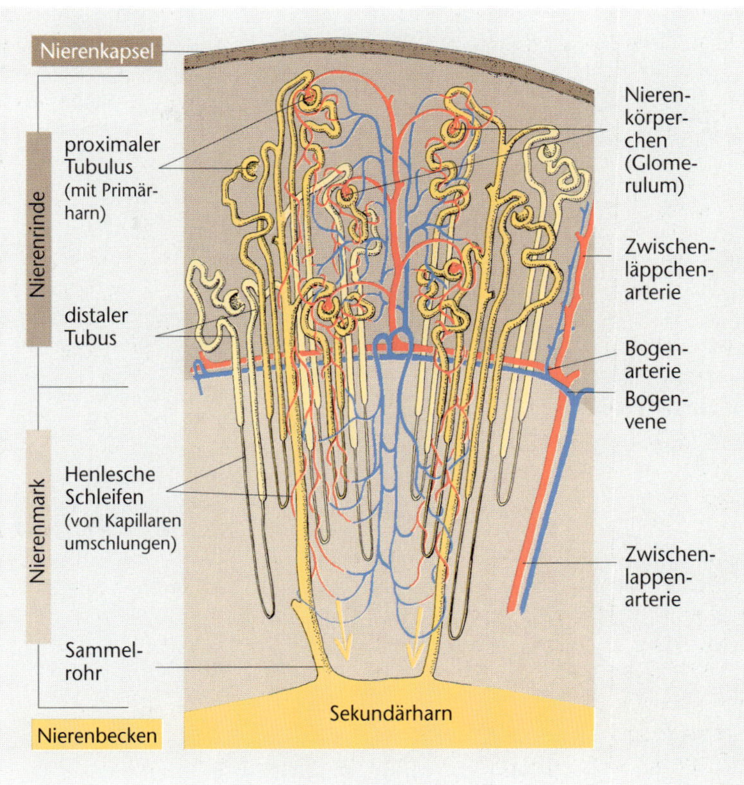

Abb. 20.4: Feinbau der Nierenrinde (schematisiert). Aus der Nierenarterie entspringende Zwischenlappenarterien verzweigen sich im Grenzbereich zwischen Nierenmark und Nierenkapsel in Bogenarterien, deren Seitenäste als Zwischenläppchenarterien Richtung Nierenkapsel weiterziehen. Sie münden als Vasa afferentia in den Kappilarschlingen der Nierenkörperchen.

Ausläufer der Rinde, die Markstrahlen, reichen hinunter bis zum Nierenbecken und unterteilen so die Markschicht in 8 bis 16 kegelförmige Lappen, deren Spitzen zum Nierenhilus und deren Basen zur Nierenrinde zeigen. Die Spitzen dieser kegelförmigen **Markpyramiden** werden **Nierenpapillen** genannt. Sie sind die einzigen nicht von Rindenparenchym umgebenen Anteile der Markpyramiden.

Jede der Nierenpapillen besitzt mikroskopisch kleine Öffnungen. Diese münden in einen kleinen Hohlraum, den **Nierenkelch**. In den Nierenkelchen wird der fertige Urin aufgefangen und in das Nierenbecken weitergeleitet, welches den Urin sammelt.

*20.1.3 **Die Blutversorgung der Nieren***

Wie eingangs erwähnt, entfernt die Niere Stoffwechselendprodukte („Schlacken") aus dem Blut und reguliert den Elektrolyt- und Wasserhaushalt. Um diese Aufgaben erfüllen zu können, besitzt die Niere ein kompliziert aufgebautes Gefäßsystem.

Jede Niere erhält ihr Blut über die linke bzw. rechte *A. renalis* (**Nierenarterie**), die direkt aus der Aorta entspringt. Nach ihrem Eintritt am Nierenhilus verzweigen sich linke und rechte Nierenarterie in *Zwischenlappenarterien*, die in den Säulen zwischen den Markpyramiden in Richtung Nierenrinde aufsteigen. In Höhe der Pyramidenbasis geben die Zwischenlappenarterien fächerförmig die *Bogenarterien* ab, die sich weiter verzweigen und zur Nierenkapsel ziehen. Von diesen Verzweigungen entspringen mikroskopisch kleine Arteriolen, die jedes **Nierenkörperchen** (*Glomerulum*, siehe unten) mit Blut versorgen. In den Nierenkörperchen wird der *Primärharn* (☞ 20.1.4) abgefiltert. Jede Niere besitzt etwa eine Million solcher Nierenkörperchen, die in der gesamten Rindenregion verteilt sind.

Das „Wundernetz" der Nierengefäße

Zu jedem Nierenkörperchen zieht eine Arteriole, auch als *Vas afferens* (= zuleitendes Gefäß) bezeichnet, die von einer Zwischenläppchenarterie abzweigt und sich zu einem knäuelartigen Kapillarschlingengeflecht, den **Glomerulumschlingen** (*Glomerulum* = kleiner Knäuel) aufzweigt. Das Blut aus der zuleitenden Kapillare fließt durch das Knäuel hindurch und in unmittelbarer Nachbarschaft zum Vas afferens, also am selben Ende des Nierenkörperchens, über ein ableitendes Gefäß *(Vas efferens)* wieder ab (☞ in der Abb. 20.8 oben links). Bei diesem Vas efferens handelt es sich erneut um eine Arteriole.

Das ableitende Gefäß zweigt sich unweit der Nierenkörperchen erneut in Kapillaren auf. Dieses zweite Kapillarnetz umgibt in Nierenrinde und äußerer Markzone den **Tubulusapparat**, einen Komplex aus mikroskopisch kleinen Röhren, die das im Nierenkörperchen gebildete **Glomerulumfiltrat** *(Primärharn)* ableiten.

Weitere Kapillaren dienen der Sauer- und Nährstoffversorgung des Nierenparenchyms. Sie gehen – genauso wie die Kapillaren des zweiten Kapillarnetzes – in venöse Gefäße über.

Die Blutversorgung des Nierenmarks

Die innere Zone der Niere wird von langgestreckten Gefäßen *(Vasa recta)* versorgt, die ebenfalls aus den Bogenarterien, aber auch aus den ableitenden Gefäßen derjenigen Nierenkörperchen entspringen, die der Markpyramide am nächsten liegen. Das venöse Blut jeder Niere fließt durch ein von der Nierenrinde zum Nierenhilus zusammenfließendes Venensystem in die V. renalis, welche in die untere Hohlvene (V. cava inferior) einmündet.

*20.1.4 **Das Nephron***

Die Urinbildung erfolgt im **Nephron**. Jedes Nephron besteht aus dem *Nierenkörperchen* und den dazugehörigen kleinsten Harnkanälchen, dem *Tubulusapparat*. Beide bilden zusammen eine funktionelle Einheit:

- Im Nierenkörperchen wird der *Primärharn* oder das **Glomerulumfiltrat** durch Filtrierung des Blutes gewonnen, während dieses durch das Gefäßknäuel (☞ 20.1.3) fließt.
- Im Tubulusapparat wird der Primärharn durch Reabsorptionsvorgänge stark konzentriert,

20

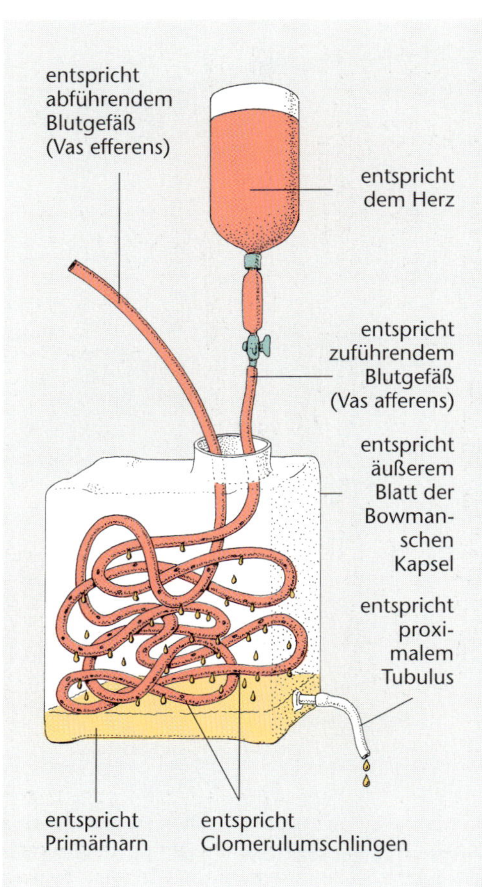

Abb. 20.5 (links): Funktion des Nierenkörperchens anhand des Weinfäßchen-Modells veranschaulicht.

Abb. 20.6 (rechts): Nierenkörperchen im Rasterelektronenmikroskop. Die Bowmansche Kapsel ist eröffnet. Man blickt auf die schleifenförmig gewundenen Blutkapillaren. Ihre Außenseite ist von Podozyten (P) bedeckt, die ihre wie Farnblätter geformten Ausläufer über die Kapillaren ausbreiten. Podozyten und ihre füßchenförmigen Ausläufer entsprechen dem inneren Blatt der Bowmanschen Kapsel. Wie ein Sieb verhindern sie die Filtration größerer Teilchen.

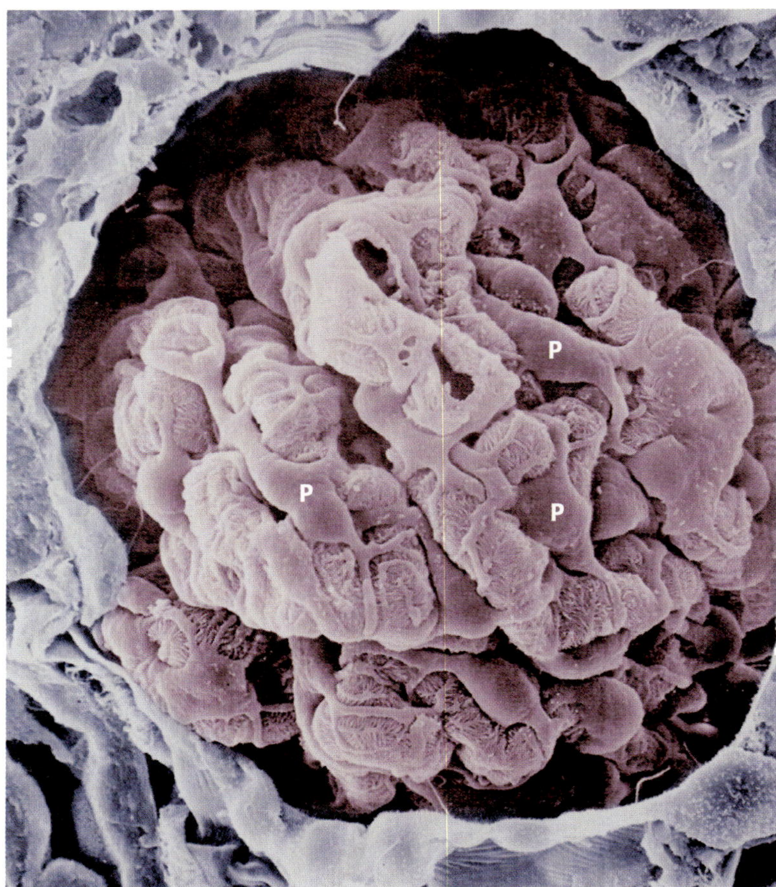

durch Sekretionsvorgänge mit Stoffwechselprodukten „angereichert" und als **Sekundärharn** weitergeleitet.

Die Produktion des Glomerulumfiltrats

Im Nierenkörperchen beginnt die Harnproduktion damit, daß aus dem Blut, das durch die Kapillarschlingen des Nierenkörperchens fließt, ein wäßriges Filtrat „abtropft" – das Glomerulumfiltrat. Als Filtermembran dienen das Kapillarendothel, die Basalmembran und das sogenannte *innere Blatt* der **Bowmanschen Kapsel**.

Die Bowmansche Kapsel besteht aus zwei Blättern, deren äußeres das gesamte Nierenkörperchen kapselartig umschließt. An der Ein- bzw. Austrittspforte der Kapillaren (**Gefäßpol** des Nierenkörperchens) geht das äußere in das innere Blatt über. Dieses umhüllt das Kapillarendothel und ist aus *Podozyten* zusammengesetzt, einer Lage von dünnen Zellen mit füßchenförmigen Ausläufern (gut zu sehen in Abb. 20.6).

20

Durch die Porenöffnungen von Basalmembran und Bowmanscher Kapsel können nur Wasser und kleinmolekulare Plasmabestandteile hindurchtreten, rote und weiße Blutkörperchen, Blutplättchen sowie große Plasmamoleküle werden dagegen in den Kapillarschlingen zurückgehalten. Die meisten Proteine des Blutes können aufgrund ihrer Molekülgröße nicht durch den Filter des Nierenkörperchens hindurchtreten.

Das in den Kapselraum, den Raum zwischen äußerem und innerem Blatt der Bowmanschen Kapsel, hineingepreßte Glomerulumfiltrat ist daher ein nahezu eiweißfreies *Ultrafiltrat*. Ionen und kleine Moleküle befinden sich im Glomerulumfiltrat in der gleichen Konzentration, wie sie auch im Blutplasma vorkommen (mehr zum Glomerulumfiltrat ☞ 20.2.1 und 20.2.2).

Funktion des Nierenkörperchens im Modell

Die Funktion des Nierenkörperchens kann man sich anhand eines Modells veranschaulichen:

Man stelle sich ein Weinfäßchen vor, dessen Deckel aufgemacht wird (☞ Abb. 20.5). In das Fäßchen hängt man einige Infusionsschläuche, die mit vielen winzig kleinen Löchern durchbohrt sind. Hängt man nun an die Infusionsschläuche eine Infusionsflasche, so tropft ständig ein Teil der durch die Schläuche fließenden Infusionlösung auf den Boden des Weinfäßchens – das Glomerulumfiltrat ist entstanden.

Dem Weinfäßchen entspricht das *äußere Blatt* der Bowmanschen Kapsel, dem Hohlraum des Fäßchens der Kapselraum des Nierenkörperchens, den Infusionsschläuchen die Glomerulumschlingen, also das Kapillarknäuel im Nierenkörperchen. Die Infusionsflasche stellt das Herz dar, welches arterielles Blut in die Kapillarschlingen leitet, und die Schlauchwand mit den Löchern im Modell steht für die Filtermembran, bestehend aus Kapillarendothel, Basalmembran und innerem Blatt der Bowmanschen Kapsel.

Gefäß- und Harnpol des Nierenkörperchens

Zuleitendes und ableitendes Blutgefäß – also Anfang und Ende des Kapillarknäuels – liegen dicht zusammen am **Gefäßpol** des Nierenkörperchens, der in Richtung Nierenrinde zeigt. Am gegenüberliegenden – also Richtung Nierenmark weisenden – Ende liegt der **Harnpol**. Am Harnpol geht das äußere Blatt der Bowmanschen Kapsel in den **proximalen Tubulus** über, den ersten Abschnitt der Harnkanälchen.

Der Bau des Tubulusapparates

Das System der Harnkanälchen, der **Tubulusapparat**, beginnt mit dem *proximalen Tubulus*, welcher in seinem Anfangsteil stark gewunden verläuft. An den gewundenen Teil, noch im Rindenbereich gelegen, schließt sich ein gerade verlaufender Teil an, der bis in den Nierenmarkraum hinunterzieht. Dieser gerade Teil des Tubulus wird intensiv von dem bereits erwähnten zweiten Kapillarnetz der efferenten Arteriolen umschlungen; mit diesen Kapillaren findet ein intensiver Flüssigkeitsaustausch statt (☞ 20.2.3).

Im Anschluß an das gerade Stück, das mit kubischem Epithel ausgekleidet ist, verengt sich der Tubulus zu einem sehr dünnen sogenannten *Überleitungsstück* mit platten Epithelzellen. Dieses macht einen Bogen *(Henlesche Schleife)* und zieht im aufsteigenden Schenkel des *distalen Tubulus* zurück in die Nähe des Nierenkörperchens.

Dort angekommen, windet sich der distale Tubulus und berührt die zuleitende Arteriole (Vas afferens) des Nierenkörperchens. Diese sich berührenden Abschnitte von Arteriole und Tubulus bilden zusammen den sogenannten **juxtaglomerulären Apparat**.

20.1.5 Der juxtaglomeruläre Apparat

In der Kontaktzone zwischen zuführender Arteriole und distalem Tubulusabschnitt haben die einander berührenden Zellen der Arteriole bzw. des Tubulus eine besondere Gestalt:

- Die Tubuluszellen in der Kontaktzone sind schmaler, aber höher als die übrigen Tubuluszellen – sie bilden die sogenannte **Macula densa.**
- Die Arteriolen in der Kontaktzone besitzen kleine Sekretkörnchen anstatt der sonst vorherrschenden Bindegewebsfasern und haben zudem runde Zellkerne.

Diese besonderen Gefäßzellen und die Zellen der Macula densa werden zusammen als **juxtaglomerulärer Apparat** bezeichnet. Hier wird das zur Elektrolyt-, Wasserhaushalts- und Blutdruckregulation wichtige Hormon **Renin** gebildet (☞ 20.8.1).

20.1.6 Die Sammelrohre

Der gewundene Teil des distalen Tubulus geht schließlich in ein Sammelrohr über und vereinigt sich dabei mit den Tubuli anderer Nephrone.

Die **Sammelrohre** sind vor allem Ableitungswege für den Sekundärharn, wobei dem Urin hier durch die Wirkung des ADH (Adiuretin, ☞ 20.7) aber auch noch Wasser entzogen werden kann (Konzentrierung). Über die Sammelrohre erreicht der Sekundärharn das Nierenbecken. Von dort wird er schließlich über den Harnleiter (☞ 20.5.2) in die Harnblase (☞ 20.5.3) abgeleitet.

20.2 Im Detail: Funktion der Niere

20.2.1 Der glomeruläre Filtrationsdruck

Bei vielen Krankheiten kommt die Urinproduk-tion zum Erliegen, was das Leben des Patienten akut gefährdet. Um diesen Prozeß des *akuten Nierenversagens* zu verstehen, muß man neben den Eigenschaften der Filtermembran den glomerulären **Filtrationsdruck** betrachten:

In den Glomerulumschlingen herrscht ein Blutdruck von etwa 50 mmHg. Dieser **glomeruläre Blutdruck** ist jedoch nicht identisch mit dem **glomerulären Filtrationsdruck** – also dem eigentlich wirkenden Filterdruck, mit dem der Primärharn abgepreßt wird –, da dem glomerulären Blutdruck zwei Kräfte entgegenwirken:

- Zum einen der kolloidosmotische Druck des Blutes (etwa 25 mmHg, ☞ 3.5.7),
- zum anderen der hydrostatische Druck in der Bowmanschen Kapsel (etwa 17 mmHg).

Um diese beiden Gegendrücke zu verstehen, kann man nochmals das Modell des Weinfäßchens zu Hilfe nehmen:

Würde das Weinfäßchen, durch das die Infusionsschläuche ziehen, selbst mit Wasser gefüllt, so wäre die dann aus den Poren der Infusionsschläuche in das umgebende Wasser „abtropfende" Flüssigkeitsmenge geringer als bei einem leeren Weinfäßchen. Stellt man sich nun noch vor, daß in den Infusionsschläuchen kleinste saugfähige Schwämmchen mitfließen, so würde der durch die Schwämmchen aufgebaute kolloidosmotische Druck die effektive Filtration noch weiter vermindern.

Um den Filtrationsdruck in den Glomerulumschlingen zu berechnen, muß man also vom glomerulären Blutdruck den kolloidosmotischen Druck im Blutplasma und den hydrostatischen Druck in der Bowmanschen Kapsel abziehen. Es ergibt sich ein Wert von etwa 8 mmHg.

Die glomeruläre Filtrationsrate

Die Glomerulumfiltratmenge, die sämtliche Nierenkörperchen beider Nieren pro Zeiteinheit erzeugen, bezeichnet man als **glomeruläre Filtrationsrate.** Sie beträgt beim jungen Erwachsenen ca. 120 ml pro Mi-

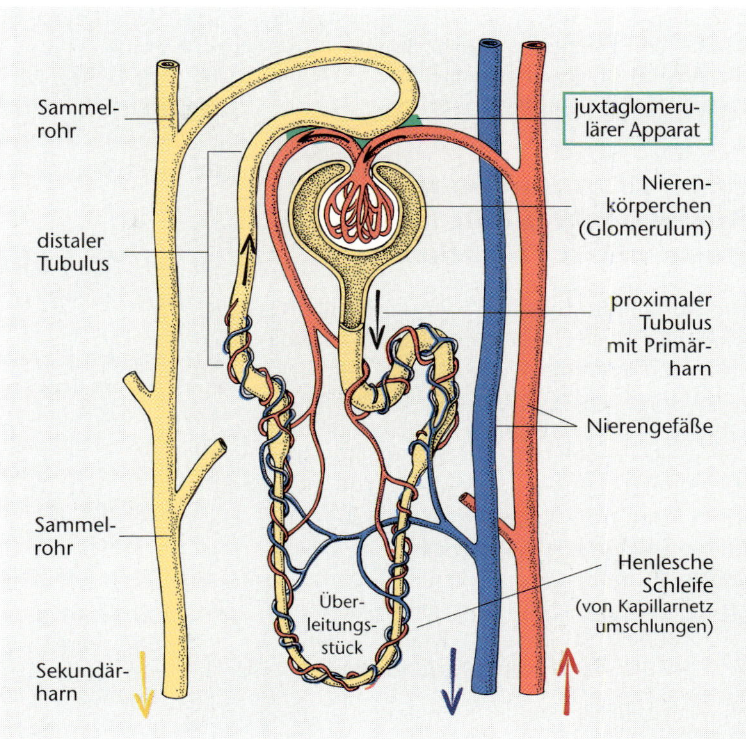

Abb. 20.7: Nierenkörperchen und Tubulusapparat sowie zu- und ableitende Nierengefäße in schematischer Darstellung. Die geraden Teile von proximalem und distalem Tubulus sowie das dünnere Überleitungsstück ragen in das Nierenmark hinein. Sie werden zusammenfassend als Henleschen Schleife bezeichnet und von einem Kapillarnetz, das von der Vasa efferentia gespeist wird, umschlungen.

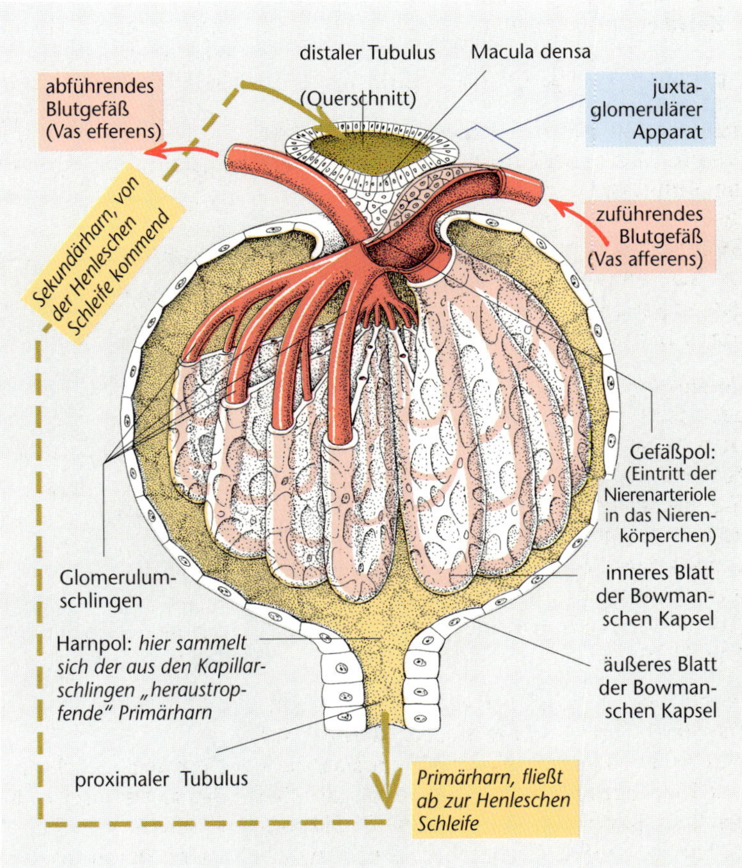

Abb. 20.8: Feinbau eines Nierenkörperchens. Der juxtaglomeruläre Apparat ist die Kontaktzone zwischen zuführender Arteriole und dicht anliegendem distalen Tubulusabschnitt. Dort wird Renin gebildet (☞ 20.1.5).

nute. Dies entspricht einer Filtrationsmenge von 180 l Glomerulumfiltrat täglich. Somit wird also das gesamte Blutplasmavolumen (ca. 3 l) täglich etwa 60 mal in den Nieren filtriert.

20.2.2 Die Autoregulation von Nierendurchblutung und glomerulärer Filtration

Die Durchblutung beider Nieren beträgt etwa 20 % des Herzzeitvolumens (☞ 15.7.1), das sind rund 1 Liter pro Minute oder 1500 l täglich. Diese starke Durchblutung der Nieren und der Blutdruck in den Glomerulumschlingen muß weitgehend konstant gehalten werden. Ein zu geringer glomerulärer Filtrationsdruck bringt die Urinproduktion rasch zum Erliegen *(prärenales Nierenversagen,* ☞ 20.6.1), während – wie im übernächsten Abschnitt begründet wird, ein zu hoher glomerulärer Filtrationsdruck zu einem „schlechten", weil ungenügend konzentrierten, Urin führt.

Die Konstanthaltung der Nierendurchblutung und des Drucks in den Glomerulumschlingen geschieht im wesentlichen über die glatte Muskulatur der zuleitenden Gefäße der Nierenkörperchen. Die glatten Muskelfasern der zuführenden Gefäße öffnen selbsttätig ihr Gefäßlumen gerade so weit, daß sich der glomeruläre Blutdruck auf etwa 50 mmHg einstellt. Diese **Autoregulation** (Selbst-Konstanthaltung) der Nierendurchblutung funktioniert jedoch nur bei einem arteriellen Blutdruckbereich zwischen 80 und 190 mmHg. In geringem Maße beteiligen sich auch hormonelle (Renin-Angiotensin, ☞ 20.8.1) und neurale Faktoren an der Autoregulation der Nierendurchblutung.

Sinkt der arterielle Blutdruck unter 80 mmHg, so kommt es zum **akuten Nierenversagen** (☞ 20.6.1). Der glomeruläre Blutdruck und damit auch der Filtrationsdruck fallen so stark ab, daß die Urinproduktion abnimmt (**Oligurie**) oder völlig zusammenbricht (**Anurie**).

20.2.3 Die Funktionen des Tubulussystems

Wie bereits beschrieben, gelangt das Glomerulumfiltrat aus dem Kapselraum des Nierenkörperchens in das Tubulussystem und wird dort in seiner Zusammensetzung entscheidend verändert und stark **konzentriert:**

- Der größte Teil der darin gelösten Stoffe wird wieder in den Blutkreislauf zurückgeführt *(rückresorbiert).*
- Chlor, Bicarbonat, Natrium, Kalzium und Kalium werden im proximalen und distalen Tubulus aktiv rückresorbiert. Kalium kann dabei je nach der Kaliumkonzentration im Blutplasma vom distalen Tubulus nicht nur aufgenommen, sondern auch abgegeben *(sezerniert)* werden. Die Elektrolyte werden teils aktiv, teils passiv rückresorbiert. Dabei verlaufen Elektrolyt- und Wassertransportvorgänge meist miteinander kombiniert und beeinflussen sich gegenseitig.
- Neben Elektrolyten werden im proximalen Tubulus auch Aminosäuren und Glukose aktiv ins Blut zurückresorbiert. Dadurch bleiben dem Organismus diese lebenswichtigen Nährstoffe erhalten. Der Rückresorptionsmechanismus kann nur bestimmte Konzentrationen dieser Nährstoffe bewältigen. Wird ein Schwellenwert überschritten, so scheidet der Körper diesen „Überschuß" mit dem Harn aus.
- 99 % des Wasseranteils aus dem Glomerulumfiltrat fließen passiv, sozusagen „im Schlepptau" dieser aktiven und passiven Stofftransporte mit. Die Wasserrückresorption findet vor allem im distalen Tubulus und in den Sammelrohren statt und wird durch das Hormon *Adiuretin* (☞ 13.2.1) reguliert.
- Aus dem Tubulussystem werden nicht nur Stoffe rückresorbiert (also ins Blutsystem aufgenommen), sondern es werden auch Substanzen in umgekehrter Richtung in den Tubulus abgegeben (sezerniert, *tubuläre Sekretion*). Dadurch beschleunigt der Körper vor allem die Ausschleusung von körperfremden Substanzen wie z. B. Penicillin und vielen anderen Arzneimitteln, aber auch körpereigener Abbauprodukte, z. B. der Harnsäure.

Steigt der arterielle Blutdruck auf über 190 mmHg, so erhöht sich auch die glomeruläre Filtrationsrate. So wird pro Zeiteinheit ein größeres Volumen Glomerulumfiltrat durch das Tubulussystem geleitet, wodurch die vielfältigen Resorptions- und Sekretionsvorgänge gestört werden. Folge ist, daß eine Übermenge an wenig konzentriertem Harn ausgeschieden wird, und die Gefahr einer inneren Austrocknung *(Dehydratation)* besteht.

Die Glukosurie des Diabetikers

Die Resorptionsmechanismen im Tubulus können die Ausscheidungen eines zu resorbierenden Stoffes nur so lange verhindern, wie die Konzentration dieses Stoffes im Glomerulumfiltrat einen bestimmten Wert nicht übersteigt. Beim Diabetiker liegt die Glukose-Blutkonzentration oft über diesem *Schwellenwert*, der für Glukose bei ca. 180 mg/dl liegt. Übersteigt die Konzentration der Glukose im Blut und damit auch im Glomerulumfiltrat diesen Wert, so kommt es durch die „Überforderung" der Resorptionsmechanismen zur Glukoseausscheidung mit dem Urin *(Glukosurie,* ☞ Abb. 19.5*)*. In der Harnblase bildet die Glukose einen idealen Nährstoff für Bakterien, die z. B. von außen durch die Harnröhre in die Blase gelangen können, und fördert deren Vermehrung. Dies ist der Grund, weshalb Diabetiker sehr oft unter Harnwegsinfekten leiden. Mit der Glukose wird über den Urin auch viel Wasser ausgeschieden. Deshalb haben unbehandelte oder schlecht eingestellte Diabetiker charakteristischerweise großen Durst und müssen häufig Wasser lassen.

20.3 Diuretikatherapie

Viele Patienten in der Inneren Medizin erhalten Medikamente, die die Harnmenge erhöhen – sog. **Diuretika** („Durchflußmedikamente"). Sie werden zur Senkung eines Bluthochdrucks (☞ 16.4), zur Reduzierung des Flüssigkeitsvolumens in den Gefäßen und damit zur Entlastung des Herzens bei der

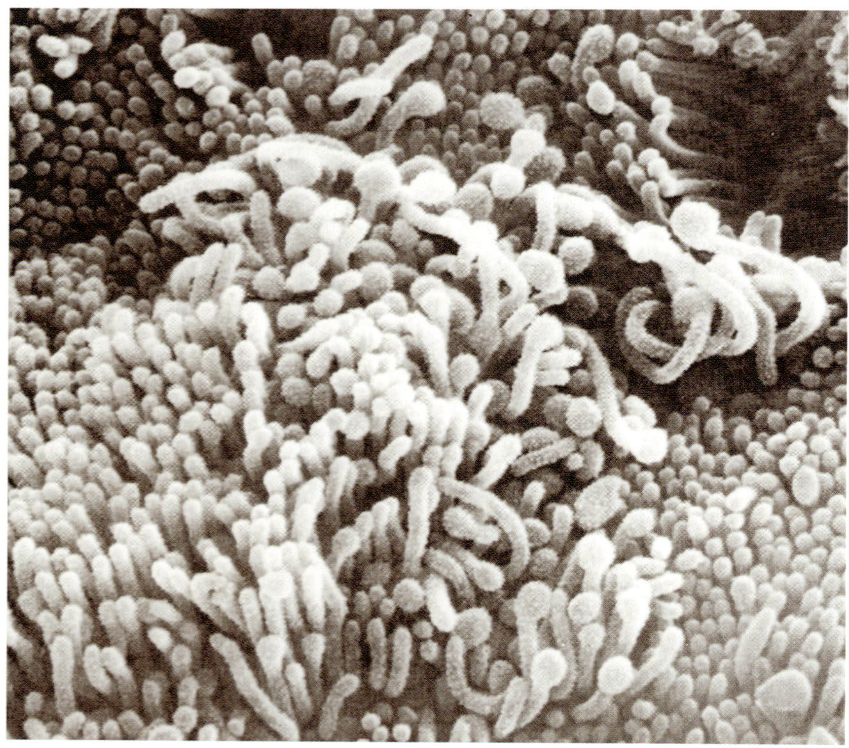

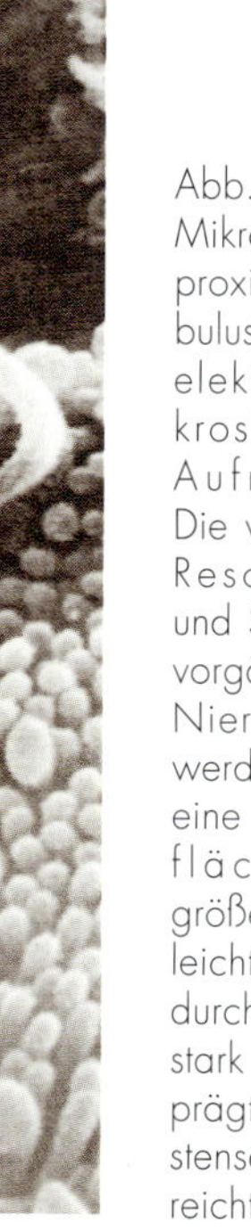
Abb. 20.9: Mikrovilli im proximalen Tubulus (rasterelektronenmikroskopische Aufnahme). Die vielfältigen Resorptions- und Sekretionsvorgänge im Nierentubulus werden durch eine Oberflächenvergrößerung erleichtert, die durch einen stark ausgeprägten Bürstensaum erreicht wird.

Herzinsuffizienz (☞ 15.7.6) und zur Steigerung der Urinproduktion (☞ 20.6.1) eingesetzt. Viele dieser Diuretika verändern die beschriebenen Sekretions- und Rückresorptionsmechanismen im Tubulussystem. Einige wirken insbesondere an der Henleschen Schleife und reduzieren vor allem die Natriumrückresorption (*Schleifendiuretika*, z. B. Furosemid = Lasix®). Durch den gekoppelten Natrium- und Wassertransport wird dadurch auch die Wasserrückresorption vermindert: Die Urinmenge steigt an.

Leider bringen viele Diuretika die feine physiologische Regulation von passivem und aktivem Ionentransport und damit letztlich auch den Mineralhaushalt des Körpers durcheinander: mit Diuretika behandelte Patienten sind insbesondere durch einen Mangel an Kalium *(Hypokaliämie,* ☞ 20.8.2) bedroht. Deshalb muß bei solchen Patienten der Serum-Kaliumspiegel häufig kontrolliert werden. Fällt dieser infolge der Diuretikatherapie unter den Normbereich, so muß er durch orale Kaliumgabe wieder normalisiert werden (durch Einnahme von Kalium-Brausetabletten oder vermehrten Verzehr kaliumreicher Nahrungsmittel, wie etwa Bananen).

20.4 Die Zusammensetzung des Urins

20.4.1 Die Bestandteile des Urins

Der Endharn besteht zu 95 % aus Wasser. Der wichtigste in Wasser gelöste Bestandteil des Urins ist der **Harnstoff**, der in der Leber gebildet wird und ein Stoffwechselendprodukt des Eiweißstoffwechsels ist (☞ 2.12). Von ihm werden täglich rund 25 g ausgeschieden. In größerer Menge werden außerdem die erwähnte, schwer wasserlösliche **Harnsäure** (ca. 1 g pro Tag), sowie das aus dem Muskelstoffwechsel und dem Fleisch der Nahrung stammende **Kreatinin** (ca. 1,5 g pro Tag) mit dem Urin aus dem Organismus entfernt. Außerdem enthält der Urin organische und anorganische Salze, neben Kalksalzen insbesondere das Kochsalz (NaCl), von dem etwa 10 g täglich ausgeschieden werden.

Schließlich erscheinen im Urin noch ca. 3 g Phosphate sowie unterschiedliche Mengen organischer Säuren wie *Zitronensäure* oder *Oxalsäure*.

Die Färbung des Urins

Für die *gelbliche Harnfarbe* sind in der Hauptsache das **Urobilin** (entsteht aus Urobilinogen, ☞ Abb. 14.6), ein Abbauprodukt des Blutfarbstoffs Häm und das **Urochrom**, ein Produkt des Eiweiß- und Hämoglobinstoffwechsels, verantwortlich. Ein schmutzigbrauner oder rötlicher Urin weist auf eine Nieren- bzw. Harnwegsblutung *(Hämaturie)*, ein trüber oder gar weißlich-cremiger Urin auf eine Infektion mit massiver Beimengung von weißen Blutkörperchen *(Leukozyturie)* hin. Eine Trübung oder Flockung bei abgestandenem Urin kann allerdings normal sein. *Urin-pH* ☞ *20.9.1.*

20.4.2 Nierensteine

Als Folge einer gestörten Kalziumausscheidung, eines ungünstigen Urin-pH-Wertes oder anderer Störungen der Urinzusammensetzung kann es zur Ausfällung und Ablagerung von Salzen und damit zur Entstehung von **Nierensteinen** kommen. Die **Nephrolithiasis** oder *Nierensteinerkrankung* kann so weit gehen, daß z. B. durch einen *Ausgußstein* das gesamte Nierenbecken verlegt wird. Häufiger führen kleinere Nierensteine, wenn sie langsam im Harnleiter (☞ 20.5.2) in Richtung Blase geschoben werden, zu akuten Einklemmungsbeschwerden mit dem klinischen Bild der **Nierenkolik**. Der Patient leidet hierbei unter heftigsten, anfallsweise auftretenden, krampfartigen Schmerzen, die je nach Steinlokalisation im Lendenbereich, im Rücken oder aber im Bereich der Symphyse oder Oberschenkelinnenfläche empfunden werden. Wenn der Stein nicht spontan abgeht, besteht die Therapie meist in der *Extraktion* (Herausziehen) durch eine von außen oder durch die Blase endoskopisch vorgeschobene Schlinge. Auch können Steine im modernen Verfahren der *Extrakorporalen Stoßwellenlithotripsie* **(ESWL)** durch starke Stoßwellen, die direkt auf den Stein gerichtet sind, zertrümmert werde. Bei *Harnsäuresteinen* kann eine medikamentöse Auflösung versucht werden. Um den Abgang des Steines durch einen vermehrten Harnfluß zu fördern, muß der Patient bei jeder Therapie viel trinken.

20.4.3 Bakterien im Urin

Enthält der Urin Krankheitserreger, insbesondere Bakterien, so liegt ein **Harnwegsinfekt** *(HWI)* vor. Gesunder Urin ist nämlich steril, d. h. er ist keimfrei. Bebrütet man bakterienhaltigen Urin, so lassen sich aus dem Bakterientyp und der kultivierten Bakterienzahl Richtlinien für das einzusetzende Antibiotikum gewinnen. Problematisch allerdings ist, daß bei der Uringewinnung Keime, die an der äußeren Harnröhre haften und völlig harmlos sind, beim Wasserlassen *(Miktion)* mit in die Urinprobe gelangen und so unter Umständen das Ergebnis der Urinkultur unbrauchbar machen. Um diesen Untersuchungsfehler zu reduzieren, untersucht man generell den **Mittelstrahlurin** *(MSU)*. Gegebenenfalls muß durch Katheterisierung der Harnröhre oder Punktion der Harnblase ein von solchen Verunreinigungen absolut freier **Katheterurin** oder **Blasenpunktionsurin** gewonnen werden.

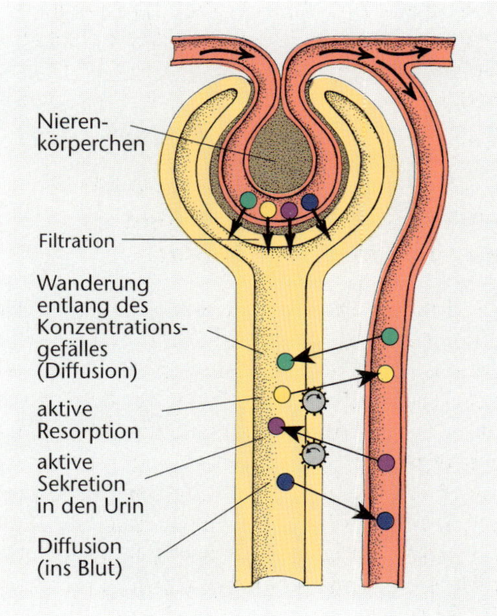

Abb. 20.10: Transportvorgänge im Tubulussystem. Es gibt vier verschiedene Möglichkeiten des Stofftransportes zwischen dem Tubulus- und dem Blutgefäßsystem. Filtrierte Substanzen aus dem Primärharn können aktiv aus dem Tubulus wieder entfernt werden (z. B. Aminosäuren). Andere filtrierte Stoffe wandern entlang eines Konzentrationsgefälles durch Diffusion aus dem Tubulus hinaus (z. B. Harnstoff). In umgekehrter Richtung werden Substanzen aktiv in den Tubulus sezerniert (z. B. Harnsäure), andere diffundieren passiv in den Tubulus hinein (z. B. Ammoniak)

Gewinnung von Mittelstrahlurin

Zum Nachweis eines Harnwegsinfekts ist der Morgenurin am besten geeignet, da er beim Vorliegen eines Harnwegsinfekts die höchste Keimzahl enthält. Damit der Urin nicht verdünnt wird, sollte der Patient vor dem Test keine Infusion bekommen. Noch wichtiger ist, daß eine Antibiotikatherapie erst *nach* der Urinentnahme begonnen wird. Zur Gewinnung des Mittelstrahlurins wäscht sich der

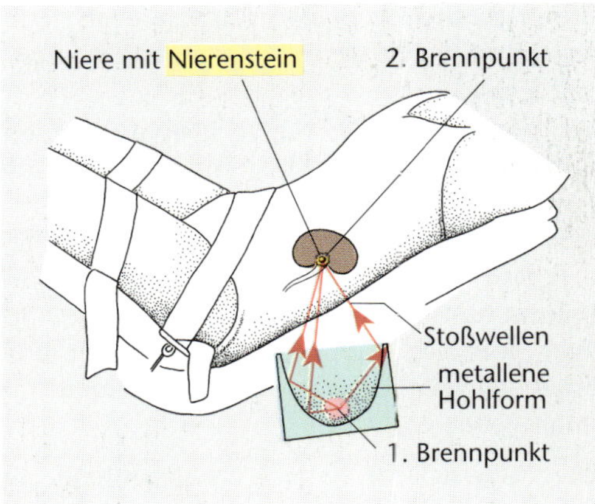

Abb. 20.11: Extrakorporale Stoßwellenlithotripsie (ESWL). Die Stoßwellen werden durch Reflektoren so gebündelt, daß sie sich auf den zu zertrümmernden Nierenstein zentrieren. Durch wiederholte Stoßwellenbelastung lockert sich der Mineralverbund und der Stein zerbröckelt in sandkorngroße Teile, die mit dem Urin ausgeschieden werden.

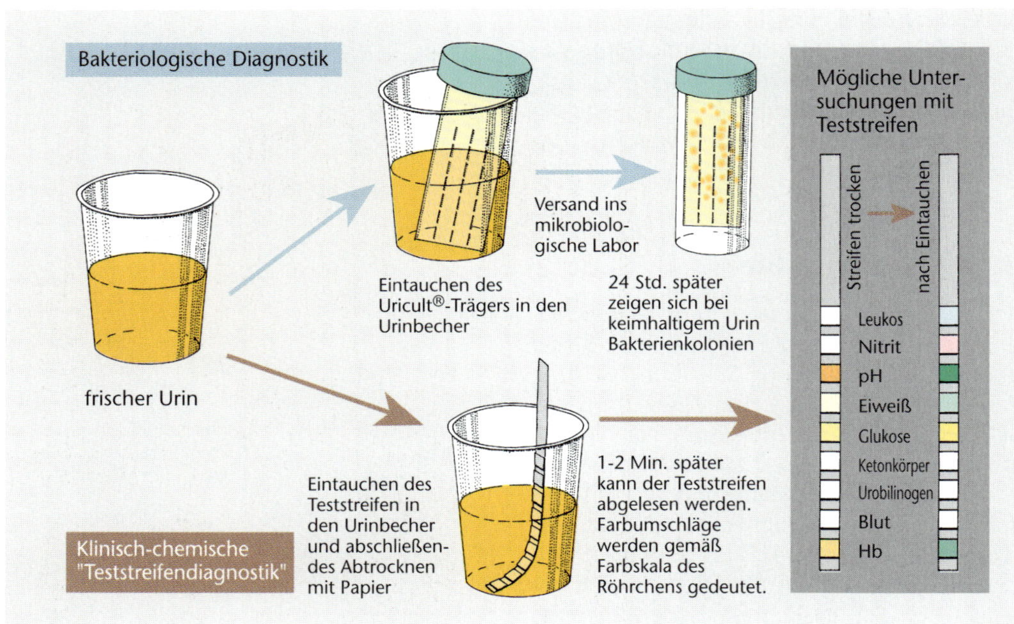

Abb. 20.11a: Einfache Urinuntersuchungen im Klinikalltag und in der Praxis.

(nicht bettlägrige) Patient sorgfältig die Hände und trocknet sie mit einem Einweghandtuch. Das Genitale wird, wenn die Umstände es erlauben, mit Tupfern gereinigt, die zuvor in steriles Wasser getaucht wurden. Die erste Urinprobe (ca. 50 ml) wird in die Toilette oder in ein Gefäß entleert, dann werden – ohne den Harnstrahl zu unterbrechen – etwa 5 ml Harn in einem Transportröhrchen aufgefangen.

20.4.4 Urindiagnostik

Schon seit langer Zeit wird der Urin als Hilfsmittel zur Erkennung von Krankheiten benützt. So erhielt die Zuckerkrankheit *(Diabetes mellitus)* ihren Namen durch den angeblich honigsüßen Beigeschmack des Urins der Zuckerkranken. Durch die moderne Labordiagnostik können rasch und kostengünstig durch trockenchemische „Streifentests" folgende pathologische Urinbestandteile erkannt werden:

Proteine. Sie dürfen nur in kleinen Mengen im Urin erscheinen (bis 150 mg pro Tag). Eine erhöhte Ausscheidung der Eiweiße **(Proteinurie)** ist oft Zeichen einer Nierenschädigung, z. B. einer Entzündung der Nierenkörperchen **(Glomerulonephritis)**. Ist die Proteinurie sehr stark (mehr als 5 g täglich), liegt immer eine erhebliche Schädigung der glomerulären Kapillarwände vor.

Die Folge der massiven Eiweißausscheidung ist ein Protein-, insbesondere ein Albuminmangel im Blut, der Ödeme und eine Erhöhung des Blutfettgehalts nach sich zieht (aufgrund der Abhängigkeit des Fettstoffwechels vom Proteinhaushalt). Man spricht von **Nephrotischen Syndrom**. Im frühen Stadium eines Nephrotischen Syndroms findet man häufig beidseitige *Lidödeme*.

Außer einer Glomerulonephritis können auch Medikamente und verschiedenste internistische Erkrankungen ein nephrotisches Syndrom auslösen.

Glukose. Wie erwähnt, scheiden Diabetiker Glukose mit dem Urin aus, sobald ihr Blutglukosewert 180 mg/dl übersteigt. Da ein gut eingestellter Diabetiker annähernd normale Blutzuckerwerte aufweisen sollte, deutet der Nachweis von Glukose im Urin auf eine ungünstige Stoffwechseleinstellung hin.

Erythrozyten. Rote Blutkörperchen im Urin **(Hämaturie)** können auf
- eine Erkrankung der Niere (z. B. Nierenkarzinom),
- eine Erkrankung oder Verletzung von Harnblase (z. B. bakterielle Zystitis) oder Harnwegen oder
- auf Nierensteine hinweisen; oder aber
- Folge einer erhöhten Blutungsneigung sein.

Leukozyten. Der Urin des Gesunden enthält nur einige aus den ableitenden Harnwegen abgeschilferte Zellen sowie sehr wenige weiße Blutkörperchen. Findet man größere Mengen von weißen Blutzellen im Urin (**Leukozyturie**), zeigt dies in der Regel eine Infektion der Nieren oder der ableitenden Harnwege an. Die Leukozyten können bei schweren Entzündungen so massenhaft auftreten, daß der Urin auch ohne Mikroskop eitrig-trüb aussieht (**Pyurie**).

Ketonkörper. Ketonkörper sind die Endprodukte des Ketonstoffwechsels, eines Stoffwechselweges beim Fettabbau. Ketonkörper sind vor allem beim Diabetiker bei ungünstiger Stoffwechselführung nachweisbar (☞ 2.11).

Urinsediment

Wird Urin zentrifugiert, reichern sich die festen Bestandteile im sogenannten **Urinsediment** (*Harnsediment*) an. In der mikroskopischen Untersuchung des Urinsediments können z. B. verschie-dene Kristalle entdeckt werden (☞ Abb. 20.12), ferner Bakterien oder *Zylinder*. Zylinder sind rollenförmige Zusam-

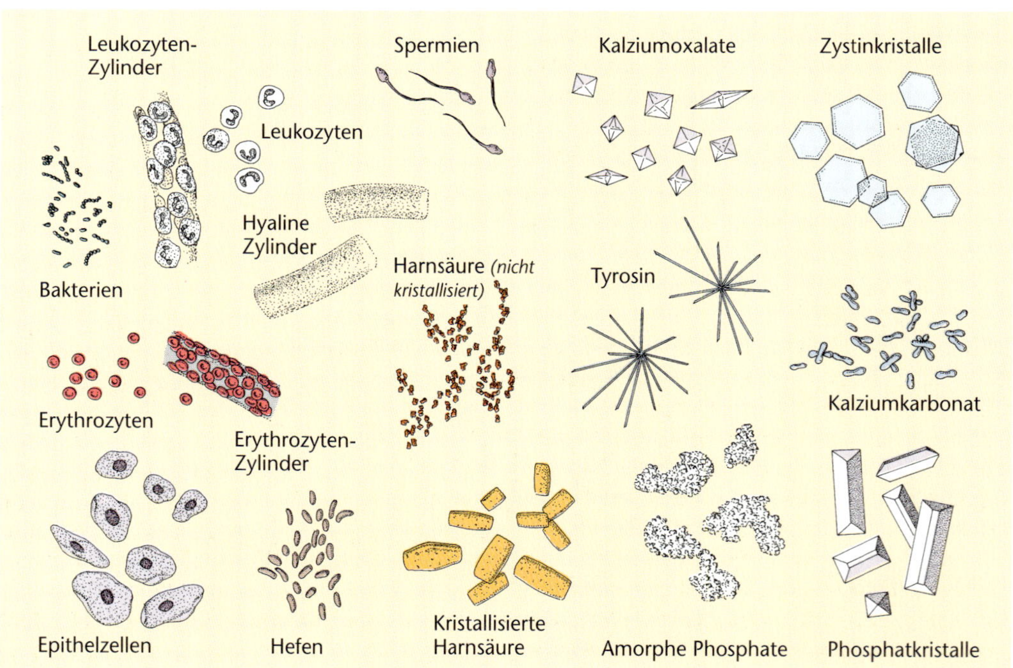

Abb. 20.12: Physiologische und pathologische Bestandteile im Urinsediment, Blick durchs Mikroskop. Die verschiedenen Kristalle (oben und rechts unten im Bild) sind an sich ohne Krankheitswert, können aber auf eine (beginnende) Nierensteinerkrankung hinweisen. Zylinder sind – von einer kleinen Anzahl hyaliner Zylinder abgesehen – fast immer Signal einer Nierenerkrankung, ebenso wie Bakterien oder Hefen auf eine entsprechende Infektion hinweisen.

20

menballungen von Erythrozyten, Leukozyten, Eiweißen *(hyaline Zylinder)* oder Epithelzellen *(Epithelzylinder)*, die aus der Niere stammen und als „Ausgußmodell" eines Tubulus ihre typische Form erhalten. Von einer geringen Zahl hyaliner Zylinder abgesehen, ist ihr Auftreten immer pathologisch und weist auf die Niere als Erkrankungsort hin. Manchmal finden sich im Urinsediment auch Hefen oder bei Männern einzelne Spermien.

20.5 Die ableitenden Harnwege

20.5.1 Das Nierenbecken

Die ableitenden Harnwege beginnen mit den Sammelrohren, die sich zu den *Papillengängen* vereinigen, welche auf den Nierenpapillen – also den Spitzen der kegelförmigen Markpyramiden – münden. Hier fließt der Urin in einen der acht bis zehn *Nierenkelche,* die sich am Nierenhilus zum **Nierenbecken** vereinigen.

Das Nierenbecken besteht aus einem Bindegewebssäckchen, das wie der gesamte Harntrakt von einem **Übergangsepithel** ausgekleidet ist (☞ Abb. 4.3). In der Wand des Nierenbeckens liegen auch glatte Muskelfasern, die den Abtransport des Urins in die Harnleiter fördern.

20.5.2 Der Harnleiter

Das Nierenbecken verengt sich nach unten zum Harnleiter. Die beiden **Harnleiter** *(Ureteren)* sind etwa 2,5 mm dicke und 30 cm lange Schläuche, die retroperitoneal – also hinter dem Bauchfell – in das kleine Becken ziehen und dort in die Harnblase einmünden. Die Einmündungsstelle ist dabei so in die Blasenwand eingewebt, daß sie als Ventil wirkt: Der Urin kann zwar von den Harnleitern in die Blase fließen, nicht jedoch umgekehrt. Ist dieser Ventilmechanismus z. B. bei Fehlbildungen nicht intakt, so kommt es beim Wasserlassen zum **Reflux** (Rückfluß) von Blasenurin in den Harnleiter und das Nierenbecken. Hierdurch können Krankheitserreger in die Niere verschleppt werden.

20.5.3 Die Harnblase

Die **Harnblase** ist ein aus *glatter Muskulatur* gebildetes Hohlorgan. Sie liegt vorne im kleinen Becken direkt hinter der Symphyse und den Schambeinen (☞ 8.7.1). Das Dach der Harnblase wird vom Peritoneum (Bauchfell) bedeckt, der dorsale Teil der Blase grenzt bei der Frau an die Vagina und den Uterus.

Die Blasenschleimhaut ist deutlich gefaltet; nur in einem kleinen dreieckigen Feld am hinteren, unteren Blasenfeld ist sie völlig glatt. Dieses nach hinten spitz zulaufende **Blasendreieck** *(Trigonum vesicae)* wird in seinen oberen hinteren Eckpunkten durch die Mündungsstellen der beiden Harnleiter und vorne unten durch die Austrittsstelle der **Harnröhre** *(Urethra)* markiert.

Die Muskelschichten der glatten Blasenwandmuskulatur sind wenig voneinander abgrenzbar und bilden ein stark durchflochtenes Gewebe, das **Detrusor vesicae** oder *M. detrusor* genannt wird.

Am Beginn der Harnröhre – also am vorderen Eckpunkt des Blasendreieckes – verdicken sich die Muskelfasern der Harnblase zum *inneren Schließmuskel* **(M. sphincter internus)**. Zusätzlich wird die Harnröhre durch den *äußeren Schließmuskel* (**M. sphincter externus**) verschlossen, der aus quergestreiften Muskelfasern des Beckenbodens gebildet wird.

Die Harnröhre der Frau wird in Abschnitt 21.2.8, die des Mannes in 21.1.8 besprochen.

20.5.4 Die Harnblasen-Entleerung

Das maximale Fassungsvermögen der Harnblase beträgt etwa 800 ml, der Drang zur Blasenentleerung **(Miktion)** tritt aber bereits bei einer Blasenfüllung von 350 ml auf.

Die Miktion ist ein willkürlich ausgelöster, dann aber reflektorisch ablaufender Prozeß. Er besteht aus vier Komponenten:

- Zuerst kontrahiert sich der Detrusor vesicae, also die glatte Muskulatur der Blasenwand (☞ 20.5.3).

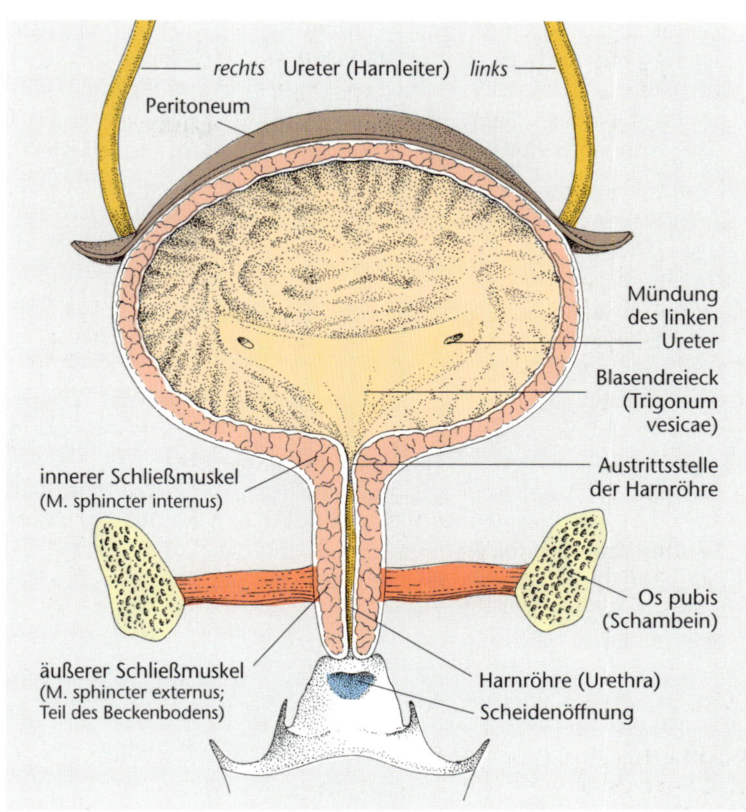

Abb. 20.13: Harnblase der Frau im Frontalschnitt. Deutlich zu erkennen ist das auf der Spitze stehende Blasendreieck, dessen obere hintere Eckpunkte von den Mündungsstellen der Harnleiter gebildet werden.

- Dadurch erweitert sich die Harnröhre im Bereich des inneren Schließmuskels (M. sphincter internus).
- Die Erschlaffung des äußeren Schließmuskels (M. sphincter externus) schließt sich an:
- Der Urin kann nun durch die Harnröhre abfließen, wobei die Entleerung der Blase durch Kontraktion der Bauch- und Beckenbodenmuskulatur unterstützt wird.

Der Reflexbogen der Miktion

Der Füllungsgrad der Harnblase wird durch Dehnungsrezeptoren in der Blasenwand registriert und über afferente Nervenfasern in den Hirnstamm gemeldet. Übersteigt die Muskeldehnung ein bestimmtes Maß (entsprechend einer Harnmenge von 350 ml), so nimmt die Zahl der von den Dehnungsrezeptoren an das ZNS geleiteten Impulse zu, wodurch im Großhirn ein Gefühl des *Harndranges* ausgelöst wird.

Über efferente Nervenfasern kommt es dann von einem Reflexzentrum in der Brücke zur Aktivierung vegetativ-motorischer Nervenzellen im *Sakralmark,* also dem untersten Teil des Rückenmarkes (☞ Abb. 11.33, „Parasympathicus Beckenteil"). Die Impulse dieser Zellen werden über **parasympathische Anteile** des N. pelvicus zum Detrusor vesicae fortgeleitet, der sich dadurch kontrahiert. Gleichzeitig erschlafft über einen anderen Nerven, den N. pudendus, der äußere M. sphincter externus der Harnblase.

Bereits mit dem 3. Lebensjahr lernt ein Kind, diesen Reflexmechanismus willkürlich zu unterdrücken. Der Reflex der Blasenentleerung wird dabei durch **Sympathikus-Impulse** von der Großhirnrinde und vom Mittelhirn gehemmt, die vom Lumbalabschnitt des Rückenmarks aus zur Blasenmuskulatur ziehen.

20.5.5 Harninkontinenz

Patienten, die an einer **Harn-** oder *Blaseninkontinenz* leiden, sind nur eingeschränkt oder gar nicht in der Lage, ihre Blase kontrolliert zu entleeren. Die Harninkontinenz ist bei alten Menschen sehr häufig und für die Betroffenen sehr belastend. Man unterscheidet:

- **Streßinkontinenz.** Sie tritt bei Erhöhung des Bauchinnendrucks („Streß") z. B. beim Husten, Lachen oder Treppenheruntersteigen auf. Bei der Frau ist eine Gebärmuttersenkung, bei Männern der Zustand nach einer Prostataoperation die häufigste Ursache. Verschiedene Operationen, bei Frauen auch eine Östrogentherapie, können helfen.

- **Urge-Inkontinenz.** Diese Patienten leiden unter attackenartigem Harndrang (englisch *urge = zwingen, nötigen*), wobei die rettende Toilette meist zu spät erreicht wird und der Patient einnäßt. Eine direkte Ursache läßt sich meist nicht nachweisen, häufig finden sich Schlaganfälle oder Harnwegsinfekte in der Anamnese. Die Therapie ist schwierig, manchmal helfen Medikamente, die den miktionsauslösenden Parasympathikus dämpfen *(Anticholinergika,* z. B. Uro-Ripirin®). Oft bewährt sich auch ein richtiges **Miktionstraining** *(Blasentraining)*, während dem der Patient regelmäßig zur Toilette oder auf den Nachtstuhl geführt wird. Das Blasentraining wird durch den Einsatz der Bauchpresse und/oder Kompression durch die Handballen über der Blase unterstützt. Ein Beispiel für ein Blasentraining gibt Tafel 20.14.
- **Überlaufinkontinenz.** Bei Abflußhindernissen oder Nervenschädigungen, z. B. bei einer Polyneuropathie (☞ 10.2.6), kann die Blase nicht mehr richtig entleert werden. Auch manche Medikamente (z. B. Tranquilizer, ☞ 23.3.8) können zu einer solchen Blasenentleerungsstörung führen. Die Blase füllt sich dann zunehmend mit Urin und läuft dann ab einer bestimmten Menge regelmäßig „über". Durch den ständigen Pool an (Rest-)Harn sind die Betroffenen stark durch Harnwegsinfekte bedroht. Die Therapie richtet sich nach der Ursache. Bei Männern ist oft ein Prostataadenom (☞ 21.1.7) die Ursache, eine Prostataentfernung beseitigt hier die Überlaufinkontinenz. Oft jedoch ist eine *Dauerkatheterisierung* unumgänglich.

20.5.6 *Zystitis und Pyelonephritis*

Wird die Harnblase durch Bakterien besiedelt, so spricht man von einer **Zystitis** *(Blasenentzündung)* oder, da ein Mitbefall der höheren Harnwege praktisch nie auszuschließen ist, ganz allgemein von einem **Harnwegsinfekt**. Vor allem Frauen leiden häufig an solchen Harnwegsinfekten, weil ihre Harnröhre nur sehr kurz ist und oft keine ausreichend wirksame Barriere für Bakterien darstellt, die von Scheide oder Anus an die Harnröhrenmündung verschleppt werden (meist *E. coli*, ☞ Abb. 6.21). Eine Zystitis äußert sich in Brennen beim Wasserlassen *(Dysurie)* und häufigem Harndrang *(Pollakisurie)*.

- 8^{00} Uhr: 300 – 500 ml Flüssigkeit
- 8^{15} Uhr: Miktionstraining
- 11^{00} Uhr: 300 – 500 ml Flüssigkeit
- 11^{15} Uhr: Miktionstraining
- zwischenzeitlich Miktionstraining wiederholen
- 18^{00} Uhr: letzte große Flüssigkeitszufuhr
- 18^{15} Uhr: Miktionstraining
- 22^{00} Uhr: Miktionstraining ohne Flüssigkeit

Tafel 20.14: Beispiel eines möglichen Tagesplanes für das Miktionstraining.

Die Therapie eines Harnweginfekts besteht in:
- Viel Trinken, z. B. 2 – 3 l Tee täglich, um die Keime herauszuschwemmen,
- Becken warmhalten (warme Unterwäsche),
- Einmaliger Gabe von Antibiotika – in unkomplizierten Fällen auch eventuell verzichtbar; bei Risikopatienten, wie z. B. Schwangeren, Antibiotikatherapie über 7 – 10 Tage.

Ist es bei einem Harnwegsinfekt zur Mitbesiedelung des Nierenbeckens durch Bakterien gekommen, so spricht man von *Nierenbeckenentzündung* oder **Pyelitis**. Sie führt fast immer zu einer Beteiligung des Nierenparenchyms, so daß in der Praxis von einer **Pyelonephritis** ausgegangen werden muß. Diese geht praktisch immer mit Flankenschmerzen und hohem Fieber einher und bedarf einer hochdosierten Antibiotikatherapie.

Chronische Pyelonephritis

Treten Pyelonephritiden häufig hintereinander auf, kann die betroffene Niere zerstört, d. h. chronisch insuffizient werden(☞ 20.6.2). Dabei verändert das Nierenkelchsystem seine Form, und das Nierenparenchym vernarbt. Ursache sind meist Abflußhindernisse im Harntrakt (z. B. Steine) oder angeborene Fehlbildungen, die nicht rechtzeitig operiert wurden. Durch ihren schleichenden und schmerzlosen Verlauf wird die Diagnose oft viel zu spät gestellt. Auch bei Therapie mit hochwirksamen Antibiotika und operativer Korrektur der Abflußhindernisse kommt es in über 40 % der Fälle zur Nierenschrumpfung *(Schrumpfniere,* ☞ Abb. 20.15). Die Schrumpfniere kann kaum noch Glomerulumfiltrat produzieren; tritt sie beidseitig auf, ist die Folge ein chronisches Nierenversagen, welches eine Dialysebehandlung erfordert (☞ 20.6.3).

Urosepsis

Die gefährlichste Komplikation der Pyelonephritis ist die **Urosepsis**. Im Nierenbecken verweilende Bakterien können sich plötzlich explosionsartig vermehren und ins Blut gelangen. Durch die Überschwemmung des Blutkreislaufs mit Erregern kommt es rasch zum Krankheitsbild der *Sepsis* (☞ 6.6.2), welches auch bei intensivmedizinischer Therapie zum Tode führen kann.

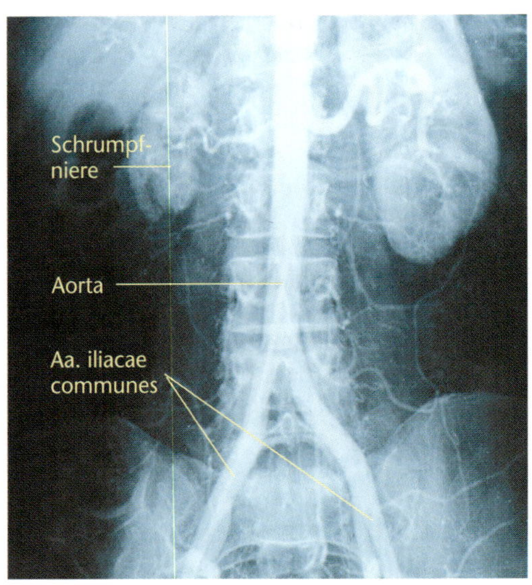

Abb. 20.15: Angiographie (Kontrastmitteldarstellung der Aorta, der Nierenarterien und der Aa. iliacae communes). Aufgrund ihrer guten Durchblutung stellen sich die Nieren in ihrer gesamten Form dar. Man erkennt eine Schrumpfniere rechts mit kompensatorischer Vergrößerung der linken Niere.

Dauerkatheterisierung und Harnwegsinfekte

Bei Abflußstörungen im Verlauf der Harnröhre (z. B. durch eine Prostatavergrößerung, ☞ 21.1.7) oder in Fällen von Urin-Inkontinenz kann das Legen eines **Dauerkatheters** notwendig werden.

Jeder Katheter ist nicht nur Abflußweg für den Urin, sondern auch Wanderweg für Bakterien, die aufsteigen und eine Harnwegsinfektion auslösen können. Möglichst sterile Bedingungen beim Legen eines Katheters sind deshalb wichtig. Ein Katheterwechsel alle 2–3 Wochen senkt ebenfalls das Infektionsrisiko.

20.5.7 *Blasentumoren*

In der durch den aggressiven Urin stark belasteten Blasenschleimhaut entwickeln sich vor allem bei älteren Männern gelegentlich **Blasentumoren**. Risikofaktoren sind Zigarettenrauchen, Anilinderivate (bestimmte chemische Farbstoffe), bestimmte Medikamente sowie chronische Blasenentzündungen. Wird ein Blasentumor rechtzeitig erkannt, so kann er, je nach Typ, eventuell schonend unter endoskopischer Sicht entfernt werden.

Im fortgeschrittenen Stadium eines malignen Tumors jedoch wird die Blase radikal entfernt und eine künstliche Blase aus Darmschlingen (z. B. *Ulmer Neoblase)* angelegt.

20.6 *Niereninsuffizienz*

Für die Gesamtfunktion der Niere ist die kontinuierliche Bereitstellung von Glomerulumfiltrat die wichtigste Voraussetzung. Ohne

20

ausreichendes Filtrat und ohne genügende Durchströmung der einzelnen Tubulusabschnitte werden auch die sekretorischen und rückresorbierenden, kurz alle regulatorischen Leistungen der Niere nicht wirksam. Eine kritische Reduktion des Glomerulumfiltrates kann *plötzlich* erfolgen (**akutes Nierenversagen**) oder sich im Verlauf einer langdauernden (Nieren-)Erkrankung *allmählich* entwickeln (**chronische Niereninsuffizienz**).

Diagnostik der Nierenleistung

Schon bevor sich ein solches Nierenversagen klinisch z. B. durch nachlassende Harnmengen und Wassereinlagerung ins Gewebe (Ödeme) zeigt, läßt sich eine Einschränkung des Glomerulumfiltrates im Labor nachweisen: Als Indikatorsubstanzen für die Diagnostik haben sich insbesondere der **Harnstoff** und das **Kreatinin** bewährt – beide gehören zu den sog. harnpflichtigen Substanzen, die sich schon bei beginnender Niereninsuffizienz im Blut anreichern. Ihre Bestimmung im Blut eignet sich also als Suchtest für eine beginnende Niereninsuffizienz, als Verlaufsuntersuchung informieren sie über (Miß-) Erfolg einer Therapie.

20.6.1 Das akute Nierenversagen

Sinkt der mittlere arterielle Blutdruck unter ca. 80 mmHg, so reduziert sich der Blutdruck in den Glomerulumschlingen auf Werte unter 50 mmHg, und der effektive Filtrationsdruck sinkt rasch auf 0 mmHg ab (☞ 20.2.1). Die Urinproduktion sinkt dabei meist unter die kritische Grenze von 500 ml täglich (*Oligurie*), oft sogar unter 100 ml pro Tag *(Anurie)*. Als Folge der fehlenden Ausscheidungsleistung kommt es zur Anreicherung giftiger harnpflichtiger Substanzen im Blut. Aus der verminderten Wasserausscheidung resultiert eine starke Ödembildung, die reduzierte Kaliumausscheidung führt zur Hyperkaliämie (☞ 20.8.2).

Ein akuter Blutdruckabfall, etwa bei einem Blutverlust oder durch die Narkosemedikamente bei einer Operation, führt zum **prärenalen Nierenversagen**; *prärenal* deshalb, weil die Ursache des Nierenversagens *vor* der Niere, nämlich im Kreislauf, zu suchen ist. Neben einer verminderten Nierendurchblutung infolge eines Blutdruckabfalls können auch Vergiftungen (z. B. durch nierenschädigende Antibiotika) oder Allergien (im Krankenhaus am häufigsten durch Röntgenkontrastmittel) zum akuten *Nierenversagen* führen. Ursachen eines **postrenalen Nierenversagens** sind Verschluß oder Kompression der ableitenden Harnwege, z. B. durch Steine oder einen Tumor.

Therapie

Das akute Nierenversagen erfordert sofortiges ärztliches Eingreifen. Insbesondere die Hyperkaliämie ist gefährlich, da schwere Herzrhythmusstörungen bis hin zum Herzstillstand drohen. Die Therapie besteht in:

- sorgfältiger Flüssigkeitsbilanzierung (☞ 20.7),
- häufigen Elektrolytkontrollen,
- Kontrolle des Säure-Basen-Status (häufig besteht eine Azidose, ☞ 20.9.2),
- hochkalorischer parenteraler Ernährung,
- Infektionsprophylaxe (50 % der Todesfälle gehen zu Lasten einer Infektion),
- rechtzeitiger Dialyse.

Auch bei optimaler Therapie sterben 40 % der Patienten an einem akuten Nierenversagen. Werden die ersten sieben bis vierzehn Tage überlebt, so regeneriert die Niere allmählich. Nach ein bis zwei Wochen kommt es dabei paradoxerweise zu einem sehr starken Anstieg der Urinausscheidung auf bis zu 8 l täglich. Erst Monate später ist die Niere wieder voll funktionsfähig.

20.6.2 Chronisches Nierenversagen

Häufiger als das akute Nierenversagen ist der allmähliche Rückgang der glomerulären Filtration durch chronische Nierenschäden, z. B.

- infolge von mehrfachen Pyelonephritiden,
- infolge von arteriosklerotischen Veränderungen der Nierenarteriolen (Spätfolge des Diabetes mellitus, ☞ 19.2.3),

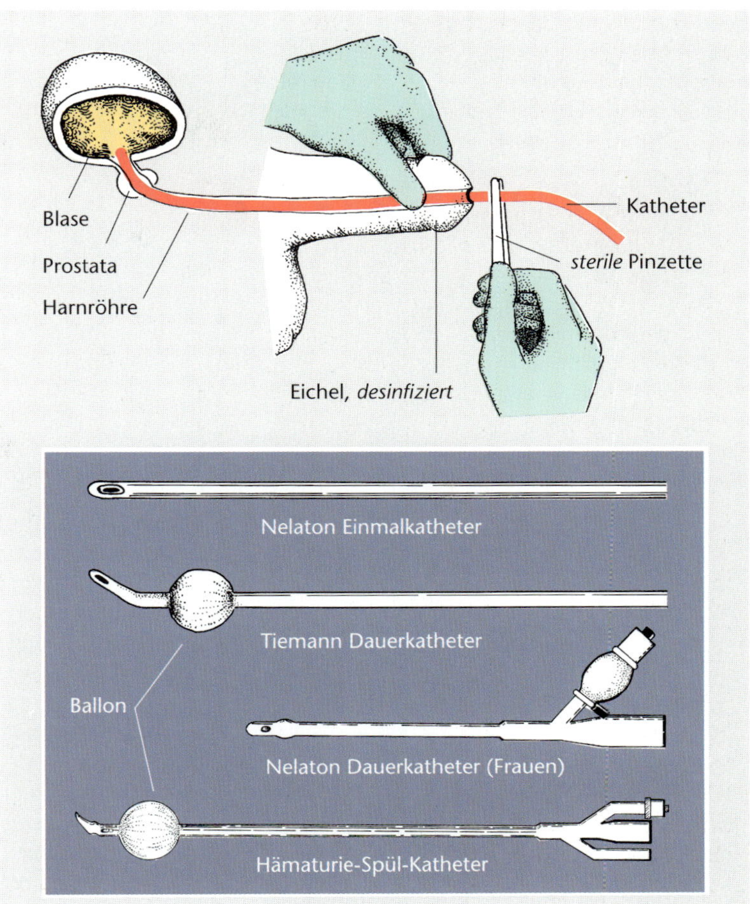

Abb. 20.16: Legen eines Dauerkatheters beim Mann. Der Patient liegt auf dem Rücken. Nach dem Plazieren eines sterilen Lochtuches und dem Desinfizieren der Eichel wird in die Harnröhrenöffnung ein Gel gespritzt, das ein Lokalanästhetikum (lokal wirkendes Betäubungsmittel) enthält und gleichzeitig als Gleitmittel wirkt. Während die linke Hand (steriler Handschuh!) den Penis festhält, schiebt die rechte mit einer Pinzette den sterilen Katheter ca. 15 cm Richtung Blase. Fließt Urin ab, kann der Katheter nach nochmaligem geringfügigen Vorschieben mit 5 – 10 ml destilliertem Wasser, das in den Ballon eingespritzt wird, geblockt werden. Schließlich zieht man den Katheter vorsichtig zurück, bis man einen federnden Widerstand spürt.

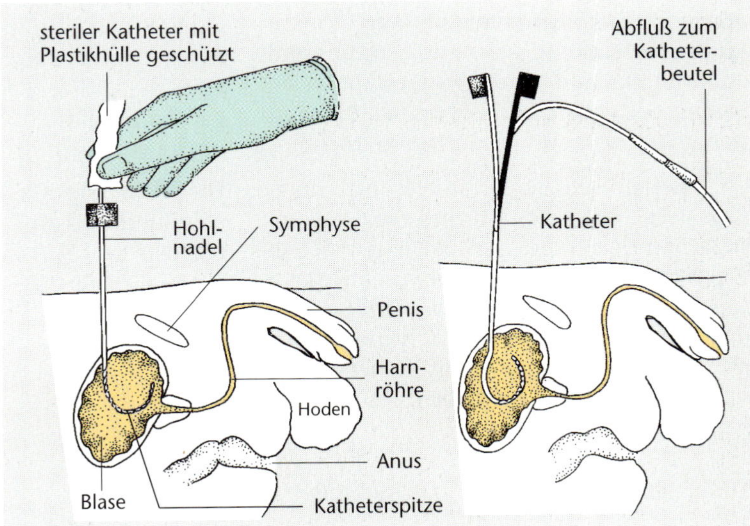

Abb. 20.17: Legen eines supra- pubischen Dauerkatheters. Nachdem die prallgefüllte Harnblase durch Abklopfen über der Symphyse lokalisiert worden ist, wird sie mit einer Hohlnadel punktiert. Durch die Hohlnadel hindurch schiebt man den sterilen Katheter, der durch eine Plastikhülle vor Verunreinigungen geschützt ist. Man näht den Katheter an der Haut fest oder fixiert ihn durch Füllen eines Ballons.

20

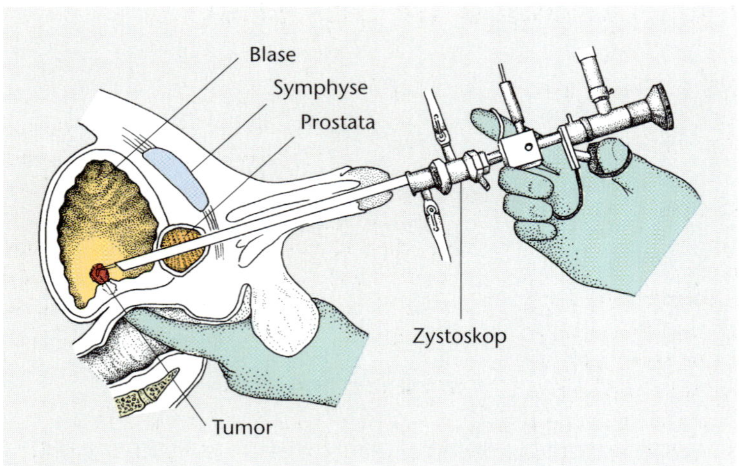

Abb. 20.18: Endoskopische Entfernung eines Blasentumors. Die meisten Blasentumore können endoskopisch durch Elektrokoagulation (Gewebsverkochung durch Strom) eliminiert werden. Der Stromfluß an der Spitze des Endoskops erzeugt eine hohe Temperatur, durch die das Tumorgewebe zugrunde geht. Neuerdings werden auch Laserstrahlen eingesetzt.

- infolge von Fehlbildungen (z. B. *Zystennieren,* wobei die Nieren mit flüssigkeitsgefüllten Blasen – Zysten – durchsetzt sind und oft etwa im 40. – 50. Lebensjahr versagen),
- durch langjährige toxische Wirkungen: vor allem bestimmte Analgetika (Schmerzmittel, ☞ 12.3.3) setzen beim Abbau giftige Nebenprodukte frei, die das Nierengewebe zerstören können. Aber auch Umweltgifte wie das Schwermetall Kadmium oder organische Lösungsmittel vermögen das Nierengewebe dauerhaft zu schädigen.

Der Patient leidet unter Juckreiz (Pruritus), Übelkeit und Erbrechen. Laborchemisch findet sich ein bereits deutlich erhöhter Kreatinin-Wert. Da chronische Nierenschäden oft mit einem erhöhten Eiweißverlust einhergehen, treten bei den Patienten durch den verminderten kolloidosmotischen Druck vermehrte Wasserablagerungen im Körpergewebe (Ödeme) auf: leicht eindrückbare Schwellungen an den Knöcheln zeigen die Ödembildung an (siehe auch Abb. 15.38).

Schreitet die Niereninsuffizienz weiter fort, so reichern sich immer mehr Substanzen, insbesondere Kalium und saure Ausscheidungsprodukte im Blut und in den Organen an. Zudem kommt es zu einer Anämie, weil die Niere zuwenig Erythropoetin produziert (☞ 14.2.3).

Die Niereninsuffizienz kann jedoch durch eine streng salzarme Diät und die Gabe von stark harntreibenden Medikamenten (Schleifendiuretika, ☞ 20.3) zum Teil über viele Jahre *kompensiert* (ausgeglichen) werden. So kann das Endstadium der *terminalen Niereninsuffizienz,* bei der nur noch die Dialyse oder die Nierentransplantation verbleiben, hinausgezögert werden.

20

20.6.3 Leben mit der Dialyse ☞ gegenüber

20.6.4 Urämie

Jedes nicht therapierte Nierenversagen, ob akut oder chronisch, führt zur vital bedrohlichen Anhäufung ausscheidungspflichtiger Substanzen im Blut: Es entwickelt sich ein charakteristisches Krankheitsbild, die **Urämie**. Durch Schädigung des ZNS hat der Patient Kopfschmerzen, erbricht, neigt zu Muskelkrämpfen und zeigt eine auffallend vertiefte Atmung. Gleichzeitig ist er schläfrig und kann sogar in ein Koma fallen *(urämisches Koma).* In die Lunge lagert sich Wasser ein, durch den Zusammenbruch der lokalen Abwehr entstehen schwer zu bekämpfende Pneumonien (Lungenentzündungen). Auch Herz und Kreislauf sind betroffen: Neben einem Bluthochdruck besteht häufig eine Herzbeutelentzündung (*Perikarditis*) mit Ergußbildung (Perikarderguß, ☞ 15.3.3). Weitere Symptome der Urämie sind: Übelkeit, Erbrechen, Durchfälle und Juckreiz *(Pruritus).*

20.7 Der Wasserhaushalt

Der Organismus ist auf eine ausgeglichene Wasserbilanz angewiesen. Nur so kann er seine Körperleistungen und Geistesfunktionen aufrechterhalten. Er sorgt deshalb durch eine beständige Regulation seines Wasserhaushaltes dafür, daß er weder austrocknet, noch überwässert wird.

Die Rückresorption des Wassers aus dem Glomerulumfiltrat im Tubulussystem muß genau reguliert und den Bedürfnissen des Organismus angepaßt werden, die je nach Außentemperatur, körperlicher Belastung oder Ernährung stark schwanken: Im Bereich des distalen Tubulus und in geringerem Maße der Sammelrohre wird die Wasserrückresorption durch das Hormon *Adiuretin* gesteuert (☞ 13.2.1). Adiuretin erhöht dort die Durchlässigkeit der Zellmembran für Wasser; eine hohe Adiuretin-Konzentration führt daher zu einer starken Wasserrückresorption und verringert die Harnmenge. Bei niedrigem Adiuretin-Spiegel wird dagegen die Wasserrückresorption eingeschränkt und eine große Harnmenge ausgeschieden.

Wasserein- und -ausfuhr

Wasser wird dem Körper auf direktem Weg (Getränke, Atmung, im Krankenhaus Infusionen) und auch indirekt über wasserhaltige feste Nahrungsmittel zugeführt. Im Schnitt nimmt so ein nicht körperlich arbeitender Gesunder 1500 ml täglich durch Getränke und 600 ml durch feste Nahrung zu sich. Zu diesen 2,1 l treten noch 400 ml *Oxidationswasser,* die bei der Nahrungsverstoffwechselung frei werden: Aus dem Abbau von je einem Gramm Kohlenhydraten entstehen 0,6 ml, von Fett 1 ml und von Eiweiß 0,4 ml Wasser.

Über den Urin scheidet der Gesunde täglich etwa 1,5 l, über den Stuhl 200 ml, über die Haut *(Schwitzen)* 300 ml und über die befeuchtete (Aus-)Atemluft 500 ml Wasser aus.

Flüssigkeitsbilanzierung

Bei vielen Patienten muß die Flüssigkeitsein- und -ausfuhr von Tag zu Tag protokolliert und bilanziert werden. Bei dieser **Flüssigkeitsbilanzierung** werden die täglichen Trink- und/oder Infusionsmengen und Wasseranteile von Nahrungsmitteln (Suppen, Breikost) auf der Einfuhrseite der täglichen Urinmenge sowie Schätzwerten für den Wasserverlust über die Atemluft und die Haut gegenübergestellt (bei nicht fiebernden Patienten z. B. mit 800 ml täglich pauschal veranschlagt). Die Differenz zwischen den beiden Größen ergibt dann jeweils eine positive (zuviel Einfuhr) oder negative (zuviel Ausscheidung) Flüssigkeitsbilanz.

Eine stark negative oder positive Flüssigkeitsbilanz erfordert Änderungen des Therapie-

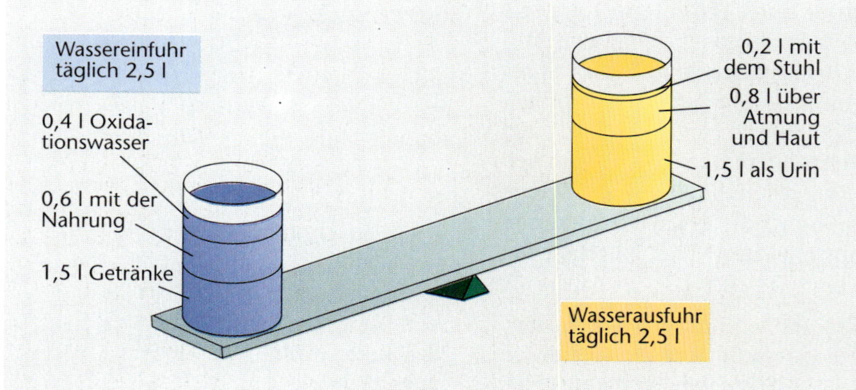

Abb. 20.19: Wasserbilanz des Körpers. Die tägliche Ein- und Ausfuhr beträgt jeweils ca. 2500 ml und müssen im Gleichgewicht zu einander stehen.

20.6.3 Gesundheit und Lebensstil: Leben mit der Dialyse

Für etwa 50 000 Menschen in Deutschland ist die *Blutwäsche* (**Dialyse**) lebenswichtig geworden: Ihre Nieren produzieren in der Regel weniger als 10 % des normalen Glomerulumfiltrates. Zwei-, meistens sogar dreimal wöchentlich verbringen diese Patienten viele Stunden neben einer leise arbeitenden Maschine, die ihr Blut „wäscht" und die Elektrolytkonzentrationen wieder normalisiert.

Hinzu muß eine strenge Diät treten: Da der Körper keinerlei „Kapriolen" im Lebensstil mehr verträgt, sind der Salzstreuer und selbst ein Glas Bier oder ein größeres Sonntagsmenü tabu. Statt dessen diktiert z. B. eine *Kartoffel-Ei-Diät* den Essensplan.

Es klingt paradox – aber trotz dieser Zwänge fühlen sich die meisten Patienten erst einmal erleichtert, haben sie die ersten Dialysebehandlungen erfolgreich überstanden und so die tödliche Urämie abgewendet. Nach Monaten, spätestens Jahren, treten allerdings doch die hohen Belastungen in den Vordergrund: Am schlimmsten empfinden es dabei die Betroffenen, ihren gesamten Lebensrhythmus auf die Dialyse abstimmen zu müssen.

Wie funktioniert ein Dialysegerät?

Bei der gebräuchlichsten Form der *extrakorporalen Dialyse* (kurz: **Hämodialyse**) wird Patientenblut von einer Arterie oder einem künstlich angelegten Gefäß (**Dialyseshunt**, siehe unten) in ein System *semipermeabler* (halbdurchlässiger) Kunststoffmembranen innerhalb der Dialysemaschine hineingeleitet.

Von dort wird es über einen zweiten Gefäßzugang des Patienten in den Körper zurückgeführt. An der Außenseite der Kunststoffmembran strömt gegenläufig das **Dialysat** vorbei, eine Elektrolytlösung, in der die wichtigsten Elektrolyte in der Konzentration vorgegeben werden, auf die das Patientenblut korrigiert werden soll. Durch den Konzentrationsunterschied zwischen Patientenblut und Dialysierflüssigkeit entsteht eine Diffusionskraft (☞ 3.5.4), die die auszuscheidenden Substanzen solange in das Dialysat diffundieren läßt, bis der Konzentrationsunterschied abgebaut ist.

Problem: Gefäßzugang

Bei jeder Dialyse muß das Blut des Patienten viele Male durch die Maschine geleitet werden, was einem Fluß von mehreren Hundert Litern entspricht. Dies erfordert zwei großkalibrige Zugänge, die zudem problemlos punktierbar sein müssen. Die meisten Dialysepatienten erhalten deshalb operativ einen *Cimino-Shunt,* der in einem Kurzschluß *(Shunt)* eine Armarterie (z. B. Arteria radialis) mit einer Armvene verbindet. Dadurch erhöht sich der Druck in der Vene und erweitert diese mit der Zeit, so daß sie gute Punktionsmöglichkeiten für die Gefäßzugänge während der Dialyse bietet.

Die Haut um den Dialyse-Shunt muß sorgfältig gepflegt werden. Das Shunt-Gefäß darf nicht für normale Blutentnahmen oder Infusionen punktiert werden. Keine Blutdruckmessung mit Stauungsmanschette auf der Shunt-Seite durchführen!

Dialyse zu Hause

Neben der extrakorporalen Hämodialyse existieren auch noch weitere Dialyseverfahren, von denen die Dialyse über das Peritoneum (Bauchfell) des Patienten am verbreitetsten ist (**CAPD** = *chronische ambulante Peritonealdialyse, kurz* „Heimdialyse" genannt). Sie ist bei entsprechender Schulung zu Hause durchführbar und scheint für Kinder die derzeit beste Dialyseform zu sein, konnte sich aber wegen gefährlicher Komplikationen (insbesondere Peritonitis, ☞ 18.1.5) bei Erwachsenen nicht allgemein durchsetzen.

Die Probleme

Fast alle Patienten erleiden Komplikationen im Rahmen der Langzeitdialyse. Vor allem Fieber, allergische Reaktionen, zu niedriger Blutdruck, Infektionen oder Verschluß des Dialyseshunts, Blutungen aus dem Shunt oder „spontan" aus anderen Gefäßen und Störungen im Elektrolythaushalt führen die Patienten immer wieder ins Krankenhaus.

Hoffnung auf die „neue Niere"

Die mit der Langzeitdialyse verbundenen Komplikationen und psychischen Probleme lassen viele Patienten auf eine **Nierentransplantation** hoffen, wie sie rund 2000 mal pro Jahr in Deutschland durchgeführt wird: Durch sie soll wieder ein unbeschwertes Leben möglich sein.

Doch auch die Nierentransplantation – abgesehen davon, daß derzeit ein großer Mangel an Spenderorganen herrscht – ist kein Freibrief für eine höhere Lebensqualität:

- Vor der Transplantation dehnt sich das meist monatelange Warten qualvoll in die Länge, bis ein passendes Spenderorgan gefunden ist.
- Die Transplantation selbst ist ein risikoreicher Eingriff, an dem 2 – 5 % der Patienten versterben.
- Nach der Transplantation müssen peinlich genau Medikamente (z. B. Ciclosporin = Sandimmun®) eingenommen werden, welche die ständig drohende immunologische Abstoßung (☞ 6.1.9) der Spenderniere unterdrücken und den Patienten empfänglich für Infektionen machen, insbesondere Virusinfektionen.
- Trotzdem funktionieren drei Jahre nach der Transplantation nur noch 40 % der eingepflanzten Nieren – und als letzter Hoffnungsschimmer auf ein dialysefreies Leben bleibt dann nur noch eine zweite Transplantation.

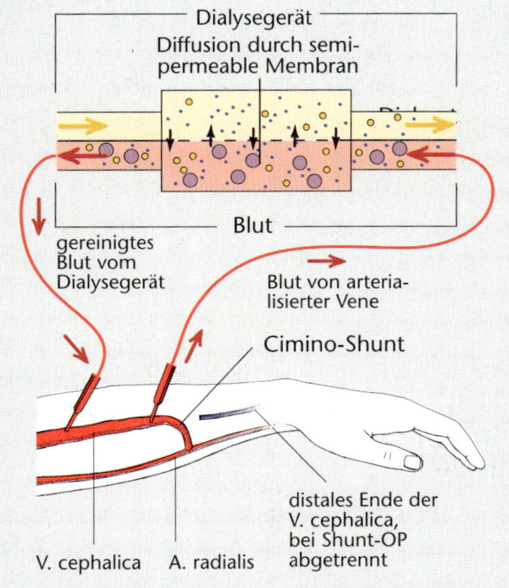

Abb. 20.20 (links): Prinzip der Dialyse.
Aus dem punktierten Shuntgefäß wird Blut entnommen, durch das Dialysegerät geleitet und über einen zweiten Gefäßzugang dem Körperkreislauf wieder zugeführt.

Abb. 20.21 (rechts): Lage der transplantierten Niere. In der Regel verbleiben die funktionslos gewordenen Nieren in den Nierenbecken. Die Spenderniere wird auf Höhe der Beckenschaufel eingepflanzt, ihre Gefäße und ihr Harnleiter mit den jeweiligen anatomischen Strukturen durch Anastomose verbunden.

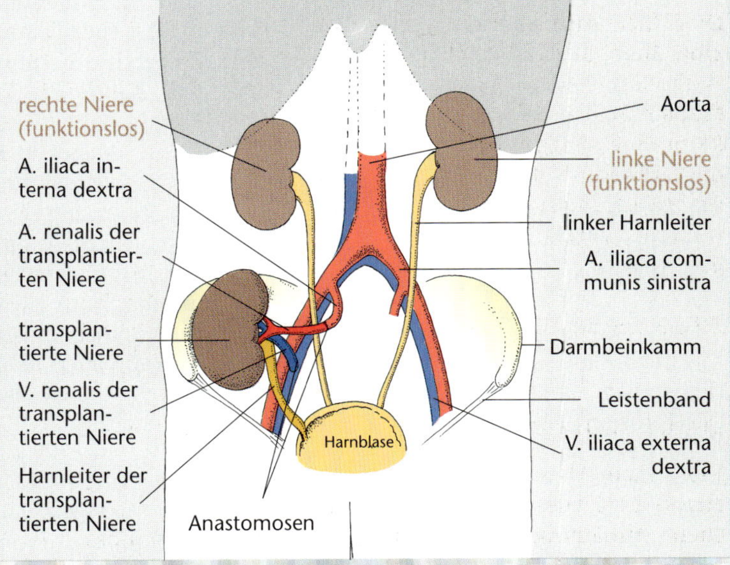

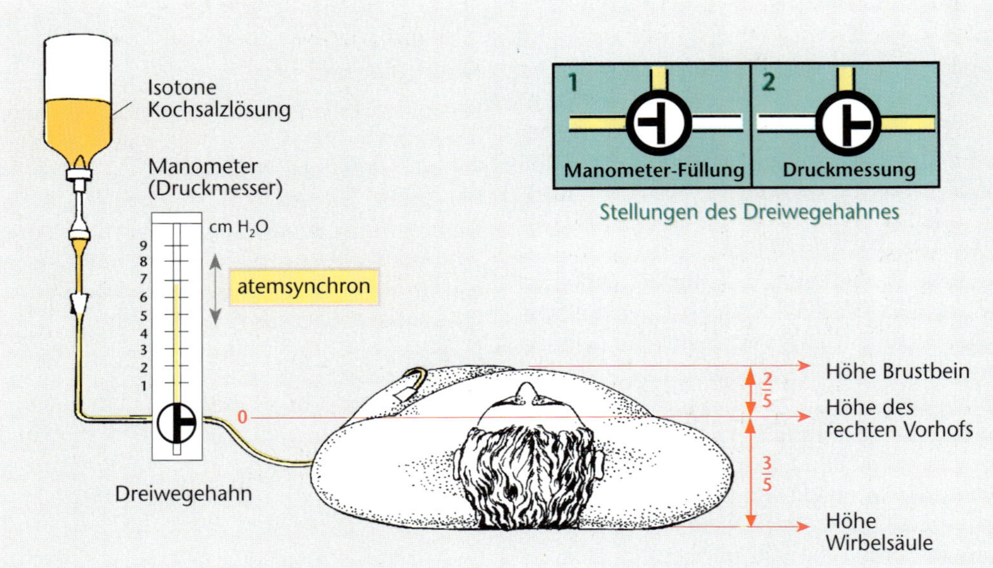

Abb. 20.23: Messung des zentralen Venendrucks (ZVD). Über einen zentralen Venenkatheter (ZVK, Technik der Einführung: ☞ Abb. 19.19) kann der Druck im zentralen Venensystem gemessen werden. Ein Manometer, das auf Höhe des rechten Vorhofes seinen Nullpunkt hat, wird zunächst mit Infusionslösung gefüllt. Dann wird der Dreiwegehahn zum Patienten hin geöffnet. Weil eine direkte Verbindung zwischen oberer Hohlvene und Manometer-Wassersäule besteht, gibt sie den Blutdruck an, der im intrathorakalen Hohlvenensystem herrscht. Bewegt sich die Manometer-Wassersäule atemsynchron, so liegt der ZVK richtig. Ist die Wassersäulenbewegung jedoch pulssynchron, liegt der Katheter falsch, nämlich im rechten Vorhof.

plans – etwa der täglichen Infusionsmenge, da ansonsten lebensgefährliche Störungen des Inneren Milieus drohen.

Die Überwachung des Wasserhaushaltes

Der Wassergehalt des Gesamtorganismus – auch *Hydratationszustand* genannt – läßt sich näherungsweise anhand des (Blut-)Drucks abschätzen, der in den großen Körpervenen herrscht **(zentraler Venendruck**, *ZVD).* Dieser Druck läßt sich recht einfach über einen **zentralen Venenkatheter** *(ZVK)* bestimmen, der 1 – 2 cm vor dem rechten Vorhof in der oberen Hohlvene plaziert wird: Aus dem ZVD kann der Arzt Rückschlüsse auf ein Volumendefizit oder eine Volumenüberlastung insbesondere bei der Überwachung einer Infusionstherapie ziehen. Das Ergebnis der ZVD-Messung zeigt (☞ Abb. 20.23) wird in Zentimeter Wassersäule (cm H_2O) ausgedrückt. Der Druckwert eines Gesunden liegt zwischen 3 und 7 cm H_2O.

Während bei nicht kreislauf- oder nierenkranken Patienten Korrekturen des Wasserhaushaltes weitgehend nach gesundem Menschenverstand erfolgen können (im Sommer etwa Tee und Mineralwasser zusätzlich anbieten), erfordert beim Niereninsuffizienten und bei intensivtherapiepflichtigen Patienten Sorgfalt und klinische Erfahrung. Insbesondere dürfen Wasser- und Elektrolythaushalt und hier insbesondere Natrium und Kalium (☞ 20.8) nur gemeinsam betrachtet und korrigiert werden.

20

Überwässerung

Eine *Überwässerung* **(Hyperhydratation**, oft auch *Volumenüberlastung* genannt) des Körpers entwickelt sich in der Klinik häufig durch übermäßige Infusionsbehandlung. Insbesondere beim älteren und herzinsuffizienten Patienten (☞ 15.7.4) staut sich dann Blut vor dem überlasteten Herzen zurück. Wegen des ansteigenden Blutdruckes vor dem Herzen wird Wasser in das umliegende Gewebe „abgepreßt" und es entstehen Ödeme.

Eine vorübergehende Überwässerung entsteht auch beim Trinken. Trinkt ein Mensch beispielsweise 2 Liter Bier, so wird es nicht lange dauern, bis die Gegenregulation einsetzt und der Körper die nicht benötigte Flüssigkeit wieder ausscheidet. An dieser Gegenregulation sind Volumen- und Osmorezeptoren (☞ 11.6) in den Gefäßwänden beteiligt, die das Überangebot an Volumen dem Gehirn melden und damit die Freisetzung von Adiuretin bremsen; die Nieren scheiden daraufhin vermehrt Wasser in Form von Urin aus. Auch führt die Zunahme des intravasalen Volumens zur Steigerung der Nierendurchblutung, wodurch ebenfalls die Urinmenge steigt. Bei der Herzinsuffizienz versagt dieser Regulationsmechanismus allerdings, da das geschwächte Herz keinen entsprechend verstärkten Blutfluß aufbauen kann. Hier ist es sinnvoll, die Nierentätigkeit über *Diuretika* (☞ 20.3) zu stimulieren.

Unterwässerung

Eine *Unterwässerung* **(Dehydratation**, im Klinikjargon oft *Volumendefizit* genannt) entsteht durch ein vermindertes Flüssigkeitsangebot (etwa ein Defizit an Infusionslösungen). Starkes *Durstgefühl* entsteht bei einem Wasserdefizit von etwa 2 Litern. Bei älteren Menschen ist das Durstgefühl leider oft nur wenig ausgeprägt. Ein Wassermangel läßt sich aber auch durch andere Zeichen erkennen:

- trockene Schleimhäute (rissige Zunge),
- stehende Hautfalten,
- Schwäche,
- Produktion von wenig, aber dunkelkonzentriertem Urin,
- geistige Eintrübung; sowie
- eventuell Fieber.

Bei noch stärkerem Wasserdefizit treten Kreislaufsymptome hinzu:

- schneller, fadenförmiger Puls,
- niedriger Blutdruck,
- kollabierte Halsvenen.

Für die Therapie einer Unterwässerung ist bedeutsam, in welchem Maße der Wasserverlust von einem Elektrolyt- (Mineralstoff-) Verlust begleitet ist. Da Wasser ja das Lösungsmittel der Elektrolyte bildet, wird jede Änderung des Wasservolumens eine Änderung der in ihm gelösten Elektrolytkonzentrationen nach sich ziehen (näheres ☞ 20.8.1).

20.8 Der Elektrolythaushalt

Tabelle 20.26 gibt einen Überblick über die Bedeutung der sieben *Mineralstoffe* (**Elektrolyte**) im Körper, die in höheren Konzentrationen vorliegen.

Spurenelemente (im Körper selten vorkommende Elektrolyte) ☞ 19.6.

20.8.1 Störungen im Natrium- und Wasserhaushalt

Eine **Hypernatriämie** kommt nur bei fehlendem Durstreiz vor, wie z. B. bei Kleinkindern, Alten, Schwerkranken sowie bei falscher Medikation, Infusionstherapie sowie einigen seltenen Hormonstörungen. Die Therapie richtet sich nach dem begleitenden Befund der Wasserbilanz: Meist liegt gleichzeitig ein Wassermangel vor (**hypertone Dehydratation**), und die Patienten zeigen die Symptome des Volumenmangels. Hier erhalten die Patienten z. B. 5 %ige Glukoseinfusionen; wenn möglich, hilft viel orale Flüssigkeitszufuhr (Tee mit Zucker) genauso.

Eine **hypertone Hyperhydratation**, also eine Überwässerung mit erhöhter Serumnatriumkonzentration, ist selten und meist Folge ungünstiger Infusionszufuhr.

Einer **Hyponatriämie** kann ein echter Natriummangel zugrunde liegen. Er ist meist Folge einer zu energischen Diuretikagabe: Insbeson-

Unterarmvenen mit Stauschlauch stauen. Haut ca. 45° zur Oberfläche rasch durchstechen und Vene flach punktieren, ...

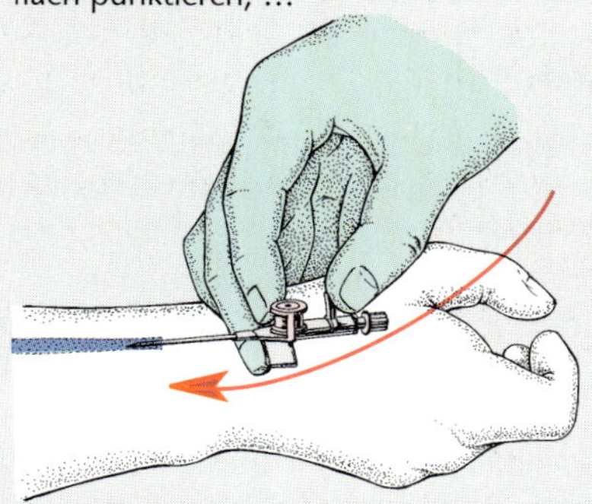

wenn Blut am Kanülenansatz einströmt, Punktionsnadel zurückziehen und gleichzeitig Plastikkanüle vorschieben. Stauschlauch lösen.

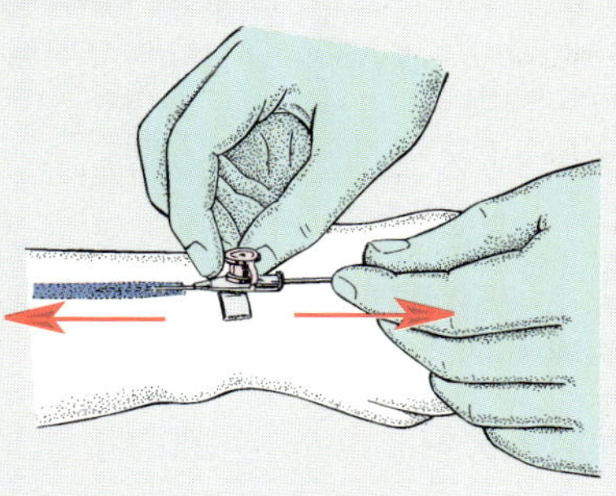

Den vorbereiteten Infusionsständer in 1 bis 1,5 m Höhe über dem Patienten fixieren. Den Schraubverschluß des entlüfteten Infusionsschlauchs auf das Braunülengewinde schrauben. Infusionsschlauch am Unterarm mit Braunülenpflaster befestigen.

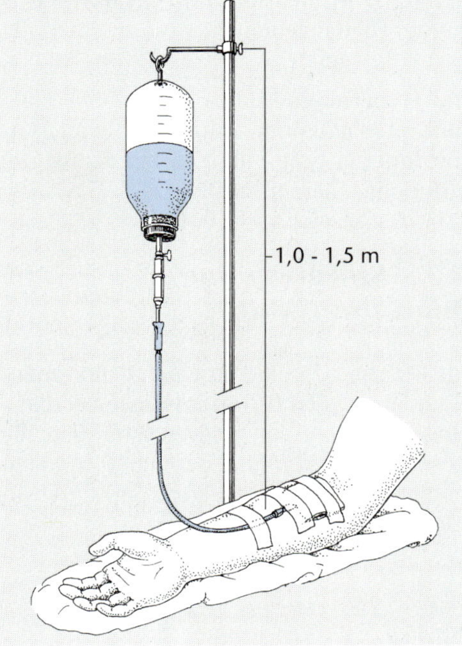

Abb. 20.24: Intravenöse Infusion. Zur Korrektur von Störungen im Wasser- und Elektrolythaushalt oder bei Unfähigkeit zur oralen Nahrungsaufnahme werden dem Patienten Infusionslösungen zugeführt. Dabei wird eine Dauerkanüle (Braunüle®) in eine periphere Vene eingelegt, durch die über ein Schlauchsystem die Infusionslösung ins Blut gelangt.

dere die stark wirksamen Schleifendiuretika wie z. B. Furosemid (Lasix®) führen zu vermehrter Na^+-Ausscheidung. Auch bei bestimmten Nierenerkrankungen *(Salzverlustniere)* sowie bei übermäßigem Erbrechen kann zuviel Natrium ausgeschieden bzw. verloren werden.

Ein relativer Natriummangel entsteht durch Wasserüberschuß, z. B. infolge Überinfusion natriumarmer Elektrolytlösungen.

Auch die Therapie der Hyponatriämie muß sich also nach dem Befund des Wasserhaushaltes richten – meist (aber nicht immer!) ist der Patient dehydriert. In diesem Fall einer **hypotonen Dehydratation** erhält der Patient *iso*tone NaCl-Lösung über einen zentralen Venenkatheter (bei der an sich naheliegenden Gabe *hyper*toner, also konzentrieter, NaCl-Lösungen drohen Nervenschäden im Stammhirnbereich).

Hypotone Hyperhydratationen sind meist Folge zu geringer Urinproduktion, bei allen Formen des Nierenversagens oder bei mangelnder Ödem- oder Aszitesausscheidung (z. B. bei Leberzirrhose, ☞ 18.10.7 oder Herzinsuffizienz, ☞ 15.7.4). Therapeutisch wichtig ist hier die Wasserrestriktion (*Trinkmengenbeschränkung*) auf 0,5 – 1 l täglich, kombiniert mit einer Diuretikagabe.

Der Renin-Angiotensin-Aldosteron-Mechanismus

Ist der Natriumgehalt im Serum zu niedrig, so wird vom juxtaglomerulären Apparat (☞ 20.1.5) das Hormon **Renin** ins Blut sezerniert. Dort spaltet es vom ebenfalls im Blutserum befindlichen Eiweißkörper **Angiotensinogen** ein Stück ab, das **Angiotensin I.** Aus diesem entsteht nun nach Abspaltung von zwei weiteren Aminosäuren das hochwirksame **Angiotensin II,** ein kurzes Peptid aus acht Aminosäuren.

Angiotensin II bewirkt dann in der Nebennierenrinde die Freisetzung von **Aldosteron** (☞ 13.6.3). Aldosteron führt zu einer gesteigerten Rückresorption von Natrium und Wasser in der Niere, wodurch die Natriumkonzentration im Blut und das Blutvolumen insgesamt ansteigen. Ferner kommt es im Blut zu einem Absinken der Kaliumkonzentration und unter Einfluß des Angiotensin II zu einer deutlichen Blutdrucksteigerung durch Vasokonstriktion.

Die Reninausscheidung wird außer durch einen niedrigen Natriumgehalt auch bei einer verminderten Durchblutung der Niere erhöht, und zwar sowohl bei einer isolierten Nierenminderdurchblutung bei einer Nierenarterienstenose – was dann zum Hochdruck führt, ☞ 16.4 – oder systemisch beim Blutdruckabfall, wie etwa beim Schock. Weitere auslösende Faktoren für eine Reninausschüttung sind eine ungünstige NaCl-Konzentration in der

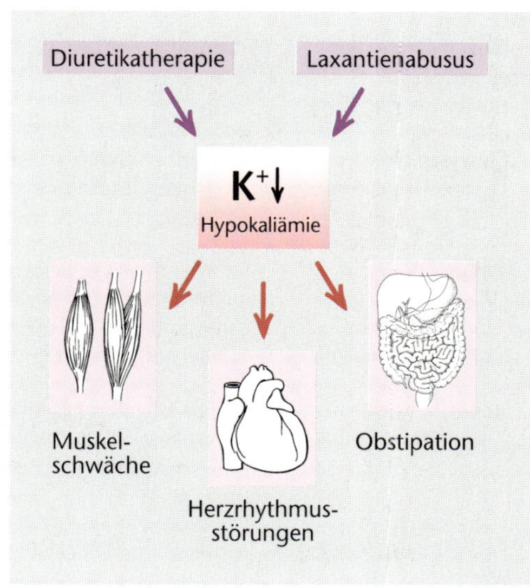

Abb. 20.25: Ursachen und Folgen einer Hypokaliämie. Häufig tritt im Klinikalltag ein Kaliummangel unter Dauertherapie mit Diuretika auf. Gefährlichste Folge der Hypokaliämie sind Herzrhythmusstörungen.

tubulären Flüssigkeit, eine Stimulation sympathischer Nerven der Niere sowie ein Kaliummangel im Blut.

ACE-Hemmer

Die Umwandlung von Angiotensin I zu Angiotensin II geschieht durch das *Angiotensin Converting Enzyme (ACE).* Wird die Bildung dieses Enzyms durch einen sogenannten **ACE-Hemmer** unterdrückt, so wird der Angiotensin-II-Effekt auf die Blutgefäße aufgehoben – der Blutdruck sinkt. ACE-Hemmer werden häufig in der Therapie des Hypertonus und der Herzinsuffizienz eingesetzt.

20.8.2 **Störungen im Kaliumhaushalt**

Sowohl Kaliumüberschuß als auch Kaliummangel führen zu Störungen der neuromuskulären Erregungsleitung, wodurch es zu gefährlichen Herzrhythmusstörungen kommen kann.

Bei langdauernder Einnahme von Diuretika und von bestimmten Abführmitteln *(Laxantien)* wird vermehrt Kalium ausgeschieden; die Folge ist ein *Kaliummangel* **(Hypokaliämie)** mit Muskelschwäche und Herzrhythmusstörungen.

Da die durch den Kaliummangel ausgelöste Muskelschwäche auch die glatte Muskulatur des Darmes betrifft, ist wiederum eine Verstopfung die Folge, die ja eigentlich mit den Laxantien bekämpft werden sollte. Dieser Teufelskreis kann eine *Laxantien-Abhängigkeit* verursachen.

Ferner sind Hypokaliämien Folgen von wiederholtem Erbrechen oder Durchfällen sowie verschiedener Hormonstörungen. Die – im

Elektrolyt (Serum-normalwerte)	Bedeutung für den Organismus
Natrium (Na^+) (135 –145 mmol/l)	• häufigstes Kation im Extrazellulärraum • entscheidendes Kation (☞ 2.4.1) für den osmotischen Druck im Extrazellulärraum
Kalium (K^+) (3,6 – 4,8 mmol/l)	• häufigstes Ion *in* den Zellen (Intrazellulärraum) • wichtige Rolle bei der Entstehung des Aktionspotentials und der Erregungsübertragung im Nervensystem und am Herzen
Kalzium (Ca^{++}) (2,3 – 2,6 mmol/l)	• am Aufbau von Knochen und Zähnen beteiligt • entscheidende Rolle bei der neuromuskulären Erregungsübertragung und bei der Muskelkontraktion
Magnesium (Mg^{++}) (0,7 – 1,1 mmol/l)	• Mitbeteiligung bei der Erregungsüberleitung an den Muskeln
Chlorid (Cl^-) (97 – 108 mmol/l)	• häufigstes Anion im Extrazellulärraum • entscheidendes Anion für den osmotischen Druck im Extrazellulärraum
Phosphat (PO_4^{3-}) (0,84 – 1,45 mmol/l)	• Baustein von ATP (☞ 2.8.5), Zellmembran (☞ 3.2) und Knochenmineral (☞ 7.1.6)

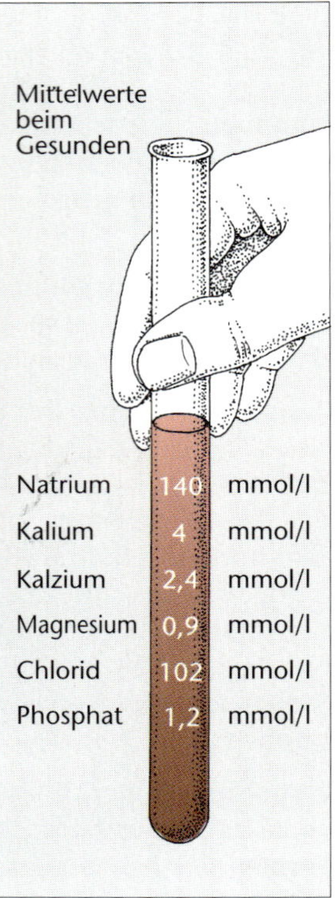

Mittelwerte beim Gesunden

Natrium	140	mmol/l
Kalium	4	mmol/l
Kalzium	2,4	mmol/l
Magnesium	0,9	mmol/l
Chlorid	102	mmol/l
Phosphat	1,2	mmol/l

Tabelle 20.26 und Abb. 20.27: Serumkonzentrationen und Bedeutung der wichtigsten Elektrolyte.

Krankenhaus sehr häufigen – Hypokaliämien werden oral durch Zufuhr kaliumreicher Lebensmittel (Bananen) oder Medikamente (z. B. Kalinor® Brause) ausgeglichen. Bei schwersten Störungen muß allerdings eine intravenöse Kaliumgabe eingeleitet werden.

Eine **Hyperkaliämie** *(Kaliumüberschuß)* ist meist Folge einer akuten oder chronischen Niereninsuffizienz. Aber auch bei Azidosen (☞ 20.9.2), postoperativ, nach Trauma oder bei überhöhter Kaliumzufuhr steigt der Serum-Kaliumspiegel. Die Patienten leiden unter Kribbelgefühlen der Haut, Lähmungen sowie schweren Herzrhythmusstörungen bis zum Herzstillstand. Lebensbedrohliche Hyperkaliämien werden intensivmedizinisch mit forcierter Diuretikagabe, eventuell auch mit Dialyse behandelt.

20.8.3 Störungen im Kalziumhaushalt

Die Kalzium- und Phosphatausscheidung

Die Rückresorption von Kalzium wie auch des Phosphats in den proximalen Tubuli der Niere wird hormonell reguliert. Das in den Epithelkörperchen der Nebenschilddrüse gebildete *Parathormon* (☞ 13.5) hemmt dabei die Rückresorption von Phosphat in der Niere und fördert dadurch dessen Ausscheidung – der Serumphosphatspiegel sinkt. Gleichzeitig intensiviert Parathormon die Kalziumrückresorption, wodurch der Serum-Kalziumspiegel ansteigt. In geringem Maße reguliert auch das in der Nebenschilddrüse gebildete Kalzitonin (☞ 13.5) die Kalziumrückresorption in der Niere.

Hypokalziämien

Hypokalziämien können durch hormonelle Störungen (z. B. Vitamin-D-Hormonmangel, Parathormonmangel, hormonaktive Tumoren) oder Schleifendiuretikagabe (☞ 20.3) bedingt sein. Eine weitere mögliche Ursache besteht in psychisch bedingtem übermäßigem Atmen (Hyperventilation): Hierbei atmet der Betroffene zuviel CO_2 ab, wodurch der Blut-pH-Wert steigt (Alkalose, ☞ 20.9.5); durch diese Alkalisierung nimmt unter anderem die Löslichkeit und damit die Verfügbarkeit von Kalzium im Blut ab. Der Kalziummangel im Blut stört die Erregungsübertragung in den Nerven sowie die Muskeltätigkeit; die Patienten krampfen.

Therapeutisch hilft bei solchen **psychogenen Hyperventilationstetanien** eine Beruhigung des Patienten und zur Atemdämpfung erforderlichenfalls eine Plastiktüte, in die der Patient hineinatmen muß (durch die Rückatmung des eigenen Kohlendioxids wird die Alkalose beseitigt).

Bei den meist medikamentös oder hormonell bedingten chronischen Hypokalziämien besteht die Therapie unter anderem in einer kalziumreichen Diät. Hält der Kalziummangel jedoch länger an, z. B. bei Niereninsuffizienz oder Parathormonmangel, dann wirkt er sich auf den Mineralgehalt der Knochen aus: diese werden durch den beständigen Kalziumentzug brüchig und erscheinen im Röntgenbild zunehmend transparent *(Osteomalzie).*

Hyperkalzämie

Ein erhöhter Blutkalziumspiegel (**Hyperkalzämie**) wird bei einer Überfunktion der Nebenschilddrüsen *(Hyperparathyreoidismus,* ☞ 13.5) und bei Karzinomen gefunden. Die Hyperkalzämie bei Karzinomen entsteht durch osteolytische, d. h. knochenzerstörende und damit kalziumfreisetzende Knochenmetastasen oder über ein vom Tumor gebildetes Protein mit parathormonähnlicher Wirkung. Klinisch äußert sich die Hyperkalzämie in vermehrter Urinproduktion mit der Gefahr des Volumenmangels, Eintrübung des Patienten, oft mit psychischen Störungen, sowie Herzrhythmusstörungen. Die Therapie besteht in der Behandlung der Grunderkrankung und/oder einer kalziumarmen Diät.

20.8.4 Störungen im Magnesiumhaushalt

Sinkt die Magnesiumkonzentration im Blut, so steigert sich die neuromuskuläre Erregbarkeit bis hin zu Krämpfen und Herzrhythmusstörungen. Hypomagnesiämien sind zudem häufig mit Hypokalzämien vergesellschaftet. Magnesiummangel tritt bei Mangelernährung auf. Außerdem kann der Körper z. B. in der Schwangerschaft, in der besonders viel Magnesium (wie auch Kalzium) für das Wachstum des Foeten gebraucht wird, in eine Mangelsituation geraten.

Eine **Hypermagnesiämie** – also ein Überschuß an Magnesium – tritt bei fehlender Ausscheidungsleistung auf, also bei akuter und chronischer Niereninsuffizienz.

20.8.5 Störungen im Chloridhaushalt

Eine wichtige Ursache für einen Chloridmangel im Blut stellen **Chloridverluste** bei massivem Erbrechen von Magensäure dar. Bei schweren Verlusten muß deshalb Chlorid (zusammen mit anderen Elektrolyten) durch Infusionen wieder ersetzt werden.

20.8.6 Störungen im Phosphathaushalt

Phosphatmangelzustände **(Hypophosphatämien)** kommen im Rahmen von Nierenerkrankungen (sogenannte *Phosphatdiabetes),* noch häufiger jedoch bei fehlernährten Alkoholikern und als Begleiterscheinung einer Sepsis (Blutvergiftung, ☞ 6.6.2) vor.

Hyperphosphatämien treten begleitend bei einer Niereninsuffizienz sowie bei verschiedenen Hormonstörungen auf. In beiden Fällen erfolgt die Therapie abhängig von der Grunderkrankung.

Da Phosphat auch als Konservierungsmittel für Lebensmittel eingesetzt wird, hat man verschiedene Gesundheitsprobleme und selbst Verhaltensstörungen von Kindern (z. B. Hyperaktivität) mit einer übermäßigen zivilisationsbedingten Phosphatzufuhr in Verbindung gebracht. Diese Vermutungen sind jedoch bisher nicht bewiesen worden.

20.9 *Der Säure-Basen-Haushalt*

20.9.1 *Der Blut-pH und seine Konstanthaltung*

Der Blut-pH liegt mit einem Wert von **7,40** beim Gesunden im leicht alkalischen Bereich. Da alle Stoffwechselreaktionen pH-abhängig sind, d. h. nur in einem bestimmten pH-Bereich optimal ablaufen, muß der Organismus den Blut-pH in dem engen Bereich von 7,35 bis 7,45 konstant halten.

Ein pH < 7,35 bedeutet eine **Azidose**, ein pH > 7,45 eine **Alkalose** des Blutes. Für diese Konstanthaltung sorgen die Puffersysteme des Blutes, die Atmung und die Nieren.

Bei allen Stoffwechselvorgängen fallen ständig H^+-Ionen an, die durch die Niere ausgeschieden werden müssen. Der größte Teil der von der Niere ausgeschiedenen H^+-Ionen wird im Urin an Puffersubstanzen gebunden, insbesondere an **Phosphate**, **Anionen** und **organische Säuren**. Durch diese Puffersubstanzen ergibt sich ein pH-Wert des Urins von etwa 6. Überwiegen – etwa bei vegetarischer Ernährung – alkalische (basische) Stoffwechselprodukte im Blut, so kann die Niere die überschüssigen OH^--Ionen mit dem Urin ausscheiden.

Im Blut können pH-Schwankungen z. B. durch die laufend anfallenden sauren Stoffwechselprodukte durch verschiedene Puffersysteme abgefangen werden: den **Bikarbonat-** und den **Proteinpuffer** sowie das **Hämoglobin** als Puffersystem.

Von den drei Puffersystemen ist das Bikarbonatsystem (☞ 2.7.4) am wirkungsvollsten. Es bewältigt 75 % der anfallenden „Pufferarbeit". Die „sauren" Wasserstoffionen (H^+, Protonen) werden von den Bikarbonationen abgefangen, d. h. die Protonen verbinden sich mit den Pufferionen zu Kohlensäure, diese zerfällt in „neutrales" Wasser und Kohlendioxid, welches über die Lunge abgeatmet werden kann.

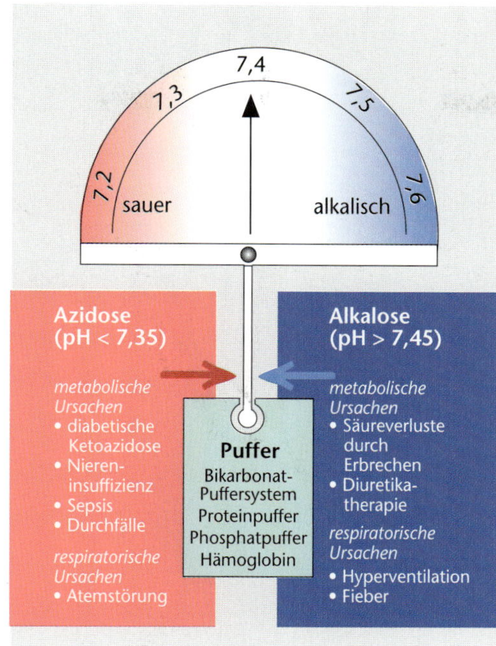

Abb. 20.28: Häufige Ursachen von pH-Wert-Verschiebungen im Körper.
Verschiedene Puffersysteme sorgen dafür, daß der pH-Wert in einem engen Rahmen konstant gehalten wird. Durch Überlastung der Systeme kann es zu Azidosen oder Alkalosen kommen. Sie haben entweder metabolische oder respiratorische Ursachen.

Je mehr saure Valenzen im Körper anfallen, z. B. beim ketoazidotischen Koma des Diabetikers (☞ 19.2.2) oder bei Vergiftungen, desto mehr Protonen müssen gebunden werden, und umso mehr CO_2 wird abgeatmet: Der Patient atmet tief und schnell (sogenannte *Kußmaul-Atmung)*. Dieser kurzfristigen Gegenregulation durch die Atmung steht die langsamere und längerfristige durch die Nieren zur Seite:

Die Nieren können saure Valenzen beseitigen, indem sie die Wasserstoffionen (H^+) im Tausch gegen Natriumionen oder gegen Bikarbonationen ausscheiden. Die Nieren können aber noch mehr: Der durch den Abbau von Aminosäuren anfallende Ammoniak kann die sauren Protonen binden; dabei entsteht Ammonium. Schließlich vermögen die Nieren auch noch, Protonen über die Pufferung durch Phosphationen zu binden.

20.9.2 *Metabolische Azidose*

Ein Mangel an säurebindendem Bikarbonatpuffer führt zur **metabolischen Azidose** – *metabolisch* deshalb, weil die Ursache nicht in der Atmung (siehe unten), sondern im Stoffwechsel (Metabolismus) begründet liegt. Die häufigste metabolische Azidose ist die diabetische Ketoazidose (☞ 2.2.11): Der Diabetiker gewinnt bei Insulinmangel Energie durch Verbrennung von Fettsäuren (Lipolyse). Bei der Lipolyse entstehen Ketonkörper, die große Mengen von Bikarbonatpuffer binden. Der daraus entstehende relative Mangel an Bikarbonatpuffer führt zu Übersäuerung des Blutes.

Gegenregulation

Mit Hilfe seiner Puffersysteme, der Nieren und der Lunge versucht der Körper, einer lebensbedrohlichen Übersäuerung mit Elektrolytentgleisung zu entgehen. Im Blut puffern die Protonenabfangsysteme – insbesondere der Bikarbonatpuffer; die Nieren scheiden Protonen aus, bilden Ammoniak und Phosphate; die Lungen geben durch verstärkte Atmung vermehrt Kohlendioxid ab. Gelingt die Kompensation, spricht man von *kompensierter metabolischer Azidose;* der pH-Wert steigt in diesem Fall wieder über den Wert von 7,35. Gelingt sie nicht, so spricht man von *dekompensierter metabolischer Azidose*. Hier besteht Lebensgefahr, und das massiv gestörte Innere Milieu muß unter intensivmedizinischen Bedingungen durch Infusion von Pufferlösungen, beim Diabetiker durch intravenöse Gabe von Insulin und meist auch Kalium, wieder ins Gleichgewicht gebracht werden.

20.9.3 *Metabolische Alkalose*

Bei Erbrechen oder Magendrainage kann es über den Verlust von Wasserstoff- und Chloridionen der Magensäure zu einer **metabolischen Alkalose** kommen. Therapeutisch steht die Korrektur der in der Regel massiven Elektrolytstörung im Vordergrund, z. B. durch Gabe von NaCl-Lösung oder in schweren Fällen durch kontrollierte Säureinfusionen.

20.9.4 *Respiratorische Azidose*

Eine **respiratorische Azidose** tritt immer dann auf, wenn die Abatmung von Kohlendioxid gestört ist und sich damit CO_2 bzw. Bikarbonat und Wasserstoffionen im Körper ansammeln; so bei Lungenfunktionsstörungen (☞ 17.11) oder bei medikamentös verursachtem vermindertem Atemantrieb *(Atemdepression)*, etwa durch Opioide (☞ 12.3.3) oder Benzodiazepine (☞ 23.3.8). In ausgeprägten Fällen ist der Patient zyanotisch (blaue Lippen, ☞ 15.7.4), benommen und hat Atemnot. Durch den „Stau" des sauren CO_2 kommt es zur Azidose; kompensatorisch reagieren die Nieren mit vermehrter Protonenausscheidung. Therapeutisch muß die Atmung gestützt werden, wenn der pH unter 7,2 sinkt, muß der Patient intensivmedizinisch beatmet werden.

20.9.5 *Respiratorische Alkalose*

Bei jeder Überreizung des Atemzentrums wird zuviel ein- und ausgeatmet und damit zuviel CO_2 abgeatmet. Am häufigsten ist die entstehende **respiratorische Alkalose** psychosomatisch, z. B. durch Prüfungsstreß verursacht (die im Rahmen der Hypokalziämie schon erwähnte *psychogene Hyperventilation),* aber auch Fieber, Schädel-Hirntraumen, Meningitiden und Enzephalitiden (☞ 11.15.3), Sepsis und Leberzirrhose können eine Hyperventilation auslösen.

In chronischen Fällen versuchen die Nieren eine Gegenregulation, indem sie die Ausscheidung von Wasserstoffionen im Nierentubulussystem vermindern und die Bikarbonatausscheidung verstärken.

20

21. Geschlechtsorgane und Sexualität

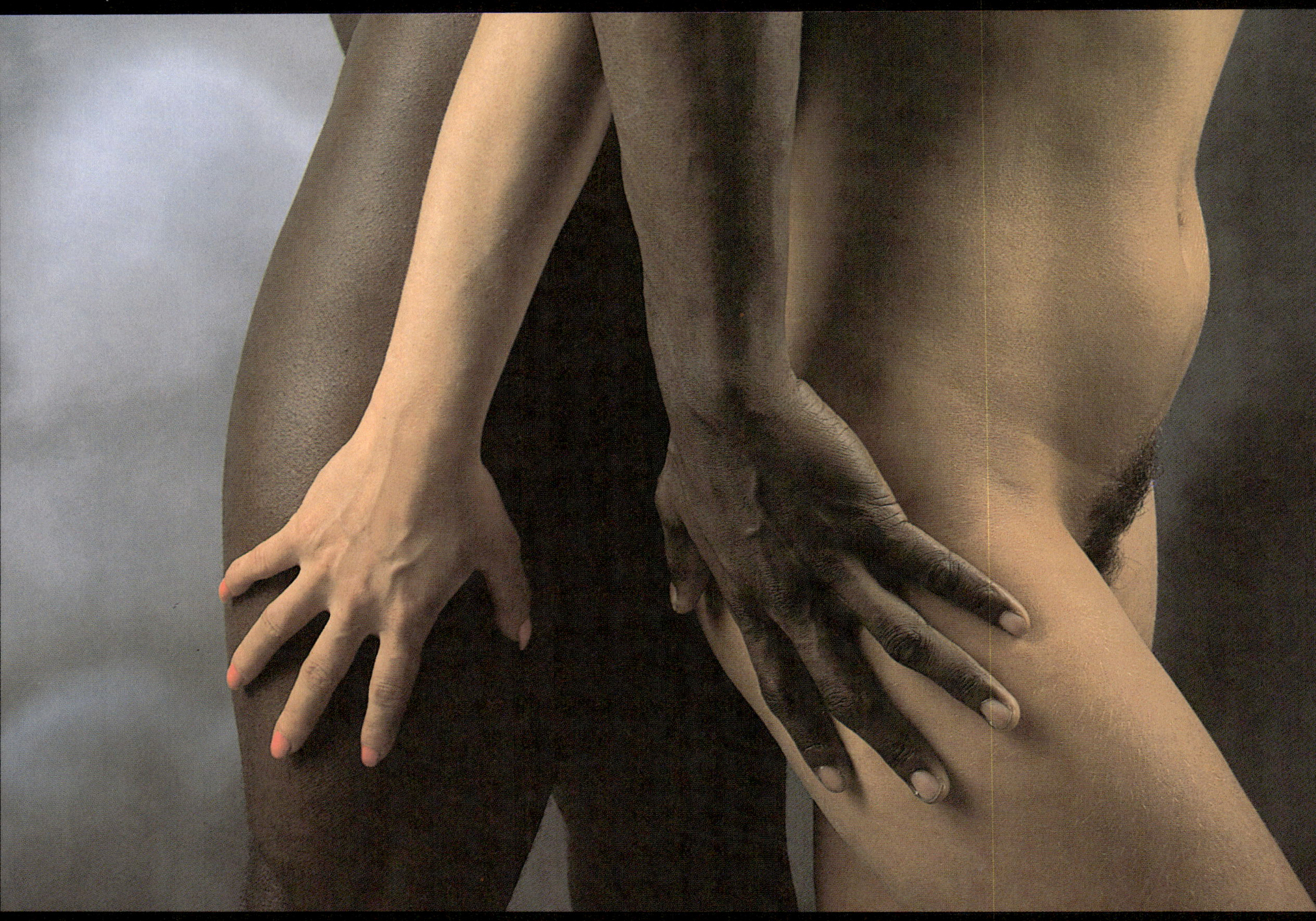

Aufgaben der Geschlechtsorgane

Die weiblichen und männlichen Geschlechtsorgane haben vielfältige Aufgaben:

- Sie produzieren die *Geschlechtszellen* (Eizellen bzw. Samenzellen).
- Sie produzieren *Sexualhormone*, die die Differenzierung, Reifung und Funktion der Keimzellen ermöglichen.
- Sie bilden *Sekrete*, die der Gleitfähigkeit der Geschlechtsorgane dienen und das optimale Milieu für den Transport und die Vereinigung der Keimzellen schaffen.
- Die *äußeren Geschlechtsorgane* dienen der geschlechtlichen Vereinigung (*Kohabitation* oder *Koitus*).

Die Geschlechtsmerkmale

Das Geschlecht drückt sich äußerlich in *Geschlechtsmerkmalen* aus. Man kann diese in drei Gruppen zusammenfassen:

- Die **primären Geschlechtsmerkmale** sind die unmittelbar zur Fortpflanzung notwendigen **Geschlechtsorgane** (also Penis, Hoden, Nebenhoden, Samenwege; Eierstöcke, Eileiter, Gebärmutter und Scheide). Sie sind bei der Geburt bereits vorhanden.
- Die **sekundären Geschlechtsmerkmale** entwickeln sich während der Pubertät. Durch sie ergibt sich der typisch männliche bzw. typisch weibliche Körperbau sowie alle weiteren Unterschiede zwischen Mann und Frau (tiefe Stimme und Bartwuchs beim Mann, Brüste und weibliche Körperfettverteilung bei der Frau).
- Die **tertiären Geschlechtsmerkmale** sind die angeborenen und anerzogenen geschlechtsspezifischen Verhaltensweisen.

21.1 Die Geschlechtsorgane des Mannes

21.1.1 Inneres und äußeres Genitale

Sowohl beim männlichen als auch beim weiblichen Geschlecht unterscheidet man innere und äußere Geschlechtsorgane.

Zu den *inneren Geschlechtsorganen* (**innere Genitale**) des Mannes rechnet man:

- **Hoden** *(Testis)*,
- **Nebenhoden** *(Epididymis)*,
- **Samenleiter** *(Ductus deferens)*, der in den **Samenstrang** *(Funiculus spermaticus)* eingebettet ist, und
- die Geschlechtsdrüsen, das sind **Prostata** (*Vorsteherdrüse*), die **Samenbläschen** *(Vesiculae seminales)* sowie die **Cowper-Drüsen** *(Glandulae bulbourethrales)*.

Zu den *äußeren Geschlechtsorganen* (**äußere Genitale**) zählen:

- Das *männliche Glied* (**Penis**), in dem Harn- und Samenwege gemeinsam verlaufen und
- der **Hodensack** (*Skrotum*).

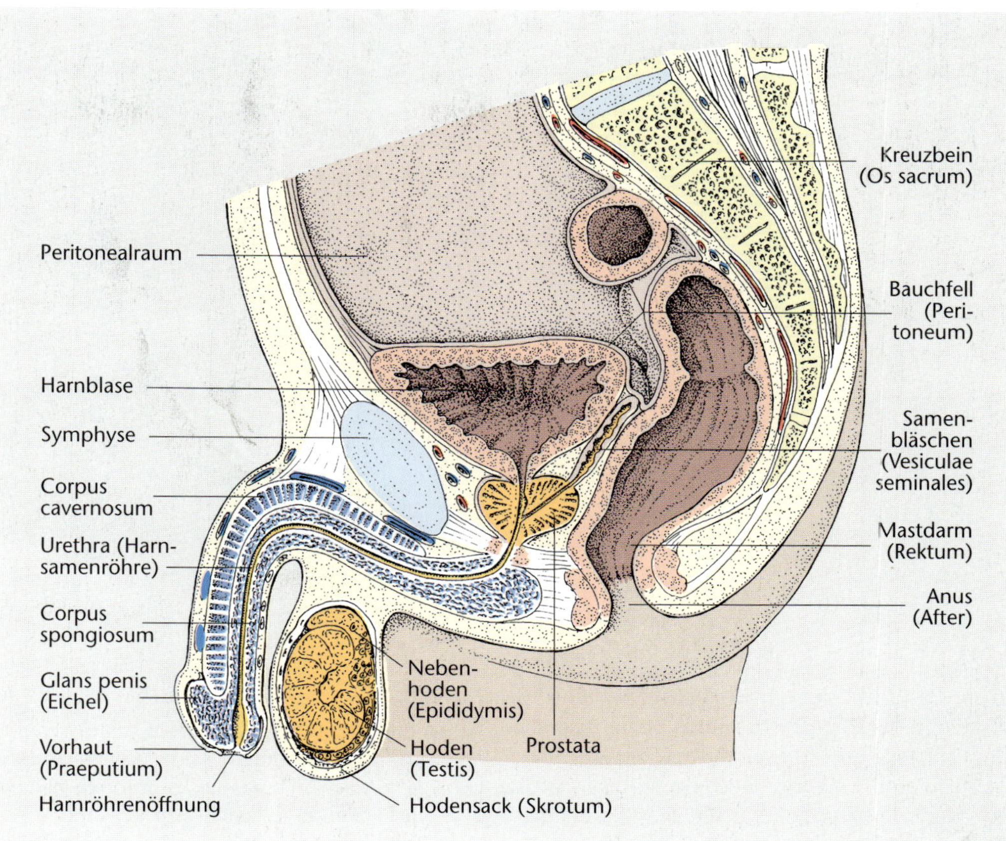

Abb. 21.1: Männliche Harn- und Geschlechtsorgane im Sagittalschnitt.

21.1.2 Hoden und Hodensack

Die Hoden sind paarig angelegt und im **Hodensack** *(Skrotum)* elastisch aufgehängt. Sie sind eiförmig und messen ca. 5 cm im Längsdurchmesser. Während die Hoden eine pralle Konsistenz haben, ist der Hodensack von lockerem Bindegewebe durchzogen. Am obersten dorsalen Rand liegt dem Hoden der Nebenhoden auf (☞ Abb. 21.7).

Descensus testis

Vom Beginn des 3. Schwangerschaftsmonats an „wandern" die Hoden aus der Lendengegend, wo sie ähnlich dem weiblichen Genitale ursprünglich angelegt wurden, mit ihren Versorgungsgefäßen als sogenannter **Samenstrang** (Fumiculs Spermaticus) nach unten durch den *Leistenkanal* (**Descensus testis**, ☞ 8.3.9).

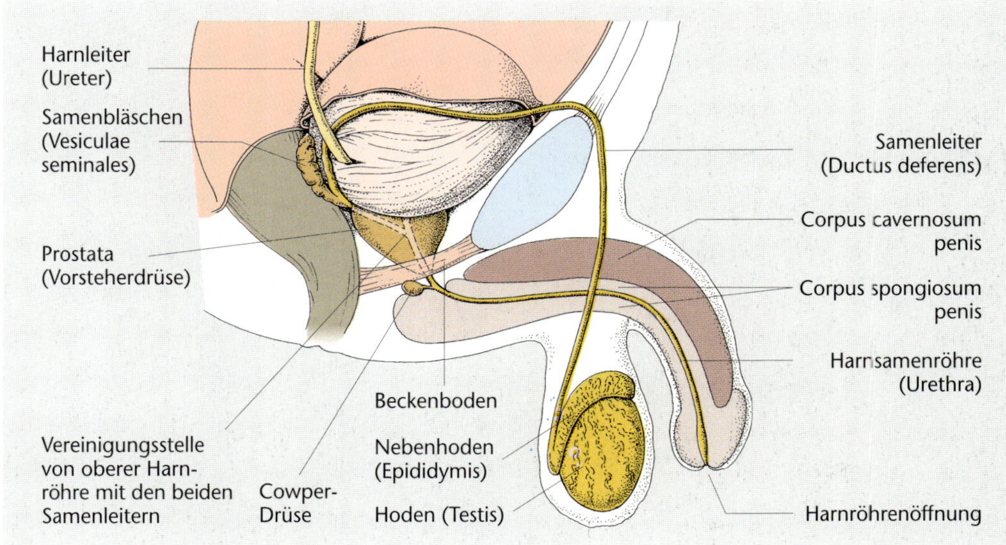

Abb. 21.1a: Verlauf der ableitenden Samenwege in der Übersicht. Der in den Hoden gebildete Samen wird im Nebenhoden mit Sekret angereichert und gespeichert. Bei der Ejakulation gelangt er über die paarig angelegten Samenleiter nach Eintritt in die Prostata in die Harnsamenröhre (Vereinigungsstelle markiert).

21

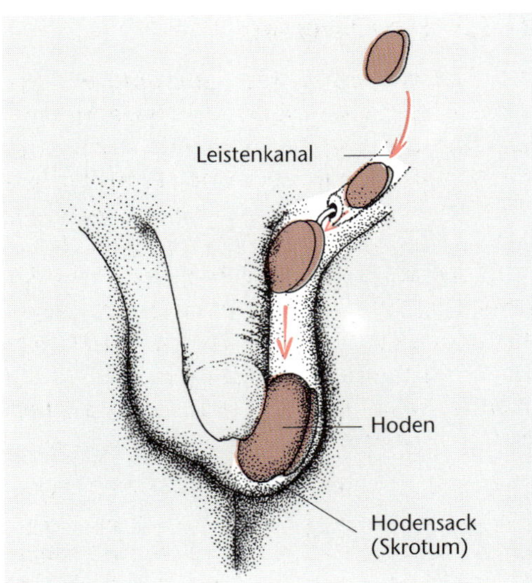

Abb. 21.2: Abdominale Lage des Hodens während der Embryonalzeit und seine Wanderung durch den Leistenkanal in den Hodensack.

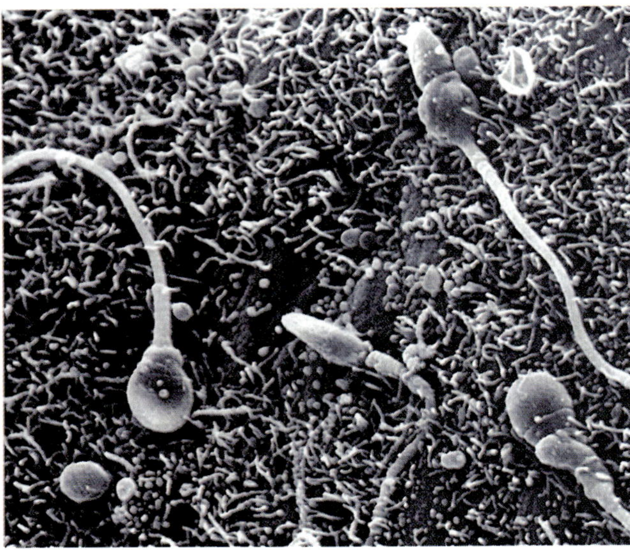

Abb. 21.4.: Spermien. Rasterelektronenmikroskopisches Bild aus dem Hoden.

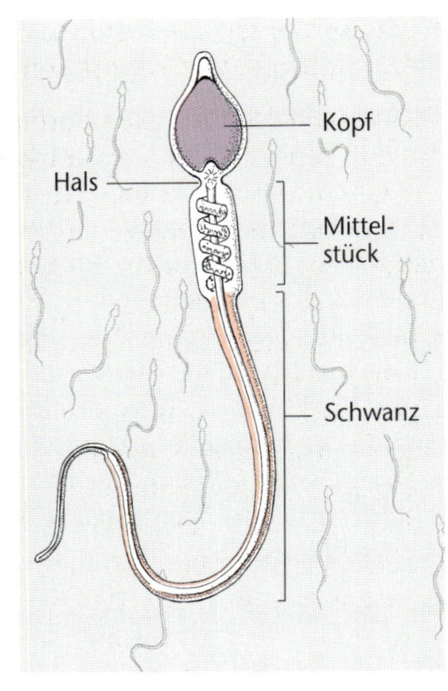

Abb. 21.5: Schemazeichnung eines Spermiums. Man unterscheidet die vier Abschnitte Kopf, Hals, Mittelstück und Schwanz.

Zum Zeitpunkt der Geburt befinden sich die Hoden in der Regel im Skrotum; kann man sie dort tasten, gilt dies als Reifezeichen des männlichen Neugeborenen. Im Skrotum sind die Hoden sozusagen „ausgelagert" und der Körperwärme des inneren Bauchraumes entzogen – im Hodensack ist es immerhin ca. 2 – 5 °C kühler als im Körperkern. Dies hat einen wichtigen Grund: bei Körperkerntemperatur könnte keine Samenreifung stattfinden. Und verbleibt ein Hoden oberhalb des Skrotums, so fördert dies auch die Entstehung eines Hodentumors.

Unvollständiger Descensus testis

Wenn der Descensus testis unvollständig bleibt, liegt eine **Hodenretention** oder *Kryptorchismus* vor, der je nach Ausprägung hormonell behandelt oder bis zum 2. Lebensjahr operativ korrigiert werden muß.

Der Aufbau der Hoden

Von der derben Bindegewebskapsel, die den Hoden umgibt, ziehen kleine Scheidewände (Bindegewebssepten) auf das Innere des Hodens zu. Hierdurch wird der Hoden in ca. 200 kleine Läppchen unterteilt (☞ Abb. 21.7).

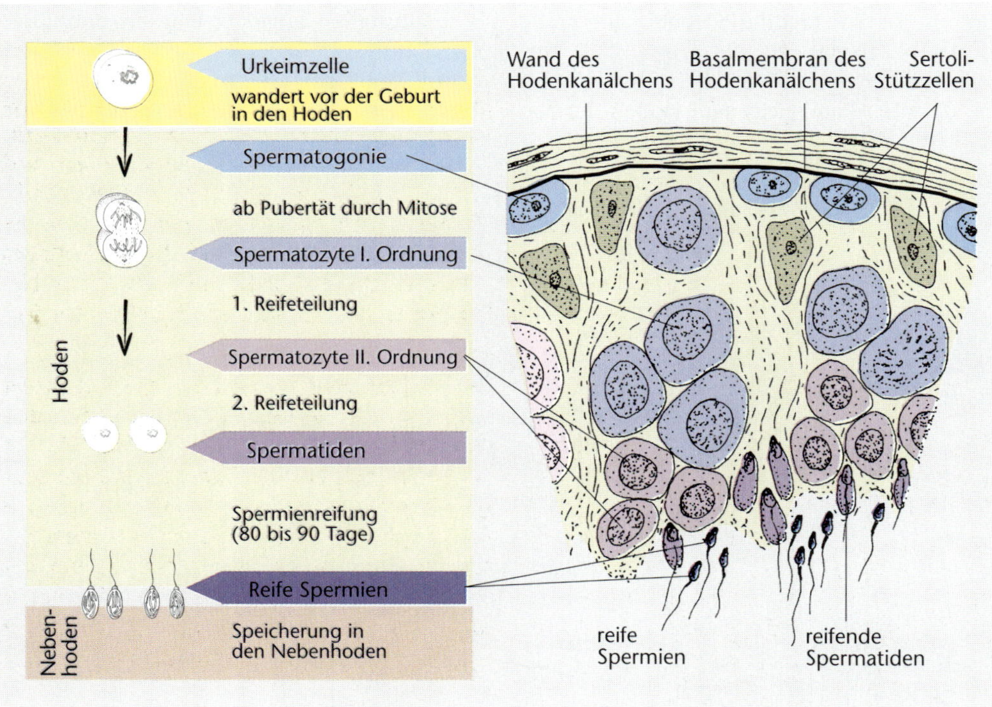

Abb. 21.3: Schema der Keimzellbildung (Spermatogenese) beim Mann (links) und Darstellung der Verhältnisse im Hodenkanälchen. Durch ständige Zellteilungen im Bereich der Basamembran werden die reifenden Keimzellen immer mehr in Richtung Zentrum des Hodenkanälchens verschoben. Die reifenSpermien gelangen von dort in den Nebenhoden, wo sie bis zur Ejakulation gespeichert werden.

Diese **Hodenläppchen** enthalten vielfach gewundene **Hodenkanälchen** *(Tubuli seminiferi)*, die im hinteren Teil des Hodens in ein verzweigtes System von Ausführungsgängen münden, das **Hodennetz** *(Rete Testis* ☞ 21.1.6). Die Tubuli bestehen aus einer bindegewebigen Hülle und dem **Keimepithel.** Dieses setzt sich aus den Keimzellen und den **Sertoli-Stützzellen** zusammen. Aus den Keimzellen entstehen über Zwischenstufen in der Spermienreifung *(Spermatogenese,* ☞ 21.1.4) die **Spermien** *(Samenzellen).*

Die Sertoli-Stützzellen sind für die Spermienreifung von großer Bedeutung, da sie zu deren Ernährung beitragen und das notwendige hormonelle Milieu für deren Entwicklung schaffen.

Zwischen Hodenkanälchen und den dazugehörenden Blutgefäßen liegen Gruppen von Zellen, die man als **Leydigsche Zwischenzellen** bezeichnet und die das männliche Sexualhormon Testosteron produzieren.

21.1.3 ***Die männlichen Sexualhormone***

Mit dem Anbruch der Pubertät findet eine tiefgreifende hormonelle Umstellung statt: Der Hypophysenvorderlappen beginnt mit der Ausschüttung von FSH und LH. Diese plötzliche Sekretion wird vom Releasinghormon Gn-RH eingeleitet (☞ 13.2.1) und hält beim Mann das ganze Leben über an.

- **FSH** regt beim Mann über die Sertoli-Stützzellen die Spermatogenese an; im Rahmen der Spermatogenese bilden die Sertoli-Stützzellen ein sogenanntes **androgenbindendes Globulin** *(ABG,* ☞ *13.1.4)*, das als Trägerprotein für die Wirkungen des Testosterons an den Zielzellen (also auch auf die Spermatogenese) notwendig ist.

- **LH** regt die Leydigschen Zwischenzellen zur Ausschüttung von Testosteron an.

Testosteron ist das Sexualhormon des Mannes und gehört zusammen mit seinen Varianten zur Gruppe der **Androgene** (☞ 13.6.4). Es ist chemisch mit den weiblichen Sexualhormonen Östrogen und Progesteron verwandt und besitzt folgende Wirkungen:

- In der Pubertät stimuliert es das Hoden- und Peniswachstum.
- Unter seinem Einfluß werden die sekundären Geschlechtsmerkmale gebildet, es kommt zum Stimmbruch, zum Bartwuchs und zur stärkeren Körperbehaarung des Mannes. Auch das Knochen- und Muskelwachstum nimmt während der Pubertät zu.
- Im höheren Alter verursacht es bei vielen Männern die Glatzenbildung (☞ 9.4.1).
- Es fördert die Blutbildung, weshalb Männer einen höheren Hämoglobin-Wert haben als Frauen (☞ 14.2.7) .
- Es stimuliert den Geschlechtstrieb *(Libido)* wie auch in gewissem Umfang eine „männliche" Aggressionsbereitschaft.
- Es stimuliert (im Verbund mit FSH) wichtige Schritte der Spermatogenese.

21.1.4 Die Spermatogenese

Die Heranreifung der Spermien wird **Spermatogenese** genannt. Sie beginnt mit der Pubertät in den Hodenkanälchen.

Die Spermatogenese läuft in mehreren Schritten mit mehreren Entwicklungsstadien ab, wobei die Anfangsschritte peripher an der Kanälchenwand ablaufen, weil sich dort die Urkeimzellen befinden, die Endschritte zentral nahe dem Kanälchenlumen (☞ Abb. 21.3).

Phasen der Spermatogenese

Die Spermatogenese gliedert sich in folgende Phasen: Die vor der Geburt in den Hoden eingewanderten Spermatogonien teilen sich täglich durch „normale" Mitosen zu mehreren Millionen **Spermatozyten I. Ordnung**. Dann erfolgen zwei sogenannte *Reifeteilungen* der Keimzellen. Durch die Reifeteilungen wird das Erbgut (die Chromosomen, ☞ 3.3.1) genau halbiert – eine Voraussetzung dafür, daß das Erbgut nach der Vereinigung mit der Eizelle, die auch einen halbierten Satz Chromosomen enthält, wieder in „einfacher Ausführung" vorliegt. Bei der *ersten Reifeteilung* (Reduktionsteilung, ☞ 3.7.3) entstehen aus den Spermatozyten I. Ordnung die **Spermatozyten II. Ordnung**, die sich in der *zweiten Reifeteilung* nochmals in die doppelte Zahl kleiner **Spermatiden** aufteilt.

Die Spermatiden reifen über 80 bis 90 Tage zu befruchtungsfähigen **Spermien** aus. Während dieser Reifungsperiode bildet sich die typische Form des 60 μm langen Spermiums mit den vier charakteristischen Abschnitten (☞ Abb. 21.5):

- Kopf (enthält den haploiden einfachen Chromosomensatz, ☞ 3.7.3),
- Hals (verbindet Kopf- und Mittelstück),
- Mittelstück (enthält zahlreiche Mitochondrien in spiraliger Anordnung zur Energieversorgung für die Bewegung) und
- Schwanz.

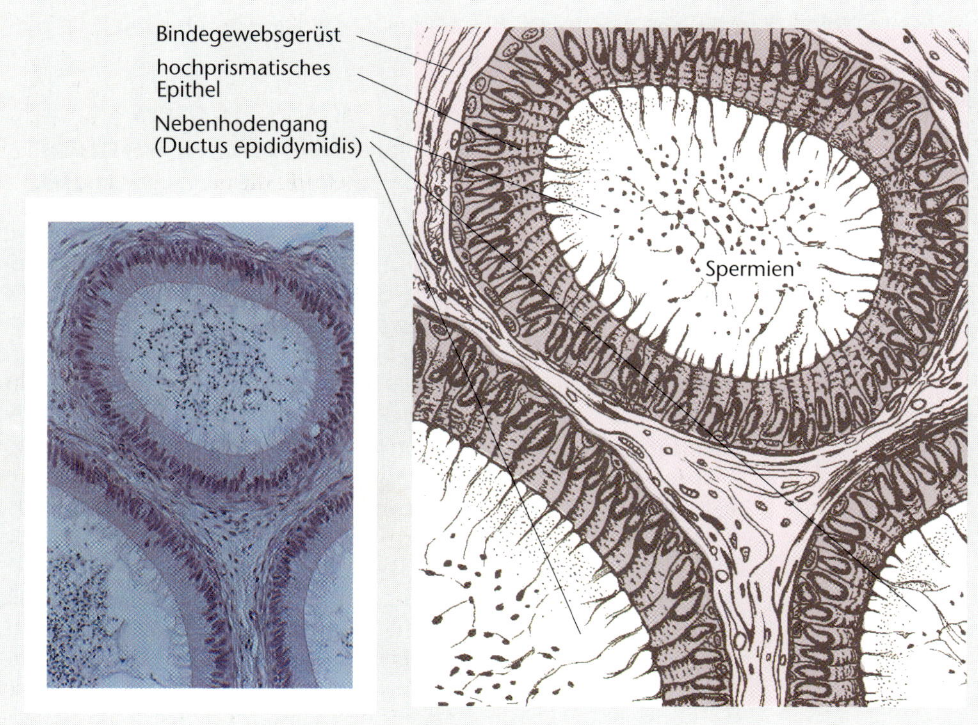

Abb. 21.6: Nebenhodenkanälchen Histologie (links) und Zeichnung (rechts. Im Hohlraum der quer angeschnittenen Kanälchen sind die gespeicherten Spermien zu erkennen.

21.1.5 Das Sperma

Die *Samenflüssigkeit* (das **Sperma**) des geschlechtsreifen Mannes setzt sich aus Spermien sowie den Sekreten aus Nebenhoden, Samenblasen, Prostata und Cowper-Drüsen zusammen und ist schwach alkalisch (pH ca. 7,3). Das Sperma neutralisiert damit beim Geschlechtsverkehr den sauren pH der Scheide. Es weist einen charakteristischen, kastanienblütenartigen Geruch auf. Ferner enthält die Samenflüssigkeit Enzyme, welche die noch im Nebenhoden nahezu unbeweglichen Spermien aktivieren und beweglich machen.

Sperma wird durch vom vegetativen Nervensystem ausgelöste *Samenergüsse* (**Ejakulationen**) abgegeben (Details ☞ 21.3.6). Das Ejakulat enthält in 2 – 6 ml Flüssigkeit ca. 70 bis über 600 Millionen Spermien. Zur Ejakulation kommt es während des Geschlechtsverkehrs, durch Träume oder während der Selbstbefriedigung *(Masturbation)*. Kommt es längere Zeit bei einem geschlechtsreifen Mann nicht zur Ejakulation, liegt meist eine (organische) Erkrankung vor, wie z. B. eine Störung des vegetativen oder peripheren Nervensystems.

21.1.6 Die ableitenden Samenwege

Die ableitenden Samenwege bestehen aus Nebenhoden und Samenleitern, die zusammen ein langes Gangsystem bilden (☞ Abb. 21.1a). Die ableitenden Samenwege dienen sowohl als Samenspeicher als auch als Ausführungsgänge für den Samen.

Der Nebenhoden

Der **Nebenhoden** *(Epididymis)* ist ein Gangsystem, das der Speicherung von Samen dient. Er liegt der Rückseite des Hodens an und nimmt aus dem **Hodennetz** *(Rete testis,* ☞ Abb. 21.7) etwa ein Dutzend stark gewundener Ausführungsgänge auf, die den Kopf des Nebenhodens bilden und sich dann zum **Nebenhodengang** *(Ductus epididymidis)* vereinigen.

Der Ductus epididymidis ist ein fünf Meter langer, stark gewundener Gang, der den Hauptteil des Nebenhodens bildet. Er ist einem aufgewickelten, aber voll gefüllten, langen Gartenschlauch vergleichbar. In ihm wird die Hauptmenge des produzierten Samens gespeichert und zudem mit einem Sekret angereichert, das die Bewegung der Spermien hemmt, so daß sie die in ihnen gespeicherte Energie nicht vorzeitig verbrauchen können.

Der Samenleiter

Der Ductus epididymidis geht ohne scharfe Grenze in den **Samenleiter** *(Ductus deferens)* über. Dieser ist etwa 50 cm lang und zieht gemeinsam mit Gefäßen und Nerven im

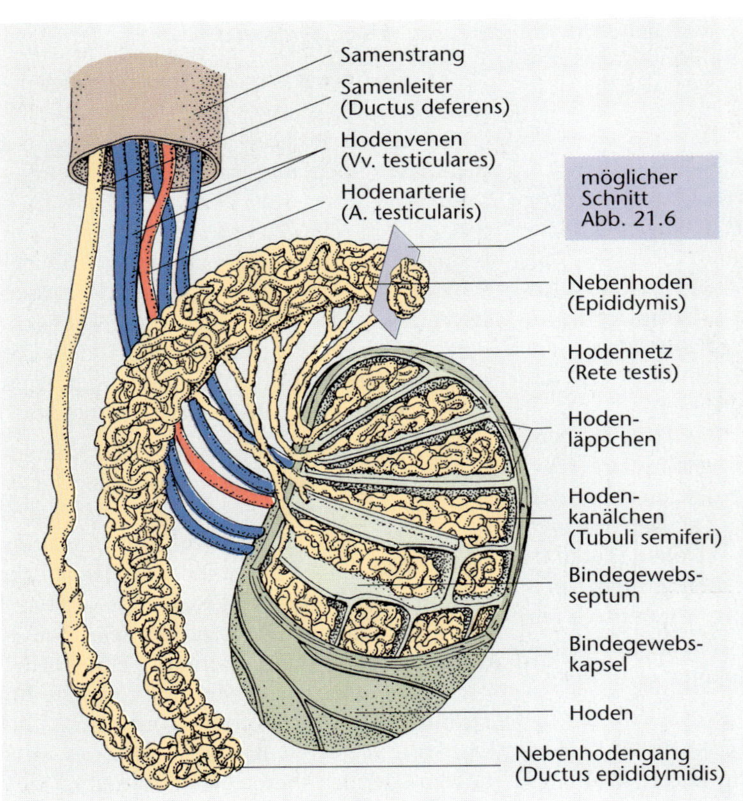

Abb. 21.7: Hoden, Nebenhoden und Anfangsteil des Samenleiters.
Oben links ist das distale Ende des Samenstranges nach seinem Austritt aus dem Leistenkanal mit allen Gefäßen dargestellt.

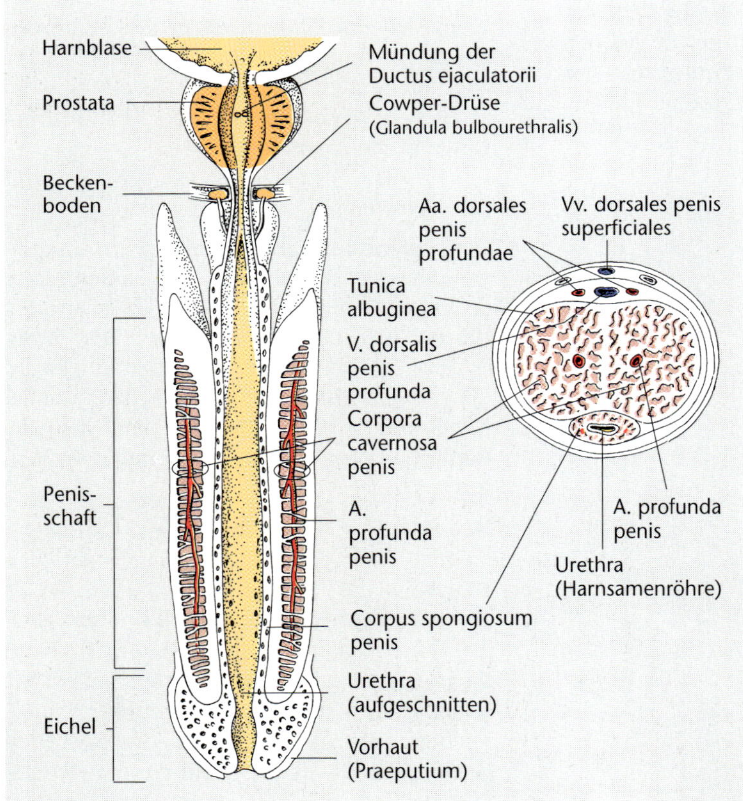

Abb. 21.8: Der Penis im Längs- und Querschnitt.
Die Corpora carvernosa sind von schwammartigen Hohlräumen durchsetzt, die sich bei sexueller Erregung mit Blut auffüllen. Dadurch wird die nur begrenzt dehnungsfähige Tunica albuginea angespannt und die durchtretenden Penisvenen abgeklemmt. Der gedrosselte Blutfluß verstärkt die Anschwellung und Aufrichtung des Penis (Erektion).

Samenstrang durch den Leistenkanal in den Bauchraum. An der Wand des kleinen Beckens entlangziehend erreicht er die untere seitliche Wand der Harnblase und bildet eine abschließende Verengung, den **Ductus ejaculatorius** *(Spritzkanal)*. Die Spritzkanäle beider Samenstränge durchlaufen die unpaarige **Prostata** *(Vorsteherdrüse)*, um schließlich in die Harnsamenröhre zu münden.

Die Wand des Samenleiters enthält eine starke Schicht aus glatter Muskulatur, die während der Ejakulation den Samen durch Kontraktionen in die Urethra (Harnsamenröhre) schleudert.

21.1.7 *Die Geschlechtsdrüsen*

Neben den kleineren **Samenbläschen** *(Vesiculae seminales)* und den **Cowper-Drüsen** *(Glandulae bulbourethrales)* gehört die **Prostata** zu den Geschlechtsdrüsen des Mannes. Sie liegt zwischen der Unterfläche der Harnblase und der Beckenbodenmuskulatur und umschließt die Harnsamenröhre. Die Prostata besteht aus etwa 40 einzelnen Drüsen, die ein trübes, dünnflüssiges Sekret produzieren, das für den charakteristischen Spermageruch verantwortlich ist. Dieses Sekret stellt die Hauptmenge der Samenflüssigkeit dar.

Das Prostataadenom

Die Prostata hat eine außerordentlich große medizinische Bedeutung: Bei ca. 60 % der Männer (ab etwa dem 55. Lebensjahr) kommt es zu einer gutartigen, knotigen Vergrößerung der Prostata, die durch die hormonelle Umstrukturierung im Alter verursacht wird. In der Hälfte der Fälle führt das **Prostataadenom** *(altersabhängige Prostatahyperplasie)* zu Beschwerden wie einen deutlich abgeschwächten Harnstrahl und häufigem Wasserlassen am Tag und in der Nacht. Wegen der eingeengten Harnröhre ist beim Wasserlassen ein hoher Druck erforderlich, so daß die Kontraktionskraft der Blasenwand meist nicht ausreicht, um die Harnblase vollständig zu entleeren. Es kommt zur **Restharnansammlung**, die das Wachstum von Bakterien erleichtert. *Harnwegsinfekte* (☞ 20.5.6) sind häufig die Folge. Im Endstadium drückt das Adenom den Harnblasenausgang komplett ab. Folge ist ein schmerzhafter *Harnverhalt* bei beständigem Harndrang. Die Therapie besteht in der operativen Ausschälung der Prostata. Im Frühstadium kann das weitere Adenomwachstum meist erfolgreich durch Pflanzenextrakte (z. B. Kürbiskerne) gebremst werden.

Das Prostatakarzinom

In frühen Stadien nur schlecht vom Prostataadenom zu unterscheiden ist das **Prostatakarzinom**, das dritthäufigste Karzinom beim Mann. Es tritt vor allem im höheren Lebensalter zunehmend häufig auf. Wie viele andere Tumoren auch, gibt es sich nicht durch Frühsymptome zu erkennen. Lediglich bei der rektalen Untersuchung (☞ Abb. 21.9) läßt sich manchmal eine große, holzhart und unregelmäßig begrenzte Prostata tasten. Die Therapie besteht in einer radikalen Entfernung der Prostata und des sie umgebenden Bindegewebes sowie im Entzug des Testosterons z. B. durch eine „hormonelle Kastration" mit weiblichen Geschlechtshormonen (Testosteron fördert das Tumorwachstum).

21.1.8 *Äußeres männliches Genitale und Harnsamenröhre*

Am sichtbaren Anteil des *männlichen Gliedes* (**Penis**) unterscheidet man Penisschaft und Eichel. Der Penis ist von einer dehnbaren Haut überzogen, die in Form einer Duplikatur (**Vorhaut** oder *Praeputium*) die Eichel bedeckt. Der Penisschaft besteht aus *Penis-Schwellkörpern*, die jeweils von einer derben Bindegewebskapsel *(Tunica albuginea)* umschlossen sind. Dies sind:

- die zweischenkligen **Corpora cavernosa penis.** Sie ermöglichen die **Erektion** (Penisaufrichtung), indem sich schwammartige Hohlräume, Kavernen genannt, durch parasympathisch gesteuerte Dilatation der Arteriolen prall mit

21

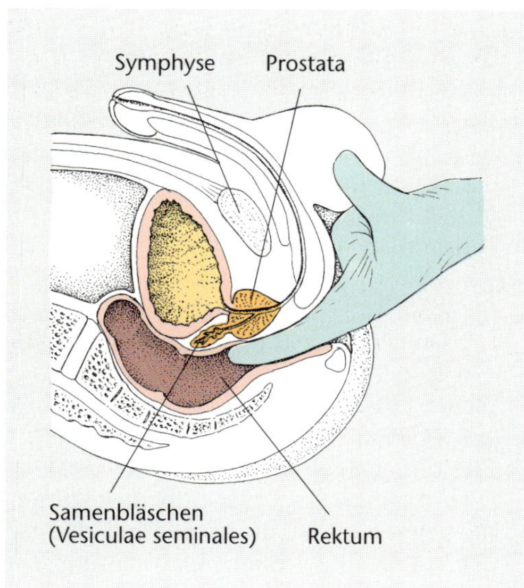

Abb. 21.9: Rektale Untersuchung zur Abschätzung der Größe, Form und Konsistenz der Prostata.

Blut füllen und gleichzeitig der venöse Rückstrom durch die Penisvenen gedrosselt wird.

- Das an der Unterseite befestigte **Corpus spongiosum**, das mit der *Eichel* (**Glans penis**) endet. Das Corpus spongiosum führt die ca. 20 cm lange **Harnsamenröhre** *(Harnröhre, Urethra),* die von *Übergangsepithel* ausgekleidet ist (☞ Abb. 4.3 oben).

21.2 Die Geschlechtsorgane der Frau

21.2.1 Inneres und äußeres Genitale

Analog zum männlichen Genitale unterscheidet man auch bei der Frau innere und äußere Geschlechtsorgane. Alle *inneren Geschlechtsorgane* (**inneres Genitale**) liegen geschützt im kleinen Becken der Frau; zu ihnen gehören: Eierstöcke, Eileiter, Gebärmutter und Scheide. Eierstöcke und Eileiter mit dem umgebenden Bindegewebe nennt man auch **Adnexe**.

Zu den *äußeren Geschlechtsorganen* (**äußeres Genitale**), die vom Mediziner zur **Vulva** zusammengefaßt werden, gehören Venushügel, Schamlippen, Klitoris und Scheideneingang.

21.2.2 Die Eierstöcke

Die **Eierstöcke** *(Ovarien)* der Frau sind paarig angelegt und in etwa dörrpflaumengroß. Sie sind durch elastische Bänder am seitlichen Rand des kleinen Beckens aufgehängt. Aufgabe der Ovarien ist neben der Bildung der weiblichen Sexualhormone **Östrogen** und **Progesteron** die Bereitstellung von befruchtungsfähigen Eizellen.

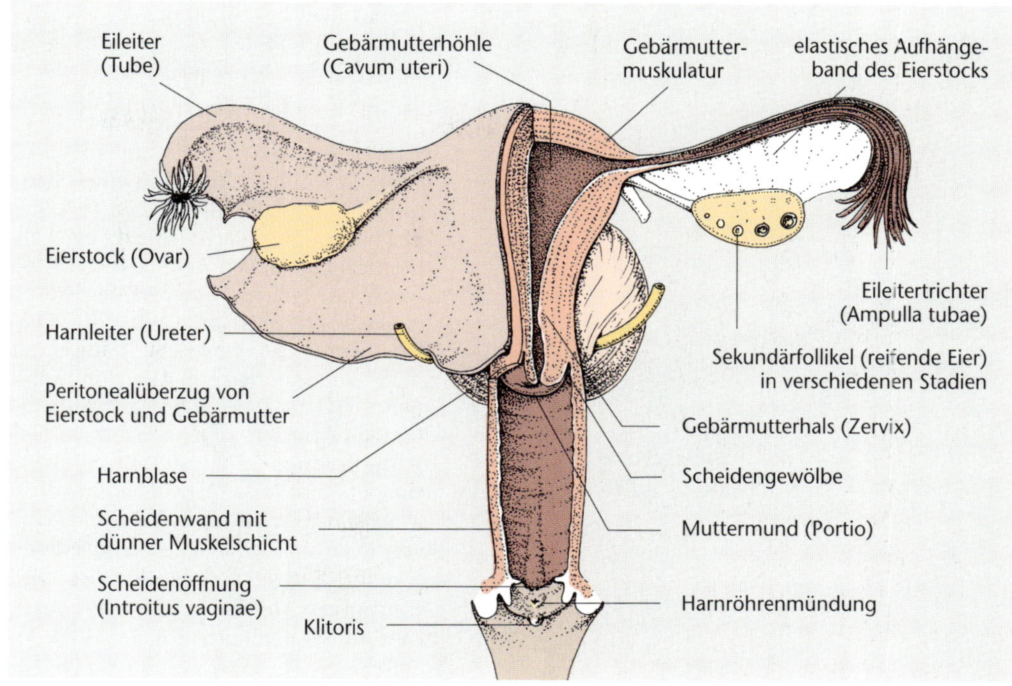

Abb. 21.9a: Die weiblichen Geschlechtsorgane, Ansicht von vorne (teilweise aufgeschnitten).

Die Eizellbildung *(Oogenese)* ist außerordentlich kompliziert (☞ Abb. 21.11 und Abb. 3.34):

- Schon vor der Geburt teilen sich die **Oogonien** *(Eianlagen)* eines weiblichen Foeten zu sogenannten **primären Oozyten.** Jede primäre Oozyte tritt in die erste Reifeteilung (Reduktionsteilung, ☞ 3.7.3) ein, vollendet sie aber nicht. Die Oozyten sind von *Follikelepithel* umgeben, und werden mit dieser Hülle als **Primärfollikel** *(Eibläschen)* bezeichnet. Zum Zeitpunkt der Geburt enthält jedes Ovar etwa 400 000 solcher Primärfollikel. Die Reifeteilung ruht danach, bis sich ab der Pubertät im monatlichen Zyklus jeweils einige Primärfollikel weiter differenzieren. Diese Differenzierung wird vor allem vom Hypophysenvorderlappenhormon *FSH* bewirkt (☞ 21.2.5).
- Die Primärfollikel wachsen und erreichen als **Sekundär-** und schließlich **Tertiärfollikel** einen Durchmesser von bis zu 8 mm. Sekundär- und Tertitärfollikel produzieren vor allem **Östrogen**, was die Gebärmutterschleimhaut

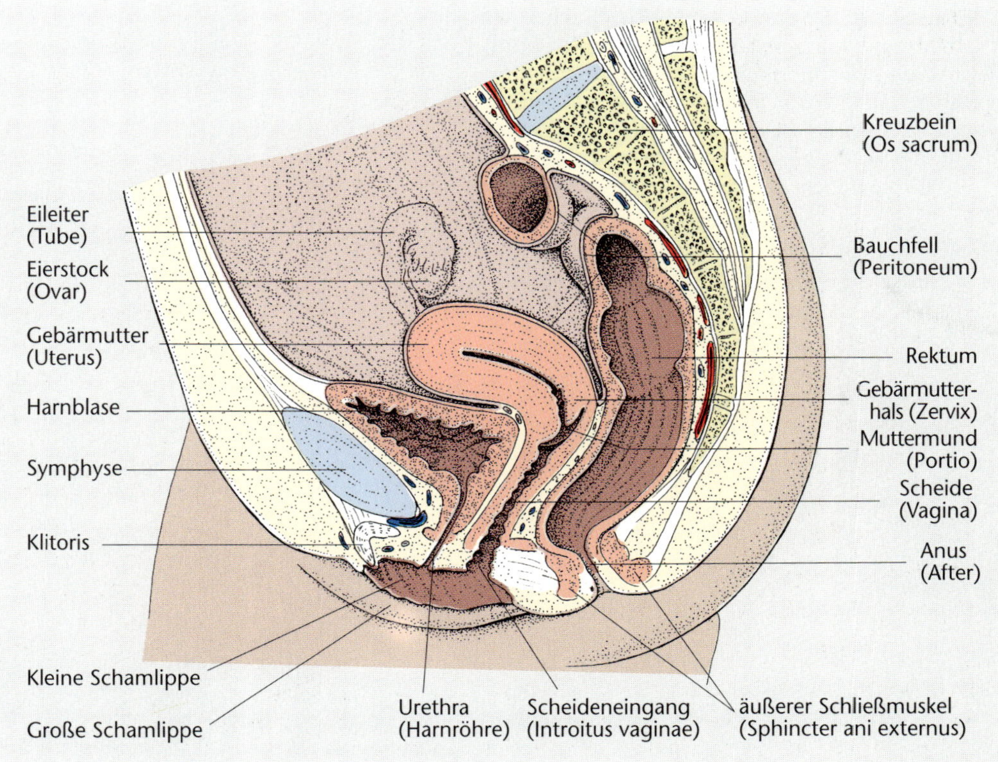

Abb. 21.10: Die weiblichen Geschlechtsorgane (Sagittalschnitt).

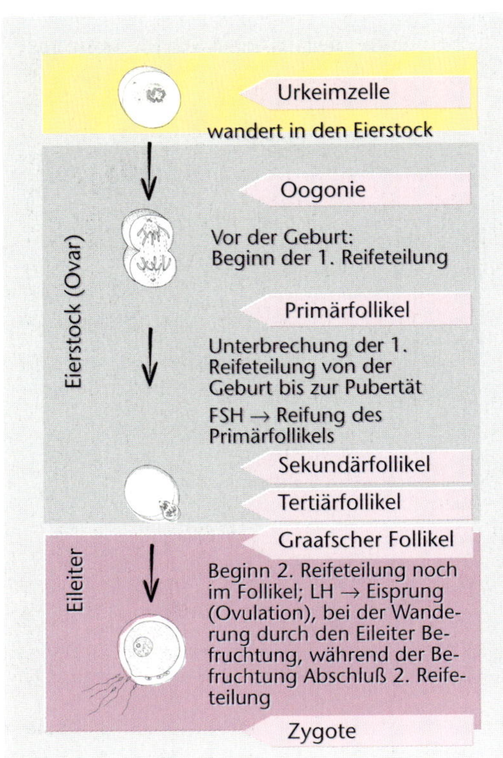

Abb. 21.11: Schema der Keimzellbildung bei der Frau. Während beim Mann die 1. Reifeteilung der Meiose erst in der Pubertät einsetzt, hat sie bei der Frau vor der Geburt begonnen. Die Meiose wird dann aber unterbrochen und erst in der Pubertät fortgesetzt.

zum Wachstum anregt. Einer der Tertiärfollikel wandelt sich schließlich in den sprungreifen *Graafschen Follikel* um (☞ Abb. 21.12).

- In der Mitte eines Monatszyklus der geschlechtsreifen Frau „springt" jeweils ein **Ei** *(Ovum, Eizelle)* aus seinem Graafschen Follikel **(Ovulation** oder *Eisprung*). Die Ovulation wird dabei durch einen kurzfristigen Konzentrationsanstieg des Hypophysenvorderlappenhormons **LH** *(Luteinisierendes Hormon,* ☞ Abb. 21.21) ausgelöst. Kurz vor dem Eisprung vollendet das Ei die 1. Reifeteilung und teilt sich in eine sekundäre Oozyte und ein kleineres Polkörperchen, das abgestoßen wird. Noch im Follikel tritt die Oozyte in die zweite Reifeteilung ein und verharrt dort erneut. Nach der Ovulation tritt das Ei eine Wanderung durch den Eileiter an, wo es innerhalb eines Zeitraumes von nur wenigen Stunden auf Samenzellen treffen muß – andernfalls stirbt es ab. Erst unmittelbar nach einer Befruchtung wird die *zweite Reifeteilung* (☞ 3.7.3) abgeschlossen, bei der nochmals ein Polkörperchen abgespalten wird, um den Chromosomensatz wie bei der Samenzelle zu halbieren (vgl. 21.1.4).
- Der „entleerte" Graafsche Follikel stirbt nicht ab, sondern bildet sich zum **Gelbkörper** *(Corpus luteum)* um. Im Gelbkörper wird bis zum Eintritt der Menstruation vor allem **Progesteron** gebildet. Im Falle der Befruchtung des Eies bildet der Gelbkörper bis zum 3. Schwangerschaftsmonat Progesteron.

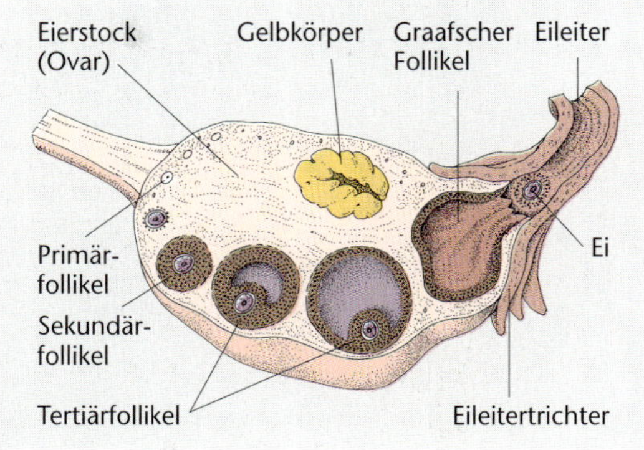

Abb. 21.12: Ovulation und Gelbkörperbildung. Der Graafsche Follikel „springt": er entleert sich, wobei das Ei das Ovar verläßt. Es wird vom Eileitertrichter aufgefangen und wandert dann im Eileiter Richtung Gebärmutter. Der „entleerte" Graafsche Follikel wandelt sich zum Gelbkörper (Corpus luteum) um und produziert das Gelbkörperhormon Progesteron.

Nach dem 45. Lebensjahr stellen die Eierstöcke ihre Tätigkeit allmählich ein – die Regelblutungen werden immer seltener und setzen schließlich endgültig aus. Viele Frauen erleben diese sogenannten **Wechseljahre** *(Klimakterium)* zwischen Geschlechtsreife und Alter besonders einschneidend. Danach beginnt die **Postmenopause**, die Zeit nach der (aller-) letzten Regelblutung. In der Postmenopause ist jede vaginale Blutung pathologisch und tumorverdächtig.

21.2.3 *Die Eileiter*

Die **Eileiter** *(Tuben)* sind paarig angelegt, 10 – 17 cm lang.Ihr weit geöffneter Beginn (**Eileitertrichter**, *Ampulla tubae*) dient der Aufnahme des Eies nach dem Eisprung. Außerdem findet in den Eileitern die Befruchtung des Eies und sein Transport zur Gebärmutter statt. Die Wand der Eileiter besteht aus einer stark gefältelten Schleimhaut- und einer dünnen Muskelschicht, die das Ei aktiv durch *peristaltische* Bewegungen in Richtung Gebärmutter transportiert (zur Peristaltik ☞ 18.3.2).

Eileiterverklebungen

Die Durchlässigkeit der Eileiter ist bei einigen Frauen durch frühere bakteriell verursachte **Eileiter- und Eierstockentzündungen** *(Adnexitiden)* gestört; man spricht von **Eileiterverklebungen** *(Tubenadhäsionen)*. Diese können zur Unfruchtbarkeit führen. Bei bestehendem Kinderwunsch kann man die Verklebung durch mikrochirurgische Operationen an der Tube zu lösen versuchen oder auf die künstliche Befruchtung *(in vitro-Fertilisation,* IVF) ausweichen. Bei beiden Methoden liegt die Erfolgsquote aber unter einem Drittel der Fälle.

21.2.4 *Der Uterus*

Der **Uterus** hat zwei Abschnitte:
Der obere breitere Anteil, der *Gebärmutterkörper* **(Corpus uteri)**, besteht aus kräftiger Muskulatur. Im Inneren des Gebärmutterkörpers befindet sich die *Gebärmutterhöhle* **(Cavum uteri)**, deren Wand von der *Gebärmutterschleimhaut* **(Endometrium)** ausgekleidet ist. Während der Schwangerschaft dient der Gebärmutterkörper als *„Fruchthalter"* und beteiligt sich am Aufbau des **Mutterkuchens** *(Plazenta,* ☞ Abb. 22.14), der das

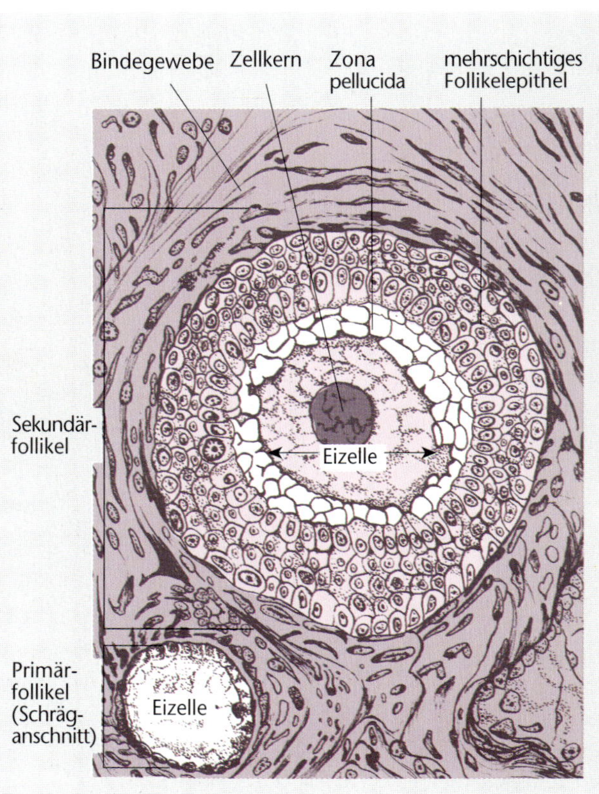

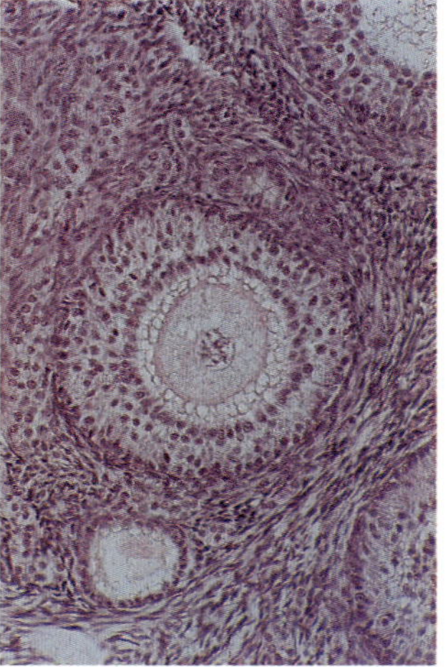

Abb. 21.13: Schnitt durch das Ovar – Histologie (oben) und Zeichnung (links).
Links unten ein Primärfollikel mit einem einschichtigen Kranz des kubischen Follikelepithels. In der Mitte ein Sekundärfollikel, der von einem mehrschichtigen Follikelepithel umgeben ist. Zwischen Eizelle und Follikelepithel hat sich eine durchsichtige Glashaut (Zona pellucida) gebildet.

Ungeborene ernährt. Die Uterusmuskulatur paßt sich durch eine enorme Wachstumsfähigkeit den Erfordernissen der verschiedenen Lebensabschnitte an. So beträgt das Gewicht des geschlechtsreifen Uterus ca. 50 g, in der Schwangerschaft zum Zeitpunkt der Geburt jedoch rund 1000 g.

Der untere, bis in die Vagina hineinragende Anteil des Uterus ist der *Gebärmutterhals (Zervix uteri)* meist nur kurz **„Zervix"** genannt, der sichtbare Anteil in der Vagina heißt *Portio* **(Muttermund).** Die Zervix besteht aus straffem Bindegewebe und glatter Muskulatur, welche den *Zervikalkanal* umgeben. Die Drüsen der Zervixschleimhaut bilden einen zähen Schleim, der die Uterushöhle wie einen Pfropf verschließt und vor Keimen aus der Vagina schützt. Nur während der fruchtbaren Tage und bei der Menstruation verdünnt sich der Schleim, und der Kanal öffnet sich um wenige Millimeter. Während einer Schwangerschaft schließt die geschlossene Zervix die Fruchthöhle nach unten ab.

Der Wandaufbau des Uterus

Am Wandaufbau des Uterus sind drei Schichten beteiligt:

- Auf der Außenseite das **Peritoneum** (an dieser Stelle *Perimetrium* genannt),
- in der Mitte die erwähnte dicke Schicht aus glatter Muskulatur (**Myometrium**) und
- auf der Innenseite die **Gebärmutterschleimhaut** *(Endometrium).*

Das Endometrium bereitet sich im Monatszyklus auf die Einnistung einer Frucht vor. Kommt es nicht zu einer Befruchtung, so wird ein Teil des Endometriums regelmäßig ca. einmal im Monat unter manchmal schmerzhaften Kontraktionen abgestoßen *(Menstruation,* ☞ 21.2.6).

Die gynäkologische Untersuchung

Zur **gynäkologischen Untersuchung** gehört sowohl die Betrachtung *(Inspektion)* und Abtastung *(Palpation)* der inneren (soweit zugänglich) und äußeren Genitalien als auch der Brüste. Die Inspektion dient dazu, Veränderungen an Haut und Schleimhaut sowie der Behaarung zu erkennen; die Palpation forscht nach Konsistenz- oder Größenveränderungen des Uterus, der Adnexe und Lymphknoten sowie nach Neubildungen wie Knoten und Zysten.

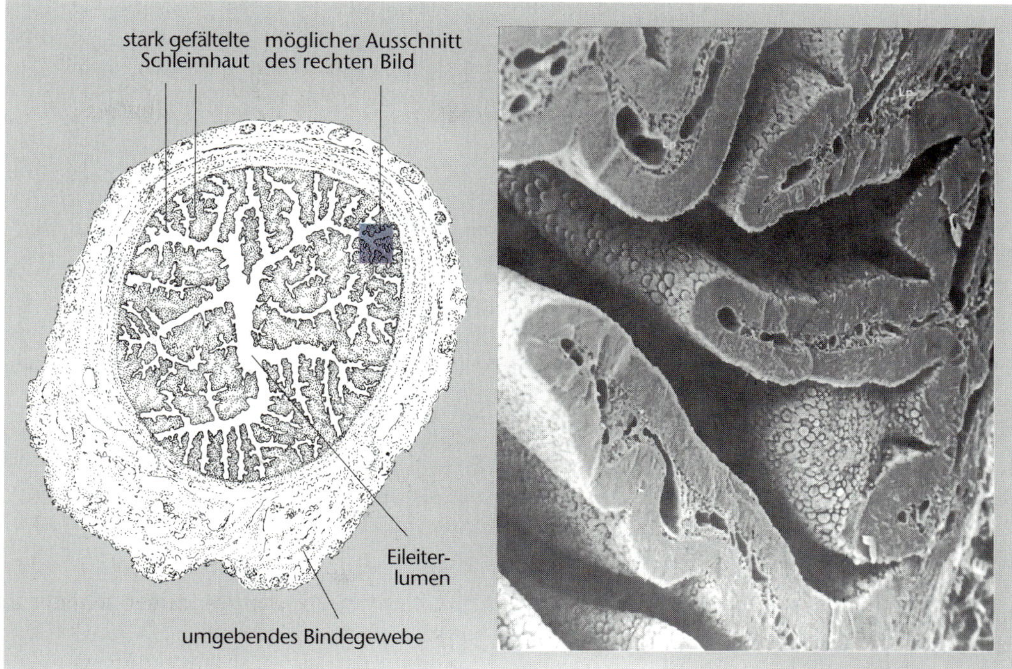

Abb. 21.14: Eileiterquerschnitt: Zeichnung und rasterelektronenmikroskopischer Bildausschnitt. Die Eileiterschleimhaut ist stark gefältelt. Verstreut zwischen den zilientragenden Zellen auf der Schleimhautoberfläche im rechten Bild sind Drüsenzellen zu sehen, die wie kleine Köpfchen ins Lumen hineiragen.

Uterusmyome

Die **Uterusmyome** sind gutartige, von der glatten Muskulatur des Uterus ausgehende, bindegewebige *mesenchymale* (☞ 5.5.7) Tumoren. Fast 20 % aller Frauen über 30 Jahre haben Myome. Zwei histologische Typen treten auf:

- **Fibromyome** (ausschließlich von glatten Muskelzellen ausgehend) und
- **Adenomyome** (bestehend aus Myomknoten mit eingeschlossenen Endometriumanteilen).

Uterusmyome äußern sich in verstärkten und verlängerten Regelblutungen mit nachfolgender Anämie, aber auch in wehenartigen Schmerzen, die vor allem bei submukösen Myomen auftreten (☞ Abb. 21.18). Durch die Verlagerung von Nachbarorganen kann es zu Druckgefühl, Obstipation oder Blasenentleerungsstörungen kommen (vor allem bei intramuralen Myomen). Oft ist die operative Entfernung der Myome (*Myomenukleation*) oder des gesamten Uterus (*Hysterektomie*) unvermeidlich. Bei großen Myomen kann eine Verkleinerung durch Gabe des Releasinghormons Gn-RH (☞ 21.2.5) versucht werden.

Das Zervix-Karzinom

Am **Zervix-Karzinom** (*Gebärmutterhalskrebs*) erkrankt ca. jede 50. Frau. Die Erkrankung

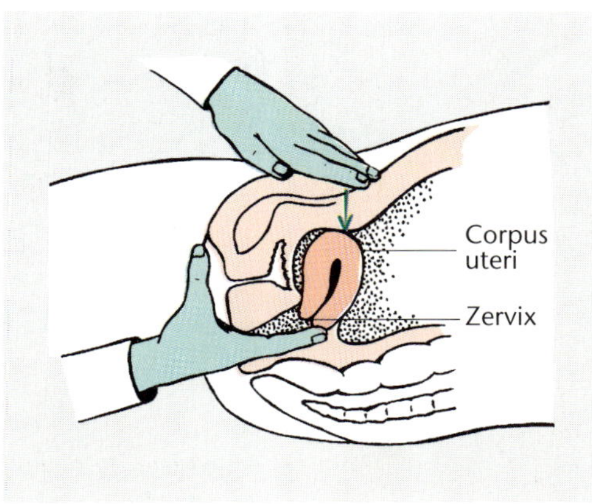

Abb. 21.15: Die bimanuelle Palpation der gynäkologischen Untersuchung. Die linke Hand des Untersuchers tastet von der Bauchseite aus das Corpus uteri, während gleichzeitig ein bis zwei Finger der rechten Hand über die Vagina die Zervix erreichen.

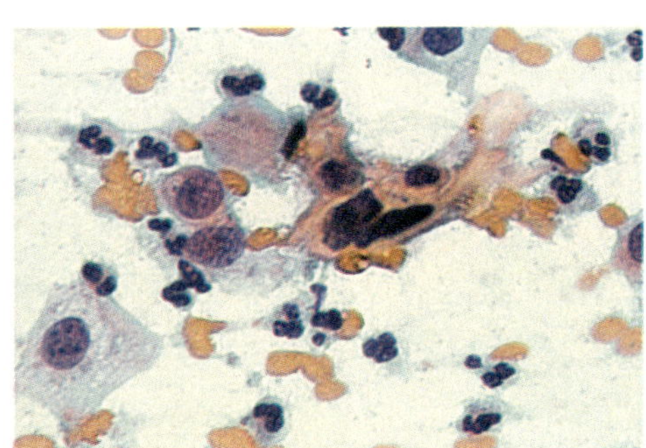

Abb. 21.16: Mikroskopisches Bild eines Zellabstriches aus dem Bereich der Zervix. In der Bildmitte liegt eine große Zelle mit orangefarbenem, dichten Zytoplasma und stark angefärbtem Zellkern. Es handelt sich um eine Plattenepithel-Karzinomzelle. Außerdem erkennt man normale Plattenepithelzellen mit bläulichen Zellkernen, Erythrozyten mit rotem Zytoplasma ohne Zellkern und bläulich eingefärbte Granulozyten mit gelappten Kernen.

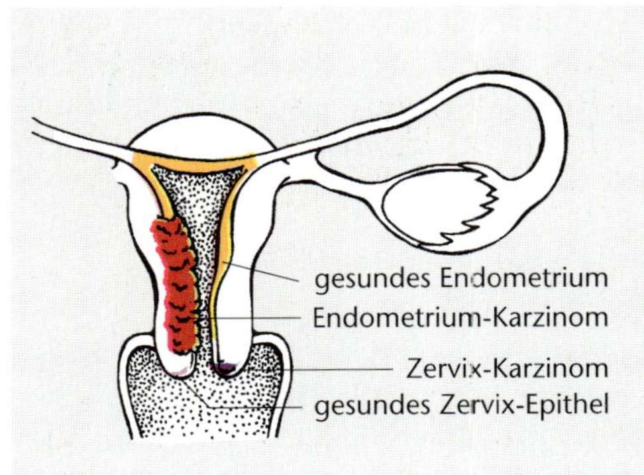

Abb. 21.17: Typische Lokalisationen von Endometrium-Karzinom und Zervix-Karzinom.

21

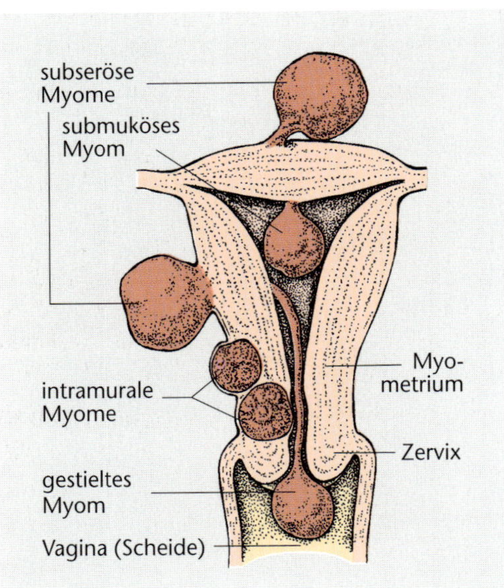

Abb. 21.18 (links): Verschiedene Lagen des Uterusmyoms. Man unterscheidet subseröse (in Richtung Peritonealhöhle wachsende), submuköse (ins Uteruslumen wachsende) und intramurale (im Myometrium liegende) Myome. Auch gestielte Varianten kommen vor. Am häufigsten sind intramurale Myome.

beginnt meist schon 10 – 20 Jahre vor der klinischen Karzinom-Diagnose mit Zellveränderungen im Zervixepithel. Diese Präkanzerose (☞ 5.5.1), hier *zervikale Dysplasie* genannt, kann relativ leicht durch eine mikroskopische Untersuchung von Zellen eines *Zervixabstriches* (☞ Abb. 21.16) festgestellt werden – weshalb der Zervixabstrich fester Bestandteil einer jeden gynäkologischen *Krebsfrüherkennungsuntersuchung* ist (die in Deutschland jeder Frau ab 20 Jahren einmal jährlich kostenlos zusteht). Die Häufigkeit fortgeschrittener Fälle des Zervixkarzinoms hat, dank der Früherkennung, abgenommen.

Die Ursache des Zervixkarzinoms ist im Gegensatz zu den meisten anderen Tumoren wahrscheinlich *infektiöser* Natur – nach Ansicht vieler Forscher verursachen durch den Geschlechtsverkehr übertragene *Papilloma-Viren* die Entartung des Zervixepithels. Hierfür spricht unter anderem, daß lebenslang nicht sexuell aktive Frauen praktisch nie am Zervixkarzinom erkranken. Die Therapie des Zervixkarzinoms besteht, je nach seiner Ausbreitung zum Zeitpunkt der Diagnosestellung, aus einer Operation mit Gebärmutterentfernung (*Hysterektomie*) und/oder Bestrahlungstherapie.

21

Das Endometrium-Karzinom

Bösartige Tumoren des Endometriums im Korpusbereich werden in den letzten Jahren vermehrt festgestellt; sie sind inzwischen ebenso häufig wie das Zervixkarzinom. Allerdings treffen sie meist ältere Frauen, während Zervixkarzinom-Patientinnen meist unter 50 Jahre sind. Leider ist eine Früherkennung kaum möglich. Einziges Warnsignal sind Blutungen nach den Wechseljahren (*Postmenopausenblutung*). Die Therapie des Endometriumkarzinoms ist der des Zervix-Karzinoms ähnlich.

21.2.5 **Die weiblichen Sexualhormone**

Ähnlich wie beim Jungen setzt beim Mädchen mit Beginn der Pubertät durch Vermittlung des *Releasinghormones* **Gn-RH** (☞ 13.2.1) die Sekretion von FSH und LH ein.

FSH (*Follikelstimulierendes Hormon*), welches vor allem in der ersten Zyklushälfte vom Hypophysenvorderlappen ausgeschüttet wird, bewirkt die Reifung einer Eizelle zum Graafschen Follikel und die Ausschüttung von Östrogen aus den Ovarien.

LH (*Luteinisierendes Hormon*) wird vor allem in der Zyklusmitte ausgeschüttet. Es bewirkt zusammen mit FSH den Eisprung und die Umwandlung des Graafschen Follikels in den **Gelbkörper** (*Corpus luteum*). Dieser Gelbkörper produziert seinerseits das Gelbkörperhormon Progesteron sowie in geringeren Mengen auch Östrogen.

Wirkungen von Östrogenen und Progesteron

Die Wirkungen der eigentlichen weiblichen Sexualhormone, der Östrogene und des Progesterons, sind vielfältig.

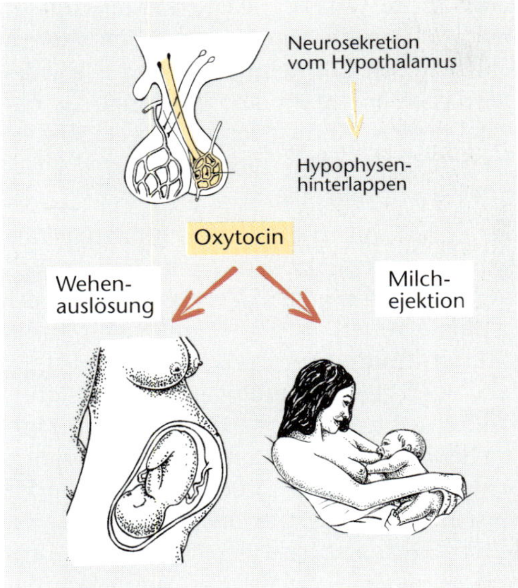

Abb. 21.20: Die beiden Wirkungen von Oxytocin auf den Uterus und die (stillbereite) Brust. Oxytocin kann bei einer Wehenschwäche auch therapeutisch in Form einer Infusion als Wehenstimulans eingesetzt werden.

Östrogene, welche schwerpunktmäßig in der ersten Zyklushälfte sezerniert werden (☞ Abb. 21.21):

- verursachen den Wiederaufbau des Endometriums nach der Menstruation,
- haben eiweißaufbauende (*anabole*) Effekte – aber schwächer als beim männlichen Sexualhormon Testosteron,

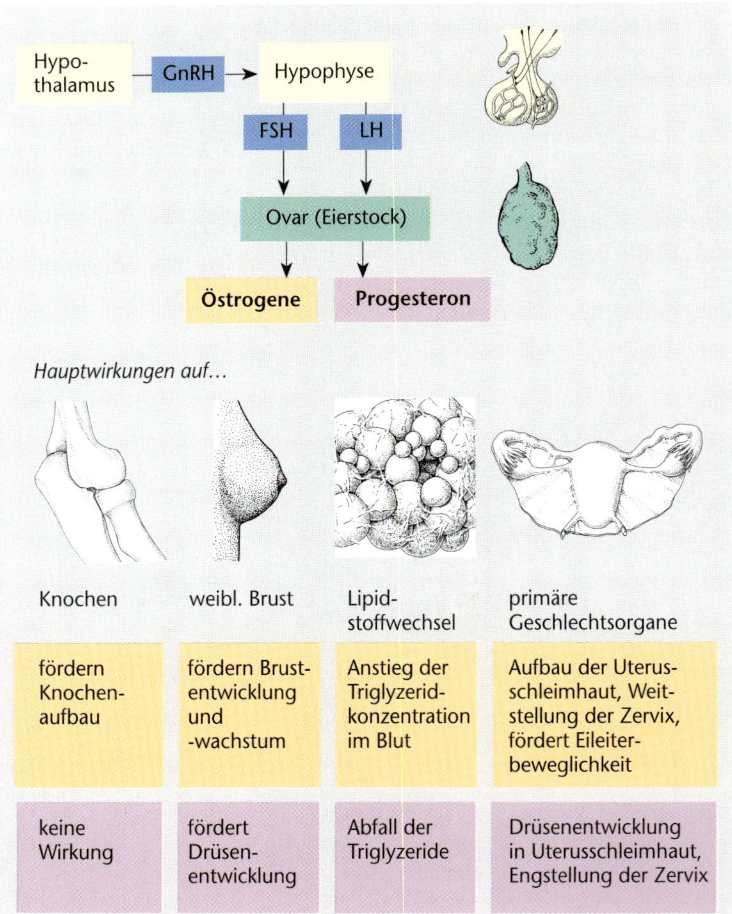

Abb. 21.19 (rechts): Die Wirkungen der beiden weiblichen Sexualhormone.
Östrogene und Progesteron werden unter dem Einfluß von FSH und LH im Ovar gebildet. Sie haben unterschiedliche Wirkungen auf die Körperorgane. Die orangenen Felder zeigen die wichtigsten Effekte der Östrogene, die violetten Felder die des Progesterons.

- fördern in der Pubertät die Ausprägung der primären und sekundären Geschlechtsmerkmale (z. B. Brustentwicklung) und
- steigern den Sexualtrieb *(Libido)*.

Progesteron, welches größtenteils vom Gelbkörper in der zweiten Zyklushälfte sezerniert wird, bewirkt (☞ Abb. 21.21):

- die Vorbereitung des Endometriums für die Aufnahme der Frucht (siehe unten),
- eine vermehrte Wassereinlagerung in das Gewebe,
- bereitet die Milchbildung in den Brüsten vor; und
- unterstützt in der Frühschwangerschaft die Einnistung und das Wachstum des Embryos.

Prolaktin und Oxytocin

Neben Östrogen und Progesteron dürfen bei den weiblichen Sexualhormonen zwei Hormone der Hypophyse nicht vergessen werden: **Prolaktin** wird vom Hypophysenvorderlappen ausgeschüttet.

Es stimuliert das Brustdrüsenwachstum und setzt nach der Geburt die Milchproduktion *(Milchsynthese)* in der Brustdrüse in Gang. Seine Ausschüttung wird durch das Saugen an der Brustwarze angeregt, indem der Gegenspieler des Prolaktin, das Prolaktin-Inhibiting-Hormon (PPL-IH), nicht mehr sezerniert wird.

Oxytocin wird vom Hypophysenhinterlappen ausgeschüttet, jedoch im Rahmen der Neurosekretion vom Hypothalamus synthetisiert (☞ Abb. 11.13). Es stimuliert zudem im Rahmen des Geburtsvorgangs die Uterusmuskulatur zu rhythmischen Kontraktionen, den *Wehen* (☞ 22.6). Als weitere Wirkung führt Oxytocin zur Kontraktion der Milchausführungsgänge in der Brustdrüse und damit zur **Milchejektion** (*Milchentleerung*).

Voraussetzung für den Milchfluß ist, daß sich die Brustdrüse durch eine vorausgegangene

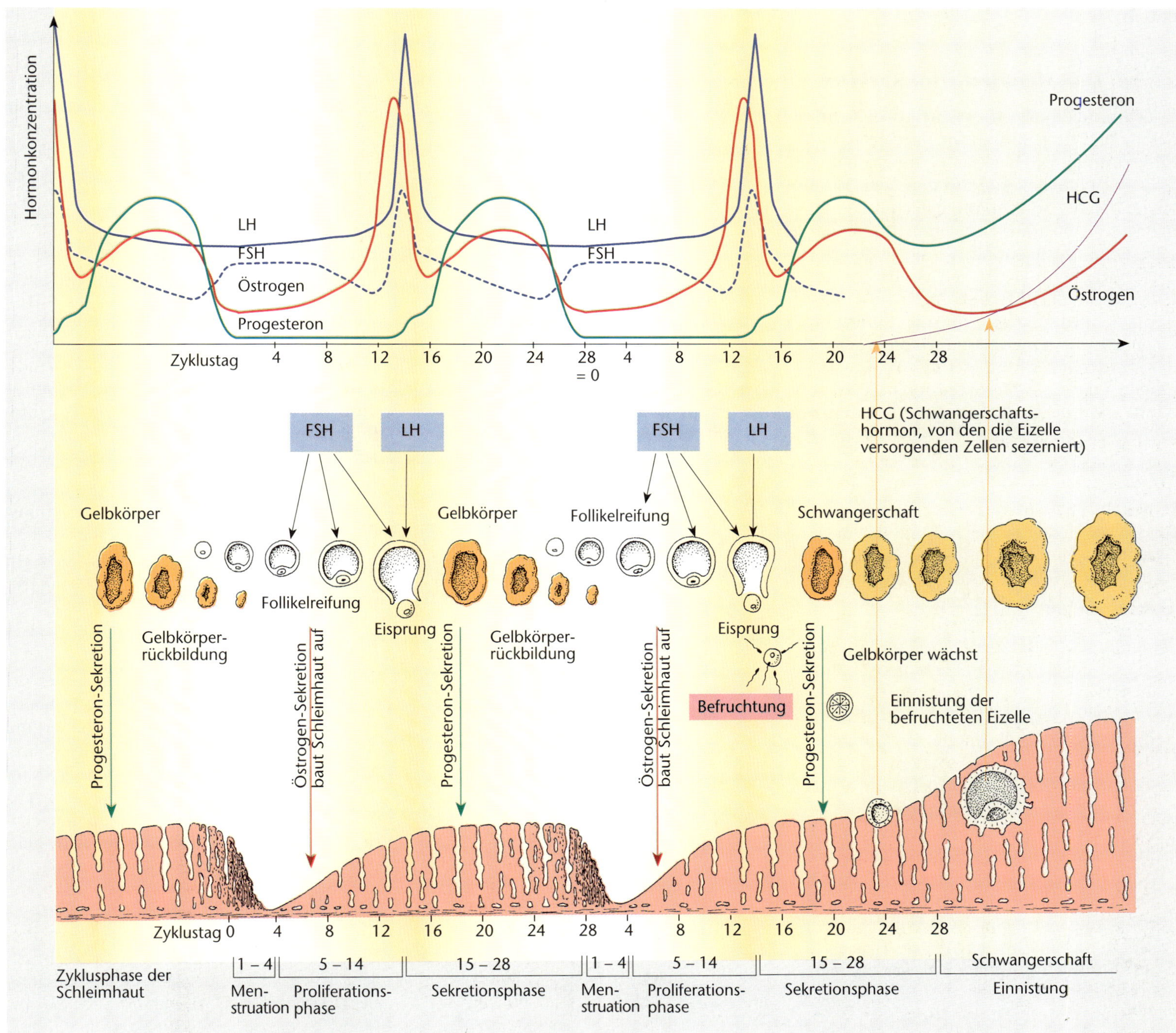

Abb. 21.21: Schema der wichtigsten hormonellen Veränderungen und deren Effekte auf die Geschlechtsorgane beim Menstruationszyklus. Kommt es zur Befruchtung und zur Einnistung des Eies, so stirbt der Gelbkörper nicht ab, sondern wächst weiter bei steigender Progesteronbildung. Das Hormon HCG wird bei Eintreten einer Schwangerschaft durch die Zellen gebildet, welche die befruchtete Eizelle versorgen. Es dient auch zum Schwangerschaftsnachweis.

21

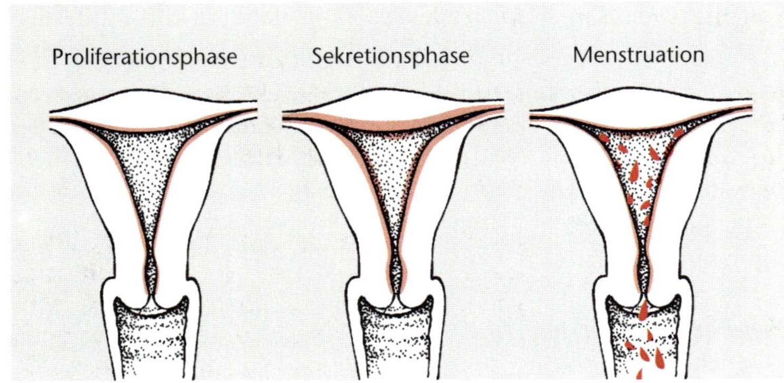

Abb. 21.22: Die drei Phasen des Menstruationszyklus.
Links: Proliferationsphase – nach der Menstruation regeneriert sich das Endometrium; Mitte: Sekretionsphase – das Endometrium ist drüsig umgebaut, neue Gefäße sind eingesproßt; Rechts: Menstruation – wenn sich kein Ei einnistet wird das Endometrium abgestoßen.

Schwangerschaft und die damit verbundene hormonelle Umstellung zur funktionstüchtigen Milchdrüse umgebildet hat (☞ Abb. 21.24 unten).

21.2.6 Der Menstruationszyklus

In den rund 30 Jahren zwischen dem Beginn der monatlichen Blutungen (*Menarche*) und ihrem Aufhören *(Menopause)* treten, außerhalb der Phasen von Schwangerschaft und einem Teil der Stillzeit, im Bereich des Endometriums (Gebärmutterschleimhaut) periodische Veränderungen auf. Diese werden von den Hormonen der Ovarien verursacht und haben das Ziel, in regelmäßigen Abständen optimale Bedingungen für die Einnistung einer befruchteten Eizelle zu schaffen. Parallel dazu wird in der Mitte dieser 25 – 35 Tage dauernden Periode – **Menstruationszyklus** genannt – ein befruchtungsfähiges Ei bereitgestellt.

Wechselwirkungen zum Gesamtorganismus

Es bestehen starke Wechselbeziehungen zwischen dem Menstruationszyklus und dem Gesamtorganismus:

- Über das *Limbische System* (☞ 11.5) beeinflussen psychische Faktoren die Gn-RH-Ausschüttung (hierdurch wird verständlich, warum bei übergroßem Streß oder in Notzeiten bei vielen Frauen die Monatsblutung aussetzt).
- Umgekehrt wirken die vom Ovar ausgeschütteten Sexualhormone nicht nur auf die Geschlechtsorgane, sondern auch auf die übrigen Zellen des Körpers; durch ihre Wirkung auf das ZNS bestimmen sie das gesamte menschliche Verhalten wesentlich mit – insbesondere das Sexualverhalten, aber auch Aggressionsbereitschaft, Vitalität oder Depressivität. So empfindet z. B. fast jede Frau einen mehr oder weniger starken Stimmungsumschwung in den Tagen um die Periode herum *(prämenstruelles Syndrom)*.

Die Phasen des Menstruationszyklus

Der Menstruationszyklus wird in drei Phasen unterteilt (☞ Abb. 21.21 unten im Bild):

- die **Menstruation** oder *Regelblutung,* auch *Desquamations-* oder *Abschuppungsphase* genannt, während der die obersten Zellagen des Endometriums abgestoßen werden (1. bis 4. Tag des Zyklus),
- die **Proliferationsphase** *(Aufbauphase)* vom 5. bis 14. Tag, in der sich eine neue Endometriumschicht aufbaut und
- die **Sekretionsphase** vom 15. bis zum ersten Tag der nächsten Menstruation. In dieser Phase wird die Ausstattung des Endometriums mit Drüsen und Nährstoffen vervollständigt. Das Endometrium wird dadurch auf die Aufnahme einer befruchteten Eizelle vorbereitet.
  Der Beginn der Sekretionsphase wird durch den Eisprung etwa am 14. Zyklustag eingeleitet.

Kommt es nach einem Eisprung nicht zur Befruchtung der Eizelle, so bildet sich der Gelbkörper (☞ 21.2.2) zurück und stellt seine Progesteronproduktion ein. Dadurch sinkt die Durchblutung der Funktionsschicht des Endometriums **(Functionalis)** stark ab, was durch die Zusammenziehung der Arterien im

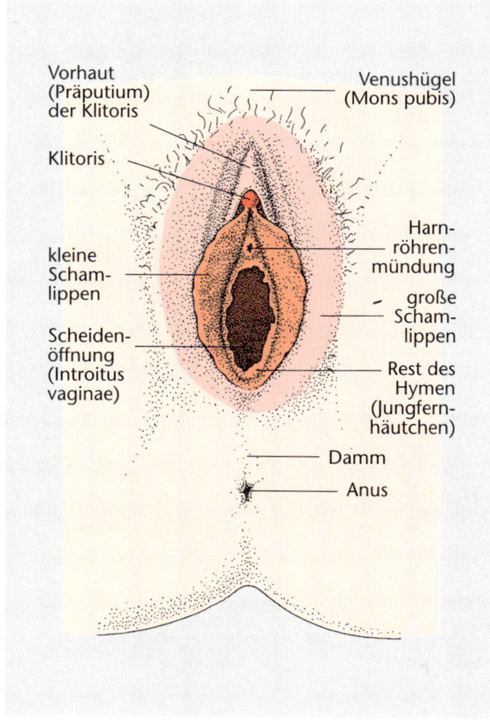

Abb. 21.23: Äußeres weibliches Genitale (Vulva). Die tieferliegenden Strukturen zeigt Abb. 8.69.

Endometrium verstärkt wird. Der entstehende Sauerstoffmangel führt zum Absterben der Functionalis.

Dieses wird von teils recht schmerzhaften, durch Prostaglandine (☞ 5.4.3) ausgelösten Uteruskontraktionen unterstützt. Die Functionalis löst sich nun in Fetzen ab und wird mit Blut (ca. 50 ml) vermischt ausgestoßen: die Menstruationsblutung beginnt (= 1. Tag des neuen Zyklus).

Die Monatsblutung dauert ca. drei bis sieben Tage. Bei Einnahme von oralen Kontrazeptiva *(Pille)* ist sie meist kürzer und weniger schmerzhaft, bei Einlage einer Spirale (☞ 21.3.10) eher länger und schmerzhafter.

Gegen Ende der Menstruation wird die Endometrium-„wunde" durch sich vermehrendes Epithel- und Bindegewebe wieder geschlossen. Ab dem 5. Tag erfolgt in der Proliferationsphase der Wiederaufbau der Functionalis. Die Proliferation wird durch steigende Östrogenausschüttungen der Follikel ausgelöst, die erneut in den Eierstöcken heranreifen (☞ 21.2.2).

Um den 14. Zyklustag herum wird durch die stark zunehmende Ausschüttung des Hypophysenhormons LH (luteinisierendes Hormon) der Eisprung ausgelöst. In die Functionalis sprossen neue Gefäße ein. Durch die nach dem Eisprung in Gang kommende Sekretion von Progesteron wird die Funktionsschicht drüsig umgebaut und zur Ausscheidung schleimiger Sekrete angeregt. An ihrer Epithel- und Bindegewebsschicht kommt es zur Einlagerung von *Glykogen,* der Speicherform der Glukose.

Dringt ein befruchtetes Ei in die Funktionsschicht ein, so ernährt diese innerhalb der ersten zwei Wochen den Embryo (☞ 22.2.3), andernfalls wird sie in einer erneuten Monatsblutung abgestoßen.

Klimakteriumsbeschwerden

Etwa mit dem 45. – 50. Lebensjahr werden die Ovulationen (und damit die Menstruation) erst unregelmäßig, dann immer seltener und setzten schließlich ganz aus **(Wechseljahre,** *Klimakterium).* Durch die fehlenden Eireifungen fallen die Östrogen- und Progesteronspiegel stark ab. Der drastische Hormonmangel in den Wechseljahren hat vielfältige Auswirkungen auf Psyche und Körper der Frau. So kommt es z. B. zu Hitzewallungen und Herzrhythmusstörungen. Andere klimakterische Beschwerden sind Stimmungslabilität, depressive Phasen und Schlafstörungen. Medizinisch sehr bedeutsam ist die starke Beschleunigung der *Osteoporose* (☞ 7.4) und der *Arteriosklerose* (☞ 5.3.4), die mit dem Klimakterium einsetzt. Diese Effekte lassen sich nach heutigem Kenntnisstand mit dem Verlust der weiblichen Sexualhormone in der Zeit *nach* dem Klimakterium (die Postmenopause genannt wird) erklären – man versucht deshalb, beide Prozesse durch Gabe niedriger Dosen von Östrogenen und Gestagenen zu bremsen (Details ☞ 7.4).

21.2.7 ***Die Scheide***

Die **Scheide** *(Vagina)* ist ein 8 – 12 cm langer elastischer, überwiegend bindegewebiger Muskelschlauch, der die Verbindung zwischen Uterus und Äußerem Genital herstellt.

Im Kindesalter ist die **Scheidenöffnung** *(Introitus vaginae)* meist durch eine dünne Membran, das sogenannte Jungfernhäutchen (Hymen), weitgehend verschlossen. Beim ersten Geschlechtsverkehr bzw. beim Einführen von Vaginaltampons reißt es dann ein („Entjungferung").

Die *Scheidenwand* ist mit 3 mm Wandstärke relativ dünn und besteht lediglich aus einem Plattenepithel und einer dünnen Muskelschicht. Das Sekret der Scheide stammt aus den Drüsen des Gebärmutterhalses *(Zervix uteri)* und aus abgestoßenen vaginalen Epithelzellen. Aus dem Glykogen dieser abgeschilferten Zellen entsteht mit Hilfe von Milchsäurebakterien *Milchsäure* **(Laktat)**, die für das typisch saure Milieu der Vagina (pH = 4,0) verantwortlich sind. Das saure Milieu schützt vor aufsteigenden Krankheitskeimen.

Während des *sexuellen Reaktionszyklus* (☞ 21.3.6) passen sich die Geschlechtsorgane der Frau den Erfordernissen einer Empfängnis an: Das Vaginalsekret wird pH-neutral, durch die Sekretion von dünnflüssigem Schleim aus der Zervix wird die Fortbewegung der Samenfäden erleichtert.

Vor allem ältere Frauen haben häufig Schmerzen beim Geschlechtsverkehr **(Dyspareunie)** wegen einer zu wenig befeuchteten Vaginalschleimhaut. Östrogensalben oder -zäpfchen und Gleitcremes können hier Abhilfe schaffen.

21.2.8 ***Das äußere weibliche Genitale***

Die Schamlippen

Die behaarten **großen Schamlippen** *(Labia majora)* begrenzen Urethra und Scheidenvorhof. Sie enthalten Talg-, Schweiß- und Duftdrüsen.

Die **kleinen Schamlippen** *(Labia minora)* werden meist erst beim Spreizen der großen Labien sichtbar. Sie sind haarlose Hautfalten, die zahlreiche Talgdrüsen enthalten.

Die Klitoris

Die **Klitoris** („Kitzler") ist ein bis zu 3 cm langer Schwellkörper, dessen Schleimhaut reichlich mit sensiblen Nervenendigungen versorgt ist. Die Klitoris entspricht in mancher Hinsicht der männlichen Glans penis (Eichel). So ist sie ebenfalls *erektil,* das heißt bei sexueller Stimulation schwillt sie an und richtet sich bis zu einem gewissen Grad auf. Durch Gabe männlicher Sexualhormone ist eine Größenzunahme („Vermännlichung") auslösbar. Eine solche Vermännlichung kann auch Folge einer Hormonstörung sein.

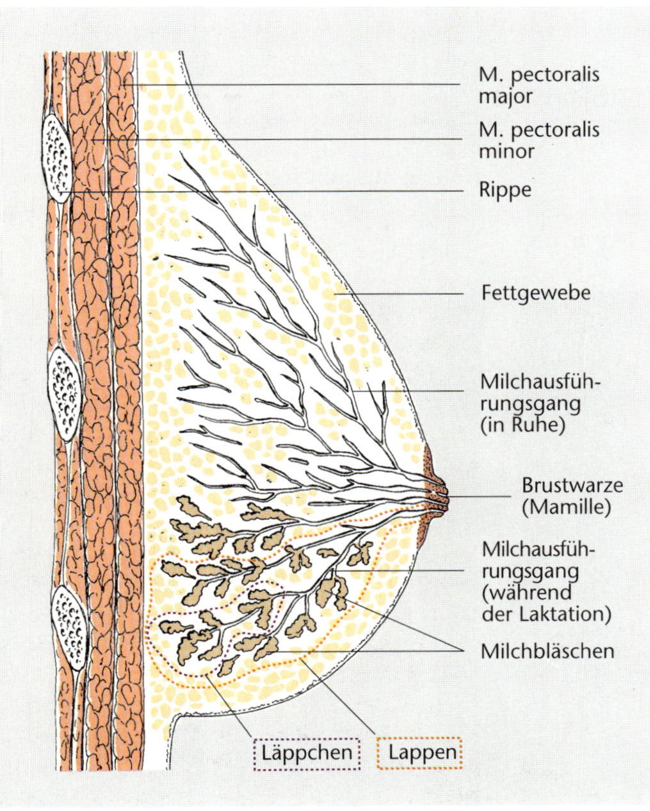

Abb. 21.24 (links): Feinbau der weiblichen Brust (Sagittalschnitt). Die Brust setzt sich aus 15 – 20 Lappen zusammen, die selbst wieder aus vielen kleinen Läppchen bestehen. Jedes Läppchen ist aus vielen Milchbläschen aufgebaut. In der unteren Hälfte der Abbildung ist der Feinbau während der Stillperiode dargestellt. Die Milchbläschen sind voll entwickelt. Obere Bildhälfte: Brustgewebe in der Ruhephase.

Die Vulva

Im *äußeren Genital* **(Vulva)** nehmen der Nieren- und Harnwegstrakt über die etwa 4 cm lange **Urethra** *(Harnröhre)* und das innere Genital über den **Scheideneingang** *(Introitus vaginae)* ihren Ausgang.

Klitoris, Urethra und Scheideneingang bilden die *Schamspalte,* die von den nach außen ragenden unbehaarten **kleinen Schamlippen** *(Labia minora pudendi)* bedeckt werden. Um die kleinen Schamlippen herum liegen die **großen Schamlippen** *(labia majora pudendi).* Diese flachen, breiten Hautwülste bilden vorne den Venushügel (*Mons pubis,* „Schamberg") und laufen hinten im Damm, der Region zwischen Schamspalte und **Anus** (*After*), dem Ausgang des Magen-Darm-Traktes, aus. Sie sind mehr oder minder dicht mit **Schamhaar** *(Pubes)* besetzt.

Vor allem bei über 70jährigen Frauen kommen Entartungen des Plattenepithels der Vulva vor **(Vulva-Karzinom).** Es wird mit einer radikalen Entfernung des äußeren Genitale *(Vulvektomie)* sowie durch Bestrahlung behandelt.

21.2.9 ***Die weibliche Brust***

Die **Brüste** *(Mammae)* der Frau zählen zu den *sekundären* Geschlechtsmerkmalen (☞ Seite 370). Auch wenn sie in vielen medizinischen Lehrbüchern anatomisch korrekt unter den Hautdrüsen eingeordnet werden, gehören sie aufgrund ihrer Funktion für die Ernährung des Neugeborenen und für das erotische Empfinden der Frau funktionell zu den Fortpflanzungsorganen.

Die Entwicklung der Brust

Zu Beginn der Pubertät bildet sich beim Mädchen aus der flachen Anlage des Drüsenkörpers innerhalb von 1 – 3 Jahren unter dem Einfluß von Östrogenen und Progesteron die weibliche Brustdrüse aus. Sie ist aus fünfzehn bis zwanzig Drüsenlappen aufgebaut, die durch lockeres Bindegewebe voneinander getrennt sind. Die Lappen der Brustdrüse setzen sich aus kleineren Läppchen und diese wieder aus **Milchbläschen** (*Alveolen*) zusammen, die von einem Zylinderepithel ausgekleidet werden. Jeder Lappen mündet mit einem Milchausführungsgang auf der **Brustwarze** (*Mamille*). Die Brustdrüse ist in ein mehr oder minder ausgeprägtes Fettpolster eingelagert, das auch für die Brustgröße verantwortlich ist.

Die Entwicklung der Milchbläschen ist jedoch mit dem Ende der Pubertät nicht abgeschlossen. Erst in der ersten Schwangerschaft werden die Milchbläschen voll entwickelt, und beim Milcheinschuß (☞ 22.6.5) zum Beginn der Stillperiode erreicht die Brust ihre maximale Größe.

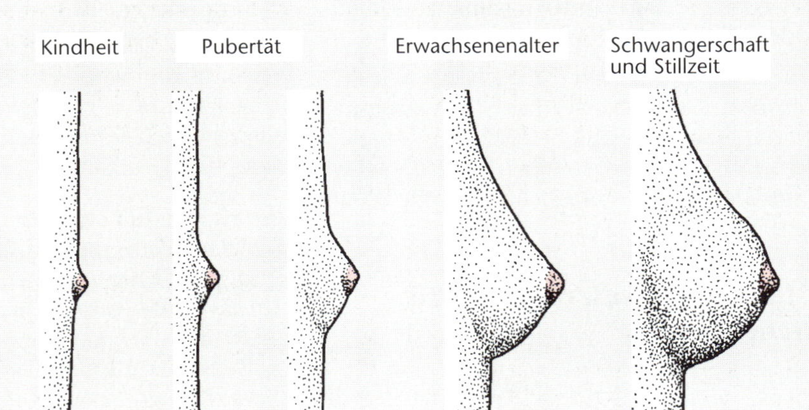

Abb. 21.25: Entwicklung der Brustdrüse: Brustform in der Kindheit, in der Pubertät, im Erwachsenenalter und in der Schwangerschaft.

Die Brustdrüsen des Mannes

Männer haben auch Brustdrüsen, wenngleich sie kaum entwickelt sind und weniger sensible Nervenendigungen besitzen. Sie sind deshalb in der Regel weniger berührungsempfindlich.

Jedes Sekret aus der männlichen Brustdrüse ist krankhaft – wobei prinzipiell alle Erkrankungen der weiblichen Brustdrüse, bis hin zum Mammakarzinom, auch beim Mann vorkommen können (letzteres allerdings sehr selten – weniger als 1% der Mammakarzinose treffen Männer).

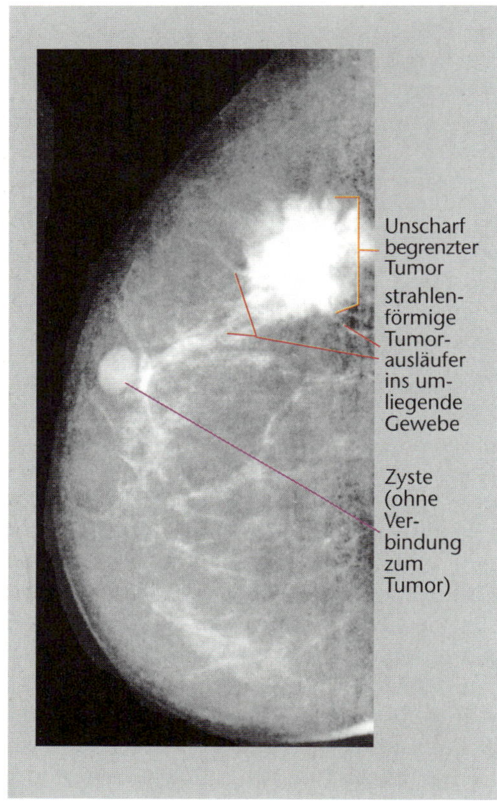

Abb. 21.26: Mammakarzinom.
Mit Hilfe der Mammographie – dem Röntgen der Brüste – läßt sich ein Karzinom eventuell frühzeitig erkennen.
Bei dieser Patientin wurde vom Pathologen der aufgrund dieser Mammographie geäußerte Verdacht auf ein unscharf begrenztes, invasiv wachsendes Karzinom bestätigt. Der links davon gelegene, kleine, scharf abgegrenzte Rundherd war eine gutartige Zyste.

21.2.10 ***Das Mammakarzinom***

Das **Mammakarzinom** (*Brustkrebs*) ist der häufigste bösartige Tumor der Frau. Es trifft, im Gegensatz zu vielen anderen Tumoren, oft auch Frauen jüngeren Alters. Das Mammakarzinom metastasiert zudem früh: Bei ca. 70 % der Patientinnen hat zum Zeitpunkt der Diagnosestellung die Metastasierung schon begonnen. Metastasen bilden sich vor allem entlang der Lymphabflußwege die die Abb. 21.28 zeigt. Insbesondere die axillären Lymphknoten sollten deshalb bei der körperlichen Untersuchung und bei der für alle Frauen empfohlenen monatlichen *Selbstuntersuchung* der Brüste abgetastet werden.

Auf einen Tumor oder andere Erkrankungen der Mamma können hindeuten:

- Knoten (auch solche, die „schon immer" da waren),
- Sekrete, die die Brustwarze absondert (außer der Muttermilch),
- Verlust der Verschiebbarkeit des Drüsengewebes auf dem Brustmuskel,
- Hautveränderungen wie z. B. „Orangenhaut" oder Hauteinziehungen an der Brust.

Therapieverfahren

Die Amputation einer Brust *(Ablatio mammae)* ist sehr häufig notwendig zur erfolgreichen Behandlung des Mammakarzinoms. Sie stellt jedoch in besonderem Maße ein psychisches Trauma für die Patientin dar. Zu seiner Überwindung wirkt sich neben liebevoller Zuwendung durch den Partner der Austausch mit anderen Patientinnen in einer Selbsthilfegruppe für viele Frauen positiv aus. Über kosmetische Möglichkeiten, wie z. B. BH-Einlagen oder operative eine Prothesenimplantation sollte rechtzeitig informiert werden.

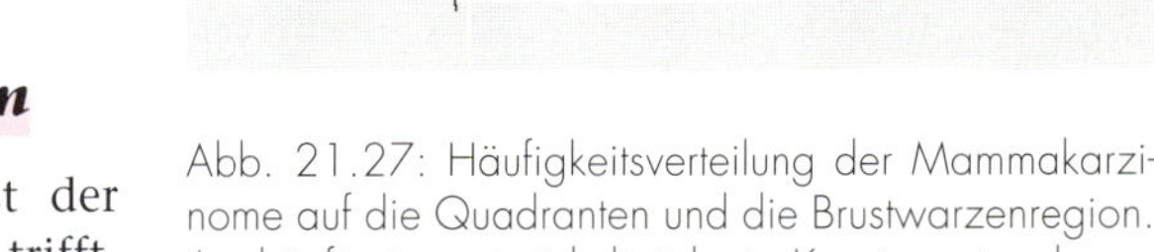

Abb. 21.27: Häufigkeitsverteilung der Mammakarzinome auf die Quadranten und die Brustwarzenregion. Am häufigsten entwickelt sich ein Karzinom im oberen äußeren Quadranten.

Bei kleinen Tumoren (< 2 cm) wird zunehmend eine brusterhaltende *Quadrantenresektion* („Viertelresektion") durchgeführt. Es muß dann aber (wie auch in vielen Fällen der Amputation) eine Nachbestrahlung erfolgen. Eine weitere Therapiemöglichkeit sind (Anti-)Hormone (z. B. Tamoxifen, ☞ 13.1.5).

Immer werden bei der OP zusätzlich die axillären Lymphknoten reseziert. Dadurch werden die ableitenden Lymphbahnen des Armes unterbrochen, wodurch es allerdings manchmal zu einem *Lymphödem* (☞ 14.4.2)

Abb. 21.26a:
Die Diagnose eines Brusttumors wird endgültig erst durch die histologische Untersuchung einer Biopsie gesichert, die entscheidende Voruntersuchung ist aber die Mammographie. Die korrekte Befundung ist schwierig, sie erfordert viel Zeit und Erfahrung. Hilfreich ist auch der Vergleich mit Vorbefunden, also 2 – 7 Jahre vorher angefertigte Mammographien (im Bild).

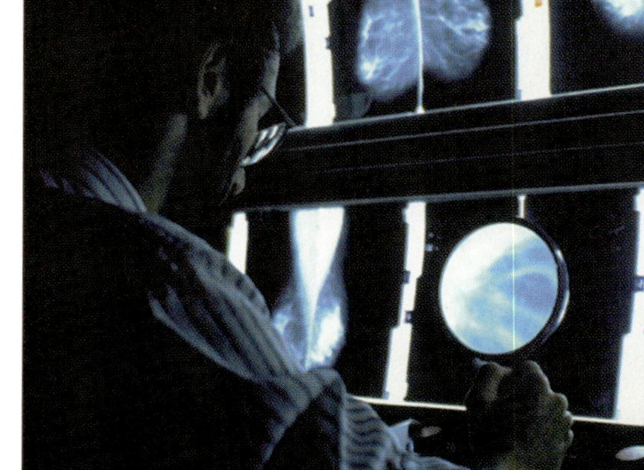

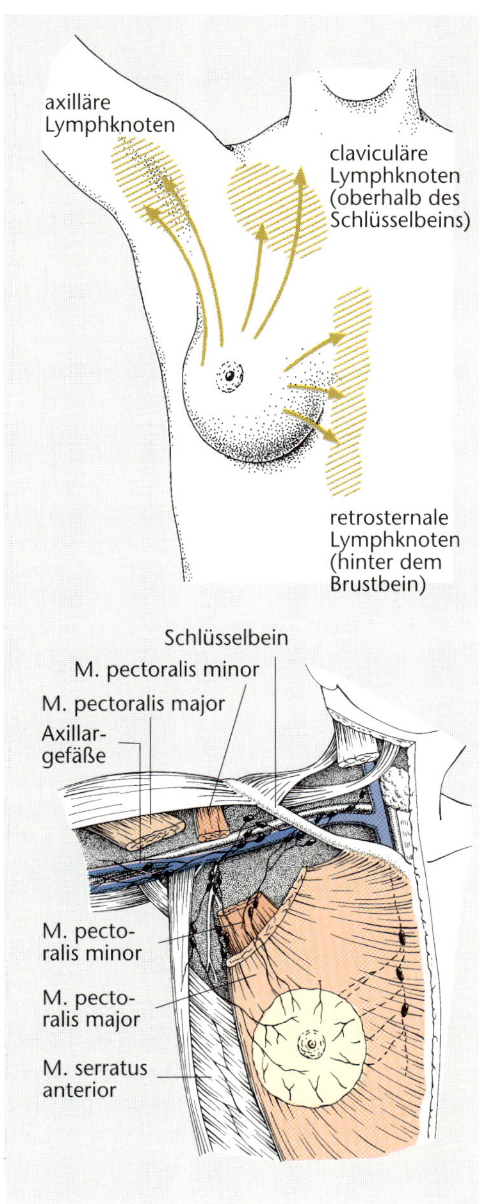

Abb. 21.28 und 29: Lymphabflußwege der Brustdrüse. Die Lymphbahnen des oberen äußeren Quadranten ziehen hauptsächlich zu den axillären Lymphknoten. Bei Verdacht auf ein Mammakarzinom sind deshalb diese Lymphknoten sorgfältig abzutasten.

im Arm kommen kann. *Lymphdrainage* (eine spezielle Massagetechnik), Armhochlagerung und regelmäßige Gymnastik können die Schwellung beseitigen. Da der betroffene Arm zu Entzündungen und Schwellungen neigt, sollte an ihm *keine* Blutdruckmessung und auch keine Blutabnahme durchgeführt werden.

21.3 Sexualität

21.3.1 Triebfeder unseres Verhaltens

Sexualität wurde über lange Zeiten fast ausschließlich mit Fortpflanzung in Verbindung gebracht. Es ist noch nicht lange her, daß alles verneint wurde, was über diesen unmittelbar biologischen Aspekt der Sexualität hinausging. Von den Wissenschaftlern wird die Sexualität zu den biologischen Trieben wie Hunger und Durst gezählt. Der „Sexualtrieb" nimmt allerdings insofern eine Sonderrolle ein, als er für das *momentane* Überleben überhaupt keine Rolle spielt. Viele Menschen haben sogar ihr gesamtes Leben ohne sexuelle Kontakte verbracht. Trotzdem prägt der Sexualtrieb entscheidend das menschliche Verhalten; und zwar nicht deshalb, weil durch ihn unmittelbare biologische Bedürfnisse gestillt werden, sondern weil er zur Erfüllung umfassender, sozialer und seelischer Bedürfnisse verhilft – etwa die nach Vertrautheit, Zärtlichkeit, Nähe und Leidenschaft.

Schon als Baby erfahren wir das Leben auch über Berührungen, Zärtlichkeit und Körperkontakte, und diese „Sprache" behalten wir ein Leben lang. Der Sexualtrieb bestimmt also in einem weit umfassenden Sinn unser Leben mit. Aber nicht nur das Leben eines jeden Individuums – auch die Gesellschaft ist durch die *Geschlechtlichkeit* und die sie repräsentierenden Unterschiede zwischen Mann und Frau geprägt:

Die Welt der Männer und die Welt der Frauen

Die „Welt der Männer" und die „Welt der Frauen". Diese alte Trennung zweier unterschiedlicher Welten charakterisiert auch unsere Kultur – auch wenn diese Welten vielleicht nicht so starr getrennt sind wie in anderen Kulturen. Diese Trennung oder Verschiedenheit hat im Kern zwei Ursachen:

Die gesellschaftliche Kluft zwischen Mann und Frau. Auch in einer formal gleichberechtigten Gesellschaft wie der deutschen besteht eine historisch gewachsene und durch hunderterlei Traditionen und „Ansichten" gefestigte Kluft zwischen Mann und Frau. Beispielsweise kann nicht bezweifelt werden, daß Frauen im Berufsleben samt ihren Leistungen und ihrer Leistungsfähigkeit systematisch schlechter bewertet werden. Unsere moderne Gesellschaft schickt sich allerdings seit neuerem an, diese Ungleichheit über Erziehungs- und Gesetzesmechanismen zu überwinden – und sei es durch „Quoten-Frauen".

Die biologische Differenz. Männer und Frauen sind vom Moment der Zeugung an ungleich. Alle Zellen des männlichen Körpers enthalten ein X- und ein Y-Chromosom, während die Zellen des weiblichen Körpers zwei X-Chromosomen enthalten (☞ 3.3.1). Da sowohl auf dem X- als auch auf dem Y-Chromosom Gene liegen, die in vielfältiger Weise nicht nur die geschlechtsspezifische Entwicklung (davon im nächsten Abschnitt mehr) steuern, sondern ganz umfassend in die allgemeine Steuerung des menschlichen Organismus eingreifen, können die Unterschiede zwischen Mann und Frau nicht allein auf die unterschiedliche Erziehung oder gesellschaftliche Zwänge zurückgeführt werden: Wir haben es also auch im biologischen Sinne (einige Beispiele ☞ 7.3.1, 8.1.1 und 14.2.7) mit zwei verschiedenen „Arten" von menschlichen Organismen zu tun, den **Geschlechtern.**

21.3.2 Die Entwicklung der Geschlechtsorgane

Die vorgeburtliche Entwicklung

In der achten Entwicklungswoche des Embryos wird die äußere *gemeinsame* Geschlechtsanlage sichtbar. Diese Anlage teilt sich dann in den männlichen bzw. weiblichen Entwicklungstyp auf, der bis zur Geburt voll ausdifferenziert wird. Einen Überblick gibt Abb. 21.30.

Nachgeburtliche Entwicklung und Pubertät

Zwischen Geburt und Pubertät vollziehen sich an den Geschlechtsorganen keine entscheidenden Veränderungen, die äußeren Geschlechtsorgane Vulva, Skrotum und Penis wachsen im Vergleich zum übrigen Körper nur sehr langsam. Ab einem Alter von etwa 9 Jahren beginnt bei den Mädchen, vermittelt durch einen Konzentrationsanstieg von Gn-RH und nachfolgend der eigentlichen Sexualhormone der *pubertäre Wachstumsschub* (☞ Abb. 8.1). Bei den Jungen setzt er zwei Jahre später ein. Die Ausschüttung von LH und FSH setzt in den Ovarien bzw. in den Hoden die Eizell- bzw. die Samenzellbildung in Gang. Als einschneidendes Ereignis erleben Mädchen mit 11 bis 13 Jahren ihre erste **Menstruationsblutung** *(Menarche* – zunächst allerdings meist noch ohne Ovulation). Jungen haben dagegen im Schnitt erst mit 13 bis 15 Jahren ihren ersten, meistens unwillkürlich durch Träume ausgelösten **Samenerguß.**

Die Fähigkeit zur Fortpflanzung wird jedoch erst ein bis zwei Jahre nach Einsetzen von Menstruation bzw. Samenergüssen erreicht. Erst dann kommt es zu Ovulationen bzw. werden genügend befruchtungsfähige Spermien gebildet.

Mit den körperlichen Veränderungen gehen psychische Veränderungen einher, die oft erhebliche soziale und innere *(intrapsychische)* Spannungen nach sich ziehen (☞ 23.2).

Im Zentrum dieses Umbruches steht neben der (inneren) Ablösung vom Elternhaus die Orientierung zum anderen Geschlecht. Diese vollzieht sich in Etappen:

- Der Kontakt mit dem anderen Geschlecht wird zunächst über die „Clique" (Gruppe Gleichaltriger) aufgenommen.
- Mit im Mittel 15 Jahren wird die erste Zweierbeziehung eingegangen.

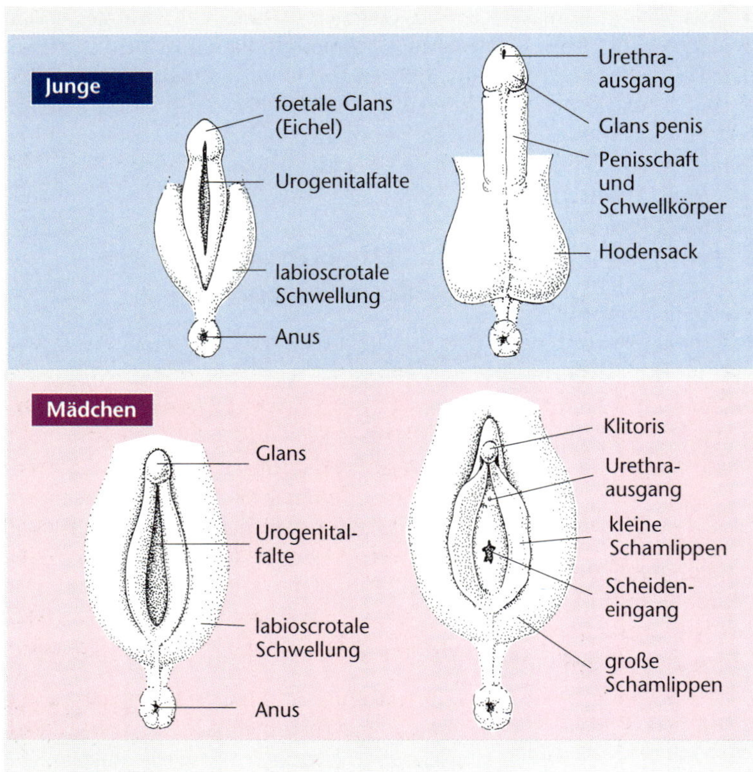

Abb. 21.30: Entwicklung der äußeren Genitalien beim männlichen und weiblichen Geschlecht. Ab der achten Schwangerschaftswoche bilden sich Vorstufen der Sexualorgane. Beim männlichen Foetus schließt sich die Urogenitalfalte, aus der *labioscrotalen Schwellung* entwickelt sich der Hodensack und die foetale Glans wächst zum Penis aus. Beim weiblichen Foetus schließt sich die primitive Urogenitalfalte nicht und es bilden sich große und kleine Schamlippen. In sehr seltenen Fällen entstehen aus dieser gemeinsamen Anlage auch Zwischenformen („Echte Zwitter").

- Mit knapp 18 Jahren vollzieht der Durchschnittsjugendliche den ersten Geschlechtsverkehr.
- Am Schluß dieser Periode entsteht neben einer relativen Sicherheit im Umgang mit dem andersgeschlechtlichen Partner idealerweise auch die Fähigkeit zu tiefen, wenn auch noch nicht notwendigerweise dauerhaften Bindungen außerhalb des Elternhauses.

21.3.3 *Sexualität im Erwachsenenalter*

Praktisch jeder Mensch ist so angelegt, daß es ihn im Erwachsenenalter zu einem *Lebenspartner* zieht, und zwar unabhängig davon, ob er sich fortpflanzen möchte oder nicht.

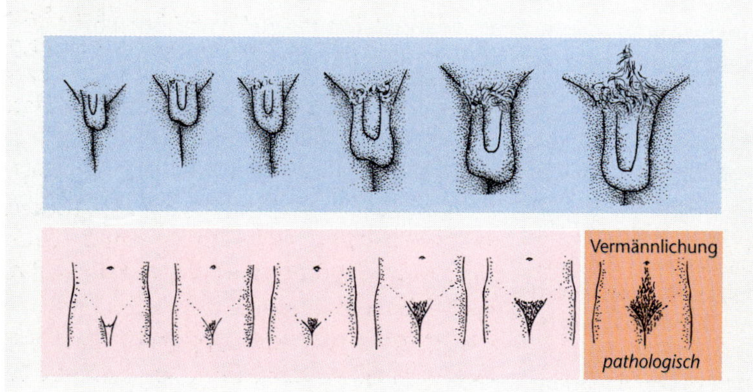

Abb. 21.31: Ausbildung der Schambehaarung beim Jungen und beim Mädchen. Eine zum Nabel ansteigende Schambehaarung bei Mädchen mit Übergreifen auf die Oberschenkel weist auf eine vermännlichende Hormonstörung hin.

Partnerwahl

Bei der **Partnerwahl** spielen verschiedene Faktoren eine Rolle. Für die erste Kontaktaufnahme ist sicherlich die körperliche Erscheinung und Attraktivität entscheidend.

Die Meinungen darüber, welches körperliche Merkmal dem anderen Geschlecht wichtig ist, gehen weit auseinander. So glaubt laut Umfragen beispielsweise ein Viertel der Männer, den Frauen mit Muskeln an Brust und Armen imponieren zu können, während dieses tatsächlich weniger als ein Zehntel der Frauen an Männern besonders schätzt. Tatsächlich spielt eher die Ähnlichkeit mit eigenen Familienangehörigen eine Rolle. Gleiche Interessen, Vorlieben und Anschauungen verstärken dann den Wunsch, den anderen näher kennenzulernen.

Die langfristige Bindung an einen Partner dagegen folgt anderen Regeln: Man hat herausgefunden, daß rein statistisch die Chancen für eine dauerhafte Zweierbeziehung für diejenigen besonders günstig sind,

- die im Lebensstil zusammenpassen (bescheiden, häuslich, reiselustig, nachtaktiv),
- deren Lebensziele insbesondere bezüglich Familie und Beruf in Deckung zu bringen sind,
- die in ihren tiefen Überzeugungen (z. B. bezüglich Menschenbild, Politik und Religion) übereinstimmen und
- deren familiäre Konstellationen der Elternfamilien zusammenpassen (ein Partner aus einer Einkindfamilie paßt weniger gut zu einer Partnerin aus einer Vierkinderfamilie).

Im echten Leben jedoch erfolgt die Partnerwahl weniger nach solchen Vernunftkriterien. Zu dieser Tatsache liefert die *Evolutionsbiologie* interessante Erklärungsansätze. Demnach gibt es für Mann und Frau verschiedenartige Motive, die die Partnerwahl beeinflussen:

Vaterschaftssicherung: Frauen sind während der Erziehung ihrer Kinder im hohen Maße von der Unterstützung der Väter abhängig. Partner werden deshalb – zumindest unbewußt – danach ausgewählt, ob sie bereit und z. B. aufgrund bisheriger beruflicher Leistung in der Lage scheinen, die Aufgaben des sogenannten *paternalen Investment* zu erfüllen. Dieser Hypothese entspricht, daß Männer ohne geregeltes Einkommen häufig ohne Partnerin bleiben.

Fruchtbarkeit: Männer achten (zumindest unbewußt) auf Merkmale, die bei ihrer Partnerin auf Nachkommen hoffen lassen, also etwa weiblichen Körperbau mit gesundem Erscheinungsbild sowie Jugendlichkeit (die Fruchtbarkeit der Frau sinkt ab dem 30. Lebensjahr). Viele Frauen versuchen, diesen Anforderungen gerecht zu werden, indem sie weiblich und gepflegt, sexuell attraktiv und jung erscheinen möchten. Und können sie dies nicht – etwa weil sie stark übergewichtig sind – bleiben sie oft ohne Partner.

Die von Freud begründete Psychoanalyse liefert weitere Motive, wovon die Partnerfindung gesteuert wird: So suchen Männer (unbewußt) das Bild ihrer Mutter in der Partnerin, und Frauen streben danach, die Vorzüge (und offenbar oft selbst die Nachteile) ihrer Väter im Partner wiederzufinden.

Partnerwünsche

Ca. 90 % aller Menschen in den Industriestaaten bevorzugen als *Lebens*partner *einen* in etwa gleichaltrigen Menschen des *anderen* Geschlechtes. Sie streben also eine **heterosexuelle** (hetero = entgegengesetzt) **Beziehung** an.

Homosexualität

Ein kleinerer Teil der Menschen bevorzugt *gleichgeschlechtliche* Lebenspartner (man spricht von **Homosexualität**), oder es besteht eine Neigung zu Sexualpartnern beiderlei Geschlechts (**Bisexualität**). Über die Gründe, warum z. B. 5 – 15% aller Männer homosexuelle Neigungen haben, ist trotz aller Theorien wenig Genaues bekannt. Sicher scheint nur, daß einerseits die frühe Mutter-Sohn-Beziehung eine Schlüsselstellung einnimmt, andererseits die homosexuelle Orientierung meist erst in der Pubertät empfunden wird und bis zum Bekenntnis der homosexuellen Identität *(Coming out)* eine oft lange, qualvoll erlebte Periode heftiger Abwehr durchlebt wird.

In jedem Fall wird in der modernen Medizin Homosexualität im Gegensatz zu früheren Zeiten nicht mehr als *Krankheit* angesehen.

Transsexualität

Ein Kind, das männliche Geschlechtsmerkmale aufweist, wird gewöhnlich als Junge erzogen. In der Regel wird es sich auch als Junge fühlen und später männliche Verhaltensformen gegenüber den Frauen bevorzugen. Es ist jedoch möglich, daß sich ein solcher Junge trotz aller elterlichen und anderen Einflüsse und trotz seines „biologischen" Geschlechts im Laufe der Pubertät als weiblich begreift. In diesem Fall spricht man von **Transsexualität**. Transsexuelle (in 90 % der Fälle sind es Männer) *fühlen* sich als Frau und begehren einen Mann als Sexualpartner. Trotz meist gewünschter Geschlechtsumwandlungsoperationen sind Transsexuelle (als Frau) nicht fruchtbar. Transsexuelle sind keine *Transvestiten* – letztere sind Männer, die sich durch Tragen weiblicher Kleidung sexuell erregen.

Pädophilie

Manche Männer (selten auch Frauen) werden von dem Wunsch verfolgt, sexuelle Kontakte mit Kindern (meist Mädchen, seltener Jungen) zu haben. Oft sind dies Männer mit Ängsten gegenüber erwachsenen Partnern. Weil die minderjährigen Sexualpartner jedoch in aller Regel körperlich und psychisch unterlegen sind und von einem freien Einverständnis zum Sexualverkehr nicht ausgegangen werden kann, ist **Pädophilie** in Deutschland strafbar.

Sexualität und Gewalt

Ein nicht geringer Teil der Menschen wird durch Anwendung von Zwang oder Gewalt gegenüber dem Partner sexuell stimuliert (**Sadismus**); andererseits empfinden – allerdings viel seltener – manche Menschen in der Rolle des Opfers von Zwang und Gewalt sexuelle Lust (**Masochismus**). Sadomasochistische Tendenzen können Ausdruck einer tieferliegenden Kommunikationsstörung sein, bzw. der Unfähigkeit Liebe und Zärtlichkeit auszudrücken.

Sexuelle Andersartigkeit *(Deviation)* wird nach Untersuchungen begünstigt durch:

- angstvoll erlebte Kindheit mit Zwang zur heimlich praktizierten Sexualität;
- selbstquälerisch erlebte sexuelle Bedürfnisse;
- Unfähigkeit, die eigenen sexuellen Wünsche in ein sozial sinnvolles Gesamthandeln einzubetten.

Weit überdurchschnittlich sind Männer von sexueller Andersartigkeit betroffen. Oft handelt es sich – etwa bei Vergewaltigungstätern – um überunauffällige, überkorrekte, gehemmte Menschen.

Zahl der Partner

Oben wurde erwähnt, daß es sich die meisten Menschen unseres Kulturkreises wünschen, mit *einem* Sexualpartner zusammenzuleben (**Monogamie**). Betrachtet man jedoch die Gesamtheit der menschlichen Völker, so ist nur bei einem Sechstel die Monogamie die übliche Form der Partnerschaft, ein weiteres Drittel toleriert, daß Männer gelegentlich mehrere Partnerinnen haben (*Polygynie*), in knapp der Hälfte ist die Polygynie sogar die offizielle Lebensform. Dagegen haben nur 1 % der Frauen mehrere Männer als Partner *(Polyandrie)*. Im westlichen Kulturkreis sind es nur die Mormonen, eine amerikanische Sekte, welche (von der Religion erlaubt) die Polygynie praktizieren.

Regelmäßige **Promiskuität**, das heißt sehr rasch wechselnde Sexualpartner, wird nur in sehr wenigen menschlichen Kulturen akzeptiert. In Not- und Krisenzeiten ist Promiskuität allerdings ein häufiges Phänomen.

Ideal und Wirklichkeit

Viele Untersuchungen über das Sexualverhalten haben ergeben, daß auch in unserem Kulturkreis die Monogamie keineswegs *tatsächlich* praktiziert wird. Etwa 40 % der verheirateten Männer und etwa 25 % der verheirateten Frauen haben Erfahrungen mit außerehelichem Geschlechtsverkehr – meist allerdings nur über kürzere Perioden („Affären"). Rechnet man dazu, daß 35 % der Ehen geschieden werden und 20 % der Menschen erst gar nicht heiraten, entpuppt sich die (lebenslange) Monogamie als gesellschaftliche Idealvorstellung, die nur von einer Minderheit gelebt wird. Zweifelsfrei allerdings bringt die *Einehe*, wie die Monogamie auch heißt, für das Aufziehen von Kindern Vorteile im Sinne eines stabilen Gerüstes verläßlicher und ihnen verantwortlicher Bezugspersonen.

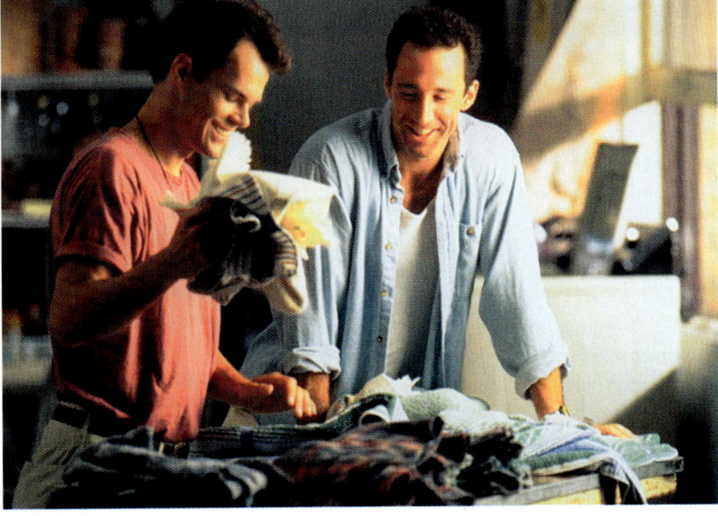

Abb. 21.31a: Homosexuelle Lebensgemeinschaften von Schwulen bzw. Lesben werden in vielen Lebensbelangen immer noch benachteiligt, so etwa bei der Wohnungssuche. In einigen Staaten ist aber inzwischen ein eheähnlicher Status und auch die Möglichkeit, Kinder zu adoptieren, legitimiert worden.

21.3.4 ***Sexualität im Alter***

Obwohl die Fähigkeit zum Geschlechtsverkehr nur bei wenigen Erkrankungen erlischt und sexuelle Aktivität oft auch Schwerkranken möglich ist, wurde Sexualität im hohen Lebensalter lange tabuisiert. Inzwischen liegen Untersuchungen vor, die zeigen, daß

- ältere Menschen über 65 Jahre häufig noch regelmäßig Geschlechtsverkehr haben, sofern ein Partner vorhanden ist,
- fehlende Möglichkeiten zur sexuellen Aktivität Gefühle der Vereinsamung verschlimmern,
- viele Alte sich deshalb nicht nur nach Gesprächspartnern, sondern auch nach Sexualpartnern sehnen.

Tatsächlich werden jedoch den meisten Menschen, die ihren Lebensabend in staatlichen oder privaten Altersheimen verbringen, fast alle Möglichkeiten zur sexuellen Aktivität vorenthalten. Auch bestraft das deutsche Rentenrecht immer noch solche Witwen und Witwer durch Renteneinbußen, die eine neue Lebensgemeinschaft durch Heirat besiegeln möchten.

21.3.5 ***Formen sexueller Begegnung***

Abgesehen von der künstlichen Befruchtung (*Insemination*), bei der mit Hilfe einer Sonde Samenflüssigkeit in die Scheide dicht vor den Muttermund oder in die Uterushöhle eingebracht wird, ist der **Koitus** die einzige Form sexuellen Verkehrs, bei der es zur **Befruchtung** *(Empfängnis, Konzeption)* kommen kann. Das Wort Koitus (coire = einführen) bezeichnet das Einführen des erigierten Penis in die Vagina. Weitere Bezeichnungen sind *Geschlechtsverkehr, Kohabitation, Beischlaf* oder „Kopulation".

Andere häufiger ausgeübte Formen menschlichen sexuellen Verhaltens sind der *manuelle* (manus = Hand), *orale* (oral = Mund), *mammale* (= an der Brust der Frau) oder *anale Verkehr* (anus = Darmausgang).

Selbstbefriedigung (**Masturbation**) wird von den meisten Menschen in erster Linie zu Beginn der Geschlechtsreife, bei Fehlen eines Partners oder auch als „normales" Sexualspiel ausgeübt.

Erst in diesem Jahrhundert entwickelte sich ein freierer Umgang im Bezug auf diese verschiede-

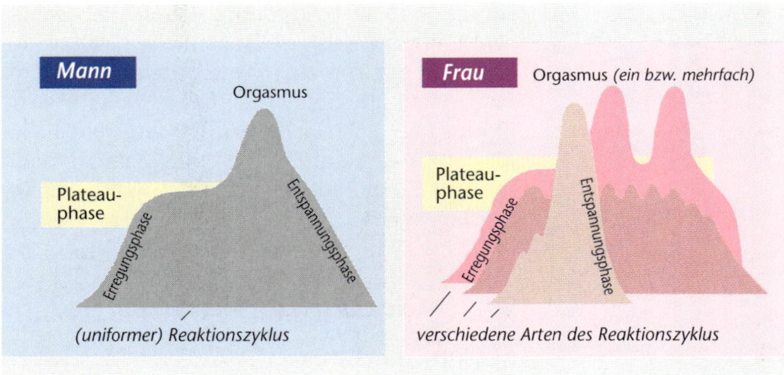

Abb. 21.32: Der sexuelle Reaktionszyklus von Mann und Frau. Dabei handelt es sich um eine schematische Darstellung von durchschnittlichen Verläufen. Die männliche Reaktion weist eine absolute Refraktärphase nach dem Orgasmus auf. Bei Frauen (unten) ist die Variabilität der Reaktionsmuster größer. Drei typische Verläufe sind abgebildet.

nen Formen sexuellen Verhaltens, der den unterschiedlichen sexuellen Bedürfnissen einzelner Menschen eher gerecht wird. Allerdings wird von den meisten Paaren der Koitus weiterhin am häufigsten praktiziert. Er ist jedoch nicht für alle Menschen diejenige Form des Geschlechtsverkehrs, bei der ein Orgasmus erreicht werden kann.

21.3.6 *Der sexuelle Reaktionszyklus*

Um eine Befruchtung möglichst wahrscheinlich zu machen, sind die Genitalorgane beider Geschlechter in ihrer Funktion im **sexuellen Reaktionszyklus** während des Koitus optimal aufeinander abgestimmt. Dieser Reaktionszyklus verläuft beim weiblichen und männlichen Geschlecht prinzipiell gleichermaßen ab und wird vom vegetativen Nervensystem vermittelt (☞ auch Tabelle 11.34). Nach *Masters* und *Johnson* lassen sich vier Phasen unterscheiden:

- die Erregungsphase,
- die Plateauphase,
- die Orgasmusphase und
- die Rückbildungsphase.

Die Erregungsphase

Die unterschiedlichsten Reize, so zum Beispiel der Anblick des Partners, sein Geruch oder Erinnerungen, können erotische Empfindungen auslösen. Besonders aber führt die Berührung bestimmter Körperregionen, der *erogenen Zonen*, zu sexueller Erregung. Zu den erogenen Zonen gehören die Eichel des Mannes, die Klitoris und die kleinen Schamlippen der Frau sowie ihre Brüste (besonders die Brustwarzen), die Hautbezirke um Mund und Anus und die Innenseiten der Oberschenkel.

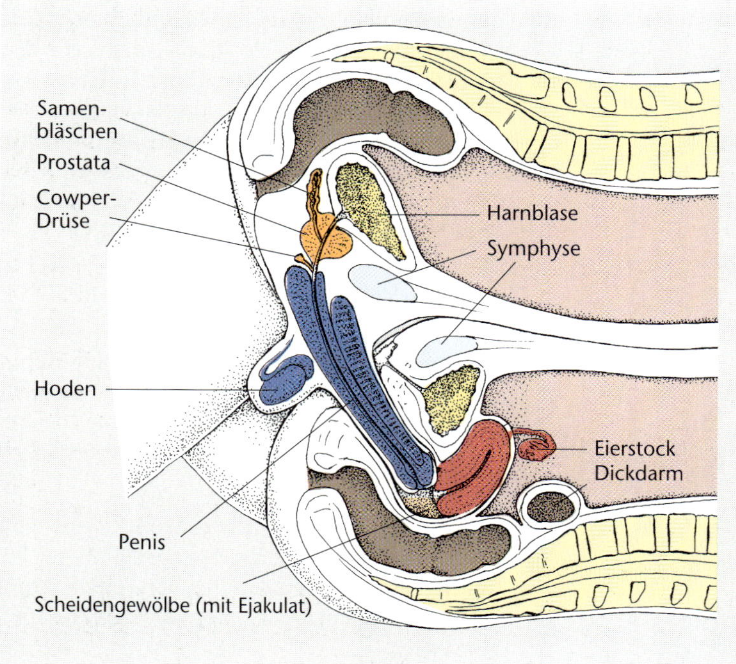

Abb. 21.33: Lage der weiblichen und männlichen Sexualorgane beim Koitus.

Sexuelle Erregung äußert sich unter anderem durch gesteigerte Aufmerksamkeit und besonderes Wohlbefinden sowie Wärmegefühl in Bauch und Lenden. Es kommt zur Erhöhung von Pulsfrequenz und Blutdruck, die Muskelspannung steigt an, Hautrötungen treten auf, die Atmung wird schneller. Beim Mann füllen sich die Penisschwellkörper, es kommt zur *Erektion.* Bei der Frau wird während der **Erregungsphase** von der Scheidenwand und den Drüsen am Scheidenvorhof ein schleimiges Sekret abgesondert, wodurch die Scheide angefeuchtet und ein Eindringen des erigierten Penis oder die manuelle Stimulation der Klitoris erleichtert wird. Schamlippen und Klitoris schwellen an, die Brustwarzen stellen sich auf. Alle bisher und auch im folgenden beschriebenen Vorgänge und Reaktionen verlaufen weitgehend unabhängig davon, ob es zu einem Einführen des Penis in die Vagina kommt.

Die Plateauphase

Die Merkmale der Erregungsphase prägen sich in der **Plateauphase** weiter aus. Indem sich die glatte Uterus- und Vaginalmuskulatur zusammenzieht, bildet sich im hinteren Scheidengewölbe der Frau ein Samendepotraum. Zunehmende sexuelle Erregung entsteht durch rhythmische Bewegungen. Beim Koitus stimulieren sich kleine Schamlippen, Vagina und Penis durch direkten Kontakt; durch indirekten Zug des Penis wird auch die Klitoris gereizt.

Die Orgasmusphase

Der Höhepunkt sexueller Erregung ist der **Orgasmus** (= „lustvolle Erregung"), der als intensivster körperlicher Genuß empfunden wird. Während der nur wenige Sekunden andauernden Orgasmusphase kommt es bei der Frau zur Verengung des unteren Scheidendrittels mit rhythmischen Kontraktionen der Beckenbodenmuskulatur und des Uterus. Beim geschlechtsreifen Mann wird die Samenflüssigkeit durch rhythmische, unwillkürliche Kontraktionen der Samengänge, der Harnröhre, der Muskeln an der Peniswurzel und schließlich des Penis selber in das hintere Scheidengewölbe geschleudert (Samenerguß oder Ejakulation).

Weder für die biologische Funktion noch für die Befriedigung beider Partner ist ein gleichzeitiger Orgasmus notwendig. Die Frau kann auch mehrere Orgasmen während eines Koitus erleben, beim Mann kommt das jedoch fast nie vor.

Die Rückbildungsphase

In der **Rückbildungsphase** kehren alle Organe in ihren ursprünglichen nicht-erregten Zustand zurück. Die Dauer dieser Phase ist in etwa proportional zur Erregungs- und Plateauphase. Das Nachlassen der Erektion verläuft in zwei Stadien:

- Der hauptsächliche Rückgang findet unmittelbar nach der Ejakulation statt, im folgenden kommt es zu einem mehr oder weniger raschen Abklingen.
- Anschließend kommt es beim Mann – manchmal auch bei der Frau, obwohl viele Frauen mehrere Orgasmen in schneller Folge haben können – zur sexuellen Reizunempfindlichkeit **(Refraktärphase)**, während der es nicht erneut zu Erektion und Orgasmus kommen kann.

21.3.7 *Sexuelle Störungen*

Obwohl Geschlechtsverkehr etwas „Primitives", Instinkthaftes zu sein scheint, handelt es sich doch um einen komplexen physiologischen Reaktionszyklus, der auch krankhaft gestört sein kann:

- Als **Impotenz** bezeichnet man die Unfähigkeit des männlichen Partners zur Erektion des Penis. Impotenz ist eine häufige Begleiterscheinung von Alkoholmißbrauch und Diabetes mellitus sowie Folge psychischer Störungen (z. B. Krise in der Paarbeziehung oder Angst vor Arbeitsplatzverlust). Auch Medikamente – etwa die zur Hochdrucktherapie und bei der Koronaren Herzkrankheit verordneten Beta-Blocker (☞ 15.6.4) erzeugen häufig eine Impotenz als Nebenwirkung.
- **Vaginismus** ist ein (veralteter) Begriff für die Unfähigkeit der Frau, den erigierten Penis ein-

dringen zu lassen. Vaginismus ist meist Folge psychosexueller Konflikte.
- **Anorgasmie** bezeichnet die Unfähigkeit, zum Orgasmus zu gelangen; sie liegt sehr oft in einer konfliktbeladenen oder „unbefriedigenden“ Partnerschaft begründet.

Sexuelle Störungen werden meist gegenüber dem Frauenarzt, Urologen oder Hausarzt zum ersten Mal angesprochen. Oft liegen den Störungen jedoch keine organischen Probleme, sondern gegenwärtige oder frühere *psychische Konflikte* zugrunde. Dementsprechend sind häufig psychotherapeutische Behandlungsmethoden erforderlich, um ein erfülltes sexuelles Erleben (wieder) zu ermöglichen.

21.3.8 Sexuell übertragbare Krankheiten

Durch den intensiven Schleimhautkontakt beim Geschlechtsverkehr werden häufig Keime übertragen; auch solche, die z. B. nicht trockenbeständig oder sehr kälteempfindlich und deshalb unter anderen Umständen nicht übertragbar sind. Zu den hierdurch ausgelösten **sexuell übertragbaren Erkrankungen** gehören:

Die **Gonorrhoe** (*Tripper*). Die häufigste meldepflichtige Geschlechtskrankheit wird durch das Kugelbakterium *Neisseria gonorrhoeae* übertragen. Die Symptome sind bei der Frau recht harmlos, in der Regel wird nur eine milde *Urethritis* (Entzündung der Harnröhre mit Schmerzen beim Wasserlassen) bemerkt. Jedoch führt die Gonorrhoe bei Frauen gehäuft zur Unfruchtbarkeit, wenn sie aufsteigt und auf Uterus sowie Eileiter und Ovarien übergeht. Beim Mann führen deutliche Schmerzen beim Wasserlassen sowie ein eitrig-milchiger Ausfluß normalerweise zum Arzt, der dann eine meist rasch heilende Antibiotika-Injektion vornehmen kann.

Etwa hundertmal seltener als die Gonorrhoe, dafür aber (unbehandelt) umso folgenschwerer, ist die *Syphilis* **(Lues)** durch Infektionen mit *Treponema pallidum* – einem spiralförmigen Erreger. Im frühen Stadium *(Lues I)* befallen Treponemen nur das Genitale, während es in späteren Stadien *(Lues II* und *Lues III)* zu schweren Organschäden von ZNS (z. B. die früher häufiger auftretende „Rückenmarksschwindsucht“), der Herzklappen

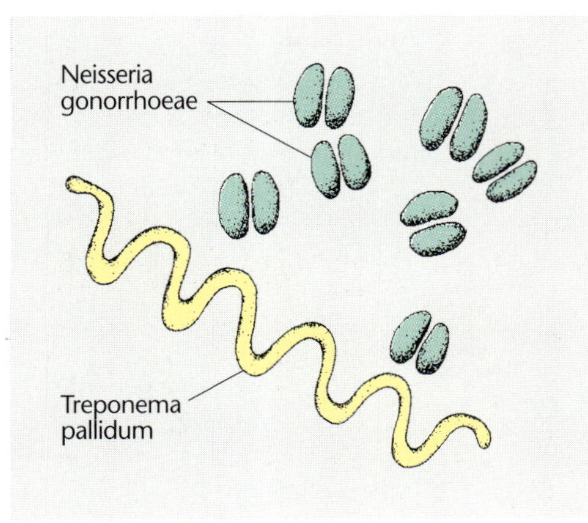

Abb. 21.34 : Neisseria gonorrhoeae und Treponema pallidum.

und der Aorta kommt. In diesem Spätstadium ist Lues nicht mehr heilbar, im Stadium I und II helfen Antibiotika rasch.

HIV-Infektion und AIDS ☞ *6.8.3*

Trichomonaden

Auch das Protozoon (☞ Tab. 6.19) *Trichomonas vaginalis* wird ausschließlich sexuell übertragen. Hier ist vor allem die Partnerin diejenige, die mit schaumigem, übelriechendem Vaginalausfluß *(Fluor)* und Brennen, eventuell auch starkem Juckreiz den Arzt aufsucht, während bei Männern die Infektion oft stumm verläuft. Diese Infektion ist – zumindest außerhalb der Schwangerschaft – gut z. B. mit Metronidazol (Clont®) behandelbar.

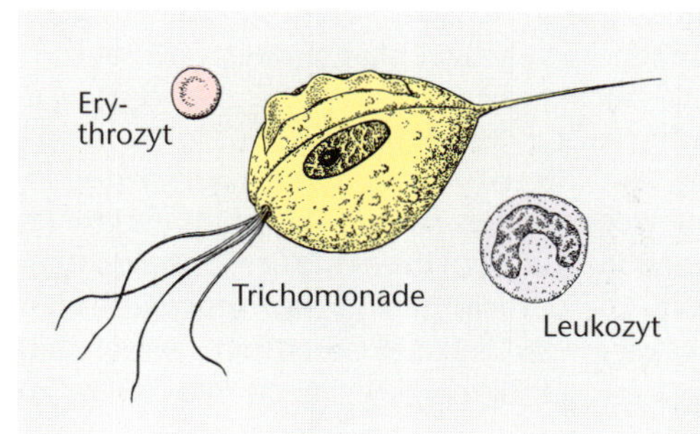

Abb. 21.35: Trichomonas vaginalis im mikroskopischen Bild. Zum Größenvergleich ferner einige Blutzellen.

21.3.9 Unfruchtbarkeit (Sterilität)

Etwa jedes 7. Paar bleibt ungewollt kinderlos, in etwa 35 % liegt die Ursache der **Sterilität** (*Unfruchtbarkeit*) bei der Frau, in je 25 % besteht beim Mann bzw. bei beiden ein Hindernis. In 15 % der Fälle bleibt die Ursache unklar.

Die Ursachen sind vor allem bei der **Frau** durch die Vielzahl der bei der Empfängnis beteiligten hormonellen, mechanischen und psychischen Faktoren breit gestreut. Als häufigste Ursachen seien genannt:
- Entzündliche *Eileiterverklebungen* (z. B. nach Infektion durch Bakterien wie Chlamydien oder Neisserien, ☞ 21.2.3),
- fehlender Eisprung (z. B. durch hormonelles Ungleichgewicht oder aber infolge psychischer Probleme, etwa übergroßem Erwartungsdruck),
- *habituelle* (gehäufte) *Fehlgeburten* (streng genommen keine Unfruchtbarkeit, sondern Unfähigkeit zum Austragen der Schwangerschaft = *Infertilität*).

Entsprechend vielfältig sind die diagnostischen Anforderungen an die Eingrenzung der Sterilitätsursache sowie die hormonellen, mikrochirurgischen und auch psychotherapeutischen Behandlungswege. Neuere Therapieverfahren für die Frau wie z. B. die *In-vitro-Fertilisation* (Befruchtung außerhalb des Körpers) werfen allerdings ethische und juristische Probleme auf.

Beim **Mann** stützt sich die Sterilitätsdiagnostik im wesentlichen auf die mikroskopische und funktionelle Spermaanalyse. Bei nachgewiesener männlicher Sterilitätsursache sind die Therapiemöglichkeiten allerdings gering. In diesen Fällen kann das Paar die Fremdbefruchtung der Partnerin durch Spendersamen als „Therapie“ erwägen *(Fremdinsemination)*.

21.3.10 Empfängnisverhütung

Zur Lebensplanung gehört **Familienplanung;** das heißt, jedes Paar bestimmt durch eigenen Willen, wann und wie oft es Nachwuchs möchte. Leider gibt es kein optimales *Verhütungsmittel* **(Kontrazeptivum)**, und alle haben Vor- und Nachteile:

Kondom und Diaphragma

Bereits seit mehreren hundert Jahren werden dünne Membranen – über den erigierten Penis gestülpt – zur Verhinderung unerwünschten Nachwuchses verwendet. Neben dem **Kondom** (*Präservativ*), dem weltweit am häufigsten verwendeten Kontrazeptivum, steht der Frau als *Barrieremethode* das *Diaphragma* zur Verfügung. Das ist eine Gummikappe, die kurz vor dem Geschlechtsverkehr mit einer samenabtötenden Creme *(Spermizid)* vor den Gebärmutterhals geschoben wird und den hinteren Teil der Scheide somit abdichtet.

Ein wichtiger „Neben“-Effekt des Kondoms ist der Schutz vor Ansteckung durch sexuell übertragbare Krankheiten. Nachteil des Kondoms ist jedoch seine in der Praxis offenkundige „Unzuverlässigkeit“, zu groß scheint die Versuchung, es im erforderlichen Augenblick doch „darauf ankommen“ zu lassen.

Die „Pille“

Seit Anfang der sechziger Jahre stehen mit der Einführung der „Pille“ *hormonelle Kontrazeptiva* zur Verfügung. Die Pille vereinigt nahezu alle Anforderungen an ein ideales Verhütungsmittel:
- Sie ist sehr zuverlässig – weniger als eine ungewollte Empfängnis auf 100 sexuell aktive Frauenjahre.
- Ihre Wirkung ist *reversibel* (umkehrbar).
- Sie ist nebenwirkungsarm – dies gilt allerdings nicht für alle Frauen, da die Pille in jedem Fall stark in den Hormonstoffwechsel der Frau eingreift und zumindest anfänglich häufig Nebenwirkungen registriert werden.

Wirkungen der Pille

- Sie verhindert den Eisprung durch Unterdrückung der die Ovulation auslösenden LH-Sekretion (☞ Abb. 21.21).
- Sie hemmt, selbst wenn es doch zur Ovulation gekommen ist, die Einnistung der

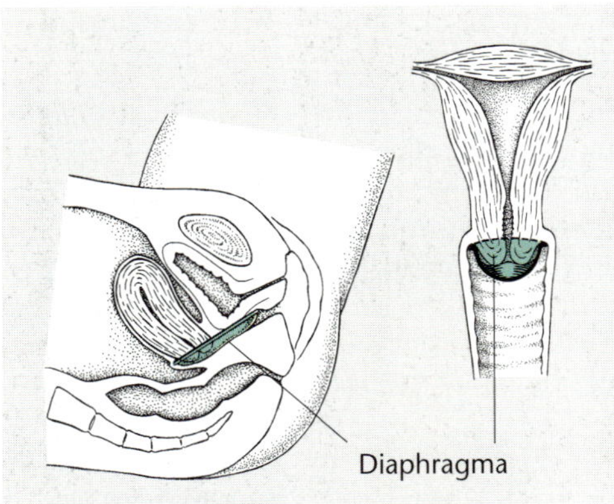

Abb. 21.36: Diaphragma. Das Diaphragma besteht aus einem mit Gummi überzogenen, flexiblen Metallring und einer Membran aus dünnem nachgiebigen Gummi. Zwar kommt dem Diaphragma eine direkte Barrierefunktion zu – diese ist aber durch die Kontraktion der Vagina nie vollständig und muß deshalb durch ein Spermizid abgesichert werden.

Eizelle, da sich das Endometrium durch die Pille nicht auf diese vorbereitet, und

- sie hemmt die Wanderfähigkeit der Spermien durch den Gebärmutterhals, indem sie den Zervikalschleim zäh bleiben läßt, wie in den auch sonst unfruchtbaren Tagen.

Durch diesen Dreifachschutz der hormonellen Kontrazeptiva wird ein durch andere Verhütungsmethoden (von der Sterilisation einmal abgesehen) nicht erreichtes Maß an Zuverlässigkeit erzielt.

Nebenwirkungen. Wichtig sind auch die „Neben"-Wirkungen der Pille, die zum Teil negativ, zum Teil positiv, zu Buche schlagen:

- Die Pille führt zum gehäuften Auftreten von Bluthochdruck, koronarer Herzkrankheit, Thrombosen und Schlaganfall sowie Scheiden- und Blasenentzündungen.
- Sie schützt jedoch vor Ovarial- und Endometrium-Karzinom, gutartigen Brust- und Ovarialtumoren, Eileiterentzündungen, Anämien (leichtere Regelblutungen!) und reduziert auch die Menstruationsbeschwerden.

Morning After Pill und Abtreibungspille

Bei der **Morning After Pill** (*„Pille danach"*) werden 12 – 72 Stunden nach dem ungeschützten Geschlechtsverkehr zweimal je zwei Tabletten eines Standardpräparates eingenommen, das die Einnistung der Frucht in das Endometrium verhindern. Da die Morning After Pill nicht die Konzeption, sondern erst die Einnistung verhindert, zählt sie streng genommen nicht mehr zu den Kontrazeptiva.

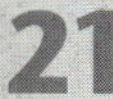
21

Noch später greift die sogenannte **Abtreibungspille** *(RU 486, Mifepreston)* an: es handelt sich um ein anti-Gestagen, es besetzt die Progesteronrezeptoren ohne eine Wirkung zu zeigen und verhindert so die normale Wirkung des Progesterons. So kommt es auch bei schon vollzogener Einnistung zur Abstoßung der Frucht. Die Abtreibungspille ist bisher in keinem deutschsprachigen Land zugelassen.

Die Spirale

Vor allem etwas ältere Frauen verwenden **Intrauterinspiralen** zur Verhütung. Dies sind kupferumwickelte oder progesteronhaltige Metall- oder Kunststoffspiralen, die durch den Gynäkologen während der Menstruation ins Innere des Uterus eingebracht werden und dort bis zu 3 Jahre lang die Einnistung eines befruchteten Eies verhindern.

Nachteilig ist bei dieser Methode jedoch, daß als Nebenwirkungen gehäuft *Adnexitiden* (Eileiterentzündungen) mit nachfolgender Sterilität oder Eileiterschwangerschaften auftreten. Betroffen sind vor allem Frauen, die noch nicht geboren haben. Darum sollten solche Frauen nach Möglichkeit anders verhüten.

Natürliche Verhütungsmethoden

Sie sind die einzigen Verhütungsmethoden, die weder in den Hormonhaushalt eingreifen noch zu Manipulationen am Genitale zwingen. Alle **natürlichen Verhütungsmethoden** verfolgen das Ziel, den Geschlechtsverkehr auf die unfruchtbaren Tage im Monatszyklus zu begrenzen. Am bekanntesten sind:

- Die *Basal-Temperaturmethode* (mit morgendlicher Temperaturmessung wird der Eisprung erfaßt, ☞ Abb. 21.38).
- Die *Kalendermethode nach Knaus und Ogino* (auf dem Kalender werden die „verbotenen" Tage errechnet).

Die Zuverlässigkeit der natürlichen Kontrazeption variiert stark. Ihr Erfolg setzt voraus,

- daß die Partner ihr Sexualverhalten entsprechend disziplinieren können;
- daß die Lebensführung regelmäßig ist (z. B. keine Nachtarbeit); und
- daß der Zyklus regelmäßig ist.

Nur bei Frauen, die diese Bedingungen beachten, ist vor allem die Basaltemperaturmethode recht zuverlässig.

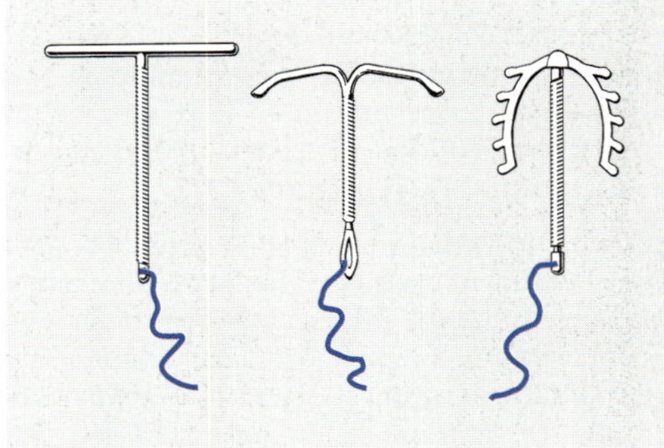

Abb. 21.37: Verschiedene Intrauterinspiralen. Der Faden reicht aus dem Muttermund und dient zur späteren Entfernung der Spirale.

Nicht zu den Verhütungsmethoden, sondern eher zu den Zeugungsmethoden, ist der **Coitus interruptus** zu rechnen. Hier wird der zunächst ungeschützt begonnene vaginale Geschlechtsverkehr unmittelbar vor dem Samenerguß unterbrochen, und der Penis aus der Vagina herausgeführt.

Sterilisation

Haben beide Partner in einer Lebensgemeinschaft ihre Kinderwünsche verwirklicht oder bestehen große gesundheitliche Risiken bei der Frau, eine Schwangerschaft auszutragen, so kann sich einer der beiden dauerhaft *sterilisieren* lassen. Die **Sterilisation** besteht beim Mann in der Unterbrechung des Samenleiters *(Ductus deferens)* und bei der Frau in einer Verklebung und/oder Durchtrennung der Eileiter meist bei einer Bauchspiegelung *(Laparoskopie)*. Obwohl die Sterilisation eine praktisch 100 %ig sichere Verhütungsmethode ist, können sich doch nur wenige Männer und Frauen zu dieser „endgültigen" Art der Verhütung entschließen.

Schwangerschaftsabbruch ☞ *22.5.2*

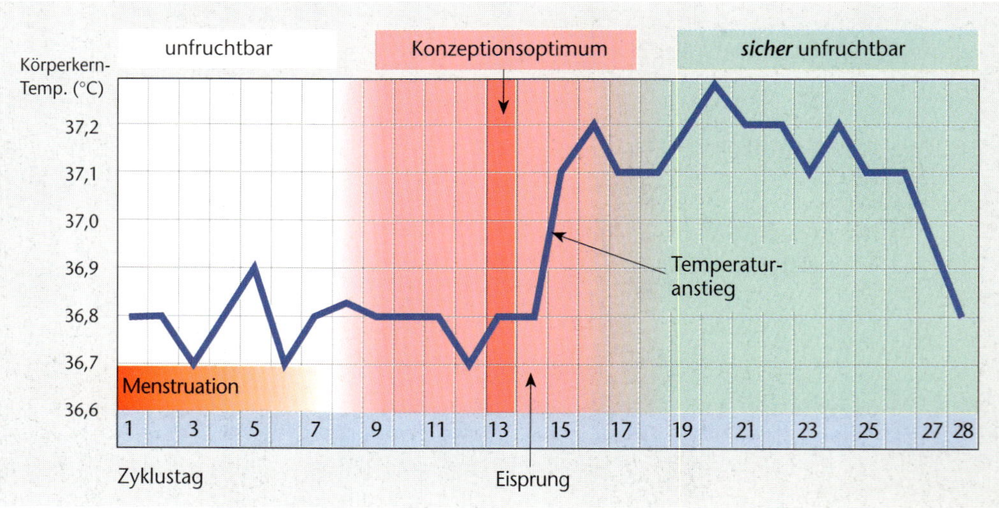

Abb. 21.38: Basaltemperaturmethode. Die hellen Zonen markieren die „sicheren" Tage. Sie beginnen etwa 5 Tage nach dem Eisprung und enden etwa 7 Tage vor dem zu erwartenden nächsten Eisprung.

22. Vererbung, Entwicklung, Schwangerschaft und Geburt

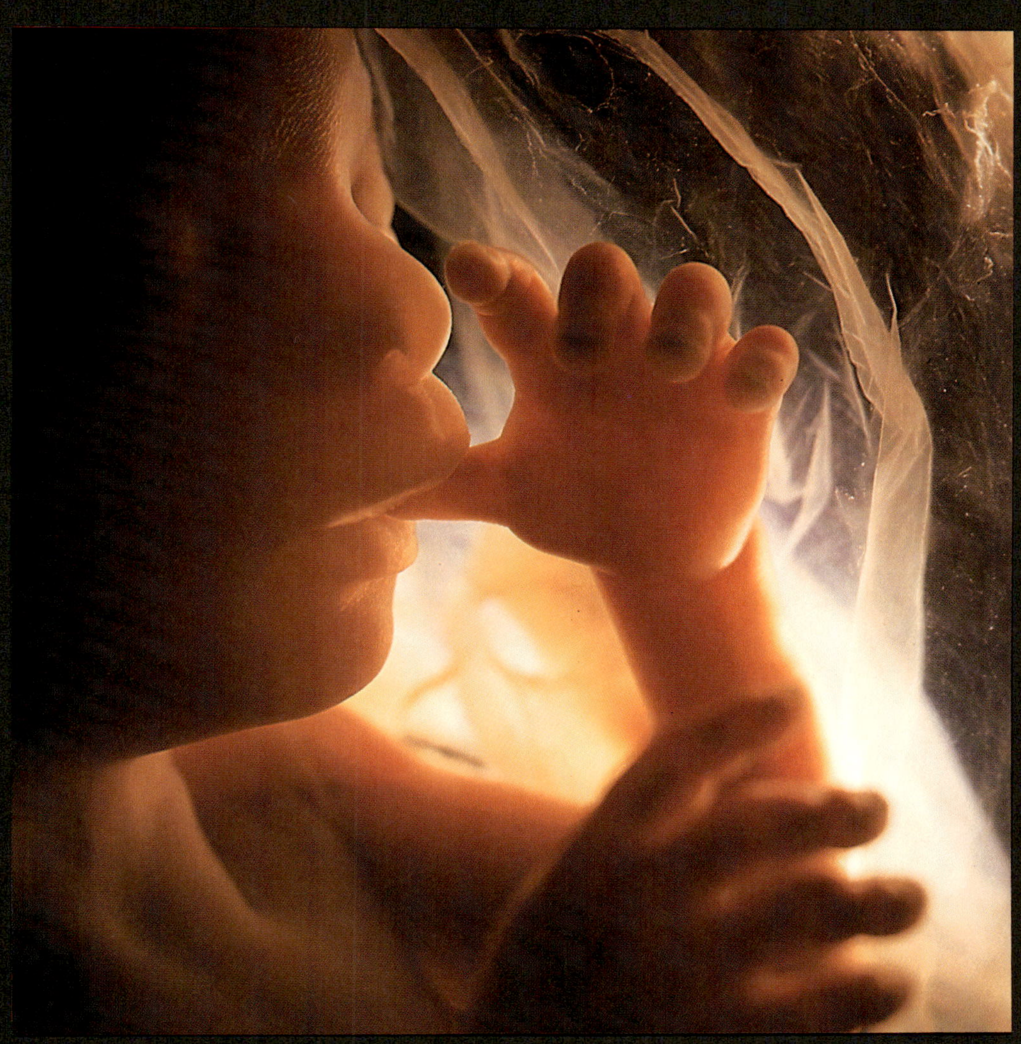

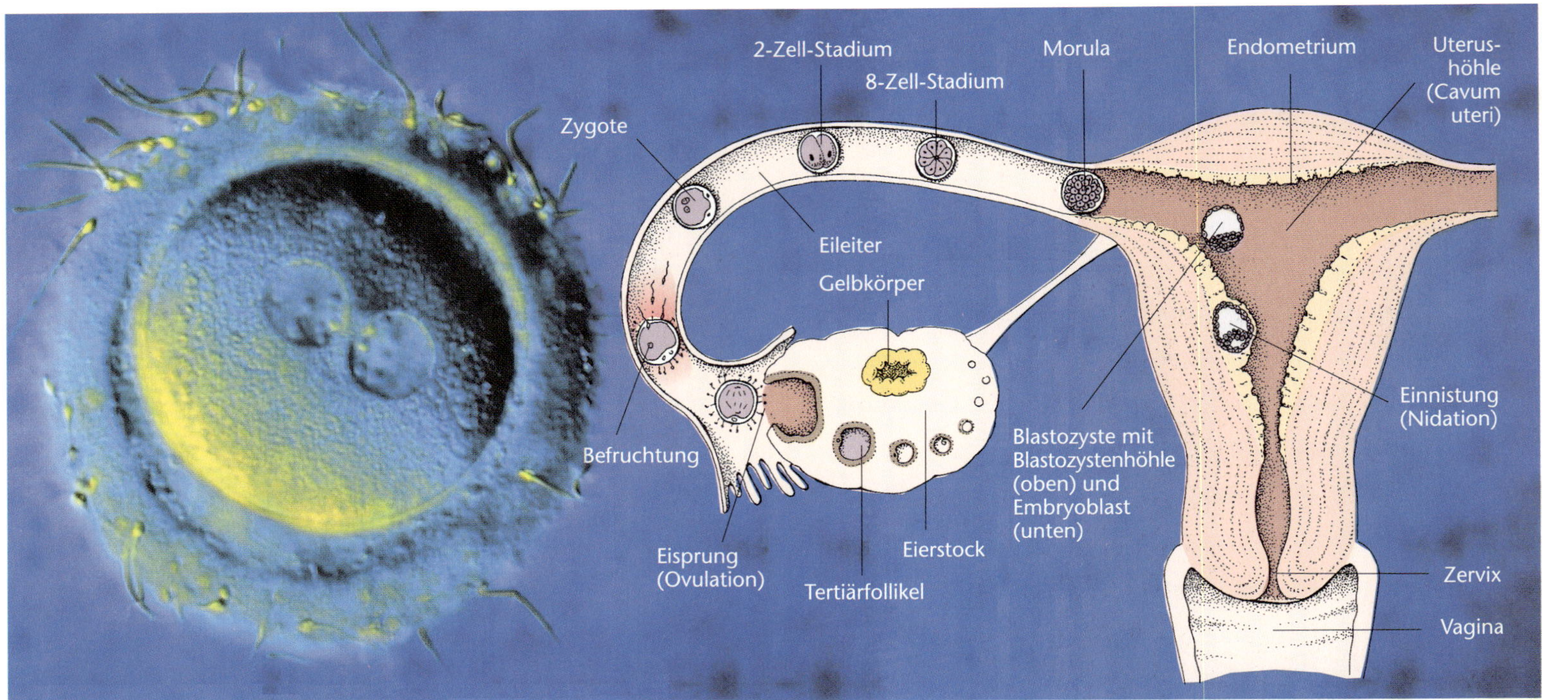

Abb. 22.1: Entwicklung des Keimes von der Zygote über das Zweizellenstadium bis zur Blastozyste.

Die Entwicklung eines Menschen aus einer einzigen befruchteten Zelle ist ein ungeheuer komplizierter Vorgang, der auch nicht mit der Geburt, sondern eigentlich erst mit dem Tod abgeschlossen ist. Man unterscheidet dabei zwischen der **pränatalen** – also vor der Geburt stattfindenden – und der **postnatalen** Entwicklung. Die postnatale Entwicklung umfaßt alle Prozesse, die *nach* der Geburt ablaufen: Vom Zähnekriegen während der Kindheit über die Geschlechtsreifung des Jugendlichen bis hin zur Partnerwahl und Elternrolle im Erwachsenenalter und später dann den körperlichen Abbau im Alter (☞ 23.2).

Das Bebi.

Ein Bebi braucht Lihbe und ein Schnuller. Bebis ohne Fäter sind unehelich. Vor der Haustür sind Bebis Findelkinder.

Für ein Bäbi hat die Mutter das Ei und der Mann braucht den Samen und die Potenz. Wenn es mehr ist, gibt es Zwillinge.

Vorher braucht man Lust und Lebe. Mein Vater sagt, es gibt aber auch Lust ohne Bebis.

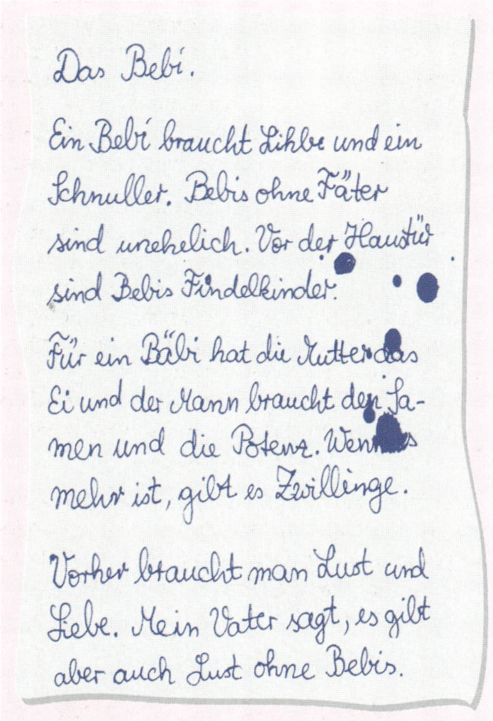

Abb. 22.2: Kindliche Ansichten zum Thema Fortpflanzung und Entwicklung. – Spaß beiseite: Erst seit etwa 100 – 200 Jahren haben wir ein gesichertes Wissen darüber, wie die menschliche Fortpflanzung und Entwicklung abläuft – und noch vor 50 Jahren gab es viele junge Erwachsene, die über die Grundzusammenhänge der Fortpflanzung kaum Bescheid wußten.

Die pränatale Entwicklung läßt sich grob in drei Abschnitte unterteilen:

- Das Stadium der ersten Zellteilungen umfaßt alle Prozesse von der Befruchtung bis zur Einnistung der befruchteten Eizelle und ist etwa mit dem 10. Tag nach der Befruchtung abgeschlossen.
- Die Entwicklung des **Embryos** beginnt in der zweiten Woche und endet in der 10. Woche nach der Befruchtung mit der Anlage der Organe. Der Kliniker notiert allerdings für die 10. Woche ab erfolgter Befruchtung (= *Gestationsalter*) bereits die 12. **SSW** *(Schwangerschaftswoche)*, da er nach dem Datum der letzten Menstruation – *post menstruationem = p.m.* – rechnet. Die folgenden Angaben beziehen sich, wenn von Schwangerschaftswochen (SSW) die Rede ist, auf diese *klinische* Zählweise.
- Ab der 13. SSW wird der Keim als **Foetus** bezeichnet. Während des Foetalstadiums erlangt die Frucht die Geburtsreife; besonders in den letzten zwei Monaten kommt es zu einer erheblichen Gewichtszunahme.

22.1 Von der Befruchtung bis zur Einnistung

Die biologischen Reaktionen bei der Befruchtung und in den ersten Tagen der Schwangerschaft sind äußerst komplex. Es verwundert deshalb nicht, daß es nur rund 45 % aller Eizellen, die mit Samenzellen in Kontakt gekommen sind, überhaupt schaffen, sich erfolgreich im Endometrium einzunisten. Die häufigsten Ursachen für diese niedrige „Erfolgsquote" sind genetische Defekte der befruchteten Eizelle (insbesondere numerische Chromosomenaberrationen, ☞ 22.8.1) und Fehlentwicklungen des Endometriums. Dies ist auch der Grund, weshalb bei einem bestehenden Kinderwunsch durchschnittlich vier Monate regelmäßigen Sexualverkehrs vergehen, bevor eine Schwangerschaft eintritt.

Männliche und weibliche Geschlechtszellen

Eine der wichtigsten Voraussetzungen für die Fähigkeit, Nachkommen zu erzeugen ist – neben anatomischen Faktoren, wie die Durchgängigkeit des Eileiters bei der Frau und des Samenleiters beim Mann – die Bereitstellung von funktionstüchtigen **Geschlechtszellen** *(Gameten)*. Diese besitzen im Gegensatz zu sonstigen Körperzellen mit diploidem („doppeltem") Chromosomensatz nur einen haploiden („einfachen") Chromosomensatz (Details ☞ 3.7.3).

Die männliche Geschlechtszelle heißt *Samenzelle* oder **Spermium**. Spermien werden in den Hoden produziert, reifen in den Nebenhoden aus und werden mit verschiedenen anderen Sekreten aus Nebenhoden, Samenbläschen und Prostata während der **Ejakulation** *(Samenerguß)* ausgeschüttet (☞ 21.1.5).

Die weibliche Geschlechtszelle heißt **Eizelle** *(Ovum)*. Eizellen reifen in den Eierstöcken (Ovarien) heran und werden etwa in der Mitte des weiblichen Zyklus bei der *Ovulation* (Eisprung) in den Eileiter geschleust (☞ 21.2.6).

Die Befruchtung

Trifft die Eizelle bei ihrer Wanderung zum Uterus im oberen Drittel des Eileiters auf befruchtungsfähige Spermien, kann es zur Verschmelzung bei-

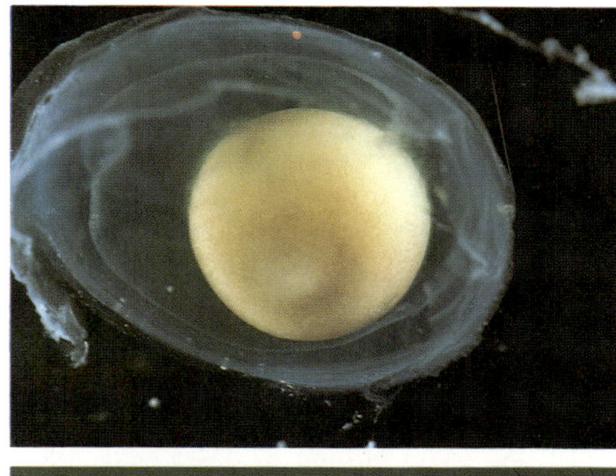
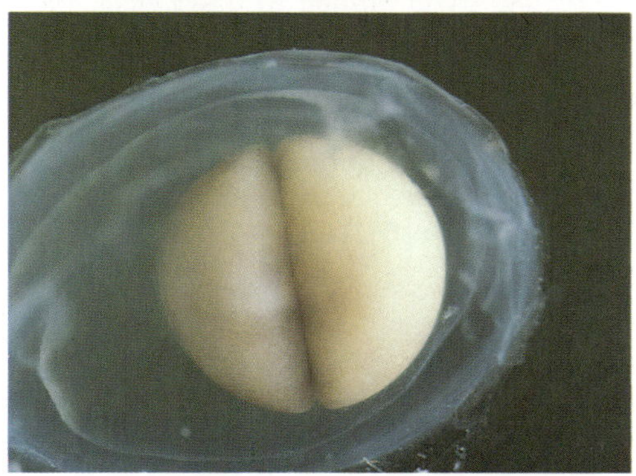
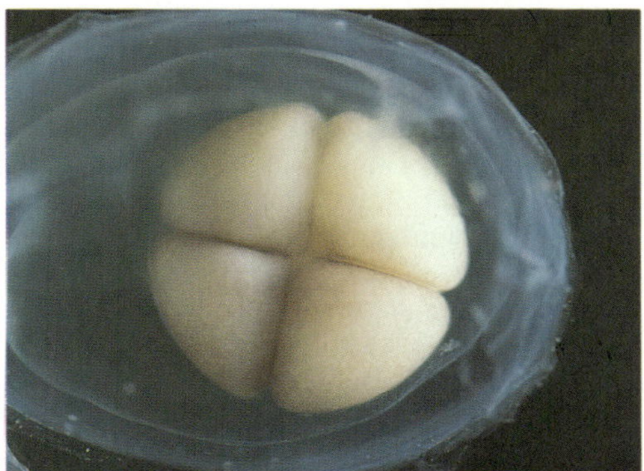
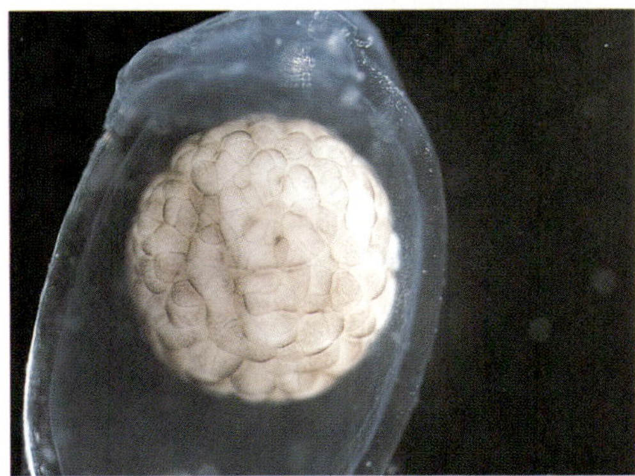
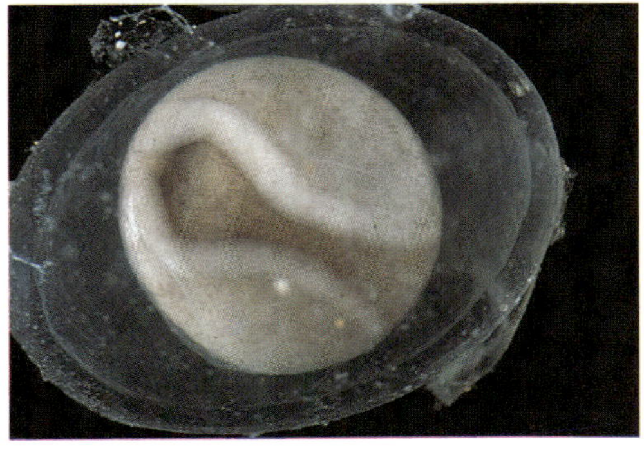

Abb. 22.3 – 22.7: Teilungsstadien des befruchteten Eies (von oben nach unten, tierisches Präparat): Zygote, 2-Zellstadium, 4-Zellstadium und Morula. Das unterste Bild zeigt eine spätere Entwicklungsstufe, bei der sich gerade die sogenannte *Neuralrinne* ausbildet. Aus dieser Vertiefung entstehen später das Rückenmark und die Wirbelsäule.

der Keimzellen und damit zur **Befruchtung** *(Konzeption, Empfängnis)* kommen.

Das Ejakulat befindet sich nach der Ejakulation dicht vor dem äußeren Muttermund (☞ Abb. 21.32). Die Spermien wandern durch den Muttermund und die Uterushöhle aufwärts bis in die Eileiter. Die Sekretion von dünnflüssigem Zervixschleim erleichtert die Fortbewegung der Spermien. Trotzdem erreichen nur etwa ein Prozent der vielen Millionen Spermien das obere Drittel des Eileiters. Dort treffen dann meist mehrere Spermien gleichzeitig auf die Eizelle, aber nur ein einziges kann in das Ei gelangen. Dies rührt daher, daß unmittelbar nach dem Eindringen des ersten Spermiums die Eizellwand chemisch verändert und dadurch für weitere Spermien unpassierbar wird.

In der Eizelle bleibt der Spermienkopf in der Nähe des weiblichen Kernes liegen, sein Schwanz wird abgestoßen. Der Kopf schwillt an und bildet einen Kern, der sich mit dem gleichartigen Kern der Eizelle vereinigt. Die neuentstandene Zelle – **Zygote** genannt – enthält also, wie jede normale Körperzelle, alle 23 Chromosomen in doppelter (diploide) Ausführung, je 23 vom Vater (bzw. Spermium) und 23 von der Mutter (bzw. Eizelle).

Die ersten Zellteilungen (Furchung)

Wenige Stunden, nachdem sich die Kerne von Ei- und Samenzelle zur **Zygote** vereinigt haben, beginnen die ersten Zellteilungen, die *Furchungsteilungen*. Aus der Zygote werden zunächst zwei Zellen, dann vier, acht, sechzehn usw., bis sich eine Zellkugel bildet, die mikroskopisch gesehen einer Beere ähnlich sieht; man bezeichnet sie deshalb als **Morula** *(morus* = Maulbeere). Die Morula wandert durch den Eileiter in den Uterus, den sie nach drei Tagen erreicht. Bis zu diesem Zeitpunkt hat sie sich in einen hohlen Zellball verwandelt, die **Blastozyste** *(Keimblase)*. Die Aushöhlung heißt **Blastozystenhöhle.**

Wie Abb. 22.8 zeigt, hat die Blastozyste eine Verdickung, die die eigentliche Embryonalanlage enthält und **Embryoblast** genannt wird. Die Zellwand der umgebenden Blase, der **Trophoblast** *(trophe* = Ernährung), dient nach der Einnistung zusammen mit mütterlichem Gewebe der Ernährung des Embryos. Kurz darauf bildet sich zwischen Embryoblast und Trophoblast zusätzlich zur Blastozystenhöhle ein weiterer Hohlraum, die **Amnionhöhle** (☞ Abb. 22.8 bis 22.11), die sich später mit Fruchtwasser füllt.

Die Einnistung (Nidation)

Am 5. – 6. Tag nach der Befruchtung lagert sich die Blastozyste an das Endometrium an. Zu diesem Zeitpunkt produzieren die Trophoblastzellen *proteolytische*, also gewebsandauende Enzyme, die es ihnen ermöglichen, sich in das Endometrium „einzufressen". Das Eindringen in das mütterliche Gewebe wird durch die Schleimhaut selbst unterstützt. Durch das Gelbkörper-Hormon *Progesteron* (☞ 21.2.5) ist das Endometrium auf die Aufnahme der Frucht vorbereitet.

Neben diesen Enzymen wird nun vom Trophoblasten das Schwangerschaftshormon *Choriongonadotropin* **(HCG)** gebildet, das in den ersten Wochen der Schwangerschaft die Funktion des Gelbkörpers aufrechterhält. Ansonsten würde das Endometrium abgestoßen, ein **Frühabort** *(frühe Fehlgeburt)* wäre die Folge.

Die Konzentration des HCG, das über den mütterlichen Harn ausgeschieden wird, ist bereits zum Zeitpunkt der ersten ausgebliebenen Menstruationsblutung so hoch, daß es mit empfindlichen immunologischen Methoden nachzuweisen ist. Die heute üblichen Schwangerschaftstests, wie z. B. der „B-Test®" beruhen auf dem Nachweis von HCG im Urin der Schwangeren.

Am 13. Tag ist der Keim vollständig vom Endometrium umgeben. In diesem Stadium kommt es zu einer vermehrten Durchblutung des Gewebes, was zu einer leichten Blutung führen kann, die manche Frauen mit einer Periodenblutung verwechseln, obwohl sie bereits schwanger sind.

Schwangerschaft am falschen Ort

Normalerweise nistet sich die Blastozyste an der hinteren oder vorderen Uteruswand ein. Hiervon abweichende Lokalisationen der Frucht innerhalb der Gebärmutter, etwa in der Nähe des Muttermundes, können zu schweren Blutungen während der Schwangerschaft und der Geburt führen **(Plazenta preavia,** ☞ Abb. 22.26). Nicht selten kommt es aber zur Einnistung außerhalb der Gebärmutter, in der Bauchhöhle oder in über 90 % davon im Eileiter. Eine solche **extrauterine Gravidität** *(kurz „EU" = Eileiter- oder Bauchhöhlenschwangerschaft)*, führt gewöhnlich nach ca. 4 – 6 Wochen zum Frühabort, weil dieser nicht mehr ausreichend versorgt werden kann.

Platzt der Eileiter mit der abgestorbenen Frucht *(Tubenzerreißung)*, so kann es zu schweren inneren Blutungen der Mutter kommen. Es handelt sich bei einer „EU"-Gravidität um eine lebensgefährliche Erkrankung, die zudem schwierig zu diagnostizieren ist (sie kann z. B. für eine Appendizitis, eine „Blinddarmentzündung", gehalten werden – weshalb Chirurgen beim *akuten Abdomen* einer jüngeren Frau grundsätzlich einen Schwangerschaftstest anordnen).

Ist es noch nicht zur Tubenzerreißung gekommen, besteht die Therapie in der raschen endoskopischen Entfernung von Frucht und Blutkoageln und gegebenenfalls Naht des Eileiters. Oft ist jedoch eine größere OP notwendig.

22.2 Die Entwicklung des Embryos

22.2.1 Die Keimblätter

Etwa 8 – 10 Tage nach der Befruchtung differenziert sich der Embryoblast in zwei verschiedene Keimschichten. Diese gruppieren

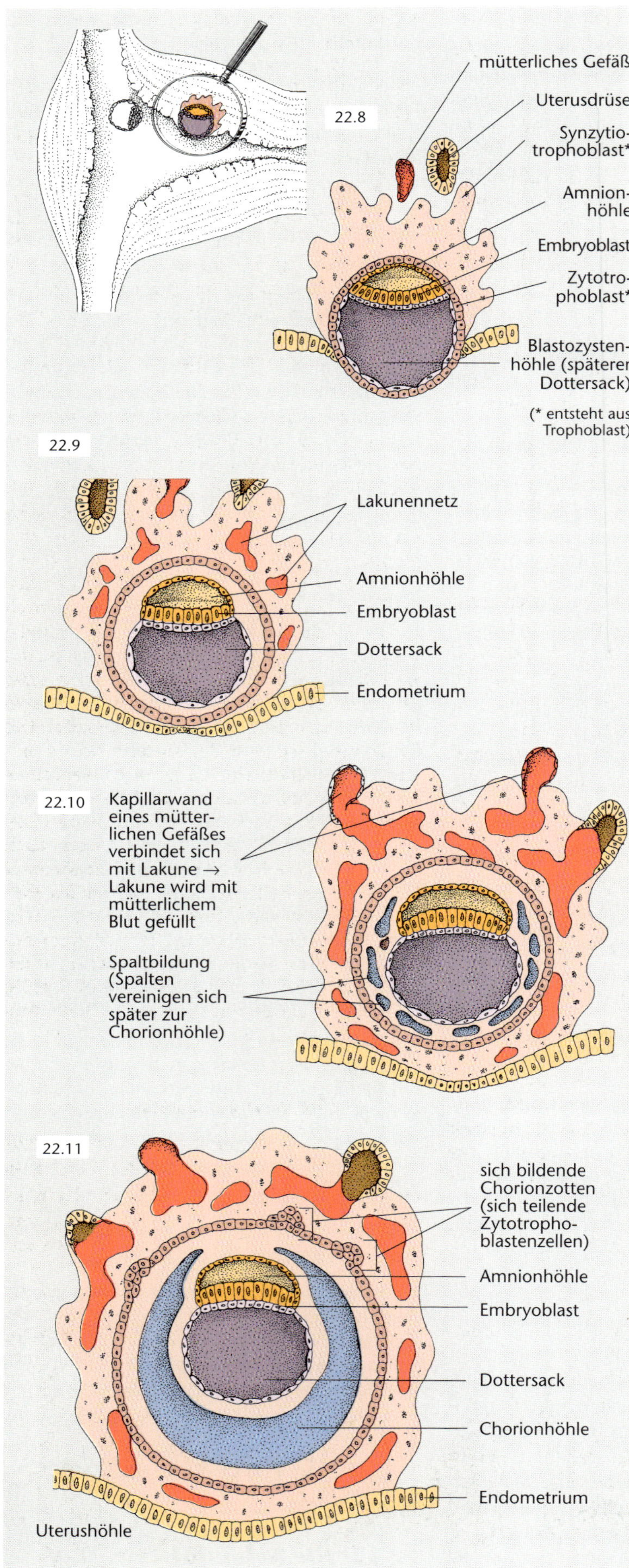

Abb. 22.8 – 22.11: Einnistung (Nidation) der Blastozyste und Ausbildung des Dottersacks.

sich schließlich zu drei Schichten, den drei **Keimblättern** (☞ Abb. 22.12):

- Aus der äußeren, dem Uterusmuskel zugewandten Schicht, dem **Ektoderm**, entwickeln sich das Nervensystem, die Sinnesorgane und die Haut.
- Aus der mittleren Schicht (**Mesoderm**) formieren sich das Herz und andere Muskeln, die meisten Binde- und Stützgewebe (☞ 4.3), die Geschlechtsorgane, das Skelett, die Blutkörperchen, die Niere, die lymphatischen Organe und die Unterhaut.
- Aus der inneren, der Uterushöhle zugewandten Schicht (**Entoderm**) entstehen die Epithelien der Atmungs- und Verdauungsorgane, ableitende Harnwege sowie die Organe Schilddrüse, Leber und Pankreas.

22.2.2 Die Spezialisierung der Gewebe beginnt

Innerhalb dieser drei Schichten spezialisieren sich die einzelnen Zellverbände weiter und bilden neue Organsysteme wie Wirbelsäule, Augenanlage, Rückenmark und Gehirn.

Entscheidend für die erfolgreiche Entwicklung des Keimes ist die *Kommunikation* zwischen den nun schon stärker differenzierten Zellen. Nur die wenigsten Eigenschaften wie z. B. die Blutgruppe, sind vollständig genetisch festgelegt: Auch der Architekt verfaßt zwar Bauzeichnungen, die Vorarbeiter am Bau müssen jedoch die Details der Ausführung entsprechend den Gegebenheiten vor Ort, z. B. der Qualität des Baumaterials, anpassen. Ebenso kommunizieren Zellen ununterbrochen miteinander, in einer bisher nur teilweise entzifferten Sprache aus elektrischen und chemischen Signalen, um die endgültige Feinstruktur der Gewebe festzulegen (☞ Abb. 22.13).

22.2.3 Die Ernährung des Embryos

Während die Blastozyste zunächst noch von Sekreten aus der Uteruswand ernährt wird, übernimmt die Ernährung des größer werdenden Embryos der **Trophoblast**, der sich dazu in zwei Schichten aufteilt:

- Den **Zytotrophoblast**, der den Embryoblast weiterhin umgibt und ständig neue Zellen bildet.
- Den **Synzytiotrophoblast**, dessen Zellen weit in das Endometrium hineinwachsen (☞ Abb. 22.8). Im Synzytiotrophoblast entsteht ein ausgedehntes **Lakunennetz**, das sich mit Uteruskapillaren verbindet und so mit mütterlichem Blut füllt (☞ Abb. 22.9 und 22.10).

Von nun an wird der Keim direkt durch das Blut der Mutter ernährt.

Der Zytotrophoblast verdickt sich ab dem 13. Tag durch Zellteilungen zum **Chorion** *(Zottenhaut)*, die den Keim vollkommen umgibt (☞ Abb. 22.11).

Wegen der besseren Ernährungsbedingungen auf der dem Endometrium zugewandten Seite wachsen die Zotten auf dieser Seite weiter (☞ Abb. 22.18 – 22.20 jeweils rechts), während sich die Zotten auf der Seite der Uterushöhle zurückbilden (jeweils links im Bild) und ein zottenloses Chorion zurückbleibt: Dadurch teilt sich das Chorion in eine **Chorionplatte** *(Chorion frondosum)* und eine zottenlose **Chorionhaut** *(Chorion laeve)* an der gegenüberliegenden Seite. Die Chorionplatte stellt den kindlichen Teil der **Plazenta** *(Mutterkuchen)* dar, die den umfassenden Stoffaustausch über Diffusionsvorgänge zwischen kindlichem und mütterlichem Organismus ermöglicht.

22.2.4 Die Plazenta (Mutterkuchen)

Die so entstandene Plazenta wird zwischen dem 3. und 6. Schwangerschaftsmonat immer leistungsfähiger. Wie erwähnt, baut sie sich aus einem kindlichen und einem mütterlichen Anteil auf:

- Der *kindliche Anteil* besteht aus der **Chorionplatte.**
- Der *mütterliche Anteil* entsteht aus Endometriumzellen, die sich zu einer bindegewebigen Basalplatte, der **Decidua basalis** umbildet.

Die Chorionplatte zweigt sich immer weiter auf, so daß sich reich verzweigte Zottenbäumchen bilden (☞ Abb. 22.15), deren Oberfläche durch Mikrovilli (fingerförmigen Ausstülpungen) extrem stark vergrößert wird (☞ Abb. 22.16). Um die Zotten

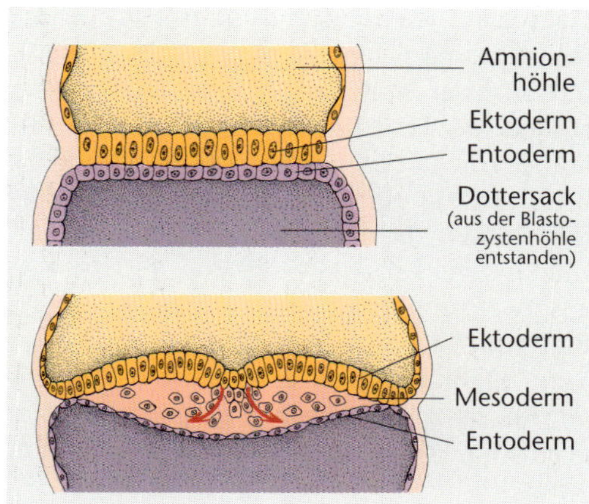

Abb. 22.12: Die Entwicklung der Keimblätter. Aus der zunächst zweischichtigen Keimscheibe (oben) entwickelt sich durch das Einwandern von Mesodermzellen die dreischichtige Keimscheibe (unten).

herum bleiben schmale Spalten, die **Zwischenzottenräume** *(intervillöse Räume).*

Die Blutversorgung der Plazenta

Das für die Versorgung des Embryos benötigte Blut der Mutter kommt aus spiralförmigen Arterien der Gebärmutter, die kleine Öffnungen haben, fließt in die Zwischenzottenräume und umspült so die Zotten. Das Blut fließt über Venen zurück in den mütterlichen Kreislauf.

Die Plazentaschranke

Zwischen dem mütterlichen Blut in den Zwischenzottenräumen und dem kindlichen Blut in den Kapillaren der Zotten liegt eine trennende Gewebeschicht. Sie wird **Plazentaschranke** genannt und stellt die immunologische Barriere zwischen kindlichem und mütterlichem Organismus dar. Über die Plazentaschranke erfolgt nicht nur der Gasaustausch (das heißt Sauerstoffaufnahme und Kohlendioxidabgabe des foetalen Blutes), sondern auch die Passage von Nährstoffen, Elektrolyten, Antikörpern der Klasse IgG (☞ 6.2.4) und Medikamenten. Ferner können auch Mikroorganismen, insbesondere Viren, die Plazentaschranke passieren.

Die Blutversorgung des Kindes

Das sauerstoff- und nährstoffreiche kindliche Blut sammelt sich, nachdem es die Zottenbäumchen durchströmt hat, in kleineren Venen, die in der Chorionplatte verlaufen, und fließt dann als sauerstoffreiches Blut über die **Nabelschnurvene** (*V. umbilicalis*) zum Foeten. Das sauerstoffarme kindliche Blut wird vom embryonalen bzw. foetalen Herzen über zwei **Nabelschnurarterien** (*Aa. umbilicales*) in die Blutgefäße der Zottenbäumchen zurückgepumpt.

Die Hormonproduktion der Plazenta

Nicht nur der Gelbkörper, sondern auch die Plazenta produziert Hormone: Sie bilden sowohl die Sexualhormone Östrogen und Progesteron, also auch das Schwangerschaftshormon HCG. Im Laufe der Schwangerschaft ersetzt die Plazenta die Hormonproduktion des Gelbkörpers vollständig.

Die reife Plazenta

Zum Zeitpunkt der Geburt ist die Plazenta ein scheibenförmiges Organ von ca. 18 cm Durchmesser, 2 cm Dicke und etwa 500 g Gewicht. Auf der kindlichen Seite der Plazenta setzt die Nabelschnur an. Diese Seite trägt das mit dem Chorion verklebte Amnion (Chorion-Amnionhaut, ☞ Abb. 22.14). Sie wirkt spiegelglatt. Die der Gebärmutterwand zugewandte Seite dagegen zeigt unterschiedlich tiefe und unregelmäßig angeordnete Furchen, die das Gewebe unterteilen.

Die Plazenta wird *nach* dem Kind am Ende des Geburtsverlaufes als *Nachgeburt* ausgestoßen (☞ 22.6.1).

22.2.5 Fruchtblasen und Eihäute

Wie bereits erwähnt, entstehen bis zum 8. Tag der Entwicklung zwei geschlossene Hohlräume:

- Der erste, der dem späteren Bauch des Embryos gegenüber liegt, ist die **Blastozystenhöhle.** Sie vergrößert sich zunächst zum **Dottersack** (☞ Abb. 22.10 und 22.11), um aber bis zur 11. Schwangerschaftswoche ganz zu verkümmern (☞ Abb. 22.20).
- Der zweite und zunächst kleinere Hohlraum, die **Amnionhöhle**.
- Eine dritte Höhle entsteht später, indem der Trophoblast Spalten bildet (☞ Abb. 22.10) und sich diese Spalten zur sogenannten **Chorionhöhle** (☞ Abb. 22.11) vereinigen. Die Chorionhöhle umschließt den ganzen Embryo bis auf eine kleine „Brücke", den **Haftstiel** (☞ Abb. 22.18 und 22.19).

Am 8. Tag beginnt das Amnionepithel, Flüssigkeit (**Amnionflüssigkeit**) in die Höhle hinein abzugeben. Dadurch wird die Amnionhöhle zur **Fruchtblase.** Im Verlauf der Schwangerschaft wächst die Fruchtblase um den ganzen Embryo herum und umgibt die Frucht schließlich vollständig. Sie stellt so eine Art Wasserkissen dar, das die Frucht gegen Stöße und vor Austrocknung schützt.

Die Amnionhaut verdrängt durch Wachstum Zug um Zug die Chorionhöhle (vergleiche Abb. 22.19 und 22.20), so daß die Chorionhöhle schließlich verschwindet. Die Amnionhaut stößt dadurch an die Chorionhaut und bildet so die **Chorion-Amnionhaut** (☞ Abb. 22.14). Die Amnionflüssigkeit, in der 20. Schwangerschaftswoche etwa 500 ml, bis zur 38. Schwangerschaftswoche werden es bis zu 1,5 l, wird normalerweise innerhalb von 3 Stunden vollständig ausgetauscht. In der späteren Schwangerschaft wird die Amnionflüssigkeit auch **Fruchtwasser** genannnt. Den Austausch übernimmt der wachsende Foetus in zunehmendem Maße selbst. Das Fruchtwasser wird von den foetalen Nieren produziert, als foetaler Urin in die Fruchtblase abgegeben und von der Plazenta mit Nährstoffen angereichert. Ein Teil davon wird wieder geschluckt, manche Bestandteile gelangen auch über die Eihäute in den mütterlichen Kreislauf zurück. Das Fruchtwasser enthält neben den Blutgasen viele Stoffwechselsubstanzen wie z. B. Glukose, Milchsäure oder Harnstoff. Die Zusammensetzung des Fruchtwassers und die darin enthaltenen kindlichen Zellen bilden die Grundlage für einige pränatale Untersuchungen (z. B. die Amniozentese, ☞ 22.5.6).

22.2.6 Die Nabelschnur

Im Chorion entstehen Gefäße, die einerseits in die Chorionzotten einsprießen (wie oben erwähnt), andererseits aber über den Haftstiel auch zum sich entwickelnden Embryo ziehen, wo sie sich mit vom Embryo gebildeten Ge-

Abb. 22.13: Als besonders eindrucksvolles Beispiel der Kommunikation zwischen embryonalen Zellen gilt die Entwicklung der Augen. Hierbei bewegen sich Gewebeverbände des Vorderhirns langsam auf die Oberfläche des Kopfes zu. Der Frontteil des Vorderhirns beginnt, sich in sich selbst zurückzuschlagen und eine becherartige Form anzunehmen. Unter dem Einfluß von Botenstoffen beginnen sich nun bestimmte Hautpartien zu Linsen- und Hornhautgewebe zu spezialisieren.

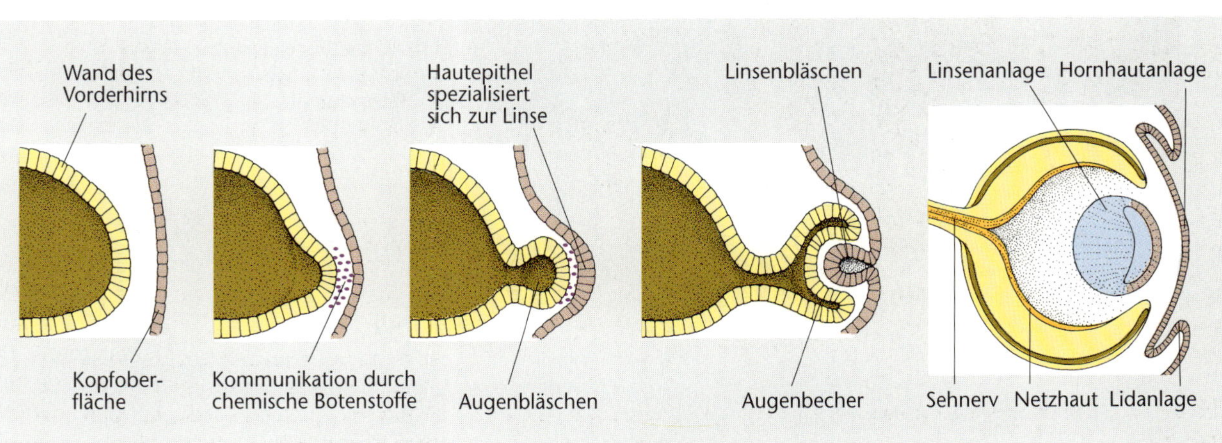

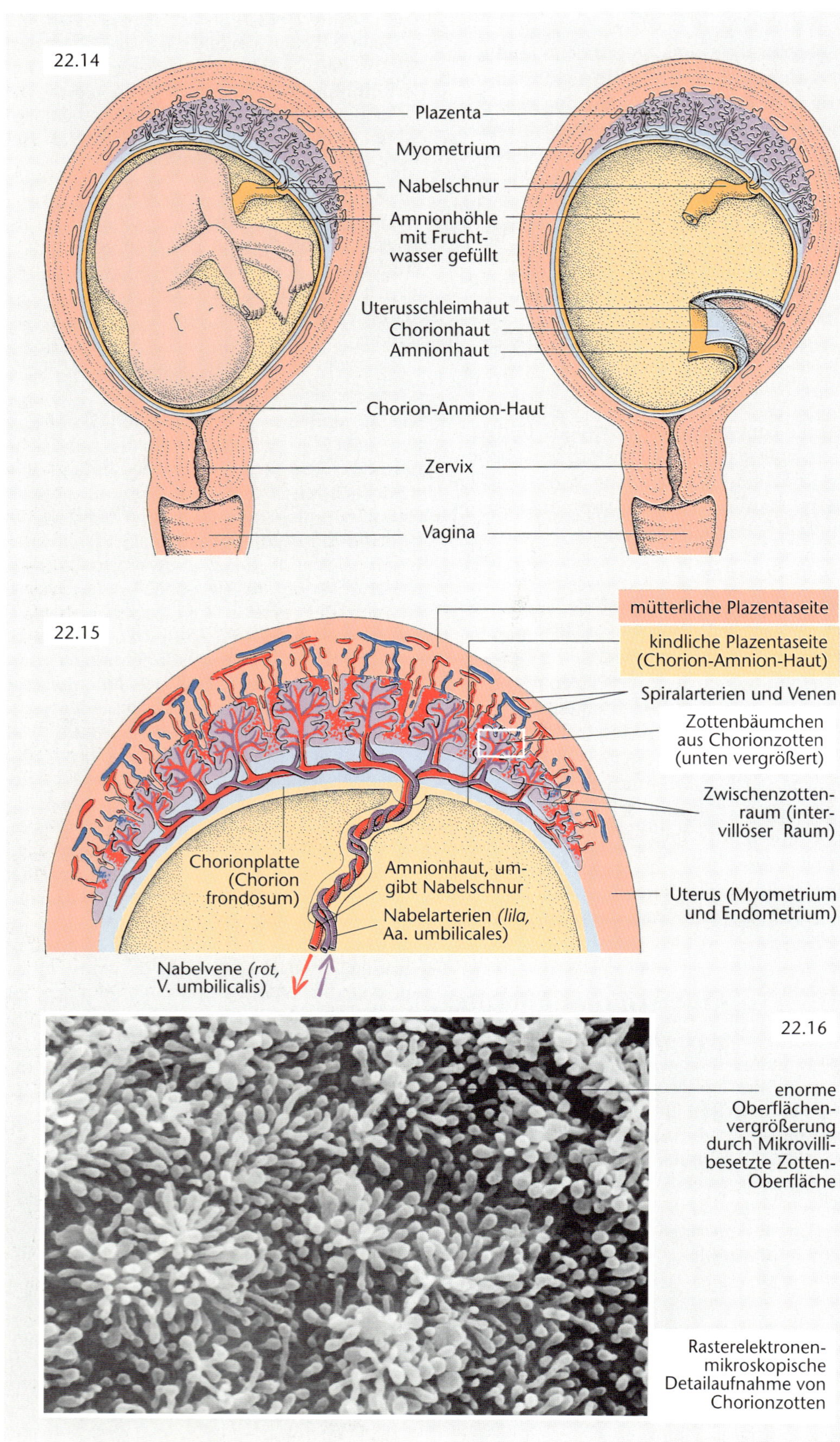

Abb. 22.14 (oben): Aufbau der Plazenta – im rechten Bild ist die Frucht nicht dargestellt, dafür aber die Schichtung der einzelnen Eihäute hervorgehoben.

Abb. 22.15 (Mitte): Detailzeichnung der Plazenta mit Darstellung der kindlichen Gefäße, die von unten in die Plazenta treten und sich verzweigen, sowie der mütterlichen Gefäße die in den Zwischenzottenraum münden.

Abb. 22.16 (unten): Rasterelektronenmikroskopische Detailaufnahme von Chorionzotten mit Mikrovilli, die die Oberfläche der Chorionzotten enorm vergrößern. Über die Chorionzotten gelangen Sauerstoff und Nährstoffe vom mütterlichen in den kindlichen Kreislauf. Gleichzeitig werden Kohlendioxid und Abfallstoffe des kindlichen Stoffwechsels in den mütterlichen Kreislauf zurückgeführt.

22

fäßanlagen vereinigen. Diese Gefäße dienen dem Transport von Blutgasen und Nährstoffen von der Mutter zum Kind und wieder zurück. Der Haftstiel verlängert sich im Verlauf der Schwangerschaft, windet sich stark und wird zur **Nabelschnur.** Die Haftstielgefäße bilden die Nabelschnurgefäße die das Kind mit der Plazenta verbinden. Sie bestehen aus zwei (muskelstarken) Arterien, in denen Blut vom Kind zur Plazenta fließt und einer Vene die Blut von der Plazenta zum Kind leitet. Am Ende der Schwangerschaft ist die Nabelschnur etwa 2 cm dick und 50 – 60 cm lang.

Nabelschnurumschlingung

Die Nabelschnur kann sich während der Schwangerschaft ein- bis dreimal um den Hals des Kindes schlingen und diesen regelrecht abschnüren *(Nabelschnurumschlingung)*, so daß das Kind im Extremfall erdrosselt wird.

22.3 Die Entwicklung des Foetus

Etwa in der 12. Schwangerschaftswoche sind alle Organsysteme angelegt. Ab der 13. Schwangerschaftswoche wird der Embryo **Foetus** *(Fetus)* genannt.

Der foetale Blutkreislauf

Weil die Aufgaben der Lungen und der Leber bis zur Geburt durch die Plazenta wahrgenommen werden, muß der Blutkreislauf des Foeten anders als der des geborenen Kindes gestaltet sein:

- Das sauerstoffreiche Blut des Foeten, das über die **Nabelvene** aus der Plazenta kommt, fließt unter Umgehung der Leber direkt in die untere Hohlvene und von dort in den rechten Herzvorhof.
- In der Vorhofscheidewand befindet sich beim Foeten ein ovales Loch *(Foramen ovale,* ☞ Abb. 22.21, vgl. auch 15.2.1), welches das aus der Plazenta kommende Blut größtenteils unter Umgehung des Lungenkreislaufes direkt in den linken Vorhof und über den linken Ventrikel dann in den großen Kreislauf strömen läßt. Dieser „Kurzschluß" ist sinnvoll, weil die Lunge des Foeten ihre eigentliche Funktion, den Gasaustausch, noch gar nicht aufnehmen kann. Die Lungenpassage wäre nur ein Umweg.
- Das Blut, das über die rechte Herzkammer in den Truncus pulmonalis gelangt, fließt bis auf einen kleinen Anteil über einen weiteren Kurzschluß wieder in den Körperkreislauf zurück. Dieser zweite Kurzschlußweg wird *Ductus arteriosus Botalli* genannt und verläuft zwischen Truncus pulmonalis und Aorta.

- An den inneren Darmbeinarterien (Arteriae iliacae internae) zweigen zwei kräftige Arterien ab, die als **Nabelarterien** *(Aa. umbilicales)* mit „verbrauchtem" Blut die Plazenta erreichen, das dort mit „frischem" Sauerstoff und Nährstoffen angereichert wird.

Die Leistungen der foetalen Organe

In der nun folgenden **Foetalperiode** nehmen Länge und Gewicht der Leibesfrucht schnell zu, die Organe werden ausgeformt und beginnen, ihre Funktion aufzunehmen:

- Bereits in der 8. Schwangerschaftswoche (SSW) sind durch das EEG Hirnströme (☞ 10.7) registrierbar.
- Ab der 13. SSW beginnt der Foetus, sich spontan zu bewegen; 6 Wochen später wird dies in der Regel auch von der Mutter wahrgenommen.
- Etwa ab der 25. SSW sind die äußeren Geschlechtsorgane mittels Ultraschall mit hoher Sicherheit differenzierbar.
- Nach der 24. SSW können beim Ungeborenen Schlaf- und Wachphasen festgestellt werden. Es reagiert auf Geräusche.
- Die Augenlider öffnen sich in der 28. Woche

Frühgeburten können ab einem Geburtsgewicht von 500 g, das etwa in der 26. SSW erreicht wird, unter maximaler intensivmedizinischer Therapie überleben.

Das Immunsystem

Während der zweiten Hälfte der Schwangerschaft bildet sich auch das kindliche Immunsystem aus, das jedoch zum Zeitpunkt der Geburt noch nicht voll funktionsfähig ist. Das Neugeborene ist aber nur überlebensfähig, wenn es sich vom Tag der Geburt an gegen Bakterien, Viren und Pilze wehren kann. Während der Schwangerschaft übernimmt das Kind mütterliche IgG-Antikörper, die es in den ersten 4 – 6 Monaten nach der Geburt vor vielen Krankheitserregern schützt.

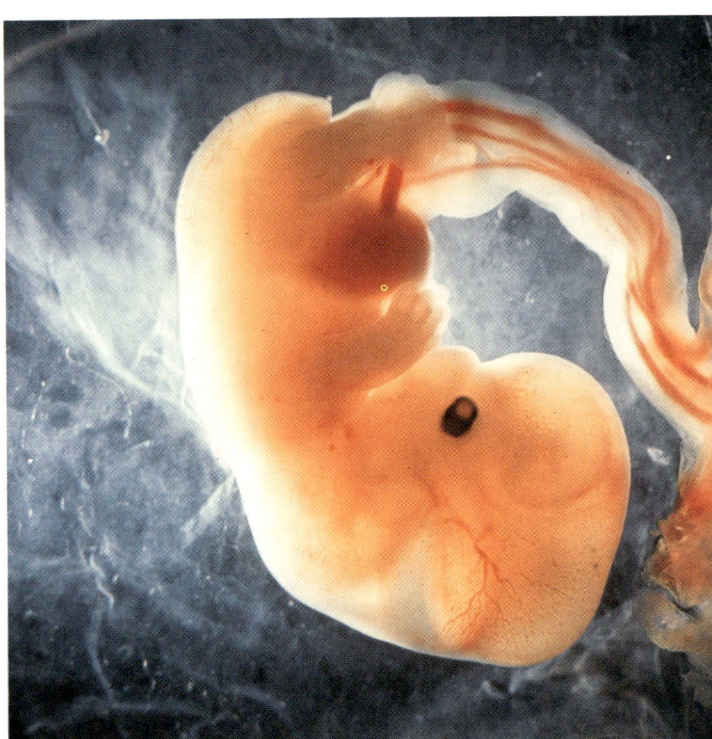

Abb. 22.17 (unten): Embryo in der 9. Schwangerschaftswoche (SSW). Die Nabelschnur stellt die Verbindung zwischen Plazenta und Embryo her. Sie enthält eine Vene, die das sauerstoff- und nährstoffreiche Blut zum Embryo leitet, sowie zwei kleinere Arterien, die das sauerstoffarme, mit Stoffwechselendprodukten angereicherte Blut vom Embryo abtransportieren. Als dunkelroter Fleck scheint das Herz durch den transparenten Körper hindurch. Es treibt den embryonalen und auch den embryoplazentaren Kreislauf (vom Embryo zur Plazenta und zurück) an.

22.4 Entwicklungsstörungen

Vor der Geburt ist der Organismus aufgrund der zahlreichen Differenzierungs- und Wachstumsprozesse am störanfälligsten. Zieht man in Betracht, wie ungeheuer kompliziert die über weite Strecken selbstgesteuerte, aber auch genetisch festgelegte Entwicklung im Mutterleib ist, so erscheint es wie ein kleines Wunder, daß nur wenige Neugeborene (etwa 1 %) mit **Fehlbildungen** *(Mißbildungen)* zur Welt kommen. Fehlbildungen können *genetisch* verursacht (von den Eltern vererbt oder erstmalig auftretend) oder *umweltbedingt* sein als auch durch das Zusammenspiel beider Faktoren entstehen. Faktoren, die nicht genetisch bedingte angeborene Fehlbildungen erzeugen, werden als **Teratogene** bezeichnet. Dazu gehören Pharmaka (z. B. Zytostatika oder Contergan®), Alkohol, bestimmte Umweltgifte sowie Röntgen- und ionisierende Strahlen. Auch während der Schwangerschaft auftretende Infektionen, z. B. mit dem Röteln-

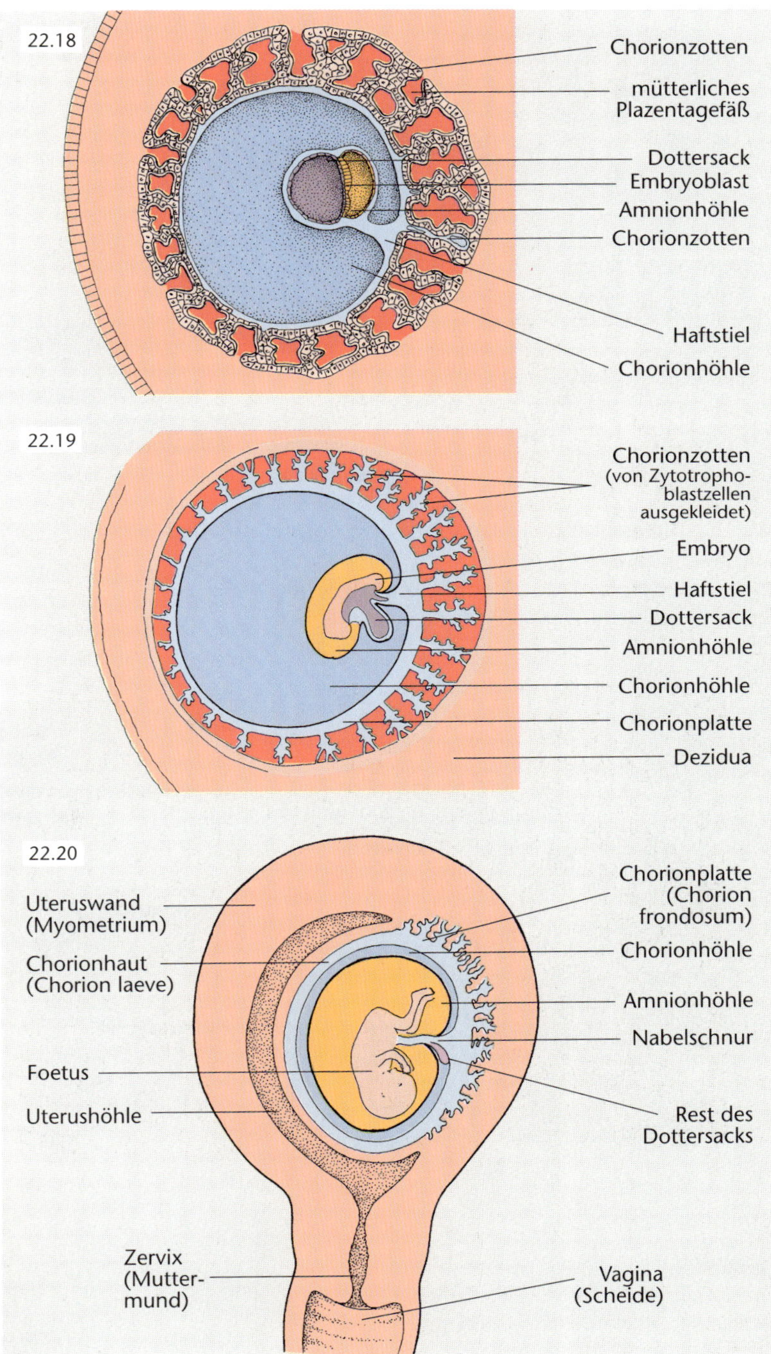

Abb. 22.18 – 22.20: Entwicklungsstufen des Embryos bzw. Foetus (oben: 14 Tage nach der Befruchtung = Ende der 4. SSW; Mitte: 7. SSW; unten: 20. SSW).

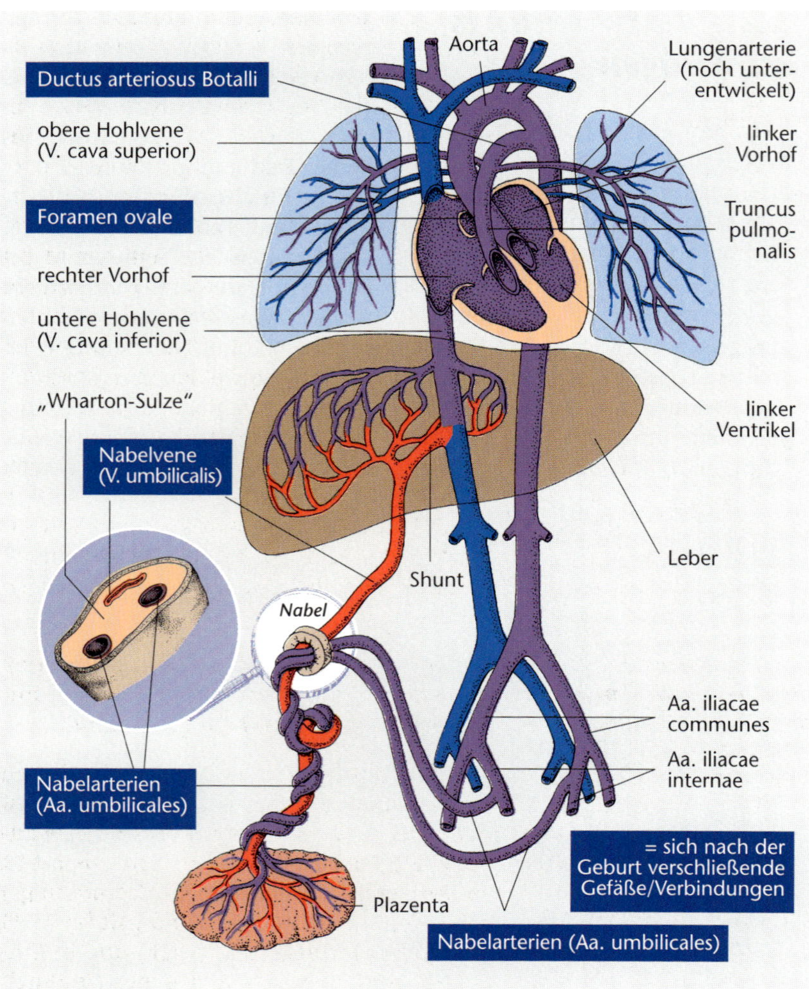

Abb. 22.21: Schematische Darstellung des foetalen Blutkreislaufs. Arterialisiertes („frisches") Blut fließt über die Nabelvene zum rechten Vorhof des Kindes.
Der größte Anteil gelangt durch das Foramen ovale weiter zum linken Vorhof, von dort in den linken Ventrikel und dann in den Körperkreislauf. Nur ein kleiner Teil erreicht über die rechte Kammer den Truncus pulmonalis. Da das Lungengewebe noch kaum durchblutet wird, fließt das Blut des Truncus pulmonalis hauptsächlich über den Ductus arteriosus Botalli in die Aorta.

oder Zytomegalie-Virus können zu angeborenen Fehlbildungen führen.
In Mitteleuropa ist der Alkohol mit Abstand das bedeutendste Teratogen für das werdende Leben:

Alkohol in der Schwangerschaft

In Deutschland werden alljährlich 2500 Kinder mit einem *foetalen Alkoholsyndrom* geboren. Die betroffenen Kinder zeigen Fehlbildungen, Wachstumsstörungen, geistige Behinderung, meist einhergehend mit einem zu kleinen Kopf *(Mikrozephalie)* und Gesichtsauffälligkeiten (☞ Abb. 22.22). Auf Alkohol sollte deshalb in der Frühschwangerschaft *vollständig* und in der Spätschwangerschaft und Stillzeit *weitgehend* verzichtet werden.

Auch Rauchen schädigt das Kind

Deutlich ist auch der Zusammenhang zwischen Zigarettenkonsum und einer erhöhten Fehlgeburtenrate. Durch jeden Zigarettenzug verengen sich nämlich die Gefäße, die zur Plazenta ziehen und das Kind mit Sauerstoff versorgen. Raucherinnen gebären deshalb häufig untergewichtige Kinder, die zudem besonders anfällig für Erkrankungen im Säuglingsalter sind.

Die Einwirkungszeit ist entscheidend

Neben dem Teratogen selbst ist der *Zeitpunkt,* zu dem der schädigende Faktor auf die Embryonal- bzw. Foetalentwicklung einwirkt, entscheidend dafür, welche Fehlbildungen sich ausprägen:
In Anlehnung an die verschiedenen vorgeburtlichen Entwicklungsstadien unterscheidet man deshalb folgende vier Störungstypen, die jeweils mit „typischen" Fehlbildungen einhergehen (Details ☞ Tabelle 22.23):
- Gametopathien,
- Blastopathien,
- Embryopathien und
- Fetopathien.

22.5 Die Schwangerschaft

Die Schwangerschaft wird in drei Abschnitte zu je 3 Monaten bzw. 13 SSW aufgeteilt:

Abb. 22.22 (oben): Alkoholembryopathie. Häufige Symptome sind eine Mikrozephalie, kurze Lidspalten, eine große, gerade Nase und ein verstrichenes Philtrum (Grübchen in und über der Oberlippe).

Störungstyp	Zeitpunkt der Störung	Biologische Vorgänge	Entwicklungsstörungen
Gametopathie	vor der Konzeption	Bildung der männlichen und weiblichen Geschlechtszellen	strukturelle oder numerische Chromosomenaberrationen (☞ 22.8.1), z. B. Down-Syndrom (Trisomie 21, ☞ Abb. 22.43)
Blastopathie	0. – 18. Tag nach Konzeption	Erste Teilungen der Zygote, Entwicklung der Blastozyste, Differenzierung in Embryoblast und Trophoblast	meist Keimtod (Frühabort), selten Doppelmißbildungen (zum Beispiel doppelter Steiß), sehr selten siamesische Zwillinge
Embryopathie	18. Tag – 10. Woche (= 12. SSW post menstruationem)	Bildung der Organe und Organsysteme, Organdifferenzierung; Anschluß an mütterlichen Kreislauf, Ausdifferenzierung der Plazenta	Einzelmißbildungen, z. B. Fehlanlagen des ZNS; Spina bifida (☞ Abb. 22.24); Herz- und Gefäß anomalien; Lippen-Kiefer-Gaumenspalte (☞ 8.2.5); Schäden durch Virusinfektionen, z. B. Röteln-Embryopathie. Auch arzneibedingte Schäden (z. B. 1960 – 63: Contergan®-Embryopathien, ☞ Abb. 5.4)
Fetopathie	11. Woche (= 13. SSW p. m.) bis zur Geburt	Abschluß der Organdifferenzierung, Wachstum und Ausreifung	vor allem Schädigung durch Infektionen, z. B. durch Toxoplasmose (Protozoeninfektion, für Erwachsene harmlos, beim Foeten Erblindung, geistige Behinderung und andere Organschäden)

Tabelle 22.23 (rechts): Entwicklungsstörungen in verschiedenen Entwicklungsperioden

- die ersten drei Monate (**Trimenon**) der Frühschwangerschaft;
- vom 4. – 6. Monat – das vergleichsweise „stabile“ zweite Trimenon und
- die Spätschwangerschaft (= letztes Trimenon) vom 7. Monat bis zur Geburt.

22.5.1 *Das erste Trimenon*

Schon die Frühschwangerschaft führt zu zahlreichen Veränderungen im Körper der Frau. In den ersten Wochen kann es möglicherweise in Folge der *starken Hormonausschüttungen* zu Müdigkeit und Übelkeit bis zu depressiven Verstimmungen kommen. Erbrechen führt oft zu einem anfänglichen Gewichtsverlust.

Der Kreislauf muß mehr Blut transportieren, das Herz vergrößert sich im Laufe der Schwangerschaft, um die größere Pumpleistung aufzubringen. Ein verminderter Tonus der glatten Muskulatur im Gastrointestinaltrakt, den Gefäßen und Harnwegen durch die Hormonumstellung, machen die Schwangere anfällig für Varizen (Krampfadern) der Beine, Harnwegsinfekte, Verstopfung und Sodbrennen.

Viele Frauen müssen sich erst an den Gedanken gewöhnen, Mutter zu werden, denn trotz aller Verhütungsmittel haben weniger als die Hälfte der zum erstenmal schwangeren Frauen ihr Kind „geplant“ und gewollt. Eine intakte Beziehung zum Vater des Kindes beeinflußt den Schwangerschaftsverlauf positiv.

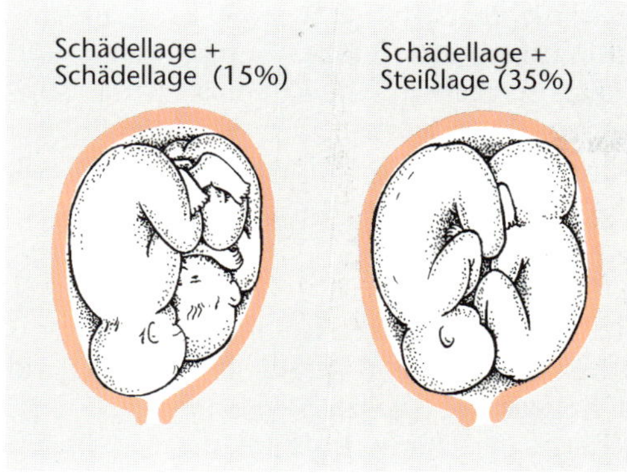

Abb. 22.25: Lagevarianten bei Zwillingen im Uterus. Am häufigsten stellt sich eine Schädel- und eine Beckenendlage ein. Viele weitere Lagevarianten kommen ebenfalls vor, so z. B. Querlagen.
Bei vielen Lagen ist eine „normale“ vaginale Entbindung nicht möglich oder sehr risikoreich, weshalb viele Zwillingsschwangerschaften durch Kaiserschnitt entbunden werden.

Zwillinge

Zum frühesten Zeitpunkt der Schwangerschaft kann es geschehen, daß sich die beiden ersten Tochterzellen der Zygote völlig trennen und unabhängig voneinander zu zwei genetisch identischen Individuen entwickeln – zu **„eineiigen“ Zwillingen** (der vom Volksmund geprägte Begriff „eineiig“ bezieht sich dabei auf die Zygote). Etwa doppelt so häufig sind jedoch **zweieiige Zwillinge**, das heißt, es kann vorkommen, daß zwei Graafsche Follikel in den Ovarien zur gleichen Zeit heranreifen und springen. Zweieiige Zwillinge sind sich jedoch nicht ähnlicher als Geschwister unterschiedlichen Alters. Etwa jede 80. Geburt ist eine Zwillingsgeburt, Drillinge sind mit 1 : 5000 Geburten sehr selten.

22.5.2 *Schwangerschaftsabbruch*

Da eine Elternschaft das ganze Leben von Mutter (und Vater) einschneidend verändert, denken viele Frauen (und/oder ihre Männer) an einen **Schwangerschaftsabbruch** *(Abtreibung, Abruptio,* fälschlich auch *Interruptio = Schwangerschaftsunterbrechung* genannt). In Deutschland werden ca. 20 – 25 % der Schwangerschaften abgebrochen.

Schwangerschaftsabbrüche werden in der Regel zwischen der 7. und 10. Schwangerschaftswoche durchgeführt. Nach örtlicher Betäubung des Muttermunds wird die Zervix mit Metallstiften aufgedehnt, bis ein Saugkatheter eingeführt werden kann. Über diesen werden die Frucht und die umgebenden Gewebe abgesaugt. Der Eingriff kann ambulant (in örtlicher Betäubung) oder stationär (dann meist in Vollnarkose) durchgeführt werden. Als relativ häufige Komplikation treten Nachblutungen auf, die oft eine Nachräumung der Uterushöhle erforderlich machen. Schwerwiegende Komplikationen wie z. B. Blutvergiftungen oder massive Blutungen sind heute sehr selten. Muß der Schwangerschaftsabbruch nach der 13. Schwangerschaftswoche erfolgen, ist die Absaugmethode nicht mehr anwendbar. Es wird stattdessen z. B. mit Prostaglandinen eine geburtsähnliche Fruchtausstoßung eingeleitet.

Da ein Schwangerschaftsabbruch die Tötung werdenden Lebens bedeutet, ist dieser nur unter bestimmten Bedingungen straffrei.

Die Straffreiheit ist dabei in den westlichen Ländern entweder an eine bestimmte Frist *(Fristenregelung,* z. B. bis zur 12. Schwangerschaftswoche) oder an eine von einem Arzt zu bescheinigende *Indikation* („Begründung“) gebunden. In Westdeutschland galt bis 1993 eine Indikationsregelung (§ 218) und in Ostdeutschland eine Fristenregelung, die durch eine modifizierte Fristenregelung mit obligatorischer Beratung ersetzt werden sollte. Diese Neuregelung für Gesamtdeutschland hat das Verfassungsgericht jedoch verworfen und eine eingeschränkte Fristenregelung vorgeschrieben, wobei die Frage der Kostenerstattung des Abbruchs nach dem Indikationenmodell zu entscheiden ist: bei **psycho-sozialer Indikation** (Unvereinbarkeit der Mutterschaft mit der psychischen oder sozialen Situation der Frau, 80 – 90 % der Fälle) muß die Schwangere zu-

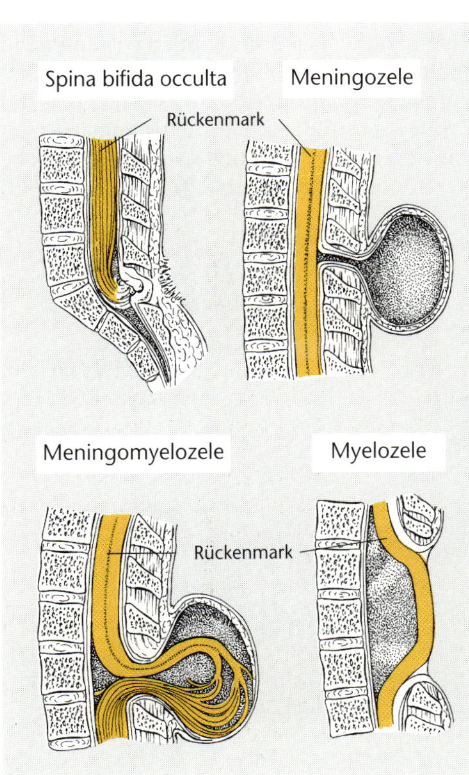

Abb. 22.24 (links): Fehlbildungen des Rückenmarkkanals. *Neuralrohrdefekte* gelten als typische Embryopathien. Während bei der Spina bifida occulta und der Meningozele das Rückenmark weitgehend unbeteiligt ist, ist es bei der Meningo- und Myelozele in seiner Funktion mehr oder weniger eingeschränkt: der Patient leidet unter neurologischen Ausfällen, z. B. Lähmungen und Urininkontinenz.

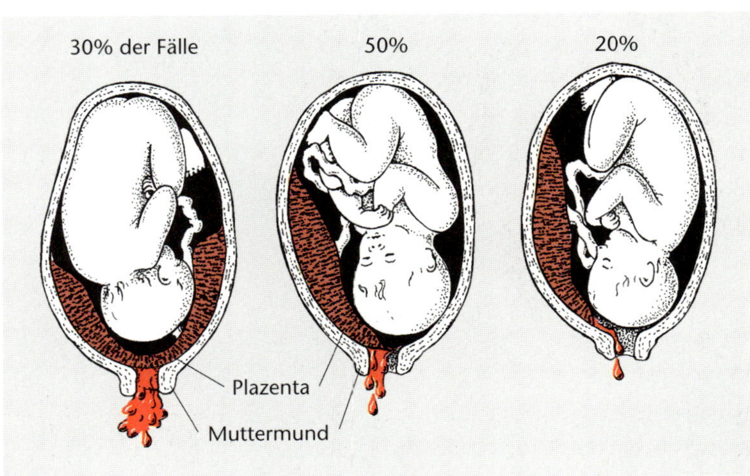

Abb. 22.26 (rechts): Drei Formen der Placenta praevia. Die Plazenta kann den Muttermund vollständig überdecken (*Placenta praevia totalis*; links), teilweise überragen (*Placenta praevia partialis*; Mitte) oder nur den Muttermund berühren (Placenta marginalis; rechts). Auch bei der letzteren Form können während der Geburt Plazentagefäße zerreißen und für das Kind lebensbedrohliche Blutungen auslösen.

meist selbst die Kosten tragen, ansonsten wie zuvor in jedem Falle die Krankenkasse.

In Deutschland gibt es nach neuem Recht folgende drei Indikationen für einen Schwangerschaftsabbruch, bei denen der Abbruch von der Krankenkasse bezahlt wird:

- **medizinisch** (Schwangerschaft bedeutet hohes Gesundheitsrisiko für die Mutter);
- **kindlich** (schwere Fehlbildungen der Frucht) oder
- **kriminologisch** (Schwangerschaft ist Folge eines Notzuchtdeliktes).

22.5.3 *Das zweite Trimenon*

In den folgenden Monaten geht es der Schwangeren meist viel besser. Die körperlichen Veränderungen treten jetzt auch äußerlich erkennbar in den Vordergrund: die Brüste werden voller, der Bauch wächst. Pigmentierungen treten insbesondere an Brustwarzen und an der Mittellinie des Bauches auf.

Eine Gewichtszunahme von 1,5 kg pro Monat ist normal. Die Gesamtzunahme von insgesamt 8 – 12,5 kg bis zum Ende der Schwangerschaft verteilt sich im Mittel so:

Kind	3,5 kg
Fruchtwasser	0,8 kg
Plazenta	0,5 kg
Uterus	1,2 kg
Wasseranreicherung	2,5 kg
Fettanreicherung	2,5 kg
Summe	11,0 kg

Alles, was über 12,5 kg hinausgeht, spricht für eine übermäßige Ernährung oder ist Anzeichen für eine übermäßige Ödembildung im Gewebe.

Schwangerschaftsgestose

Starke *Ödeme* können Symptome einer **Gestose** *(Schwangerschaftsvergiftung, Präeklampsie)* sein, die sich auch durch einen *hohen* mütterlichen *Blutdruck* und pathologische *Eiweißausscheidungen im Urin* (Proteinurie, ☞ 20.4.4) bemerkbar macht. Die Gestose kann in eine **Eklampsie**, das heißt Krampfanfälle und Koma übergehen. Eine Eklampsie ist für Mutter und Kind lebensbedrohlich, in der Regel wird deshalb die Schwangerschaft rasch, z. B. durch einen Kaiserschnitt, beendet.

Uteruswachstum

Im 3. Schwangerschaftsmonat ist der Uterus etwa faustgroß und gerade am oberen Rand der Symphyse tastbar. Wie Abb. 22.27 zeigt, erreicht der Uterus am Ende des 6. Schwangerschaftsmonats die Höhe des Nabels und reicht gegen Ende des 9. Schwangerschaftsmonats bis an den Rippenbogen. Die letzten vier Wochen der Schwangerschaft senkt sich die Gebärmutter wieder, weil der vorangehende Kindsteil (meist der Kopf) in das kleine Becken der Mutter eintritt.

22.5.4 *Das dritte Trimenon*

Die letzten Monate der Schwangerschaft erleben die meisten Frauen als anstrengend und mühsam – das Schlafen, das Laufen, das Arbeiten, fast alle Lebensvorgänge werden durch den großen Bauch behindert. Der Gesetzgeber läßt deshalb den **Mutterschutz** 6 Wochen vor dem errechneten Geburtstermin beginnen (welcher 8 Wochen danach wieder endet). Während des Mutterschutzes ist die Schwangere völlig von der Erwerbstätigkeit befreit.

22.5.5 *Die Schwangerenvorsorge*

Für die medizinische Schwangerenbetreuung werden regelmäßige **Vorsorgeuntersuchungen** empfohlen, die am Anfang der Schwangerschaft in vierwöchigem, in den letzten Monaten vor der Geburt dann in kürzeren Abständen durchgeführt werden.

Zu den Untersuchungen gehören die sichere Feststellung der Schwangerschaft, Kontrolle von Blutgruppe, Hämoglobin, Urin und die körperliche Untersuchung mit Messung von Körpergewicht, Blutdruck und Beurteilung der Uterusgröße, des Muttermundes und des Beckens. Praktisch immer werden heute wegen der hohen intrauterinen Ansteckungs- und Fehlbildungsgefahr des Kindes auch Bluttests auf die Erreger von Syphilis, Toxoplasmose, Röteln und AIDS durchgeführt.

Zum Vorsorgeprogramm gehören auch zwei Ultraschalluntersuchungen (☞ Abb. 22.28). Über die Größenbestimmung an verschiedenen Körperstellen des Kindes lassen sich Aussagen über die zeitgerechte Entwicklung der Frucht machen und einige schwere Fehlbildungen nachweisen bzw. ausschließen. Auch Fehllagen der Plazenta werden mit Ultraschall erkannt (z. B. eine **Placenta praevia**, ☞ Abb. 22.26).

Etwa ab der 30. Schwangerschaftswoche kann der Frauenarzt, mit Hilfe der **Kardiotokographie** (**CTG**, „Wehenschreiber") die kindliche Herzfrequenz und die Wehenbereitschaft des Uterus registrieren und dadurch Informationen über die plazentare Versorgung des Kindes gewinnen. Vor und unter der Geburt dokumentiert das CTG zudem die kindliche Reaktion auf die Wehen in Form von Herzfrequenzänderungen (☞ Abb. 22.29).

22.5.6 *Pränatale Diagnostik*

Viele Fehlbildungen lassen sich schon während der Schwangerschaft durch Untersuchung kindlicher Zellen diagnostizieren. Zu deren Gewinnung sind zwei Verfahren üblich:

Die Amniozentese

Für die Diagnostik wird heute hauptsächlich Fruchtwasser untersucht. Zur Fruchtwassergewinnung wird etwa in der 16. oder 17. Schwangerschaftswoche eine **Amniozentese** durchgeführt. Unter Ultraschall-Sichtkontrolle entnimmt man durch die Bauchdecke und die Uteruswand hindurch mit einer Kanüle eine Fruchtwasserprobe aus der Fruchtblase. Die Untersuchung des Fruchtwassers und der darin schwimmenden fetalen Zellen gibt Aufschluß über biochemische und chromosomale Defekte. Da die Amniozen-

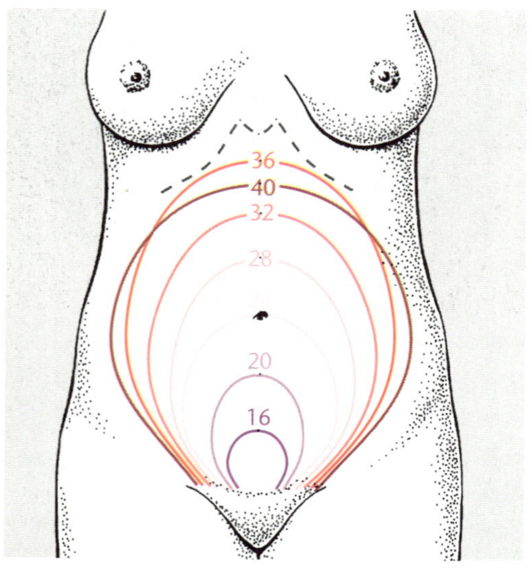

Abb. 22.27 (links): Uteruswachstum. Höhe der Gebärmutter entsprechend der angegebenen Schwangerschaftswoche. Nach der 36. Schwangerschaftswoche senkt sich der Uterus wieder etwas ab.

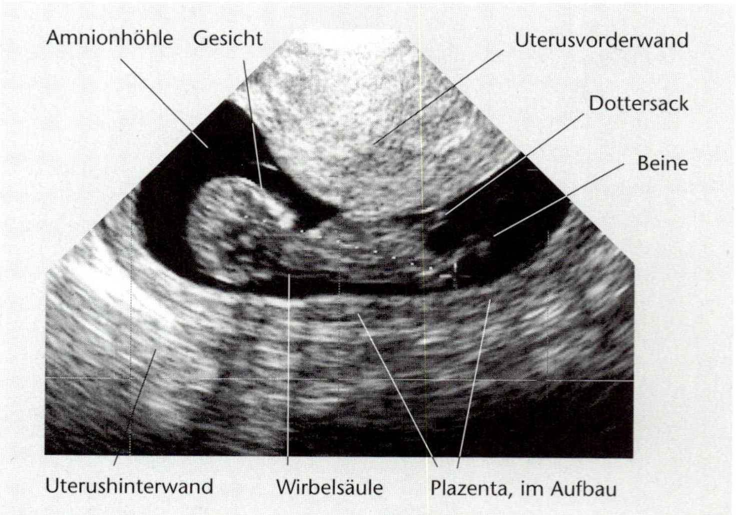

Abb. 22.28 (rechts): Foetus im Ultraschall in der 11. Schwangerschaftswoche (Gesamtgröße 6 cm).

22

tese in etwa 0,5 – 1 % eine Fehlgeburt auslöst, sollte eine Fruchtwasseruntersuchung nur durchgeführt werden bei:

- einer bekannten erblichen Belastung der Eltern,
- vorangegangenen Geburten von Kindern mit Fehlbildungen,
- Schwangeren über 35 Jahren sowie bei einem Alter des Vaters von über 45, da sich ab dieser Altersgrenze Fehlbildungen der Chromosomen, insbesondere das Down-Syndrom (☞ 22.8.1), stark häufen.

Die Chorionzottenbiopsie

Eine weitere Methode der Pränataldiagnostik ist die *Chorionzottenbiopsie.* Hierbei wird durch die Scheide unter Ultraschallsicht Chorionzotten-Gewebe entnommen. Vorteil der Untersuchung ist, daß die Untersuchung schon in der 8. – 11. Schwangerschaftswoche durchgeführt wird. Auch die Chorionzottenbiopsie führt in etwa 0,5 % zur Fehlgeburt.

Chorionzottenbiopsie und Amniozentese sind natürlich nur dann indiziert, wenn die Frau bei einer möglicherweise diagnostizierten Fehlbildung zum Schwangerschaftsabbruch bereit wäre.

22.5.7 Schwangerschaft – Sauregurkenzeit ☞ rechter Kasten

22.6 Geburt und Wochenbett

Schon während der Schwangerschaft sensibilisieren die hohen Östrogenspiegel im mütterlichen Blut die Muskelschicht im Uterus für die Wirkung von *Oxytocin,* dem wehenauslösenden Hormon aus dem Hypophysenhinterlappen (☞ 13.2.1).

Durch *Prostaglandine* (☞ 5.4.3), die im letzten Drittel der Schwangerschaft vermehrt synthetisiert werden, wird der Muttermund aufgeweicht. Er kann sich nun unter den Wehen öffnen.

Durch diese Faktoren, zu denen wahrscheinlich auch ein Abfall der Progesteronkonzentration (und ein Anstieg der Prostaglandine im Bereich des Muttermunds) kurz vor der Geburt beiträgt, kommt es 252 – 283 Tagen nach der Befruchtung (= in der 38. – 42. SSW) zu *regelmäßigen Kontraktionen* **(Wehen)** der Gebärmutter. Schon während der letzten Schwangerschaftsmonate treten vereinzelt Wehen auf, die jedoch noch nicht geburtswirksam sind: Der Uterus trainiert. Als vorzeitige Wehen bezeichnet man demgegenüber Wehen, die vor der 36. SSW einsetzen und dann meist zur Frühgeburt oder sogar zur Totgeburt führen.

22.5.7 Gesundheit und Lebensstil: Schwangerschaft – Sauregurkenzeit?

Der Bauch ist noch flach, da beginnt auch schon alles anders zu werden: Heulen und Lachen liegen dicht beieinander, die morgendliche Übelkeit macht einer Schwangeren zu schaffen, ihr Kreislauf kommt nicht mehr richtig in Gang. Diese erzwungene Langsamkeit hat aber auch ihr Gutes: Sie zwingt die werdende Mutter dazu, sich mehr Ruhe und Zeit für die enorme Leistung zu nehmen, die ihr Körper in den nächsten neun Monaten vollbringen soll. Eine ärztliche Kontrolle ist jetzt unerläßlich: alle vier Wochen – kurz vor der Geburt häufiger – sollte eine Schwangere zur Kontrolluntersuchung beim Frauenarzt gehen.

Doch auch im privaten Leben wird die Schwangerschaft einiges verändern. Eine Frau weiß frühestens zwei Wochen nach der Zeugung definitiv, daß sie schwanger ist, entweder durch einen selbst durchgeführten Urintest oder durch eine frauenärztliche Untersuchung. Manchmal löst diese relativ späte Nachricht auch Sorgen aus, etwa ob die letzte feuchtfröhliche Party dem Kind eventuell geschadet haben könnte. In diesem Stadium gilt jedoch noch das „alles oder nichts“-Prinzip: Entweder entwickelt sich das Kind normal, oder gar nicht. Danach heißt es jedoch generell: Während der Schwangerschaft keinen Alkohol und kein Nikotin mehr (☞ 22.4)!

Lust auf Saures

Anderen Gelüsten jedoch darf die Schwangere schon eher nachgeben. Denn auch der sprichwörtliche Heißhunger auf Saures oder Süßes wird sich wahrscheinlich in den ersten Schwangerschaftsmonaten einstellen. Der Satz: „Schwangere müssen für zwei essen“, ist allerdings Unfug. Der Kalorienbedarf der Mutter ändert sich in den ersten vier Schwangerschaftsmonaten kaum. Erst im zweiten Drittel der Schwangerschaft steigt der Energiebedarf um rund 400 bis 500 Kalorien pro Tag an (☞ Tabelle 19.2).

„Essen für zwei“ ist Unsinn

Wird der Hunger auf Süßes jedoch übermächtig, ist ein Müsliriegel oder Obst allemal besser als Schokolade: Darin stecken Ballaststoffe, die für eine Schwangere wichtig sind. Viele werdende Mütter klagen über Verstopfung und Blähungen, die sich durch eine ausgewogene Ernährung bessern lassen.

Oft empfohlen: Eisen und Folsäure

Eine gesunde, vollwertige Kost ist auch wegen des Kindes wichtig, das für seine Entwicklung besonders viel Vitamine, Eisen und Kalzium benötigt. Manche Schwangeren möchten auf Nummer sicher gehen, und nehmen zusätzlich noch Eisen-, Kalzium- oder Vitamintabletten. Ob dies generell sinnvoll ist, darüber streiten sich die Experten. Bei einer Anämie (☞ 14.2.5) ist eine zusätzliche *Eisengabe* auf jeden Fall angeraten. In jedem Fall sinnvoll ist eine *Folsäure-Vitamingabe,* da sie Neuralrohrdefekte (☞ Abb. 22.24) verhindern hilft.

Die Haut wird während der Schwangerschaft oft schöner. Kleine Fältchen oder Unregelmäßigkeiten glätten sich, weil sich das Gewebe lockert und Wasser einlagert. Bei manchen Frauen jedoch ist diese Wassereinlagerung vor allem in Beinen und Händen relativ stark und damit lästig. Ödeme dieser Art sollten nach einiger Zeit, vor allem aber nach der Nachtruhe, wieder verschwinden.

Gefährlich: Gestose

Tun sie das nicht, ist höchste Vorsicht geboten: Dauerhaft stark geschwollene Hände und Füße können Anzeichen einer drohenden Schwangerschaftsvergiftung, einer *Gestose* (☞ 22.5.3), sein. Frauen mit einer Gestose gehören auf jeden Fall in die Klinik, da hier Gefahr für Mutter und Kind besteht.

Eine Schwangerschaft ist eine schöne, medizinisch gesehen aber auch eine relativ risikoreiche Zeit. Eine Schwangere sollte deshalb auf jeden Fall die angebotenen Vorsorgeuntersuchungen, Schwangerschaftsgymnastiken und Geburtsvorbereitungskurse wahrnehmen. Für sich und auch zum Wohl ihres Kindes.

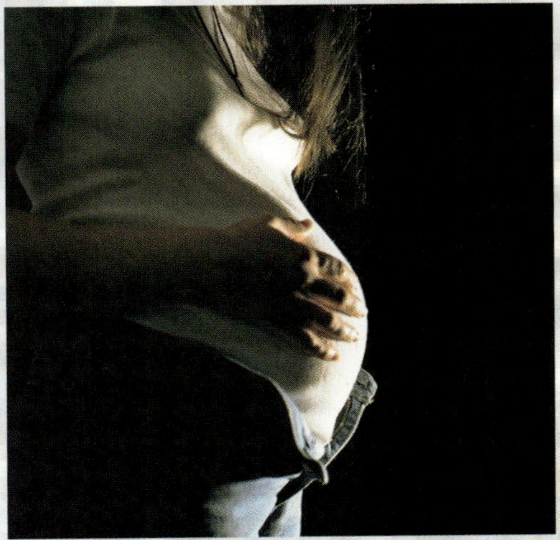

Abb. 22.28a: Ihrem eigenen Körper sollte die werdende Mutter mehr Aufmerksamkeit als sonst schenken und ihn für die Schwangerschaft und die Zeit danach fit machen. Vor allen die Haut braucht jetzt besondere Pflege. Sanfte Bürstenmassagen, kalte Güsse und Öl tun ihr gut und halten sie straff. Leichtes Kneten und Kneifen der Bauchhaut kann evtl. den gefürchteten **Schwangerschaftsstreifen** (Striae) vorbeugen.

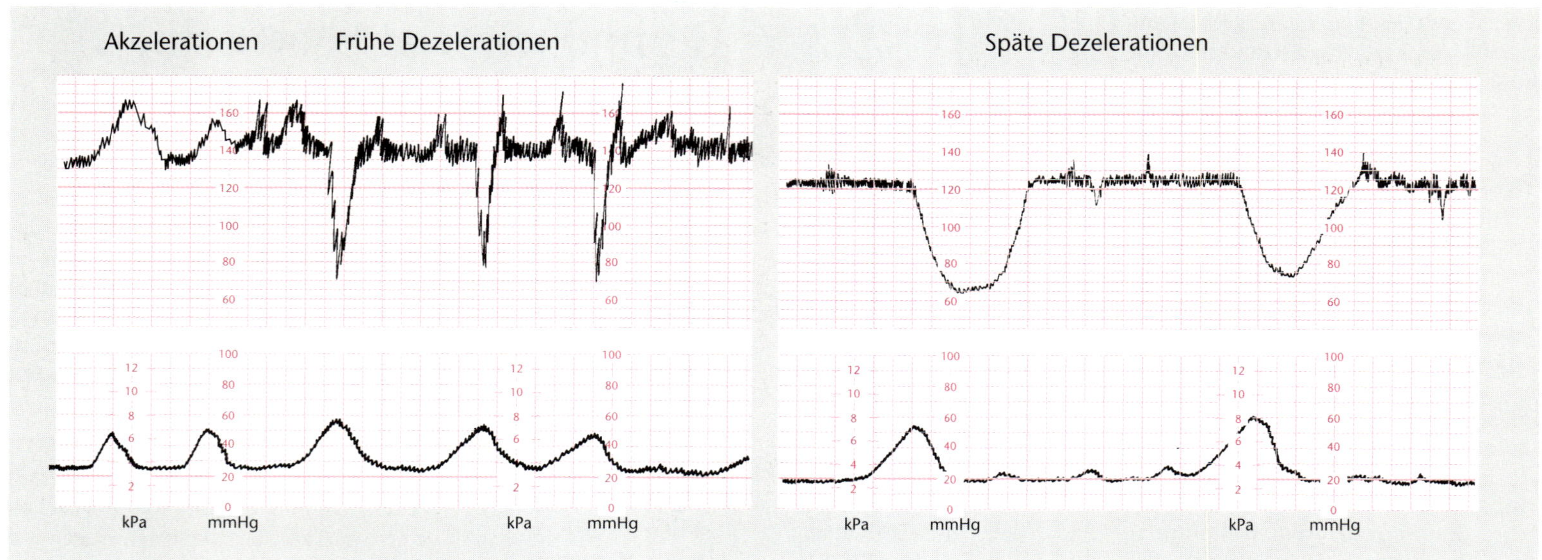

22.6.1 *Die normale Geburt*

Die Eröffnungsphase

Mit dem Einsetzen der regelmäßigen Wehen beginnt die **Eröffnungsphase** der Geburt. Durch die Eröffnungswehen werden der untere Teil der Gebärmutter erweitert und der Muttermund aufgedehnt.

Die Eröffnungsphase dauert bei der *Erstgebärenden* (**Primipara**) durchschnittlich 10 bis 12 Stunden, bei der Zweit- oder *Mehrgebärenden* (**Multipara**) meist weniger als 5 Stunden und endet mit der vollständigen Öffnung des Muttermundes. Am Ende der Eröffnungsphase – oft aber auch schon vorher – zerreißt die Fruchtblase (**Blasensprung**), und das Fruchtwasser fließt nach außen ab.

Die Austreibungsphase

Die **Austreibungsphase** beginnt mit der vollständigen Öffnung des Muttermundes (etwa 10 cm) und ist mit der Geburt des Kindes beendet. Sie dauert etwa 30 bis 60 Minuten, bei Erstgebärenden bis zu drei Stunden. Während der Austreibungsphase nehmen sowohl Wehenintensität als auch -frequenz stark zu – es treten bis zu 5 Wehen pro 10 Minuten auf.

Wenn der vorangehende Teil des Kindes – in der Regel der Kopf – den Beckenboden erreicht hat, soll die Gebärende die Austreibung des Kindes durch aktives Pressen unterstützen. Die Preßphase dauert etwa 20 – 30 Minuten. Während dieser Phase sind unterstützende Maßnahmen der Hebamme besonders wichtig. Hierzu gehört z. B. die Korrektur der Haltung der Gebärenden, denn ein Hohlkreuz beispielsweise führt zu einer starken Krümmung des Geburtsweges. Um zu verhindern, daß der Kopf zu schnell durchtritt und dabei das Gewebe zwischen Scheide und Anus (**Damm**) reißt, schützt die Hebamme den Damm durch bestimmte Handgriffe (*Dammschutz*, ☞ Abb. 22.32). Ist trotzdem ein Einreißen absehbar, so wird ein **Dammschnitt** (*Episiotomie*, ☞ Abb. 22.34) vorgenommen, der besser kontrollierbar ist und besser verheilt als ein Dammriß mit unregelmäßigen Wundrändern. Nach der Geburt des Kopfes wird der Rest des Körpers oft in einer einzigen Wehe ohne weitere Anstrengungen geboren.

Die Nachgeburtsphase

Wenige Minuten nach der Geburt des Kindes setzen die sogenannten **Nachwehen** ein, die die Ablösung und Ausstoßung der Plazenta und der Eihäute unterstützen. Nach der Ausstoßung der Plazenta, die bis zu einer Stunde dauern kann, zieht sich der Uterus kräftig zusammen. Die große Plazenta-Haftfläche, aus der es kurz zuvor noch heftig geblutet hat, wird durch Gerinnungsvorgänge abgedichtet. Unterstützend kontrahiert sich der Uterus, wodurch sich die Wundfläche verkleinert.

Die Plazenta wird von der Hebamme oder dem Arzt untersucht, um sicherzugehen, daß Eihäute und besonders die furchige Seite der Plazenta vollständig ausgestoßen worden sind. Im Uterus verbleibende Reste können zu Infektionen und Blutungen im Wochenbett führen. Selten können sie auch polypartige Wucherungen oder in seltenen Fällen sogar ein bösartiges *Chorionepitheliom* verursachen.

Etwa 1 – 2 Stunden nach einer normalen Geburt ist die Gebärende meist schon wieder „auf den Beinen".

Immer mehr Eltern verlassen wenige Stunden später schon das Krankenhaus – man spricht von einer *ambulanten Geburt*.

Möglichkeiten der Geburtserleichterung

Durch die Möglichkeiten der Anästhesie, wie zum Beispiel durch eine Betäubung der schmerzleitenden Fasern im Rückenmark bei der sogenannten **Periduralanästhesie** (*PDA*, ☞ Abb. 11.42), kann eine Geburt heute weitgehend schmerzlos erlebt werden. Nachteilig ist jedoch, daß die Gebärende nicht mehr so intensiv bei der Austreibung des Kindes mit-

Abb. 22.29: CTG (Kardiotokographie). Die obere Kurve stellt die kindliche Herzfrequenz dar. Sie liegt etwa bei 140 Schläge/Min und schwankt um ungefähr 10 Schläge/Min. Die untere Kurve zeigt parallel dazu den Kontraktionszustand der Uterusmuskulatur (Wehen).
Gesunde Kinder reagieren auf eine Wehe (Anstieg in der Uteruskurve) mit einem Anstieg der Herzfrequenz (*Akzeleration*). Ein sofort danach einsetzender kurzfristiger Abfall (*frühe Dezeleration*, wie links im Bild) kann auf eine Kompression der Nabelschnur hindeuten.
Späte Dezelerationen, also erst nach dem Wehengipfel einsetzende, langanhaltende Frequenzabfälle (rechts im Bild) deuten auf eine Sauerstoffunterversorgung des Kindes hin.

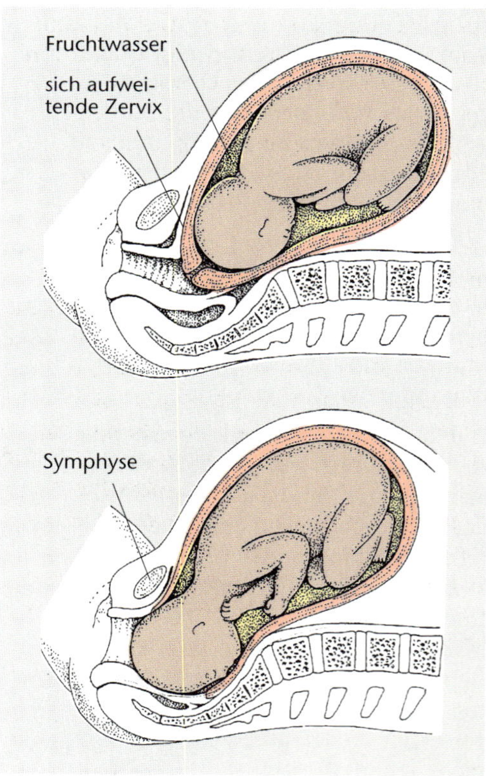

Abb. 22.30: Aufdehnung des Gebärmutterhalses während der Eröffnungsperiode. Das Fortschreiten der Geburt erkennt man am Weiterwerden des Muttermundes (bis 10 cm Durchmesser). Das Kind tritt mit dem Kopf in den Geburtskanal ein.

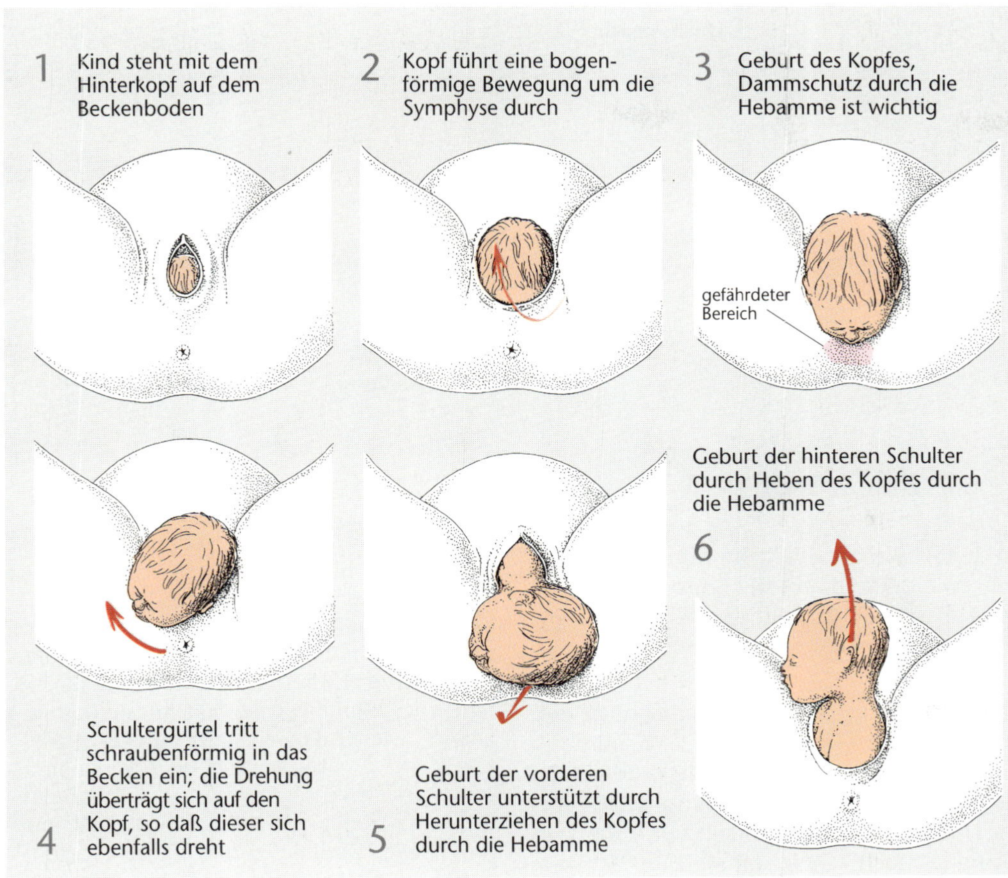

Abb. 22.31: Die sechs Stadien der normal verlaufenden Austreibungsphase. Das letzte Stadium, das *Heben* des Kopfes gab dem Beruf der *Heb*amme seinen Namen.

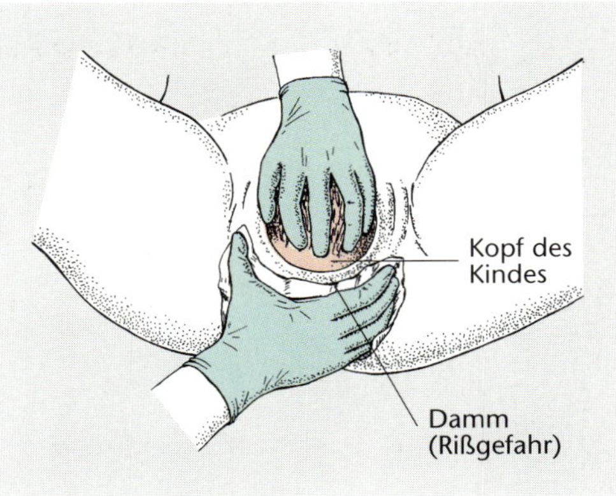

Abb. 22.32: Dammschutz. Um ein möglichst schonendes Herausgleiten des Kindes zu ermöglichen, führt die linke Hand der Hebamme den Kopf, während die rechte den Damm schützt.

helfen kann, da sie den „Pressdrang" kaum verspürt. Alternativ werden **Opiatabkömmlinge** (☞ 12.3.3, z. B. Pethidin = Dolantin®) zur Schmerzlinderung verwendet, die jedoch eine Atemdepression beim Neugeborenen hervorrufen können und so ein Risiko für das Kind darstellen, wenn sie zum falschen Zeitpunkt eingesetzt werden.

Der Geburtsschmerz läßt sich aber nicht nur medikamentös, sondern auch durch das Verhalten der Gebärenden wesentlich beeinflussen. Um dies einzuüben, bieten viele Einrichtungen *geburtsvorbereitende Kurse* an, die mit Haltungs-, Atem- und Entspannungsübungen Hilfen für die Geburt vermitteln. Richtig angewandt, können sie Schmerzmittel während der Geburt sogar weitgehend überflüssig machen (natürlich nur bei einem physiologischen, „normalen" Geburtsablauf). Die Übungen orientieren sich oft an den Vorstellungen von *Read*, *Lamaze* und *Leboyer* über die sanfte und natürliche Geburt.

Nachgeburtliche Entwicklung ☞ 23.5

22.6.2 Geburtskomplikationen

Bei jeder sechsten Schwangeren ist eine „natürliche", das heißt **vaginale Entbindung** nicht möglich: z. B. weil das mütterliche Becken zu klein ist, weil die Mutter an Infektionen im Genitaltrakt leidet, weil nicht der Kopf, sondern ein für die Geburt ungünstiger Körperteil ins mütterliche Becken „vorangeht" (Steiß, Fuß oder Arm) oder weil die während der Geburt abgeleiteten Herztöne auf eine Sauerstoffunterversorgung des Kindes hindeuten. In diesen Fällen wird meist eine Schnittentbindung, der **Kaiserschnitt** *(Sectio caesarea* oder kurz *„Sectio")*, durchgeführt.

Häufige Geburtsschwierigkeiten, die zum Kaiserschnitt führen, sind:

Geburtsstillstand

Oft ist das Kind, auch während einer zunächst normal beginnenden Geburt, durch Sauerstoffmangel bei gleichzeitiger mütterlicher Erschöpfung gefährdet. Wenn sich der Foetus auch nach vielen Stunden der Wehen nicht genügend in Richtung Beckenausgang bewegt hat und sich das Kind noch nicht allzu tief im Geburtskanal befindet, so wird die Geburt durch einen Kaiserschnitt beendet.

Steißlage

Ein Kind in **Steiß-** oder **Beckenendlage** ist gefährdet, weil die Austreibungsphase und damit die Zeit, während der das Kind häufig einen Sauerstoffmangel hat, verlängert ist. Zu einem zusätzlichen – und oft lebensbedrohlichen – Sauerstoffmangel kommt es, wenn die Nabelschnur nach der Geburt des Steißes abgeklemmt wird, und so kein „frisches" Blut mehr den kindlichen Körper erreicht. Deshalb wird ein Kind in Steißlage oft mit Kaiserschnitt entbunden. Es wird aber auch – insbesondere wenn es sich um das 2. oder 3. Kind handelt oder das mütterliche Becken weit genug erscheint – die vaginale Geburt erwogen.

Nabelschnurvorfall

Bei jeder 200. Geburt legt sich beim Blasensprung die Nabelschnur vor den vorangehenden Teil des Kindes. Bei einem solchen **Nabelschnurvorfall** (☞ 22.33) wird die Blutzirkulation beim Tiefertreten des Kindes zunehmend abgedrückt, und es muß durch sofortigen Kaiserschnitt versucht werden, das Kind zu retten – 2 % der betroffenen Kinder sterben jedoch infolge des Sauerstoffmangels.

Folgen des Sauerstoffmangels

Erleidet das Kind während der Geburt einen mehr als nur kurzzeitigen *Sauerstoffmangel*, so wird das Gehirn unwiderruflich geschädigt. Geistige Behinderung und spastische Lähmungen sind häufig die Folge *(Zerebralparese* ☞ 11.13).

22.6.3 Das Wochenbett

In den Tagen nach der Geburt bildet sich der Uterus rasch zurück (siehe Abb. 22.35). Unterstützt wird die Rückbildung durch Uterus-

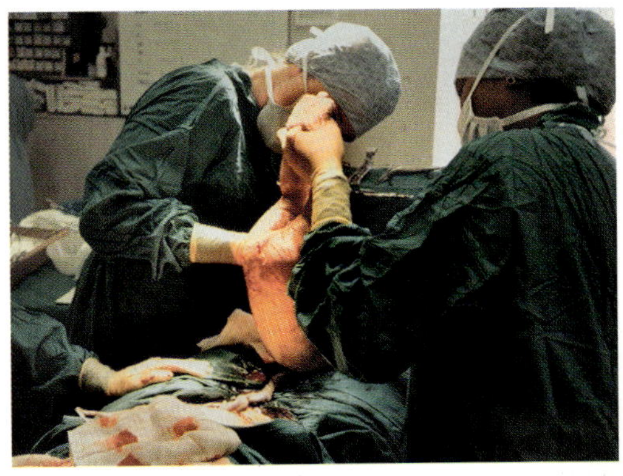

Abb. 22.32a: Rund jede 5. Geburt endet in Deutschland inzwischen als Kaiserschnitt. Die früher häufig praktizierten „kleineren" Methoden der Geburtsbeendigung, wie *Zange* (**Forcepsentbindung**) und *Saugglocke* (**Vakuummextraktion**), werden dagegen wegen höherer Risiken für das Kind nur noch selten ausgeführt.

22

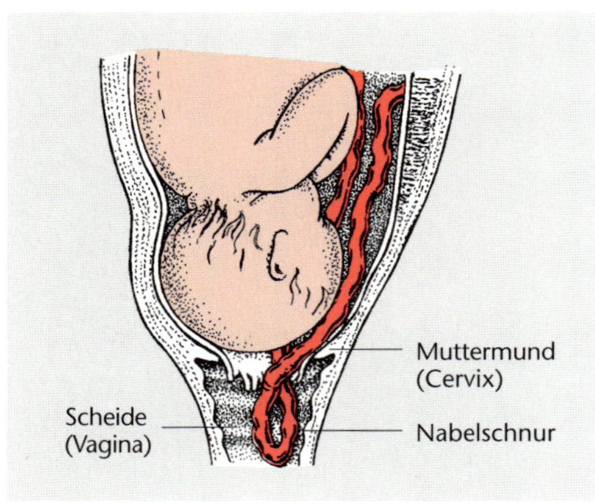

Abb. 22.33 (links): Die Gefahr eines Nabelschnurvorfalls besteht vor allem dann, wenn die Fruchtblase platzt, bevor der Kopf in das kleine Becken eingetreten ist. Der Kopf des Kindes klemmt dann die Nabelschnur, und damit die lebenswichtigen Blutgefäße ab.

Abb. 22.35 (rechts): Uterusrückbildung und Änderung des Wochenflusses.

Wochen nach Entbindung	Wochenfluß	Uterusgröße
1. Woche	blutig	1. Tag
Ende der 1. Woche	braun-rötlich	5. Tag
Ende der 2. Woche	dunkel-gelb	10. Tag
Ende der 3. Woche	grau-weiß	6 Wochen
nach ca. 4 – 6 Wochen	Versiegen des Wochenflusses	

kontraktionen, die als oft recht schmerzhafte Nachwehen erlebt werden. Die Mutter kann die Rückbildung durch häufiges Anlegen des Kindes erleichtern, weil sich der Uterus durch die beim Stillen ausgeschütteten Hormone ebenfalls zusammenzieht (☞ 21.2.5).

Durch den Gewebsabbau im Uterus entsteht der **Wochenfluß** *(Lochien),* zunächst blutige, dann zunehmend blaßfarbene Sekrete, die nach ca. 4 – 6 Wochen versiegen. Solange enthalten sie jedoch auch verschiedene Bakterien und dürfen z. B. keinesfalls mit den hochempfindlichen Brüsten in Berührung kommen. Dort könnten sie eine **Mastitis** *(Brustentzündung,* ☞ 22.6.6) auslösen.

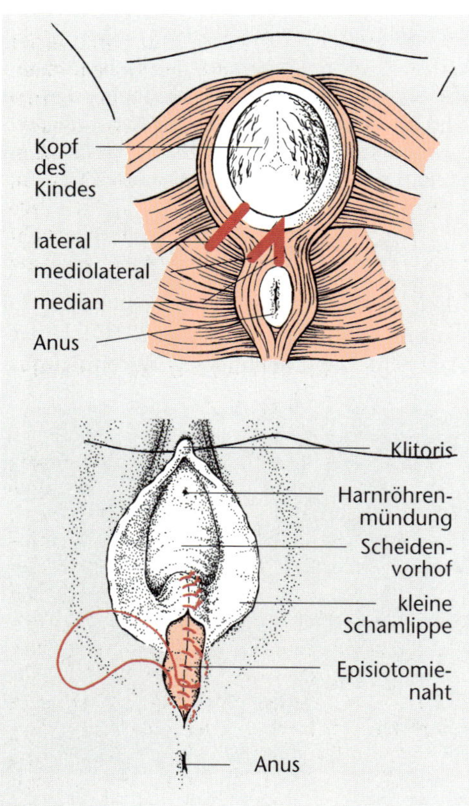

Abb. 22.34: Dammschnitt (Episiotomie). Um einen Dammriß bei der Austreibungsphase zu verhindern, wird oft ein Dammschnitt durchgeführt. Am häufigsten wird die mediolaterale Schnittrichtung angewendet, während die laterale kaum noch gebräuchlich ist.

22.6.4 *Das Stillen*

In der Schwangerschaft nimmt das Brustdrüsengewebe und damit die Brust an Größe zu (☞ Abb. 21.25). Es findet jedoch noch keine nennenswerte Milchabsonderung statt.

Nach der Geburt sinken die sehr hohen Progesteron- und Östrogenspiegel im mütterlichen Blut rasch ab, da mit dem Abstoßen der Plazenta eine wichtige Produktionsstätte dieser Hormone wegfällt. So kann sich die Wirkung des auch schon während der Schwangerschaft sezernierten Hormones **Prolaktin** (☞ 21.2.5) entfalten. Dessen Wirkung wurde bisher durch die im Überfluß vorhandenen Östrogene gehemmt. Prolaktin setzt nunmehr in den Brüsten die **Milchsynthese** in Gang. Bei mechanischer Reizung – dem Saugen des Kindes – kommt es zum **Milcheinschuß**, d. h. dem Einsetzen der Milchsekretion meist zwei bis vier Tage nach der Geburt. Häufig ist der Milcheinschuß mit erheblicher, oft schmerzhafter Brustschwellung verbunden, die sich durch kühlende Umschläge und häufiges Anlegen des Neugeborenen (evtl. auch Abpumpen der überschüssigen Milch) lindern läßt.

Die **Milchentleerung** *(Milchejektion)* und damit die Voraussetzung für den Milchfluß wird von einem anderen Hormon, dem **Oxytocin** vermittelt: Durch das Saugen an der stark mit sensiblen Nervenendigungen versehenen Brustwarze wird dieses Hormon aus dem Hypophysenhinterlappen (☞ Abb. 21.20) in das Blut abgegeben. Oxytocin gelangt über den Blutweg zu den Brustdrüsen und führt zur Kontraktion der Drüsenschläuche.

Bei jedem Stillen kommt es zu einer weiteren Prolaktin-Ausschüttung, wodurch die Milchproduktion aufrecht erhalten wird. Dies erklärt, warum sich die Milchmenge reduziert, wenn die Mutter andere Nahrung zufüttert bzw. nach kurzer Zeit versiegt, wenn die Mutter den Säugling nicht mehr anlegt.

Säuglingsernährung und Abstillen ☞ *23.4.*

22.6.5 **Brustentzündung im Wochenbett**

Insbesondere bei Erstgebärenden ist eine eitrige Entzündung der Brust (**Mastitis**, ☞ Abb. 5.11) häufig: Infolge der mechanischen Belastung von Brustwarze und Warzenvorhof beim Stillen kommt es zu kleinsten Hauteinrissen, in die Bakterien der Mundflora des Säuglings eindringen können. Diese Bakterien – meist sind es *Staphylokokken* (☞ 6.7) – können sich im lockeren Bindegewebe rasch vermehren und zu sehr schmerzhaften Entzündungsherden führen, die unter ungünstigen Umständen zum Abszeß einschmelzen; dieser muß dann chirurgisch drainiert werden.

Im Anfangsstadium jedoch kann sich eine Mastitis durch Weiterstillen, die Milchmenge reduzierende Medikamente, kühlende Umschläge, Hochbinden der Brust und Schonung der Brustwarze durch kürzere Anlegezeiten zurückbilden; ergibt sich innerhalb von 24 Stunden keine Besserung und schreitet die Entzündung fort, werden Antibiotika verordnet und das Abstillen des Kindes empfohlen.

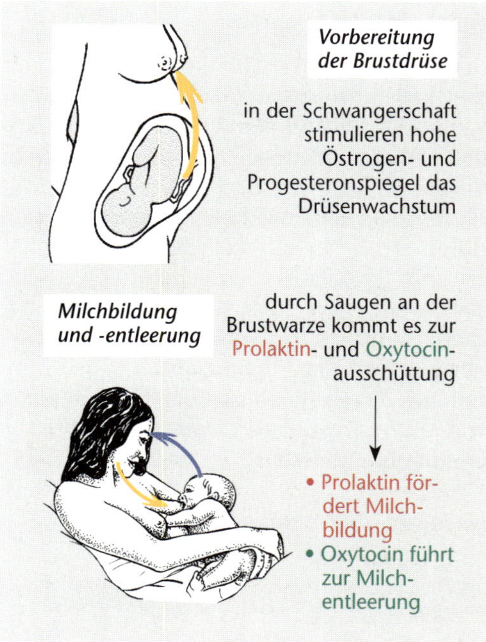

Abb. 22.37: Brustdrüsenentwicklung, Milchbildung und Milcheinschuß. Hormonelle Regulation im Überblick.

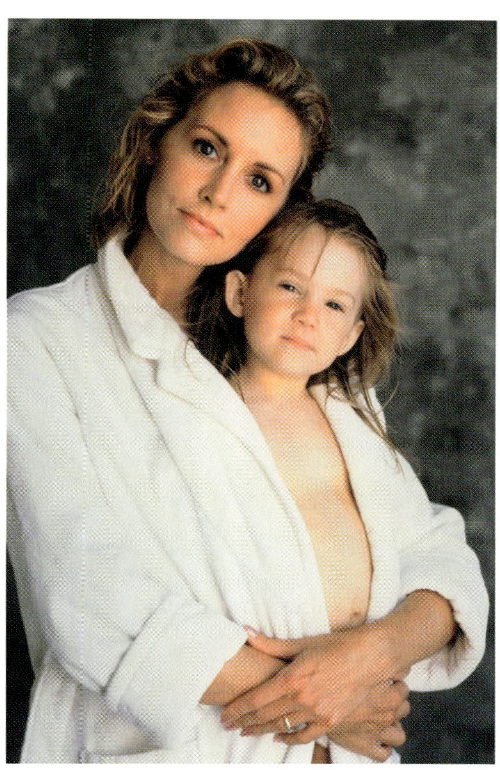

Abb. 22.37: Die Regeln der Vererbung bringen es mit sich, daß sich trotz großer Altersunterschiede z. B. Mutter und Tochter oft unverwechselbar ähneln.

22.7 Die Vererbung

Kinder gleichen im Erscheinungsbild ihren Eltern, Geschwister ähneln einander. Die Ursachen dieser Übereinstimmungen zu ergründen, aber auch die unterschiedlichen Ausprägungen von Merkmalen über viele Generationen und sehr große Zeiträume (Evolution) hinweg zu erklären, ist Aufgabe der *Vererbungslehre* (**Genetik**).

Die medizinische Bedeutung der Genetik liegt heute vor allem darin, Erbkrankheiten möglichst rechtzeitig zu erkennen und ihre Weitergabe zu verhindern.

22.7.1 Gene und Chromosomen

Das äußere Erscheinungsbild eines Organismus, sein **Phänotyp**, setzt sich aus einer großen Anzahl von Merkmalen zusammen. Hierzu zählen z. B. Haarfarbe oder Geschlecht. Diese Merkmale der Eltern werden über den genetischen Code an die Kinder vererbt (Grundlagen ☞ 3.3.1 und 3.6). Die Gesamtheit der genetischen Informationen, über die ein Organismus zur Ausprägung seines Phänotyps verfügt, wird als **Genotyp** bezeichnet.

Ein Erbfaktor, der ein einzelnes Protein kodiert, heißt **Gen**. Für die Ausbildung eines Merkmals können mehrere Proteine und damit Gene nötig sein; andererseits kann ein einziges Gen auch mehrere Merkmale beeinflussen.

Fast alle Gene sind im Zellkern auf den *Chromosomen* lokalisiert (☞ auch Abb. 3.7). Beim Menschen enthält jede Zelle – mit Ausnahme der Geschlechtszellen – 46 Chromosomen. Sämtliche Chromosomen liegen paarweise vor, jeder Mensch hat 23 Chromosomen vom Vater und 23 Chromosomen von der Mutter. Die jeweils auf den sich entsprechenden *(homologen)* Chromosomen gegenüberliegenden Gene werden als **Allele** bezeichnet.

Sind die beiden Allele völlig identisch, ist der Träger in diesem Merkmal *reinerbig* oder **homozygot** – unterscheiden sie sich, ist er *mischerbig* (**heterozygot**). Die Gesetzmäßigkeiten, mit denen die Allele auf die Nachkommen vererbt werden, hat *Gregor Mendel* im letzten Jahrhundert an Tausenden von Kreuzungsversuchen mit Erbsenpflanzen erforscht.

22.7.2 Die Regeln der Vererbung

Im einfachsten Fall werden zwei Pflanzen gekreuzt, die sich nur in einem Merkmal, z. B. der Blütenfarbe Rot bzw. Weiß, unterscheiden (☞ Abb. 22.39). Der einfache Chromosomensatz der Geschlechtszellen der einen Pflanze *(Gameten,* ☞ 3.7.3) enthält das Allel **A** (mit der Anlage für rot), die der anderen das Allel **a** (mit der Anlage für weiß). Nach der Befruchtung kann nun im diploiden Chromosomensatz immer nur **A** mit **a** vereinigt sein – alle Tochterorganismen sind daher in Bezug auf die Blütenfarbe **heterozygot** oder *Hybride*. Da sie sich untereinander alle gleichen, wird diese **1. Mendelsche Regel** auch als *Uniformitätsregel* bezeichnet.

Bei der Kreuzung von Vertretern der 1. Tochtergeneration untereinander werden bei der Meiose (☞ 3.7.3) zwei Typen von Gameten gebildet: solche, die das Chromosom mit dem Gen A und gleich viele, die das Chromosom mit dem Gen a enthalten. Bei der Befruchtung entstehen in der „Enkelgeneration" jetzt Keime mit den Allelkombinationen AA, Aa, aa im Zahlenverhältnis 1:2:1 (☞ Abb. 22.39). Dieses Zahlenverhältnis wird als **2. Mendelsche Regel** oder *Aufspaltungsregel* bezeichnet.

Komplizierter wird es, wenn nicht nur Organismen mit einem, sondern mit mehreren Merkmalsunterschieden miteinander gekreuzt werden. Liegen die Gene, die für die Ausprägung der untersuchten Merkmale verantwortlich sind, auf verschiedenen Chromosomen, so wird jedes Merkmal aufgrund der Neuzusammenstellung des Erbguts während der Meiose zufallsmäßig neu verteilt und es ergeben sich fast beliebig viele neue Merkmalkombinationen (**3. Mendelsche Regel** oder *Unabhängigkeitsregel*).

22.7.3 Wer setzt sich durch? – Von Dominanz und Rezessivität

Bei einem heterozygoten Allelpaar ist häufig die Genwirkung des einen Allels stärker als die des anderen. Man sagt, das eine Allel ist **dominant** und überdeckt die Wirkung des **rezessiven** Allels.

Sind die beiden Allele gleichwertig – was seltener vorkommt – und treten *beide Merkmale nebeneinander* in Erscheinung, bezeichnet man die Gene

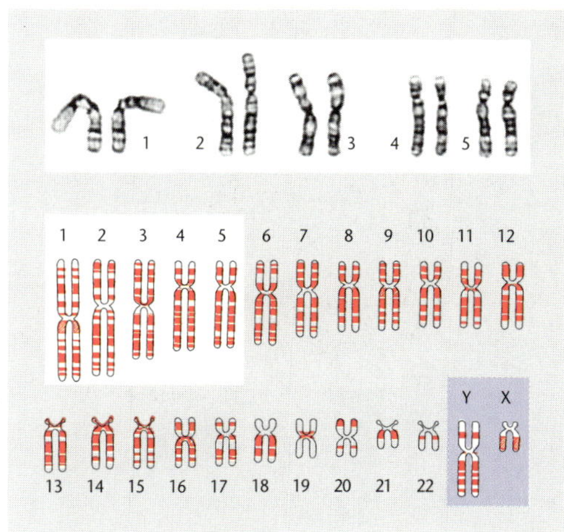

Abb. 22.38: Das menschliche Karyogramm. Obere Reihe: Originalpräparat der ersten fünf Chromosomen. Jedes Chromosom ist doppelt vorhanden. Unten: Zeichnung der 22 Autosomen („normale" Chromosomen) sowie der beiden Geschlechtschromosomen.

als **kodominant**. Ein Beispiel hierfür sind die Blutgruppen A und B (erbt ein Kind vom Vater das Blutgruppen-A-Allel und von der Mutter das B-Allel, so hat es die Blutgruppe AB; ☞ auch 14.2.8). Beim **intermediären Erbgang** kommt das Merkmal dagegen nicht in gleichzeitiger Ausprägung, sondern als *Mischung* zur Ausprägung. Ein viel zitiertes Beispiel ist die Japanische Wunderblume. Die elterlichen Blütenfarben rot und weiß führen bei den Nachkommen zu rosafarbenen Blüten.

Aus der dominanten oder rezessiven Wirkung der einzelnen Gene ergibt sich jeweils die Häufigkeit, mit der sich ein Merkmal bei den Nachkommen bemerkbar macht. Ein dominantes Gen wird sich bei zwei mischerbigen Eltern nach der 2. Mendelschen Regel bei 75 % der Kinder durchsetzen, während ein rezessives Gen nur bei 25 % der Kinder in Erscheinung tritt. Diese Wahrscheinlichkeitsberechnung ist bei der genetischen Beratung von Bedeutung (☞ 22.8.2).

22.7.4 Geschlechtschromosomengebundene Erbgänge

Ein besonderes Bild ergibt sich bei der Vererbung von Merkmalen, deren Gene auf dem X-Chromosom lokalisiert sind. Hier spielen Dominanz und Rezessivität nur bei dem weiblichen Chromosomenpaar (XX) eine Rolle, während beim Mann, der ja nur ein X-Chromosom hat (☞ 3.3.1), ein solches Gen *in jedem Fall* zur Ausprägung kommt. Ein für diesen Erbgang typisches Beispiel ist die **Hämophilie A** (*klassische Bluterkrankheit*), deren Vererbungsmuster in Abb. 22.41 oben dargestellt ist. Eine mischerbig gesunde Frau *(Überträgerin* oder **Konduktorin)** gibt in einer Partnerschaft mit einem gesunden Mann das rezessive Gen zu gleichen Teilen an ihre Töchter und an ihre Söhne weiter. Die Töchter sind klinisch gesund, da sie vom Vater ein gesundes Gen bekommen. Die Söhne, die das kranke Gen erhalten haben, sind klinisch krank.

Aus der Verbindung eines Bluters mit einer reinerbig gesunden Frau entstehen in erster Genera-

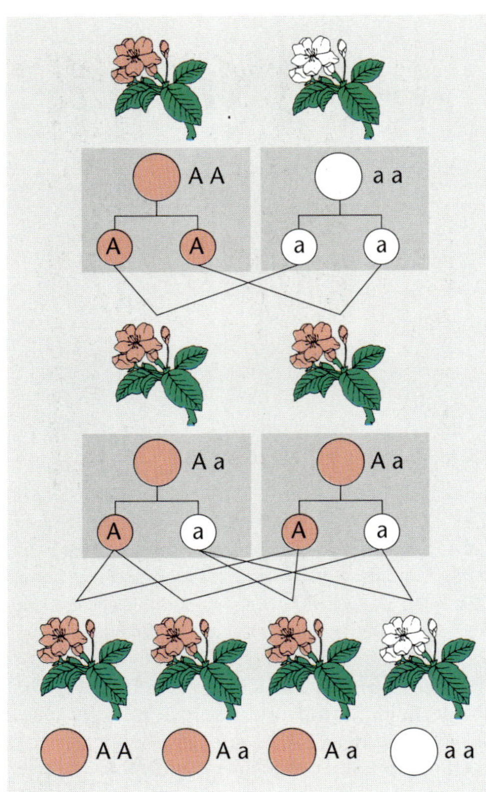

Abb. 22.39: Kreuzung einer rotblühenden mit einer weißblühenden japanischen Wunderblume (sie unterscheiden sich nur in diesem Merkmal). Das Allelpaar für das dominante Merkmal „Blütenfarbe Rot" wird mit großen Buchstaben AA, und das der weißblühenden Blume mit kleinen Buchstaben aa bezeichnet. Die Tochtergeneration besitzt einheitlich rote Blüten und ist heterozygot, während es in der „Enkelgeneration" zur Aufspaltung in einen Teil Weiß und drei Teile Rot kommt. 50% der Nachkommen sind homozygot, 50% sind heterozygot.

tion gesunde Kinder, da der Vater das Bluter-Gen nur an die Töchter weitergibt und diese jeweils noch ein gesundes Gen von der Mutter bekommen. In einer Ehe zwischen einem Bluter und einer mischerbig gesunden Frau entstehen nun zu einem Teil auch weibliche Embryonen, die reinerbig die Gene für die Krankheit tragen. Dieses führt jedoch zum Absterben der Embryonen, so daß Frauen klinisch immer gesund sind und diese Krankheit nur beim männlichen Geschlecht in Erscheinung tritt.

22.8 Erbkrankheiten

22.8.1 Chromosomenaberration

Die Chromosomen werden während der Meiose , genauer: während der ersten Reifeteilung (☞ 3.7.3), neu kombiniert: Die homologen Chromosomenpaare (je ein Chromosom vom Vater, eines von der Mutter) lagern sich zunächst zu einem dichten Komplex aneinander. In diesem Stadium ist sichtbar, daß jedes Chromosom aus zwei Chromatiden (☞ Abb. 3.33) besteht, die nebeneinander als lange dünne Fäden erscheinen. Durch Brechen, Überkreuzen (Crossing over) und Wiedervereinigen von Chromatidenabschnitten (Details ☞ 3.7.3) kommt es hierbei zu einem Austausch von Erbmaterial und damit zu einer Neukombination der Gene innerhalb der Chromosomen.

Durch die Neukombinationen wird die genetische Vielfalt erhöht und damit die Möglichkeit für neue, besser an veränderte Umweltbedingungen angepaßte Merkmale, geschaffen. Andererseits können mit der Neukombination aber auch Konstellationen entstehen, die zu Fehlbildungen führen:

- Werden die homologen Chromosomen während der Meiose nicht richtig getrennt, kommt es zu einer ungleichen Verteilung und damit zu abnormen Chromosomenzahlen in der Folgegeneration. Man spricht von einer **numerischen Chromosomenaberration** (mehr darüber unten).
- **Strukturelle Chromosomenaberrationen** entstehen z. B. beim Crossing over, wenn nach dem Brechen der Chromatidenstränge Stücke des einen Chromosoms an ein anderes angehängt statt ausgetauscht werden; ein Beispiel ist das *Katzenschrei-Syndrom*. Hierbei ist am Chromosom 5 ein Stück verlorengegangen. Kinder mit dieser Anomalie schreien aufgrund einer Unterentwicklung des Kehldeckels wie junge Katzen. Sie bleiben in ihrer geistigen und körperlichen Entwicklung stark zurück.

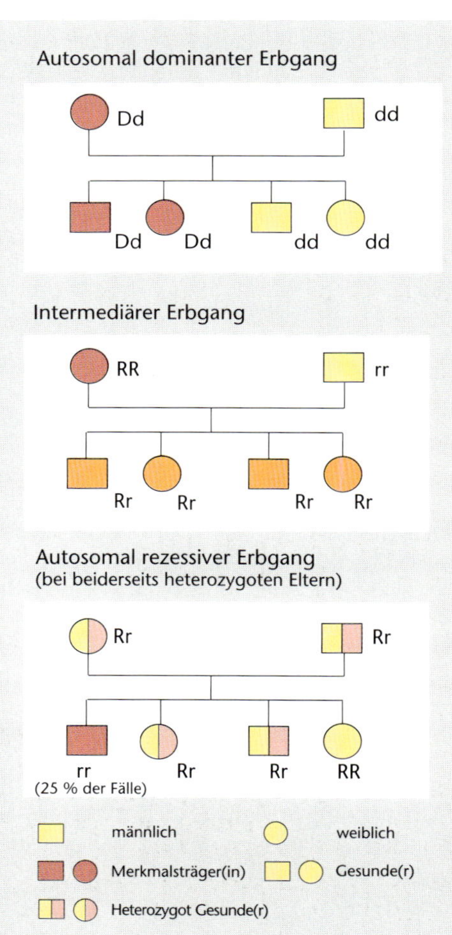

Abb. 22.40: Verschiedene Erbgänge im Vergleich.

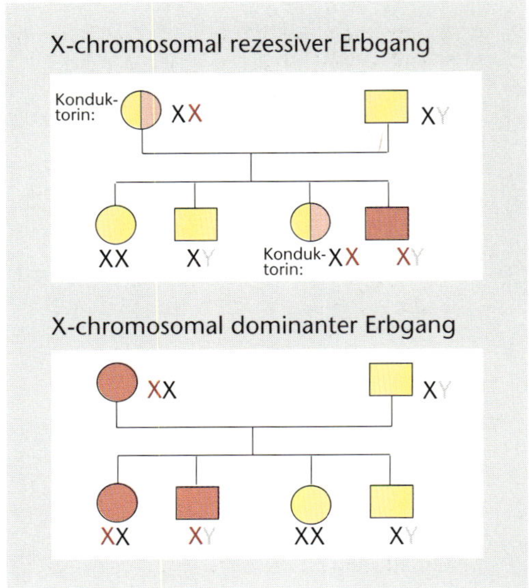

Abb. 22.41: X-chromosomal dominanter und X-chromosomal rezessiver Erbgang im Vergleich.

Jede dieser Chromosomenaberration führt – in der Sprache der Genetiker – zu einer *Gametopathie* (da ja die Störung schon vor der Befruchtung entstanden ist, ☞ Tabelle 22.23).

In vielen Fällen kann eine Chromosomenaberrationen, die insgesamt etwa jede 200. ausgetragene Schwangerschaft betrifft, mit Hilfe der Amniozentese oder der Chorionzottenbiopsie erkannt werden (☞ 22.5.6).

Das Karyogramm

Bei entsprechendem Verdacht kann man von speziell präparierten Zellen des Foeten (genauer: des Chorionzottenbiopsie- oder Ammnionzentesematerials), aber auch von Neugeborenen oder von den Eltern ein *Karyogramm* anfertigen (☞ Abb. 3.7). Bei der mikroskopischen Untersuchung der Chromosomen werden vor allem die folgenden Kriterien analysiert:

- Zahl der Chromosomen (um eine numerische Chromosomenaberration nachzuweisen oder auszuschließen),
- Charakteristisches Anfärbungsmuster bei speziellen Chromosomenfärbungen, Lage des Zentromers und Länge der Chromosomen, die ein Paar bilden (um eine strukturelle Chromosomenaberration nachzuweisen oder auszu-schließen).

Numerische Chromosomenaberrationen

Fast alle Veränderungen der Chromosomenzahl führen zum Absterben des Embryos:

- Abgesehen von den Geschlechtschromosomen (siehe unten) führt jeder *Verlust* eines Chromosoms zum Fruchttod.
- Entsteht durch einen Fehler in der meiotischen Teilung ein *überzähliges* Chromosom

Chromosomentranslokation (Stückaustausch)

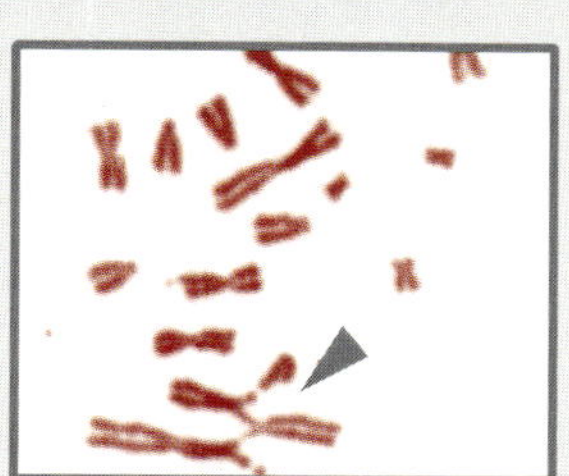

Chromosomendeletion (Stückverlust)

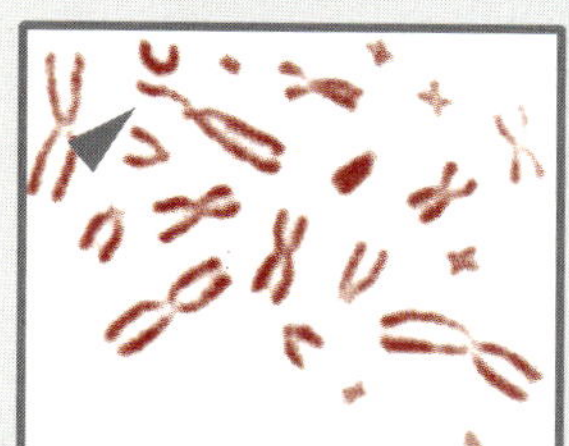

Chromosomenlücke

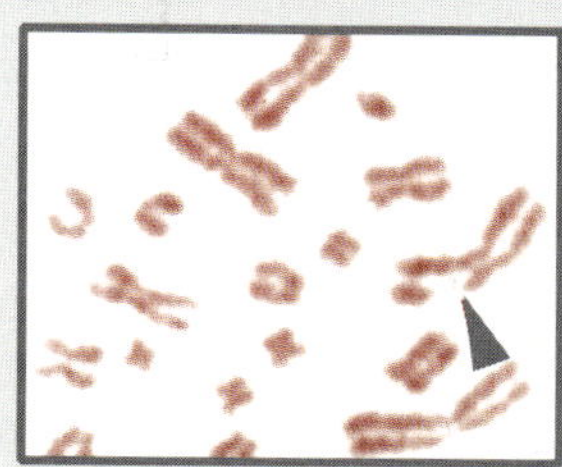

Abb. 22.42: Strukturelle Chromosomenaberrationen. Unter einer Translokation versteht man die Umlagerung eines Chromosomenbruchstückes auf ein anderes Chromosom. Eine Deletion ist ein Bruchstückverlust. Jede dieser Strukturveränderungen kann mit schwerwiegenden organischen Störungen einher gehen.

(**Trisomie** genannt), führt dies ebenfalls in 85 % aller denkbaren Fälle zum Fruchttod.

Nur drei Trisomien werden lebend geboren (von extrem seltenen Ausnahmen abgesehen), gehen jedoch alle mit schweren Behinderungen einher:

- Die Trisomie des *Chromosoms 21* (**Down-Syndrom**, *„Mongolismus"*, näheres siehe Legende rechts).
- Trisomie 18 *(Edward-Syndrom)*,
- Trisomie 13 *(Pätau-Syndrom)* – ebenso wie die Trisomie 18 mit so starken Fehlbildungen lebenswichtiger Organen behaftet, daß die Säuglinge schon nach wenigen Monaten sterben.

Numerische Aberrationen der Geschlechtschromosomen

Eine Fehlverteilung bei den **Geschlechtschromosomen** *(Gonosomen)* hat weniger tiefgreifende Folgen als bei den „normalen" Chromosomen (die *Autosomen* heißen). Sowohl ein überzähliges, als auch ein fehlendes Gonosom führt in der Regel nicht zu schwerer Behinderung, die geistige Entwicklung ist oft sogar völlig normal. Lediglich die Fortpflanzungsfähigkeit ist meist aufgehoben.

Ullrich-Turner- und Klinefelter-Syndrom

Das Fehlen des einen X-Chromosoms (sogenannte *XO-* [sprich: X-Null-] *Konfiguration)* löst bei Mädchen das sogenannte *Ullrich-Turner-Syndrom* (kurz: *Turner-Syndrom)* aus, welches zu Kleinwuchs, fehlenden sekundären Geschlechtsmerkmalen und Unfruchtbarkeit führt. Die Häufigkeit beträgt ca. 1 : 2500 Geburten, der Anteil an den Schwangerschaften ist aber zwanzigmal höher, da 95 % der XO-Embryonen versterben und einen **Abort** *(Fehlgeburt)* auslösen.

Männer mit *Klinefelter-Syndrom* besitzen neben ihren normalen X- und Y-Gonosomen ein oder mehrere zusätzliche X-Chromosomen (z. B. *XXY-Konfiguration)*. Typischerweise fallen diese Männer durch kleine Hoden (Hodenhypoplasie) auf. Sie sind unfruchtbar und meist minderbegabt. Die Häufigkeit beträgt 1 : 1200 Geburten.

22.8.2 Einzelgen-Mutationen

Den numerischen und strukturellen Chromosomenaberrationen sind die **Genmutationen** oder *Einzelgen-Mutationen* gegenüberzustellen. Hierunter versteht man Erbänderungen, die nur ein Gen innerhalb eines Chromosoms betreffen. Sie entstehen irgendwann einmal bei einem Individuum und werden über Generationen hinweg weitergegeben. Einige treten deshalb gehäuft in bestimmten Bevölkerungsgruppen auf (vor allem bei isolierten, kleinen Fortpflanzungsgemeinschaften).

Da das mutierte Gen zur Synthese eines funktionsgeschädigten Proteins führen kann, ist die Folge von Genmutationen häufig weniger eine äußerlich sichtbare Mißbildungen, als vielmehr eine *Stoffwechselerkrankung,* da bestimmte biochemische Stoffwechselwege nur noch unvollkommen funktionieren. Mehr als 40 dieser Krankheiten lassen sich inzwischen durch die Amniozentese diagnostizieren.

Mukoviszidose

Die häufigste auf einer Genmutation beruhende Erbkrankeit ist die **Mukoviszidose,** auch *zystische Fibrose* genannt (Klinik ☞ 17.13.7). Sie wird autosomal rezessiv vererbt.

Eine unter 25 Personen (heterozygot) trägt ein Chromosom mit dem rezessiven Allel für die Erkrankung und ist damit möglicher Überträger einer Mukoviszidose. In einem von 625 Fällen kommt es nun dazu, daß beide Eltern Überträger dieses Merkmals sind und damit 1/4 oder 25 % ihrer Kinder homozygot (reinerbig) das Allelpaar für die Mukoviszidose bekommen. Theoretisch leidet insgesamt also jeder 2500ste Säugling unter dieser Krankheit, was dem tatsächlich ermittelten Wert mit einem kranken Kind auf 2000 Geburten sehr nahe kommt.

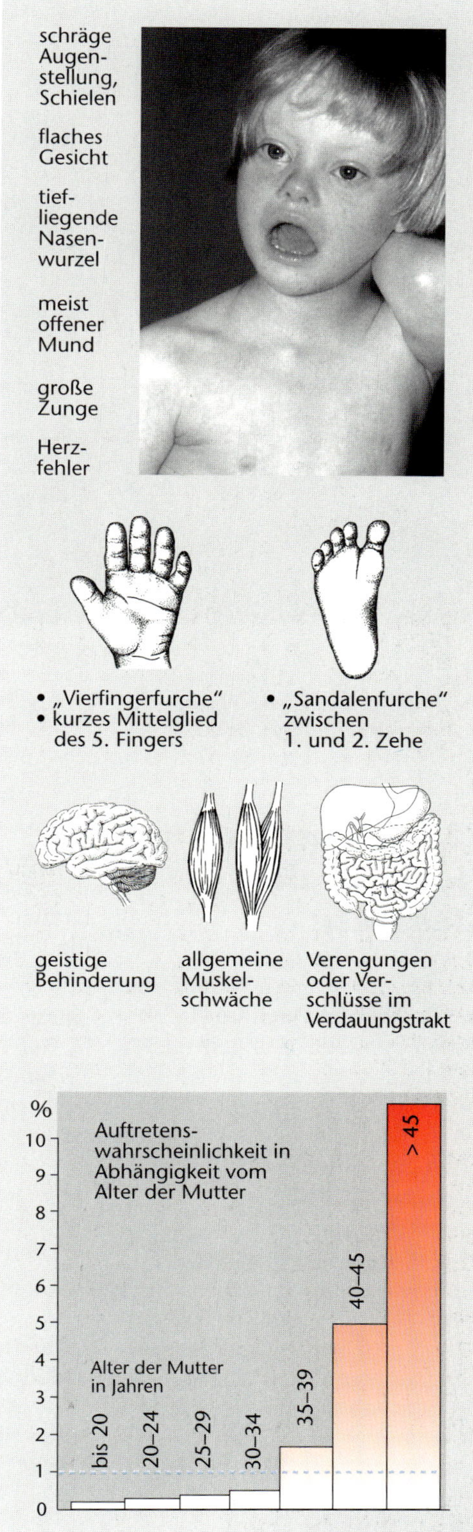

Abb. 22.43: Das Down-Syndrom (Trisomie 21) ist die häufigste (lebensfähige) chromosomal bedingte Fehlbildung. **Oben:** Häufige Fehlbildungen sind meist schwere geistige Behinderung, schräge Augenstellung und große Zunge. Herzfehler sowie eine hohe Infektanfälligkeit begrenzen die Lebenserwartung meist auf 20 – 40 Jahre. Durch gezielte Frühförderung können Kinder mit Down-Syndrom sozial gut integriert werden und erwerben in einigen Fallen auch gewisse Selbständigkeit. **Unten:** Beziehung zwischen Alter der Mutter und Down-Syndrom-Risiko des Kindes. Bei 20jährigen beträgt das Risiko 1:1500, bei 30jährigen 1:800 und bei 40-jährigen Frauen 1:20.

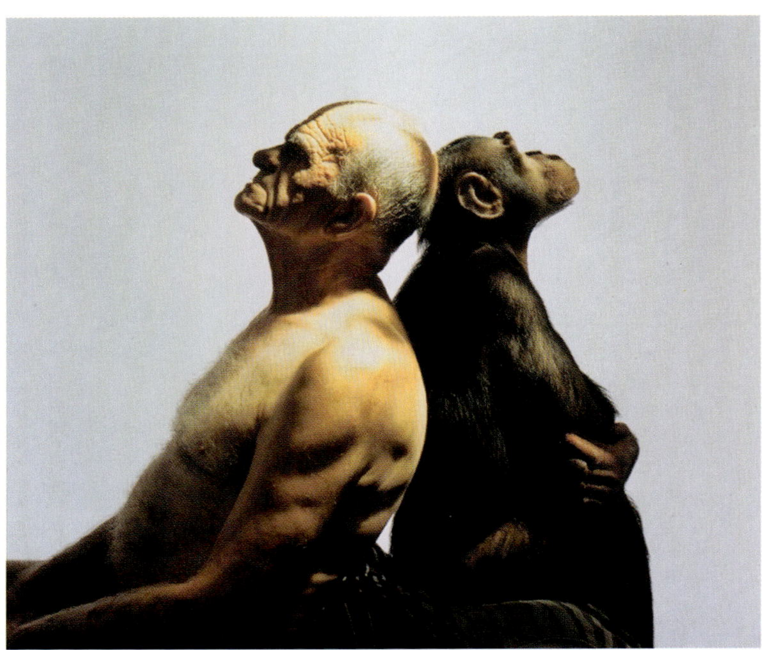

Abb. 22.44: Zentrales Thema der Evolutionstheorie war und ist die Abstammung des Menschen. Am heftigsten umstritten war dabei Frage nach der Verwandtschaft von Mensch und Menschenaffen. Dieses Thema visualisiert die obenstehende Darstellung des Fotokünstlers James Balog.

22.9 Evolution und Herkunft des Menschen

Die Meiose (☞ 3.7.3) und die „Fehler" bei der Vererbung (Mutationen, ☞ 22.8.2) sorgen (genetisch) für ständig neue Individuen einer Art. Sie sind damit Triebfeder für die Fortentwicklung neuer Arten im Rahmen der Entwicklungsgeschichte der Lebewesen.

> Im Laufe der Erdgeschichte entstehen durch genetische Variation (Variabilität) und anschließende Selektion neue Organismen und Arten. Diese stammesgeschichtliche Entwicklung vom Unbelebten bis zu den heute lebenden Formen einschließlich des Menschen heißt **Evolution.**

22.9.1 Die Prinzipien der Evolution

Im Mittelalter wurden Tiere „der Luft", des „Wassers", der „festen Erde", sowie „allerlei Gewürm" unterschieden. Diese Einteilung in die vier Kategorien hielt sich bis zum Ende des 17. Jahrhunderts, bis anatomische Studien zu einer hierarchischen, feiner verästelten Struktur des Tierreichs führten. **Linnés** erstmals 1735 erschienene Abhandlung „Systema naturae" ist die Grundlage der modernen Systematik.

Auf ihr basiert die heute noch gültige Einteilung der Lebewesen in *Klassen* (z. B. Pisces, Fische), *Ordnungen* (z. B. Selachii, Haie), *Familien* (z. B. Sycliorhinidae, Katzenhaie) und *Arten* (z. B. Sycliorhinus canicula, Katzenhai). Linné stellte auch den Mensch unter der Bezeichnung **Homo sapiens** neben den Schimpansen in die Ordnung *„Herrentiere"*.

> Durch Linné wurde der Mensch erstmals als Teil der Natur (Schöpfung) begriffen und ihr nicht mehr „überstellt".

Die ersten Ansätze einer Evolutionstheorie

Nach der christlich-antiken Auffassung entwickelte sich die Welt, nachdem der Schöpfungsakt einmal abgeschlossen war, nicht mehr weiter. Die *Konstanz der Arten* galt als unumstößlich. Die Entdeckung von Fossilien aus verschieden alten Gesteinsschichten, die ein eindeutiges Zeugnis einer Höherentwicklung im Laufe der Erdgeschichte ablegten, brachten diesen Glauben aber zunehmend ins Wanken.

Die erste schlüssige Evolutionstheorie geht auf den Naturforscher und Philosoph **Jean Baptiste Lamarck** (1744 – 1829) zurück. Um den Ablauf der Entwicklung vom kleinsten zu den komplexeren Organismen zu erklären, waren für Lamarck vier Prinzipien entscheidend:

- Jedes Individuum hat einen durch göttliche Schöpfungspläne festgelegten Drang zur Vollkommenheit und vollständigen Harmonie.
- Die Welt ist in einer ständigen Entwicklung begriffen. Ständig entstehen neue Arten, andere sterben aus.
- Jedes Individuum ist in der Lage, sich den Umweltbedingungen anzupassen. Ein bekanntes Beispiel hierfür ist der lange Hals der Giraffen. Ursprünglich hatten die Giraffen kurze Hälse. Um auch an das Laub der Bäume zu gelangen wurden diese häufig gereckt und in der Folge der Hals etwas länger (direkte Anpassung).
- Solche erworbenen Eigenschaften werden an die nächste Generation weitervererbt, d.h. es entstanden Giraffen-Nachkommen mit etwas längeren Hälsen, die durch weiteres Hochstrecken verlängert wurden, bis die Giraffenhälse die heutige Länge erreichten.

Lamarcks letztes Prinzip, daß die Organismen durch direkte Umweltanpassungen oder durch den Gebrauch oder Nichtgebrauch von Organen beeinflußt werden und die Veränderungen über veränderte Keimzellen weitervererbt werden, war ein weitverbreiteter Irrtum zu dieser Zeit.

*Alles Lebende hat **einen** Ursprung*

Im Gegensatz zu Lamarck, der für jede Organismengruppe eine eigene Entwicklungslinie annahm, ging **Charles Darwin** (1809 – 1882) noch einen Schritt weiter: Er hielt es für möglich, daß sich alles Lebendige auf *einen gemeinsamen Ursprung* zurückführen läßt. Auch der Mensch wurde mit in diese Theorie eingeschlossen und eine gemeinsame Abstammung der Menschen mit den Säugetieren angenommen.

Darwins Evolutionstheorie

Der Kern seiner Evolutionstheorie läßt sich heute so formulieren: Bei den meisten Pflanzen und Tieren produziert ein Elternpaar Tausende bis Millionen von Nachkommen. Die Zahl der Individuen einer solchen **Population** (Gesamtheit der Individuen einer Art) würde exponentiell ansteigen. Da die Populationsgröße bei gleichbleibenden Umweltbedingungen aber recht konstant bleibt, sterben die meisten Nachkommen also, bevor sie sich selbst fortpflanzen können; nur wenige überleben.

Jedes Elternpaar erzeugt bei seinen Nachkommen Variationen in riesigen Mengen. Innerhalb

„Diese Gesetze im weitesten Sinne heißen: Wachstum mit Fortpflanzung; Vererbung; Veränderlichkeit infolge von Einflüssen der Lebensbedingungen und des Gebrauchs oder Nichtgebrauchs; so rasche Vermehrung, daß sie zum Kampf ums Dasein führt und infolgedessen auch zur natürlichen Zuchtwahl, die ihrerseits wieder die Divergenz der Charaktere und das Aussterben der minder verbesserten Formen veranlaßt. Aus dem Kampf der Natur, aus Hunger und Tod geht also unmittelbar das Höchste hervor, das wir uns vorstellen können: die Erzeugung immer vollkommenerer Wesen."

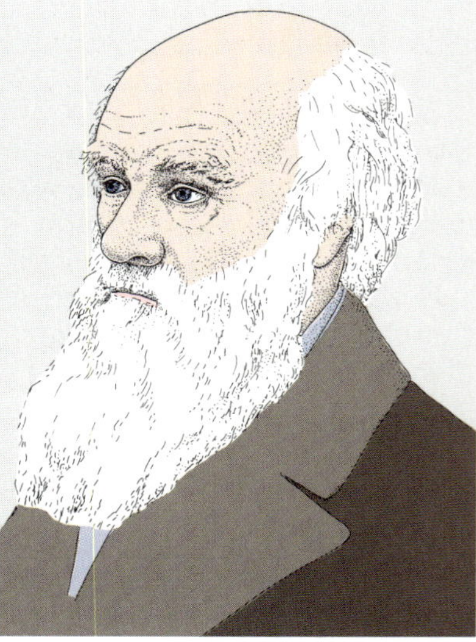

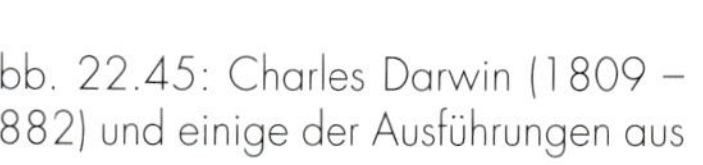

Abb. 22.45: Charles Darwin (1809 – 1882) und einige der Ausführungen aus seinem Werk „Die Entstehung der Arten".

einer Art kommt es so zu einem unerschöpflichen Reservoir an kleinen und großen Unterschieden zwischen den einzelnen Individuen. In einer Generation überleben nur die Organismen, denen die besseren Fähigkeiten zugefallen sind, und sie gelangen bevorzugt zur Fortpflanzung. Diese Auslese beim Ringen um die Existenz (*struggle for life*) wird von Darwin als **Selektion** bezeichnet. Die positiven Eigenschaften werden auf die Nachkommen übertragen und verhelfen wiederum den Individuen in der Folgegeneration zur Vermehrung.

22.9.2 Die synthetische Theorie der Evolution

Darwins Evolutionstheorie wurde durch neue Erkenntnisse aus der **Paläontologie** (Wissenschaft der Lebewesen vergangener Erdperioden), der Embryologie und der Genetik weiterentwickelt. Diese erweiterte Abstammungslehre heißt **Synthetische** (oder **neodarwinistische**) **Theorie** der Evolution:

Die Ursachen der Variabilität

Darwin teilte die damals gültige und auch von Lamarck vertretene Lehrmeinung von der „Vererbung erworbener Eigenschaften". Dieser Irrtum beruhte teilweise darauf, daß Darwin nicht wußte, worauf die Variabilität beruhte (von dem 1865 von *Gregor Mendel*, ☞ 22.7.1, entdeckten Gesetzen der Vererbung erfuhr Darwin Zeit seines Lebens nichts).

Heute wissen wir, daß Unterschiede im genetischen Material, der DNA, für die verschiedenen Merkmale der Individuen verantwortlich sind. Die Unterschiede entstehen in erster Linie durch *Mutationen* und *Rekombinationen* (☞ 3.7.3). Die Häufigkeit von **Mutationen** (Erbgutveränderungen, ☞ 22.7.1) liegt im Durchschnitt bei etwa 1:1 Million, d. h. beim Menschen mit etwa 50 000 – 100 000 vorhandenen Genen trägt etwa jede zehnte Keimzelle eine Mutation.

Im Verlauf der Meiose werden die väterlichen und mütterlichen Chromosomen zufallsmäßig auf die Gameten verteilt und durch **Rekombination** (☞ 3.7.3) einzelne Chromosomenstücke ausgetauscht. Dabei ergeben sich fast unendlich viele Kombinationsmöglichkeiten und ebenso viele neue *Genotypen* (die Gesamtheit der Gene eines Individuums) bei den Nachkommen.

Die Bedeutung der *sexuellen Fortpflanzung* für die Evolution ist enorm. Mit dem Auftreten der meiotischen Rekombinationen vor etwa einer Milliarde Jahren entstand innerhalb eines relativ kurzen Zeitraumes eine unglaubliche Artenvielfalt, und die entstehenden Arten fanden eine schnelle Verbreitung.

Auswirkung der Selektion auf die Population

Die Evolution durch natürliche **Selektion** ist ein zweistufiger Prozeß. In einem ersten Schritt entstehen durch vollständig zufällige Vorgänge, Mutationen und Rekombinationen genetische Varianten. Erst in einem zweiten Schritt bekommt die Evolution eine Richtung, wenn durch die natürliche Auslese Ordnung in die Masse der Varianten gebracht wird. Individuen mit Genkombinationen, die eine bessere Anpassung oder „Fitness" an bestimmte Umweltbedingungen ermöglichen, haben anderen Individuen gegenüber Vorteile und werden wahrscheinlich mehr Nachkommen hinterlassen als andere Mitglieder der gleichen Population. Es wird die Häufigkeit der Gene zunehmen, die an einem gegebenen Ort anpassungsfähig sind, für eine große Ausbreitung sorgen und den evolutionären Prozeß vorantreiben. Mit anderen Worten:
Das Individuum gehört zu einer Population, sein Genotyp ist damit auch ein Teil des gesamten Genmaterials der Population, dem Genpool. Konkurrieren die einzelnen Individuen einer Population, so zeigen sich die Auswirkungen der natürlichen Auslese schließlich auf der Ebene der Population.

Die einzelnen Schritte innerhalb des evolutionären Anpassungsprozesses sind „zufällig", also weder gerichtet noch gesteuert. Dennoch hat dieser Mechanismus über Milliarden Jahre hinweg zur Entstehung nicht nur erster Zellstrukturen (☞ 22.9.3), sondern auch zu solch komplexen Strukturen wie dem ZNS der Säugetiere geführt (☞ Abb. 11.2).

Die Entstehung neuer Arten durch Isolation

Populationen entwickeln sich unterschiedlich weiter, wenn sie voneinander isoliert (getrennt) werden. Durch die Anhäufung der verschiedenen Merkmale bilden sich zunächst **Rassen**. Eine Kreuzung zwischen Individuen verschiedener Rassen bringt aber immer noch zeugungsfähige Nachkommen hervor (z. B. verschiedene Katzenrassen).

Entfernen sich schließlich die isolierten Populationen genetisch soweit voneinander, daß eine Kreuzung keine zeugungsfähigen Nachkommen mehr hervorbringt, (z. B. Esel und Pferd – ihre Kreuzung ergibt die zeugungsunfähigen Maultiere), so sind aus einer ursprünglichen Art zwei Arten hervorgegangen. Eine solche Isolation kann verschiedene Ursachen haben:

- Durch *geographische Isolation* wird ein Teil der Population durch Veränderung des Lebensraumes (z. B. während der Eiszeit) oder Nahrungsmangel gezwungen, sich in anderen Gebieten anzusiedeln.
- *Verhaltensunterschiede* in den Balz- oder Paarungsgewohnheiten, z. B. bei Vögeln oder Säugern isolieren Individuen innerhalb einer Population.
- Zu einer *biologischen Isolation* kommt es, wenn auf Grund von Mutationen z. B. Unterschiede im Bau der Begattungsorgane auftreten oder sich die Blütezeiten ändern.

Die drei Grundphänomene *Mutation, Selektion* und *Isolation* bilden die Eckpfeiler der **Evolutionsbiologie**, derzufolge letztlich auch der Mensch Resultat einer evolutionären Fortentwicklung vom primitiven Wirbeltier über das Säugetier und den Primaten darstellt

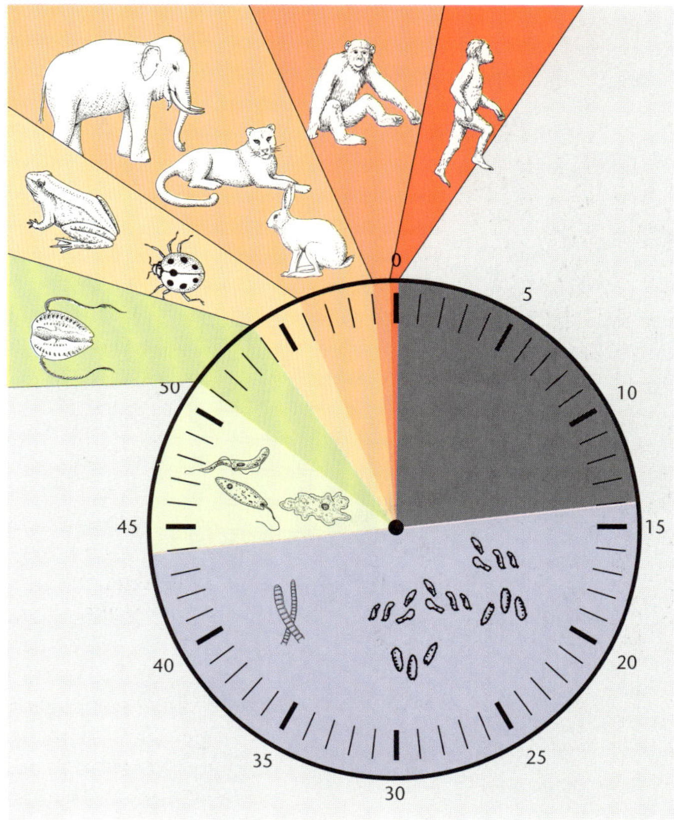

Abb. 22.46: Zeitlicher Verlauf der Evolution. Stellen Sie sich die Erdgeschichte - von der Entstehung der Erde vor etwa 4,6 Milliarden Jahren bis zu unserer heutigen Zeit - zusammengefaßt in 60 Minuten vor:
14 Minuten dieser 60 Minuten waren vergangen, als vor 3,5 Milliarden Jahren erste Lebensspuren in den Ozeanen erschienen. Schon beinahe drei Viertel der Erdgeschichte waren vorbei, ehe die primitiven Ur-Organismen begannen, ihr Erbgut in Zellkernen zu verpacken. Die ersten vielzelligen Lebewesen erschienen vor umgerechnet neun Minuten. Das Alter der ersten tierischen Fossilien schätzt man auf eine halbe Milliarde Jahre. Auf unserer Uhr entspricht das etwa 6 Minuten. Erst vor 4 Minuten entwickelten sich die ersten Säugetiere. Primaten haben, so nimmt man an, vor 54 Sekunden begonnen, die Erde zu bevölkern. Unsere ersten Ahnen traten erstmalig vor etwa 8 Millionen Jahren auf, die gesamte Entwicklungszeit des Menschen dauerte also bisher nicht einmal 6 Sekunden.

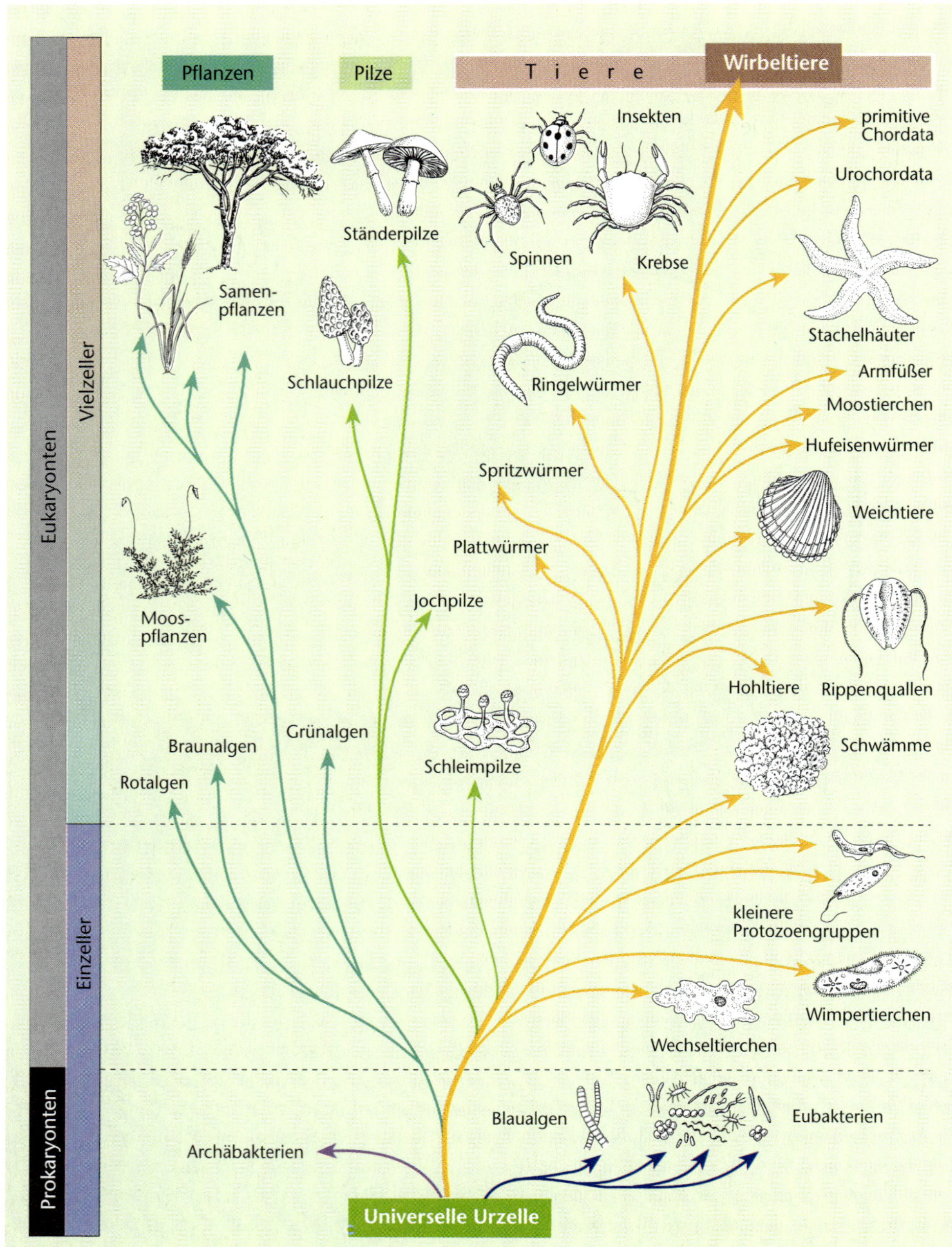

Abb. 22.47: Die im Laufe der Evolution enstandenen Arten haben alle einen gemeinsamen Ursprung. Vor etwa 1500 Millionen Jahren entwickelten sich aus den damals existierenden Prokaryonten (☞ Tab. 6.19) die ersten Eukaryonten. Im Gegensatz zu der prokaryontischen ist die eukaryontische (eu = gut, echt, karyon = Kern) Zelle mit einem echten Zellkern und ihren zusätzlichen Zellorganzellen (☞ 3.3) wesentlich komplizierter aufgebaut. Die Eukaryonten bildeten die Ausgangsbasis für Pflanzen, Pilze und Tiere, während die heute lebenden Bakterien weiter zu den Prokaryonten gehören.

Die Generationszeit

Ein sicherlich wichtiges Kriterium der Selektion ist die Generationszeit der Organismen. Hierbei haben sich zwei grundsätzlich verschiedene Mechanismen erfolgreich in der Natur durchgesetzt:

22

Die erste Variante läßt sich kurz mit „Quantität statt Qualität" beschreiben. Bekannt ist, wie schnell bei Bakterien Antibiotikaresistenzen entstehen können. Bakterien haben oft nur eine Generationszeit von 20 Minuten. Unter dem Selektionsdruck eines Antibiotikums ist die Wahrscheinlichkeit sehr hoch, daß sich als Anpassung durch Mutationen resistente Varianten bilden.

Bei der zweiten Variante dahingegen gilt „Qualität statt Quantität". Säugetiere haben eine ihrer Größe entsprechend längere Generationszeit. Schwangerschaft, Geburt und Aufzucht der Nachkommen ist für die Weibchen ziemlich aufwendig ist und senkt die Überlebenswahrscheinlichkeit des Weibchens selber. Deshalb wird besonders viel Mühe in die Partnerwahl und in die Aufzucht eines jeden Nachkommens investiert, um möglichst wenig an reproduktivem Potential zu verschwenden.

22.9.3 Die chemische Evolution – von der Ursuppe zum ersten Leben

Das Alter der Erde wird heute auf ca. 4,6 Milliarden Jahre geschätzt. Wie sah es damals auf unserem Planeten aus? Zunächst dürfte die Erde über 100° C heiß gewesen sein. Erst nach und nach kühlte sie auf heutige Temperaturen ab, so daß sich aus dem Erdinneren herausströmender Wasserdampf zu Wasser kondensieren und Ozeane bilden konnte. Die Atmosphäre bestand aus Wasserdampf, Methan, Kohlendioxid, Ammoniak, Stickstoff und Schwefelwasserstoff.

Die Ursuppe entsteht

Wie konnten in so einer Umgebung Moleküle wie Aminosäuren oder Nukleinsäuren entstehen? Ein Experiment von Miller (1955) und Urey simulierte die damaligen Verhältnisse im Labor: Ein Glaskolben mit dem oben erwähnten Gasgemisch wurde erhitzt und eine Woche lang elektrischen Entladungen ausgesetzt, die der Stärke heutiger Gewitter entsprechen. In dem Gasgemisch bildeten sich zahlreiche organische Verbindungen, darunter auch die Bausteine der Eiweiße, die *Aminosäuren* (☞ 2.9.) – die *„Ursuppe"* war entstanden.

Die Bildung von Makromolekülen

In dieser „Ursuppe" waren die Bausteine des Lebens vorhanden. Lokal konnten dann unter Mitwirkung katalytisch aktiver Metallionen – primitiver *Enzymvorstufen* (☞ 2.9) sozusagen und Polyphosphaten als Energielieferanten die Bausteine zu längeren Molekülen verknüpft werden. Zu den ersten Makromolekülen gehörten Proteine aus den Aminosäuren, aber auch Polysaccharide (☞ 2.8.1) und Nukleinsäuren (☞ 2.8.4). Sie lagerten sich spontan und in verschiedenen Kombinationen in Tröpfchenform zusammen. Die meisten dieser „Tröpfchen" waren sicherlich sehr instabile Strukturen und zerfielen sofort wieder. Stabiler waren solche, die zufällig noch enzymartige Strukturen zur Bildung von weiteren Makromolekülen umschlossen und dadurch zu ersten *Stoffwechselleistungen* in der Lage waren. Dies war ein Schritt in Richtung erster lebender Zellen. Die Entwicklung des genetischen Apparates aus *Nukleinsäuren* (☞ 2.8.4) ermöglichte diesen ersten „Lebenwesen" nun auch die selbständige Vermehrung.

Die Bedeutung der Nukleinsäuren

Den Nukleinsäuren kommt bei der Aufgabe, Informationen zu speichern und weiterzugeben, eine Schlüsselrolle zu: aufgrund der Basenpaarungsregeln (☞ 2.8.4) sind sie die einzigen Moleküle, die sich duplizieren können, sich also nach ihrem eigenen Bauplan kopieren. In der damaligen Ursuppe waren mit Gewißheit schon Nukleinsäuren vorhanden.

Hier spielten bereits auf der Ebene dieser Moleküle Darwinsche Evolutionsmechanismen eine Rolle. Unter den Nukleinsäuren blieben nur ausreichend stabile Moleküle erhalten und nur die Nukleinsäure setzte sich durch, deren Bauvorschrift exakt genug war, die eigene Herstellung zu gewährleisten. Vielleicht haben hier erste Proteine (einfache Aminosäure-Makromoleküle) mitgeholfen und für eine schnellere und effizientere Abschrift gesorgt. Diese Proteine selbst hatten wiederum im Laufe der Zeit einen Vorteil, wenn sie die Herstellung von Nukleinsäuren förderten, die die Information für die eigene Aminosäuresequenz trugen und so für eine effizientere Herstellung des Proteins selbst sorgten. So könnte eine erste Proteinsynthesemaschine entstanden sein und damit auch eine erste sich selbst vermehrende Zelle.

22.9.4 ***Die ersten Menschen***

Der älteste Vertreter der **Primaten** (zu der Ordnung der Primaten zählen heute die Halbaffen, Affen und Menschen) vor ca. 70 Millionen Jahren war ein spitzhörnchenähnlicher, baumbewohnender Insektenfresser, der kaum größer als eine Ratte war. Von diesen Insektenfressern über die Neuweltaffen und Altweltaffen und später dann den Menschenaffen sollten 60 Millionen Jahre vergehen, bis sich innerhalb der Ordnung der Primaten, die Familie der **Hominiden**, die Menschenartigen, von den Ahnen der Schimpansen getrennt haben.

Diese Trennung fand sehr wahrscheinlich vor acht Millionen Jahren aufgrund einer Verschiebung von Erdkrustenplatten in Zentralafrika statt. Hierbei bildete sich der *ostafrikanische Graben* aus, wodurch zwei Primatenpopulationen getrennt wurden: Die Gruppe auf der westlichen Seite des Grabens adaptierte sich immer besser an den tropischen Regenwald, während die östliche Population – im heutigen Äthiopien, Kenia und Tansania – völlig neue Lebensstrategien entwickeln mußte, um in den offenen Savannen überleben zu können. Unter dem Evolutionsdruck der zunehmenden Austrocknung und Versteppung von Ostafrika begann die eigenständige Entwicklung des Menschen.

Vor 4 Millionen Jahren: der erste Mensch

Ein erster heute noch unbekannter Urahn hatte wahrscheinlich ein recht kleines Gehirn und bewegte sich wie die Schimpansen und Gorillas auf allen Vieren im Knöchelgang. Die Hände waren bei dieser Art der Fortbewegung bereits in der Lage, Gegenstände beim Laufen zu tragen. Die ersten unanfechtbar menschlichen Fossilien sind ca. 4 Millionen Jahre alt. Diese als **Australopithecinen** bezeichneten Vorfahren lebten im wesentlichen vegetarisch und gingen schon ständig aufrecht. Erst der aufrechte Gang „machte die Hände vollständig frei", so daß sie sich zu speziellen Greifhänden mit *opponierbarem* (den Fingern gegenübergestelltem) Daumen umwandeln konnten.

Vor 2,5 Millionen Jahren erschienen Wesen mit einem deutlich größeren Gehirn. Diese als **Homo habilis** bezeichneten Menschen waren zweifellos die ersten Handwerker. Sie stellten aus zugespitzten Steinen und Knochen die ersten Werkzeuge her. Dadurch konnten andere Nahrungsquellen in der zunehmend trockeneren Umwelt erschlossen werden: Die markhaltigen Knochen von gefundenem Aas oder hartschalige Samen waren eine kalorienreiche Nahrungsergänzung in der eher kargen Trockensavanne.

Etwa vor 1,8 Millionen Jahren entwickelte sich dann der **Homo erectus**, der sich bis nach Europa ausbreitete. Ob diese Menschen mit ihren Faustkeilen auf Großwildjagden gingen, ist noch umstritten, sicher ist, daß sie das zu bearbeitende Material teilweise schon wegen seiner ästhetischen Eigenschaften aussuchten – Ocker etwa wurde zu kultischen Zwecken benutzt. 700 000 Jahre alte Fundstellen weisen daraufhin, daß Homo erectus-Populationen nicht nur Hütten, Mauern, Zelte bauten, sondern auch erstmalig das Feuer beherrschten. Schützte Feuer vor wilden Tieren und vor Kälte, so läßt sich vorstellen, daß sich an diesen Feuerstellen vielleicht auch ein erstes Sozialleben entwickelte. Parallel zu den sich entwickelnden Fähigkeiten vergrößert sich das Gehirn von Homo erectus bis auf heutige Werte von 1200 – 1700 ml.

Der Übergang zum Menschen

Der Übergang zur heute einzigen Menschen-Art, dem Homo sapiens, ist unscharf. Die geistigen Leistungen, das Geschick und die Mobilität des archaischen Homo sapiens lassen ihn sämtliche Kontinente besiedeln. Die klassischen **Neandertaler** (*Homo sapiens neandertha-*

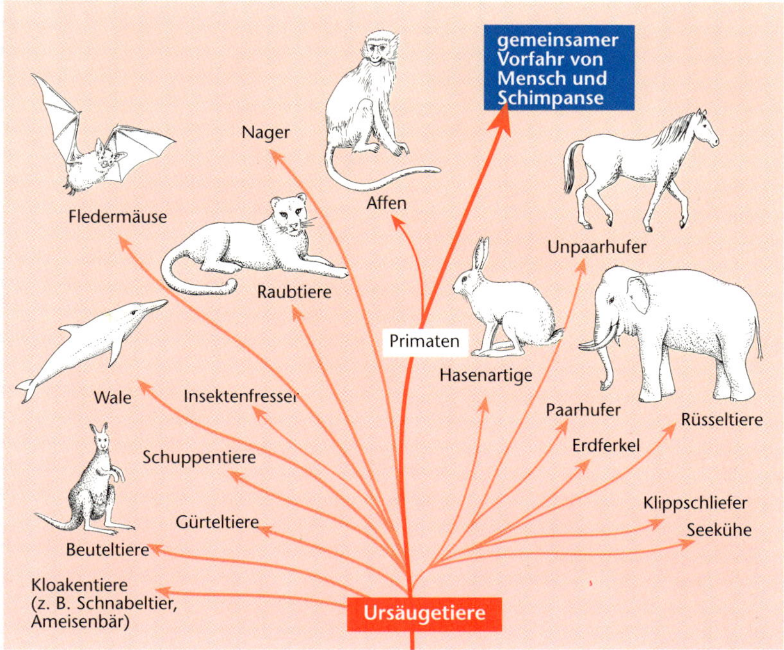

Abb.: 22.48: Die Säugetiere bilden die in allen Biotopen weltweit verbreitete, höchstentwickelte Klasse der Wirbeltiere. Sie umfaßt mehr als 4000 Arten. Trotz enormer Variation in Größe und Gestalt (von 2 g – der kleinsten Fledermaus – bis 130 t – dem Blauwal) ist ihnen allen eines gemeinsam: ihre Jungen werden stets von der Mutter mit in Milchdrüsen erzeugter Milch gesäugt.

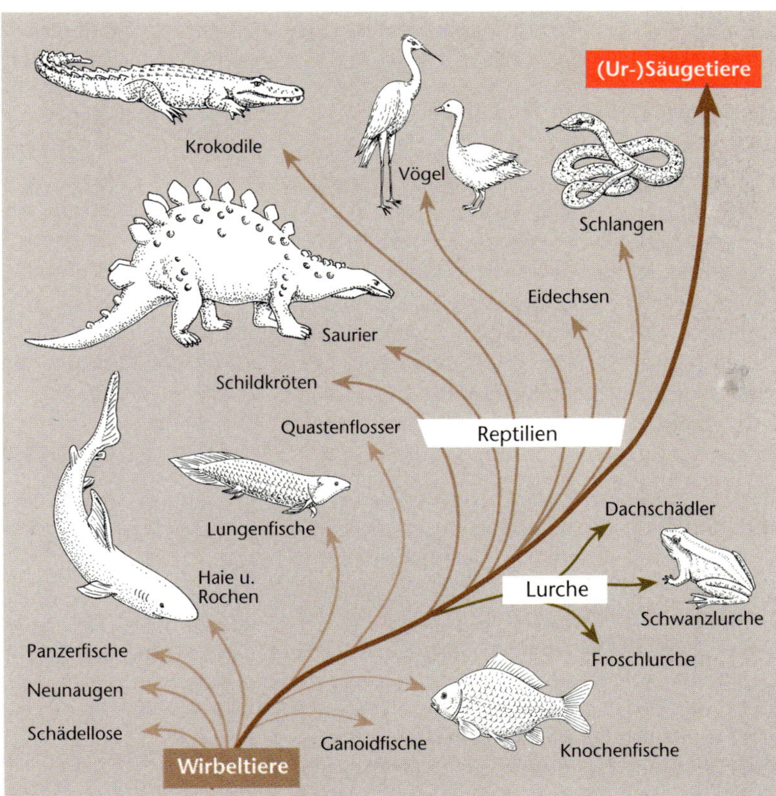

Abb. 22.49: Stammbaum der Wirbeltiere. Aus der Evolution sind neben 400 000 Pflanzenarten rund 1,5 Millionen Tierarten hervorgegangen. Die 47 000 Wirbeltiere bilden den Ursprung der Säugetiere (☞ Abb. oben).

22

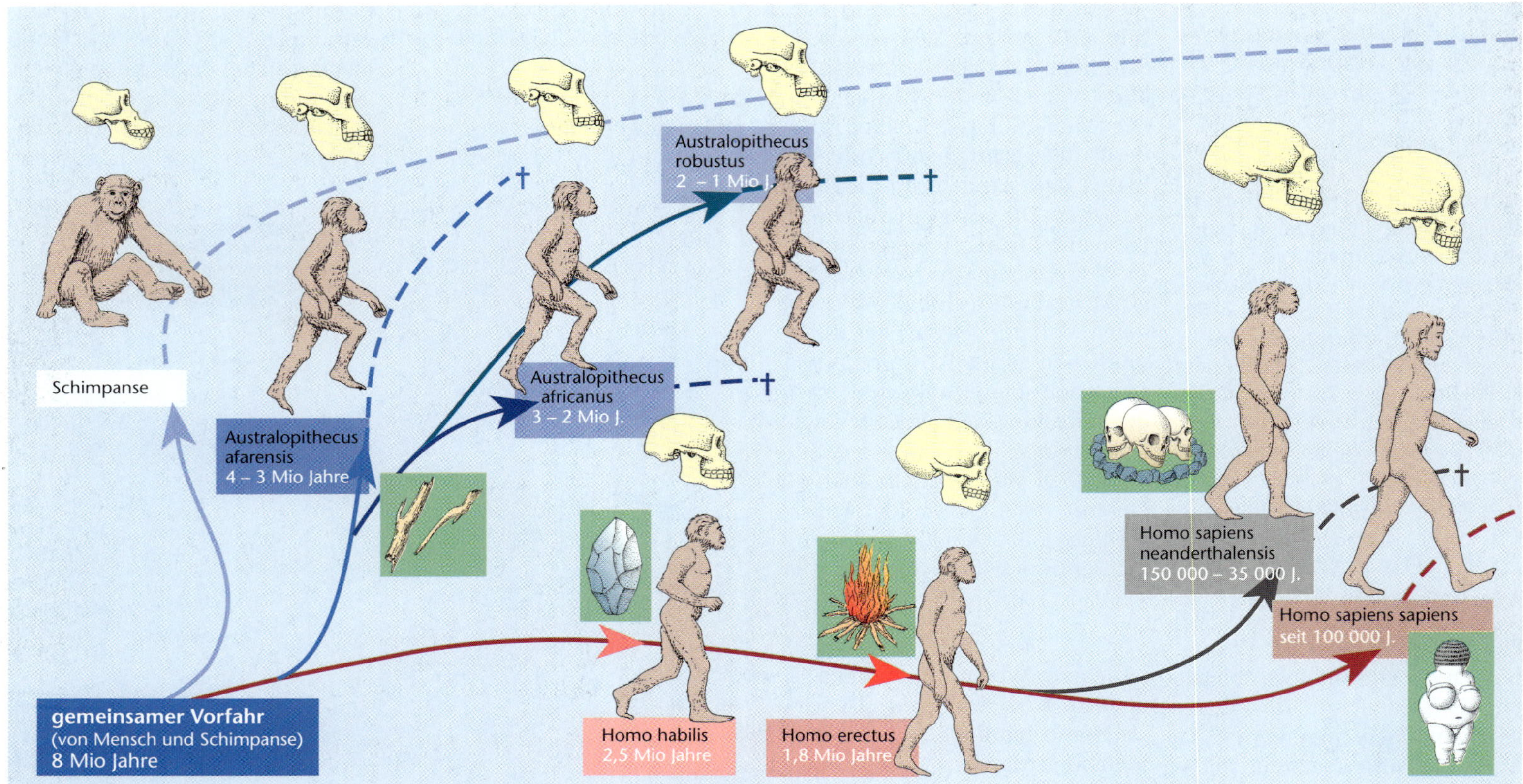

Abb: 22.50: Die Entwicklung vom gemeinsamen Vorfahren von Schimpanse und Mensch bis zum heutigen Mensch (Homo sapiens sapiens). Dargestellt sind jeweils Schädelform, Körpergestalt und ein Werkzeug, welches – wie man annimmt – aufgrund von Funden typischerweise im Gebrauch war.

lensis) entwickelten sich vor rund 150 000 Jahren und starben vor 35 000 Jahren aus. Sie entstanden während der letzten Eiszeit in Europa. Charakteristisch für den Neandertaler ist der äußerst massive Knochenbau und das fliehende Kinn.

Der moderne Mensch erscheint

Etwas später und für viele Jahrtausende parallel zum Neandertaler entwickelt sich der moderne Mensch, **Homo sapiens sapiens**. Mit seinem Erscheinen vor etwa 100 000 Jahren in Asien und Afrika – in Europa erst vor 40 000 Jahren – setzt explosionsartig eine epochemachende Kreativität ein, die kulturellen Fähigkeiten nehmen exponentiell zu: Eine verbesserte Werkzeugtechnik, das Entstehen der ersten Siedlungen, der Sprache, der Kunst führte zu der heutigen Zivilisation.

Der Zeitpunkt der Entstehung der menschlichen Sprache läßt sich zwar nicht nachweisen. Man geht aber davon aus, daß die Menschen vor zwei Millionen Jahren die geistigen Fähigkeiten zu einer Kommunikation, z. B. in Zwei- oder Dreiwortsätzen hatten und zugleich eine Verständigung unter anderem bei einer organisierten Jagd notwendig wurde. Die Verwendung von modernen, in Sätzen strukturierten Sprachen kann hingegen nicht länger als 40 000 – 70 000 Jahre zurückliegen.

Die Gehirnentwicklung des Menschen verläuft parallel zu seinen geistigen Fähigkeiten. Die Größenzunahme des Gehirnvolumens ist für die Paläontologen ein wichtiges Merkmal bei der Zuordnung der menschlichen Fossilien. Die ersten Urahnen hatten etwa ein Gehirnvolumen von 350 ml. Den Australopithecinen wird ein Hirnvolumen von rund 500 ml zugeordnet, zum Vergleich beträgt bei Schimpansen das durchschnittliche Hirngewicht 400 ml und bei den Gorillas etwa 500 ml. Das Gehirn des ersten Werkzeug-gebrauchenden Menschen, Homo habilis, umfaßte schon bis 650 ml. Der steile Anstieg der kulturellen Fähigkeiten vor etwa 500 000 Jahren findet seine Entsprechung in der Gehirnentwicklung bei Homo erectus, bei dem das Gehirnvolumen von 780 ml auf 1300 ml zunimmt und damit annähernd heutige Werte erreicht (1200 – 1700 ml).

22.9.5 ***Die menschlichen Rassen***

Durch Anpassung an die unterschiedlichen Umweltbedingungen auf den einzelnen Kontinenten entwickelten sich die verschiedenen **Menschenrassen**. Unterschieden werden die Rassen hinsichtlich der Körper-, Kopf- und Gesichtsformen, der Augen-, Haut-, und Haarfarben, der Häufigkeit bestimmter Blutgruppen und anhand physiologischer Parameter, wie z. B. der Wärmeregulation.

Die Ausbildung dieser Merkmale läßt sich wie bei anderen Organismen wesentlich auf die Umweltbedingungen zurückführen: So steht z. B. die Hautfarbe in Beziehung mit der Intensität der UV-Strahlung; je dunkler die Haut, desto mehr bietet sie einen Schutz vor zu intensiver Bestrahlung, während eine helle Hautfarbe auch in lichtärmeren Regionen eine ausreichende Vitamin D-Versorgung zuläßt. Heute werden vier Großrassen unterschieden:

- Im Westen die *Europiden*,
- im Osten die *Mongoliden*,
- aus diesen hervorgegangen sind die *Indianiden* und
- im Süden die *Negriden*.
- Dazu kommen noch eingige zahlenmäßig kleinere Rassen wie die *Pygmiden* und die *Australiden*.

22.9.6 ***Kulturelle Evolution***

Seine in den Jahrmillionen erworbene genetische Ausstattung erlaubt dem Homo sapiens sapiens eine ausschließlich auf den Menschen beschränkte Weiterentwicklung: Die *kulturelle Evolution*. Hierzu gehört die Entwicklung der *Sprache* und der *Schrift*. Durch sie erst wird es möglich, Erfahrungen und Erlerntes von Generation zu Generation weiter zu geben und weiter zu entwickeln. Diese Weitergabe von errungenem Wissen oder Werten ist einer der Gründe, warum die kulturelle Evolution, um ein Vieltausendfaches schneller vonstatten geht als die biologische Evolution.

Brauchte die Evolution noch Millionen Jahre dazu, die Fähigkeit zum Fliegen zu entwickeln, so hat der Mensch diese Fertigkeit in wenigen Jahrzenten durch das Herstellen von Flugzeugen nahezu perfektioniert.

23. Kinder

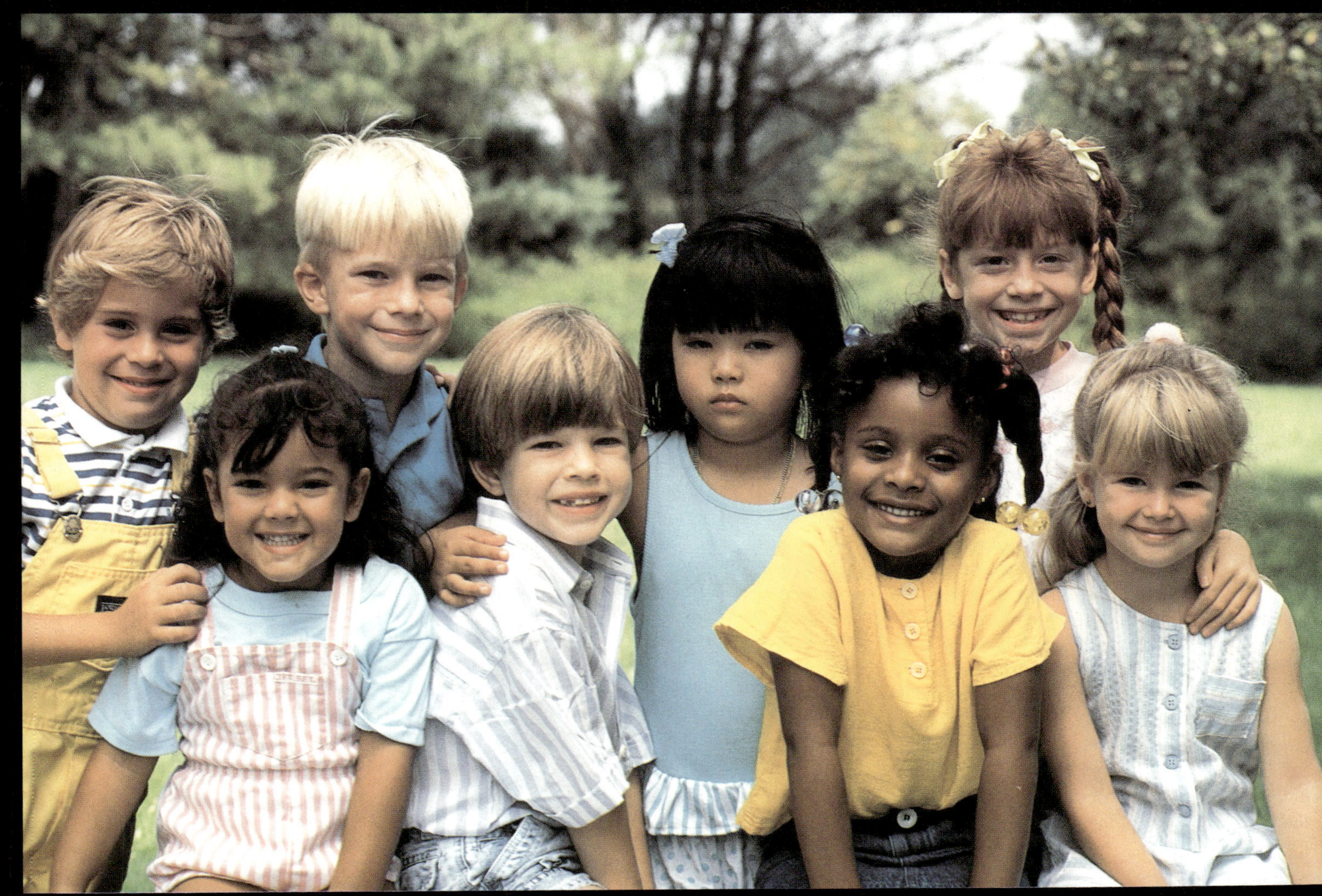

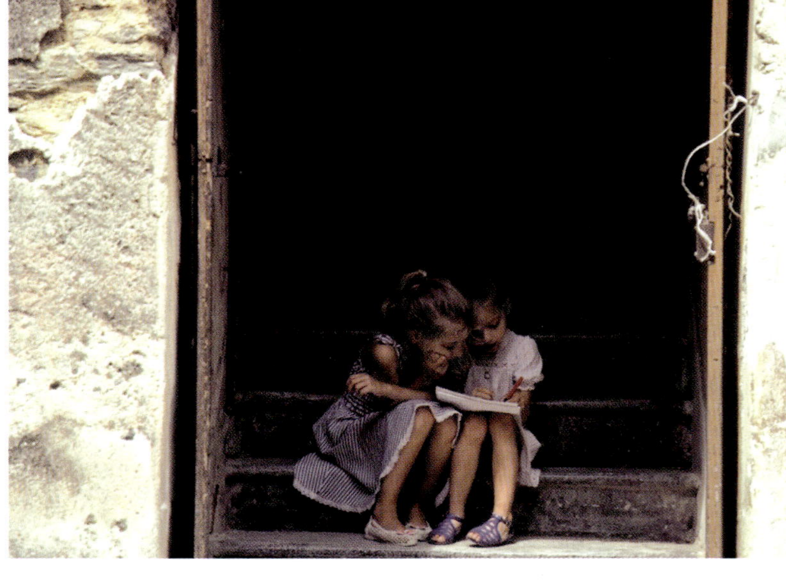

Abb. 23.1: Kindheit bedeutet Entwicklung und Abhängigkeit, und das Kind braucht Erziehung und Schutz. Aber Kinder brauchen auch eine eigene Kinderkultur, sie müssen Gleichheit und Vertrauen zueinander erleben dürfen – genauso wie den Austausch und die Wahrung von Geheimnissen.

23.1 *Einführung*

Auch wenn es Eltern und Verwandten („Wie groß die Kinder geworden sind!") ganz anders erscheint: im Vergleich zu anderen Säugetieren entwickelt sich der Mensch eher langsam. Kein Wesen braucht so lange wie der homo sapiens, um erwachsen zu werden. Dies hängt damit zusammen, daß der vernunftbegabte Mensch seine vielfältigen Anlagen und Talente, seine „menschlichen Möglichkeiten", nur in vielen Reifungsschritten entfalten kann. Das Pferd, das trotz seiner imposanten Dimensionen den Weg von der Zeugung bis zu seiner Endgröße in nur 4 Jahren zurücklegt, hat nun einmal nicht so viele Entwicklungsschleifen zu ziehen wie die Artgenossen Mozarts, Einsteins und Martin Luther Kings.

Der Mensch – ein sich entwickelndes Wesen

Das große Thema des Menschen ist deshalb: **Entwicklung.** 1/6 unseres Lebens verbringen wir als nicht selbständig lebensfähige, uns äußerlich und innerlich rasch verändernde Wesen: als Kinder (☞ Abb. 23.2). Die Kindheit mit ihren Gesetzen, Erfahrungen und Krisen prägt unsere Persönlichkeit – und sie prägt unsere Gesellschaft: Jeder 5. Deutsche geht zur Schule oder arbeitet im Erziehungswesen, jeder 10. Arzt behandelt Kinder.

Doch mit der Kindheit als der zumindest nach außen hin stürmischsten Lebensepoche ist das Thema Entwicklung längst nicht abgeschlossen: viele Anlagen und Fähigkeiten kommen erst in den „reiferen Jahren" zur Entfaltung, und tatsächlich entwickelt sich der Mensch bis zu seinem Tode in vielen Bereichen weiter.

Der Entwicklungsmarathon beginnt bereits im Mutterleib. In hohem Tempo werden vom Embryo Tausende von Entwicklungsschritten durchlaufen, bis nach langen 9 Monaten ein Wesen zur Welt kommt, das noch nicht einmal krabbeln kann – wenn man ein Fohlen anschaut, das schon ein paar Minuten nach der Geburt auf seinen 4 staksigen Beinen steht, ein geradezu enttäuschendes Ergebnis.

Glückliche Kindheit?

Gerne wird die Kindheit als der glücklichste Lebensabschnitt gesehen – daß dies oft eine Verklärung der Realität ist, zeigt eine Untersuchung der Universität Bielefeld, nach der Kinder und Jugendliche mindestens genauso unter Befindlichkeitsstörungen (etwa Schlafstörungen, Magenschmerzen, Kopfschmerzen) sowie Versagenserlebnissen und Streß leiden wie Erwachsene. Auch muß mit Sorge verzeichnet werden, daß die Bedürfnisse der Kinder in der Lebens- und Umweltplanung der Erwachsenen häufig nicht berücksichtigt werden.

Gefährlich für Kinder: der Straßenverkehr

Als Beispiel sei der Problembereich *Verkehr* genannt: Lärm, Abgasbelastung und Unfallgefahr sind ständige „Begleiter" vieler in Städten aufwachsender Kinder. Mehr als 50 % der 60 000 pro Jahr im Verkehr Verletzten sind Kinder und Jugendliche: Die schnelle Welt des Straßenverkehrs ist nicht die Welt der Kinder.

Die Kehrseite der Entwicklung: Abhängigkeit

Eine Kehrseite der langen Kindheit ist die Tatsache, daß der Mensch einen großen Teil seines Lebens *abhängig* ist. In einer Gesellschaft, in der persönliche Entfaltung, Macht und Leistung als höchste Werte angesehen werden, und in der Konflikte oft verdrängt oder gewaltsam gelöst werden, ist dies ein gefährlicher Schwebezustand: hilflos und hilfsbedürftig wie er ist, wird ein solcher Mensch schnell als „Störfall" angesehen – und abgeschoben.

Man schätzt, daß jedes 5. Kind körperlich, psychisch und/oder sexuell mißbraucht wird. In amerikanischen Innenstädten gehört die **Kindesmißhandlung** neben der Mittelohrentzündung und der Angina zu den häufigsten Diagnosen des Kinderarztes.

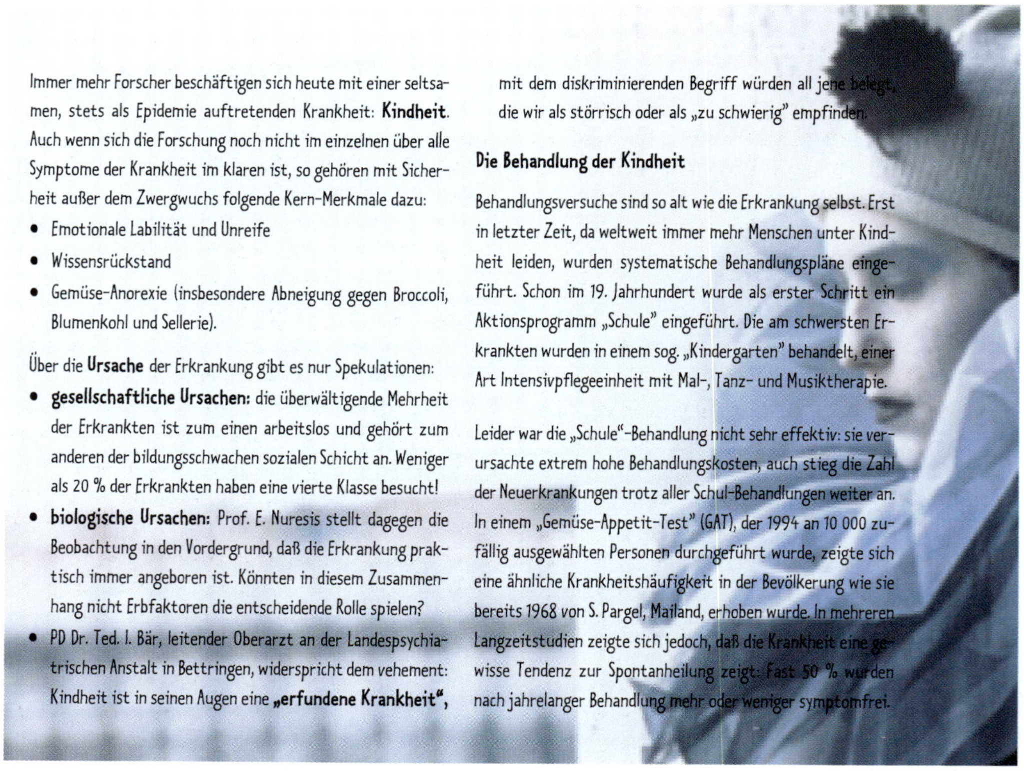

Immer mehr Forscher beschäftigen sich heute mit einer seltsamen, stets als Epidemie auftretenden Krankheit: **Kindheit**. Auch wenn sich die Forschung noch nicht im einzelnen über alle Symptome der Krankheit im klaren ist, so gehören mit Sicherheit außer dem Zwergwuchs folgende Kern-Merkmale dazu:

- Emotionale Labilität und Unreife
- Wissensrückstand
- Gemüse-Anorexie (insbesondere Abneigung gegen Broccoli, Blumenkohl und Sellerie).

Über die **Ursache** der Erkrankung gibt es nur Spekulationen:

- **gesellschaftliche Ursachen:** die überwältigende Mehrheit der Erkrankten ist zum einen arbeitslos und gehört zum anderen der bildungsschwachen sozialen Schicht an. Weniger als 20 % der Erkrankten haben eine vierte Klasse besucht!
- **biologische Ursachen:** Prof. E. Nuresis stellt dagegen die Beobachtung in den Vordergrund, daß die Erkrankung praktisch immer angeboren ist. Könnten in diesem Zusammenhang nicht Erbfaktoren die entscheidende Rolle spielen?
- PD Dr. Ted. I. Bär, leitender Oberarzt an der Landespsychiatrischen Anstalt in Bettringen, widerspricht dem vehement: Kindheit ist in seinen Augen eine **„erfundene Krankheit"**, mit dem diskriminierenden Begriff würden all jene belegt, die wir als störrisch oder als „zu schwierig" empfinden.

Die Behandlung der Kindheit

Behandlungsversuche sind so alt wie die Erkrankung selbst. Erst in letzter Zeit, da weltweit immer mehr Menschen unter Kindheit leiden, wurden systematische Behandlungspläne eingeführt. Schon im 19. Jahrhundert wurde als erster Schritt ein Aktionsprogramm „Schule" eingeführt. Die am schwersten Erkrankten wurden in einem sog. „Kindergarten" behandelt, einer Art Intensivpflegeeinheit mit Mal-, Tanz- und Musiktherapie.

Leider war die „Schule"-Behandlung nicht sehr effektiv: sie verursachte extrem hohe Behandlungskosten, auch stieg die Zahl der Neuerkrankungen trotz aller Schul-Behandlungen weiter an. In einem „Gemüse-Appetit-Test" (GAT), der 1994 an 10 000 zufällig ausgewählten Personen durchgeführt wurde, zeigte sich eine ähnliche Krankheitshäufigkeit in der Bevölkerung wie sie bereits 1968 von S. Pargel, Mailand, erhoben wurde. In mehreren Langzeitstudien zeigte sich jedoch, daß die Krankheit eine gewisse Tendenz zur Spontanheilung zeigt: Fast 50 % wurden nach jahrelanger Behandlung mehr oder weniger symptomfrei.

Abb. 23.2: Ursache und Behandlung der Kindheit (nach: Jordan W. Smoller, University of Pennsylvania).

23.2 *Das Neugeborene*

„Wie neu geboren", so fühlt sich ein Mensch vielleicht mehrmals in seinem Leben, ein Neugeborenes ist er jedoch nur eine bestimmte Zeit lang, und zwar genau 28 Tage von seiner Geburt an. Dieser willkürlich festgesetzte Zeitraum wird von den Medizinern als **Neugeborenenperiode** bezeichnet *(Neonatalperiode)*. Kinderärzte mit einer Weiterbildung im Fachgebiet Neugeborenenmedizin bezeichnen sich deshalb als *Neonatologen*.

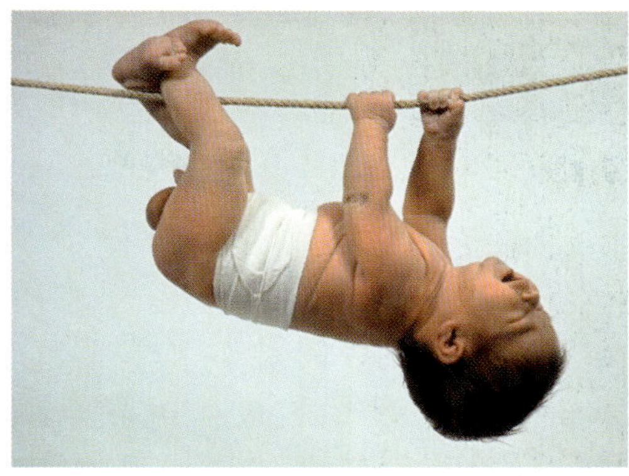

Abb. 23.3: In den ersten Monaten zeigt das Neugeborene noch ein ausgeprägtes Instrumentarium von entwicklungsgeschichtlich programmierten Haltereflexen.

23.2.1 *Anpassung an das nachgeburtliche Leben*

Die Geburt und die ersten Stunden danach sind die risikoreichste Zeit des menschlichen Lebens. Der Übergang von der Fremdversorgung durch die mütterliche Plazenta auf die Eigenversorgung des Neugeborenen mit allen lebensnotwendigen Stoffen erfordert eine tiefgreifende Umstellung des Stoffwechsels und des gesamten Atem- und Herz-Kreislaufsystems (*postpartale Adaptation*; Adaptation = Anpassung).

- *Umstellung der Atmung:* Schon während der Geburt wird beim Durchtritt des Kindes durch das kleine Becken ein Großteil des „eingeatmeten" Fruchtwassers aus der Lunge gepreßt. Der erste Atemzug wird dann durch viele verschiedene Reize ausgelöst: Kälte, Berühren des Kindes, der Anstieg der Kohlendioxydkonzentration und das Absinken der Sauerstoffkonzentration im Blut stimulieren das Atemzentrum im Stammhirn (☞ 11.7.3). Mit dem ersten Atemzug füllt sich ein Großteil der Lunge mit Luft, der erste Schrei dient der weiteren Entfaltung der Lungenbläschen. Ein Zusammenfallen der frisch entfalteten Lungenbläschen wird u. a. durch einen dünnen Film von Lipoproteinen verhindert, der die Alveolen auskleidet und die Oberflächenspannung reduziert. Dieser Stoff wird nach seiner Wirkung als *Surfactant Faktor* bezeichnet (☞ 17.10). Er kann heute synthetisch hergestellt werden und wird im Falle von Atemproblemen durch den Beatmungsschlauch in das Bronchialsystem eingeträufelt. Dies ist insbesondere bei der Behandlung Frühgeborener mit noch unreifer Lunge erforderlich.
- *Umstellung des Kreislaufs* (☞ Abb. 22.21): Mit dem ersten Atemzug und der Entfaltung der Lunge sinkt der Druck im Lungenstromgebiet plötzlich ab; der Weg des geringsten Widerstandes für das Blut im rechten Herzen führt jetzt über die Lungenarterien zu den Lungen. Das nun nicht mehr benutzte *Foramen ovale* in der Herzscheidewand wird durch den gleichzeitig ansteigenden Druck im linken Herzen zugepreßt; später verschließt sich auch die zweite Kurzschlußverbindung, der **Ductus arteriosus Botalli**. Der „kleine" (Lungen-)Kreislauf und der „große" (Körper-)Kreislauf sind damit getrennt.
- Unter dem Einfluß der Abkühlung und der zunehmenden Sauerstoffsättigung des Blutes ziehen sich die Nabelschnurgefäße zusammen und *thrombosieren*. Die Hebamme schneidet die jetzt funktionslos gewordene Nabelschnur durch. Das Neugeborene wird abgenabelt.
- *Energiestoffwechsel:* Mit der Durchtrennung der Nabelschnur wird die Energiezufuhr von der Mutter unterbrochen. Das Neugeborene greift nun auf seine eigenen Reserven, nämlich das *Glykogen* (Speicherform der Glukose, ☞ 2.8.1) in der Leber und das *braune Fett*, einem nur während der Neugeborenenzeit vorhandenen Fettdepot im Bereich der Nieren, zurück. Kranke, unreife oder auch übertragene Neugeborene können den hohen Glukoseverbrauch der ersten Lebensstunden oft nicht ausgleichen, so daß ihr Glukosespiegel rasch auf relativ niedrige, manchmal sogar bedrohliche Werte absinkt.
- *Ausscheidungen:* Urin wird bereits seit mehreren Monaten im Mutterleib abgegeben; spätestens 24 Stunden nach der Geburt erfolgt beim normal entwickelten Neugeborenen dann auch der erste Stuhlgang; er wird als **Mekonium** *(Kindspech)* bezeichnet: eine zähe grünschwarze Masse, die u. a. aus abgeschilferten Deckzellen des Darms, verschluckten Körperhärchen und eingedickter Galle besteht. Wird das Mekonium bereits intrauterin abgegeben (das Fruchtwasser ist dann grün), so deutet dies auf einen erheblichen Sauerstoffmangel des Feten hin.
- *Leber:* Die entgiftenden Enzyme in der Leber sind zunächst noch nicht voll ausgebildet. Auch beim gesunden Neugeborenen kann es deshalb durch den erhöhten Erythrozytenabbau mit hoher Bilirubinfreisetzung in den ersten Lebenstagen zu einer milden *Gelbsucht* (☞ 18.10.4) kommen, dem **physiologischen Neugeborenen-Ikterus**. In diesem Fall hilft eine mehrtägige **Phototherapie** (☞ Abb. 23.4) unter UV-Lampen, das angereicherte Bilirubin wieder abzubauen.

Wiedereinsetzen des Wachstums

Nach einer Übergangsphase von ca. 3 – 10 Tagen, in der das Kind bis zu 15 % seines Körpergewichts – also bis zu 500 g! – verliert und die Bereitstellung der Muttermilch – durch häufiges Anlegen unterstützt – allmählich in Gang kommt, haben sich die Verdauungsorgane, Leber und Niere den neuen Bedingungen angepaßt. Das Kind nimmt jetzt wieder zu und wächst.

23.2.2 *Die Untersuchung des Neugeborenen*

Unmittelbar nach der Abnabelung wird das Kind nach dem von der Anästhesistin Virginia Apgar eingeführten **APGAR-Schema** auf seine lebenswichtigen Körperfunktionen *(Vitalität)* sowie in einem weiteren Untersuchungsschritt auf seine *Reife* untersucht. Dazu gehört auch die Feststellung des Geburtsgewichts.

Beurteilung der Vitalität

Zur Beurteilung der Vitalität werden 1, 5 und 10 Minuten nach der Entbindung folgende Merkmale beurteilt:

- **A**ussehen (Hautfarbe)
- **P**uls (Herzfrequenz)
- **G**rimasse beim Schleimabsaugen durch die Hebamme
- **A**ktivität (Muskeltonus) und
- **R**espiration (Atmung).

Da die Beurteilung nach dem APGAR-Schema sehr subjektiv ist und zudem in der Hektik der ersten Minuten nach der Geburt stattfinden muß, besteht die Gefahr des „Gesundzählens" des Neugeborenen. Eine zusätzliche Sicherheit

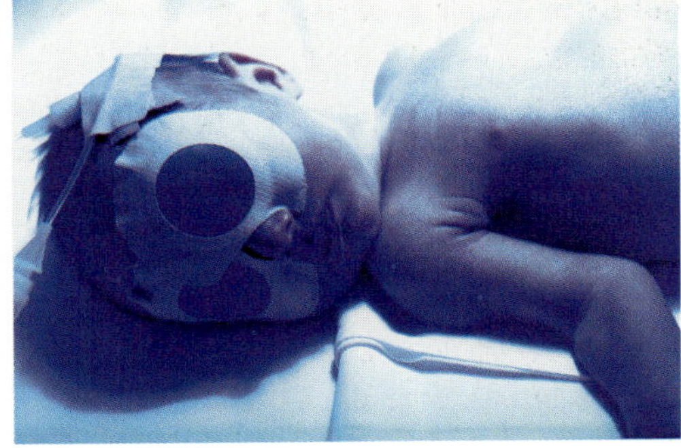

Abb. 23.4: Ist der Ikterus (Gelbsucht) des Neugeborenen stärker ausgeprägt , kann der Abbau überschüssigen Bilirubins durch UV-Licht beschleunigt werden. Dies geschieht durch eine mehrtägige sog. Phototherapie. Um Augenschäden beim Säugling vorzubeugen, werden die Augen sorgfältig abgedeckt.

gibt deshalb die Bestimmung des *Blut-pH-Werts* (☞ 20.9.1) aus den Nabelgefäßen.

Der Geburtsstreß hinterläßt nämlich seine Spuren im Blut des Neugeborenen: im Geburtskanal kommt es vorübergehend zu einem Sauerstoffmangel sowie zu einem Kohlendioxid-Überschuß im Blut des Neugeborenen. Beides führt zu einer Übersäuerung des Blutes *(metabolische Azidose,* ☞ 20.9.3), es wird also ein *niedriger pH-Wert* gemessen; akzeptabel sind pH-Werte von mind. 7,20; ein pH < 7,00 spricht für eine schwere Azidose.

Beurteilung der Reife

Der Mutterleib ist für den sich entwickelnden Menschen für durchschnittlich 282 Tage, das heißt etwa 40 Schwangerschaftswochen (in der Zählweise der Kliniker, siehe Einführung zu Kapitel 22) das optimale Milieu – nicht wesentlich länger oder kürzer. Der Geburtshelfer kann davon ausgehen, daß in diesem Zeitrahmen geborene Kinder in der Regel *reif* sind, das heißt, daß alle Lebensfunktionen optimal entwickelt sind. Für jede Schwangerschaft wird deshalb bereits bei der ersten Schwangerschafts-Vorsorgeuntersuchung die entscheidende Zielgröße festgelegt: der errechnete Geburtstermin.

Der errechnete Geburtstermin

Da der genaue Zeitpunkt der Befruchtung meist nicht bekannt ist, dient die letzte Regelblutung als Ausgangspunkt der Berechnung. Legt man eine durchschnittliche Schwangerschaftsdauer von 282 Tagen nach Beginn der letzten Regel zugrunde und nimmt an, daß ein Kind während der fruchtbaren Tage in der Zyklusmitte, also im Schnitt 14 Tage nach Beginn der Regelblutung gezeugt wird, so läßt sich der voraussichtliche Geburtstermin nach der sog. **Naegele-Regel** einfach berechnen.

Errechneter Geburtstermin =
1. Tag der letzten Regel
+ 7 Tage – 3 Monate + 1 Jahr.

Allerdings: Am errechneten Tag kommen nur 4 % aller Kinder zur Welt, innerhalb von 7 Tagen um den Termin herum auch nur 26 %.

Ist der Zeitpunkt der letzten Regel nicht bekannt, so helfen Ultraschalluntersuchungen mit Messung der Körpermaße, aber auch der Zeitpunkt der ersten Kindsbewegungen oder die Kontrolle des Fundusstandes (☞ Abb. 22.27) sowie Hormonbestimmungen im Blut der Mutter, Alter und Entwicklungsstand des Kindes abzuschätzen.

Äußere Reifezeichen

Auch wenn die Tragezeit bekannt ist, beurteilt der Geburtshelfer noch einmal jedes neugeborene Kind auf seine Reife; dabei zeigen ihm die folgenden äußeren Zeichen eine abgeschlossene intrauterine Entwicklung an:

- rosige bis krebsrote Haut (kann bei hoher Blutkörperchenkonzentration im Blut auch leicht bläulich sein),

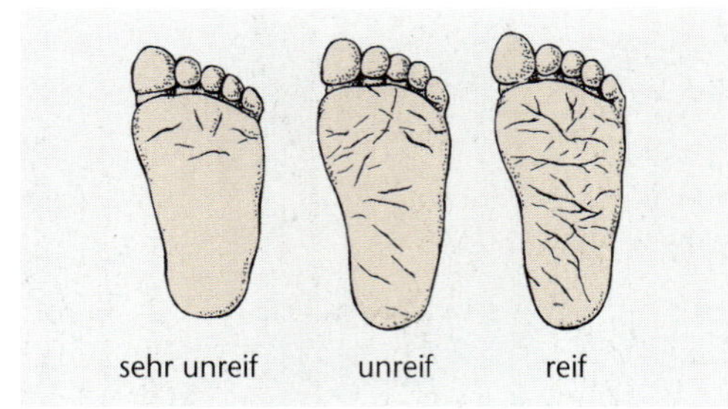

Abb. 23.5: Die Reifezeichen des Neugeborenen.

- tastbare Ohr- und Nasenknorpel,
- Hoden sind im Hodensack (abgeschlossener *Descensus testis,* ☞ Abb. 21.2) bzw. große Schamlippen bedecken die kleinen Schamlippen,
- Fingernägel überragen die Fingerkuppen,
- **Lanugobehaarung** (feiner dunkler Haarflaum, der nach wenigen Wochen wieder ausgefallen ist) lediglich an Schultergürtel und Oberarmen,
- Fußsohlenfalten verlaufen über die ganze Sohle (ganz rechts in Abb. 23.5),
- fette, grauweiße Schmiere auf der Haut *(Käseschmiere,* **Vernix caseosa**).

Geburtsgewicht

Neben der Schwangerschaftsdauer ist das **Geburtsgewicht** ein wichtiges Maß für die Reife eines Neugeborenen (Normalgewicht 2500 bis 4200 g, im Mittel 3510 g). Untergewichtige Neugeborene (unter 2500 g) und übergewichtige Neugeborene (über 4200 g) haben im Vergleich zu normalgewichtigen Kindern ein höheres Erkrankungsrisiko.

Noch aussagekräftiger ist jedoch das auf die Schwangerschaftsdauer (der Kinderarzt sagt auch *Tragezeit)* bezogene Geburtsgewicht: Entspricht das Geburtsgewicht nämlich nicht dem nach der Tragezeit zu erwartenden Wert, muß davon ausgegangen werden, daß vorgeburtlich ein Mangelzustand geherrscht hat. Man spricht von einem *hypotrophen* (mangelentwickelten) oder *small-for-date* Kind.

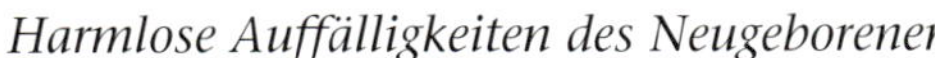

Harmlose Auffälligkeiten des Neugeborenen

Das Neugeborene bringt einige sonderbare Zeichen mit auf die Welt, die die Eltern oft erheblich irritieren, die jedoch harmlos sind und von selbst wieder verschwinden:

- *Hautschuppung:* In den ersten Tagen beginnt die Haut am ganzen Körper zu schuppen (meist feinschuppig, bisweilen auch in zentimetergroßen Fetzen).
- *Erythema toxicum:* kleine gelblich-weiße Pünktchen auf geröteter Haut vor allem am Kopf und oberen Körperstamm.
- *Milien:* kleine weiße talggefüllte Pünktchen vor allem im Bereich der Nase infolge einer Zystenbildung in Talg- und Schweißdrüsen.
- *Storchenbiß:* hellrote Flecken im Nackenbereich, seltener auch an der Nasenwurzel oder am Lid; diese sind auf die Erweiterung oberflächlicher Hautgefäße zurückzuführen und bilden sich in der Regel innerhalb des ersten Jahres zurück.
- *Mongolenfleck:* blaugraue Pigmentierung über dem Kreuzbein; bei asiatischen Neugeborenen häufig vorhanden, bei mitteleuropäischen Kindern selten.
- Sog. *Schwangerschaftsreaktionen:* Nach der Geburt sind im Körper des Neugeborenen noch mütterliche Geschlechtshormone vorhanden, die sich erst allmählich abbauen. Diese Hormone können äußerlich wahrnehmbare Veränderungen auslösen: *Neugeborenenakne* (feine Pusteln, die sich entzünden können), Schwellung der Brustdrüsen, die vorübergehend sogar eine milchartige Flüssigkeit, die *Hexenmilch,* absondern können, und vaginale Schleimabsonderungen.

23.3 Frühgeborene Kinder, übertragene Kinder

23.3.1 Frühgeborene

Etwa 5 % der Neugeborenen, das sind in Deutschland mehr als 50 000 Kinder pro Jahr, unterschreiten die normale Schwangerschafts-

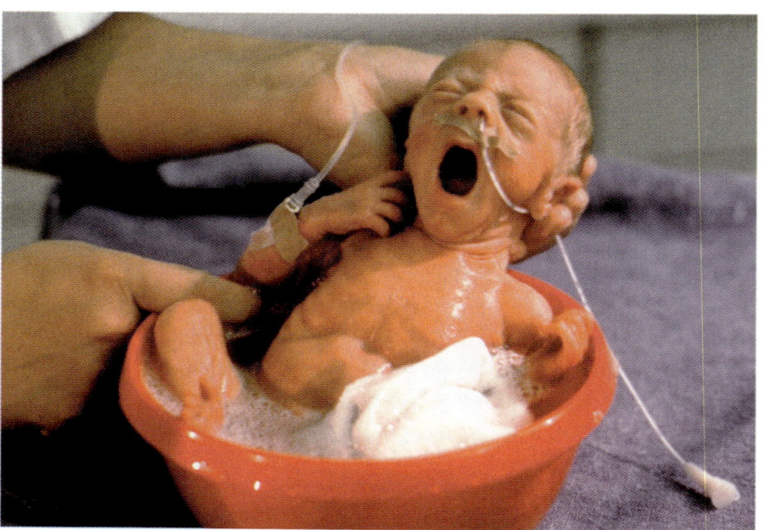

Abb. 23.6: Frühgeborenes beim Baden: Ganz entscheidend für das Ausmaß der Anpassungsstörungen ist die Tragezeit des Frühgeborenen. Ab der 35. Schwangerschaftswoche kommen die meisten Organfunktionen in der Regel ohne größere Probleme in Gang. Extrem unreife Kinder vor der 32. Schwangerschaftswoche dagegen haben ein erhebliches Risiko sowohl für akute Komplikationen als auch für Langzeitprobleme.

dauer um mehr als 3 Wochen. Man spricht von **frühgeborenen Kindern** (Geburt vor der vollendeten 37. Schwangerschaftswoche). Diesen Kindern drohen Erkrankungen und spätere Behinderungen (siehe unten).

Risikofaktoren einer Frühgeburt sind:

- foetale Infektionen,
- mütterliches Alter unter 16 oder über 35 Jahre,
- mütterliche Schwangerschaftskomplikationen sowie
- Nikotin-, Alkohol- oder Drogenmißbrauch.

Bei Frühgeborenen sind alle wichtigen Organe mehr oder weniger unreif, insbesondere Lunge, Gefäßsystem und ZNS. Viele Frühgeborene sind zudem nicht nur „zu früh dran", sie sind häufig auch noch durch eine vorbestehende Erkrankung (z. B. Infektionen oder Fehlbildungen) belastet.

Dem Frühgeborenen drohen eine Vielzahl von nachgeburtlichen Erkrankungen, z. B.

- Atemstörungen, oft treten diese in Form von plötzlichen Atempausen *(Apnoen)* auf,
- mangelnde Umstellung des foetalen Kreislaufs (☞ Abb. 22.21) mit nachfolgender Lungenstauung oder Herzschwäche,
- Hirnblutungen oder Sauerstoffmangel des Gehirns.

Eine weitere gefürchtete Komplikation wird durch die oft unvermeidliche Beatmung mit Sauerstoff ausgelöst: Der Sauerstoff wirkt nämlich auf die sich bildenden Gefäße der Netzhaut toxisch – es kommt zur *Schädigung der Netzhaut* mit nachfolgender Sehschwäche bis hin zur Erblindung.

Geburtsgewicht von Frühgeborenen

Man unterscheidet die folgenden Gruppen:

- *Neugeborene mit niedrigem Geburtsgewicht* (1500 – 2500 g, *low birthweight infants)* und
- *Neugeborene mit sehr niedrigem Geburtsgewicht* (unter 1500 g, *very low birthweight infants:* etwa ein Sechstel der Frühgeborenen).

Überleben können Frühgeborene derzeit ab etwa 600 g; dieses Gewicht wird etwa in der 24. Schwangerschaftswoche erreicht.

Überleben – auf Kosten späterer Gesundheit?

Der Neugeborenen- und insbesondere der Frühgeborenenmedizin wird immer wieder vorgeworfen, sie könne zwar ein Überleben extrem unreifer Kinder erreichen, bewerkstellige dies aber zu dem Preis schwerer Behinderungen und langfristiger Krankheiten der „geretteten" Kinder. Tatsächlich haben immerhin 35 % der Frühgeborenen mit 600 bis 750 g Geburtsgewicht bleibende Behinderungen.

Spätschäden von Frühgeborenen

Spätschäden des Frühgeborenen betreffen vor allem das *Gehirn* als das gegenüber Sauerstoffmangel empfindlichste Organ. Die Folgen sind:

- Störungen der motorischen und geistigen Entwicklung; solche Kinder sind als Säuglinge oft auffallend schlaff *(hypoton)* und leiden später an Konzentrations- und Lernstörungen,
- Krampfanfälle,
- Hörstörungen,
- Sehstörungen infolge der therapiebedingten Netzhautschädigung (s. o.),

„Was ist die derzeit entscheidende Frage unserer Neugeborenen? — ich meine, sie fordern von uns nicht nur das Überleben, sondern ein Überleben ohne Komplikationen, das heißt bei voller Gesundheit. Da aber die Krankheitshäufigkeit, insbesondere bei den sehr kleinen Frühgeborenen, weiterhin relativ hoch ist, sind Bemühungen um eine Reduktion dieser Krankheitshäufigkeit das vordringliche Ziel der Neonatologie."

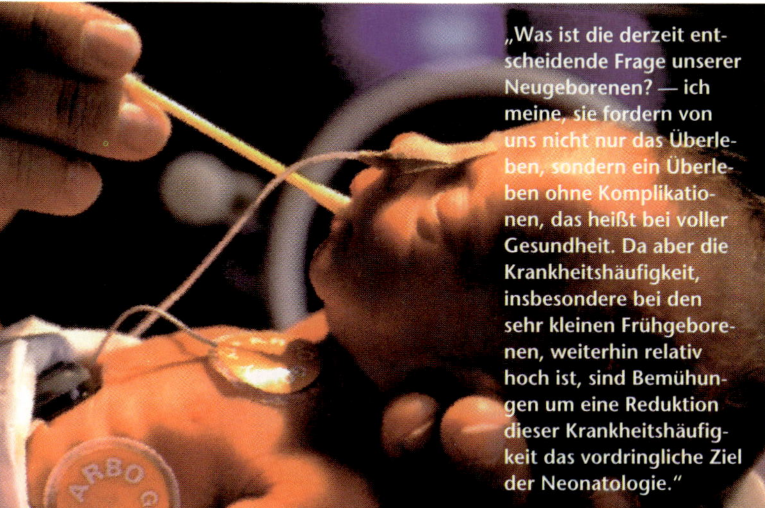

Abb. 23.7: Die moderne Neonatologie richtet ihr Augenmerk weg von der reinen Lebensrettung Frühgeborener hin zur Orientierung an der späteren Gesundheit der Kinder. Dies verdeutlicht auch das Zitat von Prof. Stopfkuchen aus der Universitäts-Kinderklinik Mainz.

Darüber hinaus kommt es oft zu Ernährungsschwierigkeiten und Wachstumsverzögerungen sowie chronische Lungenerkrankungen.

Nach statistischen Auswertungen kann sich die Frühgeborenenmedizin zugute halten, daß die **Überlebensrate** der Frühgeborenen in den letzten Jahrzehnten konstant angestiegen ist: immer kleinere und unreifere Frühgeborene erhalten eine realistische Lebenschance. So ist in den zurückliegenden 35 Jahren die Marke, bei der 50 % der Frühgeborenen überleben, von einem Geburtsgewicht von 1200 g auf ein solches von 600 g gesunken. Die Rate der **zurückbleibenden Schädigungen** ist bei solch fließenden Grenzen schwer zu vergleichen. Betrachtet man eine gegebene Gewichtsmarke, z. B. Frühgeborene mit 1500 g und darunter, so sind Fortschritte zu erkennen: hatten in den 50er Jahren noch etwa 50 % der ehemaligen Frühgeborenen dieser Gewichtsklasse mit Spätschäden zu rechnen, sind es heute nur noch 10 – 20 %. Je weiter das Geburtsgewicht jedoch abfällt, desto drastischer steigt die Rate der späteren Behinderungen an. Es gibt deshalb viele Perinatalmediziner, die fordern, nunmehr das Hauptaugenmerk auf die *Qualität* des Überlebens zu richten (☞ Abb. 23.7).

Besser und natürlicher: Känguruh-Methode

Eine merkwürdige Beobachtung eines kolumbianischen Neonatologen Ende der siebziger Jahre brachte Bewegung in die technisierten Abläufe der Frühgeborenen„aufzucht". Der Arzt hatte mangels Inkubatoren die frühgeborenen Kinder einfach ihren Müttern an den nackten Körper gebunden – die **Känguruh-Methode** war erfunden. Und wider Erwarten besserten sich viele Frühgeborene auch ohne Unterstützung durch Beatmungsmaschinen, Monitore und Medikamente. Inzwischen führen auch zunehmend europäische Neonatologen die sanfte Methode auf ihren Frühgeborenen-Stationen ein – und so setzt sich die Erkenntnis immer weiter durch, daß Frühgeborene nicht nur Sauerstoff, sondern auch Beziehung, Körpernähe und elterlichen Zuspruch zum Leben und Überleben brauchen. Entsprechend werden frühgeborene Kinder nun häufiger auf der Brust oder dem Bauch der Eltern „ge-känguruht", und die Eltern werden als Teil des *Fürsorge-Teams* an der Versorgung ihrer Kinder beteiligt und nicht mehr als störende Gäste angesehen. Auch sehr kleine und noch maschinell beatmete Frühgeborene können aus dem Inkubator herausgenommen werden, wenn sie kreislaufstabil sind und gut überwacht werden. Die „Frühchen" müssen allerdings gut in Felle eingepackt sein, um nicht auszukühlen.

Der Fütterung kommt in der wachsenden Eltern-Kind-Beziehung eine zentrale Bedeutung zu: nach vorübergehender Sondenernährung und Fütterungsversuchen mit abgepumpter Muttermilch sollten die Winzlinge so früh wie möglich angelegt werden. Der damit verbundene intensive Körperkontakt stimuliert sowohl Kind als auch Mutter, und es hat sich gezeigt, daß bereits Frühgeborene der 30. Schwangerschaftswoche teilweise gestillt werden können – früher als noch vor wenigen Jahren angenommen.

23.3.2 Übertragene Neugeborene

Aber auch die Überschreitung des Geburtstermins um mehr als 2 Wochen bringt gesundheitliche Risiken mit sich. Solche **übertragene Neugeborene** sind gefährdet, da die Plazenta

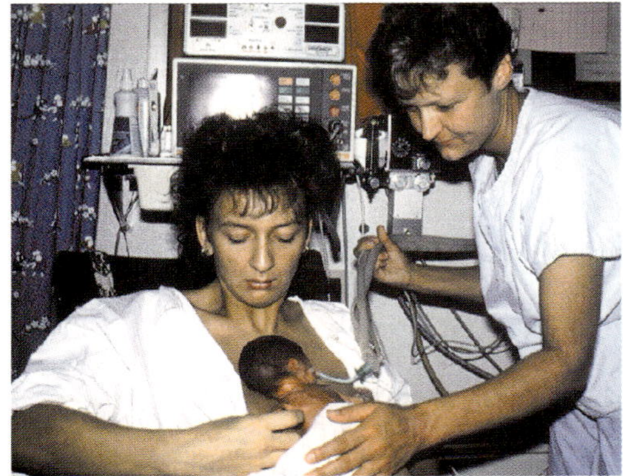

Abb. 23.8: Känguruh-Baby. Studien haben gezeigt, daß auf den Mutterleib gelegte Frühgeborene weniger der gefürchteten Atempausen haben und insgesamt stabiler sind als im Inkubator. Auch die Angst vieler Ärzte erwies sich als unberechtigt, daß die Mütter Infektionen auf ihre Kinder übertragen würden. Ebenso hilft die Nähe zu ihren Kindern den „frühgeborenen Eltern", sich in der neuen Situation zurechtzufinden und eine Beziehung zu den Winzlingen zu finden. Denn häufig leiden sie unter Schuld- und Versagensgefühlen, Enttäuschung und Trauer, die nur durch den handgreiflichen Umgang mit dem neuen Lebewesen überwunden werden können.

nach der 40. Schwangerschaftswoche rasch altert, verkalkt und nicht mehr genügend Sauerstoff und Nährstoffe bereitstellen kann. Die Kinder fallen durch eine grob abschuppende Haut und die fehlende Käseschmiere auf. Sie neigen zu Atem- und Kreislaufproblemen, Unterzuckerung und Infektionen.

Um solchen Komplikationen vorzubeugen, wird deshalb in der Regel bei Überschreitung der 42. SSW der Geburtsvorgang durch Medikamente (Prostaglandin- oder Wehenhormongabe) und evtl. auch Sprengung der Fruchtblase eingeleitet.

23.4 Die Ernährung des Säuglings

Das Überleben der Menschheit wurde über Jahrmillionen durch ein Sekret sichergestellt, das alle Anforderungen an eine ideale Säuglingsnahrung erfüllt: die **Muttermilch**. Alle anderen Formen der Ernährung waren noch bis in die jüngste Geschichte hinein lebensgefährlich (und sind es z. B. in den Entwicklungsländern noch immer!). Nicht gestillte Kinder starben häufig an über Kuhmilch oder andere Ersatznahrungen übertragenen Infektionen (meist Durchfallerkrankungen). Die Versorgung durch eine *Amme* war deshalb beim früher häufigen Tod der Mutter im Wochenbett die einzige Überlebensmöglichkeit für die Waisenkinder.

23

Erst die Erfindung der Sterilisation von Milch (1883) und die flächendeckende Versorgung mit gebrauchsfertiger Säuglingsmilch (Trockenpulver) nach dem zweiten Weltkrieg ließ die Sterblichkeit absinken. Inzwischen stehen unbedenkliche und weitgehend an die physiologischen Bedürfnisse des Säuglings angepaßte Ersatznahrungen zur Verfügung (von denen die westliche Welt eine Zeitlang so beeindruckt war, daß das Stillen fast aus der Mode kam).

23.4.1 Richtlinien für die Säuglingsernährung

Heute empfehlen die Mediziner folgende Säuglingsernährung:

- Die alleinige natürliche Ernährung mit Muttermilch ist nach wie vor die optimale Ernährungsform für die ersten 4 – 6 Lebensmonate.
- Als Ersatz, z. B. bei Stillhindernissen, und als Anschlußnahrung nach dem Stillen steht industriell auf Kuhmilch- oder Sojaproteinbasis hergestellte Säuglingsmilch zur Verfügung (= künstliche Ernährung).

Vorteile des Stillens

- Die Frauenmilch enthält mütterliche Abwehrstoffe (vor allem IgA-Antikörper, ☞ 6.2), die den Säugling weniger anfällig für Infektionen machen.
- Stillen bietet intensivsten Kontakt zwischen Mutter und Kind.
- Bei frühzeitigem Kontakt mit Kuhmilchprodukten treten **Milchallergien** (☞ 23.7) gehäuft auf. Sie können die späteren Ernährungsmöglichkeiten des heranwachsenden Kindes empfindlich einschränken.
- Schließlich ist Stillen die hygienischste und preisgünstigste Art der Säuglingsernährung.

Das stufenweise Abstillen

Mit dem schrittweisen Abstillen ab dem 4. – 6. Monat wird zusätzlich zu den Milchmahlzeiten **Beikost** eingeführt, die den steigenden Bedarf nach Energie, Spurenelementen und Vitaminen deckt. Ein bestimmter „Milchsockel" wird jedoch beibehalten, da der Kalziumbedarf des wachsenden Organismus sonst nicht gedeckt werden kann.

Beispiele für den Übergang zur Kleinkindernährung:

- 5. Monat: Einführung eines Kartoffel-Gemüse-Breis mit Fleischzusatz zur Deckung des Eisenbedarfs
- Ab 6. Monat: Vollmilch-Obst-Getreide-Brei zur Deckung des zusätzlichen Kalziumbedarfs und zur Einführung von Ballaststoffen
- 7. – 8. Monat: Einführung eines milchfreien Getreide-Obst-Breis zur Ergänzung der Vitamine und Ballaststoffe
- Ab 10. Monat: zunehmende Einbeziehung von Tischkost und allmähliche Umstellung auf drei Haupt- und drei Zwischenmahlzeiten
- Gegen Ende des ersten Lebensjahres kann die Ernährung weiter in Kleinkinderkost übergehen: Vollmilch (aus der Tasse), Brot, weitere Alltagskost der Familie (aber ohne scharfe Gewürze und mit nur wenig Salz).

23.4.2 Übersicht über die künstliche Säuglingsernährung

Im Vergleich zu Muttermilch ist Kuhmilch eiweiß- und mineralstoffreicher, an Milchzucker aber ärmer. Energie- und Fettgehalt sind etwa gleich. Die zumeist auf Kuhmilchbasis hergestellten industriellen Fertignahrungen versuchen die Unterschiede mehr oder weniger auszugleichen.

Nach einer EG-Richtlinie unterscheidet man:

- **Säuglingsanfangsnahrungen:** für die ersten 4 – 6 Monate vorgesehen, aber prinzipiell für das gesamte erste Lebensjahr geeignet. Je nach enthaltener Zuckerart werden zwei Gruppen unterschieden: die ausschließlich auf *Laktose* (Milchzucker) aufbauenden „Pre"-Milchen (z.B. Pre-Aptamil®, Pre Beba®) und die „1"-Milchen (z. B. Aponti 1®, Hipp 1®), die ein Gemisch von weiteren Zuckern enthalten. Die ersteren entsprechen am ehesten der Muttermilch, die letzteren unterlaufen durch die

Gehalt in 100 ml	Muttermilch	Kuhmilch (Vollmilch*)	industrielle Fertignahrung	
			„pre"-Milchen	andere Säuglingsanfangs- oder Folgenahrungen
Energie in kcal (kJ)	69 (288)	66 (276)	67 – 75 (280 – 314)	68 – 78 (284 – 326)
Protein (g)	0,9	3,3	1,4 – 1,8	bis 2,0
Fett (g)	3,8	3,7	3,3 – 4,2	3,0 – 3,8
Kohlenhydrate (g)	7,0 (nur Laktose)	4,8 (nur Laktose)	6,3 – 7,9 (nur Laktose)	bis zu 50% der Gesamtkalorien (mehrere Kohlenhydrate)
Mineralstoffe (g)	0,2	0,7	bis 0,39	bis 0,45

Tabelle 23.9: Muttermilch, Kuhmilch und industrielle Fertignahrungen im Vergleich.
*: Vollmilch wird wegen ihrer nicht optimalen Zusammensetzung (relativ eiweißreich, relativ kohlenhydratarm) und der evtl. Möglichkeit der Auslösung einer Kuhmilchallergie erst jenseits des Säuglingsalters empfohlen.

enthaltenen Zuckerstoffe möglicherweise die natürliche Appetitkontrolle des Säuglings – für die „Fütterung nach Bedarf" sind diese Milchen deshalb weniger geeignet.

- **Folgenahrungen** sind für die Zeit ab dem 4. – 6. Monat vorgesehen; ihre Verwendung ist nicht unbedingt erforderlich. Zur Kennzeichnung sind diese Milchen meist mit einer „2" versehen (z. B. Milumil 2®, Aponti 2®).

23.4.3 Fragen bei der Säuglingsernährung

Wie viel? Man kann unbesorgt davon ausgehen, daß ein gesunder Säugling auch ohne Zuteilung einer festen Ration „weiß", wann er satt ist; Säuglinge werden deshalb heute zunehmend „nach Bedarf" gefüttert (*self-demand-feeding*). Dieses Prinzip hat den Vorteil, daß es die natürlichen Bedürfnisse des Säuglings besser berücksichtigt.

Die dabei getrunkene Milchmenge ist stark altersabhängig. In etwa gilt, daß der Säugling ca. 1/6 seines Körpergewichts pro Tag an Milch zu sich nimmt, in den ersten beiden Wochen jedoch weniger und nie mehr als 1000 ml. Dadurch nimmt das Kind im ersten Vierteljahr täglich 25 g, im zweiten Vierteljahr 20 g pro Tag zu.

Wie oft? Beim self-demand-feeding entscheidet die „biologische Uhr" des Säuglings über die Häufigkeit der Mahlzeiten; in der Regel stellt sich bereits ab der dritten Lebenswoche bei den ad libitum gefütterten Kindern ein relativ fester Rhythmus mit 5 – 6, manchmal auch bis 10 Mahlzeiten am Tag ein. Im 3. Monat beginnen viele Kinder ihre Nachtmahlzeiten zu „verschlafen" – zur Freude ihrer meist erschöpften Eltern.

Wird, wie in den meisten Krankenhäusern, nach einem starren Schema gefüttert, so wird die Nahrung bis zur Einführung der Beikost auf 5 – 6 Mahlzeiten verteilt; mit der Zufütterung (4. – 6. Monat) reduziert sich die tägliche Zahl der Mahlzeiten auf 4 (-5).

Wann abstillen? Mütter aus Naturvölkern stillen in der Regel 2 – 4 Jahre bzw. bis zur nächsten Geburt. Dies wird jedoch in den westlichen Ländern zumeist abgelehnt; zum einen wegen der Schadstoffbelastung (☞ 5.2.1) der Muttermilch, zum anderen, weil eine lange Stillperiode dem Selbständigkeitsbedürfnis der europäischen Mutter im Wege steht. Schließlich wird auch ein drohender Vitamin- und Eisenmangel ins Feld geführt. Es wird deshalb meist empfohlen, nach etwa 4 – 6 Monaten schrittweise abzustillen. Säuglinge mit Allergieproblemen (z. B. Neurodermitis, ☞ 9.5.2) sollten dagegen 12 Monate voll oder überwiegend gestillt werden, um das Immunsystem zu stabilisieren.

Stillen und Stillprobleme der Mutter ☞ 21.6.4

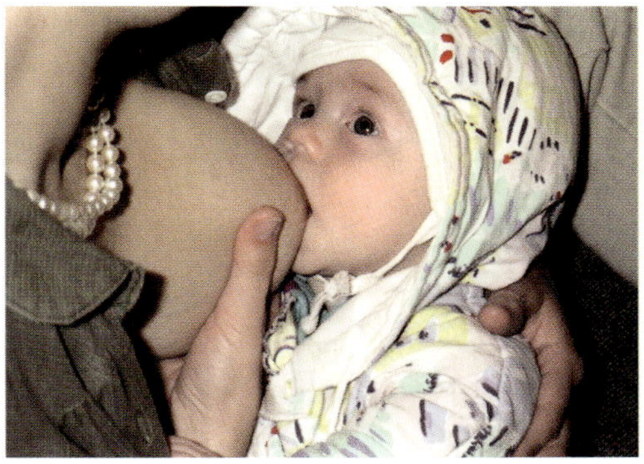

Abb. 23.10: Stillen ermöglicht nicht nur den intensivsten und zugleich natürlichsten Kontakt zwischen Mutter und Kind. Es ist auch die praktischste Art der Ernährung (z. B. auf Reisen). Zudem gibt es auch handfeste medizinische Vorteile: Frauenmilch enthält mütterliche Abwehrstoffe (vor allem IgA-Antikörper, ☞ 6.2.4), die den Säugling weniger anfällig für Infektionen machen. Und schließlich sind **Milchallergien** (☞ 23.7) sehr selten, die bei frühzeitigem Kontakt mit Kuhmilchprodukten gehäuft auftreten.

23.4.4 Probleme bei der Säuglingsernährung

Nahrungsverweigerung

Gesunde gedeihende Säuglinge sind zu den Mahlzeiten in aller Regel hungrig. Verweigert ein Säugling mehr als eine Mahlzeit hintereinander oder trinkt er über mehrere Mahlzeiten sehr schlecht, so signalisiert dies ein gestörtes Allgemeinbefinden.

Dem mangelnden Appetit können die unterschiedlichsten Krankheiten zugrundeliegen, von Infektionskrankheiten bis hin zu Stoffwechselkrankheiten. Seltener sind lokale Entzündungen des Mundes oder der Lippen, die zu Schmerzen beim Trinken und dadurch zur Nahrungsverweigerung führen (z. B. Herpes-Virus-Infektion der Mundhöhle).

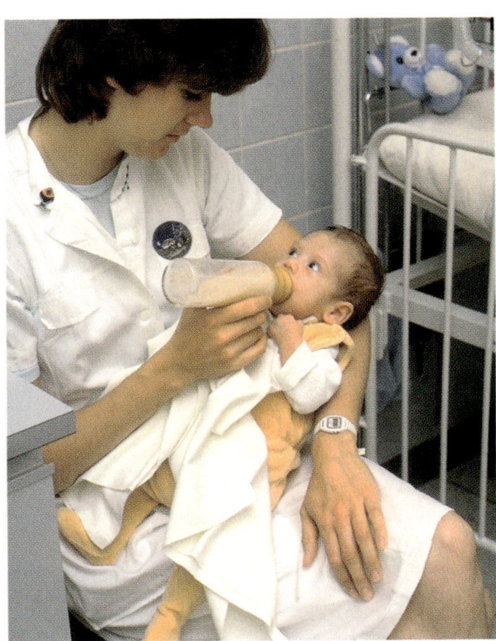

Abb. 23.11: Auch die künstliche Säuglingsernährung bietet vielfältige Möglichkeiten der sozialen Interaktion zwischen Kind und Bezugsperson. Wichtig aber nicht nur im Krankenhaus: kein „Abfüttern" unter Zeitdruck und eine gute Haltung des Babies.

„Spucken" und Erbrechen

„Speikinder sind Gedeihkinder" weiß der Volksmund und meint mit „Speien" das Herauslaufen kleiner Nahrungsmengen nach der Fütterung (oft beim Aufstoßen). Tatsächlich ist dieses Phänomen häufig und – solange die Kinder tatsächlich gedeihen – nicht beunruhigend. Echtes Erbrechen jedoch (größere Nahrungsmengen, oft im Schwall und mit Schwitzen, Übelkeit und Speichelfluß verbunden) ist meist ein Krankheitszeichen, das z. B. bei Magen-Darm-Grippe, anderen Infektionen (wie Harnwegsinfekt oder Mittelohrentzündung), aber auch bei einer Verengung des Magenausgangs auftritt.

Bei diesem als **Pylorusstenose** *(Pförtnerenge)* bezeichneten Krankheitsbild verdickt und verkrampft sich die Muskulatur im Bereich des Magenausgangs zunehmend, so daß es etwa ab der 3. Lebenswoche nach den Mahlzeiten zum Erbrechen im Strahl oder Bogen kommt *(spastisches Erbrechen)*. Betroffen sind vor allem männliche Säuglinge. Durch Ultraschalluntersuchungen läßt sich die Verdickung frühzeitig nachweisen und die Enge dann gegebenenfalls durch operative Spaltung der verdickten Pförtnermuskulatur beseitigen.

23.5 Wachstum und Entwicklung

Die Vielfalt des menschlichen Seins spiegelt sich im menschlichen Werden wider, in dem körperliche, seelische, geistige, aber auch soziale Reifungsprozesse ineinandergreifen.

Die wichtigsten Altersabschnitte sind :

- **Neugeborenenperiode** (Neonatalperiode): 1. – 28. Lebenstag
- **Säuglingsalter:** 1. Lebensjahr
- **Kleinkindalter:** 2. – 6. Lebensjahr
- **Schulkindalter:** 7. Lebensjahr bis Pubertätsbeginn (ca. 12. Lebensjahr)
- **Pubertät** und **Adoleszenz** (Reifungs- und Jugendlichenalter): Periode von der Entwicklung der sekundären Geschlechtsmerkmale bis zum Abschluß des Körperwachstums, also bis etwa zum 17. Lebensjahr.

23.5.1 Die körperliche Entwicklung

In der Anfangszeit des Lebens imponiert schon allein die Zunahme der Masse: Im Alter von 5 Monaten hat der Mensch sein Geburtsgewicht verdoppelt, mit 1 Jahr verdreifacht, mit 2 1/2 Jahren vervierfacht, mit 6 verzehnfacht.

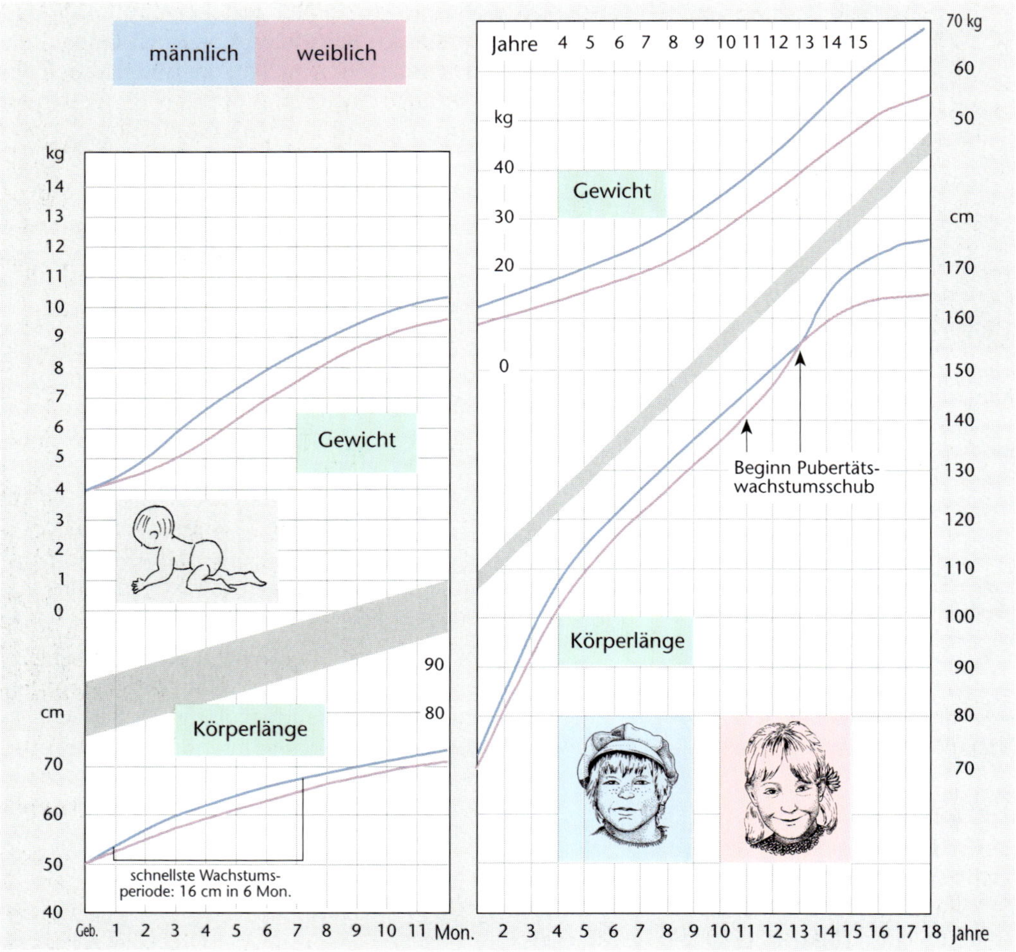

Abb. 23.12: Längenwachstum und Gewichtszunahme bei Jungen und Mädchen.

Nicht minder rasant verläuft die **Längenzunahme.** In keinem Lebensalter (nicht einmal in der Pubertät) wächst das Kind schneller als in den ersten Lebensmonaten. Mit vier Jahren haben die meisten Kinder die Körperlänge verdoppelt, und damit die 100 cm überschritten. Danach verlangsamt sich das Körperwachstum, um sich erst wieder mit der Pubertät zu beschleunigen, und zwar beim Mädchen mit etwa 11 und beim Jungen mit etwa 13 Jahren. Mit diesem zeitlich versetzten Pubertätsbeginn ist zu erklären, warum viele Mädchen für eine kurze Periode um das 13. Lebensjahr oft größer und kräftiger wirken als gleichaltrige Jungen. Die endgültige Größe haben Mädchen etwa mit 16 Jahren, Jungen mit 19 Jahren erreicht. Vor allem diese verlängerte pubertäre Wachstumsphase bei Jungen ist der Grund, weshalb Männer im Durchschnitt 10 cm größer sind als Frauen.

Körperproportionen und Kindchenschema

Bis zum Ende des Wachstums verändern sich auch die Proportionen des Körpers. Die Länge des Kopfes schrumpft von einem Viertel der gesamten Körperhöhe auf ein Achtel beim Erwachsenen, und auch Beine und Arme sind gegenüber dem Erwachsenen relativ kürzer.

Für die *kindlichen Körperproportionen* mit vergleichsweise großem Kopf, sehr großen Augen und nur kurzen Extremitäten wurde der Begriff des *Kindchenschemas* geprägt – ein Aussehen, das kleine Kinder für Erwachsene anziehend („süß“, „niedlich“) macht und so das überlebensnotwendige Pflegeverhalten einleitet.

Akzeleration

Unter **Akzeleration** (lat. Beschleunigung) versteht man die in den Industrienationen zu beobachtende, im Vergleich zu früheren Jahrzehnten beschleunigte körperliche Entwicklung der Kinder. Erwachsene sind heute im Durchschnitt 10 cm größer als vor 100 Jahren! Gleichzeitig tritt die Menarche (erste Regelblutung) heute mit 11 – 13 Jahren um einige Jahre früher ein. Die Gründe für diese Entwicklung sind wahrscheinlich vielfältig und im einzelnen noch unbekannt (bessere Ernährung? kürzer dauernde Krankheiten?).

23.5.2 Die Meilensteine der Entwicklung

Wer Kinder heranwachsen sieht, steht oft staunend vor den rasanten, vom Beobachter oft als „ruckartig“ empfundenen Entwicklungsschritten. Angesichts dieser Dynamik hat es sich bewährt, in groben Rastern zu denken und den Entwicklungsstand in klaren Kategorien „einzufangen“, den *Meilensteinen der Entwicklung.*

Neugeborenes (Saug-Kind)

Das *Verhalten* ist stark von reflektorischen Abläufen bestimmt. Ganz im Vordergrund der Wach-Aktivität steht das Saugen. Ansonsten schläft das Neugeborene bis zu 20 Stunden am Tag. Die Körperhaltung entspricht noch der räumlichen Enge im Mutterleib: Arme und Beine sind sowohl in Bauchlage als auch in Rückenlage gebeugt, die Hände gefaustet. Der Körperstamm kann praktisch nicht bewegt werden – wohl aber Arme und Beine. Der Kopf kann zwar von der einen Seite zur anderen gedreht, jedoch nicht länger „gehalten“ werden.

Hören und Sehen sind schon weit entwickelt: schon in der ersten Woche erkennt das Baby die einfachsten Gesichtszüge (horizontale

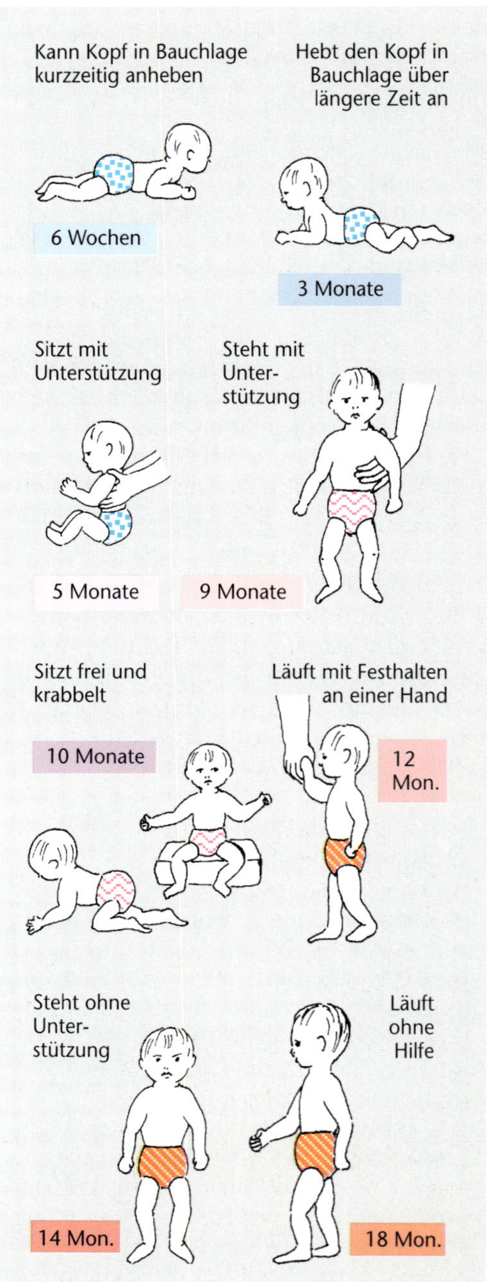

Abb. 23.13: Die Entwicklung der Motorik vom 2. bis zum 18. Lebensmonat. Die Zahlen geben den spätesten Zeitpunkt der Normalentwicklung an.

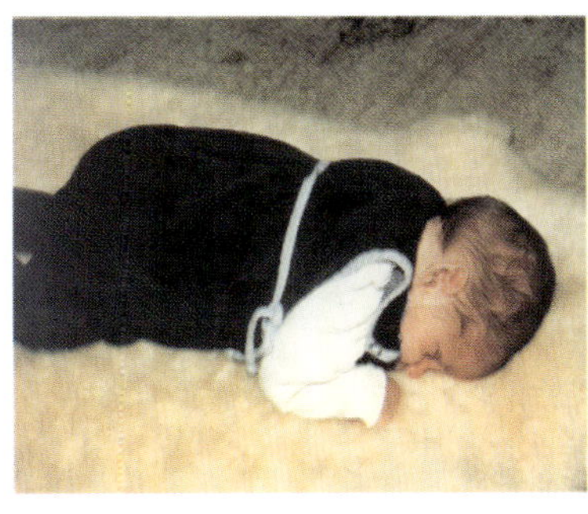

Abb. 23.14: Neugeborenes, typische Beugehaltung.

Augen, vertikale Nase) und reagiert auf Glockenläuten oder ähnliche Geräusche.

Im *Sozialverhalten* zeigt es Interesse am menschlichen Gesicht und beruhigt sich durch An-den-Körper-Nehmen. Das erste Lächeln tritt oft im Schlaf auf („Engelslächeln"); etwa ab der 2. Woche entwickelt sich das Lächeln als Antwort auf Zuwendung *(soziales Lächeln)*, das die Eltern-Kind-Beziehung vertieft.

3 Monate (Schau-Kind)

Die Motorik gerät zunehmend unter die Kontrolle des Willens; Kopf und Schultern können 45 – 90 Grad von der Unterlage gehoben und für längere Zeit gehalten werden, der Säugling stützt sich dabei auf die Unterarme. Zu der zentralen Bedeutung des Mundes gesellt sich die Erforschung der Umwelt durch die Augen. Das Kind beobachtet die eigenen Hände, folgt bewegten Objekten von einer Seite zur anderen. *Soziales:* Der Säugling reagiert mit Begeisterungsstürmen, wenn etwas Angenehmes in Aussicht ist (z. B. Flasche).

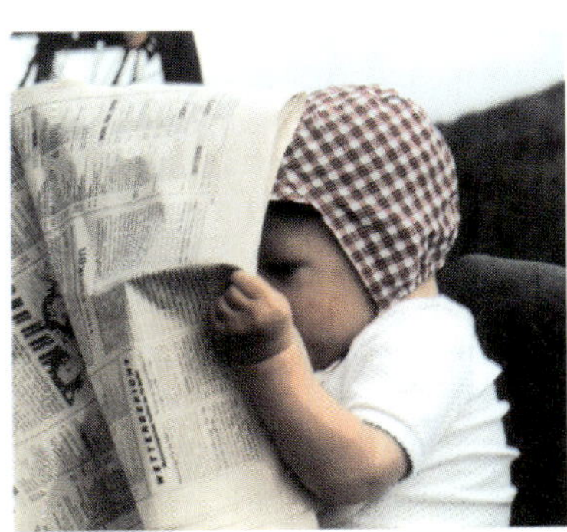

Abb. 23.15: Übergang von palmarem Greifen zum Pinzettengriff bei einem 9 Monate alten Kind.

6 Monate (Greif-Kind)

Arme und Beine sind nun bereits seit längerem gestreckt (allmähliche motorische Vorbereitung auf den aufrechten Gang). Das Baby stützt sich gerne in Bauchlage auf die Hände; Brust und Oberbauch werden dabei von der Unterlage gehoben. Der Säugling dreht sich schon ohne Hilfe in die Rückenlage (... und fällt dabei leicht vom Wickeltisch). Sitzen kann beginnen, das Kind stützt sich dabei zunächst noch mit den Armen ab. Der Kopf kann jetzt in allen Positionen voll gehalten werden *(Kopfkontrolle)*. Die Umwelt wird mit dem Tastsinn erforscht und auf Eßbarkeit überprüft; alles verschwindet im Mund (in Rückenlage werden selbst die Füße in den Mund genommen).

Voraussetzung für die Erforschung der Umwelt ist das *Greifen:* als erste Vorstufe werden Gegenstände zwischen allen Fingern und Handfläche gehalten (sog. palmares Greifen, von palma, lat. = Handfläche). *Hören und Sehen* sind weitgehend ausgereift; selbst das räumliche Sehen ist größtenteils entwickelt. *Soziales:* Nach einer Phase des äußerst freundlichen Verhaltens gegenüber Fremden kann nun bereits das *Fremdeln* beginnen. Das Baby langweilt sich schnell, wenn es alleine gelassen wird (und fordert dann lautstark Beachtung). Es hat Lust am „Selbst-Essen".

9 Monate (Krabbel-Kind)

Der Bewegungsraum erweitert sich schlagartig: Das Baby kann sich aus der Bauchlage alleine aufsetzen, sitzt frei. Es steht mit Festhalten, kann sich aber nicht alleine wieder hinsetzen. Es beginnt zu krabbeln. Feinmotorisch erlernt es nun den *Pinzettengriff* (Gegenstände werden zwischen Zeigefinger und Daumen gehalten). *Soziales:* Der Säugling wirft Spielzeug auf den Boden; winkt; kennt seinen Namen; versteht „nein" und fremdelt. Er kann sich zunehmend selbst beschäftigen.

12 Monate (Geh-Kind)

Die Umwelt verliert allmählich ihre festen Grenzen: das Kind krabbelt viel (häufig mit gestreckten Knien), läuft mit Festhalten an einer Erwachsenenhand und macht evtl. erste freie Gehversuche. *Soziales:* Es ißt Fingermahlzeiten selbständig, liebt Gib-und-Nimm-Spiele und genießt es ausgesprochen, im Mittelpunkt zu stehen.

2 Jahre (Trotz-Kind)

Die „lebenspraktischen" Fähigkeiten werden rasant entwickelt: Das Kind steigt Treppen (2 Füße pro Stufe), kann rennen, ißt „gut" mit dem Löffel und trinkt aus dem Becher. Im *Sozialbereich* folgt es einfachen Instruktionen. Gelegentlich ist das 2jährige tagsüber sauber und trocken. Insbesondere beim Zu-Bett-Gehen braucht es Routinen und Rituale. Typisch ist das ausgeprägte „Besitzdenken", man teilt ungern, alles „gehört mir".

3 Jahre (Ich-Kind)

Das 3jährige kann sekundenlang auf einem Fuß stehen und Dreirad fahren. Rechts- bzw. Links-Händigkeit sind ausgebildet. *Soziales:* Das Kind kennt einige Kinderlieder und kann evtl. bis 10 zählen. Es ist sauber und trocken bei Tag und oft auch bei Nacht. Es kann unter Aufsicht Hände waschen und abtrocknen und beginnt, selbstständig mit anderen Kindern zu spielen. Es fragt ständig: warum? In Denken und Verhalten ist das Kleinkind stark auf sich selbst bezogen *(egozentrisch)*. Es strebt nach Unabhängigkeit und kann dabei recht aggressiv sein.

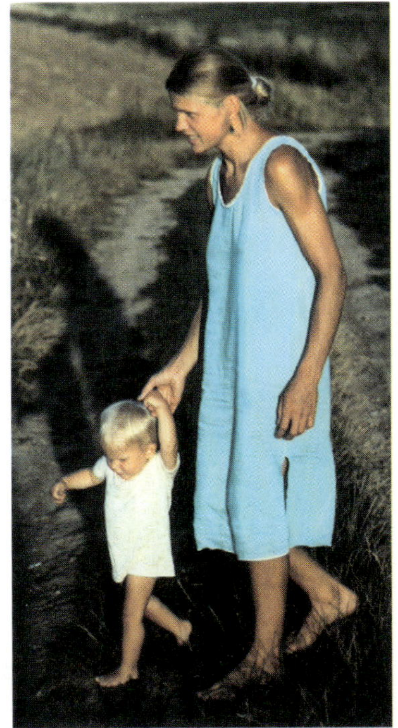

Abb. 23.16: Einjähriges „Geh-Kind".

6 – 10 Jahre (Bewegungs-Kind)

Das Schulkind kann mit dem Tischmesser umgehen (ab 7 Jahre), kann Werkzeuge wie Hammer und Schraubenzieher gebrauchen (ab 8 Jahre), zeichnet und malt viel und gut. *Soziales:* Der Schulalltag prägt das Sozialleben. Der Beginn des Schulkindalters bringt zunächst wieder eine Labilitätsperiode, das Kind ermüdet leicht, zeigt wenig Ausdauer und ist Stimmungen unterworfen.

Dennoch ist ein sozialer und intellektueller Entwicklungsgewinn

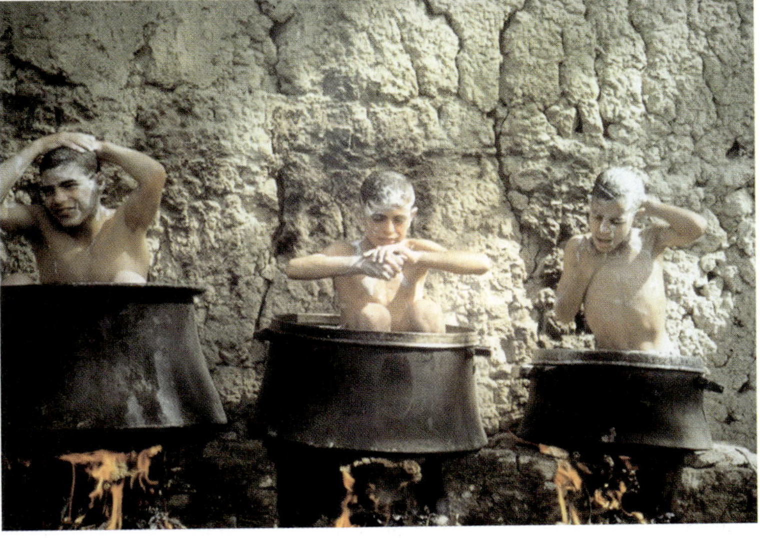

Abb. 23.17: Gemeinsames Handeln steht für Kinder zwischen Einschulung und Pubertät im Mittelpunkt. Es gibt ihnen, wie hier drei arabischen Jungen im Badezuber, Halt und ist Basis für die Entfaltung der Individualität.

23

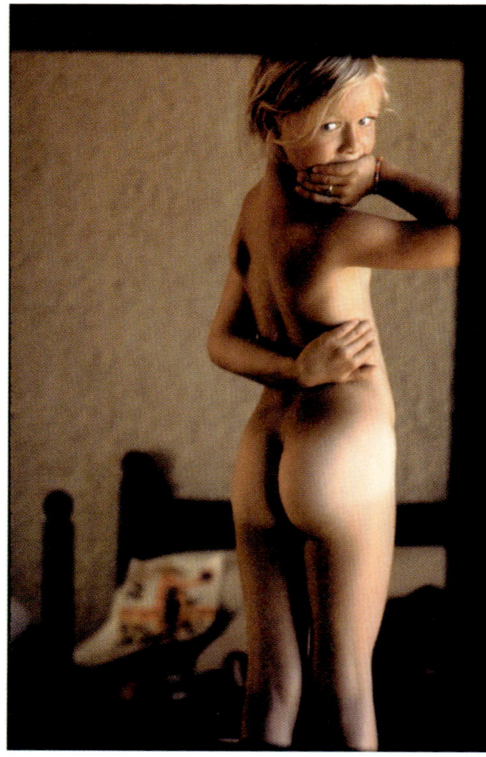

Abb. 23.18: Am Anfang der Pubertät steht für Mädchen die erwachende Weiblichkeit: Im Schnitt ein Jahr vor der ersten Menstruationsblutung entdecken die Mädchen die ersten Veränderungen am eigenen Körper – oft eher mit Erschrecken als mit Stolz. Ein ausgeprägtes Schamgefühl ist für eine gewisse Zeit die Folge.

sichtbar: Es bevorzugt Gemeinschaftsspiele größerer Gruppen, deren Regeln genau beachtet werden, sein Interesse an der nun sachlich beobachteten Welt wächst. Abstraktionsfähigkeit und schlußfolgerndes Denken machen große Fortschritte, obschon das Kind noch vorwiegend anschaulich denkt. Das Kind sammelt, experimentiert und stellt praktisch verwendbare, funktionsreife Dinge her. Typisch ist die klare Abgrenzung zum anderen Geschlecht, es spielt häufig nur mit gleichgeschlechtlichen Freunden und freut sich an Bewegung und Sport.

In den Jahren vor und zu Beginn der Pubertät löst sich das Kind mehr und mehr aus der unmittelbaren elterlichen Pflege, beginnt Einsicht in die sozialen Aufgaben innerhalb von Familie und Gruppe zu gewinnen und vermag seine Fähigkeiten planmäßig einzusetzen.

Die Pubertät

Die Pubertät zwischen dem 13. und 18. Lebensjahr ist ein Lebensabschnitt des Übergangs – zu Beginn imponiert ein letzter körperlicher Wachstumsschub (☞ Abb. 23.12), der Körper wird schlacksig, bevor sich mit Stimmbruch bzw. Brustentwicklung die *sekundären Geschlechtsmerkmale* des Erwachsenen einstellen (☞ Einführung Kap. 21).

Bedingt durch die neue „hormonelle Interessenslage" wendet sich die Aufmerksamkeit des Jugendlichen ab von den gleichgeschlechtlichen Gruppen hin zu gegengeschlechtlichen Partnern, woraus in der Regel zwischen dem 15. und 17. Lebensjahr die ersten längerhaltenden Beziehungen entstehen.

Im Mittel mit dem 19. (Frauen) bzw. 22. – 24. (Männer) Lebensjahr sind die körperlichen Wachstumsvorgänge vollständig abgeschlossen. Die Fähigkeit, Kinder zu zeugen, wird bereits früher, nämlich mit im Mittel 14 bis 16 Jahren (Frauen bzw. Männer) erlangt. Aufgrund der *Akzeleration* (☞ 23.5.1) hat sich dieser Zeitpunkt in den letzten 100 Jahren um ca. 3 Jahre nach vorne geschoben.

Dem gegenüber wird das *soziale Erwachsenendasein,* also die finanzielle und berufliche Selbständigkeit, in den Industrieländern immer später erlangt.

23.5.3 Der Spracherwerb

Das Kind mit seiner – wie es scheint – begrenzten geistigen Aufnahmefähigkeit erlernt innerhalb kürzester Zeit eine oder auch mehrere Sprachen mehr oder weniger perfekt. Selbst Sprachen, die Erwachsene niemals vollständig erlernen können, wie die aus seltsamen Klick-Lauten bestehenden Khoi-San-Sprachen der Kalahari – ein in die Kalahari adoptiertes Baby würde sie rasch beherrschen. Sprachforscher erklären dies damit, daß die Sprachentwicklung der Kinder intuitiv von ihren Eltern oder Bezugspersonen gefördert wird: Eltern bieten dem Kind eine perfekt auf dessen Lernbedürfnisse abgestimmte Sprachkulisse, wiederholen Worte ständig, formen sie mit dem Mund, verstärken und begleiten sie mit Gesten, Melodien und Erklärungen – ein fein abgestimmtes Wechselspiel aus Sprache, Mimik, Gefühlen, ein perfekter Sprachkurs rund um die Uhr.

- Die Sprache des Neugeborenen besteht im wesentlichen aus Schreien, Husten, Gurr- und Brummlauten. Aber schon im Alter von 2 – 3 Monaten probiert der Säugling seinen gesamten Sprachapparat aus. In dieser Zeit senkt sich der Kehlkopf ab, so daß die Zunge mehr Bewegungsspielraum bekommt und das Kind den Luftstrom aktiv steuern kann. Diese ersten Laute sind in allen Ländern der Erde gleich und werden erst später auf die Laute der Muttersprache eingeschränkt. In den nächsten Monaten kommt es zu ersten Interaktionen mit der Bezugsperson, Laute werden nachgemacht und auf Lautmalereien geantwortet.
- Mit 6 Monaten bildet der Säugling Silben auf m, b, p, d: „maa, paa, daa..." und imitiert Gespräche, Töne, Rhythmen.
- Mit etwa 12 Monaten werden die ersten 2 – 3 erkennbaren Worte gesprochen, der Säugling versteht jedoch mehr.
- Das zweite Jahr ist das Jahr der rasanten sprachlichen Entwicklung: ab 18 Monaten werden 2-Wort-Sätze („Papa traurig") gesprochen; diese werden allmählich zu kurzen Sätzen ausgebaut (inklusive Pronomen, z. B. mein, dein, ich, du). Das dreijährige Kind bringt es dann schon auf 1000 Worte; es benutzt ganze Sätze, benutzt die Mehrzahl und kennt sein Geschlecht. Im Alter von 6 – 10 Jahren sind alle Laute der Muttersprache voll entwickelt.

23.5.4 Seelisches Werden: Entwicklungspsychologie

So einfach es ist, die kindliche Entwicklung zu beschreiben, so schwierig ist es, diese zu erklären: wodurch wird ein Mensch zu dem, was er ist? Wodurch entwickeln sich menschliche Eigenschaften wie Persönlichkeit, Moral, geschlechtliche Identität? Seit dem Altertum gibt es hierzu zahllose Vermutungen.

Überblickt man die heutigen Erklärungsversuche, so lassen sich im großen und ganzen vier Theorien ausmachen:

- **Die psychoanalytische Entwicklungstheorie.** Sie beschreibt die Entwicklung vor allem als Auseinandersetzung des Kindes mit seinen *Trieben.* Dabei durchläuft der Heranwachsende verschiedene von unterschiedlichen „sexuellen" Erfahrungen geprägte Stufen *(psychosexuelle Stufen,* z. B. orale oder anale Phase, siehe unten). Durch die zunehmende Beherrschung von Trieb-

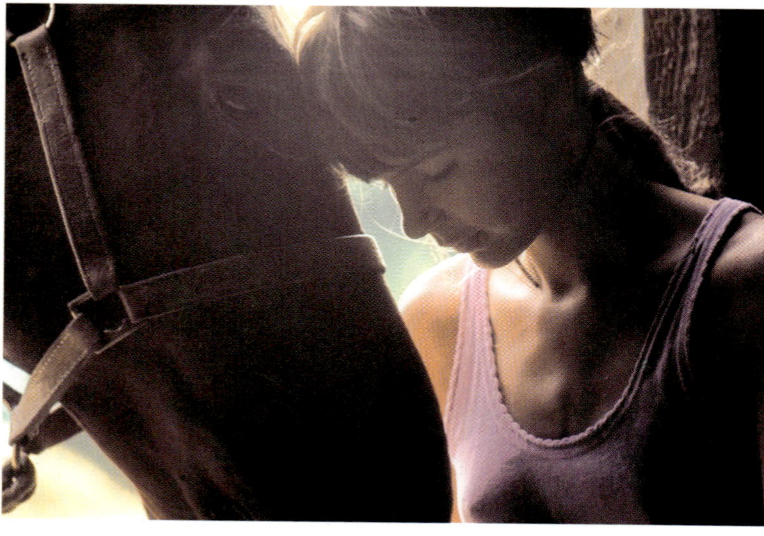

Abb. 23.19: Wenn mit dem körperlichen Wandel auf dem Weg zum Erwachsenendasein auch das Seelenleben ins Wanken gerät, fühlen sich viele Pubertierende allein und unverstanden. Viele Teenager finden dann Trost bei ihrem geliebten Pferd oder einem anderen Haustier.

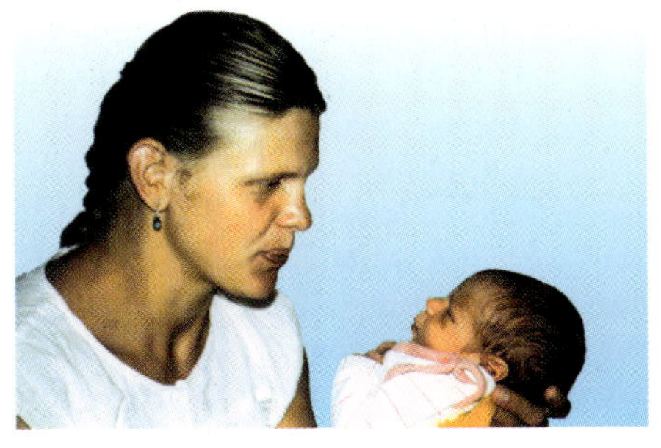
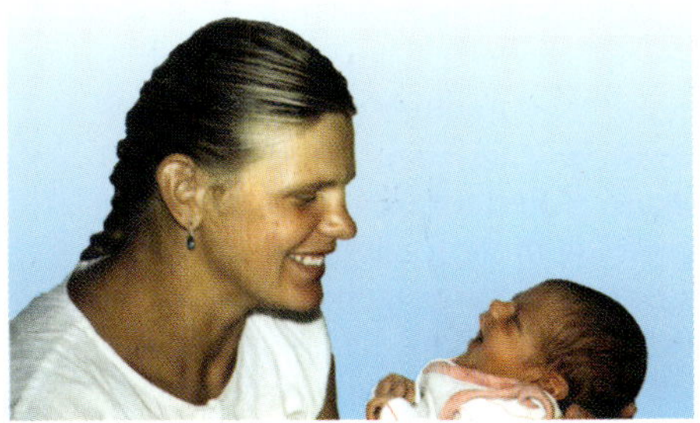
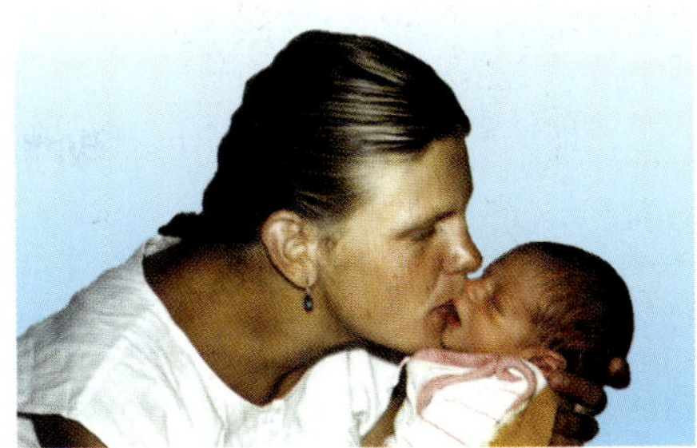

Abb. 23.20: „Soziales Lächeln" – ein psychobiologisch verankertes Signal, das zur Vertiefung der Mutter-Kind-Beziehung führt.

bedürfnissen kommt es zur Ausbildung des Ichs und damit zur Entwicklung.

- **Die biogenetische Entwicklungstheorie.** Sie beschreibt die Entwicklung vor allem als Entfaltung genetischer Anlagen. Die Entwicklung wird als biologisch vorprogrammiert angesehen – das Kind entwickelt sich, indem es „gesetzmäßig" vorgesehene Entfaltungsstufen durchläuft.
- **Die Lerntheorie.** Diese sieht die Entwicklung als Abfolge von Lernschritten an. Im Gegensatz zur biogenetischen Theorie versteht sie Entwicklung als einen vor allem von äußeren Einflüssen gesteuerten Prozeß: Die Auseinandersetzung mit Umwelteinflüssen (zu denen auch die Mitmenschen zählen) löst einzelne Lernschritte aus; nach und nach „erlernt" das Kind seine Entwicklung.
- **Kognitive Entwicklungstheorien.** Die entscheidende Triebfeder der Entwicklung ist nach dieser Theorie das sich wandelnde Gehirn. Die sich entwickelnden intellektuellen Möglichkeiten veranlassen das Kind zu immer neuen Anpassungsschritten und Auseinandersetzungen mit seiner Umwelt.

Die Vielzahl der Theorien zeigt, daß die Vielfältigkeit der menschlichen Entwicklung nur schwer aus einem festgelegten Blickwinkel zu erklären ist. Jede der Theorien beschreibt einen Aspekt der menschlichen Entwicklung, kann jedoch nicht ihre Ganzheit erklären: genetische Anlagen, Umwelteinflüsse, Lernerfahrungen oder Triebe – Entwicklung ist ein komplexes Ineinanderwirken vieler Einflüsse und Bedingungen.

Die Phasen der seelischen Entwicklung

Die folgende Übersicht zeichnet einzelne psychische Entwicklungsschritte nach; sie orientiert sich teilweise an der klassischen psychoanalytischen Entwicklungstheorie (s. o.).

- **Bereits vorgeburtlich** baut sich eine Kommunikation mit der (noch ausschließlich schützenden) Umwelt auf; das Kind fühlt und hört, es nimmt die mütterlichen Herztöne wahr. Es ist anzunehmen, daß diese Sinnesreize das werdende Kind auch seelisch prägen: das Hören von Herztönen hat auch noch nach der Geburt einen beruhigenden Einfluß auf das Neugeborene.
- **Im Säuglingsalter** ist das Baby vollständig von seiner Umgebung abhängig. In der Regel baut sich eine sehr enge *(symbiotische)* Beziehung zur versorgenden Person auf (meist zur Mutter), von der es sich beginnend etwa im 7. Lebensmonat erst sehr langsam löst und in der Zeit bis zum 12. Monat zwischen sich, Mutter und der Welt zu unterscheiden lernt. Die Erfahrungen dieser Phase tragen ganz entscheidend zum Aufbau des **Urvertrauens** oder aber **Urmißtrauens** bei. Die Kontakte zwischen Eigenwelt und Außenwelt laufen in dieser Phase sehr stark über den Mund; über den Mund nimmt der Säugling nicht nur die lebenswichtige Nahrung auf, er erfährt auch Lust und Beruhigung (entspanntes, freudiges Nuckeln) und erforscht die Umwelt. Der Begründer der Psychoanalyse, *Sigmund Freud,* hat diese Phase der seelischen Entwicklung deshalb auch als die **orale Phase** („Mundphase") bezeichnet.
- Das **Kleinkind** beginnt, sich trotz weiter bestehender Abhängigkeit von seiner Umgebung abzugrenzen und sich als eigene Person wahrzunehmen. Dies läuft oft sehr impulsiv und theatralisch ab **(Trotzphase).** Mit der nun allmählich beginnenden Kontrolle über die Ausscheidungsfunktionen entwickelt das Kind eine große Neugier und einen lustvollen Umgang mit seinen Ausscheidungsprozessen und -produkten. Diese Phase wurde deshalb von Freud als die **anale Phase** bezeichnet.
- In der **frühen Kindheit** bis etwa zum 6. Lebensjahr kommt zu den bisher erlernten praktischen Handlungsweisen das Erlernen von ethischen und moralischen Werten hinzu. Die Kinder lernen die Unterscheidung zwischen Gut und Böse, fragen nach Geburt und Tod und bemühen sich um Anerkennung bei Gleichaltrigen und Eltern. Das Kind bezieht nun sein Genitale in sein Verhalten ein, berührt es gern und zeigt es gerne vor (**phallische Phase**, von Phallus, männliches Geschlechtsteil). Nach der psychoanalytischen Entwicklungstheorie nimmt mit dem Wahrnehmen des eigenen Geschlechts der gegengeschlechtliche Elternteil an Bedeutung zu. Die Liebe zu diesem und das Erkennen, daß die Stelle des Lebenspartners bereits „besetzt" ist, stellt nach dieser Theorie ein besonderes Thema dieses Entwicklungsabschnittes dar (Phantasien, die Mutter bzw. Vater zu heiraten, bisweilen auch Trotz oder Abwehr gegenüber dem gleichgeschlechtlichen Elternteil). Freud hat diesen Konflikt nach einer griechischen Sage mit ähnlichem Thema auch als **Ödipuskomplex** bezeichnet.

Diese Sage erzählt, daß Ödipus wegen eines Orakelspruchs, nach dem er seinen Vater, den König Laios, töten und seine Mutter ehelichen wird, ausgesetzt, dann aber gerettet wird. Ohne es zu wissen, tötet er wirklich seinen Vater bei einem Streit und heiratet anschließend die Königin, seine Mutter. Als das Geheimnis vor beiden enthüllt wird, erhängt sich die Mutter und Ödipus sticht sich beide Augen aus.

Viele Psychologen gehen allerdings davon aus, daß sich im Zuge der heute vielfach veränderten Familienstrukturen (Alleinerziehende, größere Beteiligung des Vaters an der Kindererziehung) andere, von der klassischen Psychoanalyse nicht berücksichtigten psychische Schwerpunkte gebildet haben.

- Die Zeit zwischen dem 6. und 12. Lebensjahr wird auch **Latenzzeit** genannt. In dieser Zeit stehen die Erfahrungen in Gruppen von Gleichaltrigen und die Identifikation mit der eigenen Geschlechterrolle im Vordergrund. Das Kind lernt, sich als gleichberechtigter Partner in einer Gruppe durch positives soziales Verhalten zu bewähren. Eltern und Schule üben einen immensen Einfluß auf die Entwicklung in diesem Alter aus. Ehrgeiz und Disziplin, aber auch Entfaltung, Freiheit und Kreativität müssen aufeinander abgestimmt werden. Störungen machen sich in Lernschwierigkeiten, Stottern, Depressionen, selbstzerstörerischen Ideen und Aggressionen bemerkbar.
- Die **Pubertät** wird von den Erwachsenen oft negativ bewertet: Familie – darunter stellen sich die meisten Erwachsenen das Leben mit den „niedlichen Kleinen" vor – nicht mit draufgängerischen Heranwachsenden. Dabei ist diese Zeit eine wichtige Experimentierphase – und prägt das Erwachsenenleben wie kaum eine Phase zuvor: Entwicklungspsychologen sehen die Pubertät als zweite und oft letzte Chance, die Persönlichkeit zu entwickeln oder zu verändern. Im Vordergrund steht die Erfahrung und Entdeckung des „menschlichen Innenraumes": Liebe, geschlechtliche Identität, Unabhängigkeit, Macht, Sinn des Lebens – eine Entdeckungsreise, die oft nach dem Prinzip

„Versuch und Irrtum" verläuft. Aber auch der „Außenraum" wird mit kritischen Augen beleuchtet und oft sind die in dieser Zeit entwickelten Ideale und Vorstellungen zur Weltverbesserung wichtige Ansatzpunkte für spätere Lebensabschnitte. Daß die Pubertät in der späteren Bewertung der Erwachsenen so schlecht wegkommt, könnte mit einem unbewußten Neid auf die gefühlsbetonte und aufgewühlte Atmosphäre der letzten Kindheitsjahre zusammenhängen. Jetzt, „wo Blut sickert und Sperma fließt" (Susanne Paulsen), treten geschlechtliche Erfahrungen wie Selbstbefriedigung und erste Bindungen an einen Geschlechtspartner in den Vordergrund.

Freud spricht deshalb von der **genitalen Phase.** Zu den Eltern entwickelt sich oft ein zeitweise ausgesprochen zwiespältiges (ambivalentes) Verhältnis – Eltern und Kinder repräsentieren jetzt gleichzeitig die unterschiedlichen Werte-Anschauungen der Generationen. Auf der einen Seite kommt es verbal zu heftigen und kritischen Auseinandersetzungen, auf der anderen Seite besteht die Angst, die Eltern und ihre Unterstützung zu verlieren.

Die neuen Entfaltungsmöglichkeiten sind durch *„biographische Katastrophen"* bedroht: 10 % der Mädchen werden vor Abschluß der Adoleszenz ungewollt schwanger, 10 % der Jugendlichen machen die ersten Schritte in die Drogenabhängigkeit (vor allem Alkohol) und werden im späteren Leben süchtig.

23.5.5 Erziehung

Die meisten Theorien und fast alle Psychologen gestehen der **Erziehung** eine zentrale Rolle zu – ob sie nun unsere Lernerfahrungen, triebhaften Bedürfnisse oder intellektuelle „Programmierung" beeinflußt (☞ 23.5.4). Doch: unterschiedliche Kulturen erziehen zumindest ihre älteren Kinder völlig unterschiedlich. Insbesondere Naturgesellschaften gehen mit ihren Kindern anders um als Kulturgesellschaften – und doch gibt es manche unerwartete Ähnlichkeiten. Die Forschung hat dieses Erziehungspotpourri rund um den Globus benutzt, um herauszuarbeiten, welche Verhaltensweisen im Umgang mit dem Kind angeboren, und welche Erziehungsformen kulturbedingt, also „anerzogen" sind. Die Ergebnisse sind verblüffend:

- Die einzelnen Naturvölker erziehen ihre Kinder zwar oft unterschiedlich, je kleiner die Kinder allerdings sind, desto mehr ähneln sich Erziehungs- und Umgangsformen – offenbar basiert der Umgang mit den kleinen Kindern auf „universalen", allen Menschen angeborenen Verhaltensweisen. In nahezu allen traditionellen Kulturen haben Säuglinge und Kleinkinder sehr viel und sehr engen Körperkontakt, der Umgang ist von liebevoller Sorge geprägt, und es ist das Kind, das Rhythmus und Intensität des Kontaktes zu den Erwachsenen bestimmt.
- Erst ab dem Kleinkindalter trennen sich die Erziehungswege bei den verschiedenen Naturvölkern – der Einfluß der Kultur prägt nun unterschiedliche Erziehungsstile und damit Kindheitserfahrungen aus. „Grenzsetzungen" z. B. sind in den meisten Kulturen ein wichtiger Bestandteil der Erziehung – jedoch erst dem älteren Kind gegenüber.

Diese Befunde werden von der Verhaltensforschung unterstützt, die inzwischen viele „universale", kulturübergreifende Kommunikationsmuster ausmachen konnte: In allen Völkern und Kulturen *fremdeln* Säuglinge im Alter von 6 bis 8 Monaten, überall reden Erwachsene mit Kindern in der Babysprache. Mimik und Tonfall bei Angst, Ärger, beim Beruhigen, Belohnen, Warnen ähneln sich weltweit.

Auch die Entwicklungsbiologie geht davon aus, daß der anfänglich enge Körperkontakt zwischen Eltern und Kind einem angeborenen Muster entspricht. Für die Biologen nämlich sind Menschenbabies „Traglinge": sobald ein älterer Säugling oder Kleinkind hochgehoben wird, zieht es die Beine an und spreizt sie leicht – Vorbereitungshaltung für das Getragen-Werden, bei dem sich nebenbei, wie Mediziner feststellten, auch das Hüftgelenk optimal formt. In den westlichen Industrieländern dagegen sind die Babies meist „Nesthocker" im Bettchen oder Kinderwagen, von den Eltern körperlich und oft auch räumlich getrennt.

Zivilisatorische Erziehungsziele verunsichern

Die Erziehung der Kleinkinder wird nun von vielen Zivilisationseinflüssen überlagert: So war in den dreißiger Jahren das Erziehungsleitbild die Disziplin, in den fünfziger Jahren das Verwöhnen, in den siebziger Jahren die antiautoritäre Freiheit, in den neunziger Jahren Förderung rund um die Uhr („Kreativität und Denken von Anfang an"). Die dahinter zu Tage tretende Unsicherheit und Ambivalenz („Zwiespältigkeit") Kindern gegenüber wirkt bei allen guten Absichten häufig nicht zum Guten des Kindes.

Das Wesentliche für Kinder: Verläßlichkeit und Nähe

Viel mehr als solche Ideale brauchen auch die Kinder in den westlichen Gesellschaften für ihre Entfaltung verläßliche Nähe. Eine unsichere Beziehung zu den Eltern stört die feine Balance zwischen dem Bedürfnis des Kindes, sich seiner Bindung rückzuversichern und dem Drang, seine Umwelt zu erkunden:

- So konnte gezeigt werden, daß Säuglinge, die sofort getröstet werden, keineswegs häufiger weinen. Am Ende des ersten Lebensjahres weinen vielmehr diejenigen Kinder häufiger, die in den ersten drei Monaten nicht oder nur verzögert getröstet wurden.
- Eine sichere Bindung, ein verläßliches Tröstungsverhalten im ersten Lebensjahr bestimmt auch die weitere Entwicklung des Kindes: Kinder, die mit einem Jahr nach der Wertung von Psychologen „sicher gebunden" waren, können sich mit 4 Jahren im Schnitt doppelt so lang konzentrieren und sind in Streitsituationen sozial kompetenter.

Kindererziehung in einer individualistisch geprägten Gesellschaft ist also eine Gratwanderung. Und: Kinder-Haben verlangt verfügbare Zeit, Begleitung, Freiheit und Ruhe für „Liebeserfahrungen". Hastig, beiläufig, nervös – so können Kinder nicht erzogen werden.

Die Eltern-Kind-Beziehung

Das Kind ist seinen Eltern auf doppelte Weise verbunden: Zum einen leiten sich seine genetischen Anlagen von ihnen ab, und zum anderen macht es, vor allem in der Beziehung zu seiner Mutter, die ersten Umwelterfahrungen – durchaus schon im Mutterleib. Auch auf der Seite der Eltern entwickeln sich bereits vorgeburtliche Bindungen: Die 9 Monate der Schwangerschaft sind nach Aussage vieler Eltern „genau die richtige Zeit", um sich auf das neue Lebewesen einzustellen. Eltern frühgeborener Kinder fühlen sich deshalb selbst oft als „frühgeboren".

Im Idealfall entwickelt sich aus diesem Wechselspiel der Beziehungen intuitiv, d. h. ohne bewußte Kontrolle, eine für beide Seiten fördernde, stimulierende Beziehung. Unterstützt wird die Eltern-Kind-Beziehung über alle Kulturgrenzen hinweg durch bestimmte biologische Grundmuster. Hierbei spielen körperliche Merkmale (z. B. „Kindchenschema" ☞ 23.5.1) und Verhaltensweisen (Blickzuwendung, *soziales Lächeln,* ☞ Abb. 23.20) eine fördernde Rolle. Entwicklungspsychologen gehen davon aus, daß die zur Antwort auf die kindlichen Bedürfnisse notwendige „Feinfühligkeit" grundsätzlich angeboren ist. Sie kann jedoch durch kulturelle Einflüsse, wie etwa bestimmte Erziehungsnormen (Beispiel: eine Mutter nimmt ihr Kind nicht auf den Arm, weil sie es dadurch angeblich „verwöhnt") oder durch persönliche Erfahrungen der Eltern gehemmt werden.

Entscheidend: Emotionale Verfügbarkeit

Die Eltern-Kind-Beziehung hat also bei allen angeborenen Grundmustern eine stark persönliche Note: So entscheidet nach Ansicht der Psychologen die mütterliche (väterliche) Selbstsicherheit und insbesondere die Fähigkeit zur emotionalen Zuwendung darüber, ob die biologisch angelegte fördernde Beziehung auch „abgerufen“ werden kann. In diesem Zusammenhang wurde der Begriff der *emotionalen Verfügbarkeit* geprägt. Diese wiederum ist in hohem Maße von der Partnerbeziehung und von den Beziehungen zu den eigenen Eltern mitbestimmt.

Die Praxis zeigt allerdings oft, daß das Eltern-Kind-System nicht selten (häufig durch Partnerschaftskonflikte ausgelöst) entgleist und in einen Teufelskreis wechselseitiger „Fehlbeziehungen“ mündet. Der Säugling zeigt dann oft Verhaltensprobleme wie aggressive Verweigerung oder unstillbares Schreien; beim älteren Kind treten Verhaltensauffälligkeiten von der emotionalen Verarmung bis zu gewalttätigem Verhalten in den Vordergrund. Dies zieht auf der Seite der Eltern Erschöpfungszustände und Gefühle des Versagens mit einer Mischung von Ohnmachts-, Schuld- und Ablehnungsgefühlen sowie Depressivität nach sich. Dieser Teufelskreis kann bis zur *Kindesmißhandlung* führen.

23.5.6 Problembereich Kommunikation

Die Entwicklung des Menschen wird heute von einem früher undenkbaren **Medienkonsum** begleitet. Insbesondere das Fernsehen prägt Kinder und Jugendliche wie auch Erwachsene in ihrem Spiel- und Rollenverhalten, aber auch in ihren Wertvorstellungen und Einstellungen. 14jährige Kinder in Amerika haben im Durchschnitt bereits 11 000 Morde im Fernsehen gesehen und werden beim Fernsehen alle 8 Minuten mit einem Gewaltakt konfrontiert.

Will man entsprechenden Untersuchungen Glauben schenken, schaffen es allerdings Kinder aus *intakter* sozialer Umgebung trotz dieser Reizflut, angemessene Wertvorstellungen und ein akzeptables Sozialverhalten ohne übermäßige Aggressionsbereitschaft zu entwickeln. Vom TV-Konsum gefährdet sind dagegen Kinder aus labilen Verhältnissen, etwa aus unvollständigen Familien mit wenig verfügbarer Zeit des alleinerziehenden Elternteils.

23.6 Krankheiten des Kindes

Im weiteren Sinne sind **Kinderkrankheiten** solche Erkrankungen, die vorwiegend oder ausschließlich im Kindesalter auftreten oder durch die Besonderheiten des kindlichen Organismus einen schwereren Verlauf nehmen.

23.6.1 Kinderkrankheiten

Im engeren Sinne werden unter Kinderkrankheiten eine Reihe von Infektionen verstanden, die beim ersten Kontakt mit den Erregern zur Erkrankung führen, aber nach Überstehen meist eine langdauernde – idealerweise lebenslange – Immunität hinterlassen; zu ihnen gehören vor allem Masern, Mumps, Röteln, Scharlach, Windpocken sowie (heute selten) Diphtherie, Keuchhusten und Kinderlähmung. Allerdings: „Kinder“krankheiten sind ausgewachsene Erkrankungen: An diesen Infektionen sterben jährlich Hunderttausende – die meisten davon allerdings in den Entwicklungsländern. Durch die Einführung der Aktivimmunisierungen sind die Mehrzahl der genannten Kinderkrankheiten in Mitteleuropa selten geworden, andere, wie etwa Scharlach, haben durch hervorragende Behandlungsmöglichkeiten mit Antibiotika ihren Schrecken verloren.

Allgemein besteht bei Kindern eine erhöhte Empfänglichkeit für Entzündungen der Atemwege (Schnupfen, Bronchitis bis hin zur Pneumonie), Hautreizungen als auch eine erhöhte Bereitschaft für Krampfanfälle. Durch den hohen Umsatz im kindlichen Stoffwechsel und seinem starken Wasser- und Elektrolytbedarf kommt es auch gehäuft zu Ernährungsstörungen mit Erbrechen und Durchfall, die vor allem bei Säuglingen und Kleinkindern schnell zu lebensgefährlichen Störungen des *Wasser- und Elektrolythaushaltes* führen können (☞ 20.7).

Eine spezifische kindliche Mangelkrankheit, die auf den erhöhten Bedarf an Vitamin D während des schnellen Knochenwachstums im Säuglings- und Kleinkindalter zurückgeht, ist die *Rachitis* (☞ 13.5).

Keuchhusten (Pertussis)

Dieses durch das Bakterium *Bordetella pertussis* ausgelöste Krankheitsbild ist heute noch relativ weit verbreitet, da die Keuchhustenimpfung bis 1994 schlecht verträglich war und nicht generell empfohlen wurde. Im Kleinkindalter äußert sich die Erkrankung nach einem schnupfenähnlichen Vorstadium mit typischen *stakkatoartigen Hustenanfällen* (die einzelnen Hustenstöße sind wie das *Stakkato* der Streichinstrumente rasch aneinandergereiht). Im Anschluß an einen Hustenanfall wird oft glasiger Schleim hervorgewürgt oder gar erbrochen. Die Anfälle können bis zu 10 Wochen anhalten und das Kind bis zur Erschöpfung belasten. Da die Hustenanfälle durch von den Bakterien produzierte Giftstoffe *(Toxine)* ausgelöst und unterhalten werden, bringt eine Antibiotika-Therapie in diesem Stadium keine Besserung mehr: die Erreger werden zwar abgetötet, die gebildeten Toxine wirken jedoch noch mindestens 2 – 3 Wochen weiter. Dennoch wird möglichst frühzeitig antibiotisch behandelt, um eine Verbreitung des Erregers zu verhindern.

Dies soll insbesondere eine Risikogruppe schützen, die durch eine Keuchhusten-Infektion extrem gefährdet wird, nämlich Säuglinge. Bei diesen verläuft die Erkrankung oft untypisch: anstatt mit Husten reagieren Säuglinge oft mit Atempausen (Apnoen, ☞ 23.3.1), die bis zum Tode führen können. Säuglinge mit Ansteckungsverdacht sollten deshalb zur Sicherheit in einer Klinik durch einen Herz-Atem-Monitor überwacht werden.

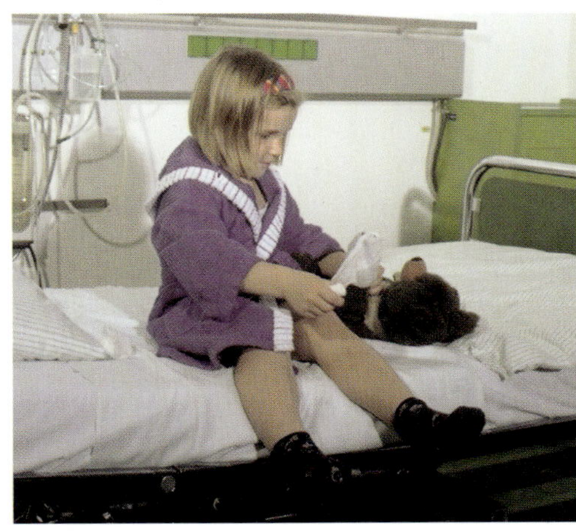

Abb 23.21: Kinder brauchen – wenn keine chronische Erkrankung oder Fehlbildung vorliegt – glücklicherweise nur sehr selten das Krankenhaus. Sollte aber eine Einweisung notwendig sein, ist es wichtig, den kleinen Menschen so spielerisch wie möglich die Angst vor schmerzhaften Maßnahmen oder gar einer OP zu nehmen. Im Bild „übt“ ein Mädchen das Operieren und Verbinden an ihrem Teddy-Bär.

Weitere Infektionskrankheiten

Weitere Infektionskrankheiten sind an anderer Stelle besprochen, z. B. *Angina (Tonsillitis* ☞ Abb. 6.25), *Mittelohrentzündung* ☞ 12.7.3, *Windpocken* ☞ Abb. 6.27 und *Mumps* ☞ Abb. 6. 30.

23.6.2 Plötzlicher Kindstod

Der **plötzliche Kindstod**, zunehmend auch mit der englischen Abkürzung **SIDS** *(sudden infant death syndrome)* bezeichnet, ist die häufigste Todesursache bei Säuglingen im Alter zwischen einer Woche und zwölf Monaten. Meist trifft dieser Kindstod ansonsten gesunde Säuglinge; ehemalige Frühgeborene und Kinder in „Raucherfamilien“ haben jedoch ein erhöhtes Risiko. Durch neuere Studien konnte bewiesen werden, daß der plötzliche Kindstod häufiger bei Kindern auftritt, die in Bauchlage schlafen. In allen Fällen ist es ein plötzlicher und stiller Tod, meist in der Schlafphase – es gibt keinerlei Warnzeichen, mit dem das Kind Angehörige warnen würde, selbst in Kinderkrankenhäusern tritt das SIDS auf.

Die genaue Ursache ist bis heute nicht bekannt. Zur Vorbeugung werden deshalb Säuglinge zum Schlafen möglichst in Rücken- oder Seitenlage gelegt; im Krankenhaus werden Säuglinge mit Monitoren überwacht. Diese Überwachung kann bei Risikokindern (insbesondere wenn ein Säugling schon einmal in einem lebensbedrohenden Zustand vorgefunden wurde) zu Hause durchgeführt werden; hierzu wird ein kleiner *Atemmonitor* verordnet, der bei längeren Atempausen Alarm gibt.

23.7 Gesundheit und Lebensstil: Allergien im Kindesalter

Die körpereigene Abwehr bewegt sich auf einem dünnen Grat. Denn zum einen soll unser Immunsystem schädigende Strukturen wie z. B. Krankheitserreger *abwehren*, zum andern physiologische Strukturen, körpereigenes Gewebe also, *dulden*. Ist das Immunsystem gestört, so versagt es bei der Abwehr von Krankheitserregern und reagiert übermäßig gegenüber körpereigenen Strukturen oder bestimmten Umweltstoffen (Grundlagen, ☞ 6.4).

Allergien: Ein zunehmendes Problem

Bei der Ausbildung von Allergien spielen sowohl genetische Faktoren als auch Umweltfaktoren eine Rolle: So erben z. B. viele Kinder die genetische Bereitschaft zur Ausbildung von Allergien, die *Atopie* (☞ 6.4.2). Diese Kinder sind dann weitaus empfänglicher für Asthma bronchiale, Neurodermitis oder Heuschnupfen als andere Kinder.
Welches entscheidende Wörtchen *Umweltfaktoren* bei der Entstehung von Allergien mitreden, wurde erkannt, als die Kinderärzte über die letzten Jahre hinweg eine deutliche Zunahme von Allergien feststellten. Heute leiden etwa 15 % der Grundschulkinder an allergischen Erkrankungen; Heuschnupfen, Asthma bronchiale und Neurodermitis sind jeweils zu etwa gleichen Teilen vertreten. Vor 20 Jahren waren es in etwa nur halb so viele.

Reiche Kinder leiden häufiger unter allergischen Erkrankungen

Kinder aus besser situierten Familien leiden häufiger an *Ekzemen* als Kinder aus Familien mit geringerem Einkommen. Eine Studie in England ergab, daß mit sieben Jahren 4,2 % der Kinder aus den oberen sozialen Schichten an Neurodermitis litten, jedoch nur 2,3 % der Kinder aus den unteren Schichten. Auch Kinder in der ehemaligen DDR leiden weit weniger unter allergischem Asthma und Heuschnupfen als ihre westdeutschen Altersgenossen. Interessant ist diese Untersuchung deshalb, weil die genetischen Voraussetzungen in beiden Bevölkerungsgruppen die gleichen sind; lediglich die Umwelt- und Lebensbedingungen haben sich während der 40 Jahre Trennung unterschiedlich entwickelt.

Die Forscher diskutieren vier Erklärungen für die unterschiedliche Allergiehäufigkeit in Ost und West und bei Reich und Arm:

- Zum einen wird das **Passivrauchen** als allergiefördernd angeschuldigt. Nach den erhobenen Daten war der Zigarettenkonsum in Haushalten mit Säuglingen und Kleinkindern im Osten ebenso geringer wie der Anteil der Frauen, die während der Schwangerschaft rauchten. Dies könnte vor allem die festgestellten Unterschiede in der Häufigkeit des Asthma bronchiale erklären, denn ein Zusammenhang zwischen Passivrauchen in der Kindheit und einer Sensibilisierung gegen bestimmte, durch die Atemluft aufgenommene Stoffe *(Inhalationsallergene)* ist schon seit längerem bekannt.
- In einem ähnlichen Zusammenhang werden die **Autoabgase** als Allergievermittler vor allem im Bereich der Atemwege diskutiert: Die Anzahl der Kraftfahrzeuge war im Osten weit geringer als im Westen.
- Die dritte Erklärung vermutet, daß häufigere Auseinandersetzung des kindlichen Organismus mit Infektionserregern das Immunsystem stärken; durchgemachte Infektionen sollen demnach einen Schutzfaktor gegen Allergien darstellen. Plausibel wird diese Erklärung dadurch, daß sie sowohl das Arm-Reich-Gefälle als auch das Ost-West-Gefälle erklärt: das System der Kindererziehung in öffentlichen Kinderkrippen bescherte den Kindern in der DDR reichlich Ansteckungsmöglichkeiten, so wie die größere Geschwisterzahl und die insgesamt schlechteren Hygieneverhältnisse den ärmeren Kindern zu „Krankheitserfahrung" verhalf, die das Immunsystem offenbar fit macht für das spätere Leben. Inzwischen konnte nachgewiesen werden, daß Einzelkinder häufiger an Allergien leiden als Geschwisterkinder; ein weiterer Beweis für die Bedeutung eines frühzeitigen „Immuntrainings" für die Entwicklung einer gesunden Abwehr.
- Eine weitere Erklärung betrachtet das direkte häusliche Umfeld: Die Nahrungszusammensetzung in reicheren Familien ist schlicht „besser" – und so allergenreicher.

Nahrungsmittelallergien

Nahrungsmittelallergien sind im Kindesalter, insbesondere bei Neurodermitikern, häufig. Die verbreitetste Nahrungsmittelallergie bei Säuglingen richtet sich gegen *Kuhmilcheiweiß*, seltener sind Allergien gegen Hühnerei, Fisch, Nüsse, Soja, Getreideprodukte, Hülsenfrüchte, Gewürze. Die Allergie äußert sich meist durch chronische Reaktionen:

- Verdauungsstörungen mit chronischen Durchfällen und Gedeihstörungen
- Hautprobleme wie z. B. juckende Ekzeme oder *Nesselsucht (Urtikaria)*. Bei entsprechenden Symptomen wird zunächst versucht, das auslösende Nahrungsmittel durch eine Befragung der Eltern zu identifizieren. Dies ist bei Säuglingen mit ihrem begrenzten Speiseplan meist einfach, kann bei älteren Kindern jedoch Schwierigkeiten machen, da viele industrielle Nahrungsmittel aus unübersehbaren Gemischen bestehen (man denke nur an die Inhaltsangaben auf den Verpackungen!).

Als zweiter Schritt schließt sich deshalb oft ein Hauttest mit verschiedenen in Frage kommenden Allergenen an. Danach kann versucht werden, den oder die vermuteten Auslöser im täglichen Speiseplan für einen Test-Zeitraum von z. B. 4 Wochen strikt zu vermeiden *(Eliminationsdiät)*. Bessern sich die Beschwerden, so sollte das Nahrungsmittel auch längerfristig weggelassen werden. Häufig allerdings müssen sich die Eltern in mehreren Versuch-und-Irrtum-Schritten an die auslösenden Nahrungsmittel herantasten.

Vorbeugung durch Ernährung?

Ausschließlich gestillte Säuglinge leiden seltener unter Neurodermitis und Allergien als Säuglinge, die mit Flaschennahrung gefüttert werden. Auch aus diesem Grund ist das Stillen zu empfehlen. Risiko-Kinder (das sind solche Kinder, bei denen Verwandter unter einer Atopie leiden) sollten 4 – 6 Monate lang *ausschließlich* gestillt werden. Schon eine einzige Flasche kuhmilchhaltiger Ersatznahrung, etwa auf der Entbindungsstation, kann bei entsprechend veranlagten Säuglingen eine Allergie auslösen. Kuhmilch, aber auch andere allergene Nahrungsmittel wie Ei und Weizenprodukte sollten zumindest im ersten Lebensjahr, möglichst auch noch im zweiten Lebensjahr vermieden werden.

Die Säuglingsmilchindustrie spielt mit

Mit dem Aufflammen der Allergie-Diskussion kamen spezielle Säuglingsmilchen auf den Markt, die sog. *hypoallergenen Säuglingsmilchen* **(HA-Nahrungen)**. Dieser in den letzten Jahren entwickelte Nahrungsmittel-Typ enthält zerkleinerte bzw. aufgeschlüsselte Eiweiße, die das Immunsystem angeblich weniger stimulieren – der positive Effekt ist allerdings noch immer umstritten.

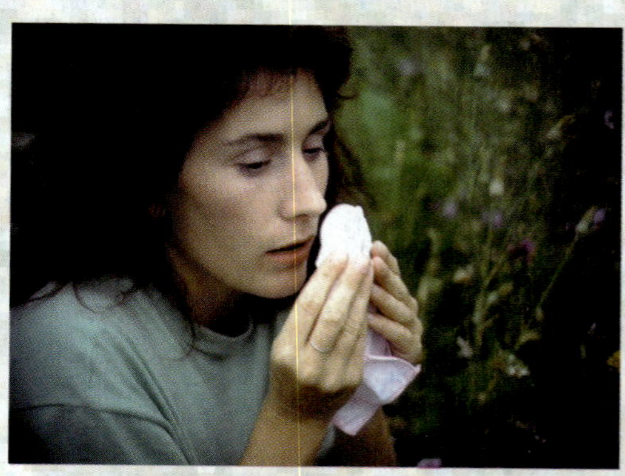

Abb. 23.22: Allergikern wird die Freude am Wiederaufblühen der Natur im Frühling ganz schön vermiest – im Bild eine junge Frau mit Heuschnupfen.

24. Der ältere Mensch

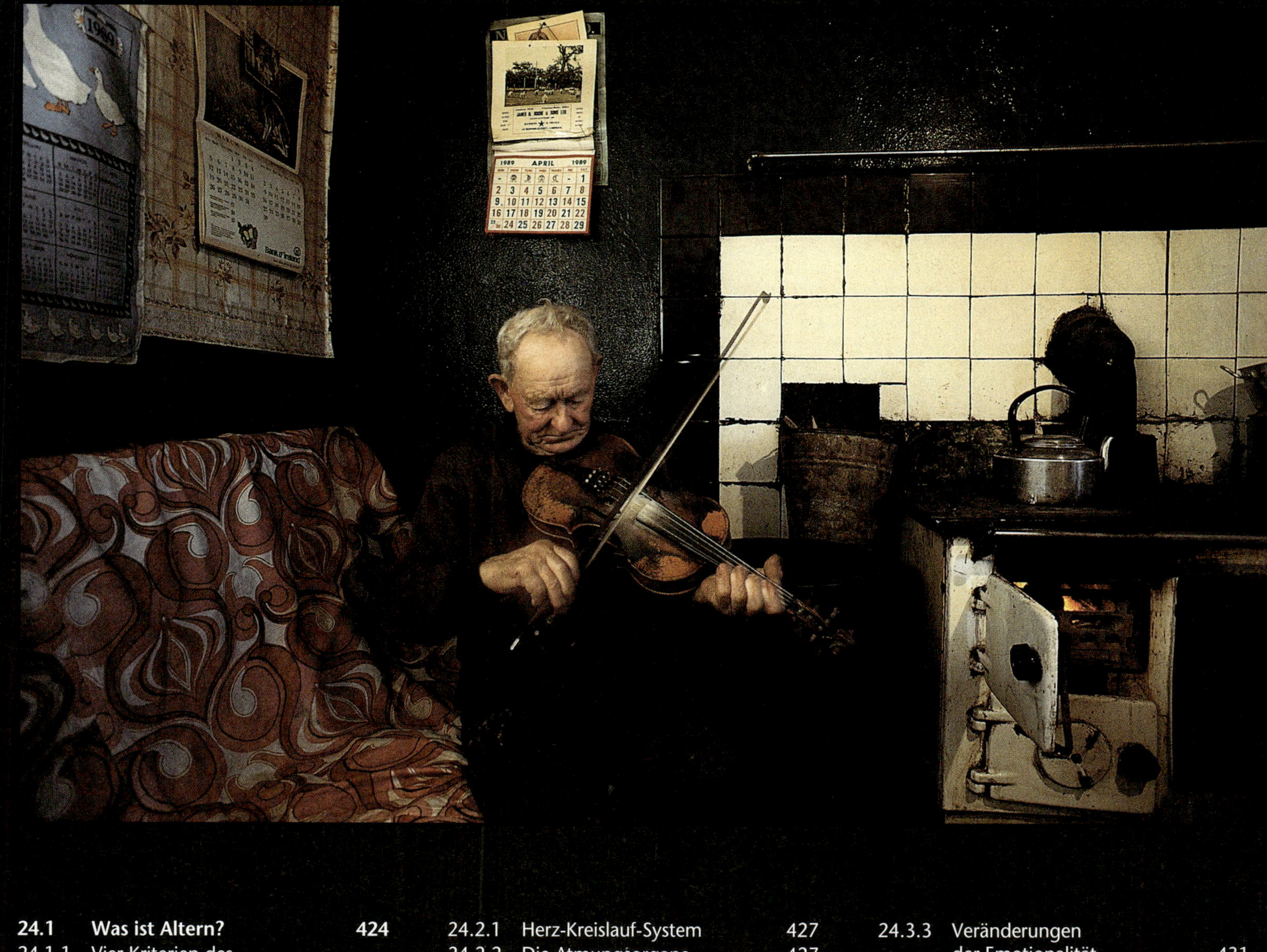

Ein erster Überblick

Das **Altern** ist ein Prozeß, der nicht erst in höherem Lebensalter beginnt, sondern von Geburt an unumkehrbar fortschreitet (☞ auch 5.3.2). Entsprechend prägte *M. Bürger*, der Begründer der Alternsforschung in Deutschland, den Begriff der **Biomorphose.** Dieser Begriff bezeichnet die Gesamtheit der Veränderungen, die der Mensch von der Keimzelle bis zum Tod durchläuft. Diese Veränderungen sind allumfassend:

- Alterungsprozesse bewirken Veränderungen vieler organischer Funktionen (☞ 24.2),
- Sie führen auch zu psychischen Veränderungen des alternden Menschen (☞ 24.3).
- Das Altern wird schließlich nicht nur vom Einzelnen, sondern auch von Gesellschaft, Gemeinde und Familie geprägt, und diese entscheiden ganz wesentlich, wie das Individuum sein Älterwerden erlebt und mitgestaltet.

Altern ist ein
- biologischer
- psychischer und
- sozialer Prozeß.

24.1 Was ist Altern?

24.1.1 Vier Kriterien, die Alterungsvorgänge kennzeichnen

Obwohl Alterungsvorgänge nicht nur beim Menschen, sondern auch aus dem Tier- und Pflanzenreich nicht wegzudenken sind, ist eine allgemeingültige Festlegung, was Altern eigentlich ist, nicht einfach zu treffen. Vier Kriterien lassen sich aber nennen, die die Alterungsprozesse charakterisieren:

- Alterungsvorgänge sind *universal*, sie sind für alle höheren Lebewesen gültig,
- sie sind *irreversibel*, also unumkehrbar,
- sie sind *schädlich* im Sinne einer verminderten Anpassungsfähigkeit (☞ 5.1.4) für das betroffene Individuum und
- sie sind *biologisch-genetisch* vorherbestimmt und damit auch durch lebenslange Schonung nicht verhinderbar. Entsprechend läßt sich auch eine *maximale Lebenserwartung* festlegen – für den Menschen gilt als gesichert, daß sie etwa 115 Jahre beträgt.

Auch wenn die Alterung genetisch vorherbestimmt ist, wird der Zeitpunkt des (spürbaren) Beginns des Altwerdens von der Lebensgeschichte und dem Lebensstil des Einzelnen mitbestimmt: Viele Alterungsvorgänge, etwa der Haut oder der Lunge, werden durch zusätzliche Schädigungen, etwa zu intensives Sonnenbaden oder Rauchen, beschleunigt und verstärkt. Auf der anderen Seite lassen sich zahlreiche Funktionen (darunter ganz wichtig: die Gehirnleistung) noch bis ins hohe Alter trainieren und teilweise sogar steigern. Ein geistig aktiver und geübter alter Mensch kann ein besseres Gedächtnis haben als ein durchschnittlich trainierter junger Mensch, und auch im hohen Alter ist das Neuerlernen etwa einer Fremdsprache noch möglich.

Der Alterungsprozeß und die Entwicklung chronischer Krankheiten unterliegen großen individuellen Schwankungen.

Trotz dieser Einzigartigkeit, wie jeder den Alterungsprozeß durchlebt, gibt es doch bestimmte typische Alterungsverläufe. Diese sind auf Abb. 24.6 dargestellt.

24.1.2 Molekulare Theorien der Alterung

Molekulare Alterungstheorien gründen auf der Erkenntnis, daß innerhalb einer Art (also Individuen weitgehend gleichen Erbgutes) die Lebenserwartung nur wenig, zwischen verschiedenen Arten jedoch stark differiert. So leben im Mittel Fliegen 30 Tage, Kaninchen 6 Jahre und Pferde 25 Jahre. Auch innerhalb einer Art zeigt sich eine starke Erblichkeit der Lebenserwartung: So leben Kinder langlebiger Eltern ebenfalls erheblich länger als der Durchschnitt der Bevölkerung. Im folgenden werden zwei Modelle näher erläutert:

Das Genregulationsmodell

Das **Genregulationsmodell** versucht dies zu erklären: Für die Lebensphasen *Entwicklung, Fortpflanzung* und *Alter* sind jeweils verschiedene Abschnitte des *Genoms* (Erbgutes) zuständig bzw. aktiviert. Die für das Alter zuständigen Gene heißen **Gerontogene.** Ob Gerontogene schon von Geburt an vorhanden sind und im Verlauf des Lebens aktiviert werden (bei der *Progerie* – ☞ Abb. 24.6 – entsprechend schon im Kindesalter) und/oder ob „Langlebigkeitsgene“ existieren, die durch Stoffwechselprodukte oder Gifte geschädigt werden und sodann den Alterungsprozeß steuern, ist jedoch völlig unklar.

Zelluläre Modelle

Zelluläre Modelle gehen davon aus, daß Altersveränderungen Struktur und Inhaltsstoffe (Enzyme, Membraneiweiße, DNA) von anfangs intakten Zellen schädigen. Für diese Schädigung sollen Gifte des Zellstoffwechsels oder mechanische Beanspruchung verantwortlich sein. Unter diesen Theorien ist die *Theorie der freien Radikale* gut durch wissenschaftliche Befunde untermauert: Bei vielen Stoffwechselprozessen in der Zelle entstehen als giftige Nebenprodukte hochaktive *Radikale* (☞ Abb. 2.11), die Membranproteine, Enzyme und DNA oxidieren und zerstören können. Diese punktuellen Schäden häufen sich an und führen zu einem allgemeinen Funktionsrückgang der Zellen. Entscheidend ist deshalb die Fähigkeit der Zellen, durch entgiftende Enzyme diese Radikale zu neutralisieren. Wissenschaftler konnten nun zeigen, daß der Gehalt dieser entgiftenden Enzyme (insbesondere *Superoxid-Dismutase, Katalase* und *Glutathion-Peroxidase*) in den Zellen einer Art sehr gut mit der Lebensspanne dieser Art korreliert. So enthalten z. B. Zellen der Menschenaffen bei etwa hälftiger Lebensspanne auch nur halb soviel dieser Enzyme wie menschliche Zellen.

24.1.3 Alterungsprozeß und die moderne Medizin

Die Alterungsprozesse bedrohen zunächst die Unabhängigkeit und *Lebensqualität* des Individiums, im Laufe ihres Fortschreitens aber auch die *Lebensfähigkeit* des Gesamtorganismus. Die moderne Medizin und Pflege können die Lebensfähigkeit oft noch um Jahre erhalten, häufig allerdings um den Preis einer deutlichen Minderung der Lebensqualität – man denke etwa an den Nierenkranken an der Dialysemaschine, den chronisch gelähmten Patienten nach Schlaganfall oder den dementen Patienten (☞ 24.4.2) im Altenheim. Entsprechend sind uns die Bilder an Apparate gefesselter älterer Patienten geläufig, die qualvoll ihre letzten Lebensmonate durchleben.

Im Gegensatz dazu ergibt sich aus vielen Geschichten und Legenden der Eindruck, daß die Menschen früher meist „in Frieden“ sterben durften, sozusagen beim Mittagsschlaf auf der Gartenbank vom Herzschlag getroffen wurden. Dieses Bild entspricht dem idealtypischen Alterungsverlauf (Linie 5 in Abb. 24.6) und traf nur für ganz wenige zu: Zum einen starb die Mehrzahl

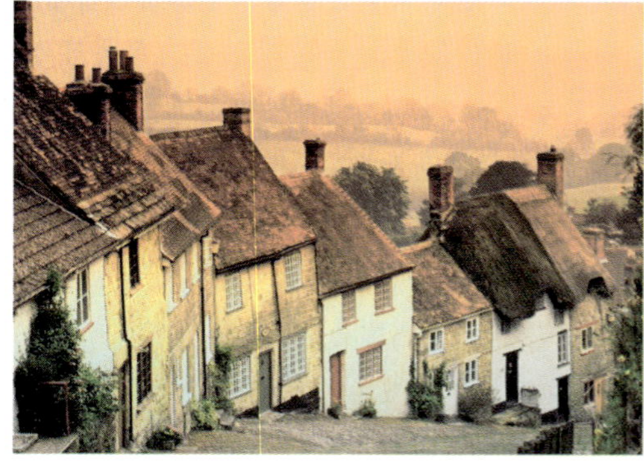

Abb. 24.1: Viele Geschichten und Illustrationen nähren das Bild von der guten alten Zeit, in der auch der ältere Mensch noch seinen Platz hatte und in Ruhe und Frieden alt werden konnte. Tatsächlich traf dies nur für einen kleinen Teil der Bevölkerung zu.

der Menschen früh, als Säugling, als Kind oder Millionen Frauen an den Komplikationen von Niederkunft und Wochenbett. Zum anderen bedeuteten viele heute behandelbare Leiden jahrelanges qualvolles Siechtum bis zum Tod: die Herzinsuffizienz und die Gicht seien als Beispiele genannt.

Richtig ist aber auch, daß es unsere moderne Medizin trotz ihrer modernen ausgefeilten therapeutischen Möglichkeiten praktisch nicht geschafft hat, daß die Menschen in Frieden und ohne Leiden sterben können.

24.1.4 *Demographische Aspekte des Alterns*

Während die durchschnittliche Lebenserwartung von der Antike bis ins 16. Jahrhundert noch bei rund 20 Jahren gelegen hat, beträgt sie heute in Mitteleuropa rund 75 Jahre. Dabei leben Frauen mit rund 79 Jahren 6 Jahre länger als Männer.

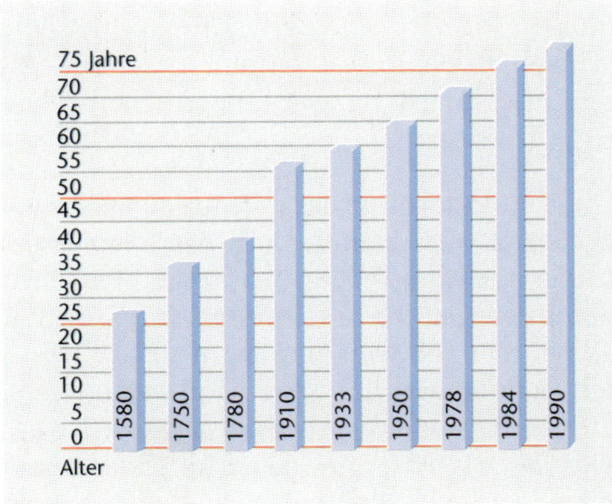

Abb. 24.2: Historische Entwicklung der Lebenserwartung. Bessere Hygiene, Ernährung und medizinische Versorgung haben seit dem 16. Jahrhundert die Lebenserwartung mehr als verdreifacht.

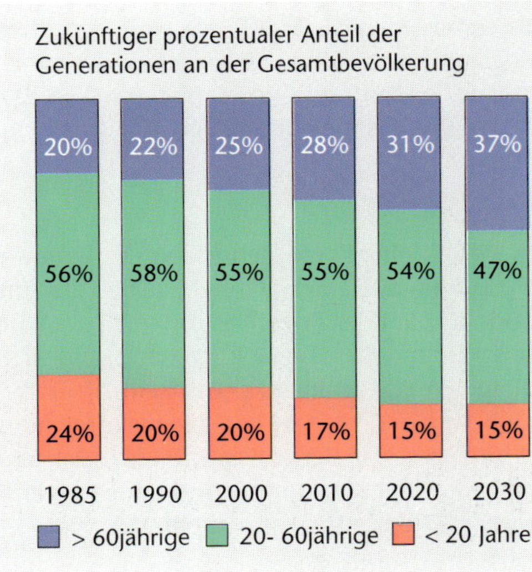

Abb. 24.3: Im Zeitraum 1985 – 2030 wird der Anteil der Kinder und Jugendlichen stetig zurückgehen und sich die „Spitze" der Alterspyramide, also der Anteil über 60jährigen, fast verdoppeln.

Besonders stark hat sich in den vergangenen 40 Jahren in Deutschland der Anteil der sehr Alten geändert: Die Gruppe der 80 – 85jährigen nahm um 230 % zwischen 1950 – 1990 zu, jene der 85 – 90jährigen um 350 % und die der 90 – 95jährigen sogar um 650 %. So ist der Altersaufbau der deutschen Bevölkerung, der jahrhundertelang einer Pyramide entsprach, wobei die zahlreichen Kinder und Jugendlichen die Basis und die älteren Menschen die Spitze der Pyramide bildeten, einer Zwiebelform gewichen, in der die 35 – 65jährigen dominieren.

Auf Grund dieses „Alterns eines Volkes" nimmt die Zahl pflegebedürftiger Menschen stark zu. Dies bringt für den einzelnen, aber auch für Staat und Gesellschaft und in noch größerem Maße für die Berufe im Gesundheitswesen soziale, finanzielle und wirtschaftliche Herausforderungen mit sich.

24.1.5 *Biographisches und biologisches Alter*

Wie erwähnt, beschleunigen Umweltfaktoren – also Lebensstil wie auch einschneidende Lebensereignisse *(life events)* – den genetisch vorherbestimmten Alterungsprozeß (☞ 5.3). So erklärt sich das häufig zu beobachtende Phänomen, daß zwei Menschen unterschiedlich gealtert sind, obwohl sie im gleichen Jahr geboren wurden. Die Gerontologie unterscheidet daher zwischen **biographischem** bzw. chronologischem Altern und **biologischem** Altern.
Das biographische Alter bezeichnet die am Kalender ablesbare Alterung eines Menschen. Demgegenüber informiert das biologische Alter über den aktuellen Gesundheitszustand und die Belastbarkeit eines Menschen. Zu beachten ist, daß es sich bei der Festsetzung des biologischen Alters lediglich um einen geschätzten Wert handelt.

Das biologische Alter ist ein (Schätz-)Maß für die gegenwärtige gesundheitliche Situation und Belastbarkeit eines Menschen; z. B.:
- ein biographisch 85jähriger, aber biologisch 75jähriger ist überdurchschnittlich rüstig und evtl. auch für große Operationen ohne Einschränkung geeignet.
- ein biographisch 71jähriger, aber biologisch 80jähriger ist vorgealtert, sein Organismus wenig anpassungsfähig.

24.1.6 *Soziales Altern*

Der Begriff des biologischen Alterns berücksichtigt nicht, daß das Alter(n) vom Einzelnen sehr unterschiedlich erlebt wird und die Lebensqualität im Alter entscheidend von der Familie und vom sozialen Umfeld, z. B. den Freunden, abhängt. Es gilt deshalb, die für das positive Erleben des Alterns notwendige *sozia-*

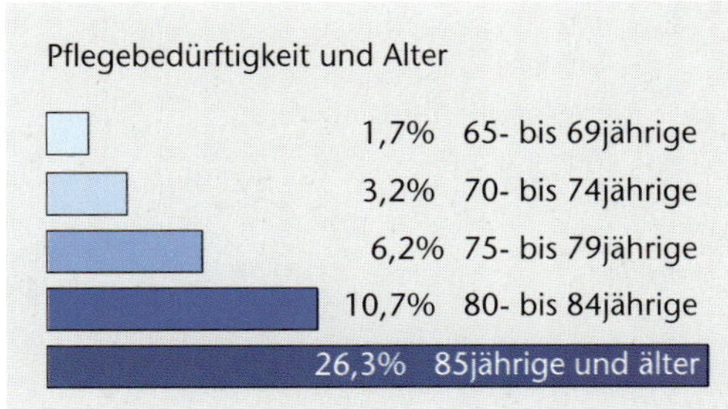

Abb. 24.4: Die Pflegebedürftigkeit im Alter ist stark altersabhängig. Vor allem die über 80jährigen sind pflegebedürftig – 10,7 % der Menschen zwischen 80 und 84 und 26,3 % der über 85jährigen gegenüber nur 1,7 % der 65 – 70jährigen. Entsprechend sind Heimbewohner bei Aufnahme in Altenpflegeeinrichtungen typischerweise 80jährig und älter.

le Kompetenz zu stützen und – etwa nach einem Schlaganfall – soweit wie irgendmöglich wiederherzustellen. Traditionelle Rollenerwartungen dagegen betonen die *Defizite* des alternden Menschen. Sie unterstützen ihn zwar, engen aber faktisch seinen Verhaltensradius immer weiter ein, so daß soziale (wie auch körperlich-motorische) Fähigkeiten zunehmend *verloren*gehen. Folge ist eine Beschleunigung des Alterungsprozesses.

Auch die heute viele Alte belastende *Vereinsamung* hat den gleichen Effekt: Besonders kommunikative und soziale Fähigkeiten werden nicht mehr in Anspruch genommen, verkümmern und gehen schließlich verloren. Die bei vielen Alten, insbesondere Witwen, vorhandene (relative) materielle Armut verstärkt den hierdurch in Gang gesetzten Teufelskreis von Einengung, Isolation und sozialem Kompetenzverlust, da die verbleibenden sozialen Kontaktmöglichkeiten (Kaffeekränzchen, Busreisen, Konzerte) Geld kosten. In diesem Sinn kann in Analogie zum biologischen Altern vom **sozialen Altern** gesprochen werden, womit insbesondere der Verlust psychophysischer Lebenskräfte und damit sozialer Aktionsmöglichkeiten gemeint ist.

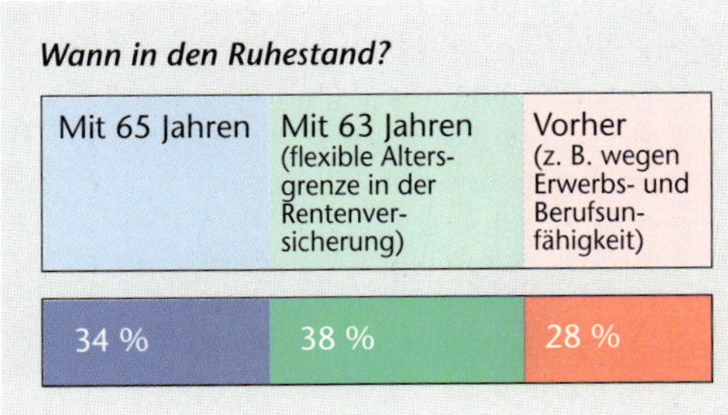

Abb. 24.5: Zusätzlich zur immer größeren Lebenserwartung hat sich durch das immer weiter nach vorn geschobene Ausscheiden aus dem Berufsleben die Periode des „dritten Lebensabschnitts" weiter vergrößert: Nur noch ein Drittel der westdeutschen Arbeitnehmer (im öffentlichen Dienst sogar nur noch 6 %) arbeiten bis zum 65. Lebensjahr.

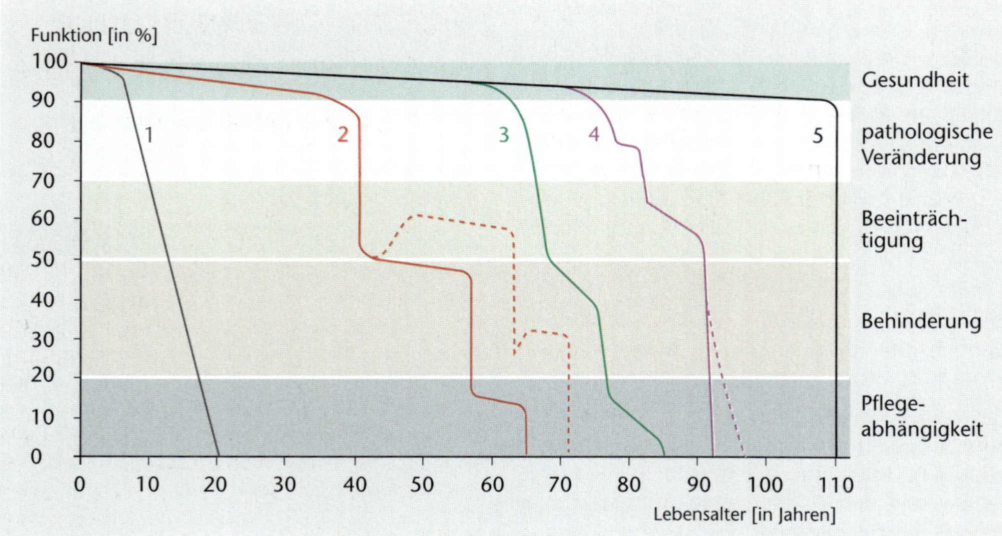

Abb. 24.6: Verschiedene Alterungsverläufe (verändert nach Nikolaus und Zahn).
Linie 1: Stark beschleunigter Alterungsprozeß ab dem 6. Lebensjahr bei der Progerie (vorzeitige Vergreisung, ☞ Abb. 5.5).
Linie 2: Risikofaktoren (Bluthochdruck, erhöhte Blutfette, Nikotin) führen ebenfalls zu einer schnelleren Alterung. Nach einem Akutereignis (z. B. Schlaganfall) kann durch therapeutische Intervention eine Besserung der Lebenserwartung und der Lebensqualität erreicht werden (gestrichelte Linie).
Linie 3: Rasche Funktionsbeeinträchtigung, wie sie für Demenzkranke typisch ist. Auffallend ist die lange Phase der Behinderung und Pflegeabhägigkeit.
Linie 4: „Normales" Altern. Bis ins hohe Alter bestehen nur leichte Beeinträchtigungen. Die Phase von Behinderung und Pflegeabhängigkeit ist auf wenige Monate beschränkt (durch medizinische Therapien oft aber erheblich verlängert).
Linie 5: Idealtypischer Verlauf des Alterns („in hohem Alter auf der Parkbank friedlich entschlafen").

Eine ungünstige soziale Umgebung führt zum vorzeitigen Abbau psychophysischer Lebenskräfte, beschleunigt also den Alterungsprozeß.

Klischees über das Sozialleben der Alten

Den Sozialkontakten im Alter kommt also besondere Bedeutung zu. Allerdings erschweren Klischees die unvoreingenommene Diskussion der Probleme vieler Älterer: sowohl die **Disengagement-Theorie** des Alterns, die besagt, daß derjenige glücklicher und zufriedener altert, der sich zurückziehen kann, wie auch die modernere **Aktivitätstheorie**, die ein zufriedenes Altern nur bei vielfältigen Sozialkontakten für möglich hält, sind einseitig. Vielmehr zeigt es sich, daß nicht die Menge an Kontakten, sondern deren Qualität entscheidend ist. Je nach Persönlichkeit, Vergangenheit und aktueller Lebenssituation reagiert jeder einzelne anders: so altert der eine zufriedener, wenn er wenig Kontakte hat, dafür aber in privaten Hobbies stark engagiert ist, der andere, wenn Kontakte ihm hinreichend Anregung und Aufgaben bieten, etwa bei der Enkelbetreuung oder Vereinsarbeit.

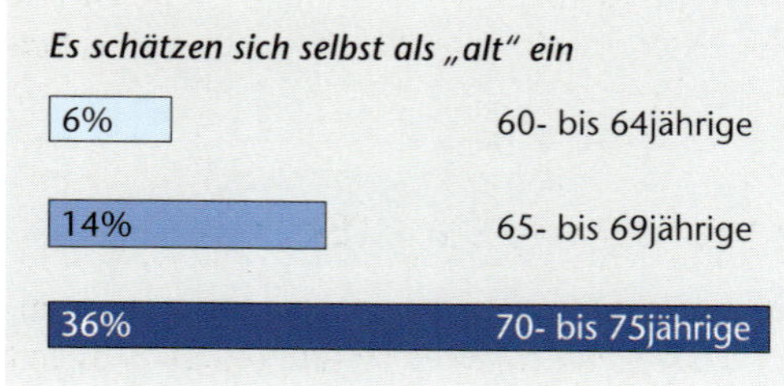

Abb. 24.7: Erst bei einem erheblichen Verlust von Gesundheit, Lebenskräften und Aktionsmöglichkeiten schätzt sich der Einzelne auch selbst als alt ein. Die obigen Zahlen bestätigen, daß erst jenseits des 70. Lebensjahres das Altern als „solches" empfunden wird.

Auch das Bild vom gewollten Rückzug auf die Familie im Alter ist nicht ohne weiteres haltbar: Viele ältere Menschen in Mitteleuropa bevorzugen *Intimität auf Abstand*, für sie sind Freundeskreis, Bekanntenkreis und Vereine wesentlicher. Und selbst vom Rückgang der Drei-Generationen-Haushalte (nur 1,8 % der deutschen Haushalte sind noch Drei-Generationen-Haushalte) kann auch nicht ohne weiteres auf brüchige Familienbande geschlossen werden – nicht unbedingt räumlich auf eine Wohnung gebündelt, aber in einem engen Beziehungsgeflecht unterstützen nach wie vor drei, ja sogar vier Generationen einander und geben gegenseitige Hilfe.

Allerdings hat die berufliche Mobilität den räumlichen Abstand zwischen den Generationen durch häufige Umzüge der berufstätigen Generation für viele stark vergrößert.

24.1.7 Wie geht unsere Gesellschaft mit dem Altern um?

Vielleicht ist es eine pauschale Verallgemeinerung, wenn oft behauptet wird, frühere Zeiten und Kulturen zollten dem älteren Menschen besondere Achtung und Ehrerbietung. Dennoch hatten die sozial oben stehenden Älteren, der „Ältestenrat" eines Dorfes, der älteste (Mann) einer Herrscherfamilie uneingeschränkt das Sagen – ihr sozialer Status wurde einzig durch Tod oder körperliche Hinfälligkeit beendet.

Unsere Zeit dagegen wertet das Altern kontinuierlich ab, was sich mit der Vorverlegung der Altersgrenze und des tatsächlichen Ruhestandsbeginn von 65 auf 63, 60 und derzeit 58 Jahre noch verstärkt hat (gerade größere Betriebe trennen sich regelmäßig von ihren 58jährigen Mitarbeitern durch Vorruhestandsregelungen). Ältere Menschen geraten in unserer leistungsorientierten Gesellschaft rasch zu angeblichen „Blockierern von Arbeitsplätzen" oder werden sogar für die Arbeitslosigkeit Jugendlicher verantwortlich gemacht. Bezeichnungen wie „Rentenlast" oder „Pflegelast" unterstreichen diese negative Sicht. Die Entwicklung eines einerseits immer früheren Ruhestandes und einer andererseits immer längeren Lebenserwartung öffnet eine Schere von oft 15 – 20 Jahren, in dem der Ältere aus dem aktiven gesellschaftlichen Leben ausgegrenzt ist.

Diese Ausgrenzung der Älteren spiegelt sich auch in den Medien und in besonderem Maße in der Werbung wider, wo junge Menschen dominieren und ältere kaum soziale Autorität einnehmen (obwohl die älteren an sich als oft sehr kaufkräftige Bürger eine attraktive Zielgruppe darstellen). Interessanterweise ist das Bild des alten Mannes dabei im allgemeinen noch deutlich positiver als das der älteren Frau.

24.1.8 Wie erlebt der einzelne das Älterwerden?

So verschieden die Menschen sind, so individuell erleben sie ihren „Ruhestand". Dennoch gibt es gemeinsame Problemfelder. Die drei wichtigsten werden im folgenden besprochen.

Krise Berentung

Wenn Abschied vom Berufsleben genommen wird, dominiert nach außen hin Erleichterung und Stolz auf das Erreichte und Vorfreude auf das Kommende. Tatsächlich entpuppt sich dieser Wendepunkt im Leben sehr oft innerhalb weniger Monate als Lebenskrise: Jahrzehntelang war der Alltag wie auch der Jahreszyklus klar strukturiert und damit – selbst wenn der Beruf als Last empfunden wurde – auch sinnerfüllt. Von diesem „Taktgeber" und „Sinnstifter" gilt es abrupt Abschied zu nehmen (das stufenweise „Hineingleiten" in den Ruhestand ist noch immer die Ausnahme). Der Betroffene muß von heute auf morgen seinen Tagesablauf selbst gestalten.

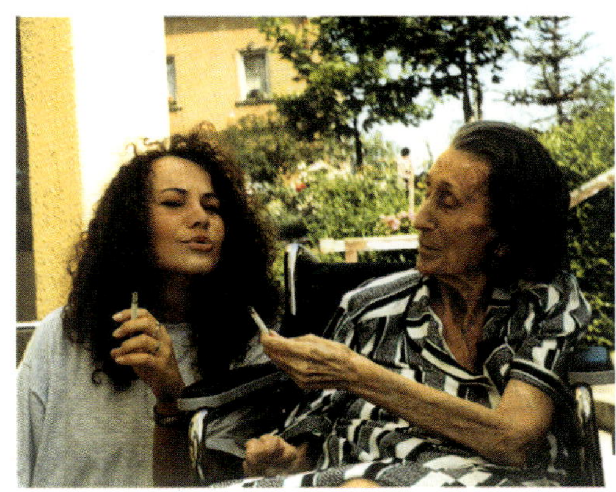

Abb. 24.8: Sinn in ihrem Leben zu behalten fällt Älteren auch dann leichter, wenn sie die Nähe zu Enkeln und Urenkel erleben können.

Aber nicht nur für den Rentner selbst, sondern auch für dessen Partner ist die Umstellung häufig eine Belastung. Die meisten Ehefrauen klagen darüber, daß sie sich ihre Zeit nicht mehr selbst einteilen können und fühlen sich vom Ehemann eher kontrolliert und bei der Hausarbeit eher gestört als entlastet. Viele Paare beginnen sich unerträglich auf die Nerven zu gehen (wozu die Beobachtung paßt, daß die deutsche Scheidungsrate im Bereich zwischen 20 und 40 Ehejahren besonders rasch wächst).

Sind keine finanziellen Reserven vorhanden, macht sich auch das geschrumpfte Einkommen empfindlich bemerkbar. In ungünstigen Fällen rücken die erträumten längeren Reisen in unerreichbare Ferne.

Die **Berentung** stellt eine existentielle Krise des Neurentners, wie auch seiner Partnerschaft dar. Ihre erfolgreiche Bewältigung ist Voraussetzung für ein positiv erlebtes Alter.

Krise Tod des Partners

Noch eingreifender ist für viele der Tod des Ehepartners. Der Hinterbliebene fühlt sich wie gelähmt, leer und sinnlos. In dieser Situation verstärken sich tatsächlich und/oder subjektiv viele Gesundheitsprobleme (wie Studien gezeigt haben, ist tatsächlich die Sterberate frisch verwitweter Frauen über 2 – 3 Jahre erhöht).

Aber es gelingt vielen Witwen und Witwern nach einer gewissen Trauerzeit (1/2 – 2 Jahre), zu einem neuen Lebensrhythmus zu finden, indem sie sich neuen Lebensinhalten zuwenden. So kann eine Seniorensportgruppe positive Körpererfahrungen (wieder-)bringen. Noch wichtiger ist ein (neu geknüpftes) Netz sozialer Kontakte, wo sich die Hinterbliebenen in ihrem Selbst bestätigt finden.

Krise Krankheit

Je nach Konstitution und innerer Einstellung verlagert sich der Focus vieler Rentner häufig unbewußt immer mehr auf den Gesundheitszustand. Dadurch ballen sich im Extremfall tatsächliche und subjektiv wahrgenommene Beschwerdebilder zu einem kaum entwirrbaren Knäuel pflegerisch-medizinischer Hilfsbedürftigkeit zusammen. Hinzu treten die sich häufenden Gesundheitsprobleme infolge des Alterungsprozesses bis hin zur *Multimorbidität* (☞ 5.3.3).

Ein anderer Lebenssinn als die Bewältigung des gefährdeten Gesundheitszustandes (des eigenen wie unter Umständen auch desjenigen des Partners) und als die völlige Fixierung des Alltags auf das Management der Krankheiten scheint nicht mehr zu existieren.

Solchen Menschen begegnet man im Krankenhaus nicht selten – sie sind kooperative Patienten, nur wollen sie (unbewußt) gar nicht gesund werden, weil kein anderer Lebensinhalt als die eigene Krankheit mehr existiert.

Nach heutiger Kenntnis ist das „Sinnfinden" im Alter oder anders ausgedrückt die erfolgreiche Anpassung an die veränderten Lebensbedingungen im Alter weniger stark von den tatsächlichen Problemen wie Rentenhöhe, Krankheiten oder Einsamkeit, als vielmehr von der Bewertung der Situation durch das Individuum abhängig.

„Sinnstiften" bedeutet demnach, dem alten Menschen sein Leben „bewerten zu helfen": ein oft auch als **Biographiearbeit** bezeichneter aktiver Prozeß, bei dem das Individuum seine Chancen und Problemlösungsmöglichkeiten erkennt und wahrnimmt.

24.1.9 Gerontologie und Geriatrie

Mit **Gerontologie** (*Alternsforschung*, von geron = Alter, Greis und logos = Lehre) bezeichnet man die Wissenschaft, die sich mit den körperlichen, seelischen und sozialen Vorgängen des Alterns beschäftigt. Das Ziel der Gerontologie, ein möglichst umfassendes Verständnis vom menschlichen Altern zu erwerben, macht die Zusammenarbeit so verschiedener Disziplinen wie Genetik, Molekularbiologie, Zellbiologie , Pathologie, Psychologie und Statistik unumgänglich.

Die **Geriatrie** *(Altersheilkunde)*, die Lehre von den Krankheiten des alternden Menschen und ihrer Behandlung, ist gewissermaßen der medizinische Zweig der Gerontologie. Im deutschen Sprachraum wird relativ willkürlich die Grenze zum geriatrischen Patienten um das 70. Lebensjahr herum gezogen.

24.2 Die Veränderungen der Organsysteme im Alter

24.2.1 Herz-Kreislauf-System

Bereits ab dem 30. Lebensjahr verändert sich der Aufbau der Gefäßwände – die Elastizität der Gefäße nimmt ab, und im Mikroskop finden sich *arteriosklerotische Veränderungen* (☞ 5.3.4). Folge ist unter anderem, daß der Blutdruck im Alter sowohl zu einer diastolischen als auch zu einer systolischen Erhöhung tendiert.

Die Kreislaufreflexe, z. B. beim Aufstehen aus dem Liegen, sind beim älteren Menschen durch die unelastisch gewordenen Gefäße verlangsamt. Reaktionen des vegetativen Nervensystems sind verzögert und schwanken mehr als beim jüngeren. Dies erklärt den häufigen Blutdruckabfall älterer Menschen beim Aufrichten (*orthostatische Dysregulation* genannt) oder längerem Stehen.

Weiter läßt auch die Leistungsfähigkeit des Herzens nach. Die Kraft des Herzmuskels, Schlagvolumen und Herz-Minuten-Volumen sinken stufenweise ab. In Belastungssituationen kann die Einschränkung des Herzschlagvolumens oft nur über eine Frequenzsteigerung aufgefangen werden. Spätestens ab dem 70. Lebensjahr bildet sich eine *Linksherzhypertrophie* (☞ 15.3.2) und oft auch ein mäßiger *Hochdruck* (☞ 16.4) aus, da die „steiferen" Gefäße dem Herzen einen größeren Widerstand entgegensetzen.

24.2.2 Die Atmungsorgane

Die Elastizität der Lunge nimmt mit zunehmendem Alter allmählich ab, was zum sog. *„Alters-Lungenemphysem"* (☞ 17.13.5) führt. Alle wichtigen Parameter der *Lungenfunktion* (☞ 17.11) verschlechtern sich deutlich (die Vitalkapazität z. B. um 44 %). Auch das Flimmerepithel der Atemwege, das der Selbstreinigung dient, vermindert sich, und die Brustkorbbeweglichkeit und damit die Atembewegungen sind eingeschränkt. Bedingt durch die enorme Leistungsreserve des Lungenorgans, fühlen sich aber nur ältere Menschen mit Lungenschädigungen, z. B. infolge chronischen Rauchens, im Alltag eingeschränkt.

24.2.3 Bewegungsapparat

Vom 20. bis 70. Lebensalter schrumpfen Frauen und in geringerem Umfang auch Männer in der Länge um bis zu 5 cm, vor allem durch ein Zusammenrücken der Wirbelkörper infolge einer Schrumpfung der Bandscheiben.

Knochen. Mit zunehmendem Alter werden die Knochen (besonders der Wirbelsäule und Hüfte) instabiler und durch Mineralverlust poröser

(*Osteoporose*, ☞ 7.4). Frauen sind aufgrund der starken Abnahme der Geschlechtshormone nach den Wechseljahren stärker von der Osteoporose betroffen als Männer. Bewegungsmangel und unzureichende *Kalziumzufuhr* (☞ 19.6.1) in der Ernährung in den Jahrzehnten vor dem Ruhestand verstärken den Knochenabbau im Alter.

Gelenke. Auch die Knorpelschicht der Gelenke wird dünner und unelastischer. Sie verliert ihre Glattheit an Stellen höchster Belastung, und viele ältere Menschen leiden unter einer *Arthrose* (am häufigsten im Hüftgelenk = *Cox-arthrose*, ☞ 4.5.4).

Muskulatur. Die Muskelmasse eines Erwachsenen vermindert sich jährlich um ca. 0,5 %. Die geschwundenen Muskeln werden dabei in der Regel durch Fett ersetzt. Der Kraftverlust betrifft nicht einheitlich die gesamte Muskulatur, sondern es läßt z. B. besonders die Muskelkraft der Dorsalflexoren der Füße (Fußheber-Muskeln) stark nach. Dies begünstigt das *Stolpern* über die Fußspitze.

Medizinisches Problem Immobilität

Viele ältere Menschen leiden unter *Bewegungseinschränkungen* bis hin zur *Bettlägrigkeit.*

Ursachen sind aber nicht nur die schon erwähnten verschleiß- und altersbedingten Veränderungen des Bewegungsapparates:

- Viele Alte nehmen eine vornübergeneigte, ungünstige Körperhaltung ein, die den Körperschwerpunkt nach vorne verlagert, was eine eventuell vorhandene Gangunsicherheit verstärkt.
- Neurologische Störungen der Gehirndurchblutung (TIA, Schlaganfall mit Lähmungsfolgen, ☞ 11.5.8), der Morbus Parkinson (☞ 11.4.10) sowie Gangunsicherheiten als Folge einer Polyneuropathie (☞ 10.2.6) wie auch durch arteriosklerotische Gefäßverengungen bedingte Minderdurchblutung der Beine (☞ vgl. Abb. 5.8) schränken die Beweglichkeit ein.
- Schwere Herz- und Lungenerkrankungen vermindern die allgemeine Belastbarkeit.
- Sehbehinderungen, auch ungeeignete Brillen, erschweren die Orientierung im Raum und führen zu einer erhöhten Gefährdung.

Jede längerdauernde Immobilität beeinträchtigt stark das körperliche und seelische Befinden des Patienten. Viele Patienten leiden folglich unter *Obstipation* (Verstopfung, ☞ 18.8.7) oder einem *Dekubitus* (durchgelegene Hautpartien ☞ 9.5). Die psychischen Reaktionen der Patienten reichen von aggressivem Verhalten gegenüber sich selbst und anderen (Pflegenden!) bis zu Passivität und einem Rückzug in kindliche Verhaltensmuster. Sehr häufig sind depressive Verstimmungen, die ihrerseits wieder die Immobilität verstärken.

Um die Betroffenen aus diesem Teufelskreis herauszuholen, helfen krankengymnastische Übungsprogramme:

- Während Einzelgymnastik ein genaues Eingehen auf den Patienten ermöglicht, entstehen bei der Gruppengymnastik oft soziale Kontakte, die ihrerseits das Interesse und die Mobilität des Patienten fördern.
- Bei den täglichen Aktivitäten, z. B. der Körperpflege, soll der Betroffene so viel wie möglich selbst machen, auch wenn es ihm zunächst unbequem ist.
- Viele Patienten *fühlen* sich einfach unsicher. Dann hilft es, Bewegungsabläufe immer und immer wieder zu üben (z. B. das Benutzen von Treppen).

Stürze

Mit der Immobilität einher gehen oft wiederholte *Stürze*, die – abgesehen von den Verletzungsfolgen – die Unsicherheit und Immobilität des Patienten weiter verstärken und häufig die Einweisung in ein Krankenhaus oder den Umzug in ein Altenheim begründen.

Im Krankenhaus passieren die überwiegende Zahl der Stürze in der ersten Woche nach der Einweisung. Zu hohe, zu niedrige Betten sowie übersteigbare Steckgitter erhöhen das Risiko in besonderem Maße.

Zu Stürzen führen – abgesehen von den bereits erwähnten Ursachen einer Immobilität – auch Schwindel (☞ 24.3.5), plötzliche sekundendauernde Bewußtseinsverluste (*Synkopen* genannt), Blutdruckregulationsstörungen und der Wechsel in eine ungewohnte Umgebung.

Stürze sind oft folgenschwer bzw. repräsentieren einen schlechten Allgemeinzustand: von jenen älteren Patienten, die zu Hause stürzen und ins Krankenhaus aufgenommen werden müssen, versterben 50 % innerhalb von 12 Monaten, und von jenen, die vom Heim aus ins Krankenhaus verlegt werden, ist die Hälfte bereits nach 6 Monaten verstorben.

	sinkt um ...	daraus resultierende mögliche Probleme
Gehirngewicht	44 %	sinkende Gedächtnisleistung
Gehirndurchblutung	20 %	geringere Reserve, z. B. bei medizinischen Eingriffen (OP)
Nervenleitungsgeschwindigkeit	10 %	Herabsetzung der Reaktionsgeschwindigkeit (relevant beim Autofahren)
Anzahl der Geschmacksknospen	65 %	Unlust am Essen („alles schmeckt fade")
maximaler Pulsschlag	25 %	geringere körperliche Leistung
Herzschlagvolumen in Ruhe	30 %	
Nierenfiltrationsleistung Nierendurchblutung	31 % 50 %	langsamere Ausscheidung von Medikamenten (☞ 24.5)
maximale Sauerstoff-Aufnahme des Blutes maximale Ventilationsrate	60 % 47 %	geringere Leistungsreserven z. B. in Höhenlagen
Vitalkapazität (☞ Abb. 17.26)	44 %	Einschränkung z. B. der OP-Fähigkeit möglich
Mineralgehalt der Knochen • Frauen • Männer	 30 % 15 %	Osteoporose (☞ 7.4) mit Gefahr *pathologischer Frakturen* (☞ 7.9)
Muskelmasse	30 %	geringere körperliche Leistungskraft, z. B. reduzierte Handmuskelkraft; höhere Verletzungsanfälligkeit der Muskulatur
maximale körperliche Dauerleistung	30 %	
Grundstoffwechsel	16 %	Übergewicht bei nicht angepaßter Ernährung
Gesamtkörperwasser	18 %	gehäufte Probleme im Wasserhaushalt
Fähigkeit zur Blut-pH-Regulation	80 %	höhere Risiken bei medizinischen Eingriffen

Tab. 24.9: Übersicht über die Abnahme von Organfunktionen zwischen dem 30. und dem 75. Lebensjahr (Prozentwerte nach Sloane, 1992). Kennzeichnend ist nicht nur der zahlenmäßige Funktionsverlust vieler Organe, sondern auch die generelle Abnahme der *Anpassungsfähigkeit* der einzelnen Organsysteme mit steigendem Alter.

24.2.4 Verdauungssystem und Leber

Im Vordergrund stehen der häufig paradontosebedingte *Zahnverlust* (☞ 18.2.2) und die damit verbundene Einschränkung der Kaufunktion. Teil- und Vollprothesen können die *Kauleistung* oft weitgehend wieder gewährleisten. Allerdings bilden sich die Kiefer, und hier insbesondere die *Alveolarfortsätze* (☞ Abb. 18.14), nach Entfernung der eigenen Zähne weiter zurück, so daß sich Prothesen allmählich lockern und häufig nach Jahren erneuert werden müssen.

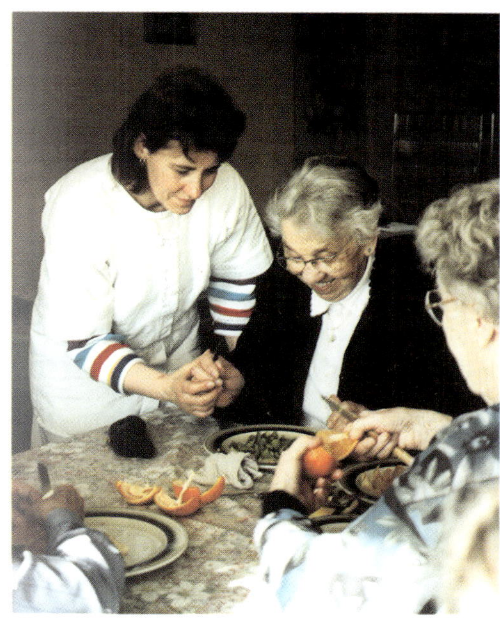

Abb. 24.10: Aufgrund des anderen Nährstoff- und Vitaminbedarfs des älteren Menschen bilden frisches Obst und Gemüse besonders wertvolle Bausteine der Ernährung. Besonders sinnvoll ist es, wenn die Betroffenen im Rahmen der aktivierenden Pflege selbst bei der Zubereitung helfen.

Beim älteren Menschen verändert sich die Schleimhautbeschaffenheit und verringert sich die Beweglichkeit von Speiseröhre, Magen und Darm. Diese Veränderungen bereiten in der Regel aber keine Beschwerden.

Die Leistungsfähigkeit von Leber und Bauchspeicheldrüse nimmt durch *Atrophie* (☞ Abb. 5.3.1) ab, was sich in einer verminderten Toleranz gegenüber Alkohol, einem verzögerten Abbau in der Leber verstoffwechselter Substanzen (z. B. Medikamente, ☞ 24.5) und einem erhöhten Blutzucker zeigen kann. Auch die Darmflora verändert sich mit einem Rückgang der typischen Bifidusflora (unter Sauerstoffabschluß wachsende Stäbchenbakterien), was einer der Gründe für die *Verstopfungsneigung* bei Älteren darstellt.

Nährstoffbedarf

Beim über Siebzigjährigen ist der Kalorienbedarf auf rund 70 % des Kalorienbedarfes beim Zwanzigjährigen vermindert. Da aber der Bedarf an Eiweiß unverändert bleibt, muß die Zufuhr an Kohlenhydraten und Fetten im Alter um 40 – 50 % absinken! Viele ältere Menschen berücksichtigen dies oft intuitiv. Einige, und hier insbesondere alleinstehende Männer, ernähren sich aber oft einseitig, so daß der Bedarf an Nährstoffen nicht gedeckt und gleichzeitig Übergewicht begünstigt wird.

Da auch der Vitamin- und Mineralstoffbedarf (insbesondere der Bedarf an Kalzium) nicht sinkt, muß die Nahrung sorgfältiger zusammengestellt werden, am besten als eiweißreiche, fettarme Mischkost. Reichlich Ballaststoffe beugen der im Alter häufigen Obstipation (Verstopfung) vor, Milch und Milchprodukte decken den relativ hohen Kalziumbedarf. Mit Kochsalz sollte wegen der Gefahr eines Bluthochdrucks eher gespart werden.

Wasserbedarf

Der ältere Mensch empfindet Durst meist nicht mehr so stark wie der jüngere. Er selbst bzw. seine Betreuer müssen daher auf eine hinreichende tägliche Trinkmenge von 1,5 – 2 l achten (Ausnahme: bei Herz- und Niereninsuffizienz, ☞ 15.7.4 bzw. 20.6.2 verordnet der Arzt oft eine Trinkmengenbeschränkung).

Ein Zuwenig an Flüssigkeit kann nicht nur eine *Obstipation* (Verstopfung), sondern durch eine *Austrocknung (Exsikkose)* eine *Hyponatriämie* (Natriummangel, ☞ 20.8.1) mit akutem Verwirrtheitszustand hervorrufen.

24.2.5 Nieren und ableitende Harnwege

Auch die Leistung der Nieren nimmt mit zunehmendem Alter ab. So sinkt die Zahl der *Nierenkörperchen* (Nephrone, ☞ 20.1.4) zwischen dem 30. und 70. Lebensjahr um 35 %. Hinzu kommt eine verminderte Nierendurchblutung durch Veränderungen der Nierenarterien und Abnahme des Herz-Minuten-Volumens. Als Faustregel kann gelten, daß die glomeruläre Filtrationsrate (☞ 20.2.1) bei einem Achtzigjährigen nur noch die Hälfte von der eines Zwanzigjährigen beträgt. Dabei bleibt der *Kreatininwert*, der oft als orientierender Meßwert der Nierenfunktion bestimmt wird (☞ 20.6), häufig normal, da nicht nur nierenbedingt die Kreatininausscheidung vermindert ist, sondern durch die abnehmende Muskelmasse auch weniger Kreatinin produziert wird und der Serumspiegel somit konstant bleibt. Die Konzentrationen der Elektrolyte Natrium, Kalium, Kalzium, Chlor und Phosphat (☞ Tabelle 19.26) bleiben trotz eingeschränkter Nierenleistung bis ins hohe Alter *konstant*, lediglich die Magnesiumkonzentration im Blut sinkt um rund 15 %.

Bei der *Harnblase* nimmt mit zunehmendem Alter der Tonus (die Blasenmuskelspannung) zu und ihr Fassungsvermögen ab. Dies macht sich zuerst nachts bemerkbar. Mitbedingt durch die nachlassende Herzfunktion und einer Vergrößerung der Prostata bei Männern (☞ 24.2.6) kommt es bei Zweidrittel der über 65jährigen zum nächtlichen Auf-die-Toilette-müssen *(Nykturie)*, wobei in der Hälfte der Fälle die *Drangzeit* (Zeit, in der der Harn gehalten werden kann) verkürzt ist, und 30 % zumindest zeitweise *Inkontinenzbeschwerden* (☞ 20.5.5) haben.

Die Altersveränderungen der Nieren müssen bei der Pharmakotherapie berücksichtigt werden, da viele Medikamente *renal* (über die Niere) ausgeschieden werden: Weil die Ausscheidungsleistung stark nachläßt, kann es bei „normaler" Dosierung zur Arzneimittelanreicherung und Vergiftung kommen (☞ 24.5).

24.2.6 Hormonsystem

Die Alterungsvorgänge des Hormonsystems verlaufen beim Mann unmerklich-langsam, bei der Frau dagegen durch das *Klimakterium* (☞ 21.2.6) einschneidend: Während der Wechseljahre und nach der Menopause (d. h. der letzten Regelblutung) sinkt der Spiegel an weiblichen Geschlechtshormonen deutlich ab. Dies führt nicht nur zum Erlöschen der Fruchtbarkeit und zu den typischen „Wechseljahresbeschwerden", sondern auch zu Veränderungen an den Genitalorganen, z. B. einem Dünnerwerden und Austrocknen der Scheidenschleimhaut.

Beim Mann bleibt die Testosteronkonzentration (☞ 21.1.3) bis zum 90. Lebensjahr in etwa konstant, und er ist meist bis ins hohe Alter zeugungsfähig. Änderungen im Testosteronabbau und ein zunehmender Gehalt weiblicher Geschlechtshormone sind aber verantwortlich für die Entstehung der *Prostatahyperplasie* (☞ 21.1.7), von der 70 % der 70jährigen Männer betroffen sind.

Auch die übrigen hormonellen Funktionen ändern sich im Alter. In der Regel ist dies aber klinisch nicht bedeutend, da z. B. der rund 15 % niedrigeren Schilddrüsenhormonausschüttung ein entsprechend langsamerer Abbau gegenübersteht, wodurch die Blutspiegel im wesentlichen konstant bleiben. In der Regel ohne Konsequenz bleibt auch die erniedrigte Glukosetoleranz im Alter, also die nachlassende Fähigkeit, auf eine Kohlenhydratgabe rasch die entsprechende notwendige Insulinmenge auszuschütten (☞ 19.2.2).

24.2.7 Sexuelle Funktion

Die Fähigkeit zum Geschlechtsverkehr (Koitus) bleibt beiden Geschlechtern erhalten. Der sexuelle Reaktionszyklus (☞ 21.3.6) verändert sich jedoch:

- Beim Mann läßt die Erektionsfähigkeit nach dem 50. Lebensjahr deutlich nach. Die Erektion erfordert intensivere Stimulation, woraus sich Versagensängste entwickeln können. Nach dem Orgasmuserlebnis erfolgt die Rückbildung viel rascher, und die *Refraktionszeit* (Pause bis zur nächsten möglichen Erektion) steigt auf 12-24 Stunden. Subjektiv läßt gleichzeitig das Bedürfnis zur Ejakulation und zum Orgasmus nach.
- Bei der Frau über 50 verzögert sich die Scheidenbefeuchtung in der Erregungspha-

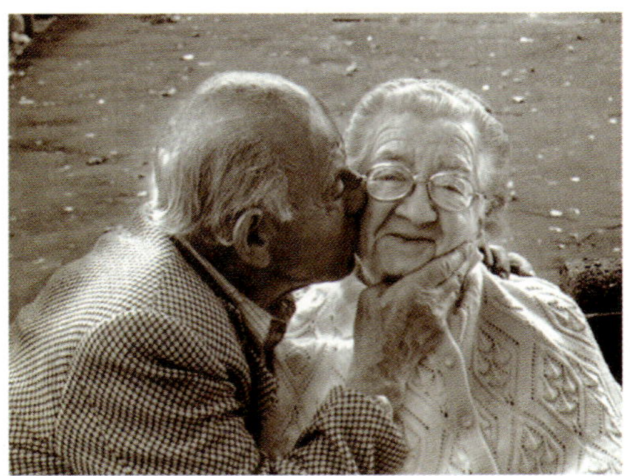

Abb. 24.11: Sichtbare Liebe zwischen Älteren ist für viele immer noch ein Tabuthema.

se. Die Orgasmusphase ist in der Regel ebenfalls kürzer, und die Rückbildung der sexuellen Erregung erfolgt rascher.

- Insbesondere Erkrankungen des Bewegungsapparates (z. B. Hüftarthrose, ☞ 4.5.4) machen den Geschlechtsverkehr schmerzhaft oder unmöglich.

Vor allem solche Menschen (bzw. Paare), die in jüngeren Jahren ein aktives Sexualleben hatten, setzen dies auch im hohen Alter fort. Für beide Geschlechter gilt aber, daß der Geschlechtsakt mehr Zeit und Stimulation erfordert und die Intervalle größer werden.

Auffallend ist, daß nach dem Verlust des Partners besonders Männer sich um einen neuen Sexualpartner bemühen, während Frauen dies nur selten tun. Dagegen masturbieren mehr ältere Frauen (ca. 40 %) als Männer.

In Untersuchungen zeigt sich, daß viele Ältere ihr eigenes Sexualleben im Alter negativ bewerten. Diese Unzufriedenheit scheint sowohl durch den Partnermangel als auch durch die Situation in Altenheimen und Pflegeeinrichtungen verursacht, die fast alle Möglichkeiten zur sexuellen Aktivität vorenthalten.

24.2.8 Immunsystem

Sowohl die *humorale* als auch die *zelluläre Immunität* (☞ 6.2.1) lassen beim älteren Menschen nach. Insbesondere die Zahl der T-Lymphozyten schrumpft um 25 %. Folge ist nicht nur eine erhöhte Infektgefährdung z. B. im Bereich der Atemwege, sondern auch eine Veränderung des klinischen Bildes bei Infektionen. Das sonst für Infektionen typische Fieber kann fehlen, und auch auf die *Leukozytose* als labordiagnostisches Zeichen bakterieller Infekte (☞ 14.3.4) ist kein hundertprozentiger Verlaß mehr.

Merkwürdigerweise nimmt aber die *Autoantikörperbildung* (☞ 6.4.3) im Alter zu, ohne daß dies eine *Erkrankung* des Patienten bedeuten muß (z. B. ist ein positiver Rheumafaktor nicht gleichbedeutend mit dem Bestehen einer rheumatischen Erkrankung).

Diskutiert wird auch, ob die Alterung des Immunsystems für den Anstieg der Tumorerkrankungen bei älteren Menschen (mit-)verantwortlich ist, da Tumorzellen nun weniger energisch von der Körperabwehr bekämpft werden.

24.2.9 Sinnesorgane

Sehen. Bei fast allen Menschen beginnt zwischen dem 45. und dem 50. Lebensjahr die *Altersweitsichtigkeit* (*Presbyopie*, ☞ 12.6.7). Die Eigenelastizität der Augenlinse nimmt ab. Die Betroffenen können nahe Gegenstände nur noch unscharf sehen und brauchen im Nahbereich eine *Lesebrille*. Außerdem reagieren die Pupillen langsamer auf einen Wechsel der Lichtverhältnisse und können sich insgesamt nicht mehr so weit öffnen. Verschärft durch den Funktionsverlust außenliegender Netzhautanteile bereitet das Sehen im Dunkeln und insbesondere z. B. das Hineinfahren in einen (dunklen) Tunnel dem älteren Menschen Schwierigkeiten. Gleichzeitig leidet er unter einer erhöhten Blendempfindlichkeit.

Hören. Auch der teilweise Verlust der Hörfähigkeit, v. a. im oberen Frequenzbereich, scheint eine unvermeidliche Konsequenz des Alterns zu sein. Oberhalb von 4000 Hz (also im oberen Sektor des Sprachbereichs 250 – 4000 Hz) sinkt das Hörvermögen nach dem 30. Lebensjahr alle 10 Jahre etwa um 10 dB (Dezibel). Typisch ist, daß der ältere Mensch zunächst das Klingeln des Telefons „überhört" und erst in späteren Stadien das Sprachverständnis – v. a. bei Nebengeräuschen – spürbar leidet (**Presbyakusis**, *Altersschwerhörigkeit*, ☞ 12.7.7).

Geschmack und Geruch. Bis zum 70. Lebensjahr büßt der Mensch etwa zwei Drittel seiner Geschmacksknospen ein, und auch der Geruchssinn läßt nach. Dies erklärt, weshalb sich viele alte Menschen über den angeblich „faden" Geschmack ihres Essens beklagen.

Weitere Sinnesleistungen. Die Abnahme weiterer Sinnesleistungen wirft in erheblichem Maß auch medizinische Probleme auf:

- Abnahme der *Durstperzeption* (Perzeption = Wahrnehmung)
- Abnahme der *Temperaturwahrnehmung* (☞ 24.2.11)
- Abnahme der *Schmerzwahrnehmung*
- Abnahme der *Propriozeption* (Tiefenempfindung im Bewegungsapparat), wodurch die Balancefähigkeit etwa beim Überwinden kleiner Hindernisse am Boden leidet.

24.2.10 Haut und Haare

Der Farbverlust der Haare wird zwar oftmals bereits recht früh sichtbar, ist aber medizinisch nicht von Bedeutung.

Bei der Haut bilden sich als erste Alterszeichen durch die Abnahme des Wassergehaltes und den Elastizitätsverlust sog. *Krähenfüße* um die Augen und *Lachfalten* um die *Mundwinkel*. Die Haut wird schlaffer. Das Unterhautfettgewebe schwindet, und durch eine nachlassende Talgdrüsenaktivität wird die Haut trockener (*Sebostase*, ☞ 9.4.2).

Viele ältere Menschen berichten auch über eine größere Verletzlichkeit der Haut bei gleichzeitig verlangsamter Wundheilung.

Typisch für das höhere Alter sind auch bräunlich *„Altersflecken"*, die sich v. a. an Händen, Unterarmen und Unterschenkeln bilden und durch unregelmäßige Pigmentproduktion bedingt sind.

24.2.11 Regulation der Körpertemperatur

Die Fähigkeit zur Regulation der Körpertemperatur läßt bei älteren Menschen nach, über 65jährige können oft ohne Kältegefühl auf unter 35,5°C Körperkerntemperatur abkühlen. Viele Ältere frieren deshalb häufig, manche haben aber auch ein eingeschränktes Kälteempfinden. Daher ist darauf zu achten, daß Ältere z. B. bei Spaziergängen angemessen bekleidet sind. Angehörige von älteren Alleinstehenden sollten gelegentlich die Wohnungstemperatur kontrollieren, da Studien ergeben haben, daß eine latente – dem Betroffenen nicht bewußte – Unterkühlung bei allein lebenden älteren Menschen häufig auftritt.

Zum Training der Anpassungsfähigkeit an wechselnde Temperaturen sind regelmäßige „Temperaturreize" sinnvoll. Ideal sind z. B. *Wechselduschen* an Beinen oder Armen. Dies fördert das Wohlbefinden und stärkt die Abwehrkraft.

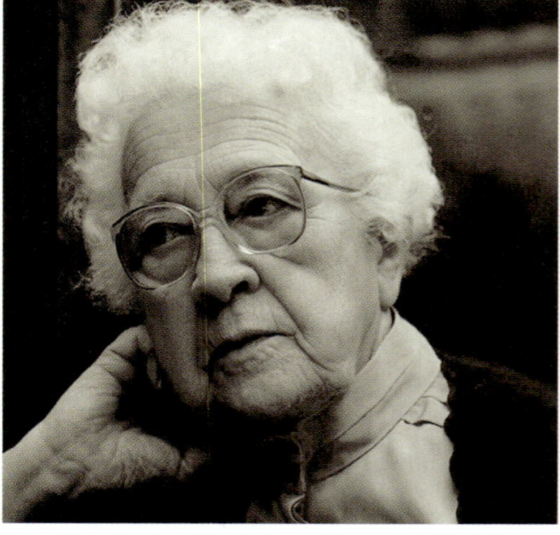

Abb. 24.12: Frau mit typischen Alterungszeichen von Haut und Haaren: Hautfalten durch den Elastizitätsverlust und die Abnahme des Wassergehaltes der Haut sowie schneeweißes, dünnes Haar.

24.3 Die Veränderungen der zentralnervösen und psychischen Funktionen im Alter

24.3.1 Alterung des Gehirns

Die Zahl der Nervenzellen im Gehirn nimmt während des ganzen Lebens ab, doch dieser Schwund erklärt nicht den klaren Abfall *meßbarer* intellektueller Leistungen, der bei geistig Untrainierten ab dem 40. Lebensjahr und bei geistig Trainierten spätestens ab dem 70. Lebensjahr festzustellen ist. Von diesem Abfall sind die Gedächtnisleistungen, die Konzentrationsfähigkeit, die Schreibgeschwindigkeit und viele weitere schwer meßbare Gehirnleistungen betroffen. Viel mehr als die Zahl der Nervenzellen sind für diesen Leistungsschwund die vielfältigen feingeweblichen Veränderungen maßgeblich. So stellten Wissenschaftler

- eine relativ starke Abnahme von *Ganglienzellen* und *Astrozyten* (☞ 10.2.2),
- eine Einlagerung eines „Alterspigments", des Lipofuszins (☞ Abb. 4.20),
- eine Verschmälerung der Hirnwindungen,
- bindegewebige Verdickungen der *Hirnhäute* (☞ 11.15) sowie
- eine Abnahme der *Transmitterausschüttung* (☞ 10.4.4) fest.

24.3.2 Kognitive Funktionen

Nach dem heutigen Kenntnisstand lassen sich bei den *kognitiven* Funktionen (Kognition = Sammelbegriff für Wahrnehmung, Denken, Erkennen und Erinnern) zwei Gruppen bilden, die sich im Alter unterschiedlich verändern:

- Die erste Gruppe, *„kristallisierte Funktionen"* genannt, beinhaltet bildungs- und übungsabhängige Leistungen wie z. B. Wortverständnis und Sprachflüssigkeit. Sie nehmen mit biologischem Alter kaum ab, und sind durch Aktivität und Training sogar noch steigerbar.
- Die zweite Gruppe, *„flüssige Funktionen"* genannt, umfaßt die abstrakten, inhaltsübergreifenden Grundfunktionen. Zu ihnen gehört das (rasche) Entscheiden in unübersichtlicher Situation, die (mühelose) Gedächtnisbildung und (schnelle) Orientierung in neuen Umgebungen, Leistungen, die von einer flexiblen und raschen Informationsverarbeitung abhängen. Diese Funktionen nehmen im Alter, vor allem in ihrer Geschwindigkeit, kontinuierlich ab. Subjektiv wird vor allem die nachlassende Gedächtnisbildung beklagt (insbesondere das längerfristige Behalten, weniger das Sekundengedächtnis).

Die *Verlangsamung* aller informationsverarbeitenden Prozesse im Alter hat Auswirkung auf die Pflege: in allen Verständnis- und Anleitungsituationen muß die Informationsmenge pro Zeiteinheit angemessen reduziert werden (was aber viele ältere Patienten aus Stolz nie von sich aus erbitten).

24.3.3 Veränderungen der Emotionalität

Mit **Emotionalität** werden einerseits kurzfristige Gefühle wie Ärger oder Freude und andererseits längerfristige Stimmungen und Eigenschaften wie Wohlbefinden und Lebenszufriedenheit bezeichnet.

Obwohl angenommen werden könnte, daß Alte wesentlich häufiger traurig oder depressiv, unzufrieden oder mißmutig sind, konnte dies in Untersuchungen nicht eindeutig bestätigt werden. Allenfalls läßt sich eine geringere „Auslenkung" emotionaler Reaktionen im Alter nachweisen (also keine Schwankungen zwischen himmelhoch jauchzend – zu Tode betrübt innerhalb weniger Minuten). Und Ärger, Aggressivität und Gereiztheit nehmen im Alter häufig sogar ab.

Für die **Emotionalität**, also den Gefühlshaushalt des älteren Menschen, sind Faktoren wie Gesundheit, Aktivitätsniveau und sozialer Status von größerer Bedeutung als das chronologische Alter.

Veränderungen der Persönlichkeit

Die **Persönlichkeitsmerkmale** („Charaktereigenschaften") eines Menschen ändern sich, folgt man Untersuchungen, bis ins hohe Alter kaum, allenfalls verstärken sich die das Individuum auszeichnenden Charaktereigenschaften im Alter mehr oder weniger. Eine klare Tendenz gibt es allerdings – für den Bereich der Extroversion/Introversion findet sich eine Zunahme der *Introversion* (sich abschirmen, zögerndes abwartendes Verhalten) und einer Abnahme der *Extroversion* (offenes, entgegenkommendes Verhalten).

24.3.4 Veränderungen im Schlafverhalten

Schlafforscher gehen von einem stark veränderten Schlafverhalten im Alter aus:

- Die **Schlafdauer** nimmt *leicht* ab: 6 – 7 Stunden reichen, im Einzelfall schwankt dies aber von 4 – 10 Stunden.
- Die **Schlafqualität** nimmt relativ *stark* ab, insbesondere sind die Tiefschlafphasen (tiefster *Non-REM-Schlaf*, ☞ 11.7.6) verkürzt oder verschwinden, während kurze Aufwachperioden (*micro arousals* genannt) zunehmen und der Schlaf leichter störbar wird (z. B. durch Lärm, emotionale Spannungen oder Hustenreiz).
- Parallel zum kürzeren und fragmentierteren (wörtlich: bruchstückhafteren) Nachtschlaf kommt es tagsüber zu kurzen Einschlafphasen.

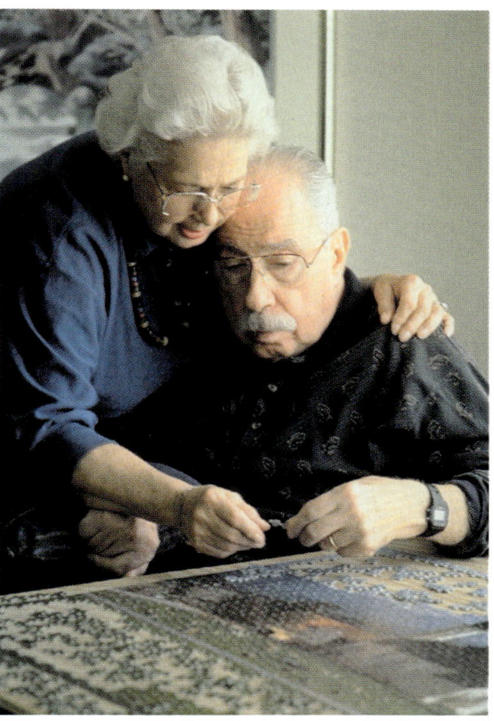

Abb. 24.13: Große Puzzles bieten nicht nur einen unterhaltsamen und gemeinschaftsstiftenden Zeitvertreib, sondern sind auch ausgezeichnetes Gehirn-Training.

Medizinisches Problem Schlafstörung

30 % der über 60jährigen klagen über *Schlafstörungen*, zum einen über **Einschlaf- und Durchschlafstörungen**, zum anderen über Zustände ausgeprägter **Tagesschläfrigkeit**. Beide Formen treten bei Schlafstörungen im Alter meist zusammen auf.

Allerdings ist nicht jedes gestörte Schlafempfinden tatsächlich eine Schlafstörung im engeren Sinn. Viele Menschen wachen nachts mehrfach für kurze Zeit auf und haben am nächsten Morgen das Gefühl, „sie hätten die ganze Nacht wachgelegen", obwohl dies nur subjektiv der Fall war.

Schläft der ältere Mensch wirklich zu wenig, muß vor dem Griff zur Schlaftablette (Hypnotikum, Tranquilizer) ausgeschlossen werden, daß ihm nicht andere Faktoren, z. B. Schmerz oder Lärm, aber auch seelische Belastungen, wie z. B. Einsamkeit, den Schlaf rauben. Paradoxerweise hilft manchmal auch eine abendliche Tasse Kaffee, die einen zu niedrigen Blutdruck erhöht und so die Gehirndurchblutung verbessert. Medikamente sollten erst zuallerletzt und möglichst kurzzeitig bei einem definierten Anlaß (z. B. vor OP oder nach Tod eines Angehörigen) eingesetzt werden, da die Gefahr der Gewöhnung und das Risiko nächt-

❶ Über Tag sich regelmäßig bewegen („müde machen").
❷ Vernünftige Eßgewohnheiten (leichte Abendmahlzeiten, aber nicht hungrig ins Bett gehen) verbessern den Schlaf.
❸ Aktivitäten nicht zu spät beenden.
❹ Sich immer in etwa zur gleichen Zeit (± 30 Minuten) ins Bett legen.
❺ Außer für einen kurzen Mittagsschlaf (falls erforderlich) nur nachts und nur zum Schlafen das Schlafzimmer betreten
❻ Den Schlaf fördern auch Kräutereinschlaftees, Baldriantropfen und bei vielen auch eine geringe Alkoholmenge, z. B. 0,3 l Bier.
❼ Körperliche Nähe zum Partner verbessert den Schlaf. Fernsehen und Streit verschlechtern den Schlaf.
❽ *Kälte* ist ein Einschlafkiller: Im Zweifelsfall zweite Bettdecke oder warme Socken.
❾ Vor dem Einschlafen „Einschlafritual": Schlafzimmer lüften, Umziehen, Zähne putzen, Toilettengang.
❿ Unmittelbar nach dem Zubettgehen Licht ausschalten (oder wenige Minuten eher anstrengendes Buch lesen).

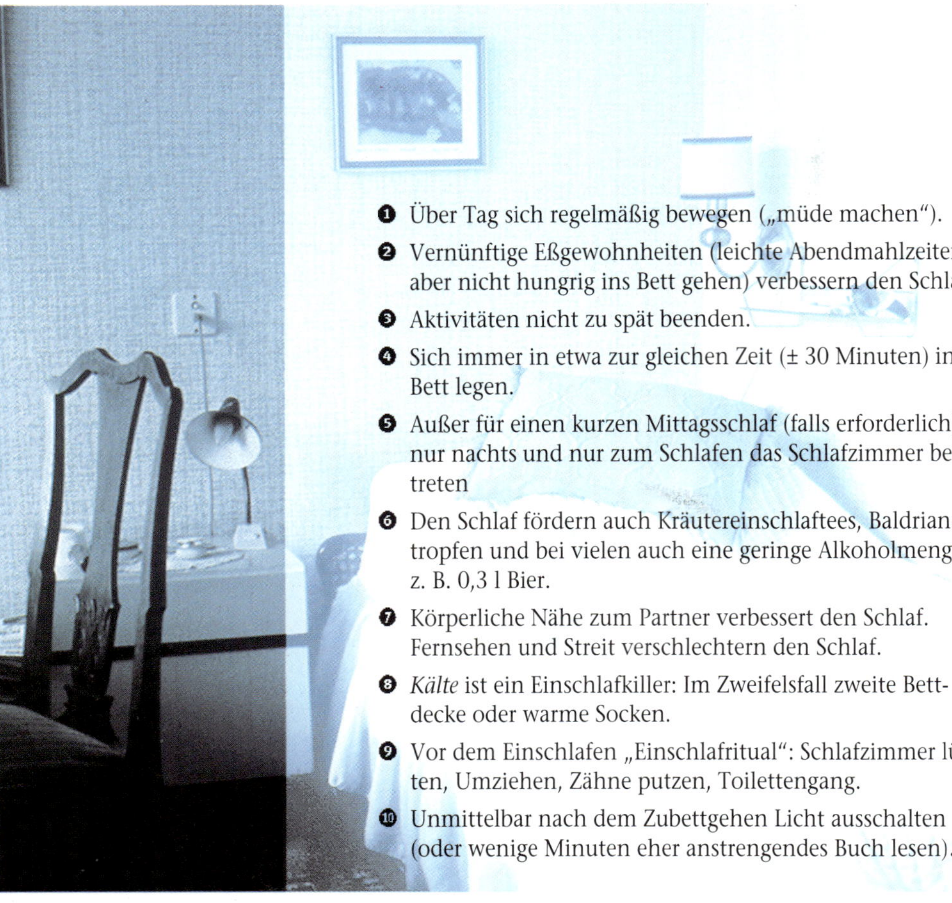

Abb. 24.14: Die zehn Prinzipien gesunder Schlafhygiene.

licher Stürze durch nebenwirkungsbedingte Kreislaufstörungen (etwa beim Toilettengang) hoch sind und ein „Nachhängen" (*hang-over*) bis in den Folgetag hinein häufig ist.

Diese Maximen der modernen Geriatrie haben allerdings nicht viel mit der Wirklichkeit gemein: Tatsächlich erhalten 25 % der privaten oder selbst versorgten Alten und 90 % der stationär gepflegten Alten eine Schlafmedikation, am häufigsten davon Benzodiazepine (z. B. Valium®; Adumbran®).

Besser als Tabletten: Schlafhygiene

Sinnvoller als die Gabe langfristig nur fraglich zweckdienlicher schlaffördernder Medikamente ist es, den Lebensrhythmus mit dem Ziel eines besseren Schlafes zu überprüfen. Die Schlafforschung hat dabei Regeln vernünftiger **Schlafhygiene** formuliert (☞ Abb. 24.14).

24.3.5 Medizinisches Problem: Schwindel

Ein sehr häufiges Problem des älteren Menschen ist der Schwindel. Der Betroffene fühlt sich „taumelig" und muß sich überall festhalten. Bei stärkerem Schwindel stürzt der Patient bereits bei geringsten Anlässen.

Schwindel: akut gestörte Orientierung im Raum mit Sturzgefahr, oft zusammen mit Übelkeit, Erbrechen und anderen vegetativen Symptomen. Schwindel gefährdet den Betroffenen durch Immobilität und erhöhte Sturzgefahr.

Der **unsystematische Schwindel** ist der typische Schwindel kreislauflabiler Menschen. Er tritt außer im Alter auch bei Menschen mit niedrigem Blutdruck auf. Es besteht ein Unsicherheitsgefühl beim Stehen, Sitzen oder Gehen. „Schwarzwerden" vor den Augen kann hinzutreten. Häufiger Auslöser ist das plötzliche Aufstehen aus der Hocke oder aus dem Bett, z. B. während einer Infektionskrankheit.

Dagegen hat der **systematische Schwindel** als Dreh-, Schwank- oder Liftschwindel eine bestimmte Richtung. Der Betroffene fühlt sich z. B. wie im Karussell oder immer zu einer Seite hin gezogen. Dabei tritt meist ein **Nystagmus** (*Augenzittern* durch unwillkürliche Augenbewegungen) auf. Mögliche Ursachen für diesen Schwindel sind beispielsweise Erkrankungen des Gleichgewichtsorgans oder Durchblutungsstörungen im Versorgungsgebiet der hinteren Hirnarterie (*A. vertebralis,* ☞ Abb. 11.50).

24.4 Verwirrtheit – zentrales Problem im Alter

Verwirrtheit: Bewußtseinsstörung mit komplexem Symptombild aus *Desorientiertheit* (Störung des normalen Raum- und Zeitempfindens), *Denkstörungen* (z. B. verlangsamtes Denken, Wahnvorstellungen) und *Gedächtnisstörungen.*

Aufgrund der völlig anderen Behandlungsstrategie werden die *akute Verwirrtheit* (plötzlicher Beginn, oft behebbar = reversibel ☞ 24.4.1) und *chronische Verwirrtheit* (schleichende Verwirrtheit, kaum reversibel ☞ 24.4.2) unterschieden.

Bei vielen älteren Patienten ist die Verwirrtheit das zentrale Problem, vor allem auch das seiner Angehörigen und Pflegepersonen. Leicht Betroffene sind oft auf den ersten Blick unauffällig, können aber auf Nachfrage z. B. nicht das aktuelle Datum oder den derzeitigen Wochentag nennen. Schwer Erkrankte dagegen erkennen nicht einmal mehr die nächsten Angehörigen, laufen rast- und scheinbar ziellos durch den Raum und zeigen ernste Störungen des Schlaf-Wach-Rhythmus mit Bettflüchtigkeit, nächtlichem Herumwandern und langen Schlafperioden über Tag. Besonders belastend ist es für die Pflegenden, wenn die verwirrten Patienten, meist aus Angst oder Wahnvorstellungen heraus, aggressiv werden und ihre Mitmenschen z. B. mit Gegenständen bedrohen oder notorisch beleidigen.

Leicht werden alte Menschen aber auch zu Unrecht als verwirrt bezeichnet, etwa wenn sie „nicht gehorchen" (oder plötzlich viel schlechter hören!) und sich nicht in den vorgegebenen Tagesrhythmus einfügen.

Leichte Demenz	Obwohl Arbeit und soziale Aktivitäten deutlich beeinträchtigt sind, bleibt die Fähigkeit erhalten, unabhängig zu leben, mit entsprechender persönlicher Hygiene und intaktem Urteilsvermögen.
Mittelgradige Demenz	Eine selbständige Lebensführung ist nur mit Schwierigkeiten möglich und ein gewisses Ausmaß an Aufsicht erforderlich.
Schwere Demenz	Die Aktivitäten des Patienten sind weitgehend zusammenhanglos, so daß eine kontinuierliche Aufsicht benötigt wird, z. B. besteht die Unfähigkeit, minimale persönliche Hygiene aufrechtzuerhalten, daneben sind sinnlose Aktivitäten und Emotionen oder Apathie kennzeichnend.

Tab. 24.15: Typische Symptome der Demenz in ihren drei Stadien.

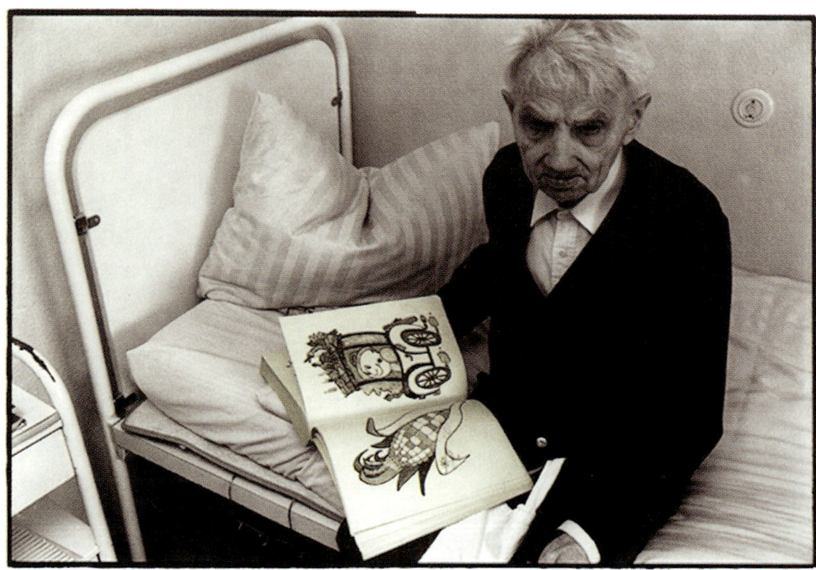

Abb. 24.16: 84jähriger dementer Mann. Demenzkranke sind stark in der Vergangenheit verhaftet, da sie die Gegenwart weitgehend orientierungslos und passiv erleben (müssen). Kinderbücher können helfen, verschüttete Erinnerungen in die Gegenwart zurückzuholen. Dies bietet Anknüpfungspunkte für Gespräche und aktivierende Maßnahmen.

24.4.1 Akute Verwirrtheit

Setzt eine Verwirrtheit *plötzlich* ein, so spricht man von **akuter Verwirrtheit** (*akuter Verwirrtheitszustand*, Delirium, oft auch *akutes* Psychosyndrom genannt, ☞ 25.2.5). Sie dauert oft nur Stunden oder Tage an und wird meist durch ein Zusammenspiel mehrerer ungünstiger Faktoren hervorgerufen. Hier sind zu nennen:

- Medizinische Ursachen wie Hormonstörungen oder innere Austrocknung (häufig äußerlich nicht erkennbar), Störungen des Elektrolythaushaltes (insbesondere Natriummangel = Hyponatriämie), Sauerstoffmangel des Gehirns (z. B. TIA oder Schlaganfall, ☞ 11.15.8), zu niedrigen Blutdruck, Herz- oder Lungenschwäche, Infekte oder Stoffwechselentgleisungen bei Diabetikern
- Quälende Schmerzen
- Medikamentennebenwirkungen oder Medikamentenüberdosierungen
- Vergiftungen, insbesondere durch Alkohol
- Soziale Ursachen wie z. B. ein Ortswechsel (Umzug in ein Altersheim oder Einweisung in ein Krankenhaus), Verlust enger Bezugspersonen (z. B. Tod des Partners) oder Streß jeglicher Art.

Die Ursache läßt sich im Regelfall im Krankenhaus mit Hilfe körperlicher und technischer Untersuchungen herausfinden. Werden sie beseitigt, verschwinden die akuten Störungen oft ebenso. Allerdings beruht ein großer Teil der akuten Verwirrtheitszustände auf der Verstärkung einer bisher maskierten (latenten) Demenz.

Akute Verwirrtheitszustände sind gefährliche Notfälle, die sorgfältiger Klärung, Überwachung und Betreuung bedürfen. Nahrungsverweigerung, Unfähigkeit zur Kooperation, Weglauftendenzen und aggressive Handlungen sind sehr häufig und begründen gegebenenfalls auch das Recht zu einer zwangsweisen Krankenhauseinweisung bzw. -behandlung.

24.4.2 Chronische Verwirrtheit und Demenz

Eine **chronische Verwirrtheit** entsteht langsam und nimmt über Monate oder Jahre allmählich zu. Von seltenen anderen Ursachen abgesehen, haben die Patienten dann eine **Demenz**, worunter man den organisch bedingten, fortschreitenden Verlust geistiger Fähigkeiten versteht, welche vorher vorhanden waren. Die Betroffenen leiden unter Gedächtnisstörungen, Wahrnehmungsstörungen, Denkstörungen (z. B. Wahnvorstellungen), Desorientiertheit, Persönlichkeitsveränderungen und in der Folge auch körperlichem Abbau.

Die Demenz ist eine außerordentlich häufige Erkrankung: 5 % der über Sechzigjährigen und 25 % der über Achtzigjährigen sind betroffen. Nur selten tritt eine Demenz bei Menschen vor dem 50. Lebensjahr auf (präsenile Demenz).

Die **Demenz** ist die häufigste Einzelursache von Pflegebedürftigkeit im Alter. Sie ist unheilbar. Zwar können die Hirnleistungsstörungen durch sorgfältige Behandlung und Pflege oft für eine gewisse Zeit gemildert werden, doch wird der Patient meist innerhalb weniger Jahre vollkommen von der Fürsorge anderer abhängig und verstirbt dann innerhalb von ca. 1 – 3 Jahren.

Krankheitsentstehung

Zwei Hauptformen werden unterschieden:

- In 60 % liegt eine **Alzheimer-Demenz**, die häufigste Form der **primären Demenz**, vor. Die Ursache dieser dominierenden Demenzform – von der mehr Frauen als Männer betroffen sind – ist bis heute ungeklärt. Diskutiert werden v. a. genetische und Stoffwechselfaktoren. Ungeklärt ist auch, ob die bei der histologischen Untersuchung des Ge-

Im intellektuellen und kognitiven Bereich	• Zerstreutheit • massive Störungen der Merkfähigkeit • räumliche und zeitliche Orientierungsstörungen • Probleme im sprachlichen Ausdruck
In Stimmung und Befindlichkeit	• Interesselosigkeit • affektiver Rückzug (keine Gefühlsregungen mehr erkennbar) • Ängstlichkeit • Stimmungslabilität und Neigung zu diffuser Verstimmtheit
Im Verhalten	• Apathie • Reizbarkeit und Aggressivität
In den körperlichen Funktionen	• Gangstörungen (kleinschrittiges Trippeln) • Stuhl- und Harninkontinenz

Tab. 24.17: Typische Symptome der Demenz.

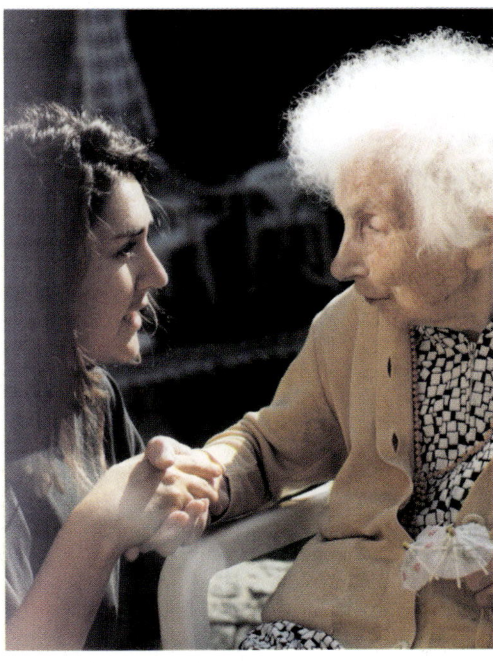

Abb. 24.18: Demente Patienten brauchen noch mehr als psychisch gesunde alte Menschen kontinuierliche Zuwendung von Pflegenden und Angehörigen, damit Lebensfreude und -orientierung wenigstens ein Stück weit erhalten bleiben.

hirns darstellbaren *Amyloidablagerungen* (Amyloid ist eine Eiweißstruktur) Ursache oder Folge der Erkrankung sind. Typisch ist, daß das Gehirn der Patienten im Laufe der Erkrankung immer mehr schrumpft *(Hirnatrophie)* und große liquorgefüllte Hohlräume entstehen (☞ Abb. 11.52).

- In 20 % ist die Ursache der Demenz eine sogenannte Multiinfarkt-Demenz (die zu den *vaskulären*, also hirngefäßbedingten *Demenzen* zählt). Sie betrifft vor allem Männer und ist Folge „vieler kleiner Schlaganfälle" (☞ 11.15.8) auf dem Boden einer deutlichen Arteriosklerose (☞ 5.3.4).
- In weiteren 15 – 20 % liegt eine Mischform beider Krankheitsbilder vor.

Symptome der Demenz

Die Krankheit beginnt – zunächst kaum merklich – mit leichten *Gedächtnisstörungen* (Vergessen von Erledigungen oder Verabredungen), die der Kranke z. B. durch das Schreiben von „Merkzettelchen" auszugleichen versucht. Es folgen *Orientierungsstörungen* und recht früh auch *Persönlichkeitsveränderungen* mit Wutausbrüchen, Feindseligkeit gegenüber den Mitmenschen, Erregungs- und Unruhezuständen. Im Endstadium ist der Patient völlig verwirrt, er versteht weder die Sprache seiner Umgebung noch erkennt er seine nächsten Angehörigen, klammert sich wie ein Kind an einen Gegenstand (z. B. einen Teddybären) und ist sowohl stuhl- als auch harninkontinent.

Vier Prinzipien der Demenzbehandlung

Im Zentrum der deshalb „nur" *palliativen* (lindernden, die Lebensqualität soweit wie möglich erhaltenden) Betreuung stehen heute vier Behandlungsprinzipien:

- Die **internistische Basistherapie** – sie ist bei der Multiinfarkt-Demenz von besonders großer Bedeutung: Durch Behandlung der zugrundeliegenden Gefäßerkrankung und der Risikofaktoren werden erneute *Ischämien* (Mangeldurchblutungen) des Gehirns zu vermeiden versucht. Hierzu gehört insbesondere eine Therapie etwaiger Herzrhythmusstörungen (☞ 15.5.5) und eines Bluthochdrucks (☞ 16.4).
- **Nootropika:** diese sind wegen ihrer fraglichen Wirksamkeit nicht unumstrittene, aber in Einzelfällen relativ eindeutig helfende Pharmaka, die die zerebrale Leistungsfähigkeit verbessern (relativ gut untersucht ist Piracetam, etwa in Nootrop® oder Normabrain®).
- Behandlung der Verhaltensauffälligkeiten durch **aktivierende Betreuung**: sinnvoll sind Trainingsprogramme (in Zusammenarbeit mit Ergotherapeuten), körperliches Training, Selbsthilfetraining und angepaßte Ernährung sowie gezielter Einsatz von Psychopharmaka zur Behandlung von Schlaf-Wach-Rhythmusstörungen oder Erregungszuständen.
- Die **Angehörigenberatung** und **-betreuung**: Meist ruht die Hauptlast der Betreuung auf der Familie. Da die Pflegepersonen oft selbst schon älter und auf die Dauer der enormen Belastung kaum gewachsen sind, ist ihnen frühzeitig mit Rat (z. B. Hausarzt, zunehmend auch spezialisierte Einrichtungen) und Tat (z. B. ambulante Dienste) zu helfen.

Leben in einer Welt ohne Erinnerung, ohne Halt, ohne Basis: Wie geht es, sich ohne Erinnerungsvermögen mit eben Vorangegangenem auseinanderzusetzen, wie geht es, ständig unbekannte Personen erscheinen zu sehen, niemals Erklärungen zu finden?

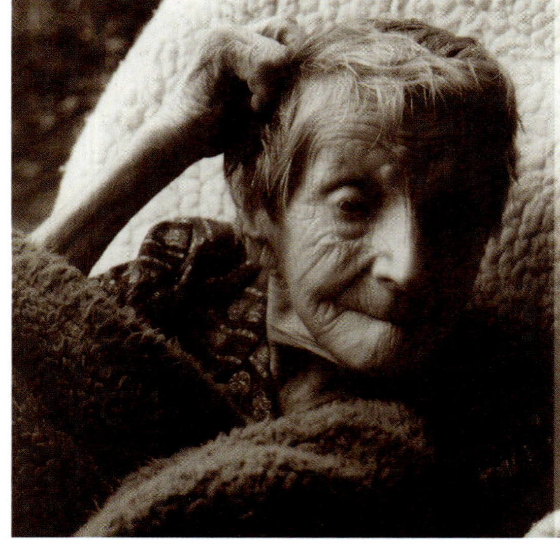

Abb. 24.19: Sich in die „Innenwelt" eines Demenzkranken hineinzuversetzen, ist nicht leicht, aber es kann helfen, seine Nöte und sein scheinbar „verrücktes", „paranoides" Verhalten zu verstehen.

Die Pflege des Demenzkranken

Die Pflege von Patienten mit einer Demenz ist vor allem *psychisch* sehr belastend für die Pflegenden. Dies gilt insbesondere für Angehörige, die den Kranken aus guten Tagen kennen und nun den allmählichen Verfall der Persönlichkeit miterleben, ohne den Prozeß aufhalten zu können.

Stets wirksame „Rezepte" für den Umgang mit dementen Patienten gibt es nicht. Beispielhaft seien die Prinzipien des Geriaters *Füsgen* aufgeführt:

- Klare Anweisungen in einfachen, kurzen Sätzen geben.
- Sich um einen fürsorglichen, aber bestimmten Umgang bemühen.
- Wichtige Informationen bei Bedarf wiederholen; geduldig sein, dem Patienten Zeit geben für Reaktion bzw. Antwort.
- Anschuldigungen überhören, sinnlose Diskussionen vermeiden, Ablenken und Einlenken führt schneller zum Erfolg.
- Einfache Regeln und feste Gewohnheiten sind hilfreich.
- Konkrete Angaben (Schilder!) wie Zeit, Datum, Ort und Namen und Orientierungstafel für Geburtstage, Gedenktage usw. helfen mit, die Orientierung zu erhalten.
- Jede sinnvolle selbständige Aktivität des Kranken ermutigen.
- Sinnesüberforderungen (z. B. durch Gedränge mit Lärm) vermeiden.
- Läßt das Sprachverständnis des Kranken nach, kann man ihn oft noch durch nonverbale Zuwendung, z. B. Gesten, Blicke oder Berührungen, erreichen und beruhigen.
- Bei Störungen des **Schlaf-Wach-Rhythmus** ist eine mäßige Stimulierung tagsüber (evtl. mit einer Tasse Kaffee oder medikamentös) zu empfehlen.
- Nachts das Zimmer richtig abdunkeln (verhindert oft nächtliches Umherwandern) oder, wenn nicht vertretbar, volles Licht („Schummerlicht" ist ungünstig – es fördert Halluzinationen und Nachtaktivitäten).

24.5 Besonderheiten der Medikamenten-Therapie bei alten Menschen

Aufgrund ihrer höheren Erkrankungshäufigkeit und ihrer Multimorbidität (☞ 5.3.3) nehmen alte Menschen viel mehr Medikamente ein als jüngere, und zwar meist mehrere Präparate nebeneinander. Gleichzeitig aber reagieren Ältere nicht nur *quantitativ*, sondern auch *qualitativ* anders auf zahlreiche Medikamente, so daß sich die Probleme mit *Medikamentennebenwirkungen* und *Medikamenteninteraktionen* (-wechselwirkungen) häufen.

Pharmakokinetik im Alter

- Die Aufnahme *(Resorption)* von Medikamenten aus dem Magen-Darm-Trakt ist bei gesunden alten Menschen nur für wenige Substanzen (z. B. Kalzium) beeinträchtigt. Eine Herzinsuffizienz beispielsweise kann aber zu einem Blutstau im Magen führen und die Resorption von Medikamenten vermindern.
- Bei den meisten alten Menschen liegt der Anteil des Körperfettes höher und der Anteil des Körperwassers sowie der Muskelmasse niedriger als bei jüngeren Menschen. Wasser – bzw. fettlösliche (☞ 3.2.2) Medikamente können also im Alter anders verteilt sein als in

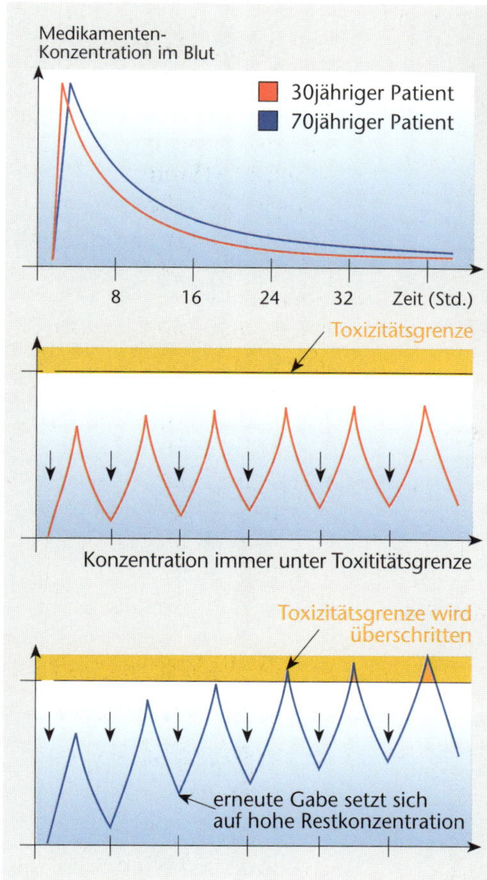

Abb. 24.20: Die verlängerte Ausscheidungszeit von Medikamenten bei älteren Menschen ist bei der Einzelgabe eines Medikaments weniger von Belang (oberes Bild). Gefährlich ist jedoch die *Anreicherung* des Medikaments, wenn die Einzeldosen rasch hintereinander gegeben werden – beim jüngeren Menschen reicht das z. B. 8stündige Intervall, um die Substanz weitgehend abzubauen (mittleres Bild), beim älteren jedoch nicht (unteres Bild).

jungen Jahren und somit stärker oder schwächer wirken.

- Viele Medikamente werden im Blut an Eiweiße gebunden und dadurch erst verzögert wirksam. Im Alter sind weniger Eiweiße vorhanden als bei jüngeren Menschen, und bei der gleichzeitigen Gabe mehrerer Medikamente kann es durch die verstärkte Konkurrenz um diese Eiweiße (verminderte *Eiweißbindung*) zu Wirkungserhöhungen bestimmter Medikamente kommen. Besonders typisch ist die Wirkungsverstärkung von „Blutzuckertabletten" wie z. B. Euglucon® mit Hypoglykämie, Gefahr der Unterzuckerung (☞ Abb. 19.5).
- Eine Wirkungsverstärkung kann auch Folge eines nachlassenden *Medikamentenumbaus* (Metabolisierung) der Leber sein, doch ist dies insgesamt von geringerer Bedeutung.
- **Entscheidend:** Die *Medikamentenausscheidung* ist für viele Medikamente verzögert, insbesondere für diejenigen, die über die Nieren ausgeschieden werden. Bei diesen Medikamenten ist die Gefahr einer Anreicherung *(Akkumulation)* bis hin zur Medikamentenvergiftung erhöht.
- Manche Medikamente, z. B. Beruhigungsmittel, wirken aber nicht nur *stärker*, sondern bei einigen alten Menschen auch *qualitativ* anders. Es kann durchaus sein, daß die Gabe eines Schlafmittels (z. B. eines Benzodiazepins wie etwa Valium®) nicht zum Einschlafen, sondern zu Erregungszuständen führt. Das „Aufputschmittel" Koffein eignet sich bei vielen Älteren in geringer Dosis als Einschlafhilfe. Als Ursache dieser **paradoxen Wirkungen** werden vor allem Veränderungen im Rezeptorengefüge des Gehirns vermutet.

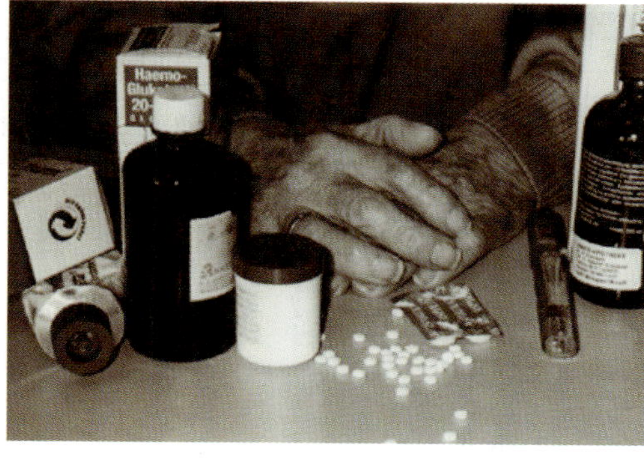

Abb. 24.21: Eine ausführliche Information und Beratung der älteren Patienten in bezug auf Wirkung und mögliche Nebenwirkungen eines neuen Arzneipräparates sind Grundvoraussetzungen für eine erfolgreiche Pharmakotherapie.

Die **Pharmakokinetik** (zeitliche Abfolge von Medikamentenaufnahme, Wirkungseintritt und -ausscheidung) verändert sich im Alter vor allem in Bezug auf die Medikamentenausscheidung **(Elimination)**. Bei besonders riskanten Medikamenten wird deshalb die Blutkonzentration des Medikaments bei Gabe an geriatrische Patienten laborchemisch überwacht *(drug monitoring)*. Behelfsmäßig werden oft die „normalen" Erwachsenendosen z. B. halbiert.

24.6 *Schlußbetrachtung: Altern, Sterben und Sinn*

Die heutige Medizin, die sich als Ziel die Auslöschung von Krankheit, Behinderung und Schmerz auf die Fahnen geschrieben hat, stößt bei der Frage, welchen *Sinn* das Altern und das damit einhergehende Leiden im Leben der Menschen haben könnte, an ihre Grenze. Man kann Krankheiten nicht einerseits mit aller Macht bekämpfen und dann, wenn man scheitert, plötzlich sinnvoll finden.

Die Frage nach der Bedeutung des Alterns wurde und wird aber auch anders beantwortet: Nicht nur Philosophen sprechen davon, daß Altern Wandlungs- und Reifungsprozesse in Gang setzt und unterstützt. Auch die Religionen bemühen sich um die Erklärung der Sinnhaftigkeit menschlichen Leides.

Die christliche Tradition ermöglicht gleichermaßen die *Annahme* von Leid und Krankheit – nicht zuletzt auch durch die Aussicht auf „ewiges Leben" – wie auch das energische *Ankämpfen* dagegen – durch das der Auftrag von Jesus erfüllt werden soll, Kranke zu heilen und Leid zu überwinden.

Früher war es als Pflegender oder Arzt relativ einfach, innerhalb dieses in Mitteleuropa allgemein akzeptierten „Erklärungssystems" von Alter, Leid und Sterben dem Patienten Orientierung und Trost zu spenden.

Heute können viele Patienten allerdings nichts mehr mit christlichen Traditionen anfangen. Andere, insbesondere ausländische, Patienten, gehören anderen Religionsgemeinschaften an – etwa dem Islam oder Hinduismus, deren „Erklärungssystem" den Pflegenden meist fremd bleibt, so etwa die Annahme der späteren Wiedergeburt *(Reinkarnation)*.

Ergebnis ist eine tiefe Verunsicherung: nicht nur bei dem, der sich als Leidender sozusagen auf dem nackten Boden des modernen postreligiösen Menschen wiederfindet, sondern auch für den Pflegenden, der immer wieder spüren muß, daß er trösten *soll*, daß er das Leiden erklären *soll* und daß er Hoffnung auf ein Fortbestehen nach dem Tod machen *soll*. Kein Zweifel:

Jeder alte, jeder leidende und jeder sterbende Mensch verlangt und braucht ein Miteinander seelsorgerischer und pflegerischer Krankenbetreuung.

Wichtig für dessen Gelingen ist, daß jeder Kranke spürt, daß für seine (religiösen) Wünsche auch im modernen Medizinbetrieb Platz, Zeit und Ruhe ist. Zu diesem Zweck haben sich an vielen Orten auch besondere Einrichtungen gegründet, die *Hospize*, in denen das Miteinander von Pflege und Seelsorge tragendes Grundprinzip ist.

Die eigene Weltanschauung kann dabei für diesen Beistand eine Hilfe sein, wenn sie Leid *mitteilbar* erklärt. Unverzichtbar ist jedoch, daß man sich im Gespräch immer bemüht, das Weltverständnis das anderen zu erfahren:

Sinn kann nicht von außen übergestülpt werden.

Antworten und Trost, die der andere akzeptieren kann, werden sich vielleicht am ehesten mit ihm zusammen in seiner eigenen Lebensgeschichte und seinem Glauben entdecken lassen.

25. Grundbegriffe der Psychologie, psychiatrische Leiterkrankungen

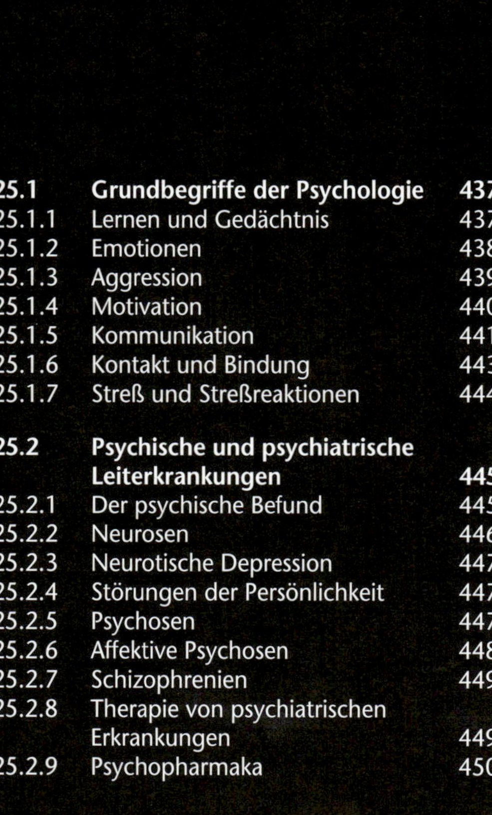

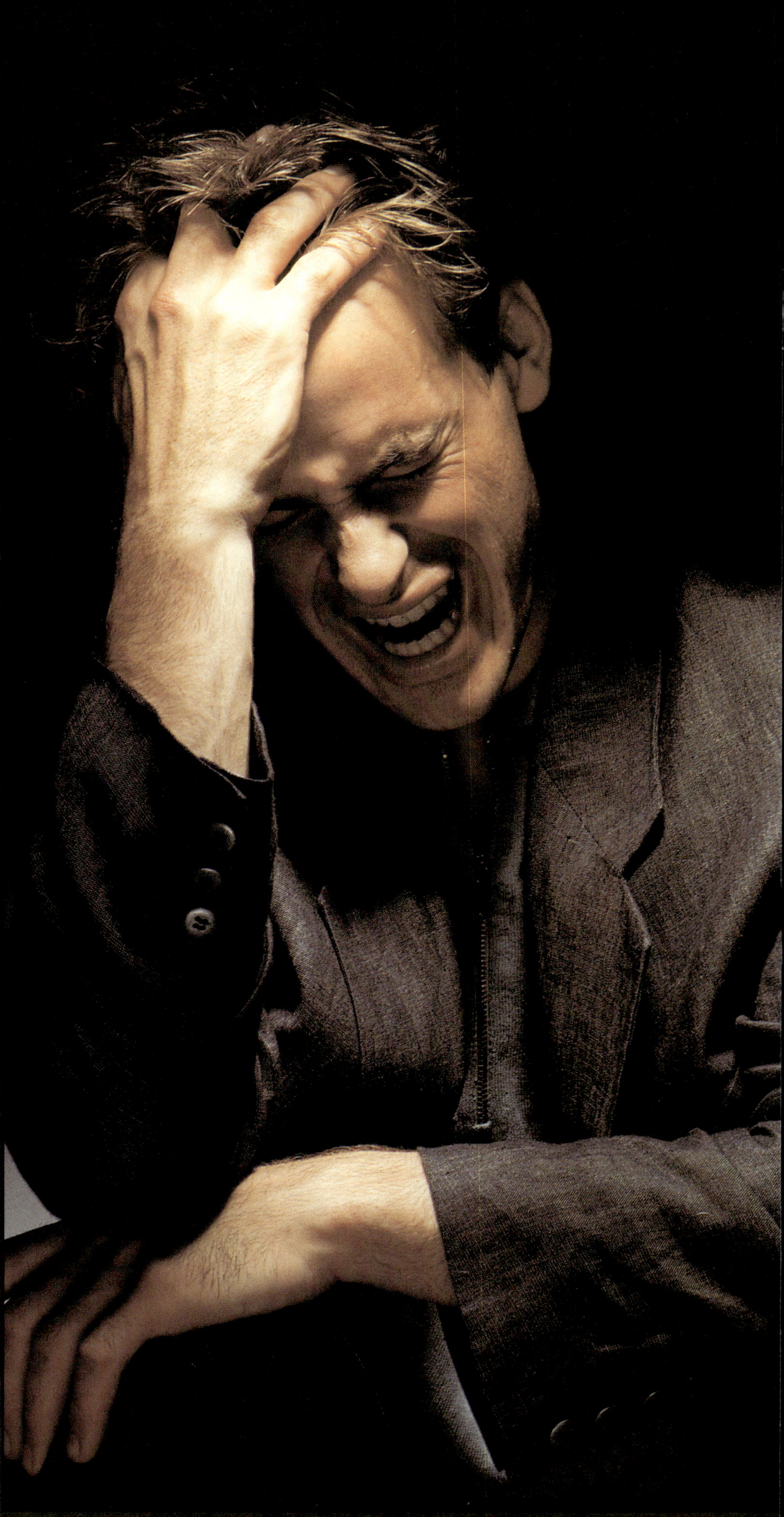

Die Psychologie und Psychiatrie

Die Psyche des Menschen umfaßt ein breites Spektrum von Bereichen, die in der Wissenschaft voneinander getrennt werden, in der Realität jedoch in vielfältiger Weise ineinander verflochten sind. Dazu gehören u. a. das Denken, das Fühlen, das Tun und Handeln sowie die Fähigkeit des Menschen, über sich selbst und seine Verhaltensweisen nachzudenken (Bewußtsein).

Die wisschenschaftliche Disziplin, die sich mit der Psyche beschäftigt, ist die **Psychologie**. Sie versucht, die seelischen Vorgänge im Menschen in bezug auf sich selbst sowie auf die Umwelt zu erklären.

Die Psychologie als Anwendungsfach findet sich etwa im Bereich **Klinische Psychologie**, **Krankenhauspsychologie** oder **Verkehrspsychologie** wieder.

Psychiatrie ist dagegen ein Fachgebiet der Medizin, das die Diagnose, Therapie, Vorbeugung und Rehabilitation bei psychischen Störungen umfaßt.

In diesem Kapitel sollen wichtige Grundinformationen aus anwendungsorientierten Bereichen der Psychologie und Psychiatrie vermittelt werden:

- Der erste Abschnitt (Grundbegriffe der Psychologie) behandelt Grundbegriffe wie **Lernen**, **Denken** und **Emotionen** sowie Grundlagen der **Kommunikation** zwischen Menschen und die Bedeutung von **Streß**.
- Der zweite Abschnitt (Psychische und psychiatrische Leiterkrankungen) gibt einen Überblick über die wichtigsten **Krankheitsbilder**.
- Ein Abriß über die Entwicklungspsychologie findet sich ergänzend in Kapitel 23.5.

25.1 Grundbegriffe der Psychologie

25.1.1 Lernen und Gedächtnis

Im Laufe seiner Entwicklung hat der Mensch mannigfache Anpassungen an die ihn umgebende Welt zu vollziehen. Er muß dabei Wahrnehmungen, Ereignisse und Verhaltensweisen auf einem immer höheren Niveau miteinander verknüpfen und sie in immer komplexeren Aktions- und Reaktionszyklen weiterentwickeln.

Die **Lernpsychologie** hat Theorien erarbeitet, die die Vorgänge des Lernens (Erwerb von Fertigkeiten und Fähigkeiten; Nutzung von Erfahrungen) faßbar machen sollen. Da das beobachtbare Verhalten als ein wichtiges Indiz vorausgegangener Lernprozesse gilt, werden diese Prozesse psychologisch vor allem auf der Verhaltensebene betrachtet.

Lernen ist von einer ausreichenden **Gedächtnisfunktion** abhängig, von der Möglichkeit also, unsere Eindrücke und Erfahrungen zu speichern und bei Bedarf wieder abzurufen. Lernen macht nur dann einen „Sinn", wenn frühere Lernerfahrungen verfügbar bleiben (erinnert werden können).

Lernmodelle

Lernmodelle haben den Sinn, daß Lernvorgänge, die im allgemeinen nicht direkt beobachtbar sind, dennoch beschrieben und erklärt werden können. Sie sollen darstellen, wie Lernen wahrscheinlich funktioniert.

Klassische Konditionierung

Pawlow, ein russischer Physiologe, entdeckte Anfang unseres Jahrhunderts, daß Hunde nicht nur vermehrt Speichel absondern, wenn sie ein Stück Fleisch erblicken, sondern bereits dann, wenn ein zunächst begleitendes Geräusch ertönt (z.B. eine Glocke). Der Hund „lernt", daß er bei Ertönen der Glocke Futter zu erwarten hat; damit wird ein reflexartiges Absondern des Speichels in Gang gesetzt. Diese Art Umlernprozeß wird **klassische Konditionierung** genannt.

Instrumentelles Lernen

Beim **instrumentellen Lernen**, das die amerikanischen Psychologen *Watson* und *Skinner* erforscht haben, werden nicht nur Reflexe ausgelöst, sondern Reaktionsmuster erworben, die eine Belohnung zur Folge haben und daher als erfolgversprechend verinnerlicht wurden. Denn

> ein Verhalten, das zu einem zufriedenstellenden Ergebnis geführt hat, wird sich unter ähnlichen Umständen mit erhöhter Wahrscheinlichkeit wiederholen.

Lernen als Wissenszuwachs

Betrachtet man Lernen als einen Aufbau von *Wissensstrukturen*, wird vornehmlich der Erwerb neuer Strukturen im Gedächtnis im Laufe des Lebens zum Mittelpunkt des Interesses. Ist das Kleinkind noch mit relativ einfachen Gedächtnisstrukturen ausgestattet, werden mit den Jahren zunehmend kompliziertere *Gedächtnisschemata* entwickelt, um auf Anforderungen aus der Umwelt angemessen reagieren zu können. Dazu ist es notwendig zu lernen,

- wie Umweltvorgänge miteinander in Beziehung stehen,
- was passiert, wenn der Mensch auf eine bestimmte Art und Weise in einer bestimmten oder ähnlichen Situation handelt und
- welche Form der Verhaltenskontrolle in spezifischen Situationen angemessen ist.

Zu den genannten Punkten existiert eine Fülle von Theorien, die versuchen, den Aufbau der notwendigen Gedächtnisschemata („Gedächtnispläne") zu beschreiben und zu erklären.

Lernen am Modell

Unter entwicklungspsychologischen Gesichtspunkten (☞ 23.5.4) spielt u. a. das Lernen durch **Nachahmung** (Imitation) eine wesentliche Rolle. Das Vorbild, dessen Verhalten nachgeahmt bzw. imitiert wird, bezeichnet man auch als **Modell.**

Diese Form des Lernens (*Beobachtungslernen, Modellernen*) ist jedem von uns geläufig. Wir wissen, daß Kinder ihre Eltern, Erzieher oder andere Personen (etwa Kinderarzt) in ihrem Spiel nachahmen (die Puppe oder der Teddybär wird verarztet, belohnt oder bestraft).

Das Gedächtnis als Speicher

Um die Ergebnisse der Lernprozesse, Erfahrungen, Wahrnehmungen und Eindrücke behalten und im Bedarfsfalle wieder abrufen zu können, braucht es eine Instanz, die solche Inhalte und die Verknüpfungen untereinander speichert.

Dies geschieht in unserem Gedächtnis. *Gedächtnisbildung* bedeutet Aufnahme von Informationen aus der Umwelt, deren Speicherung und Strukturierung (**Informationsaufnahme, Informationsspeicherung und Informationsverarbeitung**); den bewußten Umgang mit den Gedächtnisinhalten bezeichnen wir als **Denken**.

Nun hat das Gedächtnis keine unbegrenzte Kapazität. Daher werden nur solche Inhalte gespeichert, bei denen die Umstände dies dem Gehirn nahelegen. Dies wird im Alltag dann deutlich, wenn wir uns an Dinge nur noch bruchstückhaft oder nicht mehr erinnern können oder wenn uns das Lernen schwerfällt.

Das Gedächtnis kann man sich als mehrere Speicher vorstellen, die jeweils eine unterschiedliche Speicherkapazität besitzen und unterschiedlich gut gefüllt sind. Man unterscheidet zwischen

- dem **sensorischen Informationsspeicher**, der aktuelle Informationen für kurzfristige Reaktionen auf Umweltreize präsent hält. Der Inhalt dieses sensorischen Speichers hat eine sehr geringe Kapazität und kann nicht mehr als etwa acht Einheiten mit Zahlen, Gegenständen und Begriffen gleichzeitig verfügbar halten. Er ist möglicherweise in den primären sensorischen Rindenfeldern (☞ 11.4.5) repräsentiert und verfällt rasch innerhalb weniger Sekunden.
- dem **Kurzzeitgedächtnis**, das schon eine wesentlich größere Kapazität hat. Auch seine Speicherinhalte ändern sich wie der sensorische Speicher ständig, vor allem dadurch, daß neu aufgenommene Informationen schon vorhandene verdrängen.

- dem **Langzeitgedächtnis**, das, im Vergleich mit den anderen Speichern, neue Informationen nur sehr langsam aufnimmt. Andererseits ist das, was im Langzeitgedächtnis angelangt ist, offenbar lebenslang fixiert - lediglich der *Zugriff* auf die Information kann vergessen werden (weswegen man zutreffend von „verschütteten" Gedächtnisinhalten spricht). Zudem muß es sozusagen „bei Laune" gehalten werden, da es nur bei emotionaler Beteiligung des Lernenden zufriedenstellend funktioniert. *Wer keine Lust hat zum Lernen, lernt auch nichts.*

Praktische Konsequenzen

Oft sind wir frustriert, daß wir wichtige Informationen (z. B. Patientennamen) nicht mehr überblicken oder verfügbar haben. Unser Kurzzeitgedächtnis ist dann überfordert; es kann nicht mehr als acht Einheiten überblicken und verarbeiten. Diese biologisch bedingten Grenzen werden auch den Versuch vereiteln, unser Kurzzeitgedächtnis zu „trainieren". In der Praxis heißt dies, wenn wir mehr als ein Dutzend Patientennamen „parat" haben wollen, müssen wir sie ins Langzeitgedächtnis bekommen – und das braucht, wie erwähnt, Zeit und „Lust". Wenn dies nicht möglich ist, weil etwa der Arbeitsalltag diese Zeit nicht hergibt, müssen die Informationen schriftlich dokumentiert sein.

25.1.2 Emotionen

Emotionen (*Gemütsbewegungen, Gefühlszustände* und *-reaktionen*) sind ebenso wie ihre körperlichen Begleiterscheinungen jedem Menschen geläufig. Wiewohl unterschiedliche emotionale Zustände mit verschiedenen Begriffen belegt werden, so finden sich doch häufig ähnliche *physiologische Veränderungen* (u.a. Veränderung des Pulsschlags, Erröten, Erweiterung/Verengung der Pupillen, Muskelanspannung).

Bei emotionalem Erleben kommt es also einerseits zu *physiologischen Veränderungen*, ausgelöst durch das vegetative Nervensystem, andererseits zu einer persönlichen *kognitiven* („geistigen") Einschätzung der jeweiligen Situation.

James und *Lange* sind der Auffassung, daß zunächst die physiologischen Veränderungen stattfinden und erst anschließend die Emotion vom Menschen, etwa als Wut oder Angst, erlebt wird. *Schachter* und *Singer* hingegen meinen, daß bei der Entstehung eines emotionalen Zustands die physiologischen Veränderungen, die Situation und die bewußte Einschätzung gleichzeitig auftreten.

Im Alltag steht für uns das persönliche Erleben einer Situation als traurig, aggressionsfördernd oder ängstigend im Vordergrund; die körperlichen Reaktionen nehmen wir eher als begleitend wahr.

Im folgenden sollen mehrere emotionale Zustände, die wir aus dem Alltag kennen, beschrieben werden.

Angst

In der psychologischen Literatur wird oftmals zwischen **Angst** und **Furcht** unterschieden. Hierbei bezeichnet die Angst einen allgemeinen, umfassenden Zustand, während die Furcht sich auf bestimmte Objekte oder Situationen bezieht. Dieser pragmatischen Unterscheidung folgen wir hier nicht; deshalb wird in diesem Abschnitt lediglich der Begriff „Angst" verwendet.

Angst bezeichnet den emotionalen Erregungszustand, der eintritt, wenn eine Situation als physisch gefährlich oder psychisch bedrohlich erlebt wird. Dabei ist es nicht notwendig, daß eine solche Gefährdung oder Bedrohung tatsächlich gegeben ist; die subjektive Einordnung oder auch nur die Vorstellung einer entsprechenden Situation gibt den Ausschlag. Hier ist beispielsweise an die Angst vor Hunden zu denken, die aufgrund eines - möglicherweise lange zurückliegenden - negativen Erlebnisses auch in einer Situation erlebt wird, die objektiv keine Gefährdung darstellt.

Auf der *körperlichen Ebene* äußern sich Angstzustände u.a. in erhöhter Herzschlagfrequenz, Gefäßveränderungen, Kälte- und Hitzeempfindungen, Zittern, Übelkeit oder im Extremfall im Verlust der Schließmuskelkontrolle (vgl. *Streßreaktion*, ☞ 13.6.6).

Angst wird mehr oder weniger intensiv erlebt; dies hängt davon ab, wie stark die erwartete Gefährdung subjektiv eingeschätzt wird. In Fällen extremer Angst spricht man von **Panik;** sie hat ausgeprägte Fluchttendenzen zur Folge. Gibt es hier keine Möglichkeiten des Entkommens, können massive physiologische Veränderungen bis hin zum Schock (*psychogener Schock*, ☞ 26.3.4) beobachtet werden.

Obwohl es eine Vielzahl von psychologischen Theorien über die Angstentstehung gibt, läßt sich festhalten, daß das Gefühl als solches seinen Ursprung in der Zeit hat, als gespannte (ängstliche) Aufmerksamkeit notwendig zum Überleben war. Die physiologischen Veränderungen, die mit der Angst einhergehen, bereiten gleichzeitig den Organismus auf die Flucht aus einer objektiv gefährlichen Lage vor. Man kann dies auch heute vielfach bei Tieren beobachten. Allerdings ist es beim Menschen heute überwiegend nicht möglich, direkt mit Flucht zu reagieren, weshalb es bei der **Angstbewältigung** (*Angstreduzierung*) vielfach darum geht, die angstauslösende Situation zu erkennen und so zu verarbeiten, daß sie ihren bedrohlichen Charakter verliert.

Beispiel: Angstreaktionen können ausgelöst werden, wenn keine ausreichenden Informationen über das erlebte oder zu erwartende Ereignis vorhanden sind. Angst kann hier oft dadurch reduziert werden, daß der Betroffene ausführlich über das Ereignis und/oder die Konsequenzen aufgeklärt wird, wie es z.B. bei bevorstehenden chirurgischen Eingriffen der Fall ist.

Eine weitere Maßnahme zur Angstbewältigung, wie sie auch in der Verhaltenstherapie angewandt wird, besteht in der Beeinflussung

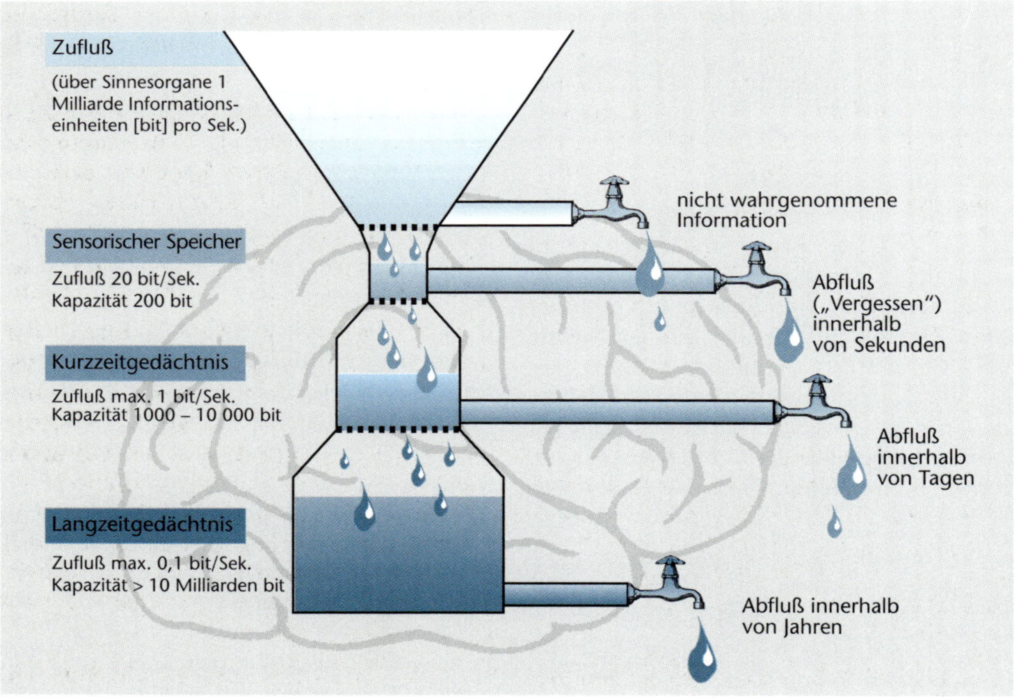

Abb. 25.1: Gedächtnismodell. Je länger die Speicherzeit, desto größer ist die Kapazität des jeweiligen Gedächtnisspeichers. Die zufließende Information muß mehrere „Filter" durchlaufen, um ins Langzeitgedächtnis zu gelangen. So sammelt sich im Langzeitgedächtnis nur eine kleine Auswahl der zugeflossenen Information an. Die Auswahlkriterien hängen stark von emotionalen Faktoren ab.

der allgemeinen Anspannung, mit der Angst immer gekoppelt ist. Es ist jedoch nicht in jedem Fall erforderlich, ein systematisches *Entspannungstraining* (spezielle Übungen, die helfen sollen, in Angstsituationen entspannt zu bleiben) durchzuführen, wie es etwa bei starken allgemeinen oder chronifizierten Ängsten praktiziert wird.

Es gibt aber auch Angstzustände, bei denen solche „weichen" Methoden nicht erfolgreich sind und die Fähigkeit, sich kognitiv neu mit einer Situation auseinanderzusetzen, blockiert ist. In solchen Fällen kann es notwendig werden, im Rahmen einer Verhaltens- oder Psychotherapie neue *Verhaltens-* und *Bewältigungsmuster* zu erlernen.

„Normale" Angst ist ein Phänomen, das natürlicherweise zum Menschen gehört und das man zulassen sollte. Unterdrückte Angst schränkt kognitive und emotionale Beweglichkeit ein und läßt sich so nicht mehr angemessen bearbeiten, kann wie andere ständig unterdrückte Emotionen sogar Ausgangspunkt für psychosomatische Erkrankungen werden. Entscheidend ist nicht, daß man Angst hat, sondern wie man mit seiner Angst umgeht.

Trauer und Trauerreaktionen

Trauer bezeichnet die emotionalen Reaktionen, die mit *Verlust-* oder *Trennungserlebnissen* einhergehen. Dies muß nicht der Tod eines Menschen sein; vielmehr kann es sich auch um Trennung oder Scheidung vom Partner, den Wegzug eines wichtigen Freundes oder den Verlust eines Organs durch eine Operation handeln.

In allen diesen und vielen anderen Fällen nehmen wir Abschied von Personen, Gegenständen oder auch Phasen unseres Lebens, die von Vertrautheit, Sicherheit und positiver Gewohnheit gekennzeichnet waren. Allmählich oder ganz plötzlich geraten wir in eine Lage, die anders ist als vorher, und die wir mit der Zeit erst anzunehmen und zu bewältigen lernen müssen. Es lassen sich dabei Muster erkennen, die in ähnlicher Form bei jedem Menschen auftreten, der mit einem Verlust- oder Trennungserlebnis fertig werden muß. Man spricht hier von *Trauerreaktionen.*

Trauerreaktionen

Es lassen sich körperliche und emotionale Reaktionen unterscheiden, die in unterschiedlich intensiver Ausprägung für sich oder gemeinsam auftreten können:

Die *Körperreaktionen* umfassen
- Erschöpfung und Müdigkeit,
- Schlaflosigkeit,
- Appetitlosigkeit,
- Atemlosigkeit und Brustbeklemmungen.

Auf der *emotionalen* Ebene findet man
- tiefe Traurigkeit,
- Zorn und Wut,
- Schuldgefühle und Angst,
- Gefühle der Verlassenheit und Hilflosigkeit,
- Sehnsucht nach dem Vergangenen oder Verlorenen.

Im Extremfall können *Verwirrung,* phasenweise *Halluzinationen* oder - wenn es sich um den Tod einer geliebten Person handelt - das Gefühl, er oder sie sei noch anwesend, dazukommen.

Pathologische Trauerreaktionen

- Es kann vorkommen, daß ein Betroffener über einen so langen Zeitraum hinweg trauert, der nicht mehr im Verhältnis mit einer „gesunden" Verarbeitung des Verlusterlebnisses steht. Die Trauerreaktion wird *chronisch.*
- Bei anderen Menschen tritt die Trauerreaktion erst mit einer *großen Verzögerung* ein. Sie wird dann oft durch Ereignisse ausgelöst, die in keinem direkten Zusammenhang mit dem Verlusterlebnis stehen.
- Gelegentlich lassen sich auch *übertriebene Reaktionen* finden (wobei die Abgrenzung von „normalen" Trauerreaktionen oft schwierig ist), die sich z. B. in massiven Verzweiflungsgefühlen äußern. Psychoanalytisch orientierte Psychologen erklären eine solche Reaktion mit unbewußten, unbewältigten Schuldgefühlen dem Verlorenen/Verstorbenen gegenüber, die nun nicht mehr miteinander bearbeitet werden können.
- Bei der *larvierten* („maskierten") *Trauerreaktion* schließlich zeigt der Betroffene körperliche Beschwerden (psychosomatische Symptome, Schmerzzustände), ohne sie bewußt mit dem Verlusterlebnis in Zusammenhang bringen zu können. Hier kann das Gespräch, etwa mit dem behandelnden Arzt, den Weg zu einer angemessenen Verarbeitung des Verlustes weisen.

Pathologische Trauerreaktionen sind häufig von Symptomen einer *Depression* ☞ 25.2.6) nur schwer abzugrenzen.

Trauerarbeit

Es ist bereits deutlich geworden, daß die Trauer über einen Verlust/eine Trennung verarbeitet (bewältigt) werden muß. Ansonsten kann es zu pathologischen Trauerreaktionen kommen, die den Betroffenen quälen und seine Lebensqualität nach dem Verlustereignis stark beeinträchtigen.

Der Betroffene benötigt bei dieser **Trauerarbeit** mehr oder weniger die Unterstützung anderer. Das können Freunde oder Bekannte sein, aber auch Professionelle oder andere betroffene Menschen – etwa in einer Selbsthilfegruppe.

Die Dauer der Trauerarbeit ist individuell sehr verschieden und kann wenige Monate, aber auch einige Jahre beanspruchen.

Sie läßt sich in drei Aufgaben und Schritten beschreiben:
- **Akzeptieren** des Verlustes als **Realität.** Häufig treten Abwehrreaktionen gegen das Annehmen eines Verlustes auf (wie z.B. Leugnen der Tatsache an sich). Diese Reaktionen sind normal, sollten aber überwunden werden.
- **Zulassen** des **Schmerzes.** Die Auseinandersetzung mit dem Verlust findet zuerst „im Kopf" statt. Emotionen werden zurückgedrängt oder geleugnet. Am Ende dieser Phase sollte der Betroffene in der Lage sein, seinen Gefühlen, auch den sehr schmerzvollen Empfindungen, Raum zu geben.
- **Anpassung** an die **neue Realität.** Die Erinnerung an das Vergangene nimmt zunächst so viel Platz im Leben des Betroffenen ein, daß er sich kaum auf die veränderten Gegebenheiten einstellen kann. Allmählich jedoch sollte es möglich werden, sich (durchaus auch schmerzlich) zu erinnern, ohne sich von der Vergangenheit überwältigen zu lassen. An die Stelle des Vergangenen muß nun das Gegenwärtige treten. Durch den Aufbau neuer Energien und neuer Beziehungen sollte eine neue Lebensphase beginnen.

25.1.3 Aggression

Aggression als Angriffsverhalten gegenüber anderen Individuen gehört zu unserem Leben. Kriegsszenen, die Gewalttaten im Fernsehen und oft auch in den Schulen sind mittlerweile allgegenwärtig.

Von jeher ist der Versuch unternommen worden, einen einheitlichen Definitionsansatz zu finden für das, was wir als Aggression bezeichnen. Populäre Vorstellungen gehen davon aus, daß sowohl Aktionen, die Schaden zufügen, als auch die Absicht zu schaden, als Aggression gelten. So einfach ist es jedoch nicht.

So wird man wohl kaum den Zahnarzt, der einem Menschen wissentlich Schmerzen zufügt, weil es im Rahmen der Behandlung nicht zu vermeiden ist, als aggressiv bezeichnen. Demgegenüber würde es nicht spontan einfallen, eine unterlassene Handlung (z. B. unterlassene Hilfeleistung bei Zeugen einer Straftat) als aggressiv zu klassifizieren, obwohl sie gerade durch ihr Fehlen einem Menschen oder einer Sache schädlich ist *(passive* Aggression).

Es wurden eine Reihe von theoretischen, sich teilweise widersprechenden und von unterschiedlichen Voraussetzungen ausgehenden Erklärungsmustern entworfen, die sowohl die Genese (Entstehung) aggressiven Verhaltens als auch dessen Funktion betreffen.

Aggression und Trieb

Sigmund Freud (1856 – 1939) ging in seiner *Trieblehre* ursprünglich davon aus, daß neben einem das Leben erhaltenden und weiterentwickelnden **Trieb** *(Erostrieb)* ein gegensätzlicher Trieb existiere, dessen Ziel die Auflösung der lebensstiftenden Einheiten sei *(Thanatos- oder Todestrieb)*. Diese beiden Triebe ständen in permanentem Widerstreit wie auch in ergänzender Funktion zueinander. Aggression wäre nach dieser Lehre als der nach außen gerichtete und abgelenkte Todestrieb zu verstehen, oder, wie es *Freud* umschrieb: „Das Lebewesen bewahrt sozusagen sein eigenes Leben dadurch, daß es Fremdes zerstört."

Spätere Triebtheorien gehen davon aus, daß dieser Aggressions- oder Destruktionstrieb dem Menschen zwar angeboren sei, jedoch nicht in Zusammenhang mit einem Todestrieb stehe.

Alle Triebtheorien in diesem Zusammenhang werden mittlerweile weitestgehend als unbrauchbar eingeschätzt, weil sie auf Annahmen und Voraussetzungen aufbauen, die wissenschaftlich nicht nachprüfbar sind.

Aggression und Frustration

Eine weitverbreitete Vorstellung besteht darin, daß aggressives Verhalten die Folge von Enttäuschungen ist. Solche „unangenehmen Erfahrungen" lassen sich auch als **Frustration** bezeichnen. Frustration kann auftreten, wenn

- ein Verhalten, das auf ein bestimmtes Ziel ausgerichtet ist, im Ablauf gestört wird *(Hindernisfrustration);*
- ein Bedürfnis (in welchem Bereich auch immer) nicht befriedigt werden kann *(Entbehrung; Mangelzustand);*
- der Mensch Angriffen und Provokationen, aber auch anderen negativen physischen Einwirkungen wie etwa Lärm ausgesetzt ist *(schädigende Reize).*

Dabei bestimmt offenbar die Stärke des Frustrationserlebnisses darüber, ob die jeweilige Reaktion aggressive Züge trägt oder nicht. So kann eine mäßig erlebte Frustration dazu führen, daß zur Erreichung des angestrebten Ziels vermehrte persönliche Anstrengung ohne aggressive Anteile eingesetzt wird, während eine subjektiv massiv empfundene Frustration durchaus aggressives Verhalten zur Folge haben kann.

Aggression und Lernen

Wir können allgemein davon ausgehen, daß Menschen, die in ihrem Leben viele aggressive Vorbilder hatten, selbst auch prinzipiell aggressiver sind als diejenigen, die in einer relativ gewaltlosen Umgebung aufgewachsen sind (*Modellernen*, ☞ 25.1.1).

Das Erlernen aggressiven Verhaltens durch Modelle ist in den letzten Jahren vor allem in der Diskussion um die Auswirkungen von Gewaltdarstellungen in den Medien (Fernsehen, Video u. a.) ins öffentliche Bewußtsein gerückt worden.

Für das Verständnis von gelerntem aggressiven Verhalten ist es jedoch wichtig zu unterscheiden zwischen dem *Lernen* aggressiver Verhaltensweisen und der *Anwendung* des Gelernten. Es läßt sich festhalten, daß

- durch entsprechende Modelle aggressives Verhalten prinzipiell gelernt und somit nachgeahmt werden kann (Lernen *neuer Verhaltensweisen*),
- durch das Beobachten *erfolgreichen* aggressiven Verhaltens dieses auch eingesetzt wird (*Lernen am Effekt*).

Das bedeutet, daß aggressive Akte, die zur Erreichung eines angestrebten Ziels geführt haben *(Erfolg),* mit einer größeren Wahrscheinlichkeit nachgeahmt werden als solche, die ihr Ziel nicht erreicht haben oder mit negativen Sanktionen (Strafen) belegt wurden *(Mißerfolg).*

Beispiel: Aggressiv handelnde „Helden" (etwa in Zeichentrick- oder anderen Serien), die für das Gute kämpfen und entsprechend immer ihr Ziel erreichen, üben eine besondere Faszination aus.

Vom Umgang mit Aggressionen

Die Ursachen aggressiven Verhaltens sind vielschichtig. In der Praxis sollte man einfach davon ausgehen, daß der Mensch leicht zu (ver)ärgern ist und Aggressionen zum täglichen Leben gehören. Entscheidend ist, mit Aggression verantwortlich umzugehen. Dazu gehört z.B. das richtige Abbauen vorhandener akuter Aggressionen. Ist es nun besser, seinen Ärger herauszubrüllen (ist auf jeden Fall vom Effekt her relativ harmlos)? Auch die reinigende Wirkung von Schimpfwörtern wird oft unterschätzt. In der Klinik können z.B. Gespräche in Supervisions- oder Balintgruppen entscheidend helfen, angestaute Aggressionen zu erkennen und mit ihnen umzugehen.

25.1.4 Motivation

Wie kommt es, daß ein alter, aber gesunder Mensch in ein Altersheim ziehen muß und nach kurzer Zeit ganz unerwartet stirbt? Wieso riskieren manche Menschen für Ideen und Ideologien ihr Leben?

Für jeden Menschen gibt es treibende Kräfte, die sein Verhalten beeinflussen - diese Kräfte nennt man **Motivation.**

„Motiviert sein" schließt so verschiedene Erklärungen ein wie *„ein Bedürfnis haben"*, *„ein bestimmtes Ziel erreichen wollen"* oder *„auf der Grundlage einer Überzeugung handeln"*. Die Gründe, die Menschen haben, so und nicht anders zu handeln, werden auch als Motive bezeichnet.

Psychologisch gesehen ist es schwierig, Motivation von anderen grundlegenden Bereichen im menschlichen Denken und Handeln zu trennen. So kann, wie bereits erwähnt (☞25.1.1), die Motivation zu möglichst nachhaltigem Lernerfolg dazu führen, daß entsprechende Voraussetzungen geschaffen werden, die etwa die innere Einstellung (Lernbereitschaft) betreffen.

Nach *Zimbardo* schließt Motivation folgendes ein:

- Energie, Erregung
- Ausrichtung dieser Energie auf ein bestimmtes Ziel
- konzentrierte Aufmerksamkeit für mit dem Ziel verbundene Reize und verminderte Empfänglichkeit für andere
- Einbinden des Handelns in ein Verhaltensmuster, das bereits gelernt und verinnerlicht ist
- Aufrechterhaltung der Handlung, bis sich die Ausgangsbedingungen ändern (das Ziel erreicht, das Bedürfnis befriedigt ist)

Unter einer Reihe von theoretischen Beschreibungs- und Erklärungsversuchen sollen im folgenden zwei der wesentlichen Theoriegebäude aufgezeichnet werden.

Motivation als Mangel

Diese Theorie bezieht sich auf **biologische Grundbedürfnisse**, wie sie nicht nur beim Menschen existieren, sondern auch im Tierreich bestehen.

Darunter fallen beispielsweise die *Hungermotivation* (Suche nach Nahrung bei Hungergefühl) oder die *Durstmotivation* (Suche nach Trinkbarem zur Regulierung des Flüssigkeitshaushaltes). Vertreter dieser theoretischen Richtung gehen davon aus, daß der Organismus zum Handeln bewegt wird, wenn das physiologische Gleichgewicht in Gefahr oder gestört ist, mit dem Ziel, dieses Gleichgewicht wiederherzustellen.

Es kann jedoch auf dieser Grundlage nicht einleuchtend erklärt werden, warum etwa Nahrungsreserven angelegt werden, obschon kein konkreter physiologischer Mangel vorliegt und Tieren schwerlich unterstellt werden kann, daß ihnen „bewußt" ist, daß es im Winter wenig Gelegenheit gibt, angemessene Nahrung zu finden. Noch schwieriger wird es, wenn eine Übertragung auf die komplexen psychischen und sozialen Gegebenheiten beim Menschen versucht werden soll. So kann das Bedürfnis nach Sexualität dem Erhalt der Spezies dienen (*biologisches Motiv*). Andererseits kann die Triebfeder auch der Wunsch nach Zuwendung, Geborgenheit und Anerkennung sein (*psychologisches/soziales Motiv*).

Psychologische und soziale Motivation

Anders als bei *biologischen* Motiven, die als angeboren gelten können und unter den genetisch fixierten Randbedingungen ausgelöst werden, bezieht sich der Begriff *„psychologische Motivation"* auf solche Motive, die gelernt oder erworben werden. Darunter fallen Motive wie das Bedürfnis nach Sicherheit oder Anerkennung, die Entwicklung des Selbstwerts oder selbst die Angst, die uns dazu führt, bestimmte Handlungen vorzunehmen oder zu unterlassen.

Die *soziale* Motivation ist eng verwandt mit der psychologischen Motivation. In der Praxis spricht man von sozialen Motiven dann, wenn zu ihrem Auftreten verstärkt eine soziale **Interaktion** (zielgerichteter, wechselseitiger Austausch von Informationen zwischen Individuen) notwendig ist. Dazu zählen neben Motiven aus dem politischen und ideologischen Bereich solche Bedürfnisse, wie das nach äußerer Sicherheit oder gesellschaftlicher Anerkennung.

Verzahnung verschiedener Motivationen

Das Ausmaß der psychologischen und sozialen Motivation ist letztendlich abhängig von der jeweiligen Lebensgeschichte des Einzelnen. So ist es nachvollziehbar, daß die Motive eines kleinen Kindes wesentlich elementarer (d.h. an den Grundbedürfnissen orientiert) sind als die eines Erwachsenen, der in vielfältiger Weise unterschiedlichen Rollenanforderungen im privaten, beruflichen und gesellschaftlichen Rahmen ausgesetzt ist und jeweils in der Umgebung, in der er sich befindet, unterschiedliche Motive sein Handeln bestimmen.

Darüber hinaus kommt der Struktur des sozialen Umfeldes und damit auch der emotionalen Entwicklung (etwa der *Aggressionsneigung*, ☞ 25.1.3) bei der Ausbildung von Motiven eine besondere Bedeutung zu. Ein Mensch, der in einer lebendigen, liebevollen und anregenden Umgebung aufgewachsen ist, wird andere Motive als handlungsleitend erleben als jemand, der unter repressiven, krankmachenden Bedingungen zu leiden hatte (vgl. hierzu auch 25.1.6).

Eine Aufteilung von Motiven, wie sie oben vorgenommen worden ist, dient in der Psychologie der Erforschung einzelner Teilbereiche. Es läßt sich jedoch nicht bestreiten, daß Motivationsbedingungen der verschiedenen Richtungen untereinander in Verbindung stehen und ineinander verzahnt sind.

So hat der Alkoholkranke einen starken Drang nach Alkoholzufuhr; die körperliche und psychische Abhängigkeit richtet sich sowohl nach biologischen Motiven (physiologischer Alkoholmangel bei körperlicher Abhängigkeit) als auch nach psychologischen und sozialen Motiven (fehlende Anerkennung oder Bestätigung, Steigerung des Selbstbewußtseins durch den Rauschzustand).

25.1.5 Kommunikation

Der Mensch wächst nicht als Individuum in einem luftleeren Raum auf. Die Eigenschaften eines Einzelnen, seine Fähigkeiten, Fertigkeiten und seine Potentiale gewinnen Kontur im Austausch mit anderen Menschen. Der Kreislauf beginnt im frühesten Säuglingsalter, ja schon vor der Geburt, und zeigt sich am Anfang in der „Verständigung" mit der Mutter. Sie reagiert auf das Schreien des Kindes und nimmt es hoch: Das Schreien verstummt. Die Mutter singt dem Kind etwas vor: Das Kind lauscht mit weit offenen Augen.

Wenn man es etwas abstrakter formuliert: Das Kind sendet ein Signal aus, das die Mutter zu einer Reaktion veranlaßt, die ihrerseits wieder ein Signal für das Kind darstellt, und so fort.

Mit dem Begriff „**Kommunikation**" ist nicht nur ein Informationsaustausch, sondern vielmehr ein allgemeines Modell menschlicher Verständigung gemeint. Der Begriff *„Interaktion"* beschreibt dagegen eher den zielgerichteten, wechselseitigen Austausch von Nachrichten oder Informationen zwischen zwei oder mehr Individuen.

Menschliche Kommunikation, die Verständigung zwischen Menschen, setzt voraus, daß es einen *Sender* gibt (jemanden, der einem anderen etwas mitteilt und dies etwa in Worte faßt), eine *Nachricht, Botschaft* oder *Information* (das, was mitgeteilt wird) und einen *Empfänger* (derjenige, an den die Mitteilung gerichtet wird). Dieses einfache Schema wird in der Realität durch diverse Störgrößen beeinflußt:

So kann beispielsweise die Wahrnehmung der Mitteilung durch den Empfänger davon abhängen, in welcher emotionalen Verfassung er sich befindet, wie die Art der Beziehung zum Sender ist oder ob (physikalisch etwa durch Lärm) der Empfang einer Mitteilung gestört ist. Dies alles hat einen Einfluß darauf, wie oder ob eine Mitteilung vom Empfänger richtig verstanden oder gedeutet wird. Der Psychologe *F. Schulz von Thun* merkt hierzu an:

„Häufig machen Sender und Empfänger von der Möglichkeit Gebrauch, die Güte der Verständigung zu überprüfen: Dadurch, daß der Empfänger zurückmeldet, wie er die Nachricht entschlüsselt hat, wie sie bei ihm angekommen ist und was sie bei ihm angerichtet hat, kann der Sender halbwegs überprüfen, ob seine Sende-Absicht mit dem Empfangsresultat übereinstimmt."

Kommunikation findet auf mehreren Ebenen statt, von denen die **verbale** (sprachliche) und die **nonverbale** (nichtsprachliche) die beiden Pole darstellen.

Verbale Kommunikation

Das für den Menschen charakteristische Mittel *(Medium)* zur Übermittlung einer Nachricht oder Botschaft ist die *Sprache*. Man findet sie in mannigfacher, wenngleich ähnlicher Form bei allen Menschengruppen auf der Erde wieder.

Die Verständigung durch Sprache ist daran gekoppelt, daß der Sender in der Lage ist, zu sprechen, und der Empfänger, die gleiche Sprache zu verstehen. Selbst wenn diese Voraussetzungen vorliegen, kann die Kommunikation durchaus ganz unterschiedlich ausfallen, da die gesprochene Mitteilung mehrere Komponenten enthält:

- Sachinhalt,
- Selbstoffenbarung,
- Beziehungsaspekte und
- Appellcharakter.

In jeder Nachricht ist ein *Sachinhalt* enthalten, den man mitteilen möchte, etwas, über das der Gesprächspartner informiert werden soll. Durch die Art und Weise, wie dem Empfänger diese Mitteilung gemacht wird, sagt der Sender jedoch gleichzeitig vieles über sich selbst und seine Befindlichkeit, Stimmung etc. aus *(Selbstoffenbarung)*. Dies kann einerseits bewußt geschehen (jemand stellt sich „von seiner besten Seite" dar), andererseits enthält der Kommunikationsvorgang auch unbewußte Anteile (durch seine Art „enthüllt" sich der Sender mehr oder weniger). Im Zusammenhang mit der Selbstoffenbarung ist wichtig zu erwähnen, daß sie durchaus nicht nur über die verbale, sondern zu wesentlichen Teilen über nonverbale („ohne Worte") Kommunikation abläuft.

Der *Beziehungsaspekt* zeigt den Charakter des Verhältnisses zwischen Sender und Empfänger auf. Der Empfänger kann der Übermittlung einer Nachricht entnehmen, wie der Sender zu ihm steht oder „was er von ihm hält" (Beispiel: man siezt sich als Zeichen der Distanz oder besonderer Achtung voreinander). Auch hier wird Sprache durch begleitende nichtsprachliche Komponenten gestützt, wie etwa dem Tonfall oder die Art der Formulierung.

Schließlich hat eine Nachricht auch *Appellcharakter;* der Empfänger soll mehr oder weniger dazu veranlaßt werden, in einer besonderen Weise zu reagieren, sei es mit Worten, einer Verhaltensweise oder einem Gefühl.

Kommunikationsstörungen

Die beschriebenen vier Komponenten der verbalen Kommunikation gelten nicht nur für den Sender. Auch auf der Empfängerseite wird die Wahrnehmung in diese vier Aspekte aufgeschlüsselt, allerdings kann sich dabei die Gewichtung der einzelnen Punkte verschieben.

Dies birgt ein großes Potential von Mißverständlichkeit, die uns tatsächlich im Alltag häufig begegnet. So kann es sein, daß der Sender den Sachinhalt seiner Mitteilung in den Vordergrund stellt, der Empfänger hingegen vor allem den Beziehungsaspekt wahrnimmt und möglicherweise aus der Nachricht und dem begleitenden Verhalten schließt, daß der Sender ihn nicht nur „informieren" will, sondern ihn als „unwissende" Person abwertet und ihn „belehrt". Seine Reaktion wird dementsprechend brüsk ausfallen, was wiederum der Sender nicht verstehen kann; hat er es doch nur „gut gemeint". Solche Mißverständnisse lassen sich etwas unscharf umgangssprachlich auch als „aneinander vorbeireden" oder „nicht auf der gleichen Wellenlänge liegen" wiedergeben.

Der berühmt-berüchtigte Ehekrach läuft mehr oder weniger nach dem skizzierten Muster ab; man versteht den anderen nicht mehr und fühlt sich gleichzeitig vom anderen permanent mißverstanden.

Kommunikationsklärungen bei fehlendem gegenseitigen Verständnis (z.B. in Beziehungskonflikten) sind auf der Grundlage einer offenen und ehrlichen Auseinandersetzung möglich. Dies ist jedoch sowohl im privaten wie im beruflichen Bereich oft sehr schwierig, weswegen es häufig notwendig wird, einen (professionellen) unbeteiligten Dritten einzuschalten, um das entstandene Dickicht zu entwirren. Hält man sich eine selbstkritische Betrachtung der eigenen Wahrnehmung offen („er/sie könnte es ja anders gemeint haben, als ich es verstanden habe - also frage ich noch mal nach, um sicher zu gehen"), ist die Wahrscheinlichkeit einer fruchtbaren und produktiven Kommunikation sehr viel größer.

Nonverbale Kommunikation

So wie man bei gesprochener oder geschriebener Sprache „zwischen den Zeilen lesen" kann, lassen sich bei der eigenen Person oder beim anderen Signale beobachten, die oft kaum beachtet werden, aber für sich genommen, einzeln oder kombiniert einen wesentlichen Aussagewert haben. Diese Signale werden auch als **Körpersprache** bezeichnet.

Im Gegensatz zur Sprache unterliegen solche Signale nur begrenzt einer bewußten Kontrolle. Will man also Informationen über die „tatsächliche" Befindlichkeit oder die emotionale Verfassung seines Gegenübers erhalten, sollte man verstärkt die Körpersprache in die Beobachtung miteinbeziehen.

Grundsätzlich lassen sich sichtbare, akustische, geruchliche und taktile (Berührungs-) Signale Körpersignale durch die unterschiedliche sensorische (über die Sinne) Aufnahme unterscheiden. Auch hier gilt: isoliertes Auftreten von Körpersignalen voneinander und von Sprache ist eher die Ausnahme; in der Regel finden wir Kombinationen (so wird Gesprochenes fast immer durch nonverbale Kommunikationsanteile unterstrichen).

Sichtbare Signale sind die **Mimik** (Gesichtsausdruck), die **Gestik** (Körperbewegung), die **Körperhaltung** (Stellung der Körperteile zueinander) und die **Körperorientierung** (Stellung der Körperteile in Beziehung zum Kommunikationspartner).

Die ***Mimik***, über die eine Reihe von emotionalen Zuständen ausgedrückt werden kann, vollzieht sich über die *mimische Muskulatur* (☞ 8.2.7) und ist weitestgehend unabhängig von bewußter Kontrolle. Sechs Grundemotionen werden in allen menschlichen Kulturen über die Mimik auf gleiche Art und Weise sichtbar:

- Freude / Glück,
- Überraschung,
- Furcht / Angst,
- Wut / Ärger,
- Trauer,
- Ekel.

Menschen unterschiedlicher Kulturen wurden entsprechende Reize vorgegeben, dabei fotografierte man ihre Gesichter. Daraus ergaben sich die genannten Übereinstimmungen, die darauf schließen lassen, daß der mimische Ausdruck universell genetisch vorgegeben ist.

Die Bewegungen der Augenbrauen unterstützen den mimischen Ausdruck bestimmter Emotionen und werden entsprechend deutlich wahrgenommen. *Skepsis* zeigt sich beispielsweise durch Heben der Augenbrauen ebenso wie *Neugier* oder *arrogantes „Herabschauen"*.

Blickkontakt beeinflußt den mimischen Ausdruck entscheidend. Wir neigen dazu, dann Blickkontakt aufzunehmen, wenn ein Mensch unsere Aufmerksamkeit auf sich gelenkt hat. Andererseits reagieren wir auf anhaltenden Blickkontakt anderer, selbst wenn wir ihn zunächst nicht bewußt wahrgenommen haben, indem wir nach kürzerer oder längerer Zeit diesen Kontakt erwidern.

Durch *Gesten* lassen sich verbale Aussagen unterstreichen und illustrieren. Gesten können jedoch auch Worte ersetzen („Vogel zeigen") und damit eine eigene Bedeutung erlangen. Darüber hinaus gibt es unbewußte Gesten, die ebenfalls ohne Worte den jeweiligen Zustand des Betreffenden beschreiben (wie bei dem Schüler, der den Kopf auf die rechte Hand aufstützt und in der linken Hand mit einem Bleistift spielt; „Langeweile" wäre hier eine angemessene Interpretation).

Die Körperhaltung der Kommunikationspartner sagt viel über den Kommunikationsvorgang aus: So können etwa die Beine übereinandergeschlagen oder nebeneinander gestellt sein, während die Arme eine ähnliche oder dazu unterschiedliche Haltung aufweisen (offenes Gespräch oder verkrampftes Suchen nach Worten).

Die *Körperorientierung* sagt viel über die Beziehung der beiden Kommunikationspartner aus: Aufmerksamkeit und Einlassen auf den anderen wird hier durch eine zugewandte Haltung signalisiert, wohingegen die Abwendung (dem anderen die Seite zuwenden) Abgrenzung oder Abwehr bedeuten kann.

Akustische Kommunikation

Als *akustisches Signal* versteht man vor allem den **Tonfall** in verbalen Äußerungen, der uns Auskunft gibt über Erregung oder Anspannung (*gehobene* Stimme), Ärger oder Wut (*laute, feste* Stimme), Angst (*leise* und/oder *zitternde* Stimme) oder Ruhe und Gelassenheit (*gleichmäßige, sonore,* häufig *tiefe* Stimmlage).

Der Tonfall läßt sich wie andere nonverbale Ausdrucksformen oft nur schwer kontrollieren; in der Regel bekommt unser Gegenüber darüber mit, wie wir uns fühlen, auch wenn wir versuchen, dies zu überspielen oder ihn vom Gegenteil zu überzeugen.

Geruchliche Kommunikation

Die meisten Menschen trauen ihrer Nase nicht viel zu. Darin täuschen sie sich (meistens) – Gerüche spielen für unser Verhalten eine bedeutende Rolle. *„Den kann ich nicht riechen"* ist bei uns ein feststehender Ausdruck. Tatsächlich besitzt jeder Mensch einen eigenen Geruch, der vor allem durch Duftdrüsen (☞ 9.4.2) produziert wird. Dieser **Eigengeruch** scheint insbesondere bei sexueller Erregung in hoher Konzentration erzeugt zu werden. Ihm kommt nicht nur bei Tieren (man denke an die läufige Hündin), sondern auch beim Menschen eine kommunikative Funktion zu. Frauen reagieren kurz vor dem Eisprung – also während des für die Empfängnis besten Zeitpunktes – besonders auf *Androsteron,* einen männlichen Geruchsstoff. Auch Frauen scheiden geschlechtsspezifische Duftstoffe aus, z. B. sogenannte *Kopuline* in der Vagina.

Taktile Kommunikation

Die Haut ist das Organ für die *taktile Kommunikation* (Kommunikation durch Berührung). Das bekommen schon Neugeborene im wörtlichen Sinn zu *spüren* – die pflegenden Hände und die Wärme des mütterlichen Körpers geben dem Säugling Schutz und Geborgenheit. Intensiver **Körperkontakt** mit der Bezugsperson und das „Getragenwerden" gelten zudem als unabdingbare Voraussetzungen für eine normale Entwicklung des Kindes, insbesondere auch für die Bildung von *Urvertrauen.*

Die Traditionen bezüglich des Hautkontaktes variieren stark von Kultur zu Kultur. Interessanterweise hat jedoch in Deutschland schon seit Jahrzehnten ein Wandel zu eher mediterranen Bräuchen eingesetzt: Das Umarmen und Küssen auf Wangen außerhalb von Liebesbeziehungen gilt kaum noch als anstößig. Damit wird ein „entspannendes" Verhaltensrepertoire wieder erschlossen, das in weiten Teilen der Erde selbstverständlich ist.

Taktile Kommunikation mit Kranken

Studien haben gezeigt, daß durch Hautkontakt (Berühren, Streicheln, usw.) entspannende Effekte beim Berührten ausgelöst werden. Basierend auf vegetativen Reflexen spielen dabei die Endorphine (☞ 10.5.1) eine entscheidende Rolle. Durch die Haar- und Hautpflege wird nicht nur die Hygiene des Patienten gebessert, sondern auch ein körperliches Wohlgefühl sowohl beim Gepflegten als auch beim Pflegenden erzeugt. Es gilt als gesichert,

- daß bei Genesenden auf einer Intensivstation leichtes Massieren des Rückens eine Senkung der Pulsfrequenz und des Blutdrucks nach sich zieht;
- daß bei Frühgeborenen auf einen Teil der sonst üblichen Intensivtherapie verzichtet werden kann, wenn die *Frühchen* statt im Brutkasten permanent am Körper einer Pflegerin festgebunden sind (Känguruhmethode, ☞ Abb. 23.8).

Vermutlich ließen sich einige Medikamente sparen und Erhebliches könnte zum Wohlgefühl der Patienten beigetragen werden, würde im Krankenhaus nicht nur „be*hand*elt", sondern mehr über Haut und Hände *kommuniziert.*

25.1.6 **Kontakt und Bindung**

Vieles von dem, was soziale Unterstützung beinhaltet, nehmen wir häufig nur noch über die Medien auf; unsere soziale Kompetenz (die Fähigkeit, angemessene Kontakte aufzubauen und weiterzuentwickeln) wird auf wenige elementare Kontaktfertigkeiten begrenzt. Diese wichtige Kompetenz wird zunehmend durch eine Konsumhaltung ersetzt; wir merken oft nicht einmal mehr, wie stark wir die Fähigkeit, auf andere einzugehen, verlernen.

Familie und Bindung

Die ersten **Bindungen** (feste, intensive Beziehungen) erlebt das Kind innerhalb seiner Familie. In der Regel beeinflußt die *Intensität* der *Beziehung* zwischen Mutter und Kind dessen körperliche, geistige und soziale Entwicklung. Auch die weiteren familiären Bindungen (zum Vater, den Geschwistern, Großeltern und anderen) haben eine wichtige Funktion für die Persönlichkeitsentwicklung des Heranwachsenden zu erfüllen. Dies ist heute nicht mehr in dem großen Maße gegeben, wie es noch Anfang unseres Jahrhunderts der Fall war.

Der Grund hierfür liegt in der Zunahme kleiner Familien *(Klein-* oder *Kernfamilie).* Bestanden vor wenigen Jahrzehnten noch *Großfamilien,* in denen mehrere Generationen gemeinsam unter einem Dach wohnten und lebten, vielfach auch arbeiteten, finden wir heute zunehmend mehr Familien, die nur noch aus Mutter, Vater und einem Kind bestehen; oft sogar (nach Trennung oder Scheidung) *Teilfamilien,* in denen es nur noch ein Elternteil gibt.

Es liegt auf der Hand, daß die vielfältigen und unterschiedlichen Erfahrungen im Rahmen einer intakten, vollständigen und funktionierenden Familie heutzutage kaum mehr gemacht werden können. Dies führt dazu, daß zunehmend eine Außenorientierung stattfindet, wobei aber nicht selten um soziale Erfahrung und Zuwendung gekämpft werden muß (eben weil es vielen anderen ebenso geht).

Kinder lernen soziales Verhalten vor allem im Umgang mit ihren Geschwistern, weniger durch Erziehungspersonen. Bei Ein-Kind-Familien fällt somit ein ganzer Erfahrungsbereich weg, der nur schwer durch andere Kontakte kompensiert werden kann.

In der Folge kommt es nicht selten zu einer egoistischen, selbstbezogenen Haltung des Kindes, die bis in Außenkontakte und spätere Partnerschaften hinein wirken kann, unter Umständen auch *mangelnde Sensibilität* für andere dauerhaft einschließt (und mithin einen der Gründe für Anonymität darstellt).

Erziehung

Die Fähigkeit, Kontakte zu knüpfen bzw. partnerschaftliche Bindungen einzugehen, hängt nicht nur von den Beziehungsangeboten und -möglichkeiten in einer Familie ab, sondern basiert zu großen Teilen auf der **Erziehung.** Damit ist die Führung und Begleitung des Kindes in seiner Gesamtentwicklung gemeint, die sich sowohl auf die Ausbildung individueller Eigenschaften bezieht als auch auf die Vermittlung kultureller und moralischer Werte.

Gelingt dies nicht oder nicht vollständig, sprechen wir von sozial „auffälligen" Kindern, d.h. solchen Kindern, die nicht in der Lage sind, gesellschaftliche Regeln und Vorgaben einzuhalten. Sie geraten in einen Kreislauf (wie etwa die Abbildung 25.2 schematisch demonstriert) von *Vernachlässigung* und *unsozialem Verhalten;* oft werden sie zu Außenseitern der Gesellschaft.

In diesen Fällen wird den Erziehenden direkt oder indirekt vermittelt, in ihren Erziehungsbemühungen „versagt" zu haben. Das ist jedoch nicht so einfach zu beurteilen, wie es den Anschein hat.

In unserer modernen Gesellschaft stürmen von vielen Seiten Anregungen, Ratschläge oder mehr oder weniger begründete Vorgaben für die Erziehungsarbeit auf Eltern ein. Sie richten sich in der Erziehung nach einem Ideal, das kaum zu verwirklichen ist, und verlieren das Gefühl dafür, eigene Wege gehen und eigene Werte vermitteln zu können. Die Erziehung ist nicht mehr *authentisch;* was „richtig" oder „falsch" ist, wird von anderen definiert. Letztlich führt der externe Einfluß zu einer Überforderung von Erziehungspersonen (nicht nur bei Eltern, sondern durchaus auch bei Lehrern oder Erziehern!). Dem begegnen viele Erziehende dadurch, daß sie, wiederum von außen, Hilfen in Anspruch nehmen müssen (Erziehungsberatungsstellen, Ärzte, Psychologen oder ggf. das Jugendamt).

Ein nicht mehr oder nur noch eingeschränkt funktionsfähiger familiärer Rahmen kann bei Kindern und Jugendlichen u. a. *psychosomatische* oder gar *psychiatrische* Krankheitsbilder zur Folge haben, als Ergebnis einer „kranken" Umgebung.

Hier finden wir beispielsweise

- **Enuresis** (regelmäßiges Bettnässen nach dem vierten Lebensjahr),

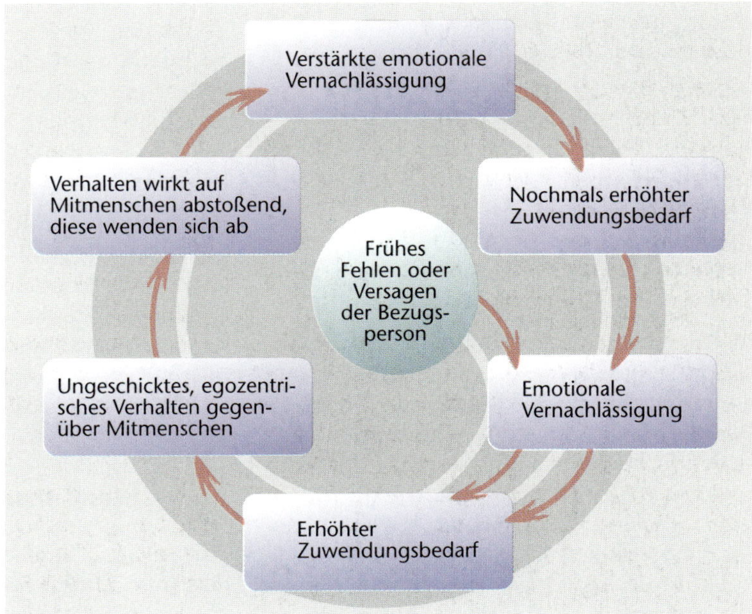

Abb. 25.2: Folgewirkungen von Entwicklungsdefiziten.

- **Enkopresis** (regelmäßiges Einkoten nach dem vierten Lebensjahr),
- **Anorexia nervosa** (Magersucht),
- das **Hyperkinetische Syndrom** (ständiges Bewegungsbedürfnis und ziellose *Hyperaktivität* vor allem bei Klein- und Schulkindern).

Daneben zeigen sich häufig *Diebstähle, Schulverweigerung* oder *Aggressivität,* die etwa als Reaktion auf mangelhaftes Erziehungsverhalten (kaum Grenzsetzung und Orientierung, möglicherweise auch fehlende liebevolle Zuwendung) gewertet werden können.

Oftmals bleibt kein anderer Weg, als das Kind zur Sicherstellung einer halbwegs normalen Entwicklung aus der Familie herauszunehmen und in einer Pflegefamilie oder einer geeigneten Einrichtung unterzubringen. Dies geschieht in den Fällen, in denen keine Aussicht auf eine positive Veränderung des Familiensystems besteht.

Die Schwierigkeiten, dem gesellschaftlichen Druck bezüglich einer „ordentlichen" Erziehung standzuhalten, äußern sich ebenfalls in der hohen Zahl von **Kindesmißhandlungen.** Etwas kurzsichtig werden – besonders in den einschlägigen Medien – mißhandelnde Eltern fast durchweg verurteilt, jedoch die Hintergründe und möglichen Belastungen in der Familie kaum thematisiert. Prügelnde Eltern benötigen in der Regel selbst eine angemessene, einfühlsame Unterstützung (Therapie), um bessere – gewaltfreie – Möglichkeiten des Umgangs mit sich selbst und ihren Kindern zu lernen.

Bindung und Partnerschaft

Sind es in der Kindheit die Bindungen innerhalb der Familie und später die Anbindung an Freunde und Gruppen Gleichaltriger *(peergroups),* so richtet sich das Bedürfnis nach Kontakt und Bindung im älteren Jugendalter und im Erwachsenenalter meist auf einen **Partner**, der überwiegend dem anderen Geschlecht zuzuordnen ist. Typische Lebensereignisse über die Jahre lassen sich schematisch in der Abb. 25.3 finden.

Geänderte Anforderungen an die Partnerschaft

In einer **Partnerschaft** mit oder ohne Trauschein sehen die Anforderungen der Partner anders als noch vor 50 Jahren aus: Die Aufgabe der Kindererziehung (Frau) bzw. der materiellen Existenzsicherung (Mann) steht nicht mehr so stark im Mittelpunkt wie früher, dagegen spielen Erholungs- und Freizeitfunktionen in heutigen Partnerbeziehungen eine große Rolle. Einem „stressigen" Berufsleben wird ein maximal erholsames Privatleben gegenübergestellt – so jedenfalls lautet die Idealvorstellung.

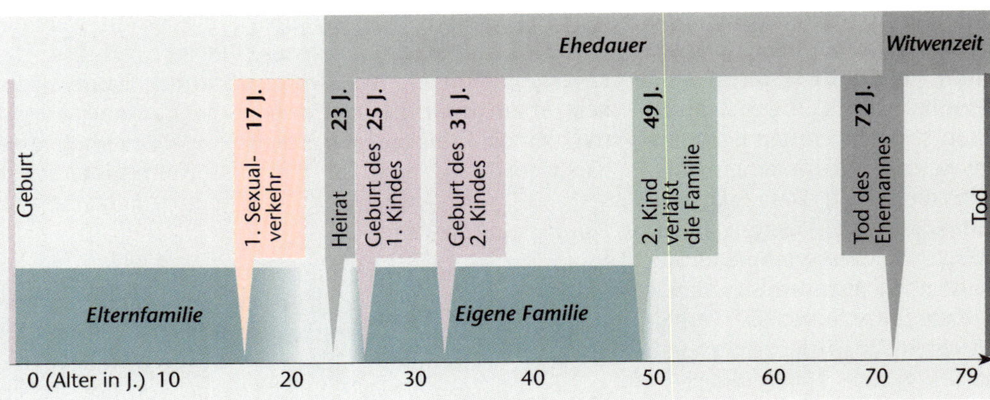

Abb. 25.3: Die Grafik zeigt die Familienphase im „typischen" Leben einer Familie in Deutschland. Obwohl die meisten Menschen glauben, daß die Familie ihre zentrale Lebensform ist, nimmt sie doch nur 24 von fast 60 „erwachsenen" Lebensjahren ein. Dies zeigt die Grafik, die den Lebenslauf einer „typischen" Frau mit den Eckdaten ihrer Familie in Beziehung setzt: der erste Geschlechtsverkehr als Zeichen des zunächst innerlichen, später dann auch äußerlichen Verlassens der Elternfamilie, Geburt der Kinder; 20 Jahre später Auszug der Kinder sowie der Tod des Ehemannes, mit dem eine im Schnitt siebenjährige Witwenzeit beginnt.

In der „Erholungszone" Partnerschaft treten jedoch Interessenskonflikte der Partner und Unterschiede im Lebensstil stärker zutage als in den unter äußeren Zwängen von Kindererziehung und drohender materieller Not zusammengehaltenen traditionellen Ehen.

Optimale Distanz

Psychologen halten deshalb für das Überleben von Partnerschaften insbesondere eine „gesunde" Streitkultur für notwendig: Interessengegensätze müssen identifiziert, vermittelt und akzeptiert oder in zentralen Fragen Kompromisse gefunden werden. Dies führt zur These der *optimalen Distanz;* sie besagt, daß Partner nicht dann am glücklichsten sind, wenn sie alles und jedes miteinander teilen und gemeinsam erleben, sondern wenn soviel Nähe, aber auch Abstand gewährt wird, wie es die beiden Partner jeweils brauchen.

Tatsache jedoch ist, daß heute 35 % aller Ehen geschieden werden – Tendenz steigend. Aber auch über die formelle Ehescheidung hinaus gelten sehr viele Ehen durch ungelöste Partnerschaftskonflikte als zerrüttet oder gefährdet (was im Krankenhaus unter Angehörigen leicht beobachtet werden kann).

Partnerschaftskonflikte sind auch der häufigste Anlaß für ambulante psychotherapeutische Behandlungen. Viele der Betroffenen tendieren allerdings dazu, ihre Partnerschaftsprobleme hinter körperlichen Symptomen zu „verstecken", also psychosomatisch zu erkranken (☞ 5.2.1).

25.1.7 Streß und Streßreaktionen

Einerseits gilt Streß als wesentlicher Auslöser negativer Emotionen und psychischer wie physischer Erkrankungen. Andererseits führen erfolgreich bewältigte Streßsituationen (etwa eine bestandene Prüfung) zu positiven Emotionen, zum Gefühl, das Leben bewältigen zu können, und stärken sogar das Immunsystem.

Die Theorien zur Streßentstehung und die Methoden zur Streßbewältigung haben deshalb eine große Bedeutung innerhalb der klinischen Psychologie erlangt.

Streß und kritische Lebensereignisse

Es ist falsch zu glauben, daß nur solche Ereignisse Streß auslösen, die von uns als belastend und negativ empfunden werden. Als **kritische Lebensereignisse** werden auch solche Begebenheiten und Veränderungen bezeichnet, die im allgemeinen Verständnis als schön oder positiv gelten. Auch sie führen zu psychischen wie physiologischen Streßreaktionen des Organismus' und können, wenn sie sich in relativ kurzer Zeit häufen, den Ausbruch von Krankheiten begünstigen.

Die Psychiater *Rahe* und *Holmes* haben in den sechziger Jahren aufgrund von umfangreichen Studien eine Skala entwickelt, die den Einfluß von Lebensereignissen in Form von *Belastungspunkten* darstellt. Sie sagen den Ausbruch einer ernsten Erkrankung (Herz-/Kreislauferkrankungen; Krebs) innerhalb der folgenden zwei Jahre voraus, wenn die Belastung 300 Punkte und mehr zu einem gegebenen Zeitpunkt beträgt.

Die Tafel 25.4 enthält Auszüge dieser Skala.

Spätere Untersuchungen haben gezeigt, daß auch die Bewertung von „Streßpunkten" ihre Tücken hat; vielerlei Faktoren kommen hinzu, und nicht jeder Mensch, der eine hohe Zahl von Punkten aufweist, muß notwendigerweise auch erkranken. Verantwortlich ist hier die unterschiedliche Anpassungsfähigkeit, die eine mehr oder weniger gute Verarbeitung bzw. Bewältigung von Streß erlaubt.

Als Anhaltspunkte können die folgenden Charakteristika für die Wirkung von Streßreizen und die Reaktion darauf dienen.

- **Reizintensität:** Ein mäßig intensiver Reiz kann Stimulation bedeuten, er bewirkt Aufmerksamkeit und Interesse. Eine hohe Intensität (etwa dauernder Lärm) hat negative körperliche Veränderungen zur Folge.
- Möglichkeiten zur **Vermeidung** oder **Bewältigung:** Wenn es gelingt, einem Stressor auszuweichen, oder so zu reagieren, daß die Streßwirkung minimiert wird, muß nicht mit Folgeschäden gerechnet werden. Im beruflichen Alltag etwa kann Stressoren über eine Arbeitsschutzverordnung begegnet werden.
- **Vorerfahrungen:** Der Streß wird vermindert, wenn positive Erfahrungen mit der gleichen oder einer ähnlichen Situation vorliegen. Wer jedoch weiß, daß in der Vergangenheit Bewältigungsversuche nicht den gewünschten Erfolg hatten (z. B. bei Prüfungen), wird sich in einer solchen Situation zunehmend stärker unter Streß gesetzt fühlen; möglicherweise wird er auch *Hilflosigkeit* empfinden und die Meinung vertreten, daß er „sowieso" nichts dagegen tun kann.
- **Dauer** und **Häufigkeit** von Reizen: Je öfter und/oder je länger der Mensch einem Streßreiz ausgesetzt ist, desto höher ist die Wahrscheinlichkeit, daß Mechanismen zur *Kompensation* nicht mehr den gewünschten Erfolg haben.
- **Persönliche Disposition:** Es gibt Menschen, die in einer Streßsituation „die Ruhe weghaben" und sich nicht beeindrucken lassen, während andere die gleiche Situation als kaum erträglich empfinden. Dies hängt nicht nur von den Vorerfahrungen ab, sondern von Gegebenheiten der *individuellen Grundstruktur*, die natürlicherweise breit gestreut sein können.
- **Aktivierungszustand:** Nicht zu jeder Tages- und Nachtzeit und nicht unter allen gegebenen Lebensbedingungen fühlt der Mensch sich gleichermaßen in der Lage, auf Streß angemessen zu reagieren. Wenn wir ausgeruht sind oder noch von einem schönen Erlebnis profitieren, ist unsere *Reizschwelle* sehr viel höher, als wenn wir bereits einen anstrengenden Arbeitstag hinter uns haben.
- **Soziale Unterstützung:** Bei allen emotional belastenden Zuständen oder Prozessen ist es wohltuend und entlastend, wenn wir die Möglichkeit haben, uns anderen Menschen mitzuteilen. Dies können gute Freunde oder der Partner sein; oft hilft es im Berufsleben auch schon, bei Kollegen Bestätigung für das „unmögliche" Verhalten des Chefs zu erhalten. Das Gefühl, nicht allein dazustehen, gehört wohl zu den wichtigsten Voraussetzungen, um Streßsituationen erfolgreich zu begegnen.

Ereignisse	Belastungspunkte
Tod des Ehepartners	100
Scheidung	73
Tod eines nahestehenden Familienmitgliedes	63
Verletzung oder Krankheit	53
Heirat	50
Schwangerschaft	40
Sexuelle Probleme	39
Außergewöhnlicher persönlicher Erfolg	28
Ärger mit Vorgesetzten	23
Wohnsitzwechsel	20
Urlaub	13
Weihnachten	12

Tafel 25.4: Belastungspunkte nach *Rahe* und *Holmes*.

25.2 Psychische und psychiatrische Leiterkrankungen

Wer ist psychisch krank?

Die Begriffe „abnorm" und „psychisch krank" setzen voraus, daß jemand eindeutig in der Lage ist zu beurteilen, welches Erleben oder Verhalten als pathologisch anzusehen ist und welches nicht. Wie in Abschnitt 5.1.1 erläutert, ist dies für körperliche Krankheiten schon nicht einfach. Doch gibt es hier eher meßbare Symptome, wie z. B. pathologische Blutzellen, zu hohen Blutdruck oder eine röntgenologisch nachweisbare Gelenkabnutzung. Beim menschlichen Erleben und Verhalten zu entscheiden, was normal und krankhaft ist, ist dagegen in hohem Maße vom Standpunkt des Betrachters, z. B. den Angehörigen, dem Psychiater und der Gesellschaft, abhängig.

Zudem sind „Geisteskrankheiten" mit Ängsten und mit Vorurteilen behaftet. Denn die Diagnose *„psychisch krank"* wird oft genug als Entwertung erlebt - und sie bedeutet trotz unseres „aufgeklärten" Zeitalters immer noch eine öffentliche Brandmarkung. Es verwundert deshalb nicht, daß eine große Zahl psychisch Kranker (insbesondere an Schizophrenie Erkrankte) sich selbst nicht als krank empfindet, und daß von denen, die unter ihrem psychischen Kranksein leiden, viele trotz großer Beschwerden davor zurückschrecken, sich in Behandlung zu begeben.

Derzeitigen Schätzungen zufolge sind etwa 15 % der deutschen Bevölkerung „psychisch krank" (im Sinne von behandlungsbedürftig, das heißt: es bestehen Symptome, unter denen der Betreffende oder seine Umgebung leidet). Jede halbe Stunde stirbt ein Mensch an Selbsttötung (Suizid), etwa alle 3 Minuten findet in Deutschland ein Selbstmordversuch statt (☞ 5.8.5).

Nach den Ursachenschwerpunkten werden *organische, psychogene* und *endogene* psychiatrische Krankheiten unterschieden. **Organische** Störungen entstehen als Folge von Verletzungen oder Erkrankungen des Gehirns (z. B. nach Unfall mit Schädelverletzung oder durch einen Tumor). **Psychogene** Störungen haben ihren Ursachenschwerpunkt in früher gemachten Erfahrungen, ungelösten Konflikten oder im Erlernen von Fehlverhalten. Die Ursache **endogener Erkrankungen** ist letztlich nicht geklärt *(endogen = von innen kommend).*

25.2.1 Der psychische Befund

Wichtige Anhaltspunkte für die Art oder Schwere einer psychischen Erkrankung erhalten Arzt und Pflegepersonen aus der Untersuchung der **psychischen Grundfunktionen**. Sie können bei der Kontaktaufnahme, im Gespräch und durch die Verhaltensbeobachtung beurteilt werden.

Die **Bewußtseinslage** beschreibt den Wachheitsgrad eines Menschen, die Fähigkeit zur klaren Vergegenwärtigung von Sinnesreizen und Bewußtseinsinhalten. Die leichteste Form der Bewußtseinstrübung ist die *Somnolenz* (Benommenheit mit allgemeiner Verlangsamung der seelischen Abläufe). Eine deutliche Schläfrigkeit wird als *Sopor* bezeichnet, die Betreffenden sind nur schwer und nur für kurze Zeit erweckbar. Im *Koma* besteht eine tiefe Bewußtlosigkeit ohne Erweckbarkeit.

Die **Orientiertheit** gibt an, ob jemand zu Zeit, Ort, Situation und zur Person korrekt informiert ist. Bei leichter Desorientiertheit wird das Datum oder die aktuelle Jahreszeit falsch benannt, mit zunehmender Schwere kann der Aufenthaltsort nicht mehr angegeben werden (örtliche Desorientiertheit, z. B. wird das Krankenhaus mit einem Hotel verwechselt) oder die aktuelle Situation oder Personen werden verkannt (z. B. Krankenschwester wird als Verwandte angesehen). Desorientiertheit kommt z. B. regelmäßig bei der Alzheimer-Krankheit vor (☞ 24.4.2).

Die **Gedächtnisfunktionen** (auch *mnestische Funktionen* genannt) sind Ausdruck der Fähigkeit zur Informationsaufnahme, -speicherung und -wiedergabe. Bei Störungen ist zunächst das Kurzzeit-, erst später und bei schwersten Beeinträchtigungen auch das Langzeitgedächtnis betroffen (☞ 25.1.15).

Plötzlich aufgetretene Störungen von Bewußtseinslage, Orientierung oder Gedächtnis sind ein Alarmzeichen. Sie können durch verschiedene körperliche Erkrankungen, insbesondere des Gehirns verursacht sein (z. B. Hirnblutung, Hirnhautentzündung, Vergiftungen). Daher muß umgehend ein Arzt informiert werden.

Das **Denken** verändert sich bei vielen psychischen Krankheiten. So kann der *Denkablauf* unlogisch werden oder es kommt zu ungewöhnlichen *Denkinhalten* (also wie denkt jemand und was). Das *Denktempo* kann sich verlangsamen oder beschleunigen, im *Denkfluß* kann es zum Abriß oder zur Sperre kommen, was sich durch plötzliches, wiederholtes, unmotiviertes Stocken im Gespräch zeigt. Zerfahrenes Denken ist typisch bei Schizophrenien (☞ 25.2.7), teilweise mit unverständlichem Wortgemisch („Wortsalat") und Wortneubildungen. Der Zusammenhang eines Gedankens mit dem vorhergehenden ist dann nicht mehr nachvollziehbar. Als pathologischer Denkinhalt ist der Wahn anzusehen: dabei handelt es sich um eine „Privatrealität", es bestehen also unkorrigierbare verfälschte Vorstellungen und Gedanken, oder: korrekt gemachten Beobachtungen werden nicht zutreffende Bedeutungen zugeschrieben („*der Rolladen vom Haus gegenüber wurde heruntergelassen, jetzt beobachtet der arabische Geheimdienst mich also auch von dort" – vgl.* auch Tafel 25.8).

Die wichtigsten **Wahrnehmungsstörungen** bei psychiatrischen Erkrankungen sind *Halluzinationen.* Hierbei entstehen Sinneseindrücke, ohne daß ein entsprechender Außenreiz erfolgt. Optische Halluzinationen („kleine bewegte weiße Mäuse") sind im Alkoholentzug nicht selten, bei akustischen Halluzinationen kommt es z.B. zur Trugwahrnehmung von Geräuschen oder Stimmen.

Die **Affektivität** beschreibt die Stimmungs- und Gefühlslage, also sowohl die längerfristige Grundstimmung (z. B. ausgeglichen, ernst, melancholisch, heiter) als auch aktuelle Emotionen (Ärger, Freude, Zorn, Angst, Trauer). Bei Depressionen (☞ 25.2.3 und 25.2.6) kommt es zu einem Zustand der Freud- und Gefühlslosigkeit, zum Bedrückt- und Niedergeschlagensein. Umgekehrt beschreibt die Manie (☞ 25.2.6) eine unangemessen gehobene Stimmungslage mit Antriebssteigerung, heiterer oder gereizter Laune.

Psychische Erkrankungen äußern sich in unterschiedlicher Form. Auf die drei großen Gruppen „Neurosen", „Störungen der Persönlichkeit" und „Psychosen" soll im folgenden näher eingegangen werden.

25.2.2 Neurosen

Nach zwei vergeblichen Therapieversuchen kommt Herr Mehldorf erneut in Behandlung. Seine Krankheit begann vor 9 Jahren kurz nach dem Tod seiner Mutter, die an einer Lungenentzündung verstarb. Nach eigenen Angaben entwickelte er wohl auf Grund der Todesursache eine Angst vor Ansteckung. Diese Angst führte im Laufe der Zeit zu regelrechten Zwangsritualen, die seinen Bewegungsraum außerhalb des Hauses immer weiter einengten. Herr M. vermied größere Menschenansammlungen. Busfahren und Einkaufen wurden zu Problemen. Immer wenn er einen Besucher mit Handschlag begrüßte, mußte sich Herr M. die Hände desinfizieren. Er zwang seine Angehörigen dazu, nur noch gekochte Speisen zu essen. Seine Rituale und Forderungen wurden mit der Zeit so kompliziert, daß ein Zusammenleben in der Familie unmöglich wurde.

Etwa 10% der Bevölkerung westlicher Industrienationen leiden an neurotischen Erkrankungen, wobei neurotische Störungen selten so schwer sind, daß sie eine stationäre Behandlung erfordern.

Es gibt verschiedene Ansichten zur Frage, wie Neurosen entstehen. Allen gemeinsam ist, daß frühere Erfahrungen und Lernvorgänge für bedeutsam gehalten werden, die Neurosen-Entstehung also schwerpunktmäßig als *psychogen* angesehen wird. Unzureichend gelöste Konflikte in der Kindheit, z.B. zwischen dem Wunsch nach Zärtlichkeit, Geborgenheit und Gemeinschaft einerseits und dem Bedürfnis nach individueller Entfaltung und Unabhängigkeit auf der anderen Seite können die Bereitschaft zur Entstehung späterer Neurosen begründen - auch wenn diese Konflikte in der Regel unbewußt bleiben.

Die ständige innere Abwehr dieser Wünsche führt bei Belastungssituationen nun zum Ausbruch der verschiedenartigsten Symptome, die auch mißglückte Bewältigungsversuche darstellen. Allgemeine Kennzeichen des Neurotikers sind *Selbstunsicherheit, Gehemmtheit* und eine *konflikthafte Einstellung* zu sich selbst. Nicht selten kommt es dadurch zu Beziehungs- und Arbeitsstörungen. Die **Behandlung** erfolgt durch **Psychotherapie**, eine medikamentöse Behandlung ist nur selten wirksam.

Den Neurotiker vom „normalen" Menschen abzugrenzen, ist allerdings in der Praxis nicht einfach; denn die Bewältigungsstrategien, um mit den Aufgaben und Schwierigkeiten des Lebens fertigzuwerden, sind sehr vielfältig und können auch bei „Gesunden" kurzfristig auftreten: Allen bekannt ist das Krankwerden an Prüfungstagen, das Halsweh vor dem ersten öffentlichen Vortrag, das „Vergessen" von Zahnarzt-Terminen.

Die Mechanismen, die den Neurotiker kurzfristig von seinen Ängsten und Problemen befreien, ähneln solchem Verhalten, sind jedoch *dauerhaft* ineffektiv und in keiner Weise zur Lösung des Grundproblems geeignet. Vielmehr kommt es zum Verlust von Unabhängigkeit und zur unangemessenen Blockierung von persönlichen Entfaltungsmöglichkeiten, also zu einem persönlichen Leidensdruck.

Viele neurotische Störungen sind von Angstgefühlen begleitet. Nach dem Inhalt lassen sich die Ängste in drei Gruppen unterteilen:

- **Existenzangst** (Herzangst, Flugangst, Höhenangst, Angst vor Verletzungen oder Tieren)
- **Leistungsangst** (Prüfungen, Schule, Sport)
- **Soziale Angst** (Begutachtung und Bewertung durch andere Personen)

Bei zwei klar umrissenen Krankheitsbildern steht die Angst auch als Symptom im Vordergrund: der Phobie und der Angstneurose.

Phobie

Unter **Phobie** versteht man die auf ein bestimmtes Objekt oder eine bestimmte Situation gerichtete Angst, die jedoch im Gegensatz zur physiologischen Angst nicht angemessen und weder durch Erklärungen noch durch Begründungen abbaubar ist. Sie ist nicht kontrollierbar und führt zu einer möglichst totalen *Vermeidung* der angstauslösenden Situation, selbst wenn der Betroffene dadurch schwere Nachteile erleidet.

Eine Phobie äußert sich in körperlichen Erscheinungen wie Herzklopfen, Schweißausbruch und Zittern im Sinne einer *Streßreaktion* (☞ 13.6.6), aber auch in Harndrang oder Durchfall. Als Ursache werden unverarbeitete innere Konflikte genannt, die daraus entstehenden Ängste werden auf äußere Objekte verschoben. Typische Objekte einer Phobie sind z. B. Spinnen oder Mäuse, prinzipiell kommen aber eine Vielzahl von Objekten oder Situationen in Frage *(Klaustrophobie* = Angst vor engen Räumen, *Agoraphobie* = Angst, offene Plätze zu überqueren usw.). Solange diese (äußeren) Angstauslöser vermieden werden können, ist es dem Patienten auch möglich, seinem inneren Konflikt auszuweichen. Bei der Behandlung von Phobien hat sich eine bestimmte Form der Psychotherapie, die **Verhaltenstherapie** (☞ 25.2.8) bewährt. In speziellen Trainingsprogrammen werden dabei die Patienten in entspannter Atmosphäre - in stufenweise zunehmender Intensität - mit der angstauslösenden Situation konfrontiert, um hierdurch die Phobie zu „verlernen".

Angstneurose

Im Gegensatz zur Phobie sind die Ängste bei der **Angstneurose** nicht auf ein bestimmtes Objekt bezogen, sondern eher unbestimmt. Sie treten für die Betroffenen „aus heiterem Himmel" auf, häufig, wenn sie sich alleinegelassen fühlen. Die Symptome eines solchen Angstanfalls *(Panikattacke)* äußern sich in ähnlicher Weise wie bei der Phobie. Bei Angstneurosen gibt es relativ häufig Herzsympto-

Acrophobie	Angst vor Höhen
Agoraphobie	...offenen Plätzen
Anthropophobie	...Menschen
Klaustrophobie	...Räumen
Zoophobie	...Tieren

Tafel 25.5: Einteilung von Phobien über ihren Inhalt

me. Stehen die Herzsymptome im Vordergrund, spricht man von einer *Herzneurose*. Scheinbar ohne äußeren Anlaß setzen schlagartig Todesängste ein, die beim Anblick des Arztes schon häufig verschwinden. So erscheinen dann diese Patienten immer wieder nachts und am Sonntag in der Krankenhausambulanz, klagen über furchtbare Herzschmerzen *(Ich habe wieder meine Angina pectoris)* – aber bei der Untersuchung und im EKG kann der Arzt keine pathologischen Befunde entdecken.

Konversionsneurose

Die Umwandlung unbefriedigter Wünsche und Triebe in körperliche Symptome wird nach Freud als **Konversion** bezeichnet. Bei der **Konversionsneurose** kommt es zu körperlichen Störungen (z. B. zum Ausfall motorischer und sensorischer Funktionen), ohne daß sich organisch eine adäquate (angemessene) Ursache ausmachen läßt. Gehstörungen, Sprechlähmungen, Blind- und Taubheit, Ohnmachts- oder Krampfanfälle sind einige Beispiele. Diese Symptome können unbewußter Ausdruck der verdrängten Probleme in Form der Körpersprache sein:

- Sehstörung macht deutlich, daß der Patient von seiner Umgebung nichts mehr sehen will und kann.
- Eine Lähmung der Beine zeigt an, daß es so nicht mehr weitergeht. Diese Signale der Körpersprache müssen verstanden und ernstgenommen werden.

Im Rahmen einer Psychotherapie kommt es dann idealerweise zu einem Lern- und Selbsterfahrungsprozeß beim Patienten, wodurch er stufenweise seine Symptome nicht mehr als Krankheit „aus heiterem Himmel“, sondern als Signal „aus meinem Innersten“ begreift.

25.2.3 Neurotische Depression

Meist liegen einer **neurotischen Depression** Konflikte aus der Kindheit zugrunde, die bis ins Erwachsenenalter nicht verarbeitet, sondern nur verdrängt, also ins Unbewußte verlagert wurden. Dies können sowohl ein Mangel an Geborgenheit und Zärtlichkeit wie auch übermäßige Fürsorge der Eltern *(Überprotektion)* im Rahmen einer gestörten Eltern-Kind-Beziehung sein. Durch ein akutes Ereignis, z. B. ein Trennungserlebnis oder die Aufnahme einer anstrengenden neuen Berufstätigkeit, wird dann der „vergessene“ Konflikt wieder aktiviert und dadurch die Depression ausgelöst. Sie äußert sich z. B. in Schuldgefühlen, Angst, labiler Stimmungslage und auch körperlichen Symptomen (z. B. Schlafstörungen, Kopfschmerzen, Magen-Darm-Störungen). Neurotisch depressiv Kranke werden oft erst sehr spät „auffällig“, da sie mit aller Kraft ihre soziale Umgebung aufrechterhalten möchten. Trotzdem besteht, wie bei allen depressiv Kranken (☞ 5.8.5), eine erhöhte Selbsttötungsgefahr.

Neurotische Depressionen zeigen fließende Übergänge zu den depressiven Persönlichkeitsstörungen und zu endogenen Depressionen.

25.2.4 Störungen der Persönlichkeit

Patient von Zimmer 7. Schon bei der Aufnahme wollte er in ein anderes Zimmer, weil ihm der Zimmernachbar nicht gefiel. Jeder Pflegedienst wurde zu einem Beschwerdegang: Entweder war das Essen zu kalt, das Waschen zu eilig oder die Wartezeit zu lange. Bei Familienbesuch versuchte er, vom Krankenbett aus den Alltag zu Hause zu regeln. Auch da wußte er alles besser, obwohl er auf Grund seiner körperlichen Erkrankung schon mehrere Wochen nicht mehr zu Hause war.

Jedem sind solche ständigen Nörgler und Querulanten in seinem Leben schon einmal begegnet. Es ist schwierig, ausgeprägte Charakterzüge von Störungen der Persönlichkeit abzugrenzen. Wenn solche dominierenden Persönlichkeitszüge die sozialen und beruflichen Leistungen erheblich beeinträchtigen,

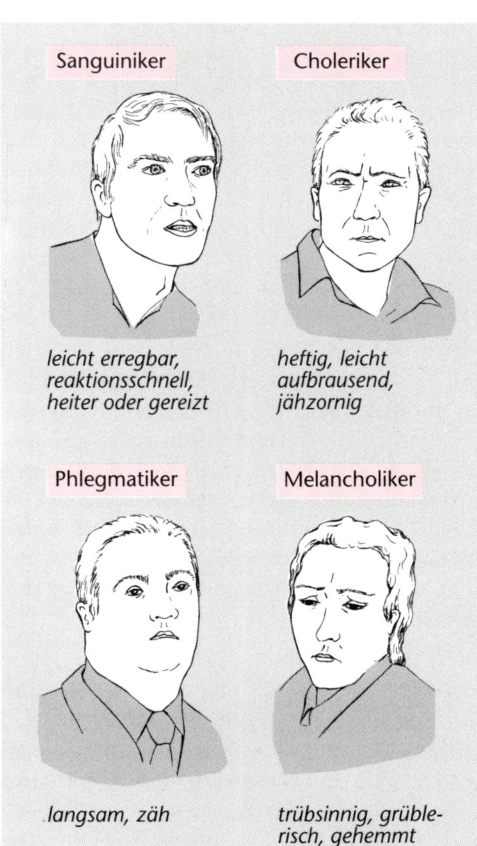

Abb. 25.6: In der Geschichte der Psychologie hat es nicht an Versuchen gefehlt, die Menschen in „Schubladen“ von Grundpersönlichkeiten *(Temperamente)* einzuteilen, die dann mehr oder minder fließend in gleichermaßen typisierte Persönlichkeitsstörungen übergehen. Die Abbildung zeigt die klassischen Einteilungen nach Hippokrates und Galen.

stellen sie **Persönlichkeitsstörungen** dar. Sehr stark vereinfacht lassen sich viele dieser Störungen vor dem Hintergrund einer vererblichen Anlage auf eine gestörte frühkindliche Entwicklung zurückführen. Sie sind teilweise schon im Jugendalter erkennbar und verstärken sich oft im Erwachsenenalter.

Ein Mensch mit **querulatorischer** Persönlichkeit zeichnet sich durch ständige Rechthaberei aus; er ist fanatisch, unbelehrbar und scheint ständig zum Kampf bereit.

Asthenische Persönlichkeiten sind rasch ermüdbar, haben wenig Ausdauer, empfinden ein vorherrschendes Gefühl der Schwäche und der eigenen Unfähigkeit. Sie leiden oft an Schlafstörungen und fühlen sich körperlich labil.

Anankastische *(zwanghafte)* Persönlichkeiten zeichnen sich durch übergroße Genauigkeit (Pedanterie) in allen Lebensbereichen aus. Sie halten nicht nur pedantische Ordnung in Kühl- und Kleiderschrank, sondern auch im Tagesablauf und verhindern mit ihrer Sucht nach Struktur und Ordnung jede Spontaneität in mitmenschlichen Beziehungen.

Schizoide Persönlichkeiten zeichnen sich auf der einen Seite durch ein kühles, ablehnendes und schroffes Verhalten aus, hinter dem sich oft auf der anderen Seite eine ausgesprochene Empfindlichkeit und Verletzlichkeit verbirgt. Sie verhalten sich distanziert, leiden aber unter ihrer daraus resultierenden Isolation.

Depressive Persönlichkeiten zeichnen sich durch eine pessimistische und negative Lebenseinstellung aus; sie leben (und leiden) eher zurückgezogen und zeigen eine gedrückte Grundstimmung. Oft sehen sie für sich keine Zukunftsperspektive *(„was kann denn aus mir schon werden?“)*.

Hysterische Persönlichkeiten sind geltungs- und erlebnissüchtig. Sie wollen um jeden Preis im Mittelpunkt jeglichen Geschehens stehen – sei es durch exaltiertes Auftreten, demonstratives Leiden oder unglaubwürdige Berichte von großen Ereignissen. Oft entwickelt sich ein solches Verhalten aus dem subjektiven Gefühl, nicht genügend attraktiv zu sein oder nicht ausreichend wahrgenommen zu werden.

25.2.5 Psychosen

Kommt es zu tiefgreifenden Störungen psychischer Grundfunktionen in Verbindung mit einem schwer gestörten Realitätsbezug, so spricht man von einer **Psychose.** Der neurotische Mensch *sieht,* daß sein Verhalten von seinem früheren und dem der anderen abweicht; teilweise kann das seine Ängste und die Störungen verstärken, immer bleibt er sich aber des erwünschten, „normalen“ Verhaltens bewußt. Der Psychose-Patient dagegen sieht sich und sein Verhalten meist nicht als aus dem Rahmen fallend bzw. irrational an. Er glaubt tatsächlich, das zu sein oder zu sehen, was er vorgibt.

Nach der Ursache lassen sich die Psychosen in zwei große Gruppen einteilen: die hirnorganischen Psychosyndrome und die endogenen Psychosen.

Hirnorganische Psychosyndrome

Dies sind Psychosen organischen Ursprungs, z. B. infolge von Hirnverletzungen oder Tumoren, Giften oder Durchblutungsstörungen im Alter. Psychische Veränderungen können durch eine Vielzahl körperlicher Erkrankungen entstehen. Das Gehirn kann direkt von einem Krankheitsprozeß (z. B. Entzündung) betroffen oder indirekt an einer Erkrankung anderer Organe beteiligt sein (z. B. Gedächtnisstörungen und Verwirrtheit durch Stoffwechselprodukte bei Leber- oder Nierenversagen). Der Kombination psychischer Symptome *(„Psychosyndrom")* kann man allerdings nicht unverwechselbar ansehen, *welche* körperliche Krankheit zugrundeliegt. So können verschiedene Ursachen zu ähnlichen psychischen Zustandsbildern führen.

Umgekehrt sind hirnorganische Psychosyndrome sehr vielgestaltig, d. h. ein und dieselbe organische Ursache kann sich bei verschiedenen Patienten mit unterschiedlichen psychischen Symptomen darstellen.

Man unterscheidet reversible (umkehrbare) **akut-organische** und irreversible (unumkehrbare) **chronische Psychosyndrome**:

- **Akut-organische Psychosyndrome** (auch *Durchgangssyndrome* genannt) können in ganz unterschiedlichen Situationen auftreten, so z. B. bei Alkohol- und Medikamentenentzug, bei Vergiftungen, nach Operationen oder auch bei hohem Fieber, nach Hirnblutungen oder epileptischen Anfällen. Die Leitsymptome sind Desorientiertheit, Bewußtseinstrübung und Gedächtnisstörungen – aber auch Unruhe und optische Halluzinationen. Immer ist eine *eilige Abklärung der Ursache* angezeigt. Die Behandlung der Ursache führt dann auch meist zum Abklingen der psychischen Veränderungen. Gelegentlich kann vorübergehend auch der Einsatz beruhigender Medikamente *(Neuroleptika,* ☞ 25.2.9) notwendig werden.
- **Chronische hirnorganische Psychosyndrome** können u. a. als organisch bedingter Persönlichkeitswandel *(Wesensänderung)* oder *Demenz* vorkommen, z. B. als Folge eines schweren Schädel-Hirn-Traumas, bei der *Alzheimer-Krankheit,* bei schweren Hirndurchblutungsstörungen und bei vielen anderen Krankheiten, die mit Demenz (geistigem Abbau, ☞ 11.4.9) einhergehen. Auch hier ist – soweit möglich – die *Beseitigung der organischen Ursache* die Therapie der Wahl. Sie wird ergänzt durch eine *symptomorientierte Behandlung,* z. B. mit beruhigenden oder aktivierenden Medikamenten, Gedächtnis- und Konzentrationstraining, Tagesstrukturierung und Anregung zu sinnvoller Aktivität.

Neurotiker	Ich fühle mich wie eine Uhr.
Psychotiker	Ich bin eine Uhr.
Phobiker	Die Uhr macht mir Angst, ich schaue sie lieber nicht an.
Hypochonder	Wenn ich nicht solche Schmerzen hätte, könnte ich das Ticken der Uhr ertragen.
Zwangsneurotiker	Ich muß die Uhr kontrollieren.
Hysteriker	Ich kann mich nicht bewegen. Das Ticken der Uhr macht mich krank.

Tafel 25.7: Kleine Merkhilfe für die Einteilung psychischer und psychiatrischer Erkrankungen (nicht als Definitionen mißzuverstehen!).

25.2.6 Affektive Psychosen

(Zyklothymien, manisch-depressive Erkrankungen)

Affektive Psychosen sind durch unmotivierte Stimmungsveränderungen gekennzeichnet, die sich entweder in manischer Getriebenheit oder in depressiver Hemmung äußern. Affektive Psychosen verlaufen in Phasen, wobei die einzelnen Krankheitsepisoden nach einigen Wochen oder auch Monaten in der Regel vollständig ausheilen. Die Phasen können einmal oder wiederholt im Laufe des Lebens auftreten und sind meist von symptomlosen Intervallen unterbrochen. Manche Betroffenen haben in ihrem Leben entweder nur manische oder nur depressive Phasen (also Auslenkungen nur nach einem „Pol": *unipolare affektive Psychose*) oder aber abwechselnd beide Formen *(bipolare affektive Psychose).*

Die Manie

Die Leitsymptome der **Manie** sind grundlose Heiterkeit oder Gereiztheit, eine kritiklos optimistische Sicht aller Dinge, das Fehlen von Lebensängsten und die Überschätzung der eigenen Fähigkeiten bis hin zum Größenwahn: *ich habe die Welterneuerungspartei gegründet, der schon bald alle beitreten werden.* Zu Schwierigkeiten kommt es durch gesellschaftliche und geschäftliche Versprechungen, die die eigenen Möglichkeiten weit übersteigen. Nicht selten sind größere Einkäufe (viele Autos, Pelzmäntel usw.). Die ständige Unruhe und das geringe Schlafbedürfnis führen zu immer neuen Aktivitäten, ohne daß die vorherigen abgeschlossen wurden.

Die Depression

Das Leitsymptom der endogenen **Depression** ist weniger die *Melancholie,* also grundlose, in sich selbst gekehrte Traurigkeit, sondern eher eine unendliche *Leere,* ein Gefühl der *Gefühllosigkeit,* gemischt mit Ängsten, Schuld, Scham und schwerer Selbstentwertung: *Ich kann nichts, ich bin nichts, man mag mich nicht - und an allem bin ich selber schuld.*

Charakteristisches äußerliches Merkmal des depressiv Kranken ist seine *Antriebslosigkeit* - hinter einem starren Gesicht sind Traurigkeit und Verzweiflung oft gar nicht erkennbar. Lustlosigkeit und emotionale Versteinerung ergeben den Eindruck völliger *Passivität.* Das Interesse am Lebenspartner, an Freunden und selbst an den eigenen Kindern kann vollständig erlöschen. Gleichzeitig können Patienten aber unter zum Teil erheblicher innerer Unruhe, Angst und Getriebenheit leiden. Dies führt zu unerwarteten Reaktionen bis hin zu Suizidversuchen. Im Tagesverlauf ist morgens die Symptomatik oft am schlimmsten *(Morgentief).*

Im *depressiven Wahn* herrscht – entgegen den Tatsachen – die unkorrigierbare Gewißheit, zu verarmen, an einer unheilbaren körperlichen Krankheit zu leiden oder mit nicht wiedergutzumachender Schuld beladen zu sein.

Am Zustandekommen einer **endogenen Depression** (Ursachen von innen kommend, letztlich nicht eindeutig geklärt) sind sowohl biologische, soziale als auch psychische Faktoren beteiligt:

- Biologische Faktoren: teilweise Vererblichkeit sowie Stoffwechselstörungen im Bereich der Neurotransmitter im ZNS (☞ 10.4.4).
- Psychosoziale Auslöser: am häufigsten einschneidende Verlusterlebnisse (Tod, Trennung, Scheidung usw.)

Von einer endogenen Depression kann immer dann ausgegangen werden, wenn ein *depressiver Wahn* besteht. Fehlt dieser, so kann die Unterscheidung von anderen Depressionsformen schwierig sein. Die depressive Persönlichkeit und die neurotische Depression wurden ja bereits genannt. Daher gibt es Ärzte, die den Sinn dieser Unterscheidung in der Praxis anzweifeln. Wichtig ist in jedem Fall die Beurteilung, wie intensiv die Störung ist und ob Symptome einer Psychose, insbesondere Wahnideen, vorliegen. Dies ist von großer klinischer Bedeutung: Nur wenige depressiv Kranke müssen im Krankenhaus behandelt werden. Andererseits ist die (endogene) Depression die am häufigsten zur *Selbsttötung* (**Suizid,** siehe 5.8.5) führende Erkrankung; sie sollte daher zu einer Krankenhauseinweisung veranlassen.

Halluzination: Wahrnehmung ohne Reiz, z. B.
- visuelle Halluzination *(weiße Mäuse an der Decke),*
- olfaktorische Halluzination *(es riecht nach Gas),*
- taktile Halluzination *(Kribbeln auf der Haut)*
- akustische Halluzination *(Stimmen im Zimmer hören).*

Wahn: Irrglaube im Sinne eines eigenständigen („selbst erfundenen") abnormen Erlebens. Wahnvorstellungen sind in der Regel
- objektiv falsch oder unmöglich *(ich bin Queen Elisabeth),* als auch
- unkorrigierbar – der Wahn ist für den Patienten völlig gewiß und zweifelsfrei *(Beispiel: Der Wahn einer Metallsonde im Gehirn läßt sich auch durch ein unauffälliges Röntgenbild nicht zerstreuen).*

Tafel 25.8 Die Unterscheidung der „Schlüsselsymptome" des psychotischen Patienten – der Halluzination und des Wahns.

Therapieprinzipien bei affektiven Psychosen

Medikamentös können Depressiv-Kranke durch *Antidepressiva* behandelt werden. Besteht ein depressiver Wahn, so wird meist eine Kombinationstherapie mit *Antidepressiva* und *Neuroleptika* (☞ 25.2.9) durchgeführt. Patienten, die bereits mehrere Phasen durchgemacht haben, können das Rückfallrisiko senken mit dem Alkali-Metall *Lithium* (☞ Abb. 2.3), das in den neuronalen ZNS-Stoffwechsel eingreift.

Zusätzlich sind stützende psychotherapeutische und/oder verhaltenstherapeutische Verfahren hilfreich. Besonders wichtig ist dabei, akute Konflikte zu verarbeiten, welche die Psychose-Phase ausgelöst haben. Je nach Situation können auch Schlafentzugsbehandlung, Lichttherapie, körperliche Aktivierung und Tagesstrukturierung sinnvoll sein.

25.2.7 **Schizophrenien**

Knapp zwei Drittel der Betten in psychiatrischen Einrichtungen sind von Patienten mit Schizophrenien belegt, etwa 1% der Bevölkerung erkrankt im Lauf des Lebens an einer Schizophrenie. Die Ersterkrankung liegt meist zwischen dem 20. und 30. Lebensjahr. Schizophrenien sind weltweit zu beobachten, auch in Entwicklungsländern und selbst bei zurückgezogen lebenden Naturvölkern - sie sind *keine* zivilisationsbedingte Erkrankung.

Die *Symptome* schizophrener Patienten betreffen in der Akutphase Störungen des Denkens, des Antriebs und der Affektivität. Zerfahrenes und unzusammenhängendes Denken kann manche Äußerungen schwer verständlich machen: *Der Nachbar saugt ferntelepathisch mit elektrionischen Geräten meine Gedanken ab.*

Das Erleben des schizophrenen Patienten ist ausgesprochen widersprüchlich und gegensätzlich, man sagt *ambivalent.* Der Patient weint und lacht fast im selben Moment oder berichtet lächelnd von schlimmen Erfahrungen *(Parathymie).* Die Welt ist in Gut und Böse aufgespalten, beeinflußt von Teufeln und Engeln.

Der Schizophrene ist auf sich bezogen und gefühlsmäßig von seiner Umwelt abgekapselt *(„Autismus").* Begleitend und zusätzlich können **Wahn** *(„ich werde von der CIA beschattet")* und **Halluzinationen** auftreten. Besonders häufig werden flüsternde, kommentierende oder schimpfende Stimmen gehört. Oft wendet sich das halluzinierte Objekt gegen die eigene Person: *Alles was ich tue, wird von der Stimme kritisiert.* Solche Wahrnehmungen können sich zu panischer Angst vor Vergiftung oder Verfolgung *(Verfolgungswahn)* steigern.

Daneben können Störungen des motorischen Verhaltens vorkommen, die von einer Starre *(katatoner Stupor)* bis zu extremer motorischer Unruhe *(Erregungszustand)* variieren können. Akute Erkrankungsschübe dauern einige Wochen, manchmal auch Monate an, sie können einmalig bleiben, treten aber in der Mehrzahl der Fälle wiederholt auf. Oft kommt es nach dem Verschwinden der Akutsymptomatik nicht mehr zur vollen psychischen Wiederherstellung, die Betreffenden bleiben weniger belastbar, leiden unter Konzentrationsstörungen, sind schneller erschöpfbar *(Residualsyndrom).*

Medikamentös werden Patienten mit Schizophrenien mit **Neuroleptika** (☞ 25.2.8) behandelt. Zusätzlich gibt es heute vielfältige begleitende Maßnahmen, wie milieutherapeutische Tagesstrukturierung, Konzentrationsübungen, psychotherapeutische Stützung, Unterstützung bei der Wohn- und Arbeitssituation.

25.2.8 **Therapie von psychiatrischen Erkrankungen**

Heute stehen eine Vielzahl von Behandlungsmöglichkeiten bei psychischen Störungen zur Verfügung. Aus der breiten Palette wählt der Arzt die im Einzelfall geeigneten Therapiearten aus. Bei schweren Erkrankungen ist fast immer die Kombination verschiedener Behandlungsansätze angezeigt. Liegt der Symptomatik eine körperliche Ursache zugrunde, ist natürlich die *Therapie der organischen Grunderkrankung* wichtig.

Die **Psychotherapie** ist Behandlung mit seelischen Mitteln. Die Verfahren lassen sich nach ihrem Ansatz in *zwei Gruppen* einteilen: Die eine Gruppe arbeitet stützend und „zudeckend", berücksichtigt also nicht unbewußte Konflikte und Phantasien. Hierzu gehören u. a. Entspannungstechniken (z. B. *Autogenes Training*) und die *Verhaltenstherapie,* durch die fehlangepaßtes Verhalten „verlernt" werden kann. Die andere Gruppe arbeitet konfrontierend und aufdeckend, versucht also auch auf unbewußte Seiten und Wünsche aufmerksam zu machen. Hierzu gehört z. B. die *klassische Psychoanalyse* in Form einer länger angelegten Gesprächsbehandlung, aber auch Tagtraumtechniken *(„katathymes Bilderleben")* und eine Vielzahl anderer Methoden.

Die **Soziotherapie** zielt auf Verbesserungen der sozialen Umwelt des Patienten, um hierdurch krankheitsauslösende Belastungen zu verringern, aber auch um psychische Schäden durch langdauernde Krankenhausaufenthalte *(Hospitalisierungserscheinungen:* Interesse- und Antriebsverarmung durch die reizarme Umgebung, Verlust von Selbständigkeit) zu minimieren. Die *Beschäftigungstherapie* fördert kreative Fähigkeiten, die *Arbeitstherapie* trainiert Konzentrationsfähigkeit und Durchhaltevermögen, *sozialpsychiatrische Dienste* bieten beschützte Wohnmöglichkeiten und Hilfen vor Ort (z. B. am Arbeitsplatz) an, *Partner- und*

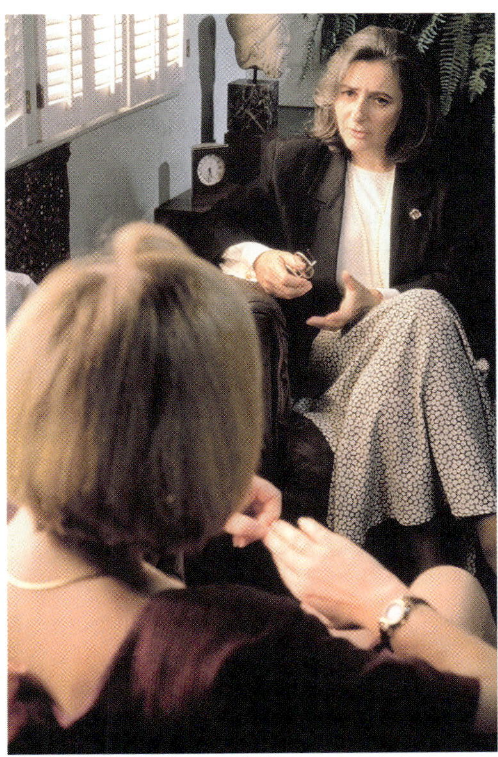

Abb. 25.9: Psychotherapie ist ein Grundpfeiler der Behandlung von psychischen Störungen. Man unterscheidet die eher „stützenden" Therapien, bei denen unbewußte Aspekte nicht gezielt aufgegriffen werden von den „konfrontierenden" (aufdeckenden) Verfahren. Es bedarf einer langjährigen Erfahrung des Therapeuten, um zu entscheiden, welches Verfahren beim jeweiligen Patienten günstiger ist. Auch ist die Persönlichkeit des Therapeuten selbst entscheidend für den Therapieerfolg.

Familienberatung verbessern das Beziehungssystem des Patienten.

Unter **Somatotherapie** werden alle Behandlungsmethoden zusammengefaßt, die auf körperlichem Weg auf das Nervensystem einwirken. So können *Massagen, Bäder* und *Wasseranwendungen* das vegetative Nervensystem (☞ 11.12) umstimmen, *Bewegungs-* und *Reittherapie* die Körperwahrnehmung verbessern, *Schlafentzug* (unter Aufsicht erzeugter Schlafmangel) depressive Symptome abmildern. Die *Elektrokrampftherapie* ist wegen ihrer Nebenwirkungen (u. a. Gedächtnisstörungen) und ihres teilweisen Mißbrauchs zur „Disziplinierung" schwieriger Patienten in Verruf geraten. Durch die heute zur Verfügung stehenden wirksamen Medikamente wird sie seltener angewendet. Sie ist aber manchmal die einzige wirksame Behandlungsmethode bei lebensgefährlichen katatonen Schizophrenien *(katatoner Stupor,* ☞ 25.2.7) und schwersten Depressionen. Schließlich gehören auch die *Psychopharmaka* zur Somatotherapie.

25.2.9 *Psychopharmaka*

Psychopharmaka wirken zentral im Gehirn und beeinflussen vor allem über Eingriffe in den Transmitterhaushalt den Aktivitätszustand des ZNS (☞ 11.5). Sehr vielen stationären Patienten werden Psychopharmaka verordnet, weil sie bei bestimmten Krankheitsbildern eine wichtige wirksame Therapieform sind und *kurzfristig* oft die einzige Möglichkeit darstellen, quälende oder gar selbstzerstörerische psychische Symptome zu lindern. Behandlungsziel darf nicht die „Ruhigstellung" unbequemer Patienten sein. Umgekehrt ist es weder sinnvoll noch möglich, das Begehren mancher Patienten zu erfüllen, die für jeden Kummer und jede Befindlichkeitsstörung eine Pille wünschen. Wichtig ist die Durchführung der Behandlung, die auch der Rückfallvorbeugung dienen kann, nach sachlichen Kriterien. Eine Therapie mit Psychopharmaka darf nicht bedeuten, daß man auf andere Therapieformen verzichtet.

Tranquilizer

Tranquilizer wirken erregungsdämpfend, angst- und spannungslösend. Wegen ihres Abhängigkeitspotentials (☞ 11.16) sind sie nur zur kurzzeitigen Behandlung geeignet (maximal 2 - 4 Wochen).

Indikationen *(Einsatzgebiete):* Bei allen Formen schwerer, anders nicht beeinflußbarer Ängste. Bei Angstneurosen, Phobien, depressiven Zuständen, bei angstbedingter Erregung des Herzens („Herzneurose"), zur Operationsvorbereitung als Prämedikation (auch bei kleineren Eingriffen). Die Substanzen aus der Gruppe der Benzodiazepine wirken auch schlafanstoßend, antiepileptisch und muskellösend (bei schmerzhaften Erkrankungen des Bewegungsapparates). Häufig verordnete Medikamente sind:

- Bromazepam (Lexotanil®, Normoc®),
- Oxazepam (Adumbran®, Praxiten®),
- Diazepam (Valium®, Tranquase®),
- Lorazepam (Tavor®) und
- Dikaliumclorazepat (Tranxilium®).

Antidepressiva

Je nach Typ, wirken **Antidepressiva** entweder stimmungshebend, angstlösend, erregungsdämpfend oder aktivierend. In jedem Fall aber sollen sie antidepressiv wirken, das heißt die depressiven Symptome in den Hintergrund drängen. Antidepressiva greifen ebenfalls in den ZNS-Transmitterhaushalt, insbesondere von Noradrenalin und Serotonin, ein (☞ 10.4.6). Als Nebenwirkungen können Mundtrockenheit, Verstopfung, Schwitzen, Müdigkeit und Schwindel auftreten.

Indikationen: Depressionen, Panikattacken, Zwangsstörungen, Schlafstörungen (beim älteren Menschen), bei chronischen Schmerzsyndromen. Aus ungeklärten Gründen helfen Antidepressiva nur bei einem Teil der Patienten (und in jedem Fall erst nach 1 - 2 Wochen!). Häufig verordnet werden:

- Amitriptylin (Saroten®),
- Doxepin (Aponal®, Sinquan®),
- Maprotilin (Ludiomil®),
- Amitriptylinoxid (Equilibrin®),
- Trimipramin (Stangyl®) und
- Opipramol (Insidon®).
- Fluoxetin (Fluctin), in den USA als Prozac® bekannt
- Moclobemid (Aurorix)

Neuroleptika

Neuroleptika greifen insbesondere in den ZNS-Haushalt des Transmitters Dopamin (☞ 10.4.4) ein. Sie wirken in jeweils einem bestimmten „Mischungsverhältnis" sowohl *antipsychotisch* als auch *erregungsdämpfend:*

- *Antipsychotisch* bedeutet die Dämpfung von Halluzinationen und Wahnideen, die medikamentös günstigenfalls auch ganz zum Verschwinden gebracht werden können. Die intellektuellen Funktionen und das Bewußtsein werden dagegen vergleichsweise wenig beeinträchtigt. Typische Nebenwirkungen der stark antipsychotischen („hochpotenten") Neuroleptika sind unwillkürliche Muskelverkrampfungen - sogenannte *Dyskinesien* - und ein der Parkinson-Krankheit (☞ 11.4.10) ähnliches Bild.
- *Erregungsdämpfend* wirken vor allem die schwach antipsychotisch wirkenden Neuroleptika. Sie werden zur Behandlung von Erregungszuständen eingesetzt und mindern deutlich den Antrieb. Diese „niederpotenten" Neuroleptika führen vorwiegend zu vegetativen Nebenwirkungen (Blutdrucksenkung, erhöhter Speichelfluß).

Stehen Wahn, Halluzinationen und andere psychotische Symptome im Vordergrund, so greift man zu den hochpotenten Neuroleptika. Bei akut auftretenden Psychosen mit starker Unruhe, Schlafstörungen, sowie bei Erregungszuständen nichtpsychotischer Ursache (z. B. akuter Asthmaanfall) werden dagegen die niederpotenten Substanzen bevorzugt.

Zur Rückfallvorbeugung nach einer akuten schizophrenen Episode stehen Neuroleptika in Depot-Form zur Verfügung: Die Patienten lassen sich z. B. alle 3 Wochen eine Spritze geben und brauchen dann oft keine weiteren Medikamente mehr einnehmen.

Häufig verordnete Substanzen:

Schwach antipsychotisch (aber stark erregungsdämpfend) wirken

- Promethazin (Atosil®),
- Chlorprothixen (Truxal®),
- Levomepromazin (Neurocil®) und
- Melperon (Eunerpan®).

Mittelstark antipsychotisch wirkt z.B.

- Perazin (Taxilan®),

Stark antipsychotisch wirken

- Flupentixol (Fluanxol®),
- Haloperidol (Haldol®) und
- Benperidol (Glianimon®).

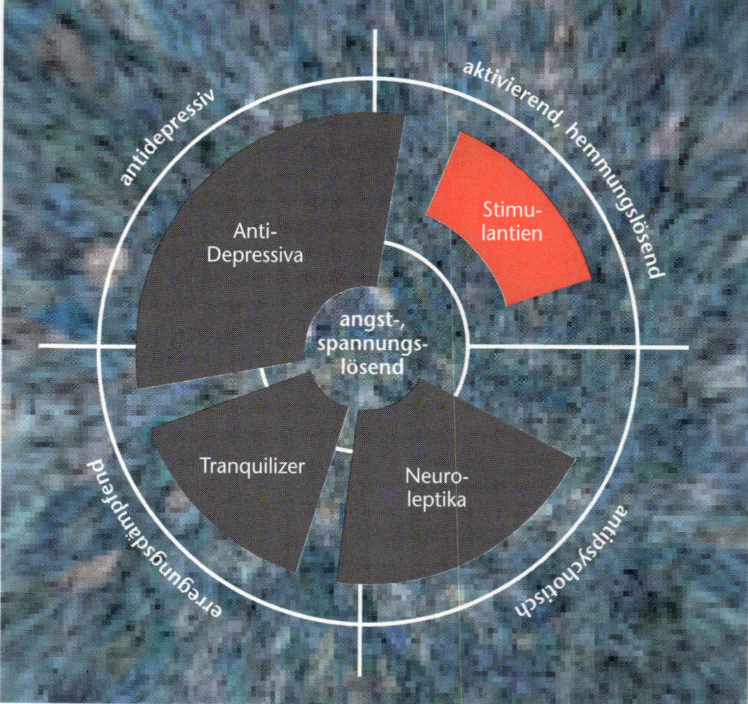

Abb. 25.10: Wirkstoffkreis der Psychopharmaka.

26. Notfälle

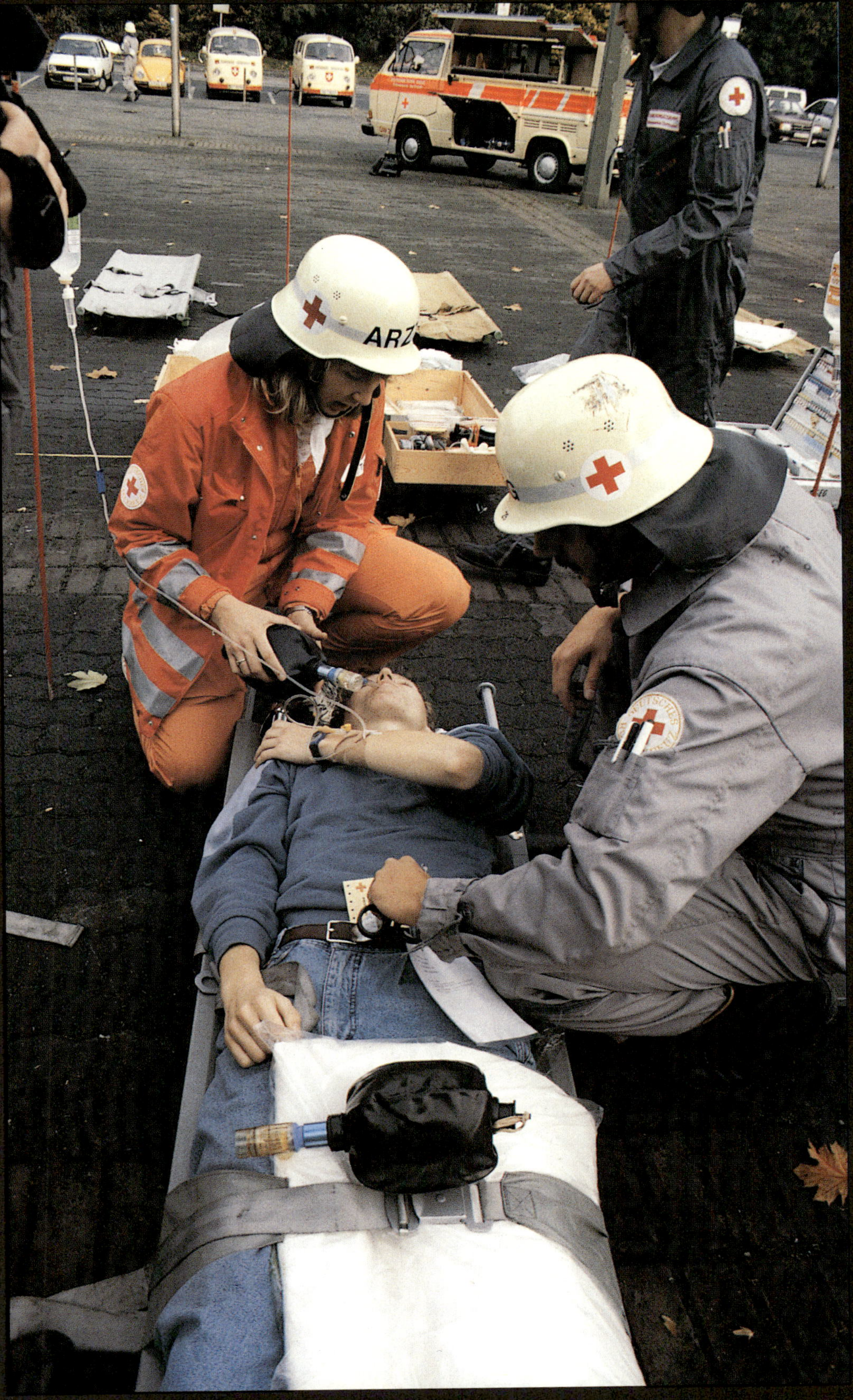

Es ist nicht nur eine rechtliche, sondern auch eine sittliche Pflicht, Mitmenschen im Notfall beizustehen.

Medizinische Notfälle treten gehäuft dort auf, wo kranke Menschen behandelt werden. Solche Notfälle führen sehr oft in den Grenzbereich zwischen Leben und Tod. Gerade das Fachpersonal in Krankenhäusern muß sich deshalb auf Notfallsituationen so gut es geht vorbereiten. Hierzu gehört die Kenntnis der Erste-Hilfe-Möglichkeiten, insbesondere auf Station, und das Wissen über die im Notfall zu ergreifenden weiteren Maßnahmen.

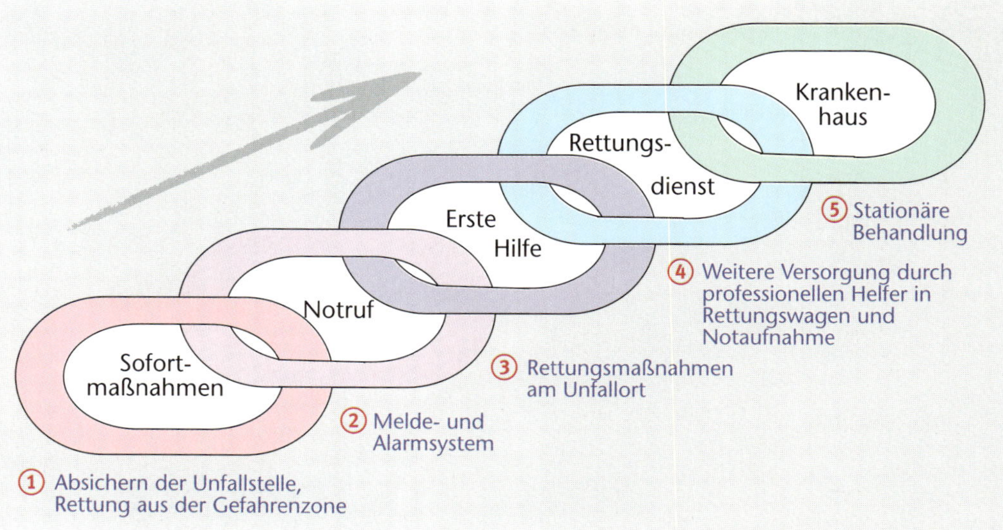

Abb. 26.1: Rettungskette. Nur durch einen Ablauf, in dem ein Glied ins andere greift, kann Chaos am Unglücksort verhindert werden und der Betroffene innerhalb kürzester Zeit in ärztlicher Behandlung kommen.

26.1 Die Rettungskette außerhalb der Klinik

Der Ablauf der Hilfeleistungen bei einem Notfall außerhalb des Krankenhauses kann wie eine Kette gesehen werden, die aus fünf Gliedern besteht.

Wie Abbildung 26.1 zeigt, ist der **Ersthelfer**, also derjenige, der als erster an der Unfallstelle erscheint und oftmals Laie ist, im Bereich der ersten drei Kettenglieder tätig und leistet so einen entscheidenden Beitrag zur Rettung des Verunglückten.

26.1.1 Das erste Glied: Sofortmaßnahmen

Das erste Glied der Kette besteht in den sofort am Notfallort zu ergreifenden Maßnahmen. Hierzu zählen

- Absichern der Unfallstelle und
- Retten des Verunglückten aus der Gefahrenzone.

Jeder kann sich vorstellen, daß es für den Ersthelfer am Notfallort nicht einfach ist, einen Überblick darüber zu gewinnen, welche Maßnahmen in welcher Reihenfolge ergriffen werden müssen.

Auch ist die Reihenfolge des Vorgehens von der vorgefundenen Situation abhängig; so steht beim Verkehrsunfall meist das **Absichern der Unfallstelle**, beim Hausbrand die **Rettung aus der Gefahrenzone** im Vordergrund.

26.1.2 Das zweite Glied: der Notruf

Möglichst rasch nach diesen Maßnahmen wird sich der Ersthelfer jedoch um professionelle Unterstützung bemühen **(Notruf)**.

Der Ersthelfer hat die Aufgabe, möglichst schnell für einen Notruf zu sorgen. Da er nach Möglichkeit an der Unfallstelle bleiben und Erste Hilfe leisten sollte, schickt er, falls möglich, einen weiteren Helfer, um den Notfall zu melden. Der Notruf kann über Telefon, über die Funknetze von Linienbussen oder Taxen, über die Notruftelefone an Fernstraßen sowie an Polizei- und Feuerwehrrufsäulen getätigt werden. Hinweise auf Meldeeinrichtungen sind an den Leitpfosten der Autobahnen sowie auf speziellen Hinweisschildern angebracht. Jeder Notruf muß die folgenden fünf Punkte umfassen **(5 x W)**:

- Wo geschah es? Durch eine genaue Angabe des Unfallortes mit Straße und Hausnummer kann sich der Rettungsdienst unnötiges Suchen ersparen.
- Was geschah? Kurze Beschreibung der Unfallsituation.
- Wieviele Verletzte?
- Welche Art von Verletzungen?
- Warten auf Rückfragen. Die Leitstelle wird eventuell zur Einschätzung der Situation Rückfragen stellen.

26.1.3 Das dritte Glied: die Erste Hilfe

Als drittes Glied der Rettungskette folgt die **Erste Hilfe.** Diese setzt ein, nachdem die erforderlichen Sofortmaßnahmen und der Notruf getätigt sind. Die Erste Hilfe besteht in der Prüfung der Vitalfunktionen (☞ 26.2), beim bewußtlosen Patienten mit Herz-Kreislauf-Versagen in der kardiopulmonalen Reanimation (Atemspende und Herzmassage, ☞ 26.3.1 und ☞ 26.3.2), beim atmungs- und kreislaufstabilen Verunglückten vor allem in der bequemen und verletzungsgerechten Lagerung (beim Bewußtlosen stabile Seitenlagerung, ☞ 26.3.3). Außerdem gehört zur Ersten Hilfe:

- Die Schockbekämpfung (☞ 26.3.4),
- die Suche nach Verletzungen (☞ 26.3.5),
- die Blutstillung (☞ 26.3.6),
- das Anlegen von Verbänden und
- die Ruhigstellung von Knochenbrüchen (☞ 26.3.7).

26.1.4 Viertes und fünftes Glied

Das vierte Glied umfaßt die Arbeit des Rettungsdienstes und das fünfte die (intensivmedizinische) Versorgung im Krankenhaus.

26.2 Die Prüfung der Vitalfunktionen

Am Unfallort auf der Straße oder im Haushalt, verschafft sich der Ersthelfer zuerst einen Überblick über die lebenswichtigen Körperfunktionen des Verunglückten **(Prüfung der Vitalfunktionen)**. Dies geschieht durch

- Prüfung des Bewußtseins,
- Prüfung der Atmung und
- Prüfung des Pulses und damit der Kreislaufsituation.

Die Prüfung der Vitalzeichen bildet die Entscheidungsbasis für die nun folgenden lebensrettenden Maßnahmen. In Wirklichkeit greifen Vitalzeichenkontrolle und Rettungsmaßnahmen jedoch ineinander.

26.2.1 Prüfung des Bewußtseins

Als **bewußtlos** wird ein Mensch bezeichnet, der nicht mehr ansprechbar ist, das heißt, wenn er die Fähigkeit der räumlichen und zeitlichen Orientierung verloren hat und auf Reize, z. B. Schmerzreize, nicht reagiert. Das Bewußtsein kann eingeschätzt werden durch Fragen, z. B. nach dem Namen. Reagiert der Angesprochene nicht, so sollte er direkt angefaßt werden. Erfolgt auch bei kräftigem Anfassen keine Reaktion, so ist der Patient bewußtlos.

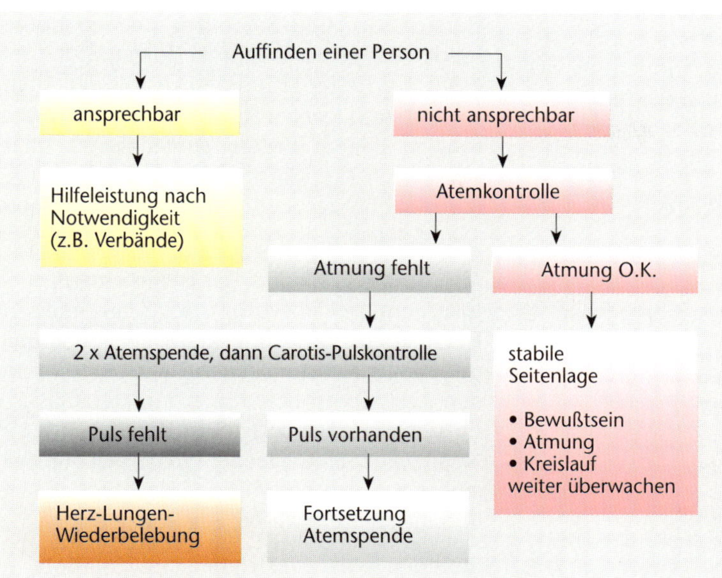

Abb. 26.2: Auffinden eines Verunglückten. Ist der Verunglückte offensichtlich bewußtlos, so überprüft der Helfer die Atmung. Ist diese vorhanden, so reicht die Lagerung des Patienten in stabiler Seitenlage aus. Ist die Atmung nicht vorhanden, beginnt der Helfer unverzüglich mit der Atemspende. Außerdem prüft er an der Hand- oder Halsschlagader, ob ein Puls vorhanden ist (Prüfung der Kreislauftätigkeit). Ist dieser vorhanden, wird die Atemspende fortgesetzt. Ansonsten muß die Herz-Lungen-Wiederbelebung einsetzen.

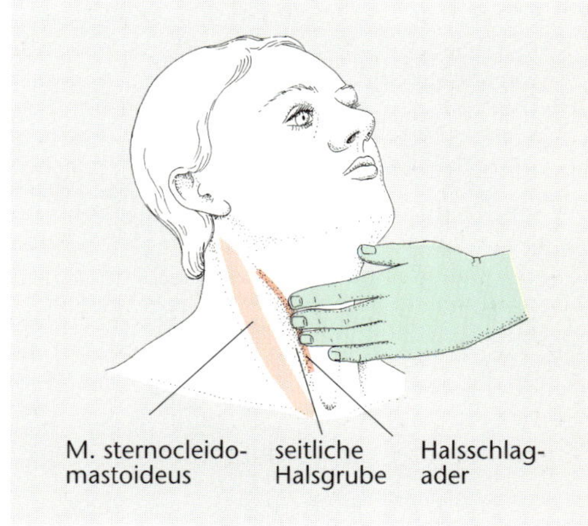

Abb. 26.3: Merke: Immer nur einseitig palpieren, weil sonst die Hirndurchblutung unterbrochen werden kann Pulskontrolle an der Halsschlagader (A. carotis communis).

Unklare Bewußtlosigkeit

Unser Bewußtsein wird vom zentralen Nervensystem gesteuert. Wird das ZNS in seiner Funktion beeinträchtigt, so treten Bewußtseinstrübungen bis hin zur **Bewußtlosigkeit** *(Koma,* ☞ 11.7.5) auf. Folgende Krankheiten verursachen solche Bewußtseinsstörungen:

- Durchblutungsstörungen oder Blutungen des Gehirns (z. B. Schlaganfall ☞ 11.15.8),
- Entzündungen des Gehirns oder der Hirnhäute (*Enzephalitis* oder *Meningitis,* ☞ 11.15.3),
- Hirnverletzungen (Schädel-Hirn-Trauma),
- Hirntumoren und -metastasen,
- epileptische Anfälle (☞ 11.4.9).

Aber auch Störungen, die primär nicht im Gehirn selbst liegen, können zu Bewußtlosigkeit führen, z. B.

- Vergiftungen (z. B. mit Alkohol oder Schlaftabletten),
- Stoffwechselentgleisungen, z. B. bei Funktionsstörungen der Leber, der Niere, der Schilddrüse und beim Diabetes,
- Schock. Im Schock kann die Durchblutung so stark eingeschränkt sein, daß selbst die zunächst durch *Kreislaufzentralisation* (☞ 16.3.6) geschützten Organe, wie Niere und Gehirn, versagen.

26.2.2 Prüfung der Atmung

Um die Atemfunktion zu prüfen, legt der Ersthelfer seine Wange über Mund und Nase des Verletzten und blickt gleichzeitig zu dessen Brustkorb. Atmet der Patient, so kann der Helfer dies *sehen* (Heben und Senken des Brustkorbes), *hören* (Atemgeräusche) und *fühlen* (Luftbewegung an der Wange).

26.2.3 Prüfung des Kreislaufs

Zur Prüfung des Kreislaufs eignet sich am besten die **Pulskontrolle**. Der Helfer prüft den Puls am Handgelenk, wenn der Verletzte noch ansprechbar ist. Beim Bewußtlosen tastet er den Puls an der Halsschlagader *(A. carotis communis)*, da beim Schock infolge des eingeschränkten Kreislaufs die Körperperipherie nur wenig durchblutet ist und der Puls am Handgelenk womöglich „fehlt". Der Ersthelfer tastet dabei mit den Zeige- bis Ringfingerkuppen seitlich am Kehlkopf entlang und rutscht dann mit den Fingern in die seitliche Halsgrube (☞ Abb. 26.3). Niemals sollten beide Halsschlagadern gleichzeitig getastet werden; die Zufuhr von Blut zum Gehirn könnte dadurch eingeschränkt werden. Auch ein zu starkes Drücken auf die Halsschlagader ist gefährlich – es können bedrohliche Kreislaufreflexe ausgelöst werden, die im Extremfall zum Herzstillstand führen.

Im Krankenhaus kann die Herztätigkeit bei entsprechender Übung auch mit dem Stethoskop geprüft werden; hierzu wird der Herzschlag direkt über dem Herzen abgehört (auskultiert, ☞ Abb. 15.17).

26.3 Erste Hilfe – Rettungsmaßnahmen

26.3.1 Die Atemspende

Für eine erfolgreiche Atemspende gelten zwei Voraussetzungen:

- Zum einen müssen bei Bedarf die Atemwege frei gemacht werden. Hierzu entfernt der Helfer alle sichtbaren Fremdkörper (z.B. Erbrochenes) aus dem Mund.
- Zudem ist vor jeder Beatmung der **Esmarch Handgriff** anzuwenden. Beim Bewußtlosen kommt es durch Muskelerschlaffung zum Verschluß der oberen Luftwege. Ein Anheben des Unterkiefers öffnet die Atemwege.

Die eigentliche Atemspende erfolgt vorzugsweise durch **Mund-zu-Nase-Beatmung**. Falls die Nase verletzt oder beim Einblasen nicht durchlässig ist, kann der Ersthelfer auf die Mund-zu-Mund-Beatmung ausweichen. Im Krankenhaus sollte die Atemspende wegen der Gefahr von Infektionen wenn immer möglich mittels Ambu-Beutel durchgeführt werden (☞ Abb. 26.15).

Technik der Mund-zu-Nase-Beatmung

- Der Helfer verschließt den Mund durch Druck des Daumens auf die Unterlippe in Richtung Oberlippe. Ist der Mund nicht richtig verschlossen, kann die in die Nase eingeblasene Luft wieder entweichen!
- Ist der Mund verschlossen, bläst der Helfer seine Ausatemluft vorsichtig in die Nase des Patienten ein.
- Nach zweimaliger Atemspende fühlt er den Puls an der Halsschlagader.

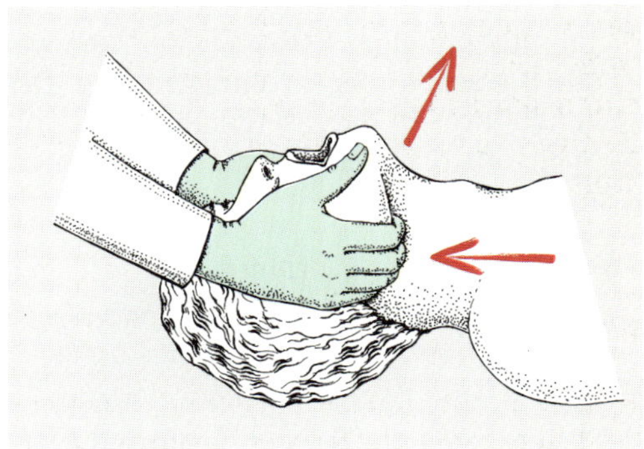

Abb. 26.4: Esmarch Handgriff: Beide Hände fassen das Kinn des Verletzten und schieben so den Unterkiefer nach vorne, daß die untere Zahnreihe vor die obere kommt. Gleichzeitig muß der Hals des Patienten überstreckt sein.

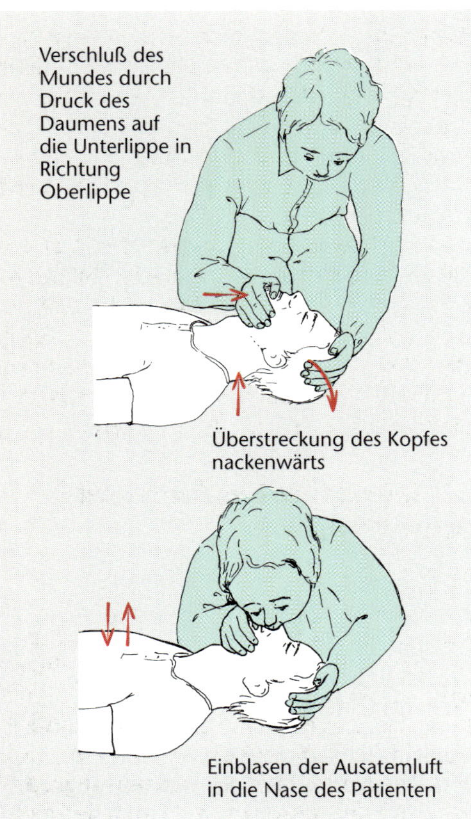

Abb. 26.5: Mund-zu-Nase-Beatmung. Das leichte Anheben des Brustkorbs ist ein sicheres Zeichen dafür, daß in die eingeblasene Luft auch die Lunge erreicht.

- Danach setzt er die Beatmung nach seinem eigenen Atemrhythmus (entspricht ca. 15 mal pro Minute beim Erwachsenen) fort.

Mund-zu-Mund-Beatmung

Auch bei der Mund-zu-Mund-Beatmung ist das Überstrecken des Halses entscheidend. Diesmal muß die Nase verschlossen werden. Dies geschieht mit Daumen und Zeigefinger der auf der Stirn liegenden Hand. Der Helfer setzt seinen Mund fest um den Mund des Betroffenen herum auf. Durch die Zahnreihen oder den leicht geöffneten Mund bläst er nach seinem eigenen Atemrhythmus Luft ein. Bei richtiger Beatmungstechnik hebt und senkt sich der Brustkorb des Betroffenen. Tut er das nicht, muß mit einer Verlegung der Atemwege durch Fremdkörper gerechnet werden. Der Helfer kontrolliert dann sorgfältig Mund und Rachen, um die Fremdkörper entfernen zu können.

Vorgehen bei der Beatmung

Atemkontrolle: Wenn keine Spontanatmung vorhanden, zweimalige Mund-zu-Nase-Beatmung, dann Pulskontrolle am Hals:

- Bei tastbarem Puls: Beatmung fortsetzen. Dabei gegebenenfalls Kopflage korrigieren und Fremdkörper aus Mund und Rachen entfernen.
- Bei nicht tastbarem Puls: Herz-Lungen-Wiederbelebung.

Beenden der Atemspende

Die Beatmung muß so lange fortgeführt werden, bis die Atemspende entweder erfolgreich ist oder fachliche Hilfe eintrifft.

26.3.2 Die Herzmassage

Kann der Helfer beim bewußtlosen Patienten keinen Puls tasten und tritt nach zweimaliger Mund-zu-Nase-Beatmung kein Puls auf, so führt er die *Herzdruckmassage* (kurz **Herzmassage**) durch. Da die Herzmassage gleichzeitig mit der Atemspende ablaufen muß, spricht man von der **kardiopulmonalen Reanimation** *(Herz-Lungen-Wiederbelebung)*.

Voraussetzung für die erfolgreiche Herzmassage ist eine harte Unterlage (z. B. der Fußboden), da auf einer weichen Unterlage (z. B. Bett) die Kompressionsbewegungen des Helfers „verpuffen". Außerdem muß der Brustkorb freigemacht werden, um den richtigen Druckpunkt für die Herzmassage aufzufinden (☞ Abb. 26.6). Ist der Druckpunkt zu hoch angesetzt, so besteht die Gefahr einer Brustbeinfraktur, liegt er zu tief, können Leber und Milz geschädigt werden.

Für eine erfolgreiche Herzmassage bei einem Erwachsenen muß der Helfer das Brustbein etwa 4 – 5 cm tief eindrücken (was einige Kraft erfordert). Ebenso wesentlich ist es, daß er den Druck danach vollkommen lockert, damit das Herz sich wieder mit Blut füllen kann (☞ Abb. 26.7).

Herzmassage und Beatmung müssen immer im rhythmischen Wechsel erfolgen. Dabei beginnt der Helfer grundsätzlich mit der Atemspende, und zwar mit 2 Atemzügen. Danach führt er 15 mal hintereinander die Herzmassage durch (Verhältnis 2 : 15). Die Frequenz der Herzmassage sollte bei mindestens 80 pro Minute liegen.

Anschließend spendet der Helfer erneut zweimal Atem. Der Übergang von Atemspende zur Herzmassage und umgekehrt erfolgt schnell und möglichst ohne Pause. Diese abwechselnden Zyklen von Beatmung und Herzmassage müssen so lange fortgeführt werden, bis ein Notarzt zur Stelle oder die Wiederbelebung geglückt ist, also der Puls am Hals tastbar wird und die Atmung wieder einsetzt.

Befinden sich zwei Helfer am Unfallort, so wird die Reanimation modifiziert: Ein Helfer beatmet, der andere führt die Herzmassage durch. Die beiden Helfer stimmen sich dabei so ab, daß auf jeweils einen Atemstoß fünf Herzmassagen folgen (Verhältnis 1 : 5). Da die Herzmassage über längere Zeit sehr anstrengend ist, sollten sich die beiden Helfer abwechseln.

26.3.3 Die stabile Seitenlagerung

Alle Bewußtseinsstörungen, seien sie durch Krampfanfälle oder durch Störungen der Atmung und des Kreislaufs bedingt, bergen für den Betroffenen die Gefahr des Einatmens von Fremdkörpern *(Aspiration,* ☞ 26.6.5).

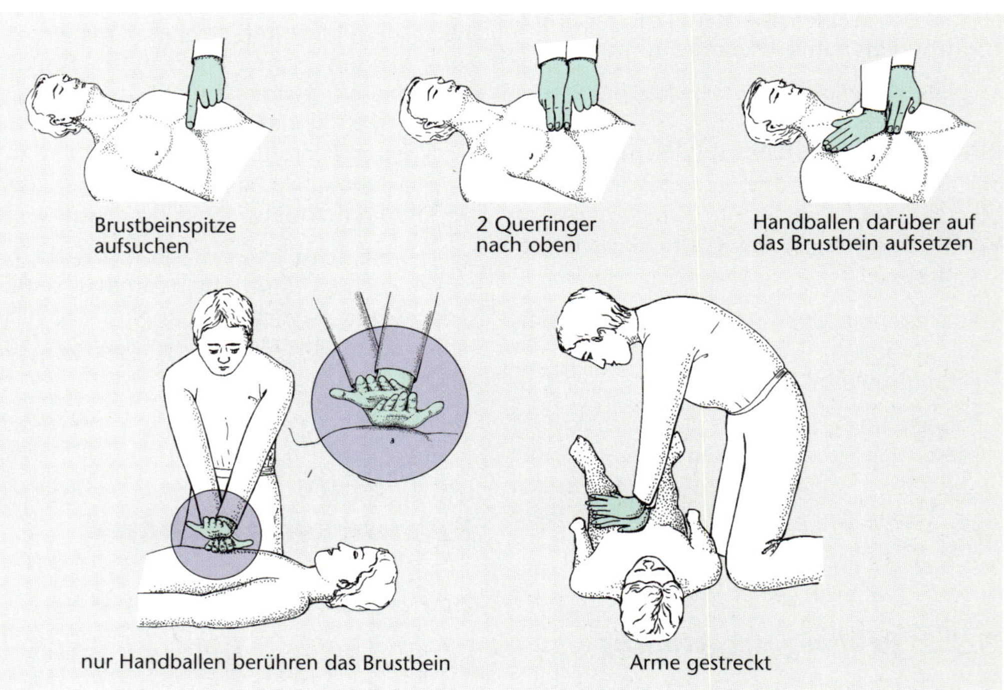

Abb. 26.6: Herzmassage. Der geeignete Druckpunkt liegt am unteren Drittel des Brustbeins, bei Kindern in der Brustbeinmitte. Auf diesen Punkt setzt der Helfer den Handballen der einen Hand auf. Die Finger dieser Hand sind nach oben gestreckt. Der andere Handballen legt sich auf den Handrücken der ersten Hand. Die Finger dieser Hand sind ebenfalls nach oben gestreckt. Wie der vergrößerte Ausschnitt zeigt, überträgt nur der Handballen den mit gestreckten Armen ausgeübten Druck. Achtung: Bei Kindern reicht eine wesentlich geringere Kraft aus, bei Säuglingen muß man sogar nur mit zwei Fingern leicht den Brustkorb eindrücken.

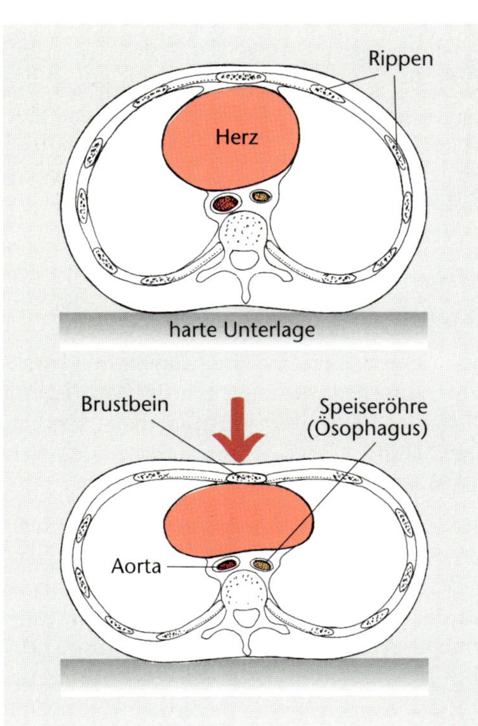

Abb. 26.7: Wirkung der Herzmassage. Schnitt durch den Brustkorb.

Diese Gefahr rührt daher, daß bei zunehmender Bewußtlosigkeit die Schutzreflexe, wie z.B. der Würgereflex, schwinden, so daß z. B. Speisereste oder Mageninhalt beim Erbrechen sowie Blut bei Mundblutungen oder Nasenbluten tief in die Luftröhre oder die Bronchien gelangen und dort die Belüftung der Lungenbläschen verhindern können. Die Folge hiervon wäre ein Atemstillstand.

Alle bewußtlosen Patienten mit ausreichender Eigenatmung und Herztätigkeit werden deshalb in die sogenannte **stabile Seitenlage** gebracht. Dadurch wird verhindert, daß z. B. Erbrochenes aspiriert wird: Das Erbrochene fließt bei dieser Lagerung seitlich aus dem Mundraum heraus.

Die stabile Seitenlage Schritt für Schritt

- Der Helfer tritt seitlich an den Bewußtlosen heran, hebt ihn in Hüfthöhe an und schiebt einen Arm so weit wie möglich unter die Hüfte.
- Danach beugt er das auf der selben Seite liegende Bein des Bewußtlosen und stellt den Fuß an das Gesäß des Verunglückten.
- Daraufhin faßt der Helfer die ihm abgewandte Schulter des Patienten zusammen mit dessen Hüftgegend und zieht den ganzen Patienten zu sich herüber. Die auf seiner Seite gelegene Schulter und Hüfte des Patienten sind hierbei Drehpunkte des Rumpfes. Bei dieser Drehbewegung stützt der Helfer den Körper des Patienten mit seinem Bein ab.
- Nun zieht er den unter dem Körper des Bewußtlosen liegenden Arm behutsam am Ellenbogen etwas hervor. Dadurch liegt der Verletzte nicht mehr auf dem Oberarm sondern auf der Schulter. Dies stabilisiert seine Lage.
- Anschließend faßt der Helfer den Kopf des Patienten an Kinn und Stirn und beugt ihn nackenwärts. Dabei wendet sich das Gesicht des Patienten zur Erde.
- Zur Stabilisierung der Kopflage schiebt er die Finger der auf Helferseite liegenden Patientenhand unter dessen Wange. Dabei ist darauf zu achten, daß die Handfläche nach unten zeigt. Anderenfalls könnte sich in der entstehenden „Napfform" Erbrochenes sammeln, das der Notfallpatient trotz Seitenlage aspiriert.

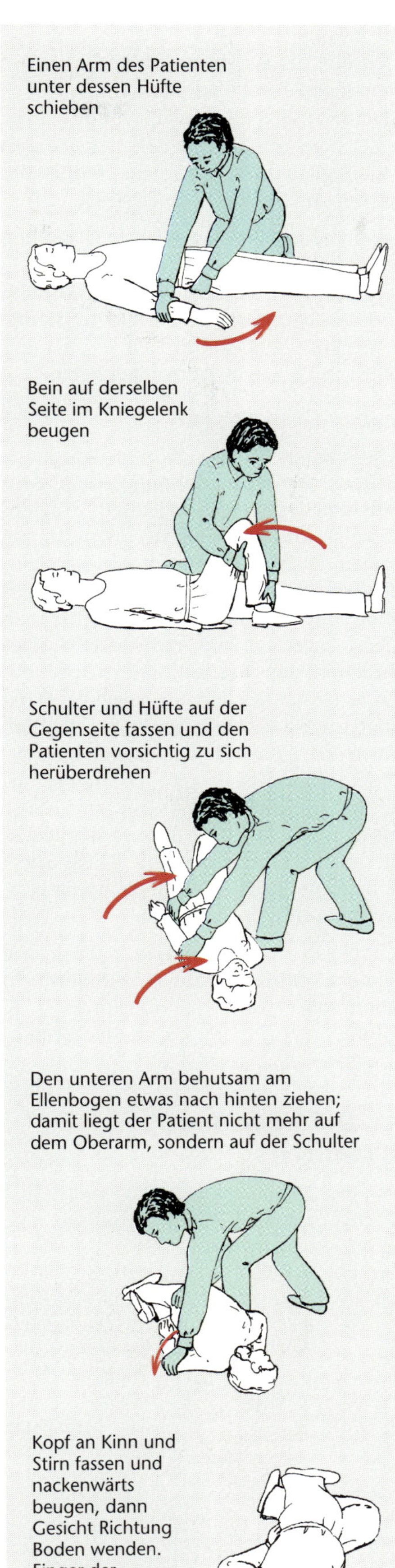

Abb. 26.8: Stabile Seitenlagerung.

26.3.4 *Schockbekämpfung und Schockvorbeugung*

Ursachen des Schocks

Der **Schock** ist ein generalisiertes Kreislaufversagen, bei dem der Körper den Durchblutungsbedarf einzelner oder aller Organe nicht mehr decken kann. Durch den daraus resultierenden Sauerstoffmangel lebenswichtiger Gewebe kann der Schock zur Bewußtlosigkeit, aber auch zum Organversagen (insbesondere der Nieren) und damit zum Tode führen.

Schockzustände haben verschiedene Ursachen:

- Beim **Volumenmangelschock,** z. B. nach einem schweren Verkehrsunfall mit inneren Blutungen, kommt es durch Blutverluste zu einer Verminderung des venösen Rückstroms. In der Folge steht im großen Kreislauf nicht mehr genug Blut zur Verfügung. Auch langdauerndes Erbrechen oder Diarrhoe sowie Wasser- und Plasmaverluste über die Haut, beispielsweise durch Verbrennungen, starkes Schwitzen oder Darmverschluß (*Ileus,* ☞ 18.8.12), als auch massive Blutverluste aus einem blutenden Magengeschwür können einen Volumenmangelschock auslösen.
- Beim **kardiogenen Schock** versagt das Herz als lebenswichtige Pumpe. Ursachen können alle schweren Herzerkrankungen, insbesondere ein akuter Herzinfarkt und akute Herzrhythmusstörungen sein.
- Allergische Reaktionen auf Medikamente oder Insektenstiche (☞ 6.4.1) können einen **anaphylaktischen Schock** zur Folge haben (näheres ☞ 6.4.1). Bei dieser Form des Schocks wird durch große Mengen von Histamin und anderen gefäßaktiven Substanzen eine starke *generalisierte* (alle Gefäße betreffende) Vasodilatation hervorgerufen, die zum Blutdruckabfall führt.
- Beim **septischen Schock** führen Gifte von im Blut zirkulierenden Mikroorganismen zu einer starken Vasodilatation (☞ 6.6.2). Diese Schockform ist ebenso wie der anaphylaktische Schock auch unter optimalen Bedingungen nur schwer zu bekämpfen.
- Kein Schock im engeren Sinne (siehe Definition) ist der **hypoglykämische Schock** z.B. bei entgleistem Diabetes mellitus auf (näheres ☞ 19.2.5).

- Vergleichsweise harmlos ist der **psychogene Schock**: durch „schockierende“ Ereignisse kommt es zu einer Überreaktion des vegetativen Nervensystems mit meist rasch vorübergehender Bewußtlosigkeit (Ohnmacht).

Kompensationsmechanismen des Körpers

Um den Blutdruck zu steigern und die Durchblutung vor allem des Gehirns zu sichern, schüttet der Körper im Schock hohe Dosen des Streßhormons *Adrenalin* (☞ 13.6.5) aus. Hierdurch kommt es zur Zusammenziehung der kleinen Arterien (Arteriolen) und die Durchblutung peripherer Gefäßgebiete wie Haut und Muskulatur sowie die Blutversorgung des Magen-Darm-Traktes wird zugunsten der Hirn- und Herzdurchblutung eingeschränkt.

Dieser Vorgang heißt **Kreislaufzentralisation** und ist der wesentliche Kompensationsmechanismus des Körpers.

Dekompensation

Die Kreislaufzentralisation hat ihren Preis: durch die Minderdurchblutung großer Körperregionen kommt es zu einer starken Azidose (Blutübersäuerung). Zugleich werden in den minderdurchbluteten Gebieten die Kapillaren geschädigt. Es drohen dann *intravasale* (in den Gefäßen stattfindende) *Gerinnungsvorgänge,* die zu Gewebsnekrosen und Organversagen (z. B. der Nieren) führen können. Man spricht dann von **dekompensiertem Schock.**

Erkennen eines Schockpatienten

Ein Schock bedeutet akute Lebensgefahr – deshalb ist es wichtig, seine Hauptsymptome zu kennen, auch wenn sie sich je nach Ursache etwas unterscheiden:

- schneller und schwächer werdender, schließlich kaum noch tastbarer Puls,
- Absinken des systolischen Blutdrucks unter 80 mmHg, sowie
- fahle Blässe,
- kalte Haut, der Betroffene friert,
- feinperliger Schweiß auf der Stirn,
- Teilnahmslosigkeit bis zur Bewußtlosigkeit.

Diese Zeichen müssen nicht immer alle und auch nicht gleichzeitig auftreten. Meist ist das Bewußtsein anfänglich noch erhalten.

Es ist nicht einfach, insbesondere bei Patienten ohne äußerlich sichtbare Verletzung, schnell, und oft mit wenigen diagnostischen Mitteln, anhand der Symptome und Begleitumstände die vorliegende Schockform zu erkennen und die richtigen Therapieschritte einzuleiten.

Maßnahmen beim Schock

Schockpatienten (außer solche im kardiogenen Schock) werden in der **Schocklage** gelagert. Diese besteht in einer Flachlagerung des Oberkörpers und Lagerung der Beine schräg nach oben. Hierdurch fließt das in den Beinvenen gespeicherte Blut in den Körperkreislauf und hilft, den Blutdruck aufrechtzuhalten. Diese Lagerung kann natürlich bei Knochenbrüchen im Bereich der Beine, des Beckens oder der Wirbelsäule sowie bei Schädelverletzungen nicht angewendet werden. Außerdem darf die Schocklage nur bei vorhandenem Bewußtsein und erhaltener Atmung durchgeführt werden. Der bewußtlose Patient ist in die bereits erwähnte stabile Seitenlagerung zu bringen (☞ Abb. 26.8), wobei die Beine wenn möglich ebenfalls höher gelagert werden sollten.

Bei Schockpatienten sollte immer sobald wie möglich ein venöser Zugang (z. B. Braunüle®) zur parenteralen Gabe von Infusionen (z. B. bei Volumenmangelschock) und Medikamenten gelegt werden.

26.3.5 Die Suche nach Verletzungen

Verletzungen können sichtbar sein, sie können aber auch unter der Kleidung verborgen oder ganz verdeckt sein; so ist z. B. der geschlossene Knochenbruch von außen oft nur an der Fehlstellung der betroffenen Gliedmaßen oder an einer Schwellung über dem Bruch zu erkennen. Bei der Suche nach Verletzungen muß deshalb der ganze Körper sorgfältig inspiziert und eventuell Kleidung entfernt werden.

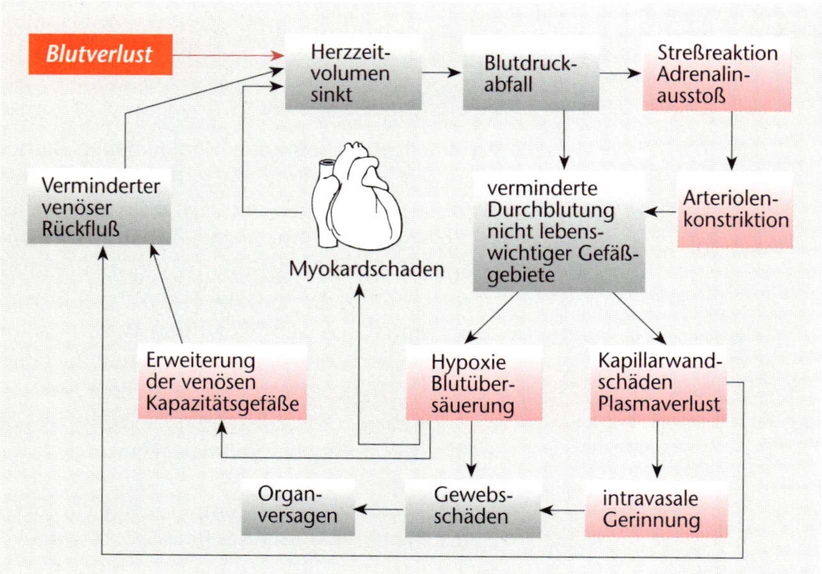

Abb. 26.10: Pathophysiologische Mechanismen am Beispiel des Volumenmangelschocks. Durch den Blutdruckabfall kann das Myokard geschädigt werden, was rückwirkend zu einer weiteren Verminderung des Herzzeitvolumens führt („Teufelskreis“). Auch der verminderte venöse Rückfluß wirkt sich ungünstig auf das Herzzeitvolumen aus.

26.3.6 Blutstillung und Wundversorgung

Zum Selbstschutz vor einer möglichen Infektion sollte der Ersthelfer bei der Versorgung blutender Wunden grundsätzlich Einmal-Handschuhe tragen. Diese sind in allen Verbandkästen enthalten.

Leider kann der Ersthelfer bei der Wundversorgung schwerwiegende Fehler machen. Seine Aufgabe erstreckt sich deshalb vor allem auf die **Wundbedeckung** und bei stark blutenden Wunden auf die **Blutstillung.** Darüber hinaus hat er folgende **Verbote** zu beachten:

- Wunde *nicht* berühren
- Fremdkörper *nicht* entfernen.
- Wunde *nicht* auswaschen
- *Keine* Anwendung von Puder, Salben, Sprays oder Desinfektionsmitteln

Es gibt nur wenige Ausnahmen von den genannten Verboten:

- So soll bei **Verbrennungen** ausgiebig mit Wasser gekühlt und mit metallbeschichteten Folien (Metallin®) abgedeckt werden.
- Auch bei **Verätzungen** nimmt der Helfer eine Spülung mit Wasser vor.
- **Bißwunden** durch Tiere sollen mit einer desinfizierenden Lösung oder Seife ausgewaschen werden – dies dient der Vorbeugung gegen eine Tollwutinfektion.

Wundbedeckung

Um offene Wunden vor Umgebungskeimen zu schützen, werden sie keimfrei bedeckt und anschließend verbunden. Die Wundauflage besteht dabei aus einer oder mehreren Lagen Verbandmull. Diese Mullstücke liegen steril verpackt im Verbandkasten und müssen entsprechend vorsichtig und steril auf die Wunde aufgebracht werden. Keinesfalls eine Wundauflage verwenden, die auf den Boden gefallen ist!

Die Wundbedeckung wird anschließend mit Pflastern befestigt.

Ideal zur Wundbedeckung sind auch Verbandpäckchen. Sie bestehen aus einer sterilen Wundauflage und einer Mullbinde zur Befestigung. Hierbei muß allerdings eine Blutstauung durch zu festes Anwickeln der Mullbinde vermieden werden.

Bedrohliche Blutungen und Blutstillung

Ab einem Verlust von etwa 1 Liter Blut besteht beim Erwachsenen Schockgefahr (☞ 16.3.6).

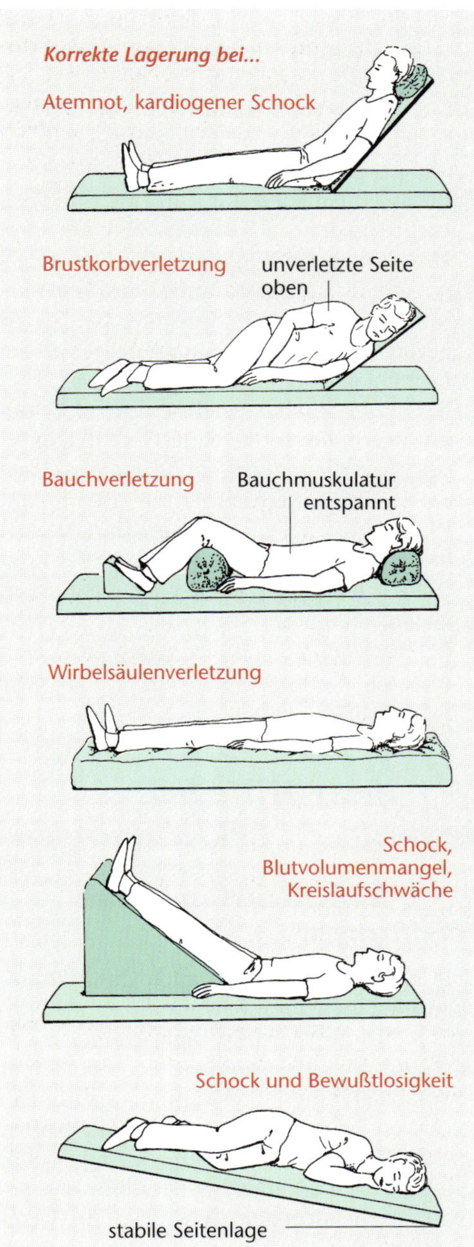

Abb. 26.11: Korrekte Lagerungen in Abhängigkeit von Verletzungen des Patienten.

Deshalb muß bei der Stillung größerer Blutungen schnell und konsequent vorgegangen werden:

Fast jede Blutung läßt sich durch genügend starken Druck von außen auf die Blutungsquelle zum Stillstand bringen. Hierzu muß der Helfer eventuell auch in die Wunde hineindrücken. Dazu bedient er sich z. B. einer sterilen Mullkompresse; notfalls können auch saubere Tücher verwendet werden.

Ganz entscheidend zur Vorbeugung eines Schocks bei Unfällen ist die frühzeitige Blutstillung. Außerdem müssen nach Möglichkeit Wärmeverluste durch große Wundflächen vermieden werden.

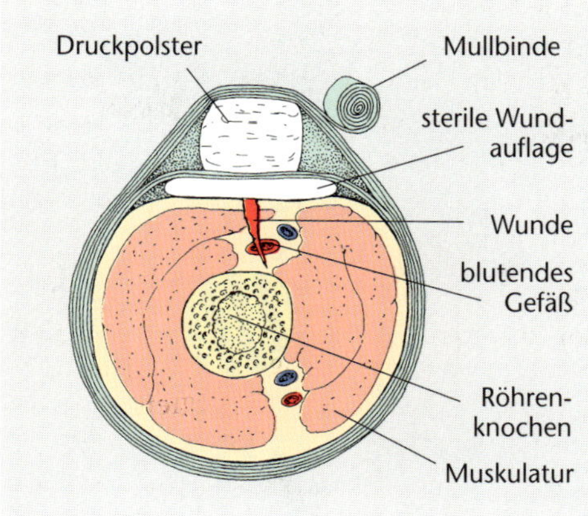

Abb. 26.12: Druckverband.

Druckverband mit Verbandpäckchen

Diese Art von Verband eignet sich bei Blutungen der Arme oder Beine. Hierzu legt der Helfer eine sterile Wundauflage auf die Wunde und fixiert diese mit 2 – 3 kreisförmigen Bindengängen mit einer Mullbinde. Danach legt er ein Druckpolster, z. B. ein Verbandspäckchen oder eine noch zusammengewickelte Mullbinde auf den Wundbereich. Weitere kreisförmig darübergewickelte Bindengänge sorgen für den erforderlichen Druck (☞ Abb. 26.12). Abschließend ist das verbundene Körperteil nach Möglichkeit hochzulagern; dies senkt den Druck in dem blutenden Gefäß.

Es ist nicht einfach, mit einem solchen Verband das richtige Maß an Druck auszuüben; einerseits sollte der Verband fest genug sein, um die Blutung zu stillen, andererseits nicht zu fest, damit die Extremität nicht vollständig von der Blutzufuhr abgeschnürt wird.

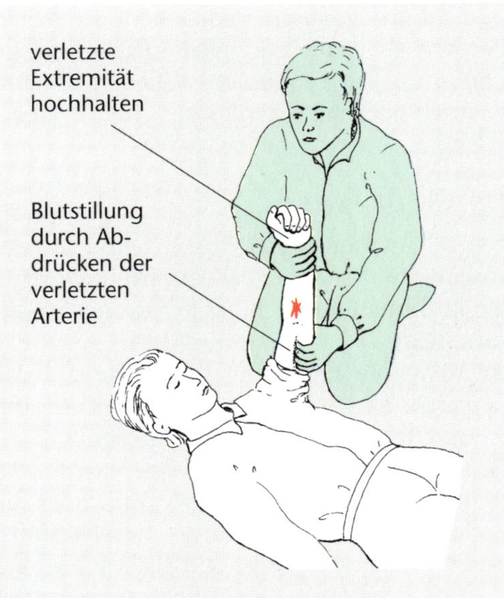

Abb. 26.13: Blutstillung bei stark blutenden Verletzungen mit Kompression des eröffneten Gefäßes und gleichzeitigem Hochhalten der blutenden Extremität.

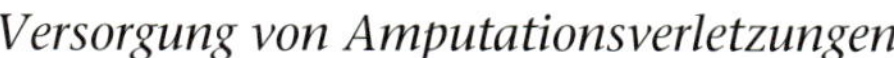

Versorgung von Amputationsverletzungen

Heute können abgetrennte Körperteile wie z. B. Finger oder Hautstücke durch rechtzeitige chirurgische Maßnahmen **(Replantation)** oftmals wieder funktionsgerecht „eingepflanzt" werden.

Solche Operationen sind allerdings nur dann erfolgreich, wenn das abgetrennte Körperteil **(Amputat)** nur gering geschädigt ist und zwischen Unfall und Replantation nur eine kurze Zeitspanne von nicht mehr als einigen Stunden vergeht.

Dazu wird das Amputat, so wie es vorgefunden wird, in ein trockenes, steriles Verbandtuch eingewickelt; das Amputat nicht säubern oder abwaschen!

Der abgetrennte Körperteil wird dann in einen wasserdichten Plastikbeutel verpackt, der nach Möglichkeit in einen zweiten, mit Wasser und Eiswürfeln aus dem Kühlschrank gefüllten Beutel gehängt wird.

26.3.7 Versorgung von Knochenbrüchen

Knochenbrüche **(Frakturen)** sind in der Praxis an folgenden Zeichen zu erkennen:
- Schonhaltung des betroffenen Körperteils,
- Bewegungseinschränkung,
- Schmerz und Schwellung im Bereich des Bruches; und
- abnorme Lage des betroffenen Körperteils.

Diese Zeichen zählen zu den *unsicheren Frakturzeichen. Sichere Frakturzeichen* (klare Formabweichung, herausstehende Knochenteile, abnorme Beweglichkeit und Knochenreiben) sind dagegen selten zu beobachten.

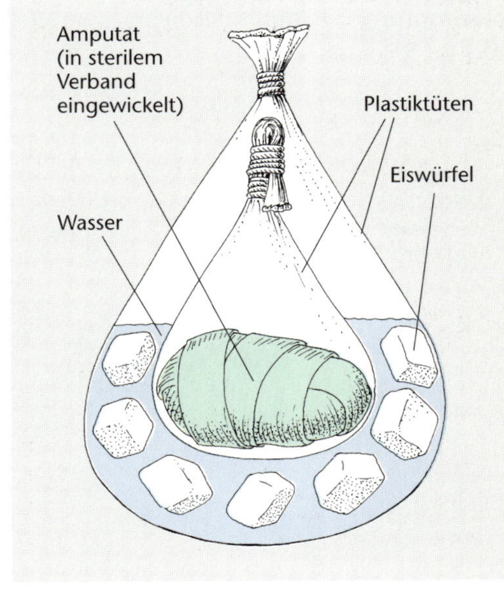

Abb. 26.14: Transport eines Amputats. Das Amputat darf keinesfalls direkt mit dem Eis in Berührung kommen, da sonst Schädigungen des Gewebes auftreten.

Der **geschlossene Bruch** zeigt keine sichtbare Wunde, während der **offene Bruch** mit einer sichtbaren Wunde im Bereich der Bruchstelle einhergeht. Im Extremfall ragen Knochenteile durch die Haut nach außen (☞ Abb. 7.6)

Maßnahmen bei Verdacht auf Knochenbruch

- Die Bruchstelle darf nicht mehr als unbedingt erforderlich bewegt werden.
- Beim offenen Bruch die Wunde mit einer sterilen Wundauflage versorgen.
- Entscheidend ist die Ruhigstellung in einer anatomisch günstigen Stellung. Umlagerung nur, wenn keine Nerven oder Gefäße verletzt sind, keine mechanischen Widerstände vorhanden sind und der Patient keine besonderen Schmerzäußerungen von sich gibt. So können der Oberarmbruch, der Unterarmbruch und der Bruch im Bereich der Hand mit einem um den Hals geknoteten Dreiecktuch versorgt werden. Bei anderen Brüchen, z. B. der Beine, ist es zweckmäßig, den Bruch mit geeignetem Material, z. B. fest gerollten Kleidungsstücken, Dekken, Kissen, Sandsäcken oder ähnlichem zu umpolstern. Auch dies dient der besseren Ruhigstellung.

Werden Schädigungen der Wirbelsäule oder Wirbelbrüche vermutet, darf der Ersthelfer die Lage des Verletzten grundsätzlich nicht verändern, bis der Arzt oder das Rettungspersonal zur Stelle sind. Ist ein Transport, z. B. zur Rettung aus der Gefahrenzone unvermeidbar, sollte dabei die Körperhaltung des Verletzten möglichst nicht verändert werden. Bei Bewußtlosigkeit ist der Betroffene äußerst vorsichtig in eine stabile Seitenlage zu bringen.

Zusätzlich wird bei größeren Frakturen, insbesondere des Oberschenkels, wegen der Schockgefahr durch Blutverlust eine **Schockbekämpfung** (z.B. mit Infusionen) eingeleitet (☞ 26.3.4).

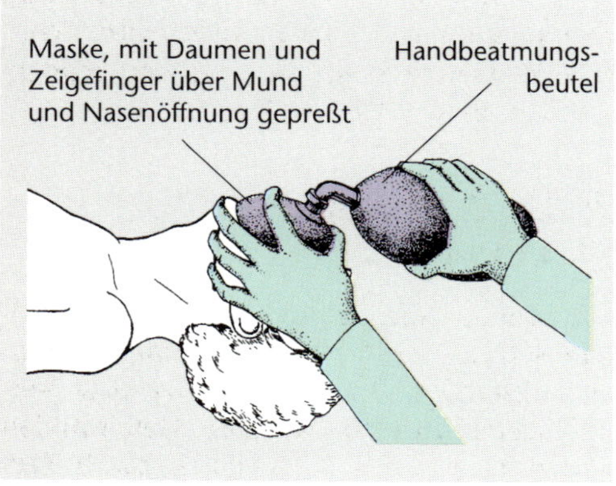

Abb. 26.15: Beatmung mit Handbeatmungsbeutel. Maske mit Daumen und Zeigefinger über Mund und Nasenöffnung pressen, mit den restlichen Fingern den Kopf in leicht überstreckter Stellung halten

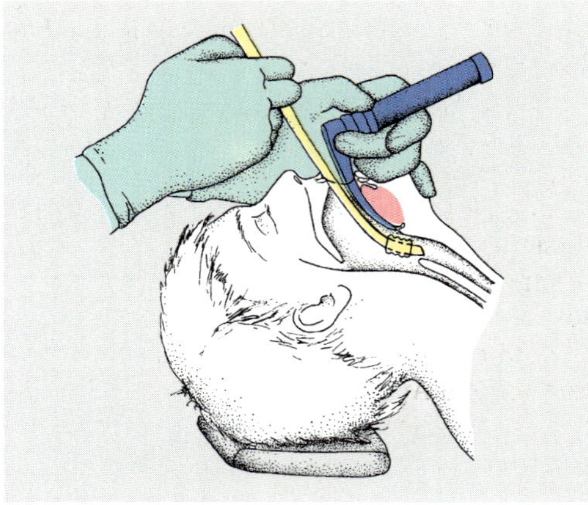

Abb. 26.15a: Intubation. Kopf des Patienten ist leicht überstreckt. Der Mund wird mit der rechten Hand geöffnet. Das Laryngoskop (blau) nun mit der linken Hand vom rechten Mundwinkel aus einführen und mit dem Spatel dabei die Zunge nach oben rechts wegschieben. Vorsicht, nicht mit dem Laryngoskop die untere Zahnreihe verletzen. Nach Einstellung der Stimmritzen den Tubus (gelb) mit der rechten Hand in die Luftröhre vorschieben und blocken. Lage des Tubus durch beidseitiges Abhören der Lunge bei gleichzeitiger künstlicher Beatmung (z.B. mit Beutel) überprüfen.

26.4 Die Wiederbelebung in der Klinik

Selbstverständlich löst im Krankenhaus jeder, der einen Patienten in bedrohlichem Zustand vorfindet, zunächst Stationsalarm aus bzw. verständigt weitere Helfer. Diese untersuchen den Patienten und leiten, wenn nötig, die Wiederbelebung ein (☞ 26.3).

Wird eine Reanimation von Anfang an durch einen Arzt durchgeführt, so geht er grundsätzlich ähnlich vor wie der nicht ausgebildete Ersthelfer. Durch seine erweiterten Möglichkeiten der **Intubation** (Einführen eines Beatmungsschlauches in die Luftwege, ☞ 17.3.2) und der intravenösen Medikamentengabe hat der Arzt allerdings zusätzliche Hilfsmittel im Kampf um das Leben des Patienten. Er kann dadurch nach der sogenannten **ABCDE-Regel** vorgehen.

Die ABCDE-Regel

Die Buchstaben dieser Regel stehen für das stufenweise Vorgehen bei der kardiopulmonalen Reanimation durch das professionelle Rettungsteam.

A: Atemwege freimachen. Dieser Schritt wurde bereits erklärt und wird vom Arzt genauso durchgeführt wie vom Laienhelfer.

B: Beatmung. Wie beschrieben, wird vom Laienhelfer die Mund-zu-Mund- oder die Mund-zu-Nase-Beatmung durchgeführt. Der Arzt oder Rettungsassistent beatmet mit einem **Handbeatmungsbeutel** (*Ambu®-Beutel*) – ein an eine Gesichtsmaske angeschlossener Druckballon (☞ Abb. 26.15). Der Arzt kann aber auch noch am Notfallort eine **Intubation** durchführen. Dabei wird ein Tubus (fester Schlauch) mit Hilfe eines Laryngoskops in die Luftröhre eingeführt.

C: Circulation = Herzmassage (☞ 26.3.2). Dabei wendet der Arzt dieselben Griffe an wie der Ersthelfer.

D: drugs = Medikamente: Um rasch Medikamente geben zu können, legt der Arzt einen venösen Zugang (z. B. Braunüle®, ☞ Abb. 20.24). Bestimmte Notfallmedikamente können auch direkt über den Tubus gegeben werden. Sie werden dann von der Bronchialschleimhaut resorbiert.

E: EKG. Der Notarzt zeichnet ein EKG auf, um eventuell vorliegende Herzrhythmusstörungen genauer zu unterscheiden. Liegt z. B. ein Kammerflimmern (☞ 15.5.6) vor, so muß unverzüglich **defibrilliert** werden (☞ Abb. 15.24). Hierzu ist die EKG-Kontrolle unerläßlich. Auch kann das EKG in vielen Fällen Auskunft über die Ursache des Kreislaufstillstandes geben und dem Arzt zur Kontrolle seiner Reanimations-Bemühungen dienen.

26.5 Erste Hilfe bei besonderen Erkrankungen

26.5.1 Rauschzustände und Vergiftungen

Viele Rauschzustände, so auch die Alkoholvergiftung, gehen mit Bewußtseinseintrübungen bis hin zur Bewußtlosigkeit einher. Gefährlich ist dies insbesondere, weil der Patient oft zusätzlich erbricht; es kann dann zur Aspiration von Erbrochenem kommen. So drohen dem Vergifteten zentrale (hirnbedingte) oder periphere (durch Verlegung der Atemwege bedingte) Atemstörungen, evtl. sogar ein Atemstillstand.

Jeder weiß aus Erfahrung, daß Menschen unter Drogen, wie z. B. Alkohol, von der angebotenen Hilfe meist nicht begeistert sind und sich sogar oft dagegen wehren. Der Helfer muß daher bei berauschten Personen einfühlsam, aber auch energisch vorgehen.

Zur Ersten Hilfe bei Rauschzuständen werden vor allem die Vitalfunktionen überprüft (☞ 26.2); bei Bewußtlosigkeit mit erhaltener Atmung und Herztätigkeit wird der Patient in die stabile Seitenlage gebracht.

Erste Hilfe bei Vergiftungen

Gift kann einerseits über die Verdauungswege, andererseits über die Atemwege und über die Haut aufgenommen werden. Auf allen drei Wegen gelangt die giftige Substanz in das Blut, so daß eine Schädigung des gesamten Organismus möglich ist.

Vergiftungserscheinungen können je nach Gift sehr unterschiedlich sein. Folgende Zeichen weisen auf eine Vergiftung hin:

Notfälle

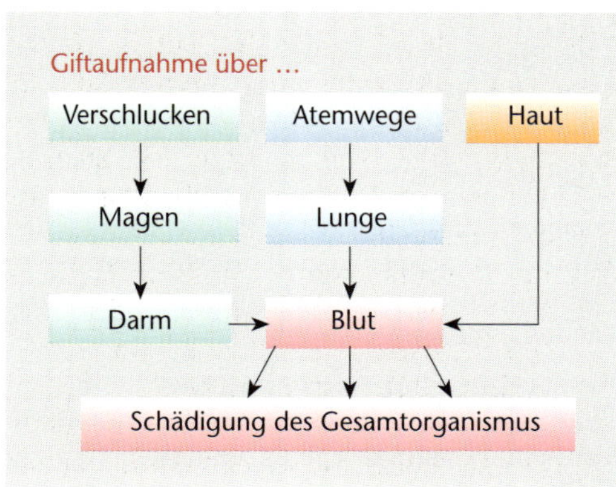

Tafel 26.16: Möglichkeiten der Giftaufnahme.

- Übelkeit, Erbrechen,
- Durchfall,
- Kopfschmerzen, Schwindelgefühl,
- Puls-Beschleunigung oder Verlangsamung,
- Erregungszustand oder Bewußtseinstrübung bis hin zum Koma mit Atem- oder Herz-Kreislauf-Stillstand und Schock.

Durch die toxische (giftige) Wirkung der eingenommenen Substanzen drohen neben der *akuten Störung* der Vitalfunktionen zudem *Spätschäden* beispielsweise an der Leber, dem Gehirn und den Nieren.

Maßnahmen bei Vergiftungen

Nach Prüfung der Vitalzeichen sind am Notfallort alle Giftreste (auch die leeren Tablettenpackungen oder das Spritzenbesteck) sowie das Erbrochene für die spätere Diagnostik sicherzustellen. Die Kenntnis der eingenommenen Substanz kann für die weitere Therapie entscheidend sein!

Kein Erbrechen auslösen!
Im Gegensatz zur früheren Lehrmeinung sollte der Ersthelfer bei Vergiftungen *kein* Erbrechen auslösen. Es drohen dabei die **Aspiration** von Erbrochenem in die Lunge oder zusätzliche Schäden in der Speiseröhre durch ätzende Substanzen. Aus denselben Gründen muß der Helfer das „natürliche" Erbrechen des Vergifteten fachgerecht begleiten:

- Beim Liegenden wendet er den Kopf des Erbrechenden zur Seite und hält mit der freien Hand ein Gefäß unter dessen Mund.
- Beim Sitzenden beugt er den Kopf nach vorne und hält dabei die Stirn mit einer Hand. Mit der freien Hand hält er ein Gefäß dicht unter den Mund.

26.5.2 Erste Hilfe bei hirnorganischen Krampfanfällen

Erkennungsmerkmale für hirnorganische (epileptische) Krampfanfälle sind:

- plötzliches Hinfallen,
- zuckende Bewegungen/Verkrampfungen,
- Bewußtlosigkeit (Details ☞ 11.4.9).

Ziel der Erstmaßnahmen ist die Vermeidung von Verletzungen während des Krampfes. Dazu werden Hindernisse wie z. B. Stühle weggeräumt. Wichtig ist es, den Kopf von hinten zu halten und zu führen und die krampfenden Arme und Beine nicht festzuhalten (es könnten dabei Frakturen und Verletzungen entstehen)! Um Selbstverletzungen des Patienten durch Zungenbiß vorzubeugen, schiebt der Helfer einen Keil zwischen obere und untere Zahnreihe. Anschließend kann ein herbeigerufener Arzt ein krampflösendes Medikament (z. B. Diazepam = Valium®) intravenös injizieren.

Nach dem Anfall kommt es beim Patienten meist zu einem *Nachschlaf.* In diesem Zustand lagert der Helfer den Patienten in die stabile Seitenlage (☞ Abb. 26.8).

26.5.3 Erste Hilfe bei Verätzungen

Verätzungen werden durch *Laugen* und *Säuren* hervorgerufen. Sie treten vor allem im Bereich des Mundes, der Speiseröhre und des Magens sowie in den Augen und auf der Haut auf.

Bei versehentlichem Trinken einer ätzenden Substanz kommt es zu heftigen Schmerzen und Speichelfluß; die Schleimhäute sind durch Beläge, Verquellungen oder Blutungen verändert.

Als Erstmaßnahme wird dem Verunglückten reichlich Flüssigkeit, z. B. Leitungswasser oder Tee, in kleinen Schlucken zu trinken gegeben. Niemals den Betroffenen zum Erbrechen bringen! Dies würde die Schädigungen der Schleimhäute, insbesondere der Speiseröhre nur verschlimmern.

Bei Verätzungen der Haut, z. B. durch Chemikalien, werden alle benetzten Kleider entfernt. Daraufhin muß der betroffene Bereich unter fließendem Wasser ausgiebig gespült werden.

Ist kein Wasser vorhanden, wird der Schadstoff abgetupft. Dabei ist darauf zu achten, daß die Finger des Helfers den Ätzstoff nicht berühren und die Tupfer möglichst oft gewechselt werden.

Augenverätzungen

Bei Verätzungen der Augen tritt sofort ein krampfartiges Zukneifen der Augenlider auf, das der Ersthelfer unbedingt überwinden muß. Die einzige Rettung vor der drohenden Erblindung besteht darin, die Augen ständig mit Wasser zu spülen bis augenärztliche Hilfe eintrifft, mindestens jedoch 20 Minuten lang.

Zur Augenspülung legt man den Verletzten auf den Boden, dreht den Kopf zur Seite des verätzten Auges und gießt dann aus ca. 10 cm Höhe Wasser in den inneren Augenwinkel, so daß das Wasser über den Augapfel und äußeren Augenwinkel abfließt. Dabei unbedingt das gesunde Auge vor der verunreinigten Spülflüssigkeit schützen! Anschließend wird ein steriler Verband über beide Augen angelegt.

26.5.4 Erste Hilfe bei Verbrennungen

Über ausgedehnte Brandwunden verliert der Körper große Mengen an Gewebsflüssigkeit mit Proteinen und Elektrolyten. Durch den Flüssigkeitsverlust kann es zum Volumenmangelschock (☞ 16.3.6) kommen. Die Haut selber ist je nach Grad der Verbrennung durch Hautrötung, Blasenbildung oder tiefergehende Gewebsschädigungen betroffen (☞ 9.5).

Maßnahmen bei Verbrennungen

- Kleiderbrände sofort löschen. Hierzu die brennende Person, die in der Panik meist davonläuft, in jedem Fall aufhalten.
- Die brennende Person mit Wasser übergießen oder in Wasser eintauchen.
- Steht kein Wasser zur Verfügung, kann der Brennende in Wolldecken eingehüllt werden oder die Flammen mit Tüchern erstickt werden. Auch kann man den Betroffenen auf dem Boden wälzen.
- Auch Feuerlöscher können eingesetzt werden; dabei aber nicht ins Gesicht spritzen!
- Alle Verbrennungen nach dem Löschen rasch und nachhaltig kühlen. Hierzu übergießt man die betroffenen Stellen mit kaltem Wasser. Auch Verbrühungen, also Verletzungen durch heißes Wasser, werden mit kaltem Wasser behandelt; die Kleider dabei möglichst rasch entfernen, da sie die Kühlung behindern. Bei Verbrennungen der Gliedmaßen werden diese sofort für mindestens 15 Minuten in kaltes Wasser getaucht oder unter fließendes Wasser gehalten.
- Die Brandwunden werden mit dem Verbandtuch abgedeckt. Steht ein Verbandtuch nicht zur Verfügung, so wird die Wunde mit einem sauberen Leintuch bedeckt. Steht auch dieses nicht zur Verfügung, muß die Wunde unbedeckt bleiben. Keinesfalls irgendwelche Salben, Puder oder Sprays anwenden! Auch in die Haut eingebrannte Materialien wie z. B. Teer nicht entfernen.
- Bei Schwerverbrannten mit der Schockbekämpfung (☞ 26.3.4) beginnen.

26.5.5 Erste Hilfe bei Stromunfällen

Bei Stromunfällen besteht durch die elektrische Reizung des Herzens die Gefahr des Kreislaufstillstandes. Durch Kontakt zu dem Verunglückten kann aber auch der Helfer in den Stromkreis geraten. Bei Unfällen durch elektrischen Strom kommt daher der Eigensicherung des Helfers eine große Bedeutung zu:

- Bei Haushaltsunfällen wird sofort die Stromzufuhr durch Herausziehen des Netzsteckers

oder Herausdrehen der Sicherung unterbrochen.
- Der Ersthelfer ruft bei Hochspannungsunfällen (Spannung > 1000 Volt, wie sie an Hochspannungsleitungen anliegt) grundsätzlich sofort den Notarzt. Weitere Hilfe kann erst *nach* dem Eintreffen von Fachpersonal erfolgen.

Danach bringt der Helfer den Verunglückten in die Ruhelage und beginnt, wenn erforderlich, mit der Wiederbelebung.

An den Stromein- und Austrittsstellen entstehen durch die Hitzeentwicklung Gewebsuntergänge, die Strommarken. Sie sind im medizinischen Sinne Verbrennungswunden und werden als solche keimfrei bedeckt.

26.6 „Kleine" Notfälle

26.6.1 Kanülenverletzung

Eine Kanülenverletzung an sich führt zu kleineren, meist harmlosen Schnitt- oder Stichwunden. Die eigentliche Gefahr einer Kanülenverletzung besteht jedoch darin, daß über eine bereits gebrauchte Kanüle Infektionen übertragen werden. Insbesondere drohen hierbei eine Übertragung von Hepatitis B (häufig, ☞ 18.10.6) oder einer HIV-Infektion (selten, ☞ 6.8.3).

Bei Verdacht, daß das in der Nadel enthaltene Blut von einem an Hepatitis B oder HIV erkrankten Patienten stammt, so wird der Betriebsarzt die Gabe von Hepatitis-B-Passiv-Serum bzw. eine Kurztherapie mit Zidovudin (AZT, Retrovir®) anordnen (ist allerdings umstritten). Zidovudin soll die Vermehrung der HIV-Viren hemmen; eine Erkrankung an AIDS ist damit aber nicht ausgeschlossen.

In jedem Falle ist sofort nach der Verletzung beim Betroffenen eine Blutuntersuchung (Hepatitis B- bzw. HIV-Antikörperstatus) durchzuführen. Diese Antikörperbestimmung wird nach ca. 6 Wochen wiederholt. Hierdurch kann später erkannt werden, ob eine eventuelle Infektion tatsächlich auf die Kanülenverletzung zurückzuführen ist: Ist der Antikörpertiter zunächst negativ bzw. (bei Hepatitis B) niedrig und steigt nach 6 Wochen an, so muß eine Infektion im Zusammenhang mit dem Nadelstich angenommen werden.

Entscheidend ist die **Vorbeugung.** Deshalb
- dürfen gebrauchte Kanülen nicht in die Schutzkappen zurückgesteckt werden, denn beim Einführen wird häufig der Finger getroffen (häufigste Verletzungsursache!);
- müssen alle gebrauchten Kanülen sofort ohne Verpackungsmaterialien in den Kanülenwegwerfbehälter (Plastikkanister) geworfen werden; gebrauchte Kanülen niemals im Patientenzimmer herumliegen lassen;
- müssen beim Umgang mit möglicherweise ansteckenden Patienten Handschuhe getragen werden;
- sollte jeder, der unmittelbar mit kranken Menschen arbeitet, gegen Hepatitis B geimpft sein!

26.6.2 Nasenbluten

Durch kleine Verletzungen (etwa durch Nasenbohren), aber auch durch Entzündungen und Infektionen kann es zum Platzen einiger Gefäße des Kapillargeflechts in der Nasenschleimhaut kommen – der Betroffene hat **Nasenbluten** *(Epistaxis).*

Die Blutstillung kann durch kalte Waschlappen unterstützt werden, die man in den Nacken des Patienten legt; hierdurch verengen sich die Gefäße reflektorisch. Oft genügt auch das einfache Zuhalten der Nase. Sind diese Maßnahmen erfolglos – was insbesondere bei Patienten mit Gerinnungsstörungen oder Bluthochdruck vorkommt – muß die Nasenhöhle vom Arzt *tamponiert* (ausgestopft) werden oder die blutenden Gefäße müssen verätzt werden.

26.6.3 Fremdkörper im Auge

Fremdkörper im Auge führen oft nur zu einer Bindehautreizung – es handelt sich dann zumeist um ins Auge gelangte kleine Insektenteile oder Rußpartikel. Ätzende Fremdkörper sollten nach Möglichkeit durch Spülen mit Wasser sofort entfernt werden.

Scharfkantige und größere Fremdkörper jedoch können tief in die Hornhaut ein- und eventuell sogar bis zum Augeninneren vordringen. Personen mit solchen Fremdkörpern im Auge leiden unter
- brennendem Schmerz,
- Tränenfluß,
- Rötung des betroffen Auges und
- Sehstörungen.

Ihre Entfernung verlangt meist fachkundige Hilfe durch einen (Augen-)arzt und sollte vom Ersthelfer nicht versucht werden, stattdessen bedeckt der Ersthelfer beide Augen behutsam mit einer Wundauflage. Hierzu faltet er ein Dreiecktuch zu einer Krawatte und verknotet diese seitlich am Kopf. Der Verband darf keinesfalls auf das verletzte Auge drücken! Bis zum Eintreffen des Notarztes ist der Patient zu beruhigen. In jedem Fall muß verhindert werden, daß der Patient den Fremdkörper noch weiter in die Tiefe reibt.

26.6.4 Der Sonnenstich

Beim **Sonnenstich** kommt es durch direkte Sonneneinstrahlung zu einer Reizung der Hirnhaut. Dies führt zu den Symptomen
- Kopfschmerz,
- Übelkeit und Erbrechen,
- hochroter, heißer Kopf und
- Nackensteifigkeit.
- Kleinkinder reagieren leicht mit hohem Fieber, das aber oft erst nach längerer Zeit, z. B. am Abend, auftritt.
- Die Hirnhautreizung kann so weit gehen, daß der Patient bewußtlos wird.

Besonders sind Personen gefährdet, die keinen natürlichen Schutz gegen direkte Sonneneinstrahlung haben, wie z. B. Kleinkinder und Erwachsene mit wenig Kopfhaar.

Der Ersthelfer bringt den Betroffenen schnell an einen kühlen Ort und lagert ihn dort mit erhöhtem Kopf. Er kühlt den Kopf mit nassen Tüchern und kontrolliert bis zum Eintreffen des Notarztes die Vitalzeichen.

26.6.5 Verschlucken

Verschluckt sich eine Person, so gelangt entweder ein unzerkleinerter Fremdkörper, z. B. ein großes Fleischstück, in die Speiseröhre oder aber ein Fremdkörper gelangt in die Atemwege. Man spricht in letzterem Fall von **Aspiration.** Man erkennt das Verschlucken daran, daß sich die betroffene Person mit der Hand an den Hals greift und nicht mehr sprechen kann. Außerdem tritt oft ein starker Hustenreiz zusammen mit einem pfeifenden Atemgeräusch auf.

- Der Fremdkörper in der **Speiseröhre** löst Schluckbeschwerden und Schmerzen aus.
- Der in die **Luftröhre** aspirierte Fremdkörper verursacht krampfhafte Atemversuche und bei mangelhafter Lungenbelüftung eine blau-rote Verfärbung der Haut (*Zyanose,* ☞ 15.7.4).

Der Ersthelfer versucht, durch energische Schläge mit der flachen Hand zwischen die Schulterblätter Hustenstöße beim Betroffenen auszulösen. Dazu beugt sich der Verunglückte vornüber, so daß sein Oberkörper herunterhängt.

Nach sofortigem Notruf prüft der Ersthelfer wiederholt die Atmung und gibt bei Atemstillstand Atemspende.

Kinder können an den Füßen hochgehoben werden. Kräftiges Beklopfen ermöglicht oft das Aushusten des Fremdkörpers, ist aber wegen eines reflektorischen Glottisverschlusses umstritten.

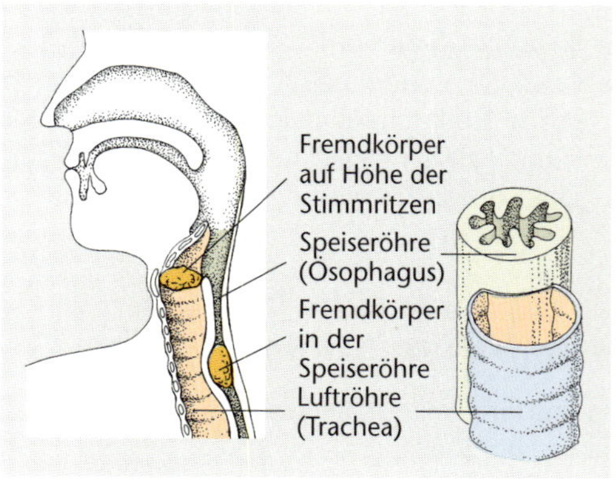

Abb. 24.18: Mögliche Lokalisationen von verschluckten Fremdkörpern im Atem- und Verdauungstrakt.

Notfälle

Stichwortregister

A

E

F

G

H

I

J

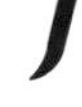

K

L

N

O

P

Q

R

S

T

U

Abbildungsnachweis

Die hier genannten Abbildungen beziehen sich in der Numerierung auf den Fließtext. Wurden Abbildungen gegenüber dem Orginal verändert, ist dies nicht besonders gekennzeichnet.

Quellen

01: Herausgeber
02: A. Schäffler, J. Braun, U. Renz: Klinikleitfaden Innere Medizin, Jungjohann Verlag, 4.A., 1993
03: S. Illing, S. Spranger: Klinikleitfaden Pädiatrie, Jungjohann Verlag, 1992
04: R. Eichenauer, H. Vanherpe: Klinikleitfaden Urologie, Jungjohann Verlag, 1992
05: A. Valet, K. Goerke, J. Steller: Klinikleitfaden Gynäkologie, Jungjohann Verlag, 2.A., 1992
06: M. Augustin, V. Schmiedel: Praxisleitfaden Naturheilkunde, Jungjohann Verlag, 1993
07: Lennart Nilsson: Ein Kind entsteht, Mosaik Verlag (LR)
08: Dieses Dia aus der aktuellen Fachkampagne für Peripheriegeräte wurde mit freundlicher Unterstützung der Fa. Apple Computer GmbH, Ismaning, zur Verfügung gestellt
11: Tierbildarchiv Angermayer, Holzkirchen (LR)
12: W. Hubbel, W. Camp, Focus Photo- u. Presseagentur (LR)
13: Bildarchiv Okapia KG, Frankfurt (LR) und: 13a: A. u. H.-F. Michler, 13b: NAS Paolo Koch, 13c: Biophoto Ass./ Science Sou., 13d: I. Geis/PR Science Source
14: Eric Bach Super Bild Archiv, München (LR)
15: Martin Hauser & Tony Pichler Catchy Picture Art, Innsbruck
16: F. J. Schmidt, Fa. Leonhard Weiss GmbH & Co. KG
17: L. Blohm: Klinische Radiologie, Jungjohann Verlag, 1992
18: J. Krauter, Stuttgart
19: Dr. Dieter Kluge, Michelau
20: W. Rothermel, Gingen
21: R. Bödeker, Solingen
22: M. Döser, Schwäbisch Gmünd
23: Hautklinik der Universität Freiburg
24: Prof. Dr. M.M.A. Sassen, Dept. Experimental Botany, Catholic University Nijmegen
26: H. Kleinig, P. Sitte: Zellbiologie, Gustav-Fischer Verlag, 3.A., 1992
27: Prof. Dr. P.C. Scriba, Medizinische Klinik, Ludwig-Maximilian-Universität, München
28: H. Biedermann: Medizynische Heulkunde, Jungjohann Verlag, 1988
30: Dr. J.Gahr, Leipzig
31: Dr. K.-L. Krämer, Heidelberg
32: U. Hartmann, A. Heilmann: Zahn-, Mund- und Kieferkrankheiten, Jungjohann Verlag, 5.A., 1989
33: GEWA graphica Media-Service, Landsberg am Lech
35: Fa. Hoechst AG, Frankfurt am Main
36: Fa. Hoffmann-La Roche AG, Basel
37: Fa. Siemens AG, Erlangen
38: Fa. Glaxo GmbH, Hamburg
39: Becker, Naumann, Pfaltz: Hals-Nasen-Ohren-Heilkunde, Thieme Verlag, 4.A., 1989
41: Dr. W. Frank, Gauting
44: K.-L. Krämer, M. Stock, M. Winter: Klinikleitfaden Orthopädie, Jungjohann Verlag, 1992
45: Recom Verlag, Basel
46: C. Thomas: Histopathologie, Schattauer Verlag, 9.A., 1983
47: C. Thomas: Makropathologie, Schattauer Verlag, 6.A., 1983
48: Sandritter, Beneke: Allgemeine Pathologie, Schattauer Verlag, 2.A., 1986; Motiv nach Houck und Forscher
50: A. Schäffler: Methodenkritische Untersuchung über Unterschiede der Muskel-Gewebe-pO2-Daten von Nadelsonden und Oberflächensonden; Med. Diss. Red. Univ. Lübeck, 1987
53: G. Grevers: Klinikleitfaden Hals-, Nasen-, Ohrenheilkunde, Jungjohann Verlag, 1993
54: Moldvay Stern (LR)
55: D. Peus: Dermatologie in Frage und Antwort, Jungjohann Verlag, 1993
56: J. Vajda: Anatomischer Atlas des Menschen, Gustav-Fischer Verlag, 1989
57: S. Adler, Toulouse
58: I. Altekrüger: Medizinische Psychologie, Medizinische Soziologie, Jungjohann Verlag, 3.A., 1993
59: Fünferband-Kleine operative Fächer GK 3, Jungjohann Verlag, 1993
60: T. Fujita, K. Tanaka, J. Tokunaga: Zellen und Gewebe, Gustav-Fischer Verlag, 1986
62: M. Trauschel, Ulm
63: B. Köhler: Bioresonanz-Therapie, Jungjohann Verlag, 3.A., 1992
64: Jungjohann Verlag
65: G. Reiss: Bisher unveröffentlichte elektronenmikroskopische und Lupenpräparationsbilder
67: I. Hesse: Bisher unveröffentlichte elektronenmikroskopische Fotos
69: W. Maletzki, A. Stegmayer-Petri: Klinikleitfaden Krankenpflege, Jungjohann Verlag, 1993
70: X. Kollöffel, Motorpresse international (LR)
71: S. Schmidt, Physiologie, Jungjohann Verlag, 3.A., 1993
72: KaJo-Verlag, Hannover
73: Dr. U. Vogel, Ulm
74: Dr. W. Engelhardt, Augsburg
75: A. Schäffler , I. Altekrüger: Kurzlehrbuch Mikrobiologie und Immunologie, Jungjohann Verlag, 7.A., 1992
76: U. Kull: Grundriß der Allgemeinen Botanik, Gustav-Fischer Verlag, 1993
77: S. Schmidt, Ulm
78: F. Krück, H. Bünte, E. Gladtke, W. Kaufmann, R. Tölle, W. Wilmanns (Hrsg.): Therapie-Handbuch, Urban & Schwarzenberg, 4. A., 1992. Handbuch im Lose-Blatt-System
81: Dr. G. Tönshoff, Stuttgart
82: Medimex Holfeld
83: H. Lippert: Anatomie-Text und Atlas, Urban & Schwarzenberg, 5.A., 1989
84: Studio Dieter Schleifenbaum AWI
85: Helga Lade Fotoagentur und: 85a: Chr. Aulitzky, 85b: H. R. Bramaz, 85c: K. Röhrig, 85d: THF (LR)
86: Foto-Wettbewerb Pflege 1995, Jungjohann Verlag: 86a: B. Werner, Neubiberg, 86b: S. Siegfried, Ansbach, 86c: A. Becker, Helmstedt, 86d: K. Jarzebinski, Berlin, 86 e: G. Westrich, Leipzig, 86f: A. Marten, Kirchsahr, 86g: H. Groß, Hüllen, 86h: H. Ritter, Münster
87: Prof. N. Paweletz, Deutsches Krebsforschungszentrum, Heidelberg
88: A. Kray, Neuß
89: H. Renz-Polster, Maine (USA)
90: Tony Stone Bilderwelten, München
91: S. Weinert-Spieß, Neu-Ulm
92: W. Maletzki, A. Stegmayer-Petry: Klinikleitfaden Pflege, 2.A., 1995
93: Dr. Thomas Dirschka, Bochum
94: Slide Atlas of Clinical Medicine, Volume Two, Times Mirror International Publishers
95: Comstock Fotoagentur
96: Foto aus dem Bildband „Im Krankenhaus - Der Patient zwischen Technik und Zuwendung", Bilder aus dem Alfried Krupp Krankenhaus in Essen, herausgegeben von der Alfried Krupp von Bohlen und Halbach-Stiftung; Foto: Prof. Timm Rautert
97: G. Mangold (LR)
98: Transglobe Agency und M. Aliaeza
99: Bilderberg und Ellerbrock & Schafft
183: E. Weimer; Aachen (LR)
184: Silvestris Fotoservice, Kastl
195: R. Bühler, Giengen/Brenz
202: A. Koch, Das Fotoarchiv, Christoph & Mayer GmbH, Essen (LR)
206: R. Frommann/laif

Einzelnachweise

Alle nicht genannten Abbildungen © G. Raichle und Herausgeber. Abbildung „0" bezeichnet jeweils das Kapitelanfangsphoto.

u.V.v. = unter Verwendung von

Buchtitel: Auge: 90; Pflegehandlung: 96; Hände: 90; Körper: 14

1.0: 21; 1.6: u.V.v. 37; 1.11: 01

2.0: 35; 2.2: 01; 2.3: 01; 2.4: 01; 2.5: 01; 2.6: 01; 2.7: 01; 2.8: 01; 2.10: 01; 2.11: 01; 2.12: 01; 2.13: 01; 2.14: 01; 2.18: 01; 2.19: 01; 2.20: 01; 2.21: 01; 2.22: 01; 2.23: 01; 2.24: 01; 2.25: 01; 2.26: 01; 2.27: 01; 2.30: 01; 2.30a: 90; 2.33: 01; 2.35: 01; 2.36: 01; 2.37: 01; 2.38: 01; 2.39: 01 u.V.v. 67; 2.40: 90

3.0: 22; 3.5: 60; 3.7: 01; 3.9: 60; 3.11: 60; 3.12: u.V.v. 76; 3.14: 01; 3.20: 01; 3.32: 77; 3.35: 01

4.0: 35; 4.2: 65; 4.4: 41; 4.6: 60; 4.8: 41; 4.9: 83; 4.10: 83; 4.11: 41; 4.12: 67; 4.13: 41; 4.14: 41; 4.17: 41; 4.18: 41; 4.19: 41; 4.20: 41; 4.21: 27

5.0: 12; 5.1: 01 + 84; 5.3: 85b; 5.4: 44; 5.5: 45; 5.7: 47; 5.8: 01 u.V.v. 45 + 46; 5.9: 48; 5.10: 50; 5.11: 45; 5.14: 53; 5.17: u.V.v. 06; 5.18: 01; 5.19: 01; 5.20: 01 + 86a; 5.21: 01; 5.23: 01

6.0: 54; 6.4: 01; 6.4a: 87; 6.5: 01; 6.6: 01; 6.9: 01; 6.9a: 90; 6.10: 55; 6.11: 26; 6.13: 01; 6.14: 24; 6.15: 24; 6.16: 24; 6.17: 24; 6.18: 28; 6.19a: 90; 6.20: 36; 6.21: 36; 6.22: 36; 6.23: 36; 6.24: 36; 6.24a: 195; 6.25: 45; 6.26: u.V.v. 75; 6.27: 45; 6.27a: 41; 6.27b: 195; 6.28: 01; 6.29: 45; 6.30: 45; 6.31: 36; 6.33: 36; 6.34: 36; 6.35: 36; 6.36: 75

7.0: 184; 7.4: 17; 7.5: 03; 7.7: 02; 7.8: 02; 7.9: 02; 7.10: 02; 7.12: 56; 7.14: 02; 7.18: 57; 7.24: 01; 7.25: 01; 7.26: 01; 7.28: 01; 7.29: 47

8.0: 21; 8.8: 32; 8.9: 03; 8.10: 03; 8.13: u.V.v. 37; 8.25: u.V.v. 56; 8.26: u.V.v. 56; 8.27: u.V.v. 56; 8.30: 31 + 44; 8.32: 44; 8.33: 44; 8.52: 44; 8.55: 02; 8.59: 44; 8.61: 90; 8.62: 90; 8.66: 31; 8.67: 37; 8.77: 02; 8.81: 44; 8.82: 02; 8.83: 44; 8.84: 44; 8.85: 44; 8.92: 56; 8.95: 59; 8.96: 02; 8.98: 31

9.0: 14; 9.2: 41; 9.3: 36; 9.4: 15; 9.6: 93; 9.9: 02; 9.10: 93; 9.11: 93; 9.12: 93; 9.13: 93; 9.14: 93; 9.15: 23; 9.16: 94; 9.17: 93; 9.19: 30; 9.19a: 01 u.V.v. 36; 9.21: 01; 9.21a: 23

10.0: 13c; 10.4: 60; 10.6: 62; 10.8: 57; 10.13: 60; 10.19: 01

11.0: 33; 11.3: 56; 11.4: 56; 11.18: 45; 11.19: 62; 11.23: 13a; 11.25: u.V.v. 44; 11.28: 44; 11.35: 63; 11.40a: u.V.v. 44; 11.41: 02; 11.43: 02; 11.44: 02; 11.50: 64; 11.51: 02; 11.52: 17; 11.54: 91; 11.55: 85c

12.0: 15; 12.6a: 90; 12.7: 01; 12.9: 60; 12.11: 01; 12.16: 01; 12.17: 45; 12.18: 45; 12.19: 45; 12.20: 45; 12.22: 60; 12.23: 01 u.V.v. 90; 12.23a: 90; 12.24a: 90; 12.25: 01; 12.26: 01; 12.31: 53; 12.33: 53; 12.38: 01; 12.39: 01; 12.40: 65; 12.44: 16

13.0: 18; 13.7: 01; 13.8: 27; 13.9: 27; 13.11: 60; 13.12: 01; 13.13: 01; 13.14: 41; 13.15: 27; 13.16: 27; 13.17: 27; 13.18: 27; 13.22: 01; 13.23: 45; 13.25: 01; 13.26: 01

14.0: 35; 14.1: 01; 14.2: 60; 14.2a: 60; 14.4: 02; 14.5a: 60; 14.6: 01; 14.7: 01; 14.8: 01; 14.10: 01; 14.11: 01; 14.12: 01; 14.13: 01; 14.15a: 90; 14.16: 02; 14.21: 60; 14.24: 60; 14.26: 47; 14.26a: 60; 14.28: 27; 14.29: 01; 14.30: 01; 14.31: 01; 14.32: 45; 14.33: 45; 14.34: 69; 14.35: 01

15.0: 13b; 15.5: 02; 15.9: 73; 15.10a: 90; 15.11: 02 + 77; 15.17: 01; 15.20: 37; 15.22: 01; 15.24: 02; 15.25: 01; 15.26: 02; 15.27: 01; 15.28: 01; 15.32: 78; 15.34: 02; 15.35: 02; 15.36: 81; 15.38: 27; 15.39: 01; 15.39a: 91; 15.41: 02

16.0: 70; 16.1: 60; 16.7: 02; 16.10: 01; 16.12: u.V.v. 71; 16.14: 01; 16.15: 183; 16.16: 01; 16.19: 02

17.0: 184; 17.4: u.V.v. 59; 17.8: 39; 17.10: u.V.v. 59; 17.11: 41; 17.12: 60; 17.14: 56; 17.15: 02; 17.16: 41; 17.17: 36; 17.19: u.V.v. 02; 17.23: 60; 17.26: 01; 17.27: u.V.v. 03; 17.28: 01; 17.30: 01; 17.31: 27; 17.32: 82; 17.34: 45; 17.35: 01; Raucherin: 85d; 17.36: 01

18.0: 72; 18.6: 38; 18.8: 01; 18.10: 38; 18.11: 36; 18.15: 41; 18.20: 41; 18.23: 41; 18.26: u.V.v. 03; 18.27: 02; 18.33: 38; 18.34: 38; 18.35: 02; 18.37: 41; 18.39: 60; 18.40: 60; 18.41: 01; 18.42: u.V.v. 71; 18.44: 60; 18.45: 73; 18.47: 41; 18.50: 02; 18.51: 02; 18.52: 02; 18.59: 37; 18.61: 45; 18.63: 02; 18.64: 48; 18.65: 01

19.0: 21; 19.1: 01; 19.3: 01; 19.5: 01; 19.6: 01; 19.7: 45; 19.9: 01; 19.10: 35; 19.11: 35; 19.12: u.V.v. 03 + 92; 19.12a: 90; 19.13: 01; 19.14: 45; 19.15a: 90; 19.15b: 90; 19.16: 28; 19.18: 01; 19.19: 02

20.0: 21; 20.2: 41; 20.6: 60; 20.9: 60; 20.11: 04; 20.15: 45; 20.16: 04; 20.17: 04; 20.18: 04; 20.19: 01; 20.23: 02; 20.24: u.V.v. 02; 20.25: 01; 20.28: 01

21.0: 19; 21.2: u.V.v. 04; 21.4: 60; 21.6: u.V.v. 41; 21.11: 01; 21.13: u.V.v. 41; 21.14: u.V.v. 60; 21.15: 64; 21.16: 74; 21.17: u.V.v. 05; 21.18: 05; 21.19: 01; 21.22: 01; 21.25: 03; 21.26: 17; 21.26a: 90; 21.27: 05; 21.28: 05; 21.29: 05; 21.31: 03; 21.31a: 90; 21.32: 01; 21.34: 75; 21.35: 75; 21.36: 05; 21.37: 05; 21.38: 05

22.0: 07; 22.1: u.V.v. 90; 22.2: 01; 22.3: 11; 22.4: 11; 22.5: 11; 22.6: 11; 22.7: 11; 22.16: 60; 22.17: 07; 22.22: 03; 22.24: 05; 22.25: 05; 22.26: 05; 22.27: 05; 22.28: 77; 22.28a: 184; 22.29: 05; 22.30: 05; 22.32: 05; 22.32a: 90; 22.33: 05; 22.34: 05; 22.35: 05; 22.37a: 90; 22.38: 01; 22.39: 01; 22.40: 01; 22.41: 01; 22.42: 20; 22.43: u.V.v. 45; 22.44: 90

23.0: 95; 23.1: 99; 23.2: 84; 23.3: 97; 23.4: 202; 23.5: 05; 23.6: 206; 23.7: 206; 23.8: 88; 23.10: 01; 23.11: 202; 23.12: 03; 23.14: 89; 23.15: 89; 23.16: 89; 23.17: 98; 23.18: 97; 23.19: 97; 23.20: 89; 23.21: 183; 23.22: 85a

24.0: 72; 24.1: 90; 24.2: 01; 24.3: 01; 24.4: 01; 24.5: 01; 24.6: 01; 24.7: 01; 24.8: 86b; 24.10: 86c; 24.11: 90; 24.12: 21; 24.13: 90; 24.14: 86d; 24.16: 86e; 24.18: 86f; 24.19: 86g; 24.20: 01; 24.21: 86h

25.0: 08; 25.1: 01; 25.2: 01; 25.3: 01; 25.6: 58; 25.9: 90; 25.10: 01

26.0: 30; 26.1: 01; 26.2: 01; 26.4: 02; 26.6: 02; 26.10: 01; 26.15: 02; 26.15a: 02; 26.16: 01

Maße und Einheiten

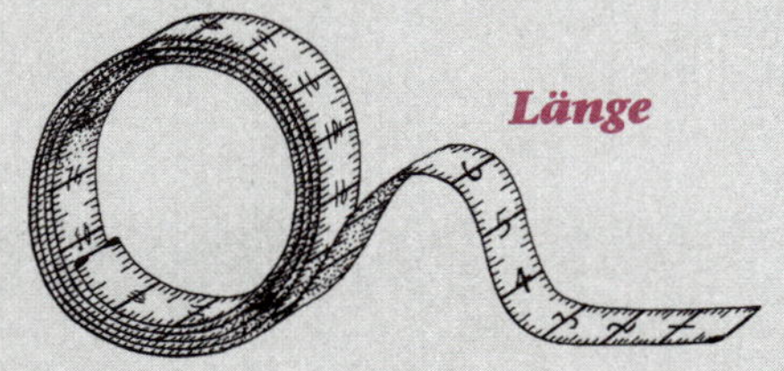

Länge

	1 Meter	1 m	1 m
1 hundertstel Meter	1 Zentimeter	1 cm	0,01 m
1 tausendstel Meter	1 Millimeter	1 mm	0,001 m
1 millionstel Meter	1 Mikrometer	1 µm	0,000 001 m
1 milliardstel Meter	1 Nanometer	1 nm	0,000 000 001 m

Volumen

Das Volumen ist eine von der Länge abgeleitete Einheit. 1 Liter entspricht dem Volumen eines Würfels von je 10 cm Länge, Breite und Tiefe.

	1 Liter	1l = 1000 cm^3	1 l
1 Zehntel Liter	1 Deziliter	1 dl = 100 cm^3	0,1 l
1 tausendstel Liter	1 Milliliter	1 ml = 1 cm^3	0,001 l
1 millionstel Liter	1 Mikroliter	1 µl = 1 mm^3	0,000 001 l
1 milliardstel Liter	1 Nanoliter	1nl	0,000 000 001 l
1 billionstel Liter	1 Pikoliter	1pl	0,000 000 000 001 l
1 billiardstel Liter	1 Femtoliter	1fl	0,000 000 000 000 001 l

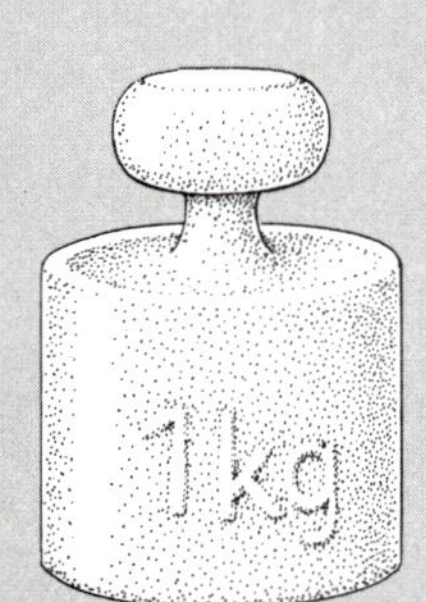

Masse

1000 Gramm	1 Kilogramm	1 kg	1000 g
	1 Gramm	1 g	
1 tausendstel Gramm	1 Milligramm	1 mg	0,001 g
1 millionstel Gramm	1 Mikrogramm	1 µg	0,000 001 g

Druck

Der Druck ist die Kraft, die auf eine bestimmte Fläche wirkt. Leider existieren in der Medizin mehrere Einheiten nebeneinander. Zur Umrechnung gelten folgende (gerundete) Umrechnungsfaktoren:

1 Pascal	1 Pa	= 0,0075 mmHg	= 0,01 mbar	= 0,01 cm H_2O
1 Millimeter Quecksilbersäule	1 mmHg	= 133 Pa	= 1,33 mbar	= 1,33 cm H_2O
1 Zentimeter Wassersäule	1 cm H_2O	= 1 mbar	= 0,75 mmHg	= 100 Pa
1 Millibar	1 mbar	= 1 cm H_2O	= 0,75 mmHg	= 100 Pa

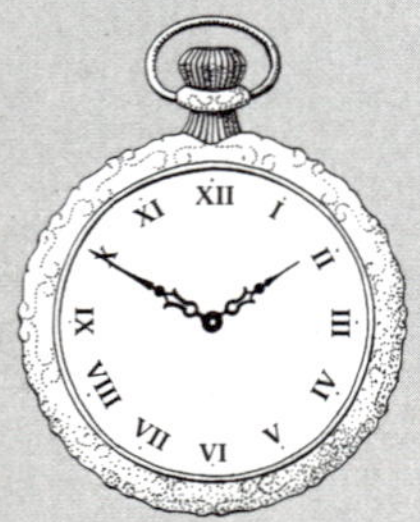

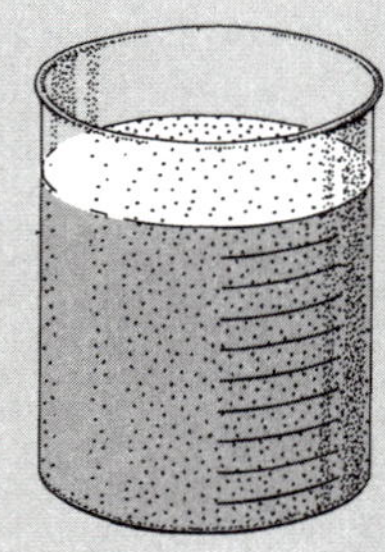

Volumen- und Massenkonzentration

Die Konzentration ist der Volumen- oder Massenanteil eines Stoffes in 1 Liter (oder Milliliter) Lösungsmittel.

1 ml/l	1 Milliliter pro Liter	Volumenkonzentration
1 g/l	1 Gramm pro Liter	Massenkonzentration
1 g/dl	1 Gramm pro Deziliter	Massenkonzentration
1 mg/dl	1 Milligram pro Deziliter	Massenkonzentration
1 µg/l	1 Mikrogramm pro Liter	Massenkonzentration

Zeit

60 Minuten	1 Stunde	60 Min	3600 Sek.
60 Sekunden	1 Minute	1 Min.	60 Sek
	1 Sekunde	1 Sek.	
1 tausendstel Sekunde	1Millisekunde	1 ms	0,001 Sek

Stoffmengenkonzentration

Gibt die Zahl der Teilchen (Moleküle) an, die in 1 Liter Lösungsmittel (z. B. Blutserum) enthalten sind (Details zur Stoffmengenberechnung siehe Abschnitt 2.7).

1 mol/l	1 mol pro Liter	= 1 mmol/ml
1 mmol/l	1 tausendstel mol pro Liter	= 1 µmol/ml

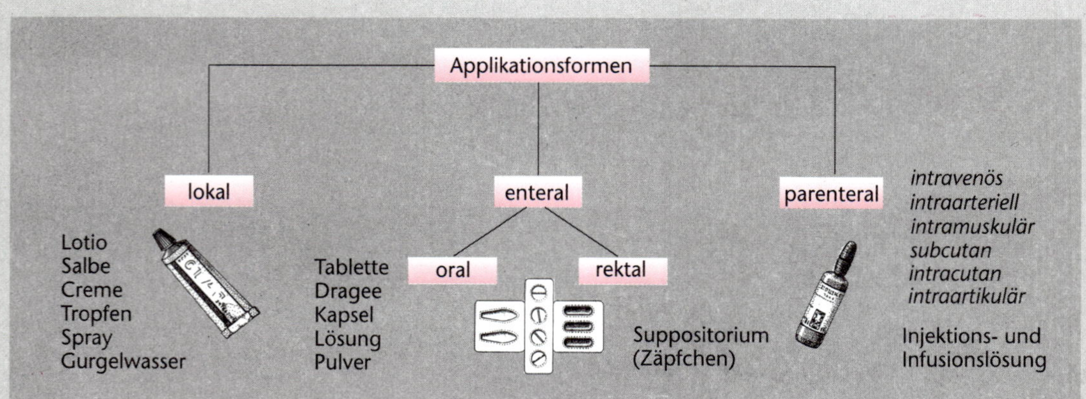

Formen der Arzneimittelgabe

Abhängig von der chemischen Zusammensetzung eines Arzneimittels, dem erwünschten Zeitpunkt des Wirkungseintritts, der Wirkungsdauer und des Wirkungsortes wird die jeweils günstige Applikationsform festgelegt.